Immunologie

Grundlagen – Klinik – Praxis

Herausgegeben von

Diethard Gemsa
Joachim Robert Kalden
Klaus Resch

Begründet von Karl-Otto Vorlaender

Bearbeitet von

E. Albert
S. Alsalameh
I. O. Auer
D. Bitter-Suermann
M. Böhnke
G.-R. Burmester
F. Emmrich
A. Enk
K. Federlin
H.-D. Flad
D. Gemsa
K. Havemann
R. Hohlfeld
J. Johnson
J. R. Kalden
St. H. E. Kaufmann
D. Kerjaschki
H. Kirchner
J. Knop

M. G. Koch
J. Köhl
H. Kolb
A. Krause
J. L'age-Stehr
Chr. Linington
B. Maisch
M. Manns
I. Melchers
L. Mettler
K.-H. Meyer zum Büschenfelde
J. Neppert
K. Pantel
H. H. Peter
K.-H. Pflüger
R. Pichlmayr
K. Resch
Ch. Rieger

G. Riethmüller
L. Rink
M. Röllinghoff
A. Schimpl
V. Schirrmacher
R. Seitz
B. M. Stadler
H. Stein
R. B. Sterzel
R. Storb
M. Theobald
I. Tschepen
H. Wagner
M. Weber
H. Wekerle
M. E. Weksler
K. Wonigeit

4., neubearbeitete und erweiterte Auflage
258 Abbildungen, 224 Tabellen, 12 Farbtafeln

1997
Georg Thieme Verlag Stuttgart · New York

Die Deutsche Bibliothek – CIP-Einheitsaufnahme

Immunologie : Grundlagen – Klinik – Praxis ; 224 Tabellen / hrsg. von Diethard Gemsa ... Begr. von Karl-Otto Vorlaender. Bearb. von E. Albert ... – 4., neubearb. und erw. Aufl. – Stuttgart ; New York : Thieme, 1997

Zeichnungen: Barbara Gay, Stuttgart
Umschlaggrafik: Renate Stockinger, Stuttgart

1. Auflage 1976, erschienen unter dem Titel „Praxis der Immunologie"

2. Auflage 1983, erschienen unter dem Titel „Immunologie",
herausgegeben von Karl-Otto Vorlaender

3. Auflage 1991

Wichtiger Hinweis: Wie jede Wissenschaft ist die Medizin ständigen Entwicklungen unterworfen. Forschung und klinische Erfahrung erweitern unsere Erkenntnisse, insbesondere was Behandlung und medikamentöse Therapie anbelangt. Soweit in diesem Werk eine Dosierung oder eine Applikation erwähnt wird, darf der Leser zwar darauf vertrauen, daß Autoren, Herausgeber und Verlag große Sorgfalt darauf verwandt haben, daß diese Angabe **dem Wissensstand bei Fertigstellung des Werkes** entspricht.

Für Angaben über Dosierungsanweisungen und Applikationsformen kann vom Verlag jedoch keine Gewähr übernommen werden. **Jeder Benutzer ist angehalten**, durch sorgfältige Prüfung der Beipackzettel der verwendeten Präparate und gegebenenfalls nach Konsultation eines Spezialisten festzustellen, ob die dort gegebene Empfehlung für Dosierungen oder die Beachtung von Kontraindikationen gegenüber der Angabe in diesem Buch abweicht. Eine solche Prüfung ist besonders wichtig bei selten verwendeten Präparaten oder solchen, die neu auf den Markt gebracht worden sind. **Jede Dosierung oder Applikation erfolgt auf eigene Gefahr des Benutzers**. Autoren und Verlag appellieren an jeden Benutzer, ihm etwa auffallende Ungenauigkeiten dem Verlag mitzuteilen.

© 1976, 1997 Georg Thieme Verlag, Rüdigerstraße 14, D-70469 Stuttgart
Printed in Germany

Satz: primustype Robert Hurler GmbH, Notzingen
Gesetzt auf Textline mit HerkulesPro
Druck: Andersen Nexö, 04442 Zwenkau

ISBN 3-13-534804-0   1 2 3 4 5 6

Geschützte Warennamen (Warenzeichen) werden **nicht** besonders kenntlich gemacht. Aus dem Fehlen eines solchen Hinweises kann also nicht geschlossen werden, daß es sich um einen freien Warennamen handele.
Das Werk, einschließlich aller seiner Teile, ist urheberrechtlich geschützt. Jede Verwertung außerhalb der engen Grenzen des Urheberrechtsgesetzes ist ohne Zustimmung des Verlages unzulässig und strafbar. Das gilt insbesondere für Vervielfältigungen, Übersetzungen, Mikroverfilmungen und die Einspeicherung und Verarbeitung in elektronischen Systemen.

Vorwort zur 4. Auflage

Mit der auslaufenden 3. Auflage wurde das Buch „Immunologie: Grundlagen – Klinik – Praxis" von uns als neue Herausgeber übernommen. Das Lehrbuch wurde neu gestaltet, und für die meisten Kapitel wurden neue Autoren gewonnen. Daß jetzt eine weitere Auflage erscheint, zeigt, daß das Buch in seiner neuen Gestalt mit dem Anspruch eines *„Standardwerkes der deutschsprachigen Immunologie"* angenommen wurde. Damit ergaben sich für das Konzept keine grundlegenden Änderungen: Im Teil „Grundlagen" wird in knapper Form der gegenwärtige experimentelle und theoretische Kenntnisstand des Faches dargestellt. Es bietet, so hoffen die Herausgeber, in sich ein ausreichendes Lehrbuch der Immunologie. Der größere Teil des Buches, „Klinik", enthält die Beschreibung der Erkrankungen, die auf aberranten Immunreaktionen basieren bzw. in deren Pathogenese Immunmechanismen eine wichtige Rolle spielen. Insgesamt erschien uns die Gliederung auch für die 4. Auflage logisch und richtig, so daß alle Kapitel beibehalten wurden. Auch bei den Autoren ergaben sich glücklicherweise nur wenige Änderungen, meist in der Form, daß jüngere Kollegen als Mitautoren herangezogen wurden.

Die Immunologie gehört zu den Wissenschaftsgebieten, die sich stürmisch entwickeln. Zentrale theoretische Konzepte, wie z. B. die Entwicklung der Selbsttoleranz, sind molekular faßbar geworden, nicht zuletzt auch, weil erst jetzt Prozesse wie das programmierte Sterben von Zellen – Apoptose – verstanden werden. Wie Antigene prozessiert und präsentiert werden – und wie fein die Evolution die beteiligten Maschinerien aufeinander abgestimmt hat – wird jetzt sichtbar.

Durch die Nutzung molekularbiologischer Methoden, vor allem durch die Analyse transgener Tiere oder von Versuchstieren mit spezifischen Gendeletionen, gelang in einer Reihe von Erkrankungen der qualitative Sprung von beschreibenden Korrelationen zur Analyse von kausalen Zusammenhängen. Dies gilt gerade auch für immunologisch bedingte Krankheiten. So können Typ-I-Allergien nicht ohne Interleukin-4 entstehen. Allein die kontinuierliche Synthese eines „inflammatorischen" Zytokins wie Tumornekrosefaktor reicht aus, um ein der rheumatischen Arthritis sehr ähnliches Krankheitsbild zu induzieren. Wer hätte vor ein paar Jahren daran gedacht, daß chronische Herzinsuffizienz oder einige psychiatrische Krankheiten möglicherweise entzündlich-immunologische Erkrankungen sind? Keines der Kapitel wurde daher nur leicht überarbeitet, fast alle wurden völlig neu geschrieben. Hierfür danken die Herausgeber allen Autoren. Dank gebührt auch dem Verlag, der noch in den Fahnenkorrekturen wichtige Änderungen zuließ.

Die Herausgeber danken auch den Firmen Behring Diagnostics, Biotest, Immuno, Jenapharm, Novartis, MSD Sharp und Dohme, med Pharmacia und Upjohn, die durch einen Druckkostenzuschuß die Produktion der Farbtafeln unterstützten.

Marburg, Erlangen und Hannover,
im Frühjahr 1997

Diethard Gemsa
Joachim R. Kalden
Klaus Resch

Vorwort zur 3. Auflage

Mit der 3. Auflage geht das von K. O. Vorlaender begründete Werk „Immunologie: Grundlagen – Klinik – Praxis" auf neue Herausgeber über. Das grundlegende Konzept des Buches wurde beibehalten: Die modernen Grundlagen der Immunologie werden zusammen mit allen immunologisch wichtigen Erkrankungen in einem einzigen Werk dargestellt. Für die 35 Kapitel konnten weitgehend neue Autoren engagiert werden. Insgesamt ist somit ein völlig neues Lehrbuch entstanden.

Der einführende Teil „Grundlagen" erfüllt zwei Aufgaben. Zunächst wird in mehreren Kapiteln der heutige Kenntnisstand der Immunologie ausführlich dargestellt, wie Funktionen von Leukozyten und verwandten Zellen, Charakterisierung ihrer Rezeptoren und Mediatoren, Rolle der Immungenetik und Funktion löslicher Effektorsysteme. Breiten Raum nehmen daneben solche Themen ein, die für die Pathophysiologie, Diagnostik und Therapie wichtige Voraussetzungen und Konzepte vermitteln. Hierzu gehören sowohl Kapitel wie „Immunregulation", „Entzündung", „Allergie" und „Autoimmunität" als auch die Mechanismen der immunologischen Auseinandersetzung mit Infektionserregern und Tumoren.

Der größere Teil des Buches ist der Klinik gewidmet. Die durch Immunreaktionen ausgelösten Erkrankungen aller wichtigen Organe und Organsysteme werden dargestellt. Neben Krankheiten von Niere, Leber, Lunge, Haut und anderen Organen beschäftigen sich spezielle Kapitel mit soliden Tumoren, Defekten und Neoplasien des Immunsystems und dem progressiven Verfall der Immunantwort bei AIDS. Erfolgreiche therapeutische Ansätze werden nicht nur in einem speziellen immunpharmakologischen Kapitel, sondern auch anhand der Verpflanzung von Organen und der Knochenmarktransplantation dargelegt. Deutlich wird in allen Kapiteln, daß zunehmend die Rolle des Immunsystems bei vielen physiologischen und pathophysiologischen Prozessen erkannt wird. Damit wird klar, daß das Immunsystem nicht nur der Abwehr von Infektionserregern dient, sondern steuernd in viele normale Zellinteraktionen eingreift. Vielleicht gilt das auch für das Altern, wie am Schluß in einem speziellen Kapitel beschrieben. Da das Immunsystem in allen Organen präsent ist, kann man die Immunologie im besten Sinne des Wortes als eine interdisziplinäre Wissenschaft ansehen. Damit profitieren praktisch alle Fachgebiete der Medizin von dem ausgesprochen raschen Fortschritt der Immunologie. Dieser integrierende Charakter des Faches Immunologie ist ein roter Faden in dem vorliegenden Lehrbuch.

Es war für die Herausgeber ein großes Glück, daß für die Bearbeitung der einzelnen Kapitel sehr viele der wichtigsten deutschsprachigen Gruppen in theoretischer und klinischer Immunologie gewonnen werden konnten, die durch zwei Wissenschaftler aus den USA, R. Storb und M. E. Weksler, ergänzt wurden. Damit haben wir hoffentlich erreicht, daß erneut ein Standardwerk der deutschsprachigen Immunologie entstanden ist.

Die Immunologie gehört zu den Wissenschaftszweigen, deren Erkenntnisse sich sehr rasch erweitern. Ein Lehrbuch kann deshalb nur den zur Zeit aktuellen Wissensstand widerspiegeln. Unweigerlich werden sich auch einige – hoffentlich unwesentliche – Unrichtigkeiten eingeschlichen haben. Hier wären die Herausgeber und Autoren den Lesern des Buches für Verbesserungsvorschläge dankbar. Die beigefügte Adressliste der Autoren soll auch die Leser ermuntern, Kontakt mit den einzelnen Fachwissenschaftlern aufzunehmen.

Unser Dank gilt: allen Autoren, die noch den Wissensstand vom Frühjahr 1991 einbringen konnten, den Firmen Biotest, Immuno, Ortho Diagnostic Systems, Pasteur Diagnostika, Pharmacia Biosystems und Sandoz, die durch einen Druckkosten-Zuschuß die aufwendigen Farbproduktionen erleichterten, und nicht zuletzt den engagierten Mitarbeitern des Georg Thieme Verlages, die dem Herausgeberwunsch auf rasche Publikation eines aktuellen Lehrbuches der Immunologie stattgegeben haben.

Marburg, Erlangen und Hannover, im Herbst 1991

Diethard Gemsa
Joachim R. Kalden
Klaus Resch

Melchers, Inga, Dr.
  Klinische Forschergruppe für Rheumatologie,
  Breisacher Str. 64, 79106 Freiburg
Mettler, Lieselotte, Prof. Dr.
  Klinik für Gynäkologie und Geburtshilfe
  Christian-Albrechts-Universität,
  Michaelisstr. 16, 24105 Kiel
Meyer zum Büschenfelde, K.-H., Prof. Dr. Dr.
  I. Mediz. Klinik und Poliklinik der Johannes-
  Gutenberg-Universität Mainz, Langenbeckstr. 1,
  55101 Mainz
Neppert, J., Prof. Dr.
  Institut für Transfusionsmedizin,
  Klinikum der Christian-Albrechts-Universität,
  Michaelisstr. 5, 24105 Kiel
Pantel, K., PD, Dr.
  Institut für Immunologie, Universität München,
  Goethestr. 31, 80336 München
Peter, H. H., Prof. Dr.
  Abt. Rheumatologie und klinische Immunologie,
  Mediz. Univ.-Klinik,
  Hugstetter Str. 55, 79106 Freiburg
Pflüger, K.-H., Prof. Dr.
  Evangelische Diakonissenanstalt Bremen, Mediz.
  Klinik, Hämatologie und internist. Onkologie,
  Gröpelinger Heerstr. 406/408, 28239 Bremen
Pichlmayr, R., Prof. Dr.
  Mediz. Hochschule Hannover, Abt. für
  Abdominal- und Transplantationschirurgie,
  30623 Hannover
Resch, K., Prof. Dr.
  Abt. Molekularpharmakologie,
  Mediz. Hochschule Hannover,
  30623 Hannover
Rieger, Ch., Prof. Dr.
  Univ.-Kinderklinik,
  Alexandrinenstr. 5, 44791 Bochum
Riethmüller, G., Prof. Dr.
  Institut für Immunologie, Universität München,
  Goethestr. 31, 80336 München
Rink, L., Dr.
  Institut für Immunologie und Transfusions-
  medizin, Mediz. Universität Lübeck,
  Ratzeburger Allee 160, 23538 Lübeck
Röllinghoff, M., Prof. Dr.
  Institut für klinische Mikrobiologie,
  Universität Erlangen-Nürnberg,
  Wasserturmstr. 3, 91054 Erlangen
Schimpl, Anneliese, Prof. Dr.
  Institut für Virologie und Immunbiologie
  der Universität, Versbacher Str. 7,
  97078 Würzburg

Schirrmacher, V., Prof. Dr.
  Institut für Immunologie und Genetik,
  Deutsches Krebsforschungszentrum,
  Im Neuenheimer Feld 280, 69120 Heidelberg
Seitz, R., Prof. Dr.
  Paul-Ehrlich-Institut, Abt. für Hämatologie und
  Transfusionsmedizin, Paul-Ehrlich-Str. 51–59,
  63225 Langen
Stadler, B. M., Prof. Dr.
  Institut für klinische Immunologie, Inselspital,
  CH-3010 Bern
Stein, H., Prof. Dr.
  Institut für Pathologie, Klinikum Steglitz FU,
  Hindenburgdamm 30, 12200 Berlin
Sterzel, R. B., Prof. Dr.
  Universität Erlangen-Nürnberg, Mediz. Fakultät,
  Lehrstuhl für Innere Medizin – Nephrologie,
  90429 Nürnberg
Storb, R., Prof. Dr.
  Fred Hutchinson Cancer Research Center,
  Clinical Research Division,
  1124 Columbia Street,
  Seattle/Washington 98104, USA
Theobald, M., Dr.
  Johannes-Gutenberg-Universität,
  III. Mediz. Klinik/Abt. Hämatologie,
  Langenbeckstr. 1, 55101 Mainz
Tschepen, I., Dr.
  Cornell University, Medical College,
  1300 York Avenue, New York, NY 10021, USA
Wagner, H., Prof. Dr.
  Institut für Mediz. Mikrobiologie und Hygiene
  der Technischen Universität,
  Trogerstr. 9, 81675 München
Weber, M., Prof. Dr.
  Mediz. Klinik I, Kliniken der Stadt Köln,
  Krankenhaus Merheim,
  Ostmerheimer Str. 200, 51058 Köln
Wekerle, H., Prof. Dr.
  Max-Planck-Institut für Psychiatrie, Abteilung
  Neuroimmunologie, Am Klopferspitz 18 A,
  82152 Planegg-Martinsried
Weksler, M. E., Prof. Dr.
  Cornell University, Medical College,
  1300 York Avenue, New York, NY 10021, USA
Wonigeit, K., Dr.
  Mediz. Hochschule Hannover, Klinik für Abdo-
  minal- und Transplantationschirurgie,
  Postfach 61 01 80, 30623 Hannover

Inhaltsverzeichnis

Grundlagen

1 Immunsystem ... 2
K. Resch und D. Gemsa

Einleitung: Was ist eine Immunantwort? ... 2
Zelluläre Grundlagen der Immunität ... 4
    Grundlagen immunologischer Spezifität ... 4
    Lymphozyten ... 4
    Am Immungeschehen beteiligte nicht-
    lymphoide Zellen ... 8
Funktionelle Anatomie des Immunsystems ... 11
    Lokalisation und Rezirkulation der Zellen
    des Immunsystems ... 11
    Lymphknoten ... 11
    Milz ... 12

Humorale Effektorsysteme ... 13
    Antikörper ... 13
    Komplement ... 13
    Andere humorale Effektorsysteme ... 14

2 Antikörper und Antikörpersynthese ... 15
A. Schimpl

Produktion, Aufgaben, Grundstruktur und
Spaltprodukte ... 15
Immunglobulinisotypen ... 17
    Klassen, Subklassen und Kettenstrukturen ... 17
    Immunglobulin M ... 19
    Immunglobulin D ... 19
    Immunglobulin G ... 19
    Immunglobulin E ... 20
    Immunglobulin A ... 20
    Allotypen ... 20
Variable Region, Antigenbindungsstelle und
Idiotypen ... 20

Immunglobulingene und Entstehung des Anti-
körperrepertoires ... 21
    Kodierungstheorien ... 21
    Anordnung und Lokalisation der Gene
    für H- und L-Ketten ... 22
Klassen-Switch ... 26
Molekulare Grundlagen von Immundefizienz-
erkrankungen ... 27
Affinitätsreifung ... 28
    Literatur ... 28

3 Zelluläre Immunreaktionen ... 29
M. Röllinghoff und H. Wagner

Zelluläre Organisation des Immunsystems ... 29
Die Immunglobulin-„Superfamilie" ... 29
    Mitglieder und Gemeinsamkeiten ... 29
    Antigenrezeptoren von Lymphozyten ... 29
    Invariante Mitglieder der Ig-Super-
    familie ... 32
    Weitere Mitglieder der Ig-Superfamilie ... 35
Zur Rolle des Thymus bei der T-Zell-
Differenzierung ... 35
Mechanismen der Antigenpräsentation und der
T-Zell-Aktivierung ... 36

T-Zellen als Effektoren ... 39
    T-Helferzellen ... 39
    Zytotoxische T-Zellen ... 41
    T-Zell-Klone ... 42
NK-Zellen als Effektorzellen ... 43
LAK-Zellen als Effektorzellen ... 44
Antikörperabhängige zellvermittelte
Zytotoxizität ... 44
Makrophagen als Effektorzellen ... 44
    Literatur ... 44

4 Zytokine ... 45
H.-D. Flad und D. Gemsa

Kolonien stimulierende Faktoren ... 45
    Eigenschaften und Einteilung ... 45
    Stammzellfaktor (SCF) ... 45
    Interleukin-3 (Multi-CSF) ... 46
    Granulozyten/Makrophagenkolonien stimulierender Faktor (GM-CSF) ... 46
    Makrophagenkolonien stimulierender Faktor (M-CSF, CSF-1) ... 47
    Granulozytenkolonien stimulierender Faktor (G-CSF) ... 47
Interleukin-1 ... 47
    Historisches und Definition ... 47
    Biochemische Eigenschaften ... 47
    Induktion und Produktion ... 49
    Biologische Wirkungen ... 49
    Rezeptoren ... 49
    Inhibitoren ... 50
    Vorkommen unter physiologischen und pathophysiologischen Bedingungen ... 50
Interleukin-2 ... 50
    Biochemische Eigenschaften ... 50
    Rezeptoren ... 50
    Biologische Bedeutung des IL-2/IL-2-Rezeptorsystems ... 51
Interleukin-4 ... 52
Interleukin-5 ... 52
Interleukin-6 ... 53
Interleukin-7 ... 53
Interleukin-8 und verwandte Chemokine ... 54
Interleukin-9 ... 55
Interleukin-10 ... 56
    Biochemische Eigenschaften ... 56
    Biologische Wirkung ... 56
    Regulation von Immun- und inflammatorischen Reaktionen ... 57
Interleukin-11 ... 57
Interleukin-12 ... 57
Interleukin-13 ... 58
Interleukin-14 ... 58
Interleukin-15 ... 58
Interleukin-16 ... 58
Interleukin-17 ... 58
Tumornekrosefaktor-α (Cachectin) ... 58
    Historisches und biochemische Eigenschaften ... 58
    Induktion der Biosynthese ... 59
    TNF-α-Rezeptor (TNF-R) ... 59
    Inhibitoren ... 59
    Biologische Wirkung ... 59
    Klinische Bedeutung ... 60
Tumornekrosefaktor-ß (Lymphotoxin) ... 60
Interferone ... 61
    Historisches und biochemische Eigenschaften ... 61
    Biologische Wirkungen ... 61
    Interferonrezeptoren ... 62
    Klinische Bedeutung ... 62
Makrophagenaktivierender Faktor (MAF) ... 62
Migrationsinhibitionsfaktor (MIF) ... 63
Transformierende Wachstumsfaktoren ... 63
Plättchenabhängiger Wachstumsfaktor (PDGF) ... 64
Leukämieinhibierender Faktor (LIF) ... 64
Die Rolle von T-Helferzell-Subpopulationen in der Pathogenese immunologisch bedinger Erkrankungen ... 64
    Hämopoetin- oder Zytokinrezeptor-Superfamilie ... 65
    Biochemische Eigenschaften und biologische Wirkungen ... 65
    Isoformen von Hämopoetinrezeptoren ... 66
    Lösliche Rezeptoren ... 66
Die „Zytokinkaskade", ein Netzwerk? ... 66
    Literatur ... 67

5 Komplementsystem ... 70
D. Bitter-Suermann und J. Köhl

Einleitung ... 70
Zuordnung des Komplementsystms im Immunsystem ... 71
Architektur des Komplementsystems ... 72
    Grobstruktur ... 72
    Feinstruktur ... 73
Genetische Grundlagen ... 78
Biologische Leistungen ... 79
    Überblick ... 79
    Anaphylatoxine ... 81
    Zusammenspiel von C3-Fragmenten und Komplementrezeptoren (CR) bei Opsonisierung, Phagozytose und Clearance von Immunkomplexen (IC) ... 81
Angeborene Defekte und Dysfunktionen des Komplementsystems (Unterfunktion) ... 83
Diagnose von Komplementveränderungen ... 85
    Literatur ... 86

6 Immungenetik ... 87
E. Albert

Haupthistokompatibilitätskomplex ... 87
Definition der Histokompatibilitätsantigene ... 88
    Biologische Definition ... 88
    Serologische Definition von Histokompatibilitätsantigenen ... 88
    Definition von Histokompatibilitätsantigenen durch T-Zellen ... 89
    Definition von MHC-Merkmalen auf der Ebene der DNA ... 91
    Allel- und gruppenspezifische Amplifikation ... 91
    Direkte Sequenzierung von PCR-Amplifikaten ... 91
    Definition von MHC-Antigenen in der Gel-Elektrophorese ... 92
Genetik des Haupthistokompatibilitätskomplexes ... 92
    Genkarte des MHC ... 92
    Populationsgenetik der HLA-Antigene ... 94

Struktur, Expression und Funktion der Moleküle des MHC ... 98
    Biochemische Struktur von Klasse-I und Klasse-II-Molekülen ... 98
    Expression von MHC-Molekülen auf der Zelloberfläche ... 112
    Polymorphismus der Klasse-II-Promotoren . 113
    Funktionen der MHC-Moleküle ... 114
HLA-Krankheitsassoziationen ... 115
    Historische Bemerkungen ... 115
    Statistische Verfahren ... 116
    Vererbungsmodus HLA-assoziierter Erkrankungen ... 117
    Assoziation mit einem einzelnen Antigen .. 117
    Assoziation mit HLA-Haplotypen ... 117
    Assoziationen mit mehreren Allelen eines Genortes ... 118
    Protektive Allele ... 118
    Mechanismen der HLA-Krankheitsassoziationen ... 119
    Literatur ... 120

7 Immunregulation ... 121
I. Melchers und F. Emmrich

Prinzipien ... 121
Instrumentarium ... 121
    Zellen ... 121
    Antikörper und Zytokine ... 121
Topologie ... 123
Entwicklung des Repertoires ... 123
Phänomenologie der Interaktion ... 124
    Hilfe ... 124
    Suppression ... 126

    Frequenz und Plastizität ... 127
    Toleranz ... 128
    Immunglobulin als Regulationselement ... 129
    Regulationskonzepte ... 129
    Netzwerke ... 129
    Zirkel und Kaskaden ... 131
Ansätze für Regulationsstörungen ... 132
Ausblick ... 134
    Literatur ... 134

8 Entzündung ... 135
D. Gemsa und K. Resch

Einleitung ... 135
Entzündungsreaktion ... 137
    Aktivierung von Entzündungszellen ... 137
    Auswandern von Leukozyten aus der Blutbahn ... 138
    Kontrolle einer Entzündung ... 140
    Chronisch entzündliche Erkrankungen ... 140
Zellen der Entzündungsreaktion ... 141
    Neutrophile Granulozyten ... 141
    Mastzellen und basophile Granulozyten ... 142
    Eosinophile Granulozyten ... 143
    Mononukleäre Phagozyten (Monozyten, Makrophagen) ... 143
    Lymphozyten ... 145
    Thrombozyten ... 145
    Endothelzellen ... 146
    Fibroblasten ... 146

Mediatoren der Entzündung ... 146
    Überblick über die Mediatoraktivitäten ... 146
    Mediatoren aus dem Komplementsystem ... 147
    Histamin ... 148
    Kontaktsystem ... 149
    Sauerstoffprodukte (reaktive Sauerstoffspezies ROS) ... 149
    Stickoxid (NO) ... 150
    Eicosanoide ... 150
    Plättchenaktivierender Faktor (PAF) ... 153
    Zytokine ... 153
Ausblick ... 157
    Literatur ... 158

9 Mechanismen der Infektabwehr gegen Bakterien, Pilze und Protozoen ... 159
St. H. E. Kaufmann

Einleitung und Grundbegriffe 159
Unspezifische Abwehrmechanismen (angeborene Immunität) 162
    Phagozytose 162
    „Natural Killer"-(NK-)Zellen 166
    Komplement 166
Spezifische Abwehrmechanismen (erworbene Immunität) 168
    B-Zellen und Antikörper 168
    T-Lymphozyten 171
Immunpathologische Folgereaktionen von Infektionskrankheiten 178
    Fieber 178
    Septischer Schock, Nekrose und Kachexie .. 178
    Abszeß 179
    Granulom 179
    Immunkomplexe 179
    Autoimmunität 179
    Superantigene 180
Impfung 180
    Herkömmliche Impfstoffe 180
    Entwicklung neuer Impfstoffe 181
    Literatur 183

10 Viren und das Immunsystem ... 184
L. Rink und H. Kirchner

Viren als Krankheitserreger 184
Mechanismen der Abwehr von Virusinfektionen .. 185
    Unspezifische Abwehrmechanismen und spezifische Immunabwehr 185
    Komponenten der unspezifischen Abwehr . 185
    Spezifische zelluläre Immunantwort 190
    Humorale Abwehrmechanismen 191
Bedeutung der Abwehrmechanismen im Organismus 192
Faktoren der Wirtsresistenz und der Virulenz des Erregers 193
    Zelluläre Rezeptoren 193
    Genetische Determinanten der Wirtsresistenz 194
    Weitere Faktoren der Wirtsresistenz 194
    Virale Determinanten der Virulenz 195
Immunpathologie durch Viren 195
    Virusspezifische T-Zellen als Auslöser pathogener Erscheinungen 195
    Bildung von Immunkomplexen 195
    Autoimmunität 196
    Immunsuppression 197
Persistierende Virusinfektionen und Latenz 198
Ausblick 199
    Literatur 199

11 Tumoren: Entstehung, Metastasierung und immunologische Abwehrmechanismen ... 201
V. Schirrmacher

Krebs und krebserzeugende Faktoren 201
Molekulare Grundlagen der Krebsentstehung 203
Metastasierung 205
Tumorantigene, Tumorimmunogenität und Tumorvakzine 210
    Tumorantigene 210
    Kostimulatorische Signale und Tumorimmunogenität 211
    Tumorvakzine 212
Effektormechanismen der Antitumorimmunität .. 214
Immunbiologische Tumor-Wirt-Wechselbeziehungen 216
Immundiagnose, Immunprophylaxe und Immuntherapie 217
    Immundiagnose 217
    Immunprophylaxe 218
    Immuntherapie 218
    Literatur 218

12 Autoimmunität 220
H. Wekerle

Horror autotoxicus 220	Autoimmune T-Lymphozyten-Klone im normalen Immunrepertoire 227
Humorale Autoantikörper 221	Aussonderung autoreaktiver T-Lympho-
Nachweismöglichkeiten und Frage nach dem pathogenen Potential 221	zyten-Klone im Thymus 228
„Natürliche", polyreaktive Autoantikörper . 221	Suppressive Kontrolle autoreaktiver T-Lymphozyten 229
Idiotypisches Netzwerk 222	Auslösung von autoaggressiven Auto-
Autoantikörper mit erwiesenem patho- genem Potential 222	immunreaktionen 230
Regulation autoreaktiver B-Lymphozyten im Immunsystem 224	Genetische Kontrolle der Autoimmunität 231
Autoaggressive T-Lymphozyten 225	Therapie 232
Prinzipien von Selbsttoleranz und Autoag- gression 225	Problematik der Therapie und Überblick über die Methoden 232
Autoantigene und antigenpräsentierende Zellen 225	Konventionelle Therapien 232
	„Futuristische" Therapien 233
	Literatur 234

13 Allergie 235
B.M. Stadler

Allergie und Pseudoallergie 235	Pathophysiologie der allergischen Immun- komplexreaktionen 246
Allergene 236	Allergien vom Spättyp 246
Molekulare Eigenschaften und Funktionen . 236	Prinzip 246
Allergenarten 237	Klinische Formen 246
Allergene und Umwelt 237	Zelluläre Mechanismen 248
Allergien vom Soforttyp (Typ-I-Reaktionen) 237	Neue Trends in der Allergologie 248
Diagnose und Prinzip 237	Noch ungeklärte Probleme 248
Klinische Formen 238	Zytokinnetzwerk 248
IgE-Antikörper 239	Autoantikörper 249
Effektorzellen 242	Interaktion mit Nervensystem und neuro- endokrinem System 249
Mediatoren der allergischen Reaktionen vom Soforttyp 244	Zytokine in der Therapie 249
Anti-IgE-Autoantikörper 245	Therapie mit Anti-IgE-Antikörpern 249
Immunkomplexbedingte allergische Reaktionen .. 245	Andere Therapieformen 250
Klinische Formen 245	Literatur 250
Schädliche und unschädliche Allergen- Ig-Komplexe 246	

14 Diagnostik mit Hilfe immunologischer Methoden 251
J.R. Kalden und S. Alsalameh

Einleitung 251	Autoantikörper bei chronisch entzünd- lichen Lebererkrankungen 257
Unspezifische Entzündungsparameter 251	Rezeptorantikörper 258
C-reaktives Protein 251	Autoantikörper bei endokrinologischen Erkrankungen 259
Serumimmunglobuline 252	Weitere Autoantikörperphänomene 259
Serumkomplementanalysen 253	Markeranalysen peripherer Leukozyten- populationen 259
Serumimmunkomplexe und Kryoglobuline . 253	
Zytokine 254	Funktionelle Analyse peripherer mononukleärer Zellpopulationen 270
Spezifische Entzündungsparameter 255	
Überblick über die Methoden und diagno- stische Problematik 255	In-vivo-Diagnostik mit immunologischen Techniken 272
Antinukleäre Antikörper (ANA) 256	Schlußbemerkung 272
Antineutrophile zytoplasmatische Anti- körper (ANCA) 256	Literatur 272
Rheumafaktoren 257	

15 Immunpharmakologie ... 273
K. Resch

Einleitung ... 273
Immunsuppression ... 273
    Überblick ... 273
    Zytostatische Immunsuppressiva ... 274
    Antikörper gegen Lymphozyten oder Lymphozytensubpopulationen ... 275
    Nichtzytotoxische Immunsuppressiva ... 275
    Ausblick: Blockade von Aktivierungsrezeptoren ... 278

Immunmodulation ... 278
    Konzept ... 278
    Mediatoren des Immunsystems ... 280
    Hemmung von Zytokinen ... 287
    Immunstimulanzien ... 289
Immunologische Therapielenkung ... 290
    Ziel und Prinzip ... 290
    Tumorassoziierte Antigene ... 291
    Monoklonale Antikörper ... 291
    Immunkonjugate ... 291
    Ausblick ... 292
    Literatur ... 293

Klinik

16 Hämatologie ... 296
K.-H. Pflüger, R. Seitz und K. Havemann

Erkrankungen der myeloischen, erythrozytären und thrombozytären Reihe ... 296
Wechselwirkungen zwischen hämatopoetischen Stammzellen und Immunsystem ... 296
Erkrankungen der Stammzellen ... 298
    Aplastische Anämie (Panmyelopathie) ... 298
    Paroxysmale nächtliche Hämoglobinurie (PNH) ... 300
    Myelodysplastische Syndrome (MDS) im engeren Sinne ... 300
    Myeloproliferative Erkrankungen ... 301
Erkrankungen der reifen Granulozyten und Monozyten ... 303
    Funktion und Eigenschaften dieser Zellen ... 303
    Erkrankungen mit Neutropenie ... 304
    Vermehrung von Granulozyten und Monozyten durch nichtmaligne Ursachen ... 304
Erkrankungen des erythrozytären Systems ... 305
    Isolierte Aplasie der Erythropoese ... 305
    Perniziöse Anämie ... 305
    Anämie bei chronischen Erkrankungen ... 306
    Hämolytische Anämien ... 306
    Autoimmunhämolyse ... 306
Erkrankungen des thrombozytären Systems ... 307
    Funktion der Thrombozyten und Ursachen der Thrombozytopenie ... 307
    Chronische idiopathische thrombozytopenische Purpura (ITP) ... 307
    Akute idiopathische thrombozytopenische Purpura ... 308
    Sekundäre Immunthrombozytopenie ... 308
    Medikamentös induzierte Immunthrombozytopenie ... 308

Immunologisch bedingte Gerinnungsstörungen ... 308
    Erworbene Inhibitoren von Gerinnungsfaktoren ... 308
    Antiphospholipid-Antikörper ... 309
    Literatur ... 309

Neoplasien der lymphatischen Zellreihe ... 310
H. Stein

Besonderheit der Differenzierung lymphatischer Zellen ... 310
Marker zur Identifikation der verschiedenen Zellen des lymphatischen Systems ... 312
    Proliferationsmarker ... 312
    Linienspezifische Zellmarker ... 312
    Marker für Vorläuferzellen ... 314
    Marker für ruhende antigenreaktive Zellen ... 314
    Aktivationsmarker ... 314
    Marker, die sich sowohl auf Vorläuferzellen wie auch auf aktivierten Zellen finden ... 314
    Sublinienspezifische Marker ... 314
Korrelation zwischen Proliferation und Differenzierung und Expression von Zellmarkern im T- und B-Zell-System ... 314
    Differenzierung der T-Zellen ... 314
    Differenzierung der B-Zellen ... 316
Mobilität und Homing der T- und B-Lymphozyten ... 318
Neoplasien der Zellen des lymphatischen Systems ... 319
    Klassifikation ... 319
    T-Zell-Lymphome ... 320
    B-Zell-Lymphome ... 322
    Hodgkin-Lymphome ... 325
    Literatur ... 329

17 Immunologische Defektsyndrome ... 331
H. H. Peter

Einleitung ... 331
Klassifikation und Diagnostik von Immun-
defekten ... 332
Immundefektsyndrome ... 335
    Immundefizienz der Neonatalperiode ... 335
    Primäre spezifische Immundefekte
    mit vorwiegender Störung der Antikörper-
    bildung ... 336

    Primäre spezifische Immundefekte mit
    Störungen der zellvermittelten Immunität . 342
    Immundefizienz bei Virusinfekten ... 348
    Granulozytendefekte ... 349
    Komplementdefekte ... 351
    Literatur ... 352

18 Blutgruppensysteme und Therapie mit Blutkomponenten ... 354
J. Neppert

Einleitung ... 354
    Definition und Bedeutung ... 354
    Genetik der Blutgruppen und deren
    Beziehung zur Krankheit ... 354
    Anwendung der Blutgruppenserologie ... 356
Alloantigene der Blutzellen ... 356
    Biochemie, Zellmembran, Zytoskelett und
    Funktion ... 356
    Antikörper und Immunantwort ... 357
    Folgen der Antikörperreaktion mit
    allogenen Blutzellen ... 358
    Alloantigensysteme ... 358

Therapie mit Blutkomponenten ... 361
    Definition und Übersicht ... 361
    Substitution ... 361
    Depletion ... 363
    Andere Ziele durch Gabe von Blut-
    komponenten ... 363
    Nebenwirkungen ... 363
Maternofetale Unverträglichkeit ... 366
    Prinzip ... 366
    Morbus haemolyticus neonatorum (MHN) . 366
    Neonatale Alloimmunneutropenie (NIN) ... 367
    Neonatale Alloimmunthrombozytopenie
    (NIT) ... 367
    Literatur ... 367

19 Leber ... 369
K.-H. Meyer zum Büschenfelde und M. Manns

Einleitung ... 369
Morphologie und Funktion der Leberzellen ... 369
    Hepatozyten ... 369
    Sinusoidalzellen ... 370
    Beziehung der Leber zum Immunsystem ... 370
Akute und chronische Viruserkrankungen
der Leber ... 371
    Hepatitis A ... 371
    Akute und chronische Hepatitis B ... 372
    Akute und chronische Hepatitis D ... 377
    Akute und chronische Hepatitis C ... 378
    Hepatitis E ... 379
    Infektion mit anderen hepatotropen Viren . 380

Autoimmune Lebererkrankungen ... 380
    Autoimmunhepatitis ... 380
    Primäre biliäre Zirrhose ... 384
    Primäre sklerosierende Cholangitis ... 387
    Literatur ... 388

20 Nieren ... 390
M. Weber, D. Kerjaschki und R.B. Sterzel

Einleitung ... 390
Grundlagen und experimentelle Ergebnisse ... 390
    Immunologie von glomerulären Erkrankungen ... 390
    Immunologie von tubulointerstitiellen Erkrankungen ... 393
Histologie und Klinik immunologischer Nierenerkrankungen ... 393
    Glomerulonephritis mit Immunablagerungen ... 393
    Glomerulonephritis bei systemischer Vaskulitis ... 403

Rasch progressive Glomerulonephritis ... 408
Glomerulonephritis mit unsicherer Immunpathogenese ... 408
Andere glomeruläre Erkrankungen mit vermuteter Immunpathogenese ... 410
Tubulointerstitielle Nephritiden (TIN) ... 411
Immunologische Erkrankungen in Transplantatnieren ... 413
Literatur ... 414

21 Gastrointestinaltrakt ... 415
I.O. Auer

Das mukosale Immunsystem des Gastrointestinaltraktes ... 415
    Der Gastrointestinaltrakt als Grenzfläche zur Umwelt ... 415
    Darmassoziiertes lymphatisches Gewebe (GALT) ... 415
    Sekretorisches humorales Immunsystem – sekretorisches IgA ... 419
    Orale Toleranz ... 420
Immunologische Defektsyndrome und Gastrointestinaltrakt ... 421
    Primäre Immundefektsyndrome ... 421
    Sekundäre Immundefektsyndrome ... 422

Primäre Gastrointestinale Lymphome ... 422
    Primäres Magenlymphom ... 422
    IPSID; Alpha-HCD, mediterranes Lymphom ... 423
Gastrointestinale Immunopathien im weiteren Sinne ... 423
    Chronische atrophische Gastritis Typ A und perniziöse Anämie ... 423
    Chronisch entzündliche Darmerkrankungen: Morbus Crohn und Colitis ulcerosa ... 425
    Glutensensitive Enteropathie ... 433
    Exokrines Pankreas ... 434
Literatur ... 435

22 Bewegungsapparat, rheumatische Erkrankungen ... 436
G.-R. Burmester und A. Krause

Einleitung ... 436
Gelenkstrukturen als Zielorgane entzündlicher rheumatischer Erkrankungen ... 436
    Normale Gelenkstrukturen ... 436
    Synovitis ... 437
Humorale Immunphänomene bei entzündlichen Gelenkerkrankungen ... 439
    Rheumafaktoren ... 439
    Immunkomplexe ... 440
    Antikörper gegen Kollagene und Proteoglykane ... 441
    Antinukleäre Antikörper ... 441
Zelluläre Immunphänomene bei entzündlichen Gelenkerkrankungen ... 442
    Lymphozyten ... 442
    Monozyten/Makrophagen ... 442
    Mesenchymale Zellsysteme ... 442
    Zytokine ... 443

Immungenetische Aspekte bei rheumatischen Erkrankungen ... 444
    Das HLA-B27-Antigen und Arthritiden ... 444
    Rheumatoide Arthritis und MHC-Klasse-II-Antigene ... 444
Entzündliche Erkrankungen des Bewegungsapparates ... 445
    Rheumatoide Arthritis (RA) ... 445
    HLA-B27-assoziierte Arthritiden ... 450
    Juvenile chronische Arthritis ... 454
Literatur ... 455

23 Gefäß- und Systemerkrankungen/Kollagenosen 457
J.R. Kalden

Einleitung 457
Systemischer Lupus erythematodes 457
Vaskulitissyndrome 465
    Systematik vaskulitischer Krankheitsbilder 465
    Panarteriitis nodosa 465
    Allergische granulomatöse Vaskulitis Churg-Strauss 465
    Hypersensitivitätsangiitis 467
    Wegener Granulomatose 467
    Arteriitis temporalis 467
    Sonstige Vaskulitiden 467
    Ätiologie und Immunpathogenese 467
    Diagnostik und Therapie 468

Gemischte Kollagenerkrankungen, Sjögren-Syndrom, Polymyositis und progressive Sklerose . 468
    Mischkollagenose 468
    Sjögren-Syndrom 468
    Polymyositis 469
    Progressive systemische Sklerose 469
    Literatur 470

24 Herz 471
B. Maisch

Diagnostische und pathogenetische Gesichtspunkte bei immunologischen Reaktionen am Herzen 471
Kardiale Mitreaktionen bei Anaphylaxie und Serumkrankheit 472
Herzbeteiligung bei AIDS 472
Chagas-Erkrankung 473
Toxoplasmose mit Herzbeteiligung 474
Rheumatisches Fieber 475
Herzbeteiligung bei Erkrankungen des rheumatischen Formenkreises und Kollagenosen 477
    Rheumatoide Arthritis (chronische Polyarthritis) 477
    Morbus Still und Herzbeteiligung 477
    Morbus Bechterew (Spondylitis ankylosans) und Morbus Reiter 477
    Lupus erythematodes 478
    Sklerodermie, Dermatomyositis, Mixed connective tissue diseases (Sharp-Syndrom) . . . 478
    Kawasaki-Syndrom (mukokutanes Lymphknotensyndrom) 478
    Andere Vaskulitiden 478
Infektiöse Endokarditis 479
Perimyokarditiden, Myokarditis und Perikarditis . 482
    Definitionen und Einteilung 482
    Virusinduzierte Perimyokarditis, Myokarditis und Perikarditis 482
    Tuberkulöse Perimyokarditis 486
    Idiopathische Perimyokarditis 487
    Urämischer Perikarderguß 487
    Dilatative Kardiomyopathie (DCM) und sekundäre postmyokarditische Herzmuskelerkrankung 487

Autoaggressionssyndrome nach Herzoperation, Infarkt und Radiotherapie 489
    Postperikardiotomiesyndrom 489
    Perikarditis nach Myokardinfarkt 490
    Radiogene Perikarditis mit sekundärer Immunpathogenese 490
Störungen von Reizleitung und Reizbildung 490
    Kongenitaler AV-Block 490
    Erworbener AV-Block 490
    Sinusknotensyndrom 491
    Links- und Rechtsschenkelblöcke 491
Sarkoidose des Herzens 491
Herztransplantation 491
    Hyperakute Abstoßung 491
    Akute Abstoßung 491
    MHC-Antigen: Expression bei Abstoßung . . 491
    Chronische Abstoßung mit Vaskulitis 492
    Therapie der Abstoßung 492
    Literatur 492

25 Lunge ... 493
Ch. Rieger

Lokale Abwehrmechanismen ... 493
Immunologische Abwehrmechanismen ... 493
Pulmonale Erkrankungen bei Patienten mit
Immundefekten ... 495
    Überblick über die Klinik ... 495
    Selektiver IgA-Mangel ... 495
    Isolierte IgG-Subklassendefekte ... 495
    Kongenitale geschlechtsgebundene
    Agammaglobulinämie (Morbus Bruton) ... 496
    Granulozytendefekte ... 496
    Defekte der zellulären Immunität ... 496
Asthma bronchiale ... 496
Allergische Alveolitis ... 503

Idiopathische Lungenhämosiderose und Goodpasture-Syndrom ... 505
Interstitielle Erkrankungen der Lunge ... 506
    Ätiologie ... 506
    Idiopathische diffuse Lungenfibrose ... 506
    Pulmonale Beteiligung bei rheumatischen
    Erkrankungen ... 507
    Eosinophiles Infiltrat ... 507
    Sarkoidose ... 507
Pneumokoniosen ... 509
Ausblick ... 509
    Literatur ... 509

26 Haut ... 511
J. Knop und A. Enk

Einleitung ... 511
Immunsystem der Haut ... 511
    Überblick ... 511
    Immunologisch aktive Zellen ... 511
    Epidermale Zytokine ... 513
    T-Lymphozyten und Haut ... 514
Erkrankungen des allergischen Formenkreises ... 514
    Urtikaria ... 514
    Atopische Dermatitis ... 517
    Allergisches Kontaktekzem ... 519
    Vasculitis allergica ... 521

Autoimmunkrankheiten ... 522
    Allgemeine Bemerkungen ... 522
    Pemphigus vulgaris ... 523
    Bullöses Pemphigoid ... 524
    Herpes gestationis ... 524
    Epidermolysis bullosa acquisita ... 525
    Dermatis herpetiformis Duhring ... 525
Ausblick ... 526
    Literatur ... 527

27 Endokrine Drüsen ... 528

Schilddrüse, Hypothalamus, Hypophyse, Nebenschilddrüsen und Nebennieren ... 528
K. Federlin

Schilddrüse ... 528
    Allgemeiner Teil: Prinzipielles zur Schilddrüsenautoimmunologie ... 528
    Spezieller Teil: Krankheitsbilder ... 531
Hypothalamus – Hypophyse ... 538
Nebenschilddrüsen ... 538
Nebennieren ... 538
    Literatur ... 539

Diabetes ... 540
H. Kolb

Ätiopathogenese des Typ-I-Diabetes ... 540
    Übersicht ... 540
    Kurzbeschreibung der Tiermodelle ... 541
    Genetische Prädisposition ... 541
    Insulitisauslösende Ereignisse ... 542
    Chronische progressive Inselentzündung ... 543
Immuntherapie ... 546
Pankreas- und Inseltransplantation ... 547
    Literatur ... 547

28 Nervensystem (Neuroimmunologie) ... 548
R. Hohlfeld und Chr. Linington

Einleitung ... 548
Immunreaktionen im Nervensystem ... 548
Ausblick für die Therapie ... 552
Neuroimmunologische Erkrankungen ... 552
    Multiple Sklerose ... 552
    Guillain-Barré-Syndrom und chronische Polyneuritis ... 554
    Myasthenia gravis ... 555
    Myositis ... 555
    Lambert-Eaton-Syndrom und paraneoplastische neuroimmunologische Erkrankungen ... 556
    Akute disseminierte Leukoenzephalitis und sekundäre Autoimmunreaktionen im Zentralnervensystem ... 557
    Literatur ... 558

29 Auge ... 559
M. Böhnke

Einleitung ... 559
Immunologische Besonderheiten des Auges ... 559
    Anatomisch bedingte Neigung zu starker Funktionsbeeinträchtigung nach Entzündung ... 559
    Lider ... 559
    Konjunktiva ... 559
    Tränendrüse ... 560
    Kornea ... 560
    Sklera ... 560
    Vorderkammer ... 561
    Linse ... 561
    Iris, Ziliarkörper und vordere Uvea ... 561
    Hintere Uvea ... 561
    Glaskörper ... 562
    Netzhaut ... 562
    Sehnerv ... 562
    Orbita ... 563
Transplantationsimmunologie des Auges ... 563
    Perforierende Keratoplastik ... 563
    Andere Transplantationen am Auge ... 566
Auge und Immundefekte ... 567
    Angeborene Immundefekte ... 567
    Erworbene Immundefekte ... 567
Tumorimmunologie ... 568
    Karzinome ... 568
    Malignes Aderhautsyndrom ... 568
    Metastasen in der Uvea ... 569
    Retinoblastom ... 569
Infektiöse oder infektionsbedingte Augenerkrankungen ... 569
    Phlyktäne ... 569
    Katarrhalische Randinfiltrate ... 569
    Chlamydienerkrankungen ... 570
    Molluscum contagiosum ... 570
    Adenovirusinfektionen ... 570
    Herpes simplex ... 570
    Varizellen-Zoster ... 571
    Zytomegalie ... 572
    Toxoplasmose ... 572
    Okuläres Histoplasmosesyndrom ... 572
Augenerkrankungen der Atopiker ... 573
    Conjunctivitis allergica ... 573
    Conjunctivitis vernalis ... 573
    Keratoconjunctivitis atopica ... 573
    Kontaktlinsen-Keratokonjunktivitis ... 573
Immunologische Erkrankungen der Augenhüllen ... 573
    Pemphigoid ... 573
    Episkleritis ... 573
    Skleritis ... 574
    Ulcus rodens Mooren ... 574
Uveitis ... 575
    Einleitung ... 575
    Akute Uveitis anterior ... 575
    Chronische anteriore Uveitis ... 575
    Intermediäre Uveitis ... 576
    Uveitis posterior ... 577
    Panuveitis ... 577
    Phakogene Uveitis ... 577
    Sympathische Ophthalmie ... 577
    Vogt-Koyanagi-Harada-Syndrom ... 578
    Vitiliginöse (Bird-shot-)Chorioretinopathie ... 578
Mitbeteiligung des Auges bei entzündlichen Systemerkrankungen ... 578
    Literatur ... 580

30 Immunologie in der Reproduktionsmedizin ... 581
L. Mettler

Einleitung ... 581
Definition von Sterilität und Infertilität ... 581
Antigenität des männlichen und weiblichen
Reproduktionstraktes und der Gameten ... 582
    Spermatozoenantigenität ... 582
    Oozytenantigenität (Zona pellucida) ... 583
Immunologische Sterilität durch Gameten-
antikörperbildung bei Tier und Mensch ... 584
    Testverfahren zum Nachweis von
    Gametenantikörpern ... 584
    Therapie der spermaimmunologischen
    Sterilität ... 589
Immunologische Aspekte der Endometriose ... 591
    Definition und immunologische Charak-
    teristika ... 591

    Makrophagenhypothese – ein Beitrag zur
    Pathogenese der Endometriosis genitalis
    externa als Sterilitätsursache ... 591
Immunregulatorische Mechanismen bei physio-
logischen und pathologischen Schwanger-
schaften ... 592
    Toleranz ... 592
    Early pregnancy factor ... 592
    Infertilitätsimmunologie ... 593
Monoklonale Antikörper und deren Einsatz in der
Reproduktionsmedizin ... 594
Ausblick ... 595
    Literatur ... 596

31 Solide Tumoren ... 597
K. Pantel, J. Johnson und G. Riethmüller

Einleitung ... 597
Tumorassoziierte Antigene ... 597
Immunologische Erkennung von soliden
Tumoren ... 599
    Antikörperreaktivität ... 599
    Zelluläre Reaktivität ... 599
    Das Paradox einer Tumorprogression trotz
    Tumorerkennung ... 599
Immuntherapie ... 600
    Ziel und Formen ... 600
    Aktive Immunisierung ... 600
    Passive Immuntherapie ... 601

Einsatz monoklonaler Antikörper zur Tumordiagnose und Verlaufskontrolle ... 604
    Diagnose und Prognose der Tumor-
    erkrankung ... 604
    Verlaufskontrolle zur Überwachung der
    Tumorerkrankung ... 604
    Nachweis einer minimalen residualen
    Krebserkrankung ... 604
Perspektiven ... 605
    Literatur ... 605

32 AIDS ... 607
J. L'age-Stehr und M.G. Koch

Definition ... 607
Geschichtliches ... 607
Der Erreger ... 607
    Entdeckung ... 607
    Eigenschaften und Struktur ... 608
Pathogenese ... 612
    HIV-Lebenszyklus ... 612
    Natürlicher Ablauf der HIV-Infektion und
    Pathogenese von HIV-Krankheit und AIDS ... 613
    Multiphasischer Verlauf der HIV-Krank-
    heit ... 614
    Immunpathogenetische Mechanismen ... 614
    HIV-bedingte Störungen im Immunsystem ... 616
Klinik ... 618
    Stadien ... 618
    Krankheitsprogression ... 618
    Klassifikation der Erkrankungsstadien ... 618
    Akute HIV-Krankheit ... 620
    Lymphadenopathiesyndrom (LAS) ... 620
    AIDS-related complex ... 621
    AIDS ... 621

Epidemiologie ... 626
    Charakter der Epidemie ... 626
    Verbreitung der HIV-Infektion ... 626
    Molekulare Epidemiologie ... 627
    Epidemiologisch relevante Parameter ... 627
    Infektionsrisiken ... 628
Diagnostik ... 628
    Direkter Virusnachweis ... 628
    Humorale und zelluläre Immunreaktionen ... 629
Therapie und Prävention ... 630
    Antivirale therapeutische Ansätze ... 630
    Impfstoffe ... 633
Prävention ... 634
Zusammenfassender Rückblick auf die letzten
Jahre ... 634
Ausblick ... 635
    Literatur ... 635

33 Organtransplantation ... 636
K. Wonigeit und R. Pichlmayr

Einleitung ... 636
Terminologie der verschiedenen Transplantationsarten ... 636
Immunologische Grundlagen der Allotransplantation ... 636
    Immunogenität von allogenen Transplantaten ... 636
    Mechanismen von Abstoßungsreaktionen und Transplantatakzeptanz ... 640
Immunologische Grundlagen und Entwicklungsaspekte der Xenotransplantation ... 647
Organübergreifende klinische Aspekte der Transplantation ... 649
    Organspende ... 649
    Histokompatibilitätstestung ... 650
    Immunsuppressive Therapie ... 650
    Klinische Syndrome der Abstoßungsreaktion und immunologische Adaptationsmechanismen des Langzeitverlaufs ... 652
    Immunologische Überwachung nach Transplantation ... 654
Transplantation einzelner Organe ... 655
    Niere ... 655
    Leber ... 656
    Herz ... 657
    Kombinierte Transplantation von Herz und Lunge ... 658
    Einseitige und beidseitige Lungentransplantation ... 658
    Pankreas ... 658
    Haut ... 659
    Hornhaut ... 659
Ausblick ... 660
Literatur ... 660

34 Transplantation von Knochenmark und peripheren Stammzellen ... 661
M. Theobald und R. Storb

Einleitung ... 661
Allgemeine Prinzipien ... 661
    Herkunft des Knochenmarks ... 661
    Knochenmarkgewinnung und -infusion ... 661
    Konditionierung des Empfängers für die Transplantation ... 661
Klinische Resultate der Knochenmarktransplantation ... 662
    Kongenitale Erkrankungen ... 662
    Schwere aplastische Anämie ... 662
    Akute myeloische Leukämie (AML) ... 662
    Akute lymphoblastische Leukämie (ALL) ... 664
    Chronisch myeloische Leukämie (CML) ... 665
    Lymphome ... 666
    Andere hämatologische Malignome ... 666
    Solide Tumoren ... 666
Nicht HLA-identische Knochenmarktransplantationen ... 666
    Ergebnisse ... 666
    Nicht HLA-identische Familienmitglieder als Spender ... 666
    Nichtverwandte Spender ... 666
Transplantation von autologen und allogenen peripheren Stammzellen ... 667
Gegenwärtige Probleme und künftige Lösungen ... 668
    Erholung der Hämatopoese und des Immunsystems ... 668
    Opportunistische Infektionen ... 669
    Toxizität der Konditionierungsprogramme ... 669
    Versagen des Transplantats, GVHD und Rezidiv der malignen Grunderkrankung ... 670
    Modifikationen der Chemotherapie und/oder der GKB ... 672
    Radioaktiv markierte monoklonale Antikörper ... 672
    Knochensuchende Radioisotope ... 673
Zusammenfassung und Ausblick ... 673
Literatur ... 673

35 Biologische Basis und klinische Bedeutung des Immunsystems im Alter ... 675
M. E. Weksler und I. Tschepen

Einleitung ... 675
Zelluläre Basis des Imunsystems im Alter ... 675
    Thymusinvolution ... 675
    Altersassoziierte Veränderungen der Lymphozyten ... 676
Funktionsänderungen des Immunsystems im Alter ... 676
    Humorale Immunität ... 676
    Zelluläre Immunität ... 678
Organspezifische Imunreaktionen ... 679
    Urogenitaltrakt ... 679
    Respirationstrakt ... 679
    Gastrointestinaltrakt ... 679
    Haut ... 679
Schlußfolgerung ... 680
Literatur ... 680

Sachverzeichnis ... 681

Grundlagen

1 Immunsystem

K. Resch und D. Gemsa

■ Einleitung: Was ist eine Immunantwort?

Alle Lebewesen kommunizieren mit ihrer Umwelt. Sie nehmen Nährstoffe aus ihr auf und geben Stoffwechselendprodukte an sie ab. Die Umwelt enthält immer auch Dinge, die ein Lebewesen zu schädigen vermögen. Diese können unbelebt sein und als gefährliches Gift wirken oder belebt sein und als Infektionserreger Krankheiten hervorrufen. Lebewesen, die auf einer sehr niedrigen Organisationsstufe stehen, wie z. B. Einzeller, können sich in beschränktem Umfang dieser schädigenden Einflüsse erwehren: Toxische Stoffe können enzymatisch entgiftet werden, mikrobielle Krankheitserreger durch Phagozytose und Verdauung vernichtet werden. Diese „Abwehrmechanismen" sind naturgemäß sehr primitiv: zwischen Nahrungsaufnahme und Elimination von schädigenden Einflüssen kann nicht unterschieden werden. Dennoch tritt bereits bei diesen Einzellern ein gewisses Unterscheidungsvermögen auf: Diese Organismen phagozytieren sich nicht selbst; zumindest wird daher zwischen „Selbst" und „Nichtselbst" unterschieden. Diese Selbst-Nichtselbst-Erkennung wird auf etwas höheren Organisationsstufen weiterentwickelt. Sie erfüllt den Zweck, die Individualität und Unversehrtheit eines Lebewesens zu garantieren. Während auf den primitiven Entwicklungsstufen alle Zellen eines Organismus gleichermaßen an diesem Schutz vor schädigenden Umwelteinflüssen mitarbeiten, findet man bei höherentwickelten Invertebraten schon eine gewisse Spezialisierung für diese Aufgaben: Hüllen, Häute oder Panzer erschweren das Eindringen zum Beispiel von Mikroben. In Insekten und Krustazeen phagozytieren und verdauen spezialisierte Zellen, die Hämozyten der Hämolymphe, Fremdpartikel und Mikroorganismen. Ab einer bestimmten Komplexität eines Organismus ist es offenbar nötig, zur Abwehr schädigender oder krankmachender Einflüsse der Umwelt ein eigenes Abwehrsystem zu entwickeln. Dieses Immunsystem tritt entwicklungsgeschichtlich bei den Vertebraten auf. Zu ihnen gehören von Anfang an drei Manifestationen, die bis zu den Säugetieren unverändert bleiben und die die Grundlage aller Immunität bilden:

- zirkulierende Lymphozyten,
- Produktion von Antikörpern,
- zellvermittelte Immunreaktionen (ursprünglich definiert als Abstoßung von Allotransplantaten).

Wodurch unterscheiden sich die entwicklungsgeschichtlich „neuen" Immunreaktionen grundsätzlich von allen anderen Abwehrmechanismen, die zur Abgrenzung von Immunreaktionen als „natürlich" bezeichnet werden? Sicher besteht der immense Fortschritt beim Erwerb eines Immunsystems darin, daß nun nicht mehr nur pauschal zwischen „Selbst" und „Nichtselbst" unterschieden wird, sondern daß spezifisch „fremd" erkannt und unterschieden werden kann. Dies ermöglicht die Differenzierung von „fremd" und erlaubt damit eine gezielte – die spezifische – Auseinandersetzung. Dies allein wäre noch kein so bedeutender Fortschritt. Dieser ergibt sich erst daraus, daß mit der spezifischen Erkennung die Fähigkeit verbunden ist, aus solchen Auseinandersetzungen zu lernen und damit bei einer erneuten Bedrohung durch einen schon bekannten fremden Stoff besser zu reagieren. Dies sei an einem einfachen Beispiel erläutert: Ein Kind, das zum erstenmal mit einem Virus, wie dem Masernvirus, in Kontakt kommt, wird erkranken und nach einiger Zeit genesen. Kommt nun dieses Kind in seinem späteren Leben in wiederholten Kontakt mit dem Masernvirus, wird es nicht mehr erkranken; es ist „immun". Diese Immunität wirkt jedoch nur gegen dieses eine Virus. Das Kind oder der spätere erwachsene Mensch erkrankt, wie jeder andere auch, an einem anderen Virus. Würde man bei diesem Menschen die Virustiter bestimmen, so könnte man beim Erstkontakt nach Infektion eine Zunahme der Viren bis zu den sichtbaren Krankheitserscheinungen finden; danach würde der Titer wieder abfallen. Beim Zweitkontakt findet man Viren nur kurzfristig und in geringer Titerhöhe, ohne daß die Schwelle der Krankheitsmanifestation überschritten wird. Aus diesem Beispiel ersieht man: Bei einem wiederholten Kontakt mit einem Fremdstoff reagiert ein Organismus, der über ein Immunsystem verfügt, anders als bei einer Erstauseinandersetzung. Er reagiert meist schneller und besser; dies manifestiert sich als Immunität (Abb. 1.1).

Diese andersartige Reaktion ist sehr spezifisch: Sie tritt nur gegen diesen einen Fremdstoff auf. Schon bei geringen Abwandlungen reagiert der Organismus wie bei Erstkontakt. Anders kann nicht nur besser und schneller bedeuten, sondern auch schlechter. Dies kann dazu führen, daß eine spezifische Nichtreaktivität auftritt. Dies wird dann als Toleranz oder Anergie bezeichnet. Es kann sich aber auch die Qualität einer Immunreaktion ändern. Dies führt dann sehr häufig zu allergischen Reaktionen. Spezifität und Gedächtnis charakterisieren damit jede Immunantwort.

Als Hilfe für die nachfolgende Diskussion sollen zunächst einige Grundbegriffe der Immunologie erläutert werden. Fremdstoffe, die eine Immunantwort auslösen, bezeichnet man als Antigene. Ein Antigen braucht eine Immunantwort nicht notwendigerweise in jeder Spezies hervorzurufen. Die Immunogenität ist speziesabhängig; korrekter würde man ein Antigen daher als Immunogen bezeichnen. Antigen und Immunogen werden häufig synonym gebraucht; dies ist jedoch nur in-

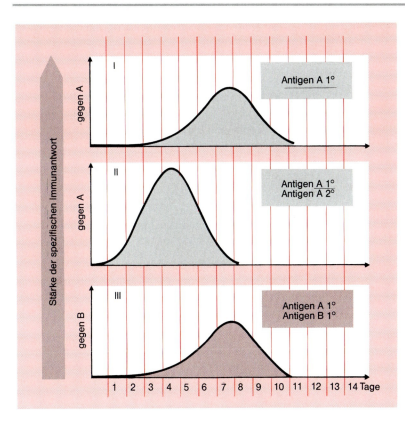

Abb. 1.1 Immunantwort gegen zwei unverwandte Antigene A und B.
I. Primärantwort bei erstmaliger (1°) Verabreichung von Antigen A.
II. Sekundärantwort bei wiederholter (2°) Verabreichung von Antigen A.
III. Primärantwort bei erstmaliger Verabreichung von Antigen B nach Immunisierung mit Antigen A.

nerhalb einer Spezies (z. B Mensch) zulässig. Antigene sind, insbesondere wenn sie in der natürlichen Umwelt vorkommen, oft sehr komplex. Ein Beispiel ist die Oberfläche von Bakterien. Teile eines Makromoleküls, die als Antigene wirken, bezeichnet man auch als determinante Gruppe. Anteile eines Antigens, gegen die sich eine Immunantwort richtet, die aber selbst keine Immunantwort auslösen können, weil sie zu kleine Moleküle sind, bezeichnet man als Haptene. Damit Haptene zu Immunogenen (oder Antigenen) werden können, müssen sie an Trägermoleküle gebunden sein. Häufig wird für diesen Zusammenhang die Formel

Antigen = Hapten + Träger (Carrier)

gebraucht. Trägt ein größeres Molekül mehrere Gruppen, gegen die sich eine Immunantwort richten kann, so wird hierfür auch der Begriff des Epitops gebraucht.

Das Immunsystem hat die Aufgabe, die Unversehrtheit eines komplexen Organismus zu garantieren. Dazu muß es nicht nur in der Lage sein, Antigene zu erkennen, sondern es muß auch so mit ihnen reagieren, daß schädliche Einwirkungen vermieden werden. Dazu wurden Abwehrmechanismen entwickelt, die Antigene entgiften, eliminieren oder abtöten können, wenn es sich um lebende Organismen handelt. Nach Ausschaltung des Antigens darf ein Abwehrmechanismus nicht weiter aktiv sein. Es muß ferner sichergestellt sein, daß sich eine immunologische Reaktion nicht gegen körpereigene Strukturen – gegen „Selbst" – richtet. Daher wird das Immunsystem durch mehrere Mechanismen streng kontrolliert. Mit zunehmender Kenntnis des Immunsy-

Tab. 1.1 Hauptfunktionen der Zellen des Immunsystems

B-Lymphozyten
Synthese von Antikörpern

T-Lymphozyten
zelluläre Immunreaktionen
Synthese von Zytokinen
Immunregulation
– Hilfe
– Suppression

Mononukleäre Phagozyten
Effektorfunktionen
– Phagozytose, Zytotoxizität und Fremdstoffabbau
– Synthese von Plasmaproteinen
– Synthese von Entzündungsmediatoren
– Synthese von Zytokinen
Immunregulation
– akzessorische Zellen für Aktivierung von Lymphozyten
– Immunsuppression

Neutrophile Granulozyten
Phagozytose und Fremdstoffabbau
Keimabtötung
Synthese von Entzündungsmediatoren

Eosinophile Granulozyten
antiparasitäre Zytotoxizität
Synthese von Entzündungsmediatoren

Basophile Granulozyten und Mastzellen
Synthese von Entzündungsmediatoren
Synthese und Sekretion von Mediatoren allergischer Reaktionen

Blutplättchen
Freisetzung von Entzündungsmediatoren
Freisetzung von Mediatoren allergischer Reaktionen

stems hat man gelernt, daß für Einzelfunktionen des Immunsystems individuelle Zellpopulationen verantwortlich sind. Im folgenden sollen daher bevorzugt die Zellen des Immunapparates und ihr Zusammenspiel bei der Ausbildung und Kontrolle von Immunreaktionen kurz dargestellt werden (Tab. 1.1).

■ Zelluläre Grundlagen der Immunität

■ Grundlagen immunologischer Spezifität

Lymphozyten sind die einzigen Zellen des Immunsystems, die Antigene erkennen und darauf reagieren können. Sie sind damit allein für die Spezifität immunologischer Reaktionen verantwortlich. Die Erkennung geschieht durch Rezeptoren, die integrale Bestandteile der Plasmamembran sind. Jeder reife Lymphozyt besitzt nur Rezeptoren mit einer einzigen Spezifität, die auch an seine Abkömmlinge (Klon) weitergegeben werden. Abschätzungen der Zahl von Antigenen, gegen die ein Mensch immunologisch reagieren kann, bewegen sich in der Größenordnung von 10^8; entsprechend groß muß insgesamt die Vielfalt der Rezeptoren sein. Da die gesamte DNA einer Zelle (ungefähr 3×10^9 Basenpaare) nicht ausreicht, um diese Rezeptorproteine zu kodieren, kann sie nicht in der Keimbahn enthalten sein, sondern muß während der Entwicklung der Lymphozyten entstehen. Die Grundzüge der Entstehung dieser Diversität sind heute gut verstanden. Wichtigstes Element ist die freie Kombination aus einer begrenzten Zahl von Genelementen. Dies wird in den Kapiteln „Antikörper und Antikörpersynthese" und „zelluläre Immunreaktionen" im einzelnen beschrieben. Ein Antigen selektiert aus der Vielfalt von Lymphozyten diejenigen, die spezifische Rezeptoren tragen. Diese beginnen nach Bindung des Antigens zu proliferieren und ihre Funktion aufzunehmen. Schon lange bevor die molekularbiologischen Grundlagen bekannt waren, wurden diese Zusammenhänge von Burnett als klonale Selektionstheorie formuliert.

■ Lymphozyten

Die beiden Hauptklassen von Lymphozyten: T- und B-Lymphozyten

Eine Immunantwort kann auf zwei grundsätzlich unterschiedliche Weisen erfolgen:

- Ein Antigen, mit dem sich der Organismus auseinandersetzt, kann zur Bildung von Proteinen führen, die in spezifischer Weise mit dem Antigen reagieren. Diese Eiweiße gehören chemisch den Globulinen an und werden nach ihrer Funktion als Antikörper bezeichnet. Die Antikörper werden in die Körperflüssigkeiten abgegeben, so in das Blut, die Lymphe, das Pleura- oder Peritonealexsudat, aber auch in exkretorische Flüssigkeiten, wie das Nasen- oder Darmsekret. Antikörper können unter physiologischen Bedingungen ihre Wirkung nur in Lösungen entfalten. Dies geschieht in den allermeisten Fällen unter Zuhilfenahme von ebenfalls in den Körperflüssigkeiten gelösten Effektorsystemen, wie z. B. dem Komplement (s. dort). Aus diesem Grund bezeichnet man diese immunologische Reaktionsweise als humorale Immunität.
- Antigene können aber auch zur Vermehrung von Zellen führen, die sich gegen das Antigen richten. Da sich in diesem Falle Immunzellen unmittelbar mit dem Fremdstoff auseinandersetzen, ohne daß Antikörper oder humorale Effektorsysteme beteiligt sein müssen, bezeichnet man diese immunologische Reaktionsweise als zelluläre oder zellvermittelte Immunität.

Einen großen Fortschritt im Verständnis immunologischer Vorgänge bedeutete es, als man erkannte, daß für die humorale und zelluläre Immunabwehr unterschiedliche Klassen von Lymphozyten verantwortlich sind. Die beiden Hauptklassen von Lymphozyten werden durch ihren unterschiedlichen Differenzierungsgang geprägt. Sie stellen damit differenzierte Zellpopulationen dar, die nicht ineinander übergehen können. Ein vereinfachtes Bild der Differenzierungsreifung von Lymphozyten ist in Abb. 1.2 dargestellt. Lymphozyten entstehen aus Stammzellen, die während der frühen Embryonalentwicklung in Dottersack und Leber, nach der Geburt nur noch im Knochenmark vorkommen. Ihr selbsterneuerndes Wachstum wird durch Stromafaktoren so gesteuert, daß ein gleichbleibendes Reservoir bereitgehalten wird. Die Stammzellen besitzen keine immunologische Kompetenz. Sie können Antigene nicht erkennen und weisen keine erkennbaren immunologischen Funktionen auf. Einige Stammzellen wandern in den Thymus ein. Dort machen sie eine große Anzahl von Differenzierungsteilungen durch. Die Differenzierung erfordert einen engen Kontakt zu retikuloepithelialen Zellen des Thymus. Zunächst finden diese Proliferations- und Reifungsvorgänge in der Rinde des Thymus statt. Reife Zellen wandern in den Markbereich des Thymus ein, und sie machen dann etwa 3% der Gesamtmenge von Thymuslymphozyten aus. Die reifen, immunologisch kompetenten Lymphozyten verlassen den Thymus in die Blutbahn. Diese Zellen besitzen nun Rezeptoren, mit denen sie mit ihrem Antigen reagieren und dabei spezifische Funktionen aufnehmen können. Die im Thymus geprägten Lymphozyten bezeichnet man als T-Lymphozyten (thymusabhängige Lymphozyten = thymus-dependent lymphocytes). Mit dem Blutstrom erreichen die reifen T-Lymphozyten die peripheren lymphatischen Organe, wie Lymphknoten, Milz oder Peyer-Plaques. In diesen Organen besiedeln sie bestimmte sog. thymusabhängige Areale, so z. B. die parakortikalen Regionen der Lymphknoten oder die periarteriolären Lymphscheiden der Milz. Charakteristisch für T-Lymphozyten ist ihre Fähigkeit, aus diesen lymphatischen Organen über das Lymphsystem, den Ductus thoracicus und das Blutgefäßsystem zu rezirkulieren. Wegen dieser Eigenschaft besteht ein hoher Anteil, etwa 60–80% der Lymphozyten des Blutes, aus T-Lymphozyten.

Stammzellen können auch einen anderen Differenzierungsgang durchlaufen. Bei Vögeln geschieht dies in einem anatomisch abgrenzbaren Organ, nämlich der Bursa Fabricii, die einen ähnlichen Aufbau wie der Thy-

Zelluläre Grundlagen der Immunität 5

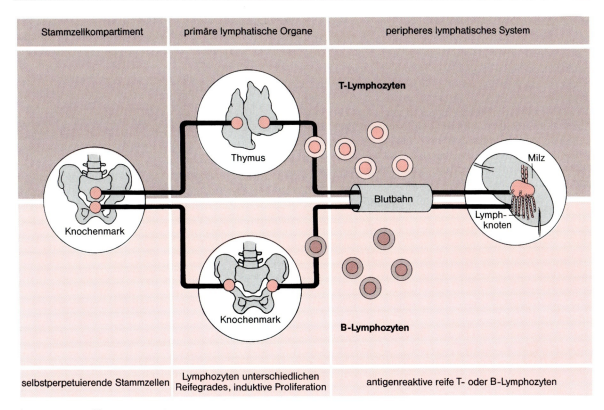

Abb. 1.2 Entwicklung von Lymphozyten.

mus zeigt, also ebenfalls Strukturen aufweist, die einen engen Kontakt zwischen reifenden Lymphozyten und Retikuloepithelzellen ermöglichen. Bei den Säugetieren fehlt ein entsprechend anatomisch lokalisierbares Organ; die Differenzierungsreifung findet disseminiert im Knochenmark selbst statt. Die auf diesem Differenzierungsweg gereiften Lymphozyten werden als B-Lymphozyten (bone marrow-dependent lymphocytes) bezeichnet. Auch die reifen B-Lymphozyten gelangen über die Blutbahn in die peripheren lymphatischen Organe. Dort besiedeln sie die Keimzentren der Lymphknoten oder die Lymphfollikel der weißen Pulpa der Milz. Im Gegensatz zu den T-Lymphozyten sind B-Lymphozyten weitgehend ortsständig, d. h., sie zirkulieren sehr wenig. Daher ist ihr Anteil im strömenden Blut auch sehr gering; er macht etwa 10–15% der Lymphozyten aus.

In vielen Spezies – zu denen auch der Mensch gehört – werden reife T- oder B-Lymphozyten schon während der fetalen Entwicklung gebildet. Bei der Geburt oder kurze Zeit danach ist die immunologische Reife weitgehend erlangt. Die Entfernung eines Differenzierungsorgans, wie z. B. des Thymus bei Herzoperationen, kurze Zeit nach der Geburt bleibt daher in der Regel lange Zeit folgenlos. Im Gegensatz dazu entwickeln einige Nager, insbesondere Ratte und Maus, ihre immunologische Reife erst nach der Geburt.

T- und B-Lymphozyten können im Ruhezustand morphologisch nicht unterschieden werden. Im Lichtmikroskop erscheinen sie als typische kleine Lymphozyten. Auch elektronenoptisch können sie nicht sicher abgegrenzt werden. Während ihrer Reifung erwerben aber beide Klassen der Lymphozyten Oberflächeneigenschaften (Differenzierungsantigene), die zu ihrer Unterscheidung benutzt werden können. Die wichtigsten dieser Differenzierungsantigene können heute mit Hilfe monoklonaler Antikörper nachgewiesen werden. Für den Menschen werden diese in einer CD-Nomenklatur (cluster of differentiation) erfaßt, die laufend ergänzt wird (Kap. 14).

T- und B-Lymphozyten erfüllen bei einer Immunantwort unterschiedliche Aufgaben. B-Lymphozyten sind für die humoralen Immunreaktionen verantwortlich: Sie wandeln sich nach Bindung eines Antigens in Antikörper sezernierende Zellen um und reifen dabei zu Plasmazellen (Tab. 1.1). T-Lymphozyten sind vorwiegend für zelluläre Immunreaktionen verantwortlich. Sie können sich zu sensibilisierten T-Lymphozyten differenzieren, die andere Zellen abtöten können (Zytotoxizität). Eine andere Funktion im Rahmen der zellulären Immunität besteht in der Sekretion von Mediatorsubstanzen (Lymphokinen), die zelluläre Effektorreaktionen induzieren (Kap. „Zytokine" und „Entzündung"). Neben diesen Aufgaben besitzen T-Lymphozyten eine zentrale Funktion bei der Regulation aller Immunantworten. Sie sind als Helferzellen bei der Ausbildung sowohl humoraler als auch zellulärer Immunreaktionen notwendig, andererseits können T-Lymphozyten Immunreaktionen auch spezifisch unterdrücken (Kap. „Immunregulation").

Lymphozyten-Subpopulationen

Die verschiedenen Funktionen von T- und B-Lymphozyten werden durch Subpopulationen dieser Zellklassen erfüllt. Die in den letzten Jahren gefundene Möglichkeit, solche Zellen anhand von Oberflächeneigenschaften zu unterscheiden (z. B. CD-Marker), hat gezeigt, daß auch diese Subpopulationen zumindest in einigen wichtigen Fällen genetisch determiniert sind. Es handelt sich bei diesen Subpopulationen also um Zellen, die eine unterschiedliche Differenzierungsreifung durchlaufen haben, und nicht um unterschiedliche Funktionszustände ein und desselben Zelltyps. Alle T-Lymphozyten tragen den Marker CD3, Helfer-T-Lymphozyten CD4, zytotoxische T-Lymphozyten CD8.

Zytotoxische T-Lymphozyten sind unmittelbare Effektorzellen der zellulären Immunität. CD4$^+$-Zellen besitzen keine unmittelbaren Effektorfunktionen; sie beeinflussen vielmehr die Aktivität anderer Zellen durch die Sekretion von Lymphokinen. Sie werden daher häufig entsprechend ihrer Funktion als Helfer-Induktor-Lymphozyten bezeichnet. Als Helfer-T-Lymphozyten ermöglichen sie die Differenzierung von inaktiven Vorläufer-T- oder -B-Lymphozyten in Antikörper produzierende Plasmazellen oder zytotoxische Effektor-T-Lymphozyten (T_E). Gleichzeitig regulieren Helfer-T-Lymphozyten auch ihre eigene Aktivierung und klonale Expansion. Für die damit sehr vielfältigen Aufgaben der Helfer-T-Lymphozyten (T_H) sind zwei Subpopulationen verantwortlich. T_H1-Zellen fördern die Proliferation und die Funktion aller T-Lymphozyten und damit die Ausbildung zellvermittelter Immunreaktionen. T_H2-Zellen steuern die Differenzierung von B-Lymphozyten bis zur Antikörper sezernierenden Plasmazelle (Abb. 1.3).

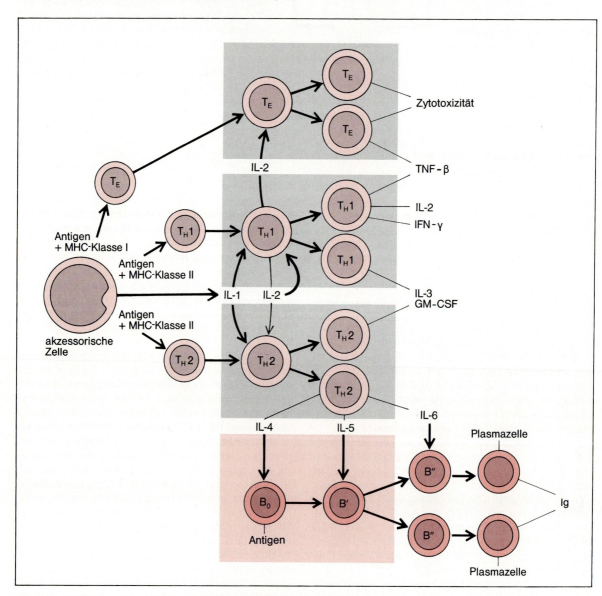

Abb. 1.3 Aktivierung von T- und B-Lymphozyten. T_E=Effektor-T-Lymphozyt, T_H=Helfer-T-Lymphozyt, B = B-Lymphozyt, IL = Interleukine (1–6), TNF = Tumornekrosefaktor, IFN = Interferon, Ig = Immunglobulin.

"Suppressor"-T-Lymphozyten hemmen eine Immunantwort; dabei kann die Stärke der Reaktion verringert sein, oder sie kann völlig unterbleiben. Nach vielen Irrwegen zu ihrer Identifizierung ist heute klar, daß es eine eigene „Suppressor"-Subpopulation nicht gibt. Suppression kann durch zytotoxische T-Lymphozyten vermittelt werden. Zudem ist sie eine wichtige Funktion der Helfer-T-Subpopulationen: Während T_H1-Zellen ihre eigene Entwicklung fördern, hemmen sie gleichzeitig die Entwicklung von T_H2-Zellen. Spiegelbildlich begünstigen T_H2-Zellen ebenfalls ihre eigene Bildung und Aktivierung und unterdrücken die Bildung und Aktivierung von T_H1-Zellen (Kap. „Immunregulation").

Die eine Immunantwort regulierenden zellulären Interaktionen werden durch sezernierte Mediatoren vermittelt, die zur Gruppe der Zytokine gehören. Die Rolle einiger wichtiger Zytokine bei der Aktivierung von T- oder B-Lymphozyten ist in Abb. 1.3 skizziert. Sie wird in den Kap. „Zytokine" und „Zelluläre Immunreaktionen" ausführlicher dargestellt.

Bei einer humoralen Immunantwort unterscheidet sich eine Primärantwort von einer Sekundärantwort nicht nur durch die Geschwindigkeit und Stärke der Immunreaktion, sondern auch dadurch, welche Immunglobulinklasse bevorzugt gebildet wird. Kommt ein Lebewesen zum ersten Mal in Kontakt mit einem bestimmten Antigen, werden bevorzugt Antikörper der IgM-Klasse gebildet, bei wiederholtem Kontakt dagegen IgG-Antikörper (Abb. 1.4).

In der Zirkulation und in den Lymphorganen eines immunologisch reifen Organismus kommen dementsprechend B-Lymphozyten vor, die sowohl spezifisch auf ein Antigen reagieren als auch dazu geprägt sind, Antikörper einer bestimmten Immunglobulinklasse oder eines Isotyps (IgM, IgG, IgA, IgE) zu bilden. B-Lymphozyten, die einen bestimmten Antikörperisotyp sezernieren können, stellen genetisch fixierte Subpopulationen dar. Sie können durch die Expression des jeweiligen Immunglobulinisotyps an ihrer Plasmamembran leicht nachgewiesen und so unterschieden werden. Lymphoide Stammzellen reifen zunächst über mehrere Zwischenstufen zu „jungfräulichen" B-Lymphozyten, die an ihrer Oberfläche monomere IgM-Moleküle und IgD als Antigenrezeptoren tragen. Bei einer Stimulation durch ein Antigen sind zwei wichtige Reaktionen möglich. Einmal kann sich der aktivierte B-Lymphozyt in eine antikörperbildende Plasmazelle umwandeln, die IgM sezerniert; andererseits differenzieren sich „jungfräuliche" B-Lymphozyten in Gedächtniszellen, die nicht mehr IgM, sondern einen anderen Immunglobulinisotyp, z. B. IgG, als Antigenrezeptor mit gleicher Spezifität an ihrer Oberfläche exprimieren. Diese Gedächtniszellen sind relativ langlebig. Sie werden bei einer Sekundärreaktion aktiviert, wobei sie den Isotyp des Rezeptors, z. B. IgG, sezernieren. Bei der Bildung aller anderen Immunglobulinklassen muß ein B-Lymphozyt von der Synthese von IgM bei Beibehaltung der Spezifität auf diese Synthese umschalten (Immunglobulinklassen-„Switch"). Die molekularen Grundlagen der Herstellung der einzelnen Immunglobulinklassen werden im Kap. „Antikörper und Antikörpersynthese" dargestellt.

Lymphozyten, die nicht als T- oder B-Lymphozyten klassifiziert werden (Natural-Killer-Zellen)

Wenn man in den lymphatischen Organen oder im Blut die Anteile von T- oder B-Lymphozyten addiert, erreicht man immer Werte, die unter 100% der Gesamtpopula-

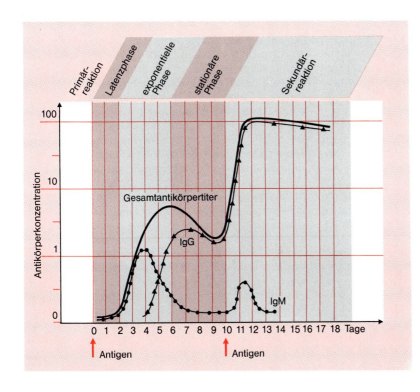

Abb. 1.4 Verlauf des Antikörperspiegels im Serum nach Antigenkontakt (aus Kownatzki, E.: Humorale Immunreaktionen. In Vorlaender, K. O.: Praxis der Immunologie. Thieme, Stuttgart 1976).

tion von Lymphozyten liegen. Dies legte schon frühzeitig die Vermutung nahe, daß es neben den klassischen T- und B-Lymphozyten noch andere Lymphozytenpopulationen geben könnte. Diese Lymphozyten wurden zunächst als Nullzellen bezeichnet. Nullzellen sind sicherlich eine heterogene Zellgruppe, von der nur bei einem Teil der Zellen die zelluläre Abstammung und die Funktion bekannt ist. Zur Gruppe der Nullzellen gehören als wichtigste Zellpopulation die Natural-Killer-(NK-)Zellen. Diese Zellpopulation gehört morphologisch und aufgrund einiger Differenzierungsmarker eindeutig zu den Lymphozyten. Da auf diesen Zellen auch einige Differenzierungsmarker von T-Lymphozyten gefunden werden, ist es wahrscheinlich, daß sie in die Differenzierungsreihe der T-Lymphozyten gehören und entweder T-Lymphozyten auf einer früheren Differenzierungsstufe darstellen oder Zellen, deren Differenzierung von der reifer T-Lymphozyten abzweigt.

NK-Zellen besitzen keine Antigenrezeptoren mit großer Diversität, wie T- oder B-Lymphozyten. Sie können einige andere Zellen, z. B. virusinfizierte Zellen oder Tumorzellen, töten. Dabei besteht eine Selektivität für bestimmte Zellen, deren molekulare Grundlage („Rezeptor") noch nicht klar ist. NK-Zellen besitzen kein immunologisches Gedächtnis; sie sind damit neben anderen Zellen, wie mononukleären Phagozyten, Träger der „natürlichen", d. h. nichtadaptiven Abwehr. Alle NK-Zellen tragen an ihrer Oberfläche Rezeptoren für den Fc-Anteil von IgG. Dies befähigt sie zur antikörperabhängigen Zytotoxizität.

■ Am Immungeschehen beteiligte nichtlymphoide Zellen

Mononukleäre Phagozyten (Monozyten, Makrophagen)

Die frühere Bezeichnung retikuloendotheliales System ist inzwischen durch die Bezeichnung mononukleares Phagozytensystem abgelöst worden. Es umfaßt alle phagozytisch aktiven Zellen, die von Monozyten abstammen, insbesondere Makrophagen der verschiedenen Körperhöhlen und Gewebe, Kupffer-Zellen der Leber, Histiozyten, Osteoklasten und Mikrogliazellen. Weit vor der Zeit, in der Lymphozyten als Träger der spezifischen Immunantwort entdeckt wurden, konnten bereits von Metschnikow (1884) Makrophagen als Effektorzellen der Infektabwehr identifiziert werden. Die wichtigsten Funktionen sind Phagozytose, Zytotoxizität, Kooperation mit Lymphozyten und Sekretion verschiedenster biologisch aktiver Produkte (Tab. 1.1).

Phagozytose ist wahrscheinlich die urtümlichste Form der Elimination körperfremden Materials aus dem Organismus – eine Vernichtung eingedrungener Mikroorganismen durch Aufnahme in das Zellinnere, Abtötung durch mikrobizide Substanzen und letztlich eine Verdauung durch lysosomale Enzyme. Voraussetzung ist eine Erkennung körperfremden Materials durch Makrophagen, vermittelt durch noch wenig bekannte Erkennungsstrukturen auf der Zelloberfläche, die immunologisch unspezifisch zwischen Selbst und Nichtselbst unterscheiden können. Diese wenig definierten Erkennungsstrukturen haben keine Ähnlichkeit mit Antikörpern oder dem T-Zell-Antigenrezeptor und vermitteln nur eine langsame, primär auf mikrobielle Organismen und gealterte Zellen gerichtete Phagozytose. Erheblich beschleunigt wird der Erkennungsprozeß, die Phagozytose und die intrazelluläre Abtötung durch die sog. Opsonisierung, d. h. durch ein Kenntlichmachen des Erregers durch spezifische Antikörper (IgG, IgM) und die Komplementkomponente C3b. Rezeptoren für den Fc-Teil dieser Immunglobuline und für C3b sind auf Makrophagen reichlich vorhanden und bewirken, daß nach einer vorausgegangenen Immunisierung die eingedrungenen Mikroorganismen wesentlich rascher durch Phagozytose eliminiert werden. Die während der Evolution eingetretene Verfeinerung des Immunsystems, in diesem Falle das Auftreten antikörperproduzierender B-Lymphozyten, hat somit das archaisch anmutende System der Phagozytose auf eine hohe Stufe der Effizienz gehoben.

Eine rasche Ansammlung von Monozyten/Makrophagen an einem Entzündungsherd wird durch die Fähigkeit zur Chemotaxis erzielt, indem die Zellen in Richtung eines ansteigenden Gradienten einer chemotaktisch aktiven Substanz wandern. Chemotaxisauslösende Substanzen können von Bakterien freigesetzt werden, stammen aus dem Komplementsystem (C5a) und dem Arachidonsäurestoffwechsel (Leukotrien B_4) oder aus Leukozyten und anderen Zellen (Chemokine wie MIP-1α [macrophage inflammatory protein] oder MCP-1 [macrophage chemotactic protein]).

Makrophagen sind die entscheidenden Effektorzellen bei der Elimination intrazellulär lebender Bakterien wie Listerien, Mykobakterien, Salmonellen und Brucellen. Jedoch reichen die Phagozytose- und Abtötungsmechanismen normaler, wenig stimulierter Makrophagen zur Vernichtung dieser sich im Zellinneren vermehrenden Keime nicht aus. Es bedarf der Anhebung der Makrophagenfunktion auf ein effizienteres Niveau, ein Vorgang, der als „Aktivierung" bezeichnet wird. Aktivierung von Makrophagen ist ein Mehrstufenprozeß: eine antigenspezifische Stimulation von T-Lymphozyten, die darauffolgende Freisetzung von antigenunspezifischen Lymphokinen (z. B. Interferon-γ), die Präaktivierung von Makrophagen durch Lymphokine („Priming") und letztlich das Auslösen der Aktivierung durch Triggermoleküle wie bakterielles Lipopolysaccharid („Zytokine" und „Infektabwehr"). Auch hier zeigt sich die enge funktionelle Verknüpfung zwischen Elementen des antigenspezifisch wirksamen Immunsystems, repräsentiert durch T-Lymphozyten, und den immunologisch unspezifischen Effektorsystemen, repräsentiert durch Makrophagen. Wenn auf der einen Seite B-Lymphozyten über Sekretion von Antikörpern die Phagozytose steigern, sind es auf der anderen Seite die Lymphokine aus T-Lymphozyten, die das zelluläre Abtötungsarsenal von Makrophagen aktivieren.

Neben der Kontrolle von bakteriellen Infektionen, vor allem chronischer Art, sind Makrophagen zusammen mit Lymphozyten Träger der Abwehrmechanismen gegen Virusinfektionen. Ähnlich wie bei der Bakterienphagozytose können Viren in Phagosomen inaktiviert werden; andere Mechanismen umfassen eine Lyse von virusinfizierten Zellen, die Inhibition der Adsorption von Viren an Zellen, eine Behinderung der Freisetzung neugebildeter Viren aus Wirtszellen und die Produktion von antiviralem Interferon. Unterstrichen wird die Rolle von Makrophagen bei der Virusabwehr durch folgende Befunde: Zusammen mit Lymphozyten sind sie die vorherrschenden Leukozyten im virusinfizierten Gewebe. Eine Resistenz gegen Viren kann temporär durch aktivierte Makrophagen übertragen werden. Bei Störungen der Makrophagenfunktionen oder Elimination von Makrophagen tritt eine erhöhte Virussuszeptibilität auf, und Protektion gegen eine Virusinfektion durch virussensibilisierte Lymphozyten ist nur bei Anwesenheit von funktionsfähigen, d. h. aktivierbaren Makrophagen möglich.

Zytotoxizität gegen Tumorzellen scheint eine weitere bedeutsame Funktion von Makrophagen zu sein und trifft, ähnlich wie beim Abtöten intrazellulär lebender Bakterien, nur bei einem Zustand der Aktivierung auf, d. h., auch hier ist eine Kooperation mit T-Lymphozyten über Freisetzung von Lymphokinen wie Interferon-γ erforderlich. Anders ausgedrückt: Ist ein Tumor nicht ausreichend immunogen und führt nicht zur Stimulation von T-Lymphozyten, lassen sich Makrophagen auch nicht ohne weiteres zur Tumorzytotoxizität aktivieren. Dieser Fall tritt wohl bei den meisten Spontantumoren des Menschen auf. Man könnte diesen Defekt umgehen, indem man durch Immunstimulanzien eine starke Lymphokinproduktion induziert oder die fehlenden makrophagenaktivierenden Lymphokine injiziert. Entsprechende Versuche sind im Gange. Noch immer besteht Unklarheit darüber, welche Erkennnungsmechanismen es Makrophagen ermöglichen, zwischen normalen und malignen transformierten Zellen zu unterscheiden, und gleichermaßen sind bisher nur wenige zytotoxische Mechanismen wie Tumornekrosefaktor, Sauerstoffradikale und proteolytische Enzyme definiert worden. Ähnlich wie NK-Zellen sind Makrophagen hochwirksame Effektorzellen in der antikörperabhängigen Zytotoxizität, aber im Falle der Tumorzytotoxizität setzt diese Funktion eine ausreichende Immunogenität des Tumors, also eine Produktion tumorspezifischer Antikörper, voraus.

Die Aufnahme antigenen Materials durch Endozytose und eine Zerkleinerung in immunogene Bruchstücke durch intrazelluläre Verdauung (Antigenprozessierung) ist die Basis der engen Kooperation von Makrophagen mit Lymphozyten bei Einleitung einer Immunantwort. Diese Funktion von Makrophagen als akzessorische Zellen zeigt sehr deutlich, daß im Laufe der Evolution eine relativ unspezifische reagierende Zelle voll in die Regulation immunologisch spezifischer Lymphozyten integriert wurde. Makrophagen-Lymphozyten-Interaktionen erfolgen über einen direkten Zell-zu-Zell-Kontakt und über lösliche Faktoren. Prozessiertes Antigen wird an der Zelloberfläche durch engen physischen Kontakt mit T-Helfer-Zellen „präsentiert", wobei eine Einbettung in MHC-Klasse-II-Moleküle vorliegen und eine genetische Identität zwischen antigenpräsentierenden Makrophagen und antigenreaktiven T-Helfer-Zellen bestehen muß (Kap. „Immungenetik" und „Zelluläre Immunreaktionen"). Die Lymphozytenstimulation wird zusätzlich noch gefördert durch Sekretion löslicher Makrophagenprodukte, die früher als lymphozytenaktivierende Faktoren (LAF) bezeichnet wurden und deren wichtigster Vertreter Interleukin-1 ist. Faktoren wie Interleukin-1 sind genetisch nicht eingeschränkte und antigenunspezifische Mediatoren, die die Immunantwort verstärken.

Makrophagen spielen auch eine Rolle als antigenunspezifische Suppressorzellen der Lymphozytenantwort. Suppressive Effekte finden sich bei Überschreiten einer bestimmten Makrophagenzahl in einem Lymphozytengemisch oder treten auf bei bestimmten Formen der Makrophagenaktivierung, z. B. nach Immunstimulation mit BCG. Ein bekannter Mediator suppressiver Makrophagen ist Prostaglandin E_2.

Mehr als andere Leukozyten sind Makrophagen hochaktive sekretorische Zellen (Kap. „Entzündung"). Die spontan oder nach Stimulation freigesetzten Produkte sind so zahlreich und unterschiedlich, daß nur noch die Leberparenchymzelle mit der sekretorischen Leistung von Makrophagen verglichen werden kann. Sezerniert werden eine Vielzahl von Enzymen, ein Großteil der Komplementkomponenten, aggressive Sauerstoffprodukte wie O_2^- und H_2O_2, Lipide wie Prostaglandine, Leukotriene und PAF, Zytokine wie Interleukin-1, Interleukin-10 und Tumornekrosefaktor-α, und Faktoren, die das Wachstum von normalen, infizierten oder malignen Zellen fördern oder behindern. Die sezernierten Produkte sind hilfreich bei der Abwehr eingedrungener Mikroorganismen, beim Abbau körpereigenen, geschädigten oder gealterten Gewebes, bei Auslösung von akuten Entzündungserscheinungen, bei Kontrolle des Zellwachstums und in der Reparaturphase nach Verletzungen. Die Migrationsfähigkeit von Makrophagen ermöglicht es, daß diese sezernierbaren Produkte in alle Körperregionen transportiert werden und bei Bedarf gezielt und hochkonzentriert freigesetzt werden.

Bei der Schilderung der unterschiedlichen Makrophagenfunktionen muß sich die Frage ergeben, ob verschiedene Subklassen mit spezialisierten Aufgaben existieren, analog zur Differenzierung der Lymphozyten in verschiedene Subpopulationen. Zwar kommen Makrophagen in verschiedenen Stimulations- und Aktivierungsformen vor; jedoch scheinen stabile Subpopulationen nicht zu existieren. Makrophagen können sich offensichtlich sehr flexibel an die jeweilige Umgebung anpassen und je nach Stimulationssignal in der Aktivität ändern.

Dendritische Zellen

Trotz Ähnlichkeiten mit Makrophagen werden dendritische Zellen noch nicht dem mononuklearen Phagozytensystem zugeordnet. Dendritische Zellen sind adhärent und sind charakterisiert durch weit ausgestreckte, dendritische Fortsätze. Die Phagozytoseleistung ist nur gering ausgeprägt; jedoch kann antigenes Material auf der Zelloberfläche mehr als bei anderen Leukozyten präsentiert werden, was voraussetzt, daß es aufgenommen und intrazellulär prozessiert wird. Wegen der ausgeprägten Deponierung von Antigen auf der Zelloberfläche wurde schon früh angenommen, daß dendritische Zellen typische antigenpräsentierende Zellen (APC) sind. Diese Annahme wurde bestätigt nicht zuletzt durch die starke Expression von MHC-Klasse-II-Molekülen auf der Zelloberfläche und die potente Hilfe bei der Lymphozytenstimulation. Es ist inzwischen sicher, daß dendritische Zellen die leistungsfähigsten antigenpräsentierenden Leukozyten sind. Sie kommen in allen lymphatischen Geweben vor, und sie sind wahrscheinlich auch verwandt oder identisch mit den dendritischen Zellen der Epidermis, der Langerhans-Zellen. Wahrscheinlich ist, daß die ausgeprägte Immunreaktivität der Haut durch die Präsenz der Langerhans-Zellen bedingt ist.

Neutrophile Granulozyten

Neutrophile Granulozyten stellen die Mehrheit der zirkulierenden Leukozyten dar. Im Gegensatz zu Monozyten/Makrophagen beträgt ihre Lebenszeit nur wenige Tage. Im allgemeinen sind neutrophile Granulozyten am raschesten und in hoher Zahl an einem Ort bakterieller Infektion oder zerfallenden Gewebes (z. B. Myokardinfarkt) zu mobilisieren. Ursache ist, daß sie von allen Leukozyten am lebhaftesten schon auf geringe chemotaktische Reize reagieren. Phagozytose und intrazelluläres Abtöten von Bakterien ist ihre Hauptaufgabe. Voraussetzung ist eine Opsonisierung der Keime durch Immunglobulin (IgG) und Komplement (C3b). Phagozytose- und Abtötungsmechanismen von Mikroorganismen erfolgen in ähnlicher Weise wie bei Makrophagen, mit der Ausnahme, daß offenbar das auf Sauerstoffprodukten (H_2O_2, $·O_2^-$, $·OH$, $^1O_2$) basierende Abtötungsarsenal bei Neutrophilen stärker ausgeprägt ist. Im allgemeinen erfolgt eine mehr oder weniger starke Verdauung der abgetöteten Keime durch in azurophilen und spezifischen Granula enthaltenen Hydrolasen und andere Verdauungsenzyme. Die bei Phagozytose auftretende Stimulation des Phospholipidmetabolismus führt zur Freisetzung biologisch aktiver Arachidonsäuremetaboliten (Prostaglandine, Leukotriene), die an der Auslösung typischer Entzündungszeichen ursächlich beteiligt sind (Kap. „Entzündung"). Neutrophile stellen die erste, schnell mobilisierbare Leukozytenbarriere gegen bakterielle Infektionserreger dar, wobei offensichtlich mehr ihre große Zahl als die Fähigkeit zur langfristigen Auseinandersetzung mit Mikroorganismen die Hauptrolle spielt. Im Gegensatz zu Makrophagen können neutrophile Granulozyten nur geringgradig durch Zytokine wie Interferon-γ oder Tumornekrosefaktor-α in ihrer Aktivität stimuliert werden, und als weiterer Unterschied ist eine Neusynthese von verbrauchten Abwehrsystemen kaum möglich. Bei chronischen Infekten werden daher neutrophile Granulozyten durch die leistungsfähigeren Makrophagen ersetzt.

Eosinophile Granulozyten, basophile Granulozyten und Mastzellen

Von allen Leukozyten ist die Funktion der eosinophilen Granulozyten am wenigsten aufgeklärt. Diese Leukozyten sind zwar zur Phagozytose befähigt, aber die Elimination der üblichen Mikroorganismen scheint nicht ihre Hauptfunktion zu sein. Das erhöhte Auftreten bei allergischen Erkrankungen und bei Parasiteninfektionen gibt am ehesten Hinweise auf ihre Funktion: die Kontrolle IgE- und mastzellbedingter Immunreaktionen und die Abwehr von Parasiten. Basophile Granulozyten und Mastzellen setzen nach Stimulation einen eosinophil-chemotaktischen Faktor frei, der zu einer Ansammlung von Eosinophilen im allergisch entzündeten Gewebe führt. Ob dort Eosinophile die sekretorische Funktion von Mastzellen regulieren, ist noch ungeklärt. Eosinophile Granulozyten sind sehr effiziente zytotoxische Effektorzellen, die eine wichtige Rolle bei der Abwehr von Parasiten spielen. Durch die Bildung reaktiver Sauerstoffspezies und die Freisetzung ihrer Granulainhalte können eosinophile Granulozyten auch körpereigenes Gewebe schädigen. Eine Vermehrung von Eosinophilen wird bei vielen Allergien beobachtet. Nach neueren Untersuchungen spielen sie vor allem bei der Pathogenese pulmonaler allergischer Erkrankungen, wie des Asthma bronchiale, und kutaner allergischer Erkrankungen, wie der atopischen Dermatitis, eine wichtige Rolle. So findet man beim Asthma bronchiale eine Infiltration von Bronchialgewebe; die Mediatoren der Eosinophilen scheinen an der Zerstörung der Bronchialschleimhaut beteiligt zu sein. Neben den entzündungsfördernden Sekretionsprodukten enthalten eosinophile Granulozyten auch Enzyme, die Entzündungs- und allergische Mediatoren inaktivieren. Damit können eosinophile Granulozyten auch zur Begrenzung von Entzündungsreaktionen beitragen.

Eosinophile Granulozyten enthalten Rezeptoren für IgG (Fc_γ-Rezeptoren), IgE (den hochaffinen Fc_ϵ-Rezeptor) und – zumindest einige Zellen – für IgA, über die sie aktiviert werden können. Zusätzlich können eosinophile Granulozyten über eine Reihe von Zytokinen stimuliert werden; hierzu gehört Interferon-γ, Interleukin-3, Interleukin-5 und Tumornekrosefaktor.

Die basophilen Granulozyten des Blutes und die Mastzellen des Gewebes sind durch die Vielzahl von großen, ovalen und elektronenoptisch dichten Granula gekennzeichnet. Die Granula enthalten als präformierte Mediatoren Histamin, Heparin, Serotonin und andere Produkte (Kap. „Allergie" und „Entzündung"). Typisch für diese Leukozyten sind die Rezeptoren für IgE (Fc_ϵ-Rezeptor) an der Zelloberfläche, an die sich IgE mit dem Fc-Teil als zytophiler Antikörper bindet, gewissermaßen in einer Art Wartestellung für einen Kontakt mit dem entsprechenden Antigen/Allergen. Folge einer Antigen-IgE-Interaktion an der Zelloberfläche ist eine rasche Freisetzung der präformierten Mediatoren und die etwas langsamere De-novo-Synthese von Mediatoren wie Leukotrienen, Prostaglandinen und plättchenaktivierendem Faktor (PAF). Mastzellen und basophile Granulozyten enthalten oder synthetisieren also einen Großteil der

Mediatoren, die typischerweise an der Auslösung einer anaphylaktischen Reaktion beteiligt sind.

Funktionelle Anatomie des Immunsystems

Lokalisation und Rezirkulation der Zellen des Immunsystems

Die Zellen des Immunsystems – Lymphozyten und mononukleäre Phagozyten (Monozyten/Makrophagen) – bilden zusammen ein „Organ" von beträchtlichen Ausmaßen: Die Gesamtmasse beträgt in einem jugendlichen erwachsenen Menschen etwa 1–1^1/$_2$ kg.

Nach ihrer Reifung in den Differenzierungsorganen Thymus und Knochenmark sind reife, funktionstüchtige Lymphozyten zumindest zeitweilig in den peripheren lymphatischen Organen ortsständig: in Milz, Lymphknoten, Tonsillen, Peyer-Plaques oder Appendix. In unterschiedlichem Ausmaß verlassen Lymphozyten diese Organe in das Lymphgefäßsystem oder die Blutzirkulation. Da sie über den Blutstrom wieder in die lymphatischen Organe zurückkehren, bezeichnet man dieses Verhalten als Rezirkulation. T-Lymphozyten rezirkulieren sehr stark; daher ist ihr Anteil an den Lymphozyten der Lymphgefäße und des Blutes sehr hoch, etwa 60–80%. B-Lymphozyten sind grundsätzlich sehr viel ortsständiger. Dennoch rezirkulieren auch sie; ihr Anteil an den Lymphozyten des strömenden Blutes oder der Lymphgefäße beträgt ungefähr 10–20%. Die im Blut vorkommenden Monozyten stellen Vorstufen zu den Makrophagen in den Körpergeweben dar. Da die Umbildung von Monozyten zu Makrophagen wahrscheinlich einen irreversiblen Differenzierungsschritt beinhaltet, fehlt den mononukleären Phagozyten die Eigenschaft des Rezirkulierens.

In den wichtigsten lymphatischen Organen, der Milz und den Lymphknoten, liegen die Zellen des Immunsystems nicht amorph vor, sondern sie bilden klar erkennbare Strukturen, die durch ihre Funktion bestimmt werden. Da fortwährend Lymphozyten die lymphatischen Organe verlassen und andere in diese lymphatischen Organe zurückkehren, stellt ein histologischer Schnitt immer nur eine Momentaufnahme dar. Zudem ändert sich der Zustand eines lymphatischen Organs sehr stark in Abhängigkeit von seiner Funktion. Dies wird weiter unten noch näher beschrieben.

Alle lymphatischen Organe stehen durch das Lymphgefäßsystem und die Blutgefäße miteinander in Verbindung: Gewebsspalten münden in kleine Lymphgefäße, die ubiquitär im Organismus vorkommen. Diese kleinen Lymphgefäße enthalten nur Gewebsplasma, keine zellulären Bestandteile. An den Vereinigungen kleiner Lymphgefäße zu größeren Lymphbahnen sind als Filterorgane Lymphknoten eingeschaltet. Lymphknoten finden sich auch im weiteren zentripetalen Verlauf der Lymphgefäße immer vorwiegend dann, wenn sich kleinere Lymphgefäße zu einem größeren Gefäß vereinigen. Die großen Lymphgefäße, z. B. der Ductus thoracicus, münden schließlich in die Hohlvene ein. Der Inhalt der Lymphe gelangt damit in den Blutkreislauf.

Lymphknoten

Der Lymphstrom muß auf seinem Wege von der Gewebsperipherie zum Zentrum mehrere Lymphknoten als Filterorgane passieren. Der Aufbau eines Lymphknotens ist schematisch in Abb. 1.**5** dargestellt. Afferente Lymphbahnen durchdringen an mehreren Stellen die Kapsel. Der Lymphinhalt verteilt sich zunächst im Randsinus und erreicht über den interfollikulären Sinus das Lymphknoteninnere. Die Lymphe sammelt sich wieder in den Marksinus und verläßt den Lymphknoten durch das Vas efferens am Hilus, der auch die Ein- und Austrittspforte für die Blutgefäße ist. In einem histologischen Schnitt eines „ruhenden Lymphknotens", d. h. eines Lymphknotens, der nicht in eine immunologische Auseinandersetzung verwickelt ist, lassen sich eine Rinden- von einer Makrozone unterscheiden. Die Lymphozyten sind vorwiegend in der Rindenzone angesiedelt. In der äußeren Rindenschicht sind die Lymphozyten in kugeligen Haufen angeordnet, den sog. Primärfollikeln. Die Lymphfollikel bestehen vorwiegend aus B-Lymphozyten.

Die Gebiete zwischen den Follikeln und die tiefen Rindenschichten – die parakortikalen Zonen des Lymphknotens – enthalten Lymphozytenhaufen ohne besondere Zuordnung zueinander. Diese Lymphozyten gehören vorwiegend zu den T-Lymphozyten. Sie sind besonders zahlreich in der Nachbarschaft der postkapillären Venolen. Die äußere Rindenzone mit den Follikeln wird wegen ihrer Besiedelung durch B-Lymphozyten auch als thymusunabhängiges Areal, die parakortikalen Zonen werden wegen ihrer Besiedelung durch T-Lymphozyten auch als thymusabhängiges Areal bezeichnet. Das „Gerüst" der Rindenschicht bildet ein retikuläres Netzwerk von Bindegewebszellen und dendritischen Zellen. Dendritische Zellen haben ihren Namen von ihren charakteristischen, langen Zytoplasmafortsätzen. Sie sind wahrscheinlich mit mononukleären Phagozyten (Monozyten/Makrophagen) verwandt. Das Lymphknotenmark enthält hauptsächlich Makrophagen und Bindegewebe, die den Lymphknotenhilus auskleiden.

Während einer Immunantwort verändert sich die Morphologie eines Lymphknotens in charakteristischer Weise: Antigene gelangen über den Rand- und die interfollikulären Sinus in das Lymphknotenmark. Hier werden sie von den Makrophagen des Markes phagozytiert, zum Teil degradiert und an der Oberfläche exprimiert. Antigenes Material lagert sich auch an der Oberfläche dendritischer Zellen in der Umgebung der Primärfollikel an.

Antigene können daher in einem Lymphknoten in den zwei Hauptarealen des Lymphknotens festgehalten werden und so eine immunologische Reaktion auslösen. Dies geschieht in zwei aufeinanderfolgenden Phasen einer Immunreaktion. Zunächst wird das Antigen im Mark und in den tieferen Rindenschichten festgehalten. Dort

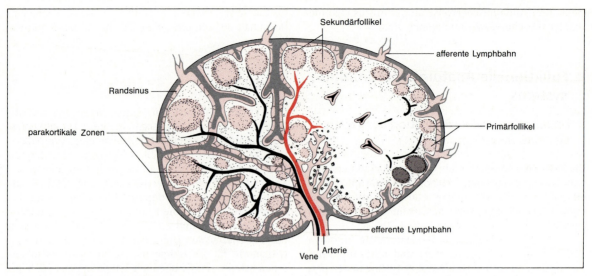

Abb. 1.5 Schema eines Lymphknotens.

kommt es vom 1. bis etwa zum 5. Tag nach der Antigenzufuhr zur sog. plasmazellulären Reaktion. Sie besteht darin, daß sich die ruhenden Lymphozyten zu großen Lymphoblasten umwandeln, die Zeichen einer gesteigerten Proteinsynthese aufweisen.

Antigene können auch in der Lymphknotenrinde festgehalten werden und dort Antikörpersynthese auslösen. In diesen Schichten kommt es ab dem 5. Tag nach Antigenzufuhr zur sog. Follikelzentrumsreaktion. Sie ist dadurch gekennzeichnet, daß in den Primärfollikeln eine Welle von Zellteilungen auftritt; die Primärfollikel wandeln sich dabei in sehr viel deutlicher abgrenzbare Sekundärfollikel um. Antigen kann in den Follikelarealen offenbar nur als Antigen-Antikörper-Komplex festgehalten werden und so eine Immunantwort stimulieren. Das bedeutet, daß Antigen in diesen Zonen Antikörpersynthese nur dann auslösen kann, wenn bereits eine Immunantwort induziert worden ist. Dies erklärt, warum die Follikelzentrumsreaktion erst zu einem relativ späten Zeitpunkt nach Antigenzugabe auftritt. Die Antigen-Antikörper-Komplexe werden von dendritischen Zellen an sehr langen Zytoplasmafortsätzen gebunden. Antigen-Antikörper-Komplexe werden durch die dendritischen Zellen für sehr lange Zeit festgehalten. Es ist denkbar, daß dieser Prozeß daher mit der Aufrechterhaltung eines immunologischen Gedächtnisses zusammenhängt.

Bei der Rezirkulation benutzen Lymphozyten vorgegebene anatomische Strukturen. T- und B-Lymphozyten verlassen die Lymphknoten durch die Lymphgefäße über das Vas efferens. Über die Lymphbahnen gelangen sie in die Blutzirkulation. Mit dieser können sie wieder in die Lymphknoten gelangen. Sie verlassen das Blutbett in den postkapillären Venolen, die ein auffällig hohes Zylinderepithel aufweisen, das offenbar den Durchtritt von Zellen begünstigt. Lymphozyten verlassen die Milz entweder durch die relativ seltenen lymphatischen Gefäße der Milz oder durch die Milzvene. Mit dem Blutstrom können sie die rote Pulpa erreichen, wo sie in der Marginalzone das Gefäßbett verlassen. Von dort migrieren sie dann in die weiße Pulpa (s. u.).

Die zellulären Veränderungen eines Lymphknotens während einer Immunantwort können zum großen Teil durch ein verändertes Rezirkulationsverhalten der Lymphozyten erklärt werden. Innerhalb der ersten 24 Stunden nach Antigenzufuhr kommt es zu einer massiven Reduktion der Zahl von Lymphozyten, die den Lymphknoten verlassen. Dies führt zu einem starken Ansteigen der Anzahl von Zellen in den tieferen Schichten der Lymphknotenrinde. Zwischen 2 und 5 Tagen nach Antigenzugabe steigt die Zahl der Lymphozyten wieder an, die den Lymphknoten verlassen. Dies betrifft jedoch nur die Lymphozyten, die nicht mit dem Antigen reagieren; in den efferenten Lymphbahnen werden keine antigenspezifischen Lymphozyten gefunden. Dies mag daran liegen, daß diese spezifischen Lymphozyten durch das an die dendritischen Zellen oder Makrophagen gebundene Antigen im Lymphknoten festgehalten werden. In dieser Zeit setzt auch eine Vermehrung von Lymphozyten ein. Auch antigenstimulierte Lymphozyten verlassen nun den stimulierten Lymphknoten. Diese Zellen breiten eine Immunantwort in einem Organismus aus; es kommt zu einer systemischen Reaktion. Zur selben Zeit beginnen sich die Zellen in den Primärfollikeln stark zu vermehren; die Keimzentren bilden sich aus. Antikörper sezernierende Plasmazellen kommen in großer Zahl in der Umgebung der Keimzentren vor. Sie wandern über die interfollikulären Areale in die Markzone und verlassen schließlich über die efferenten Lymphbahnen den Lymphknoten.

■ Milz

Die Milz stellt ein ähnliches Filterorgan für den Blutkreislauf dar, wie es die Lymphknoten für die lymphatischen Organe sind. Histologisch kann man in der Milz die weiße Pulpa abgrenzen, die das lymphatische Gewebe enthält, und die rote Pulpa, in der eine große Anzahl von Erythrozyten zu finden ist (Abb. 1.6). Auch die Milz enthält Areale, die vorwiegend T- oder B-Lymphozyten enthalten, ähnlich wie der Lymphknoten. Die T-Lymphozyten sind als periarterioläre Lymphozytenscheiden diffus um die kleinen Arteriolen angeordnet. B-Lymphozyten finden sich in den Milzknötchen (Malpighi-Körperchen), die die periarteriolären Lymphozytenscheiden umgeben. Eine Immunantwort gegen Antigene im Blut findet vorwiegend in der Milz statt. Dabei laufen im Prinzip ähnliche Veränderungen ab, wie sie für die Lymphknoten beschrieben worden sind, d. h., man kann eine eher plasmazelluläre Reaktion von einer Follikelzentrumsreaktion abgrenzen. Während der Follikelzentrumsphase bilden sich in den Milzknötchen Keimzentren.

Humorale Effektorsysteme

Antikörper

In einigen wenigen Fällen üben Antikörper ihre biologische Funktion unmittelbar aus: so können Toxine dadurch entgiftet werden, daß die zur Bindung an Zellen notwendigen Strukturen abgedeckt werden. In ähnlicher Weise kann das Anhaften von Viren oder Bakterien unterdrückt werden. Eine unmittelbare Wirkung von Antikörpern kann auch in der Verklebung von Geißeln bestehen, die zur Immobilisierung und damit Verzögerung der Pathogenität von Bakterien führt.

Die Hauptaufgabe von Antikörpern besteht darin, humorale und zelluläre Effektormechanismen auszulösen, die sich gegen das Antigen oder antigentragende Zellen richten. In diesen Fällen vermittelt der Antikörper zwischen den Antigenen und dem unspezifischen Wirkmechanismus und stellt so die Spezifität her. Humorale Effektormechanismen sind Folge der Aktivierung von in den Körperflüssigkeiten gelösten Reaktionssequenzen, wie z. B. dem Komplement. Zelluläre Mechanismen sind Phagozytose, antikörperabhängige Zytotoxizität oder die Freisetzung von Mediatoren aus Zellen. Humorale und zelluläre Reaktionen werden von Strukturen des Antikörpers verursacht, die nicht das Antigen binden, den Fc-Teilen. Die Fc-Abschnitte des Antikörpers werden durch die C-terminalen Schwerkettenanteile der Antikörper gebildet. Welche Funktionen vermittelt werden, wird daher durch die Antikörperklasse (Isotyp) und -subklasse und ihre Rezeptoren bestimmt (Kap. „Antikörper und Antikörpersynthese").

Komplement

Die Rolle des Komplementsystems in der Immunantwort wurde ursprünglich in seiner Fähigkeit gesehen, die Lyse von antikörperbedeckten Erythrozyten oder Bakterien zu „komplementieren". Inzwischen hat sich herausgestellt, daß das Komplementsystem neben der zytolytischen Aktivität eine Vielzahl von weiteren Funktionen hat, die zur Entzündung, Infektabwehr und Im-

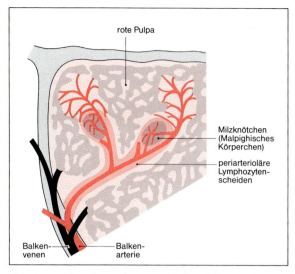

Abb. 1.6   Gefäßschema der menschlichen Milz (nach Tischendorf).

munregulation beitragen. Unter Komplement werden mehr als 20 Serumproteine zusammengefaßt, die nicht nur spezifisch durch eine Antigen-Antikörper-Reaktion (klassischer Weg), sondern auch antikörperunabhängig durch Substanzen wie z. B. Lipopolysaccharide (alternativer Weg) aktiviert werden können.

Bei der klassischen Komplementaktivierung kann man drei Phasen unterscheiden: Erkennung (C1q, C1r, C1s), Aktivierung (C4, C2, C3) und zytotoxischer Angriff (C5–C9). Der alternative Weg umgeht die ersten Komplementkomponenten und aktiviert das System auf der Stufe von C3 (Kap. „Komplementsystem"). Der alternative Weg hat Bedeutung bei der Infektabwehr, wenn spezifische Antikörper fehlen, denn die Aktivierung kann allein durch auf Zelloberflächen gelegene repetitive Polysaccharidsequenzen, wie sie typisch für viele Mikroorganismen sind, in Gang gesetzt werden.

Die Aktivierung der gesamten Sequenz des Komplementsystems hat letztlich die lytische Zerstörung körperfremder oder antikörperbedeckter, eigener Zellen zum Ziel. Von Bedeutung ist, daß im Verlaufe der Komplementaktivierung eine Reihe von biologisch aktiven Produkten generiert wird, die nicht zur Lyse beitragen, sondern Leukozyten stimulieren und Entzündungserscheinungen hervorrufen. Es ist wahrscheinlich, daß diese hochaktiven Zwischenprodukte eine größere biologische Bedeutung besitzen als die komplementvermittelte Lyse von Mikroorganismen oder Erythrozyten. Diese Ansicht wird unterstützt durch Befunde, daß Defekte der spät reagierenden Komplementkomponenten, abgesehen von häufigeren Meningokokken- und Gonokokkeninfektionen, durchaus mit einer gesunden Existenz verbunden sein können. Im Gegensatz dazu ist eine C3-Defizienz immer mit schwersten Störungen der Infektabwehr verbunden, wobei die Hauptursache die unzureichende Phagozytoseleistung wegen fehlender C3b-Opsonisierung ist.

C3 ist wahrscheinlich die wichtigste Komplementkomponente und kommt auch in höchster Konzentration im Serum vor. C3 besitzt eine Art Schlüsselstellung, weil sich an dieser Stelle der klassische und der alternative Weg zur gemeinsamen zytolytischen Angriffsphase vereinigen. Bei Aktivierung zerfällt C3 in biologisch aktive Bruchstücke wie C3a und C3b, wobei die letzte Komponente eine entscheidende Rolle bei der Opsonisierung von Partikeln spielt. Die C3b- und Fc-Rezeptor tragenden Phagozyten wie Neutrophile und Makrophagen werden durch antikörper- und C3-opsonisierte Partikel zu einer besonders raschen und effizienten Phagozytose stimuliert. Darüber hinaus induziert C3b die Margination und Aggregation von Leukozyten in Entzündungsgebieten und fördert den Stoffwechsel der Phagozyten.

Die stärkste chemotaktische Substanz für Neutrophile und Monozyten/Makrophagen ist C5a. Zusätzlich stimuliert C5a den Stoffwechsel, die Enzymfreisetzung, die Adhärenz und Aggregation von Phagozyten, also alles Funktionen, die entscheidend für die Eindämmung eines akuten Infektionsherdes sind. Weitere biologische Aktivitäten aktivierter Komplementkomponenten sind ausführlich in den Kap. „Komplementsystem" und „Entzündung" dargestellt. Die prinzipiell angedeutete Rolle des Komplementsystems soll veranschaulichen, wie eng die Verbindungen zum Phagozytensystem, dem zellulären, immunologisch unspezifischen Effektorsystem, sind.

■ Andere humorale Effektorsysteme

Enge Beziehungen bestehen zwischen dem Komplement-, Gerinnungs- und Kininsystem. Eine zentrale Stellung nimmt der Hageman-Faktor (Faktor XII) ein, der bei Zellschaden generiert wird und die Gerinnung und die Fibrinolyse einleitet, aber auch das Kininsystem aktiviert. Produkte dieser humoralen Effektorsysteme greifen an mehreren Stellen in die Komplementaktivierung ein. Insbesondere sind es Thrombin, Plasmin und Fibrinbruchstücke. Andererseits ist der aus dem Komplementsystem stammende C1-Inhibitor ein Inaktivator der anderen Plasmaenzymsysteme. Leukozyten besitzen zudem selbst Enzyme wie den Plasminogenaktivator oder Thromboplastin, um das Gerinnungssystem zu aktivieren. Von Bedeutung sind die verschiedenen Plasmafaktoren z. B. bei akuten Entzündungen im Gewebe, wo Bradykinin Leukozyten chemotaktisch anlockt, erweiterte Gefäße mit Plasmaexudation den Gefäßaustritt von Leukozyten erleichtern und ein interzelluläres Fibrinnetz die Wanderung von Leukozyten inhibiert. Die verschiedenen Plasmaenzymsysteme können infolgedessen als humorale Faktoren die zelluläre Immunantwort verstärken, wobei sie nicht nur quantitativ die Zahl der Leukozyten, sondern auch qualitativ deren Aktivität erhöhen (Kap. „Entzündung").

Als weitere humorale Faktoren müssen die Metaboliten des Arachidonsäurestoffwechsels wie Prostaglandine, Thromboxan, Prostacyclin und Leukotriene erwähnt werden. Diese biologisch hochaktiven, meist nur sehr kurzlebigen Mediatoren werden von phagozytischen Leukozyten, Thrombozyten und Endothelzellen generiert und produzieren u. a. Gefäßerweiterung, Plasmaexsudation, Ödembildung und Chemotaxis von Leukozyten. Da aus dem Arachidonsäurestoffwechsel ganz unterschiedliche, sowohl stimulierende (z. B. Leukotrien B_4) als auch supprimierende Mediatoren (z. B. Prostaglandin E_2) generiert werden können, sind pro- wie antiinflammatorische Effekte von dem jeweiligen Überwiegen des entsprechenden Arachidonsäureprodukts abhängig. Im Zusammenhang mit unspezifischen Entzündungsreaktionen sei auch auf die Produkte basophiler Leukozyten wie Histamin und Serotonin hingewiesen, die nicht nur durch Antigen-IgE-Interaktionen, sondern auch durch C3a und C5a freigesetzt werden können.

In den letzten 15 Jahren ist eine weitere Gruppe humoraler Effektorsysteme in das Zentrum des Interesses gerückt. Es betrifft die große Gruppe der immunologisch unspezifisch wirkenden Zytokine. Ihrer Bedeutung entsprechend wird eine ausführliche Darstellung im Kap. „Zytokine" vorgenommen. Auch in vielen anderen Kapiteln wird auf die essentielle Rolle dieser biologisch sehr unterschiedlichen Mediatoren der Immunantwort hingewiesen. Herausgegriffen seien hier nur zwei Zytokine, die von mononukleären Phagozyten produziert werden: Interleukin-1 und Tumornekrosefaktor-α. Beide Faktoren sind die Hauptkomponenten der körpereigenen, fiebererregenden Substanz (endogenes Pyrogen). Beide Zytokine besitzen ein pleiotropes Spektrum der Aktivität und beeinflussen nicht nur das Immunsystem, sondern darüber hinaus den Gesamtorganismus. Der Eingriff des Tumornekrosefaktors-α in den Fettstoffwechsel (Mobilisierung von Energiereserven bis hin zur Kachexie) zeigt beispielhaft, daß das Immunsystem nicht ein isoliertes, nur mit Abwehraufgaben betrautes Organsystem ist, sondern ein integraler Bestandteil des Gesamtorganismus.

2 Antikörper und Antikörpersynthese

A. Schimpl

■ Produktion, Aufgaben, Grundstruktur und Spaltprodukte

Immunglobuline (Ig) oder Antikörper werden von B-Lymphozyten produziert und dienen der Antigenerkennung. Sie kommen in zwei Formen vor, einer membranständigen und einer sezernierten, die sich voneinander nur geringfügig unterscheiden. Die Membranform stellt den Antigenrezeptor der B-Zellen dar. Wie 1959 von Burnet (4) in der Klonselektionstheorie postuliert, tragen unterschiedliche B-Zellen jeweils unterschiedliche membranständige Immunglobuline. Jeder B-Zell-Klon ist durch eine ganz bestimmte Antigenspezifität charakterisiert. Kommt ein bestimmtes Antigen in den Organismus, bindet es an B-Zellen mit Rezeptorspezifität für dieses Antigen. Die jeweiligen Klone werden „selektioniert". Nach Aktivierung und Reifung produzieren die Tochterzellen des ausgewählten B-Zell-Klons die sezernierte Form von Immunglobulinen derselben Antigenspezifität, die sie ursprünglich als Rezeptor besaßen. Die Immunglobuline im Serum machen etwa 20% des gesamten Plasmaproteins aus. Aufgrund ihrer Wanderung im elektrischen Feld werden sie auch als γ-Globuline bezeichnet. Ein gewisser Anteil findet sich aber auch im β-Globulin-Bereich.

Antikörper sind bifunktionelle Moleküle, die im wesentlichen zwei verschiedene Aufgaben erfüllen müssen, um zu einer effizienten Eliminierung des Antigens zu führen: a) Antigenerkennung und b) Interaktion mit Effektormolekülen und Effektorzellen. Um den beiden Aufgaben gerecht werden zu können, muß die Gesamtpopulation der Antikörper eine Vielzahl verschiedener Antigenerkennungsstellen repräsentieren. Die Interaktion mit den Effektorsystemen läßt sich dagegen durch eine geringe Zahl verschiedener Strukturen gewährleisten. Die beiden Aufgaben spiegeln sich in der Struktur der Antikörper wider. Sie enthalten alle einen variablen Teil, der je nach Antigenspezifität verschieden ist, und einen konstanten Teil, der die Effektormechanismen auslöst und sich zwischen den verschiedenen Klassen und Subklassen der Immunglobuline unterscheidet.

Die verschiedenen Antikörperklassen und Subklassen, die gemeinsam als Isotypen bezeichnet werden, sind Glykoproteine, die alle dieselbe Grundstruktur aufweisen (Abb. 2.**1**). Die Grundstruktur wird von 4 Ketten gebildet, 2 schweren Ketten (H-Ketten, von „heavy chain", Molekulargewicht 50–70 kDa) und 2 leichten Ketten (L-Ketten, ca. 25 kDa), zusammen also $(H_2L_2)n$. Die Zahl n variiert zwischen den Immunglobulinklassen. Die H- und L-Ketten werden durch intra- und intermolekulare Disulfidbrücken und Protein-Protein-Wechselwirkungen stabilisiert bzw. zusammengehalten. Se-

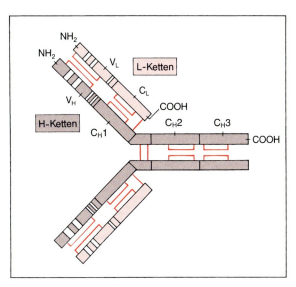

Abb. 2.**1** Grundstruktur eines Immunglobulinmoleküls (Klasse IgG). Die roten Linien geben die intra- und intermolekularen Disulfidbrücken an, die weißen Regionen die Positionen der hypervariablen Regionen. V_L und V_H charakterisieren die variablen Teile der leichten bzw. schweren Ketten, C_L den konstanten Teil der leichten Ketten. C_H1, C_H2 und C_H3 stellen die 3 konstanten Domänen der schweren Ketten vom γ-Typ dar.

quenz- und Röntgenstrukturanalysen haben gezeigt, daß H- und L-Ketten zu globulären Regionen (Domänen) gefaltet sind, die jeweils etwa 110 Aminosäurereste umfassen. L-Ketten enthalten zwei solche Domänen, H-Ketten beim Menschen, je nach Subklasse, 4–5 Domänen (Abb. 2.**2**). Diese sog. Immunglobulindomänen sind durch die Zahl der Aminosäurereste, durch mehrere antiparallel angeordnete β-Faltblattstrukturen und (meist) durch Disulfidbrücken charakterisiert. Diese werden von Cysteinresten gebildet, die in der Primärsequenz etwa 60 Aminosäuren voneinander entfernt sind. Solche charakteristische Domänen findet man auch in anderen Molekülen, die an der Immunreaktion beteiligt sind, z. B. dem T-Zell-Antigenrezeptor, den Klasse-I- und Klasse-II-Molekülen des Hauptistokompatibilitätskomplexes und weiteren für die Zellinteraktion wichtigen Oberflächenstrukturen (Abb. 2.**3**). Man zählt daher alle diese Moleküle zur „Immunglobulin-Supergenfamilie" und nimmt an, daß sie evolutionär miteinander verwandt sind.

Jeweils die N-terminale Domäne der H- und L-Kette bilden gemeinsam die Antigenbindungsstelle. Da diese bei verschiedenen Antikörpern unterschiedlich ist, unterscheiden sich Antikörper in diesem Bereich in ihrer Aminosäuresequenz (variable Region; V_H für schwere Ketten, V_L für leichte Ketten). Die weiter zum Carboxylende gelegenen Domänen weisen innerhalb einer Klasse

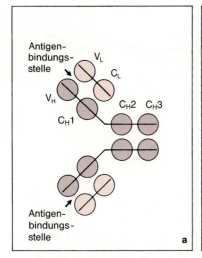
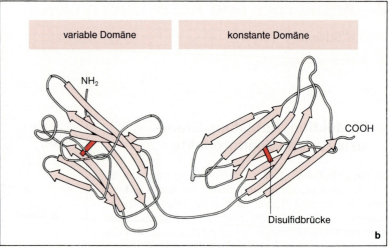

Abb. 2.2 Domänenstruktur der Immunglobuline am Modell des IgG und einer leichten Kette.
a Die kreisförmig dargestellten Bereiche entsprechen jeweils einer Domäne. Die Zahl der Domänen einer schweren Kette variiert je nach Isotyp (Tab. 2.1).
b V_L- und C_L-Domänen einer leichten Kette. Die Domänen sind charakterisiert durch die Zahl der Aminosäurereste (ca. 100), die Zahl antiparallel angeordneter β-Faltblattstrukturen und durch Disulfidbrücken, die so angeordnet sind, daß Schleifen von ca. 60 Aminosäureresten entstehen.

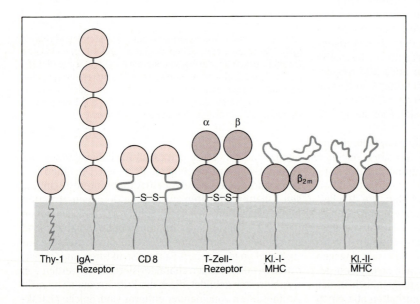

Abb. 2.3 Einige Mitglieder der Immunglobulin-Supergenfamilie. Zusätzlich zu den Immunglobulinen, den T-Zell-Rezeptoren und MHC-Klasse-I- und -Klasse-II-Genprodukten gehören u. a. auch die Zellinteraktionsmoleküle CD4 und CD8, das Oberflächenglykoprotein Thy-1 (auf T-Zellen und Zellen im Gehirn) und der Poly-Ig-Rezeptor auf Drüsenepithelzellen (IgA-Rezeptor) zu den Mitgliedern dieser Genfamilie. Unterschiedliche Mitglieder können unterschiedlich viele Ig-Domänen (hier kreisförmig dargestellt) enthalten. Zum Beispiel gibt es eine solche Domäne bei Thy-1 und β$_2$-Mikroglobulin (β$_{2m}$), 5 beim IgA-Rezeptor.

bzw. Subklasse und jeweils innerhalb der beiden Arten von L-Ketten (kappa, ϰ, und lambda, λ) identische Aminosäuresequenzen auf. Sie stellen den „konstanten" Teil (C-Region von „constant region") eines Immunglobulinmoleküls dar. Die konstanten Teile der verschiedenen Klassen und Subklassen bestimmen die Effektorfunktionen der Antikörper.

Immunglobuline können durch die proteolytischen Enzyme Papain und Pepsin in charakteristische Fragmente gespalten werden (Abb. 2.4). Beide Enzyme spalten nach der ersten konstanten Domäne, in einem Bereich des Moleküls, in dem eine relativ hohe Flexibilität des Moleküls besteht. Dieser Bereich wird deshalb als Gelenkregion oder Angelpunkt (auf englisch „hinge region") bezeichnet. Papain spaltet auf der N-terminalen Seite der Disulfidbrücke(n), die die beiden schweren Ketten verbinden.

Dadurch entstehen drei Fragmente: Zwei davon könnten Antigen noch monovalent binden (Fab für „fragment antigen binding") und enthalten die ganze L-Kette und die V_H- und C_H1-Domäne der schweren Kette. Das dritte Fragment enthält die restlichen konstanten Domänen der beiden schweren Ketten (Fc). Pepsin spaltet auf der C-terminalen Seite der Disulfidbrücke. Dies führt zu einem bivalenten F(ab')$_2$-Fragment. Das resultierende Fc-Fragment wird weiter abgebaut.

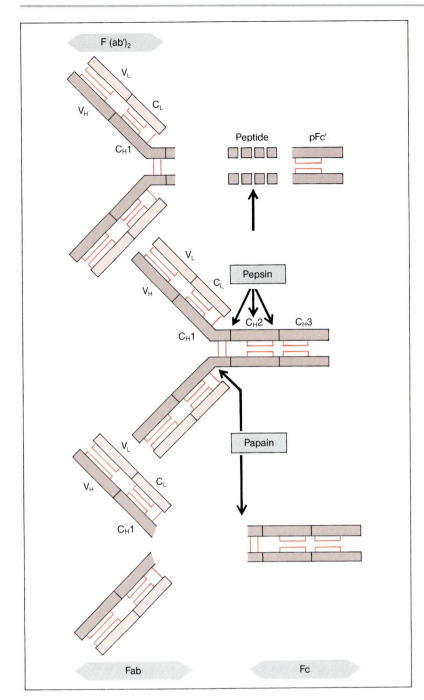

Abb. 2.4 Produkte der enzymatischen Spaltung von IgG. Pepsin führt zu bivalenten F(ab')₂-Fragmenten und Abbauprodukten des Fc-Teils, Papain zu monovalenten Fab-Fragmenten und intakten Fc-Teilen.

Immunglobulinisotypen

Klassen, Subklassen und Kettenstrukturen

Unter Isotypen versteht man die Immunglobuline bzw. H-Ketten, die in allen gesunden Individuen einer Spezies vorkommen. Beim Menschen, wie bei den meisten Säugern, gibt es 5 Klassen von Immunglobulinen, die durch die schweren Ketten charakterisiert sind. Die 5 Klassen sind IgM, IgD, IgG, IgE und IgA. Die zugehörigen H-Ketten werden als μ, δ, γ, ϵ und α bezeichnet. Jede dieser 5 Klassen kann mit einer κ- oder einer λ-L-Kette versehen sein. Dabei ist zu beachten, daß ein bestimmtes Immunglobulinmolekül immer nur symmetrisch angeordnet sein kann, also z. B. $\gamma_2\kappa_2$ oder $\gamma_2\lambda_2$. Je nach Spezies gibt es von den verschiedenen H-Ketten noch Untergruppen, was zur Unterteilung der Immunglobulinklassen in Subklassen führte. Beim Menschen gibt es 4 Subklassen von IgG (IgG$_1$-IgG$_4$) und zwei von IgA (IgA$_1$ und IgA$_2$). Die dazugehörigen schweren Ketten werden als γ_1-γ_4 und α_1, α_2 bezeichnet. Auch die Subklassen unterscheiden sich aufgrund der Aminosäureunterschiede in

2 Antikörper und Antikörpersynthese

den konstanten Teilen in ihren Effektorfunktionen. Die Strukturen und einige Charakteristika der verschiedenen Immunglobulinklassen und -subklassen sind in Abb. 2.5 und Tab. 2.1 zusammengefaßt.

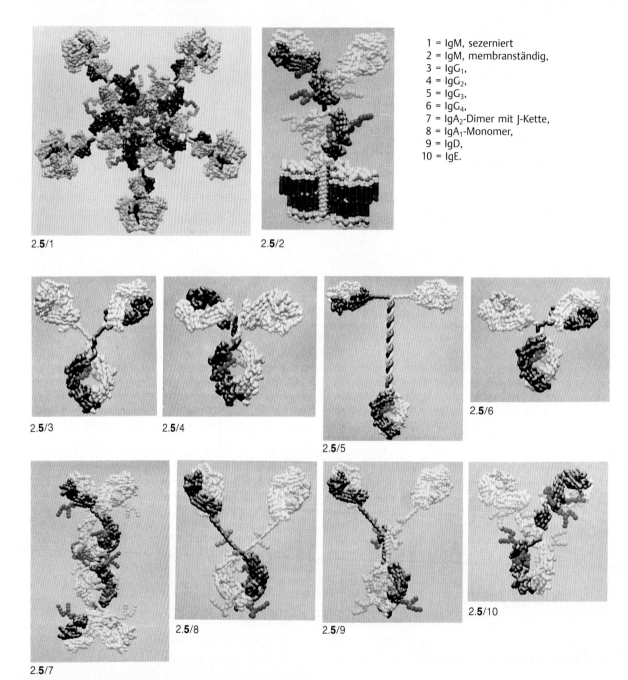

1 = IgM, sezerniert
2 = IgM, membranständig,
3 = IgG$_1$,
4 = IgG$_2$,
5 = IgG$_3$,
6 = IgG$_4$,
7 = IgA$_2$-Dimer mit J-Kette,
8 = IgA$_1$-Monomer,
9 = IgD,
10 = IgE.

Abb. 2.5 Schematische Darstellung der verschiedenen Immunglobulinklassen (aus Pumphrey, R. S. H.: Immunol. Today 7 [1986] 206).

Tab. 2.1 Charakteristika menschlicher Immunglobuline

Klasse	H-Kette	MG der schweren Kette	Zahl der Domänen im C-Teil	Zusätzliche Proteine	Mittlerer Kohlenhydratanteil (%)	Halbwertszeit in Tagen
IgM	μ	70 000	4	J	15	5
IgD	δ	62 000	3	–	18	2–8
IgG	γ	50 000	3	–	4	18–23
IgE	ε	70 000	4	–	18	1–5
IgA	α	55 000	3	J, Sekretionsstück	10	6

■ Immunglobulin M

Immunglobuline der Klasse M treten phylogenetisch und ontogenetisch am frühsten auf. Membranständiges IgM ($\mu_2\varkappa_2$ oder $\mu_2\lambda_2$) ist ein Monomer und wird von den neu entstehenden B-Zellen (in bestimmten Stadien zusammen mit IgD) als Antigenrezeptor benutzt. Die sezernierte Form von IgM im Serum (etwa 10% der Serumimmunglobuline) ist ein Pentamer der Grundstruktur ($\mu_2 L_2$)$_5$. Selten treten auch Hexamere ($\mu_2 L_2$)$_6$ auf. Die Pentamere enthalten ein zusätzliches Polypeptid, die J-Kette, die wahrscheinlich die Polymerisierung erleichtert. Die J-Kette ist ein saures Protein mit einem Molekulargewicht von 15 000, das kovalent an die vorletzten Aminosäuren des C-Terminus, die Cysteine zweier μ-Ketten, gebunden ist. Wie in der Phylogenese und Ontogenese tritt IgM auch im Verlauf einer Immunreaktion sehr früh auf und gilt z. B. bei Virusinfektionen als Indiz für eine Erstinfektion. Bei anderen Immunreaktionen, besonders gegen Polysaccharide, kann IgM auch über längere Zeiträume nach Infektion gebildet werden. Aufgrund der hohen Zahl von 10 Antigenbindungsstellen pro Pentamer hat IgM eine hohe Avidität für multimere Antigene. IgM ist auch sehr effizient bei der Aktivierung von Komplement (Kap. 5).

■ Immunglobulin D

IgD wurde wegen seiner äußerst geringen Konzentration im Serum (<0,2% der Serumimmunglobuline beim Menschen) erst 1965 entdeckt. Membranständige und im Serum vorkommende Formen sind Monomere ($\delta_2\lambda_2$). Zusammen mit IgM wird es membranständig auf B-Zellen gefunden und kann als Charakteristikum für das Reifestadium der B-Zellen dienen. Es wurde postuliert, daß IgD als zweiter Rezeptor identischer Spezifität auf IgM-tragenden B-Zellen aufgrund unterschiedlicher Signalübertragungsmöglichkeiten eine regulatorische Rolle bei der Aktivierung spielt. Die genaue Bedeutung des Membran-IgD ist jedoch so wenig wie die des Serum-IgD bekannt. Auch IgD mit Spezifität für Autoantigene, wie Thyreoglobulin, Insulin oder Kernantigene, wurden beschrieben. Eine wesentliche Rolle dieser IgD bei der Immunabwehr ist jedoch kaum anzunehmen.

■ Immunglobulin G

Die 4 beim Menschen bekannten IgG-Subklassen stellen den Hauptanteil des Serumimmunglobulins dar. Die Konzentration der vier Subklassen im Serum ist sehr unterschiedlich (Tab. 2.2). Gemeinsam stellen sie ca. 75% des Gesamtimmunglobulins dar (IgG$_1$: 60–70%; IgG$_2$: 14–20%; IgG$_3$: 4–8%; IgG$_4$: 2–6%). Membran- und sezernierte Form sind Monomere der Grundstruktur $\gamma_2 L_2$.

IgG übt wichtige Effektorfunktionen aus. Beim Menschen ist IgG die einzige Klasse, die durch die Plazenta durchtreten kann und dadurch einen wichtigen immunologischen Schutz für den Embryo und das Neugeborene darstellt. Die Effizienz des Plazentatransfers ist nicht für alle IgG-Subklassen gleich. IgG$_2$ wird z. B. etwas langsamer transferiert. Auch bei der Aktivierung der Komplementkaskade unterscheiden sich die IgG-Sub-

Tab. 2.2 Charakteristika der menschlichen IgG-Subklassen

	IgG$_1$	IgG$_2$	IgG$_3$	IgG$_4$
schwere Kette	γ$_1$	γ$_2$	γ$_3$	γ$_4$
Anteil am Gesamt-IgG im Normalserum	60–71%	19–31%	5–8%	0,7–4%
mittlere Serumkonzentration (mg/ml)	8	4	0,8	0,4
Halbwertszeit (in Tagen)	21–23	20–23	7–8	21–23
Plazentatransfer	++	+	++	++
Komplementaktivierung (klass. Weg)	++	+	++	–

klassen. IgG$_3$ ist besonders effizient bei der Aktivierung des klassischen Weges, gefolgt von IgG$_1$ und IgG$_2$. IgG$_4$ kann Komplement nicht über den klassischen Weg, sondern nur über den alternativen Weg aktivieren. Die Bindungsstelle für C1q wurde in der C$_H$2-Domäne lokalisiert.

Die C$_H$3-Domäne scheint bei einer weiteren Effektorfunktion der IgG-Moleküle eine Rolle zu spielen, nämlich bei der Bindung an sog. Fc-Rezeptoren auf Lymphozyten, Makrophagen und anderen Leukozyten. An dieser Reaktion sind vorrangig IgG$_1$ und IgG$_3$ beteiligt. Über die Fc-Rezeptoren der Makrophagen kann an IgG komplexiertes Antigen gebunden und dadurch besonders gut phagozytiert werden. An IgG-Moleküle, die mit zellulären Oberflächenantigenen reagiert haben, können sich über ihre Fc-Rezeptoren sog. K- (Killer-)Zellen binden und dann die betreffende Zelle abtöten (antikörpervermittelte zelluläre Zytotoxizität = antibody-dependent cellular cytotoxicity ADCC).

■ Immunglobulin E

IgE, das nur ca. 0,004% der Serumimmunglobuline repräsentiert, spielt bei Allergien eine große Rolle. IgE-Antikörper wurden früher als Reagine bezeichnet. Eine wesentliche positive Rolle spielt IgE auch bei der Abwehrreaktion gegen Parasiten. IgE kommt in membranständiger und sezernierter Form in der Zusammensetzung $\epsilon_2 L_2$ vor. Die Fc-Enden des IgE binden mit hoher Affinität an IgE-Rezeptoren auf Mastzellen und basophilen Granulozyten. In dieser zellgebundenen Form hat IgE eine lange Halbwertszeit, während es frei im Serum nur sehr kurzlebig ist. Werden z. B. mastzellgebundene IgE-Moleküle durch Antigen oder auf andere Weise vernetzt, kommt es zur Ausschüttung von pharmakologisch wirksamen Mediatoren der Zellen, die die charakteristischen Symptome der Allergie auslösen (Kap. Allergie).

■ Immunglobulin A

IgA ist das zweithäufigste Immunglobulin im Serum (~ 15%). Eine besondere Bedeutung kommt ihm dadurch zu, daß es die in Sekreten am stärksten vertretene Immunglobulinklasse ist (z. B. in Speichel, Tränen, Intestinalsekreten, auf Schleimhäuten, Kolostrum). Im Serum wie auf der B-Zell-Membran liegt IgA als Monomer vor, tritt aber auch in dimerer bzw. trimerer Form auf. Die Multimere enthalten wie IgM eine J-Kette pro Molekül, die auch hier wieder die Polymerisierung erleichtern soll. Das Sekret-IgA enthält noch eine zusätzliche Proteinkette, das Sekretions- oder Transportstück. Das Sekretionsstück ist ein Glykoprotein mit einem Molekulargewicht von ca. 70 000, das in den meisten Fällen nicht kovalent an IgA gebunden ist. Es kann auch ohne IgA isoliert vorkommen. Dieses zusätzliche Glykoprotein ist das einzige Protein, das mit Immunglobulinketten assoziiert ist, aber nicht von B-Lymphozyten, sondern von Epithelzellen synthetisiert wird. Die zusätzliche Kette hilft beim Transport des IgA zur Schleimhautoberfläche und verleiht auch Schutz gegen die in den sekretorischen Flüssigkeiten besonders reichlich vorhandenen Proteasen. Aufgrund seiner Lokalisation verleiht IgA einen direkten Schutz bei lokalen Infektionen der Schleimhäute und gilt als erste Barriere gegen Infektionen.

■ Allotypen

Unter Allotypen versteht man Varianten der Isotypen, die nach den klassischen Mendel-Gesetzen vererbt werden und nur in einem Teil der Individuen einer Spezies gefunden werden. Solche Allotypen wurden beim Menschen für die verschiedenen IgG (IgG$_1$–IgG$_4$), für IgA$_2$, IgM und die ϰ-Leichtkette beschrieben. Sie können mit allotypspezifischen Antiimmunglobulin-Antikörpern erfaßt werden. Die IgG-Allotypen werden als Gm (m für Marker), die IgA als Am, die IgM als Mm bezeichnet. Die ϰ-Isotypen wurden ursprünglich nach dem ersten Patienten mit Inv, neuerlich auch als Km bezeichnet. Die klassischen Allotypen sind mit den konstanten Regionen der schweren Ketten assoziiert, beruhen auf Mutationen in den konstanten Teilen und betreffen in den meisten Fällen einen einzigen Aminosäureaustausch; selten werden auch mehrere Aminosäureaustausche gefunden.

■ Variable Region, Antigenbindungsstelle und Idiotypen

Die variablen Regionen der H- und L-Ketten haben eine Länge von jeweils ca. 110 Aminosäuren, und sie stellen, wie erwähnt, jeweils eine Domäne dar, V$_L$ und V$_H$. V$_L$- und V$_H$-Regionen variieren von Antikörper zu Antikörper, je nach Spezifität. Es zeichnen sich jedoch trotz dieser Variabilität bestimmte Aminosäuresequenz-Charakteristika ab, die es gestatten, die V-Regionen in 3 grobe Klassen einzuteilen, V$_\varkappa$, V$_\lambda$ und V$_H$. V$_\varkappa$-typische Sequenzen kommen nur mit C$_\varkappa$ vor, V$_\lambda$ nur mit C$_\lambda$. Die V$_H$-typischen Sequenzen können zusammen mit allen verschiedenen C$_H$-Sequenzen der verschiedenen Subklassen gefunden werden. Dies ist auf die Genordnung zurückzuführen (s. u.).

Vergleicht man die Aminosäuresequenzen z. B. innerhalb der V$_\varkappa$- oder der V$_H$-Sequenzen, so zeichnen sich wieder bestimmte Regelmäßigkeiten ab.

- Es gibt V-Sequenzen, die hohe Homologien aufweisen. Aufgrund dieser Homologien wurden verschiedene V$_H$ zu sog. Subgruppen oder Familien zusammengefaßt. Einige Subgruppen enthalten viele Mitglieder sehr ähnlicher Sequenz, andere nur wenige.
- Innerhalb der V-Regionen gibt es Bereiche, die besonders stark variieren, die sog. „hypervariablen Regionen". Die Positionen der hypervariablen Regionen, die in die relativ konstanten Bereiche (framework) eingebettet sind, sind in Abb. 2.**6** gezeigt. Biochemische Analysen und Röntgenstrukturdaten haben gezeigt, daß jeweils 3 der hypervariablen Regionen der

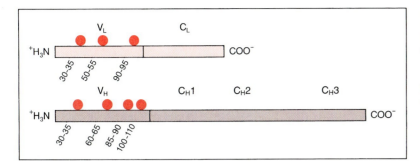

Abb. 2.6 Hypervariable Regionen in V_H und V_L. Die hypervariablen Regionen (als rote Kreise dargestellt) liegen in den V_L-Teilen jeweils bei den Aminosäuren 30–35, 50–55 und 90–96, bei den variablen Teilen der schweren Ketten, V_H, etwa zwischen den Aminosäuren 30–35, 50–65, 85–90 und 100–110.

L- und 3–4 der H-Ketten zur Antigenbindungsstelle beitragen. In anderen Worten, die Antigenbindungsstelle wird durch die Kombination von insgesamt 6–7 hypervariablen Regionen von H- und L-Ketten gebildet (Abb. 2.7).

Anhand von Antikörpern, die gegen homogene Immunglobuline einer bestimmten Spezifität gebildet wurden, definierte Oudin als erster den Begriff der Idiotypen. Man versteht heute darunter die Summe der antigenen Determinanten (Idiotope), die mit individuellen V-Regionen assoziiert sind. Antiidiotypische Antikörper enthalten also Antikörper gegen verschiedene sog. Idiotope, die auf den V_H- oder V_L-Ketten lokalisiert sein können. Einzelne Idiotope entstehen auch erst durch die Kombination von V_H mit V_L. Antiidiotypische Antikörper, die nahe an der Antigenbindungsstelle binden, können Antigen-Antikörper-Reaktionen verhindern. Bei vielen antiidiotypischen Antikörpern ist dies jedoch nicht der Fall.

Antiidiotypische Antikörper reagieren natürlich nicht nur mit den sezernierten Antikörpern bestimmter $V_H L_H$-Kombinationen, sondern auch mit den membranständigen Antigenrezeptoren der zugehörigen B-Zellen. Aufgrund dieser Tatsache können sie bei B-Zell-Leukämien zumindest diagnostisch, aber auch therapeutisch eingesetzt werden.

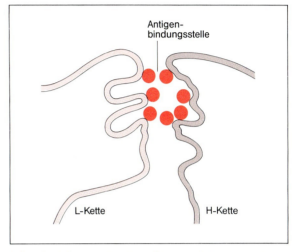

Abb. 2.7 Schematische Darstellung und Antigenbindungsstelle. Durch die Faltung der L- und H-Ketten werden alle 7 hypervariablen Regionen in Nachbarschaft gebracht. Sie tragen gemeinsam zur Antigenbindungsstelle bei.

■ Immunglobulingene und Entstehung des Antikörperrepertoires

■ Kodierungstheorien

Den 10^6–10^8 verschiedenen Antikörperspezifitäten bei höheren Säugern entspricht eine identische Zahl unterschiedlicher Aminosäuresequenzen in den variablen Teilen der leichten und/oder schweren Ketten. Unter der Annahme, daß jede beliebige H-Kette mit jeder beliebigen L-Kette assoziieren kann (was nicht ganz, aber doch weitgehend zutrifft), müssen 10^3–10^4 L-Ketten verschiedener Aminosäuresequenz und 10^3–10^4 H-Ketten mit ebenfalls verschiedener Aminosäuresequenz gebildet werden können, um 10^6–10^8 verschiedene Antikörper zu erhalten. Die Vielzahl der verschiedenen Sequenzen beschränkt sich aber nur auf Teile der endgültigen Gesamtketten, da der Rest der Ketten, wie oben aufgeführt, ja jeweils innerhalb einer Klasse bzw. Subklasse konstant ist.

Die Schwierigkeiten, die sich aus diesen Befunden ergaben, führten Dreyer u. Bennett (6) schon 1965 dazu, vorzuschlagen, daß getrennte Gensegmente für die variablen und konstanten Teile der Immunglobulinkette kodieren müßten. Sie nahmen weiter an, daß viele verschiedene Gene für die V-Teile und nur jeweils ein Gen für den C-Teil einer Klasse oder Subklasse kodieren und daß diese Segmente während der Entwicklung der B-Lymphozyten kombiniert werden könnten. Molekulargenetische Untersuchungen haben diese Hypothese bestätigt. Wir wissen aus diesen Versuchen heute, daß die Diversität des Immunglobulinrepertoires durch Kombination von Gensegmenten, also durch Rekombination auf DNA-Ebene, entsteht. Diesem Grundprinzip überlagert gibt es noch zusätzliche Mechanismen, die bei den Vorgängen der Rekombination und durch diese bedingt zu zusätzlichen Veränderungen in den kodierenden DNA-Sequenzen und damit in den Antikörperspezifitäten führen. Als letzte Feinregulation gibt es auch noch Punktmutationen, die wohl erst während der Klonexpansion der jeweils ausgereiften B-Zellen auftreten (s. Affinitätsreifung).

Anordnung und Lokalisation der Gene für H- und L-Ketten

Die Gene für die ϰ- und λ-L-Ketten und für die H-Ketten sind auf verschiedenen Chromosomen kodiert. Beim Menschen trägt Chromosom 2 die Gensegmente für die ϰ-Ketten, Chromosom 22 die für die λ- und Chromosom 14 die für alle H-Ketten-Subklassen.

Anordnung der Gene für die ϰ-Ketten

Ein Vergleich der DNA bei nichtlymphoiden Zellen und B-Zellen hat gezeigt, daß sich die Anordnung der Gensegmente im ϰ-Locus bei der Entwicklung zur B-Zelle gegenüber der in der Keimbahn verändert (Abb. 2.**8**). In der Keimbahn liegen viele (schätzungsweise einige hundert) ϰ-Segmente vor, die in etwa die ersten 95 Aminosäuren von $V_\varkappa$-kodieren. Davon abgesetzt findet man 5 sog. J-Segmente (J für joining = verbinden), die die restlichen Aminosäuren der variablen Region kodieren, und davon abgesetzt die für $C_\varkappa$-kodierende Sequenz.

Bei der Entwicklung der B-Zellen aus den pluripotenten Stammzellen kommt es zum DNA-Rearrangement. An dieser Reaktion sind die rekombinationsaktivierenden Gene RAG-1 und RAG-2 beteiligt. Für die Umlagerung der ϰ-L-Kette gilt, daß eines der $V_\varkappa$-Segmente (mit zugehöriger Leadersequenz [L], Abb. 2.**8**) mit einem der funktionellen $J_\varkappa$ fusioniert wird. Aus einer Zahl von ca. 200 $V_\varkappa$- und 5 $J_\varkappa$-Sequenzen können also ca. 1000 verschiedene ϰ-Ketten gemacht werden. Die jeweils zwischen dem benützten $V_\varkappa$ und $J_\varkappa$ liegenden DNA-Sequenzen gehen entweder ganz verloren oder finden sich an anderen, für die momentane Betrachtung irrelevanten Stellen. Die 3'-wärts vom benützten $J_\varkappa$ gelegenen Sequenzen werden zu sog. Intronsequenzen, die zwar in der B-Zelle noch in RNA transkribiert werden, aus dieser

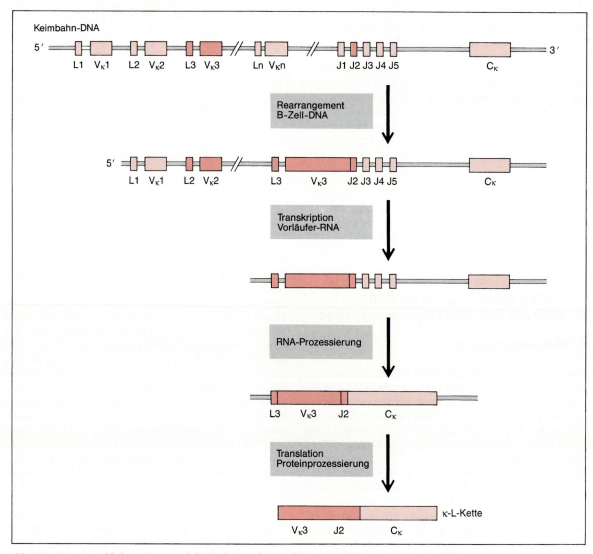

Abb. 2.**8** Der menschliche ϰ-Locus und die Reaktionsschritte, die zur Produktion von ϰ-Protein führen.

RNA aber ausgeschnitten werden. Von der prozessierten reifen mRNA wird das ϰ-Protein synthetisiert. Zuletzt wird die Leadersequenz abgespalten (Abb. 2.**8**).

Damit die Enzyme, die beim Rearrangement eine Rolle spielen, richtig arbeiten können, müssen die $V_ϰ$ und $J_ϰ$-Segmente von bestimmten flankierenden Sequenzen umgeben sein. Das Rearrangement ist trotzdem nicht ganz präzise. So können am $V_ϰ$-$J_ϰ$-Fusionspunkt unterschiedliche Nukleotide als Verknüpfungspunkt gewählt werden, was zu unterschiedlichen Kodons bzw. Aminosäuren in dieser Position führt. Dies erklärt die hohe Variabilität, die an dieser Stelle gefunden wird (Abb. 2.**6**).

Anordnung der Gene für die λ-Ketten

Im Gegensatz zur Anordnung der ϰ-Gene ist über die Anordnung der λ-Gene des Menschen nur wenig bekannt. Sicher ist, daß es multiple C-Gene gibt. Die Zahl kann zwischen 6 und 9 variieren, je nach dem Erbgut des Individuums (Abb. 2.**9a**). Es ist möglich, daß vor jeder C-Region separate $J_λ$- und $V_λ$-Segmente liegen. Diese Art der Anordnung wurde zumindest für die Maus-λ-Region gefunden (Abb. 2.**9b**).

Anordnung der Gene für die variablen Teile der schweren Ketten

Die Gene für die variablen Teile der schweren Ketten sind ähnlich angeordnet wie die der ϰ-Ketten, mit dem Unterschied, daß die gesamte variable Aminosäuresequenz der H-Ketten durch drei statt zwei beliebig assoziierbare Gensegmente kodiert ist (Abb. 2.**10**). Die drei Segmente, in denen die variablen Aminosäuren der H-Ketten kodiert sind, werden als V_H, D_H (D für Diversität) und J_H bezeichnet. D_H machen einen beträchtlichen Teil der hypervariablen Regionen der H-Ketten aus und tragen damit wesentlich zur Antigenspezifität bei. Ihre Anordnung in der Keimbahn und auf der DNA reifer B-Zellen ist in Abb. 2.**10** dargestellt. Während der B-Zell-Reifung wird hier nun zuerst D und J, dann eines der V_H fusioniert. Die dazwischenliegenden und nicht benützten V-, D- und J-Segmente gehen wieder verloren. Zahlen von 100–200 für V_H, 20–30 für D_H und die bekannten 6 J_H beim Menschen würden es gestatten, $6×10^3$ bis $2,4×10^4$ verschiedene H-Ketten-Sequenzen zu produzieren. Auch für die H-Ketten-Umlagerung sind RAG-1 und RAG-2 notwendig.

In der reifen B-Zelle wird die DNA zusammen mit den nicht benützten J_H-Sequenzen als Intron in RNA transkribiert, diese wiederum prozessiert und in Protein überschrieben. Nach Abspaltung der Leadersequenz ergibt sich die H-Kette, die wir als Teil des Rezeptors bzw. des sezernierten Immunglobulins finden (Abb. 2.**10a**).

Auch die V-, D- und J-Segmente sind in ihrer Keimbahnanordnung jeweils von charakteristischen DNA-Sequenzen flankiert. Diese verhindern u. a., daß V_H direkt mit J_H fusioniert werden kann. Bei der Fusion kommt es bei den H-Ketten, wie schon für ϰ beschrieben, ebenfalls zu Fehlern aufgrund unterschiedlicher Nukleotidbenützung an der V-D- und D-J-Grenze. Zusätzlich findet man noch eine weitere Variabilität: An den V-D- und D-J-Übergängen beobachtet man häufig Insertionen von Nukleotiden, die in der Keimbahn nicht auftreten. Diese inserierten Basen werden als N-Sequenzen bezeichnet. Die Insertion ist abhängig von der Aktivität eines bestimmten Enzyms, der terminalen Desoxyribonukleotidtransferase (TdT).

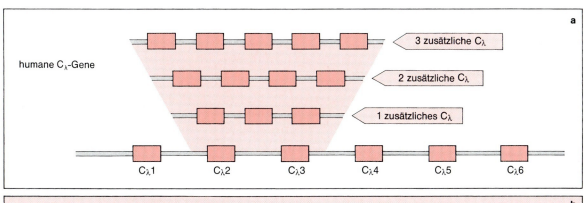

Abb. 2.9 Der λ-Locus.
a Mensch: Im menschlichen Genom liegen multiple duplizierte $C_λ$-Regionen vor. In der einfachsten Form gibt es nur 6 $C_λ$-Gene. Durch Duplikation entstandene allele Formen können bis zu 9 $C_λ$-Gene tragen, wobei die $C_λ$2 und $C_λ$3 tragende Region durch ein 5 $C_λ$ tragendes DNA-Stück ersetzt ist. Die genaue Anordnung und Zahl der $V_λ$ des Menschen ist nicht bekannt.
b $V_λ$- und $C_λ$-Anordnung im Genom der Maus.

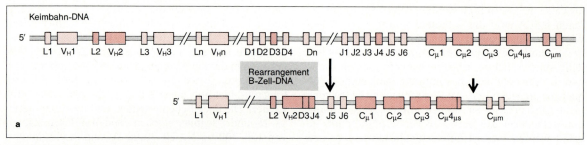
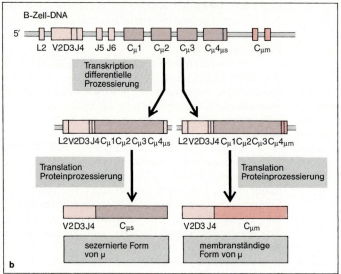

Abb. 2.10 Organisation und Rearrangement des menschlichen H-Ketten-Locus.
a In der Keimbahnkonfiguration liegen die DNA-Sequenzen für die multiplen V, D und J in getrennten Segmenten vor. Vor jedem V-Gensegment befindet sich ein zusätzliches L-Segment. Bei der Reifung zur B-Zelle werden jeweils ein V-Segment plus zugehöriges L, ein D- und ein J-DNA-Segment durch Genumlagerung verknüpft. Die nicht benützten Segmente zwischen den ausgewählten V, D und J werden deletiert. Von dieser DNA-Einheit wird ein Primärtranskript abgelesen, das sowohl Sequenzen enthält, die für die sezernierte Form von μ kodieren ($C_{\mu s}$), als auch solche, die die Membranform kodieren ($C_{\mu m}$).
b Durch die differentielle Prozessierung können daraus zwei verschiedene mRNA-Moleküle entstehen. Von der einen RNA-Spezies wird μs tranlatiert, von der anderen μm. Zuletzt wird aus dem fertigen Protein die N-terminale Leadersequenz (L) entfernt, und es entstehen die reifen μ-Ketten der sezernierten und der membranständigen Form.

Regulation des Rearrangements (allelische Exklusion)

Die komplizierten Vorgänge, die beim Rearrangement ablaufen und zu einer Vergrößerung des Antikörperrepertoires führen, sind für die Zelle nicht ohne Risiko. Häufig kommt es daher zu einem sog. abortiven Rearrangement, d. h., es können keine funktionellen H- oder L-Ketten entstehen. Ein falsches Rearrangement bedeutet für eine Zelle jedoch noch nicht den endgültigen funktionellen Untergang. Jeder Zelle stehen ja zwei Möglichkeiten für die H-Ketten – am väterlichen und am mütterlichen Chromosom – zur Verfügung. Bei den L-Ketten gibt es sogar vier, je zwei für ϰ und λ. Dies führt aber sofort zur Frage, warum B-Zellen bei der Benützung der Immunglobulingene eine allelische Exklusion aufweisen, also immer nur eine der Möglichkeiten für H und eine für L ausschöpfen. In anderen Worten: Eine B-Zelle synthetisiert immer nur eine Art von L-Ketten einer bestimmten Spezifität und eine Art von H-Ketten. Daß dies sinnvoll ist, leuchtet ein, da sonst ja eine B-Zelle Antikörper verschiedener Spezifitäten synthetisieren könnte und damit durch völlig verschiedene Antigene aktiviert werden könnte, was sicherlich unerwünscht wäre. Wie wird dieser Vorgang jedoch reguliert? Versuche der letzten Jahre an transgenen Mäusen weisen darauf hin, daß die H-Ketten, die nach erfolgreichem Rearrangement in einer B-Zelle gebildet werden, das weitere Rearrangement des zweiten H-Ketten-Locus unterdrücken, andererseits aber das Rearrangement der L-Ketten-Loci fördern. Sobald auch eine funktionelle L-Kette entsteht, die mit der H-Kette assoziieren kann, kommt es zur Unterdrückung weiterer Rearrangements (Abb. 2.11). Die allelische Exklusion scheint also auf einen Rückkopplungsmechanismus zurückzuführen zu sein, der durch die Proteinprodukte ausgelöst wird. Die weitere Unterdrückung der Genumlagerung scheint dabei die membranständigen Aminosäurereste der schweren Kette zu erfordern. Die Unterdrückung weiterer L-Ketten-Rearrangements erfolgt anscheinend nur dann, wenn die in der Zelle gebildeten H- und L-Ketten sich miteinander zu HL-Assoziaten verbinden können. Dies

Anschriften

Albert, E., Prof. Dr.
  Max von Pettenkofer-Institut,
  Labor für Immungenetik,
  Pettenkoferstr. 8 a, 80336 München
Alsalameh, S., Dr.
  Mediz. Klinik III mit Poliklinik,
  Universität Erlangen-Nürnberg,
  Krankenhausstr. 12, 91054 Erlangen
Auer, I. O., Prof. Dr.
  Juliusspital, Medizinische Klinik,
  Juliuspromenade 19,
  97070 Würzburg
Bitter-Suermann, D., Prof. Dr.
  Institut für Mediz. Mikrobiologie,
  Mediz. Hochschule Hannover,
  Postfach 61 01 80,
  30623 Hannover
Böhnke, M., Prof. Dr.
  Universität Bern, Augenklinik, Inselspital,
  CH-3010 Bern
Burmester, G.-R., Prof. Dr.
  Universitätsklinikum Charité,
  Zentrum für Innere Medizin, Schwerpunkt:
  Rheumatologie und Klinische Immunologie,
  Schumannstr. 20/21,
  10117 Berlin
Emmrich, F., Prof. Dr.
  Universität Leipzig, Institut für Klinische
  Immunologie/Transfusionsmedizin, Linnéstr. 3,
  04103 Leipzig
Enk, A., Dr.
  Klinikum der Johannes-Gutenberg-Universität,
  Hautklinik, Langenbeckstr. 1,
  55101 Mainz
Federlin, K., Prof. Dr.
  III. Mediz. Klinik und Poliklinik der Universität,
  Rodthol 6, 35385 Gießen
Flad, H.-D., Prof. Dr.
  Forschungsinstitut Borstel, Parkallee 1–40,
  23845 Borstel
Gemsa, D., Prof. Dr.
  Institut für Immunologie, Philipps-Universität,
  Robert-Koch-Str. 17,
  35037 Marburg
Havemann, K., Prof. Dr.
  Zentrum für Innere Medizin, Schwerpunkt
  Hämatologie, Onkologie, Immunologie,
  Klinikum Lahnberge, Baldingerstr.,
  35033 Marburg
Hohlfeld, R., Prof. Dr.
  Klinikum Großhadern, Abteilung für Neurologie,
  Universität München, Marchioninistr. 15,
  81377 München

Johnson, Judith, Dr.
  Institut für Immunologie, Universität München,
  Goethestr. 31, 80336 München
Kalden, J. R., Prof. Dr.
  Mediz. Klinik III mit Poliklinik,
  Institut für klinische Immunologie
  der Universität Erlangen-Nürnberg,
  Krankenhausstr. 12, 91054 Erlangen
Kaufmann, St. H. E., Prof. Dr.
  Universität Ulm, Abt. Immunologie,
  Albert-Einstein-Allee 11, 89081 Ulm
Kerjaschki, D., Prof. Dr.
  Universität Wien, Institut für Pathologie,
  Spitalgasse 4, A-1090 Wien
Kirchner, H., Prof. Dr.
  Institut für Immunologie und Transfusionsmedizin, Mediz. Universität Lübeck,
  Ratzeburger Allee 160, 23538 Lübeck
Knop, J., Prof. Dr.
  Klinikum der Johannes-Gutenberg-Universität,
  Hautklinik, Langenbeckstr. 1,
  55101 Mainz
Koch, M. G., Dr.
  PL 9741, S-54694 Karlsborg, Schweden
Köhl, J., Dr.
  Institut für Mediz. Mikrobiologie,
  Mediz. Hochschule Hannover,
  Postfach 61 01 80, 30623 Hannover
Kolb, H., Prof. Dr.
  Diabetes-Forschungsinstitut,
  Auf'm Hennekamp 65,
  40225 Düsseldorf
Krause, A., PD Dr.
  Universitätsklinikum Charité,
  Zentrum für Innere Medizin,
  Schwerpunkt: Rheumatologie und Klinische
  Immunologie, Schumannstr. 20/21,
  10117 Berlin
L'age-Stehr, Johanna, Prof. Dr.
  Robert-Koch-Institut des Bundesgesundheitsamtes, Nordufer 20, 13353 Berlin
Linington, Chr., Dr.
  Max-Planck-Institut, Abteilung für Neuroimmunologie, Am Klopferspitz 18 A,
  82152 Planegg-Martinsried
Maisch, B., Prof. Dr.
  Zentrum für Innere Medizin,
  Abt. für Innere Medizin mit Schwerpunkt
  Kardiologie, Baldingerstr., 35033 Marburg
Manns, M., Prof. Dr.
  Abt. für Gastroenterologie und Hepatologie,
  Mediz. Hochschule Hannover,
  Postfach 61 01 80, 30623 Hannover

erscheint insofern auch sinnvoll, als ja nicht assoziierende H- und L-Ketten auch keinen funktionsfähigen Rezeptor darstellen können, d. h., diese Zelle wäre noch nicht in der Lage, einen antigenbindenden Rezeptor zu exprimieren.

Stadien der B-Zell-Reifung im Knochenmark

Die Entwicklungsprozesse, die zur Reifung von B-Zellen aus unreifen Vorläuferzellen führen, laufen unter dem Einfluß eines spezialisierten Mikromilieus ab. Vor der Geburt sind die Orte der B-Zell-Reifung der Dottersack und die fetale Leber, danach für den Rest des Lebens im wesentlichen das Knochenmark. Anhand verschiedener Oberflächenmoleküle, der Expression von RAG-1, RAG-2 und TdT und der Genanordnung in den H- und L-Ketten-Loci unterscheidet man verschiedene Reifungsstadien. Die Bezeichnung der Stadien in der Literatur wird nicht ganz einheitlich gehandhabt. Generell unterscheidet man jedoch zwischen Vorläuferzellen, Pro-B-Zellen, Prä-B-Zellen, unreifen B-Zellen und reifen immunkompetenten Zellen. Die verschiedenen Stadien und ihre wesentlichen Charakteristika sind in Abb. 2.**12** zusammengefaßt.

Die frühen Pro-B- und Prä-B-Stadien (Prä-B-I-Zellen) umfassen Zellen, die sich im Zellzyklus befinden, sich also teilen und im Begriff sind, die schweren Kettenloci umzulagern. Nach der H-Ketten-Umlagerung von DJ, danach VDJ wird die schwere Kette zusammen mit sog. Surrogatleichtketten (auch Pseudoleichtketten, $V_{präB}$ und $V_\lambda 5$) auf der Zelloberfläche als Prä-B-Zell-Rezeptor exprimiert. Es wird angenommen, daß über diesen Prä-B-Zell-Rezeptor Signale übertragen werden, die für das Überleben der Zellen in diesem Stadium notwendig sind und die Vermehrung von Zellen mit erfolgreicher H-Ketten-Umlagerung gestatten. Danach wandeln sich die Zellen zu kleinen ruhenden Prä-B-II-Zellen, in denen die Leichtkettenumlagerung stattfindet. Ist diese erfolgreich, kommt es also zur Bildung einer intakten L-Kette, werden die Surrogatketten $V_{präB}$ und $V_\lambda 5$ durch diese L-Kette ersetzt. Die B-Zelle exprimiert einen μϰ-oder μλ-Komplex (IgM). Sie wird nun als unreife B-Zelle definiert. Schließlich erfolgt die Transkription im H-Ketten-Locus über μ hinaus nach δ. Durch differentielles Spleißen der gemeinsamen Vorläufer-RNA entstehen μ- und δ-Ketten, die zusammen mit der benutzten L-Kette als IgM und IgD auf der Zelloberfläche erscheinen. Die gleichzeitige Expression von IgM und IgD markiert das Endstadium der antigenunabhängigen B-Zell-Reifung.

Anordnung der konstanten Gene der schweren Ketten

Wie oben schon gesagt, kommen $V_ϰ$- bzw. V_λ-Sequenzen nur mit den zugehörigen $C_ϰ$- bzw. C_λ-Sequenzen vor, V_H jedoch mit den C_H aller Isotypen. Dies ist aus der chromosomalen Anordnung auch verständlich, wenn das Rearrangement jeweils innerhalb eines Chromosoms stattfindet. Für die V_H wurde nun aber gefunden, daß sie mit den C-Genen aller Subklassen assoziiert sein können. Dies läßt sich daraus erklären, daß die C_H-Gene alle hin-

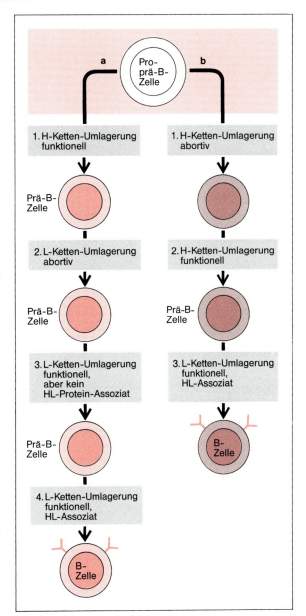

Abb. 2.**11** Rückkopplungsmechanismen führen zur allelischen Exklusion. Bei der Genumlagerung der H- und L-Ketten-Loci bestehen jeweils mehrere Möglichkeiten.
a 1. Funktionelles Rearrangement im H-Ketten-Locus, Synthese einer intakten μ-Kette. Diese unterdrückt die Umlagerung des alleen H-Locus, aktiviert aber 2. Rearrangement im L-Ketten-Locus. Falls dieses abortiv verläuft, findet 3. eine weitere Umlagerung in den noch nicht rearrangierten L-Ketten-Loci statt. Angenommen, dieses ist funktionell und es kommt zur Bildung eines L-Ketten-Proteins, dieses kann sich aber nicht mit der H-Kette verbinden, läuft eine weitere Umlagerung ab (4). Wenn diese erfolgreich ist und zur Synthese einer H-assoziierbaren L-Kette führt, unterdrückt das Proteinprodukt aus H- und L-Ketten weitere Umlagerungen. Die B-Zelle ist festgelegt.
b 1. Die erste H-Ketten-Umlagerung führt nicht zur Synthese einer μ-Kette. 2. Der zweite H-Ketten-Locus wird umgelagert. Die funktionelle μ-Kette aktiviert (3) Umlagerung im L-Ketten-Locus. Wenn diese erfolgreich ist und eine L-Kette synthetisiert wird, die mit der in der Zelle bereits gebildeten μ-Kette assoziiert, werden weitere Umlagerungen unterdrückt.

26 2 Antikörper und Antikörpersynthese

	im Zellzyklus			ruhend		
	Stammzelle	Pro-B-Zelle	Prä-B-Zelle I	Prä-B-Zelle II	unreife B-Zelle	reife immunkompetente B-Zelle
RAG-1/ RAG-2	⊖	⊕	⊕	⊕	⊖	⊖
TdT	⊕	⊕	⊕	⊖	⊖	⊖
H-Kettengene	Keimbahn	DJ-Umlagerung	VDJ-Umlagerung	⊖	⊖	⊖
L-Kettengene	Keimbahn	Keimbahn	Keimbahn	VJ-Umlagerung	⊖	⊖
Surrogatleichtketten (SL)	⊖	⊖	⊕	⊖	⊖	⊖
Membran-Ig	–	–	μ (SL)	μ (SL) → μL	μL	μL, δL

Abb. 2.**12** Stadien der B-Zell-Reifung im Knochenmark.

tereinander auf dem Chromosom angeordnet sind (Abb. 2.**13**). Das von VDJ-Regionen nächste Gen ist das für C_μ. Nach dem Rearrangement entsteht also eine Transkriptionseinheit für eine μ-Kette. Abb. 2.**10** zeigt den genauen Aufbau des C_μ-Gens. Es besteht wie die meisten Gene aus Exon- und Intronsequenzen. Die Intronsequenzen werden aus dem RNA-Primärtranskript durch sog. Spleißen entfernt, wie schon oben für das Intron zwischen VDJ und C_μ beschriebene. Jede Immunglobulindomäne wird durch ein Exon kodiert. Die Anordnung des C_μ-Gens erklärt auch das Vorkommen von μ als Membran- und als sezernierte Form. Dies wird bei μ wie bei den anderen C_H-Ketten auch durch unterschiedliche Prozessierung des Primärtranskripts bzw. durch Transkriptionsabbruch vor den weiter entfernt gelegenen membranspezifischen Sequenzen erreicht. In ruhenden Zellen erfolgt die Prozessierung bevorzugt in Richtung der Membranform; in aktivierten B-Zellen bzw. Plasmazellen dominiert die mRNA für die sezernierte Form.

In einem gewissen Abstand von den Exons/Introns für C_μ liegen die DNA-Sequenzen, die C_δ kodieren. Die gleichzeitige Produktion von μ- und δ-Ketten identischer Spezifität kann also dadurch erklärt werden, daß über C_μ hinaus transkribiert wird. Auch in diesem Fall werden durch differentielle Prozessierung dann VDJ entweder mit C_μ-Sequenzen oder mit C_δ-Sequenzen in der reifen mRNA auftreten und in μ- oder δ-Ketten übersetzt.

■ Klassen-Switch

Im Laufe einer Immunantwort schalten B-Zellen von der Produktion einer Immunglobulinklasse auf die einer anderen um. Läßt sich dies ebenfalls durch immer längere Transkripte entlang des C_H-Locus erklären, wie für μ und δ? Als Möglichkeit wird dies zwar für ruhende Gedächtniszellen diskutiert. Die in hohem Maße Ig-sezernierenden Zellen scheinen sich jedoch eines anderen Mechanismus zum Umschalten auf einen anderen Schwerkettenisotyp zu bedienen. Dies könnte notwendig sein, da die anderen C-Gene wesentlich weiter von C_μ entfernt liegen als C_δ. Die Analyse von Plasmazellen hat jedenfalls gezeigt, daß die B-Zellen beim Klassen-Switch ein wei-

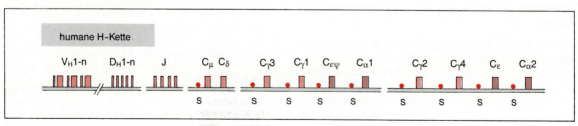

Abb. 2.**13** Anordnung der Gene für die menschlichen H-Ketten-Isotypen. S bezeichnet die DNA-Regionen, die für die Switch-Rekombination benützt werden. $C_{\epsilon\psi}$ bezeichnet ein nicht exprimierbares Pseudogen für die ε-Kette.

teres DNA-Rearrangement durchmachen. Infolge dieses Rearrangements werden die C-Gene der nicht benützten Isotypen deletiert, und die VDJ-Sequenzen werden in engere Nachbarschaft zum benützten C_H-Gen gebracht (Abb. 2.**14**).

DNA-Analysen haben gezeigt, daß vor C_μ und den anderen C-Genen bestimmte DNA-Sequenzen liegen, die als Switch-Regionen (S) bezeichnet werden und die untereinander eine gewisse Homologie aufweisen. Aufgrund dieser Homologien kann es zur homologen Rekombination zwischen z. B. S_μ und $S_\gamma 2$ kommen, was zur Deletion der C_μ, $C_\gamma 3$ und $C_\gamma 1$ führt. Das von der Zelle bisher zusammen mit μ exprimierte VDJ wird dann als $VDJC_\gamma 2$ Teil der schweren Ketten von IgG_2 werden, wobei die Spezifität erhalten bleibt.

■ Molekulare Grundlagen von Immundefizienzerkrankungen

Wie in anderen Bereichen des menschlichen Genoms findet man auch bei den Genen, die die Immunglobulin-Loci betreffen, Veränderungen, die zu einem Defekt bei der Expression dieser Gene führen können. Diese Defekte können direkte Veränderungen der Immunglobulingene betreffen, aber auch die Enzymsysteme, die die komplizierten Ereignisse des Immunglobulin-Genrearrangements kontrollieren. So sind einige Formen der schweren kombinierten Immundefizienz (SCID) darauf zurückzuführen, daß die V-, D- und J-Gensegmente falsch zusammengeführt werden. Die falsch rearrangierten Gene können nicht für intakte funktionelle H- oder L-Ketten kodieren, was letztlich zu einem Ausfall der antigenreaktiven B-Zellen führt. Da dieselben Enzyme auch für das Rearrangement der Gene notwendig sind, die für funktionelle Proteine des T-Zell-Rezeptors kodieren, können auch keine antigenreaktiven T-Zellen entstehen.

Andere Defekte betreffen die Immunglobulingene selbst. So wurden Deletionen in den H-Ketten-Loci beschrieben, die dazu führen, daß manche Patienten nicht mehr als Isotypen synthetisieren können (z. B. isolierte IgA-Defizienz bzw. IgA-Defizienz in Kombination mit IgG_2-, IgG_4- und IgE-Defizienz). Mutationen in den die Exons flankierenden Intronbereichen können dazu führen, daß die Vorläufer-RNA (Abb. 2.**10a**) nicht mehr korrekt prozessiert wird. Dies führt zu Verlusten einzelner oder mehrerer Exons der schweren Ketten und damit zu

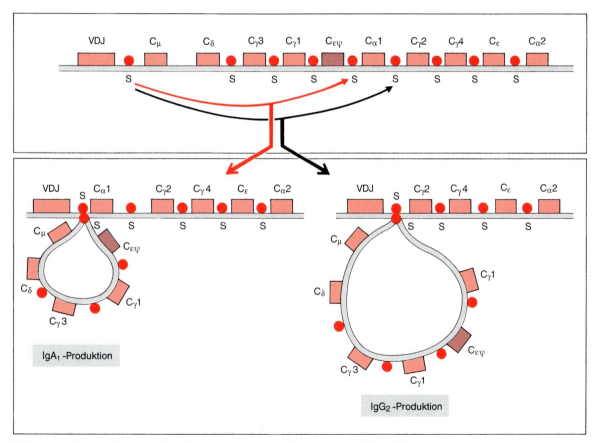

Abb. 2.**14** Schematische Darstellung der Vorgänge, die zum Klassen-Switch führen könnten.
a Durch Rekombination zwischen den vor C_μ bzw. $C_\alpha 1$ gelegenen DNA-Sequenzen kommt es zum Verlust der eingeschlossenen DNA (hier C_μ, C_δ, $C_\gamma 3$, $C_\gamma 1$, $C_{\epsilon\psi}$); die Zelle produziert nun IgA_1.
b Die Rekombination findet zwischen den vor C_μ und vor $C_\gamma 2$ liegenden Sequenzen statt. Nach Verlust der eingeschlossenen DNA-Sequenzen produziert die Zelle IgG_2.

verkürzten, nicht mehr funktionsfähigen H-Ketten, denen eine bis mehrere Domänen fehlen.

Zusätzlich zu Gendefekten, die die Entstehung von B-Zellen verhindern bzw. die Strukturgene der H- und L-Ketten betreffen, kennt man auch eine Reihe von B-Zell-Immundefekten, die darauf beruhen, daß die B-Zellen keine Hilfe von T-Zellen empfangen. Diese Defekte können entweder auf Mutationen in wichtigen Zellinteraktionsmolekülen zurückzuführen sein (z. B. defekter CD40-Ligand beim Hyper-IgM-Syndrom) oder auf Mutationen in Zytokinrezeptorketten (z. B. X-SCID aufgrund von Mutationen in den gemeinsamen γ-Ketten des IL-2-, IL-4-, IL-7-, IL-15-Rezeptors).

■ Affinitätsreifung

Im Verlauf einer Immunreaktion gegen ein bestimmtes Antigen beobachtet man eine Zunahme der Affinität der gebildeten Antikörper. Dies gilt vor allem für IgG, das im Verlauf von T-Zellen abhängigen Immunreaktionen auftritt. Die hauptsächliche Ursache für die zunehmende Affinität scheinen Punktmutationen zu sein, die bei der Expansion der durch das Antigen selektionierten Klone auftreten. Molekulare Analysen haben gezeigt, daß solche Punktmutationen in den Immunglobulinloci häufiger auftreten als in anderen DNA-Bereichen. Sie sind dabei nicht ausschließlich auf die Regionen beschränkt, die für die Antigenbindungsstellen kodieren, betreffen aber nicht die C-Regionen. Klone, die infolge der Mutationen im Antigenrezeptor eine höhere Affinität aufweisen, werden bevorzugt weiter stimuliert, während Zellen, die ohne Mutation niedrigere Affinität haben bzw. durch Mutation sogar ihre ursprüngliche Affinität verlieren, in Nachteil geraten bzw. gar nicht überleben. Zusätzlich zu diesem Mechanismus der Affinitätsreifung durch Mutationen wurde auch noch beschrieben, daß seltene hochaffine B-Zellen während der Primärreaktion selektiv expandiert werden und dann einen wesentlichen Anteil der Sekundärreaktion ausmachen, was ebenfalls zu einer höheren Affinität der Gesamtpopulation gebildeter Antikörper beiträgt.

In diesem Kapitel wurde versucht, die Struktur der Antikörper und die genetischen Mechanismen darzustellen, die zur Vielfalt der Antikörper beitragen. Die Analyse dieser Mechanismen sollte auch helfen, Veränderungen der Immunglobuline bei bestimmten Erkrankungen zu verstehen und diese vielleicht sogar therapeutisch zu beeinflussen.

■ Literatur

1 Bereck, C., C. Milstein: Mutational drift and repertoire shift in the maturation of the immune response. Immunol. Rev. 96 (1987) 23
2 Blackwell, T. K., F. W. Alt: Immunoglobulin genes. In Hames, B. D., D. M. Glover: Molecular Immunology. IRL Press, Oxford 1988 (pp. 1–60)
3 Brewer, J. W., T. D. Randall, R. M. E. Parkhouse, R. B. Corley: IgM hexamers? Immunol. Today 15 (1994) 165
4 Burnet, F. M.: The Clonal Selection Theory of Acquired Immunity. Cambridge University Press, London 1959
5 Calame, K. C.: Mechanisms that regulate immunoglobulin gene expression. Ann. Rev. Immunol. 3 (1985) 159
6 Dreyer, W. J., J. C. Bennett: The molecular basis of antibody formations: a paradox. Proc. nat. Acad. Sci. 54 (1965) 864
7 Hasemann, C. A., J. D. Capra: Immunoglobulins: structure and function. In Paul, W. E.: Fundamental Immunology 2nd ed. Raven, New York 1989 (pp. 209–233)
8 Hilschmann, N., L. C. Craig:: Amino acid sequence studies with Bence Jones proteins. Proc. nat. Acad. Sci. 53 (1965) 1403
9 Löffert, D., S. A. Schaal, A. Ehrlich, R. R. Hardy, Y.-R. Zou, W. Müller, K. Rajewsky: Early B-cell development in the mouse: insights from mutations introduced by gene targeting. Immunol. Rev. 137 (1994) 135
10 Max, E. E.: Immunoglobulins: molecular genetics. In Paul, W. E.: Fundamental Immunology, 2nd ed. Raven, New York 1989 (pp. 235–290)
11 Natvig, J. B., H. G. Kunkel: Immunoglobulins: classes, subclasses, genetic variants and idiotypes. Adv. Immunol. 16 (1973) 1
12 Ochs, H. D., R. J. Wegwood: IgG subclass deficiencies. Ann. Rev. Med. (1987) 38
13 Pumphrey, R. S. H.: Computer models of the human immunoglobulins. Immunol. Today 7 (1986) 206
14 Rolink, A., F. Melchers: Generation and regeneration of cells of the B-lymphocyte lineage. Curr. Opin. Immunol. 5 (1993) 207
15 Tonegawa, S.: Somatic generation of diversity. Nature 302 (1983) 575
16 Yancopoulos, C. D., F. W. Alt: Regulation of the assembly and expression of variable region genes. Ann. Rev. Immunol. 4 (1986) 339

3 Zelluläre Immunreaktionen

M. Röllinghoff und H. Wagner

■ Zelluläre Organisation des Immunsystems

Ein wirksames Immunsystem hängt von der Interaktion der an der Immunantwort beteiligten Zellen und humoralen Faktoren ab. Hauptbeteiligte sind Lymphozyten und jene mononukleären Zellen, die die Fähigkeit besitzen, Antigen zu präsentieren. Kennzeichnend für Lymphozyten sind membrangebundene Rezeptormoleküle; mit ihnen binden (erkennen) Lymphozyten Fremdstrukturen (Antigene), die aufgrund ihrer Konformation in die Antigenbindungsstelle der Rezeptoren passen. Jeder Lymphozyt erkennt nur ein bestimmtes Antigen. Da das Immunsystem als Ganzes Tausende von unterschiedlichen Antigenstrukturen spezifisch zu erkennen vermag, stellen Lymphozyten mit Zuständigkeit für ein bestimmtes Antigen nur einen sehr kleinen Prozentsatz des gesamten Lymphozytenpools dar. Wie wird dann eine wirksame Immunreaktion garantiert? Die Antwort lautet: durch klonale Selektion. Ein bestimmtes Antigen bindet an jene Lymphozyten, die einen entsprechenden Antigenrezeptor besitzen. Antigen-Rezeptor-Bindung induziert in diesen Zellen klonales Zellwachstum. Damit wird erreicht, daß genügend antigenreaktive Lymphozyten für eine adäquate Immunreaktion zur Verfügung stehen. Mit anderen Worten, das Antigen selektioniert antigenbindende Lymphozyten(klone).

Lymphozyten stammen von undifferenzierten hämatopoetischen Stammzellen des Knochenmarks ab. Sie entwickeln sich in den primären Lymphoidorganen, entweder im Thymus oder in der Bursa Fabricii der Vögel oder dem Äquivalent der Säuger, dem Knochenmark bzw. der fetalen Leber. Nach ihrer antigenunabhängigen Differenzierung wandern die im Thymus bzw. im Bursa-Äquivalent gereiften Zellen in die sekundären Lymphoidorgane (Lymphknoten, Milz) aus. Je nach primärem Reifungsorgan spricht man von T- bzw. B-Zellen.

Sekundäre Lymphoidorgane sind reich an immunkompetenten T-Zellen, B-Zellen und antigenpräsentierenden Zellen wie mononukleären Phagozyten und dendritischen Zellen. In den sekundären Lymphoidorganen findet die spezifische Immunantwort statt. T-Lymphozyten und in eingeschränktem Maße auch B-Lymphozyten sind nicht sessil; sie rezirkulieren kontinuierlich vom Blut zur Lymphe und zurück zum Blut. Der Übergang vom Blut in die Lymphe findet hauptsächlich im Lymphknoten (LN) statt, und zwar in den postkapillären Venolen. Lymphozyten können teilweise jahrelang überleben; diese Eigenschaft zeichnet besonders die Gedächtniszellen aus.

Die phagozytierenden Gewebsmakrophagen entwickeln sich über Monozyten aus Promonozyten des Knochenmarks. Monozyten des Blutes stellen eine rezirkulierende Zellpopulation dar mit der Fähigkeit zu phagozytieren. Sie sind ausgestattet mit einer Vielzahl von Oberflächenmarkern wie Fc-Rezeptoren, Klasse-II-MHC-Antigenen und Komplementrezeptoren. Ähnlich wie Neutrophile produzieren Monozyten und Makrophagen reaktive Sauerstoffmetaboliten (H_2O_2, O_2^-, OH^-). Die Sauerstoffradikale ebenso wie die Stickstoffradikale, deren Bedeutung erst kürzlich erkannt wurde, sind für die Abwehrfunktion gegenüber intrazellular wachsenden Erregern von Bedeutung. Antigenpräsentierende Zellen (APC) finden sich primär in der Haut als Langerhans-Zellen, in den sekundären Lymphoidorganen als dendritische Zellen und im Thymus als interdigitierende Zellen. APC sind reich an Klasse-I- und Klasse-II-MHC-Strukturen; auf die Funktion dieser membranständigen Glykoproteine bei der Antigenpräsentation für T-Zellen wird später eingegangen.

■ Die Immunglobulin-„Superfamilie"

■ Mitglieder und Gemeinsamkeiten

Eine Reihe von funktionell unterschiedlichen Oberflächenstrukturen (Glykoproteinen) auf Lymphozyten und anderen Zelltypen zeichnet sich durch strukturelle Ähnlichkeiten aus, die auf phylogenetische Gemeinsamkeiten hinweisen. Ihnen gemeinsam sind Sequenzabschnitte von ca. 110 Aminosäuren, die eine charakteristische β-Faltung und eine interne Disulfidbrücke aufweisen. Es wurden zwei unterschiedliche Formen dieser als Domänen bezeichneten Protein-Baubestandteile beschrieben, die V(ariablen)- und C(onstanten)-Domänen. Wesentliche Mitglieder der Immunglobulin-Superfamilie sind neben Immunglobulinen die T-Zell-Rezeptoren, Klasse-I- und Klasse-II-MHC-Antigene, die T-Zell-Marker CD2, CD3, CD4, CD8 und Thy-1, neurale Zelloberflächenmoleküle wie NCAM und Rezeptoren für bestimmte Wachstumsfaktoren wie CSF-1 (Abb. 3.1). Nach heutigem Wissensstand haben sich diese funktionell unterschiedlichen Glykoproteine phylogenetisch aus einem Vorläufergen entwickelt; gemeinsames Funktionsmerkmal dieser V- bzw. C-Domänen ist, daß sie Teile von Membranmolekülen darstellen, die durch Aufnahme von Kontakt (Bindung) mit anderen Molekülen biologisch wichtige Signalketten initiieren.

■ Antigenrezeptoren von Lymphozyten

Im Gegensatz zu Makrophagen und „Natural-killer"-NK-Zellen besitzen sowohl B-Lymphozyten als auch T-Lym-

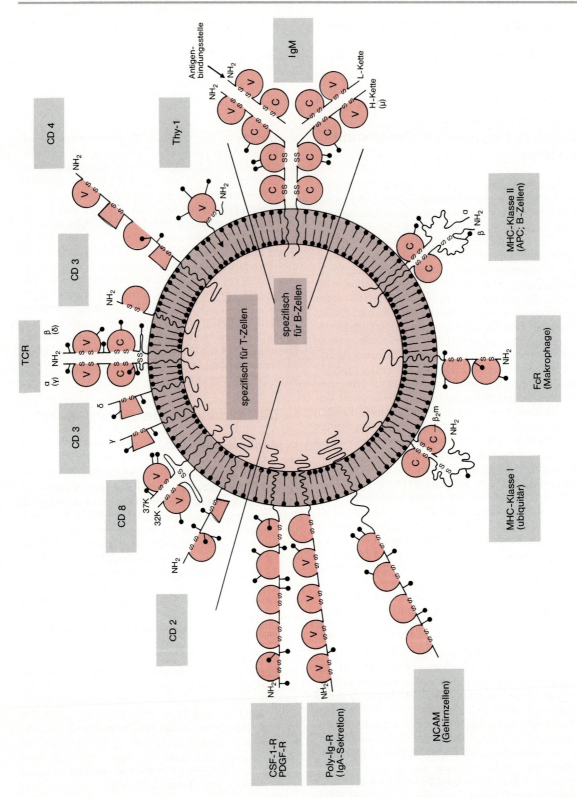

Abb. 3.1 Mitglieder der Ig-Superfamilie. Die Kreise symbolisieren Segmente, denen das Bauprinzip der Ig-V- oder Ig-C-Domänen zugrunde liegt. Rechtecke symbolisieren Segmente mit größeren Abweichungen von der Struktur von Ig-Domänen. N-Glykosylierungen sind durch das Symbol ╦ angedeutet.

phozyten die Fähigkeit, Fremdantigene spezifisch zu erkennen. Beiden Zelltypen ist gemeinsam, daß von jeder Einzelzelle (bzw. jedem Klon) nur ein Antigenrezeptortyp ausgeprägt wird. Die Vielfalt der Antigenzuständigkeit erklärt sich durch die Vielfalt unterschiedlicher Zellklone. Man sagt: „Das Register an Antigenspezifitäten ist klonal verteilt" (klonale Selektionstheorie).

Obwohl B- und auch T-Zellen über eine klonal verteilte Vielfalt von Antigenzuständigkeiten verfügen, unterscheiden sich ihre Antigenrezeptoren. B-Zellen produzieren Antikörper; sie benützen Antikörper in membrangebundener Form als spezifische Antigenrezeptoren. Membranständige Antikörper (Antigenrezeptoren) binden (erkennen) lösliches Antigen. Im Gegensatz dazu erkennen T-Zellen Antigen nicht in löslicher Form, sondern nur auf der Oberfläche von antigenpräsentierenden Zellen und dann nur in Verbindung mit MHC-Produkten, ein Phänomen, das als MHC-Restriktion bezeichnet wird. Offensichtlich erklären sich die Unterschiede in der Antigenerkennung zwischen B- und T-Zellen durch strukturelle Unterschiede zwischen T-Zell-Rezeptoren und Immunglobulinen (B-Zell-Rezeptoren).

Man schätzt, daß ein Individuum anzahlmäßig mehr unterschiedliche Antigenrezeptoren produziert als die Summe seiner restlichen Proteine. Wie kann diese Vielfalt an Rezeptoren, d. h. B-Zell-Rezeptoren und T-Zell-Rezeptoren, gebildet werden, ohne das Genom zu überlasten? In B-Zellen erklären mindestens zwei Mechanismen die Rezeptoren-(Antikörper-)Vielfalt.

- In der Keimbahn existiert eine große Anzahl von V(ariablen)-, J(oining)- und D(iversity)-Gensegmenten, aus denen – während der B-Zell-Reifung – durch Rekombination unterschiedliche variable Domänen für die schwere (H) und leichte (L) Kette der Antikörper gebildet werden können. Kombinationsvielfalt entsteht, indem z. B. unterschiedliche J-Segmente sich mit einem gegebenen V-Segment kombinieren.

- Somatische Mutation: Hypervariable Regionen der V-Segmente neigen während der B-Zell-Aktivierung zur Mutation, d. h., Basenpaare werden ausgetauscht. Führen diese völlig zufälligen Mutationen zu einem funktionellen Rezeptor mit höherer Affinität für das Antigen, so kommt es durch Selektion dieser B-Zell-Klone zur Bildung von hochaffinen Antikörpern.

Der membranständige T-Zell-Rezeptor (TCR) ist ein heterodimeres 90-kDa-Molekül, das sich entweder aus einer α- und β-Kette oder einer γ- und δ-Kette zusammensetzt. Beide Ketten sind jeweils durch eine Disulfidbrücke verbunden (Abb. 3.**1**). Auf den ersten Blick ähneln sie den L-Ketten von Ig; sie besitzen nur eine V-Domäne und eine C-(konstante)Domäne. Im Gegensatz zu L-Ketten reichen die Ketten des TCR mit ihrem Carboxylende jedoch durch die Membran bis in das Zellinnere.

Ähnlich wie B-Zellen besitzt jede T-Zelle (bzw. jeder T-Zell-Klon) viele TCR mit einer gegebenen Antigenspezifität. Und ähnlich wie bei B-Zellen setzen die Gene, die für die Kette des TCR kodieren, sich zusammen aus Gensegmenten (V, J, D, C), die in der Keimbahn getrennt voneinander angeordnet sind (Abb. 3.**2**). Um ein funktionelles Gen zu bilden, müssen daher während der Reifung der T-Zellen die Keimbahn-Gensegmente rearrangiert werden. Rein rechnerisch ergeben sich durch unterschiedliche (Re)kombination beim Menschen ca. 1×10^7 unterschiedliche α/β-Heterodimere. Hinzu kommen zusätzliche Mechanismen zur Erweiterung der möglichen Diversität, z. B. durch ungenaue Verbindung zwischen den Segmenten. Dies geschieht durch Deletion von randständigen Nukleotiden oder durch Addition von zusätzlichen Nukleotiden. Der letztere Mechanismus ist besonders ausgeprägt bei der Bildung unterschiedlicher Phänotypen des γ/δ-(Ketten-)T-Zell-Rezeptors. Die Tatsache, daß durch Transfer eines funktionellen α- und β-Kettengens eine Empfänger-T-Zelle die Antigenspezifität der Spender-T-Zelle erwirbt, gilt zur Zeit als bester Beleg

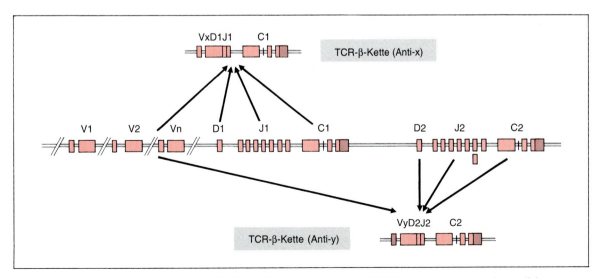

Abb. 3.2 Schematische Darstellung unterschiedlicher Rearrangements von TCR-β-Ketten (Generierung der Vielfalt an unterschiedlichen TCR).

dafür, daß die MHC-restringierte Antigenspezifität durch *einen* T-Zell-Rezeptor vermittelt wird. Die große Mehrzahl der rezirkulierenden T-Zellen (>95%) exprimieren TCR des α/β-Kettentyps, nur eine Minorität (5%) die des γ/δ-Kettentyps. T-Zellen mit dem letzteren Phänotyp finden sich (bei Nagern) dagegen in einem hohen Prozentsatz (>90%) intraepithelial im Intestinum und in der Haut.

■ Invariante Mitglieder der Ig-Superfamilie

Zelloberflächenmoleküle auf Lymphozyten wirken unter geeigneten Bedingungen als Antigen; mit Hilfe der Hybridom-Technologie konnten monoklonale Antikörper gegen diese Strukturen erzeugt werden. Dies wiederum erleichterte ihre funktionelle, biochemische und molekulare Charakterisierung.

T-Lymphozyten-Marker

Assoziiert mit α/β- oder γ/δ-TCR exprimieren alle T-Lymphozyten den CD3-Proteinkomplex; Immunpräzipitationen belegen, daß sich dieser Komplex aus mindestens drei Untereinheiten zusammensetzt (CD3 γ, CD3 δ und CD3 ε) (Abb. 3.**1**). Interessant ist, daß alle CD3-Ketten in ihren extrazellulären Sequenzen eine Ig-ähnliche Domäne aufweisen (Abb. 3.**1**). Funktionell werden dem CD3-Komplex zwei Aufgaben zugewiesen. Einmal ist die Verfügbarkeit über alle Einzelkomponenten Voraussetzung für die Ausschleusung eines funktionellen TCR-CD3-Komplexes in die Zellmembran. Zum anderen vermittelt der CD3-Komplex die Weiterleitung der im Rahmen der Antigenerkennung von α/β-TCR (γ/δ) gebildeten Signale, die dann die intrazelluläre T-Zell-Aktivierung einleiten.

Sowohl reife T-Zellen als auch Thymozyten besitzen das CD2-Antigen, ein Molekül, das aus zwei extrazellulären Domänen besteht (Abb. 3.**1**). Dieses Antigen bindet selektiv an den LFA-3-Liganden auf hämatopoetischen Zellen und Schafserythrozyten (Abb. 3.**3**). LFA steht für mit Lymphozytenfunktion assoziiertes Antigen. Letzteres erklärt die Rosettenbildung mit Erythrozyten; diese Eigenschaft wird häufig bei der labortechnischen Präparation von T-Zellen verwendet. Eine Vernetzung des CD2-Antigens mittels immobilisierter Antikörper kann ein autonomes Aktivierungssignal für T-Zellen darstellen; in diesem Zusammenhang spricht man vom „alternativen T-Zell-Aktivierungsweg". Eine physiologische Rolle von CD2-Strukturen wird aus dem Befund abgeleitet, daß Anti-CD2-Antikörper die antigenspezifische Aktivierung von T-Zellen in der „gemischten Lymphozytenkultur" (s. u.) blockieren.

Reife TCR-α/β+-T-Zellen besitzen entweder das CD4- oder das CD8-Antigen; unreife Thymozyten können beide Antigenstrukturen gleichzeitig ausprägen. Strukturell finden sich im CD4-Glykoprotein vier extrazelluläre Domänen auf einer Kette (Abb. 3.**1**). Das CD8-Glykoprotein besteht aus 2 Ketten (Lyt-2 und Lyt-3 bei der Maus), und jede dieser Ketten besitzt nur eine V-ähnliche extrazelluläre Domäne (Abb. 3.**1**). Antikörper gegen CD4 hemmen die antigenspezifische In-vitro-Aktivierung von CD4+-T-Zellen, während Anti-CD8-Antikörper die Aktivierung von CD8+-T-Zellen blockieren. Da CD4-Glykoproteine sich mit hoher Affinität an monomorphe Epitope von Klasse-II-MHC-Strukturen binden (die entsprechenden Liganden für CD8-Moleküle stellen Klasse-I-MHC-Produkte dar), finden bei der über den α/β-TCR vermittelten Antigenerkennung von CD4+-T-Zellen noch zusätzliche CD4-Klasse-II-MHC-Antigen-Interaktionen statt (Abb. 3.**3**). Diese zusätzlichen TCR-unabhängigen Interaktionen von CD4-Strukturen der T-Zelle und Klasse-II-Strukturen der antigenpräsentierenden Zelle amplifizieren die antigenspezifische Aktivierung von T-Zellen. Im primären Lymphoidorgan Thymus differenzieren sich und reifen Thymozyten zu immunkompetenten T-Zellen. Für lange Zeit war es ein Rätsel, wie T-Zellen im Thymus selektioniert werden, so daß die in die Peripherie auswandernden T-Zellen Fremdantigene nur zusammen mit Selbstallelen des MHC zu erkennen vermögen. Bekannt war, daß eines der Endprodukte der thymischen Reifung, nämlich die α/β-TCR-positiven T-Zellen, Fremdproteine nur in Form von kurzen (8–9 Aminosäuren) Peptiden erkennen, wenn letztere in der Peptidgrube der vom MHC kodierten Zelloberflächenproteine verankert sind. Bekannt war auch, daß die für den MHC kodierenden Gene ungewöhnlich polymorph sind und daß T-Zellen normalerweise nicht mit „ihren" antigenen Peptiden reagieren, wenn diese an ein fremdes MHC-Allel gebunden sind. Dieses Phänomen wird als MHC-Restriktion bezeichnet. Die Gene für α- und β-TCR-Ketten werden durch genetisches Rearrangieren gebildet, verbunden mit einer ungenauen und damit variablen Vernetzung der rearrangierten Gensegmente. Im Verlauf dieses Prozesses entsteht zwar eine riesige Zahl unterschiedlichster TCRs, aber nur ein geringer Prozentsatz davon findet sich auf reifen peripheren T-Zellen. Heute wird angenommen, daß im Thymus nur jene T-Vorläufer-Zellen Differenzierungssignale erhalten, deren TCR spezifisch die dimeren Komplexe aus „Selbstpeptiden" und „Selbst-MHC-Allelen" auf Zellen des Thymus erkennen. Dabei sterben jene T-Vorläufer-Zellen einen TCR-vermittelten programmierten Zelltod, deren Rezeptoren sich hochaffin an den dimeren Komplex „Selbstpeptid" plus „Selbst-MHC-Allel" binden. Dieser Vorgang wird als Negativselektion bezeichnet. Er führt zu Toleranz gegen „Selbstantigene" (zentrale Toleranz). Andererseits differenzieren sich jene Vorläufer-T-Zellen in immunkompetente T-Zellen, deren TCR mit niedriger Affinität den dimeren Komplex „Peptid plus MHC-Ligand" im Thymus binden. Dieser Prozeß wird als Positivselektion bezeichnet. Nach diesen Vorstellungen bestimmt das Ausmaß der TCR-Liganden-Interaktion auf Vorläufer-T-Zellen, die eine Funktion der Affinität des TCR für den Komplex Peptid plus MHC-Ligand und der Peptid-MHC-Liganden-Dichte ist, das Schicksal der sich entwickelnden Thymozyten. „Selbstpeptide" kontrollieren daher sowohl die intrathymisch ablaufende Positiv- und die Negativselektion.

Nach ihrer Reifung verlassen die positiv selektionierten, durch „Selbst-MHC" restringierten T-Zellen den Thymus. Dieser Pool an immunkompetenten T-Zellen

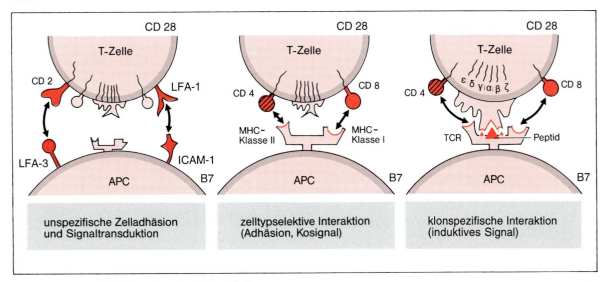

Abb. 3.3 Unterschiedliche Schritte bei der T-Zell-Aktivierung.

weist keine biologisch relevante Spezifität für „Selbstpeptide" mehr auf; er ist tolerant gegen „Selbstantigene". Andererseits ist die Wahrscheinlichkeit hoch, daß einzelne TCR dieser selbsttoleranten, klonal jedoch heterogenen T-Zellen mit hoher Affinität „Fremdpeptide" erkennen. Sie stellen den Pool der durch Selbst-MHC restringierten peripheren T-Zellen mit Spezifität gegen Fremdantigene dar.

Abb. 3.4 spiegelt eine vereinfachte Darstellung der zeitlichen Folge dieser intrathymischen Differenzierungsschritte wider. $CD4^-CD8^-$-TCR-T-Vorläuferzellen rearrangieren und exprimieren erst das TCR-β-Gen. Allein kann die TCR-β-Kette nicht an die Zellmembran transportiert werden, und die α-Kette existiert noch nicht. Demzufolge wird die TCR-β-Kette zusammen mit einer „Ersatz"-Kette (gp33) an die Zelloberfläche geschleust. Die Expression dieses „frühen" TCR-β-gp33-Komplexes geht einher mit der Differenzierung in $CD4^+$-$CD8^+$-Thymozyten und beinhaltet zwei Konsequenzen. Zum einen wird kein weiteres TCR-β-Gen rearrangiert. Zum anderen wird jetzt die TCR-α-Kette rearrangiert und exprimiert.

Unreifen $CD4^+$-$CD8^+$-TCR^+-Thymozyten stehen jetzt drei Optionen zur Verfügung. Binden ihre TCR nicht den dimeren Komplex „Peptid plus MHC", dann erhalten diese Thymozyten kein Reifungssignal. Sie sterben ab. Binden die TCR mit hoher Affinität, dann werden diese Thymozyten über den programmierten Zelltod klonal eliminiert. Die kleine Population an Thymozyten, deren TCR mit niedriger Affinität bindet, durchläuft jedoch weitere Reifungsschritte; man sagt, sie werden positiv selektioniert.

Im Rahmen der Positivselektion bestimmt die (Rest-)Spezifität des α/β-TCR für die die Peptide präsentierenden Klasse-I- oder Klasse-I-Selbstallele des MHC ihren weiteren Differenzierungsweg. Während sich die ersteren in durch Klasse-I-MHC restringierte $CD4^-$-$CD8^+$-T-Zellen differenzieren, entwickeln sich die letzteren zu $CD4^+$-$CD8^-$-T-Helferzellen.

Unter Toleranz versteht man den selektiven Verlust an immunologischer Reaktivität gegen ein bestimmtes Antigen. Toleranz wird erworben. Neben der klonalen Deletion im Thymus (zentrale Toleranz) gibt es offensichtlich Bedingungen, bei denen Antigenerkennung in antigenreaktiven peripheren T-Zellen keine klonale Zellvermehrung (Proliferation) und ihre Differenzierung in Effektorzellen bewirkt. Antigene wirken dabei quasi als Tolerogene (periphere Toleranz). Durch T-Zell-Rezeptoren vermittelte Signale können damit zur Aktivierung, zur Inaktivierung und im Extremfall zum programmierten Zelltod führen. Die jeweilige Entscheidung der antigenreaktiven T-Zelle hängt von zusätzlichen Signalen ab, die während der Antigenerkennung auf sie einwirken. Zur Zeit wird der T-Zell-Aktivierung das „Zwei-Signal"-Konzept zugrunde gelegt. Signal 1 legt fest, ob T-Zellen gegen ein bestimmtes Antigen reagieren. Es wird über den T-Zell-Rezeptor vermittelt. Das zweite Signal wird nicht über den T-Zell-Rezeptor vermittelt und wird als Kostimulationssignal bezeichnet. Werden im Rahmen der Antigenerkennung die T-Zell-Rezeptoren einer antigenreaktiven T-Zelle vernetzt (Signal 1) und erhält die T-Zelle das/die notwendige(n) Kosignal(e), so wird sie proliferieren und sich in eine Effektorzelle differenzieren. Bindet eine T-Zelle ihr jeweiliges Antigen ohne Kosignal, dann wird sie anergisch oder stirbt den programmierten Zelltod (Apoptose). Dementsprechend bieten sich einer antigenreaktiven peripheren T-Zelle nach Ligation ihrer Rezeptoren durch Antigene zwei Optionen:

- Proliferation und Differenzierung in Effektorzellen oder
- Inaktivierung bzw. Zelltod.

Welche der beiden Optionen realisiert wird, hängt von der Qualität des Kostimulus ab.

Nach heutigem Erkenntnisstand werden diese Kostimuli primär über den CD28-Rezeptor (exprimiert auf naiven T-Zellen) oder den strukturell verwandten

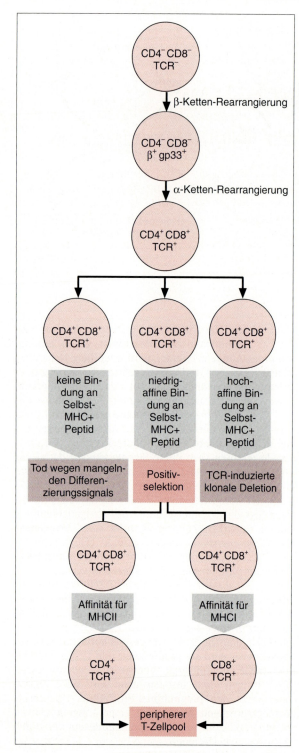

Abb. 3.4 Vereinfachte Darstellung der im Thymus ablaufenden Selektions- und Reifungsschritte.

CTLA-4-Rezeptor (exprimiert auf stimulierten T-Zellen) vermittelt. Die Zelloberflächenstruktur B7 stellt den Liganden für CD28 bzw. CTLA-4 dar, und professionelle antigenpräsentierende Zellen (APCs) wie dendritische Zellen, aktivierte B-Zellen und aktivierte Makrophagen sind B7-positiv. Die Tatsache, daß nur professionelle APCs den Liganden für CD28 (bzw. CTLA-4) exprimieren, erscheint sinnvoll. Die Präsentation von „Fremd"-Antigenen durch professionelle APCs favorisiert folglich Proliferation und Differenzierung von T-Effektorzellen, während eine potentielle Präsentation von „Selbst"-Antigen durch somatische Zellen wegen fehlender B7-Expression die antigenreaktiven T-Zellen primär inaktiviert. Vielleicht wird über diesen Mechanismus verhindert, daß aberrante „selbst"-reaktive T-Zellen sich in autoreaktive T-Effektorzellen differenzieren. Dasselbe Argument gilt für TCR-unabhängige Interaktionen von CD8-Strukturen mit Klasse-I-MHC-Antigenen. Signal 2 wird über die B7-CD28-Interaktion vermittelt und induziert in T-Zellen die Produktion von Interleukinen wie z. B. IL-2.

MHC-Antigene

Bei Säugern sind für Transplantatabstoßungen Produkte einer bestimmten Region des Genoms besonders wichtig. Diese Region wird „major histocompatibility complex" (MHC) genannt. Da sich innerhalb des MHC viele Gene wie Kassetten aneinanderreihen, deren Produkte häufig polymorph sind, findet sich in der Normalpopulation eine große Zahl von unterschiedlichen MHC-Genprodukten. Sie wirken als Antigene und werden beim Menschen humane Leukozytenantigene (HLA) genannt.

MHC-Glykoproteine existieren in drei verschiedenen Strukturformen mit jeweils unterschiedlichen Funktionen. Klasse-I-Glykoproteine bestehen aus zwei Polypeptidketten. Das größere Peptid (45 kDa) wird innerhalb des MHC kodiert; es ist nicht kovalent assoziiert mit dem β_2-Mikroglobulin (12 kDa) (Abb. 3.1). Klasse-II-MHC-Gene bestehen aus zwei nicht kovalent verbundenen (α- und β-)Ketten. Klasse-III-Proteine stellen jene Komplementkomponenten (C4, Faktor B und C2) dar, die im MHC kodiert werden.

Alle kernhaltigen Zellen exprimieren in unterschiedlichem Maße Klasse-I-MHC-Antigene, die beim Menschen auf dem Chromosom 6 von den MHC-Regionen A, B und C kodiert werden. Sie dienen u. a. als zelloberflächenständige Strukturen mit der Aufgabe, zytotoxischen T-Zellen (CTL) Bruchstücke von fremdem Antigen (Peptide) zu präsentieren (s. u.). Dagegen sind Klasse-II-MHC-Antigene konstitutiv nur auf B-Zellen und APC (dendritische und Langerhans-Zellen, teilweise auch Makrophagen) zu finden. Lymphokine wie z. B. IFN-γ und IL-4 beeinflussen quantitativ und qualitativ die Expression von MHC-Antigenen. Klasse-II-MHC-Antigene dienen als zelloberflächenständige Strukturen, die T-Helferzellen Bruchstücke von fremdem Antigen präsentieren (Abb. 3.3) (s. u.). Da T-Helferzellen zumindest teilweise die Immunreaktivität kontrollieren, werden die entsprechenden Erkennungsstrukturen, d. h. die Klasse-II-MHC-Antigene, auch „immune response genes" (Irgenes) oder Ia (immunassoziierte) Gene genannt.

Seit geraumer Zeit ist bekannt, daß Individuen mit bestimmten HLA-Spezifitäten dazu neigen, jeweils charakteristische Autoimmunerkrankungen zu entwickeln (HLA-Krankheitsbeziehung). Prototyp einer solchen Beziehung ist die Korrelation von HLA-B27 und Morbus Bechterew. Obwohl z. Z. solche Beziehungen nur ungenügend erklärt werden können, scheint eine „MHC-abhängige Neigung für bestimmte Krankheiten" auf eine durch T-Zellen vermittelte und MHC-regulierte Immunpathogenese hinzuweisen.

■ Weitere Mitglieder der Ig-Superfamilie

Interessanterweise besitzt nicht nur der Fc-Rezeptor für IgG auf Makrophagen gewisse strukturelle Ähnlichkeiten mit C-Domänen des Ig (Abb. 3.**1**); auch im Thy-1-Antigen, das sich auf T-Zellen und Zellen des Gehirns findet, im NCAM-Glykoprotein auf embryonalen Neuralzellen sowie in den Rezeptoren für PDGF (platelet-derived growth factor) und für CSF-1 (Makrophagenkolonien stimulierender Faktor) findet sich dieses „Bauprinzip" (Abb. 3.**1**).

■ Zur Rolle des Thymus bei der T-Zell-Differenzierung

Der Thymus ist ein zweilappiges Organ, das sich hinter dem Sternum vor dem Herzen befindet. Er entwickelt sich aus dem epithelial-mesenchymalen Rudiment, einem Relikt der 3.–4. Kiementasche. Jeder Lappen gliedert sich in einen Rinden-(Kortex-) und einen Mark-(Medulla-)Bereich. Der dichtgepackte Kortex enthält ca. 90% der Thymozyten: unreife, proliferierende Zellen sind mit epithelialen Zellen und Klasse-II-MHC exprimierenden dendritischen Zellen in einem Netzwerk vermischt. Dagegen finden sich in der Medulla schon gereifte, immunkompetente Thymozyten (T-Zellen) in engem Kontakt mit Epithelialzellen und Makrophagen. Der Thymus erreicht sein volles Ausmaß in der frühen Pubertät; anschließend atrophiert er.

Während der Embryogenese (der Maus) wird die Thymusanlage durch $CD4^-$- und $CD8^-$-Prothymozyten besiedelt; aus ihnen entwickeln sich in drei scheinbar konsekutiven Wellen periphere T-Zellen. Die erste Welle ist vorübergehend und führt zu Thymozyten, bei denen die γ-Kette des T-Zell-Rezeptors nur das V3-Gensegment benützt. Dieser $CD4^-$-$CD8^-$-γ^+/δ^--T-Zell-Typ findet sich bei Nagern später in der Epidermis; seine Funktion ist noch unbekannt. Die $CD4^-$-$CD8^-$-Thymozyten der zweiten Welle besitzen γ/δ-TCR mit unterschiedlichen V-Segmenten; Zellen dieses Phänotyps finden sich später hauptsächlich intraepithelial im Intestinum. In der dritten Welle bilden sich α/β-TCR-tragende Thymozyten; aus diesen Zellen speist sich der rezirkulierende periphere T-Zell-Pool. Man weiß, daß Thymozyten der dritten Welle sich in dem Kortex des Thymus in $CD4^+$-, $CD8^+$-, $TCR^+/CD3^+$-Thymozyten differenzieren. Aus diesen noch funktionell unreifen Vorstufen entwickeln sich immunkompetente α/β-TCR-exprimierende $CD4^+$-$CD8^-$- oder $CD8^+$- $CD4^-$-Zellen der Medulla.

In der intermediären Reifungsstufe der kortikalen $CD4^+$-$CD8^+$-Thymozyten werden die T-Zellrezeptor-Gensegmente rearrangiert und als TCR-CD3-Komplex exprimiert. Dabei entstehen auch α/β-TCR mit Affinität für „Selbst"-Antigene; diese autoreaktiven TCR-Strukturen lassen sich bei medullären Thymozyten nicht mehr nachweisen. Demzufolge werden potentiell autoreaktive T-Zell-Klone in dieser Phase der intrathymischen T-Zell-Reifung eliminiert.

Neben der intrathymischen Entwicklung der T-Zell-Toleranz gegen „Selbst"-Antigene ist zur Zeit der Einfluß des Thymus auf die MHC-Restriktion von T-Zellen Gegenstand intensiver experimenteller Untersuchungen. Man sagt, T-Zellen erkennen Fremdantigen nicht direkt, sondern nur zusammen mit MHC-Genprodukten. Der für die Antigenerkennung von peripheren T-Zellen benötigte MHC-Phänotyp wird ihnen scheinbar während der Reifung im Thymus „auferlegt". Andererseits weiß man, daß die MHC-restringierte Antigenspezifität von T-Zellen allein durch klonal verteilte α/β-TCR vermittelt wird. Schließlich ist bekannt, daß T-Zellen nur fragmentierte Proteine (Peptide mit 7–15 Aminosäuren) als Antigen zu erkennen vermögen. Wie lassen sich diese Widersprüche erklären?

Röntgenkristallographische Studien haben ergeben, daß Klasse-I- und wahrscheinlich auch Klasse-II-MHC-Glykoproteine sich so falten, daß sich an der apikalen Seite eine Grube ausbildet; diese Grube bietet Raum für ein 7–15 Aminosäuren langes Peptid. Man unterstellt, daß partikuläres Antigen von APC intrazellulär in Bruchstücke (Peptide) zerlegt (prozessiert) wird; in die Grube von intrazellulär sich faltenden MHC-Molekülen werden passende Peptide gebunden und mit den MHC-Proteinen an die Zelloberfläche transportiert. Membranständige MHC-Glykoproteine der APC präsentieren also den antigenreaktiven T-Zellen Peptidfragmente (Antigene), und zwar Klasse-I-MHC-Glykoproteine den $CD8^+$-T-Zellen und Klasse-II-MHC-Glykoproteine den $CD4^+$-T-Zellen.

Diese Vorstellungen erklären zwar das Phänomen der MHC-Restriktion, d. h., warum antigenreaktive T-Zellen ihr Antigen (Peptid) nur zusammen mit MHC-Genprodukten (HLA beim Menschen) zu erkennen vermögen. Offensichtlich bindet (erkennt) die von der α- und β-Kette des TCR gemeinsam gebildete Antigenbindungsnische nicht nur das antigene Peptid, sondern auch benachbarte Teile des präsentierenden MHC-Glykoproteins (Abb. 3.**3**). Diese Vorstellungen erklären jedoch nicht, warum im Thymus bevorzugt solche Thymozyten zur Reifung kommen, deren α/β-Rezeptoren geeignet sind, die von thymischen Epithelzellen exprimierten MHC-Genprodukte als Restriktions-(Präsentations-)Elemente zu erkennen. Widerspricht eine solche Forderung nicht dem Gebot der Toleranz gegen „Selbst"-MHC-Strukturen? Zur Klärung dieses scheinbaren Widerspruchs wird zur Zeit folgende These favorisiert: In Analogie zur Antigen-Antikörper-Interaktion wird unterstellt, daß zur Bildung einer hochaffinen [TCR]-[Antigen-MHC-]Interaktion die vom TCR geformte Antigenbindungsstelle viele Kontaktpunkte (z. B. >10) mit dem Antigen-MHC-Komplex aufnimmt. Unter diesen Umständen könnten reifende Thymozyten mit hochaffinen TCR klonal deletiert werden; reifende Thymozyten mit niedrigaffinen TCR (<10 Kontaktpunkte) würden nicht beeinflußt werden. Unterstellt man weiterhin, daß in der Phase der TCR-Expression die reifenden Thymozyten auch beginnen, CD4- und CD8-Strukturen zu exprimieren, dann könnte eine zusätzliche Interaktion dieser Strukturen mit ihren Liganden auf thymischen Epithelzellen ein positives Selektionssignal für jene reifende Thymozyten, die TCR mit niedriger Affinität für Selbst-MHC-Antigene besitzen, darstellen. Tatsächlich belegen neuere Experimente, daß CD4- und CD8-vermittelte Signale eine partielle Aktivierung von unreifen Thymozyten bewirken.

■ Mechanismen der Antigenpräsentation und der T-Zell-Aktivierung

Im Rahmen zellvermittelter Immunreaktionen spielen T-Zellen eine zentrale Rolle; trotzdem gilt es sich zu erinnern, daß auch zur Bildung von antikörpervermittelten Reaktionen Zellen notwendig sind. Durch T-Zellen vermittelte Immunreaktionen sind wesentlich für die Entwicklung einer Immunität gegen Viren, Bakterien und Pilze. Um eine durch T-Zellen vermittelte Immunität zu erlangen, bedarf es einer adäquaten Antigenpräsentation und der Aktivierung antigenreaktiver T-Effektorzellen. Deren Aktivierung wird wiederum durch T-Helferzellen reguliert. Aktivierte T-Zellen produzieren Lymphokine, die entweder das Wachstum und die Differenzierung von T- (und B-) Zellen beeinflussen oder die phagozytäre und bakterizide Eigenschaft von Makrophagen induzieren bzw. verändern.

Antigen kann konstitutiv in Form von zellmembranständigen Glykoproteinen (z. B. fremdes HLA) präsentiert werden oder nach Phagozytose/Endozytose von Fremdmolekülen (z. B. Bakterien). Die Fähigkeit, Antigen in für T-Zellen immunogener Form zu präsentieren, ist primär eine Funktion von dendritischen Zellen und Makrophagen der sekundären Lymphoidorgane, von Langerhans-Zellen der Haut und von aktivierten B-Zellen. Diesen Zellen gemeinsam ist eine konstitutive Expression von Klasse-I- *und* Klasse-II-MHC-Antigenen.

Während Klasse-I-MHC-Antigene Peptide binden, die von endogenen, in den Zellen synthetisierten Antigenen stammen (z. B. Viruspeptide von virusinfizierten Zellen), binden die Klasse-II-MHC-Antigene Peptide, die von exogenen Fremdantigenen stammen, nachdem sie von antigenpräsentierenden Zellen internalisiert und durch zelleigene Proteasen in Peptide zerlegt wurden.

Wie bereits ausgeführt, haben kristallographische Studien wahrscheinlich gemacht, daß die prozessierten Peptide in eine besondere Peptidbindungsgrube von Klasse-I- und Klasse-II-MHC-Molekülen passen (Abb. 3.**5**, 3.**6**). Unterschiede in der Aminosäuresequenz in dieser Region der Moleküle determinieren, welches Peptid gebunden und damit präsentiert werden kann. Die verstärkte Ansammlung von polymorphen Aminosäuren im Bereich der Grube erlaubt allelischen MHC-Molekülen, mit unterschiedlichen Peptiden zu interagieren. Die Bindung eines Peptids an die Grube zeigt nicht den Grad der Feinspezifität wie die Bindung eines Antikörpers an sein Epitop; vielmehr kann ein gegebenes MHC-Molekül selektiv eine ganze Reihe verschiedener Peptide binden. Somit definiert das Repertoire der ererbten MHC-Allele eines Individuums, welche Peptide T-Zellen präsentiert werden können. Wie andere Proteine werden auch die MHC-Moleküle an Polysomen im rauhen endoplasmatischen Retikulum (RER) synthetisiert. Klasse-I-MHC-Moleküle scheinen die antigenen Peptide im RER zu binden, während die Klasse-II-MHC-Moleküle dies offenbar in den Lysosomen tun.

Neuere Versuche lassen vermuten, daß die Bindung eines Peptids an eine MHC-Klasse-I-α-Kette eine Konformationsänderung dieses Moleküls zur Folge hat, die eine Bindung mit β_2-Mikroglobulin zuläßt. Das Peptid stabilisiert offenbar diesen „Dreier"-Komplex, der dann in die Zellmembran transportiert wird. Kürzlich wurden Peptidtransportproteine (TAP) entdeckt, die Peptide aus dem Zytoplasma in das RER geleiten, wo sie mit Klasse-I-MHC-Molekülen interagieren können. Interessanterweise liegen die Gene für diese Transportermoleküle in der Klasse-II-MHC-Region.

Nachdem APC sowohl Klasse-I- wie Klasse-II-MHC-Moleküle tragen, ist ein Mechanismus erforderlich, der verhindert, daß Klasse-II-MHC-Moleküle die gleichen antigenen Peptide binden wie die Klasse-I-Moleküle. Neuere Studien haben nun gezeigt, daß unmittelbar nach der Synthese von Klasse-II-MHC-Molekülen im RER diese mit Molekülen reagieren, welche I-(invariante) Ketten genannt werden. Diese I-Kette reagiert mit der peptidbindenden Grube des Klasse-II-Moleküls, verhindert damit die Bindung eines antigenen Peptids in der Grube, solange sich das Klasse-II-MHC-Molekül im RER befindet, und scheint außerdem dafür zu sorgen, daß das Klasse-II-MHC-Molekül zu Lysosomen transportiert wird, in welchen exogenes Antigen zu Peptiden zerlegt wird (Prozessierung). Nach Verlust der I-Kette in den Lysosomen binden die Klasse-II-Moleküle dort bereitete antigene Peptide und wandern zur Antigenpräsentation an die Zelloberfläche.

Wie schon dargestellt, unterteilen sich periphere α/β-TCR-T-Zellen in CD4$^+$-T-Helferzellen bzw. zytotoxische CD8$^+$-T-Zellen. CD4$^+$-T-Zellen benützen primär Klasse-II-MHC-Strukturen als Restriktionselement (Abb. 3.**3**), während sich CD8$^+$-T-Zellen der Klasse-I-MHC-Strukturen bedienen. Unabhängig davon, daß die MHC-restringierte Antigenspezifität durch α/β-TCR-Strukturen vermittelt wird, spielen bei der T-Zell-Aktivierung direkte Interaktionen zwischen CD4-Strukturen der T-Zellen und Klasse-II-MHC-Antigenen der APC eine zusätzliche Rolle. Dasselbe trifft für Interaktionen von CD8-Molekülen und Klasse-I-MHC-Antigenen zu. Solche „akzessorischen" Rezeptor-Ligand-Interaktionen induzieren zusätzliche, aber für die T-Zell-Aktivierung notwendige positive Signale; wahrscheinlich reduzieren sie die Aktivierungsschwelle der antigenbindenden T-Zelle. Ähnliches gilt für die CD2/LFA-3-und die ICAM-I (intracellular adhesion molecule) LFA-I-Rezeptor-Liganden-Interaktion. In Abb. 3.**3** wird der Versuch unternommen, drei unterschiedliche Phasen bei der T-Zell-Aktivierung bildlich darzustellen. Danach bewirken monomorphe Rezeptor-Liganden-Interaktionen (CD2/LFA-3, ICAM-1/

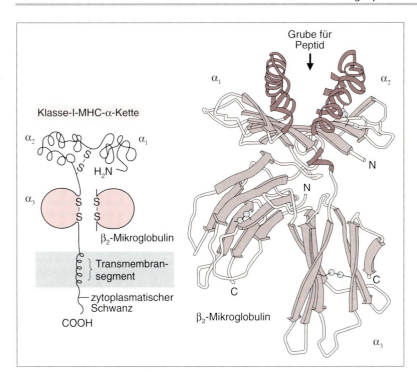

Abb. 3.5 Klasse-I-MHC-Molekül.

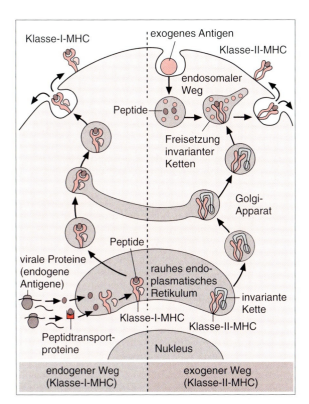

Abb. 3.6 Modell der separaten Präsentierungswege für endogene und exogene Antigene.

LFA-1) Zell-Zell-Interaktionen, die durch selektive Interaktionen (CD4/MHC-Klasse II, CD8/MHC-Klasse I) verstärkt werden. Damit soll der TCR in die Lage versetzt werden, sich selbst bei niedriger Affinität an das Peptidantigen zu binden. Für die T-Zell-Aktivierung gilt daher der Leitsatz, daß neben der spezifischen TCR-Antigen-Interaktion zusätzliche monomorphe Rezeptor-Liganden-Interaktionen das Ausmaß der T-Zell-Aktivierung beeinflussen.

Die Rolle des TCR/CD3-Komplexes bei der Aktivierung von T-Zellen wurde unter Verwendung von monoklonalen Antikörpern gegen diese Strukturen analysiert. Man ging bei diesen Untersuchungen davon aus, daß die Bindung eines Antikörpers quasi die Bindung von Antigen simuliert. Diese Untersuchungen führten zu mehreren Schlußfolgerungen, die in Abb. 3.7 und 3.8 zusammengefaßt werden:

• Eine durch multiple Antigenerkennung bedingte Vernetzung von TCR/T3-Strukturen führt zur Immobilisierung dieser Moleküle in der T-Zell-Membran. Diese Immobilisierung initiiert die T-Zell-Aktivierung (Signal 1). Wahrscheinlich wird über Guanosintriphosphat (GTP) bindende Proteine die Phospholipase C aktiviert, was wiederum die Bildung von „second messengers" verursacht, wie z. B. Diacylglycerol (DG) und Inositoltriphosphat (IP3). IP3 setzt zellintern Ca^{2+} frei, und DG aktiviert vorübergehend eine phospolipidabhängige Kinase, die Proteinkinase C (PKC). In Synergie führen beide Mechanismen zur Zellaktivierung.

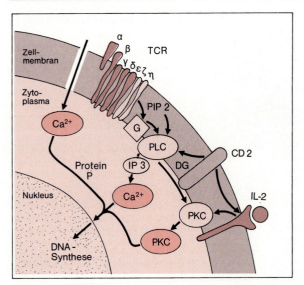

Abb. 3.7 T-Zell-Aktivierung. DG = Diacylglycerol, G = GTP-bindendes Protein, IP 3 = Inositoltriphosphat, PIP 2 = Phosphatidylinositoldiphosphat, PKC = Proteinkinase C (stellvertretend für weitere Kinase, wie z. B. Tyrosinkinasen, die u. a. als Onkogene und/oder Rezeptoren für Wachstumsfaktoren wirken), PLC = Phospholipase C.

den Rezeptor darstellt, eine herausragende Rolle. Weitere Hilfe liefern die Zytokine, die von APC produziert werden, z. B. IL-1 oder IL-6. Die entsprechenden Rezeptoren werden auf antigen-reaktiven T-Zellen durch Signal 1 induziert.

- Die Kombination von Signal 1 und 2 bewirkt in T-Zellen die Produktion des T-Zell-Wachstumsfaktors IL-2. Signal 1 induziert die Expression von hochaffinen IL-2-Rezeptoren (IL-2R). Bindung von IL-2 bewirkt neben einer Verstärkung der IL-2-R-Expression ein klonales T-Zell-Wachstum. Der Erwerb von Effektorfunktionen, wie z. B. der zytolytischen Aktivität, wird durch zusätzliche Lymphokine wie IL-4 beeinflußt.
- Aktivierte T-Zellen produzieren Lymphokine, wie z. B. IL-2 und IL-4, in autokriner und parakriner Form. Als Quelle für parakrin produzierte Lymphokine (IL-2, IL-4, IFN-γ usw.) dienen CD4-T-Helferzellen.

Zum besseren Verständnis der Faktoren, die die T-Zell-Aktivierung bzw. die Lympho- und Hämatopoese beeinflussen, soll kurz auf die Familie der Interleukine eingegangen werden.

Als Interleukine wird eine Gruppe von Polypeptiden bezeichnet, die zu der Familie der Zytokine gehört und ähnlich wie Hormone eine Vielzahl von Zellfunktionen beeinflußt. Interleukine werden primär von aktivierten Lymphozyten, aber auch von anderen Zellen des hämatopoetischen Systems produziert. Gegenwärtig unterscheidet man 15 biologisch und strukturell definierte Lymphokine (IL-1 bis IL-15) (s. auch Kap. „Zytokine").

IL-1: Es gibt zwei unterschiedliche IL-1-Gene (IL-1α und IL-1β) und das Gen für den IL-1-Rezeptorantagonist (IL-1 Ra). Eine Vielzahl von Stimuli verursacht die Produktion dieser Genprodukte in z. B. Makrophagen. IL-1 wirkt als Kostimulator zur Aktivierung von CD4-T$_H$2-Zellen und zur Differenzierung von B-Zellen. Möglicherweise beeinflußt es die Expression des IL-1-Rezeptors. Der IL-1 Ra hat einen regulierenden Einfluß auf die Wirkung von IL-1α und IL-1β.

IL-2: Die Expression des IL-2-Gens charakterisiert die T-Zell-Aktivierung. IL-2 wird primär von CD4-T-Zellen produziert; es bindet sich an die beiden (α-, β-) Ketten des IL-2-Rezeptors (IL-2R), der primär auf T-Zellen, aber auch auf B-Zellen, Makrophagen und NK-Zellen zu finden ist. Internalisierung des IL-2R/IL-2-Komplexes, der zusätzlich die für die Signaltransduktion wichtige γ-Kette enthält, initiiert die intrazellulären Signalwege, die zur Zellteilung führen; IL-2 stellt dabei einen Wachstumsfaktor für T-Zellen dar. Da ein Defizit an IL-2 das klonale T-Zell-Wachstum beeinträchtigt, stellen Inhibitoren der IL-2-Produktion, wie Glucocorticoide und Ciclosporin A, wirksame Immunsuppressiva dar.

IL-3: Das Wachstum von hämatopoetischen Vorläuferzellen wird durch die sogenannten „colony-stimulating factors" (CSF) kontrolliert. IL-3 beeinflußt die Entwicklung vieler hämatopoetischer Vorläuferzellen, wie z. B. die der Erythro-

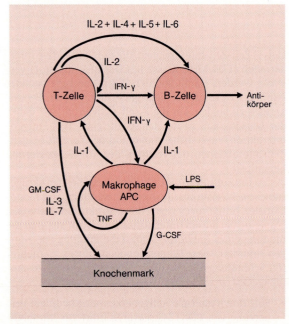

Abb. 3.8 Vereinfachtes Zytokinnetzwerk. LPS = Lipopolysaccharid (nach Smith).

- Signal 1 ist notwendig, aber nicht ausreichend zur Aktivierung von ruhenden T-Zellen. Als 2. Signal dienen kostimulatorische Moleküle bzw. deren Liganden-Rezeptor-Interaktionen auf T-Zellen. Bei diesen kostimulatorischen Molekülen spielen B7-Oberflächenstrukturen auf APCs, für die CD28 auf T-Zellen

IL-4: Funktionell wurde das T-Zell-Produkt IL-4 durch seine Wirkung auf die Aktivierung und Differenzierung von B-Zellen definiert. Unabhängig davon wirkt IL-4 auch als Wachstumsfaktor für T-Zellen, aktiviert Makrophagen und amplifiziert die Expression von Klasse-II-MHC-Antigenen. Besonders interessant ist seine amplifizierende Wirkung auf die IgE-Antikörperproduktion.

IL-5: Ursprünglich „T-cell replacing factor" (TRF) oder „B-cell growth factor II" (BCGF II) genannt, wirkt IL-5 spät im Aktivierungsprozeß von B-Zellen. Es fördert als Kofaktor die IL-2R-Expression bei T- und B-Zellen und verstärkt die terminale Differenzierung von eosinophilen Granulozyten.

IL-6: Ursprünglich „B-cell differentiation factor" genannt, bewirkt IL-6 die Immunglobulinsekretion in der späten Phase der B-Zell-Differenzierung. IL-6 wirkt u. a. als Wachstumsfaktor für Myelomzellen und verstärkt die Bildung von Akute-Phase-Proteinen durch Leberzellen. IL-6 wird u. a. auch von Makrophagen und aktivierten T-Zellen gebildet; nach heutigem Wissensstand wirkt es ähnlich wie IL-1 als Kofaktor bei der Aktivierung von T-Zellen.

IL-7: Funktionell wirkt IL-7 als Proliferationsfaktor für lymphozytäre Stammzellen. Es wurde zuerst als ein Prä-B-Zell-Wachstumsfaktor beschrieben.

IL-8: Neutrophile Granulozyten werden durch IL-8 chemotaktisch aktiviert.

IL-9: Dieses Zytokin hat eine mastzellstimulierende Wirkung und führt zu einer Proliferation von fetalen Thymozyten in Gegenwart von IL-2.

IL-10: Aktivierte Makrophagen werden deaktiviert. IL-10 hemmt die makrophagenabhängige Proliferation von T_H1-Lymphozyten und die IFN-γ-Produktion. IL-10 verstärkt die MHC-Klasse-II-Expression auf B-Zellen und deren IgA-Sekretion. IL-10 induziert die Produktion von IL-1Ra.

IL-11: IL-11 verstärkt die Hämatopoese und die Akute-Phase-Reaktion.

IL-12: Wird von Makrophagen produziert, ist ein Aktivator von NK- und LAK-Zellen (lymphokinaktivierte Killerzellen), wirkt positiv auf die T_H1-Zell-Proliferation und damit auf die IFN-γ-Produktion.

IL-13: Dieses von T-Zellen produzierte Zytokin verstärkt die MHC-Klasse-II-Expression auf Makrophagen und induziert die IgM-, IgG- und IgE-, aber nicht die IgA-Produktion von B-Zellen, verstärkt die IFN-γ-Produktion von NK-Zellen und hemmt die Zytokinproduktion von Monozyten.

IL-14: Wird von T-Zellen und einigen malignen B-Zellen gebildet und wirkt proliferativ auf B-Zellen, inhibiert jedoch die Ig-Sekretion.

IL-15: Ein IL-2-ähnliches Zytokin, welches von einer Vielzahl von Zellen gebildet wird.

■ T-Zellen als Effektoren

Im folgenden sollen drei Typen von T-Zellen hinsichtlich ihrer Aktivierung und ihrer Effektorleistungen diskutiert werden: die T-Helferzellen, die T-Zellen für die Reaktion vom verzögerten Typ und die zytotoxischen T-Zellen. Inwieweit es darüber hinaus einen vierten T-Zell-Typ, nämlich T-Suppressorzellen, gibt, ist letztendlich noch nicht geklärt. Einerseits gibt es keinen Zweifel über die Fähigkeit von T-Zellen, Immunreaktionen funktionell zu supprimieren. Andererseits gibt es jedoch keine eindeutigen experimentellen Belege für die Existenz einer eigenständigen T-Suppressorzelle. Mit anderen Worten: T-Zellen der oben angesprochenen 3 Typen können sehr wahrscheinlich unter gewissen Bedingungen auch suppressive Effekte zeigen.

■ T-Helferzellen

Überblick über die Funktionen

Unter dem Begriff T-Helferzellen werden alle T-Zellen zusammengefaßt, die anderen Zellen des Immunsystems bei der Ausübung ihrer besonderen Funktionen zu Hilfe kommen. Dieser operationellen Definition folgend, unterstützen T-Helferzellen:

- die Fähigkeit von Makrophagen zur Antigenpräsentation und auch ihre Konditionierung zur Abtötung von intrazellulären Mikroorganismen,
- die Differenzierung von Vorläufern in zytotoxische T-Zellen und
- die Proliferation und Differenzierung von B-Lymphozyten in antikörperbildende Plasmazellen.

T-Helferzellen für die Aktivierung von Makrophagen und Überempfindlichkeitsreaktionen vom verzögerten Typ

Weniger als 15% der ruhenden Makrophagen tragen an ihrer Oberfläche MHC-Antigene der Klasse II. Sie sind deshalb nur in beschränktem Maße – wenn überhaupt – befähigt, als antigenpräsentierende Zellen zu wirken. Ruhende Makrophagen sind weiterhin nicht in der Lage, fakultativ intrazellulär wachsende Bakterien, wie z. B. Mykobakterien oder Parasiten (z. B. Leishmanien), am Wachstum zu hindern. Diese beiden biologisch wichtigen Makrophagenfunktionen werden durch $CD4^+$-T-Helferzellen und die von ihnen sezernierten Lymphokine, insbesondere IFN-γ, induziert. Es sei hier darauf hingewiesen, daß Makrophagen quasi APC der „zweiten" Generation darstellen. Sie bedürfen der Aktivierung zur Ausprägung der Klasse-II-MHC-Antigene, während die APC der „ersten" Generation diese Antigene bereits konstitutiv ausprägen. Es sind dies die dendritischen Zellen und die Langerhans-Zellen.

Überempfindlichkeitsreaktionen vom verzögerten Typ (engl. delayed type hypersensitivity, DTH-Reaktionen) spielen bei den Abwehrreaktionen eines Wirtsorganismus gegen Viren, Bakterien, Pilze und Parasiten, die sich intrazellulär vermehren, eine entscheidende Rolle. Die klassische Überempfindlichkeitsreaktion vom verzögerten Typ stellt die Tuberkulinreaktion dar, die zuerst von Robert Koch 1880 beschrieben wurde. Nach Injektion von Tuberkulin, einem wässerigen Extrakt aus Mykobakterien, in die Haut einer Person, die zuvor oder zu dem betreffenden Zeitpunkt mit Mycobacterium tuberculosis infiziert war, zeigt sich nach 24–72 Stunden eine typische Hautreaktion (Kap. 9).

DTH-Reaktivität ist an T-Zellen gebunden. Sie läßt sich nur durch CD4$^+$-T-Lymphozyten von einem Individuum auf ein zweites übertragen, nicht jedoch durch Serum. Die Aktivierung der T-Zellen, die für diesen Reaktionstyp verantwortlich sind, erfordert, wie bereits zuvor beschrieben, Antigenprozessierung und Antigenpräsentation durch Klasse-II-MHC exprimierende akzessorische Zellen, z. B. Makrophagen oder dendritische Zellen, ebenso wie die Verfügbarkeit von IL-1. Die Wirkung der so aktivierten T-Zellen wird durch Freisetzung von Lymphokinen, z. B. durch makrophagenaktivierenden chemotaktischen Faktor (MCF) und Migrationsinhibitionsfaktor (MIF), deutlich verstärkt, indem Makrophagen durch MCF angelockt und dann durch MIF am Ort der Reaktion festgehalten werden. Dies führt zu einer Ansammlung von Makrophagen im Bereich der aktivierten T-Zellen. Andere T-Zell-Lymphokine, wie z. B. IFN-γ induzieren bzw. verstärken die Aktivität der lokal versammelten Makrophagen, u. a. auch ihre Abtötungskapazität gegenüber den in ihnen wachsenden Infektionserregern. Die Frage, ob, analog zu der T-B-Zell-Interaktion, auch bei DTH-Reaktionen eine T-T-Interaktion stattfindet, muß z. Z. noch offenbleiben. Die Reaktion wird als verzögert bezeichnet, da 24–48 Stunden notwendig sind, bis die verschiedenen Lymphokine synthetisiert sind und ihre Wirkung erkennbar wird.

T-Helferzellen für die Bildung von zytotoxischen T-Zellen

Die Induktion einer zytotoxischen T-Zell-Antwort (engl. cytotoxic T-lymphocyte, CTL) erfordert in der Regel Interaktionen zwischen einer antigenpräsentierenden Zelle (APC), einer CTL-Vorläuferzelle und einer T-Helferzelle. Die T-Helferzellen tragen, wie bereits beschrieben, den CD4-Marker und erkennen ihr jeweiliges Antigen nur zusammen mit MHC-Klasse-II-Molekülen (MHC-Restriktion). Auf antigenspezifische Aktivierung sezernieren die CD4$^+$-Helferzellen u. a. das Lymphokin IL-2, welches ein wichtiger Wachstumsfaktor für CD4$^+$- und CD8$^+$-CTL darstellt.

T-Helferzellen für die Antikörperantwort

Die Aktivierung der B-Lymphozyten, ihre klonale Proliferation und ihre Differenzierung in antikörpersezernierende Plasmazellen erfordert die spezifische Bindung des Antigens an entsprechende Rezeptoren (membranständige Immunglobuline) der B-Zellen (s. auch klonale Selektionstheorie im Kap. „Antikörper"). Bei den sogenannten von T-Zellen abhängigen Antigenen wird darüber hinaus die Hilfe von T-Helferzellen bzw. ihrer Lymphokine benötigt. Die T-Helferzellen tragen in der Regel den CD4-Marker; sie erkennen ihr Antigen (Peptid) ausschließlich, wenn es durch MHC-Klasse-II-Antigen präsentiert wird. Das Lymphokin IL-4 scheint bereits auf kleine ruhende B-Zellen in Abwesenheit von einem anderen exogenen Signal zu wirken; ruhende B-Zellen besitzen also einen IL-4-Rezeptor. IL-4 bewirkt bei diesen Zellen die Expression des CD23-Markers (IgE-Rezeptor und leitet in Synergie mit IL-1 die Zellzyklusprogression ein (Übergang von G_0 zur frühen G_1-Phase). Obwohl die genaue Sequenz der T-Zell-Signale, die im weiteren Verlauf der Proliferation und Differenzierung von B-Zellen mitwirken, noch nicht endgültig feststeht, ist als nächstes das T-Zell-Lymphokin IL-5 zu nennen, welches das Wachstum von aktivierten B-Zellen unterhält. In einer dritten Phase, der B-Zell-Differenzierung, wirken dann vornehmlich die Lymphokine IL-2, IFN-γ und IL-6. Bis auf IL-6, das auch von Makrophagen gebildet wird, werden alle genannten Lymphokine vor T-Helferzellen produziert. Die Frage, ob die für die B-Zell-Aktivierung erforderlichen Helfersignale ausschließlich über lösliche Mediatoren vermittelt werden oder ob dafür auch ein direkter Zell-Zell-Kontakt zwischen T-Helfer- und B-Zellen erforderlich ist, z. B. über zellmembranständige Lymphokine, kann z. Z. noch nicht abschließend beantwortet werden.

Das T_H1-, T_H2-Zell-Konzept

Wie zuvor ausgeführt, wurden die T-Helferzellen funktionell in zwei bzw. drei unterschiedliche CD4$^+$-T-Zell-Subpopulationen gruppiert. Diese Einteilung basiert auf Studien, die vornehmlich auf der Zellpopulationsebene vorgenommen worden sind. Sie wird jedoch seit einigen Jahren in Frage gestellt, nachdem Untersuchungen von Mäuse-T-Zell-Klonen für eine andere Unterteilung der CD4$^+$-T-Zell-Population sprechen.

Anfängliche Studien hatten gezeigt, daß zwar alle untersuchten CD4$^+$-T-Zell-Klone eine B-Zell-Proliferation in einer antigenspezifischen und MHC-restringierten Form induzieren konnten, jedoch nur wenige die Differenzierung in antikörperproduzierende Zellen bewirkten. Es liegen Berichte vor, wonach einzelne CD4$^+$-T-Zell-Klone die Produktion von Antikörpern durch Restriktion von Klasse-II-MHC und antigenspezifisch supprimieren können. Weitere Studien machten deutlich, daß einige CD4$^+$-T-Zellen in der Lage sind, Klasse-II-MHC tragende Zielzellen zu lysieren, nachdem diese mit Antigen beladen worden sind. Schließlich zeigte sich, daß gerade diese zytolytisch wirksamen Klone nicht in der Lage waren, B-Zellen zur Produktion von Antikörpern zu verhelfen. Einige CD4$^+$-T-Zell-Populationen haben im Modell der murinen Leishmaniasis protektive, andere krankheitsverstärkende Wirkung.

Aufgrund ihres unterschiedlichen Funktionsspektrums werden CD4$^+$-T-Zell-Klone bei der Maus heute in zwei Typen unterteilt. Der eine Funktionstyp, die T_H1-

T-Zellen als Effektoren

Tab. 3.1 Einteilung der CD4$^+$-T-Helferzellen in T_H1- und T_H2-Zellen

	Inflammatorische T_H1-Zellen	T_H2-Helferzellen
Funktion		
B-Zell-Proliferation	ja	ja
polyklonale Ig-Sekretion	ja	ja
Hilfe für spezifische Antikörper	nein	ja
Zytotoxizität	ja	nein
Suppression der Ig-Sekretion	ja	nein
DTH-Reaktion	ja	nein
Aktivierung von Makrophagen	ja	nein
Zytokinfreisetzung		
IL-4	nein	ja
IL-2	ja	nein
IFN-γ	ja	nein
TNF-α	ja	nein
GM-CSF	ja	ja
IL-3	ja	ja
IL-5	nein	ja
IL-6	nein	ja
IL-10	nein	ja
IL-13	nein	ja

Zellen (Syn. inflammatorisch wirksame T-Helferzellen), fördern die polyklonale, jedoch nicht die antigenspezifische B-Zell-Antwort und besitzen zytolytische Eigenschaften. Weiterhin vermögen sie die DTH-Reaktion zu vermitteln und die Immunglobulinproduktion zu supprimieren. Letzterer Befund macht deutlich, daß T_H1-Zellen, was die Antikörperproduktion betrifft, funktionell als Suppressor-T-Zellen wirken können. Der andere T-Zell-Typ, die T_H2-Zellen, unterstützen dagegen die polyklonale wie auch die spezifische B-Zell-Antwort und stellen damit die „klassischen" T-Helferzellen dar. Im Unterschied zu T_H1-Zellen, die wahrscheinlich kein IL-1 zur Proliferation benötigen, ist die klonale Expansion von T_H2-Zellen offenbar essentiell abhängig von IL-1. T_H1- und T_H2-Zellen weisen jeweils ein sehr charakteristisches Lymphokinsekretionsmuster auf. T_H1-Zellen produzieren IL-2 und IFN-γ, aber kein IL-4, während T_H2-Zellen vor allem IL-4, IL-5 und IL-6, aber weder IL-2 noch IFN-γ freisetzen. In Tab. 3.1 sind der funktionelle Phänotyp und das Lymphokinsekretionsmuster dieser beiden T-Zell-Subpopulationen zusammengestellt. Inzwischen wurden jedoch auch CD4$^+$-T-Zell-Klone gefunden, die anscheinend nicht voll in das gerade skizzierte T_H1-/T_H2-Schema passen. Hier handelt es sich offenbar um T-Zellen, die den in Abb. 3.9 dargestellten Differenzierungsweg noch nicht voll durchlaufen haben.

■ Zytotoxische T-Zellen

Zytotoxische T-Zellen (CTL) tragen meist den CD8-Marker. Sie werden z. B. während einer Virusinfektion induziert, klonal vermehrt und aktiviert und sind dann für die spezifische Zerstörung virusinfizierter Körperzellen verantwortlich. In sehr ähnlicher Weise kommt es auch nach einer Allotransplantation zur Ausbildung von CTL, die in ihrer Rezeptorspezifität gegen die Haupthistokompatibilitätsantigene (MHC-kodierte HLA-Determinanten) des Spendergewebes gerichtet sind. Die zahlenmäßig viel häufiger vorkommenden CD8$^+$-CTL erkennen und zerstören nur MHC-Klasse-I-Antigen tragende Zielzellen, während die viel seltener nachweisbaren CD4$^+$-CTL ausschließlich MHC-Klasse-II-Antigen tragende Zellen lysieren.

Die Bildung von alloantigenspezifischen CTL läuft in zwei aufeinanderfolgenden Schritten ab. In einem ersten Schritt werden CD4$^+$-T-Zellen durch MHC-Klasse-II-Antigene auf dem Allotransplantat aktiviert. Dies hat zur Folge, daß sie klonal proliferieren und gleichzeitig IL-2 sezernieren. IL-2 ist als Wachstumsfaktor für die klonale Vermehrung der CTL aus der CD8$^+$-T-Zell-Population notwendig, die ihrerseits durch MHC-Klasse-I-Antigene in Gegenwart von IL-1 voraktiviert wurde. Die Voraktivierung führt zur Expression von IL-2-Rezeptoren (IL-2R). IL-2R werden detaillierter im Abschnitt T-Zell-Klone besprochen. CD4$^+$-Helferzellen unterstützen folglich die Bildung von CD8$^+$-CTL über die Freisetzung von Lymphokinen wie IL-2 und anderen Faktoren, wie z. B. IL-4.

Neuere Untersuchungen lassen erkennen, daß die Bildung von CTL nicht in jedem Falle von der Hilfe von CD4$^+$-T_H1-Zellen abhängig ist. Offenbar gibt es durch

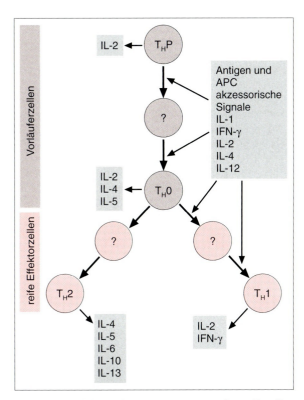

Abb. 3.9 Mögliche Differenzierung von CD4$^+$-T-Helferzellen. T_HP = Vorläuferzelle von T-Helferzelle, T_H0 = Ausgangszelle von T-Helferzelle (nach Mosmann).

Klasse-I-MHC restringierte CD8⁺-CTL, die autonom proliferieren können. Diese CTL scheinen das IL-2, welches sie zur Proliferation benötigen, selbst zu produzieren. Damit gibt es offensichtlich zwei verschiedene Wege, über die CTL gebildet werden können, einen Hauptweg, der die Mitwirkung von CD4⁺-T-Helferzellen erfordert, und einen zweiten Weg, der ohne T-Helferzellen auskommt.

CTL spielen bei der Abwehr von Virusinfektionen eine wichtige Rolle. Auch hier sind es die CD8⁺-CTL, die die Hauptlast der zytolytischen Abwehrreaktion tragen. Sie erkennen endogen produzierte Viruspeptide nahezu ausschließlich im Rahmen der Restriktion durch Klasse-I-MHC. Bisher konnten nur in wenigen Einzelbeobachtungen CD4⁺-virusspezifische CTL nachgewiesen werden. Während die biologische Funktion der virusspezifischen CD8⁺-CTL leicht erkennbar ist – Zerstörung von infektiösen Virus-Nachschubbasen –, ist die Funktion von durch Klasse-II-MHC restringierten CD4⁺-CTL noch weitgehend unbekannt. Man mag spekulieren, ob sie vielleicht der Zerstörung von antigenpräsentierenden Zellen dienen. Die Elimination dieser Zellen würde, wenn sie später in der Immunantwort geschieht, eine Aktivierung und Vermehrung von weiteren T-Helferzellen unterbinden und damit zur Beendigung der Immunantwort gegen das betreffende Antigen führen. Träfe dieser Rückkopplungsmechanismus zu, dann käme den CD4⁺-CTL ein bisher wenig beachteter bedeutender regulativer Einfluß im Sinne von T-Suppressorzellen zu.

Die Funktion von CTL kann in vitro direkt in einem antigenspezifischen Kurzzeit-Zytotoxizitätstest unter Einsatz von ^{51}Cr-markierten Zielzellen gemessen werden. Die CTL binden sich über den antigenspezifischen T-Zell-Rezeptor direkt an die Zielzelle. Diese Rezeptor-Liganden-Interaktion triggert einen komplexen Reaktionsablauf, der u. a. eine temperaturabhängige Freisetzung von Granula beinhaltet, die porenformierende Proteine (PFP, Perforine) und Serinesterasen (Granzyme A–H) enthalten. PFP zeigen strukturelle Ähnlichkeiten mit „späten" Komplement-Proteinen wie C9. In Gegenwart von Ca^{2+} polymerisieren sie in der Membran und bohren dann, ähnlich wie die terminalen Komponenten des Komplementsystems, transmembranöse Kanäle mit einem inneren Durchmesser von 16 nm in die Zielzellenmembran. Dieser Prozeß leitet innerhalb von weniger als 30 Sekunden den Lysevorgang der Zielzelle ein, ohne die Lebensfähigkeit der CTL selbst in irgendeiner Weise zu beeinträchtigen. Der Porenbildung ist die Wirkung der Granzyme nachgeschaltet, die in der Zielzelle eine DNA-Fragmentierung induzieren und damit den Zelltod besiegeln. Wie sich die CTL gegen die Wirkung ihrer eigenen PFP schützen, ist noch nicht geklärt; grundsätzlich sind CTL nach spezifischer Erkennung jedoch durch andere CTL lysierbar.

Die zytolytische Effektorleistung der CTL kann auch ohne Verfügbarkeit von Zielzellen, die das entsprechende Antigen tragen, erfaßt werden. Voraussetzung dazu ist eine Vernetzung der T-Zell-Rezeptoren mit Oberflächenstrukturen der unspezifischen „Bystander"-Zielzellen. Diese Vernetzung kann z. B. durch Lectin wie z. B. Phytohämagglutinin oder Concanavalin A oder aber auch durch hybride Antikörper herbeigeführt werden. Diese antigenunabhängige Zytotoxizität erfaßt somit das gesamte zytolytische Potential einer gegebenen CTL-Population, ungeachtet ihrer möglicherweise unterschiedlichen Antigenspezifität. Dieser Ansatz mag potentiell therapeutisch in der Tumorimmunologie eine Anwendung finden.

CTL werden von klinisch orientierten Autoren häufig als zytotoxisch und suppressiv wirksam bezeichnet. Dies hat dazu geführt, daß in der Klinik die CD8⁺-T-Zellen, vielleicht etwas zu vereinfacht, als in jedem Fall zytotoxisch und suppressiv angesehen werden. Die suppressive Wirkung der CTL ist jedoch experimentell nicht in jedem Fall nachweisbar, obwohl man sich mechanistisch gut vorstellen kann, daß CTL immer dann, wenn sie APC lysieren, funktionell als Suppressorzellen wirken.

■ T-Zell-Klone

Aktivierte CD4⁺-T$_H$1- und CD8⁺-T-Zellen tragen zwischen 4000 und 12 000 IL-2-Rezeptormoleküle (IL-2R) auf ihrer Oberfläche. Der IL-2R stellt ein transmembranes Glykoprotein dar und besteht aus drei unterschiedlich großen, nicht kovalent gebundenen Polypeptidketten der α-Kette (55 kDa), der β-Kette (75 kDa) und der γ-Kette (64 kDa). Die α- und die β-Kette können für sich allein jeweils IL-2-Moleküle binden, jedoch mit deutlich geringerer Affinität als der aus der α- und der β-Kette zusammengesetzte IL-2R. Die α-Kette, die ursprünglich durch den monoklonalen Antikörper Anti-Tac identifiziert wurde, und die β-Kette vermitteln jedoch keine Signalqualität; diese Funktion ist ausschließlich an die γ-Kette gebunden. Offensichtlich stellt die γ-Kette den biologisch relevanten Anteil des IL-2R dar; der α- und der β-Kette kommt offenbar eine „helfende" IL-2-Bindungskapazität zu.

IL-2-R treten ca. 6 Stunden nach Antigenstimulation auf der T-Zell-Oberfläche auf. Ihre maximale Zahl ist nach 72–96 Stunden erreicht. 14 Tage später ist die Rezeptordichte wieder annähernd auf den Ausgangswert zurückgefallen. Eine Wiederholung der Stimulation mit Antigen führt erneut zu einer raschen Zunahme der IL-2R-Dichte, und zwar auch bei sättigenden IL-2-Konzentrationen. Dieser Befund hat zu der Vorstellung geführt, daß die IL-2-abhängige Proliferation von T-Zellen in ihrem Ausmaß vornehmlich über den TCR durch die vorhandene Menge von Antigen gesteuert wird. Man sagt, Antigen steuert die Expression des IL-2R.

Die Kenntnisse über die Interaktion von IL-2 mit dem IL-2R einerseits und die Regulation der IL-2R-Expression in Abhängigkeit vom Antigen andererseits haben es erlaubt, einzelne T-Zell-Klone zu züchten. Inzwischen steht eine größere Anzahl von T-Helfer- und CTL-Klonen von unterschiedlichsten Antigenspezifitäten zur Verfügung. Derartige T-Zell-Klone spielen eine zentrale Rolle bei der Charakterisierung des Aufbaus und der Genetik des TCR und der Analyse der funktionellen Vielfalt der verschiedenen T-Zell-Subpopulationen. Die heute gängigen Zellklonierungskultursysteme erlauben es, immer detailliertere Fragen zu einzelnen Parametern der Immunantwort zu stellen. So konnte inzwischen z. B. gezeigt werden, daß mit dem zuvor beschriebenen T_H1/T_H2-Konzept gewisse Krankheitsverläufe bei Infektionserkrankungen (z. B. der Lepra oder der Leishmaniasis) und Autoimmunerkrankungen sachgerechter zu beschreiben sind als bisher.

■ NK-Zellen als Effektorzellen

Natürliche Killerzellen (NK-Zellen) werden heute der größeren Gruppe der nicht durch MHC-restringierten Killerzellen zugerechnet, zu der auch die lymphokinaktivierten Killerzellen (LAK-Zellen) und die antikörperabhängigen Killerzellen (K-Zellen) gehören. Die NK-Zellen machen ca. 5% der rezirkulierenden Lymphozyten aus und stellen eine heterogene Untergruppe von Lymphozyten dar, die funktionell dadurch definiert ist, daß sie in vitro ohne vorherige Stimulierung oder Immunisierung bestimmte Tumorzellen lysieren, z. B. im humanen System die K-562-Zellen und im Mäusesystem die YAC-Zellen. Gemäß einer kürzlich neu gefaßten Definition sind NK-Zellen CD3- und TCR-(α-, β-, γ-, δ-)negative Lymphozyten, die mikroskopisch als große granuläre Lymphozyten imponieren. Menschliche NK-Zellen tragen in aller Regel die Zelloberflächenmarker CD16 und NK-H1 (Leu-19), bei der Maus sind es die NK1.1-/NK2.1-Marker. NK-Zellen erkennen ihre Zielzellen höchstwahrscheinlich mit Hilfe eines lectinähnlichen Rezeptors, ohne die Beteiligung von Klasse-II-MHC-Molekülen. Was die Klasse-I-MHC-Moleküle betrifft, so zeigte sich, daß NK-Zellen ihre Zielzellen um so besser lysieren, je weniger Klasse-I-MHC-Moleküle sie tragen (Missing-self-Hypothese). Bei der Zytolyse bilden sie Effektorzell-Zielzell-Konjugate. In einem zweiten Schritt erfolgt dann die Ca^{2+}-abhängige Lyse der Zielzelle. Dieser Schritt ist durch einen Antikörper, der gegen das T200-Oberflächenmolekül gerichtet ist, zu blockieren. Nach heutigem Kenntnisstand benützen die NK-Zellen dieselbe zytolytische Maschinerie wie die CTL. Wiederum lassen sich Granula, porenformierende Proteine und Serinesterasen nachweisen.

Die Proliferation von NK-Zellen wird von mehreren Zytokinen moduliert. Dabei spielen insbesondere IL-2 und IL-12 und ebenso IFN-α/β eine wichtige Rolle. IFN-α/β induzieren eine Blastentransformation in unreifen NK-Zellen, während IL-2 über die auf NK-Zellen konstitutionell exprimierte IL-2R-β-Kette, in Synergie mit IL-12, die reifen NK-Zellen zur Proliferation und IFN-γ-Produktion aktiviert. Umgekehrt hemmen IFN-α/β und IL-4 die IL-2-induzierte Proliferation von reifen NK-Zellen und deren IFN-γ-Produktion.

NK-Zellen zeigen nach IFN-γ-Exposition eine verstärkte zytolytische Wirkung. IFN-γ steigert jedoch nicht die Bindungsfähigkeit von NK-Zellen; es rekrutiert vielmehr nichtlytische Vorläuferzellen, die sich unter IFN-γ-Einwirkung zu lytischen NK-Zellen entwickeln. NK-Zellen können auch von IL-3, das auch als Multi-CSF (engl. multipotential colony-stimulating factor) bezeichnet wird, aktiviert werden. IL-3 sorgt dafür, daß NK-Zellen nicht absterben; es dient quasi als ein „Erhaltungs"-Faktor, aber nicht als Proliferationsfaktor.

IL-2 hat neben seiner wachstumsunterhaltenden Wirkung auch einen aktivierenden Effekt auf NK-Zellen. Inwieweit dies über den bereits angesprochenen IFN-γ-Weg abläuft, ist z. Z. noch offen. IL-2 induziert auch eine morphologische Veränderung der Zellen. NK-Zellen sehen nach Kultivierung in IL-2 den T-Zell-Blasten sehr ähnlich. Da NK-Zellen auf IL-2 hin in Kultur proliferieren, war es möglich, NK-Zellen zu klonieren und somit auch genauer zu analysieren. Nach Wachstum in IL-2 verlieren die NK-Zellen den Oberflächenmarker NKH1. Verglichen mit frisch isolierten NK-Zellen, weisen sie ein höheres lytisches Potential gegenüber Tumorzellen auf. Sie exprimieren weiterhin in unterschiedlichem Ausmaß T-Zell-Marker wie CD2, CD3 und CD8. Um diese kultivierten NK- von frischen NK-Zellen begrifflich zu unterscheiden, bezeichnet man sie auch als NK-ähnliche Zellen. Die Analyse dieser Zellen wird dadurch kompliziert, daß CTL, wenn sie in hoher Konzentration von IL-2 kultiviert werden, eine NK-ähnliche, unspezifische zytotoxische Aktivität entwickeln, obwohl sie weiterhin ihre T-Zell-Rezeptoren (α, β oder γ, δ) exprimieren. Letztere Zellen werden deshalb von einigen Autoren als anomale Killer-(AK-)Zellen bezeichnet. Die Unterscheidung von NK-ähnlichen-Zellen und AK-Zellen beinhaltet nicht nur semantische, sondern auch praktische Probleme. Wie soll man NK-ähnliche-Zellen von AK-Zellen oder auch von den später zu besprechenden lymphokinaktivierten Killer-(LAK-)Zellen unterscheiden?

Den NK-Zellen ist in der Vergangenheit eine Vielzahl von biologischen Wirkungen zugeschrieben worden. Am besten ist wohl die Wirkung dieser Zellen bei der Modulation der Hämatopoese sowohl unter normalen wie auch unter pathologischen Bedingungen bekannt. NK-Zellen scheinen mit Knochenmarkzellen zu interagieren und haben die Fähigkeit, diese in vivo zu zerstören. NK-Zellen spielen offenbar auch bei der Entwicklung einer Graft-versus-host-(GVH-)Erkrankung eine wichtige Rolle; sowohl Spender- wie auch Empfänger-NK-Zellen sollen dabei beteiligt sein. Darüber hinaus sind NK-Zellen auch häufig im Zusammenhang mit der Abwehr von Infektionen und von Tumoren genannt worden. Dennoch wird ihre biologische Bedeutung immer noch kontrovers diskutiert.

■ LAK-Zellen als Effektorzellen

Werden periphere Blutlymphozyten für 3–7 Tage zusammen mit hohen Mengen an Interleukin 2 kultiviert, so entwickeln sich zytotoxische Effektorzellen. Diese Zellen werden lymphokinaktivierte Killer-(LAK-)Zellen genannt. LAK-Zellen lysieren, ähnlich wie NK-Zellen, eine große Gruppe von Zielzellen in scheinbar MHC-unabhängiger Weise. Interessant ist die Tatsache, daß sie auch eine Reihe von NK-resistenten Tumorzellen und frische, nicht kultivierte Tumorzellen lysieren.

Die Herkunft der LAK-Zellen ist noch nicht eindeutig geklärt. Es spricht jedoch einiges dafür, daß es sich dabei um eine eher heterogene Zellpopulation handelt. Ihre Vorläuferzellen sind sowohl Asialo-GM$_1^+$ und Thy-1$^-$ und tragen somit einen NK-Zellen ähnlichen Phänotyp; mitunter sind sie aber auch ähnlich wie T-Zellen sGM$_1^+$, Thy-1$^+$. Die höchste LAK-Zell-Effektorfunktion wird in der T-Zellen unähnlichen (CD5$^-$, CD16$^+$) und NK-Zell ähnlichen Population gefunden, während sich ein geringerer Anteil auch in der CD5$^+$-Zell-Population nachweisen läßt.

Im Tierexperiment wie auch in klinischen Studien gibt es z. Z. erste Hinweise dafür, daß eine systemische Gabe von LAK-Zellen – bis zu 10^{11} Zellen – und IL-2R einen therapeutischen Einfluß auf sonst weitgehend therapieresistente Tumoren haben kann. Es wird daher in mehreren Zentren versucht, die Methodik der LAK-Zell-Herstellung zu optimieren und die Möglichkeiten und Grenzen dieses grundsätzlich interessanten und neuen tumorimmunologischen Therapieansatzes im Detail auszuloten.

■ Antikörperabhängige zellvermittelte Zytotoxizität

Bei der antikörperabhängigen zellvermittelten Zytolyse (ADCC) werden antikörperbeladene Zielzellen durch Killer-(K-)Zellen abgetötet. K-Zellen sind noch nicht genauer charakterisiert; sie werden jedoch häufig den Lymphozyten zugeordnet, wobei bei ihnen aber keine typischen B-Zell- oder T-Zell-Marker gefunden werden können. K-Zellen besitzen Rezeptoren für Fc-Stücke von Antikörpern der Klasse IgG. Mit Hilfe dieser Rezeptoren erkennen sie zielzellgebundene Antikörper der betreffenden IgG-Klasse. Nach Bindung der K-Zelle an die antikörperbesetzte Zielzelle wird die Zielzelle in einer noch nicht näher analysierten lytischen Reaktion zerstört, während die K-Zelle wieder frei wird für eine neue Attacke gegenüber einer weiteren Zielzelle. Die antikörperabhängige Zytotoxizität ist wohl am besten am Modell mit Antikörpern gegen Vogelerythrozyten bzw. gegen virale Antigene, die an der Oberfläche von virusinfizierten Zielzellen exprimiert werden, untersucht worden. Nicht nur K-Zellen, sondern auch Monozyten, Makrophagen oder eosinophile Granulozyten sind in der Lage, über ihre Fc-Rezeptoren als ADCC-Effektorzellen wirksam zu werden.

■ Makrophagen als Effektorzellen

Makrophagen spielen eine zentrale Rolle sowohl bei der von T-Zellen unabhängigen zellvermittelten Infektabwehr wie auch bei der Induktion, der Regulation und auch bei der Effektorphase der Immunantwort. Dies erfolgt auf sehr unterschiedlichen Reaktionswegen: Erstens sind sie über die Phagozytose für die Aufnahme von Mikroorganismen verantwortlich. Zweitens produzieren sie unabhängig von T- oder B-Zellen nach mikrobieller Aktivierung eine Reihe von Zytokinen, wie z. B. IL-1, IL-6 und TNF-α. IL-1 und IL-6 induzieren als wichtige endogene Pyrogene Fieber. IL-1 wirkt des weiteren in charakteristischer Weise als Kosignal auf T-Zellen (Kap. „Zytokine"). TNF-α verstärkt in autokriner Weise die bakterizide Wirkung von Makrophagen und Neutrophilen und veranlaßt NK-Zellen, IFN-γ freizusetzen, was eine Steigerung der bakteriziden Wirkung von Makrophagen zur Folge hat und zu einer verstärkten Adhäsion von Phagozyten an Endothelzellen führt. Letzteres sorgt für ein gesteigertes Einströmen von Phagozyten an den Ort der lokalen Entzündung. Des weiteren prozessieren Makrophagen Antigene und präsentieren diese in Form von kurzen Peptiden den T-Zellen. Drittens unterdrücken Makrophagen in unspezifischer Weise z. B. die Proliferation von Lymphozyten durch Freisetzung von Thymidin, Arginase, Komplementfaktoren bzw. deren Spaltprodukten, Prostaglandin E$_2$ und Interferon. Viertens beeinträchtigen Makrophagen nach Aktivierung durch T-Zell-Lymphokine, wie z. B. IFN-γ/MAF (makrophagenaktivierender Faktor), fakultativ intrazellular wachsende pathogene Mikroorganismen, z. B. Mykobakterien, Listerien, Yersinien, aber auch Legionellen oder Leishmanien im weiteren Wachstum bzw. töten sie sogar ab. Inwieweit IFN-γ allein oder nur zusammen mit einem oder mehreren anderen Lymphokinen diese Makrophagenaktivierung induziert, wird zur Zeit untersucht. Solche aktivierten Makrophagen können in vitro Tumorzellen lysieren. Ob diese Funktion in vivo eine Rolle spielt, ist noch unklar (Kap. „Zytokine" und „Mechanismen der Infektabwehr gegen Bakterien, Pilze und Protozoen").

■ Literatur

1 Battisto, J. R., J. Plate, G. Shearer: Cytotoxic T cells, biology and relevances to disease. Ann. N. Y. Acad. Sci. 1988, 532
2 Fowlkes, B. J., D. M. Pardoll: Molecular and cellular events of T cell development. Advanc. Immunol. 44 (1989) 207
3 Kourilsky, P., J. M. Claverie: MHC-antigen interaction: What does the T cell receptor see? Advanc. Immunol. 45 (1989) 107
4 Mosmann, T. R., R. L. Coffman: Heterogeneity of cytokine secretion patterns and functions of helper T cells. Advanc. Immunol. 46 (1989) 111
5 Romagnani, S.: Induction of T$_H$1 and T$_H$2 responses: a key role for the 'natural' immune response? Immunol. Today 13 (1992) 379
6 Shimizu, A., T. Kinashi, Y. Ishida, T. Honjo: Structure and function of lymphokines and their receptors. Progr. Immunol. 7 (1989) 601
7 Trinchieri, G.: Biology of natural killer cells. Advanc. Immunol. 47 (1989) 187
8 Williams, A. F., A. N. Barclay: The immunglobulin superfamily – domains for cell surface recognition. Ann. Rev. Immunol. 6 (1988) 381

4 Zytokine

H.-D. Flad und D. Gemsa

Das hämopoetisch-immunologische Zellsystem befindet sich unter physiologischen Bedingungen im Gleichgewicht zwischen Zellabbau und Zellerneuerung. Wie alle Zellsysteme sind auch seine wesentlichen Elemente Proliferation, Differenzierung, Funktion und Regulation, die durch Zell-zu-Zell-Kontakt, Ausbildung von Erkennungsstrukturen und durch Zytokine gesteuert werden. In diesem Kapitel werden die Zytokine beschrieben, die Wachstum und Differenzierung von Leukozyten kontrollieren, die Initialphase der Immunantwort fördern und Effektorfunktionen stimulieren oder supprimieren. Tab. 4.1 zeigt eine Aufstellung der Zytokine, die zur Zeit im Zentrum des Interesses stehen und deren Funktion weitgehend charakterisiert werden konnte.

■ Kolonien stimulierende Faktoren

■ Eigenschaften und Einteilung

Kolonien stimulierende Faktoren (CSF) beeinflussen das Wachstum und die Differenzierung hämopoetischer Zellen. Ursprünglich wurden sie durch ihre Eigenschaft definiert, das Wachstum von Kolonien von Knochenmarkzellen in halbfesten Kulturmedien zu stimulieren. Bei Maus und Mensch wurden 5 Klassen von CSF definiert und nach dem Zelltyp benannt, der in den Kolonien ausdifferenzierte.

■ Stammzellfaktor (SCF)

Der Stammzellfaktor wurde auch als Mastzellwachstumsfaktor, „Steel"-Faktor oder „kit ligand" beschrieben. Sein Rezeptor ist ein Transmembran-Tyrosinkinase-Rezeptor, der durch das Protoonkogen c-kit kodiert wird. Die Primärstruktur von c-kit weist starke Homologien mit der M-CSF-(c-fms-Onkogen/PDGF-)Rezeptorfamilie mit Protein-Tyrosinkinase-Aktivität auf. Der SCF ist ein stark N- und O-glykosyliertes Protein mit einer Länge von 248 Aminosäuren. Die Glykosylierung ist für die biologische Aktivität nicht notwendig, da auch aus E. coli gewonnenes, nicht glykosyliertes Protein voll wirksam ist. Das für humanen SCF kodierende Gen wurde auf dem Chromosom 12 lokalisiert. In vitro wirkt SCF als Wachstumsfaktor für CD34-positive primitive myeloische, lymphatische und hämopoetische Vorläuferzellen des Knochenmarks. Synergismus besteht zwischen SCF und G-CSF, IL-7 und Erythropoetin, wobei SCF mit IL-7 die Proliferation von Prä-B-Zellen, in Kombination mit Erythropoetin die Proliferation von erythroiden Zellen (BFU-E = burst-forming unit-erythroid) und mit G-CSF von Granulozyten stimuliert. Von klinischer Be-

Tabelle 4.1 Zytokine: Heutige und frühere Bezeichnungen

SCF	Stammzellfaktor, kit ligand, „Steel"-Faktor
IL-3	Interleukin-3, Multi-CSF, Mastzellwachstumsfaktor, MCGF
GM-CSF	Granulozyten/Makrophagenkolonien stimulierender Faktor
M-CSF	Makrophagenkolonien stimulierender Faktor, CSF-1
G-CSF	Granulozytenkolonien stimulierender Faktor
IL-1	Interleukin-1, lymphozytenaktivierender Faktor, LAF
IL-2	Interleukin-2, T-Zell-Wachstumsfaktor, TCGF
IL-4	Interleukin-4, B-Zellen stimulierender Faktor 1, BSF-1
IL-5	Interleukin-5, T-Zellen ersetzender Faktor, TRF, Eosinophile differenzierender Faktor
IL-6	Interleukin-6, IFN-β_2, B-Zellen stimulierender Faktor 2, BSF-2
IL-7	Interleukin-7, Lymphopoietin
IL-8	Interleukin-8, granulozytenchemotaktisches Protein, GCP; Neutrophile aktivierendes Protein 1, NAP-1, chemotaktischer Faktor für T-Zellen, TCF
IL-9	Interleukin-9, P 40, T-Zell-Wachstumsfaktor, mastzellwachstumssteigernde Aktivität, MEA
IL-10	Interleukin-10, zytokinsynthesehemmender Faktor, CSIF
IL-11	Interleukin-11, Megakaryozytenkolonien stimulierender Faktor
IL-12	Interleukin-12, NK-Zellen stimulierender Faktor, NKSF; zytotoxischer Lymphozytenreifungsfaktor, CLMF
IL-13	Interleukin-13
IL-14	Interleukin-14
IL-15	Interleukin-15
IL-16	Interleukin-16
IL-17	Interleukin-17
TNF-α	Tumornekrosefaktor-α, Cachectin
TNF-β	Tumornekrosefaktor-β, Lymphotoxin
IFN-α	Interferon-α, Leukozyteninterferon
IFN-β	Interferon-β, Fibroblasteninterferon
IFN-γ	Interferon-γ, Immuninterferon
MAF	Makrophagen aktivierender Faktor, IFN-γ, GM-CSF und andere, nur funktionell charakterisierte Zytokine
MIF	Migrationsinhibitionsfaktor
TGF	transformierender Wachstumsfaktor
PDGF	plättchenabhängiger Wachstumsfaktor
LIF	leukämieinhibierender Faktor, Humaninterleukin für Da-Zellen, HILDA

deutung könnte sein Einsatz bei Knochenmarktransplantationen und zur Behandlung myelodysplastischer Syndrome sein.

Interaktion von c-kit mit seinem Liganden führt in vitro zur Proliferation von Knochenmarkvorläuferzellen und Mastzellen. Eine Proliferation durch SCF wird aber auch bei verschiedenen malignen Geweben wie dem kleinzelligen Bronchialkarzinom, dem Glioblastom und akuten myeloischen Leukämien gezeigt. IL-4 kann in humanen Mastzellen und myeloischen Vorläuferzellen den Rezeptor für SCF herunterregulieren.

■ Interleukin-3 (Multi-CSF)

IL-3 ist ein panspezifisches Hämopoetin mit biologischer Wirkung auf pluripotente, linienunspezifische Vorläuferzellen der Hämopoese. Murines IL-3 ist identisch mit dem Mastzellenwachstumsfaktor, der „burst-promoting activity" für frühe Vorläuferzellen der Erythropoese und dem Faktor, der die Expression der 20α-Steroiddehydrogenase in Mausmilzzellen induziert. IL-3 wird von aktivierten T-Lymphozyten, von Monozyten/Makrophagen und von Endothelzellen gebildet. Das humane Zytokin hat eine Molmasse von 15–17 kDa und nach Abspaltung einer Signalsequenz von 19 Aminosäuren eine Länge von 133 Aminosäuren. Das Protein hat zwei mögliche Glykosylierungsstellen und eine Disulfidbrücke zwischen Cystein 16 und Cystein 84. Da IL-3 nicht sehr stark konserviert ist, ist seine biologische Wirkung weitgehend speziesspezifisch.

Das Gen für IL-3 ist in enger Nachbarschaft zu Genen für GM-CSF, M-CSF, IL-4 und IL-5 auf dem Chromosom 5 lokalisiert. Patienten mit myelodysplastischen Syndromen können Deletionen im IL-3/GM-CSF-Locus aufweisen.

IL-3 stimuliert die Proliferation und Differenzierung pluripotenter hämopoetischer, linienunspezifischer Vorläuferzellen, so daß sich aus ihnen Granulozyten, Monozyten, erythroide Zellen, Megakaryozyten und Mastzellen entwickeln. Ob IL-3 für die normale Hämatopoese ein obligater Faktor ist, ist fraglich. Synergistische Effekte bestehen zwischen IL-3, GM-CSF und IL-4. IL-3 induziert außerdem die Proliferation und die Histaminsynthese von Mastzellen und fördert die Phagozytose von Makrophagen. In Basophilen kann IL-3 die Expression von Rezeptoren für die Komplement-Komponente C3a bewirken, so daß diese Zellen auf einen C3a-Stimulus hin Histamin und LTC_4 freisetzen.

Zusammenfassend ergibt sich für IL-3, daß seine Funktionen möglicherweise durch andere hämopoetische Wachstumsfaktoren, wie SCF, GM-CSF, G-CSF und Erythropoetin, ersetzt werden können. In Kombination mit diesen Faktoren könnte IL-3 zur Rekonstitution des Knochenmarks bei Patienten mit myelodysplastischem Syndrom therapeutisch einsetzbar sein.

■ Granulozyten/Makrophagenkolonien stimulierender Faktor (GM-CSF)

GM-CSF stimuliert die Proliferation und Differenzierung der Vorläuferzellen von Neutrophilen, Eosinophilen und Monozyten. Zusätzlich wurden in den letzten Jahren eindeutig stimulierende Effekte auf bereits voll ausdifferenzierte Endzellen entdeckt.

Humaner GM-CSF wird von Endothelzellen, Fibroblasten, Monozyten und T-Lymphozyten gebildet. Er ist ein Glykoprotein von 144 Aminosäuren mit einem Molekulargewicht von 22 kDa. Von diesem Vorläuferprotein entsteht das reife Protein mit 127 Aminosäuren. Muriner und humaner GM-CSF haben 60% Aminosäurenhomologie. Das Protein hat zwei an Arginin geknüpfte Glykosylierungsstellen und vier Cysteinreste für Disulfidbindungen, die für die biologische Aktivität des Faktors wichtig sind. In seiner biologischen Aktivität ist GM-CSF ein Monomer. Das humane Gen für GM-CSF liegt eng benachbart zu den Genen für IL-3, M-CSF, IL-4 und IL-5 auf Chromosom 5. Das Gen fehlt bei Patienten mit dem 5q-Syndrom, einer Form der Myelodysplasie, bei der die Patienten nach Zytostatikatherapie manchmal eine akute, nichtlymphozytäre Leukämie entwickeln.

GM-CSF stimuliert zusammen mit IL-3 das Wachstum und die Differenzierung von CFU-GM in Myelo- und Monoblasten. Zusammen mit Erythropoetin und IL-3 unterstützt er die Proliferation und Differenzierung erythroider und megakaryozytischer Vorläuferzellen, zusammen mit IL-3 und IL-5 die Proliferation und Differenzierung von CFU-Eo in Eosinophile. Gemeinsame Vorläuferzelle dieser Progenitorzellen ist die CFU-GEMM.

Die überwiegend in vitro erhaltenen Befunde zeigen, daß GM-CSF ein potenter Stimulus für die Funktion von Granulozyten und Monozyten/Makrophagen ist. Der Faktor induziert über verstärkte Expression von Adhärenzproteinen wie CD11a und CD11c eine Steigerung der Phagozytose und der antikörperabhängigen, zellvermittelten Zytotoxizität und fördert die Produktion von Prostaglandinen, Leukotrienen und Sauerstoffradikalen. In Granulozyten werden durch GM-CSF die Rezeptoren für das chemotaktische Peptid fMLP verstärkt exprimiert. Insbesondere bei Makrophagen konnte gezeigt werden, daß GM-CSF die tumorzytotoxische und antimikrobielle Aktivität stimuliert und die Transkription des TNF-α-Gens, die MHC-Klasse-II-Antigen-Expression und die IL-1-Sekretion induziert. GM-CSF ist offensichtlich ein zentrales Zytokin, das in Phagozyten den gesamten Metabolismus und darüber hinaus eine selektive Genexpression stimuliert, womit ein „Priming" erreicht wird, das die Zellen besonders empfänglich für weitere aktivierende Signale macht.

Humaner GM-CSF ist speziesspezifisch. Der rekombinante Faktor wurde erfolgreich zur Beschleunigung der hämopoetischen Rekonstitution nach Chemotherapie mit oder ohne nachfolgende autologe oder allogene Knochenmarktransplantation eingesetzt. Unter GM-CSF expandiert der periphere Stammzellpool, so daß diese Zellen als Alternative zum Knochenmark von einem Spender entnommen und transplantiert werden können. Von klinischer Bedeutung ist weiterhin der Befund, daß bei Patienten mit akuter myeloischer Leukämie bestimmte Blastentypen GM-CSF als autokrinen Wachstumsfaktor benutzen.

■ Makrophagenkolonien stimulierender Faktor (M-CSF, CSF-1)

Im Gegensatz zu IL-3, GM-CSF und G-CSF, die monomere Glykoproteine sind, ist M-CSF ein komplexes Protein. Natürlicher M-CSF ist ein glykosyliertes, durch Disulfidbrücken verbundenes Homodimer. Es gibt drei Vorläuferproteine (M-CSF-α,-β,-γ) mit unterschiedlicher Anzahl von Aminosäuren, die eine Signalsequenz von 32 Aminosäuren gemeinsam haben und durch alternatives Spleißen der entsprechenden mRNA entstehen. Unter reduzierenden Bedingungen hat M-CSF-α ein Molekulargewicht von 28 kDa und M-CSF-β und M-CSF-γ eines von 44 kDa.

Das humane M-CSF-Gen ist auf dem Chromosom 5, benachbart zu den Genen für GM-CSF, IL-3, IL-4 und IL-5, lokalisiert. Auch die Gene für den M-CSF-Rezeptor und den PDGF-Rezeptor liegen in unmittelbarer Nähe. Der M-CSF-Rezeptor ist identisch mit dem vom Protoonkogen fms kodierten Protein. Auch in diesem Gen treten Deletionen bei Patienten mit myelodysplastischem Syndrom auf.

Der Angriffspunkt von M-CSF sind Vorläuferzellen im Knochenmark, aus denen sich Kolonien reifer Monozyten/Makrophagen entwickeln. Bei reifen Zellen ist M-CSF ein aktivierendes Signal; er induziert eine verstärkte Bildung von Zytokinen wie IFN-α und TNF-α und aktiviert Monozyten und Makrophagen zur Tumorzytotoxizität und Freisetzung von Sauerstoffradikalen. Insgesamt scheint aber die aktivierende Wirkung von M-CSF schwächer als die von GM-CSF zu sein. Experimentell konnten M-CSF-Rezeptor-Gene in murine B-Lymphoblasten transfiziert werden, die sich dann in Gegenwart von M-CSF zu Makrophagen differenzieren („lineage switch"). Dieses Experiment erklärt den Befund, daß manche Formen akute Leukämie sowie myeloische als auch lymphatische Zelloberflächenantigene aufweisen.

■ Granulozytenkolonien stimulierender Faktor (G-CSF)

Im Knochenmark stimuliert humaner G-CSF das Wachstum und die Differenzierung von neutrophil determinierten Vorläuferzellen wie Myeloblasten und Promyelozyten. In der Peripherie aktiviert G-CSF die Funktionen der reifen neutrophilen Granulozyten wie Chemotaxis, Sauerstoffradikalbildung, Phagozytose, intrazelluläre Abtötung und antikörperabhängige, zellvermittelte Zytotoxizität. G-CSF wird von Epithelzellen, Endothelzellen, Monozyten/Makrophagen und T-Zellen gebildet und kann damit bei lokal begrenzten Entzündungsreaktionen die Neutrophilenaktivität steigern.

G-CSF ist ein Glykoprotein mit einem Molekulargewicht von 19,6 kDa. Es ist O-glykosyliert und besteht aus 172 Aminosäuren. Sein isoelektrischer Punkt liegt bei 5,5. Durch unterschiedliches Spleißen im zweiten Exon des G-CSF-Gens kann ein Glykoprotein entstehen, das drei Aminosäuren weniger enthält. Fünf Cysteinreste sorgen für intramolekulare Disulfidbrücken. Muriner und humaner G-CSF sind in beiden Spezies biologisch aktiv.

Das Gen für humanen G-CSF ist auf dem Chromosom 17 lokalisiert. Eine evolutionäre Verwandtschaft scheint zwischen G-CSF und IL-6 zu bestehen, da die Nukleotidsequenzen beider Gene ähnlich sind.

Von klinischer Bedeutung ist die Tatsache, daß Patienten mit kongenitaler Neutropenie mit G-CSF erfolgreich behandelt werden können, wobei es zu einem Anstieg der Granulozyten und zur Aktivierung dieser Zellen im peripheren Blut kommt. Insbesondere bei aggressiver Chemotherapie und Bestrahlung konnte in den letzten Jahren durch den Einsatz von G-CSF die Knochenmarkdepression wesentlich rascher überwunden werden.

Die Angriffspunkte der verschiedenen Zytokine bei der Differenzierung von Knochenmarkstammzellen sind in Abb. 4.1 zusammengefaßt. Synergistische Effekte dieser Faktoren sind nur teilweise bekannt und erfordern zusätzliche Untersuchungen in vivo und in vitro.

■ Interleukin-1

■ Historisches und Definition

1972 wurde im Kulturüberstand adhärenter menschlicher Blutleukozyten und muriner Milzzellen ein „leukozytenaktivierender Faktor" entdeckt, der komitogen war und die Proliferation von Thymozyten steigerte. Zwei Jahre später wurde ein B-Zellen stimulierender Faktor (BAF) beschrieben. Beide Faktoren hatten ähnliche biochemische Eigenschaften und wurden 1979 unter dem Namen Interleukin-1 (IL-1) zusammengefaßt.

■ Biochemische Eigenschaften

IL-1 ist ein Polypeptid mit einem Molekulargewicht von 17 500. Doch kommen auch kleinere Formen von 11 000, 4000 und 2000 im Plasma vor, die im Urin ausgeschieden werden. Für IL-1 werden zwei Genprodukte beschrieben, die als IL-1α bzw. IL-1β bezeichnet werden und sich durch ihre isoelektrischen Punkte von 5,0 bzw. 6,8 und in ihrer Aminosäuresequenz unterscheiden. Beide Formen haben die gleiche biologische Aktivität und binden an die gleichen Rezeptoren. Beide werden als Vorläufermoleküle mit einem Molekulargewicht von 31 kDa und 271 bzw. 269 Aminosäuren synthetisiert. Das 17,5-kDa-IL-1α hat 159, das IL-1β 153 Aminosäuren. Der größte Anteil des IL-1α verbleibt als Vorläufermolekül im Zytosol; ein Teil aber ist auf der Zellmembran lokalisiert und biologisch aktiv, und zwar parakrin für benachbarte Zellen. Daneben gibt es eine 22-kDa-Form,

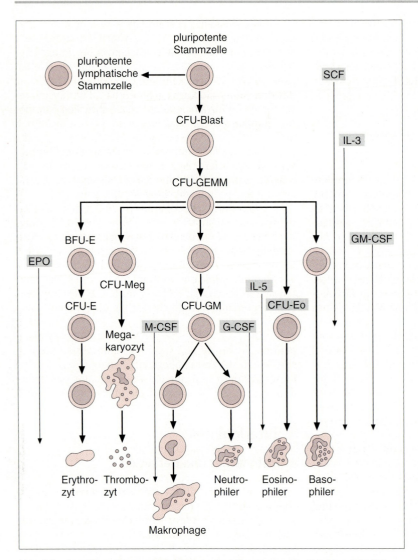

Abb. 4.1 Angriffspunkte von Zytokinen in der Hämopoese. Die Zytokine SCF, IL-3 und GM-CSF wirken in übergeordneter Weise auf das Wachstum und die Differenzierung hämopoetischer Vorläuferzellen ein.

BFU:	„burst-forming unit" (Vorläuferzellen der Erythropoese)
CFU:	„colony-forming unit"
–GEMM:	Zellen der Granulopoese, Erythropoese, Megakaryozytopoese, Monozytopoese
–E:	Erythropoese
–Meg:	Megakaryozytopoese
–GM:	Granulozytopoese, Monozytopoese
–G:	Granulozytopoese
–Eo:	Eosinophilopoese
GM-CSF, G-CSF, M-CSF:	Wachstumsfaktoren der Granulopoese und Monozytopoese
EPO:	Erythropoetin
SCF:	Stammzellfaktor

die als Zelloberflächenmolekül in der Zellmembran verankert ist und juxtakrin benachbarte Zellen über ihren Rezeptor aktiviert. IL-1β wird extrazellulär, und zwar durch Exozytose aus Vesikeln, mittels Transportproteinen oder durch Zelltod freigesetzt. Das Vorläufermolekül für IL-1β ist biologisch inaktiv und wird durch das IL-1β-konvertierende Enzym, eine intrazelluläre Cysteinprotease, in die aktive 17,5-kDa-Form gespalten. Unspezifische Proteasen scheinen auch den IL-1α-Vorläufer zu spalten. Der Hauptanteil dieses membranständigen IL-1 ist IL-1α.

Die Gene für IL-1α und IL-1β sind auf dem langen Arm des Chromosoms 2 lokalisiert. Zwischen den Aminosäuresequenzen von humanen IL-1α und IL-1β besteht nur eine Homologie von 26%, zwischen ihren Nukleotidsequenzen eine von 45%. Das dritte Mitglied der IL-1-Genfamilie ist der IL-1-Rezeptorantagonist mit dem gleichen Molekulargewicht von 17,5 kDa. Er wird von denselben Zellen wie IL-1α und IL-1β gebildet. Er bindet an Rezeptoren, ohne sie zu aktivieren und blockiert somit die Bindung von biologisch aktivem IL-1.

■ Induktion und Produktion

IL-1 wird von vielen verschiedenen Zellen produziert (Tab. 4.5). Zu den Stimulantien, die eine IL-1-Produktion induzieren, gehören Mitogene, Antigene, Bakterien und Lipopolysaccharide (LPS), das Lipoid A von LPS und seine Partialstrukturen. Die Fettsäuren des Lipoids A sind von Bedeutung für die Entstehung von intrazellulärem und die Freisetzung von extrazellulärem IL-1, denn Lipoid A mit weniger als fünf Fettsäuren ist inaktiv und zeigt eine antagonistische Wirkung. LPS induziert in humanen Monozyten etwa 10mal mehr mRNA und Protein von IL-1β als von IL-1α.

■ Biologische Wirkungen

IL-1 ist ein pleiotropes Polypeptid mit multiplen biologischen Wirkungen, die im folgenden zusammengefaßt werden sollen (Tab. 4.2).

Aktivierung von T-Lymphozyten. IL-1 ist ein Komitogen für peanutagglutinin-negative Thymozyten, die zur Produktion von IL-2 und zur Expression von IL-2-Rezeptoren veranlaßt werden. Periphere T-Helferzellen, die sich in Ruhephase befinden, werden durch Kontakt mit antigenpräsentierenden und MHC-Klasse-II-Antigen exprimierenden akzessorischen Zellen aktiviert. Dadurch werden sie empfänglich für IL-1. Auf die Rolle des IL-2/IL-2-Rezeptorsystems bei der T-Zell-Aktivierung wird weiter unten eingegangen.

Wirkung auf B-Lymphozyten. IL-1 verstärkt direkt in vitro die Proliferation und Differenzierung von B-Lymphozyten. Indirekt fördert es die Proliferation durch seine Wirkung auf T-Helferzellen, die dann die Faktoren IL-4, IL-5 und IL-6 für B-Zellen produzieren.

Wirkung auf natürliche Killerzellen (NK-Zellen). IL-1 steigert die zytolytische Aktivität von CD11b-positiven NK-Zellen und die Differenzierung von IL-2-aktivierten Killerzellen (LAK-Zellen).

Wirkung auf Monozyten und Makrophagen. IL-1 kann seine eigene Produktion stimulieren, ebenso die Produktion zahlreicher Makrophagenzytokine wie TNF-α und Interferon und die Freisetzung von Prostaglandinen und Komplementfaktoren. Weiterhin ist IL-1 zusammen mit TNF-α ein Auslösersignal für die Makrophagenaktivierung durch IFN-γ.

Wirkung auf andere Zellen. Diese sind in Tab. 4.2 zusammengefaßt. Wichtig ist die Wirkung als endogenes Pyrogen, das über Freisetzung von Prostaglandinen im thermoregulatorischen Zentrum Fieber hervorruft (s. Kap. „Entzündung"). Über die Induktion von IL-6 induziert IL-1 in der Leber die Bildung von Akute-Phase-Proteinen, und für die Hämopoese werden Wachstumsfaktoren (IL-3, GM-CSF, M-CSF und G-CSF) freigesetzt.

Tabelle 4.2 Zielzellen und biologische Eigenschaften von IL-1

Zielzelle	Wirkung
Thymozyten	Proliferation ↑ (komitogen)
Lymphozyten	Proliferation ↑ Produktion von Lymphokinen ←
B-Lymphozyten	Proliferation ↑ Immunglobulinsekretion ↑ Membranimmunglobulin ↑
Monozyten/Makrophagen	Chemotaxis ← Produktion von Zytokinen und Prostaglandinen ↑ Kofaktor der Aktivierung ↑
NK-Zellen	NK-Aktivität ↑
neutrophile Granulozyten	Freisetzung aus Knochenmark ↑ Stoffwechsel ↑ Freisetzung von Lysozym, Lactoferrin, Proteasen ↑
Knorpelzellen	Knorpelabbau ↑ Produktion von Prostaglandinen ↑ Kollagenase ↑ Plasminogenaktivator ↑
Synovialzellen	Produktion von Prostaglandinen ↑ Kollagen ↑ Plasminogenaktivator ↑
Osteoblasten	Produktion von Kollagen und Prostaglandinen ↑ Proliferation ↑
Osteoklasten	Knochenabbau ↑ Produktion von Prostaglandinen und Kollagenase ↑
Endothelzellen	Proliferation ↑ Produktion von Thromboxan und Prokoagulantaktivität ↑
Epithelzellen	Proliferation ↑ Produktion von Kollagen Typ IV ↑
Fibroblasten	Proliferation ↑ Produktion von Prostaglandinen, Kollagenase, IFN-β und GM-CSF ↑
Stromazellen des Knochenmarks	Produktion von GM-CSF, G-CSF, M-CSF, IL-3 ↑
Hepatozyten	Akute-Phase-Proteine ← Eisen und Zink im Plasma ↓ Kupfer im Plasma ↑
Muskelzellen	Produktion von Prostaglandinen ↑ Proteolyse ←
Hypothalamus	prostaglandininduziertes Fieber ←

← = Induktion
↑ = Erhöhung
↓ = Erniedrigung

■ Rezeptoren

Viele Zellen exprimieren Rezeptoren für IL-1 in einer Größenordnung von 500–5000 pro Zelle. IL-1α und IL-1β binden an den gleichen Rezeptor, und zwar mit einer

Affinität von etwa 10^{-10} mol/l. Ein Polypeptid mit einem Molekulargewicht von 80 kDa wurde auf T-Zellen und mesenchymalen Zellen als Rezeptor für IL-1 identifiziert und IL-1-Rezeptor Typ I genannt. B-Lymphozyten exprimieren einen anderen IL-1-Rezeptor, ein Protein von 60 kDa, das 28% Homologie mit dem IL-1-Rezeptor Typ I aufweist. Der Typ-II-Rezeptor findet sich auf neutrophilen Granulozyten, Makrophagen, aktivierten T-Zellen und aktivierten Keratinozyten. Wahrscheinlich ist der Typ-II-Rezeptor auf der Zellmembran völlig inaktiv und fängt IL-1 ab, ohne eine Signaltransduktion durchzuführen. Jedoch scheint seine lösliche Form eine biologische Bedeutung zu haben (s. u.). Die meisten Zellen haben beide Rezeptoren für IL-1. Fibroblasten und glatte Muskelzellen haben nur Typ-I-Rezeptoren. Die IL-1-Rezeptoren gehören wegen ihrer drei extrazellulären immunglobulinähnlichen Domänen zur Immunglobulinsuperfamilie von Proteinen (Abb. 4.3). Durch proteolytische Spaltung wird der Typ-II-Rezeptor zum löslichen Protein, das IL-1β mit hoher Affinität bindet. An der Signaltransduktion als Folge der Bindung von IL-1 an IL-1-Rezeptoren ist die Aktivierung der Adenylatcyclase mit Erhöhung des intrazellulären cAMP-Spiegels beteiligt. Eine Proteinkinase und ein GTP-bindendes Protein sowie eine Aktivierung des Transkriptionsfaktors NF-κB sind ebenfalls involviert.

■ Inhibitoren

In vitro hemmen Hydrocortison und PGE_2 die biologische Aktivität und $α_2$-Makroglobulin die Synthese von IL-1. Im Gegensatz dazu stimulieren Leukotriene die IL-1-Freisetzung. Weitere Inhibitoren sind IL-4, IL-10 und TGF-β. Der bereits erwähnte IL-1-Rezeptorantagonist, auch IL-1γ genannt, hat ein Molekulargewicht von 17,5 kDa und zeigt etwa 30% Homologie mit IL-1β. Er wird von den gleichen Zellen gebildet, die auch IL-1 exprimieren. Das Vorläufermolekül des IL-1-Rezeptorantagonisten weist, im Gegensatz zu IL-1α und IL-1β, eine klassische Signalsequenz von 25 Aminosäuren auf. Der IL-1-Rezeptorantagonist bindet sowohl in natürlicher wie auch in rekombinanter, nicht glykosylierter Form an die beiden Typen von IL-1-Rezeptoren und blockiert kompetitiv die Bindung des biologisch aktiven IL-1. Neben diesem natürlich vorkommenden Inhibitor sind lösliche IL-1-Rezeptoren wichtige Regulatoren der IL-1-Bioaktivität. Lösliche Typ-I-Rezeptoren wurden beim Menschen zur Hemmung entzündlicher Prozesse therapeutisch eingesetzt. In Körperflüssigkeiten wurde ein natürlich vorkommender löslicher IL-1-Rezeptor identifiziert, der ein proteolytisches Spaltprodukt des extrazellulären Anteils des Typ-II-Rezeptors darstellt. Er bindet IL-1 und verhindert dadurch die Bindung an zelluläre Rezeptoren. Dieser lösliche Rezeptor wird in geringer Konzentration unter physiologischen Bedingungen und in hoher Konzentration in der Synovialflüssigkeit von Patienten mit rheumatoider Arthritis gefunden. Klinische Therapiestudien mit dem IL-1-Rezeptorantagonisten wurden bei Patienten mit Sepsissyndrom, rheumatoider Arthritis und Colitis ulcerosa begonnen.

■ Vorkommen unter physiologischen und pathophysiologischen Bedingungen

IL-1 ist in entzündlichen Exsudaten, wie z. B. der Synovialflüssigkeit bei rheumatoider Arthritis, in Pleuraexsudaten bei Bronchialkarzinom oder Tuberkulose, im Exsudat bei Entzündungen des Zahnfleisches, nachweisbar. Bei Patienten mit hohem Fieber, gramnegativer Sepsis, Verbrennungen oder Trauma kann IL-1 kurzfristig im Plasma nachgewiesen werden. Im normalen Urin kommt IL-1 in aggregierter Form (75 kDa) und in Bruchstücken von 15,4 und 2 kDa vor.

IL-1 hat einen radioprotektiven Effekt, da es nach Bestrahlung die Regeneration der Hämopoese beschleunigt. Möglicherweise wird in Zukunft sich seine angiogenesefördernde Wirkung bei Durchblutungsstörungen therapeutisch nutzen lassen.

■ Interleukin-2

■ Biochemische Eigenschaften

IL-2 und IL-2-Rezeptoren regeln entscheidend die Stärke und Dauer einer T-zellvermittelten Immunantwort. IL-2, der T-Zell-Wachstumsfaktor, ist ein Polypeptid, das von aktivierten T-Lymphozyten produziert wird. Es stimuliert das Wachstum von T-Zellen, NK-Zellen und B-Zellen. Humanes IL-2 wurde zuerst aus Kulturüberständen mitogen- oder alloantigenstimulierter T-Lymphozyten und der leukämischen Zellinie Jurkat gereinigt. Mit der Isolierung einer cDNA für IL-2 wurde festgestellt, daß das IL-2-Gen auf dem Chromosom 4 liegt und aus vier Exons besteht, die für ein Polypeptid von 153 Aminosäuren kodieren, wovon die ersten 20 Aminosäuren des aminoterminalen Endes eine Signalsequenz darstellen. Nach ihrer Abspaltung entstehen biologisch aktive Proteine. Natives IL-2 hat ein Molekulargewicht von 14–16 kDa, wobei sich die Proteine durch unterschiedliche Glykosylierung voneinander unterscheiden. Einzelheiten sind im Kap. „Zelluläre Immunreaktionen" beschrieben.

■ Rezeptoren

IL-2 bindet an einen rezeptormultimeren Komplex, der in drei Formen mit unterschiedlicher Affinität für IL-2 vorliegt. Der hochaffine Rezeptor bindet IL-2 mit einer hohen Bindungskonstante ($K_d = 10^{-11}$ mol/l) und vermittelt die Reaktion der T-Zelle auf IL-2. Die meisten Rezeptoren binden IL-2 mit niedriger Affinität ($K_d = 10^{-8}$ mol/l). Für die niedrigaffine Bindung ist ein Protein mit einem Molekulargewicht von 55 kDa verantwortlich (IL-2-Rezeptor-α), das durch den monoklonalen Antikörper Anti-TAC erkannt wird. Das 55-kDa-Protein wurde kloniert und sequenziert und das Gen auf dem Chromosom 10 lokalisiert. Es gehört nicht zur Hämatopoetinfamilie. Ein zweites Protein mit einem Molekulargewicht von 75 kDa (IL-2-Rezeptor-β) bindet IL-2 ebenfalls mit einer niedrigen Affinität. Es ist auf Chromosom 22 lokalisiert. Beide Proteine scheinen mit unterschiedlichen Regionen des IL-2-Moleküls zu interagieren. Aktivierte T-Zellen exprimieren das 55-kDa-Protein neu, während das 75-kDa-Protein auch auf ruhenden Zellen (T-Zellen, NK-Zellen) vorkommt. Kürzlich wurde ein drittes Protein, der IL-2-Rezeptor-γ, beschrieben, das ebenfalls konstitutiv von T-Zellen exprimiert wird. Das IL-2-Rezeptor-γ-Gen befindet sich – wie der Locus für den X-chromosomal gebundenen schweren kombinierten Immundefekt – auf dem Chromosomenlocus Xq13. Der Komplex von α-, β- und γ-Kette bindet IL-2 mit hoher Affinität. Bei der Bindung mit mittlerer Affinität sind IL-2-Rezeptor-β und -γ involviert. Intermediäre und hochaffine Bindung gewährleisten eine Signaltransduktion, woran die β-Kette des Rezeptors entscheidend beteiligt ist. Auf die physiologische und pathophysiologische Bedeutung dieses multimeren Rezeptorsystems wird weiter unten eingegangen.

■ Biologische Bedeutung des IL-2/IL-2-Rezeptorsystems

IL-2 nimmt eine Schlüsselstellung bei der Aktivierung von T-Zellen ein (Abb. 4.2). T-Helferzellen erkennen mit Hilfe des T-Zell-Rezeptors Antigen und MHC-Klasse-II-Antigene, die ihnen von antigenpräsentierenden Zellen angeboten werden. Auf diese Weise werden T-Helferzellen aktiviert und empfänglich für das gleichzeitig von antigenpräsentierenden Zellen gebildete IL-1. Es folgt eine Differenzierung der T-Helferzellen in IL-2- und IFN-γ-produzierende und – nach Ausbildung des hochaffinen Rezeptors für IL-2 – in IL-2-reaktive T-Zellen. IL-2 bindet autokrin, d. h. an die produzierende Zelle, und parakrin an andere Zellen der unmittelbaren Umgebung über IL-2-Rezeptoren. Solche Zellen sind u. a. auch zytotoxische T-Zellen, die auf antigenpräsentierenden Zellen Antigen und MHC-Klasse-I-Antigene erkennen und im Verlauf ihrer Aktivierung ebenfalls Rezeptoren für IL-2 ausbilden. Die Bindung von IL-2 an den hochaffinen Rezeptor mit seinen Untereinheiten von 75,55 und 64 kDa ist die Voraussetzung, daß T-Zellen proliferieren. Außerdem wird in T-Helferzellen die Produktion weiterer Zytokine wie IL-4, IL-5, IL-6 und TNF-β angeregt.

T-Lymphozyten können in vitro nach Stimulation mit Antigen, bestrahlten „Fillerzellen" und IL-2 kloniert werden und lange Zeit phänotypisch und funktionell stabil bleiben. Large granular lymphocytes (LGL) sind ebenfalls Zielzellen für IL-2. Nach Stimulation mit IL-2 entstehen aus LGL lymphokinaktivierte Killerzellen (LAK-Zellen), die proliferieren, TNF-α und IFN-γ produzieren und Zielzellen verstärkt abtöten. Auch aktivierte B-Zellen binden über hoch- und niedrigaffine Rezeptoren IL-2 und proliferieren verstärkt in vitro. Ob dieser Mechanismus auch in vivo eine Rolle spielt, ist nicht geklärt. Monozyten und Makrophagen zeigen ebenfalls im aktivierten Zustand Rezeptoren für IL-2. Sie werden

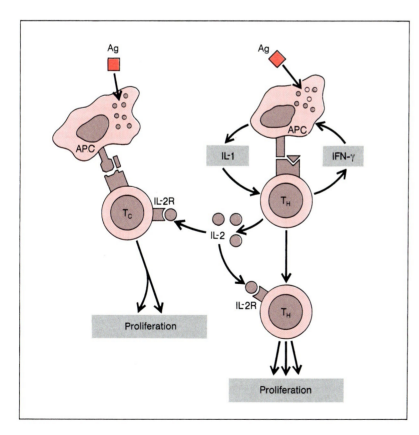

Abb. 4.2 Aktivierung von T-Lymphozyten. T-Lymphozyten werden durch Antigen (Ag), das von antigenpräsentierenden Zellen (APC) prozessiert und präsentiert wird, und durch MHC-Antigene aktiviert. T-Helferzellen (T_H) bilden IFN-γ, das die Expression von MHC-Antigenen steigert. IL-2 ist für die Proliferation von T_H-Zellen und zytotoxischen T-Zellen (T_C) notwendig. IL-1 verstärkt die Aktivierung von T-Zellen und fördert die Expression von Rezeptoren für IL-2 (IL-2R).

durch IL-2 zu verstärkter Sauerstoffradikalbildung und Tumorzytotoxizität angeregt, allerdings nur in Anwesenheit einiger T-Lymphozyten.

Es gibt experimentelle Hinweise dafür, daß T-Zellen mit α/β-Antigen-Rezeptor in ihrer intrathymischen Entwicklung den IL-2-Rezeptor exprimieren und daß ihre Entwicklung durch Anti-IL-2-Rezeptor-Antikörper gehemmt wird. Im experimentellen Modell der „graft-versus-host-disease" kann die lokale „graft-versus-host reaction" durch In-vivo-Gabe von Anti-IL-2-Rezeptor-Antikörper gehemmt werden. Mit Antikörpern gegen den IL-2-Rezeptor kann im experimentellen Modell eine akute Abstoßungsreaktion von Herztransplantaten verhindert bzw. verzögert werden.

IL-2 kommt im Serum nicht vor. Jedoch läßt sich IL-2 in der Gelenkflüssigkeit von Patienten mit rheumatoider Arthritis nachweisen. Patienten mit einer T-Zell-Leukämie, verursacht durch das humane T-Zell-Leukämievirus 1 (HTLV 1), weisen im Serum erhöhte Konzentrationen von löslichem IL-2-Rezeptorprotein auf. Das Protein stammt von den Leukämiezellen, die offensichtlich zu autokrinem Wachstum befähigt sind. Zellen, die mit HTLV 1 infiziert sind, produzieren ein Protein, den „adult T-cell leukemia-derived factor" (ADF), der in vitro die Expression von hochaffinen Rezeptoren für IL-2 auf Zellen mehrerer Zellinien fördert. Lösliches IL-2-Rezeptorprotein p55 wird durch T-Zellen im Verlauf von Immunreaktionen, wie z. B. der GVHR, bei Autoimmunkrankheiten und bei parasitären Infektionen vermehrt freigesetzt und dadurch im Serum nachweisbar. Eine verminderte Kapazität, IL-2 zu bilden, wird bei Patienten mit T-Zell-Defekten wie z. B. beim systemischen Lupus erythematodes, beim erworbenen Immundefektsyndrom (AIDS) und bei Tumoren im fortgeschrittenen Stadium beobachtet. Bei einer Infektion CD4-positiver T-Lymphozyten oder der Zellinie Jurkat mit dem HIV 1 in vitro ist die mitogeninduzierte Expression des IL-2-Gens vermindert, nicht aber die Expression des Gens für das 55-kDa-Protein des IL-2-Rezeptors.

Patienten mit einer Mutation in der γ-Kette des IL-2-Rezeptors haben einen schweren kombinierten Immundefekt, der an das X-Chromosom gekoppelt ist.

■ Interleukin-4

IL-4 wurde zunächst im Kulturüberstand mitogen- oder antigenstimulierter T-Lymphozyten und T-Zellinien der Maus als ein Faktor beschrieben, der B-Lymphozyten aus der Ruhephase in den Zellzyklus bringt (B-Zellen stimulierender Faktor, BSF-1). Die cDNA von murinem und humanem BSF-1 wurde kloniert, und es fand sich eine Homologie auf der Ebene der DNA von ca. 70%. IL-4 hat ein Molekulargewicht von 20 kDa. Das humane IL-4-Gen ist auf dem Chromosom 5 lokalisiert und liegt eng benachbart zu den Genen für GM-CSF, M-CSF, IL-3 und IL-5. Es kodiert ein Polypeptid von 153 Aminosäuren, von denen 24 eine Signalsequenz darstellen. Das biologisch aktive Protein hat zwei N-Glykosylierungsstellen und drei Disulfidbrücken. Letztere sind für die biologische Aktivität notwendig. IL-4 zeigt pleiotrope Wirkungen. Neben der Aktivierung des Zellzyklus ruhender B-Lymphozyten steigert es die Expression von MHC-Klasse-II-Antigenen, womit B-Zellen für Antigenpräsentation an T-Lymphozyten befähigt werden. Weiterhin steigert IL-4 auf ruhenden B-Zellen, in Monozyten/Makrophagen, Eosinophilen, Langerhans-Zellen und Keratinozyten die Expression des FcR II für IgE (CD23). Bei voraktivierten B-Zellen (durch Lipopolysaccharid bei der Maus, durch Staphylococcus aureus Cowan I beim Menschen) wirkt IL-4 als Kostimulator und steigert die Proliferation und die IgE- und IgG$_1$-Sekretion. In transgenen Mäusen, die das humane IL-4-Gen tragen, werden stark erhöhte IgE-Spiegel im Serum und eine Verminderung CD4/CD8-positiver T-Zellen im Thymus beobachtet. IL-4 scheint somit ein Hauptstimulator von B-Lymphozyten zur IgE-Produktion zu sein, was dieses Zytokin zu einem Hauptziel therapeutischer Strategien bei der Allergie macht (Kap. „Allergie").

Normale humane Basophile sezernieren IL-4. Dieses Zytokin wird aber hauptsächlich von einer Subpopulation von T-Helferzellen, den T$_H$2-Zellen, produziert, die die wirksamsten Helferzellen für B-Zellen sind.

IL-4 wirkt außerdem auf andere Zellen. Es ist auch ein Wachstumsfaktor für T-Lymphozyten und Kostimulator für Thymuszellen und hat hier eine synergistische Wirkung mit IL-2. Andererseits hemmt IL-4 die IL-2-induzierte Aktivierung von NK-Zellen und die IL-2-stimulierte Proliferation humaner B-Zellen. IL-4 stimuliert das Wachstum von Mastzellen, aktiviert Makrophagen und fördert synergistisch mit G-CSF bzw. Erythropoetin die Proliferation von hämopoetischen Stammzellen und die Differenzierung von Basophilen aus Vorläuferzellen des Knochenmarks. IL-4 hemmt die Produktion von IL-1α, IL-1β und TNF-α durch Makrophagen als Antwort auf bakterielle Endotoxine, was möglicherweise von klinisch-therapeutischer Bedeutung bei entzündlichen Erkrankungen sein kann.

Der Rezeptor für IL-4 hat ein Molekulargewicht von ca. 60 kDa. Die Zahl der Rezeptoren nimmt nach der Zellaktivierung zu. Der Rezeptor gehört zu den Rezeptoren ohne Tyrosinkinaseaktivität (s. u.).

■ Interleukin-5

IL-5 wurde zuerst als Wachstumsfaktor für die murine B-Zell-Lymphomlinie BCL1 beschrieben. Später zeigte sich, daß IL-5 als T-Zellen ersetzender Faktor (T-cell replacing factor, TRF) die Proliferation und Immunglobulinsekretion präaktivierter muriner B-Zellen induziert und eine antigenspezifische Antikörpersekretion ermöglicht. Außerdem stimuliert IL-5 die Differenzierung von Knochenmarkstammzellen in eosinophile Granulozyten. Zusammen mit IL-2 wirkt es synergistisch auf Thymuszellen bei der Ausdifferenzierung zu zytotoxischen T-Lymphozyten. Ein weiterer Effekt auf T-Zellen besteht in seiner IL-2-Rezeptoren induzierenden Aktivität. Möglicherweise spielt IL-5 eine besondere Rolle bei der Mukosaimmunität, denn es steigert die IgA-Produktion der B-Zellen in den Peyer-Plaques. Bei der Maus wirkt IL-5 als Differenzierungsfaktor für B-Zellen mit

Membran-IgA der Peyer-Plaques, die dann in IgA-sezernierende Zellen übergehen. Eine B-Zellen differenzierende Wirkung von IL-5 beim Menschen ist nicht gesichert.

IL-5 wird von T-Zellen gebildet. Das humane Protein mit 115 Aminosäuren ist in seiner biologisch aktiven Form ein antiparalleles Homodimer, das durch Disulfidbrücken zusammengehalten wird. Monomere sind inaktiv. Das Gen für humanes IL-5 ist auf dem Chromosom 5 lokalisiert, in enger Nachbarschaft zu den Genen für GM-CSF, M-CSF, IL-3 und IL-4. IL-5 ist ein spezifischer hämopoetischer Wachstumsfaktor, der das Wachstum und die Differenzierung von Eosinophilen aus Knochenmarkvorläuferzellen stimuliert. Transgene Mäuse, die humanes IL-5 exprimieren, zeigen eine starke Eosinophilie.

■ Interleukin-6

IL-6 wurde als „B-Zell-Differenzierungsfaktor", „B-Zell-Stimulationsfaktor 2", zytolytischer Differenzierungsfaktor für T-Lymphozyten, hämopoetischer Faktor 309, Hybridomwachstumsfaktor, hepatozytenstimulierender Faktor, IFN-β_2, Myelomwachstumsfaktor, Makrophagen-Granulozyten-Inducer 2A, Thymozytenwachstumsfaktor und Thrombopoetin beschrieben. Erst die molekulare Charakterisierung zeigte, daß es sich um ein und dasselbe Molekül handelt. Als 26-kDa-Protein wurde ihm antivirale Aktivität zugeschrieben, und dies führte zu dem Begriff IFN-β_2. Jedoch konnte die antivirale Aktivität nicht bestätigt werden, denn IL-6 hat weder in struktureller noch in funktioneller Hinsicht etwas mit Interferonen gemeinsam. IL-6 wurde weiterhin als ein Hybridomwachstumsfaktor entdeckt, der u. a. von Monozyten produziert wird. IL-6 ist auch der B-Zellen stimulierende Faktor 2 (BSF-2), der durch Staphylococcus aureus Typ Cowan I stimulierte humane B-Lymphozyten zur Sekretion von Immunglobulinen bringt.

IL-6 wird von sehr verschiedenen Zellen produziert. In vivo sind die Hauptquellen stimulierte Monozyten, Makrophagen, Fibroblasten und Endothelzellen. T- und B-Lymphozyten, Mastzellen, Gliazellen, Keratinozyten, aber auch Herzmyxomzellen, Zervixkarzinomzellen und Blasenkarzinomzellen sezernieren IL-6.

Das IL-6-Protein besteht aus 184 Aminosäuren. Das reife Protein entsteht aus einem Vorläuferprotein von 212 Aminosäuren. Verschiedene Zellen, aber auch ein und dieselbe Zellart bilden unterschiedliche molekulare Formen von IL-6 mit Molekulargewichten von 21,5–28 kDa, die sich durch unterschiedliche Glykosylierung, Phosphorylierung und Mikroheterogenität am N-Terminus unterscheiden. Das Gen für humanes IL-6 wurde auf dem Chromosom 7 lokalisiert. Seine Nukleotidsequenzen zeigen gewisse Homologien mit denen von G-CSF, was möglicherweise auf eine evolutionäre Verwandtschaft schließen läßt.

IL-6 ist der Prototyp eines pleiotropen Zytokins. Als physiologischer Mediator induziert es in der Leber die Bildung zahlreicher Proteine der Akute-Phase-Reaktion, wie z. B. C-reaktives Protein und Serumamyloid-A-Protein. Wie IL-1 stimuliert es die ACTH-Synthese, die wiederum die Synthese von Glucocorticoiden anregt, was zu einer Hemmung der IL-6-Produktion im Sinne eines negativen „Feedbacks" führt.

Sowohl in vitro als auch in vivo wirkt IL-6 als Differenzierungsfaktor für B-Lymphozyten und zusammen mit IL-1 als Koaktivator für T-Lymphozyten. Es fördert in Anwesenheit von IL-2 die Differenzierung von T-Zellen in zytotoxische T-Zellen. Die Wirkung auf B-Zellen besteht vor allem in der terminalen Differenzierung zu immunglobulinsezernierenden Plasmazellen. Damit ist IL-6 auch der Wachstumsfaktor für Myelomzellen, wobei diese Wirkung durch Interferone antagonisiert wird. Möglicherweise ist es auch ein autokriner Wachstumsfaktor für verschiedene Tumoren. Die pleiotrope Wirkung von IL-6 erstreckt sich auch auf Monozyten, auf die es als „Priming"-Zytokin wirkt und die antikörperabhängige, zellvermittelte Zytotoxizität und den Zellstoffwechsel steigert. Weiterhin wirkt IL-6 synergistisch mit IL-3 bei der Induktion der Proliferation hämopoetischer Progenitorzellen und fördert die Reifung von Megakaryozyten.

T-Zellen, B-Zellen, Monozyten/Makrophagen, aber auch Hepatozyten und einige Tumorzellen exprimieren IL-6-Rezeptoren. Der Rezeptor für IL-6 ist ein stark glykosyliertes Protein und weist, wie die Rezeptoren für M-CSF, IL-1 und PDGF, am aminoterminalen Anteil eine immunglobulinähnliche Domäne auf (Abb. 4.**3**). Ein zweites Rezeptorprotein, das gp130, assoziiert sich mit dem 80-kDa-Protein und fungiert als Signalüberträger. Eine lösliche, sezernierte Form des IL-6-Rezeptors kann nach Bindung des Liganden an gp130 andocken, wodurch eine Signalübertragung über gp130 erfolgt, also auch in Zellen, die keinen eigenen IL-6-Rezeptor tragen.

■ Interleukin-7

Aus Kulturbeständen von transfizierten adhärenten murinen Knochenmarkstromazellen wurde ein Faktor gewonnen, der die Proliferation von Prä-B-Zellen in Langzeitkulturen unterhält. Nach Expression einer cDNA in Säugetierzellen wurde die stimulierende Aktivität muriner B-Zellen wiedergefunden und IL-7 genannt. Ein Teil der kodierenden Gensequenzen der murinen cDNA wurde zur Isolierung des humanen IL-7-Äquivalents benutzt. Humanes und murines IL-7 zeigen auf Proteinebene eine 60%ige Sequenzhomologie. Humanes IL-7 hat 152 Aminosäuren. Das Gen für humanes IL-7 wurde auf dem Chromosom 8 lokalisiert.

Humanes IL-7 stimuliert – nicht speziesspezifisch – die Proliferation von Prä-B- und Pro-B-Zellen, ohne deren Differenzierung zu beeinflussen. Es hat keine Wirkung auf reife B-Lymphozyten. Zusätzlich stimuliert IL-7 das Wachstum von $CD4^-/CD8^-$-, $CD4^+/CD8^-$- und $CD4^-/CD8^+$-T-Zellen im Thymus und fördert in diesen Zellen die Produktion von IL-2 und die Expression von IL-2-Rezeptoren. Weiterhin unterstützt IL-7 in vitro die Bildung zytolytischer T-Lymphozyten und steigert ihre zytolytische Aktivität. Außerdem induziert IL-7 aus peripheren

Blutzellen die Bildung von lymphokinaktivierten Killerzellen (LAK-Zellen) und fördert in Monozyten die Bildung von IL-1 und IL-6.

Der humane Rezeptor für IL-7 ist ein stark glykosyliertes Protein von 70 kDa (Abb. 4.3). Durch alternatives Spleißen entsteht ein lösliches Rezeptorprotein, dem eine immunregulatorische Funktion zugeschrieben wird.

■ Interleukin-8 und verwandte Chemokine

IL-8 wurde unter verschiedenen Namen als ein von Monozyten abstammendes Peptid entdeckt, das neutrophile Granulozyten aktiviert und für diese Zellen ein Chemotaxin darstellt (Neutrophile aktivierendes Peptid 1, NAP-1). Neben Monozyten sind Makrophagen, Fibroblasten, Melanozyten, Hepatozyten, Granulozyten und Chondrozyten Produzenten von IL-8. Endothelzellen

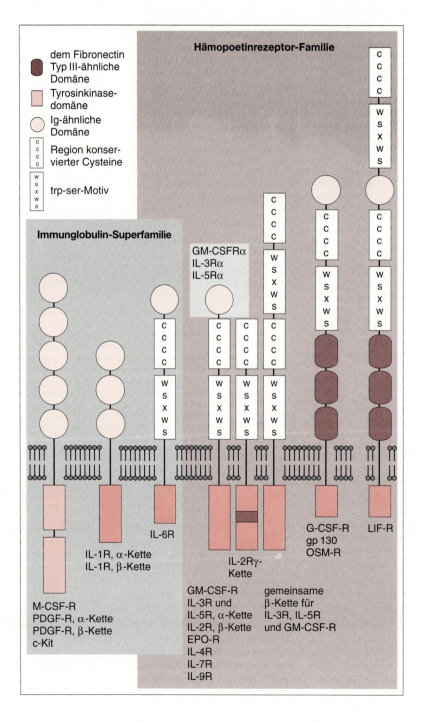

Abb. 4.3 Die Hämopoetinrezeptor-Superfamilie. OSM-R = Oncostatin-M-Rezeptor.

und Fibroblasten produzieren ein IL-8, das N-terminal 5 Aminosäuren zusätzlich aufweist, das sog. AVLPR-IL-8. Die Synthese von IL-8 wird in diesen Zellen durch IL-1 und TNF induziert.

IL-8 ist ein nichtglykosyliertes Protein von 72 Aminosäuren und einer Molmasse von 8 kDa. Das Protein weist 4 Cysteinreste auf, die für die biologische Aktivität notwendig sind. Das Protein wird zunächst als ein 99 Aminosäuren langes Vorläufermolekül produziert, von dem die Leadersequenz von 27 Aminosäuren abgespalten wird.

IL-8 aktiviert spezifisch neutrophile Granulozyten, indem es vorübergehend einen Anstieg der Konzentration von Calcium im Zytosol und die Freisetzung von Enzymen aus den primären und sekundären Granula bewirkt. Außerdem kommt es zu vermehrter Bildung von Sauerstoffradikalen, verstärkter Chemotaxis und verstärkter Expression von Adhäsionsmolekülen. IL-3 macht Basophile empfänglich für eine IL-8-induzierte Freisetzung von Histamin und Leukotrienen.

Von klinischer Bedeutung ist die Tatsache, daß IL-8 in hohen Konzentrationen in Psoriasisschuppen vorkommt. Außerdem finden sich hohe IL-8-Konzentrationen in der Synovialflüssigkeit von Patienten mit rheumatoider Arthritis, was zu einem kontinuierlichen Einstrom von Neutrophilen in das Gelenk und damit zur Steigerung des lokalen Entzündungspotentials führt.

Inzwischen ist eine ganze Reihe von Chemokinen identifiziert worden, die eine große strukturelle Ähnlichkeit aufweisen und vier konservierte Cysteine (C) besitzen. Unterschieden werden 2 Subfamilien nach der Position der ersten beiden Cysteine, ob getrennt durch eine x-beliebige Aminosäure (CXC) oder direkt nebeneinanderliegend (CC). Die CXC-Chemokine werden als α-Subfamilie, die CC-Chemokine als β-Subfamilie bezeichnet. Zur Zeit sind etwas mehr als 30 Chemokine bekannt. Eine Auswahl der wichtigsten ist in Tab. 4.3 angeführt. Zum Teil hatten diese Chemokine früher andere Bezeichnungen, je nach zellulärer Herkunft oder erstmals beschriebener Funktion. Der Übersichtlichkeit halber sind hier nur die derzeitig gebräuchlichsten Namen angegeben. Mitglieder der α-Subfamilie wirken in erster Linie auf Neutrophile, Mitglieder der β-Subfamilie auf Monozyten, Makrophagen, Lymphozyten, Eosinophile, Basophile und Mastzellen. Eine Ausnahme stellt IP-10 dar, das als CXC-Chemokin primär monokleäre Zellen anlockt. Zusätzlich sind kürzlich neue Chemokine, die sog. C-Chemokine, beschrieben worden, die nur zwei der konservierten Cysteine enthalten und somit nur eine Disulfidbrücke aufweisen, wie z. B. das Lymphotaxin und das Eotaxin.

Allen Chemokinen ist gemeinsam, daß sie auf unterschiedliche Leukozyten chemotaktisch wirken. Darüber hinaus besitzen sie häufig aktivierende Eigenschaften, beeinflussen die Adhärenz von Leukozyten an Endothelzellen, modulieren Zellwachstum und Angiogenese, und nach neuesten Befunden wird einigen CC-Chemokinen ein antiviraler Effekt auf die HIV-Replikation zugeschrieben. Neueste Befunde zeigen, daß Chemokinrezeptoren wie CXCR-4 und CCR-5 als Korezeptoren von CD4 den Eintritt von HIV in Zellen ermöglichen.

Tabelle 4.3 IL-8 und verwandte Chemokine

α-Subfamilie	β-Subfamilie
Chromosom 4 (q12–21)	Chromosom 17 (q11–32)
Struktur CXC	Struktur CC
Zytokine	Zytokine
IL-8 (NAP-1)	MIP-1α
NAP-2	MIP-1β
GRO-α	MCP-1
GRO-β	MCP-2
GRO-γ	MCP-3
IP-10	RANTES

Abkürzungen: NAP = Neutrophile aktivierendes Peptid, GRO = growth stimulatory activity, IP-10 = durch IFN-γ induzierbares Protein 10, MIP = makrophageninflammatorisches Protein, MCP = makrophagenchemotaktisches Protein, RANTES = regulated on activation, normal T-cells expressed and secreted.

Die Rezeptoren für Chemokine gehören zu einer Familie von 7 Transmembransegment-Proteinen, die u. a. auch den Rhodopsin-, Muscarin-, Serotonin- und adrenergen Rezeptor umfaßt. Die Rezeptoren sind mit G-Proteinen assoziiert, und nach Bindung eines Chemokins erfolgt eine Calciummobilisierung und Aktivierung einer Phospholipase C. Funktionell werden 4 Rezeptorgruppen unterschieden:

- Gemeinsame Rezeptoren binden unterschiedslos alle Chemokine, z. B. das Duffy-Blutgruppenantigen, von dem man annimmt, daß Bindung an dieses Erythrozytenantigen die Konzentration zirkulierender Chemokine reguliert.
- Gruppenspezifische Rezeptoren binden mehr als ein Chemokin einer Subfamilie, beispielsweise der IL-8-Rezeptor B, der nicht nur IL-8, sondern auch NAP-2 und GRO-α bindet, oder der RANTES-Rezeptor, der RANTES, MCP-1 und MIP-1α bindet. Hierzu gehören auch Rezeptoren, die Chemokine mit unterschiedlicher Affinität binden, wie z. B. der IL-8-Rezeptor A, der IL-8 mit hoher und NAP-2 mit niedriger Affinität bindet.
- Spezifische Rezeptoren binden nur ein Chemokin, beispielsweise der MCP-1-Rezeptor.
- Viruskodierte Rezeptoren wurden beispielsweise vom Zytomegalie- und Herpessaimiri-Virus während der Evolution in das Genom integriert und werden möglicherweise im Rahmen einer viralen Abwehrstrategie gegen die Immunantwort eingesetzt.

Interleukin-9

IL-9 (Mastzellenwachstumsfaktor, Megakaryoblastenwachstumsfaktor, p40, T-Zell-Wachstumsfaktor 3) wurde aus Kulturüberständen mitogen-, antigen- oder anti-CD3-stimulierter T-Lymphozyten isoliert. Es ist ein Protein von 14 kDa, das stark glykosyliert ist und 10 Cysteinreste mit entsprechenden 5 Disulfidbrücken besitzt. Humanes und murines IL-9 weisen auf der Nukleotidebene eine Homologie von 69% auf. Das murine IL-9-

Gen wurde auf Chromosom 13, das humane IL-9-Gen auf Chromosom 5 lokalisiert.

IL-9 verstärkt in Gegenwart von IL-3 die Proliferation von Mastzellen. Es zeigt bei T-Lymphozyten Synergismus mit IL-2. Humanes IL-9 stimuliert in vitro die Proliferation megakaryoblastischer Leukämiezellen und die Ausbildung erythroider Kolonien. Die Injektion IL-9-transfizierter T-Zellen in Mäuse führt zu T-Zell-Lymphomen, die Ähnlichkeit mit dem Morbus Hodgkin beim Menschen haben.

■ Interleukin-10

■ Biochemische Eigenschaften

Seit seiner Entdeckung im Jahre 1990 hat sich das pleiotrope Zytokin IL-10 als ein wichtiger Regulator der Funktion lymphatischer und myeloischer Zellen erwiesen. IL-10 blockiert die Zytokinsynthese und verschiedene akzessorische Funktionen von Makrophagen und ist damit ein Suppressor der Effektorfunktionen von Makrophagen, T-Zellen und NK-Zellen. Es reguliert die Proliferation und Differenzierung von B-Zellen, Mastzellen und Thymozyten. Es waren drei verschiedene biologische Aktivitäten, die zur Entdeckung von IL-10 geführt haben: Der Zytokinsynthese-Inhibitorfaktor (CSIF) wurde entdeckt, als man nach einem Zytokin von T_H2-Zellen suchte, das die Proliferation, die Effektorfunktion und die Entwicklung von T_H1-Zellen hemmte, und zwar in ähnlicher Weise, wie das für IFN-γ, ein T_H1-Zell-Produkt, für die T_H2-Zellproliferation gilt. Zuerst wurde eine cDNA, die für murines IL-10 kodiert, isoliert, und mit dieser Sonde konnte in humaner cDNA durch Kreuzhybridisierung das menschliche IL-10 identifiziert werden. Weiterhin wurde aus murinen B-Zell-Lymphomzellen eine Aktivität isoliert, die die Proliferation muriner Thymozyten auf IL-2 und IL-4 verstärkt und die Proliferation muriner Mastzellen auf IL-3 oder IL-4 erhöht. Diese Aktivität wurde durch rekombinantes IL-10 imitiert. Murine IL-10- und humane IL-10-cDNA zeigen einen hohen Grad von Nukleotidsequenzhomologie ($>80\%$). Der einzige wesentliche Unterschied ist die Insertion eines humanen Alu-repetitiven Sequenzelementes in der nichttranslatierten 3'-Region der humanen IL-10-cDNA. Murines und humanes IL-10 kodieren für sehr ähnliche (73% Aminosäurehomologie) offene Leserahmen von 178 Aminosäuren einschließlich hydrophober Leadersequenzen. Humanes IL-10 ist aktiv auf murinen Zellen, murines IL-10 aber nicht auf humanen Zellen. Humanes IL-10 ist ein Polypeptid von 18 kDa Molekulargewicht, das keine Kohlenhydrate enthält, während murines IL-10 nahe dem N-Terminus N-glykosyliert ist. Die heterogene Glykosylierung führt zu verschiedenen Molekülspezies von 17, 19 und 21 kDa. Für die biologische Aktivität ist die Glykosylierung nicht entscheidend, was dadurch dokumentiert ist, daß rekombinantes murines IL-10 aus E.coli alle biologischen Aktivitäten enthält.

Murines und humanes IL-10 werden als nichtkovalente Homodimere exprimiert. Das murine IL-10 umfaßt 5 Exons, die sich über ungefähr 5,1 kb von DNA erstrecken. Die Gene für murines und humanes IL-10 sind bei beiden Spezies auf dem Chromosom 1 lokalisiert. Murines und humanes IL-10 zeigen eine starke DNA- und Aminosäuresequenzhomologie mit einem offenen Leserahmen im Epstein-Barr-Virus-Genom, BCRF-1. Diese Homologie ist auf die Sequenzen, die für das reife Protein kodieren, beschränkt und bezieht sich nicht auf die Signalsequenzen oder nichttranslatierten 5'- und 3'-Anteile. Das BCRF-1-Gen enthält im Gegensatz zu den zellulären IL-10-Genen keine Introns. Dieser Befund deutet darauf hin, daß die murinen und humanen IL-10-Gene aus einem gemeinsamen Gen entstanden sind und daß möglicherweise das BCRF-1-Gen ein verändertes, vom Virus aufgenommenes zelluläres Zytokin darstellt. BCRF-1 wird in der späten Phase des lytischen Zyklus des EBV-Virus exprimiert, findet sich aber nicht in latent infizierten Zellinien. BCRF-1 zeigt ähnliche Aktivitäten wie IL-10 und wurde deswegen virales IL-10 genannt. In Bioassays hat es 3–10mal geringere Aktivität als humanes IL-10. Virales IL-10 scheint die Produktion von IFN-γ herunterzuregulieren und damit zur Persistenz des Virus beizutragen.

■ Biologische Wirkung

Humanes IL-10 wird von humanen CD4-positiven T-Zellen, T_H0- und T_H2-Zellklonen sowie von CD8-positiven T-Zellen, Monozyten/Makrophagen, Keratinozyten, aktivierten B-Zellen, B-Zell-Lymphomen und Zellen von Burkitt-Lymphom-Linien, die mit EBV-Stämmen transformiert wurden, gebildet. Damit ist IL-10 also strenggenommen kein T_H2-spezifisches Zytokin, sondern seine Expression ist ähnlich wie die von IL-6. Nach Aktivierung von T-Zellen oder Monozyten/Makrophagen wird IL-10 im Vergleich zu anderen Zytokinen relativ spät gebildet. IL-4 und IFN-γ hemmen die Produktion von IL-10. Die Hemmung der Produktion von IFN-γ, TNF-α, GM-CSF und Lymphotoxin durch humanes IL-10 läßt sich auf Protein- und RNA-Ebene nachweisen. Humanes IL-10 hemmt auch die von Monozyten/Makrophagen abhängige Zytokinsynthese (IFN-γ und TNF-α) durch humane IL-2-stimulierte NK-Zellen. Humanes IL-10 reduziert in von Monozyten/Makrophagen abhängigen Systemen nicht nur die Zytokinsynthese, sondern auch die Proliferation humaner T-Zellen und T-Zell-Klone. Diese Hemmung ist von Monozyten/Makrophagen abhängig und kann teilweise durch die Zugabe von IL-2 aufgehoben werden.

Zusammengefaßt inhibiert IL-10 die von Monozyten/Makrophagen abhängige T-Zell-Proliferation und Zytokinproduktion. Wie sich diese Hemmung vollzieht, ist noch nicht in allen Einzelheiten klar. Sicher ist, daß humanes IL-10 die Expression von HLA-DR, -DP und -DQ humaner Monozyten herunterreguliert. Dies scheint aber nicht der einzige Effekt von IL-10 auf Monozyten/Makrophagen zu sein, denn unter Stimulationsbedingungen, die nicht von Antigen und MHC-Klasse-II-Antigen abhängig sind, wird ebenfalls eine Hemmung der akzessorischen Funktionen von Monozyten und Makrophagen beobachtet. Alle diese Befunde unterstützen die

Annahme, daß IL-10 die Produktion oder die Funktion membrangebundener kostimulatorischer Moleküle, die für die Aktivierung von T_H1-Zellen notwendig sind, inhibiert. Ein möglicher Kandidat ist der B7/BB1-Ligand für CD28 und CTLA-4.

IL-10 erweist sich als ein Antagonist für IL-4, das die CD64-, CD32- und CD16-Expression auf humanen Monozyten herunterreguliert. Auch die Produktion der Monokine IL-1α, IL-1β, IL-6, IL-8, TNF-α, GM-CSF und G-CSF durch Monozyten nach LPS-Stimulation wird durch IL-10 sowohl auf mRNA- wie auf Protein-Ebene gehemmt. In vivo kann ein LPS-induzierter Schock bei BALB/c-Mäusen durch 1–10 µg IL-10, das gleichzeitig mit der letalen LPS-Dosis gegeben wird, blockiert werden. Weiterhin hat IL-10 autoregulative Aktivitäten, indem es seine eigene Produktion reduziert. Da es die Produktion des IL-1-Rezeptorantagonisten heraufreguliert, hat es mit diesem zusammen eine starke antiinflammatorische Aktivität. Auch die Produktion von NO durch IFN-γ-aktivierte Makrophagen, die von endogener TNF-Produktion abhängig ist, wird durch IL-10 inhibiert.

Humanes IL-10 wirkt als Kostimulator für die Proliferation humaner B-Lymphozyten (Stimulatoren können Staphylococcus aureus Cowan [SAC] oder Anti-IgM-Antikörper sein). Diese kostimulatorische Aktivität ist geringer als die von IL-2 oder IL-4. Wird das CD40-Antigen auf humanen B-Zellen kreuzvernetzt, so ist die stimulatorische Wirkung von IL-10 verstärkt. Dann wirkt IL-10 auch als Differenzierungsfaktor für SAC- oder anti-CD40-aktivierte B-Zellen, die unter diesen Bedingungen IgM, IgG und IgA produzieren. IL-4 wirkt in diesem System als Antagonist.

■ Regulation von Immun- und inflammatorischen Reaktionen

IL-10 hemmt nicht die durch dendritische Zellen induzierte T-Zellproliferation, wohl aber die durch dendritische Zellen induzierte IFN-γ-Produktion von T_H1-Zellen. Damit erweist sich IL-10 als ein Regulator für die T_H1-Antwort. Der wichtigste Mediator der T_H2-Antwort ist aber nicht IL-10, sondern IL-4. IL-4 ist das Zytokin, das T_H2-Zellen in Proliferation hält und vor Apoptose rettet. In vivo fördert IL-4 die Entwicklung der Immunantwort von T_H2-Zellen gegen Leishmania-major-Infektion, und Anti-IL-4-Antikörper, vor einer Leishmania-Infektion gegeben, machen die Mäuse resistent gegen den Parasiten. Anti-IL-10 restauriert in diesen Mäusen die Fähigkeit von T_H1-Zellen, IFN-γ als Makrophagen aktivierendes Zytokin zur Elimination des Parasiten zu produzieren. IL-10 spielt weiterhin eine Rolle in der Suppression von T_H1-Immunfunktionen bei der Schistosoma-mansoni-Infektion.

IL-10 erweist sich auch als ein Antagonist für IFN-γ in der Abtötung von Mycobacterium tuberculosis und Mycobacterium avium durch IFN-γ-aktivierte Makrophagen. Durch homologe Rekombination in embryonalen Stammzellen wurden Mäuse ohne IL-10-Gen hergestellt. Im Gegensatz zu anti-IL-10-behandelten Mäusen haben die Mäuse ohne IL-10-Gen keine verminderten Immunglobulinspiegel und keine erhöhten Spiegel von IFN-γ, TNF-α oder IL-6.

Zusammengefaßt erweist sich IL-10 als ein wichtiger Mediator der T_H2-Immunantwort. Antagonisten für IL-10 können selektiv eine Steigerung der T_H1-Immunität hervorrufen, was bei Infektionskrankheiten viraler oder bakterieller Genese, vor allem bei intrazellulären Pathogenen, von großer klinischer Bedeutung sein kann.

■ Interleukin-11

IL-11 wird von Stromazellen des Knochenmarks gebildet. Es ist ein Protein von ca. 23 kDa, das nicht glykosyliert ist. Das Gen für IL-11 ist auf dem Chromosom 19 lokalisiert. An seinem 5'-Ende enthält es ein IL-1-responsives Element. Wie für IL-6 ist auch für IL-11 nach Bindung an seinen spezifischen Rezeptor gp130 das signaltransduzierende Protein.

IL-11 stimuliert die von T-Zellen abhängige Differenzierung von Immunglobulin sezernierenden B-Lymphozyten. Ein Synergismus mit IL-3 wurde bei hämopoetischen Vorläuferzellen beschrieben.

■ Interleukin-12

Der NK-Zellen stimulierende Faktor (NKSF), auch zytotoxischer Lymphozytenreifungsfaktor (CLMF) oder IL-12 genannt, ist ein Zytokin von 70 kDa. Es ist ein Heterodimer, das aus zwei kovalent verbundenen glykosylierten Ketten von 40 und 35 kDa besteht. IL-12 wurde ursprünglich im Überstand von humanen, durch EB-Virus transformierten B-lymphoblastoiden Zellinien identifiziert. Später zeigte sich, daß Monozyten, Makrophagen, Neutrophile und dendritische Zellen die Hauptproduzenten sind, also Zellen, die zuerst Kontakt mit mikrobiellem Antigen haben. IL-12 induziert die Produktion von IFN-γ in T-Zellen und NK-Zellen und zeigt darin synergistische Effekte mit IL-2, Mitogenen, Phorbolestern, Anti-CD3-Antikörpern und allogenen Zellen. IL-12 steigert die zytotoxische Aktivität ruhender NK-Zellen und zusammen mit IL-2 die Bildung von LAK-Zellen. Bei der experimentellen Leishmaniasis der Maus fördert es die T_H1-Zell-Entwicklung und trägt damit zu zellvermittelten Immunreaktionen und zur Heilung der Tiere bei. Insbesondere die mit einer starken zellulären T_H1-Antwort verbundene hohe IFN-γ-Produktion hat Anlaß dazu gegeben, IL-12 als ein potentiell therapeutisches Agens bei Infektionskrankheiten wie Malaria, Tuberkulose, Wurmerkrankungen und eventuell AIDS in Erwägung zu ziehen. Die Schattenseite der Förderung einer ausgeprägten zellulären Immunantwort könnte aber auch sein, daß organspezifische Autoimmunkrankheiten ausbrechen oder verstärkt werden. Bei Autoimmunkrankheiten denkt man inzwischen daran, die natürlicherweise sezernierte 40-kDa-Kette von IL-12 einzusetzen, die zwar an den IL-12-Rezeptor bindet, aber keine biologische Aktivität entfaltet.

Interleukin-13

Ausgangspunkt der Entdeckung von IL-13 war 1993 das Screenen einer cDNA-Bibliothek aktivierter humaner T-Zellen. Das IL-13-Gen ist nahe dem IL-4-Gen auf Chromosom Nr. 5 lokalisiert. Das humane Protein hat ein Molekulargewicht von 12,4 kDa. Obwohl von aktivierten T-Lymphozyten produziert, sind keine Effekte auf T-Zellen bekannt. IL-13 steigert die Expression von MHC-Klasse-II-Antigenen und von CD23 (Fc$_\varepsilon$RIIb) auf Monozyten, vermindert aber die Expression von CD64 (Fc$_\gamma$RI), CD32 (Fc$_\gamma$RII), CD16 (Fc$_\gamma$RIII) und CD14. In Monozyten, die mit LPS stimuliert werden, wird die Produktion von IL-1α, IL-1β, IL-6, IL-8, MIP-1α, TNF-α, IL-10, GM-CSF und G-CSF gehemmt. Weiterhin hemmt IL-13 die Bildung von IL-12 und IFN-γ, die an der T-Zell-Differenzierung in T$_H$1-Zellen beteiligt sind. Andererseits steigert IL-13 in LPS-stimulierten Monozyten die Bildung des IL-1-Rezeptorantagonisten. Damit erweist sich IL-13, ähnlich wie IL-4 und IL-10, als ein Inhibitor proinflammatorischer Zytokine. Außerdem erleichtert der Faktor die Proliferation von B-Zellen und die IgM-, IgG- und IgE-Produktion in Anwesenheit aktivierter CD4-positiver T-Zellen. Damit ist IL-13 ein weiteres von T-Zellen gebildetes Zytokin, das neben IL-4 normale humane B-Zellen vor allem zur Umschaltung auf IgG$_4$- und IgE-Produktion veranlaßt.

Interleukin-14

Aufgrund seiner biologischen Aktivität wurde IL-14 ursprünglich als hochmolekularer B-Zell-Wachstumsfaktor (HM-BCGF) bezeichnet. IL-14 wird von T-Lymphozyten produziert und hat ein Molekulargewicht von etwa 53 kDa. Nach bisherigem Stand des Wissens stimuliert IL-14 die B-Zell-Proliferation, blockiert aber die Immunglobulinproduktion. IL-14 wird auch von malignen B-Zellen produziert, was zu einer autokrinen und parakrinen Proliferationssteigerung führt, beispielsweise beim B-Zell-Typ des Non-Hodgkin-Lymphoms.

Interleukin-15

IL-15 teilt viele biologische Aktivitäten mit IL-2. Produziert wird IL-15 von Monozyten/Makrophagen, Epithel-, Muskel- und Plazentazellen. Obwohl IL-15 keine Sequenzhomologie mit IL-2 aufweist, bindet es an die β- und γ-Kette des IL-2-Rezeptors, die wiederum mit einem IL-15-spezifischen Rezeptoranteil assoziiert sind. Das humane IL-15-Gen wurde auf dem Chromosom 4 lokalisiert. IL-15 stimuliert die zytotoxische Aktivität von NK-Zellen und T-Lymphozyten in Tumoren, ist zusammen mit IL-2 ein Kostimulator von B-Lymphozyten und besitzt eine selektive chemotaktische Aktivität für T-Lymphozyten.

Interleukin-16

IL-16 ist ein lymphozytenchemotaktischer Faktor. Die Aggregation des 15-kDa-Proteins zu einer homotetrameren Form ist für die biologische Aktivität erforderlich. IL-16 wird konstitutiv in CD8-positiven T-Lymphozyten gespeichert und beispielsweise durch Stimuli wie Histamin freigesetzt. Bisherige Informationen deuten darauf hin, daß IL-16 sehr selektiv chemotaktisch auf CD4-positive T-Lymphozyten und möglicherweise auch CD4-positive Monozyten wirkt. Dieser Befund legt nahe, daß der IL-16-Rezeptor eng mit CD4 assoziiert ist. Wegen seiner Freisetzbarkeit durch Histamin wird diesem Zytokin eine pathophysiologische Rolle beim Bronchialasthma zugeschrieben.

Interleukin-17

Das erst 1995 beschriebene IL-17 wird nach den bisher vorhandenen Daten von CD4-positiven T-Lymphozyten produziert. Es ist wahrscheinlich ein ca. 20 kDa großes Protein, das die IL-6- und IL-8-Produktion in T-Lymphozyten und die Expression von intrazellulären Adhäsionsmolekülen (ICAM-1) von Fibroblasten stimuliert.

Tumornekrosefaktor-α (Cachectin)

Historisches und biochemische Eigenschaften

Carswell u. Mitarb. beschrieben 1975 einen zytotoxischen Faktor, der im Serum von BCG-behandelten Mäusen nach Endotoxininjektion auftrat. Dieses Zytokin konnte in vivo bei experimentellen Tumoren eine hämorrhagische Nekrose erzeugen, was Anlaß zur Namengebung war. Dieser Befund erinnerte an frühere Beobachtungen von Busch (1866), Bruns (1888) und Coley (1893), die zeigten, daß sich Tumoren nach Infektion oder bakteriellen Toxinen zurückbilden können. Experimentelle Tumoren waren sowohl in vivo als auch in vitro für die zerstörende Wirkung von TNF empfindlich. Die Lyse der Mausfibrosarkomlinie L929 erwies sich als besonders empfindlich und wurde zur Entwicklung eines Bioassays für TNF-α verwendet.

TNF-α wurde aus dem Überstand der Zellinien RAW 264.7 und HL-60 bis zur Homogenität gereinigt. Er erwies sich als ein Protein von 17 kDa mit einem isoelektrischen Punkt von 4,7. Untereinheiten von 17 kDa können unter In-vivo-Bedingungen höhermolekulare Aggregate bilden.

Die Primärstrukturen von TNF-α des Menschen, der Maus und des Kaninchens sind bekannt. Das biologisch aktive humane Molekül hat 157 Aminosäuren. Ihm ist eine Sequenz von 76 Aminosäuren vorgeschaltet. Das murine TNF-α hat 156 Aminosäuren mit Deletion eines Histidinrestes in Position 73. Kaninchen-TNF hat 154 Aminosäuren. Die Proteine stammen von Vorläuferproteinen, die insgesamt stark konservierte Genprodukte darstellen. Zwischen dem murinen und dem humanen Prohormon besteht auf der Ebene der Aminosäuren eine Homologie von 86%, zwischen den biologisch aktiven Polypeptiden von 79%. Die bestkonservierte Struktur liegt zwischen den Aminosäuren 114 und 133. Hier findet sich auch die größte Homologie mit TNF-β, so daß die Annahme naheliegt, daß dieser Teil des Moleküls die aktive Region darstellt. Die Gene für TNF-α und TNF-β liegen beim Menschen nahe beieinander auf dem Chromosom Nr. 6 zwischen dem HLA-Klasse-I-Bereich für HLA-B und dem Komplementfaktor C auf dem kurzen Arm des Chromosoms. Genetische Analysen ergaben einen biallelischen Polymorphismus in Position -308 in der Promotorregion des TNF-α-Gens (TNF A1 und TNF A2) und im ersten Intron des TNF-ß-Gens TNF B1 und TNF B2), die mit Änderungen der TNF-α-Produktion in Zusammenhang gebracht wurden. Neuerdings wurden diese biallelischen Polymorphismen mit dem Verlauf von Krankheiten in Beziehung gesetzt, und es gibt Hinweise darauf, daß sie von prognostischer Bedeutung sind. Das TNF-α-Molekül weist Disulfidbrücken auf, ist aber im Gegensatz zu TNF-β nicht glykosyliert.

■ Induktion der Biosynthese

Überwiegend Zellen des mononukleären Phagozytensystems, Monozyten und Makrophagen, bilden TNF-α. LPS ist wahrscheinlich der stärkste Stimulus; aber auch andere bakterielle Produkte und Viren haben eine stark stimulierende Wirkung. Auf intrazellulärer Ebene repräsentiert zyklisches GMP ein stimulierendes und zyklisches AMP ein inhibitorisches Signal der TNF-α-Synthese. Im peripheren Blut exprimieren Monozyten eine bestimmte Menge von mRNA für TNF-α, die jedoch nicht translatiert wird. Erst Zugabe von LPS führt zur Translation vorhandener mRNA und Transkription weiterer TNF-α-DNA. In humanen Monozyten wird die Translation durch Dexamethason gehemmt und durch Vorbehandlung mit IFN-γ gesteigert.

■ TNF-α-Rezeptor (TNF-R)

Auf der L929-Linie konnten etwa 3000 Bindungsstellen nachgewiesen werden. Die Bindung erfolgt mit einer Affinität von $2-6 \times 10^{-10}$ mol/l. Kompetitionsexperimente beweisen, daß TNF-α und TNF-β an denselben Rezeptor binden. Der murine Rezeptor für TNF besteht aus zwei Untereinheiten von 75 bzw. 95 kDa, der humane Rezeptor aus zwei Untereinheiten von 60 und 80 kDa. Die cDNAs kodieren für 430 bzw. 461 Aminosäuren. Beim Menschen liegt das Gen für den TNF-R 60 auf Chromosom 12, für den TNF-R 80 auf Chromosom 1. Beide Rezeptorproteine gehören zur Familie der nichtkatalytischen Membranproteine. Die Proteine bestehen aus einem hydrophoben Signalpeptid, einer extrazellulären, einer Transmembran- und einer intrazellulären Domäne. Beiden Rezeptoren gemeinsam ist der hohe Anteil von Cysteinen (24 bzw. 22) in den extrazellulären Domänen. Diese Region ist auch für die Bindung des Liganden verantwortlich. Ein Motiv von 40 Aminosäuren mit 6 Cysteinen findet sich wiederholt mit hohen Ähnlichkeiten in beiden Rezeptoren sowie auch in den extrazellulären Domänen der Rezeptoren für den Nervenwachstumsfaktor (NGF) von Mensch und Ratte. TNF-Rezeptoren sowie der Rezeptor für NGF und die strukturell verwandten Moleküle CD40, CD27, CD30 auf humanen B-Lymphozyten, das murine Lymphozytenantigen 4-1 BB, das Ox 40 der Ratte, das T2-Protein des Shope-Papillomvirus, ein tumorigenes Virus bei Kaninchen, und das humane Apo1/Fas-Antigen, ein Apoptose vermittelnder Rezeptor, werden als neue Zytokinrezeptorfamilie zusammengefaßt.

Die durch TNF induzierten intrazellulären Signalwege werden, soweit bekannt, ausschließlich über den TNF-R60 vermittelt, während TNF-R80-vermittelte Signale bisher nicht bekannt sind. TNF-induzierbare „Second-messenger"-Systeme sind die Aktivierung der Phospholipase A_2 mit nachfolgender Aktivierung der Cyclooxygenase- und Lipoxygenasewege, die Phospholipase C, die aus Phospholipiden den Proteinkinase-C-Aktivator Diacylglycerin freisetzt, und eine Sphingomyelinase, aus deren Aktivierung das den Transkriptionsfaktor NF-ϰB-aktivierende Ceramid entsteht. NF-ϰB wird auch durch Proteinkinase C aus seiner inaktiven Vorstufe aktiviert.

■ Inhibitoren

Im Serum von Maus, Rind und Mensch und im menschlichen Urin wurden Inhibitoren für TNF gefunden, die die Bindung von TNF an zellständige Rezeptoren hemmen. Sie wurden als lösliche extrazelluläre Fragmente beider Rezeptorproteine identifiziert, die wahrscheinlich durch Proteolyse zellulärer Rezeptoren freigesetzt werden. Sie kommen im Serum und Urin gesunder Personen, in erhöhter Konzentration auch bei Patienten mit Nierenversagen, Lupus erythematodes oder rheumatoider Arthritis vor.

■ Biologische Wirkung

In Tab. **4.4** sind die vielfältigen biologischen Eigenschaften aufgelistet.

TNF-α ist ein endogenes Pyrogen, das über die Freisetzung von PGE_2 in hypothalamischen Nervenzellen Fieber erzeugt. Außerdem induziert es die Freisetzung von IL-1 und übt dadurch ebenfalls eine pyrogene Wirkung aus. In vivo führt TNF-α zu hämorrhagischen Nekrosen, die denen, die von Endotoxin hervorgerufen werden, sehr ähnlich sind. Bei neutrophilen Granulozyten steigert TNF-α die Phagozytose, die antikörperabhängige zellvermittelte Zytotoxizität und die Adhärenz an Endothelzellen.

TNF-α stimuliert die zytotoxische Aktivität von Eosinophilen gegen Schistosomen in vitro. Bei Monozyten und Makrophagen wird die Synthese von IL-1 gefördert, und zusammen mit IL-1 ist TNF-α ein Auslösersignal der IFN-γ-induzierten Makrophagenaktivierung. Im

Tabelle 4.4 Zielzellen und biologische Eigenschaften von TNF-α und TNF-β

Zielzelle	Wirkung
neutrophile Granulozyten	Phagozytose ↑ antikörperabhängige zelluläre Zytotoxizität (ADCC) ↑ Adhärenz an Endothelzellen ↑
Eosinophile	ADCC ↑
Monozyten/ Makrophagen	IL-1, IL-6 ← Zytotoxizität ↑
Fibroblasten	Kollagenaseproduktion ↑ PGE_2-Produktion ↑ Expression von MHC-Klasse-I-Antigenen ↑ Proliferation ↑ Expression von c-myc, c-fos ↑
Osteoklasten	Ca^{2+}-Freisetzung aus Knochenzellen ↑ Resorption von Knochen ↑
Endothelzellen	Expression von MHC-Klasse-I-Antigenen ↑ Thrombomodulinproduktion ↓ Angiogenese ←
Muskelzellen	Transmembranpotential ↑
Adipozyten	Lipoproteinlipase-Aktivität ↓ Differenzierung ←
B-Lymphozyten	Proliferation ↑ Differenzierung ↑

← = Induktion
↑ = Erhöhung
↓ = Erniedrigung

Bindegewebe werden Synovialzellen und Fibroblasten zur verstärkten Produktion von PGE_2 und Kollagenase angeregt, was eine Rolle bei der Pathogenese der rheumatoiden Arthritis spielen kann. Zusammen mit IL-1 und Lymphotoxin besitzt TNF-α eine osteoklastenaktivierende Wirkung, was zur Freisetzung von Ca^{2+} und Resorption von Knochensubstanz führt. Nach neueren Erkenntnissen ist TNF ein Wachstumsfaktor in der Embryonalentwicklung und ein wichtiger Faktor für die Entwicklung des lymphatischen Gewebes.

Die MHC-Klasse-I-Antigene werden nach Zugabe von TNF-α verstärkt auf Fibroblasten und Endothelzellen exprimiert. TNF-α reduziert, ähnlich wie IL-1, die Expression von Thrombomodulin auf Endothelzellen, wodurch das Protein C vermindert wird, und verstärkt die Produktion und Freisetzung von Prokoagulantfaktor. Mit diesen Effekten hängt die Thrombosebildung in Tumorgefäßen und die disseminierte intravasale Gerinnung zusammen, die nach Injektion von Endotoxin oder TNF-α zu beobachten ist. Tumoren, die nicht ausreichend vaskularisiert sind, werden von TNF-α kaum beeinflußt.

Der Mechanismus bei der Abtötung von Tumorzellen ist noch nicht vollständig geklärt und könnte folgende Wirkung umfassen: Verminderung der RNA- und DNA-Synthese, vermehrte Glykolyse, Schädigung der inneren Membran der Mitochondrien durch Sauerstoffradikale und dadurch Verminderung der Zellatmung. In Zielzellen, die von TNF-α zerstört werden, kann eine ADP-Ribosylierung nachgewiesen werden.

■ Klinische Bedeutung

Bei massiven bakteriellen Infektionen werden durch Endotoxine große Mengen von TNF-α in die Zirkulation freigesetzt, was zum letalen septischen Schock führen kann. Affen, die zwei Stunden vor einer tödlichen Dosis von Escherichia coli (10^{12} Keime) F(ab')$_2$-Fragmente eines monoklonalen Antikörpers gegen TNF-α erhalten haben, entwickeln keinen letalen Endotoxinschock.

Beim Menschen ist das Auftreten von TNF-α im Serum in Konzentrationen über 1 ng/ml ein Hinweis für einen möglicherweise letalen Ausgang bei bakterieller Sepsis. Durch Behandlung mit Cyclooxygenaseblockern wie Ibuprofen können Symptome des Endotoxinschocks wie Fieber, aber nicht die TNF-α-Produktion gehemmt werden. Üblicherweise hat TNF-α aber eine protektive Rolle bei der Infektabwehr. Daß TNF-α die Resistenz gegenüber Infektionserregern zu steigern vermag, ist wahrscheinlich, da es ein Kofaktor der Makrophagenaktivierung ist. So ist TNF-α beim intrazellulären Abtöten von Mykobakterien beteiligt. Wichtig ist seine Rolle bei der Granulombildung bei Infektionen mit Mykobakterien, wie z. B. bei der tuberkuloiden Form der Lepra. Seine phagozytosestimulierende Wirkung auf neutrophile Granulozyten ist ebenfalls bei bakterieller Infektabwehr essentiell. Kürzlich wurden monoklonale Anti-TNF-α-Antikörper zur Therapie der rheumatoiden Arthritis erfolgreich eingesetzt. Prinzip dieser Therapie ist die Neutralisierung der proinflammatorischen und osteoklastenaktivierenden Aktivität von TNF-α.

TNF-α wurde ursprünglich als Kachexie auslösender Faktor (Cachectin) mit parasitären Infektionen in Verbindung gebracht. Trypanosomiasis bei Rindern und Kaninchen führt zum starken Gewichtsverlust. Ursache ist offensichtlich eine Suppression der Lipoproteinlipase, was zu einem Anstieg von Triglyceriden führt. Weitere Kachexie auslösende Effekte von TNF-α sind eine Suppression lipogener Enzyme, eine Depletion intrazellulärer Glykogenvorräte und ein Verbrauch von Proteinreserven. Die katabole Wirkung von TNF-α führt zwar kurzfristig zu einer nützlichen Energiemobilisation, langfristig ist jedoch eine Kachexie die Folge. Derartige pathogene TNF-α-Eigenschaften spielen nicht nur bei chronischen Infektionen, sondern auch bei Tumoren eine Rolle.

■ Tumornekrosefaktor-β (Lymphotoxin)

In Kulturüberständen mitogenaktivierter Lymphozyten konnte schon früh ein tumorzytotoxischer Faktor nachgewiesen werden, der den Namen Lymphotoxin erhielt. Durch Reindarstellung des Faktors aus lymphoblastoiden Zellen konnte gezeigt werden, daß Lymphotoxin eine ähnliche biologische Wirkung wie TNF-α aufweist. Lymphotoxin wird heute meist als TNF-β bezeichnet.

TNF-β hat in der SDS-Gelelektrophorese ein Molekulargewicht von 25 kDa. Einer zweiten Form von 20 kDa fehlen 23 Aminosäuren am NH_2-terminalen Ende; beide Formen haben aber die gleiche spezifische Aktivität. Das humane TNF-β-Gen kodiert ein Protein von 205 Aminosäuren, von denen 34 Aminosäuren eine Signalsequenz darstellen. Das natürliche Protein besteht aus 171 Aminosäuren und ist N-glykosyliert. TNF-α und TNF-β zeigen als Proteine 36% Homologie. Die Aminosäureregionen 48-64 und 119-133 sind in besonders hohem Grad bei TNF-α und TNF-β konserviert, was auf ihre funktionelle Bedeutung hinweist.

Das humane TNF-β-Gen liegt auf Chromosom 6 etwa 1200 Basenpaare vom TNF-α-Gen entfernt. Beide Gene sind nahe den Loci des MHC-Komplexes lokalisiert, und zwar zentromerisch von HLA-DP.

TNF-β wird durch andere Stimuli als TNF-α induziert. Die reifen TNF-α und TNF-β haben im wesentlichen die gleiche biologische Aktivität, da beide Zytokine an den gleichen Rezeptor binden.

■ Interferone

■ Historisches und biochemische Eigenschaften

1957 entdeckten Isaacs und Lindenmann einen löslichen Faktor, der aus virusinfiziertem Gewebe freigesetzt wurde und mit der Virusreplikation im nichtinfizierten Gewebe „interferierte". Später stellte sich heraus, daß das sog. Interferon aus mehreren Proteinen mit antiviralen Wirkungen besteht.

Es werden drei Interferonarten unterschieden: IFN-α wird von Leukozyten gebildet und hat Molmassen von 19–26 kDa. IFN-β wird hauptsächlich von Fibroblasten produziert. Beide werden durch Virus- oder durch doppelsträngige RNA induziert und werden als Typ-I-Interferone zusammengefaßt. IFN-α besteht aus mindestens 23 antigenverwandten Polypeptiden, die ein gemeinsames, konserviertes Sequenzstück besitzen und die klassische Säurestabilität bei pH 2,0 aufweisen. Zwei Disulfidbrücken sind in dem Molekül ausgebildet, wovon die Brücke zwischen den Aminosäuren 29 und 138 für die biologische Aktivität wichtig ist.

Die eng nebeneinander liegenden IFN-α-Gene wurden auf dem Chromosom 9 lokalisiert. Entsprechend ihrer Struktur werden zwei verschiedene Typen von IFN-α-Genen unterschieden, die als Klasse 1 und 2 bezeichnet werden und für Proteine mit einer Länge von 156–166 bzw. 172 Aminosäuren kodieren.

IFN-β ist ein etwa 20 kDa großes Glykoprotein von 166 Aminosäuren und enthält ebenfalls eine für seine biologische Aktivität essentielle Disulfidbrücke. Auf der DNA-Ebene besteht eine ca. 30%ige Homologie mit IFN-α. Auch das IFN-β-Gen wurde auf dem Chromosom 9 lokalisiert. Es liegt in der Nähe der IFN-α-Gen-Cluster. Bemerkenswert ist, daß die IFN-α-Gene und das IFN-β-Gen keine Intronsequenzen enthalten.

IFN-γ, früher auch als Typ-II oder Immuninterferon bezeichnet, wird nach Aktivierung von T-Lymphozyten und NK-Zellen durch Antigene, Mitogene bzw. Zytokine wie IL-2 gebildet. Sowohl CD4-positive als auch CD8-positive T-Zellen produzieren IFN-γ. Das Protein wird als Vorläufermolekül von 166 Aminosäuren synthetisiert, von dem eine Signalsequenz von 23 Aminosäuren abgespalten wird. Das Protein existiert in zwei biologisch aktiven Formen von 20 bzw. 25 kDa, die sich in ihrer Glykosylierung voneinander unterscheiden. Es bildet Dimere oder Tetramere. IFN-γ hat keine Homologien mit IFN-α und -β. Es ist im Gegensatz zu den beiden anderen Interferonen bei pH 2,0 labil. Das Gen für IFN-γ wurde auf dem Chromosom 12 lokalisiert.

Der übliche Test zum Nachweis von Interferonen ist die Bestimmung der antiviralen Aktivität entweder gegen virusproduzierende Zellen (Plaquereduktion) oder die Hemmung des zytopathischen Effekts von Viren an kultivierten Zellinien. Die spezifische Aktivität aller Interferone ist sehr hoch und liegt für IFN-α und IFN-β in der Größenordnung von 10^9 Einheiten/mg Protein. (Eine Einheit ist diejenige Menge an Interferon, die unter standardisierten Bedingungen die Virusvermehrung um 50% reduziert.) Die Testsysteme sind jedoch zeitaufwendig, störanfällig und ungenau, obwohl es Referenzstandards für Interferone gibt. Neuerdings wurden enzymgebundene Immunoassays entwickelt, mit denen Interferone spezifisch bestimmt werden können.

■ Biologische Wirkungen

Interferone haben vielfältige spezifische Wirkungen, die als antiviral, antiproliferativ und immunmodulierend zusammengefaßt werden können. Sie induzieren die Bildung zahlreicher zellulärer Proteine und verändern den Stoffwechsel der Zellen.

Interferone hemmen die Vermehrung fast aller Viren. Es sind verschiedene Mechanismen aufgedeckt worden. Beim Herpes-simplex-Virus wirkt Interferon auf die Synthese früher viral kodierter Proteine des Virus, auf die sog. β-Proteine. Beim SV-40-Virus liegt die Wirkung vor der Transkription. Retroviren werden auf der Ebene des „virus budding", d. h. des Ausschleusens neugebildeter Virionen, beeinflußt. Bei Infektion mit lytischen RNA-Viren werden die zellulären Enzyme 2', 5'-Oligoadenylatsynthetase und dsRNA-abhängige Proteinkinase gebildet. Diese Proteinkinase inaktiviert ihrerseits den für die Proteinbiosynthese wichtigen eukaryontischen Initiationsfaktor eIF-2 und verhindert so die Synthese neuer viraler Proteine. Syntheseprodukte der 2', 5',-Oligoadenylatsynthetase aktivieren Endonukleasen, welche virale mRNA degradieren, wodurch die Virusvermehrung gehemmt wird.

Interferone hemmen das Wachstum hämopoetischer Progenitorzellen, von Fibroblasten und T- und B-Lymphozyten. Sie können auch die Differenzierung von Zellen einleiten, wie z. B. die Differenzierung von Makrophagen aus der Promyelozytenlinie HL-60. Interferone beeinflussen die Expression von Onkogenen, was mit einer Umwandlung in einen weniger malignen Phänotyp einhergehen kann. Neben der antiviralen Aktivität hat sich die immunmodulatorische Wirkung von Interferonen als besonders bedeutsam herausgestellt. Das betrifft vor allem das T-Lymphozyten-Produkt IFN-γ. Dieses steigert die Phagozytose und Bakterizidie von Monozyten und Makrophagen, ebenso ihre akzessorische Funktion als antigenpräsentierende Zellen.

Letztere Funktion ist eng verbunden mit der verstärkten Expression von Histokompatibilitätsantigenen der Klassen II und I. Die verstärkte Ausbildung von Rezeptoren für IgG ist wichtig für die Phagozytose von Bakterien, die Aufnahme von Immunkomplexen und die antikörperabhängige zellvermittelte Zytotoxizität. IFN-β erhöht die Synthese und Expression des niedrigaffinen Rezeptors für IgE (CD23). Sehr detailliert wurde inzwischen die IFN-γ-abhängige Aktivierung von Makrophagen zur Zytotoxizität untersucht. IFN-γ ist das erste, sog. „Priming"-Signal aus Lymphozyten, das Makrophagen empfänglich macht für zweite, sog. „Trigger"-Signale wie LPS aus Bakterien oder TNF-α und IL-1. Dieses Zweistufensystem der Makrophagenaktivierung ist eines der wirkungsvollsten Effektorsysteme der Immunantwort und erzielt kurzfristig (für 10–15 Stunden) in Makrophagen einen extrem hohen Anstieg der Abwehrfunktion. IFN-γ hemmt das durch IL-4 induzierte Wachstum von B-Lymphozyten und erweist sich damit als von T_H1-Lymphozyten produziertes Zytokin als Antagonist für die durch T_H2-Lymphozyten gesteuerte IgG_1- und IgE-Synthese. Die pleiotrope Wirkung von IFN-γ beruht auf der Tatsache, daß viele Gene in ihrer Promotorregion „IFN-γ-stimulated response elements (ISRE)" enthalten, die als Bindungsstellen für Transkriptionsfaktoren fungieren.

Auch die NK-Zellen werden in ihrer zytotoxischen Funktion durch Interferone gesteigert. Verschiedene Mechanismen scheinen diesem Phänomen zugrunde zu liegen:

- vermehrte Expression von Erkennungsstrukturen auf NK-Zellen,
- verstärkte Stoffwechselaktivität und Bildung zytolytischer Faktoren, u. a. von TNF-α.

Interferone können, abhängig von der Dosis und der zeitlichen Folge von Antigen- und Interferongabe, zelluläre oder humorale Immunfunktionen unterdrücken oder steigern. Eine Gabe von Interferon vor der Sensibilisierung mit Antigen unterdrückt die Immunreaktion, während nach der Antigengabe die Reaktion gesteigert wird. IFN-γ spielt eine wichtige Rolle bei der Entstehung zytotoxischer T-Lymphozyten. Dabei steigert IFN-γ die Expression der Histokompatibilitätsantigene der Klassen II und I und reguliert damit die Funktion der Helfer-T-Zellen und der Klasse-I-Antigen erkennenden zytotoxischen T-Zellen.

■ Interferonrezeptoren

IFN-α und IFN-β binden an gemeinsame, auf vielen Zellen vorhandene Rezeptoren mit einer hohen Affinität (Kd von 10^{-10}–10^{-11} mol/l). Ein weiterer Rezeptor auf B-Lymphozyten ist identisch mit dem Rezeptor für das Komplementfragment C3d (CD21). Dieser Rezeptor bindet auch das Epstein-Barr-Virus. Nach Bindung von Interferon an den Rezeptor erfolgt, wie bei den meisten Polypeptidhormonen, eine Clusterbildung der Komplexe in „coated pits", eine intrazelluläre Aufnahme durch Endozytose. Zellen, die Interferon aufgenommen haben, haben auf ihrer Oberfläche weniger Rezeptoren, eine ligandeninduzierte Abwärtsregulierung, wie sie für Polypeptidhormone typisch ist. Die molekularen Ereignisse, die an einer Signalübertragung in das Zellinnere beteiligt sind, sind weitgehend unbekannt. Wahrscheinlich sind Metaboliten der Arachidonsäure beteiligt, da diese nach der Rezeptorbindung rasch hydrolysiert werden.

■ Klinische Bedeutung

Interferone sind normalerweise im Gewebe oder im Serum nicht nachweisbar, werden aber im Verlauf einer Virusinfektion rasch gebildet. Bei Patienten mit Autoimmunkrankheiten, wie z. B. systemischem Lupus erythematodes, wird Interferon im Serum, und zwar ein säurelabiles IFN-α, gefunden. Der günstige Effekt von Interferonen bei Virusinfektion ist sicher Folge der direkten antiviralen Aktivität, kann aber teilweise auf ihrer fiebererzeugenden und damit die Virusreplikation hemmenden Wirkung beruhen. Die Antitumorwirkung der Interferone beruht sowohl auf ihrer antiproliferativen als auch auf ihrer leukozytenaktivierenden Eigenschaft. Auf speziellere therapeutische Anwendungen von Interferonen wird im Kap. „Immunpharmakologie" eingegangen.

■ Makrophagenaktivierender Faktor (MAF)

Bereits im Jahre 1969 wurde dieses Zytokin als Produkt antigenstimulierter Lymphozyten beschrieben. Die rein funktionelle Bezeichnung MAF sollte andeuten, daß es Makrophagen zur erhöhten Toxizität gegen intrazellulär wachsende Bakterien (wie Listerien, Mykobakterien u. a.) und Tumorzellen aktiviert. Auf dem seinerzeit erbrachten Nachweis von MAF basiert das noch heute gültige Konzept, daß immunologisch spezifische, also antigenstimulierte Lymphozyten lösliche Produkte sezernieren können, die als immunologisch unspezifische Effektormoleküle Zellen wie Makrophagen aktivieren.

MAF ist auf molekularer Ebene kein einheitliches Produkt. Hinter der MAF-Aktivität verbergen sich nach neueren Untersuchungen folgende gut definierte Zytokine:

- IFN-γ, das aber zur vollen Expression der MAF-Aktivität noch eines zweiten Signals wie LPS oder einer Kombination von IL-1 und TNF-α bedarf;
- Kolonien stimulierende Faktoren wie GM-CSF und M-CSF;
- IL-2, das auch Makrophagen aktivieren kann;
- IL-1 und TNF-α, die zumindest einige MAF-Charakteristika aufweisen.

Zur Zeit ist es noch unklar, ob es weitere Zytokine mit MAF-Eigenschaften gibt.

Migrationsinhibitionsfaktor (MIF)

Dieses Zytokin wurde als erstes Lymphokin bereits im Jahre 1966 beschrieben. Es inhibiert die Migration von Monozyten/Makrophagen in vitro, was meist als reduzierte Auswanderung dieser Zellen aus Glaskapillaren gemessen wird. Obwohl die Entdeckung von MIF die Zytokinforschung initiierte, wurden erst vor einigen Jahren das Gen und das Protein genau charakterisiert. MIF ist ein 12,5-kDa-Protein, das zwei mögliche Glykosylierungsstellen enthält. Die dreidimensionale Struktur enthält einen hohen Anteil an β-Faltblättern und α-Helixstrukturen. Ursprünglich wurde MIF als ein reines T-Zell-Produkt angesehen, das Makrophagen aktiviert und damit das Weiterwandern inhibiert. Die Ergebnisse der letzten 3 Jahre zeigen jedoch, daß MIF in einer Vielzahl von Zellen konstitutiv gespeichert oder nach Stimulation de novo gebildet wird. Dazu gehören die T_H2-Zellen der CD4-positiven Lymphozyten, weiterhin Monozyten und Makrophagen, Zellen der Leber und des Hypophysenvorderlappens.

MIF gehört in die Gruppe der proinflammatorischen Zytokine. Bei gramnegativer Sepsis spielt er eine zentrale Rolle, denn Antikörper gegen MIF können den letalen Ausgang einer Endotoxinämie verhindern. MIF ist in der Lage, TNF-α und NO in Makrophagen zu generieren. Es ist ein Zytokin, das sowohl von Makrophagen produziert wird als auch auf diese Zellen wirkt. Von speziellem Interesse ist der einmalige Befund, daß MIF bei Streß vom Hypophysenvorderlappen zusammen mit ACTH freigesetzt wird und in der Peripherie als physiologischer Gegenspieler von Glucocorticoiden auftritt. Dabei kann MIF die immunsuppressive Wirkung von Glucocorticoiden aufheben, und als Besonderheit ist noch hervorzuheben, daß Glucocorticoide selbst in einem Konzentrationsbereich von 10^{-12}–10^{-10} mol/l die MIF-Produktion in Makrophagen stimulieren. Mit diesen Befunden wird dem Tandem MIF-Glucocorticoide eine zentrale Stellung im Entzündungsgeschehen zugewiesen, denn je nach dem Überwiegen des einen oder anderen Faktors werden sich pro- oder antiinflammatorische Effekte ergeben.

Transformierende Wachstumsfaktoren

Transformierende Wachstumsfaktoren wurden ursprünglich als Produkte muriner virustransformierter Zellen beschrieben, die das Wachstum bestimmter Zellen in Agar unterstützen.

Humaner TGF-α wird von zahlreichen Zellen wie z. B. Makrophagen, Keratinozyten, Hepatozyten und Thrombozyten gebildet. Auch einige Tumoren bilden TGF-α. Das Protein wird durch proteolytische Spaltung eines Transmembranvorläuferproteins gebildet. TGF-α weist eine starke Homologie mit dem epidermalen Wachstumsfaktor (EGF) auf. Mit TGF-β ist er nicht verwandt. TGF-α stimuliert die Angiogenese und damit auch die Gefäßneubildung von Tumoren. Der Faktor ist beim Knochenumbau beteiligt und steuert die Entwicklung der Epidermis. Er bindet an den gleichen Rezeptor wie der EGF.

TGF-β wird von Thrombozyten und – in verschiedenen Isoformen – von Lymphozyten, Makrophagen, Keratinozyten und Endothelzellen gebildet. Der Faktor kann in biologisch inaktiver Form in Komplexen mit Proteoglykanen der extrazellulären Matrix gespeichert werden. TGF-β existiert in fünf Isoformen (TGF-$β_1$–$β_5$). Die überwiegende Isoform ist das TGF-$β_1$. Die biologisch aktive Form aller Isoformen ist ein Homodimer von 25 kDa, das durch Disulfidbrücken verknüpft ist und unter reduzierenden Bedingungen in zwei identische Ketten von 112 Aminosäuren zerfällt. Die Isoformen entstehen in der Zelle durch proteolytische Spaltung längerer Vorläufermoleküle, wie z. B. das TGF-$β_1$ aus dem inaktiven Vorläufer von 390 Aminosäuren. In den verschiedenen Spezies sind die verschiedenen TGFs stark konserviert und weisen untereinander Sequenzhomologien von >98% auf. Die verschiedenen TGF-β-Isoformen werden von unterschiedlichen Genen kodiert, die auf unterschiedlichen Chromosomen lokalisiert sind. Das humane TGF-$β_1$-Gen findet sich auf dem Chromosom 19. TGF-β bindet mit hoher Affinität an Rezeptoren, die praktisch auf allen normalen Zellen vorkommen. Die als Typ 1 bzw. Typ 2 bezeichneten Rezeptoren haben Molekulargewichte von 65 bzw. 85 kDa. Weiterhin gibt es einen Typ-3-Rezeptor, der aus zwei Untereinheiten von je 280 kDa besteht. Ein Typ-4-Rezeptor wird ebenfalls postuliert.

TGF-β ist ein multifunktionell wirkender Faktor, der autokrin und parakrin wirksam ist und die Proliferation und Differenzierung von Zellen sowohl zu stimulieren als auch zu inhibieren vermag. TGF-β hemmt die Proliferation von Hepatozyten, embryonalen Fibroblasten, T- und B-Lymphozyten, Keratinozyten und Zellen des Bronchialepithels. Seine Schlüsselfunktion scheint in der Modifikation eines Proteins zu liegen, das für die Expression des c-myc notwendig ist, wodurch Zellen in der G_1/S-Phase des Zellzyklus arretiert werden. TGF-β ist wahrscheinlich der wesentliche natürliche Regulator der Homöostase in der Epidermis. Es findet sich in hohen Konzentrationen im Serum und ist damit verantwortlich für die proliferationshemmende Wirkung zahlreicher Seren. Viele verschiedene Zellen können TGF-β synthetisieren, und die meisten Zellen tragen hochaffine Rezeptoren für dieses Peptid. TGF-β ist auch in großer Menge in Thrombozyten vorhanden und wird aus den α-Granula der Thrombozyten bei der Blutgerinnung freigesetzt. Es ist möglich, daß unkontrolliertes Wachstum maligne entarteter Zellen aufgrund eines Verlustes von Kontrollmechanismen durch TGF-β bedingt ist.

TGF-β ist ein Antagonist von IL-2. Aktivierte T-Lymphozyten bilden sowohl IL-2 als auch TGF-β, und TGF-β dient wahrscheinlich als negatives Rückkopplungssignal, das die IL-2-Rezeptoren induzierende Aktivität von IL-2 hemmt und eine überschießende klonale Expansion von T-Zellen verhindert. Auch die IL-1-abhängige Proliferation von Lymphozyten wird durch TGF-β gehemmt. Obwohl im einzelnen noch nicht geklärt, erscheint es sicher, daß Signale, die vom TGF-β-Rezeptor ausgehen, andere Signale, die die Zellproliferation fördern, blockieren können. TGF-β induziert die Differenzierung von Bronchialepithelzellen zum squamösen Epithel und stabilisiert den differenzierten Zustand, indem er eine weitere Proliferation verhindert. Andererseits kann TGF-β auch die Differenzierung von Zellen verhindern, wie zum Beispiel die von B-Lymphozyten in immunglobulinsezernierende Plasmazellen. Es blockiert auch die Funktion von NK-Zellen.

TGF-β könnte von therapeutischer Bedeutung sein. Seine kollageninduzierende, fibrosefördernde und angiogenesestimulierende Aktivität macht ihn zum Faktor, der bei der traumatischen Gewebeverletzung oder zur Behandlung der Osteoporose eingesetzt werden könnte. Seine hemmende Wirkung auf Zellen des Immunsystems im Sinne eines natürlichen Antagonisten vieler leukozytenstimulierender Zytokine könnte seinen Einsatz als Immunsuppressivum nach sich ziehen.

■ Plättchenabhängiger Wachstumsfaktor (PDGF)

Dieses Zytokin wird hauptsächlich von Megakaryozyten synthetisiert und von den Thrombozyten in den α-Granula gespeichert. Nach Aktivierung von Plättchen wird PDGF freigesetzt. Aber auch Endothelzellen, Fibroblasten, Gliazellen und glatte Muskelzellen produzieren PDGF. Die PDGF-Isoformen verschiedener Zellen bilden Homodimere (AA, BB) oder Heterodimere (AB). Die über Disulfidbrücken verknüpften Dimere sind die biologisch aktiven Formen von 30 kDa. PDGF-B ist identisch mit dem vom Protoonkogen c-sis kodierten Protein. Die beiden PDGF-Rezeptorproteine weisen starke Homologien untereinander auf und haben Tyrosinkinaseaktivität. Das Zytokin wirkt chemotaktisch auf Fibroblasten, Monozyten und neutrophile Granulozyten und aktiviert die Arachidonsäurekaskade.

■ Leukämie-inhibierender Faktor (LIF)

Dieser Faktor, auch unter dem Namen Humaninterleukin für Da-Zellen (HILDA) beschrieben, wird von T-Lymphozyten, Monozyten und mesenchymalen Zellen sowie Tumorzellen gebildet.

LIF und Oncostatin M sind in ihrer Struktur verwandt. Ihre Gene sind auf Chromosom 22 lokalisiert. Beide binden an einen gemeinsamen Rezeptorkomplex, von dem das gp130 auch von IL-6 als gemeinsames Protein benutzt wird.

LIF hat pleiotrope Funktionen, wie die Förderung der Differenzierung IL-3-abhängiger hämopoetischer Stammzellen und die Hemmung der Lipoproteinlipase in Adipozyten, was in Mäusen zu einem charakteristischen Gewichtsverlust führt. Außerdem induziert LIF die Produktion von Akutphasenproteinen in der Leber.

■ Die Rolle von T-Helferzell-Subpopulationen in der Pathogenese immunologisch bedingter Erkrankungen

Eine Heterogenität von CD4-positiven T-Helferzellen wurde zuerst anhand von murinen T-Zell-Klonen beschrieben. Nach Aktivierung wurden sie aufgrund der Zytokine, die sie produzieren, in zwei Gruppen geteilt. Danach produzieren T_H1-Zellen die Zytokine IL-2 und IFN-γ, während T_H2-Zellen die Zytokine IL-4, IL-5 und IL-10 bilden. Dieser Befund wurde in Grundzügen auch an humanen T-Zellen bestätigt. T_H1-Zellen sind im wesentlichen an Reaktionen nach Art der Allergie vom verzögerten Typ beteiligt, während T_H2-Zellen für die Kooperation von T- mit B-Zellen bei der B-Zell-Differenzierung und Immunglobulinproduktion bei parasitären und Wurminfektionen sowie bei Allergien beteiligt sind.

In-vitro- und In-vivo-Daten deuten darauf hin, daß bei den meisten Immunreaktionen eine Balance zwischen T_H1- und T_H2-Reaktionen besteht. Das beruht auf der gegenseitigen Hemmung dieser beiden Subpopulationen untereinander. So hemmt IFN-γ, das von T_H1-Zellen produziert wird, die Proliferation von T_H2-Zellen. IL-10, das von T_H2-Zellen produziert wird, reduziert die Synthese der Zytokine von T_H1-Zellen, indem es teilweise auch auf antigenpräsentierende Zellen wirkt. IL-10 hemmt Entzündungsreaktionen, indem es die Synthese von IL-1α, IL-1β, IL-6, IL-8, TNF-α, GM-CSF, G-CSF in LPS-aktivierten Makrophagen inhibiert.

Das Konzept der Subpopulationen von T_H1- und T_H2-Zellen ermöglichte die Erklärung immunologisch bedingter Erkrankungen auf der Basis einer gegenseitigen Regulation bzw. Regulationsstörung zwischen beiden voneinander abhängigen T-Helferzell-Subpopulationen. Im Verlauf der HIV-Infektion überwiegt zunächst im frühen Stadium der Infektion die T_H1-Funktion gegenüber der T_H2-Funktion. Solange T_H1- und T_H2-Funktion im Gleichgewicht sind, besteht eine nichtproduktive Phase, die unter T-Zell-Kontrolle ist. Der Verlust der protektiven T-Zellimmunität geht einher mit einem Überwiegen der T_H2-Funktion über die T_H1-Funktion, mit Antikörperbildung gegen HIV-Genprodukte, mit B-Zell-Hypergammaglobulinämie und polyklonaler B-Zell-Aktivierung. Eine AIDS-Vakzine sollte dementsprechend eine T_H1-Immunantwort stimulieren, d. h. die zelluläre protektive Immunität.

Untersuchungen an Hautläsionen von Patienten mit verschiedenen Formen von Lepra haben ergeben, daß die Produktion von T_H1- und T_H2-Zytokinen für die klinische Form der Lepra charakteristisch ist. Die T_H1-Zytokine IL-2, IFN-γ und TNF-α werden in großer Menge in den Granulomen der tuberkuloiden Lepra gefunden, während die T_H2-Zytokine IL-4 und IL-10 in Läsionen von Patienten mit lepromatöser Lepra nachweisbar sind. Damit spiegeln die T_H1-Zytokine die Resistenz bzw. die Immunität bei der Infektion mit Mycobacterium leprae wider, während die T_H2-Lymphokine IL-4 und IL-10 Ausdruck der humoralen Immunität gegen M. leprae und der Suszeptibilität gegenüber der Infektion sind. Eine funktionelle Beziehung zwischen T_H1- und T_H2-Zellen wurde am Modell der Infektion von Mäusen mit Leishmania major gezeigt und in ihren Grundzügen auch bei der humanen Infektion mit Leishmania donovani bestätigt. Nach diesen Untersuchungen scheint es klar, daß die beiden CD4-T-Zell-Subpopulationen den Verlauf der Erkrankung modulieren, indem sie durch Zytokinbildung die Fähigkeit der Makrophagen beeinflussen, intrazelluläre Leishmanien abzutöten. T_H1-Zellen vermitteln über die IFN-γ-Produktion eine leishmanizide Kapazität der Makrophagen und damit protektive Immunität. T_H2-Zellen hemmen über die Ausschüttung von IL-4, IL-5 und IL-10 die leishmanizide Kapazität der Makrophagen, wobei IL-10 selbst hemmend auf die Funktion der T_H1-Zellen und auf die antigenpräsentierende Zellfunktion einwirkt.

Nach neueren Befunden kommen beim Menschen nur relativ wenige „reine" T_H1- und T_H2-Zellen mit dem typischen Zytokinsekretionsprofil vor. Die meisten Helferzellen scheinen Mischformen darzustellen, jedoch meist mit einem Überwiegen der einen oder anderen Helferfunktion. Inzwischen häufen sich die Hinweise, daß auch bei CD8-positiven T-Lymphozyten Subpopulationen mit einem unterschiedlichen Sekretionsmuster vorhanden sind.

■ Hämopoetin- oder Zytokinrezeptor-Superfamilie

■ Biochemische Eigenschaften und biologische Wirkungen

Eine stetig wachsende Zahl von Zelloberflächenrezeptoren für Zytokine, Hämopoetine und Hormone zeigt starke Ähnlichkeit in den Aminosäuresequenzen in den extrazellulären Domänen. Diese Rezeptoren wurden Zytokinrezeptor- oder Hämopoetinrezeptor-Superfamilie genannt. Die intrazellulären Domänen dieser Rezeptoren sind nicht Proteinkinasen, sondern sie haben eine begrenzte Region von Ähnlichkeit, was darauf hindeutet, daß sie ähnliche Mechanismen der Initiation der Signaltransduktion durch das Zytoplasma haben. Tatsächlich ist die Stimulation der Protein-Tyrosin-Phosphorylierung ein gemeinsames Ereignis nach Ligandenbindung an diese Rezeptoren. Mutationen am Rezeptor, die keine Tyrosinphosphorylierung nach sich ziehen, führen auch nicht zu Zellproliferation. Sowohl Mitglieder der Kinasen der Src-Familie wie auch der Nicht-Src-Familie sind an der Signaltransduktion beteiligt.

Mitglieder der Hämopoetinrezeptor-Familie sind die Rezeptoren für IL-2 (β- und γ-Kette), IL-3, IL-4, IL-5, IL-6, IL-7, IL-9, GM-CSF, G-CSF, GH (Wachstumshormon), PRLC (Prolactin), Erythropoetin, LIF (Leukämie inhibierender Faktor) und CNTF (ciliary neurotrophic factor) und gp130 sowie KH97/AIC2B, zwei Proteine, die sich mit mehreren Rezeptoren assoziieren können. Außerdem wurde ein Rezeptorprotein MPL identifiziert, dessen Ligand noch nicht bekannt ist, das aber aus der Fusion des Gens für das Hüllprotein des myeloproliferativen Leukämievirus der Maus und einem zellulären Gen entstanden ist.

Strukturmerkmale von Mitgliedern der Hämopoetinrezeptor-Familie sind in Abb. 4.3 dargestellt. Es sind dies:

- Konservierte Cysteine und das WSXWS-Motiv kommen jeweils in einer Domäne von etwa 100 Aminosäureresten vor.
- Die Grundeinheit kann verdoppelt sein oder ergänzt werden durch immunglobulinartige oder dem Fibronectin Typ III ähnliche Domänen.
- Der Ligand bewirkt eine Dimerisierung des Rezeptors, was in einigen Ligand-Rezeptor-Systemen, wie z. B. beim Wachstumshormon und seinem Rezeptor, zur Signalübertragung führt. Es ist bemerkenswert, daß das Wachstumshormon zwei verschiedene Bindungsstellen für den Rezeptor besitzt, seine Rezeptorproteine also kreuzvernetzen kann.

Ähnliche Informationen liegen für das Erythropoetinsystem und das LIF-System vor. Dabei sind die Funktionen verschiedener Substrukturen, wie des WSXWS-Motivs oder der immunglobulinartigen oder der dem Fibronectin Typ III ähnlichen Domänen, noch ungeklärt.

Einige Rezeptoren bestehen aus heteromeren Untereinheiten. So weisen die Rezeptoren für humanes IL-3, IL-5 und GM-CSF unterschiedliche, niedrigaffine Rezeptoren (α-Ketten) und eine gemeinsame, KH97 genannte β-Kette auf. In Gegenwart von α-Kette, β-Kette und Ligand kommt es zu hochaffiner Bindung und damit zur Signaltransduktion. Gleichzeitig bedeutet dies, daß alle drei Liganden über Kreuzkompetition um die verfügbaren β-Ketten interagieren können. Ein weiteres Protein, gp130, ist die gemeinsame Untereinheit für die Rezeptoren für IL-6, LIF, Oncostatin M und CNTF. Gp130 allein bindet nicht IL-6, hat aber eine hohe Affinität für IL-6, das an Membran- oder lösliche Rezeptoren gebunden ist, und ist für die Signaltransduktion notwendig. Ein weiteres multimeres Rezeptorsystem stellt der IL-2-Rezeptor dar. Seine α-Kette (p55) gehört nicht zur Hämopoetinrezeptor-Familie und bindet IL-2 mit niedriger Affinität. Die β-Kette des IL-2-Rezeptors p75, die auch gleichzeitig die β-Kette des IL-15-Rezeptors darstellt, ist ein Mitglied der Hämopoetinrezeptor-Familie. Sie bindet in Assoziation mit der α-Kette oder der γ-Kette, ebenfalls einem HP-Protein, den Liganden IL-2 mit mittlerer Affinität. Der Komplex von α-, β- und γ-Kette bindet IL-2 mit hoher Affinität und führt zur Signaltransduktion. Die γ-Kette ist den Rezeptoren für IL-2, IL-4, IL-7, IL-9 und IL-15 gemeinsam und nimmt deswegen eine zentrale Stellung ein (γc-Kette, c = „common"). Nach neueren Untersuchungen dient sie als Triggerstruktur für die Bereitstellung der Janustyrosinkinase 3 (Jak 3), während das spezifische Signal über die jeweilige spezifische Kette des Rezeptors erfolgt. Patienten mit einer mutierten IL-2-Rezeptor-γ-Kette haben einen schweren kombinierten Immundefekt, der an das X-Chromosom gekoppelt ist. Die Bedeutung solcher heteromerer oder multimerer Rezeptorkomplexe könnte darin liegen, daß ein für verschiedene Liganden gemeinsames Rezeptorprotein von einem Liganden „verbraucht" wird und damit für einen zweiten Liganden nicht zur Verfügung steht oder daß ein Zytokin verschiedene Rezeptorkomplexe benutzt, um verschiedene Signale in Zellen zu induzieren.

Über die meisten Rezeptoren wird nach Bindung des Liganden eine Tyrosinphosphorylierung eingeleitet. Dies geschieht über die Aktivierung assoziierter Tyrosinkinasen, da die meisten Rezeptoren nicht über zytoplasmatische Tyrosinkinasedomänen verfügen. So interagiert die IL-2-Rezeptor-β-Kette u. a. mit p56 Ick, einer Tyrosinkinase der Src-Familie. Welche weiteren Proteine tyrosinphosphoryliert werden, ist zur Zeit Gegenstand intensiver Untersuchungen.

■ Isoformen von Hämopoetinrezeptoren

Für einige Rezeptoren, wie z. B. die Rezeptoren für GM-CSF und G-CSF, wurde gezeigt, daß ihre unterschiedlichen extrazellulären Domänen durch alternatives Spleißen der mRNA entstehen. Die Bedeutung dieser Heterogenität der Rezeptoren ist weitgehend unbekannt.

■ Lösliche Rezeptoren

Durch alternatives Spleißen entstehen sezernierte Formen von Rezeptorproteinen, d. h. Formen, denen die zytoplasmatischen und transmembranen Anteile fehlen. Dies wurde für die Rezeptoren von IL-4, IL-5, IL-7, IL-9, GM-CSF, G-CSF u. a. gezeigt. Andererseits können lösliche Rezeptoren durch Proteolyse von Zelloberflächenrezeptoren entstehen, wie dies bei dem Rezeptor für Wachstumshormon gezeigt wurde. Die Funktion löslicher Rezeptoren könnte die Inaktivierung der biologischen Aktivität der Zytokine sein; andererseits könnten lösliche Rezeptoren als Transportproteine für Zytokine dienen oder Zytokine vor dem Abbau durch Proteolyse schützen. Wie bereits erwähnt, bindet löslicher IL-6-Rezeptor den Liganden IL-6. Dieser Komplex kann an zelloberflächenexprimiertes gp130 binden und die Signaltransduktion in der Zielzelle auslösen. Ein weiteres Beispiel für die agonistische Rolle eines löslichen Rezeptors ist der Rezeptorkomplex von IL-12. Ein nicht membranverankertes Protein p40, das mit einem p35 über Disulfidbrücken verbunden ist, bindet den Liganden IL-12, und dieser Komplex bindet an ein membranständiges 110-kDa-Rezeptorprotein, was zur Signalübertragung führt.

■ Die „Zytokinkaskade", ein Netzwerk?

Die Zahl der Polypeptide, die das Wachstum, die Differenzierung und die Funktion von Zellen regulieren, ist in den letzten Jahren ständig gewachsen und wird noch weiter zunehmen. Für die meisten Zytokine muß man annehmen, daß sie sowohl autokrin, d. h. auf die Produzentenzellen, als auch parakrin, d. h. auf Zellen in ihrer Umgebung einwirken. Für eine endokrine Wirkung gibt es wenig Anhalt. Möglicherweise trifft das auf IL-1, IL-6 und TNF-α zu, die im Plasma auftreten können und bei körperlicher Tätigkeit ansteigen.

In Tab. 4.5 sind die zytokinproduzierenden Zellen und die Zielzellen der Zytokine zusammengefaßt.

Der Nachweis von Zytokinen in der Gewebekultur erlaubt nur mit Einschränkung Schlüsse auf deren Funktion in vivo. Untersuchungen mit der Technik der In-situ-Hybridisierung zeigen, daß zwar Zytokin-Gene transkribiert werden und mRNA gebildet wird, aber damit ist nicht notwendigerweise eine Produktion des biologisch aktiven Produkts verbunden. So ist bekannt, daß Substanzen wie PGE_2 auf der Ebene der Translation die Zytokinproduktion hemmen. Auch kann es in Zellen zur Bildung eines biologisch inaktiven Vorläufermoleküls kommen; das weitere „Processing" zum aktiven Mediator kann aber ausbleiben. Schließlich kann das Polypeptid intrazellulär und membranassoziiert vorkommen, und eine Sekretion oder Freisetzung des Mediators kann ausbleiben. Ob das freigesetzte Zytokin von den Zielzellen aufgenommen wird, hängt letztlich von Zahl und Funktionsfähigkeit der Rezeptoren ab.

In Abb. 4.4 ist versucht worden, die bekannten Zytokininteraktionen zusammenzufassen.

- IL-1 ist ein wesentlicher Zytokininduktor.
- IFN-γ ist ein Mediator, der mit vielen anderen Mediatoren zusammen synergistisch wirkt.
- Hämopoetische Wachstumsfaktoren (SCF, IL-3, GM-CSF, G-CSF, M-CSF) wirken nicht nur auf Wachstum und Differenzierung der entsprechenden Vorläuferzellen, sondern aktivieren auch die Funktionen reifer Endzellen.
- TGF-β nimmt eine zentrale Stellung als Inhibitor von Zytokinen ein.
- IL-10 und IL-4 sind Antagonisten von IFN-γ.

Zur Zeit sind wir noch weit davon entfernt, die komplexe Steuerung der Induktion, Funktion und Regulation von Zellsystemen zu erkennen. Es ist aber zu erwarten, daß durch die Entwicklung neuer Techniken und Nachweissysteme neue Erkenntnisse über die physiologischen und pathophysiologischen Zusammenhänge erbracht werden.

Tabelle 4.5 Zytokine: produzierende Zellen und Zielzellen

Zytokine	Produzierende Zellen	Zielzellen
IL-1α und β	Makrophagen, Endothelzellen, große granuläre Lymphozyten, B-Zellen, Fibroblasten, Epithelzellen, Astrozyten, Keratinozyten	Thymozyten, Neutrophile, Hepatozyten, Chondrozyten, Synovialzellen, Muskelzellen, Epithelzellen, Endothelzellen, Epidermiszellen, Osteozyten, Makrophagen, T-Zellen, B-Zellen, Fibroblasten, Stromazellen des Knochenmarks, Nervenzellen des Hypothalamus
IL-2	T-Zellen	T-Zellen, B-Zellen, Makrophagen, NK-Zellen
IL-3	T-Zellen	multipotente Stammzellen, Mastzellen
IL-4	T-Zellen	T-Zellen, Mastzellen, B-Zellen, Makrophagen, hämatopoetische Vorläuferzellen
IL-5	T-Zellen (Maus)	Eosinophile, B-Zellen (Maus)
IL-6	Fibroblasten, T-Zellen, Monozyten, Endothelzellen	B-Zellen, Thymozyten, B-Zell-Hybridome (Maus), Hepatozyten, CFU-GM (Maus)
IL-7	Stromazellen des Knochenmarks	Pro-B-Zellen, Prä-B-Zellen
IL-8	Monozyten, Fibroblasten, Endothelzellen, glatte Muskelzellen	Granulozyten, T-Zellen
IL-9	T-Zellen	Mastzellinien, erythropoetische Vorläuferzellen, T-Zellen
IL-10	T-Zellen	T-Zellen, Makrophagen
IL-11	Stromazellen des Knochenmarks	Megakaryozyten
IL-12	Makrophagen	T-Zellen, NK-Zellen
IL-13	T-Zellen	Monozyten, B-Zellen, NK-Zellen
IL-14	T Zellen, B-Zellen	B-Zellen, B-Lymphomzellen
IL-15	Monozyten/Makrophagen, Epithel-, Muskel- und Plazentazellen	T-Lymphozyten, NK-Zellen, B-Zellen
IL-16	CD8-positive T-Zellen	CD4-positive T-Zellen, Monozyten?
IL-17	CD4-positive T-Zellen	Fibroblasten, T-Zellen
SCF	Stromazellen des Knochenmarks, Fibroblasten	Stammzellen, Prä-B-Zellen, Mastzellen
GM-CSF	T-Zellen, Endothelzellen, Fibroblasten, Makrophagen	multipotente Stammzellen (CFU-GEMM), Makrophagen, Neutrophile
M-CSF	Fibroblasten, Monozyten, Endothelzellen	multipotente Stammzellen (CFU-GM), Makrophagen
G-CSF	Makrophagen, Fibroblasten	multipotente Stammzellen (CFU-GM), Neutrophile
TNF-α	Makrophagen, T-Zellen, Thymozyten, B-Zellen, NK-Zellen	Tumorzellen, transformierte Zellinien, Fibroblasten, Makrophagen, Osteoklasten, Neutrophile, Adipozyten, Eosinophile, Endothelzellen, Chondrozyten, Hepatozyten, NK-Zellen, LAK-Zellen
TNF-β	T-Zellen	Tumorzellen, transformierte Zellinien, Makrophagen, Neutrophile, Osteoklasten
IFN-α	Leukozyten	virusinfizierte Zellen, Makrophagen, NK-Zellen, T-Zellen, B-Zellen
IFN-β	Fibroblasten, Leukozyten	virusinfizierte Zellen, Makrophagen, NK-Zellen, T-Zellen, B-Zellen
IFN-γ	T-Zellen, NK-Zellen	Makrophagen, T-Zellen, B-Zellen, NK-Zellen
TGF	viele Zellen	viele Zellen
PDGF	Megakaryozyten, Thrombozyten, Endothelzellen, Fibroblasten, Gliazellen	Fibroblasten, Monozyten, Granulozyten
LIF	T-Lymphozyten, Monozyten, mesenchymale Zellen	Stammzellen, Adipozyten, Hepatozyten
MIF	Monozyten/Makrophagen, T-Zellen	Makrophagen, T-Zellen

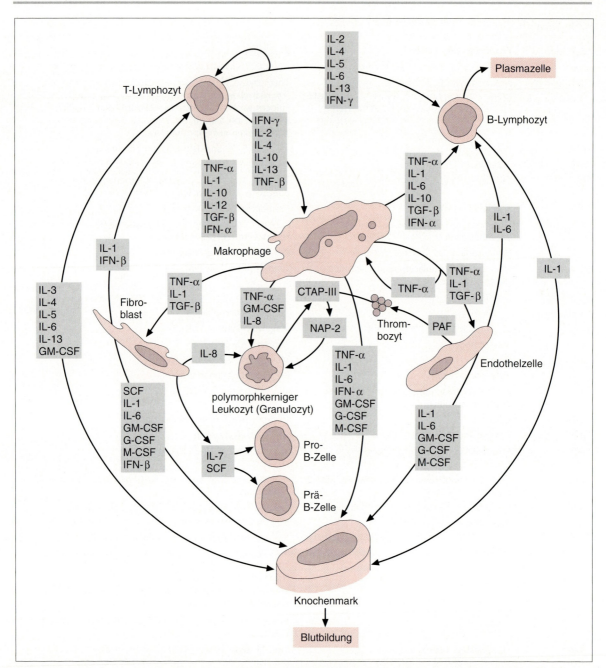

Abb. 4.4 Zytokine: produzierende Zellen und Zielzellen. IL-1 ist ein wesentlicher Zytokininduktor. IFN-γ ist ein Mediator, der mit anderen Zytokinen synergistisch wirkt. IL-3, GM-CSF, G-CSF, M-CSF wirken auf die entsprechenden Vorläuferzellen und steigern die Funktionen reifer Endzellen. TGF-β ist ein zentraler Inhibitor. IL-10 und IL-13 hemmen die Produktion proinflammatorischer Zytokine wie IL-1, IL-6 und TNF-α. CTAP-III = Bindegewebeaktivierendes Protein III, ein Vorläufermolekül des NAP-2 (Neutrophile aktivierendes Peptid 2); PAF = plättchenaktivierender Faktor.

Literatur

1 Arnoldi, J., J. Gerdes, H.-D. Flad: Immunohistological assessment of cytokine production of infiltrating cells in various forms of leprosy. Amer. J. Pathol. 137 (1990) 749–753
2 Baggiolini, M., B. Dewald, B. Moser: Interleukin-8 and related chemotactic cytokines – CXC and CC chemokines. Advanc. Immunol. 55 (1994) 97–179
3 Beutler, B., A. Cerami: The biology of cachectin/TNF: a primary mediator of the host response. Ann. Rev. Immunol. 7 (1989) 625–655
4 Brandt, E., H.-D. Flad: Structure and function of platet-derived cytokines of the β-thromboglobulin/interleukin 8 family. Platelets 3 (1992) 295–305
5 Calandra, T., J. Bernhagen, C. N. Metz, L. A. Spiegel, M. Bacher, T. Donnelly, A. Cerami, R. Bucala: MIF as a glucocorticoid-induced modulator of cytokine production. Nature 377 (1995) 68–71
6 Cosman, D.: The hematopoietin receptor superfamily. Cytokine 5 (1993) 95–106
7 Cruikshank, W. W., D. M. Center, N. Nisar, M. Wu, B. Natke, A. C. Theodore, H. Kornfeld: Molecular and functional analysis of a lymphocyte chemoattractant factor: association of biologic function with CD4 expression. Proc. nat. Acad. Sci. 91 (1994) 5109–5113
8 De Kossodo, S., G. E. Grau, T. Daneva, P. Pointaire, I. Tossati, C. Ody, J. Zapf, P.-F. Piguet, R. C. Gaillard, P. Vassalli: Tumor necrosis factor alpha is involved in mouse growth and lymphoid tissue development. J. exp. Med. 176 (1992) 1259–1264
9 Dinarello, C. A: Biological basis for interleukin 1 in disease. Blood 87 (1996) 2095–2147
10 Flad, H.-D., H. Loppnow, E. Th. Rietschel, A. J. Ulmer: Agonists and antagonists for lipopolysaccharide-induced cytokines. Immunobiology 187 (1993) 303–316
11 Gemsa, D.: Generation, biology, and assay of efferent lymphokines. In Bray, M. A., J. Morley: The Pharmacology of Lymphocytes. Handbook of Experimental Pharmacology, vol. 85, Springer, Berlin 1988 (pp. 291–318)
12 Heinrich, P. C., J. V. Castell, T. Andus: Interleukin 6 and the acute phase response. Biochem. J. 265 (1990) 621–636
13 Henney, C. S.: Interleukin 7: effects on early events in lymphopoiesis. Immunol. Today 10 (1989) 170–173
14 Hirano, T., S. Akira, T. Taga, T. Kishimoto: Biological and clinical aspects of interleukin 6. Immunol. Today 11 (1990) 443–449
15 Kelvin, D. J., D. F. Michiel, J. A. Johnston, A. R. Lloyd, H. Sprenger, J. J. Oppenheim, J.-M. Wang: Chemokines and serpentines: the molecular biology of chemokine receptors. J. Leukocyte Biol. 54 (1993) 604–612
16 Manetti, R., P. Parronchi, M. G. Giudizi, M. P. Piccinni, E. Maggi, G. Trinchieri, S. Romagnani: Natural killer cell stimulatory factor (interleukin 12 [IL-12]) induces T helper type 1 (Th1)-specific immune responses and inhibits the development of IL-4-producing Th cells. J. exp. Med. 177 (1993) 1199–1204
17 Minami, Y., T. Kono, R. Miyazaki, T. Taniguchi: The IL-2 receptor complex: its structure, function and target genes. Ann. Rev. Immunol. 11 (1993) 245–267
18 Moore, K. W., A. O'Garra, R. de Waal Malefyt, P. Vieira, T. R. Mossmann: Interleukin-10. Ann. Rev. Immunol. 11 (1993) 165–190
19 Moore, M. A. S.: The clinical use of colony stimulating factors. Ann. Rev. Immunol. 9 (1991) 159–191
20 Mossmann, T. R., K. W. Moore: The role of IL-10 in cross-regulation of Th1 and Th2 responses. Immunol. Today 12 (1991) 49–53
21 Noguchi, M. H., Yi, H. M. Rosenblatt, A. P. Filipovich, S. Andelstein, W. S. Modi, O. W. McBride, W. J. Leonard: Interleukin 2 receptor γ chain mutation results in x-linked severe combined immunodeficiency in humans. Cell 73 (1993) 147–157
22 Paul, S. R., F. Bennett, J. A. Calvetti, K. Kalleher, C. R. Wood, R. M. O'Hara, jr., A. C. Leary, B. Sibley, S. C. Clark, D. A. Williams, Y.-C. Yang: Molecular cloning of a cDNA encoding interleukin-11, a stromal cell-derived lymphopoietic and hematopoietic cytokine. Proc. nat. Acad. Sci. 87 (1990) 7512–7516
23 Paul, W. E.: Interleukin 4: a prototypic immunoregulatory lymphokine. Blood 77 (1991) 1859–1870
24 Pestka, S., J. A. Langer, K. C. Zoon, C. E. Samuel: Interferons and their actions. Ann. Rev. Biochem. 56 (1987) 727–777
25 Petersen, F., H.-D. Flad, E. Brandt: Neutrophil-activating peptides NAP-2 and IL-8 bind to the same sites on neutrophils but interact in different ways. Discrepancies in binding affinities, receptor densities and biologic effects. J. Immunol. 152 (1994) 2467–2478
26 Romagnani, S.: Induction of Th1 and Th2 responses: a key role for the „natural" immune response? Immunol. Today 13 (1992) 379–381
27 Schall, T. J., K. B. Bacon: Chemokines, leukocyte trafficking, and inflammation. Curr. Opin. Immunol. 6 (1994) 865–873
28 Weiser, W. Y., P. A. Temple, J. S. Witek-Giannotti, H. G. Remold, S. C. Clark, J. R. David: Molecular cloning of a cDNA encoding a human macrophage migration inhibitory factor. Proc. nat. Acad. Sci. 86 (1989) 7522–7526
29 Yao, Z., S. L. Painter, W. C. Fanslow, D. Ulrich, B. M. Macduff, M. K. Spriggs, R. J. Armitage: Human IL-17: a novel cytokine derived from T cells. J. Immunol. 155 (1995) 5483–5486
30 Yokota, T., N. Arai, J. de Vries, H. Spits, J. Bancherau, A. Zlotnik, D. Rennick, M. Howard, Y. Takebe, S. Miyatake, F. Lee, K.-I. Arai: Molecular biology of interleukin 4 and interleukin 5 genes and biology of their products that simulate B cells, T cells and hemopoietic cells. Immunol. Rev. 102 (1988) 137–187
31 Zurawski, G., J. E. de Vries: Interleukin 13, an interleukin 4-like cytokine that acts on monocytes and B cells but not on T cells. Immunol. Today 15 (1994) 19–26

5 Komplementsystem

D. Bitter-Suermann und J. Köhl

■ Einleitung

Die Beschreibung der Struktur des Komplementsystems, der physiologischen Funktion und klinischen Bedeutung soll einleitend in einer Kurzfassung vorangestellt werden, um anschließend die Belege und die Beweisführung für diese „Kernaussage" zu liefern:

Das Komplementsystem, ein multifaktorielles, aus über 20 Aktivator- und Regulatorproteinen bestehendes und in seinen zentralen Anteilen enzymatisches Kaskadensystem, ist ein unersetzbarer Teil der körpereigenen Abwehr. Es erfüllt als humorales System eigenständig seine Aufgaben in der Präimmunphase von Infektionen genauso, wie es verstärkend – aber nur abgestuft notwendig – im Gefolge von antikörperabhängigen Immunreaktionen wirkt. Es ist Bindeglied zwischen humoralen und zellulären Reaktionsketten, und seine Aktivierungspeptide (Spaltprodukte der nativen Komponenten) haben Signalfunktion für viele Zellen des Immunsystems, die im Besitz entsprechender Rezeptoren sind und über welche sie auch als potente Entzündungsmediatoren wirken. Entsprechend diesen physiologischen Wirkungen lassen sich angeborene oder erworbene Störungen und Defekte einzelner Faktoren als pathogenetisches Prinzip einer Reihe seltener, aber lebensbedrohlicher Erkrankungen beschreiben.

Es bedarf des kurzen historischen Exkurses, daß mehr als 100 Jahre nach der Entdeckung der Existenz eines Komplementsystems und seiner Funktionen durch die deutschen Bakteriologen und Pathologen Buchner, Grohmann, Nuttal, Lubarsch, Pfeiffer, Friedberger und Ehrlich sowie den französischen Bakteriologen Bordet sich das „Komplement" aus der ursprünglichen Beschreibung einer funktionellen Aktivität im Serum und der Annahme, es handele sich um einen einzigen Serumfaktor, zu einem komplexen, multifaktoriellen System gemausert hat.

Das Komplementsystem ist ein konstanter Teil unseres Immunsystems und Träger physiologischer Abwehrleistungen auch in der Präimmunphase einer Infektion, wenn Antikörper und spezifisch reagible Lymphozyten noch nicht auf dem Plan erschienen sind.

Das Komplementsystem ist aber genauso entscheidend für das Schicksal von schon gebildeten Antigen-Antikörper-Komplexen = Immunkomplexen, seien die Antigene nun auf intakten Zellen zu finden (Bakterien, Viren, körpereigene Zellen) oder frei löslich.

Die Clearance dieser Immunkomplexe – verbunden mit dem Begriff Opsonisierung und nachfolgender Phagozytose – und ihr Abbau zu biologisch wirkungslosen Endstadien ist eine wesentliche physiologische Aufgabe des Komplementsystems.

Das Komplementsystem ist ein Mediatorsystem, dessen Aktivierungsprodukte Signalfunktion für viele Zellarten, insbesondere für Zellen des Immunsystems, aber auch für Thrombozyten und Endothelzellen besitzen.

Dysfunktionen oder Defekte des Komplementsystems führen ebenso wie eine außer Kontrolle geratene Aktivierung zu pathologischen Veränderungen bis hin zu lebensbedrohlichen Krankheitsbildern.

Etwa 5% aller Plasmaproteine und – wenn man das Albumin einmal abzieht – mehr als 10% aller übrigen Plasmaproteine sind Komplementfaktoren, weit mehr also, als es das als Kaskadensystem vergleichbare Gerinnungssystem oder das Kininsystem erreicht. 22 definierte Proteine (Tab. 5.1), deren Funktion und Struktur bis hin zur Gensequenz bekannt sind, reagieren nach einer festen Ordnung, zum Teil enzymatisch, miteinander.

Ein Gegenregulationssystem verhindert unter physiologischen Bedingungen eine explosionsartig bis zum vollständigen Verbrauch ablaufende Aktivierung des Komplementsystems und gewährleistet damit dessen permanente Präsenz und Funktionsfähigkeit.

Es verhindert aber auch eine ungerichtete und verhängnisvolle Attacke gegen körpereigene Strukturen und ist daher für die „Spezifität" des unspezifischen Komplementsystems, insbesondere seiner alternativen Aktivierungssequenz, verantwortlich.

Eine Besonderheit des Komplementsystems ist es, daß nicht nur am Anfang ein aktivierendes Ereignis und am Ende die Erfolgsreaktion steht, sondern daß sozusagen „unterwegs" verschiedene Zwischenprodukte anfallen, deren biologische Wirkung, aber auch pathologische Effekte das Endprodukt weit übertreffen können.

Zur Standortbestimmung, wo und in welchen größeren Rahmen das Komplementsystem einzuordnen ist, sollen die zentralen „interdisziplinären" Eigenschaften des Komplementsystems hervorgehoben werden:

- eine permanente Präsenz seiner Faktoren in der Zirkulation wie auch im Gewebe, und zwar bedingt durch die gleichzeitige Synthese durch Hepatozyten und Makrophagen;
- eine ausgeprägte Kooperationsfähigkeit seiner aktivierten Peptide mit anderen humoralen und zellulären Systemen, zum Teil über spezifische Rezeptoren vermittelt;
- eine modulierende Wirkung seiner Peptide auf die Reaktionspartner, die von der Aktivierung bis zur Suppression, von der Zellproliferation bis zum Zelltod reichen kann.

Aus mikrobiologischer Sicht macht nicht nur der Inhalt einer der ersten und bahnbrechenden Publikationen von Buchner im Zentralblatt für Bakteriologie und Parasitenkunde aus dem Jahre 1889 mit dem Titel „Über die bak-

Tab. 5.1 Eigenschaften der Komplementkomponenten und Regulatorproteine im Plasma

Protein	Untereinheiten/Peptidketten	Molekulargewicht	Mittlere Serumkonzentration (μg/ml)	Biologisch relevante Spaltprodukte
C1	C1q-C1r$_2$-Ca^{2+}-C1s$_2$	900 000	300–400	–
C1q	6A-, 6B-, 6C-Ketten	410 000	150	–
C1r	2 identische Ketten	168 000	30–50	–
C1s	1	83 000	30–40	–
C4 (2 Isoformen C4A, C4B)	α-, β-, γ-Kette	200 000	400–600	C4a, C4b, C4c, C4d
C2	1	102 000	15–25	C2b, C2a
C3	α-, β-Kette	180 000	1400–1600	C3a, C3b, iC3b, C3c, C3d, C3dg, C3d-k, C3e, C3g
C5	α, β	180 000	80	C5a, C5b
C6	1	128 000	65	–
C7	1	97 000	55	–
C8	α-, β-, γ-Kette	151 000	55	–
C9	1	66 000	60	–
Faktor B	1	90 000	200	Ba, Bb
Faktor D	1	24 000	1	–
Properdin (P)	4	220 000	25	–
Regulatorproteine:				
C1-Inhibitor (C1-INH)		104 000	200	–
C4-Bindungsprotein (C4bp)	7 Untereinheiten	540 000	250	–
Faktor I (C3b-/C4b-Inaktivator)	2	88 000	34	–
Faktor H	1	150 000	500	–
S-Protein (Vitronectin)	1	84 000	400	–
SP-40,40	α-, β-Kette	80 000	100	–
Anaphylatoxin-Inaktivator (AI) (= Serumcarboxypeptidase N)		300 000	30	–

terientötende Wirkung des zellfreien Blutserums" das Komplementsystem so interessant. Es ist auch die bis zum gegenwärtigen Zeitpunkt gewachsene Erkenntnis, daß diesem System bei Infektionen eine in der Frühphase der Infektion entscheidende, in der Spätphase mitentscheidende Abwehraufgabe zukommt.

Im Rahmen der Hauptaufgaben des Immunsystems zur Gewährleistung des „Eigen"-Bestandes und der Abwehr von „Fremd"-Material stellen die pathogenen Mikroorganismen die größten Anforderungen an die Abwehrleistung.

Daher ist ein Versagen oder ein Ausmanövrieren der Abwehr durch die Erreger, wie es bei pathogenen Arten häufig der Fall sein kann, besonders bedrohlich.

■ Zuordnung des Komplementsystems im Immunsystem

Das Komplementsystem ist ein Teil des komplexen Immunsystems, das in einer vereinfachenden Darstellung, und daher mit allen Unschärfen solch eines Versuchs behaftet, in Abb. 5.1 wiedergegeben ist.

Jede dieser 4 Gruppen übt im Alleingang und kurzfristig bestimmte Abwehrfunktionen aus. Das ist aber eher die Ausnahme. Die Regel ist eine arbeitsteilige Kooperation, und die Gesamtleistung ist um ein Vielfaches größer und wirksamer als die Summe der Einzelleistungen.

Aus einem Defekt/Teildefekt resultiert zumeist eine lebensbedrohliche Störung der Abwehrleistungen, die entweder in einer Autoimmunerkrankung oder schweren rezidivierenden Infektionen (bakteriell, viral, parasitär) ihren Ausdruck findet, häufig beides in Kombination.

Auf eine besonders innige Beziehung sei aber schon hier hingewiesen.

Sie ist in Abb. 5.2 verdeutlicht: Makrophagen und das Komplementsystem erfüllen ihre Aufgaben in en-

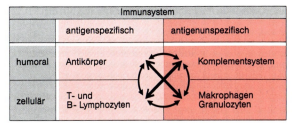

Abb. 5.1 Gliederung des Immunsystems.

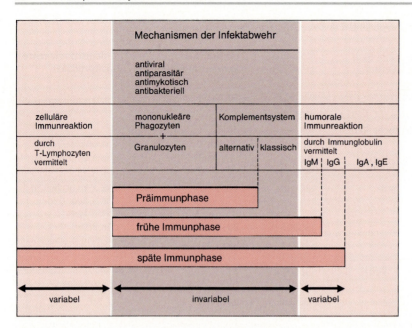

Abb. 5.**2** Die Gemeinschaftsaufgabe von Phagozyten und Komplement in der Infektabwehr.

gem Verbund, als humoral-zelluläres Gespann in der Frühphase einer Infektion zur Aufrechterhaltung der Basisabwehr ebenso wie in der Spätphase einer Infektion als Erfüllungsgehilfen ihrer antigenspezifischen Partner (Antikörper und Lymphozyten).

■ Architektur des Komplementsystems

■ Grobstruktur

Die Proteine des Komplementsystems und die Kontrollproteine, welche die Aktivierung des Systems überwachen und deshalb zum Gesamtsystem dazugerechnet werden, sind Glykoproteine, alle bis zur Homogenität gereinigt, zum Teil bis zur Primärstruktur und sogar bis zu ihrer Gensequenz analysiert. Eine Serie von Protein-Protein-Wechselwirkungen und enzymatischen Reaktionen mit Abspaltung von Peptiden ist verantwortlich für die Aktivierung der Komplementkaskade und die daraus entstehenden biologischen Wirkungen. Die Nomenklatur des Systems, der Faktoren, Reaktionsstadien und Reaktionsprodukte ist international festgelegt. Eine Reihe von Komplementfaktoren ist mit einem „C" und arabischen Ziffern (z. B. „C1" = 1. Komplementkomponente, „C3" = 3. Komplementkomponente), andere Faktoren sind mit großen Buchstaben gekennzeichnet (z. B. Faktor B, Faktor H usw.).

In Abb. 5.**3** ist eine Darstellung des Komplementsystems gewählt worden, welche die Struktur des Gesamtsystems und die grobe Reihenfolge der beteiligten Faktoren, noch nicht aber die exakten Reaktionsschritte und Zwischenstufen der Kaskadenreaktion veranschaulicht. Sie zeigt deutlich die Y-Form im Aufbau des Systems und damit starke Ähnlichkeiten zum Gerinnungssystem (mit seinem Extrinsic und Intrinsic pathway). Weiter wird die Unterteilung des Systems in eine klassische Teilsequenz (weil historisch gesehen zuerst ent-

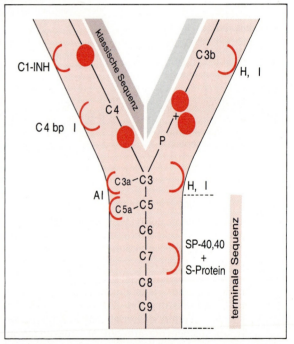

Abb. 5.**3** Die Enzyme des Komplementsystems und des Gegenregulationssystems. Die Kontrollproteine zeigen mit offenen Halbkreisen auf diejenigen Komplementfaktoren, welche von ihnen inaktiviert werden. Die Faktoren und ihre Symbole sind in Tab. 5.**1** spezifiziert.

deckt), bestehend aus den Faktoren C1, C4 und C2, und eine alternative Teilsequenz, bestehend aus den Faktoren C3, Faktor B, Faktor D und Properdin, deutlich. Diese Teilsequenz ist, phylogenetisch gesehen, der älteste Teil des Komplementsystems.

Davon abgegrenzt sieht man die gemeinsame terminale Strecke, die von den Komponenten C5, C6, C7, C8 und C9 gebildet wird. Weiter wird deutlich, daß an den Schaltstellen des Systems diejenigen Faktoren und Enzyme, welche Schlüsselfunktionen in der Aktivierung oder biologischen Wirkung ausüben, durch Regulatorproteine (Inhibitoren oder Inaktivatoren) wirksam kontrolliert werden und damit eine physiologische Balance zwischen Aktivierung und Inaktivierung gewährleistet wird. Außerdem muß auf die membranständigen Regulatorproteine auf vielen körpereigenen Zellen hingewiesen werden, die in Arbeitsteilung und Kooperation mit den zirkulierenden humoralen Inhibitoren Selbstschutzaufgaben im Gewebe übernehmen.

■ Feinstruktur

Abb. 5.**4** zeigt nun schon in vielen Bereichen den vollständigen Reaktionsverlauf an, muß aber dennoch in einigen Abschnitten vereinfachend bleiben. Als Bindungs- und Aktivierungsort für die Komplementproteine ist stellvertretend für eine große Vielfalt zellulärer, aber auch löslicher Antigene eine Bakterienzelle dargestellt. Vier zentrale Bereiche der Kaskade sind besonders wichtig. Es sind dies:

- der Start der klassischen Sequenz, eingeleitet durch die Aktivierung von C1;
- das Startsignal für die Aktivierungskette der alternativen Sequenz und die zentrale Rolle von C3b für die Amplifikation der alternativen Teilsequenz;
- das Prinzip der Regulation der alternativen und klassischen Komplementsequenz;
- die Bildung und Wirkung des terminalen Lysekomplexes.

Die *Aktivierung der klassischen Komplementsequenz* wird durch die Bindung des Makromoleküls C1 aus der flüssigen Phase heraus an einen Aktivator eingeleitet. Der Untereinheit C1q kommt dabei eine Erkennungs-, Bindungs- und Signalfunktion zu. Dieses C1q-Molekül, dessen elektronenmikroskopische Darstellung an einen Blumenstrauß erinnert (Abb. 5.**4**), besitzt 6 globuläre Kopfregionen, die eine Erkennung und Bindung an Aktivatoren, insbesondere an Antikörper der Klassen IgG und IgM, vermitteln. Außerdem besitzt C1q eine Schaftregion von kollagenähnlicher Struktur. Hier sind je zwei C1r- und C1s-Untereinheiten unter Einbeziehung von Calciumionen angelagert. Durch Bindung von mindestens zwei Köpfchen an eine Aktivatoroberfläche kommt es zu einer intramolekularen Signalgebung für die beiden C1r-Moleküle und anschließend die beiden C1s-Moleküle, die dadurch aus ihrer Proenzymform in den Enzymzustand überführt werden. C1s verkörpert nun das für die weitere Kaskadenreaktion wichtige enzymatische Zentrum des Makromoleküls C1. Das C1-Enzym wird vor allem in ungebundener Form durch ein Regulatorprotein, den C1-Inhibitor (C1-INH), wirkungsvoll unter Kontrolle gehalten. Als Aktivatoren von C1 kommen vor allem die Fc-Stücke von Antikörpern der Klassen IgG und IgM im Rahmen von Antigen-Antikörper-Komplexen in Frage. Es gibt aber auch eine antikörperunabhängige C1-Aktivierung durch virale Glykoproteine, bakterielle Oberflächenbestandteile (Lipopolysaccharide) und polyanionische Moleküle wie Heparin, Liquoid oder DNA. Für das gebundene und aktivierte C1-Enzym stehen zwei natürliche Substrate bereit, nämlich die beiden in der Sequenz folgenden Komponenten C4 und C2, die auch in dieser Reihenfolge durch C1s gespalten werden müssen, um die Sequenz wirkungsvoll fortsetzen zu können. Nach Spaltung von C4 und C2 durch C1 kommt es zur Bildung eines neuen, C3- und C5-spaltenden Enzyms, der C3-Konvertase der klassischen Sequenz (C4b, C2a).

Es war lange unklar, woher das *Signal für die Aktivierung der alternativen Komplementsequenz* kommt. Der Schlüssel für das Verständnis der fast unbegrenzten Möglichkeiten, die alternative Sequenz zu starten, liegt im C3-Molekül und im größeren seiner beiden Bruchstücke, dem C3b. Als natives C3 in hoher Plasmakonzentration ist es Substrat für eine große Zahl proteolytischer Enzyme und wird in C3a und C3b gespalten. Als C3b ist es aber gleichzeitig Trägermolekül für das neben der klassischen C3-Konvertase wirkungsvollste C3-spaltende komplexe Enzym: die C3-Konvertase der alternativen Sequenz, das C3b, Bb-Enzym. Diese Doppelrolle von C3 als Substrat und als Teil eines Enzyms, das wiederum die eigene Spaltung bewirkt, kann man als einen positiven Rückkoppelungseffekt charakterisieren.

Fünf Aufgaben muß C3 dafür erfüllen: Entweder durch proteolytische Spaltung oder auf anderem Wege muß das allererste C3b-Molekül generiert werden, um die Kaskade in Gang zu bringen: *Initiation*.

Dieses C3b muß mit Faktor B unter Mithilfe von Faktor D das erste C3b, Bb-Enzym in der flüssigen Phase bilden und durch C3-Spaltung mehr C3b produzieren. C3b muß sich an geeignete Oberflächen kovalent binden: *Deposition*. Diese Bindung ist unselektiv und findet entsprechend an körpereigenen Strukturen ebenso wie körperfremden Oberflächen statt.

Das so gebundene C3b muß daher entweder selber *Erkennungs*fähigkeiten besitzen und zwischen einer Aktivatoroberfläche und Nichtaktivator-Oberflächenmerkmalen diskriminieren können, oder die „Umgebung" des gebundenen C3b entscheidet über sein weiteres Schicksal. Denn im Fall einer Bindung an Aktivatoroberflächen entgeht dieses C3b der *Regulation* und Zerstörung durch die Kontrollproteine H und I und wird zum Kern einer *Amplifikationsreaktion*. Dabei bildet sich oberflächengebundenes C3b, Bb-Enzym, das durch Properdin stabilisiert wird. Durch massive C3-Spaltung wird die gesamte Oberfläche z. B. einer Bakterienzelle im Streukegel dieses Enzyms mit C3b bedeckt, d. h. opsonisiert (aus dem Griechischen: schmackhaft machen). Damit ist diese Zelle für die Phagozytose durch Granulozyten und Makrophagen präpariert.

Initiation und Deposition: Das C3-Molekül ist das Paradebeispiel einer Gruppe von drei Serumproteinen (C3, C4 und α_2-Makroglobulin), die alle eine labile intramolekulare Thioestergruppe besitzen. Diese Thioestergruppe von C3 (ebenso wie von C4) wird durch proteolytische Spaltung aktiviert, kann nun für den Bruchteil von Sekunden die kovalente Bindung an ubiquitär vorhandene Hydroxyl- oder Aminogruppen vermitteln, zerfällt

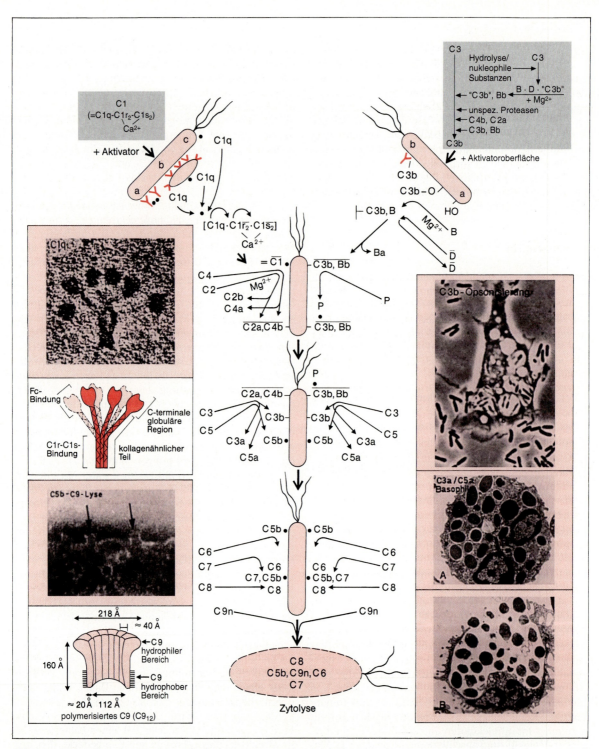

Abb. 5.4 Feinstruktur der Komplementkaskade. Der waagerechte Strich über einer Komponenten symbolisiert ihren enzymatisch aktiven Zustand.
Linke obere Bildhälfte: Aktivatoren von C1 (klassische Komplementkaskade) sind IgG- oder IgM-Antikörper, welche, an ein Antigen gebunden (Bakterienzelle), durch ihre bivalente (a) oder dekavalente (b) Struktur symbolisiert sind. Außerdem können mikrobielle Strukturen (c) das Makromolekül C1 direkt aktivieren.
Rechte obere Bildhälfte: Aktivatoren der alternativen Komplementkaskade sind in Tab. 5.2 zusammengestellt. Einzelheiten zum Entstehungsmechanismus des allerersten C3b-Moleküls durch Überführung von C3 in ein C3b-ähnliches C3 = „C3" s. Abb. 5.6.
Einblendungen linke Seite von oben nach unten: Elektronenmikroskopische Darstellung von C1q (aus Knobel u. Mitarb.: Europ. Immunol. 5 [1975] 78). Schematische Molekülstruktur von C1q (aus Porter u. Reid: Nature 275 [1978] 699). Elektronenmikroskopische Darstellung des lytischen C5b-C9-Komplexes auf einer Erythrozytenmembran (aus Bahkdi u. Tranum-Jensen: Proc. nat. Acad. Sci. 75 [1978] 5655). Schematische Darstellung von polymerisiertem C9 (C9n) im Lysekomplex (nach Podack u. Tschopp). Rechte Seite von oben nach unten: C3b-abhängige Opsonisierung von Bakterienzellen mit nachfolgender Phagoyztose durch Granulozyten (aus Schwick u. Bräuer: Exempla Immunol. 1980). Basophile Granulozyten vor Stimulierung, z. B. mit C3a oder C5a(A). Degranulation nach Stimulierung (B) (aus Dvorak u. Mitarb.: Fed. Proc. 42 [1983] 2510).

aber ohne Bindung sofort unter Einlagerung von H$_2$O. Eine Aktivierung wird aber auch durch nukleophile Substanzen wie Methylamin oder Hydrazin bzw. einfache Hydrolyse induziert, wobei keine Spaltung der Peptidkette in C3a und C3b eintritt. Ein solches C3-Molekül ohne Spaltung, aber mit aktivierter Thioestergruppe ist zwar nicht mehr bindungsfähig, erwirbt aber einen Teil der Eigenschaften von C3b, insbesondere die Fähigkeit, mit Faktor B die C3-Konvertase zu bilden. Dieses Molekül wird daher „C3b-ähnliches C3" genannt. Abb. 5.**5** zeigt diese für das Verständnis der „Anfänge" der alternativen Sequenz wichtigen Struktureigenschaften von C3.

Erkennung und Regulation: Es ist eines der letzten Geheimnisse des Komplementsystems, wie C3b in gebundenem Zustand „erkennt", ob eine Oberfläche zum Eigenbestand gehört oder als fremd anzusehen ist, eine Funktion, die eigentlich nur Lymphozyten besitzen. Da die Struktur von C3 konstant ist, müssen es relativ einfache und weitverbreitete Oberflächeneigenschaften sein (Kohlenhydrat-Hydroxyl-Gruppen), die in repetitiver Anordnung und polymerer Struktur auf fast allen Bakterienarten, Pilzen, Protozoen und vielen anderen Fremdsubstanzen, nicht aber auf körpereigenen Molekülen vorkommen (Tab. 5.**2**) und welche die Qualität der C3b-Bindung so beeinflussen, daß Amplifikation und nicht Inaktivierung die Folge ist. Eine solche positive Rückkoppelungsreaktion von C3b = Amplifikation (Abb. 5.**6**) zeichnet die alternative gegenüber der klassischen Komplementsequenz aus, deren Aktivierungsgrad im Regelfall von der Menge des immunkomplexgebundenen Antikörpers bestimmt wird. Das über die klassische Aktivierungssequenz auf Immunkomplexen generierte und gebundene C3b trägt aber selber dadurch ganz erheblich zur Amplifikation der alternativen Sequenz bei, daß es zum Kern zusätzlicher C3b, Bb-Enzyme wird.

Ein System wie die alternative Teilsequenz des Komplementsystems, das permanent und ubiquitär durch C3b in gebundenem und freiem Zustand aktiviert wird, bedarf einer wirkungsvollen Gegenregulation, um unter physiologischen Bedingungen eine Erschöpfung des Systems durch dauernde Aktivierung = Verbrauch zu verhindern. Das Kernproblem im alternativen Weg der Komplementaktivierung ist also nicht: Wie wird genug aktiviert, sondern: Wie wird gewährleistet, daß die unendliche Zahl von Aktivierungsherden nicht aus der Kontrolle gerät?

Diese Gegenregulation wird durch *Plasmakontrollproteine*, das Enzym Faktor I (C3b-C4b-Inaktivator) unter Mithilfe des Faktors H ausgeübt, wobei das C3b an 3 definierten Abschnitten weiter gespalten und degradiert wird (in iC3b, C3dg, C3c) und dadurch nicht mehr in der Lage ist, mit Faktor B ein C3b, Bb-Enzym zu bilden. Faktor I ist eine Serinesterase mit Arginylspezifität. Dieselbe Funktion übt Faktor I zusammen mit einem anderen Kofaktor, dem C4b-Bindungsprotein, auch auf C4b aus. Besonders wirksam sind die Kontrollproteine gegenüber freiem, ungebundenem C3b oder „C3b-ähnlichem" C3 sowie gegenüber C3b, das an körpereigene Zelloberflächen gebunden ist. Daher sind nur diejenigen

Tab. 5.**2** Aktivatoren der alternativen Komplementsequenz

- aerobe und anaerobe, grampositive und gramnegative Bakterien
- humanpathogene Pilze
- Protozoen
- Viren, virusinfizierte Zellen, Tumorzellen
- Zellen mit niedrigem Neuraminsäuregehalt
- Kollagen Typ II
- Antigen-Antikörper-Komplexe über den Fab-Anteil der IgG-Antikörper
- Polyanionen
- Cellophanmembranen, Nylonsiebe und andere Kunststoffoberflächen, die für Hämodialyse, Leukozytenseparation und extrakorporalen Kreislauf Verwendung finden

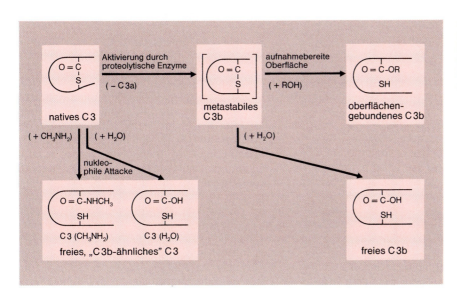

Abb. 5.**5** Reaktionsfähigkeit der Thioestergruppe in der α-Kette von nativem C3. R = Oberflächenmaterial mit freien OH-Gruppen (ROH) oder NH$_2$-Gruppen (RNH$_2$).

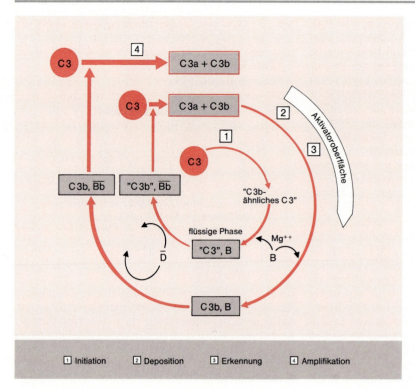

Abb. 5.**6** Die Aktivierung der alternativen Komplementsequenz, wie sie in Abb. 5.**4** dargestellt ist, enthält als wesentliches Merkmal einen positiven Rückkoppelungseffekt (Amplifikation) von C3b auf die weitere C3-Spaltung. Diese Vorgänge lassen sich in vier Stadien gliedern (1–4), wobei das Stadium 3 = Erkennung einen Zustand beschreibt, in dem das C3b auf einer Aktivatoroberfläche sich so bindet, daß es von den Regulationsproteinen nicht mehr erfaßt wird.

C3b-Moleküle im Endeffekt erfolgreiche Kristallisationskerne einer Aktivierung, die auf einer vor der Regulation geschützten Oberfläche sitzen. Ebensowenig wie die genauen Eigenschaften bekannt sind, die auf einer Aktivatoroberfläche die C3b-abhängige Amplifikation erlauben, sind auch die Eigenschaften bekannt, die einen Nichtaktivator befähigen, die Kontrollproteine effizienter auf C3b einwirken zu lassen. Der Schlüssel für beide Phänomene liegt nach noch zu bestätigenden Befunden in der Struktur des gebundenen C3b, dessen kovalente Verankerung (über die Thioestergruppe) zwar bei Aktivatoren und Nichtaktivatoren identisch ist, dessen Bindungsaffinität für die Regulatorproteine (vor allem Faktor H) aber durch die Zahl der Hydroxylgruppen und den Polymerisationsgrad der Zuckermoleküle wesentlich moduliert wird. Der einzige bekannte Parameter, der auf Oberflächen einen deutlichen Einfluß auf das Schicksal von C3b hat, ist die Menge von Neuraminsäuregruppen. Auf neuraminsäurereichen Oberflächen (körpereigene Zellen) ist Faktor H erheblich wirksamer und damit amplifikationshemmender als auf mikrobiellen, neuraminsäurearmen oder -freien Oberflächen. Ausnahmen sind die Kapselpolysaccharide der invasiven Sepsis- und Meningitiserreger, Meningokokken der Gruppen B und C und Escherichia coli K1 und K92 aus Homopolymeren der Neuraminsäure. Sie liefern damit Beispiele für bakterielle Evasionsmechanismen, da die körpereigene Abwehr (Opsonisierung und Phagozytose) durch die Förderung des C3b-Abbaus und damit die Blockade der C3b-Amplifikation des alternativen Aktivierungsweges unterlaufen wird.

Neben den Plasmakontrollproteinen C4bp und Faktor H agieren auch *membrangebundene Kontrollproteine* als Kofaktoren von Faktor I in der enzymatischen Inaktivierung von C4b und C3b. Es handelt sich hierbei um den auf humanen Erythrozyten und phagozytierenden Zellen vorhandenen Komplement-C3b-Rezeptor (CR1) und das auf Lymphozyten, Phagozyten, Thrombozyten, Endothelzellen, Epithelzellen und Fibroblasten vorkommende Membran-Kofaktor-Protein (MCP). Außerdem wirkt der „decay-accelerating factor (DAF)" auf Erythrozyten, Thrombozyten, Lymphozyten, Endothel- und Epithelzellen, NK-Zellen und phagozytierenden Zellen hemmend und dissoziierend auf die Bildung der klassischen und alternativen C3-Konvertase und verhindert damit die Amplifikation. Diese Wirkung entfaltet DAF vor allem im homologen System, d. h. speziesrestringiert.

Da alle diese membranassoziierten Regulatorproteine nicht auf Zellen mikrobiellen Ursprungs vorkommen, ist das ein weiterer Grund für den Selbstschutz der körpereigenen Zellen sowie die erhöhte Empfänglichkeit körperfremder Zellen für die Komplementattacke. Diese Speziesrestriktion der glykosylphosphatidylinositol-(GPI-)geankerten Moleküle DAF, HRF (homologer Restriktionsfaktor) und CD 59 hat in der letzten Zeit in der Transplantationsmedizin besondere Aufmerksamkeit erfahren. Der permanente Mangel an homologen transplantationsfähigen Organen hat das Interesse an der und die Diskussion über die Xenotransplantation erneut entfacht. Bei der zur Zeit aus ethischen und praktischen Gesichtspunkten am meisten favorisierten Spezies Schwein handelt es sich jedoch um einen diskordanten Spender. Das bedeutet, daß das Transplantat aufgrund präexistierender, natürlicher Antikörper der IgM-Subklasse zusammen mit der Aktivierung des Komplementsystems über den klassischen Weg innerhalb von Minuten abgestoßen wird. Therapeutische Ansätze zum Schutz des Transplantats vor der Komplementattacke konzentrieren sich zur Zeit vor allem auf die genetische Veränderung des Transplantats. Die membranständigen GPI-geankerten Moleküle CD59 und DAF (CD55) sind erfolgreich in xenogene Zellen transfiziert und exprimiert worden. Auch für MCP (CD46) liegen solche In-vitro-Befunde vor. Während CD59 nur die komplementvermittelte Lyse inhibiert, wird durch MCP und DAF sowohl der klassische als auch der alternative Weg unterbrochen und damit auch die Bildung der Anaphylatoxine (s. u.) verhindert. Erste Ergebnisse von transgenen Schweinen (Kombination von DAF, MCP und CD59), deren Herzen in Paviane transplantiert wurden, zeigen, daß die Überlebenszeiten des Organs deutlich verlängert sind (bis zu 30 Stunden). Ob dieser Weg tatsächlich ein erster Schritt in eine erfolgreiche Ära der Xenotransplantation bedeutet, bleibt abzuwarten. In Tab. 5.**3** sind einige der bisher bekannten Eigenschaften von membranassoziierten

Tab. 5.**3** Membranassoziierte Komplementrezeptoren und Regulatorproteine

Protein	Untereinheiten/ Peptidketten	Molekulargewicht (kDa)	Zelluläre Verteilung	Hauptligand	Biologische Funktion
CR1 (CD35)	1	190–250	E, B, G, M, Fdc	C3b; C4b	Clearance von Immunkomplexen Regulatorprotein durch Fc-Rezeptor vermittelte Phagozytose ↑
CR2 (CD21)	1	145	B, Fdc, T, Thy	C3d; C3dg; iC3b	Bindung von Immunkomplexen B-Zell-Regulation EBV-Infektion HIV-Infektion
CR3 (CD11b, 18)	2 (β, α) (nicht kovalent)	β 95 α 165	G, M, NK, Fdc	iC3b	zelluläre Adhärenz HIV-1-Infektion
CR4 (CD11c, 18)	2 (β, α)	β 95 α 150	G, M, NK, Fdc, P	iC3b	durch Fc-Rezeptor vermittelte Phagozytose ↑
DAF (CD55)	1	70	E, P, G, M, NK, B, T, En	C3b; C4b C4b,2a; C3b, Bb	verhindert Assoziation und fördert Dissoziation der C3-Konvertasen
MCP (CD46)	1	58–63	B, T, G, M	C3b; C4b	Kofaktor für I zur irreversiblen Inaktivierung von C3b und C4b
HRF	1	65	E, G, M, En, viele Gewebezellen	C8; C9	verhindert homologe Lyse
HRF20 (CD59)	1	20	E, G, M, En, viele Gewebezellen	C8; C9	verhindert homologe Lyse (verminderter Einbau von C9 in C5b-C8-Komplex)
C1qR	1	56	B, G, M, Fib, En, P	C1q	Oxidative burst in G ↑ durch Fc-Rezeptor vermittelte Phagozytose ↑ Sekretion von Ig in B ↑
C5aR (CD88)	1	39	G, M, Ms	C5a; C5a$_{desarg}$	proinflammatorische Wirkung
C3aR	1	54	G, M, Ms	C3a; C4a	proinflammatorische Wirkung

B = B-Lymphozyten, E = Erythrozyten, En = Endothelzellen, Fdc = follikuläre dendritische Zellen, Fib = Fibroblasten, G = Granulozyten, M = Monozyten/Makrophagen, Ms = Mastzellen, NK = Natural-Killer-Zellen, P = Platelets (Thrombozyten), T = T-Lymphozyten, Thy = Thymozyten, ↑ = erhöht.

Komplementrezeptor- und Regulatormolekülen zusammengefaßt.

Die alternative Sequenz ist also zusammengefaßt ein Basisabwehrsystem, garantiert die natürliche Resistenz in Abwesenheit von Antikörpern und überbrückt die Zeitspanne von ca. 5–7 Tagen, bis bei einer Infektion die ersten Antikörper gebildet sind und anfangen, ihre Aufgaben zu erfüllen.

Bildung und Funktion des *terminalen Lysekomplexes:* Das große Fragment von C5, C5b, wird zum Kern einer Aktivierungskette, die unter Einbeziehung von C6, C7 und C8 im Verhältnis 1 : 1 : 1 : 1 zur Bildung eines tetramolekularen Komplexes führt. Dieser Komplex, nichtkovalent an biologische Membranen angelagert, wird nun seinerseits zum Kondensationszentrum für den Vertreter einer wiederum einzigartigen Gruppe von Proteinen, C9. Dieses Protein findet Äquivalente in den zytotoxischen Faktoren (Perforinen) von T-Lymphozyten („Killer"-Zellen) und NK-Zellen („Natural-killer"-Zellen), aber auch bakteriellen Pathogenitätsfaktoren wie dem α-Toxin von Staphylococcus aureus oder dem Streptolysin. Das hydrophile Protein C9 polymerisiert durch nichtenzymatische Selbstanlagerung am C5b-C8-Komplex zu einem ringförmigen, amphiphilen Poly-C9 aus 6–12 C9-Molekülen und bildet einen Hohlzylinder (Membranangriffskomplex, MAC), der sich in die Lipiddoppelschicht biologischer Zellwände mit seinen hydrophoben Anteilen einlagert und einen transmembranösen hydrophilen Proteinkanal bildet. Dadurch werden die selektiven Permeabilitätseigenschaften der Zellen gestört, und osmotische Lyse ist die Folge (Bakteriolyse, Hämolyse, Zytolyse). Die elektronenmikroskopische Darstellung dieser C9-Ringstrukturen auf lysierten Erythrozyten in der Auf- und Seitenansicht und einer schematischen Darstellung ist in Abb. 5.4 zu sehen.

Vier Regulatorproteine sind zu erwähnen, das S-Protein, das Sp-40,40, der HRF und CD59. Das S-Protein (= Plasmavitronectin) sowie das Sp-40,40 verhindern jeweils zusammen die Insertion von C5b-C7 in die Zellmembran. Wenn das S-Protein einen Komplex mit C5b-C7 gebildet hat, ist zwar noch eine Bindung von C8 und sogar von einigen Molekülen C9 möglich; die Lyseaktivität „verpufft" jedoch im Plasma. Dieser Kontrollmechanismus in der flüssigen Phase verhindert eine Lyse von Zellen, die selbst nicht Ausgangspunkt einer Komplementaktivierung sind (innocent bystander lysis). Der membranverankerte homologe Restriktionsfaktor (HRF) wirkt durch Interferenz mit der Bindung von C8 und C9 an erythrozytengebundene C5b-C7- oder C5b-C8-Komplexe maximal inhibitorisch auf die Lyse (und zwar vor allem für homologes C8 und C9), wie auch CD59 mit einem Molekulargewicht von 20 kDa, das den Einbau von C9 in den C5b-8-Komplex vermindert (im homologen System). An dieser Stelle kann die Rolle aller Regulatorproteine folgendermaßen zusammengefaßt werden: Der Makroorganismus leistet sich den aufwendigen Luxus, durch patrouillierende (lösliche) und ortsansässige (zelloberflächengebundene) Kontrollinstanzen (Regulatorproteine) die unselektive und überschießende Abwehrleistung bzw. auch selbstzerstörerische Angriffsfähigkeit des unspezifischen Immunsystems so einzuengen, in Schach zu halten und damit auch aus ökonomischen Gründen vor der Erschöpfung zu bewahren, daß am Ende nur unerwünschte Eindringlinge dieser Abwehrleistung ausgeliefert werden.

■ Genetische Grundlagen

Die überwiegende Mehrzahl aller Plasmaproteine des Komplementsystems, der Regulatorpoteine (im Plasma und membrangebunden) sowie der Komplementrezeptoren sind heute in ihrer DNA-Sequenz, ihrer Aminosäuresequenz und ihrer chromosomalen Topographie bekannt (Tab. 5.4). Viele von ihnen kommen in unterschiedlichen allelen Ausprägungen vor (genetischer Polymorphismus) und können heute aufgrund homologer repetitiver Gensequenzen in Genfamilien oder „Cluster" eingeordnet werden. So besitzen z. B. alle Proteine des RCA-Clusters (regulation of complement activation) wie C4bp, H, CR1, CR2, DAF und MCP sog. Short consensus repeats (SCRs) von 60 Aminosäuren Länge, wie sie auch bei den Nichtkomplementproteinen IL-2-Rezeptor und Faktor XIII gefunden werden. Serumproteasedomänen, wie sie typisch sind für Trypsin und Chymotrypsin, finden sich bei C1r, C1s, C2, Faktor B, D und I. Die LDL-Rezeptorrepeat-Domäne findet sich auch bei C7, C8α, C8β, C9 und Faktor I ebenso wie beim Perforin der zytotoxischen T-Zellen.

Die Thioesterproteine C4, C3, α_2-Makroglobulin sowie C5 (aber ohne Thioester) zeigen ebenfalls einen hohen Grad an Homologie. Die chromosomale Lokalisation der Gene von Plasma- und Membrankomplementproteinen ist, soweit bekannt, in Tab. 5.4 zu sehen.

Komplementgene und deren Aktivierung können auf DNA- und RNA-Ebene im Southern und Northern Blot nachgewiesen werden.

Die meisten Komplementproteine werden als intrazelluläre, einkettige „Prescursor"-Moleküle synthetisiert und anschließend glykosyliert und prozessiert. Das gilt auch für C4 (3 Ketten) sowie C3 und C5 (2 Ketten). Eine Ausnahme bildet C8, dessen α-, β- und γ-Ketten die Produkte von drei unterschiedlichen Genen sind, die in äquimolarem Verhältnis im C8 auftreten. α und γ sind durch Disulfidbrücken verknüpft und nicht kovalent mit β assoziiert. Die Syntheseorte für die Mehrzahl der Faktoren sind die Hepatozyten (95% der Gesamtmenge, überwiegend im Plasma) und die Makrophagen (5% der Menge, überwiegend im Gewebe).

Eine besondere Bedeutung haben die im MHC der Säuger (beim Menschen auf Chromosom 6) lokalisierten Komplementgene, die sogenannten HLA-Klasse-III-Gene (Abb. 5.7). Neben C2 und Faktor B wird C4 in zwei Isotypen, C4A und C4B, von dieser Genregion kodiert. Beide Isotypen sind ungewöhnlich polymorph; elektrophoretisch lassen sich für C4A fünfzehn, für C4B zweiundzwanzig Allotypen unterscheiden. Relativ häufig (zu 10–15%) wird nur ein Allel eines Isotyps ausgeprägt; seltener ist eine homozygote Defizienz (1–2%) für einen der Genloci. In sehr seltenen Fällen ist überhaupt kein C4-Protein nachweisbar (Tab. 5.5). Die fehlende Ausprägung eines Allels („Nullallel") ist entweder auf Gendeletion, auf Nichtexpression eines Gens oder auf „Genkonversion" zurückzuführen. „Nullallele" treten auffällig oft in Assoziation mit Autoimmunerkrankungen auf: Beim systemischen Lupus erythematodes (SLE) finden sich „Nullallele" gehäuft für den Isotyp C4A. Der Polymorphismus von C4 wird durch serologische Unterschiede noch vergrößert; die Blutgruppenmerkmale „Rodgers" („Rg") und „Chido" („Ch") werden durch an Erythrozyten gebundene C4d-Fragmente ausgeprägt, wobei eine Zuordnung von „Rg" zu C4A und „Ch" zu C4B in den meisten Fällen möglich ist. Die Sequenzunterschiede von C4A und C4B innerhalb der α-Kette liegen im Bereich der Aminosäuren 1101–1106. Im C4A-Isotyp findet sich an dieser Stelle die Sequenz PCPVLD, während C4B die Sequenz LSPVIH aufweist. Die beiden C4-Isotypen (C4A und C4B) zeigen nun eine auffällige Präferenz für die thioestervermittelte Bindung (s. auch C3, Abb. 5.**5**) entweder an Hydroxylgruppen (C4B) oder an Aminogruppen (C4A). Daraus erklärt sich die schlechtere hämolytische Potenz von C4A (schlechtere Bindung an die OH-Gruppen der Erythrozytenoberfläche, aber bessere Bindung an Aminogruppen von Immunkomplexen) im Vergleich zu C4B. Umgekehrt ist die beeinträchtigte Hemmung der Immunkomplexbildung durch C4B (schlechtere Bindung an Aminogruppen und dadurch schlechtere Elimination von Immunkomplexen, aber bessere lytische Potenz) im Vergleich zu C4A zu erwähnen. Konversion von Aspartat zu Histidin in Position 1106 des C4A-Moleküls überführt das C4A-Molekül funktionell in C4B.

Biologische Leistungen

Überblick

Die biologischen, d. h. physiologischen Funktionen des Komplementsystems lassen sich in vier Abschnitten zusammenfassen und werden ausschließlich von Spaltprodukten einiger weniger Komplementfaktoren ausgeübt, die in Tab. 5.**1** (letzte Spaltung) aufgezählt sind:

Tab. 5.**4** Die chromosomale Lokalisation der Komplementproteine und membranassoziierten Rezeptor- und Regulatorproteine

Protein	Chromosomale Lokalisation	Genetischer Polymorphismus
Aktivatorproteine		
C1q (A-, B- und C-Ketten)	1p34-1p36.3	
C1r, C1s	12p13	
C4, C2, B	6p21.3	+++
Faktor D	unbekannt	
C3	19	++
C5	9q32-9q34	
C6, C7, C8 (γ-Kette)	9q	
C8 (α- + β-Kette)	1p34	+
C9	5p13	
Regulatorproteine		
Properdin	Xp11.23-Xp11.3	
C1-INH	11p11.2-11q13	
C4bp (α, β)	1q32	+
Faktor H	1q	+
S-Protein	unbekannt	
Sp-40,40	unbekannt	
Anaphylatoxin-Inaktivator	unbekannt	
DAF, MCP, CR1, CR2	1q32	+
HRF	unbekannt	
CD59	11p	
CR3 (CD11b), CR4 (CD11c)	16p11-16p13.1	
CR3, CR4 (CD18)	21q22.1	+
C3aR	unbekannt	
C5aR	19q13.3-13.4	
C1qR	unbekannt	

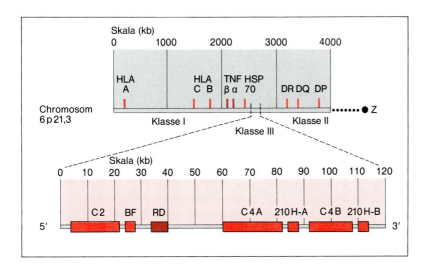

Abb. 5.**7** Lage und Orientierung der Komplementgene des MHC. Die C4-, C2- und Faktor-B-Gene liegen auf dem kurzen Arm des Chromosoms 6 innerhalb des MHC des Menschen (HLA). HLA-A-, -B und -C bilden die Klassen-I-Antigene. HLA-DR, -DQ und -DP stellen die Klasse-II-Antigene dar. Die Gene für die Komplementproteine C4, C2 und Faktor B werden als Klasse-III-Antigene bezeichnet. Die Gene für die Tumornekrosefaktoren TNF-α und TNF-β sind ebenso innerhalb des MHC lokalisiert wie für das Heat shock protein (HSP) von 70 kDa. Das RD-Gen kodiert für ein Protein mit noch unbestimmter Funktion (Z = Zentromer).

Tab. 5.5 Klinische Befunde bei angeborenen Komplementdefekten des Menschen

Fehlender Faktor	Erbgang	Zahl der publizierten Fälle	Klinische Befunde
C1q	ACD		Vaskulitis, bakterielle Infektionen, MPGN, 12% ohne Klinik
total		5	
partiell		5–10	
dysfunktionell		5	
C1r	ACD	9	GN, SLE, bakterielle Infektion
C1s	AD?	1	SLE
C1-INH (homozygote Defektzustände fraglich) (a = partiell, b = dysfunktionell)	AD	$>10^3$	HANE, GN, LE
C4	ACD	21	SLE
C2	ACD	>100	SLE, LE, MPGN, DM, Vaskulitis, bakterielle Infektionen
C3	ACD	19	bakterielle Infektionen, GN
Properdin	X	>50	bakterielle Infektionen (bevorzugt Neisserien)
D	ACD	3	bakterielle Infektionen (bevorzugt Neisseria meningitidis)
I	ACD	14	bakterielle Infektionen (bevorzugt N. meningitidis)
H	ACD	13	HUS, SLE, MPGN, bakterielle Infektionen (bevorzugt N. meningitidis), 20% ohne Klinik
C5	ACD	27	Meningitis (bevorzugt N. meningitidis), SLE
C6	ACD	77	Meningitis (bevorzugt N. meningitidis), SLE, GN
C7	ACD	73	bakterielle Infektionen (bevorzugt N. meningitidis)
C8 (a = α- + γ-Kette, b = β-Kette)	ACD	73	bakterielle Infektionen (bevorzugt N. meningitidis), SLE
C9	ACD	$>10^3$	Meningitis (N. meningitidis), SLE
Komplementrezeptoren:			
CR3-β-Kette	ACD	30–50	bakterielle Infektionen (bevorzugt Staphylococcus aureus, Pseudomonasarten), LAD

ACD = autosomal kodominant, AD = autosomal dominant, DM = Dermatomyositis, GN = Glomerulonephritis, HANE = hereditäres angioneurotisches Ödem, HUS = hämolytisch-urämisches Syndrom, LAD = Leukozyten-Adhäsionsdefizienz, LE = diskoider Lupus erythematodes, MPGN = mesangioproliferative Glomerulonephritis, SLE = systemischer Lupus erythematodes, X = X-chromosomal gekoppelt.

- Stimulation von Zellen, um diese in die Abwehraufgaben einzubeziehen, d. h. Entzündungsvermittlung als physiologische Funktion. Diese stimulierende Funktion haben vor allem die drei anaphylatoxischen Peptide C4a, C3a und C5a. Entsprechend besitzen antwortfähige Zellen spezifische Rezeptoren für diese Anaphylatoxine (Abb. 5.4, z. B. basophile Granulozyten, Mastzellen, Makrophagen). Stimulierende Eigenschaften besitzen aber auch C3e[1], Bb[2] und C2b[3].
- Kontaktvermittlung zu Zellen, die spezifische Rezeptoren für Komplementfragmente besitzen, um die Clearance und den Abbau von Fremdmaterial einzuleiten. Wenn die Oberfläche, auf welcher Komplementfragmente gebunden sind, zellulär ist, so resultiert daraus ein Zell-Ligand-Zell-(Rezeptor-)Kontakt. Wenn die Oberfläche zu einem löslichen Komplex gehört, so entsteht daraus eine humoral-zelluläre Interaktion. Vor allem C3b und seine Abbaustadien (aber auch C4b) bewirken solche Brückenbildungen, welche die Phagozytose einleiten (Abb. 5.4) oder Zellen zur Kooperation zusammenführen können. Darüber hinaus stellt die Bindung dieser Liganden an die spezifischen Rezeptoren aber auch ein Aktivierungssignal für z. B. die Granulozyten und Makrophagen dar und löst die Freisetzung von Arachidonsäuremetaboliten, Sauerstoffradikalen und Enzymen aus.
- Zerstörung von Zellen, und zwar als Folge der zytolytischen Aktion des terminalen Lysekomplexes C5b-C9.
- Solubilisierung von Immunkomplexen, eine Gemeinschaftsleistung von klassischer und alternativer Komplementsequenz, den Regulatorproteinen H und I und zellulären Kontrollproteinen.

---

[1] Ein leukozytenmobilisierender Faktor, abgespalten vom aminoterminalen Ende des C3d-k, eines durch Kallikrein generierten Fragments, das um wenige Aminosäuren länger ist als das in Abb. 5.8 gezeigte C3dg.
[2] Das große Spaltstück von Faktor B.
[3] Aus ihm entsteht durch proteolytische Spaltung mit Plasmin das C2-Kinin.

Anaphylatoxine

Die mannigfachen proinflammatorischen sowie immunmodulatorischen Leistungen der anaphylatoxischen Peptide (AT-Peptide) C4a, C3a, C5a und C5a$_{desarg}$ verlangen es, besonders hervorgehoben zu werden. Alle Peptide entstehen durch proteolytische Spaltung am N-terminalen Ende der α-Kette ihrer Muttermoleküle C4, C3 und C5 an Position 74–77. Sie zeigen relativ hohe Homologien in ihren Primärsequenzen und haben in einem C-terminalen Arginin ihr aktives Zentrum. Die Abspaltung dieser Aminosäure durch die Serumcarboxypeptidase N als Regulatorprotein im Plasma hebt die biologischen Wirkungen von C3a und C4a komplett auf. C5a wird in C5a$_{desarg}$ (ohne C-terminales Arginin) gespalten mit der Folge einer um den Faktor 10–100 erniedrigten Potenz. Neben der plasmatischen Regulation gibt es noch einen zellgebundenen Regulationsmechanismus, der im Gewebe wirksamer sein dürfte. Es handelt sich um eine rezeptorvermittelte Deaktivierung (receptor down regulation). Unterschwellige Dosen von AT-Peptiden führen dabei zu einem zeitlich begrenzten Refraktärzustand der Zellen gegenüber diesem Stimulus. Dieser Kontrollmechanismus verhindert, daß die hochreaktiven Zellen durch die immer wieder in kleinen Mengen frei werdenden AT-Peptide in einen Zustand der Daueraktivierung versetzt werden.

Ermöglicht werden die vielfältigen biologischen Funktionen der AT-Peptide durch Interaktion mit spezifischen Rezeptoren auf Granulozyten, Monozyten/Makrophagen sowie Mastzellen. C3a und wahrscheinlich auch C4a binden sich an einen gemeinsamen C3a-Rezeptor. Davon abgegrenzt werden muß der C5a-Rezeptor. Beide Rezeptoren sind der großen Gruppe von an G-Protein gekoppelten Rezeptoren zuzuordnen, die ein gemeinsames Motiv von sieben transmembranösen Domänen aufweisen. Die Interaktion von C5a und C5aR ist komplex und wird mindestens über zwei Bindungspunkte vermittelt.

Die Bedeutung der AT-Peptide für Entzündungsreaktionen als physiologische Antwort auf die Invasion von Fremdmaterial gründet sich auf ihre spasmogenen, vasopermeabilitätssteigernden, chemotaktischen, aggregierenden Eigenschaften, die Freisetzung vasoaktiver Peptide, wie Histamin und Serotonin aus Mastzellen und basophilen Leukozyten, sowie die Freisetzung von lysosomalen Enzymen, von toxischen Sauerstoffmetaboliten und von Arachidonsäurederivaten (Prostaglandine, Thromboxane, Leukotriene) aus Granulozyten, Monozyten und Makrophagen.

Somit verwundert es nicht, daß die Anaphylatoxine bei diesem hohen proinflammatorischen Potential kausal an einer Reihe von akut und chronisch entzündlichen Erkrankungen beteiligt sind. Zu nennen sind das Adult respiratory distress syndrome (ARDS) und das Sepsissyndrom als akute Entzündung sowie die rheumatoide Arthritis, der systemische Lupus erythematodes und die Psoriasis als chronische Prozesse. Zudem vermitteln sie die systemischen Entzündungsreaktionen, die bei Hämodialyse und Operationen mit extrakorporaler Zirkulation beobachtet wurden. Grundlage dafür ist eine Aktivierung des alternativen Weges über die Membranoberflächen der Dialyseschläuche oder der Oxygenatoren. Neben diesen proinflammatorischen Eigenschaften sind noch weitere regulatorische Funktionen zu postieren, da C5a-Rezeptoren kürzlich auch auf Leberparenchym, Lungenendothel-, Lungenepithelzellen sowie Astrozyten nachgewiesen werden konnten.

Zusammenspiel von C3-Fragmenten und Komplementrezeptoren (CR) bei Opsonisierung, Phagozytose und Clearance von Immunkomplexen (IC)

Die Schlüsselfunktion von C3 im Komplementsystem wird nicht nur durch seine zentrale Position im Zusammentreffen von klassischer und alternativer Sequenz und als Ausgangspunkt für die terminale lytische Sequenz deutlich, sondern besonders eindrucksvoll durch die Vielzahl der biologischen Wirkungen seiner beim Aktivierungsprozeß durch proteolytische Spaltung entstehenden Fragmente. Abb. 5.**8** vermittelt einen Eindruck vom Aufbau dieses „Vielzweckmoleküls". Für das weitere Verständnis der Folgen einer C3-Aktivierung ist es unumgänglich, die C3-degradierenden Regulatorproteine und die spezifischen zellulären Rezeptoren für C3-Fragmente in die Betrachtung mit einzubeziehen.

Die Spaltprodukte C3b und iC3b sind potente Opsonine, die helfen, die Bindung von mit diesen Fragmenten überzogenen Partikeln (lösliche und partikuläre IC oder über die alternative Aktivierung mit C3b beladene Mikroorganismen) an phagozytierende Zellen zu vermitteln. In vorderster Front ist es das C3b, welches mit CR1 von Erythrozyten – zahlenmäßig die in der Zirkulation dominierende CR1-positive Zellart – reagiert und über diese „Schlepperzelle" drei Folgereaktionen auslöst:

- Mit CR1 als Kofaktor und Faktor I aus dem Plasma als C3b-spaltendes Enzym wird dieses C3b durch zwei konsekutive Spaltungen (1. und 2. in Abb. 5.**8**) zu iC3b degradiert und damit für jegliche weitere Aktivierung aus dem Verkehr gezogen. Dies führt zu einer Reduktion des entzündlichen Potentials von IC.
- Die Erythrozyten transportieren diese Fracht in Leber und Milz und geben vor allem dort die sich wieder ablösenden, nun iC3b-beladenen Komplexe (weil iC3b nur noch eine geringe Affinität zu CR1 hat) ab. Die Makrophagen in Leber und Milz „übernehmen" nun über ihre CR3-Rezeptoren die iC3b-markierten Komplexe für die weitere Prozessierung (Phagozytose und intrazellulärer Abbau). Die Erythrozyten rezirkulieren. Dieser gesamte Transportvorgang wird auch „IC-Shuttle" genannt.
- Sowohl die an CR1 von Erythrozyten wie auch an CR1 von phagozytierenden Zellen (Tab. 5.**3**) angelagerten C3b-tragenden Komplexe können in einem weiteren Abbauschritt des C3b über das iC3b hinaus durch Faktor I (mit Hilfe von CR1) zu C3dg gespalten werden. Dabei dissoziert C3c in die flüssige Phase ab, und nur

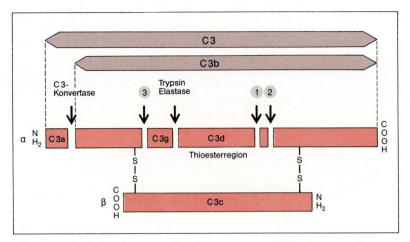

Abb. 5.**8** Schematische Darstellung des C3-Moleküls und seiner Aktivierungsfragmente. Molekulargewichte in kDa: C3 180–190, α-Kette 114, β-Kette 75, C3a 9, C3b 171, iC3b 168, C3c 145, C3d-k 40, C3dg 39, C3g 9, C3e 10, C3d 30. Die C3-Konvertasen spalten C3 in C3a und C3b. Proteasen wie Trypsin und Elastase spalten C3g von C3d ab, das als letzter Teil des C3b über die Thioesterregion kovalent an OH- oder NH$_2$-Gruppen von Oberflächenmolekülen gebunden bleibt. 1 und 2: Enzymatische Spaltstellen im C3b durch Faktor I mit dem kofaktoriellen Plasmaregulatorprotein Faktor H oder den membrangebundenen Regulatorproteinen CR1 und MCP. 3: Enzymatische Spaltstelle im iC3b durch Faktor I und CR1. Zur Thioesterregion s. Abb. 5.**5**. Eine Spaltung durch Kallikrein um 1 kDa N-terminal von der Spaltstelle 3 generiert das C3e, ein weiteres inflammatorisches und granulozytenmobilisierendes Fragment von C3.

C3dg bleibt über die Thioesterregion noch kovalent am löslichen oder partikulären Komplex verankert. Dieses C3dg ebenso wie das durch Proteasen (Trypsin, Elastase) daraus entstehende Endabbauprodukt C3d können nun mit CR2 von B-Lymphozyten reagieren. Dieser Weiterreichung an B-Lymphozyten und follikuläre dendritische Zellen soll eine große Bedeutung bei der Ausbildung einer humoralen Immunantwort gegen von T-Zellen abhängige Antigene, der Entstehung von B-Memory-Zellen und damit dem Isotype Switch von IgM nach IgG zukommen.

Eng gekoppelt mit dieser Clearance-Funktion der C3-Fragmente ist aber auch die Unterbrechung der Amplifikationskaskade durch die Regulatorproteine. Denn die „wohltätigen" Folgen einer C3-Aktivierung für die Beseitigung und Kontrolle der IC sind zwar vorherrschend, aber eine zu starke, unkontrollierte Aktivierung würde das inflammatorische Potential einer Komplementaktivierung in den pathologischen Bereich anheben. Außerdem würde daraus eine unerwünschte Komplementverbrauchssituation entstehen.

Eine weitere, als zunehmend wichtiger gesehene Wirkung der durch klassische und alternative Komplementaktivierung erfolgenden C3b-Beladung von IC (IgM und IgG) ist die Verhinderung einer Präzipitation, d. h. ein negativer Einfluß auf die Ausbildung großer IC. Dieser durch interkalierende Wirkung der kovalent gebundenen C3b-Moleküle auf die Antigen-Antikörper-Verknüpfungen und Fc-Fc-Interaktionen eintretende Effekt kann sogar zur Solubilisierung von schon entstandenen IC führen. Damit bleiben IC in der Zirkulation löslich, werden nicht im Gewebe oder an der Gefäßwand deponiert, führen nicht zur Vaskulitis oder Nephritis und werden – vorausgesetzt, die Regulatorproteine und Komplementrezeptoren sind wirksam – der Clearance in Leber und Milz zugeführt. Allerdings wird diese notwendige Solubilisierung durch die Freisetzung der Entzündungsmediatoren (z. B. C3a und C5a) und den Einstrom von Entzündungszellen zu Lasten einer Gewebsschädigung erkauft. Es ist bemerkenswert (s. Diagnose von Komplementveränderungen, S. 85 und Tab. 5.**5**), daß alle Dysfunktionen und Defekte derjenigen Faktoren der klassischen Sequenz, die bei der Bildung der C3-Konvertase beteiligt sind, mit Erkrankungen assoziiert sind, bei denen zirkulierende IC pathogenetisch dominieren.

Lösliches, freies C3b (Überschuß nach C3-Aktivierung) und lösliche, C3b-beladene IC werden schließlich – sozusagen als doppelte Sicherung – im Gewebe und im Plasma durch Faktor I *in Kombination mit Faktor H* zu iC3b gespalten und damit inaktiviert (an den Positionen 1 und 2 von Abb. 5.**8**, nicht aber an Position 3). Für solches C3b besitzt Faktor H eine weitaus höhere Affinität als für partikulär gebundenes C3b, welches wiederum bevorzugt mit CR1 als Kofaktor von I reagiert (s. o.). Schließlich bewirkt auch MCP als membrangebundenes Regulatorprotein in Kombination mit I einen „Selbstschutz" gegenüber C3b, das auf eigenen Körperzellen aktiviert und gebunden wurde.

Zusammengefaßt kommt es über C3b (multimer) auf löslichem IC zur Immunadhärenz an Erythrozyten und damit in vivo zum CR1-vermittelten Transport von IC in der Zirkulation hin zum gewebsständigen Makrophagensystem (Leber, Milz) an dessen Fc-, C3b- und iC3b-Rezeptoren die IC „abgeliefert" und sicher beseitigt werden. Die Bildung unlöslicher IC ruft eine Komplementaktivierung am Ort der Aggregation hervor. Diese Aktivierung ermöglicht jetzt doch noch eine Elimination der IC durch Solubilisierung und anschließende Phagozytose, aber unter Inkaufnahme eines Gewebsschadens (s. o.). Die Prozessierung von IC durch Komplement steigert daher ihre Clearance unabhängig davon, ob sie löslich oder unlöslich sind.

Besonders zu erwähnen sind die Befunde zur Rolle des Komplementsystems bei der HIV-Infektion. Für eine Reihe von Viren ist gezeigt, daß sie mit oder ohne Antikörperbeladung das Komplementsystem über den klassischen Weg aktivieren und in der Folge lysiert werden. Eine direkte Aktivierung von C1q ist auch für HIV-1 beschrieben. Verantwortlich dafür ist das transmembranöse Virusprotein gp41. In der Folge wird das Virus jedoch nicht lysiert. Es ist ungeklärt, ob in der Virushülle zelluläre Regulatorproteine wie DAF, HRF oder CD 59 vorhanden sind oder ob viruseigene Proteine eine virusständige Formation des lytischen Komplexes verhindern. Durch Beladung mit C3b bzw. iC3b und C3dg wird jedoch die Aufnahme des Virus über CR3 und CR2 gesteigert. Über diesen Mechanismus wird möglicherweise die Infektionsrate von T-Zellen (über CD4) in der Frühphase erhöht, da eine Reihe von $CD4^+$-$CD8^+$-T-Zellen auch CR2-positiv ist. Auch die enorme Anhäufung von HIV in Lymphknoten kann über die Infektion der CR1-3-positiven follikulären dendritischen Zellen erklärt werden. Nach Virusinfektion sind T-Zellen in der Lage, das Komplementsystem sowohl über den klassischen als auch über den alternativen Weg zu aktivieren. Die Aktivierung des klassischen Weges korreliert direkt mit der Expression von gp41 auf der Zelloberfläche. Die Beladung dieser Zellen mit C3-Spaltprodukten ermöglicht nun die Interaktion mit CR^+-Zellen wie Monozyten/Makrophagen und könnte einen wichtigen Mechanismus zur direkten Zell-zu-Zell-Übertragung darstellen. Andererseits ist durch die Interaktion mit $CR3^+$-NK-Zellen eine effektive Elimination dieser Zellen möglich. Welcher Mechanismus in vivo überwiegt, ist noch zu zeigen. Sicher ist jedoch, daß das Virus eine Reihe von Möglichkeiten gefunden hat, um die Interaktion mit dem Komplementsystem zu seinem Vorteil, d. h. Überleben, zu nutzen.

■ Angeborene Defekte und Dysfunktionen des Komplementsystems (Unterfunktion)

Die Kenntnis des multifaktoriellen Aufbaus des Komplementsystems und die Möglichkeit, heute jeden dieser Faktoren gesondert zu erfassen, haben in den letzten Jahren die Zahl der entdeckten kongenitalen Defekte sprunghaft ansteigen lassen.

Dabei ist offensichtlich, daß vor allem dort, wo diese Kenntnisse in die Klinik Eingang gefunden haben (vor allem in den angelsächsischen und skandinavischen Ländern), die größte Erfolgsquote zu verzeichnen ist. Tab. 5.5 gibt eine Übersicht über den gegenwärtigen Stand der kongenitalen Komplementdefekte. Versucht man, die Liste der kongenitalen Komplementdefekte unter klinischen Gesichtspunkten zu ordnen und gemeinsame Nenner zu entdecken, so fällt auf, daß eigentlich nur zwei Krankheitsgruppen dominieren: bakterielle Infektionen und Autoimmunerkrankungen. Bei weiterer Analyse fällt auf, daß Defekte der klassischen Sequenz mit den Komponenten C1q, C1r, C1s, C4 und C2 (mit der Ausnahme einiger klinisch unauffälliger C2-Defekte) einem Lupus erythematodes ähnliche Krankheitsbilder mit ausgeprägter Nieren- und Hautbeteiligung zeigen. Unterstützt wird dieser Eindruck durch SLE-ähnliche Verläufe beim hereditären angioneurotischen Ödem, bei welchem aufgrund eines C1-Inhibitor-Defektes oder -Mangels eine ungehemmte C1-Aktivierung zu sekundären C4- und C2-Mangelzuständen (Verbrauch) führt.

Defekte der im Zentrum des Komplementsystems stehenden Komponenten C3 und C5 fallen durch die Häufung schwerster rezidivierender bakterieller Infektionen (Pneumonie, Otitis, Meningitis, Sepsis) auf. Zusätzlich haben diese Patienten, wie zu erwarten, Opsonisierungsdefekte mit der Folge einer reduzierten Phagozytosefähigkeit sowie Chemotaxisdefekte mit der Folge eines reduzierten Leukozyteneinstroms in Entzündungsherde. Defekte der Regulatorproteine I und H führen zu einer unkontrollierten C3b-abhängigen Amplifikation der alternativen Teilsequenz und damit zu einem massiven Verbrauch von C3 in der Zirkulation (bei normaler Syntheserate). Dieser Hyperkatabolismus von C3 wirkt sich im Endeffekt genauso aus wie ein genetischer Defekt von C3. Auch der Properdindefekt führt zu rezidivierenden bakteriellen Infektionen. In diesem Falle ist aber die ausbleibende Stabilisierung der alternativen C3-Konvertase durch Properdin Ursache für eine reduzierte Effizienz der Opsonisierung von Bakterien und damit eine Verminderung der Phagozytoseleistung. Aus demselben Grunde ist der CR3-Rezeptor-Defekt, bei dem die phagozytierenden Zellen nicht mehr in der Lage sind, opsonisierte Bakterien mit iC3b an der Oberfläche zu erkennen und zu binden, die Ursache für eine reduzierte Phagozytosefähigkeit mit der Folge massiver bakterieller Infektionen.

Defekte der terminalen Komponenten C6, C7 und C8 zeichnen sich durch eine starke Häufung von Neisserieninfektionen (Meningokokken und Gonokokken) aus. Dabei rezidivieren diese Neisserieninfektionen häufig, so daß heute eine rezidivierende Meningokokkenmeningitis oder die Generalisierung einer Gonokokkeninfektion Anlaß sein sollte, nach Defekten der terminalen Komponenten zu suchen. Im Gegensatz zu den meisten anderen gramnegativen oder grampositiven Bakterien, bei denen eine Opsonisierung mit C3b und nachfolgender Phagozytose als Abwehrmaßnahme mindestens genauso effizient ist wie eine Bakteriolyse, werden Neisserien offensichtlich vor allem durch Bakteriolyse eliminiert.

Bis heute ist kein Defekt von Faktor B der alternativen Teilsequenz bekannt. Es spricht einiges dafür, daß das Fehlen dieses Faktors gleichzusetzen ist mit dem Versagen der Basisabwehr und deswegen mit dem Leben nicht vereinbar ist.

Der einzige genetische Defekt, der bisher einer spezifischen Therapie zugänglich ist, ist der C1-INH-Defekt, Ursache des hereditären angioneurotischen Ödems (HANE).

Klinisch handelt es sich um ein rezidivierendes, umschriebenes, subepitheliales Ödem der Haut und Schleimhaut des oberen Respirationstraktes und des

Gastrointestinaltraktes. Die spontan oder auch durch lokale Gewebstraumen ausgelösten Attacken können im Respirationstrakt durch Larynx- oder Epiglottisödem zu Erstickungszuständen führen. Diese Erkrankung, die wohl überwiegend in einer heterozygot defekten Ausprägung bei autosomal dominantem Vererbungsmuster auftritt, beruht auf einem Synthesedefekt des C1-Inhibitors.

Dadurch wird permanent anfallendes oder bei lokalen Gewebsläsionen enzymatisch aktiviertes freies C1 (aktiviertes C1r und C1s im makromolekularen C1-Komplex) nicht mehr ausreichend inaktiviert. Die Folge ist eine überschießende Spaltung von C4 und C2. Dabei wird aus einem Spaltprodukt von C2 nach Einwirkung von Plasmin ein kurzkettiges kininähnliches Peptid freigesetzt, das für die Auslösung des HANE verantwortlich zu sein scheint.

Da aber neben C1 auch noch Plasmakallikrein, aktivierter Hageman-Faktor und Faktor XIa sowie Plasmin durch den C1-Inhibitor kontrolliert werden, können auch diese Plasmafaktoren zu den Symptomen der Erkrankung beitragen. Das schränkt aber die Hauptrolle von C1 nicht ein, da die anderen Faktoren zusätzlich durch andere Plasmainhibitoren reguliert werden, C1 aber ausschließlich auf den C1-Inhibitor angewiesen ist.

Der Defekt kommt in zwei unterschiedlichen Ausprägungen vor: 85% aller Fälle haben einen genetisch bestimmten, stark reduzierten C1-INH-Spiegel (10–30% Restaktivität und Antigenität), neben dem vor allem im akuten Anfall stark erniedrigten C4 und C2 (Typ-I-HANE); 15% zeigen neben erniedrigtem C4 und C2 einen normalen oder sogar erhöhten C1-INH-Spiegel, der aber nur Ausdruck einer funktionell inaktiven Form des Proteins ist (Typ-II-HANE). Daraus läßt sich die zwingende Notwendigkeit ableiten, bei der Diagnostik des HANE neben dem proteinchemischen Nachweis des C1-Inhibitors auch einen funktionellen Nachweis zu führen, da nur so die erworbenen Defizienzen von C4 und C2 (z. B. bei SLE und Immunkomplexerkrankungen mit intaktem C1-Inhibitor) vom HANE mit funktionsunfähigem C1-Inhibitor unterschieden werden können. Die Therapie der Wahl ist eine Behandlung mit einem synthetischen androgenen Steroid, dem Danazol. Unter der Therapie verschwinden bei beiden Unterformen des HANE die klinischen Symptome; die C1-INH-Synthese steigt signifikant an, d. h., sowohl der Proteingehalt wie auch die Funktion normalisieren sich. Ergänzend zu dieser präventiven Therapie hat sich in der Notfallbehandlung der lebensbedrohlichen akuten Attacken des HANE die Substitution mit einem hochgereinigten, konzentrierten C1-INH-Präparat (Behringwerke) bewährt (Wirkungseintritt nach 20–30 Min.).

Neben den genetischen C1-INH-Defekten gibt es auch eine erworbene C1-INH-Defizienz. Diese geht mit sehr stark erniedrigten Plasmakonzentrationen von C1, C4 und C2 einher. Autoimmunerkrankungen sind eine Ursache. Sie können zu einer starken Aktivierung von C1 und konsekutivem Verbrauch von C1-INH führen. Auch bei einer Reihe von Tumorerkrankungen ist ein erhöhter C1-INH-Verbrauch gezeigt worden. Zudem sind Patienten beschrieben, die Autoantikörper gegen den C1-INH bilden. Diese Autoantikörper führen zu einer Spaltung von C1-INH mit Verlust der funktionellen Aktivität. Während bei den erstgenannten Ursachen eine erfolgreiche Therapie des Grundleidens auch zur Besserung der C1-INH-Defizienz führt, ist die Autoantikörperbildung gegen C1-INH zur Zeit keiner Therapie zugänglich.

Eine wohl endgültige Klärung hat sich nun bei der schon lange vermuteten Komplementabhängigkeit der paroxysmalen nächtlichen Hämoglobinurie (PNH) ergeben. Erythrozyten von Patienten mit PNH sind ungewöhnlich empfindlich gegenüber der lytischen Attacke des Komplementsystems. Diese Zellen besitzen keine glykosylphosphatidylinositol-(GPI-)verankerten Regulatorproteine DAF, HRF und CD 59, sind daher als im Plasma zirkulierende Zellen einer permanent an ihrer Oberfläche stattfindenden C3b-Anlagerung, nachfolgender Aktivierung der alternativen Komplementsequenz und Generierung sowie Membranbindung des terminalen lytischen C5b-C9-Komplexes schutzlos ausgeliefert. PNH ist das Ergebnis einer erworbenen, somatischen Mutation auf der Ebene der Knochenmarkstammzellen. Der Verlust der GPI-verankerten Regulatorproteine basiert auf einem Defekt beim Zusammenbau des GPI-Ankers im endoplasmatischen Retikulum, der durch das Enzym α-1,6-N-Acetylglucosaminyltransferase katalysiert wird. Verantwortlich für diesen Schritt der GPI-Anker-Biosynthese ist das PIG-A-Gen (Phosphatidylinositolglykan-Komplementation Klasse A), das auf dem kurzen Arm des X-Chromosoms lokalisiert ist. Bei Patienten mit PNH konnten genau in diesem Gen Mutationen festgestellt werden. Diese Mutationen lassen sich in normalen Zellen aus dem peripheren Blut der Patienten nicht nachweisen.

In einer Reihe klinischer Situationen ist ein signifikant erniedrigter C3-Plasmaspiegel die Folge einer länger anhaltenden oder nur vorübergehenden Hyperaktivierung dieser zentralen Komplementkomponente. Gemeinsam ist allen diesen In-vivo-Situationen eine dysregulierte klassische oder alternative C3-Konvertase (C4b, 2a oder C3b, Bb). Diese komplexen Enzyme werden der normalen Kontrolle von Dissoziation und Spaltung durch die Regulatorproteine H und I sowie CR1 oder MCP und I entzogen. Ursache kann entweder ein genetischer Defekt dieser Kontrollproteine sein (Tab. 5.5) oder eine autoantikörpervermittelte Stabilisierung der C3-Konvertasen (Konkurrenz mit den Regulatorproteinen um Bindungsepitope auf den Konvertasen). Dadurch wird die Halbwertszeit von z. B. zellgebundenem C3b, Bb von 4 auf 50 Min. erhöht. Solche Autoantikörper vom IgG-Isotyp gegen Neodeterminanten des C4b, 2a-Enzyms werden C4-Nephritisfaktor (C4-NeF) genannt, solche gegen das C3b, Bb-Enzym C3-NeF. Diese Bezeichnung basiert auf der Assoziation mit dem klinischen Syndrom der hypokomplementämischen, membranproliferativen Glomerulonephritis.

Die synoptische Betrachtung der klinischen Befunde bei kongenitalen und erworbenen Komplementdefekten der klassischen Sequenz zwingt dazu, Erklärungen für die überraschende und ungewöhnliche Häufung von Autoimmun- und chronischen Immunkomplexerkrankungen zu finden.

Komplementdefekte scheinen mindestens prädisponierend für solche Erkrankungen zu sein, entweder monokausal oder in Kombination mit HLA-gekoppelten „Suszeptibilitätsgenen", verantwortlich für die Entstehung eines SLE. Man kann die SLE-ähnlichen Krankheitsbilder sogar einteilen in:

- Komplementdefekte mit systemischem Lupus erythematodes (SLE) oder einem Lupus erythematodes ähnlichen Krankheitserscheinungen (schon im Kindesalter),
- SLE oder Immunkomplexerkrankungen mit sekundärer (erworbener) Komplementdefizienz.

In beiden Fällen kommt es im Vollstadium der Erkrankung durch Immunkomplexe (IC) zu einer Aktivierung des Restkomplementsystems mit lokalen Entzündungsfolgen und Komplementverbrauch, der sich in gesteigerter Infektanfälligkeit äußert.

Über die Auslösung, den Beginn dieser Autoimmunerkrankungen bei Komplementdefekten, gibt es aber nur Hypothesen: Die Persistenz von infektiösen Mikroorganismen, wie Viren, Bakterien oder Parasiten, könnte eine Ursache sein.

Ein Defekt von C1, C4 oder C2 erschwert oder verhindert die primäre Elimination des infektiösen Agens in der Frühphase der Infektion mit Hilfe des Komplementsystems und kooperierender zellulärer Abwehrmechanismen.

Durch eine frühe Elimination würde von vornherein die Bildung von IC unterbunden. Wenn einmal IC vorhanden sind, so kann eine abnorme Clearance derselben die Entstehung des Krankheitsbildes fördern. In der IgM-Antikörperphase einer Infektion ist die IgM-abhängige Komplementaktivierung von C1, C4 und C2 eine essentielle Voraussetzung für eine C3b-abhängige Opsonisierung und Clearance dieser IC.

Im Gegensatz zu IgG-Antikörpern ist bei IgM nämlich eine über das Fc-Stück des Antikörpers vermittelte Adhärenz an phagozytierenden Zellen nicht möglich. Ebenso findet eine Aktivierung der alternativen Sequenz des Komplementsystems bei IgM-Antikörpern nicht statt. Also persistieren und zirkulieren solche IC länger. Es kommt nicht zur Mobilisierung von phagozytierenden Zellen am Ort der immunologischen Reaktion, da die chemotaktischen Faktoren C3a, C5a und C3e nicht generiert werden. Damit bleibt eine Elimination des Fremdmaterials aus. In der Sekundärphase einer Immunantwort mit dem Auftreten von IgG-Antikörpern und IC wird auch deren Clearance durch das RES bei Komplementdefekten stark verzögert.

Diese IC können aber jetzt die alternative Komplementsequenz über die Fab-Anteile des Antikörpers aktivieren und damit die biologischen Aktivitäten des Komplementsystems auslösen.

Die Neutralisation dieser IC durch Solubilisierung, Degradation von C3b und Ablösung von Oberflächen erfordert aber die Aktivierung sowohl der klassischen wie der alternativen Teilsequenz und führt daher bei Komplementdefekten zur Persistenz auch dieser IgG-IC. Dies wird noch gesteigert durch die starke Reduktion von CR1-Rezeptoren bei SLE-Patienten. Der CR1-Immunkomplex-Clearance-Mechanismus scheint ein wichtiger Schutz gegen Erkrankungen zu sein, die durch die Ablagerung zirkulierender IC ausgelöst werden.

Die Aufklärung dieser komplexen Zusammenhänge ist gegenwärtig das Ziel intensiver klinischer und experimenteller Untersuchungen.

■ Diagnose von Komplementveränderungen

Die Laboratoriumsdiagnose von Komplementveränderungen und Dysfunktionen erfaßt sowohl die Funktion des Gesamtsystems (hämolytisch gemessen = CH_{50}-Einheiten) wie auch der Einzelfaktoren (Faktorentitration im hämolytischen System, häufig mit Komplement-Defektseren durchgeführt). Dazu kommen die qualitativen und quantitativen Bestimmungen einzelner Komplementproteine als Antigene mit Hilfe spezifischer Antiseren. Darüber hinaus können als Folge einer Komplementaktivierung die entstandenen Spaltprodukte (z. B. C3d, Bb) oder Proteinkomplexe (z. B. C5b-C9) aufgrund veränderter Wanderungseigenschaften im elektrischen Feld, veränderter Molekulargewichte und z. T. von antigenen Neodeterminanten entdeckt werden. Auch Bruchstücke von Komplementkomponenten, wie z. B. die anaphylatoxischen Peptide, können heute funktionell und antigenetisch nachgewiesen werden. Darüber hinaus kann man die Komplementrezeptoren auf den unterschiedlichen Zellarten sowohl funktionell wie auch mit Hilfe von monoklonalen Antikörpern darstellen. Komplementbestimmungen sollten grundsätzlich bei folgenden Erkrankungen durchgeführt werden:

- alle schweren rezidivierenden pyogenen bakteriellen Infektionen mit Pneumokokken, Staphylokokken, Streptokokken und Neisserien (C3, Faktoren H, I, P, D);
- alle Meningokokkenmeningitiden oder Sepsisfällen sowie Gonokokkensepsis, bei denen in 10–25% der Fälle angeborene Defekte des Komplementsystems oder erworbene Defekte aufgrund eines anderen Grundleidens (z. B. SLE) vorliegen (C5, C6, C7, C8);
- SLE oder SLE-ähnliche Autoimmunerkrankungen und Immunkomplexerkrankungen (C1q, C1r, C1s, C4, C2, C3, C5, C1-INH);
- membranoproliferative Glomerulonephritis (C3, C4, C3-NeF, C4-NeF);
- Verdacht auf hereditäres angioneurotisches Ödem (C1-INH);
- bei drohender Sepsis, nach Polytrauma (Abschätzung des ARDS-Risikos), rheumatoider Arthritis (Bestimmung der AT-Peptide C3a und eingeschränkt C5a).

Bestimmung von Komplementrezeptor und Membranregulatorproteinen:

- bei rezidivierenden bakteriellen und mykotischen Infekten, besonders der Haut und der Schleimhäute (Neutrophilendefekt im CR3 und LFA 1);
- bei paroxysmaler nächtlicher Hämoglobinurie (PNH) (DAF, HRF und CD59).

■ Literatur

1. The biology of complement. Immunol. Today 135, 1991
2. Campbell, D., A. Law, K. Reid, R. Sim: Structure, organization and regulation of the complement genes. Ann. Rev. Immunol. 6 (1988) 161–195
3. Di Sabato, G.: Methods for the study of complement in chemotaxis and inflammation. Meth. in Enzymol. 162 (1988) 551–668
4. Figueroa, J. O., P. Densen: Infectious diseases associated with complement deficiencies. Clin. Microbiol. Rev. 4 (1991) 359–395
5. Kazatchkine, M. D.: Complement and immunological disease. Baillieres clin. Immunol. Allergy 2, 1988
6. Melchers, F., et al.: Progress in Immunology VII. Springer, Berlin 1989 (pp. 163–212)
7. Rother, K., U. Rother: Hereditary and acquired complement deficiencies in animals and man. Allergy 39 (1986)
8. Whaley, K., M. Loos, J. M. Weiler: Complement in Health and Disease, 2nd ed. Kluwer, Dordrecht 1993

6 Immungenetik

E. Albert

■ Haupthistokompatibilitätskomplex

Der Haupthistokompatibilitätskomplex (engl. = major histocompatibility complex) einer Spezies umfaßt eine Gruppe von eng gekoppelten Genen, die gemeinsam dadurch definiert sind, daß sie die am schwierigsten zu überwindende Barriere gegen eine Transplantation von Gewebe oder Knochenmark darstellen.

Die Untersuchungen von Gorer (15) und Snell (27) haben gezeigt, daß bei der Maus die als H-2-System bezeichnete Gruppe von Genen das wichtigste Transplantationssystem darstellt.

Nach der Abstoßung eines H-2-inkompatiblen Transplantates konnte man im Serum des Empfängers Antikörper nachweisen, die spezifisch mit den H-2-Antigenen des Spenderstammes reagieren.

Umgekehrt führt das Vorhandensein von Antikörpern, die gegen die H-2-Antigene des Spenderstamms gerichtet sind, nach einer Transplantation zur beschleunigten Abstoßung des Transplantates. Identische Beobachtungen wurden auch beim Menschen gemacht: Die von den entsprechenden Antikörpern definierten Antigene wurden als HLA-Antigene (human leucocyte antigens) bezeichnet.

Untersuchungen an anderen Säugetierspezies haben erwiesen, daß in jeder bisher untersuchten Spezies ein Haupthistokompatibilitätskomplex existiert (16). Die MHCs der verschiedenen Spezies weisen eine verblüffende Analogie in Hinblick auf ihre genetische Organisation, die Art und Anzahl der im MHC enthaltenen Gene und die Funktion ihrer Genprodukte auf. Dies geht bis zur Aminosäuresequenz der Histokompatibilitätsantigene, die zumindest für einige Allele derartig hochgradige Homologie bzw. Identität zeigen, daß man daraus schließen muß, daß der Polymorphismus der einzelnen im MHC enthaltenen Gene älter ist als die Aufspaltung in verschiedene Spezies (18). Die Haupthistokompatibilitätskomplexe der einzelnen Spezies tragen folgende Namen:

Mensch: HLA; Schimpanse: ChLA; Rhesus-Affe: RhLA; Hund: DLA; Schwein: PLA; Rind: BOLA; Meerschweinchen: GpLA; Ratte: RT1; Maus: H-2 (16).

Der MHC umfaßt etwa 15–30 verschiedene Genorte, die für Histokompatibilitätsantigene der Klasse I kodieren und von denen nur einige wenige bisher klar definiert sind, wie z. B. die HLA-A-,-B- und -C-Genorte des Menschen und die entsprechenden Genorte H-2D, L und K der Maus. Für die Mehrzahl der Klasse-I-Genorte vermutet man, daß ihre Genprodukte gar nicht oder nur auf zahlenmäßig sehr kleinen Zellpopulationen exprimiert werden (Abb. 6.1). Die Klasse-I-Merkmale, die wie alle Histokompatibilitätsantigene aus zwei Ketten ein Dimer bilden (α/β-Dimer), sind dadurch charakterisiert, daß nur die α-Kette im MHC kodiert ist. Die β-Kette, das β-Mikroglobulin, ist allen Klasse-I-Molekülen gemein und beim Menschen auf Chromosom 15, also außerhalb des MCH, kodiert (Abb. 6.1) (18).

Weiter enthält der MHC eine Gruppe von Genen, die für die sogenannten Klasse-II-Antigene kodieren. Auch die Klasse-II-Antigene sind α/β-Dimere und beide Ketten werden in enger Nachbarschaft im MHC kodiert (Abb. 6.1). Beim Menschen kennt man z. B. die Klasse-II-Genorte DRA, DRB1, DRB2, DRB3, DRB4, DRB5, DQA1, DQB1, DQA2, DQB2, DOB, DMA, DMB, DNA, DPA1, DPB1, DPA2, DPB2 und bei der Maus H-2 (Aα) Aa, (Aβ^1) Ab, (Aβ^2), Ob, (Aβ^3) Pb, (Eα) Ea, (Eβ1) Eb[1], (Eβ^2) Eb2. Die alte Nomenklatur ist in Klammern angegeben.

Zwischen den Genen der Klasse I und der Klasse II findet sich eine weitere Gruppe von Genen, die unter dem Oberbegriff Klasse III subsumiert wird. Dieser Oberbegriff ist unglücklich gewählt, da die hier kodierten Gene in Struktur und Funktion durchaus uneinheit-

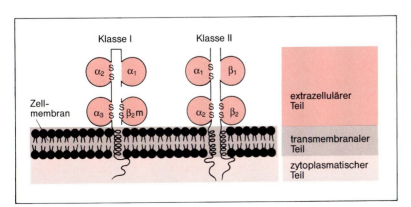

Abb. 6.1 Struktur von MHC-Klasse-I- und -Klasse-II-Molekülen. β_2m = β_2-Mikroglobulin.

lich sind. Wir ziehen vor, die Region nach der größten funktionellen Gruppe von Genen als die Region der Komplementgene zu bezeichnen. In der Nachbarschaft der Komplementgene finden sich zwei Gene der C_{21}-Hydroxylase, eines Enzyms aus der Cortisolsynthese, sowie zwei Gene der Heatshock-Protein-70-Familie und drei Tumornekrosefaktor-Gene (TNF-α, TNF-β und Lymphotoxin). Im menschlichen MHC kennt man noch die Gene BAT1-5 (für B-associated transcript), B144 und RD, deren Funktion bisher noch völlig unbekannt ist.

Es ist umstritten, ob die Gene, die man zwischen der Gruppe der Klasse-I- und der Klasse-II-Gene gefunden hat, auch funktionell zum Haupthistokompatibilitätskomplex gehören. Man könnte dies eventuell bei den Komplementgenen annehmen, weil sie wichtige Effektor- und Regulationsmechanismen des Immunsystems steuern. Eine sichere Mitwirkung dieser Gene bei der Abstoßung von Transplantaten ist nicht erwiesen. Auf der anderen Seite ist die Bezeichnung „Haupthistokompatibilitätskomplex" nur eine historische und etwas artifizielle Definition.

Definition der Histokompatibilitätsantigene

Biologische Definition

Die Geschichte der Histokompatibilitätsantigene beginnt damit, daß der Engländer Gorer (15) und der Amerikaner Snell (27) feststellen, daß Transplantate zwischen Experimentaltieren um so langsamer abgestoßen wurden, je näher die Tiere miteinander verwandt waren. Aus dieser Beobachtung schloß man, daß eine größere Zahl unterschiedlicher Gene für die Abstoßung des Transplantats verantwortlich sein muß, und man begann, die einzelnen Histokompatibilitätsgene durch ein sinnreiches Verfahren der Inzucht genetisch zu definieren. Man tauschte zwischen den Geschwistern eines Wurfes von Mäusen Hauttransplantate aus und wählte jeweils das Paar von Geschwistern, bei denen die Hauttransplantate für die Weiterzucht gegenseitig am schnellsten abgestoßen wurde. Unter den Nachkommen dieses ersten Mäusepaares wählte man wiederum diejenigen aus, deren Transplantate gegenseitig am schnellsten abgestoßen wurden, und diese Bruder-Schwester-Inzucht wurde für insgesamt 20 Generationen fortgesetzt. Damit erreichte man, daß die Mäuse einander immer ähnlicher für alle Gene wurden, außer für das Gen, welches für die Abstoßung der Transplantate verantwortlich ist. Am Ende dieses Inzuchtexperimentes hatte man dann zwei Mausstämme, von denen man aufgrund einer Wahrscheinlichkeitsberechnung wußte, daß sie für 99,9% ihrer Gene identisch sind und sich nur in einem einzigen Gen unterscheiden, nämlich dem Gen, welches für die Abstoßung des Transplantates verantwortlich ist. Die auf diese Weise biologisch definierten Histokompatibilitätsgene nannte man H-1, H-2, H-3 usw. Der Zufall wollte es, daß das wichtigste Transplantationsgen in der Maus den Namen H-2 erhielt. Die heute für die experimentelle Immunologie unverzichtbaren kongenen Mausstämme gehen auf die oben im Prinzip beschriebenen Inzuchtexperimente von Snell (27) zurück (Nobelpreis 1980). Mit solchen kongenen Stämmen hatte man damit auch das Werkzeug in der Hand, durch gegenseitige Immunisierung auf sehr gezielte Art und Weise Antikörper gegen die Genprodukte des H-Gens, nämlich die Histokompatibilitätsantigene, herzustellen.

Serologische Definition von Histokompatibilitätsantigenen

Aufbauend auf den im vorhergehenden Abschnitt beschriebenen Experimenten mit Inzuchtstämmen, entwickelte sich die serologische Definition von Histokompatibilitätsantigenen zuerst in der Maus mit Hilfe eines Erythrozytenagglutinationstests (weil bei der Maus die Histokompatibilitätsantigene der Klasse I auch auf Erythrozyten exprimiert sind, was beim Menschen nicht der Fall ist). Die Definition des ersten menschlichen Histokompatibilitätsantigens (Dausset 1958) erfolgte mit einem Leukozytenagglutinationstest. Heute sind diese nicht sehr gut reproduzierbaren Methoden verlassen, und die Histokompatibilitätstestung wird mit Hilfe eines Lymphozytotoxizitätstests durchgeführt, bei dem separierte Lymphozyten zuerst mit Antiseren und dann mit Komplement zusammen inkubiert werden. Finden die im Serum enthaltenen Antikörper ein entsprechendes Histokompatibilitätsantigen auf der Zelloberfläche der Lymphozyten, so binden sie sich dort. Durch diese Bindung wird Komplement aktiviert, und die im letzten Teil der Komplementkaskade auftretenden lytischen Produkte der Komplementaktivierung durchbohren die Zellmembran des Lymphozyten. Wegen des hohen osmotischen Drucks im Inneren des Lymphozyten kommt es zu einem starken Einstrom von Wasser in die Zelle und damit zur Zerstörung der Zelle. Die Lyse des Lymphozyten kann durch Zugabe eines Vitalfarbstoffes wie Eosin sichtbar gemacht werden, der in lysierte Zellen eindringt und diese färbt, während er von lebendigen Zellen nicht aufgenommen wird. Abschließend wird mit Hilfe eines Mikroskopes abgelesen, ob eine gegebene Lymphozytensuspension durch ein gegebenes Antiserum lysiert worden ist (Mikrolymphozytotoxizitätstest nach Terasaki und McClelland 1964).

Während beim Experimentaltier die für die Histokompatibilitätstestung erforderlichen Antiseren durch geplante Immunisierung hergestellt werden, wird dies beim Menschen nur in seltenen Fällen durchgeführt, weil das Auftreten von Komplikationen bei geplanten Immunisierungen nicht ganz ausgeschlossen werden kann. Antikörper zur Definition der HLA-Antigene des Menschen werden vorwiegend in Schwangerenseren gefunden, weil während der Schwangerschaft kindliche Blutzellen und damit auch Lymphozyten in den mütterlichen Kreislauf geraten und somit Anlaß zu einer Immunisierung geben. Solche durch Schwangerschaft induzierten Antikörper können in manchen Fällen noch sehr viele Jahre nach der letzten Schwangerschaft im Serum der Frau nachgewiesen werden. HLA-Antikörper können auch auftreten nach Transfusionen und nach der Abstoßung von Transplantaten.

Im Vergleich mit der Blutgruppenserologie ergeben sich bei der serologischen Bestimmung von Histokompatibilitätsantigenen eine Reihe von Besonderheiten, die zu Schwierigkeiten in der Reproduzierbarkeit und in der Analyse der Reaktionen führen können. Die durch physiologische Immunisierung (Schwangerschaft) entstehenden Antikörper zeigen in der Regel einen sehr niedrigen Titer, der selten 1:8 übersteigt. Während z. B. beim AB0-Blutgruppensystem der Unterschied zwischen den Allelen A, B und 0 auf eine einzige Zuckersubstitution zurückzuführen ist, weisen die Histokompatibilitätsantigene eine Fülle verschiedener struktureller Besonderheiten auf, die von einem Antikörper erkannt werden können (Antigendeterminanten oder Epitope genannt). So hat man in der HLA-Serologie feststellen müssen, daß im Prinzip kein einziges HLA-Antiserum wirklich monospezifisch ist, sondern daß in jedem Anti-HLA-Serum eine Fülle verschiedener Antikörperpopulationen gefunden werden können, die gegen verschiedene Epitope gerichtet sind. Die Tatsache, daß man z. B. bei einer Immunisierung, die einzig und allein gegen das HLA-Antigen HLA-A1 gerichtet war, Antikörper fand, die nicht nur mit HLA-A1, sondern auch mit HLA-A11 und HLA-A10-positiven Zellen reagierten, hat man als „Kreuzreaktion" bezeichnet, obwohl hier in der überwiegenden Mehrzahl der Fälle keine echte Kreuzreaktion vorliegt (Reaktion eines Antikörpers mit einem strukturell ähnlichen, aber unterschiedlichen Epitop), sondern die Reaktion eines Antikörpers mit dem gleichen Epitop auf zwei verschiedenen Molekülen.

Man hatte festgestellt, daß im HLA-System die Kreuzreaktionen fast ausschließlich zwischen Allelen auftreten, die zum gleichen Genort gehören. Auch die Analyse der ersten gegen HLA-Antigene gerichteten monoklonalen Antikörper (die ja per definitionem monospezifisch sind) hat zur Überraschung einiger naiver Untersucher erbracht, daß ein solcher monoklonaler Antikörper mit mehreren verschiedenen Allelen eines Genortes reagieren kann, eben weil die positiv reagierenden Allele ein Epitop gemeinsam haben. Die vielen inzwischen bekannten Sequenzen für HLA-Antigene (21, 24) haben es möglich gemacht, das Epitop, mit dem ein gegebener monoklonaler Antikörper reagiert, innerhalb des Moleküls genau zu kartieren. Die Aufklärung der Tertiärstruktur des Antigens HLA-A2 durch Röntgenkristalluntersuchung (6) ermöglicht es jetzt, etwas über die räumliche Anordnung des Epitops und seine Bedeutung für die Interaktion mit Antikörpern, mit dem zu präsentierenden Peptid oder mit dem T-Zell-Rezeptor vorherzusagen.

■ Definition von Histokompatibilitätsantigenen durch T-Zellen

Die Erkennung der Histokompatibilitätsantigene erfolgt nicht nur auf humoralem Wege durch Antikörper, sondern auch auf zellulärem Wege durch T-Lymphozyten mit Hilfe des T-Zell-Rezeptors.

Tab. 6.1 Ein typisches MLC-Experiment

Reaktionspartner	cpm	Bedeutung
A + BX	15 500 ± 500	Testkombination A erkennt B
B + AX	21 300 ± 650	Testkombination B erkennt A
A + AX	375 ± 100	Negativkontrolle für A
B + BX	425 ± 50	Negativkontrolle für B
A + Pool X	60 000 ± 1000	Positivkontrolle für A
B + Pool X	48 000 ± 1200	Positivkontrolle für B

AX = Lymphozyten des Individuums A, durch Bestrahlung teilungsunfähig gemacht. Pool X = bestrahlte Mischung von Lymphozyten von 5 unverwandten Individuen. cpm = counts per minute.

Methode der gemischten Leukozytenkultur

Im Jahre 1964 wurde von Bach u. Hirschhorn (3) die Methode der gemischten Leukozytenkultur eingeführt, bei der die Lymphozyten zweier verschiedener Individuen der gleichen Spezies gemischt und für 6 Tage in Kultur gehalten werden. Die T-Lymphozyten in der Kultur erkennen die Histokompatibilitätsantigene des jeweiligen Partners, was zu einer Blastentransformation und einer Zellvermehrung führt, die durch die Messung des Einbaus von radioaktivem Thymidin in die Zellen quantifiziert werden kann. Um in einer gemischten Leukozytenkultur (MLC) die Reaktivität in beiden Richtungen getrennt messen zu können (A gegen B bzw. B gegen A), werden in verschiedenen Ansätzen entweder die Zellen des Individuums A oder die Zellen des Individuums B durch Röntgenbestrahlung teilungsunfähig gemacht. Ein typisches MLC-Experiment ist in Tab. 6.1 dargestellt.

Ein MLC-Experiment wird als positiv interpretiert, wenn die Einbaurate des radioaktiven Thymidins, gemessen an den Counts per minute, in einer Testkombination signifikant größer ist als in den Negativkontrollen (vorausgesetzt, daß die positiven Kontrollen sich ebenfalls signifikant von den negativen Kontrollen unterscheiden). In aller Regel beobachtet man bei einer MLC von unverwandten Individuen eine positive Stimulation in beiden Richtungen. Eine negative MLC (Nichtstimulation) findet sich in 25% der untersuchten Geschwisterpaare. Es sind dies diejenigen Geschwisterpaare, die von beiden Eltern jeweils die gleichen HLA-Chromosomen geerbt haben, die daher HLA-identisch sind. Eine negative MLC unter unverwandten, unausgewählten Individuen findet sich nur sehr selten (1:700–1:900) (23). Aus der Frequenz der MLC-Nichtstimulierung (d. h. der Identität für Antigene, welche für die Stimulation der MLC verantwortlich sind) in Familien und in der unausgewählten unverwandten Bevölkerung schloß Bach 1966, daß es sich bei den MLC-stimulierenden Antigenen um eine einzige genetische Region (25% der Geschwisterpaare sind identisch) mit einem hochgradigen Polymorphismus von 20–30 verschiedenen Al-

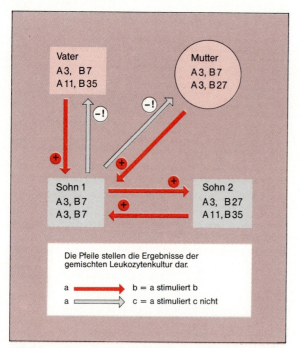

Abb. 6.2 Prinzip der homozygoten Typisierungszellen. Da die Lymphozyten des Sohnes 1 weder die Zellen der Mutter noch die des Vaters stimulieren, müssen die auf dem väterlichen und dem mütterlichen A3, B7-Haplotypen kodierten HLA-D-Allele gleich sein. Sohn 1 hat also das gleiche HLA-D-Allel von Vater und Mutter geerbt und ist daher homozygot für HLA-D. Unverwandte Individuen, die wie die beiden Eltern die HLA-D-Antigene der homozygoten Testzelle nicht erkennen können, besitzen das entsprechende HLA-D-Allel.

lelen handeln müßte, eine Vorhersage, die recht gut mit dem augenblicklichen Kenntnisstand übereinstimmt.

Wie weiter oben beschrieben, hatte man beobachtet, daß in der Regel HLA-identische Geschwister (d. h., Geschwister, die von ihren beiden Eltern jeweils die gleichen HLA-A-, -B- und -C-Antigene geerbt haben) keine Stimulation in der gemischten Leukozytenkultur zeigten. Als man Ausnahmen von dieser Regel beobachtete, nämlich daß HLA-identische Geschwister eine positive MLC und daß umgekehrt nicht HLA-identische Geschwister eine negative Stimulation aufweisen können, kam man zu dem Schluß, daß die Merkmale, welche die Stimulation in der MHC hervorrufen, nicht mit den HLA-A-, -B- und -C-Merkmalen identisch sind, sondern in einer eng gekoppelten Region kodiert werden, die durch Rekombination von HLA-A, -B und -C trennbar ist. Diese Region wurde als HLA-D-Region bezeichnet. Eine erste Möglichkeit zur Definition verschiedener HLA-D-Region-Allele ergab sich durch die Verwendung von Testzellen, von denen man aufgrund einer intrafamiliären MLC annehmen durfte, daß sie homozygot (= reinerbig) für ein Merkmal der HLA-D-Region sein mußten, weil, wie in Abb. 6.2 dargestellt, eine Einwegnichtstimulation mit beiden Eltern der HLA-D-homozygoten Person beobachtet wurde (23). Eine Einwegnichtstimulation (d. h. Stimulation in der einen Richtung, Nichtstimulation in der anderen Richtung) mit einer homozygoten Testzelle weist auf das heterozygote Vorliegen des HLA-D-Merkmals bei der untersuchten Person hin.

Die mit homozygoten Testzellen definierten Allele der HLA-D-Region werden als Dw-Merkmale bezeichnet, wobei das „w" (für Workshop) kennzeichnet, daß die Definition dieses Merkmals noch gewisse technische Schwierigkeiten aufweist.

Primed-lymphocyte-Test (PLT)

Um die Schwierigkeit zu umgehen, die man mit der MLC-Typisierung hat, daß nämlich die Anwesenheit eines Merkmals durch die Abwesenheit einer Reaktion bewiesen werden muß, hat man Lymphozyten in vitro gegen ein Allel der HLA-D-Region immunisiert und in einer Restimulation die beschleunigte und verstärkte Proliferation ausgenützt, die sich spezifisch gegen das zur Immunisierung verwendete HLA-D-Merkmal richtet. Diese Methode hat den Vorteil, daß man auch gegen unbekannte HLA-D-Allele ein Reagens herstellen kann. Der PLT hat zur Entdeckung der HLA-DP-Merkmale geführt, indem man nämlich die Lymphozyten zweier HLA-A-, -B-, -C- und -Dw-identischer unverwandter Individuen gegenseitig in vitro immunisierte und, wenn die beiden Zellen eine Differenz für HLA-DP aufwiesen, dann durch spezifische Restimulation im PLT die Definition der jeweils unterschiedlichen DP-Allele vornehmen konnte.

Zellvermittelte Lymphozytolyse (CML)

Bei der Erkennung von HLA-Merkmalen durch T-Lymphozyten kann auch die zytotoxische T-Zellfunktion ausgenützt werden. Ähnlich wie bei der PLT-Technik wird bei der CML eine Invitro-Immunisierung durchgeführt, und anschließend werden die so immunisierten Lymphozyten mit phytohämagglutinintransformierten Zielzellen zusammengebracht. Die Phytohämagglutininstimulation der Zielzellen führt zu einer erhöhten Empfindlichkeit gegenüber zytotoxischen Reaktionen. Die Zielzellen werden mit radioaktiv markiertem Chrom beladen, und das Ausmaß der Zytotoxizität wird an der Menge des im Überstand der Kultur gefundenen radioaktiven Chroms gemessen. In allogener Situation hergestellte zytotoxische T-Lymphozyten sind in aller Regel gegen die MHC-Klasse-I-Merkmale gerichtet (beim Menschen also gegen HLA-A-, -B- und -C-Merkmale). Es ist jedoch unter bestimmten Experimentalbedingungen auch möglich, zytotoxische T-Zellen gegen Klasse-II-Merkmale herzustellen.

Definition von HLA-Merkmalen mit Hilfe von T-Zellklonen

Wegen der großen Vielzahl der Epitope der MHC-Genprodukte ist es genau wie in der Serologie auch bei der zellulären Definition von MHC-Produkten von großem Gewinn, die Analyse auf klonaler Ebene durchzuführen. Durch die Verwendung von IL-2 ist es möglich geworden, proliferative und zytotoxische T-Zellklone zu isolieren, die gegen MHC-Merkmale gerichtet sind. Ähnlich wie bei der Serologie ist es mit diesen klonalen Reagenzien möglich, feine Unterschiede zwischen zwei Allelen zu erkennen, die mit Hilfe von polyklonalen Reagenzien nicht oder nur sehr schwer hätten festgestellt werden können (14).

■ Definition von MHC-Merkmalen auf der Ebene der DNA

Die Klonierung verschiedener HLA-Gene (25) und ihre Sequenzierung hat es ermöglicht, den Polymorphismus der MHC-Gene mit den Mitteln der Molekularbiologie zu untersuchen.

Restriktionsfragmentlängenpolymorphismus (RFLP)

Ein erster, sehr informativer Zugang ist die Verwendung von Restriktionsenzymen, deren Eigenschaft es ist, genomische DNA sequenzspezifisch zu schneiden, so daß ein gegebenes Gen durch ein Restriktionsenzym in einen spezifischen Satz von Fragmenten konstanter Größe geteilt wird. Liegt nun eine der Schnittstellen des gewählten Restriktionsenzyms im Bereich der polymorphen Variation des Gens, so ergeben sich mit jedem Wegfall oder mit jedem Neuauftreten einer Schnittstelle neue Muster von Fragmenten des untersuchten Gens (20).

Für die klassische RFLP-Technik (12) wird die genomische DNA (im einfachsten Fall aus Blutzellen) extrahiert und mit einem oder mehreren Restriktionsenzymen geschnitten. Die so entstandenen Fragmente werden in einer Gel-Elektrophorese der Größe nach aufgetrennt, aus dem Gel durch ein sinnreiches Verfahren auf eine Nylonmembran transferiert (das Southern-Blot-Verfahren [28]) und dann mit einer radioaktiv markierten Gensonde hybridisiert. Die markierte DNA der Gensonde lagert sich spezifisch an diejenigen Fragmente der genomischen DNA an, mit denen eine hochgradige Homologie besteht. Unter geeigneten Waschbedingungen kann die nichtgebundene Sonden-DNA wieder abgewaschen werden, und es verbleibt nur die spezifisch gebundene (hybridisierte) Sonden-DNA auf der Membran. Mit Hilfe einer Autoradiographie werden die Fragmente sichtbar gemacht, mit denen die Sonden-DNA gebunden hat. Somit entsteht bei Auswahl von geeigneten Restriktionsenzymen, Gensonden und Hybridisierungsbedingungen ein Muster von Restriktionsfragmenten, welches für ein bestimmtes Allel des untersuchten Genes charakteristisch ist. Aufgrund der hochgradigen Homologie der verschiedenen im Genom enthaltenen MHC-Gene muß man bei der Anwendung der RFLP-Technik mit weitverbreiteten Kreuzhybridisierungen rechnen. Ein weiterer Nachteil der RFLP-Technik ist darin begründet, daß die meisten Schnittstellen für Restriktionsenzyme nicht in der exonischen Sequenz (die dann später in eine Proteinsequenz übersetzt wird) liegen. Dies muß aber nicht nur ein Nachteil sein, wenn man bedenkt, daß die für die biologische Funktion des Genproduktes sehr wesentlichen regulatorischen Sequenzen ebenfalls in den flankierenden Sequenzen oder im Intron zu finden sind.

Hybridisierung mit synthetischen Oligonukleotiden

Mit der ständig wachsenden Zahl von sequenzierten HLA-Allelen (21, 24) ist es möglich geworden, Oligonukleotide synthetisch herzustellen, mit deren Hilfe man eine bestimmte Sequenzvariation direkt definieren kann. Da für eine Hybridisierung mit einem Oligonukleotid eine relativ große Menge von Ziel-DNA benötigt wird, verwendet man DNA, die mit Hilfe der Polymerasekettenreaktion (PCR) amplifiziert worden ist. Die synthetischen Oligonukleotide werden heute im allgemeinen nichtradioaktiv markiert (z. B. mit Digoxigenin oder Biotin) und dann mit einem an alkalische Phosphatase gekoppelten Antikörper gegen Digoxigenin entwickelt. Die nach adäquatem Waschen noch vorhandene alkalische Phosphatase wird durch ein chemilumineszentes Substrat angezeigt. Die Chemilumineszenz wird durch Exposition eines Röntgenfilms in einer Röntgenkassette abgebildet, so daß an der Stelle einer positiven Hybridisierung auf dem Röntgenfilm ein schwarzer Punkt erscheint.

■ Allel- und gruppenspezifische Amplifikation

Diese Technik beruht auf der Beobachtung, daß durch den Einsatz spezifischer Primer eine hochgradige Amplifikationsspezifität erzielt werden kann. Die Primer sind so konstruiert, daß die für die Unterscheidung einzelner Allele ausschlaggebende Sequenz am 3'-Ende des Primers liegen muß, weil die Amplifikationsreaktion immer durch den Anbau am 3'-Ende des Primers erfolgt. Wenn dort ein Basenmismatch vorliegt, kann die Polymerase das nächste Nukleotid nicht anbauen, und eine Amplifikation findet nicht statt.

Die verschiedenen Systeme der Amplifikationsspezifität haben den großen Vorteil, daß sie innerhalb sehr kurzer Zeit (zwischen 3 und 5 Stunden) eine vollständige HLA-DR-Typisierung ermöglichen und damit Eingang finden in die Typisierung von Spendern für die Nierentransplantation.

■ Direkte Sequenzierung von PCR-Amplifikaten

Mit der fortschreitenden Automatisierung der Sequenzierungsreaktion ist es möglich geworden, daß die abschließende Typisierungsmethode für HLA-Merkmale eine direkte Sequenzierung von PCR-amplifizierten Stücken sein wird. Die Separation von Einzelsträngen wird dadurch erreicht, daß man zur Amplifikation ein Primerpaar verwendet, das aus einem mit 5'-Biotin markierten und einem anderen, nicht markierten Primer besteht. Die Stränge, die mit dem mit 5'-Biotin markierten Primer synthetisiert worden sind, lassen sich durch streptavidingekoppelte Eisenkugeln mit Hilfe eines Magneten abtrennen. Die so zu gewinnenden Einzelstränge können dann direkt in eine Sequenzierreaktion eingebracht werden. Die Schwierigkeit, daß durch den hochgradigen Polymorphismus im HLA-System in einem ho-

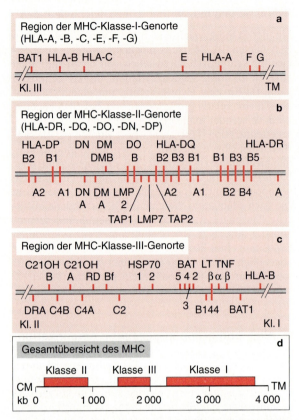

Abb. 6.3 Genetische Organisation des MHC auf Chromosom 6. CM = Zentromer, TM = Telomer, C21OH = C_{21}-Hydroxylase (nach Trowsdale u. Mitarb. und Ragoussis u. Mitarb.).

hen Prozentsatz der Fälle Heterozygotie vorliegt, kann durch Verwendung von allel- oder gruppenspezifischen Primern mit anschließender Sequenzierung beider Allele gelöst werden.

■ Definition von MHC-Antigenen in der Gel-Elektrophorese

Eindimensionale Gel-Elektrophorese

Mit der Verfügbarkeit von vielen verschiedenen monoklonalen Antikörpern können bestimmte MHC-Genprodukte von der Zellmembran abgelöst (präzipitiert) und in einer eindimensionalen Gel-Elektrophorese aufgrund ihrer Wanderungsgeschwindigkeit differenziert werden. Dieses Verfahren hat sich besonders für die Definition von Subgruppen von Klasse-I-Molekülen bewährt, wo man viele bisher unbekannte Varianten hat definieren können, deren Sequenzierung dann die meist geringfügigen Unterschiede (ein oder zwei Aminosäurenaustausche) bestätigt hat (Tab. 6.6).

Zweidimensionale Gel-Elektrophorese

Diese Methode ist bevorzugt eingesetzt worden für die Untersuchung von Klasse-II-Genprodukten. Mit der zweidimensionalen Gel-Elektrophorese können die α- und β-Ketten der Klasse-II-Moleküle isoliert mit ihren unterschiedlichen isoelektrischen Punkten dargestellt werden (19). Auch mit dieser Technik konnten inzwischen verschiedene Varianten von Klasse-II-α- und -β-Ketten definiert werden, die auch mit monoklonalen Antikörpern oder T-Zellklonen erkannt werden können und die inzwischen sequenziert sind. In Zusammenhang mit der durch monoklonale Antikörper erfolgten Präzipitation von Klasse-II-α/β-Dimeren konnte mit der zweidimensionalen Gel-Elektrophorese auch gezeigt werden, daß funktionelle α/β-Dimere gebildet werden, auch wenn die α-Kette auf dem einen und die β-Kette auf dem anderen homologen Chromosom kodiert sind, wenn also die Gene in trans-Position liegen. Solche Antigene bezeichnet man auch als Hybridantigene.

■ Genetik des Haupthistokompatibilitätskomplexes

■ Genkarte des MHC

Genkarte des HLA-Systems beim Menschen (2, 7, 8, 18, 26)

Die Reihenfolge der MHC-Genorte auf dem kurzen Arm des Chromosoms 6 ist in Abb. 6.3 dargestellt. Am weitesten telomerwärts liegen die Klasse-I-Genorte, darunter die Genorte der klassischen Transplantationsantigene HLA-A, -B und -C, die jedes für sich einen erheblichen Polymorphismus aufweisen, während für die Genorte -E, -F und -G bisher nur wenig Information über den Polymorphismus vorliegt. Die Strecke zwischen HLA-A und -B umfaßt eine Rekombinationsfrequenz von ungefähr 1%. Die Entfernung der noch telomerwärts vom HLA-A-Genort gelegenen Genorte F und G ist bisher nicht bekannt (Abb. 6.3).

Die Region der Klasse-II-Genorte des MHC ist in Abb. 6.3 dargestellt. Die Klasse-II-Region erstreckt sich von DRA bis DPB2 und kann in verschiedene Subregionen aufgeteilt werden. In der DR-Subregion finden sich ein Genort für die Kodierung der DR-α-Kette sowie insgesamt fünf verschiedene Genorte für die DR-β-Ketten, DRB1–DRB5, wobei auf unterschiedlichen Haplotypen eine unterschiedliche Zahl verschiedener DR-β-Ketten-Gene gefunden wird: Auf Haplotypen, die DR1, DR8 oder DR10 tragen, findet sich nur ein einziges DR-β-Ketten-Gen, nämlich DRB1, sowie das DRA-Gen. DR2-Haplotypen weisen ein DRB1-Gen, ein DRB2-Pseudogen und ein DRB5-Gen auf zusätzlich zu DRA. Haplotypen mit DR3 weisen die Kombination von DRB1 und DRB3 auf, während Haplotypen mit DR4 die Kombination DRB1 und DRB4 zeigen und so weiter. Dies bedeutet also, daß der Polymorphismus der Klasse-II-Region sich nicht nur auf die verschiedenen möglichen Allele an jedem Genort begrenzt, sondern sich auch auf die Anzahl und Art der auf den unterschiedlichen Haplotypen vorliegenden Gene erstreckt. Dieser Polymorphismus wird noch vergrößert dadurch, daß es möglich ist, daß eine große Zahl verschiedener interisotypischer Hybridmoleküle in cis-

und trans-Position gebildet werden kann (z. B. ein Dimer aus DRA und DQB oder aus DQA und DRB).

In der DQ-Subregion finden sich zwei Paare von α- und β-Ketten-Genen, DQA1 und DQA2 sowie DQB1 und DQB2, die aller Wahrscheinlichkeit nach durch Duplikation entstanden sind. Die Gene DQA2 und DQB2 werden nicht exprimiert, was auf eine Mutation im Promotor des DQA2- und DQB2-Gens zurückzuführen ist. Das Besondere an der DQ-Region ist die Tatsache, daß hier auch das α-Ketten-Gen einen beträchtlichen Polymorphismus aufweist, wenn auch dieser nicht so stark ist wie der des DQB1-Gens.

Für die Genorte DOB und DNA hat man bisher noch keinen Hinweis für die Expression eines Genproduktes gefunden, und dies ist beim DOB-Gen aller Wahrscheinlichkeit nach ebenfalls der Effekt einer Mutation des Promotors.

Zwischen DNA und DOB findet sich noch ein weiteres Paar von Klasse-II-Genen, DMA und DMB, deren Genprodukte wohl an der Beladung von Klasse-II-Molekülen mit Peptiden beteiligt sind. Man nimmt an, daß die DMA/DMB-Moleküle die Bindung von Peptiden an die Klasse-II-Moleküle ermöglichen, indem sie die invarianten γ-Ketten übernehmen und damit die Peptidbindungsstelle freimachen.

In der gleichen Region finden sich noch zwei weitere Genpaare, TAP1/2 und LMP2/7. Die Gene TAP1 und TAP2 kodieren für Moleküle, die am intrazellulären Transport von Peptiden beteiligt sind (TAP = transporter of antigen peptides). LMP2 und LMP7 sind Gene, deren Produkte an der Funktion der Proteasomen teilhaben, die für die Aufspaltung von Proteinen in Peptide verantwortlich sind (= antigen processing).

Da die Expression von MHC-Molekülen von deren Peptidbeladung abhängt und diese wiederum von Peptidherstellung und Transport, ist es sehr wahrscheinlich, daß die Polymorphismen der TAP- und der LMP-Gene einen modulierenden Einfluß auf die Expression und die Funktion der MHC-Klassen I und II ausüben. In einigen Spezies ist eine Selektion von Peptiden durch bestimmte TAP1/TAP2-Allele nachgewiesen. Beim Menschen hat man bei einem Patienten mit „bare lymphocyte syndrome" eine Deletion eines TAP-Gens gefunden.

Die DP-Subregion ist in Struktur und Polymorphismus der DQ-Region vergleichbar: Es finden sich zwei α- und zwei β-Ketten-Gene, die vermutlich durch Duplikation entstanden sind. Je ein α- und ein β-Ketten-Gen (DPA2 und DPB2) werden nicht exprimiert. Wie in der DQ-Region findet sich auch in der DP-Region ein Polymorphismus sowohl der α-Kette wie der β-Kette.

Die Region der sogenannten Klasse-III-Genorte zwischen HLA-B und -DR ist in Abb. 6.**3** dargestellt. Geht man vom Telomer in Richtung auf das Zentromer, so findet sich in der engen Nachbarschaft von HLA-B die Genorte für Tumornekrosefaktor α, β und Lymphotoxin, die nur einen sehr mäßigen Polymorphismus auf der Ebene der DNA erkennen lassen. In der TNF-Region finden wir eine Reihe von Marker-Genen, die als B-associated transcript (= BAT 1–5) bezeichnet werden. Dazu kommt noch der Genort B144. Für all diese Genorte sind biologische Funktionen bisher nicht bekannt. Einige dieser bisher als Markergene verwendeten Gene weisen einen geringgradigen Polymorphismus auf, der mit Hilfe von Restriktionsfragmentlängenpolymorphismen nachweisbar ist. In der unmittelbaren Nachbarschaft der BAT-Gene hat man ein vermutlich dupliziertes Paar von Genen entdeckt, welche die Hitzeschockproteine der Molekulargewichtsklasse 70 000 kodieren. Die HSP70-Proteine sind verantwortlich für eine protektive Rolle bei zellulären Streßsituationen wie z. B. bei Hitze. Dem HSP70 analoge Moleküle finden sich auch bei Bakterien und Protozoen und werden bei Infektionen mit solchen Erregern auch als Antigen präsentiert und erkannt. In diesem Zusammenhang ist es von besonderem Interesse, daß die HLA-gekoppelten HSP70-Gene einen Promotor-Polymorphismus aufweisen, der mit Hilfe von RFLP-Untersuchungen festgestellt werden kann.

Zwischen HSP70 und DRA erstreckt sich die Komplementregion, in der die Strukturgene für C2, Bf und C4A und C4B liegen, sowie ein Paar von duplizierten Genen, die für die C_{21}-Hydroxylase kodieren, und ein Gen, genannt RD, dessen Funktion bisher unbekannt ist. Der C2-Genort weist nur einen sehr beschränkten Polymorphismus auf, für Bf kennen wir vier einigermaßen häufige Allele, und der C4A- und C4B-Polymorphismus ist hochgradig. Die Region zwischen C4A und C_{21}-Hydroxylase B zeichnet sich durch eine hohe Frequenz von Deletionen aus, die sowohl C4A und C_{21}-Hydroxylase A als auch C4B und C_{21}-Hydroxylase B betreffen können. Diese Deletionen führen, sofern sie das C_{21}-Hydroxylase-B-Gen betreffen, in homozygoter Form zum Krankheitsbild des adrenogenitalen Syndroms aufgrund eines C_{21}-Hydroxylasemangels mit oder ohne Salzverlustsyndrom. Deletionen von C4A- und C4B-Genen wurden in Zusammenhang gebracht mit der Krankheitsempfänglichkeit für mit Lupus erythematodes ähnliche Erkrankungen.

Genkarte des MHC bei der Maus (H-2-System) (13, 18)

Die lineare Anordnung der H-2-Region auf Chromosom 17 wird in Abb. 6.**4** gezeigt. Im Prinzip besteht eine sehr große Homologie zwischen dem MHC der Maus und dem des Menschen. Es bestehen jedoch auch Unterschiede in der Art und Anzahl der im jeweiligen MHC enthaltenen Gene. Beim H-2-System sind die Klasse-II-Gene von den Klasse-I-Genen K auf der einen und D und L auf der anderen Seite eingeschlossen, wobei der K-Genort dem HLA-A-Genort entspricht, D HLA-B und L HLA-C. Auf dem Mauschromosom findet sich telomerwärts von HLA-D und -L eine Serie von Genorten, die für die QA-Antigene kodieren, welche das Bauprinzip von Klasse-I-Molekülen aufweisen, aber nur auf zahlenmäßig ziemlich unbedeutenden Lymphozytensubpopulationen exprimiert sind. Noch weiter zentromerwärts findet sich der Genort TLA, der ein Thymus- und Leukämieantigen kodiert.

Bei den Klasse-II-Genorten des H-2-Komplexes finden wir drei Genorte für β-Ketten, die früher dem Ia-System zugeordnet wurden, von denen man aber jetzt aufgrund ihrer Sequenzhomologie weiß, daß sie Äquiva-

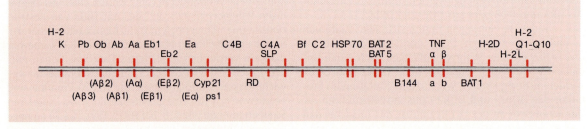

Abb. 6.4 Lineare Abfolge der Gene der H-2-Region auf Chromosom 17 der Maus. Bezeichnungen in Klammern stellen die alte Nomenklatur dar (nach Klein, pers. Mitteilung 1990).

lente des HLA-DPβ-Genortes bzw. des HLA-DOβ Genortes darstellen. Aus diesem Grunde ist das früher als AB$_3$-Gen bezeichnete Gen jetzt mit Pb bezeichnet, das früher als Aβ$_2$ bezeichnete Gen jetzt als Ob in die Nomenklatur eingeführt. Das frühere Aβ$_1$-Gen heißt jetzt Ab1 und das frühere Aα-Gen heißt jetzt Aa. Die Gene der E-Region stellen sich wie folgt dar: Das frühere Eβ$_1$ heißt nun Eb1, Eβ$_2$ heißt Eb2 und Eα heißt Ea.

Wie beim Menschen, so liegen auch bei der Maus die Genorte für die Komplementkomponenten Faktor B, C2, C4A und C4B in sehr enger Nachbarschaft zu den Klasse-I-Genorten H-2D und L (18). Auch die Genorte für Tumornekrosefaktor und HSP70 finden sich bei der Maus in der Nähe des Komplementblockes. Außerdem hat man bei der Maus ebenfalls die Markergene BAT 1–5 und B144 kartieren können (Abb. 6.4).

■ Populationsgenetik der HLA-Antigene

Nomenklatur

Die Merkmale des HLA-Systems werden mit einer vom WHO-Nomenklaturkomitee festgelegten Nomenklatur bezeichnet. Dabei beschreibt das Präfix „HLA-" die Natur der Moleküle als zum Haupthistokompatibilitätskomplex (engl. MHC) des Menschen gehörig (definiert durch genetische Lokalisation der HLA-Region auf Chromosom 6 und durch Homologie in Struktur und Funktion). Getrennt vom Präfix „HLA-" (durch Bindestrich) wird der Genort beschrieben durch einen Buchstaben oder eine Buchstabenfolge wie zum Beispiel HLA-A oder HLA-DR. An diesen Buchstaben angehängt erscheinen bei den Klasse-II-Genorten noch der Buchstabe „A" für einen α-Ketten-Genort und der Buchstabe „B" für einen β-Ketten-Genort. In Fällen des Vorliegens von mehreren homologen α- oder β-Ketten-Genorten werden diese durch Nummern gekennzeichnet: HLA-DRB1, HLA-DRB2, HLA-DQA1, HLA-DQA2 usw. Die Allele der verschiedenen HLA-Genorte werden getrennt von der Bezeichnung des Genorts durch einen Stern (*) mit einer Nummer beschrieben. Diese Nummern sind vierstellig ausgelegt, um die große Vielfalt von Allelen und Varianten erfassen zu können. Die fünfte Stelle dieser Nummer ist für die Kennzeichnung von Varianten vorgesehen, die sich nur durch einen Basenaustausch unterscheiden, der die Aminosäuresequenz nicht verändert. Eine Typisierung wird also zum Beispiel lauten: HLA-DRB1*0301, *0401, DQB1*0201, *0302, wenn – wie dies heute für die klinische Anwendung der HLA-Typisierung erforderlich ist – die Typisierung auf der Ebene der DNA mit dem entsprechenden Auflösungsvermögen erfolgt ist. Die gleiche Typisierung, mit serologischen Mitteln bestimmt, würde HLA-DR3, 4, DQ2, 8 lauten.

Antigen- und Genfrequenzen

Die Verteilung der verschiedenen MHC-Merkmale in der Bevölkerung wird mit Hilfe der Phänotyp- und der Genfrequenzen gemessen. Zur Bestimmung der Phänotypfrequenz wird einfach die Anzahl der für ein bestimmtes Merkmal positiven Individuen gezählt und durch die Gesamtzahl der untersuchten Personen geteilt, was dann einen Prozentwert bzw. eine Wahrscheinlichkeit ergibt. Die Bestimmung der Genfrequenzen ist etwas komplizierter, da jede Person zwei homologe Chromosomen Nr. 6 besitzt und da bei der Verwendung serologischer Methoden eine Homozygotie nicht eindeutig bestimmt werden kann. Am einfachsten ist die Bestimmung der Genfrequenzen aufgrund der Phänotypfrequenz nach der Formel:

$$g \text{ (für Genfrequenz)} = 1 - \sqrt{1/F} \text{ (F für die Phänotypfrequenz)}$$

Die hier angegebene Formel setzt das Vorliegen des Hardy-Weinberg-Gleichgewichtes zwischen Heterozygoten und Homozygoten voraus und kann daher nicht angewendet werden, wenn z. B. bei einer Krankheitsassoziationsstudie eine Population von Patienten für eine Krankheit ausgesucht wird, die hochgradig mit einem oder mehreren HLA-Antigenen assoziiert ist. Hier müssen dann Genzählungsmethoden verwendet werden, womit beim Vorliegen von serologischen oder anderweitig nicht erfaßbaren Spezifitäten (sogenannten „blanks") eine Wahrscheinlichkeitsberechnung der Aufteilung in Homozygote und Träger von unbekannten Spezifitäten durchgeführt wird (Maximum-likelihood-Schätzmethoden).

In Tab. 6.2 sind die Phänotyp- und Genfrequenzen der HLA-A-, -B-, -C-Merkmale in wichtigen Populationen der Erde angegeben. Tab. 6.3 zeigt die mittels Oligonukleotidhybridisierung bestimmten Frequenzen der DRB1-, DQA1-, DQB1- und DPB1-Genorte in der süddeutschen Bevölkerung.

Tab. 6.2 Genfrequenzen in Prozent der HLA-A-, -B-, -C-, -DR- und -DQ-Merkmale in verschiedenen Populationen (nach Baur u. Mitarb.)

HLA	Europide	Orientalen	Negride	HLA	Europide	Orientalen	Negride
A1	14,2	1,0	8,1	B56	1,1	1,5	0,3
A2	28,9	28,1	17,5	B57	2,9	0,7	2,9
A3	13,2	1,5	6,7	B58	0	1,2	0
A11	6,3	11,7	1,9	B60	3,8	6,5	2,3
A23	1,4	0,1	8,0	B61	2,1	11,7	1,5
A24	10,3	31,4	4,8	B62	6,1	9,6	2,6
A25	2,4	0	0	B63	0,7	0	1,9
A26	3,2	7,2	4,5	B64	1,1	0	1,3
A28	4,7	2,1	9,9	B65	2,6	0,2	1,6
A29	2,9	0,4	4,9	B67	0	0,1	0
A30	3,5	2,3	11,0	B71	0,1	0,4	0,8
A31	2,9	5,2	1,6	B72	0,3	0,5	7,1
A32	3,9	0,4	2,3	B73	0,1	0,2	0
A33	1,4	6,0	3,9	BX	0,4	1,6	1,3
A34	0,1	0,3	5,1				
A36	0,1	0,1	3,2	Cw1	3,3	16,3	1,0
A43	0	0	1,3	Cw2	4,1	1,0	11,9
A66	0,2	0,5	0,3	Cw3	12,6	27,3	8,3
AX	0,4	1,7	5,0	Cw4	11,6	5,3	14,0
				Cw5	6,9	0,6	3,0
B7	11,5	4,7	12,1	Cw6	8,6	3,8	12,9
B8	9,6	0,2	5,5	Cw7	24,3	12,1	24,1
B13	2,9	3,8	1,6	Cw8	3,7	0,3	3,5
B18	5,5	0,3	4,2	CX	24,9	33,3	21,3
B27	3,4	1,6	1,9				
B35	10,5	10,2	7,1	DR1	9,5	5,0	5,1
B37	1,6	0,6	1,3	DR2	15,8	15,1	15,1
B38	2,5	0,7	1,6	DR3	12,0	1,8	14,9
B39	2,0	0,4	0	DR4	12,7	21,8	7,6
B41	0,9	0,1	2,3	DR7	12,0	2,9	13,2
B42	0,2	0,5	5,8	DR8	3,0	7,3	0,8
B44	12,3	6,0	7,7	DR9	0,8	11,5	1,5
B45	0,4	0,1	2,3	DR10	0,8	0,5	2,3
B46	0,1	3,6	0	DR11	12,3	4,0	16,5
B47	0,2	0,4	0	DR12	2,0	7,2	3,4
B48	0	1,6	0	DR13	5,4	2,9	3,8
B49	1,8	0,3	2,3	DR14	5,8	6,8	10,7
B50	1,1	0,3	0,6	DRX	7,9	13,2	5,3
B51	6,2	7,8	1,9				
B52	2,0	7,3	0,6	DQ1	32,3	30,2	40,1
B53	0,5	0,3	6,7	DQ2	18,1	5,0	23,1
B54	0,1	6,7	0	DQ3	23,3	32,7	24,6
B55	1,6	2,1	0	DQX	26,3	32,1	12,2

Haplotypfrequenzen

Die Vererbungseinheit einer eng gekoppelten Gruppe von Genen wird als Haplotyp bezeichnet (der einfache = halbe Genotyp). Ein HLA-Haplotyp beschreibt die Kombination aller auf einem Chromosom kodierten Merkmale (d. h. in cis-Position) der HLA-Region. Ein HLA-Phänotyp könnte folgendermaßen lauten:
HLA-A1, A2, B7, B8, DRB1*1501, *0301, DQB1*0602, *0201.
Für diesen Phänotyp ist der wahrscheinlichste Genotyp wie folgt zu schreiben:
1. Haplotyp: HLA-A1, B8, DRB1*0301, DQB1*0201;
2. Haplotyp: HLA-A2, B7, DRB1*1501, DQB1*0602.

Die Haplotypfrequenzen lassen sich durch Zählung bestimmen, wenn man durch Familienanalyse bei jedem einzelnen Individuum aus dem Phänotyp den Genotyp hat ableiten können. Da solche Familiendaten schwierig zu erhalten sind, hat man eine Methode entwickelt, mit deren Hilfe man die Haplotypfrequenzen aus den Phänotypfrequenzen errechnen kann. Dies setzt jedoch eine große Stichprobe voraus. Für ausgewählte Patientenpopulationen, in denen das Hardy-Weinberg-Gleichgewicht nicht angenommen werden kann, hat man eine iterative Schätzmethode entwickelt, bei der für jeden gegebenen Phänotyp die möglichen Genotypen abgeleitet werden und nach ihrer A-priori-Wahrscheinlichkeit zur Zählung aufgeteilt werden. Im ersten

Tab. 6.3 Phänotyp- und Gen-Frequenzen der DRB1-, QAP-, DQA1-, DQB1- und DPB1-Allele in der süddeutschen Bevölkerung (n = 224)

DRB1 (n = 207)

Allel	Phänotyp	Genotyp
DRB1*0101	0,160	0,087
DRB1*0102	0,010	0,005
DRB1*0103	0,015	0,007
DRB1*1501	0,238	0,121
DRB1*1502	0,015	0,007
DRB1*1601	0,029	0,015
DRB1*1602	0,005	0,002
DRB1*1605	0,005	0,002
DRB1*0301	0,184	0,100
DRB1*0302	0,005	0,002
DRB1*0401	0,155	0,080
DRB1*0402	0,019	0,010
DRB1*0403	0,019	0,010
DRB1*0404	0,049	0,024
DRB1*0405	0,010	0,005
DRB1*0407	0,019	0,010
DRB1*0408	0,010	0,005
DRB1*0409	0,000	0,000
DRB1*0410	0,000	0,000
DRB1*0411	0,000	0,000
DRB1*1101	0,160	0,083
DRB1*1102	0,015	0,007
DRB1*1103	0,010	0,005
DRB1*1104	0,058	0,034
DRB1*1201	0,015	0,007
DRB1*1301	0,165	0,087
DRB1*1302	0,102	0,058
DRB1*1303	0,029	0,015
DRB1*1401	0,078	0,039
DRB1*1402	0,000	0,000
DRB1*0701	0,228	0,117
DRB1*0801	0,053	0,027
DRB1*0802	0,005	0,002
DRB1*0803	0,010	0,005
DRB1*0901	0,010	0,005
DRB1*1001	0,010	0,005

DQA1-Promotor (n = 222)

Allel	Phänotyp	Genotyp
QAP 1.1	0,189	0,101
QAP 1.2	0,338	0,178
QAP 1.3	0,212	0,117
QAP 1.4	0,072	0,038
QAP 1.5	0,000	0,000
QAP 2.1	0,230	0,119
QAP 3.1	0,252	0,137
QAP 3.2	0,014	0,007
QAP 4.1	0,455	0,266
QAP 4.2	0,072	0,036
QAP 5.1	0,000	0,000

DQA1 (n = 223)

Allel	Phänotyp	Genotyp
DQA1*0101	0,242	0,137
DQA1*0102	0,381	0,209
DQA1*0103	0,166	0,090

Fortsetzung DQA1 (n = 223)

Allel	Phänotyp	Genotyp
DQA1*0201	0,229	0,117
DQA1*0301	0,265	0,146
DQA1*0401	0,054	0,027
DQA1*0501	0,457	0,265
DQA1*0601	0,013	0,007

DQB1 (n = 223)

Allel	Phänotyp	Genotyp
DQB1*0501	0,188	0,101
DQB1*0502	0,049	0,025
DQB1*0503	0,063	0,031
DQB1*0601	0,013	0,007
DQB1*0602	0,269	0,137
DQB1*0603	0,152	0,081
DQB1*0604	0,081	0,047
DQB1*0605	0,009	0,004
DQB1*0201	0,354	0,193
DQB1*0301	0,345	0,200
DQB1*0302	0,197	0,101
DQB1*0303	0,072	0,036
DQB1*0401	0,013	0,007
DQB1*0402	0,058	0,029

DPB1 (n = 224)

Allel	Phänotyp	Genotyp
DPB1*0101	0,076	0,040
DPB1*0201	0,210	0,118
DPB1*0202	0,009	0,004
DPB1*0301	0,259	0,141
DPB1*0401	0,670	0,411
DPB1*0402	0,246	0,132
DPB1*0501	0,027	0,013
DPB1*0601	0,027	0,013
DPB1*0801	0,000	0,000
DPB1*0901	0,018	0,009
DPB1*1001	0,045	0,022
DPB1*1101	0,040	0,020
DPB1*1301	0,049	0,025
DPB1*1401	0,018	0,009
DPB1*1501	0,000	0,000
DPB1*1601	0,009	0,004
DPB1*1701	0,031	0,016
DPB1*1801	0,000	0,000
DPB1*1901	0,040	0,020
DPB1*2001	0,004	0,002
DPB1*2101	0,000	0,000
DPB1*2201	0,000	0,000
DPB1*2301	0,000	0,000
DPB1*2401	0,000	0,000
DPB1*2501	0,000	0,000
DPB1*2601	0,000	0,000
DPB1*2701	0,000	0,000
DPB1*2901	0,000	0,000
DPB1*3101	0,000	0,000
DPB1*3201	0,000	0,000
DPB1*3601	0,000	0,000

Tab. 6.4 HLA-A-, B-Haplotypfrequenzen pro 10 000 in der europiden Bevölkerung (nach Baur u. Mitarb.)

	A1	A2	A3	A11	A23	A24	A25	A26	A28	A29	A30	A31	A32	A33	A34	A36	A43	A66	AX	Summe
B7	74	260	477	30	0	142	5	9	38	33	9	24	24	0	0	0	0	6	12	1143
B8	672	110	19	19	0	42	9	14	15	14	14	9	19	5	0	5	0	0	5	971
B13	19	78	14	0	0	33	5	9	0	0	126	0	5	0	0	0	0	0	0	289
B18	19	162	13	24	5	95	138	19	14	0	43	9	6	5	0	0	0	0	0	552
B27	16	130	57	14	5	26	5	19	14	2	12	19	19	5	0	0	0	0	0	343
B35	29	178	257	204	14	153	5	28	70	17	26	28	33	5	0	0	0	0	5	1052
B37	76	38	14	0	0	5	0	5	0	9	0	5	5	0	0	0	0	0	0	157
B38	31	33	22	15	0	35	0	87	0	5	0	5	9	0	0	0	0	0	0	242
B39	19	69	7	0	0	33	18	9	9	0	0	19	5	0	0	0	0	5	0	202
B41	0	28	7	0	0	5	0	27	0	0	19	0	5	0	0	0	0	0	0	91
B42	5	5	9	5	0	0	0	0	0	0	0	0	0	0	0	0	0	0	0	24
B44	89	503	68	14	52	88	20	17	100	180	16	24	52	19	0	0	0	0	0	1242
B45	0	9	0	0	9	9	0	5	0	9	0	0	0	0	0	0	0	0	0	41
B46	0	5	0	0	0	0	0	0	0	0	0	0	0	0	0	0	0	0	0	5
B47	0	0	14	0	0	0	0	0	5	0	0	0	5	0	0	0	0	0	0	24
B48	0	0	0	0	0	0	0	0	0	0	0	0	0	0	0	0	0	0	0	0
B49	9	43	14	5	24	28	0	19	0	0	24	14	0	0	0	0	0	0	0	180
B50	9	62	0	5	9	9	0	0	0	5	9	0	0	5	0	0	0	0	0	113
B51	28	233	71	62	5	43	14	9	38	5	5	62	47	0	0	0	0	0	0	622
B52	22	47	14	76	0	24	0	2	5	0	0	5	0	0	0	0	0	0	0	195
B53	0	19	0	3	0	0	0	0	19	0	9	0	0	0	0	0	0	0	2	52
B54	5	0	0	0	0	0	0	0	0	0	0	0	0	0	0	0	0	0	0	5
B55	28	24	9	62	0	9	0	9	9	0	5	0	0	5	0	0	0	0	0	160
B56	5	33	26	12	0	5	5	0	5	0	0	5	5	0	5	0	0	0	0	106
B57	166	60	14	0	0	16	5	0	0	0	5	0	24	0	0	0	0	0	0	290
B58	0	85	14	9	5	0	5	0	5	5	5	5	7	28	0	0	0	0	0	173
B59	0	0	0	0	0	0	0	0	0	0	0	0	0	0	0	0	0	0	0	0
B60	24	196	25	14	9	22	5	9	24	0	0	33	14	0	0	0	0	3	0	378
B61	14	37	31	29	0	37	5	5	0	0	0	0	32	0	5	0	0	0	10	205
B62	47	279	52	5	5	125	0	5	43	0	0	0	9	38	5	0	0	0	1	614
B63	9	28	5	0	0	14	0	0	0	0	0	5	5	0	0	0	0	0	0	66
B64	5	24	21	5	0	2	0	14	0	0	9	19	5	0	0	0	0	0	0	113
B65	19	43	59	5	0	16	0	5	38	5	5	5	5	57	0	0	0	0	0	262
B67	0	0	0	0	0	0	0	0	0	0	0	0	0	0	0	0	0	0	0	0
B71	0	0	0	0	0	0	0	5	0	0	0	0	0	0	0	0	0	0	0	5
B72	0	5	0	0	0	9	0	5	5	0	5	0	0	0	0	0	0	0	0	29
B73	0	14	0	0	0	0	0	0	0	0	0	0	0	0	0	0	0	0	0	14
BX	0	15	2	5	0	3	0	0	5	5	0	0	3	0	0	0	0	0	0	38
Summe	1439	2855	1335	631	142	1028	244	330	466	294	346	294	381	149	10	5	0	14	35	

Berechnungszyklus sind die A-priori-Wahrscheinlichkeiten für jede Genotyplösung eines Phänotyps gleich. Nach Analyse aller der Stichprobe zugehörigen Phänotypen wird aus den abgeleiteten Genotypen eine erste Häufigkeitstabelle erstellt, aus der die A-priori-Wahrscheinlichkeiten für den zweiten Berechnungszyklus errechnet werden. Im allgemeinen erreicht man nach etwa fünf Zyklen Stabilität, d. h., daß sich die Frequenzen vom vorletzten Zyklus zum letzten Zyklus nicht signifikant verändert haben. In Tab. 6.4 und 6.5 sind die HLA-A, B- und HLA-B, DR-Haplotypfrequenzen in der europiden Bevölkerung dargestellt.

Wie man anhand dieser Tabellen feststellen kann, gibt es relativ häufige Haplotypen und wieder andere, die sehr selten vorkommen. Dabei ist die Häufigkeit bestimmter Haplotypen nicht unbedingt eine Funktion der Häufigkeiten der Einzelmerkmale, die an der Bildung der Haplotypen beteiligt sind.

Kopplung und Assoziation

Als Kopplung bezeichnet man das gemeinsame Vorkommen zweier Genorte auf demselben Chromosom und als Assoziation das überzufällig häufige oder seltene gemeinsame Auftreten zweier Merkmale in einer Bevölkerungsstichprobe. Wenn zwei gekoppelte Genorte in enger Nachbarschaft liegen, wie z. B. die Genorte HLA-A und HLA-B, findet sich häufig eine Assoziation zwischen bestimmten Allelen dieser beiden Genorte wie z. B. zwischen HLA-A1 und HLA-B8.

Kopplungsungleichgewicht (linkage disequilibrium)

Die Beobachtung, daß bestimmte Haplotypen häufiger (und andere seltener) auftreten, als man nach der Genfrequenz der beteiligten Allele erwarten müßte, bezeichnet man als Kopplungsungleichgewicht. Ein gestörtes Kopplungsgleichgewicht ist eine regelmäßige Eigen-

Tab. 6.5 HLA-B-, DR-Haplotypfrequenzen pro 10 000 in der europiden Bevölkerung (nach Baur u. Mitarb.)

	DR1	DR2	DR3	DR4	DR7	DR8	DR9	DR10	DR11	DR12	DR13	DR14	DRX	Summe
B7	72	544	31	138	42	37	0	0	79	15	26	63	72	1119
B8	19	48	731	42	16	21	5	0	12	0	11	28	35	968
B13	8	11	10	7	195	0	0	5	16	0	5	18	20	295
B18	28	121	125	42	25	5	5	0	162	11	14	15	36	589
B27	60	52	22	65	5	10	11	0	47	16	31	2	38	359
B35	292	100	59	106	42	42	5	5	150	26	57	50	109	1043
B37	6	21	5	16	5	16	0	51	16	0	27	0	1	164
B38	32	13	13	45	6	9	0	0	18	5	42	53	22	258
B39	23	55	5	14	11	26	0	0	29	3	5	5	28	204
B41	0	11	11	20	5	0	0	0	26	0	5	5	17	100
B42	0	15	5	0	0	0	0	0	0	0	5	0	1	26
B44	67	111	41	280	287	18	16	5	187	41	52	52	72	1229
B45	0	10	5	5	11	0	0	0	0	0	0	5	6	42
B46	0	0	0	0	0	0	0	0	0	0	5	0	0	5
B47	0	0	0	11	0	0	0	0	5	0	5	5	0	26
B48	0	0	0	0	0	0	0	0	0	0	0	0	0	0
B49	29	16	9	42	16	5	0	0	37	5	7	12	7	165
B50	11	0	21	5	42	5	0	0	5	5	0	0	11	105
B51	37	51	34	89	64	32	11	0	168	17	61	28	36	628
B52	21	62	3	5	5	11	0	0	11	5	11	5	26	185
B53	0	2	0	5	5	0	0	0	10	0	14	7	9	52
B54	0	0	0	0	0	0	0	0	1	0	0	0	4	5
B55	21	26	11	11	9	0	5	0	16	0	16	32	12	159
B56	25	20	5	16	0	11	0	0	11	0	0	5	2	95
B57	16	25	1	11	189	11	0	0	12	11	0	5	10	291
B58	5	44	19	6	26	5	0	5	11	16	5	5	28	175
B59	0	0	0	0	0	0	0	0	0	0	0	0	0	0
B60	12	31	16	92	26	18	0	1	44	0	43	40	40	363
B61	11	32	0	23	16	11	0	0	75	5	5	16	17	211
B62	58	61	12	156	16	0	16	5	98	11	37	63	52	585
B63	0	16	0	5	11	0	0	0	0	0	21	11	0	64
B64	5	5	11	14	63	0	0	0	0	0	5	11	2	116
B65	95	25	0	11	42	0	0	5	5	26	26	21	12	268
B67	0	0	0	0	0	0	0	0	0	0	0	0	0	0
B71	0	0	0	5	0	0	0	0	0	0	0	0	0	5
B72	11	5	5	0	0	0	0	0	0	0	0	11	0	32
B73	0	13	0	0	0	3	0	0	0	0	0	0	0	16
BX	5	9	5	0	0	5	0	0	6	0	0	0	11	41
Summe	969	1575	1215	1287	1180	301	74	82	1257	218	541	573	736	

schaft eng gekoppelter polymorpher Gene und findet sich daher nicht nur im HLA-System, sondern z. B. auch bei den Immunglobulinen, im Rhesus-System und bei den MNSs-Blutgruppen. Verschiedene Mechanismen können zur Entstehung eines Kopplungsungleichgewichtes beitragen: Migration und Mischung hochingezüchteter Populationen, genetische Drift oder selektive Vorgänge. Es ist sehr wahrscheinlich, daß alle drei Mechanismen wirksam sind; jedoch ist es bisher nicht möglich gewesen, den relativen Beitrag dieser drei Mechanismen zu dem augenblicklich beobachteten Muster von Kopplungsungleichgewichten zu definieren.

Struktur, Expression und Funktion der Moleküle des MHC

Biochemische Struktur von Klasse-I- und Klasse-II-Molekülen

Allgemeiner Bauplan

Die MHC-Moleküle der Klassen I und II werden als Heterodimere bezeichnet, weil sie aus zwei ungleichen Ketten, der α- und der β-Kette, gebildet werden. Die α- und β-Ketten zeigen jeweils eine nichtkovalente Bindung. α- sowie β-Ketten sind aus verschiedenen Bausteinen, den sogenannten Domänen, zusammengesetzt (Abb. 6.1). Die Domänen der MHC-Moleküle zeigen eine hohe Homologie mit den Domänen der Immunglobulinmoleküle. Ein besonderes Bauprinzip dieser Domänen sind

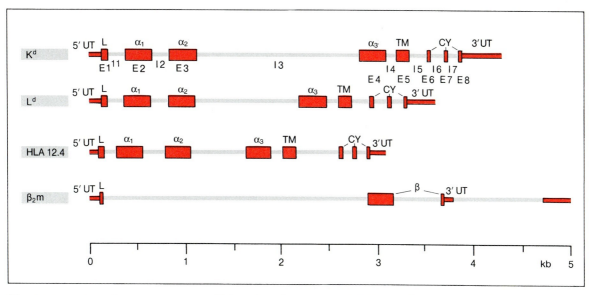

Abb. 6.5 Exon-Intron-Organisation von menschlichen Klasse-I-Genen (α- und β-Kette). E = Exon, I = Intron, 5'UT = untranslatierte 5'-Region, 3'UT = untranslatierte 3'-Region, 1, 2, 3 = externe Domänen, TM = transmembranale Region, CY = zytoplasmatischer Teil, β_2m = β_2-Mikroglobulin, K^d = H-2 K-Genort vom d-Haplotyp der Maus, L^d = H-2 L-Genort vom d-Haplotyp der Maus (nach Klein).

die Disulfidbrücken, die zwischen zwei relativ weit voneinander entfernten (54 bzw. 62 Aminosäuren) Cysteinmolekülen gebildet werden (18).

Die Klasse-I-α-Kette und die Klasse-II-α- und -β-Kette haben einen extrazellulären Anteil, einen stark hydrophoben transmembranalen Anteil und einen positiv geladenen zytoplasmatischen Anteil.

Die β-Kette des Klasse-I-Moleküls nimmt eine Sonderstellung ein, da sie nicht in der Membran verankert ist und dementsprechend auch keinen zytoplasmatischen Anteil besitzt. Jedes MHC-Molekül besteht aus vier Domänen. Bei den Klasse-I-Molekülen besitzt die α-Kette drei Domänen, die als α_1-, α_2- und α_3-Domäne bezeichnet werden, und die β-Kette nur eine Domäne, während bei den Klasse-II-Molekülen sowohl die α- als auch die β-Kette aus je zwei Domänen besteht. Beim Klasse-I-Molekül hat die α-Kette eine relative Masse von 44 000 und die β-Kette von 11 500, während beim Klasse-II-Molekül die α-Kette eine Masse von 34 000 und die β-Kette von 29 000 aufweist. Die Klasse-I-α-Kette und die Klasse-II-α- und -β-Kette tragen 1-2 Carbohydratseitenketten, die aus bis zu 5 verschiedenen Monosacchariden und Neuraminsäure bestehen. Die Zuckersubstitutionen sind für die verschiedenen Haplotypen gleich, d. h., sie weisen keinen Polymorphismus auf und nehmen auch nicht teil an der durch Antikörper erkannten allelischen Variation (18).

Struktur der MHC-Moleküle auf der Ebene der DNA

Die lineare Abfolge der Basen der DNA im Gen kodiert für die aufeinanderfolgenden Aminosäuren der Polypeptidkette, wobei nach dem genetischen Kode jeweils 3 Basen (ein Kodon) die Information für eine Aminosäure bilden. Die Organisation der Klasse-I-Gene ist in Abb. 6.5 schematisch dargestellt. Jedes Gen ist organisiert in aufeinanderfolgende Exons und Introns, wobei die Sequenz des Exons in Aminosäuresequenz übersetzt wird, während das Intron nicht übersetzt wird. Jedes Klasse-I-Gen besteht aus acht Exons, die von sieben Introns getrennt werden. Die Exons kodieren für die einzelnen Domänen der Klasse-I-α-Kette: Das erste Exon kodiert das Leaderpeptid, das dafür verantwortlich ist, daß die synthetisierte Polypeptidkette an der richtigen Stelle exprimiert wird. Die Exons 2, 3 und 4 kodieren für die α_1-, α_2- bzw. α_3-Domäne des Moleküls. Das 5. Exon legt die Transmembranregion fest, und das 6., 7. und 8. Exon kodieren für den zytoplasmatischen Anteil und die unübersetzte 3'-Region (18).

Wichtige Sequenzen für die Genexpression und Regulation finden sich in der Promotorregion in der flankierenden 5'-Sequenz. Der Abstand zum Initiationskodon ist unterschiedlich, beträgt aber gewöhnlich zwischen 50 und 100 Basenpaaren. Die Regulation der Genexpression wird über eine Fülle verschiedener agonistischer und antagonistischer DNA-bindender Proteine bewerkstelligt, die sich sequenzspezifisch an die verschiedenen Promotoren binden.

Das Gen für das β_2-Mikroglobulin besteht aus vier Exons und drei Introns, wobei der größte Teil der kodierenden Sequenz in einem einzigen Exon liegt (Aminosäuren 3–95). Übrigens sollte festgehalten werden, daß das Gen für β_2-Mikroglobulin nicht im Bereich des MHC auf Chromosom 6 kodiert wird, sondern auf Chromosom 15.

Die Organisation der verschiedenen Klasse-II-Gene (sowohl α- als auch β-Kette) ist sehr ähnlich, obwohl es einige Variationen bei der Exon-Intron-Organi-

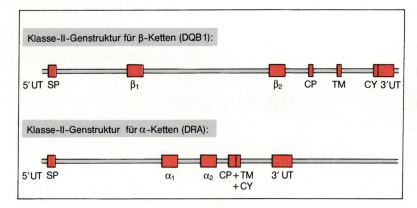

Abb. 6.6 Exon-Intron-Organisation von menschlichen Klasse-II-Genen. SP = Signalpeptid, TM = transmembranale Domäne, CY = zytoplasmatische Domäne, CP = connecting peptide, 3'UT = untranslatierter Anteil, 5'UT = untranslatierter Anteil mit Promotorregion.

sation im 3'-Ende des Gens gibt (Abb. 6.6). Wie bei den Klasse-I-Genen gibt es je ein Exon, welches für das Leaderpeptid und die zwei extrazellulären Domänen kodiert, und dann ist bei einigen Genen der Rest der kodierenden Sequenz unter Einschluß der unübersetzten 3'-Region in einem Exon enthalten.

Struktur der MHC-Moleküle auf der Ebene des Proteins

Nachdem die ersten MHC-Allele unter großem technischem Aufwand auf der Proteinebene sequenziert worden sind, ist man nunmehr dazu übergegangen, die Aminosäuresequenz der MHC-Moleküle aus der DNA-Sequenz abzuleiten. Die Sequenzierung der DNA nach Klonierung des entsprechenden Gens ist sehr viel einfacher, schneller und weniger fehleranfällig als die Proteinsequenzierung, die eine große Menge von hochgereinigtem Material voraussetzt. In jüngster Zeit ist hinzugekommen, daß man mit Hilfe der Polymerasekettenreaktion einzelne für die Funktion der MHC-Moleküle besonders bedeutsame Bereiche des Gens amplifizieren und dann direkt sequenzieren kann. Dadurch ist es möglich geworden, durch Vergleich der verschiedenen Allele eines Genortes sowie der entsprechenden Allele in anderen Tierspezies Informationen über die evolutionäre Verwandtschaft der MHC-Gene zu gewinnen. Es zeigt sich, daß, wie von Klein (17) vor Jahren vorhergesagt, der Polymorphismus der MHC-Gene älter ist als die Auftrennung der einzelnen Spezies. So kann es z. B. sein, daß ein menschliches DRB-Allel einem beim Schimpansen gefundenen DRB-Allel wesentlich ähnlicher ist als allen anderen menschlichen DRB-Allelen.

Betrachtet man die verschiedenen menschlichen Sequenzen von Klasse-I- und Klasse-II-Allelen, so stellt man fest, daß in bestimmten Regionen eine große Variabilität auftritt, während andere Regionen weitgehend konserviert sind. Als Beispiel für die MHC-Klasse I sind die Sequenzen von HLA-B-Allelen in Tab. 6.6 aufgeführt. Bei den Klasse-I-Allelen liegt die größte Variationsdichte im Bereich zwischen Aminosäure 62 und 83 in der ersten Domäne. In der zweiten Domäne der Klasse-I-Moleküle ist die Variabilität über weite Strecken verteilt, während die dritte Domäne und die transmembranösen und zytoplasmatischen Bereiche weitgehend konserviert sind.

Bei den Klasse-II-DRB-Genen (Tab. 6.7) ist die Variabilität bei weitem nicht so groß wie für die Klasse-I-Allele. Obwohl der Polymorphismus der DRB-Gene (also die Anzahl der unterschiedlichen in der Bevölkerung auffindbaren Allele) ähnlich groß ist wie bei Klasse I (24), ist die Anzahl der Substitutionen, mit denen sich ein DRB-Allel von einem anderen DRB-Allel unterscheidet, wesentlich kleiner als bei Klasse I. In der β-Domäne der DR-Gene findet sich die Variabilität in den Bereichen von Position 9–13, 24–47, und 67–77 und 86. In der β_2-Domäne der DR-Gene besteht nur noch der eine oder andere vereinzelte Austausch, während der transmembranöse und der zytoplasmatische Anteil konserviert sind. Ein kompletter Satz von Protein- und Nukleotidsequenzen für HLA-A, -B, -C, DRB, DQA1, DQB1, DPA1 und DPB1 kann zusammen mit der neuesten Nomenklatur beim Autor angefordert werden.

Tertiärstruktur von MHC-Molekülen

Durch röntgenkristallographische Untersuchungen hat die Arbeitsgruppe von Strominger und Wiley die Tertiärstruktur des HLA-A2-Moleküls aufgeklärt (6). Wie schon aufgrund der Primärsequenz vermutet worden war, besteht das HLA-A2-Molekül aus einer Kombination von β-Faltblatt-Strukturen und α-Helices (Abb. 6.7). Dabei bilden die α_1- und die α_2-Domäne eine Grube (engl. als groove, cleft oder pocket bezeichnet), deren Boden die β-Faltblatt-Struktur bildet, auf dem zwei leicht gekrümmte α-Helices die seitliche Begrenzung der Grube bilden. Diese Grube stellt die Peptidbindungsstelle dar. In dem zur Röntgenkristallanalyse verwendeten HLA-A2-Kristall fand sich im Bereich der Grube ein bisher nicht genauer identifiziertes Peptid. Die Kenntnisse über die Aminosäuresequenz zusammen mit der von Bjorkman u. Mitarb. (6) ausgearbeiteten Tertiärstruktur eines Klasse-I-Moleküls erlauben es nunmehr, die Positionen der einzelnen Aminosäuren im Molekülverband darzustellen und auf ihre Funktion zu schließen. Kürzlich ist es gelungen (9), mit dem HLA-DR-Molekül auch einen Vertreter der HLA-Klasse II zu kristallisieren und der Röntgenkristallstrukturaufklärung zu unterwerfen. Dabei zeigte sich, daß das von Brown u. Mitarb. (9) am Muster der Klasse-I-Struktur entworfene Modell für die Klasse-II-Moleküle weitgehend korrekt ist. Im Gegensatz zum Modell der Klasse-I-Moleküle findet sich beim Klasse-II-

Tab. 6.6 HLA-Klasse-I-Proteinsequenzen am Beispiel des HLA-B-Polymorphismus

Leader-Peptid

Allel	Sequenz		Allel	Sequenz
Consensus	MRVMAPRTLLLLLSGALALTETWA		Consensus	MRVMAPRTLLLLLSGALALTETWA
B*0702	-l-----v----a--------		B*39011	-l-----v----a--------
B*0703	-l-----v----a--------		B*39013	-l-----v----a--------
B*0704	-l-----v----a--------		B*39021	-l-----v----a--------
B*0705	-l-----v----a--------		B*39022	-l-----v----a--------
B*0801	-l-----v----a--------		B*3903	.......v----a--------
B*0802	-l-----v----a--------		B*3904	-l-----v----a--------
B*1301	---t--------w--v-------		B*3905	-l-----v----a--------
B*1302	---t--------w--v-------		B*39061	....
B*1303	---t--------w--v-------		B*39062	....
B*1401	-l-----v----a--------		B*3907	....
B*1402	-l-----v----a--------		B*3908	-l-----v----a--------
B*1501	---t----v--------------		B*40011	---t----v----a--------
B*1502	---t----v--------------		B*40012	---t----v----a--------
B*1503	---t----v--------------		B*4002	---t--------w--v-------
B*1504	---t----v--------------		B*4003	---t--------w--v-------
B*1505	....		B*4004	---t--------w--v-------
B*1506	....		B*4005	---t--------w--v-------
B*1507	....		B*4006	---t--------w--v-------
B*1508	---t----v--------------		B*4007	---t----v----a--------
B*1509	---t----v--------------		B*4008	---t----v--------------
B*1510	---t----v--------------		B*4101	---t----v----a--------
B*1511	---t----v--------------		B*4102	---t----v----a--------
B*1512	---t----v--------------		B*4201	-l-----v----a--------
B*1513	---t----v--------------		B*4402	---t--------w--v-------
B*1514	---t----v--------------		B*44031	---t--------w--v-------
B*1515	---t----v--------------		B*44032	---t--------w--v-------
B*1516	---t----v--------------		B*4404	---t--------w--v-------
B*1517	---t----v--------------		B*4405	....
B*1518	....		B*4406	---t--------w--v-------
B*1519	---t----v--------------		B*4501	---t----v----a--------
B*1520	---t----v--------------		B*4601	---t----v--------------
B*1521	---t----v--------------		B*4701	---t--------w--v-------
B*1522	....		B*4801	-l-----v----a--------
B*1523	---t----v--------------		B*4802	.......v----a--------
B*1524	....		B*4901	---t----v----a--------
B*1525	....		B*5001	---t----v----a--------
B*1526N	--------v--------------		B*5101	---t----v----w--v-------
B*1528	---t----v--------------		B*5102	---t----v----w--v-------
B*1529	---t----v--------------		B*5103	---t----v----w--v-------
B*1801	---t--------w--v-------		B*5104	---t----v----w--v-------
B*1802	---t--------w--v-------		B*5105	....
B*2701	....		B*52011	---t----v----w--v-------
B*2702	---t--------w--v-------		B*52012	.......v----w--v-------
B*2703	---t--------w--v-------		B*5301	---t----v----w--v-------
B*2704	....		B*5401	---t--------w--------
B*27052	---t--------w--v-------		B*5501	---t--------w--------
B*27053	....		B*5502	---t--------w--------
B*2706	---t--------w--v-------		B*5601	---t--------w--------
B*2707	....		B*5602	---t--------w--------
B*2708	---t--------w--v-------		B*5701	---t----v----w--v-------
B*2709	---t--------w--v-------		B*5702	---t----v----w--v-------
B*3501	---t----v----w--v-------		B*5703	....
B*3502	---t----v----w--v-------		B*5801	---t----v----w--v-------
B*3503	---t----v----w--v-------		B*5802	---t----v----w--v-------
B*3504	........v----w--v-------		B*5901	---t--------w--------
B*3505	---t----v----w--v-------		B*67011	-l-----v----a--------
B*3506	---t----v----w--v-------		B*67012	....
B*3507	---t----v----w--v-------		B*7301	-l-----v----a--------
B*3508	---t----v----w--v-------		B*7801	---t----v----w--v-------
B*3509	---t----v----w--v-------		B*7802	---t----v----w--v-------
B*3510	....		B*8101	-l-----v----w--v-------
B*3511	---t----v----w--v-------		HLA-A	-a-----v---------q---
B*3512	---t----v----w--v-------		HLA-B	---t--------w--------
B*3513	....		HLA-C	---------i--------------
B*3701	---t--------w--v-------		Consensus	MRVMAPRTLLLLLSGALALTETWA
B*3801	-l-----v----a--------			
B*3802	-l-----v----a--------			
Consensus	MRVMAPRTLLLLLSGALALTETWA			

Tab. 6.6 (Fortsetzung)

α₁-Domäne-Exon 2

```
                1         10        20        30        40        50        60        70        80        90
Consensus       GSHSMRYFYTAVSRPGRGEPRFIAVGYVDDTQFVRFDSDAASPRMEPRAPWIEQEGPEYWDRETQIVKTNTQTDRESLRNLRGYYNQSEA
B*0702          ----------s------------s--------------------e-----------------n---y-aqa-------------------
B*0703          ----------s------------s--------------------e-----------------n---y-----------------------
B*0704          ----------s------------s--------------------e-----------------n---y-aqa-------------------
B*0705          ----------s------------s--------------------e-----------------n---y-aqa-------------------
B*0801          --------d-m------------s--------------------e-----------------n---f-----------------------
B*0802          --------d-m------------s--------------------e-----------------n---f---------n--talr-------
B*1301          -----------m-----------t----------------t----a------------------------s------y--n--talr-------
B*1302          -----------m-----------t----------------t----a------------------------s------y--n--talr-------
B*1303          -----------m-----------t----------------t----a------------------------s------y--n--talr-------
B*1401          ----------s------------s--------------------e-----------------n---c-----------------------
B*1402          ----------s------------s--------------------e-----------------n---c-----------------------
B*1501          -----------m-------------------------------a------------------------s------y-------------
B*1502          -----------m-------------------------------a------------------------s------y-------------
B*1503          -----------m-----------s-------------------a------------------------s------y-------------
B*1504          -----------m-------------------------------a------------------------s------y-------------
B*1505          -----------m-------------------------------a------------------------s------y-------------
B*1506          -----------m-------------------------------a------------------------s------y-------------
B*1507          -----------m-------------------------------a------------------------s------y-------------
B*1508          -----------m-------------------------------a-----------------n---f------y-------------
B*1509          -----------m-----------s--------------------e-----------------n---c------y-------------
B*1510          -----------m-----------s--------------------e-----------------n---c------y-------------
B*1511          -----------m-------------------------------a-----------------n---y------y-------------
B*1512          -----------m-------------------------------a------------------------s------y-------------
B*1513          -----------m-------------------------------a------------------------s------y--n--ialr-------
B*1514          -----------m-------------------------------a------------------------s------y-------------
B*1515          -----------m-------------------------------a------------------------s------y-------------
B*1516          ---f-------m-------------------------------a-----------rnm-asa---y--n--ialr-------
B*1517          -----------m-------------------------------a-----------rnm-asa---y--n--ialr-------
B*1518          -----------m-----------s--------------------e-----------------n---c------y-------------
B*1519          -----------m-------------------------------a------------------------s------y-------------
B*1520          -----------m-------------------------------a------------------------s------y-------------
B*1521          -----------m-------------------------------a-----------------n---c------y-------------
B*1522          ...........................------t-----------------n---f------y-------------
B*1523          -----------m-----------s--------------------e-----------------n---c------y--n--ialr-------
B*1524          -----------m-------------------------------a------------------------s------y--n--ialr-------
B*1525          ...........................-------------a------------------------s------y-------------
B*1526N         -----------m-------------------------------a------------------------s-------------------
B*1528          -----------m-------------------------------a----------------i-s-----y-------------
B*1529          -----------m-----------s--------------------e-----------------n---f------y-------------
B*1801          -------h-s-------------s-----g--------------t-----------------n---s-----------------------
B*1802          -------h-s-------------s-----g--------------t-----------------n---s------y-----------------
B*2701          -------h-s-------------t-------l------------e-----------c-aka----y--n--talr-------
B*2702          -------h-s-------------t-------l------------e-----------c-aka-------n--ialr-------
B*2703          -------h-s-------------t-------l------------e----h------c-aka-----d-t-lr-------
B*2704          -------h-s-------------t-------l------------e-----------c-aka---------t-lr-------
B*27052         -------h-s-------------t-------l------------e-----------c-aka-----d-t-lr-------
B*27053         ........................-------l------------e-----------c-aka-----d-t-lr-------
B*2706          -------h-s-------------t-------l------------e-----------c-aka---------t-lr-------
B*2707          -------h-s-------------t-------l------------e-----------c-aka-----d-t-lr-------
B*2708          -------h-s-------------t-------l------------e-----------c-aka-------------------
B*2709          -------h-s-------------t-------l------------e-----------c-aka-----d-t-lr-------
B*3501          -----------m--------------------------------t-----------------n---f------y-------------
B*3502          -----------m--------------------------------t-----------------n---f------y-------------
B*3503          -----------m--------------------------------t-----------------n---f------y-------------
B*3504          -----------m--------------------------------t-----------------n---f------y-------------
B*3505          -----------m--------------------------------t-----------------n---f------y-------------
B*3506          -----------m--------------------------------t-----------------n---f------y-------------
B*3507          -----------m--v-----------------------------t-----------------n---f------y-------------
B*3508          -----------m--------------------------------t-----------------n---f------y-------------
B*3509          -----------m--------------------------------t-----------------n---f------y-------------
B*3510          .----------m--------------------------------t---------------------f------y-------------
B*3511          -----------m--------------------------------t-----------------n---f------y-------------
B*3512          -----------m--------------------------------t-----------------n---f------y-------------
B*3513          .----------m--------------------------------t---------------------f------y-------------
B*3701          -------h-s-------------s--------------------t------------------------s------y--d-t-lr-------
B*3801          ----------s------------s--------------------e-----------------n---c------y--n--ialr-------
B*3802          ----------s------------s--------------------e-----------------n---c------y--n--talr-------
Consensus       GSHSMRYFYTAVSRPGRGEPRFIAVGYVDDTQFVRFDSDAASPRMEPRAPWIEQEGPEYWDRETQIVKTNTQTDRESLRNLRGYYNQSEA
                1         10        20        30        40        50        60        70        80        90
```

Tab. 6.6 (Fortsetzung)

α₁-Domäne-Exon 2 (Forts.)

```
                  1        10        20        30        40        50        60        70        80        90
Consensus    GSHSMRYFYTAVSRPGRGEPRFIAVGYVDDTQFVRFDSDAASPRMEPRAPWIEQEGPEYWDRETQIVKTNTQTDRESLRNLRGYYNQSEA
  B*39011    ---------s--------------s-------------------e-------------------n---c------------------
  B*39013    ---------s--------------s-------------------e-------------------n---c------------------
  B*39021    ---------s--------------s-------------------e-------------------s----------------------
  B*39022    ---------s--------------s-------------------e-------------------s----------------------
   B*3903    ---------s--------------s-------------------e-------------------n---c------------------
   B*3904    ---------m--------------s-------------------e-------------------n---c------------------
   B*3905    ---------s--------------s-------------------e-------------------n---c-----y------------
  B*39061    .........................................--e-------------------n---c------------------
  B*39062    .--------s--------------s-------------------e-------------------n---c------------------
   B*3907    .........................................--e-------------------n---c-----y------------
   B*3908    ---------s--------------s-------------------e-------------------s---------y------------
  B*40011    --------h--m------------t------l------t---k---------------------s---------y------------
  B*40012    --------h--m------------t------l------t---k---------------------s---------y------------
   B*4002    --------h-s-------------t------l------t---k---------------------s---------y------------
   B*4003    --------h-s-------------t------l------t---k---------------------s---------y------------
   B*4004    --------h-s-------------t------l------t---k---------------------s---------y------------
   B*4005    --------h-s-------------t------l------t---k---------------------s---------y------------
   B*4006    --------h-s-------------t------l------t---k---------------------s---------y------------
   B*4007    --------h--m------------t------l------t---k---------------------f---------y------------
   B*4008    --------h-s-------------t------l------t---k-----------------n---f---------y------------
   B*4101    --------h--m------------t------l------t---k---------------------s---------y------------
   B*4102    --------h--m------------t------l------t---k---------------------s---------y------------
   B*4201    ---------s--------------s-------------------e-------------------n---y-aqa--------------
   B*4402    -----------m------------t------l------t---k---------------------s---------y--n--talr---
  B*44031    -----------m------------t------l------t---k---------------------s---------y--n--talr---
  B*44032    -----------m------------t------l------t---k---------------------s---------y--n--talr---
   B*4404    -----------m------------t----l--------t---k---------------------s---------y--n--talr---
   B*4405    ...........m............t......l......t...k....................s---------y--n--talr---
   B*4406    -----------m-----------------------------t----------------------n---f-----y--n--ialr---
   B*4501    --------h--m------------t------l------t---k---------------------s---------y------------
   B*4601    -----------m---------------------a------------------------------ky-rqa----v-------------
   B*4701    -----------m------------t------l------t---k---------------------s---------y--d--t-lr---
   B*4801    ---------s--------------s-------------------e-------------------s---------y------------
   B*4802    ---------s--------------s-------------------e-------------------s---------y------------
   B*4901    --------h--m------------t------l------t---k---------------------s---------y--n--ialr---
   B*5001    --------h--m------------t------l------t---k---------------------s---------y------------
   B*5101    -----------m-----------------------------t----------------------n---f-----y--n--ialr---
   B*5102    -----------m-----------------------------t----------------------n---f-----y--n--ialr---
   B*5103    -----------m-----------------------------t----------------------n---f-----y--n--ialr---
   B*5104    -----------m-----------------------------t----------------------n---f-----y--n--ialr---
   B*5105    .----------m-----------------------------t----------------------n---f-----y--n--ialr---
  B*52011    -----------m-----------------------------t----------------------s---------y--n--ialr---
  B*52012    -----------m-----------------------------t----------------------s---------y--n--ialr---
   B*5301    -----------m-----------------------------t----------------------n---f-----y--n--ialr---
   B*5401    -----------m---------------------g-----v------------------------n---y-aqa--------------
   B*5501    -----------m---------------------e------------------------------n---y-aqa--------------
   B*5502    -----------m---------------------e------------------------------n---y-aqa--------------
   B*5601    -----------m---------------------e------------------------------n---y-aqa--------------
   B*5602    -----------m---------------------e------------------------------n---y-aqa--------------
   B*5701    -----------m---------------------a-----------------------g--rnm-asa-y--n--ialr---------
   B*5702    -----------m---------------------a-----------------------g--rnm-asa-y--n--ialr---------
   B*5703    .----------m---------------------a-----------------------g--rnm-asa-y--n--ialr---------
   B*5801    -----------m-----------------------------t---------------g--rnm-asa-y--n--ialr---------
   B*5802    -----------m-----------------------------t---------------g--rnm-asa-y--n--ialr---------
   B*5901    -----------m---------------------e------------------------------n---f-----y--n--ialr---
  B*67011    ---------s--------------s-------------------e-------------------n---y-aqa--------------
  B*67012    .--------s--------------s-------------------e-------------------n---y-aqa--------------
   B*7301    --------h-s-------------t-------------------e-------------------n---c-aka----vg--------d
   B*7801    -----------m-----------------------------t----------------------n---f------------------
   B*7802    -----------m-----------------------------t----------------------n---f-----y------------
   B*8101    ---------s--------------s-------------------e-------------------n---y-aqa--------------
   HLA-A     ---------s-----------------------------------q------------------rn--ahs----vd-gt--------
   HLA-B     -----------m-----------------------k----------------------------n---s-----y------------
   HLA-C     c--------------------------------g-----v--------------------ky-rqa----v-----------------
Consensus    GSHSMRYFYTAVSRPGRGEPRFIAVGYVDDTQFVRFDSDAASPRMEPRAPWIEQEGPEYWDRETQIVKTNTQTDRESLRNLRGYYNQSEA
                  1        10        20        30        40        50        60        70        80        90
```

Tab. 6.**6** (Fortsetzung)

α₂-Domäne-Exon 3

```
                    100       110       120       130       140       150       160       170       180
Consensus    GSHTLQRMYGCDVGPDGRLLRGYDQYAYDGKDYIALNEDLRSWTAADTAAQITQRKWEAARVAEQLRAYLEGTCVEWLRRYLENGKETLQRA
   B*0702    ------s--------------h----------------------------------e---r------e------------dk-e--
   B*0703    ------s--------------h----------------------------------e---r------e------------dk-e--
   B*0704    ------s--------------h----------------------------------e---d------e------------dk-e--
   B*0705    ------s--------------hn---------------------------------e---r------e------------dk-e--
   B*0801    ------s--------------hn---------------------------------d--------------------------d-e--
   B*0802    ------s--------------hn---------------------------------d--------------------------d--e--
   B*1301    ---ii-------l--------hn-l-------------s-------------l-------e-----------------------
   B*1302    ----w-t-----l--------hn-l-------------s-------------l-------------------------------
   B*1303    ----w-t-----l--------hn-l-------------s-----------------------------l---------------
   B*1401    ------w--------------n-f--------------s---------------------e---------------h-------
   B*1402    ------w--------------n-f--------------s---------------------e---------------h-------
   B*1501    ---------------------h--s-------------s---------------------e---w------l------------
   B*1502    ---ii----------------h--s-------------s---------------------e----------l------------
   B*1503    ---------------------h--s-------------s---------------------e----------l------------
   B*1504    ----w-t--------------h--s-------------s---------------------e---w------l------------
   B*1505    ---------------------h--s-------------s----------------------------l------------
   B*1506    -------f-------------h--s-------------s----------------------------l------------
   B*1507    ------s--------------h--s-------------s---------------------e---w------l------------
   B*1508    ---------------------h--s-------------s---------------------e---w------l------------
   B*1509    ---------------------hn---------------s---------------------e----------l------------
   B*1510    ---------------------h--s-------------s---------------------e----------l------------
   B*1511    ---------------------h--s-------------s---------------------e---w------l------------
   B*1512    ---------------------h--s-------------s---------------------e---w------l-dg---------
   B*1513    ---ii----------------s----------------s---------------------e----------l------------
   B*1514    ---------------------h--s-------------s---------------------e---w------l---s--------
   B*1515    ---------------------h--s-------------s---------------------e----------l------------
   B*1516    ----w-------l--------h--s-------------s---------------------e----------l------------
   B*1517    ----------------------h-d-------------s---------------------e----------l------------
   B*1518    ---------------------h--s-------------s---------------------e----------l------------
   B*1519    ---------------------h--s-------------s---------------------e---w------l-dg---------
   B*1520    ---ii-------l--------h--s-------------s---------------------e----------l------------
   B*1521    ---ii----------------h--s-------------s---------------------e----------l------------
   B*1522    ---------------------h--s-------------s---------------------e---w------l........
   B*1523    ---------------------h--s-------------s---------------------e----------l------------
   B*1524    ---------------------h--s-------------s---------------------e---w------l------------
   B*1525    ---ii----------------s----------------s---------------------e----------l........ ..
   B*1526N   --------*------------h--s-------------s---------------------e---w------l------------
   B*1528    ---------------------h--s-------------s---------------------e---w------l------------
   B*1529    ---------------------h--s-------------s---------------------e----------l------------
   B*1801    ---------------------h--s-------------s------------------------------------h---------
   B*1802    ------n--------------h--s-------------s------------------------------------h---------
   B*2701    ------n--------------h-d--------------s---------------------e-----------------------
   B*2702    ------n--------------h-d--------------s---------------------e-----------------------
   B*2703    ------n--------------h-d--------------s---------------------e-----------------------
   B*2704    ------n--------------h-d--------------s---------------------e-----------------------
   B*27052   ------n--------------h-d--------------s---------------------e-----------------------
   B*27053   ------n--------------h-d--------------s---------------------e---............
   B*2706    ------n-------------------------------s---------------------e-----------------------
   B*2707    ------s--------------hn---------------s---------------------e-----------------------
   B*2708    ------n--------------h-d--------------s---------------------e-----------------------
   B*2709    ------n--------------h-h--------------s---------------------e-----------------------
   B*3501    ---ii-------l--------h--s-------------s----------------------------l------------
   B*3502    ---ii-------l-----f---hn--------------s----------------------------l------------
   B*3503    ---ii-------l--------h--f-------------s----------------------------l------------
   B*3504    ---ii-------l--------hn---------------s----------------------------l------------
   B*3505    ------s-----l--------h--s-------------s----------------------------l------------
   B*3506    ---ii-------l--------hn-f-------------s----------------------------l------------
   B*3507    ---ii-------l--------h--s-------------s----------------------------l------------
   B*3508    ---ii-------l--------h--s-------------s---------------------r------l------------
   B*3509    ---ii-------l--------hn---------------s----------------------------l------------
   B*3510    ---ii-------l--------h--s-------------s----------------------------l------........
   B*3511    ---ii-------l--------h--s-------------s---------------------e------l------------
   B*3512    ---ii----------------hn---------------s----------------------------l------------
   B*3513    ---ii-------l--------h--f-------------s----------------------------l------------
   B*3701    ----i---s------------n-f--------------s---------------d-----------------------------
   B*3801    ---------------------hn-f-------------s---------------------------t-----------------
   B*3802    ---------------------hn-f-------------s---------------------------t-----------------
Consensus    GSHTLQRMYGCDVGPDGRLLRGYDQYAYDGKDYIALNEDLRSWTAADTAAQITQRKWEAARVAEQLRAYLEGTCVEWLRRYLENGKETLQRA
                    100       110       120       130       140       150       160       170       180
```

Tab. 6.**6** (Fortsetzung)

α$_2$-Domäne-Exon 3 (Forts.)

```
                    100        110        120        130        140        150        160        170        180
Consensus   GSHTLQRMYGCDVGPDGRLLRGYDQYAYDGKDYIALNEDLRSWTAADTAAQITQRKWEAARVAEQLRAYLEGTCVEWLRRYLENGKETLQRA
B*39011     ---------------------hn-f-------------s---------------------------t--------------------
B*39013     ---------------------hn-f-------------s---------------------------t--------------------
B*39021     ---------------------hn-f-------------s---------------------------t--------------------
B*39022     ---------------------hn-f-------------s---------------------------t--------------------
B*3903      ------s--------------hn-f-------------s---------------------------t--------------------
B*3904      ---------------------hn-f-------------s---------------------------t--------------------
B*3905      ---------------------hn-f-------------s---------------------------t--------------------
B*39061     ----w-t--------------hn-f-------------s---------------------------t---------------.........
B*39062     ----w-t--------------hn-f-------------s---------------------------t--------------------
B*3907      ---------------------h--s-------------s---------------------------t---------------.....
B*3908      ---------------------hn-f-------------s-------------------------r-t--------------------
B*40011     ---------------------hn---------------------------s---l-----------e---------------dk-e--
B*40012     ---------------------hn---------------------------s---l-----------e---------------dk-e--
B*4002      ------s--------------hn-------------------------------------------e---------------------
B*4003      ------s--------------h--s-----------------------------------------e---------------------
B*4004      ---ii--------l-------hn-------------------------------------------e---------------------
B*4005      ------s--------------hn---------------------------------e---------1--------------------
B*4006      ----w-t--------------hn-------------------------------------------e---------------------
B*4007      ---------------------hn---------------------------s---l-----------e---------------dk-e--
B*4008      ------s--------------hn-------------------------------------------e---------------------
B*4101      ----w----------------hn---------------------------------d-------------------d-e--
B*4102      ------s--------------hn---------------------------------d-------------------d-e--
B*4201      ------s--------------hn---------------------------------d-----------------d--e
B*4402      ---ii-----------d---------------s-----------------------d-----l---s--------------------
B*44031     ---ii-----------d---------------s---------------------------------l---s--------------------
B*44032     ---ii-----------d---------------s---------------------------------l---s--------------------
B*4404      ---ii---------------------------s-------------------------------r-----s--------------------
B*4405      ---ii---------------------------s-----------------------d-----l---s--------------------
B*4406      ---ii-----------d---------------s-----------------------d-----l---s--------------------
B*4501      ----w--------l------n-l---------s-----------------------d-----l---s--------------------
B*4601      ---------------------h--s-------s---------------------------------e---w----------------
B*4701      --------f------------h-d--------s---------------------------------e--------------------
B*4801      ------s--------------hn---------------------------s---l-----------e---------------dk-e--
B*4802      ---ii--------l-------h--s-------s---------------------------------l--------------------
B*4901      ----w--------l------n-l---------s---------------------------------e-----------l--------------
B*5001      ----w--------l------n-l---------s---------------------------------e--------------------
B*5101      ----w-t--------------hn---------s---------------------------------e---------l------h--------
B*5102      ----w-t--------------hn---------s---------------------------------e---------l------h--------
B*5103      ----w-t--------------hn---------s---------------------------------e---------l--g--h--------
B*5104      ---ii----------------hn---------s---------------------------------e---------l------h--------
B*5105      ----w-t--------------hn---------s-------------------------------r-----l--------------------
B*52011     ----w-t--------------hn---------s---------------------------------e---------l------h--------
B*52012     ----w-t--------------hn---------s---------------------------------e---------l------h--------
B*5301      ---ii--------l-------h--s-------s---------------------------------l--------------------
B*5401      ----w-t------l-------hn-l-------s---------------------------------e--------------------
B*5501      ----w-t------l-------hn-l-------s---------------------------------e--------------------
B*5502      ----w-t------l-------hn-l-------s---------------------------------e--------------------
B*5601      ----w-t------l-------hn-l-------s-------------------------------------l--------------------
B*5602      -------------l-------hn-l-------s-------------------------------------l--------------------
B*5701      ---ii-v--------------h--s-------s---------------------------------l--------------------
B*5702      ---ii-v--------------hn---------s-------------------------------r-----l--------------------
B*5703      ---ii-v--------------hn---------s---------------------------------l--------------------
B*5801      ---ii--------l-------h--s-------s---------------------------------l--------------------
B*5802      ------w------l-------h--s-------s---------------------------------l--------------------
B*5901      ----w-t------l-------hn-l-------s--------------------------------------------------------
B*67011     ---------------------hn-f-------------s---------------------------t--------------------
B*67012     ---------------------hn-f-------------s---------------------------t---------------..
B*7301      ----w-t------m------n-f-------------s-----------------------------e---------h----------
B*7801      ----w-t--------------hn---------s---------------------------------e---------l------h--------
B*7802      ----w-t--------------hn---------s---------------------------------e---------l------h--------
B*8101      ------s--------------hn---------------------------s---l-----------e---------------dk-e--
HLA-A       ----i-m------s---f----q-d-------------m----k------h-------------------------t
HLA-B       ---------------------hn---------s---------------------------------l--------------------
HLA-C       ------------l-----------s-------------------------------e---r--------------------------
Consensus   GSHTLQRMYGCDVGPDGRLLRGYDQYAYDGKDYIALNEDLRSWTAADTAAQITQRKWEAARVAEQLRAYLEGTCVEWLRRYLENGKETLQRA
                    100        110        120        130        140        150        160        170        180
```

Tab. 6.6 (Fortsetzung)

α₃-Domäne-Exon 4

```
                    190       200       210       220       230       240       250       260       270
Consensus    DPPKTHVTHHPISDHEATLRCWALGFYPAEITLTWQRDGEDQTQDTELVETRPAGDRTFQKWAAVVVPSGEEQRYTCHVQHEGLPKPLTLRW
    B*0702   ---------------------------------------------------------------------------------------------
    B*0703   ---------------------------------------------------------------------------------------------
    B*0704   ---------------------------------------------------------------------------------------------
    B*0705   ---------------------------------------------------------------------------------------------
    B*0801   ---------------------------------------------------------------------------------------------
    B*0802   ---------------------------------------------------------------------------------------------
    B*1301   ---------------------------------------------------------------------------------------------
    B*1302   ---------------------------------------------------------------------------------------------
    B*1303   ---------------------------------------------------------------------------------------------
    B*1401   ---------------------------------------------------------------------------------------------
    B*1402   ---------------------------------------------------------------------------------------------
    B*1501   ---------------------------------------------------------------------------------------------
    B*1502   ---------------------------------------------------------------------------------------------
    B*1503   ---------------------------------------------------------------------------------------------
    B*1504   ---------------------------------------------------------------------------------------------
    B*1505   ---------------------------------------------------------------------------------------------
    B*1506   ---------------------------------------------------------------------------------------------
    B*1507   ---------------------------------------------------------------------------------------------
    B*1508   ---------------------------------------------------------------------------------------------
    B*1509   ---------------------------------------------------------------------------------------------
    B*1510   ---------------------------------------------------------------------------------------------
    B*1511   ---------------------------------------------------------------------------------------------
    B*1512   ---------------------------------------------------------------------------------------------
    B*1513   ---------------------------------------------------------------------------------------------
    B*1514   ---------------------------------------------------------------------------------------------
    B*1515   ---------------------------------------------------------------------------------------------
    B*1516   ---------------------------------------------------------------------------------------------
    B*1517   ---------------------------------------------------------------------------------------------
    B*1518   ---------------------------------------------------------------------------------------------
    B*1519   -----------------------------------------------------------------1---------------------------
    B*1520   --------v------------------------------------------------------------------------------------
    B*1521   ---------------------------------------------------------------------------------------------
    B*1522   ---------------------------------------------------------------------------------------------
    B*1523   ---------------------------------------------------------------------------------------------
    B*1524   ---------------------------------------------------------------------------------------------
    B*1525   ---------------------------------------------------------------------------------------------
   B*1526N   ---------------------------------------------------------------------------------------------
    B*1528   ---------------------------------------------------------------------------------------------
    B*1529   ---------------------------------------------------------------------------------------------
    B*1801   ---------------------------------------------------------------------------------------------
    B*1802   ---------------------------------------------------------------------------------------------
    B*2701   ---------------------------------------------------------------------------------------------
    B*2702   ---------------------------------------------------------------------------------------------
    B*2703   ---------------------------------------------------------------------------------------------
    B*2704   ---------------------------------------------------------------------------------------------
   B*27052   ---------------------------------------------------------------------------------------------
   B*27053   ---------------------------------------------------------------------------------------------
    B*2706   ---------------------------------------------------------------------------------------------
    B*2707   ---------------------------------------------------------------------------------------------
    B*2708   ---------------------------------------------------------------------------------------------
    B*2709   ---------------------------------------------------------------------------------------------
    B*3501   --------v------------------------------------------------------------------------------------
    B*3502   --------v------------------------------------------------------------------------------------
    B*3503   --------v------------------------------------------------------------------------------------
    B*3504   --------v------------------------------------------------------------------------------------
    B*3505   --------v------------------------------------------------------------------------------------
    B*3506   --------v------------------------------------------------------------------------------------
    B*3507   --------v------------------------------------------------------------------------------------
    B*3508   --------v------------------------------------------------------------------------------------
    B*3509   --------v------------------------------------------------------------------------------------
    B*3510   ---------------------------------------------------------------------------------------------
    B*3511   ---------------------------------------------------------------------------------------------
    B*3512   --------v------------------------------------------------------------------------------------
    B*3513   ---------------------------------------------------------------------------------------------
    B*3701   ---------------------------------------------------------------------------------------------
    B*3801   ---------------------------------------------------------------------------------------------
    B*3802   ---------------------------------------------------------------------------------------------
Consensus    DPPKTHVTHHPISDHEATLRCWALGFYPAEITLTWQRDGEDQTQDTELVETRPAGDRTFQKWAAVVVPSGEEQRYTCHVQHEGLPKPLTLRW
                    190       200       210       220       230       240       250       260       270
```

Tab. 6.**6** (Fortsetzung)

α₃-Domäne-Exon 4 (Forts.)

```
                  190       200       210       220       230       240       250       260       270
Consensus    DPPKTHVTHHPISDHEATLRCWALGFYPAEITLTWQRDGEDQTQDTELVETRPAGDRTFQKWAAVVPSGEEQRYTCHVQHEGLPKPLTLRW
   B*39011   --------------------------------------------------------------------------------------------
   B*39013   --------------------------------------------------------------------------------------------
   B*39021   --------------------------------------------------------------------------------------------
   B*39022   --------------------------------------------------------------------------------------------
    B*3903   --------------------------------------------------------------------------------------------
    B*3904   --------------------------------------------------------------------------------------------
    B*3905   --------------------------------------------------------------------------------------------
   B*39061   ............................................................................................
   B*39062   ............................................................................................
    B*3907   --------------------------------------------------------------------------------------------
    B*3908   --------------------------------------------------------------------------------------------
   B*40011   --------------------------------------------------------------------------------------------
   B*40012   --------------------------------------------------------------------------------------------
    B*4002   --------------------------------------------------------------------------------------------
    B*4003   --------------------------------------------------------------------------------------------
    B*4004   --------------------------------------------------------------------------------------------
    B*4005   --------------------------------------------------------------------------------------------
    B*4006   --------------------------------------------------------------------------------------------
    B*4007   --------------------------------------------------------------------------------------------
    B*4008   --------------------------------------------------------------------------------------------
    B*4101   --------------------------------------------------------------------------------------------
    B*4102   --------------------------------------------------------------------------------------------
    B*4201   --------------------------------------------------------------------------------------------
    B*4402   ---------------v----------------------------------------------------------------------------
   B*44031   ---------------v------****------------------------------------------------------------------
   B*44032   ---------------v--------------------------------------------------****--------------****----
    B*4404   ---------------v----------------------------------------------------------------------------
    B*4405   ............................................................................................
    B*4406   ............................................................................................
    B*4501   --------------------------------------------------------------------------------------------
    B*4601   --------------------------------------------------------------------------------------------
    B*4701   --------------------------------------------------------------------------------------------
    B*4801   ------------------------------------------------------t-------------------------------------
    B*4802   ---------------v----------------------------------------------------------------------------
    B*4901   --------------------------------------------------------------------------------------------
    B*5001   --------------------------------------------------------------------------------------------
    B*5101   ---------------v----------------------------------------------------------------------------
    B*5102   ---------------v----------------------------------------------------------------------------
    B*5103   --------------------------------------------------------------------------------------------
    B*5104   ---------------v----------------------------------------------------------------------------
    B*5105   ---------------v----------------------------------------------------------------------------
   B*52011   ---------------v----------------------------------------------------------------------------
   B*52012   ---------------v----------------------------------------------------------------------------
    B*5301   ---------------v----------------------------------------------------------------------------
    B*5401   --------------------------------------------------------------------------------------------
    B*5501   --------------------------------------------------------------------------------------------
    B*5502   --------------------------------------------------------------------------------------------
    B*5601   --------------------------------------------------------------------------------------------
    B*5602   --------------------------------------------------------------------------------------------
    B*5701   --------------------------------------------------------------------------------------------
    B*5702   --------------------------------------------------------------------------------------------
    B*5703   ............................................................................................
    B*5801   ---------------v----------------------------------------------------------------------------
    B*5802   ---------------v----------------------------------------------------------------------------
    B*5901   --------------------------------------------------------------------------------------------
   B*67011   --------------------------------------------------------------------------------------------
   B*67012   ............................................................................................
    B*7301   -----------------------------------------g------------q------------qe-c----
    B*7801   ---------------v----------------------------------------------------------------------------
    B*7802   ---------------v----------------------------------------------------------------------------
    B*8101   ------------------------------------------------------t-------------------------------------
    HLA-A    -a---m---av-----------s------------------g------------q------------------------------------
    HLA-B    --------------------------------------------------------------------------------------------
    HLA-C    eh--------v------------------------------g------------------------------e------
Consensus    DPPKTHVTHHPISDHEATLRCWALGFYPAEITLTWQRDGEDQTQDTELVETRPAGDRTFQKWAAVVPSGEEQRYTCHVQHEGLPKPLTLRW
                  190       200       210       220       230       240       250       260       270
```

Tab. 6.6 (Fortsetzung)

Transmembrandomäne

```
                   280       290       300       310                              280       290       300       310
Consensus   EPSSQSTIPIVGIVAGLAVLAVLVVIGAVVAAVMCRRKSS    Consensus   EPSSQSTIPIVGIVAGLAVLAVLVVIGAVVAAVMCRRKSS
   B*0702   -------v--------------.-----------------      B*39011   -------v--------------.-----------------
   B*0703   -------v--------------.-----------------      B*39013   -------v--------------.-----------------
   B*0704   -------v--------------.-----------------      B*39021   -------v--------------.-----------------
   B*0705   -------v--------------.-----------------      B*39022   -------v--------------.-----------------
   B*0801   -------v--------------.-----------------       B*3903   -------v--------------.-----------------
   B*0802   -------v--------------.-----------------       B*3904   -------v--------------.-----------------
   B*1301   -------v--------------.-----------------       B*3905   -------v--------------.-----------------
   B*1302   -------v--------------.-----------------      B*39061   ........................................
   B*1303   -------v--------------.-----------------      B*39062   ........................................
   B*1401   -------v--------------.-----------------       B*3907   ........................................
   B*1402   -------v--------------.-----------------       B*3908   -------v--------------.-----------------
   B*1501   ----------------------.-------t--------      B*40011   -------v--------------.-----------------
   B*1502   ----------------------.-------t--------      B*40012   -------v--------------.-----------------
   B*1503   ----------------------.-------t--------       B*4002   -------v--------------.-----------------
   B*1504   ----------------------.-------t--------       B*4003   -------v--------------.-----------------
   B*1505   ----------------------.-------t--------       B*4004   -------v--------------.-----------------
   B*1506   ----------------------.-------t--------       B*4005   -------v--------------.-----------------
   B*1507   ----------------------.-------t--------       B*4006   -------v--------------.-----------------
   B*1508   ----------------------.-------t--------       B*4007   -------v--------------.-----------------
   B*1509   ----------------------.-------t--------       B*4008   -------v--------------.-----------------
   B*1510   ----------------------.-------t--------       B*4101   -------v--------------.-----------------
   B*1511   ----------------------.-------t--------       B*4102   -------v--------------.-----------------
   B*1512   ----------------------.-------t--------       B*4201   -------v--------------.-----------------
   B*1513   ----------------------.-------t--------       B*4402   -------v--------------.-----------------
   B*1514   ----------------------.-------t--------      B*44031   -------v--------------.-----------------
   B*1515   ----------------------.-------t--------      B*44032   -------v--------------.-----------------
   B*1516   ----------------------.-------t--------       B*4404   -------v--------------.-----------------
   B*1517   ----------------------.-------t--------       B*4405   ........................................
   B*1518   ----------------------.-------t--------       B*4406   ........................................
   B*1519   ----------------------.-------t--------       B*4501   ----------------------.-------t--------
   B*1520   ----------------------.-------t--------       B*4601   ----------------------.-------t--------
   B*1521   ----------------------.-------t--------       B*4701   -------v--------------.-------v--------
   B*1522   ........................................      B*4801   -------v--------------.-----------------
   B*1523   ----------------------.-------t--------       B*4802   ----------------------.-------t--------
   B*1524   ........................................       B*4901   ----------------------.-------t--------
   B*1525   ........................................       B*5001   ----------------------.-------t--------
  B*1526N   ----------------------.-------t--------       B*5101   ----------------------.-------t--------
   B*1528   ........................................       B*5102   ----------------------.-------t--------
   B*1529   ........................................       B*5103   ----------------------.-------t--------
   B*1801   ----------------------.-------t--------       B*5104   ----------------------.-------t--------
   B*1802   ----------------------.-------t--------       B*5105   ........................................
   B*2701   ........................................      B*52011   ----------------------.-------t--------
   B*2702   -------v--------------.-----------------     B*52012   ----------------------.-------t--------
   B*2703   -------v--------------.-----------------      B*5301   ----------------------.-------t--------
   B*2704   ........................................       B*5401   ----------------------.-------t--------
  B*27052   -------v--------------.-----------------       B*5501   ----------------------.-------t--------
  B*27053   ........................................       B*5502   ----------------------.-------t--------
   B*2706   -------v--------------.-----------------       B*5601   ----------------------.-------t--------
   B*2707   -------v--------------.-----------------       B*5602   ----------------------.-------t--------
   B*2708   -------v--------------.-----------------       B*5701   -------v--------------.-----------------
   B*2709   -------v--------------.-----------------       B*5702   -------v--------------.-----------------
   B*3501   ----------------------.-------t--------       B*5703   ........................................
   B*3502   ----------------------.-------t--------       B*5801   ----------------------.-------t--------
   B*3503   ----------------------.-------t--------       B*5802   ----------------------.-------t--------
   B*3504   ----------------------.-------t--------       B*5901   ----------------------.-------t--------
   B*3505   ----------------------.-------t--------      B*67011   -------v--------------.-----------------
   B*3506   ----------------------.-------t--------      B*67012   ........................................
   B*3507   ----------------------.-------t--------       B*7301   k---------------------v-t-avv-----------
   B*3508   ----------------------.-------t--------       B*7801   ----------------------.-------t--------
   B*3509   ----------------------.-------t--------       B*7802   ----------------------.-------t--------
   B*3510   ........................................       B*8101   -------v--------------.-----------------
   B*3511   ----------------------.-------t--------        HLA-A   -----p-------i---vlfga.-it--------w-----
   B*3512   ----------------------.-------t--------        HLA-B   ----------------------.-------t--------
   B*3513   ........................................        HLA-C   -----p----------------a-l-----v--------
   B*3701   ----------------------.-------t--------    Consensus   EPSSQSTIPIVGIVAGLAVLAVLVVIGAVVAAVMCRRKSS
   B*3801   -------v--------------.-----------------                  280       290       300       310
   B*3802   -------v--------------.-----------------
Consensus   EPSSQSTIPIVGIVAGLAVLAVLVVIGAVVAAVMCRRKSS
                   280       290       300       310
```

Tab. 6.**6** (Fortsetzung)

Zytoplastische Domäne

	320 330		320 330
Consensus	GGKGGSYSQAASSDSAQGSDVSLTAC	Consensus	GGKGGSYSQAASSDSAQGSDVSLTAC
B*0702	-----------c-------------*	B*39011	-------------------------*
B*0703	-----------c-------------*	B*39013	-------------------------*
B*0704	-----------c-------------*	B*39021	-------------------------*
B*0705	-----------c-------------*	B*39022	-------------------------*
B*0801	-----------c-------------*	B*3903	-------------------------*
B*0802	-----------c-------------*	B*3904	-------------------------*
B*1301	-----------c-------------*	B*3905	-------------------------*
B*1302	-----------c-------------*	B*39061	....
B*1303	-----------c-------------*	B*39062	....
B*1401	-------------------------*	B*3907	....
B*1402	-------------------------*	B*3908	-------------------------*
B*1501	-------------------------*	B*40011	-----------c-------------*
B*1502	-------------------------*	B*40012	-----------c-------------*
B*1503	-------------------------*	B*4002	-----------c-------------*
B*1504	-------------------------*	B*4003	-----------c-------------*
B*1505	-------------------------*	B*4004	-----------c-------------*
B*1506	-------------------------*	B*4005	-----------c-------------*
B*1507	-------------------------*	B*4006	-----------c-------------*
B*1508	-------------------------*	B*4007	-----------c-------------*
B*1509	-------------------------*	B*4008	-----------c-------------*
B*1510	-------------------------*	B*4101	-----------c-------------*
B*1511	-------------------------*	B*4102	-----------c-------------*
B*1512	-------------------------*	B*4201	-----------c-------------*
B*1513	-------------------------*	B*4402	-----------c-------------*
B*1514	-------------------------*	B*44031	-----------c-------------*
B*1515	-------------------------*	B*44032	-----------c-------------*
B*1516	-------------------------*	B*4404	-----------c-------------*
B*1517	-------------------------*	B*4405	....
B*1518	-------------------------*	B*4406	....
B*1519	-------------------------*	B*4501	-------------------------*
B*1520	-------------------------*	B*4601	-------------------------*
B*1521	-------------------------*	B*4701	-----------c-------------*
B*1522	....	B*4801	-----------c-------------*
B*1523	-------------------------*	B*4802	-------------------------*
B*1524	....	B*4901	-------------------------*
B*1525	....	B*5001	-------------------------*
B*1526N	-------------------------*	B*5101	-------------------------*
B*1528	....	B*5102	-------------------------*
B*1529	....	B*5103	-------------------------*
B*1801	-------------------------*	B*5104	-------------------------*
B*1802	-------------------------*	B*5105	....
B*2701	....	B*52011	-------------------------*
B*2702	-----------c-------------*	B*52012	-------------------------*
B*2703	-----------c-------------*	B*5301	-------------------------*
B*2704	....	B*5401	-------------------------*
B*27052	-----------c-------------*	B*5501	-------------------------*
B*27053	....	B*5502	-------------------------*
B*2706	-----------c-------------*	B*5601	-------------------------*
B*2707	-----------c-------------*	B*5602	-------------------------*
B*2708	-----------c-------------*	B*5701	-----------c-------------*
B*2709	-----------c-------------*	B*5702	-----------c-------------*
B*3501	-------------------------*	B*5703	....
B*3502	-------------------------*	B*5801	-------------------------*
B*3503	-------------------------*	B*5802	-------------------------*
B*3504	-------------------------*	B*5901	-------------------------*
B*3505	-------------------------*	B*67011	-------------------------*
B*3506	-------------------------*	B*67012	....
B*3507	-------------------------*	B*7301	-------------------------*
B*3508	-------------------------*	B*7801	-------------------------*
B*3509	-------------------------*	B*7802	-------------------------*
B*3510	....	B*8101	-----------c-------------*
B*3511	-------------------------*	HLA-A	dr-----------------------
B*3512	-------------------------*	HLA-B	-------------------------*
B*3513	....	HLA-C	------c------n------e--i--
B*3701	-------------------------*	Consensus	GGKGGSYSQAASSDSAQGSDVSLTAC
B*3801	-------------------------*		320 330
B*3802	-------------------------*		
Consensus	GGKGGSYSQAASSDSAQGSDVSLTAC		
	320 330		

Tab. 6.7   DRB1-, DRB3-, DRB4- und DRB5-Proteinsequenzen. B1-Domäne – Exon 2

```
                1        10        20        30        40        50        60        70        80        90
DRB1*0101      GDTRPRFLWQLKFECHFFNGTERVRLLERCIYNQEESVRFDSDVGEYRAVTELGRPDAEYWNSQKDLLEQRRAAVDTYCRHNYGVGESFTVQR
DRB1*0102      ------------------------------------------------------------------------------------AV-------
DRB1*0103      -----------------------------------------------------------I--DE-----------------------------
DRB1*0104      ************---------------------------------------------------------------N---------V-******
DRB1*15011     ---------P-R-----------F-D-YF----------------F----------------------I---A-------------V-------
DRB1*15012     *****----P-R-----------F-D-YF----------------F----------------------I---A-------------V-------
DRB1*15021     ---------P-R-----------F-D-YF----------------F----------------------I---A---------------------
DRB1*15022     ************-----------F-D-YF----------------F----------------------I---A-------------------******
DRB1*1503      *****----P-R-----------F-D-HF----------------F----------------------I---A-------------V-------
DRB1*1504      ************-----------F-D-YF----------------F----------------------F---A-------------V*******
DRB1*1505      ******---P-R-----------F-D-YF----------------F------------------------ A-------------V-------
DRB1*1601      ---------P-R-----------F-D-YF-----------------------------------------F--D--------------------
DRB1*1602      ---------P-R-----------F-D-YF--------------------------------------------D--------------------
DRB1*1603      ---------P-R-----------F-D-YF-----------------------------------------F--D-A------------------
DRB1*1604      ********-P-R-----------F-D-YF-----------------------------------------F--D---L--------------******
DRB1*1605      **************---------F-D-YF----------------------------------------I--D----------------******
DRB1*1606      *******--P-R-----------F-D-YF----------------------------------------I--D-A----------------******
DRB1*03011     --------EYSTS----------Y-D-YFH----N----------F---------------------K-GR--N-----------V--------
DRB1*03012     *****---EYSTS----------Y-D-YFH----N----------F---------------------K-GR--N-----------V------*
DRB1*0302      --------EYSTS----------F---YFH----N----------------------------------K-GR--N-----------V-------
DRB1*0303      ********YSTS-----------F---YFH----N----------------------------------K-GR--N-----------V-------
DRB1*0304      *******-EYSTS----------Y-D-YFH---------------F---------------------K-GR--N-----------V-******
DRB1*0305      ******************-----Y-D-YFH----N----------F---------------------K-GR--N-----------V------*
DRB1*0401      --------E-V-H----------F-D-YF-H---Y----------------------------------K-------------------------
DRB1*0402      --------E-V-H----------F-D-YF-H---Y----------------------------I--DE------------------V-------
DRB1*0403      --------E-V-H----------F-D-YF-H---Y--------------------------E-----------------------V-------
DRB1*0404      --------E-V-H----------F-D-YF-H---Y------------------------------------------------------V-------
DRB1*0405      --------E-V-H----------F-D-YF-H---Y-----------------S-------------------------------------------
DRB1*0406      --------E-V-H----------F-D-YF-H---Y--------------------------E-----------------------V-------
DRB1*0407      --------E-V-H----------F-D-YF-H---Y--------------------------------------------------------------
DRB1*0408      ************-----------F-D-YF-H---Y--------------------------------------------------******
DRB1*0409      ************-----------F-D-YF-H---Y-----------------S--------------------K---------------******
DRB1*0410      ******--E-V-H----------F-D-YF-H---Y-----------------S---------------------------------V-----***
DRB1*0411      --------E-V-H----------F-D-YF-H---Y--------------------------E--------------------------------
DRB1*0412      ******--E-V-H----------F-D-YF-H---Y-----------------S---------------I--D---L----------V-------
DRB1*0413      ************H----------F-D-YF-H---Y--------------------------------------K-----------V------***
DRB1*0414      ************-----------F-D-YF-H---Y---------------------------------I--DE----------------******
DRB1*0415      *****---E-V-H----------F-D-YF-H---Y--------------------------E-----F--D--------------V-******
DRB1*0416      ************-----------F-D-YF-H---Y-----------------Q------------------K-------------******
DRB1*0417      ************-----------F-D-YF-H---Y-----------------S--------------------E----------******
DRB1*0418      ******************-----F-D-YF-H---Y-----------------------------------I--D---L----------V-----**
DRB1*0419      ************H----------F-D-YF-H--------------------------------------------------------------**
DRB1*0420      ************-----------F-D-YF-H--------------------------------------E-----------------******
DRB1*0421      ********E-V-H----------F-D-YF-H---------------------------------------K-----------------------**
DRB1*0422      ************E-V-H------F-D-YF-H---Y--------------------------------K-GR--N-----------V-----***
DRB1*11011     --------EYSTS----------F-D-YF-----Y----------F-------E-----F--D--------------------------------
DRB1*11012     --------EYSTS----------F-D-YF-----Y----------F-------E-----F--D--------------------------------
DRB1*1102      --------EYSTS----------F-D-YF-----Y----------F-------E-----I--DE-----------------V-------
DRB1*1103      --------EYSTS----------F-D-YF-----F----------F-------E-----F--DE-----------------V-------
DRB1*11041     --------EYSTS----------F-D-YF-----Y----------F-------E-----F--D--------------------------------
DRB1*11042     --------EYSTS----------F-D-YF-----Y----------F-------E-----F--D-----------------V-------
DRB1*1105      ****----EYSTG----------F-D-YF-----Y----------F-------E-----F--D---------------------------------
DRB1*1106      *****---EYSTS----------F-D-YF-----Y----------F-------E-----F--D-----------------AV----***
DRB1*1107      *******-EYSTS----------F-D-YF-----Y----------F-------E----------K-GR--N--------V-------
DRB1*11081     ************S----------F-D-YF-----Y----------F-------E-----D-----------------------------**
DRB1*11082     ************S----------F-D-YF-----Y----------F-------E-----------------------------------**
DRB1*1109      ***************--------F-D-YFH----N----------F-------E-----F--D-----------------------*
DRB1*1110      ***************--------F-D-YFH----F----------F-------E-----F--DE------------------******
DRB1*1111      ************S----------F-D-YF-----Y----------F-------E-----F--DE---------------------**
DRB1*1112      ************-----------F-D-YF-----Y----------F-------E-----F--D------------------******
DRB1*1113      --------EYSTS----------F-D-YFH----F----------------------------R----------V-------
DRB1*1114      --------EYSTS----------F-D-YF-----Y----------F-------E-----I--DE-----------------V-------
DRB1*1115      --------EYSTS----------F-D-YF-----DL---------F-------E-----F--D-----------------V-------
DRB1*1116      ************S----------F-D-YFH----N----------F-------E-----I--DE-----------------V*******
DRB1*1117      --------EYSTS----------F-D-YFH--------------------------E-----R---E-----------------V-------
DRB1*1118      ******--EYSTS----------F-D-YF-----Y----------F-------E-----I--D-----------------V-------
DRB1*1119      ******--EYSTS----------F-D-YF-----Y----------F-------E-----I--D-----------------V-------
DRB1*1120      *******-EYSTS----------F-D-YF-----N----------F-------E-----I--DE---------------------*
DRB1*1121      *******-EYSTS----------F-D-YF----------------F-------E-----I--DE----------------AV-******
DRB1*1122      *****---E-V-H----------F-D-YF-----Y----------F-------E-----F--D-----------------******
DRB1*1201      --------EYSTG--Y-------HFH----LL-------F-------V--S------I--D-------------------AV-------
DRB1*12021     *****---EYSTG--Y-------HFH----LL-------F-------V--S-----F--D-------------------AV-------
DRB1*12022     ******--EYSTG--Y-------HFH----LL-------F-------V--S-----F--D-------------------AV-******
DRB1*12031     --------EYSTG--Y-------HFH----LL-------F-------V--S------I--D-------------------V-------
DRB1*12032     *****---EYSTG--Y-------HFH----LL-------F-------V--S------I--D-------------------V-------
Consensus      GDTRPRFLWQLKFECHFFNGTERVRLLERCIYNQEESVRFDSDVGEYRAVTELGRPDAEYWNSQKDLLEQRRAAVDTYCRHNYGVGESFTVQR
                1        10        20        30        40        50        60        70        80        90
```

Tab. 6.7 (Fortsetzung)

```
           1         10        20        30        40        50        60        70        80        90
Consensus  GDTRPRFLWQLKFECHFFNGTERVRLLERCIYNQEESVRFDSDVGEYRAVTELGRPDAEYWNSQKDLLEQRRAAVDTYCRHNYGVGESFTVQR
DRB1*1301  --------EYSTS-----------F-D-YFH----N---------F------------------I--DE--------------V-------
DRB1*1302  -------EYSTS-----------F-D-YFH----N---------F------------------I--DE-----------------------
DRB1*1303  --------EYSTS-----------F-D-YF-----Y---------F----------S-------I--DK-----------------------
DRB1*1304  --------EYSTS-----------F-D-YF-----Y---------F----------S-------I--DE--------------V-------
DRB1*1305  *****---EYSTS-----------F-D-YFH----N---------F------------------F--D-----------------------***
DRB1*1306  **************----------F-D-YFH----N---------F------------------I--D---------------V---***
DRB1*1307  ******--EYSTS-----------F-D-YF-----Y---------F------------------F--D-----------------------***
DRB1*1308  ******--EYSTS-----------F-D-YFH----F---------F------------------I--DE--------------V-----**
DRB1*1309  ******--EYSTS-----------F-D-YFH----N---------F------------------I--A---------------V-----**
DRB1*1310  *******-EYSTS-----------F-D-YFH----N---------F------------------I--DK--------------V-******
DRB1*1311  *******-EYSTS-----------F-D-YF-----Y---------F------------------F--D-----------------V-----
DRB1*1312  *****---EYSTS-----------F-D-YF-----Y---------F----------S-------I--D-----------------------
DRB1*1314  **********-*TS----------F-D-YFH----N---------F------------------F--D-----------------------*******
DRB1*1315  **************----------F---YFH----N---------F------------------I--DE--------------V*******
DRB1*1316  ********EYSTS-----------F-D-YFH----N---------F------------------I--DE--------------D----***
DRB1*1317  --------EYSTG--Y--------F-D-YF-----Y---------F------------------I--DE--------------V-------
DRB1*1318  ******--EYSTS-----------F-D-YFH----N---------F------------------F--D---L-----------V-------
DRB1*1319  --------EYSTS-----------F---YFH----F---------F------------------I--D-----------------V-----
DRB1*1320  *****---EYSTS-----------F-D-YFH----N---------F---------------------DE--------------V-------
DRB1*1321  --------EYSTS-----------F-D-YF-----Y---------F----------S-------F--D-----------------------
DRB1*1322  *****---EYSTS-----------F-D-YF-----Y---------F------------------I--DE--------------V-------
DRB1*1401  --------EYSTS-----------F-D-YFH----F---------------A--H---------R---E--------------V-------
DRB1*1402  --------EYSTS-----------F---YFH----N-----------------------------------D---L----------------
DRB1*1403  --------EYSTS-----------F---YFH----N-----------------------------------D---L----------------
DRB1*1404  *****---EYSTG--Y--------F-D-YFH----F---------------A--H---------R---E--------------V-------
DRB1*1405  ******--EYSTS--Q--------F-D-YFH----F-------------------------------R---E--------------V*******
DRB1*1406  ********EYSTS-----------F---YFH----N--------------------------------------------------V----***
DRB1*1407  *******-EYSTS-----------F-D-YFH----F---------------A--H---------R---E-------------*******
DRB1*1408  ******--EYSTS-----------F-D-YFH----F------------------H---------R---E--------------V-------
DRB1*1409  ******--EYSTS-----------F-D-YFH----N---------------------------------------------------------
DRB1*1410  ******--E-V-H-----------F-D-YFH----F---------------A--H---------R---E--------------V-------
DRB1*1411  *******-EYSTG--Y--------F-D-YFH----F---------------E------------R---E--------------V*******
DRB1*1412  **********-*S-----------F---YFH----F-----------------------------------D---L-----------V*******
DRB1*1413  *******-EYSTS-----------F---YFH----F----------------------S-------------------------------*******
DRB1*1414  ******--EYSTS-----------F-D-YFH----F-----------------------------R---E--------------**
DRB1*1415  **********STG--Y--------F-D-YFH----F---------------------------F--D---L-----------V------*
DRB1*1416  *******-EYSTS-----------F-D-YFH----F---------------A--H---------I--DE--------------V-******
DRB1*1417  *****---EYSTS-----------F-D-YFH----N---------F-----------------------------------V---------
DRB1*1418  **************----------F---YFH----N-----------------------------R---E--------------V-------
DRB1*1419  --------EYSTS-----------F---YFH----N-----------------------------K-----------------------***
DRB1*1420  *******-EYSTS-----------F---YFH----N-----------------------------K-----------------V-******
DRB1*1421  *******-EYSTS-----------F-D-YFH----N---------F-------------------K-----------------V-******
DRB1*0701  ---Q------G-YK---------QF---LF-----F-----------V--S-----I--D--GQ--V-------
DRB1*0801  --------EYSTG--Y--------F-D-YF-----Y---------F----------S-------F--D---L-----------*******
DRB1*08021 --------EYSTG--Y--------F-D-YF-----Y---------------------------F--D---L--------------------
DRB1*08022 *****---EYSTG--Y--------F-D-YF-----Y---------------------------F--D---L--------------------
DRB1*08031 *****---EYSTG--Y--------F-D-YF-----Y---------F----------S-------I--D---L-------------------
DRB1*08032 --------EYSTG--Y--------F-D-YF-----Y---------F----------S-------I--D---L-------------------
DRB1*08041 --------EYSTG--Y--------F-D-YF-----Y---------------------------F--D---L--------V-----------
DRB1*08042 *****************-------F-D-YF-----Y---------------------------F--D---L--------V-----------
DRB1*0805  *****---EYSTG--Y--------F-D-YF-----Y---------F----------S-------F--D---------------*******
DRB1*0806  ****----EYSTG--Y--------F-D-YF-----Y---------F----------S-------F--D---L-----------V---***
DRB1*0807  ***********G--Y---------F-D-YF-----Y-----------V----------------F--D---L-----------------**
DRB1*0808  ******--EYSTG--Y--------F-D-YF-----Y---------------A--H---------F--D---L-----------******
DRB1*0809  **************--Y-------F-D-YFH----F----------------------------F--D---L-----------*******
DRB1*0810  *****---EYSTG--Y--------F-D-YF-----Y---------F----------S-------I--D---L-----------V-------
DRB1*0811  *******-EYSTG--Y--------F-D-YF-----Y---------------A----------F--D---L-----------*******
DRB1*09011 ****************--------Y-H-G------N-----------V--S-----F--R---E---V-------
DRB1*09012 ---Q----K-D------------Y-H-G------N-----------V--S-----F--R---E---V-------*******
DRB1*1001  --------EEV-------------RVH----YA-Y-----------------------------R---------------------------
DRB3*0101  --------ELR-S----------Y-D-YFH----FL----------V--S-----K-GR--N-------------
DRB3*0201  --------EL--S----------F---HFH----YA----------R--------K-GQ--N--------V----
DRB3*0202  --------EL--S----------F---HFH----YA----------R--------K-GQ--N-------------
DRB3*0203  *******-EL--S----------F---HFH----YA----------R--------K-GQ--N-------------
DRB3*0301  --------EL--S----------F---YFH----F-----------V--S-----K-GQ--N--------V----
DRB4*01011 ---Q----E-A-C----L------WN-I-Y----YA-YN--L---Q---------------R---E------Y---V----
DRB4*0102  **********************--WN-I-Y----YA-YN--L---Q---------------R---E-G----Y----V----*
DRB4*0103  ---Q----E-A-C----L------WN-I-Y----YA-YN--L---Q---------------R---E------Y---V----
DRB5*0101  --------Q-D-Y----------F-H-D------DL-----------F--D-------
DRB5*0102  --------Q-D-Y----------F-H-G------N------------F--D-------
DRB5*0103  *******--Q-D-Y---------F-H-G------N------------F--DT------
DRB5*0201  -----C--Q-D-Y----------F-H-G------N------------I---A--------------AV------
DRB5*0202  -----C--Q-D-Y----------F-H-G------N------------I---A--------------AV------
DRB5*0203  *******--Q-D-Y---------F-H-G------N------------I---A-----------------------
Consensus  GDTRPRFLWQLKFECHFFNGTERVRLLERCIYNQEESVRFDSDVGEYRAVTELGRPDAEYWNSQKDLLEQRRAAVDTYCRHNYGVGESFTVQR
           1         10        20        30        40        50        60        70        80        90
```

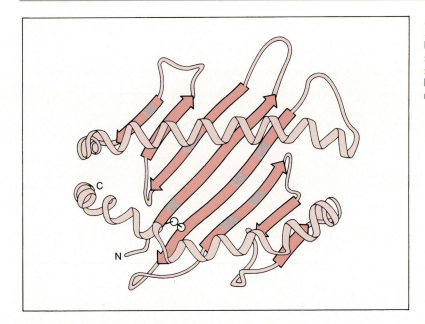

Abb. 6.7 HLA-A2. Aufsicht auf die Antigenbindungstasche α_1- und α_2-Domäne). Die variablen Aminosäuresequenzen der α_1- und α_2-Domäne sind auf den α-Helices und der bodenbildenden β-Faltblattstruktur dunkel markiert (nach Parham u. Mitarb.).

Molekül in der Position 51–56 der α-Kette eine Streckung der Polypeptidkette, d. h., es gehen gegenüber dem Klasse-I-Modell zwei Windungen der α-Helix verloren (Abb. 6.8).

■ Expression von MHC-Molekülen auf der Zelloberfläche

Es gibt eine verwirrende Vielfalt von Publikationen über die Gewebeexpression von MHC-Molekülen (Klein zitiert alleine 523 Publikationen zu diesem Thema). Faßt man die Ergebnisse in allen untersuchten Spezies zusammen, so kann man feststellen, daß Klasse-I-Moleküle in den allermeisten kernhaltigen Zellen exprimiert sind, während Klasse-II-Moleküle eine eher begrenzte Expression aufweisen. Sie sind hauptsächlich auf Zellen exprimiert, die eine immunologische Funktion ausüben.

Die MHC-Moleküle unterliegen einem beträchtlichen Umsatz (turnover). Zellen, die man durch Papaindigestion von allen ihren HLA-Klasse-I-Molekülen befreit hat, resynthetisieren diese innerhalb von 5–6 Stunden. Dazu ist die gesamte Biosynthesemaschinerie einer Zelle bis hin zum Zellkern erforderlich. Wie später noch bei der Funktion zu diskutieren sein wird, ist schon aus rein teleologischen Gründen die konstitutive Expression von Klasse-I-Molekülen auf praktisch allen Körperzellen erforderlich, um eine effektive Immunüberwachung zu ermöglichen. Von praktischer Bedeutung ist, daß Klasse-I-Moleküle, nicht aber Klasse-II-Moleküle auf der Oberfläche von Thrombozyten zu finden sind.

Klasse-II-Moleküle finden sich in großer Menge auf B-Lymphozyten, während sie sich mit den üblichen Methoden nicht auf der Oberfläche von ruhenden T-Lymphozyten nachweisen lassen. Werden die T-Lymphozyten durch verschiedenste Maßnahmen, wie z. B. Lectinstimulierung, gemischte Leukozytenkultur oder Einwirkung der verschiedensten Zytokine, stimuliert, so kann eine Klasse-II-Expression auch an T-Lymphozyten nachgewiesen werden. Weiterhin finden sich Klasse-II-Moleküle auf Makrophagen, dendritischen Zellen, Kupffer-Sternzellen und den Langerhans-Zellen der Haut. Die Expression von Klasse-II-Molekülen auf Endothelzellen ist unklar. Auf manchen Endothelzellen wird eine Expression gefunden, auf anderen nicht. Es wäre möglich, daß bei den Endothelzellen die Expression von Klasse-II-Molekülen einen Ausdruck ihrer durch viele verschiedene Einflüsse möglichen Aktivierung darstellt.

Obwohl eine gewisse Grundausstattung der Expression von Klasse-II-Molekülen wohl durch gemeinsame Regulation von DR-, DQ- und DP-Molekülen vorliegt, gibt es deutliche quantitative Unterschiede. So wurde z. B. berichtet, daß bestimmte Leukämiezellen nur DR-Moleküle, nicht aber DQ-Moleküle exprimieren. Dies bedeutet wohl, daß neben der gemeinsamen Regulation auch noch eine spezifische Regulation von Klasse-II-Subregionen vorliegen muß. Die in seltenen Fällen fehlende Expression von MHC-Molekülen und ihre immunologischen Konsequenzen beim „bare lymphocyte-syndrome" wurden bereits erwähnt.

Es ist wichtig, sich zu vergegenwärtigen, daß die Expression von MHC-Molekülen auch dadurch beeinflußt wird, daß MHC-Moleküle ohne Peptid nicht stabil sind und keine Funktion ausüben können. Das bedeutet, daß polymorphe Systeme wie die der Proteasen LMP2 und LMP7 sowie der Transporter TAP1 und TAP2 die Expression von HLA-Molekülen modulieren. Weiterhin führt der Verlust des β_2-Mikroglobulin-Gens zum Ausfall der HLA-Klasse-I-Expression.

Neben der konstitutiven Expression von Klasse-I- und Klasse-II-Molekülen ist eine Verstärkung der Expression sowohl von Klasse-I- als auch von Klasse-II-Molekülen durch bestimmte Zytokine (Interferone, Tumornekrosefaktor u. a.) bekannt.

Beobachtungen, daß bestimmte Tumorzellklone die Fähigkeit zur Expression von Klasse-I-Molekülen verlieren und einen höheren Malignitätsgrad aufweisen,

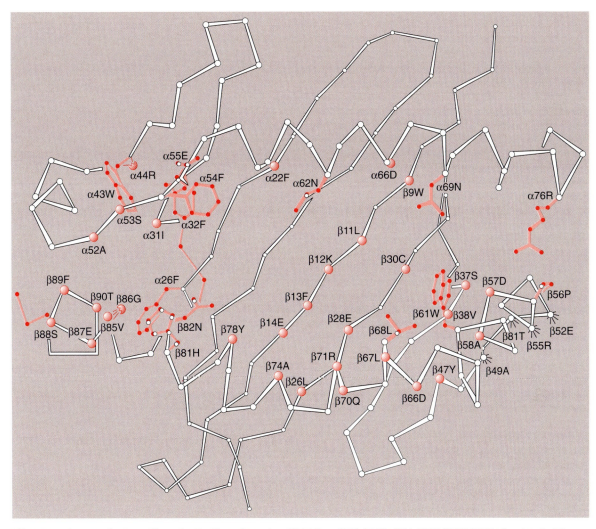

Abb. 6.8 Schematische Darstellung der Tertiärstruktur eines HLA-Klasse-II-Moleküls (HLA-DRB1*0101-DRA). Gezeigt sind die α_1- und β_1-Domänen mit allen polymorphen Positionen (dunkle Kreise) und die konservierten Positionen, die nach der Antigenbindungstasche ausgerichtet sind. Die Aminosäuren und ihre Positionen (für DR1) sind im Einbuchstabenkode angegeben. Die Antigenbindungstasche von DR1 wird gebildet von den Seitenketten der Aminosäuren in Position 7, 9, 11, 22, 24, 26, 31, 32, 43, 51, 53, 54, 55, 58, 62, 65, 68, 69, 72 und 76 der α-Kette und der Aminosäuren in Position 9, 11, 13, 28, 30, 32, 37, 38, 47, 56, 60, 61, 65, 68, 70, 71, 74, 78, 81, 82, 85, 86, 88 und 89 der β-Kette (aus Brown, J. H., et al.: Nature 364 [1993] 33)

vermutlich weil sie nicht mehr das zur zytotoxischen Reaktion erforderliche Zielantigen auf der Zelloberfläche aufweisen, scheinen die Theorie der Immunüberwachung von Tumoren zu bestätigen.

■ **Polymorphismus der Klasse-II-Promotoren**

Bei dem hochgradigen Polymorphismus der Klasse-I- und Klasse-II-Strukturgene lag es nahe, auch die in der untranslatierten 5'-Region liegenden Promotoren zu untersuchen. Im Bereich der Klasse-II-Region sind Promotorenpolymorphismen beschrieben für DRA, DRB, DQA und DQB. Es zeigt sich in allen diesen Fällen, daß bestimmte Allele oder Gruppen von Allelen sich auch hinsichtlich ihrer Promotoren unterscheiden, was den Schluß zuläßt, daß auch deren Expression an der Zelloberfläche und damit die Funktion unterschiedlich ist. Von besonderem Interesse ist aber, wenn für das gleiche strukturelle Allel bei verschiedenen Individuen verschiedene Promotoren gefunden werden, wie dies z. B. für den DQA- und für den DQB-Promotorpolymorphismus der Fall ist.

Dies führt zu der Feststellung, daß für eine volle Charakterisierung der Klasse-II-Region neben der Typisierung der strukturellen Variabilität in den Exons auch eine Typisierung der polymorphen Promotoren erforderlich ist. Dies gilt sowohl für die Histokompatibilitätstestung bei Transplantationen als auch für die Untersuchung von HLA-assoziierten Erkrankungen.

Funktionen der MHC-Moleküle

Historisches

Für eine lange Zeit war die Funktion der MHC-Moleküle vollkommen unbekannt, denn es ist klar, daß die Eigenschaft, als Transplantationsantigen zu wirken, wohl nicht zum evolutionären Plan gehört hat. Man hat schon seit langen Jahren gewußt, daß der hochgradige Polymorphismus etwas mit der Funktion der MHC-Antigene zu tun haben muß, denn ohne den entsprechenden Selektionsdruck, der nur durch eine Funktion bewirkt werden kann, hätte sich ein derartig hochgradiger Polymorphismus nicht etablieren können.

Die heutigen Kenntnisse über die Funktion der MHC-Moleküle leiten sich von der Entdeckung der Arbeitsgruppe von McDevitt (22) ab, daß die Fähigkeit einer Maus, gegen ein synthetisches Antigen immunologisch zu antworten, in der Region zwischen H-2K und H-2D (also im MHC) genetisch kartiert ist, und von der Entdeckung von Zinkernagel (32), der zeigen konnte, daß eine zytotoxische T-Zelle, die gegen virusinfizierte Zellen gerichtet ist, diese nur dann lysieren kann, wenn gleichzeitig auf der Oberfläche dieser virusinfizierten Zellen das autologe Klasse-I-Antigen exprimiert ist. Damit wurde gezeigt, daß die MHC-Moleküle die von T-Zellen abhängige Immunität qualitativ und quantitativ beeinflussen.

Antigenpräsentation für T-Zellen

Inzwischen ist es klar, daß die Hauptfunktion der MHC-Moleküle darin besteht, Antigen dem T-Zellrezeptor von $CD4^+$- bzw. $CD8^+$-T-Zellen zu präsentieren. So wird z. B. Antigen, welches durch eine Virusinfektion einer Epithelzelle in dieser entsteht, durch intrazelluläre Proteasen verarbeitet, d. h. in Peptide aufgespalten. Diese Peptide werden dann im Zellinneren unter der Kontrolle der Transporter (TAP) in das endoplasmatische Retikulum transportiert und dort in die Peptidbindungsstelle des Klasse-I-Moleküls eingebaut. Das Klasse-I-Molekül wird mitsamt dem Peptid an die Zelloberfläche transportiert und dort exprimiert. An der Zelloberfläche wird das durch das Klasse-I-Molekül präsentierte Peptid eines Virusproteins von einer zytotoxischen $CD8^+$-T-Zelle mit ihrem T-Zellrezeptor erkannt. Eine der Voraussetzungen für die zytotoxische Reaktion ist, daß das CD8-Molekül der T-Zelle in Kontakt tritt mit der α_3-Region des präsentierenden Klasse-I-Moleküls, und zwar in der Gegend um die Position 225–242, wo nach dem Bjorkman-Modell der Tertiärstruktur des HLA-Klasse-I-Moleküls eine gut exponierte Schleife des β-Faltblattes vorliegt. Bei der spezifischen Erkennung des Antigens interagiert der T-Zellrezeptor mit seinem antigenbindenden Teil mit dem Peptid, welches ihm an der Peptidbindungsstelle des Klasse-I-Moleküls präsentiert wird, und mit Teilen des Klasse-I-Moleküls selbst. Diese Teile, die direkt vom T-Zellrezeptor erkannt werden und die zur Selbstkennung dienen, sind die nach außen und oben gerichteten Aminosäuren der beiden α-Helices. Die Aminosäuren auf den β-Faltblättern am Boden der Grube und an der Innenseite der α-Helices sind für die spezifische Interaktion zwischen Klasse-I-Molekül und Peptid verantwortlich (Abb. 6.7).

Handelt es sich um ein lösliches Antigen, so wird dieses von B-Lymphozyten oder Makrophagen aufgenommen, zerkleinert und in den Endosomen in die auf der Zelloberfläche zu exprimierenden Klasse-II-Antigene eingebaut, bevor der Klasse-II-Peptidkomplex dann an der Zelloberfläche erscheint. Dieser Vorgang steht unter der Kontrolle der DMA- und DMB-Gene. Man nimmt an, daß die DM-Moleküle die Aufgabe haben, die invariante Kette des Klasse-II-Moleküls zu übernehmen und damit die Peptidbindungsstelle frei zu machen für die Bindung eines Peptids. Der MHC-Peptidkomplex wird vom T-Zellrezeptor von $CD4^+$-Helfer-T-Zellen erkannt, wobei es im Prinzip zu den gleichen Dreiweginteraktionen kommt wie beim Klasse-I-Molekül: MHC-Molekül – Peptid, T-Zellrezeptor – Peptid, T-Zellrezeptor – MHC-Molekül. Aufgrund von Mutagenese-Experimenten (11) nimmt man an, daß die Interaktion zwischen dem MHC-Klasse-II-Dimer und dem CD4-Molekül im Bereich der zellwandnahen α_2- und β_2-Domäne stattfindet, wobei die Kontaktstellen der β-Kette in Position 134–148 und der α-Kette in Position 116–129 und 164–173 liegen sollten.

Natürlich ist es von besonderem Interesse, welche Peptide genau von den HLA-Klasse-I- und -Klasse-II-Molekülen gebunden werden. So hat man aus gereinigten Ansätzen von HLA-B27-Molekülen die gebundenen Peptide eluiert und sequenziert. Es stellte sich heraus, daß nahezu alle hier eluierten Peptide eine Länge von 9 oder 10 Aminosäuren aufwiesen und daß in der Position 2 ein Arginin vorliegt. Auch die in den anderen Positionen der Peptide gefundenen Aminosäuren weisen gewisse Ähnlichkeiten auf, so daß man annehmen darf, daß diese Eigenschaften der Peptide durch die Eigenschaft der Peptidbindungsstelle des HLA-B27-Moleküls diktiert sind. Nach der Röntgenkristallstrukturanalyse weiß man, daß die in Klasse-I-Molekülen gebundenen Peptide sowohl am N-terminalen wie am C-terminalen Ende in der Bindungsgrube des HLA-Moleküls verankert sind, während das Peptid in der Mitte geknickt sein und aus der Bindungsstelle herausragen kann, besonders wenn das Peptid 10 Aminosäuren lang ist.

Die Unterschiede der Klasse-II-Struktur gegenüber denen von Klasse-I-Molekülen stimmen mit den Ergebnissen der Klasse-II-Peptidbindungsstudien überein, bei denen man feststellte, daß die Peptide 13–24 Aminosäuren lang sein können, daß sie in eher gestreckter Form in der Bindungsstelle liegen, nur eine Verankerungsstelle haben und an beiden Seiten des Klasse-II-Moleküls noch herausstehen können. Dies ist durch die Streckung der Klasse-II-Polypeptidkette im Bereich α 51–56 auf der N-terminalen Seite des Peptids (Abb. 6.8 links) und durch Arginin in Position α 76 auf der C-terminalen Seite ermöglicht.

Aufgrund der für die eluierten Peptide bestimmten Sequenzen konnte in der Datenbank für Proteinsequenzen für eine sehr große Zahl der gefundenen Peptide das Ursprungsmolekül festgestellt werden. Es zeigte sich, daß die Klasse-II-Moleküle in einem hohen Prozentsatz Peptide von anderen autologen HLA-Molekülen (Klassen I und II) präsentieren.

Insgesamt wird erkennbar, daß die Bindung von Peptiden an Klasse-II-Moleküle weniger hohe Spezifität aufweist, als dies bei Klasse-I-Molekülen der Fall ist, so daß man von Promiskuität von natürlich prozessierten Peptiden in bezug auf die Bindung mit HLA-DR-Molekülen oder von degenerierter Bindungsspezifität sprechen kann.

Entwicklung des T-Zellrezeptor-Repertoires

Über die hier beschriebene Bedeutung der MHC-Moleküle für die Immunantwort hinaus sind diese Moleküle noch von entscheidender Wichtigkeit bei der Entwicklung des T-Zellrezeptor-Repertoires. Die T-Lymphozyten (dies gilt für CD4+- wie für CD8+-T-Lymphozyten) müssen bei ihrer Reifung im Thymus „lernen", fremdes Antigen im Zusammenhang mit eigenem MHC-Molekül zu erkennen. Man stellt sich dabei vor, daß dieser Lernprozeß durch Hypermutation und Selektion bewerkstelligt wird. Zuerst muß eine positive Selektion existieren für T-Zellrezeptoren, die eigene MHC-Strukturen erkennen können, und danach muß unter diesen eine negative Selektion stattfinden, um diejenigen zu eliminieren, deren T-Zellrezeptor eigenes Antigen im Zusammenhang mit eigenem MHC-Molekül erkennt. Damit würden dann nur solche T-Zellen in die Peripherie entlassen werden, die fremdes Antigen mit eigenen MHC-Molekülen gemeinsam erkennen können.

Funktion der MHC-Moleküle als Transplantationsantigene

Nach der Beschreibung der MHC-Antigene taucht die Frage auf, warum diese Moleküle die bevorzugten Zielstrukturen für Immunreaktionen im Zusammenhang mit einer Transplantatabstoßung (Antikörperbildung, proliferative und zytotoxische T-Zellantworten) darstellen. Bedauerlicherweise muß man zugeben, daß diese Frage bisher weitgehend unbeantwortet ist. Es gibt aber eine Anzahl von Hinweisen, welche erklären könnten, weshalb bis zu 10% der peripheren T-Zellen auf allogene MHC-Moleküle reagieren: Die Spezifität der transplantationsinduzierten Immunreaktionen (z. B. ein HLA-A2-negativer Empfänger, dem eine HLA-A2-positive Niere transplantiert worden ist, wird häufig Antikörper oder zytotoxische T-Zellen entwickeln, die eine Anti-HLA-A2-Spezifität aufweisen) zeigt, daß molekulare Strukturen erkannt werden, die HLA-A2 (in unserem Falle) von allen anderen HLA-A-Allelen unterscheiden. Diese Strukturen, die polymorphen Stellen der MHC-Moleküle, sind in der überwiegenden Mehrheit Aminosäurenaustausche, die die Peptidbindung oder die Interaktion mit dem T-Zellrezeptor beeinflussen. Es ist nun möglich, daß diese strukturellen Besonderheiten der MHC-Moleküle direkt auf intakten Spender-MHC-Molekülen erkannt werden oder aber auch direkt als Spender-MHC-Peptid, welches entweder von Spender-MHC oder von Empfänger-MHC präsentiert wird.

Außerdem werden allogenetische (d. h. Spender-)MHC-Moleküle aufgrund ihrer unterschiedlichen Peptidbindungsstellen auch eine unterschiedliche Auswahl von Peptiden präsentieren, die sich vom Spender und/oder Empfänger herleiten. Diese Peptide unterscheiden sich von dem Satz an Peptiden, die durch die Empfänger-MHC selektiert werden. Viele Peptide, die vom Spender-MHC präsentiert werden, müßten als fremd erkannt werden, selbst wenn es sich um Empfängerselbstpeptide handelt (allogenetischere MHC + Y-Peptid = Selbst-MHC + X-Peptid). Diese Überlegungen können einige der Autoimmunvorgänge erklären, die man bei Transplantationsreaktionen wie z. B. bei der Graft-versus-host-Erkrankung nach Knochenmarktransplantation beobachtet.

Schließlich ist es vorstellbar, daß Spender-MHC-Moleküle (immer vorausgesetzt, daß sie sich von denen des Empfängers unterscheiden) Selbstpeptide des Empfängers präsentieren, die ja im Überfluß vorhanden sind, aber daß diese Präsentation anders ist, als sie durch die Empfänger-MHC-Moleküle stattfinden würde. Man muß betonen, daß die gegebenen hypothetischen Erklärungen einander nicht ausschließen. Im Gegenteil, es gibt experimentelle Hinweise für alle drei oben erwähnten Möglichkeiten.

Ganz allgemein kann man festhalten, daß MHC-Moleküle normalerweise an der spezifischen Regulation von Immunprozessen teilnehmen und daß diese Funktion in individualspezifischer Weise während der frühen Ontogenese erworben ist, wo, basierend auf dem HLA-Antigenprofil des Individuums, das T-Zellrezeptor-Repertoire entwickelt wird, welches für das gegebene Individuum ein Muster von Selbsttoleranz und Fähigkeit zur Immunantwort bestimmt. Wenn im Rahmen einer Transplantation fremde HLA-Moleküle eingeführt werden, die denen des Empfängers ähnlich sind, aber unterschiedlich in bezug auf die Peptidbindung, dann ist es gut vorstellbar, daß das ganze Muster von Selbsttoleranz und Fähigkeit zur Immunantwort gestört werden kann und erst wieder neu etabliert werden muß. Daß dies möglich ist, weiß man von einer Vielzahl von Langzeitüberlebenden bei Knochenmark- und Organtransplantation.

■ HLA-Krankheitsassoziationen

■ Historische Bemerkungen

Der erste Hinweis darauf, daß der MHC eine wichtige Rolle für die Empfänglichkeit für eine große Zahl von Erkrankungen spielt, kam von Lilly im Jahr 1964, der beobachtete, daß zwei unterschiedliche Mauszuchtstämme auf die Inokulation von einer bestimmten Dosis Leukämieviren unterschiedlich reagierten: Ein Mausstamm erkrankte innerhalb kurzer Zeit zu 100% an Leukämie, während beim anderen Mausstamm nur etwa 25% der Tiere erkrankten. Klassische genetische Rückkreuzversuche ergaben, daß die Empfänglichkeit für Leukämie hauptsächlich von zwei verschiedenen Genen bestimmt wurde, von denen eines mit dem H-2-Komplex der Maus

Tab. 6.8 HLA-Krankheitsassoziationen. Liste von Erkrankungen, bei denen eine Assoziation mit einem HLA-Allel statistisch gesichert erscheint.

Krankheit	stärkste Assoziation
akute lymphoplastische Leukämie	A2
idiopathische Hämochromatose	A3
„Birdshot"-Retinopathie	A29
Myasthenia gravis	B8
Morbus Behçet	B51
Thyreoiditis de Quervain	B35
ankylosierende Spondylitis (Morbus Bechterew) und verwandte Syndrome Morbus Reiter, reaktive Arthritis, juvenile Spondylitis, Uveitis anterior acuta	B27
Psoriasis vulgaris	Cw6
IgA-Defizienz	DR3
Morbus Basedow	DR3
autoaggressive Hepatitis	DR3
Sjögren-Syndrom	DR3
membranöse Glomerulonephritis	DR3, DR7
Lupus erythematodes disseminatus	DR3, DR2
Goodpasture-Syndrom	DR2
multiple Sklerose	DR2
Narkolepsie	DR2
juveniler Diabetes mellitus	DR3, DR4
Zöliakie	DQA1*0501, DQB1*0201
rheumatoide Arthritis	DR4, DR1
Pemphigus vulgaris	DR4
juvenile chronische Arthritis	DR5, DR8, A2, DQA1*04, *05, DPB1*0201
progressive Sklerodermie	DR5
Hashimoto-Thyreoiditis	DR5

segregiert. Beim Menschen hat Amiel 1967 berichtet, daß ein bestimmtes HLA-Antigen (damals „4c", heute HLA-B5, B35, B18) bei Patienten mit Lymphogranulomatose (Morbus Hodgkin) häufiger vorkommt als in einer gesunden Kontrollpopulation. Obwohl die Assoziation zwischen Morbus Hodgkin und dem 4c-Komplex auch heute noch als umstritten gelten muß, hat der Bericht von Amiel eine Vielzahl von Untersuchungen zur Beziehung zwischen HLA und Erkrankungen angeregt, so daß es nur eine Frage der Zeit war, bis schließlich die hochgradige Assoziation zwischen HLA-B27 und der ankylosierenden Spondylitis (Morbus Bechterew) gefunden wurde, und zwar ungefähr zeitgleich von Schlosstein u. Mitarb. in Los Angeles und von Brewerton in London. Danach stieß man in rascher Folge auf die vielen verschiedenen Erkrankungen (Tab. 6.**8**), für die eine Assoziation mit HLA über jeden Zweifel erhaben ist (29). Die Tatsache, daß die Empfänglichkeit für so viele verschiedene Krankheiten in der doch sehr begrenzten genetischen Region des MHC auf Chromosom 6 kartiert ist, legt den Schluß nahe, daß für viele dieser Erkrankungen ein gemeinsames pathogenetisches Prinzip vorliegen könnte. Dies gilt besonders für die Erkrankungen, die mit der HLA-D-Region assoziiert sind, wo mit wenigen Ausnahmen Autoimmunprozesse in der Pathogenese entweder bewiesen sind oder vermutet werden.

■ Statistische Verfahren

Bei der Untersuchung einer HLA-Krankheitsassoziation wird im allgemeinen die Häufigkeit der verschiedenen HLA-Merkmale in einer unverwandten Patientenpopulation mit der Verteilung der HLA-Merkmale in der gesunden Kontrollpopulation verglichen. Der Vergleich erfolgt in einer einfachen χ^2-Berechnung aus einer 2×2-Tabelle.

$$X^2 = \frac{(a \cdot b - b \cdot c)^2 \cdot N}{(a + b)(a + c)(c + d)(b + d)}$$

Dabei bedeuten a = Anzahl der Patienten mit dem Merkmal, b = Anzahl der Patienten ohne das Merkmal, c = Anzahl der Kontrollpersonen mit dem Merkmal, d = Anzahl der Kontrollpersonen ohne das Merkmal und N = Gesamtzahl von Patienten und Kontrollpersonen.

Werden Fallzahlen unter 50 bearbeitet, so empfiehlt es sich, noch eine Yates-Korrektur einzuführen, um den χ^2-Wert etwas konservativer zu gestalten:

$$X^2 = \frac{(a \cdot d - b \cdot c - N/2)^2 \cdot N}{(a + b)(a + c)(c + d)(b + d)}$$

Für einen Einzelvergleich entspricht der χ^2-Wert von 3,87 einer Irrtumswahrscheinlichkeit von p = 0,05. Wegen der multiplen Allelie des HLA-Systems ist es erforderlich, eine große Zahl verschiedener Vergleiche anzustellen (bei einer kompletten HLA-A-, -B-, -C-, -DR-Typisierung kann man auf 80 und mehr Vergleiche kommen). Bei 20 Vergleichen findet sich in der Regel eine Abweichung, die rein zufallsbedingt ist, die aber dennoch einem nominellen Signifikanzniveau von p = 0,05 entspricht. Um diesem Fehler vorzubeugen, hat man sich geeinigt, die einem jedem χ^2 entsprechenden p-Wert zu korrigieren, indem man mit der Anzahl der Vergleiche multipliziert. Hierbei ist es besonders wichtig und wird leider häufig unbeachtet gelassen, daß bei der Unterteilung des Patientengutes in klinische Untergruppen eine einzige Unterteilung die Anzahl der Vergleiche verdoppelt. So findet sich leider in der Literatur eine Vielzahl von Behauptungen über die Beziehung bestimmter HLA-Merkmale zu bestimmten Verlaufsformen bei HLA-assoziierten Erkrankungen, die in ihrer großen Mehrzahl statistisch völlig unbestätigt sind. Wegen der Vielgestaltigkeit des HLA-Systems sollte eine sinnvolle HLA-Assoziationsstudie in der Regel mehr als 50 Patienten umfassen. In jedem Fall aber sollte die Anzahl der Patienten eine Größenordnung über der Anzahl der Autoren liegen.

Neben der Signifikanztestung ist es noch wichtig, die Stärke einer Assoziation zu bestimmen. Es versteht sich von selbst (wird aber leider nicht immer berücksichtigt), daß es nur sinnvoll ist, die Stärke einer Assoziation zu bestimmen, wenn die Assoziation statistisch gesichert ist, d. h. der korrigierte p-Wert unter 0,05 liegt. Als Maß für die Stärke einer Assoziation verwendet man das relative Risiko:

$$RR = \frac{c \cdot b}{c \cdot d}$$

Dabei bedeuten a = Anzahl der Patienten mit dem Merkmal, b = Anzahl der Patienten ohne das Merkmal, c = Anzahl der Kontrollpersonen mit dem Merkmal und d = Anzahl der Kontrollpersonen ohne das Merkmal.

Ein RR-Wert >1,0 bedeutet eine positive, ein Wert unter 1,0 eine negative Assoziation.

■ Vererbungsmodus HLA-assoziierter Erkrankungen

Erkrankungen, die hochgradig assoziiert sind mit einem autosomal dominant vererbten genetischen Merkmal (wie z. B. ein HLA-Antigen), müssen per definitionem einen Hinweis auf Vererbung bieten. In der Tat ist für alle HLA-assoziierten Erkrankungen die Häufigkeit der Erkrankung bei Verwandten ersten Grades eines Indexpatienten größer als in der Gesamtbevölkerung. Mit Ausnahme der klassischen rezessiven Erkrankungen (C_{21}-Hydroxylase-Defizienz, idiopathische Hämochromatose und Defizienz der Komplementkomponenten C2 und C4) ist bei den HLA-assoziierten Erkrankungen der Vererbungsmodus unklar. Auf jeden Fall muß die Penetranz ziemlich niedrig liegen. Studien in Familien, in denen mehr als ein Familienmitglied an einer HLA-assoziierten Erkrankung leidet, haben gezeigt, daß mit wenigen Ausnahmen alle betroffenen Familienmitglieder mindestens einen HLA-Haplotyp gemeinsam haben, während auf der anderen Seite nicht alle Familienmitglieder mit diesem Haplotyp die Krankheit aufweisen müssen. Darin zeigt sich die reduzierte Penetranz, die noch deutlicher demonstriert werden kann in Fällen von eineiigen Zwillingen, wo gelegentliche Diskordanz der Erkrankung für die meisten HLA-assoziierten Krankheiten gut dokumentiert werden konnte. Wenn also eineiige Zwillinge, die ja per definitionem genetisch identisch sind, diskordant sein können für eine Erkrankung, dann muß man annehmen, daß Umweltfaktoren eine wesentliche Rolle bei der Auslösung der Erkrankung spielen. Umgekehrt ist aber die Konkordanzrate bei eineiigen Zwillingen bei allen HLA-assoziierten Erkrankungen so hoch, daß an einer genetischen Disposition nicht gezweifelt werden kann. Aus diesen Gründen werden die HLA-gekoppelten Krankheitsgene generell als Empfänglichkeitsgene angesehen. Eine Ausnahme hierzu bilden nur die HLA-gekoppelten und HLA-assoziierten rezessiven Erkrankungen idiopathische Hämochromatose, C_{21}-Hydroxylase-Defizienz und Defizienz der Komplementgene C2 und C4. Es muß betont werden, daß für die oben erwähnten HLA-assoziierten Erkrankungen die Empfänglichkeit ein oder mehrere Allele der HLA-Region einschließt, daß sie aber sehr wohl auch noch andere genetische Faktoren beinhalten kann, die gekoppelt oder unabhängig vom HLA-System vererbt werden.

Die Vererbung der HLA-gekoppelten Krankheitsempfänglichkeit erfolgt unterschiedlich, je nachdem ob eines oder mehrere HLA-Allele mit der Krankheit assoziiert sind.

■ Assoziation mit einem einzelnen Antigen

Als Beispiel für diesen Typ der HLA-assoziierten Erkrankung können der Morbus Bechterew und die Narkolepsie angeführt werden, bei denen jeweils eine hochgradige Assoziation mit einem einzigen HLA-Merkmal vorliegt. Hier ist der Vererbungsmodus klar dominant, da in der Regel eine einzige Gendosis ausreicht, um die Empfänglichkeit zu kodieren. Mit anderen Worten, die überwiegende Mehrzahl der Patienten ist heterozygot für das assoziierte Merkmal. Dennoch kann man feststellen, daß der homozygote Genotyp eine eventuell noch etwas höhere Empfänglichkeit kodiert als ein heterozygoter Genotyp, da in den Patientenkollektiven doch eine geringgradig (nicht statistisch signifikant) erhöhte Anzahl von Homozygoten zu finden ist. Dies gilt sowohl für den Morbus Bechterew als auch für die Narkolepsie.

■ Assoziation mit HLA-Haplotypen

Das bereits beschriebene Kopplungsungleichgewicht in der HLA-Region kompliziert die Analyse von HLA-Krankheitsassoziationen in beträchtlichem Maße. Als Beispiel mag der Haplotyp A1, Cw7, B8, BFs, C4AQ0, C4B1, DR3, DR52, DQ2 dienen, der in der europiden Bevölkerung außerordentlich häufig ist und der bei einer Reihe von Erkrankungen gehäuft gefunden wird. Für die folgenden Ausführungen sollen der Einfachheit halber nur die Merkmale A1, B8 und DR3 in Betracht gezogen werden. Wenn eine Erkrankung allein mit DR3 assoziiert ist, so muß man erwarten, daß sich bei dieser Erkrankung der Haplotyp A1, B8, DR3 gehäuft findet. Bei Untersuchung einer genügend großen Patientenpopulation wird dieser Unterschied auch statistisch signifikant sein. Dies bedeutet aber nicht notwendigerweise, wie häufig angenommen wird, daß die Krankheitsempfänglichkeit kodiert ist durch die Anwesenheit aller drei Merkmale dieses Haplotyps, nämlich A1, B8 und DR3. Wegen der meistens nicht ausreichenden Fallzahl ist es häufig schwierig, zwischen den drei prinzipiellen Möglichkeiten zu unterscheiden:

- Die Erkrankung ist assoziiert mit der Kombination von mehr als einem Merkmal auf diesem Haplotyp. Dies stellt in der einfachsten Möglichkeit eine Interaktion von mindestens drei Faktoren statt, nämlich zwei Marker, z. B. B8 und DR3, und die Erkrankung. Es handelt sich also um eine Interaktion dritter Ordnung. Um eine solche Interaktion statistisch zu beweisen, ist es notwendig, eine Stichprobengröße zu erreichen (n = > 1000), die um ein Vielfaches größer ist als diejenigen, die man üblicherweise in HLA-Erkrankungsstudien finden kann.
- Das Krankheitsempfänglichkeitsgen ist lokalisiert zwischen zwei Markergenorten wie z. B. zwischen HLA-B und -DR und ist daher sowohl mit B8 als auch mit DR3 ungefähr gleich assoziiert. Eine solche Möglichkeit wäre nur zu beweisen, wenn man zeigen könnte, daß bei Erkrankten die Haplotypen mit B8, aber ohne DR3 häufiger sind als in der Kontrollpopu-

lation und daß die Haplotypen, die DR3, nicht aber B8 besitzen, ebenfalls häufiger sind als in der Kontrollpopulation. Auch hier sind sehr große Stichproben erforderlich, einschließlich einer Genotypisierung aller Patienten.

- Das Krankheitsempfänglichkeitsgen ist identisch mit einem der Merkmale auf dem Haplotyp, wie z. B. mit DR3. In diesem Falle kann man zeigen, daß Haplotypen, die DR3 tragen, aber nicht B8 und A1, eine erhöhte Frequenz haben und daß Haplotypen, die B8 und A1 ohne DR3 tragen, nicht vermehrt sind.

Man wird nun versuchen, eine Beobachtung mit der am wenigsten komplizierten Hypothese zu erklären, d. h., es ist in solchen Fällen sehr viel wahrscheinlicher, daß ein einziges Merkmal eine primäre Assoziation hat und die anderen Marker sekundär assoziiert sind, als daß alle drei Marker zur Krankheitsempfänglichkeit beitragen. Wenn also eine Erkrankung wie der juvenile Diabetes mellitus mit dem Haplotyp A1, B8, DR3 assoziiert ist, dann ist es wahrscheinlich, daß die Assoziation mit A1 und B8 auf das Kopplungsungleichgewicht gegenüber DR3 zurückgeführt werden muß. Dies wird auch dadurch untermauert, daß die gleiche Erkrankung in Populationen, in denen der Haplotyp A1, B8, DR3 selten ist, zwar mit DR3, nicht aber mit A1 und B8 assoziiert ist.

Selbst wenn man etablieren könnte, daß bei den Patienten die Proportion der A1, B8, DR3-positiven Individuen unter allen DR3-positiven Individuen signifikant größer ist als in der normalen Kontrollbevölkerung, würde dies nicht notwendigerweise bedeuten, daß A1 und/oder B8 zur Krankheitsempfänglichkeit beitragen. Solch ein Befund könnte auch durch die Tatsache erklärt werden, daß es sich um eine besondere Variante von DR3 handelt, die für die Krankheitsempfänglichkeit verantwortlich ist und die sehr häufig auf dem A1, B8-Haplotyp gefunden wird.

Zusammenfassend kann man feststellen, daß es bisher noch nicht gelungen ist, eine echte Haplotypassoziation, z. B. mit A1, B8, DR3, statistisch schlüssig zu beweisen. Vielmehr ist es sehr wahrscheinlich, daß sich die von einigen Autoren angenommenen Haplotypassoziationen auf ein Allel eines einzigen Genortes zurückführen lassen, das aus Gründen des Kopplungsungleichgewichtes sehr häufig mit bestimmten Allelen der Nachbargenorte vergesellschaftet vorgefunden wird, und zwar bei den Patienten wie in der Kontrollpopulation. Die hier getroffene Feststellung findet ihre Einschränkung in Situationen, in denen wie z. B. in der DQ- und der DP-Region ein funktionelles α/β-Dimer aus je einer polymorphen α-Kette und einer polymorphen β-Kette gebildet wird und wo beide Polymorphismen zur Funktion des Gesamtmoleküls beitragen.

■ Assoziationen mit mehreren Allelen eines Genortes

Bei einer Reihe von Erkrankungen finden sich statistisch signifikante, positive Assoziationen mit zwei verschiedenen Allelen des gleichen Genortes: die rheumafaktorpositive rheumatoide Arthritis ist stark assoziiert mit HLA-DR4 sowie etwas schwächer mit HLA-DR1; die frühkindliche oligoartikuläre juvenile chronische Arthritis ist assoziiert mit DR5 und DR8, die Zöliakie mit DR3 und DR7 sowie der juvenile Diabetes mellitus mit DR3 und DR4.

In der Situation einer Assoziation mit zwei Allelen des gleichen Genortes müssen verschiedene Erklärungsmöglichkeiten in Betracht gezogen werden:

- Heterogenität der Erkrankung. Es ist möglich, daß eine Untergruppe der Erkrankung mit dem einen und eine zweite Untergruppe mit dem anderen Allel assoziiert ist. In einem solchen Falle würde man erwarten, daß die beiden assoziierten Allele nicht oder nur selten beim gleichen Patienten vorkommen.
- Das gleiche Krankheitsempfänglichkeitsgen ist mit zwei unterschiedlichen Allelen des gleichen Genortes assoziiert.

Hier hängt die erwartete Verteilung der Allele in der Patientenpopulation vom genetischen Modell ab: Bei einem dominanten Modell (bei dem eine einzige Gendosis ausreicht zur Kodierung der Krankheitsempfänglichkeit) würde man erwarten, daß die Häufigkeit des Auftretens der beiden assoziierten Allele bei einem Patienten nach dem Hardy-Weinberg-Gesetz dem doppelten Produkt der Einzelgenfrequenzen in der Patientenpopulation entspricht. Bei einem rezessiven Modell erwartet man eine hohe Zahl von Homozygoten für die beiden assoziierten Allele sowie eine geringere Zahl von Individuen, die beide assoziierte Allele aufweisen.

- Es besteht die Möglichkeit, daß zwei unterschiedliche Krankheitsempfänglichkeitsgene, die mit je einem der beiden assoziierten Allele vergesellschaftet sind, miteinander interagieren und damit die Krankheitsempfänglichkeit kodieren.

In diesem Fall erwartet man einen Überschuß von Heterozygoten, bei denen beide assoziierten Allele gefunden werden.

Diese letztere Möglichkeit ist für den juvenilen Diabetes und die Zöliakie gegeben, wo ein signifikanter Überschuß von heterozygotem DR3/DR4 beim Diabetes bzw. DR3/DR7 bei der Zöliakie gefunden wird, während bei der rheumatoiden Arthritis sowie bei der juvenilen chronischen Arthritis ein solcher Überschuß der Heterozygoten (DR1/DR4 für rheumatoide Arthritis und DR5/DR8 für die juvenile chronische Arthritis) bisher nicht nachweisbar ist.

■ Protektive Allele

So wie man annehmen kann, daß bestimmte HLA-Merkmale mit der Empfänglichkeit für Erkrankungen assoziiert sind, ist es ebenfalls denkbar, daß andere Merkmale mit der Resistenz gegen bestimmte Erkrankungen vergesellschaftet sind, daß ihnen also ein protektiver Effekt zugesprochen werden kann.

In der Tat hat man beobachtet, daß das Merkmal DR2 außerordentlich selten bei Patienten mit juvenilem Diabetes vorkommt, und man hat daher angenommen, daß DR2 einen protektiven Effekt haben könnte. Natürlich reicht eine einfach verringerte Frequenz von DR2 (im Vergleich mit Kontrollen) nicht aus, um einen protektiven Effekt zu postulieren, weil in einer Patientenpopulation, in der Allele wie DR3 und DR4 hochgradig vermehrt sind, alle anderen Allele vermindert sein müssen. Wenn man annimmt, daß alle Nicht-DR3/DR4-Allele neutral in bezug auf die Krankheitsempfänglichkeit sind, würde man erwarten, daß die kompensatorische Frequenzverringerung gleichmäßig auf alle Nicht-DR3/DR4-Allele verteilt sein müßte, proportional zu ihrer relativen Frequenz in der Kontrollbevölkerung. Man kann also das erwartete Maß der kompensatorischen Frequenzverringerung für jedes Allel errechnen und diese Werte mit den beobachteten Frequenzen vergleichen. Analysiert man eine Anzahl von genügend großen Stichproben von Patienten mit juvenilem Diabetes, so kann man feststellen, daß in der Tat die Frequenz von DR2 in fast allen Studien signifikant niedriger ist, als man dies auf der Basis der oben beschriebenen kompensatorischen Verringerung erwarten müßte. Ähnliches wird auch für DR5 gefunden. Man ist daher also berechtigt, der Anwesenheit von DR2 oder DR5 einen protektiven Effekt gegen das Auftreten eines juvenilen Diabetes zuzuschreiben.

Auf der anderen Seite kann man auch beobachten, daß beim juvenilen Diabetes das Merkmal DR1 mit einer Frequenz auftritt, die wesentlich höher ist (nach Errechnung der Kompensation), als man dies erwarten müßte. Daher könnte man DR1 in bezug auf die Krankheitsempfänglichkeit für juvenilen Diabetes als „permissiv" bezeichnen. Ganz allgemein kann man feststellen, daß beim juvenilen Diabetes die Mehrheit der bekannten DR-Allele nicht neutral sind in bezug auf die Krankheitsempfänglichkeit. Es ist von großem Interesse, daß auch bei der mit HLA-DR3 und -DR7 assoziierten Zöliakie der Anwesenheit von DR2 ein protektiver Effekt zukommt. Führt man ähnliche Berechnungen für große Stichproben von anderen Krankheitsstudien durch, so stellt man fest, daß es bei den verschiedenen Erkrankungen unterschiedliche Muster von assoziierten, permissiven und protektiven Allelen gibt.

■ Mechanismen der HLA-Krankheitsassoziationen

Beteiligung eines Nachbargens

Bei allen HLA-Krankheitsassoziationen ist immer auch in Erwägung zu ziehen, ob nicht ein in der engen Nachbarschaft der HLA-Gene liegendes Gen an der Pathogenese beteiligt ist, wobei dann das assoziierte HLA-Allel aufgrund eines starken Kopplungsungleichgewichtes gegenüber dem Krankheitsgen gehäuft bei Patienten gefunden wird. Ein Beispiel für eine solche Situation ist durch das adrenogenitale Syndrom gegeben, bei dem eine Assoziation mit den HLA-Merkmalen B47, B51 und B14 beobachtet wird und wo das für die Erkrankung verantwortliche Gen, nämlich das der C_{21}-Hydroxylase, in enger Nachbarschaft zum HLA-B-Genort zwischen HLA-B und -DR kodiert ist. In der engen Nachbarschaft der HLA-Genorte A,B,C und DR liegt eine größere Anzahl von Genen, deren ursächliche Beteiligung an einigen der HLA-assoziierten Erkrankungen durchaus möglich wäre. Hierfür kommen besonders die Komplementgene C2, Bf und C4 in Betracht sowie die Gene des Tumornekrosefaktors und des Heat-shock-Proteins 70. Außerdem gibt es noch eine Reihe weiterer Gene in der HLA-Region, deren Funktion bisher jedoch unbekannt geblieben ist, die auch als Krankheitsempfänglichkeitsgene in Frage kommen.

Direkte Beteiligung eines HLA-Antigens

Da sehr viele der HLA-assoziierten Erkrankungen ganz eindeutige immunpathologische Züge aufweisen, ist es sehr wahrscheinlich, daß zumindest bei einigen der HLA-assoziierten Erkrankungen die HLA-Antigene selbst direkt oder indirekt an der Pathogenese beteiligt sind. Da die HLA-Antigene eines Individuums durch die im Thymus ablaufende positive und negative Selektion bei der Reifung der T-Zellen einen entscheidenden Einfluß auf die Ausbildung des T-Zellrezeptor-Repertoires haben, ist es nicht ausgeschlossen, daß das Vorhandensein eines bestimmten Allels die Entstehung eines bestimmten T-Zell-Repertoires bewirkt, das die Entwicklung einer Immunpathologie entweder zuläßt oder bedingt. Bisher ist jedoch keine Krankheit bekannt geworden, bei der eine Veränderung des T-Zell-Repertoires durch die Anwesenheit eines bestimmten HLA-Allels hätte nachgewiesen werden können.

Es ist eher wahrscheinlich, daß bei vielen HLA-assoziierten Erkrankungen die normale Funktion eines HLA-Antigens, nämlich die Präsentation von Peptiden, unter bestimmten Umständen auch zur Pathologie führen kann. Dabei stellt man sich vor, daß ein pathogenes Peptid (z. B. ein arthritogenes oder ein enzephalitogenes Peptid) durch das mit der Krankheit assoziierte HLA-Allel so präsentiert wird, daß immunpathologische Vorgänge auftreten. Dabei wird die Spezifität der Interaktion zwischen dem Peptid und dem präsentierenden HLA-Molekül bedingt durch die Aminosäuresubstitutionen im Bereich der β-Faltblätter und der Innenseiten der beiden α-Helices, die die Peptidbindungsstelle des HLA-Moleküls ausmachen.

Man stellt sich also vor, daß ein bestimmtes HLA-Antigen ein Peptid (z. B. ein Abbauprodukt einer Bakterienzellwand oder eines bakteriellen Endotoxins) so präsentiert, daß Immunpathologie resultiert. Dies könnte eine überschießende und zu starke Immunreaktion oder auch eine fehlende Immunreaktion sein.

Hypothese des gemeinsamen Epitops (shared epitope): Bei der Analyse der Aminosäuresequenzen der beiden mit der rheumatoiden Arthritis des Erwachsenenalters assoziierten HLA-Allele DR1 und DR4 zeigte es sich, daß diese in der funktionell überaus wichtigen dritten hypervariablen Region über eine große Strecke eine identische Sequenz aufweisen, die sich von der aller anderen, nicht mit der Erkrankung assoziierten Allele unterscheidet. Man hat daher die Hypothese aufgestellt, daß an dieser Stelle des HLA-DR1- bzw. HLA-DR4-Moleküls ein arthritogenes Peptid spezifisch gebunden wird. Bei der juvenilen chronischen Arthritis, die mit DR5 und DR8 assoziiert ist (1), hat man beobachtet, daß bei den gleichfalls assoziierten Allelen des benachbarten DQA-Gens eine Sequenzübereinstimmung im Bereich der Aminosäuren 45–53 besteht, die allen assoziierten Allelen gemeinsam ist und bei keinem der nicht assoziierten DQA1-Allele vorkommt.

67-Cystein-Hypothese (24): Bei der Betrachtung der Aminosäuresequenz des mit der ankylosierenden Spondylitis hochgradig assoziierten Allels HLA-B27 kann man feststellen, daß in der Position 67 der α-Kette ein ungepaartes Cysteinmolekül vorliegt (d. h. ein Cysteinmolekül, das in der Polypeptidkette keinen Cysteinpartner zur Ausbildung einer S-S-Brücke findet). Die 67-Cystein-Hypothese postuliert nun, daß dieses Cystein an Position 67 mit einer freien SH-Gruppe eines postulierten arthritogenen Peptids eine feste Bindung eingeht. Eine solche feste Bindung eines Peptids an das präsentierende Molekül könnte eine pathologische Immunantwort hervorrufen.

Bildung von Hybridantigenen: Beim juvenilen Diabetes und bei der Zöliakie, wo bei der Assoziation mit zwei verschiedenen Allelen der HLA-D-Region und einem ausgeprägten Heterozygoteneffekt der Beweis für die Beteiligung und Interaktion zweier unterschiedlicher Krankheitsempfänglichkeitsgene erbracht ist, hat sich das Interesse auf die der HLA-DR-Region eng benachbarte HLA-DQ-Region gewendet, weil hier die DQ-α-Kette wie die DQ-β-Kette einen hochgradigen Polymorphismus aufweist. Dadurch ist es möglich, daß ein DQA-Allel, das von einem Haplotyp kodiert ist, mit einem DQB-Allel, welches vom anderen Haplotyp des Patienten kodiert ist, ein α/β-Dimer bildet, welches als Hybridantigen bezeichnet wird. Bei der Zöliakie hat man gefunden, daß praktisch alle Patienten eine DQA1-DQB1-Kombination aufweisen, die entweder auf dem DR3-Haplotyp in cis-Position oder bei DR3,7- oder DR5,7-heterozygoten Personen in trans-Position kodiert ist. Auch beim juvenilen Diabetes (24) kristallisiert es sich heraus, daß das an der Pathogenese beteiligte Molekül aus einer DQA-DQB-Kombination besteht, die in cis- oder in trans-Position kodiert sein kann und bei der die Position 57 der β-Kette und die Position 52 der α-Kette eine wesentliche Rolle spielen in der Feststellung, ob eine Kette protektiv oder permissiv ist.

■ Literatur

1 Ansell, B. M., E. D. Albert: Juvenile chronic arthritis, pauciarticular type. In Albert, E. D., et al.: Histocompatibility Testing 1984. Springer, Berlin 1984 (pp. 468–474)
2 Auffray, C., J. L. Strominger: Molecular genetics of human major histocompatibility complex. Advanc. hum. Genet. 15 (1985) 197–247
3 Bach, F., K. Hirschhorn: Lymphocyte interaction: a potential histocompatibility test in vitro. Science 143 (1964) 813–814
4 Baur, M. P., J. Danilovs: Reference tables of two and three locus haplotype frequencies for HLA-A,B,C,DR,Bf and GLO. In Terasaki, P. I.: Histocompatibility Testing 1980. University of California Press, Berkeley 1980 (pp. 994–1210)
5 Bell, J., J. A. Todd, H. O. McDevitt: Molecular structure of human class II antigens. In Dupont, B.: Immunology of HLA, vol. II. Springer, Berlin 1989 (pp. 40–49)
6 Bjorkman, P. J., M. A. Saper, B. Samraoui et al.: Structure of the human class I histocompatibility HLA-A2. Nature 329 (1987) 506–512
7 Bodmer, W. F.: The HLA-system 1984. In Albert, E. D., et al.: Histocompatibility Testing 1984. Springer, Berlin 1984 (pp. 11–22)
8 Bodmer, J. G., S. G. E. Marsh, E. D. Albert, W. F. Bodmer, B. Dupont, H. A. Erlich, B. Mach, W. R. Mayr, P. Parham, T. Sasazuki, G. M. T. Schreuder, J. Strominger, A. Svejgaard, P. I. Terasaki: Nomenclature for factors of the HLA system, 1991. Tiss. Antigens 39 (1992) 161–173
9 Brown, J. H., T. Jardetzky, M. A. Saper et al.: A hypothetical model of the foreign antigen binding site of class II histocompatibility molecules. Nature 332 (1988) 845–850
10 Brown, J. H., T. S. Jardetzky, J. C. Gorga, L. J. Stern, R. G. Urban, J. L. Strominger, D. C. Wiley: Three-dimensional structure of the human class II histocompatibility antigen DR1. Nature 364 (1993) 33–39
11 Chicz, R. M., R. G. Urban, J. C. Gorga, D. A. A. Vignali, W. S. Lane, J. L. Strominger: Specificity and promiscuity among naturally processed peptides bound to HLA-DR alleles. J. exp. Med. 178 (1993) 27–47
12 Dausset, J., D. Cohen: HLA at the gene level. In Albert, E. D., et al.: Histocompatibility Testing 1984. Springer, Berlin (pp. 22–28)
13 Flavell, R. A., H. Allen, L. C. Burkly et al.: Molecular biology of the H2-histocompatibility complex. Science 233 (1986) 437–443
14 Flomenberg, N.: Joint report: T-cell clones. In Dupont, B.: Immunobiology of HLA, vol. I. Springer, Berlin 1989 (pp. 532–550)
15 Gorer, P. A.: The antigenic basis of tumour transplantation. J. Pathol. Bacteriol. 47 (1938) 231–252
16 Götze, D.: The MHC in Man and Animals. Springer, Berlin 1977
17 Klein, J.: Immunology: The Science of Self-Nonself Discrimination. Wiley, New York 1982 (pp. 271–309)
18 Klein, J.: Natural History of the Major Histocompatibility Complex. Wiley, New York 1986
19 Knowles, R. W.: Structural polymorphism of the HLA class II α and β chains: summary of the Xth Workshop 2D-Gel Analysis. In Dupont, B.: Immunobiology of HLA, Springer, Berlin 1989 (pp. 365–380)
20 Maniatis, T., E. F. Fritsch, J. Sambrook: Molecular Cloning. A Laboratory Manual. Cold Spring Harbor Laboratories 1982
21 Marsh, S. G. E., J. G. Bodmer: HLA class II nucleotide sequences, 1992. Immunogenetics 37 (1993) 79–94
22 McDevitt, H. O., B. D. Deak, D. C. Shreffler, J. Klein, J. H. Stimpfling, G. D. Snell: Genetic control of the immune response: mapping of the Ir-1 locus. J. exp. Med. 135 (1972) 1259–1278
23 Mempel, W., H. Grosse-Wilde, E. D. Albert, S. Thierfelder: Atypical MLC reactions in HL-A-typed related and unrelated pairs. Transplant. Proc. 5 (1973) 401–408
24 Parham, P., D. A. Lawlor, R. D. Salter et al.: HLA-A,B,C: Patterns of polymorphism in peptide-binding proteins. In Dupont, B.: Immunobiology of HLA, vol. II, Springer, Berlin 1989 (pp. 10–33)
25 Ploegh, H. L., H. T. Orr, J. L. Strominger: Molecular cloning of a human histocompatibility antigen cDNA fragment. Proc. nat. Acad. Sci. 77 (1980) 6081–6085
26 Ragoussis, J., P. Sanseau, J. Trowsdale: A yeast artificial chromosome covering the entire HLA class II region (DR3 haplotype). In Tsuji, K., et al.: HLA 1991, vol. II, Oxford University Press, London 1993 (pp. 132–135)
27 Snell, G.: Biology of the Laboratory Mouse. Dover 1941
28 Southern, E. M.: Detection of specific sequences among DNA-fragments separated by gel electrophoresis. J. molec. Biol. 98 (1975) 504–517
29 Tiwari, J. L., P. I. Terasaki: HLA and Disease Associations. Springer, Berlin 1985
30 Trowsdale, J., D. R. Campbell: Physical map of human HLA region. Immunol. Today 9 (1988) 34–35
31 Zemmour, J., P. Parham: HLA class I nucleotide sequences, 1992. Immunogenetics 37 (1993) 239–250
32 Zinkernagel, R. M.: H-2 compatibility requirement for virus-specific T-cell-mediated cytolysis. The H-2K structure involved is coded by a single cistron defined by H-2K[b] mutant mice. J. exp.. Med. 143 (1976) 437–443

7 Immunregulation

I. Melchers und F. Emmrich

■ Prinzipien

Die Leistung des Immunsystems – unter dem im folgenden das „spezifische" Immunsystem zu verstehen ist – besteht darin, als Sinnesorgan für „Selbst" zu fungieren und die Integrität des Individuums zu erhalten, indem Schutz gegen Angriffe von „außen" (Bakterien, Viren usw.) und von „innen" (Entstehung von Varianten, Tumoren) geboten wird. Wichtigste Funktion des Immunsystems ist daher die Erkennung von Antigenen. Die Erkennungsleistung wird um so besser sein, je mehr Strukturen das individuelle System erkennen kann und je besser es an die zu erkennenden Strukturen angepaßt ist. Darüber hinaus muß das Immunsystem jedoch vermeiden, die eigenen Strukturen zu zerstören, d. h., es muß *Selbst* und *Nichtselbst* unterscheiden können.

Nach der sehr wichtigen Erkennungsleistung steht das Immunsystem vor der Aufgabe, eine große Zahl verschiedener Effektorfunktionen auszulösen, zu koordinieren und zu kontrollieren. Die hierzu erforderliche *Immunregulation* erfolgt auf verschiedenen Ebenen. Teleologisch ausgedrückt, muß das Immunsystem zunächst lernen, *Selbst* zu sehen und dabei Autoaggressivität zu vermeiden. Dabei muß ein großes Spezifitätsspektrum beibehalten, später jedoch den Erfordernissen der aktuellen Umwelt ständig angepaßt werden. Dies erfordert, daß in der Individualentwicklung eine zufällig erfolgte Kombination von Strukturgenen und Rezeptorgenen aufeinander abgestimmt wird. Im immunkompetenten Organismus sind zudem unentwegt Regulationen von spezifischen Immunantworten erforderlich, d. h., es erfolgt eine Abstimmung verschiedener Mechanismen, die zu Induktion, Ausprägung, Eingrenzung, Abklingen und Spätfolgen (Gedächtnis, Toleranz oder Autoimmunität) einer Immunantwort führen. *Immunregulation* im weiteren Sinne umfaßt aber auch die Regulation des Immunsystems selbst, und zwar einerseits durch Wechselwirkungen mit nichtimmunologischen Regulationsvorgängen, andererseits, und das soll hier vor allem besprochen werden, durch Wechselwirkungen innerhalb des Systems. Da das Immunsystem sich individuell und spezifisch entwickelt, ist a priori anzunehmen, daß den spezifischen Rezeptoren des Immunsystems (B- und T-Zell-Rezeptoren) bei dieser internen Regulation eine besondere Bedeutung zukommt.

In den folgenden Abschnitten wird als Beispiel die Regulation der Antikörperproduktion angeführt, über die vergleichsweise viel bekannt ist. Es ist anzunehmen, daß jede andere Effektorfunktion prinzipiell gleichartig reguliert wird.

■ Instrumentarium

■ Zellen

Träger des spezifischen Immunsystems sind T- und B-Lymphozyten, die sich aufgrund eines unterschiedlichen Spektrums von Oberflächenstrukturen voneinander unterscheiden lassen. Jeder Lymphozyt trägt auf seiner Oberfläche identische Antigenrezeptoren, über deren molekulare Struktur und damit Erkennungsspezifität während der Entwicklung der Zelle entschieden wird. Lymphozyten können mit diesen Rezeptoren Antigen erkennen und mit anderen Zelltypen kommunizieren (Abb. 7.**1**). Die Bindung an den Antigenrezeptor ist eine notwendige Voraussetzung für die Aktivierung der Zelle.

Neben den Antigenrezeptoren sind weitere Oberflächenstrukturen an der Aktivierung von Lymphozyten oder ihrer Funktion beteiligt. Hierzu zählen vor allem die akzessorischen Moleküle CD4 und CD8, die durch Bindung an ihre Liganden die Stimulation über den Antigenrezeptor modulieren. Andere Membranmoleküle sind für die Adhäsion von Zellen wichtig und häufig auch direkt an Zell-Zell-Interaktionen beteiligt (CD2 und LFA-3, ICAM-1 und LFA-1). Die Signalübertragung zwischen Zellen verläuft ebenfalls über Oberflächenmoleküle (CD28 und B7, CD40 und sein Ligand). Auch an der Wanderung von Lymphozyten sind Oberflächenstrukturen beteiligt, die entweder Rezeptoren für chemotaktisch aktive Substanzen sind oder die bestimmte Arten von Adhäsion fördern. All diese Oberflächenstrukturen werden in ihrer Expression reguliert und können durchaus selektiv wirken, indem sie z. B. nur auf bestimmten Subpopulationen von Zellen erscheinen.

Viele Membranmoleküle von Lymphozyten dienen als Rezeptoren für lösliche Liganden, so z. B. für Hormone, Neuropeptide oder für Komponenten des Komplementsystems. Auf diese Weise erfolgt die Anbindung an andere Regelkreise. Weitere Rezeptoren stehen für spezifische und unspezifische Mediatoren des Immunsystems, wie Antikörper und Zytokine, bereit. Sie können Zellen in das spezifische Immunsystem einbeziehen, die selbst keine Spezifität für ein Antigen aufweisen (z. B. Mastzellen durch ihren IgE-Rezeptor).

■ Antikörper und Zytokine

Neben der direkten zellulären Interaktion erfolgt die immunologische Signalübertragung durch lösliche Mediatoren. Seit langem bekannt und am besten untersucht sind die Antikörper als Sekretionsprodukte und im wesentlichen auch Rezeptoren der B-Zellen (Kap. 2). Ihre regulatorische Funktion wird an anderer Stelle bespro-

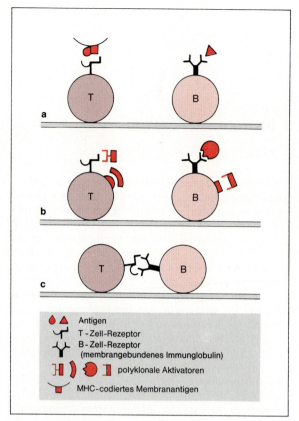

Abb. 7.1 Unterschiedliche Prinzipien der Zellinteraktion im Immunsystem.
a Antigenerkennung über antigenspezifische Rezeptoren, MHC-restringiert bei den meisten T-Zellen und ohne MHC-Restriktion bei B-Zellen.
b Polyklonale Aktivierung ohne immunologische Erkennung, aber mit Beteiligung des Rezeptors oder anderer Membranmoleküle.
c Gegenseitige Erkennung von Rezeptoren. Die Signalübertragung kann direkt durch Bindung an den Rezeptor ausgelöst oder durch lösliche Mediatoren und deren Membranrezeptoren übermittelt werden.

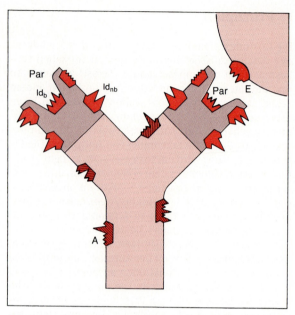

Abb. 7.2 Funktionelle Topographie eines IgG-Antikörpers. Das Molekül besitzt je zwei Bindungsstellen (Par = Paratop), mit denen es antigene Determinanten (E = Epitop) auf Antigenmolekülen erkennt. Der Antikörper selbst trägt ebenfalls Epitope, die wiederum von anderen Antikörpern erkannt werden können. Diese werden in den konstanten Abschnitten als Allotope (A) und in den variablen Abschnitten als Idiotope (Id) bezeichnet. Es gibt bindungsstellenassoziierte (Id_b) und davon unabhängige Idiotope (Id_{nb}).

chen. Zur Vorbereitung auf anschließende Abschnitte soll hier die Terminologie funktionell relevanter Bereiche eines Antikörpermoleküls kurz erläutert werden (Abb. 7.2). Die erkennende Bindungsstelle (eines Antikörpers) bezeichnet man als *Paratop*, die erkannte (eines Antigens) als *Epitop*. Ein Antigen tritt meist mit einer Vielzahl verschiedener Epitope in Erscheinung. Antikörper können untereinander binden. Sind dabei beide Bindungsregionen einbezogen, wird die Unterscheidung zwischen „Erkennen" und „Erkanntwerden" hinfällig. Erkannte Bindungsstellen im variablen Teil eines Antikörpers bezeichnet man als *Idiotope*. Idiotope können mit der Antigen-Bindungsregion, dem Paratop, identisch sein oder auch nicht. Als *Idiotyp* bezeichnet man nach Oudin die Gesamtheit aller Idiotope eines Antikörpers. Die Begriffe Idiotop, Paratop und Epitop wurden von Jerne in die immunologische Terminologie eingeführt. Sie wurden ursprünglich für Antikörper geprägt, werden jedoch heute teilweise auch zur Bezeichnung von Determinanten bei T-Zell-Rezeptoren verwendet.

Abb. 7.3 stellt einige Interaktionen von Rezeptoren, Antikörpern und löslichen Mediatoren schematisch dar, für deren Beteiligung bei der Regulation der Antikörperantwort Hinweise existieren. Alle drei Elemente können miteinander Bindungen unterschiedlicher Affinität über hierfür ausgeprägte Bindungsregionen eingehen. Die Bindung an Rezeptoren kann Zellfunktionen auslösen oder hemmen. Bindung löslicher Moleküle untereinander können Rezeptorbindung, Halbwertszeit oder Gewebeverteilung der beteiligten Moleküle beeinflussen. Abb. 7.3 soll die Komplexität der Interaktionen verdeutlichen.

Neben antigenspezifischen wurde eine Reihe unspezifischer Faktoren beschrieben, die von Lymphozyten (*Lymphokine*) oder anderen Zellen (*Zytokine*) sezerniert werden und einerseits Wachstum und/oder Differenzierung immunkompetenter Zellen beeinflussen, andererseits aber auch eine Vielzahl anderer Funktionen haben können (Kap. 4). Sie können stimulierend oder hemmend wirken, in Sekretionskaskaden aufeinanderfolgen und positive oder negative Rückkopplungen auslösen, wie z. B. IFN-γ für die Entwicklung von T_H1-Zellen oder IL-4 für die Entwicklung von T_H2-Zellen. Mitunter wirken sie indirekt, z. B. bei der Induktion der Expression von MHC-Klasse-II-Molekülen durch IFN-γ. Da die Sekretion des Faktors und die Expression seines Rezeptors unabhängig voneinander gesteuert werden können, ergeben sich fein abgestimmte Regulationsmöglichkeiten.

■ Topologie

Das Immunsystem besteht nicht aus einzelnen definierten Organen. Es ist diffus im Körper verteilt, oft in engem Kontakt zu der umgebenden Organstruktur. Die lymphatischen Organe selbst dienen im wesentlichen als Ort der Differenzierung (Knochenmark, Thymus) oder als Auffangbecken für einströmende Antigene (Lymphknoten). In letzterem Fall prägt das Immunsystem die Organstruktur selbst mit. Je nach dem immunologischen Status des Individuums schwankt z. B. die Größe der Lymphknoten erheblich. Mäuse, die zwei Generationen lang keimfrei gezüchtet und nur mit Molekülen von niedrigem Molekulargewicht gefüttert wurden, haben keine feststellbaren Lymphknoten.

Sowohl während der Ontogenese als auch während jeder ablaufenden Immunantwort ist die Gewebsarchitektur der Umgebung von Bedeutung. Interaktionen zwischen Zellen finden geordnet statt, meist auf Oberflächen anderer, ortsfester Zellen (Epithelien u. ä.). Art und Zustand dieser Zellen sind von Bedeutung, sei es, daß sie als *antigenpräsentierende Zellen* wirken, daß sie Oberflächenstrukturen tragen, die mit Lymphozyten spezielle Wechselwirkungen eingehen können, daß sie chemotaktisch aktiv sind oder daß sie defekt sind und selbst zum Ziel einer Immunantwort werden.

Lymphozyten zirkulieren im Körper. Sie verlassen die Zirkulation und wandern in die Gewebe ein. Dies erfordert Kontaktaufnahme mit Epithelzellen über *Adhäsionsmoleküle*. Entsprechend ihrer molekularen Verwandtschaft lassen sich diese Familien zuordnen, z. B. der *Immunglobulin-Superfamilie* (CD2, CD4, NCAMs, VCAMs, ICAMs u. a.), den *Cadherinen, Integrinen, Selectinen* u. a. Lymphozyten wandern gerichtet, folgen z. B. chemotaktischen Lockstoffen, oder wandern hormongesteuert, z. B. während der Laktation in die Milchdrüsen.

Unser mechanistisches Verständnis komplexer immunologischer Regulationsvorgänge beruht vielfach auf Ergebnissen, die in Experimenten mit Zellkulturen gewonnen wurden. Sichere Erkenntnisse bleiben hier beschränkt auf die Art und Weise, wie zwei, höchstens drei unterschiedliche, zuvor auf mitunter komplizierte Weise isolierte Zellpopulationen in vitro interagieren. Relativ leicht zu gewinnende Zellarten (z. B. Lymphozyten aus dem peripheren Blut) sind wesentlich häufiger Gegenstand von Untersuchungen als schwerer zugängliche (z. B. Lymphozyten aus Organinfiltraten). Unterschiedliche Umwelteinflüsse und ihre Konsequenzen für die Ausprägung des individuellen Immunsystems sind so schwer zu bestimmen, und diese historische Komponente bleibt daher meist unberücksichtigt.

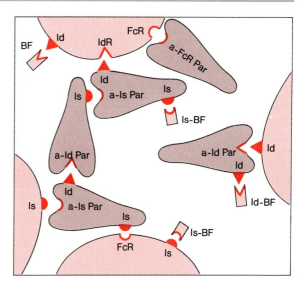

Abb. 7.3 Mögliche Interaktionen zwischen Antikörpern, immunkompetenten Zellen und regulatorischen Faktoren. Das Bild zeigt experimentell belegte Bindungsstellen der beteiligten Moleküle. Die Antikörper (dunkel) sind vereinfacht mit nur einer Bindungsstelle (Paratop = Par) dargestellt. Sie tragen selbst Determinanten, an die andere Antikörper, Bindungsfaktoren (BF) oder zellständige Rezeptoren (R) binden können. Hierbei handelt es sich entweder um den Isotyp (Is) oder um den Idiotyp (Id) eines Antikörpers. Pro Antikörper bzw. Zelle (hell) wurde nur je eine Determinante dargestellt, obwohl es sich jeweils um eine Kollektion von Determinanten auf den konstanten Teilen von H-Ketten (Is) bzw. der variablen Region (Id) handelt. IdR = Rezeptor für Idiotyp, FcR = Fc-Rezeptor (Rezeptor für Isotyp), a-Id Par = Anti-Id-Paratop (Antikörperbindungsstelle mit Id-Spezifität), a-Is Par = Anti-Is-Paratop, a-FcR Par = Anti-Fc-Rezeptor-Paratop, Id-BF = Id-bindender Faktor, Is-BF = Is-bindender Faktor.

Allerdings sind in den letzten Jahren Verfahren entwickelt worden, bestimmte Gene gezielt in Versuchstiere einzuschleusen oder auszuschalten. An solchen „transgenen" oder „knock-out" Tieren kann im Vergleich mit dem Wildtyp die funktionelle Bedeutung eines Strukturgens innerhalb des kompletten Systems untersucht werden. Der Nachweis peripher induzierter Immuntoleranz (s. u.) wurde z. B. an Tieren erbracht, in deren Keimbahn ein Gen übertragen wurde, das einen bestimmten Antigenrezeptor kodiert.

■ Entwicklung des Repertoires

Genetische Konstitution. Im Genom liegen für die Rezeptoren der B- und T-Zellen jeweils unterschiedliche Sätze von Gensegmenten vor, aus denen durch somatische Rekombination im Verlauf der Zelldifferenzierung funktionelle Rezeptorgene zusammengesetzt werden (Kap. 2 und 3). Da kein Austausch von Gensegmenten stattfindet, gibt es zwei unterschiedliche *Keimbahnrepertoires* für B- und T-Zellen. Die somatische Rekombination ermöglicht auf der Grundlage der bereits bekannten Gensegmente eine beeindruckende Rezeptorvielfalt. Zusätzliche Vielfalt in den variablen Regionen wird durch somatische Mutation (bei B-Zellen) oder den Einbau zu-

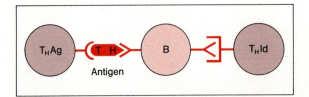

Abb. 7.4 Frühes Interaktionsmodell einer B-Zelle mit zwei verschiedenen T_H-Zellen. Eine idiotypspezifische T_H-Zelle (T_HId) interagiert mit dem Rezeptor der B-Zelle, während eine antigenspezifische T_H-Zelle (T_HAg) eine T-Zell-Epitop (T = Trägerdeterminante) des Antigens erkennt. Die B-Zelle interagiert mit einem davon verschiedenen Epitop des Antigens (H = Haptendeterminante). Die MHC-restringierte Antigenerkennung durch T-Zellen ist nicht dargestellt.

sätzlicher Nukleotide (bei T-Zellen) erzeugt. Rezeptorgene werden unabhängig voneinander und unabhängig von Strukturgenen, inklusive der polymorphen MHC-Gene, vererbt (Kap. 6). Das Keimbahnrepertoire beinhaltet daher keine Unterscheidungsmöglichkeit von *Selbst* und *Nichtselbst*.

Zentrale Selektion des T-Zell-Repertoires. Da T-Zellen Antigen MHC-restringiert erkennen sowie Rezeptoren und MHC-Produkte unabhängig voneinander vererbt und exprimiert werden, muß eine Anpassung des Rezeptorrepertoires an den individuellen MHC-Phänotyp postuliert werden. Auch müssen T-Zellen mit Spezifität für körpereigene Genprodukte ausgeschaltet werden. Beides geschieht im Thymus während der Individualentwicklung (Kap. 3). Wie Burnet (4) vorschlug, werden alle stark selbstreaktiven Klone eliminiert, vermutlich durch *Apoptose (negative Selektion)*. Die so entstehende *Immuntoleranz* wird auch als *zentrale Toleranz* bezeichnet. Sie kann nur Strukturen umfassen, die während dieser Zeit im Thymus in geeigneter Weise präsentiert werden. Um die Entstehung von MHC-Restriktion zu erklären, sind weitere Annahmen nötig, z. B., daß eine schwache Bindung des Rezeptors an körpereigene MHC-Produkte und Peptide ein Selektionsvorteil sei. Wenn nur solche T-Zellen in die Peripherie entlassen werden, können sie dort durch Komplexe aus MHC-Produkten und exogenen Peptiden stimuliert werden, die mit höherer Affinität an ihre Rezeptoren binden. Ein alternativer Erklärungsversuch geht von einer *positiven Selektion* derjenigen T-Zell-Klone aus, die Rezeptoren für *Selbst* exprimieren, gefolgt von einer *negativen Selektion*, um die Entstehung zahlreicher autoreaktiver Zellen mit hoher Affinität für Selbst zu verhindern.

Periphere Selektion. Dritter Entwicklungsabschnitt immunkompetenter Zellen nach Konstitution des Repertoires und Selektion in den primären lymphatischen Organen ist der Kontakt mit Antigen und der dadurch ausgelöste Selektionsdruck. Durch selektives Überleben und klonale Expansion kann sich das Repertoire entsprechend den Erfordernissen der antigenen Umwelt anpassen, wobei es der Immunregulation unterliegt.

Gedächtnis. Das jeweils vorhandene Repertoire spiegelt die Geschichte des individuellen Immunsystems wider und enthält sein Gedächtnis, verbunden mit der Fähigkeit zur Auslösung einer raschen und effizienten Sekundärantwort oder mit der Fähigkeit, bei bestehender Immuntoleranz nicht zu antworten. Da Sekundärantworten bestimmten Lymphozyten-Subpopulationen zugeordnet werden können (z. B. charakterisiert durch CD45-Isoformen), nehmen viele Immunologen an, daß es spezialisierte *Gedächtniszellen* gibt („*memory cells*") (26). Es ist aber auch denkbar, daß das Gedächtnis unabhängig von der individuellen Lebensdauer einer Zelle im idiotypischen Netzwerk durch wechselseitige Stimulation erhalten wird (S. 129).

Phänomenologie der Interaktion

Hilfe

Prinzip

Der Begriff „Helferzelle" wurde 1971 durch Mitchison geprägt. Er drückt den Einfluß einer Lymphozytenpopulation auf eine bestimmte Funktion des Immunsystems aus. Die Begriffsprägung geht zurück auf die Entdeckung von zwei wesentlichen Aspekten der humoralen Immunantwort: den Trägereffekt und den Synergismus von Thymozyten und Knochenmarkzellen als Voraussetzung einer effizienten Antikörperproduktion (Kap. 1 und 2). In den Experimenten von Mitchison und anderen wurde deutlich, daß beide Phänomene zusammenhängen und auf die Kooperation zwischen antikörperproduzierenden B-Zellen und Helfer-T-Zellen (T_H) zurückzuführen sind. Das früheste Modell für diese Zellinteraktion benötigte lediglich auf jeder Zelle einen antigenspezifischen Rezeptor und das Antigen als Brücke – und erklärte so, warum immunogene Moleküle mindestens zwei Determinanten haben müssen (Abb. 7.4). Seither sind die Modelle komplizierter geworden, da neue Befunde hinzukamen und erklärt werden mußten.

Aktivierung von Helferzellen

T_H-Zellen befinden sich im immunologisch naiven Tier in einem Ruhezustand; erst der Kontakt mit Antigen führt zu ihrer Aktivierung. Um diese Zustandsänderung herbeizuführen, müssen mehrere Bedingungen erfüllt sein (Abb. 7.5, oberer Teil): Zunächst muß das Antigen der T_H-Zelle von einer antigenpräsentierenden Zelle dargeboten werden.

$CD4^+$-Zellen, zu denen die T_H-Zellen meist gehören, erkennen Antigen im Kontext von MHC-Klasse-II-Strukturen (Kap. 3) (2). Als professionelle antigenpräsentierende Zellen wirken Monozyten, Makrophagen, dendritische Zellen und B-Zellen, die Antigen aufnehmen und degradieren können. Diese Zellen selektieren antigene Determinanten, die in Assoziation mit MHC-Molekülen auf ihrer Membran präsentiert werden. Bei der T_H-Zell-Aktivierung ist Zellkontakt wichtig. Es wurde gezeigt, daß neben dem Komplex aus T-Zell-Rezeptor, MHC-Molekül und Peptid auch CD4-Moleküle schwache Wechselwirkungen mit Klasse-II-MHC-Molekülen eingehen und daß der Membrankontakt zusätz-

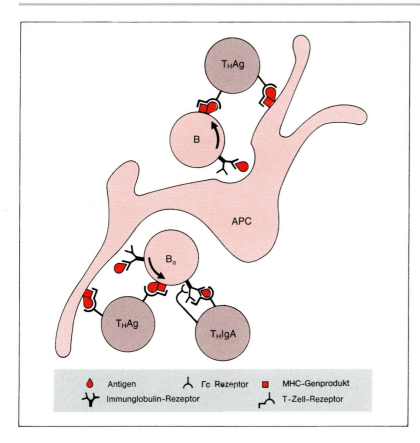

Abb. 7.5 MHC-restringierte Hilfe. Antigen- und Isotypspezifität. Der obere Teil des Bildes zeigt eine T_H-Zelle, die Antigen MHC-restringiert auf einer akzessorischen antigenpräsentierenden Zelle (APC) oder einer B-Zelle erkennt. Die B-Zelle nimmt das Antigen spezifisch über ihren Rezeptor auf. Im unteren Teil des Bildes ist dargestellt, wie man sich isotypspezifische Hilfe vorstellen könnte. Zusätzlich zu der antigenspezifischen Hilfe durch eine T_HAg-Zelle hilft eine T_HIg$_A$-Zelle, nicht MHC-restringiert über ihren Fc-Rezeptor, vielleicht auch über ihren Antigenrezeptor (nach Hood u. Mitarb.).

lich durch die Liganden von LFA-1 oder CD2 verstärkt werden kann.

Aus dem vorhandenen T-Zell-Repertoire werden diejenigen T-Zellen selektiert, deren Rezeptor eine geeignete Spezifität aufweist. Eine Aktivierung dieser T_H-Zellen zeigt sich oft durch die Expression von Rezeptoren für die Wachstumsfaktoren IL-2 und IL-4. T_H-Zellen können selbst IL-2 produzieren. Nach Bindung des Faktors beginnen T-Zellen sich blastoid zu transformieren; sie teilen und vermehren sich. Bei der Aktivierung können weitere lösliche Faktoren beteiligt sein, wie z. B. IL-1 und IL-6, die von antigenpräsentierenden Zellen gebildet werden.

Es sind weitere Aktivierungswege für T_H-Zellen denkbar, bei denen nicht das Antigen gemeinsam mit MHC-Molekülen als Stimulans wirkt, sondern dem T-Zell-Rezeptor komplementäre Strukturen, d. h. Idiotyp oder Antiidiotyp von Antigenrezeptoren anderer Zellen (Abb. 7.4 und 7.6). In diesem Fall wäre eine Assoziation mit MHC-kodierten Molekülen nicht notwendig, kann aber durchaus beteiligt sein. T_H-Zellen mit derartigen Spezifitäten wurden in mehreren Systemen beschrieben. Ob sie in vivo eine Rolle spielen, ist weitgehend unbekannt.

Aktivitäten von Helferzellen

Hilfe ist nur indirekt und funktionell meßbar, z. B. als Zunahme der Antikörperproduktion in Gegenwart von T_H-Zellen. Helferzellen können B-Zellen auf verschiedene Weisen helfen, die auch miteinander kombinierbar sind. Hauptsächlich können wir zwei Mechanismen unterscheiden: Hilfe über Lymphokintransfer und Hilfe über direkten Zellkontakt.

Ähnlich wie zytotoxische T-Zellen lassen sich T-Zellen mit Helferfunktion klonieren. Viele dieser T-Zell-Klone lassen sich antigenspezifisch und durch Klasse-II-MHC restringiert zur Proliferation bringen. Testet man jedoch ihre Helferaktivität, so findet man häufig eine Hilfe, die weder antigenspezifisch noch MHC-restringiert ist. Diese Zellen sezernieren in recht großen Mengen Lymphokine, die bereits per se auf B-Zellen in der Kultur helfend wirken. In vivo erscheinen dieselben T-Zell-Klone antigenspezifisch. Diese Beobachtungen weisen darauf hin, wie wichtig die Topographie des Immunsystems ist. Sie ermöglicht eine geordnete Zellkooperation, bei der spezifische Hilfe auch durch Vermittlung unspezifischer Mediatoren gewährleistet wird.

Bei einem direkten Kontakt der Zellmembranen beider Zellen können Signale über Oberflächenmoleküle transferiert werden. Wird die T-Zelle über ihren Antigenrezeptor durch ein von der B-Zelle präsentiertes Peptid aktiviert, so werden u. a. Oberflächenmoleküle hochreguliert, die über ihre Liganden auf der B-Zelle diese ebenfalls aktivieren können, wenn sie gleichzeitig Antigen an ihre eigenen Antigenrezeptoren gebunden hat (CD28 und B7, CD40 und CD40-Ligand). Hilfe durch unmittelbar ex vivo gewonnene T-Zellen wird oft beobach-

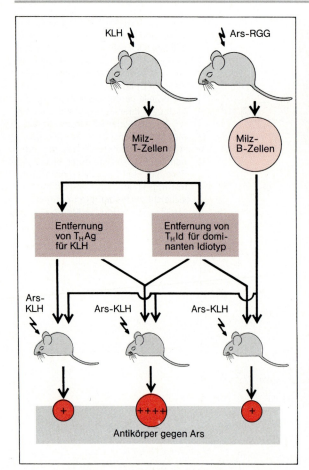

Abb. 7.**6** Experiment zur Demonstration idiotypspezifischer T-Helferzellen. Die Kooperation von T_H- und B-Zellen wurde ursprünglich in „Transfer"-Experimenten gezeigt. Mäuse eines Inzuchtstammes wurden entweder mit dem Trägermolekül (z. B. KLH = Hämocyanin der Schnecke Megatura cranulata) oder dem Hapten H (z. B. Ars = Azophenylarsonat), gekoppelt an einen zweiten immunogenen Träger (z. B. RGG = Rindergammaglobulin), immunisiert. Später wurden den Tieren die Milzen entnommen und in einen Wirt transferiert, der zuvor bestrahlt worden war (⚡), um sein eigenes Immunsystem auszuschalten. Nach Injektion von H–T (z. B. Ars-KLH) kann im Serum der Rezipienten eine sekundäre Antikörperantwort gegen das Hapten nachgewiesen werden (vgl. das Interaktionsmodell in Abb. 7.**4**). Das hier gezeigte Experiment beweist die Existenz und Bedeutung von antigenspezifischen (T_HAg) und idiotypspezifischen (T_HId) Helferzellen. Anti-Ars-Antikörper des verwendeten Mausstamms zeichnen sich durch einen dominanten Idiotyp aus. Entfernt man entweder die T_HAg- oder die T_HId-Zellen aus der KLH-immunisierten T-Zell-Population (durch Bindung an KLH bzw. Anti-Ars-Antikörper in vitro), so ist nur eine schwache Anti-Ars-Antwort in den Rezipienten möglich (+). Fügt man beide Populationen wieder zusammen, erfolgt eine starke Anti-Ars-Antwort (++++).

tet, ohne daß Lymphokine nachweisbar sind. Sie können so fein dosiert sein, daß sie sofort verbraucht werden, oder kommen auch selbst als membrangebundene Moleküle vor.

Die Analyse von T-Zell-Klonen zeigte, daß verschiedene Parameter für die Funktion einzelner Zellen eine Rolle spielen. Wichtig ist in vitro z. B. die Zelldichte. Manche Klone wirken in niedrigeren Zellzahlen antigenspezifisch und MHC-restringiert; in höheren Zellzahlen produzieren sie mehr Lymphokine und wirken unspezifisch. Ebenfalls wichtig ist die Art der Aktivierung, besonders die dabei mitwirkenden zusätzlichen Oberflächenmoleküle. Hierbei werden die folgenden Veränderungen induziert, die die Zellmembran und das Lymphokinspektrum beeinflussen.

Neben den bisher erwähnten Lymphokinen wurden wiederholt antigenspezifische Helferfaktoren beschrieben. Obwohl es inzwischen auch T-Zell-Klone und -Hybridome gibt, die derartige Faktoren produzieren, ist bisher weder ihre molekulare Struktur noch ihre Bedeutung in vivo geklärt. Es wurde spekuliert, ob es sich um lösliche T-Zell-Rezeptoren handelt.

Bislang wurde die *antigenspezifische* Hilfe besprochen. In vielen Systemen wurden zusätzliche oder andere Formen von Hilfe beschrieben. Hierzu zählen die *idiotypische, allotypische* und *isotypische* Hilfe (27). Man nimmt an, daß auch diese Hilfe von T_H-Zellen beigesteuert wird, die zusätzlich zu den antigenspezifischen Zellen wirken, und zwar entweder gleichzeitig oder sukzessiv (Abb. 7.**5**, unterer Teil). Isotypspezifische T_H-Zellen wurden z. B. für IgA und IgE gefunden. Sie werden vorzugsweise aus bestimmten Organen gewonnen und wirken im Organismus wahrscheinlich lokal. Isotypspezifische Helferzellen sezernieren vermutlich Faktoren, die entweder Immunglobulin der entsprechenden Klasse binden und die Differenzierung von Vorläufer-B-Zellen in sezernierende Plasmazellen fördern oder, ohne Immunglobulin binden zu müssen, die Umschaltung auf andere Immunglobulinklassen initiieren. Bei diesen Faktoren kann es sich auch um Lymphokine handeln (Kap. 4).

Hilfe kann auch ohne die Gegenwart eines exogenen Antigens direkt ausgeübt werden. In der allogenen Kombination von T- und B-Zellen werden meist Oberflächenstrukturen von B-Zellen (z. B. MHC-Klasse-II-Produkte) erkannt und dadurch diejenigen B-Zellen stimuliert, die durch Antigenbindung ein erstes Signal erhalten haben. In der autologen Situation kann es T-Zellen geben, die durch idiotypische Interaktionen B-Zellen stimulieren (Abb. 7.**6**).

■ Suppression

Hilfe und Suppression sind komplementäre Funktionen. Während Hilfe als *positive* Funktion relativ leicht zu erkennen ist, kann man Suppression als *negative* Funktion wesentlich schwerer nachweisen. Es muß stets gefragt werden, ob das Ausbleiben einer Immunantwort darauf zurückzuführen ist, daß es sie nicht gibt – weil z. B. keine Zellen mit entsprechenden Rezeptoren vorhanden sind – oder ob sie supprimiert ist. Suppression ist daher eine aktive Leistung des Immunsystems. Sie kann analog den T_H-Zellen an spezialisierte T-Zellen (T_s-Zellen) gebunden sein.

T_s-Zellen mit Antigenspezifität wurden 1970 von Gershon u. Kondo (6) in adoptiven Transferexperimenten entdeckt, die ganz ähnlich angelegt waren wie die Experimente zur T-B-Zell-Kooperation (Abb. 7.**7**). T_s-Zellen können *antigenspezifisch* sein, aber durchaus auch so erscheinen, wenn sie *idiotypspezifisch* sind. Darüber hinaus wurde *allotypspezifische* und *isotypspezifische* Suppression durch T-Zellen beschrieben. Manche T_s-Zellen scheinen MHC-restringiert zu wirken; es wurden aber auch T_s-Zellen gefunden, die sich durch Antigen anreichern ließen. Man muß wohl zum gegenwärtigen Zeitpunkt annehmen, daß T_s-Zellen in allen Schattierungen von Spezifität vorkommen, wie sie auch für zytotoxische und T_H-Zellen beschrieben wurden. Leider kennt man bisher kein Oberflächenmolekül, das spezifisch für T_s-Zellen wäre, obwohl viele der $CD8^+$-$CD4^-$-T-Zell-Subpopulation anzugehören scheinen.

Da T_s-Zellen nicht an ihren Oberflächenstrukturen zu erkennen sind, gibt es keinerlei Daten über ihre Verteilung im Körper, ihre Lebenszeit, ihre klonale Selektion nach Antigenstimulation u. ä. Es scheint jedoch, daß sie relativ radiosensitiv sind und durch Cyclophosphamid – ein alkylierendes Agens – eliminiert werden können. Leider ist es bisher nur selten gelungen, T_s-Klone zu etablieren und eingehend zu analysieren. Daher ist schwer zu sagen, ob deren funktionelles Spektrum repräsentativ und biologisch relevant ist. Es wäre mit vielen experimentellen Ergebnissen durchaus vereinbar, T_s-Zellen auch als funktionellen Zustand zu beschreiben, den T-Zellen neben anderen einnehmen könnten. So sind einige der wenigen klonierten T_s-Zellen gleichzeitig zur antigenspezifischen Zytolyse befähigt. Auch wurde die Vermutung geäußert, daß $CD4^+$-$CD8^-$-T_H-Zellen in einer Spätphase der Immunantwort zytotoxische Aktivität entfalten, die sich gegen antigenpräsentierende Zellen richtet und durch deren Elimination die Immunantwort beendet. Einige Lymphokine wirken supprimierend.

T_s-Zellen können direkt auf Effektorzellen oder über die funktionelle Elimination von T_H-Zellen wirken. Sie benötigen selbst Hilfe zu ihrer Induktion. Im Humansystem wurde eine T_H-Subpopulation beschrieben, die $CD8^+$-$CD4^-$-T-Zellen zur Suppression induziert (Suppressor-Induktor-Zellen). Weiterhin wurde eine Subpopulation beschrieben, die T_H-Zellen resistent gegenüber dem Einfluß von Suppression machen soll („Kontrasuppressorzellen").

Zusammengefaßt erscheint Suppression als ein sehr komplexes Phänomen, das sich selbst mit modernen biologischen Techniken schwer bearbeiten läßt und gegenwärtig nicht klonal erfaßbar ist. Wie wir ausgeführt haben, gibt es bei der Analyse des Phänomens zwei miteinander verbundene Probleme. Zum einen ist Suppression durchaus als multizelluläre Funktion vorstellbar, die dann unauffindbar ist, wenn man isolierte Zellklone oder Faktoren analysiert. Zum anderen kann Suppression zwar als Funktion spezifisch für das untersuchte Antigen sein, muß jedoch nicht an antigenspezifische T_s-Zellen gebunden sein, sondern wird möglicherweise durch T-Zellen mit antiidiotypischer Spezifität hervorgerufen.

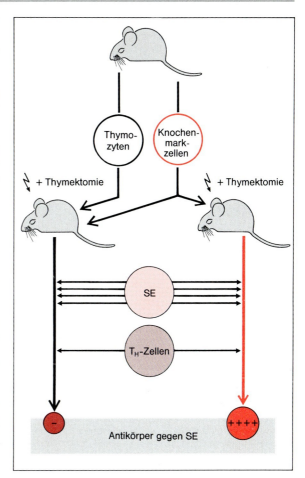

Abb. 7.**7** Experiment zur Demonstration von Suppression durch T-Zellen. Ein bestrahltes (※) und thymektomiertes Tier kann nach Transfer von Knochenmarkzellen B-Zellen, aber keine reifen T-Zellen entwickeln. Wiederholte Injektionen von Antigen (SE = Schafserythrozyten) beeinträchtigen die B-Zell-Entwicklung nicht; die B-Zellen können nach Zugabe von T_H-Zellen Antikörper gegen das Antigen bilden. Werden jedoch gleichzeitig mit den Knochenmarkzellen Thymozyten in die bestrahlten, thymektomierten Rezipienten injiziert, so entwickeln sich durch die Antigeninjektionen Suppressor-T-Zellen, die Hilfe durch die später transferierten T_H-Zellen nicht zulassen: Die Anti-SE-Antwort bleibt aus.

■ Frequenz und Plastizität

Die meisten Experimente, auf denen die bisher geschilderten Beobachtungen beruhen, sind Experimente mit Massenkulturen, d. h., 10^6 oder mehr positiv oder negativ selektierte Zellen werden gemischt, um ihre regulatorische Potenz zu testen. Demgegenüber bietet das Verfahren der Grenzverdünnungsanalyse den Vorteil, die Funktion einzelner Zellen untersuchen und gleichzeitig die Häufigkeit einer durch Funktion und Spezifität bestimmten Zellpopulation abschätzen zu können (17). In diesem Ansatz werden T-Zellen in vielen parallel angesetzten Zellkulturen über einen weiten Konzentrationsbereich ausverdünnt. Sind die Bedingungen so gewählt, daß ein einziger „Treffer" genügt, die Funktion festzu-

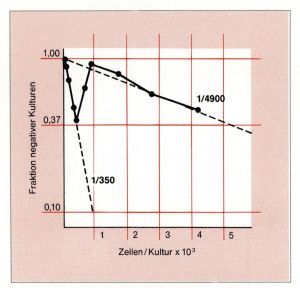

Abb. 7.8 Grenzverdünnungsanalyse zur Frequenzbestimmung von T-Zell-Populationen. In diesem Experiment wird die Häufigkeit von Vorläufer-Helfer-T-Zellen mit Reaktivität gegen Schafserythrozyten (SE) bestimmt. T-Zellen aus Mausmilzen werden in den Konzentrationen von ca. 20–4000 Zellen/Kultur in vielfachen Replikaten (24 Kulturen pro Konzentration) ausgesät. Der Zusatz von bestrahlten Peritonealzellen, einem Mitogen (Concanavalin A) sowie Wachstums- und Differenzierungsfaktoren ermöglicht Aktivierung, Vermehrung und Funktion von ca. 50% aller ausgesäten Zellen. Werden diese nun nach gründlichem Waschen mit B-Zellen und SE als Testsystem für Helferaktivität weitere 7 Tage inkubiert, so findet in allen Kulturen, die einen SE-reaktiven T_H-Klon enthalten, eine Kooperation mit spezifischen B-Zellen statt. In den Überständen der Kulturen wird die Menge der gebildeten spezifischen Antikörper gemessen. Mittels Poisson-Statistik läßt sich aus der Fraktion negativer Kulturen (F_0 = Anzahl von Kulturen ohne „Treffer", d. h. ohne Antikörper, d. h. ohne T_H-Zellen) in jedem Ansatz die Frequenz antigenreaktiver T_H-Zellen bestimmen. Aus den hier erhaltenen Werten für F_0 lassen sich 2 Frequenzen (von 1/350 und 1/4900) berechnen.

stellen, so läßt sich mittels statistischer Verfahren eine Aussage über die Frequenz der untersuchten Zellpopulationen machen. Ist die Technik nicht sensitiv genug, um die Funktion einzelner regulatorischer T-Zellen festzustellen, kann sie in einer modifizierten Weise angewandt werden, indem T-Zellen zunächst unter Grenzverdünnungsbedingungen aktiviert werden, um dann unter Zusatz von Lymphokinen differenzieren und/oder proliferieren zu können, bevor ihre Funktion detektiert wird.

Analysiert man T-Zellen aus nichtimmunisierten Tieren nach einer polyklonalen Stimulation und Expansion in vitro unter Grenzverdünnungsbedingungen, so beobachtet man „typische" Kurvenverläufe, mit relativ hohen Frequenzen von funktionalen T_H-Zellen bei niedrigen T-Zell-Konzentrationen (ca. 1/40), die jedoch mit steigender T-Zell-Konzentration rückläufig sind. Wird die T-Zell-Konzentration weiterhin gesteigert, lassen sich diese „Zacken" mehrfach beobachten (Abb. 7.8). Solche Kurven wurden zunächst so interpretiert, daß bei verschiedenen T-Zell-Konzentrationen durch ihre Frequenz voneinander unterscheidbare antigenreaktive T_H-Populationen sichtbar werden, die jeweils unabhängig voneinander durch T_s-Zellen supprimiert werden. Es wurde vermutet, daß diese Zellen über ihre Rezeptoren miteinander kommunizieren. Ein mathematisches Modell zeigte, daß die Kurvenverläufe mit der Annahme vereinbar sind, daß T_s-Zellen zwar ungefähr 20fach häufiger sind als T_H-Zellen, jedoch erst 10–20 T_s-Zellen gemeinsam in der Lage sind, eine T_H-Zelle zu supprimieren. T_s-Zellen aus normalen Tieren wurden ebenfalls in Grenzverdünnungsverfahren analysiert. Ihre Frequenzen sind, wie erwartet, ebenfalls hoch (1/2–1/10) und unterliegen einer gegenläufigen Regulation bei steigender Zellzahl. Dies weist auf eine gewisse Plastizität regulatorischer T-Zellen hin, d. h., T-Zellen können je nach den Kulturbedingungen unterschiedliche regulatorische Funktionen ausüben. Ob dies für die Situation des Immunsystems in vivo relevant ist, bleibt zu demonstrieren.

■ Toleranz

Immunologische Toleranz entsteht nicht nur im Thymus, sondern auch in der Peripherie, bei T- und B-Zellen *(periphere Toleranz)*. Toleranz ist also ein Zustand, der auf der Ebene des kompletten Organismus auf verschiedene Weise erzeugt werden kann. Die Begegnung eines Lymphozyten mit einem Antigen spielt hierbei eine entscheidende Rolle; hinzu kommen weitere Signale (z. B. von T_H-Zellen) bzw. deren Fehlen. Sollten Immunantworten ablaufen, so können sie durch Suppression wieder beendet werden. Wichtigster Mechanismus für die Erzeugung der Toleranz am Lebensbeginn des Organismus ist sicher die klonale Deletion. Für die Erhaltung der Toleranz im älteren Organismus gewinnen andere Mechanismen an Bedeutung.

Schon früh wurde erkannt, daß Toleranz erworben wird und hierbei die Präsenz des Antigens eine Rolle spielt. Owen beschrieb bereits 1945, daß bei Rinderzwillingen natürliche Chimären vorkommen, die in utero einen gemeinsamen Blutkreislauf haben. Diese zweieiigen Zwillinge entwickeln Toleranz gegeneinander, so daß z. B. Haut problemlos übertragen werden kann. Experimentell kann Toleranz auf verschiedene Weise erzeugt werden. Allgemein ist dies beim jungen Tier bzw. bei unreifen Lymphozyten leichter möglich als bei älteren Tieren oder reifen Zellen. Ob ein Antigen Toleranz oder eine Immunreaktion erzeugt, hängt auch von seiner chemischen Struktur, seiner Menge und der Art und Weise ab, in der es in den Körper gelangt und dort prozessiert wird.

Beispielhaft wollen wir nun das Schicksal einer jungen B-Zelle mit einem nach dem Zufallsprinzip rearrangierten Rezeptor betrachten. Je nach ihrer Spezifität und den Umständen, die sie antrifft, kann sie physisch eliminiert werden *(klonale Deletion, negative Selektion)*, funktionell inaktiviert werden *(klonale Anergie)*, unverändert persistieren *(klonale Ignoranz)* oder aktiviert werden *(klonale Expansion, positive Selektion, Immun-

antwort). Welche Faktoren bestimmen nun das Schicksal dieser B-Zelle?

In jüngster Zeit hat das Studium transgener Tiere einiges zum Verständnis der Toleranzerzeugung beigetragen. Bei diesen Tieren kann man einen großen Teil von T- bzw. B-Zellen mit definierten Rezeptoren erzeugen, deren Schicksal dann in vivo verfolgt werden kann. Als Beispiel seien die von Goodnow (7) beschriebenen Mäuse genannt, bei denen B-Zellen Rezeptoren mit Spezifität für Hühnerlysozym tragen. Diese Mäuse können mit anderen transgenen Tieren gekreuzt werden, die Hühnerlysozym als lösliches Antigen oder membrangebunden produzieren. Es zeigt sich, daß das Schicksal der B-Zellen wesentlich davon abhängt, wieviel Antigen im System ist. Werden nur ca. 5% aller Rezeptoren besetzt, bleiben die B-Zellen, wie sie sind. Sie ignorieren das Antigen. Werden bei höheren Konzentrationen ca. 45% aller Rezeptoren besetzt, werden die B-Zellen anerg, d. h., sie sind phänotypisch normal, aber funktionell inaktiviert. Ist das Antigen nicht in löslicher Form, sondern membrangebunden präsent, werden die B-Zellen deletiert.

Für das Schicksal eines Lymphozyten ist also entscheidend, wie er über seinen Rezeptor aktiviert wird, d. h., welches Signal der Rezeptor überträgt. Dieses Signal wird häufig als Signal 1 bezeichnet. Weiterhin ist vermutlich die Differenzierungsstufe der Zelle von Bedeutung („frühe" Begegnungen führen eher zu Toleranz). Darüber hinaus ist entscheidend, ob das Signal 1 das einzige Signal bleibt – was zur Induktion von Toleranz führt – oder ob ein zweites Signal hinzukommt. Bei diesem Signal 2 handelt es sich z. B. um eine Interaktion mit einer T_H-Zelle. Wenn es auf dem T_H-Zell-Niveau keine Aktivierung gibt, so gibt es keine Immunantwort der auf Hilfe angewiesenen Zellen (B-Zellen, zytotoxische T-Zellen); weiterhin wird bei diesen Zellen mangels eines zweiten Signals eventuell Toleranz erzeugt. Heutzutage muß man sich das Signal 2 sicherlich als eine Vielzahl von Stimuli vorstellen, die über Zellkontakt oder Zytokine vermittelt werden.

■ Immunglobulin als Regulationselement

Klassischerweise werden Immunglobuline als Antikörper betrachtet, d. h. in ihrer Beziehung zu Antigen gesehen. Jedoch haben Immunglobuline auch regulatorische Funktionen, indem sie über verschiedene Determinanten mit komplementären internen Strukturen in Verbindung treten bzw. diese oder die sie tragenden Zellen miteinander verknüpfen (Abb. 7.**3**). Immunglobuline sind an der Produktion ihrer eigenen Art auf positive oder negative Weise beteiligt. Über Immunglobulin bindende Fc-Rezeptoren können antigenspezifische und -unspezifische Regulationsmechanismen zusammengeführt werden. Das Vorhandensein einer geringen Menge von Antikörpern niedriger Affinität mit Spezifität gegen *Selbst*-Antigene mag für die Erhaltung von Selbsttoleranz wichtig sein. Das einmal gebildete Repertoire an Antikörpern beeinflußt vermutlich die Regeneration des Repertoires der T- und B-Zellen, möglicherweise so sehr, daß uns völlig verschiedene Genprodukte ähnlich erscheinen – z. B. kann die Reaktion von T- und B-Zell-Rezeptoren mit den gleichen antiidiotypischen Antikörpern auf diese Weise erklärt werden (s. u.).

Die regulierende Wirkung von Antikörpern auf das Immunsystem läßt sich experimentell untersuchen und praktisch nutzen. Wenn spezifische Antikörper kurz vor der Immunisierung mit einem Antigen injiziert werden, kommt es häufig zu einer negativen Rückkopplung, von der Antikörperantwort und zellvermittelte Immunantwort gleichermaßen betroffen sein können. Hierfür gibt es verschiedene Gründe, die auch gleichzeitig vorliegen können. So kann der Antikörper das Antigen neutralisieren und somit einer Immunantwort den Stimulus entziehen, während der Antigen-Antikörper-Komplex durch Bindung an Fc-Rezeptortragende Zellen rasch eliminiert wird, oder der Antigen-Antikörper-Komplex kann durch Bindung an Fc-Rezeptoren auf B-Lymphozyten (und einigen humane T-Lymphozyten) diese Zellen direkt inhibieren. Für die negative Rückkopplung durch Antikörper gibt es ein bedeutsames praktisches Beispiel, nämlich die Prophylaxe der Rhesusinkompatibilität einer Rh^--Mutter und ihres Rh^+-Kindes, die sich als schwere Hämolyse beim Neugeborenen äußert. Rh^--Individuen können nach Kontakt mit Rh^+-Erythrozyten Anti-Rh-Antikörper bilden, die die Plazenta passieren können. Diese Immunisierung kann nach einer Geburt stattfinden. Gibt man der Mutter zu diesem Zeitpunkt Anti-Rh-Antikörper, so kann die Immunisierung verhindert werden.

■ Regulationskonzepte

■ Netzwerke

In einem 1974 erschienenen Artikel versuchte Jerne (13), die weitere Entwicklung der Immunologie vorherzusagen. Gleichzeitig publizierte er einige Gedanken, die in der Folge für Experimentatoren und Theoretiker gleichermaßen als sogenannte *Netzwerkhypothese* Bedeutung erlangten (Abb. 7.**9**). Heute wissen wir, daß im Gegensatz zu Jernes Annahme T- und B-Zellen evolutionär verwandte, aber distinkte Sätze von Rezeptorgenen benutzen. Obwohl deshalb in ihrer ursprünglichen Form nicht haltbar, hat die Netzwerkhypothese an Attraktivität nicht verloren. Auch wurde sie offen genug formuliert, um sie diversen Veränderungen unseres Wissens über regulatorische Vorgänge anzupassen. Konkrete Vorhersagen über Abläufe von Immunantworten können allerdings nur in sehr begrenztem Umfang abgeleitet werden. Dies hat immer wieder Anlaß zu Diskussionen gegeben und Weiterentwicklungen angeregt. Einige dieser Konzepte und Modellvorstellungen sollen im folgenden dargestellt werden.

Jerne nahm seinerzeit an, daß die Rezeptoren auf T- und B-Zellen prinzipiell gleich, d. h. Antikörper, seien. Er führte eine neue Terminologie ein (S. 121 und Abb. 7.**2**), mit der deutlich gemacht wurde, daß Antikörper nicht nur erkennen, sondern auch erkannt werden können. Die Gesamtzahl an genetisch vorhandenen Paratopen bezeichnet er als *potentielles* Repertoire, die

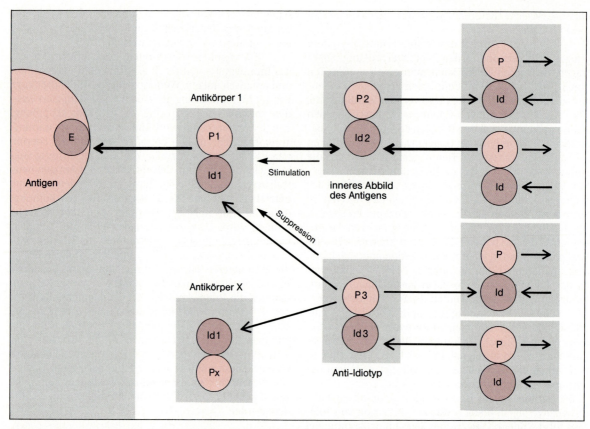

Abb. 7.**9** Netzwerkmodell der Immunregulation. Ein Epitop (E) auf einem Antigen wird durch eine Bindungsstelle (P = Paratop) erkannt, die ihrerseits in der variablen Region eines Antikörpers oder antigenspezifischen Rezeptors lokalisiert sein kann. Gleichzeitig tragen diese Moleküle Idiotope (Id), die komplementär zu anderen Paratopen sind (Paratop = Antiidiotop). Ein Determinantenpaar ist jeweils mit einer Zahl bezeichnet; dabei kann man P und Id auch als Sätze mehrerer Determinanten verstehen. Id2 entspricht E als internes Abbild des Antigens. Stellt man sich vor, daß Id2 das Element P1-Id1 stimuliert, welches gleichzeitig durch den antiidiotypischen Satz P3-Id3 supprimiert wird, so hat man eine einfache Vorstellung vom dynamischen Gleichgewicht nach der Netzwerkhypothese (nach Jerne).

kleinere Anzahl tatsächlich zu einem gegebenen Zeitpunkt in einem Individuum vorhandener Paratope als *verfügbares* Repertoire. Das Repertoire an Idiotopen sollte dem Repertoire an Paratopen entsprechen; beide liegen in der Größenordnung von mehreren Millionen. Daraus folgerte er, daß in jedem Individuum sowohl jedes Idiotop von einem Set an Paratopen erkannt werden kann als auch, daß jedes Paratop einen Set von Idiotopen erkennen kann. Das Immunsystem stellt sich demzufolge dar als ein komplexes und gleichzeitig komplettes Netzwerk von erkennenden und erkannten Paratopen und Idiotopen.

Neben den Dualismus von Erkennen und Erkanntwerden stellte Jerne zwei weitere: Es gibt T-Zellen und B-Zellen mit teilweise synergistischen, teilweise antagonistischen Interaktionen. Jede einzelne antigensensitive Zelle kann auf ein Erkennungssignal hin positiv oder negativ reagieren. Als drittes weist Jerne auf die Bedeutung von Suppression hin, die er als die „Essenz des Immunsystems" bezeichnet. Auch in der Abwesenheit von Fremdantigenen zeigt das Immunsystem ein „Eigenverhalten", das auf Paratop-Idiotop-Interaktionen beruht, die zu einem Gleichgewicht mit einem Übergewicht von Suppression führen. Dieses Gleichgewicht ist dynamisch, da ständig Elemente des Netzes sterben und neue entstehen.

Gelangt eine immunogene Substanz in ein Immunsystem, so wird jedes Epitop E von einem Set an Paratopen (P1) erkannt, die mit einem Set an Idiotopen (Id1) verknüpft sind. Innerhalb des Netzwerkes erkennt jedes Paratop auf P1 gleichzeitig Idiotope (Id2), die als „internes Abbild" des Epitops E bezeichnet werden können. Weiterhin wird jedes Idiotop aus Id1 von einem zweiten Set an Paratopen (P2) erkannt, den man auch als „antiidiotypischen" Set bezeichnet. Da das Repertoire groß ist, ist jeder nachfolgende Set an Idiotopen und Paratopen größer als der zunächst betrachtete. Die Immunantwort breitet sich wellenförmig im System aus und wird unschärfer (Abb. 7.**10**). Jerne nahm an, daß interne Bilder präferentiell stimulierend auf den erkennenden Set wirken, während Antiidiotypen präferentiell inhibieren. Ohne das Fremdepitop E resultieren die entgegengesetzten Kräfte in einer abgewogenen Suppression, die durchbrochen werden muß, um eine Immunantwort gegen E zu erhalten.

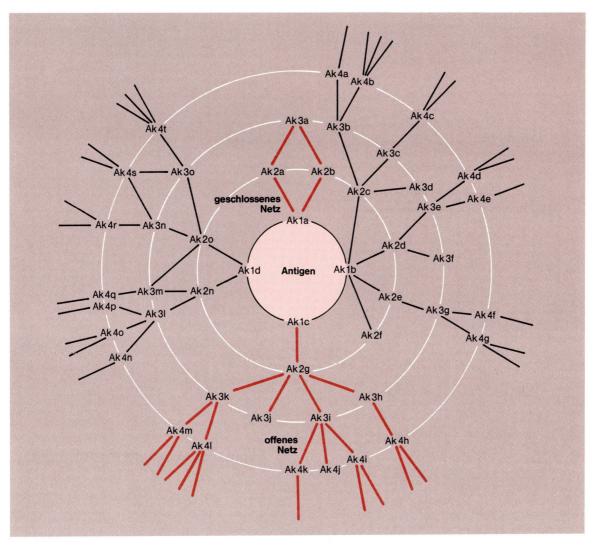

Abb. 7.**10** Expansion der Immunantwort nach dem Netzwerkmodell. Potentielle Expansion der Immunantwort als sukzessive Wellen idiotypischer Interaktionen. Das Determinantenpaar P1-Id1 figuriert zur Vereinfachung als Antikörper 1 (Ak 1). Die Buchstabenindizes bezeichnen verschiedene Möglichkeiten, die sich ergeben, je nachdem, ob die Erkennung über Idiotope erfolgt, die den Bindungsstellen assoziiert sind, oder nicht. Gleiche Buchstaben bezeichnen identische Bindungsstellen. Prinzipiell kann dann unterschieden werden zwischen geschlossenen Netzen (z. B. Ak 1a, Ak 3a) und offenen Netzen (z. B. Ak 1c, Ak 3i) (nach Hood u. Mitarb.).

Es wurde mehrfach versucht, Jernes Netzwerkhypothese mit mathematischen Modellen zu simulieren. Ohne hier auf Einzelheiten einzugehen, kann gesagt werden, daß unter Annahme einfacher Grundgegebenheiten Regulationsphänomene reproduzierbar waren. Die Modelle unterscheiden sich in ihren Prämissen, z. B. darin, ob das Netzwerk als *offen* oder *geschlossen* betrachtet wird (Abb. 7.**10**) oder ob es als *symmetrisch* oder *unsymmetrisch* gilt. Bei einem symmetrischen Netzwerk ist funktional eine Stimulation durch die Vernetzung von Idiotopen der von Paratopen gleichzusetzen.

Seit bekannt ist, daß die Repertoires von B- und T-Zellen verschieden sind, beschäftigen weitere Probleme die Netzwerktheoretiker: Gibt es zwei separate Netzwerke? Wie entsteht in der Ontogenese die beobachtete enge Verbindung zwischen T- und B-Zell-Idiotypen? Wird ein Netzwerk aufgrund des anderen selektiert? Sind alle oder nur ein Teil der Idiotope an der Ausbildung des funktionalen Netzwerkes beteiligt, d. h., gibt es *regulatorische* Idiotope? Müssen eventuell selbstreaktive und deshalb für das Netzwerk relevante Idiotope gesondert betrachtet werden? Diese Fragen können noch nicht beantwortet werden. Wir nehmen an, daß auch in Zukunft die Netzwerkhypothese weiterentwickelt wird und neuere Aspekte der experimentellen Forschung integriert werden können.

■ Zirkel und Kaskaden

Gershon u. Kondo (6) und Herzenberg u. Mitarb. (11) entwickelten Konzepte, in denen die kognitiven Prinzipien der Netzwerktheorie in Form von integrierten Schaltkreisen angeordnet sind. Im Mittelpunkt stehen

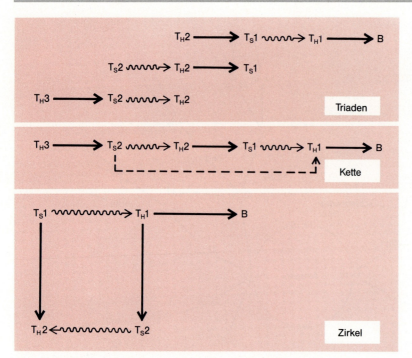

Abb. 7.11 Triaden, Ketten und Zirkel als mögliche Regulationselemente. Die Rezeptoren von T_H- und T_S-Zellen werden als interagierende Elemente aufgefaßt. Die Zahlen bezeichnen die Interaktionsebene, wenn keine Degeneration bei der Idiotyperkennung stattfindet. → = Hilfe, ⇝ = Suppression, – – –→ mögliche Interaktion (nach Herzenberg u. Mitarb.).

hier Regelkreise, die aus einfachen Elementen (Paare oder Triaden von T_H und T_S-Zellen) mit komplementären Idiotypen bestehen (Abb. 7.11). Grundvoraussetzung ist die Annahme, daß es Lymphozyten ohne bisherigen Antigenkontakt, aber mit determinierter Funktion und Spezifität gibt, die sich nach Antigenstimulation in Effektorzellen differenzieren. Die Differenzierung bedarf einer Hilfe durch T_H-Zellen, die ihrerseits durch T_S-Zellen reguliert werden. Die Balance zwischen Helfer- und Suppressoraktivität bestimmt das Ausmaß der Antwort auf einen gegebenen antigenen Reiz. Kompliziert wird die Situation durch die Tatsache, daß T_S-Zellen ihrerseits durch T_H-Zellen reguliert werden. Da a priori nicht feststeht, ob diese zweiten T_H-Zellen ihrerseits durch T_S-Zellen reguliert werden, sind regulatorische Ketten oder Kaskaden denkbar, die ad infinitum fortgeführt werden können. Als Kaskaden kann man sie betrachten, weil jede nachgeschaltete Population aus Gründen der Heterogenität größer ist als die vorhergehende. Da jedoch anzunehmen ist, daß distale regulatorische Interaktionen bei jedem Schritt an Effektivität verlieren, sollten praktisch nur finite Ketten resultieren. Auch diese scheinen vielen Theoretikern zu ungenau zu funktionieren, um die beobachteten strikten Regulationsvorgänge zu erklären. Herzenberg u. Mitarb. (11) schlugen deshalb geschlossene Regelkreise vor, die in den extremen Positionen Hilfe und Suppression fixierbar sind. Diese aus vier Elementen bestehenden Kernregelkreise unterliegen dem zusätzlichen Einfluß durch Hilfsregelkreise, die den Modus der Kernkreise bestimmen bzw. diese umschalten können. Dies kann durch die Verfügbarkeit bestimmter Determinanten, wie Idiotope, Allotope oder Isotope, geschehen. Der experimentelle Zugang zur Überprüfung dieser Annahmen ist bisher nur sehr indirekt möglich, was wiederum alternative Interpretationen zuläßt.

■ Ansätze für Regulationsstörungen

Bisher haben wir uns mit dem gesunden Organismus befaßt, dessen Immunsystem die Unterscheidung zwischen Selbst und Nichtselbst perfekt meistert. Hiervon gibt es jedoch Abweichungen, die sog. *Autoimmunkrankheiten*, bei denen Antikörper oder Effektorzellen gegen körpereigenes Gewebe beobachtet werden. Die Folgen können sehr unterschiedlich sein. Autoantikörper können wichtige Rezeptoren blockieren (z. B. den Acetylcholinrezeptor bei der Myasthenia gravis oder den TSH-Rezeptor bei der neonatalen Thyreotoxikose). Sie können Immunkomplexe bilden, deren Ablagerung Schäden verursacht (z. B. Immunkomplexnephritis beim SLE), oder sie blockieren Stoffwechselwege (z. B. Antikörper gegen *Intrinsic factor* bei der perniziösen Anämie). Autoaggressive Effektorzellen können direkt zytotoxisch wirken oder über Mediatoren Entzündungen induzieren. Häufig finden sich verschiedene Autoimmunphänomene nebeneinander, deren Wertigkeit im Pathogeneseprozeß umstritten ist.

Zurückgehend auf Vorstellungen von Burnet und Fenner, glaubte man lange, daß es selbstreaktive Zellen im gesunden Organismus nicht gibt und Autoimmunreaktionen durch versehentlich nicht deletierte Klone verursacht würden. Heute wissen wir, daß selbstreaktive B- und T-Zellen ständig vorhanden sind. So wurde z. B. demonstriert, daß T_H-Zellen gegen klassische Autoantigene wie z. B. Thyreoglobulin durchaus auch bei Gesunden gefunden und stimuliert werden können. Auch die

Vorstellung von privilegierten Orten, in denen potentielle Autoantigene dem Zugriff des Immunsystems entzogen sind, mußte in einigen Fällen (z. B. für Thyreoglobulin) revidiert werden. Der Schutz vor Autoaggression wird demnach im wesentlichen durch die fein abgestimmte regulatorische Kontrolle bewirkt. Betrachten wir kurz die verschiedenen Möglichkeiten, diese Kontrolle zu unterlaufen. Abb. 7.12 gibt eine generelle Übersicht über Störmöglichkeiten der B-Zell-Kontrolle.

Bedeutungsvoll und einfach verständlich ist die antigene *Mimikry*, d. h. die Stimulation von B- oder/und T-Lymphozyten durch Nichtselbststrukturen (z. B. Bakterien), die gemeinsame Epitope mit Selbststrukturen haben. Nachdem sich die betreffenden Zellen auf diese Weise klonal vermehrt haben, nimmt die Wahrscheinlichkeit zu, daß sie sich in größerer Zahl einfinden und erneut stimuliert werden, wenn sie kreuzreaktiven Epitopen begegnen. Hinzu kommt, daß aktivierte T-Zellen leichter zur IL-2-Sekretion angeregt werden, während für ruhende T-Zellen weitere Voraussetzungen erfüllt sein müssen. Aktivierte T-Zellen haften auch besser an Gefäßendothelien und dringen leichter ins Gewebe ein. Auch ohne kreuzreaktive Epitope kann eine unerwünschte Stimulation autoaggressiver B- oder T-Zellen ausgelöst werden. Dies kann direkt im Sinne einer polyklonalen Stimulation geschehen (z. B. Epstein-Barr-Virus, Lipopolysaccharid) oder spezifisch durch persistierende virale oder bakterielle Antigene. In diesem Zusammenhang sei darauf hingewiesen, daß bei den meisten experimentell induzierten Autoimmunkrankheiten das verwendete Autoantigen (z. B. Thyreoglobulin oder Proteoglykan) gemeinsam mit Adjuvantien appliziert werden muß, die Entzündungen auslösen, aber auch gute T-Zell-Antigene enthalten. Geringfügige Modifikationen des Autoantigens haben mitunter den gleichen Effekt.

Autoimmunkrankheiten sind häufig genetisch determiniert und mit bestimmten MHC-kodierten Membranproteinen vergesellschaftet (z. B. HLA-B27 bei Morbus Bechterew, HLA-DR4 bei der rheumatoiden Arthritis). Die Ursachen sind weitgehend unklar. Es wäre denkbar, daß aus individuellen MHC-Produkten und Antigen unter Umständen Epitope für T-Zell-Rezeptoren entstehen, die mit *Selbst*-Strukturen verwechselt werden. Demgemäß sollten bestimmte MHC-Antigene und zusätzlich der Kontakt mit bestimmten Antigenen eine Autoimmunkrankheit auslösen können. Als dritte Voraussetzung muß ein entsprechendes T-Zell-Repertoire verfügbar sein. Unterschiede im verfügbaren Repertoire könnten sich auch als Defekte (d. h. als „Löcher" im Repertoire) bemerkbar machen, indem eine erwünschte Immunantwort nicht ausgelöst werden kann.

Wegen der unbestrittenen Attraktivität des Mimikrykonzeptes muß an dieser Stelle davor gewarnt werden, es bereits als allgemeingültige Erklärung anzusehen. Noch gibt es nur sehr wenige Beispiele für antigene Mimikry, und in der Humanpathologie ist keines dieser Beispiele bisher endgültig gesichert. Als Beispiel sei hier ein T-Zell-Klon genannt, der ein Streßprotein aus Yersinien und ein derselben Genfamilie angehöriges Streßprotein aus hitzegestreßten menschlichen Makrophagen

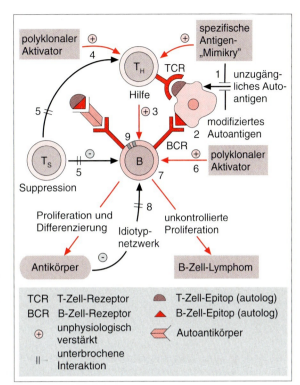

Abb. 7.**12** Mögliche Störungen der B-Zell-Kontrolle. Aberrante Stimulation oder Toleranzbruch, nachdem (1) ein normalerweise unzugängliches „Selbst"-Antigen oder (2) ein verändertes oder verändert präsentiertes „Selbst"-Antigen für das Immunsystem zugänglich wird (z. B. unter dem Einfluß viraler Infektionen). 3. Verstärkte T_H-Aktivität, z. B. durch (4) Superantigenstimulation von T_H-Zellen. 5. Verlust der direkten (für die B-Zelle) oder indirekten (für eine T_H-Zelle) T_S-Aktivität. 6. Direkte polyklonale Aktivierung (z. B. durch bakterielle Endotoxine). 7. Somatische Veränderung der B-Zelle und Möglichkeit der malignen Entartung. 8. Fluktuation im idiotypischen Netzwerk mit Aufhebung von zuvor bestehender Suppression. 9. Aberrante Expression von Klasse-II-MHC-Genprodukten und dadurch veränderte Antigenpräsentation oder direkte Stimulation (nach Sell).

erkennt (9). T-Zellen dieser Art könnten einen Entzündungsprozeß einleiten, wie er z. B. in den Gelenken von Patienten mit einer durch Yersinien verursachten Arthritis stattfindet. Attraktiv ist auch die Vorstellung, daß sogenannte Superantigene Autoimmunkrankheiten induzieren (10). Dabei handelt es sich um Moleküle (z. B. bakterielle Toxine), die an Familienmerkmale von T-Zell-Rezeptoren binden und demzufolge eine ganze Gruppe von T-Zell-Klonen mit ähnlichen V_β-Polypeptidketten stimulieren. Falls sich darunter vermehrt autoreaktive Zellen befinden, könnte bei Überschreiten eines Schwellenwertes die Krankheit beginnen.

Eine weitere Möglichkeit für die Entstehung von Autoimmunität ist aberrante Antigenpräsentation gegenüber T-Zellen. T-Zellen erkennen Antigen nur im Kontext von MHC-kodierten Membranproteinen. Sind die betreffenden Strukturen nicht vorhanden, kann die T-Zelle selbst bei Anwesenheit von Antigen nicht angesprochen werden. Die MHC-Klasse-II-Genprodukte werden nur auf wenigen Zelltypen exprimiert (B-Zellen, Monozyten, dendritische Zellen). Potentiell sind jedoch auch andere Zellen unter bestimmten Bedingungen zu ihrer Expression befähigt, z. B. nach Stimulation durch IFN-γ. Nachgewiesen wurde dies beispielsweise für Astrozyten und Schilddrüsenepithelzellen. Demnach ist es möglich, in Gewebsverbänden Antigen zu präsentieren, in denen dies normalerweise nicht geschieht. Aktivierte T-Zellen ändern ihr Kontaktverhalten, schütten Lymphokine aus und können so einen entzündlichen Fokus schaffen.

Viel diskutiert werden Defekte physiologischer Suppressionsmechanismen als Ursache für Autoimmunkrankheiten. Allerdings läßt sich hierzu wenig Konkretes sagen (S. 126). Es ist jedoch denkbar, daß eine Störung im Netzwerk sich an ganz anderer Stelle negativ auf die Kontrolle selbstreaktiver Zellen auswirkt.

■ Ausblick

Nach Gershon kann man das Immunsystem mit einem Orchester vergleichen. Jedes einzelne Instrument spielt verschiedene Töne, aber ein harmonisches Ganzes entsteht erst, wenn ein gemeinsames Stück ausgewählt wurde, jeder seinen Platz eingenommen hat und alle aufeinander eingestimmt sind. Obwohl wir die Stücke, die unser Immunsystem aufführt, tagtäglich vernehmen und uns ihrer Virtuosität wohlbewußt sind, fällt es noch immer schwer, einzelne Instrumente herauszuhören, ihre Bedeutung und ihre Interaktionen zu verstehen. Die Ursache liegt in der sehr indirekten Art, Wissen über Regulationsvorgänge zu gewinnen, indem Elemente des Systems – Zellen oder Signalmoleküle – aus dem Zusammenhang gerissen und in vitro unter grob vereinfachten Bedingungen zusammengesetzt werden. Hier gilt es anzusetzen, komplexere experimentelle Modelle zu etablieren, gleichzeitig aber bessere Zugänge zum Studium des nativen Systems zu suchen.

■ Literatur

1 Arnaout, M. A.: Cell adhesion molecules. In Kelley, W. N., E. D. Harris, S. Ruddy, C. B. Sledge: Textbook of Rheumatology, 3rd ed. Saunders, Philadelphia 1988
2 Bluethmann, Ohasi. Transgenesis and Targeted Mutagenesis in Immunology. Academic Press, New York 1993
3 Brodsky, F. M., L. Guagliardi: The cell biology of antigen processing and presentation. Ann. Rev. Immunol. 9 (1991) 193
4 Burnet, F. M.: The Clonal Selection Theory of Antibody Formation. Cambridge University Press, London 1959
5 Cooper, J., K. Eichmann, K. Fey, I. Melchers, M. M. Simon, H. U. Weltzien: Network regulation among T cells: qualitative and quantitative studies on suppression in the non-immune state. Immunol. Rev. 79 (1984) 63
6 Gershon, R. K., K. Kondo: Cell interactions in the induction of tolerance: the role of thymic lymphocytes. Immunology 18 (1970) 723
7 Goodnow, C. C.: Transgenic mice and analysis of B-cell tolerance. Ann. Rev. Immunol. 10 (1992) 489
8 del Guercio, P.: Regulatory structures on the V and C regions of immunoglobulin molecules. Immunol. Today 8 (1987) 304
9 Hermann, E., A. W. Lohse, R. van der Zee, W. van Eden, W. J. Mayet, P. Probst, T. Poralla, K.-H. Meyer zum Büschenfelde, B. Fleischer: Synovial fluid-derived Yersinia-reactive T cells responding to human 65-kDa heat-shock protein and heat-stressed antigen-presenting cells. Europ. J. Immunol. 21 (1991) 2139
10 Hermann, A., J. W. Kappler, P. Marrack, A. M. Pullen: Superantigens: mechanism of T-cell stimulation and role in immune responses. Ann. Rev. Immunol. 9 (1991) 745
11 Herzenberg, L. A., S. J. Black, L. A. Herzenberg: Regulatory circuits and antibody responses. Europ. J. Immunol. 10 (1980) 1
12 Hood, L. E., I. L. Weissman, W. B. Wood, J. H. Wilson: Immunology, 2nd ed. Benjamin/Cummings, Menlo Park 1984
13 Jerne, N. K.: Towards a network theory of the immune system. Ann. Immunol. 125G (1974) 62
14 Jerne, N. K.: The immune system. Sci. Amer. 229 (1974) 52
15 Klein, J.: Immunology: the Science of Self-Nonself Discrimination. Wiley, New York 1986
16 Klein, J.: Natural History of the Major Histocompatibility Complex. Wiley, New York 1986
17 Lefkovits, I., H. Waldmann: Limiting Dilution Analysis of Cells in the Immune System. Cambridge University Press, London 1979
18 Miller, F. A. P., G. Morahan: Peripheral T-cell tolerance. Ann. Rev. Immunol. 10 (1992) 51
19 Mosmann, T. R., R. L. Coffman: Th1 and Th2 cells: different patterns of lymphokine secretion lead to different functional properties. Ann. Rev. Immunol. 7 (1989) 145
20 Nossal, G. J. V.: Cellular mechanisms of immunologic tolerance. Ann. Rev. Immunol. 21 (1983) 33
21 Oudin, J.: Proc. roy. Soc. Lond. Ser. B 166 (1966) 207
22 Parker, D.: T-cell dependent B-cell activation. Ann. Rev. Immunol. 11 (1993) 331
23 Rajewsky, K., T. Takemori: Genetics, expression and function of idiotypes. Ann. Rev. Immunol. 1 (1983) 569
24 Sell, S.: Basic Immunology: Immune Mechanisms in Health and Disease. Elsevier, Amsterdam 1987
25 Teale, J. M., K. M. Abraham: The regulation of antibody class expression. Immunol. Today 8 (1987) 122
26 Vitetta, E. S., M. T. Berton, C. Burger, M. Kepron, W. T. Lee, X.-M. Yin: Memory-B- and T-cells. Ann. Rev. Immunol. 9 (1991) 707
27 Woodland, R., H. Cantor: Idiotype-specific T helper cells are required to induce idiotype-positive B memory cells to secrete antibodies. Europ. J. Immunol. 8 (1978) 600

8 Entzündung

D. Gemsa und K. Resch

■ Einleitung

Entzündungsreaktionen dienen dem Körper zum Schutz gegen Angriffe von außen und innen. Ziel einer Entzündung ist, den Körper in eine erhöhte Abwehrbereitschaft zu versetzen, schädigende Einflüsse zu neutralisieren und die Integrität des Organismus wiederherzustellen. Auch soll Zerstörung des Gewebes gebremst und durch Reparaturprozesse wieder rückgängig gemacht werden. Schon vor 2000 Jahren wurde durch Celsus eine Entzündungsreaktion durch die vier klassischen Symptome: Schmerz (Dolor), Wärme (Calor), Rötung (Rubor) und Schwellung (Tumor) charakterisiert. Als fünftes Symptom wurde später von Galen die Einschränkung der Funktion (Functio laesa) hinzugefügt. Diese typische Symptomatik beschreibt Ereignisse, die aufgrund der Fortschritte auf dem Gebiet der Immunologie und Zellbiologie erst in letzter Zeit genauer analysiert wurden. Pathologisch-anatomisch ist ein Entzündungsherd gekennzeichnet durch eine Dilatation von Gefäßen, insbesondere von Kapillaren, erhöhten Blutdurchfluß, Permeabilität der Gefäßwände mit Exsudation von Plasmabestandteilen, Adhärenz von Leukozyten an Endothelzellen und Einwandern von Leukozyten in das Gewebe. Eine Entzündungsreaktion signalisiert häufig eine gesteigerte Immunantwort. In den meisten Fällen führt eine Entzündung, insbesondere bei mikrobiellen Infektionen, zu einer erhöhten Immunität gegen das auslösende Agens. Umgekehrt beruht eine Entzündung oft auf einer immunologischen Auseinandersetzung; dies trifft um so mehr zu, je länger eine Entzündung andauert.

Im allgemeinen hat eine Entzündungsreaktion einen akuten Verlauf und kommt in einigen Tagen oder innerhalb weniger Wochen zum Stillstand. Das trifft zu auf die meisten mikrobiell ausgelösten Entzündungen, die durch Stimulation des Immunsystems (Antikörperproduktion, Phagozytenaktivität und T-Lymphozyten-Stimulation) dadurch beendet werden, daß der Infektionserreger eliminiert wird. Chronische Entzündungen treten dann auf, wenn das auslösende Agens nicht eliminiert werden kann oder sich die Immunantwort verselbständigt (Autoimmunreaktionen).

Zentrales Ereignis aller Entzündungsreaktionen ist der Einstrom von Leukozyten in einen Entzündungsherd. Zu wenige Leukozyten, Defekte in der Chemotaxis und Phagozytose, gestörte Mikrobizidiesysteme, mangelnde Antikörperproduktion durch B-Lymphozyten, eingeschränkte T-Lymphozyten-Funktion und Zytokinproduktion führen alle zu insuffizienten Entzündungsreaktionen, wodurch invasive Krankheitserreger und Schadstoffe nicht eliminiert werden können.

Entzündungsreaktionen haben unterschiedliche Auslösermechanismen (Tab. 8.1). Grundsätzlich lassen sich zwei Möglichkeiten unterscheiden. Einmal können Noxen unmittelbar zur Aktivierung von Effektorzellen führen. Dies ist vor allem bei kurzfristigen („banalen") Entzündungen der Fall. Zum anderen kann ein Schadstoff zu einer immunologischen Auseinandersetzung führen, die dann eine Entzündungsreaktion auslöst. Immer wenn Entzündungen länger andauern, kann man davon ausgehen, daß eine Immunreaktion die wichtige Rolle spielt. Im allgemeinen führen mikrobielle Infektionen zur Entzündung. Die Mehrheit der Infekterreger kann durch die entzündungsausgelöste Immunantwort rasch eliminiert werden, und eine bleibende Immunität resultiert. In seltenen Fällen werden mikrobiell ausgelöste Infektionen chronisch, wenn Erreger persistieren. Neben diesen klassischen Auslösern einer Entzündung kann auch eine Reihe von natürlichen oder von Menschenhand hergestellten Schadstoffen ein inflammatorisches Potential aufweisen. Auch physikalische Schädigungen wie Hitze und Kälte und mechanische Gewebeschäden wie z. B. die üblichen Verletzungen, Knochenbrüche und – im extremen Ausmaß – pulmonale Dysfunktionen nach Polytrauma repräsentieren Entzündungsreaktionen. Gewissermaßen immunologisch entgleiste Entzündungsreaktionen sind Allergien, Immunkomplexerkrankungen und die verschiedenen Formen der Autoimmunität.

Im folgenden werden Leukozyten und humorale Faktoren als essentielle Komponenten der Entzündungsreaktion im Detail dargestellt. Neben den Leukozyten als klassischen Teilnehmern einer zellulären Entzündungsreaktion (5) werden auch Thrombozyten, Endothelzellen und Fibroblasten berücksichtigt, da das Immunsystem nicht isoliert agiert, sondern mit einer Vielzahl von Zellsystemen in enger Kooperation steht. Die bedeutende Rolle ortsständiger Gewebezellen für das lokale Entzündungsgeschehen wird erst in jüngster Zeit zu-

Tab. 8.1 Auslösermechanismen einer Entzündung

Unmittelbare Aktivierung von Effektorzellen
- Infektionserreger und Fremdpartikel
- Gewebeverletzung
- physikalische, chemische und toxische Schädigung

Immunologisch ausgelöste Effektorsysteme
- humorale Immunreaktionen (z. B. Immunkomplexe, Komplementprodukte)
- zelluläre Immunreaktionen (z. B. Zytotoxizität, Zytokinfreisetzung)
- Autoimmunreaktionen
- Allergien

Tab. 8.2 Biologisch wichtige Eigenschaften von Neutrophilen, Eosinophilen, Mastzellen und Makrophagen

Charakteristika	Neutrophile Granulozyten	Eosinophile Granulozyten	Mastzellen/basophile Granulozyten	Makrophagen/Monozyten
Wichtige Rezeptoren für	IgG, IgE[1] C3a, C3b, C5a IL-1, IL-3, IL-6 TNF-α, G-CSF, GM-CSF, LTB$_4$	IgG, IgE[1] ähnlich Neutrophilen	IgG, IgE[2]	IgG, IgM, IgE[1] C3a, C3b, C3d, C5a IFN-γ, IL-1, IL-6 TNF-α, M-CSF, GM-CSF LTB$_4$, LTC$_4$ (?)
Phagozytose	sehr ausgeprägt	mäßig	mäßig	sehr ausgeprägt
Sekretion von[3]	**Enzyme** saure und neutrale Proteasen, z. B. – Lysozym – Kathepsine – Elastase – Kollagenase Phospholipasen Lipasen Ribonukleasen Glykosidasen Phosphatasen Histaminase Peroxidase Arylsulfatase Glucosaminidase **Lipidmediatoren** Prostaglandine Thromboxane Leukotriene (LTB$_4$) plättchenaktivierender Faktor (PAF) **Reaktive Sauerstoff- und Stickstoffspezies** O_2^- OH^- H_2O_2 NO **Zytokine** IL-1 andere (?) **Andere wichtige Proteine** Defensine Lactoferrin	**Enzyme** saure Hydrolasen, z. B. Kathepsine Kollagenase Ribonuklease Phospholipasen eosinophile Peroxidase Histaminase Heparinase Arylsulfatase **Basische Proteine** Major basic protein (MBP) Eosinophil cationic protein (ECP) Eosinophil-derived neurotoxin (EDN = eosinophil protein X, EPX) **Lipidmediatoren** Prostaglandine (PGE$_1$, PGE$_2$, TXA$_2$) Leukotriene (LTC$_4$, LTD$_4$) plättchenaktivierender Faktor (PAF) **Reaktive Sauerstoffspezies** O_2^- OH^- H_2O_2 **Zytokine** koloniestimulierende Faktoren (Multi-CSF = IL-3, GM-CSF) Interleukine (IL-1, IL-6, IL-8) Tumornekrosefaktor-α (TNF-α) **Wachstumshormone** transformierender Wachstumsfaktor (TGF-α, TGF-β)	**Histamin** **Kinine** **Heparin (Proteoglykane)** **Enzyme** Proteasen Phospholipasen Lipasen Glykosidasen Phosphatasen Peroxidase Superoxiddismutase Arylsulfatase **Lipidmediatoren** Prostaglandine (PGD$_2$, TXA$_2$) Leukotriene (LTB$_4$, LTC$_4$, LTD$_4$) plättchenaktivierender Faktor (PAF) **Reaktive Sauerstoffspezies** **Zytokine** koloniestimulierende Faktoren (Multi-CSF = IL-3, GM-CSF) Interleukine (IL-1, IL-4, IL-5, IL-6, IL-9) Tumornekrosefaktor-α (TNF-α) **Wachstumshormone** transformierender Wachstumsfaktor (TGF-β)	**Enzyme** saure und neutrale Proteasen, z. B. – Lysozym – Kollagenase – Elastase Phospholipasen Lipasen Ribonukleasen Glykosidasen Phosphatasen, Sulfatasen Plasminogenaktivator Lipoproteinlipase Arginase Angiotensinkonvertase **Lipidmediatoren** Prostaglandine (PGE$_1$, PGE$_2$, TXA$_2$, PGI$_2$) Leukotriene (LTB$_4$, LTC$_4$, LTD$_4$) plättchenaktivierender Faktor (PAF) **Reaktive Sauerstoff- und Stickstoffspezies** O_2^- OH^- H_2O_2 NO **Komplementfaktoren** C1, C4, C2, C3, C5, Faktor B, D, Properdin C3b-Inhibitor **Gerinnungsfaktoren** Faktor V, VII, IX, X, Thromboplastin u. a. **Zytokine** koloniestimulierende Faktoren (GM-CSF, M-CSF, G-CSF) Interleukine (IL-1, IL-6, IL-8, IL-10) Tumornekrosefaktor-α (TNF-α) Interferone (IFN-α, IFN-β) für Makrophagen chemoattraktives Peptid (MCP-1) und andere Chemokine **Wachstumshormone** Fibroblastenwachstumsfaktor (FGF) plättchenabhängiger Wachstumsfaktor (PDGF-1 und -2) epidermaler Wachstumsfaktor (EGF) Nervenwachstumsfaktor (NGF) insulinähnlicher Wachstumsfaktor (IGF) transformierender Wachstumsfaktor (TGF-α und -β) **Andere wichtige Proteine** α$_2$-Makroglobulin α$_1$-Antiprotease Fibronectin Transferrin Apolipoprotein E Serumamyloid A, P Haptoglobin

[1] Rezeptoren niedriger Affinität
[2] Rezeptoren hoher Affinität
[3] Das ist nur eine Auswahl sekretorischer Produkte. Insbesondere bei Makrophagen ließen sich über 100 Produkte identifizieren.

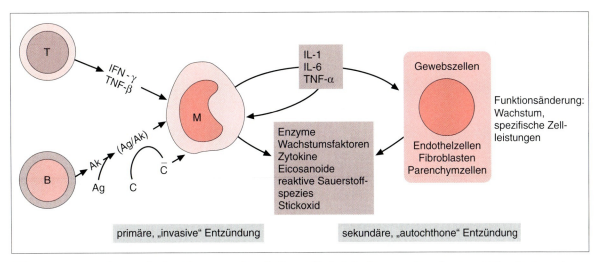

Abb. 8.1 Immunreaktion und Entzündung, exemplarisch dargestellt die Interaktion von Lymphozyten, Makrophagen und ortsständigen Gewebszellen. T = T-Lymphozyten, B = B-Lymphozyten, M = Makrophagen, Ag/Ak = Antigen-Antikörper-Komplexe, IFN = Interferon, TNF = Tumornekrosefaktor, IL = Interleukin, C = Komplement.

nehmend erkannt. So können viele dieser autochthonen Zellen zu einer Sekretion von Entzündungsmediatoren stimuliert werden. Oft sind dabei die „klassischen Entzündungszellen", z. B. Makrophagen und ihre Sekretionsprodukte, zwischengeschaltet.

Entzündungsreaktion

Aktivierung von Entzündungszellen

Histologisch findet man bei jeder entzündlichen Reaktion ein unterschiedlich ausgeprägtes zelluläres Infiltrat. Es besteht aus Granulozyten, mononukleären Phagozyten und Lymphozyten, wobei die relativen Anteile dieser Zellen wechseln. Bei kurzfristigen, akuten Entzündungen überwiegen Granulozyten; bei langfristigen Entzündungsreaktionen und chronisch entzündlichen Erkrankungen bilden vor allem Makrophagen und Lymphozyten das charakteristische Infiltrat.

Bei der entzündlichen Reaktion setzen diese Entzündungszellen eine große Zahl von Mediatoren frei, die für die klinischen Erscheinungen verantwortlich sind (Tab. 8.2).

Diese Mediatoren werden unten im einzelnen ausführlich beschrieben. Viele davon sind in den Zellen gespeichert, vor allem Enzyme, manchmal in inaktiven Vorstufen. Sie können deshalb sehr rasch bei Aktivierung freigesetzt werden. Alle dienen primär dazu, eingedrungene Noxen unschädlich zu machen. Die einzelnen Enzyme degradieren Fremdstoffe verschiedener Zusammensetzung und detoxifizieren oder inaktivieren sie dabei. Reaktive Sauerstoff- und Stickstoffspezies können eingedrungene Infektionserreger abtöten. Die Erhöhung der Durchblutung und die gesteigerte Permeabilität der Gefäße durch Prostaglandine und Leukotriene beschleunigen den Abtransport von Abbauprodukten. Die verschiedenen Wachstumsfaktoren induzieren die Proliferation z. B. von Fibroblasten und leiten so die Heilung ein.

Die bei einer Entzündung freigesetzten Mediatoren wirken nicht nur gegen die eingedrungenen Fremdstoffe. Da Enzyme nicht entscheiden können, ob ihr Substrat aus einem Fremdstoff stammt, werden auch körpereigene Strukturen angegriffen. Gleiches gilt für die aktivierten Sauerstoff- und Stickstoffspezies. Auch wenn Schwellung, Schmerz oder Fieber wichtige Warnsignale darstellen, eine weitere Exposition mit Noxen zu vermeiden, haben sie als solche auch Krankheitswert. Dieselben Mediatoren sind daher bei einer Entzündung sowohl für die Abwehr von Noxen als auch für die entzündlichen Läsionen verantwortlich. Wenn eine Entzündungsreaktion lange dauert, kann es dabei zu schweren Organstörungen oder Destruktionen kommen.

Eine Schlüsselrolle bei der Entzündung nehmen die Zytokine ein. Als Zytokine werden (meist glykosylierte) Proteine – mit Molekulargewichten zwischen 8000 und 45 000 – definiert, die vorwiegend von Zellen des Immunsystems gebildet werden, die die Aktivierung dieser Zellen steuern und die an vielen Effektorfunktionen des Immunsystems beteiligt sind (Kap. „Zytokine"). Zu den wichtigsten Effektorfunktionen des Immunsystems gehören Entzündungsreaktionen. Entsprechend werden einige von den heute mehr als 40 molekular bekannten Zytokinen auch als „inflammatorische Zytokine" zusammengefaßt.

Die zentrale Stellung der vorwiegend von den Monozyten und Makrophagen gebildeten Zytokine Interleukin 1 (IL-1) und Tumornekrosefaktor-α (TNF-α) beruht auf 2 Eigenschaften (Abb. 8.1). Beide sind sehr potente Aktivatoren von Makrophagen (die diese Zytokine selbst bilden!) und anderen Leukozyten, wobei sie neben anderen Entzündungsmediatoren auch die eigene Synthese erhöhen. TNF-β ist ein Produkt von T-Lymphozyten mit einer dem TNF-α vergleichbaren Aktivität. Die Bildung dieser Zytokine ist somit ein wirkungsvoller autokriner

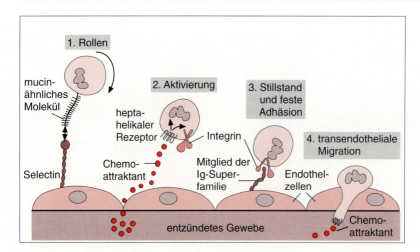

Abb. 8.2 Das Auswandern von Leukozyten aus der Blutbahn in das entzündete Gewebe.

Verstärkungsmechanismus der Entzündung. Daß die Gabe neutralisierender Antikörper gegen TNF-α Tiere vor dem Tod im septischen Schock schützen kann, belegt die Schlüsselfunktion dieses Zytokins bei der schwersten Form einer akuten Entzündung. IL-1 und TNF-α rekrutieren Gefäßendothelzellen und parenchymale oder mesenchymale Zellen, am Entzündungsprozeß teilzunehmen. Diese Zellen sezernieren dann viele der Entzündungsmediatoren, wie sie auch die Leukozyten freigeben: Enzyme, Lipidmediatoren, reaktive Sauerstoff- und Stickstoffspezies wie auch Zellwachstumshormone. Da gleichzeitig die Organzellen ihre Funktion ändern können – so kann im Gelenk oder im Glomerulus der Niere das Gleichgewicht zwischen Matrixsynthese und -abbau sich ändern –, spielen TNF-α und IL-1 auch eine zentrale Rolle in der Pathogenese chronisch entzündlicher Erkrankungen.

Keine der Entzündungszellen setzt ihre Entzündungsmediatoren spontan frei, sondern sie müssen dazu aktiviert werden Granulozyten und Makrophagen können unmittelbar auf viele Reize reagieren (Tab. 8.1). Hierzu gehören in den Organismus eingedrungene Fremdkörper, Infektionserreger wie Bakterien oder Viren, physikalische oder chemische Noxen, die zum Gewebstrauma führen. Bei der dadurch ausgelösten akuten entzündlichen Reaktion werden die schädigenden Stoffe inaktiviert, abgebaut und ausgeschieden. Ist dies erreicht, klingt die Entzündung ab, da die aktivierenden Reize eliminiert sind. Die direkte Aktivierung von Entzündungszellen ist im allgemeinen nicht sehr effektiv. Insbesondere bei den Infektionserregern reicht sie nicht aus, um sie zu eliminieren, wenn diese sich im Körper schnell vermehren können. Eine sehr viel stärkere Aktivierung bewirken Immunreaktionen. Viele Fremdstoffe, insbesondere auch Bakterien und Viren, führen zu einer Immunantwort, die dann eine wirksame Abwehr möglich macht (Abb. 8.1). Dabei kann die Entzündungskaskade durch Antikörper ihren Anfang nehmen, die mit ihrem spezifischen Antigen Komplexe bilden und dadurch die verschiedenen Leukozyten aktivieren; die Aktivierung kann durch Komplement verstärkt werden.

Daneben bilden Zytokine, die von T-Lymphozyten gebildet werden, das Bindeglied zwischen Immunantwort und Entzündung. So aktiviert Interferon-γ (IFN-γ), das vorwiegend von einer Subpopulation von T-Lymphozyten, den T_H1-Lymphozyten, gebildet wird, sehr effizient Monozyten und andere Leukozyten. Auch TNF-β und GM-CSF aktivieren Makrophagen und verstärken die Antwort auf IFN-γ.

■ Auswandern von Leukozyten aus der Blutbahn

Überblick über die chemotaktischen Prozesse

Mit Ausnahme weniger systemischer Reaktionen wie dem septischen Schock manifestieren sich entzündliche Erkrankungen in bestimmten Organen. Bei einer lokalen Entzündung müssen die zirkulierenden Leukozyten die Blutbahn verlassen und in das betroffene Gewebe infiltrieren. Spezifische Lymphozyten können dorthin durch ihr Antigen geleitet werden; alle anderen Zellen müssen chemotaktisch angelockt werden. Alle Zellen treten in einem sehr komplexen Vorgang aus dem Gefäß aus. Chemotaktische Aktivität besitzen einige Komplementkomponenten (C3a, C5a), N-Formylpeptide, Leukotrien B_4 und eine Gruppe von Zytokinen, die als Chemokine bezeichnet werden. Zu den letzteren gehören IL-8, das makrophagenchemoattraktive Peptid (MCP-1) und andere (s. u. und Kap. „Zytokine").

Die Auswanderung von Leukozyten beginnt mit einer Verlangsamung des freien Vorbeiströmens am Endothel, das als Rollen („rolling") bezeichnet wird. Es wird durch Selectine, vorwiegend des Endothels, gesteuert, die an Kohlenhydrat-Ketten von Membranmolekülen der Leukozyten binden. Diese noch instabile Leukozyten-Endothel-Interaktion wird durch die Aktivierung der Leukozyten – bewirkt vor allem durch Chemokine – in einen stabilen Zellkontakt überführt. Dabei spielen Wechselwirkungen zwischen leukozytären Integrinen und Molekülen des Endothels, die zur Familie der Immunglobulin-Superfamilie gehören – z. B. zwischen LFA-1 und ICAM-1 – die zentrale Rolle. Als letzten Schritt wandern die Leukozyten durch transendotheliale Migration ins Gewebe aus. Dieser Prozeß wird wiederum durch Chemokine gesteuert (Abb. 8.2).

Tab. 8.3 Selectine und ihre Liganden bei Leukozyten-Endothel-Interaktionen

Leukozyten		Endothelzellen
Struktur/Name	Vorkommen	
PSGL-1 Oligosaccharide ähnlich dem Sialyl-Lewis[a, x]	neutrophile Granulozyten Monozyten, Lymphozytensubpopulationen NK-Zellen	P-Selectin (GMP-140/CD 62P)
Oligosaccharide ähnlich dem Sialyl-Lewis[a, x]	neutrophile Granulozyten eosinophile Granulozyten basophile Granulozyten Monozyten Lymphozytensubpopulationen NK-Zellen	E-Selectin (ELAM-1/CD 62E)
L-Selectin (Mel-14/CD 62L)	Lymphozytensubpopulationen Monozyten neutrophile Granulozyten eosinophile Granulozyten	GLy CAM-1 CD 34 MAd CAM-1

Ruhende Endothelzellen tragen an ihrer Oberfläche keine Zellinteraktionsmoleküle wie Selectine oder Mitglieder der Immunglobulin-Superfamilie. Die Expression dieser Moleküle wird durch inflammatorische Zytokine, wie IFN-γ, IL-1 und TNF-α, oder durch Bestandteile von Bakterien wie Lipopolysaccharid induziert. Auch in Leukozyten werden die Integrine, die eine Bindung an Endothelzellen herstellen, durch chemotaktische Faktoren, beispielsweise Chemokine, hochreguliert. Damit wandern Leukozyten, vor allem Granulozyten und Monozyten, aus den Gefäßen an solchen Orten aus, wo Oberflächenveränderungen auf Endothelzellen eine Infektion oder einen Gewebeschaden anzeigen. Die Natur des Entzündungsreizes bestimmt dabei, ob bevorzugt Lymphozyten, Monozyten oder Granulozyten betroffen sind, und steuert damit die Zusammensetzung des Infiltrates.

Die spezifischen Zellinteraktionen beruhen auf mehreren Rezeptor-Ligand-Wechselwirkungen.

Selectine

Die Selectinfamilie (Tab. 8.3) besteht aus kohlenhydratbindenden Adhäsionsmolekülen. Einige wie z. B. L-Selectin werden auf den zirkulierenden Leukozyten exprimiert, andere, wie P-Selectin und E-Selectin, auf Endothelzellen. P-Selectin ist intrazellulär gespeichert und wird bei Entzündung rasch an die Plasmamembran transportiert, wo es Monozyten und neutrophile Granulozyten bindet. E-Selectin wird nach Stimulation durch IL-1, TNF oder LPS in den Endothelzellen synthetisiert. Alle Selectine – daher ihr Name – binden an Kohlydratketten von mucinähnlichen Molekülen der interagierenden Zelle. E- und P-Selectine binden an unterschiedliche Strukturen, die beide Ähnlichkeit mit dem Tetrasaccharid Lewis[x] oder Lewis[a] haben; die Liganden für L-Selectin enthalten zusätzlich Sialinsäure und Sulfat.

Chemokine

Chemokine sind chemotaktische Peptide, die aus 70–80 Aminosäuren bestehen und Spezifität für unterschiedliche Leukozyten haben (Kap. „Zytokine"). Sie binden an Rezeptoren, die zur Familie der heptahelikalen (7fach membrandurchspannenden), an G-Protein gekoppelten Rezeptoren gehören. Alle biologischen Wirkungen der Chemokine werden durch Protein $G_{\alpha i}$ vermittelt, die den Rezeptor an Phospholipase $C_{\beta 2}$ – und damit die Generation von Inosittriphosphat und Diacylglycerin – koppeln.

Integrine

Integrine bilden eine außerordentlich große Familie von Zellinteraktionsmolekülen, deren Expression und Aktivierung sehr rasch reguliert werden kann. Alle Integrine bestehen aus zwei unterschiedlichen Ketten, α und β, die nicht kovalent miteinander verbunden sind. Bei beiden Ketten kommen sehr viele Isoformen vor. Die wichtigsten Integrine, die an der Wechselwirkung zwischen Leukozyten und Endothelzellen beteiligt sind, zeigt Tab. 8.4.

Integrine werden auch in geringen Konzentrationen auf Leukozyten gefunden. Ihre Expression wird vor allem durch chemotaktische Faktoren hochreguliert.

Mitglieder der Immunglobulin-Superfamilie des Endothels

Die Integrine der Leukozyten binden vor allem an Moleküle auf Endothelzellen, die zur Immunglobulin-Superfamilie gehören (Kap. „Zelluläre Immunreaktionen"). Die wichtigsten sind ebenfalls in Tab. 8.4 aufgeführt.

Einige Mitglieder der Immunglobulin-Superfamilie – ein Beispiel ist ICAM-2 – werden konstitutiv exprimiert. Sie scheinen bei der physiologischen Rezirkulation der Lymphozyten in den lymphatischen Organen eine Rolle spielen. Andere – wie ICAM-1 oder VCAM-1 –

Tab. 8.4 Integrine und Mitglieder der Immunglobulin-Superfamilie bei Leukozyten-Endothel-Interaktionen

Name	Leukozyten-Untereinheiten	Vorkommen	Endothelzellen
Leukozytenintegrine			
LFA-1 (CD 11a/CD 18)	$\alpha_L \beta_2$	T-, B-Lymphozyten, Monozyten, neutrophile Granulozyten	ICAM-1, -2, -3
Mac-1 (CR3, CD 11b/CD 18)	$\alpha_M \beta_2$	Monozyten, neutrophile Granulozyten	ICAM-1, iC3b Fibrinogen
p 150, 95 (CD 11c/CD 18)	$\alpha_X \beta_2$	Monozyten, neutrophile Granulozyten	iC3b Fibrinogen
α_4-Integrine			
VLA-4 (CD 49d/CD 29)	$\alpha_4 \beta_1$	T-, B-Lymphozyten, Monozyten, Fibroblasten, Muskelzellen	VCAM-1 Fibronectin
LPAM (CD 49d)	$\alpha_4 \beta_7$	T-, B-Lymphozyten	MAd CAM-1, VCAM-1 Fibronectin

werden durch inflammatorische Zytokine induziert und steuern damit vor allem die Extravasation der Leukozyten im Entzündungsgebiet.

■ Kontrolle einer Entzündung

Um unverhältnismäßige Schäden zu vermeiden, müssen die wirkungsvollen Mechanismen einer Entzündung sehr eng kontrolliert werden. Man kann entzündliche Erkrankungen als Versagen einer adäquaten Regulation definieren. Entzündungsmechanismen werden auf verschiedenen Ebenen gehemmt; am einfachsten geschieht dies durch Enzyminhibitoren wie die Akute-Phase-Proteine, deren Synthese in der Leber vor allem durch IL-6 induziert wird. Obwohl die Regelmechanismen einer Entzündung erst in Anfängen bekannt sind, scheinen die Synthese und die Wirkung von Zytokinen einen entscheidenden Angriffspunkt darzustellen, der sich aus ihrer oben geschilderten zentralen Funktion bei Entzündungen ergibt. Prostaglandine (Prostaglandin E und Prostacyclin) und der ubiquitär gebildete „transformierende Wachstumsfaktor β" (transforming growth factor, TGF-β) supprimieren die Zytokinsynthese in Lymphozyten und Monozyten. Die Prostaglandine sind damit nicht nur Mediatoren der Entzündung, sondern vermitteln gleichzeitig eine negative Rückkopplung, die zur Begrenzung einer Entzündungsreaktion beiträgt. Die T_H1-Zytokine IL-2, IL-12 oder IFN-γ, die zelluläre Immunreaktionen und nachgeschaltete Entzündungsreaktionen fördern, hemmen gleichzeitig die Ausbildung humoraler Immunreaktionen. Vice versa hemmen die T_H2-Zytokine IL-4 und IL-10, die eine humorale Immunreaktion (Antikörpersynthese) und Typ-I-Allergien ermöglichen, ihrerseits zelluläre Immunreaktionen und die Funktion von Makrophagen (Kap. „Zelluläre Immunreaktionen" und „Immunpharmakologie").

Entzündungszellen verfügen über Mechanismen, die die Wirkung einiger Zytokine verhindern. So synthetisieren aktivierte Makrophagen initial IL-1; nach einiger Zeit bilden sie jedoch zunehmend einen kompletten IL-1-Rezeptorantagonisten. Von anderen Zytokinrezeptoren (z. B. für IL-2 oder TNF) werden die extrazellulären Bindungsdomänen freigesetzt, die die Wirkung der entsprechenden Zytokine blockieren.

■ Chronisch entzündliche Erkrankungen

Es ist heute gut gesichert, daß chronisch entzündliche Erkrankungen, wie die rheumatoide Arthritis und chronisch entzündliche Lungen-, Nieren-, Leber- oder Darmerkrankungen, durch Immunreaktionen ausgelöst und perpetuiert werden.

Chronisch entzündliche Erkrankungen sind dadurch definiert, daß die Entzündungsreaktion nicht zu einem Ende kommt. Für die Perpetuation der chronischen Entzündung sind vor allem T-Helfer-Lymphozyten verantwortlich, was durch Übertragung von chronisch entzündlichen Erkrankungen in Tiermodellen auf gesunde Tiere durch diese T-Lymphozyten-Subpopulation belegt wurde. Dies erklärt, warum chronisch entzündliche Erkrankungen im Menschen (z. B. rheumatoide Arthritis oder juveniler [Typ-I-] Diabetes) eine genetische Kopplung an Klasse-II-Allele des Haupthistokompatibilitätskomplexes aufweisen.

Was führt bei einer chronisch entzündlichen Erkrankung dazu, daß T-(Helfer-)Lymphozyten fortwährend stimuliert werden? Epidemiologische Studien zeigen immer wieder einen Zusammenhang zwischen einer Infektion mit Bakterien, Mykoplasmen oder Viren und dem Auftreten einer chronisch entzündlichen Erkrankung. Die naheliegende Möglichkeit, daß Infektionserreger oder deren Bestandteile am Ort der Erkrankung (z. B. der Gelenke) langfristig persistieren, konnte nie befriedigend belegt werden. Wichtiger erscheint daher die Möglichkeit, daß Infektionsantigene mit körpereigenen Strukturen immunologisch kreuzreagieren, wobei für T-Lymphozyten schon eine Identität in der Sequenz einiger weniger Aminosäuren genügt (Kap. „Zelluläre Immunreaktionen"). Bei Mykobakterien, die in Tierexperimenten zu chronischen Gelenkerkrankungen führen, richtet sich ein großer Teil der Immunantwort gegen sog. Hitzeschock- oder Streßproteine, die in der Phylogenese sehr stark konserviert sind. Zwischen Streßproteinen und körpereigenen Autoantigenen findet man auffallende Sequenzhomologien. Chronisch entzündliche Erkrankungen könnten also durch Infektionsantigene ausgelöst und durch eine kreuzreagierende Autoimmunreaktion perpetuiert werden. Bei den Mechanismen von Selbsttoleranz und Autoimmunität sei auf das Kap. „Autoimmunität" verwiesen.

Zellen der Entzündungsreaktion

Neutrophile Granulozyten

Neutrophile Granulozyten repräsentieren den Hauptanteil der zirkulierenden Leukozyten. Etwa 60% des Knochenmarks sind für die laufende Produktion von neutrophilen Granulozyten angelegt. Nach dem Verlassen des Knochenmarks zirkulieren neutrophile Granulozyten für 8-10 Stunden, wobei etwa die Hälfte der Zellen im kapillaren Netzwerk mariniert ist und bei Bedarf, z. B. einer Entzündung, rasch mobilisiert werden kann. Die gesamte Lebensdauer ist mit 1-2 Tagen sehr kurz. Im Gegensatz zu anderen Leukozyten haben neutrophile Granulozyten nur eine gering ausgeprägte Fähigkeit zur Synthese von Proteinen, was letztlich ihre kurze Lebensdauer erklärt.

Neutrophile Granulozyten besitzen einen hohen Gehalt an Granula, die in azurophile und spezifische Komponenten unterteilt werden. Diese Granula enthalten in unterschiedlicher Verteilung eine große Anzahl von Enzymen und Proteinen, die bei der Abwehr von Mikroorganismen, aber auch bei Gewebeschädigung beteiligt sind (Tab. 8.**2**). Dazu gehören mikrobizide Enzyme wie Myeloperoxidase und Lysozym, neutrale Proteinasen wie Elastase, saure Hydrolasen wie Kathepsin B und D, Lactoferrin, Histaminase, Kollagenase und kationische Proteine. Bei Phagozytose von Mikroorganismen verschwinden die Granula, teils durch Fusion mit Phagosomen (s. u.), teils durch Exozytose, ein Vorgang, der als Degranulation bezeichnet wird. Über diese präformierten Granulabestandteile hinaus besitzt ein neutrophiler Granulozyt die Fähigkeit, auf Stimulation mit der Neusynthese von plättchenaktivierendem Faktor (PAF), Eicosanoiden wie Leukotrien B_4, Thromboxan A_2, Prostaglandin E_2 (PGE_2) und Freisetzung von aktivierten Sauerstoffprodukten zu antworten (Tab. 8.**2**). All diese Mediatoren besitzen entzündungsfördernde Eigenschaften, wie weiter unten ausgeführt wird.

Bei der Entzündung ist eine rasche Mobilisierung von neutrophilen Granulozyten von großer Bedeutung. Die Freisetzung aus dem Knochenmark kann beispielsweise durch Endotoxin veranlaßt werden, wobei die endotoxininduzierten endogenen Pyrogene IL-1 und TNF und die aktivierten Komplementkomponenten C3 und C5 die eigentlichen Mobilisationsfaktoren darstellen.

Eine Invasion von neutrophilen Granulozyten wird überwiegend bei bakteriellen Infektionen gefunden, aber auch bei akuter Zellnekrose, wie zum Beispiel beim Herzinfarkt. Wichtige chemotaktische Substanzen für neutrophile Granulozyten sind C5a, Leukotrien B_4 (LTB_4), das bakterielle Tripeptid Formyl-Met-Leu-Phe und Chemokine wie IL-8. Entscheidend für den Entzündungsvorgang ist nicht so sehr die Tatsache, daß neutrophile Granulozyten in das Gewebe einwandern, als daß sie dort funktionell aktiv werden. Dazu gehört vor allem die Phagozytose und die dabei auftretende Freisetzung biologisch aktiver Substanzen. Eine rasche Phagozytose erfolgt, wenn Mikroorganismen opsonisiert sind. Opsonine sind IgG und die aktivierten Komplementkomponenten C3b und iC3b. Neutrophile Granulozyten wie auch Monozyten/Makrophagen besitzen Rezeptoren für beide Opsonine. Der Fc-Rezeptor für IgG ($Fc_\gamma R$) besteht aus mehreren Untergruppen und ist ein Mitglied der sog. Immunglobulin-Supergen-Familie mit einer großen Homologie zu Histokompatibilitätsantigenen. Der $Fc_\gamma R$ ist das Werkzeug von Phagozyten, um Antikörper als Elemente der immunologisch spezifischen Immunabwehr zur Eliminierung von Mikroorganismen einsetzen zu können. Phagozytose durch neutrophile Granulozyten ist allein möglich durch Erkennung von IgG auf Mikroorganismen, wird aber gefördert durch gleichzeitige Opsonisierung durch C3b oder iC3b, wobei die entsprechenden Rezeptoren, CR1 und CR3, involviert sind.

Phagozytose von opsonisierten Mikroorganismen (Abb. 8.**3**) ist ein klassischer Mechanismus, der eine Entzündung in Gang setzt. Bereits der Vorgang der Anheftung von mikrobiell gebundenem IgG an $Fc_\gamma R$ stimuliert den Arachidonsäuremetabolismus, wodurch biologisch hochaktive Eicosanoide freigesetzt werden. Die weiteren Phagozytosevorgänge, nämlich Ausstülpung von Membrananteilen, Ausbildung von Phagosomen, Fusion von Lysosomen mit Phagosomen und Verschluß der äußeren Zellmembran sind Ereignisse, die gleichfalls mit der Freisetzung unterschiedlicher Entzündungsmediatoren verknüpft sind. Bei der Phagozytose werden proteolytische Enzyme bereits dann freigesetzt, wenn Lysosomen mit dem Phagosom fusionieren, ohne daß sich die äußere Zellmembran wieder geschlossen hat. Eine starke Ausschüttung lysosomaler Enzyme tritt auf, wenn Phagozyten zu große und nicht phagozytierbare Partikel attackieren. In diesem Falle fusionieren Lysosomen mit der Zelloberfläche und entlassen große Mengen aggressiver „Verdauungsenzyme". Das scheint eine Rolle zu spielen bei großen und festsitzenden Immunkomplexen, die beispielsweise an der Basalmembran von Glomeruli deponiert werden. Dieser Vorgang wird als „frustrane Phagozytose" bezeichnet und geht mit einer lokalisierten chronischen Entzündung einher.

Neutrophile Granulozyten sterben sehr rasch nach Phagozytose und Abtötung von Mikroorganismen. Die dabei auftretenden leukozytären Zerfallsprodukte und die Bestandteile der unvollständig abgebauten Mikroorganismen repräsentieren ein Ausgangsmaterial, das weitere Entzündungsreaktionen unterhält. Als Beispiel sei das Endotoxin gramnegativer Bakterien angeführt, das in neutrophilen Granulozyten nicht vollstän-

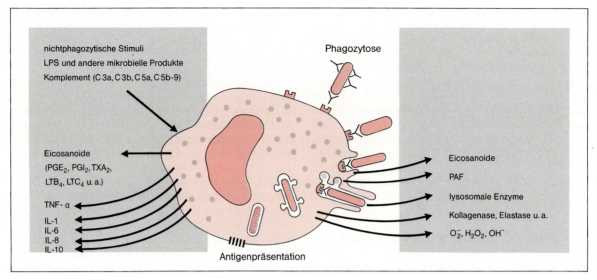

Abb. 8.3 Durch Phagozytose, bakterielle Produkte und aktiviertes Komplement freigesetzte Entzündungsmediatoren aus einem Makrophagen.

dig inaktiviert wird und weitere biologische Folgereaktionen induziert. Die Entfernung untergehender Granulozyten wird durch die nachströmenden Makrophagen vorgenommen. Nach neueren Ergebnissen können Makrophagen die zum raschen Tod programmierten Neutrophilen bereits vor Eintritt der Autolyse erkennen, rechtzeitig phagozytieren und somit die unerwünschte Freisetzung gewebeschädigender Enzyme verhindern. In der Initialphase wird bei lokalisierten bakteriellen Infektionen – nach Einstrom von neutrophilen Granulozyten, Stimulation durch Phagozytose und Freisetzung von gewebeverdauenden Enzymen – eine Einschmelzung des umliegenden Gewebes beobachtet. Für die anschließende Reparaturphase sind Makrophagen und nicht neutrophile Granulozyten verantwortlich.

■ Mastzellen und basophile Granulozyten

Die Mastzellen im Gewebe und die basophilen Granulozyten im Blut werden typischerweise als die Leukozyten angesehen, die eine Entzündungsreaktion bei allergischen Sofortreaktionen auslösen. Beide Zelltypen haben zwei funktionelle Gemeinsamkeiten: Sie tragen Rezeptoren für IgE und enthalten reichlich zytoplasmatische Granula mit biologisch hochaktiven Mediatoren. Basophile Granulozyten haben eine relativ kurze Lebensdauer von weniger als 2 Wochen, während Mastzellen langlebig sind und zudem im Gewebe proliferieren können. Anders als beim Monozyten-Makrophagen-System sind die basophilen Granulozyten nicht die Vorläuferzellen von Mastzellen. Beide Zelltypen entstammen jedoch dem Knochenmark und gehen auf eine gemeinsame myelopoetische Vorläuferzelle zurück (Kap. „Zytokine").

Mastzellen und basophile Granulozyten tragen hochaffine IgE-Rezeptoren (Fc$_\varepsilon$RI) auf der Zelloberfläche, die freies IgE – ohne vorherige Bindung von Antigenen! – über ihren Fc-Teil fest binden. Damit erwerben diese Zellen einen „geborgten" Antigenrezeptor. Das ermöglicht rasche Mediatorfreisetzungen, wenn Antigen oder Allergen einen Brückenschlag zwischen benachbarten, zellgebundenen IgE-Molekülen vornimmt. Offensichtlich reichen dabei Brückenbildungen zwischen weniger als 100 IgE-Molekülen pro Zelle aus, um eine volle Sekretionsleistung zu erzielen. Die rasche Freisetzung von Mediatoren ist an einer Degranulation mikroskopisch erkennbar. Das heißt, die im Zellinnern reichlich vorhandenen Granula fusionieren mit der Zelloberfläche oder werden in toto ausgestoßen, um dann ihren Mediatorinhalt extrazellulär freizusetzen.

Basophile Granulozyten und Mastzellen enthalten eine reichhaltige Ausstattung an Mediatoren, die in unterschiedlicher Weise in das akute Entzündungsgeschehen eingreifen. Dazu gehören die in Granula gespeicherten präformierten Mediatoren wie Histamin, Serotonin, Heparin und chemotaktische Faktoren für Eosinophile. Zusätzlich werden Mediatoren freigesetzt, die erst nach Stimulation de novo synthetisiert werden, vor allem Produkte aus der Arachidonsäurekaskade wie PGD$_2$ und die Leukotriene (LTC$_4$, LTD$_4$, LTE$_4$) und der thrombozytenaktivierende Faktor (PAF). Funktionelle Aktivitäten dieser Mediatoren werden weiter unten beschrieben. Basophile Granulozyten und Mastzellen enthalten große Mengen von IL-4 und anderen Zytokinen, die die Entwicklung von T$_H$2-Zellen fördern (Kap. „Zelluläre Immunreaktionen") und die Differenzierung von B-Lymphozyten steuern. Neben der bekannten allergischen Effektorfunktion erweist sich damit zunehmend, daß sie als akzessorische Zellen Immunreaktionen regulieren. Dabei spielen sie auch eine aktive Rolle bei der Regulation der IgE-Synthese.

Unterschiedliche Stimuli können basophile Granulozyten und Mastzellen zur Mediatorfreisetzung aktivieren. Unabhängig von der von IgE-Rezeptoren abhängigen, allergischen Sofortreaktion besitzen die beiden Komplementanaphylatoxine, C5a und C3a, die größte

Bedeutung. Die letzteren beiden werden bei nichtallergisch ausgelösten Komplementaktivierungen generiert und integrieren somit basophile Granulozyten, Mastzellen und deren Mediatoren in den physiologischen Ablauf einer Entzündung. Auch Zytokine aus Makrophagen und Lymphozyten können die Mediatorfreisetzung stimulieren, z. B. IL-3. Interferone können offensichtlich die IgE-induzierte Histaminfreisetzung fördern, was die Exazerbation allergisch ausgelösten Asthmas bei viralen Infekten erklären könnte. Von besonderer Bedeutung ist, daß auch Substanzen wie Morphin, Dextran und Proteinkinase-C-Aktivatoren die Sekretion stimulieren und somit Entzündungserscheinungen auslösen können. Zusammenfassend läßt sich feststellen, daß Mastzellen und basophile Granulozyten offensichtlich Teilnehmer einer üblichen Entzündungsreaktion sind und durch dosierte Freisetzung von Mediatoren Entzündungssymptome mitverursachen. IgE-ausgelöste allergische Entzündungsreaktionen repräsentieren somit eine Sondersituation, in der in unphysiologischer Weise die übermäßige Mediatorsekretion im Vordergrund steht. Nicht unerwähnt sollte bleiben, daß Inhaltsstoffe aus Mastzellen und basophilen Granulozyten auch eine Bedeutung bei parasitären Infektionen haben, wo möglicherweise Mediatoren wie Histamin und Serotonin allein oder über Erleichterung der Leukozyteneinwanderung die Parasitenabwehr fördern.

■ Eosinophile Granulozyten

Eosinophile Granulozyten repräsentieren die Leukozyten, deren Rolle bei Entzündungsreaktionen am wenigsten definiert ist. Zwar kommt es bei akuten Infekten häufig zu einer Eosinopenie; das bedeutet jedoch nicht, daß sich chemotaktisch angelockte Eosinophile bevorzugt in einem Entzündungsinfiltrat ansammeln. Ähnlich wie bei neutrophilen Granulozyten beträgt die übliche Lebensspanne nur einige Tage, jedoch kann sie in der Gegenwart von Lymphokinen auf einige Wochen verlängert werden. Es ist wohlbekannt, daß eine Blut- und Gewebseosinophilie für bestimmte allergische Manifestationen und parasitäre Erkrankungen charakteristisch ist.

Eosinophile Granulozyten können Mikroorganismen phagozytieren und abtöten; jedoch ist diese Aktivität geringer ausgeprägt als bei Neutrophilen und Monozyten. Die primäre Effektorfunktion scheint überwiegend gegen extrazelluläre Ziele wie Helminthen und andere Parasiten gerichtet zu sein. Die in besonders hoher Anzahl vorkommenden eosinophilen Granula sind eine reiche Quelle von Peroxidase und verschiedenen lysosomalen Enzymen (Tab. 8.2). Von einem Teil dieser Granulainhaltsstoffe wird eine entzündungsfördernde Wirkung angenommen. Neben den Enzymen, die aggressive Sauerstoffmetaboliten generieren, ist es das „major"-basische Protein, das zytotoxisch für Parasiten wie auch für normale Zellen ist. Auch wurde ein eosinophiles kationisches Protein gefunden, das transmembrane Poren in Zielzellen setzen kann. Neben der stimulusinduzierten Generation von Leukotrienen und Prostaglandinen, deren Entzündungspotential weiter unten beschrieben wird, besitzen Eosinophile auch das Enzym Histaminase. Wegen dieses Enzyms wurde postuliert, daß Eosinophile durch Histamininaktivierung einen dämpfenden Effekt auf Entzündungsreaktionen ausüben. Zur Zeit ist das vorhandene Wissen noch zu lückenhaft, um mit genügender Sicherheit eosinophile Granulozyten in das Entzündungsgeschehen einordnen zu können. Denkbar ist, daß Eosinophile sowohl pro- als auch antiinflammatorische Eigenschaften besitzen, wobei je nach Zeitpunkt die eine oder die andere Eigenschaft überwiegen kann. Ihr reicher Gehalt an präformierten und de novo synthetisierten Mediatoren, ihr bevorzugtes Erscheinen bei parasitären Erkrankungen und allergischen Manifestationen, die Eosinopenie bei Beginn einer Entzündung und ihr Wiedererscheinen im Blut bei Gesundung („Morgenröte der Gesundung") sprechen für eine entzündungsrelevante Funktion, deren Details aber noch zu analysieren sind.

■ Mononukleäre Phagozyten (Monozyten, Makrophagen)

Die Zellen des mononukleären Phagozytensystems gehören wie die neutrophilen Granulozyten zu den sog. professionellen Phagozyten. Im Gegensatz zu Granulozyten sind sie wesentlich langlebiger (mehrere Monate) und besitzen einen ausgeprägten Syntheseapparat zur Erneuerung verbrauchter Proteine und Aufnahme neuer Funktionen.

Aus myelopoetischen Vorläuferzellen entstehen Monozyten, die etwa für 20–30 Stunden im Blut zirkulieren. Während einer Entzündung werden, ähnlich wie bei neutrophilen Granulozyten, mehr Monozyten ausgeschüttet, die Transitzeit im Blut wird auf ca. 10 Stunden verkürzt, und es kommt zu einer Ansammlung im Entzündungsherd. Im Gegensatz zu neutrophilen Granulozyten ist die chemotaktische Reaktionsfähigkeit von Monozyten geringer, was ihr verzögertes Einwandern in einen Entzündungsherd erklären könnte. Monozyten sind nicht als funktionell unreife Vorläuferzellen anzusehen. Sie können gut phagozytieren, zytotoxische Aktivität entfalten und eine Vielzahl biologisch aktiver Mediatoren sezernieren (Tab. 8.2). Nach dem Auswandern aus der Zirkulation wandeln sich Monozyten im Gewebe und in den Körperhöhlen zu Makrophagen um. Ohne ihre typischen Eigenschaften zu verlieren (Tab. 8.5), werden sie durch das umliegende Wirtsgewebe zu zusätzlichen, speziellen Funktionen geprägt. Man unterscheidet dann die ortstypischen Funktionen der alveolaren Makrophagen, Kupffer-Zellen der Leber, sessilen Makrophagen der Milz, Makrophagen der Körperhöhlen und Osteoklasten des Knochens.

Im nichtentzündeten Organismus werden Makrophagen als residente (ruhende) Zellen bezeichnet. Ihre Hauptaufgabe ist die Entfernung untergegangener Zellen („Müllzellen", englisch scavenger cells). So sind z. B. die Milzmakrophagen und die Kupffer-Zellen der Leber an der Entfernung von gealterten Erythrozyten beteiligt, wobei Bilirubin gebildet und Eisen zur Wiederverwendung gewonnen wird. Bei Entzündungsreaktionen wer-

Tab. 8.5 Die Hauptfunktionen von Makrophagen

1. **Phagozytose**
   Mikroorganismen (Bakterien, Pilze, Parasiten)
   geschädigte Zellen
   gealterte Erythrozyten
   Immunkomplexe

2. **Zytotoxizität**
   Parasiten
   Tumorzellen
   transplantierte Zellen
   virusinfizierte Zellen

3. **Sekretion**
   Arachidonsäuremetaboliten
   Zytokine
   Komplementkomponenten
   Sauerstoffmetaboliten
   Enzyme
   (Tab. 8.2)

4. **Immunregulation**
   Kooperation mit Lymphozyten
   – Antigenprozessierung
   – Antigenpräsentation
   Sekretion von Monokinen
   unspezifische Immunsuppression

schehen steigern oder dämpfen können, wird weiter unten ausgeführt.

In Tab. 8.5 sind die vier Hauptfunktionen von Makrophagen angegeben, die hier kurz in bezug auf Entzündung charakterisiert werden sollen:

1. Für ein akutes Entzündungsgeschehen hat die Phagozytose die größte Bedeutung, da nicht nur invasive Mikroorganismen entfernt, sondern hierbei auch eine Vielzahl von Mediatoren generiert werden. Die phagozytoseinduzierte Entzündungsreaktion ist schon weiter oben besprochen worden. Hier sei hinzugefügt, daß Makrophagen im Gegensatz zu Neutrophilen ein größeres Spektrum an Mediatoren produzieren (Tab. 8.2).

2. Zytotoxizitätsreaktionen können antikörperabhängig oder -unabhängig verlaufen. Die antikörperabhängige Zellzerstörung durch Makrophagen geht mit hochakuten Entzündungserscheinungen einher, wie man es z. B. bei der Transplantatabstoßung beobachtet. Mediatoren der Entzündungsreaktion sind aktivierte Sauerstoffprodukte, TNF-α, IL-1 und proteolytisch-hydrolytische Enzyme; zusätzlich werden Produkte der zerstörten Zellen eine Rolle spielen. Bei der antikörperunabhängigen Zytotoxizität, z. B. gegen neoplastisch transformierte Zellen, kommt es im allgemeinen nicht zu ausgeprägten lokalen Entzündungserscheinungen, da Makrophagen diese Funktion vergleichsweise langsam durchführen und dabei nicht ausreichend hohe Mengen an Entzündungsmediatoren produzieren. Hingewiesen werden sollte jedoch auf den Umstand, daß Makrophagen bei dieser Funktion größere Mengen von TNF-α freisetzen können, der systemisch wirkt und bei langfristiger Sekretion einen kachektischen Zustand induziert.

3. Makrophagen gehören zu den sekretorisch aktivsten Zellen des Organismus (12). Mehr als hundert Produkte konnten inzwischen identifiziert werden, die nicht nur bei Aufnahme einer Funktion wie z. B. Phagozytose, sondern auch konstitutiv produziert werden (Tab. 8.2). Von Bedeutung für eine Entzündung sind die Produkte, die bei Aufnahme einer Funktion wie z. B. Phagozytose in größerer Menge freigesetzt werden. Dazu gehören die Produkte aus dem Arachidonsäuremetabolismus, reaktive Sauerstoffmetaboliten und in Lysosomen lokalisierte Enzyme. Sekretion von Komplementkomponenten wie C3 und C5 kann zusätzlich dazu beitragen, daß lokale Entzündungsreaktionen amplifiziert werden. Freisetzung von Enzymen, beispielsweise von Kollagenase und Elastase, sind ursächlich an der Gewebezerstörung beteiligt. Die hohe Ausschüttung von TNF-α und IL-1 wird nicht nur im lokalen Bereich, sondern auch systemisch Entzündungssymptome induzieren. Grundsätzlich sollte jedoch hervorgehoben werden, daß Makrophagen nicht nur entzündungsfördernde, sondern auch entzündungsdämpfende Produkte sezernieren, wozu u. a. Enzyminhibitoren wie α$_2$-Makroglobulin oder α$_1$-Antiprotease und selbst Wachstumsfaktoren wie TGF-β gehören. Der Makrophage nimmt infolgedessen aufgrund seiner hohen sekretorischen Aktivität an allen entscheidenden Phasen der Entzündung teil, d. h. während der Auslösung, der späteren Abbremsung und der abschließenden Ausheilung.

4. Die in Tab. 8.5 aufgeführte Fähigkeit zur Immunregu-

den residente Makrophagen zu einer erhöhten Funktionsfähigkeit stimuliert oder aktiviert. Basis eines derartigen Reaktionsmusters ist die rasche Reagibilität auf exogene Signale, was einen adaptationsfähigen Gentranskriptions- und Proteinsyntheseapparat voraussetzt. Stimulierte Makrophagen sind erkennbar an ausgeprägter Adhärenz, gesteigertem Metabolismus und erhöhter Phagozytose. Eine unterschiedlich geartete Funktionssteigerung ist die Aktivierung, erkennbar an gesteigerter Mikrobizidie gegen intrazellulär lebende Mikroorganismen (Kap. „Zytokine" und „Mechanismen der Infektabwehr gegen Bakterien, Pilze und Protozoen") oder Zytotoxizität gegen Tumorzellen.

Die Mechanismen der Aktivierung von Makrophagen stehen seit vielen Jahren im Zentrum des Interesses. Man erhofft sich, daß eine Charakterisierung dieses Funktionszustandes zusätzliche therapeutische Möglichkeiten bei chronischen Infekten oder bei der Tumorabwehr eröffnen könnte. Bei zellvermittelten Immunreaktionen erfolgt die Aktivierung von Makrophagen durch Lymphokine, die früher oft als „makrophagenaktivierende Faktoren" (MAF) bezeichnet wurden. Am besten wurde das T-Zell-Produkt IFN-γ charakterisiert, das als erstes Signal Makrophagen in einen rezeptiven Zustand versetzt („Priming"), womit sie für ein zweites, auslösendes Signal („Trigger") wie Endotoxin oder eine Kombination aus IL-1 und TNF-α empfänglich gemacht werden. Inzwischen wurden weitere makrophagenaktivierende Faktoren definiert, wie beispielsweise der Granulozyten- und Makrophagenkolonien stimulierende Faktor (GM-CSF), Makrophagenkolonien stimulierende Faktor (M-CSF), IL-2 und TNF-α. In welcher Weise diese unterschiedlichen MAF das Entzündungsge-

lation spielt bei akuten Entzündungen insofern eine entscheidende Rolle, als die Voraussetzungen für eine immunologisch spezifische Antwort geschaffen werden: Präsentation von Antigen an T-Lymphozyten und Freisetzung von IL-1 als lymphozytenstimulierendem Faktor. Dadurch, daß sie im Kontakt mit Bakterien und ihren Bestandteilen IL-12 sezernieren, stimulieren sie die Bildung von T_H1-Zellen. Diese wiederum aktivieren durch Sekretion von IFN-γ (und anderen Zytokinen) Makrophagen zu erhöhter antibakterieller Entzündungsaktivität. Es wird vermutet, daß bei chronisch-langfristigen Entzündungen eine Dysregulation der Makrophagen-Lymphozyten-Kooperation vorliegt, bei der das Netzwerk der Interaktionen von Zellen und überwiegend stimulierend wirkenden Zytokinen sich auf einem zu hohen Niveau eingependelt hat. Beispiele könnten die rheumatoide Arthritis und bestimmte Formen der Autoimmunität sein. Die unspezifische Immunsuppression von Makrophagen ist gekennzeichnet durch die Fähigkeit, die Aktivität von Lymphozyten zu dämpfen. Das kann nicht nur durch fehlende Hilfe (z. B. Antigenpräsentation und IL-1-Freisetzung), sondern auch durch Freisetzung suppressiver Substanzen wie PGE_2 erzielt werden (4).

■ Lymphozyten

Im Gegensatz zu Phagozyten produzieren Lymphozyten kaum Mediatoren, die akute Entzündungserscheinungen auslösen können, insbesondere nicht Arachidonsäuremetaboliten, die eine typische Entzündung initiieren. Die Bedeutung von Lymphozyten liegt vielmehr darin, daß sie sich als einzige Zellen spezifisch mit Antigenen auseinandersetzen können. Dadurch wird eine gegen das Antigen zielgerichtete Abwehrleistung möglich. Lymphozyten sezernieren nach Aktivierung durch ihr Antigen solche Faktoren, die die eigentlichen Entzündungszellen zu ihrer Funktion aktivieren (Abb. 8.1). Ohne ausreichende Antikörperproduktion aus B-Zellen und Plasmazellen fehlen z. B. die Opsonine, die gleichermaßen für rasche Phagozytose und komplementabhängige Lyse von invasiven Mikroorganismen benötigt werden. Während Antikörper bei akuten, mikrobiell ausgelösten Entzündungen die Hauptrolle spielen, sind Zytokine aus antigenstimulierten T-Lymphozyten die entscheidenden Faktoren, die Makrophagen bei chronischen Entzündungen zur Abwehr aktivieren (Abb. 8.1). Nach heutigem Stand des Wissens gehören dazu vor allem die makrophagenaktivierenden Faktoren wie IFN-γ, IL-2, M-CSF und GM-CSF. Zusammenfassend sollte betont werden, daß ohne Beteiligung von B- und T-Lymphozyten ein erheblicher Anteil typischer Entzündungsreaktionen ein frustranes Ereignis wäre, da eine bleibende Immunität nicht initiiert wird. Beispiele sind die chronischen Infekte mit inkompletten Entzündungsabläufen bei angeborenen Immundefekten. Daß auf der anderen Seite T-Lymphozyten bei Autoimmunerkrankungen und chronisch entzündlichen Erkrankungen verantwortlich für die Perpetuation des Entzündungsprozesses sind, wurde weiter oben schon beschrieben.

■ Thrombozyten

Die Rolle der Blutplättchen beschränkt sich überwiegend auf Entzündungsreaktionen im Gefäßsystem. Thrombozyten spielen eine Rolle bei Beginn der Entzündung, greifen in das Gerinnungssystem ein, stimulieren Leukozyten und sind letztlich auch bei der Wundheilung beteiligt. Um diese unterschiedlichen Funktionen durchführen zu können, müssen Thrombozyten durch exogene Stimuli aktiviert werden. Eine Aktivierung führt zu sekundenschnellen Membranveränderungen, Adhäsion an endotheliale und subendotheliale Strukturen, gefolgt von einer raschen Ansammlung und Stimulation weiterer Thrombozyten, bis sich ein Thrombozytenaggregat bildet. Viele der dabei auftretenden Mediatoren initiieren eine Entzündungsreaktion. Aus den α-Granula werden präformierte Substanzen mit Entzündungspotential wie Fibronectin, Fibrinogen, Thrombospondin, Plasminogen, α_2-Plasmininhibitor, PDGF (platelet-derived growth factor) und TGF-α und -β freigesetzt. Die optisch dichteren Granula sind eine reiche Quelle von Serotonin, ADP, ATP und Calcium. Neben diesen präformierten Mediatoren wird sehr rasch Thromboxan A_2 (TXA_2) als Hauptprodukt aus dem Arachidonsäurestoffwechsel de novo synthetisiert. TXA_2 wiederum induziert eine weitere Thrombozytenaggregation und Freisetzung vasoaktiver Substanzen. Es ist wahrscheinlich, daß Thrombozyten Endoperoxide als Intermediärprodukte aus dem Arachidonsäurestoffwechsel an benachbarte Leukozyten zur weiteren Synthese von Prostaglandinen weiterreichen.

Die hochreagiblen Thrombozyten sind eine Matrix für die anschließende Aktivierung von Leukozyten. Sowohl neutrophile Granulozyten wie auch Monozyten reagieren auf chemotaktische Signale aus Thrombozytenaggregaten. Als Beispiel sei der PDGF angeführt, der bereits in sehr niedrigen Konzentrationen chemotaktisch für Leukozyten ist. Erst in höheren Konzentrationen ist PDGF ein Kompetenzfaktor für die Proliferation von Fibroblasten und anderen Zellen. Die Stimulation von Leukozyten durch Thrombozytenfaktoren führt letztlich zur Entwicklung eines Rückkopplungsmechanismus, in der Weise, daß Leukozyten die Aggregate von Thrombozyten angreifen und auflösen.

Wenn Thrombozyten auch die typischen Zellen einer Sofortreaktion sind, so sollte nicht übersehen werden, daß auch Faktoren freigesetzt werden, die in die Heilungsphase eingreifen. Dazu gehören proliferationsfördernde Faktoren wie der FGF (fibroblast growth factor) und PDGF. Auch der Faktor TGF-β aus Thrombozyten stimuliert die Kollagensynthese von Fibroblasten und fördert über eine Angiogenese die Wundheilung. Es muß angenommen werden, daß all diese Wachstumsfaktoren in einer koordinierten Weise, sowohl fördernd als auch regulierend, die Reparaturphase einleiten. Die hier erwähnten Faktoren stellen nur eine Auswahl dar, wobei die Bedeutung der einzelnen Mediatoren für unterschiedliche Entzündungsphasen noch nicht sicher abgeschätzt werden kann.

Endothelzellen

Erst in den letzten Jahren wurden Endothelzellen als wichtige Teilnehmer von Entzündungsreaktionen charakterisiert. Im Zentrum des Interesses stehen Interaktionen mit dem Gerinnungssystem und Leukozyten. Die strategisch wichtige Position an der Grenzfläche zwischen leukozytentransportierendem Blut und Gewebe ermöglicht Endothelzellen, selbst in Entzündungen fördernd oder regulierend einzugreifen. Hier sollen nicht die gerinnungsrelevanten Funktionen, sondern die Beziehungen zu den leukozytären Elementen einer Entzündung geschildert werden.

Thrombozyten adhärieren nicht an intakte Endothelzellen, im Gegensatz zu Leukozyten wie neutrophilen Granulozyten, die sich vorübergehend während der Margination absetzen und sich bei entsprechenden Stimuli (u. a. Entzündungsreizen, Glucocorticoiden) rasch ablösen und in die Zirkulation zurückkehren. Endothelzellen sind nicht thrombogen und können über Freisetzung von Prostacyclin (PGI_2) einer Thrombozytenaggregation durch TXA_2 gegensteuern. TXA_2 und PGI_2 sind also Antagonisten, wobei das Überwiegen des einen oder anderen das Ausmaß der Blutplättchenadhärenz und -aggregation bestimmt.

Die wichtige Rolle der Endothelzellen bei der Auswanderung der Leukozyten ins Gewebe wurde im Abschnitt „Entzündungsreaktion" weiter oben beschrieben.

Obwohl Endothelzellen HLA-A und -B exprimieren, sind sie weitgehend negativ für HLA-DP, -DQ und -DR. Das ändert sich jedoch rasch bei Kontakt mit aktivierten T-Lymphozyten und nach Stimulation mit IFN-γ. Endothelzellen können also bei Bedarf die Funktion akzessorischer und antigenpräsentierender Zellen übernehmen. Offensichtlich wird eine enge Kooperation von Endothelzellen und Lymphozyten auch dadurch gefördert, daß Zytokine wie IFN-γ und IL-1 die Adhäsion erheblich steigern. Ähnlich wie Lymphozyten können auch Monozyten, gefördert durch IL-1-Produktion, an Endothelzellen adhärieren, wobei der CD18-Komplex eine Rolle spielt.

Erst in den Anfängen stehen Untersuchungen zur Sekretion immunologisch wichtiger Zytokine aus Endothelzellen. Gesichert ist die Produktion von GM-CSF und IL-1. Es kann erwartet werden, daß weitere Zytokine mit leukozytenaktivierenden Eigenschaften nachgewiesen werden, womit Endothelzellen in den wichtigen Regelkreis leukozytärer Interaktionen integriert werden.

Fibroblasten

Fibroblasten sind die typischen Zellen des stützenden Bindegewebes. Sie reagieren jedoch nicht autonom, sondern sind in das Netzwerk der Mediatoren anderer Zellen eingebettet. Erst in den letzten Jahren wurde erkannt, daß Fibroblasten Faktoren produzieren, die Leukozyten anlocken und aktivieren, daß aber auch Leukozyten Mediatoren sezernieren, die wiederum die Fibroblastenaktivität regulieren. Das sei exemplarisch dargestellt am Kollagen, das als Hauptprodukt von Fibroblasten für den Erhalt der Gewebestruktur verantwortlich ist. Die Kollagentypen I, II, III und IV können Thrombozyten aggregieren, wodurch vasoaktive und leukozytenstimulierende Faktoren freigesetzt werden. Abbau von Kollagen durch Kollagenase (aus Bakterien oder Leukozyten) generiert Peptidfragmente, die für Leukozyten chemotaktisch sind. Folge ist eine kollageninduzierte Amplifikation der Entzündungsreaktion. Ein weiteres Produkt ist Fibronectin, das von Fibroblasten sezerniert wird und nicht nur die Adhärenz von Leukozyten steigert, sondern auch als unspezifisches Opsonin die Phagozytose erleichtert. Nach entzündlicher Gewebeschädigung ist nicht nur das Einwandern von Leukozyten, sondern auch von Fibroblasten erforderlich. Fibroblastenchemotaktische Faktoren umfassen LTB_4, PDGF, TGF-β, ein Spaltprodukt aus C5, das jedoch nicht C5a ist, und Kollagen- und Elastinpeptide. Das Wachstum und die Kollagenproduktion von Fibroblasten im Entzündungsherd wird durch sog. „Kompetenzfaktoren" wie PDGF und FGF (fibroblast growth factor) vorbereitet und anschließend durch „Progressionsfaktoren" wie Somatomedine in Gang gesetzt. Von großer Bedeutung ist, daß IL-1 und TNF-α aus Monozyten/Makrophagen potente Wachstumsfaktoren für Fibroblasten sind, womit sich eine deutliche Querverbindung zu leukozytären Elementen einer Entzündungsreaktion ergibt. Im Gegensatz zu IL-1 ist IFN-γ aus T-Lymphozyten ein Inhibitor der Fibroblastenproliferation.

Obwohl Fibroblasten bei akuten Entzündungsvorgängen unmittelbar betroffen sind, ist es offenbar nicht ihre Hauptaufgabe, mit Sekretion biologisch aktiver Mediatoren in das Geschehen einzugreifen. Bedeutung gewinnen sie erst in der Heilungsphase mit dem Ziel, eine Regeneration des stützenden Bindegewebes zu erreichen. Dysregulationen werden meist dann beobachtet, wenn Fibroblasten bei langdauernden Entzündungen zu einer überstarken Proliferation angeregt werden, was letztlich zu einer fibrotischen Umwandlung des betroffenen Gewebes führt. Auch typische Gewebezellen eines Organs können bei Stimulation durch Lymphozyten- und Makrophagenfaktoren gewisse Funktionen von Entzündungszellen annehmen (Abb. 8.1). Beispiele sind Chondrozyten des Gelenkknorpels oder Mesangiumzellen der Niere (Kap. „Nierenerkrankungen").

Mediatoren der Entzündung

Überblick über die Mediatoraktivitäten

Eine Entzündungsreaktion wird nicht allein durch Zellen, sondern vor allem durch deren lösliche Zellprodukte unterhalten. Erst diese Mediatoren führen zu den Symptomen, die man klassischerweise mit dem Begriff Entzündung in Verbindung bringt. Das Wissen über Mediatoren hat in den letzten Jahren nahezu exponentiell zugenommen. Das ist darauf zurückzuführen, daß zu den schon länger bekannten Mediatoren (wie z. B. aus der Komplementaktivierung) die Eicosanoide und Zytokine hinzugefügt werden mußten. Insbesondere die biologischen Aktivitäten der unterschiedlichen Zytokine stehen zur Zeit im Vordergrund der Entzündungsforschung. Ergeben hat sich unter anderem, daß eine Reihe von Mediatoren, wie z. B. IL-1 und TNF-α, mehrere Aktivitäten entfalten können, sowohl bei Entzündung als auch bei interzellulärer Kommunikation von Leukozyten. In den nächsten Abschnitten erfolgt eine Beschreibung der einzelnen Mediatorgruppen (Tab. 8.6), ohne daß gegenwärtig der Anspruch erhoben werden kann, ihre Rolle bei akuten und chronischen Formen der Entzündung genau definieren zu können. Die Entwicklung ist gerade auf diesem Sektor in raschem Fluß. Es wurde schon oben erwähnt, daß offensichtlich bei Entzündungsreaktionen eine gewisse Hierarchie der Mediatoren besteht: Mediatoren aus Lymphozyten (z. B. Antikörper, Lymphokine wie IFN-γ) führen zur Aktivierung von in ein Entzündungsgebiet eingewanderten Zellen wie Makrophagen und Granulozyten. Dabei werden unter anderem Zytokine wie IL-1 und TNF-α freigesetzt, die man als primäre Entzündungsmediatoren bezeichnen kann. Diese führen wiederum zu einer erhöhten Bildung von terminalen Entzündungsmediatoren, z. B. Prostaglandinen und aktivierten Sauerstoffprodukten in den „klassischen" Entzündungszellen selbst und gleichzeitig in den umgebenden Gewebezellen.

Wie in Tabelle 8.2 aufgeführt, gehören sehr viele degradierende Enzyme zu den terminalen Entzündungsmediatoren. Sie alle zu beschreiben würde den Rahmen sprengen. Es wird daher auf Lehrbücher der Biochemie verwiesen.

■ Mediatoren aus dem Komplementsystem

Die Aktivierung des Komplementsystems, entweder über den klassischen oder den alternativen Weg, führt zur effizienten Infektabwehr und gleichermaßen zur Generation entzündungsfördernder Mediatoren (Abb. 8.4). Die verantwortlichen Komplementfaktoren umfassen vor allem Fragmente aus C3, C5 und den Membranangriffskomplex C 5b–C9. Hier sollen nur die biologischen Aktivitäten geschildert werden. Biochemische Einzelheiten der Komplementaktivierung sind im Kap. „Komplementsystem" dargestellt.

Die Komplementfragmente C3a, C4a und C5a sind die sog. Anaphylatoxine. Diese Aktivität ist charakterisiert durch eine erhöhte Permeabilität von Gefäßen, Kontraktion glatter Muskulatur, Freisetzung von Histamin und anderen Mediatoren aus Mastzellen und basophilen Granulozyten, chemotaktische Wirkung auf Phagozyten, verbunden mit Sekretion lysosomaler Enzyme, erhöhtem Sauerstoffverbrauch und gesteigerter Adhärenz an Oberflächen. C5a ist bei weitem das aktivste Anaphylatoxin für Phagozyten. Inzwischen haben sich deutliche Hinweise ergeben, daß ein Teil der Anaphylatoxinwirkung auf glatte Muskulatur und Leukozyten nicht direkt, sondern über eine zwischengeschaltete Aktivierung des Arachidonsäuremetabolismus verläuft, daß also de novo synthetisierte Eicosanoide für die eigentlichen Anaphylatoxineffekte verantwortlich sind. Die Anaphylatoxinaktivität von C3a und C5a wird im Serum rasch durch den sog. Anaphylatoxininaktivator, eine Carboxypeptidase, zerstört. Nach Abspaltung des Argininrestes entsteht im Falle von C5a die Komponente C5a$_{desarg}$, die eine geringere chemotaktische Aktivität als die Ausgangssubstanz und kaum mehr glatte Muskulatur kontrahierende Wirkungen aufweist.

Unter den verschiedenen Anaphylatoxinen ist C5a bei weitem die chemotaktisch aktivste Substanz für Neutrophile, Eosinophile, Basophile und Monozyten. Das weniger wirksame Abbauprodukt C5a$_{desarg}$ wird jedoch mit Hilfe eines gleichfalls im Serum vorkommenden Kochemotaxins wieder voll aktiv. Leukozyten besitzen spezifische C5a-Rezeptoren auf der Zelloberfläche, die nach Bindung von C5a eine morphologisch erkennbare Polarisation der Zelle in einen „Kopf" und „Schwanz" induzieren. Neben dem oben erwähnten Anaphylatoxininaktivator wurde noch eine Reihe weiterer Inaktivatoren und Inhibitoren beschrieben, die letztlich alle die Aufgabe haben, die hohe biologische Aktivität von C5a wieder abzubremsen.

Neben chemotaktischer Aktivität sollte speziell für C5a noch die Eigenschaft hervorgehoben werden, in Leukozyten Adhärenz und Degranulation zu induzieren.

Tab. 8.6 Entzündungsmediatoren[1,2]

Mediator	Entzündungs-aktivitäten
Komplementprodukte (C4a, C3a, C5a, C5b-C9)	+++
Histamin	+++
Bradykinin	+++
Sauerstoffmetaboliten (O_2^-, H_2O_2, OH^-)	+++
Plättchenaktivierender Faktor (PAF)	+++
Prostaglandine (PGE_2, PGI_2)	+++
Thromboxan A_2	++
Leukotriene (LTB_4, LTC_4, LTD_4, LTE_4)	+++
TNF-α, TNF-β	+++
IL-1α, IL-1β	+++
IFN-α/β	++
IFN-γ	++
CSF (GM, G, M)	+
IL-2	+
IL-3	(+)
IL-4	(+)
IL-5	(+)
IL-6	(+)
IL-7 (Lymphopoetin)	–
IL-8 (Neutrophile aktivierendes Protein)	++

[1] Außer Enzymen.
[2] Unterscheidung möglich in primäre (z. B. TNF-α/β, IL-1α/β, CSF) und terminale Entzündungsmediatoren (z. B. Prostaglandine, Leukotriene, Sauerstoffmetaboliten).

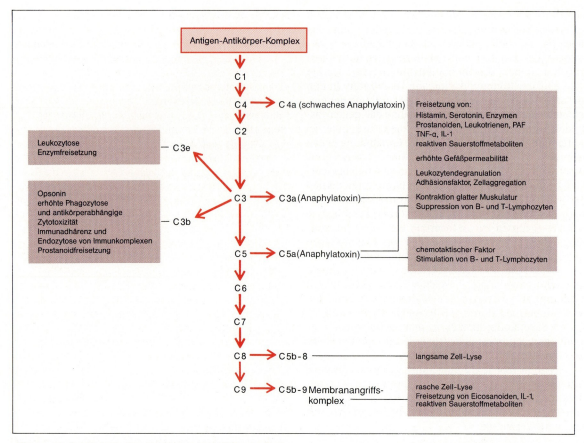

Abb. 8.4   Rolle des Komplementsystems bei der Entzündung.

Gesteigerte Adhärenz ist Grundvoraussetzung, um Leukozyten am Ort einer Entzündung festzuhalten und eine gezielte Diapedese durch Endothelzellen zu ermöglichen. Die generelle, phagozytenstimulierende Eigenschaft von C5a drückt sich nicht nur in gesteigerter Adhärenz und gezielter Chemotaxis, sondern auch in erhöhter Expression von Fc- und C3b-Rezeptoren aus, was von großer Bedeutung für rasche Phagozytose von Mikroorganismen in einem Entzündungsherd ist. C5a kann auch ohne phagozytische Stimuli die Freisetzung lysosomaler Enzyme aus Neutrophilen und Monozyten in Gang setzen (Degranulation). Über diese sekretorische Leistung werden Leukozytenenzyme freigesetzt, die Gewebe angreifen und damit letztlich den Weg für die Immigration weiterer Leukozyten bahnen.

Aus dem Komplementfaktor C3 wird neben C3a auch ein Bruchstück (C3e) generiert, das eine systemische Leukozytose veranlaßt und darüber hinaus die Gefäßpermeabilität erhöht. Auf die biologische Aktivität von C3b als Opsonin soll hier nicht weiter eingegangen werden (Kap. „Komplementsystem"); es sollte aber erwähnt werden, daß C3a wie C3b potente Aktivatoren der Prostaglandinsynthese sind. Damit zeigt sich, daß die beiden wichtigen Mediatorsysteme der Entzündung, das Komplementsystem und der Arachidonsäuremetabolismus, eng miteinander verknüpft sind.

Es konnte nachgewiesen werden, daß der lytische Membranangriffskomplex (C5b–C9) Leukozyten zur Freisetzung von Entzündungsmediatoren stimuliert, ein Vorgang, der ohne Zellzerstörung abläuft (7). C5b–C9 erhöht nicht nur die Arachidonsäurefreisetzung in mononukleären Phagozyten und Thrombozyten und die Konversion zu Prostaglandinen, sondern auch die IL-1-Synthese. Wenn selbst Aktivierungsprodukte aus dem Komplementsystem in die Synthesezyklen von Zytokinen eingreifen, muß gefolgert werden, daß nahezu alle Mediatorsysteme der Entzündung miteinander vernetzt sind.

■ Histamin

Histamin ist ein schon lang bekannter und vergleichsweise gut untersuchter Mediator der Entzündung. Als Produkt von basophilen Granulozyten und Mastzellen unterstreicht es die Rolle beider Zelltypen bei meist schnell auftretenden Entzündungen. Obwohl üblicherweise mit Sofortreaktionen bei Allergie in Verbindung gebracht, hat sich in den letzten Jahren auch eine Einwirkung auf das gesamte Immunsystem ergeben.

Eine Histaminfreisetzung aus Mastzellen wird nicht allein durch IgE-Allergen-Bindung oder C5a und C3a induziert, sondern auch durch Stimuli wie die neurohormonale Substanz P, Neurotensin, Adenosintriphosphat, Hitze, Kälte und spezielle Freisetzungsfaktoren aus Neutrophilen, Monozyten, Thrombozyten und

Endothelzellen. Letztlich sind es Faktoren, die in einem Entzündungsherd üblicherweise vorkommen. Histamin wird damit, auch bei nichtallergischen Prozessen, zu einem regulären Teilnehmer einer Entzündung. Hingewiesen werden sollte auf die gut definierten Histaminrezeptoren, H_1 und H_2, für die im Bereich der Pharmakologie entsprechende Agonisten und Antagonisten entwickelt wurden. Alle Leukozyten tragen Histaminrezeptoren beiden Typs, und die meisten histamininduzierten Aktivitäten werden sehr unterschiedlich durch die Bindung an den einen oder anderen Rezeptor hervorgerufen. Etwas verallgemeinernd kann festgestellt werden, daß – zumindest in vito – eine H_1-Stimulation proinflammatorisch und eine H_2-Stimulation eher entzündungshemmend ist. Im folgenden kann nicht im einzelnen die Histaminwirkung auf H_1 oder H_2 diskutiert werden, sondern es wird zusammenfassend die Bedeutung für Entzündungsvorgänge dargestellt.

Histamin induziert eine Vasodilatation und damit verbunden eine deutlich sichtbare Rötung. Die Gefäßpermeabilität wird erhöht, da sich im postkapillären Bereich Endothelzellen kontrahieren und interzelluläre Spalten (gaps) auftun. Folge ist eine Ödematisierung des betroffenen Gewebes. Interaktionen erfolgen auch mit dem neuronalen System, z. B. Erhöhung der cholinergen Stimulation und der α-adrenergen Reagibilität, Freisetzung der Substanz P und Sensibilisierung der schmerzempfindenden Nerven. Zusammengenommen ergibt sich, daß Histamin allein oder in enger Kooperation mit anderen Mediatoren zur Ausprägung von drei der vier Kardinalsymptome der Entzündung beiträgt, nämlich Rubor, Tumor und Dolor.

Ein breitgefächertes Spektrum von Histaminwirkungen auf ganz unterschiedliche Leukozytenklassen konnte nachgewiesen werden. Dazu gehören: Erhöhung der Chemokinese, aber Inhibition der Chemotaxis von Neutrophilen, Inhibition der Antikörperproduktion von B-Zellen und Stimulation der Freisetzung bestimmter Zytokine.

Diese Einwirkungen von Histamin auf Leukozytenfunktionen lassen erkennen, daß es nicht nur Sofortreaktionen bei Entzündungen auslöst, sondern auch die daraufolgende Immunantwort moduliert. Die Entzündungsrelevanz von Histamin muß jedoch etwas eingeschränkt werden. Es ist zwar ein bereits früh erkannter und chemisch gut definierter Mediator, der lange im Zentrum der Entzündungsforschung gestanden hat. Viele der oben beschriebenen, experimentell erzielten Effekte konnten jedoch nur mit hohen Histamindosen erzielt werden. Die Histaminkonzentrationen können zwar in einem sehr umgrenzten Entzündungsherd stark ansteigen, aber es ist noch offen, inwieweit daraus eine systemische Änderung der leukozytenabhängigen Immunantwort resultiert.

■ Kontaktsystem

Die Entzündungsmediatoren im „Kontaktaktivierungssystem" umfassen die Proteine Hageman-Faktor, Präkallikrein, Kininogen und Gerinnungsfaktor XI. Die Aktivierung dieser Faktoren wird eingeleitet durch Kontakt mit negativ geladenen Oberflächen, z. B. zellulären Bestandteilen wie Kollagen und Basalmembran, bakteriellem Lipopolysaccharid und anorganischen Partikeln wie Uratkristallen. Auch Leukozyten wie neutrophile und eosinophile Granulozyten, Thrombozyten und Endothelzellen sind Aktivatoren des Kontaktsystems. Es ist eine limitierte Proteolyse der Ausgangsfaktoren erforderlich, um biologisch aktive Produkte aus dem Hageman-Faktor, Präkallikrein und dem hoch- wie niedrigmolekularen Kininogen zu generieren. Die Faktoren des Kontaktsystems interagieren in der Weise, daß nach Stimulation des Hageman-Faktors sequentiell eine Spaltung des Präkallikreins zu Kallikrein, des Kininogens zu Bradykinin und des Faktors XI zu XIa erfolgt. Das System steht unter Kontrolle von Inhibitoren wie C1-Inhibitor, $α_2$-Makroglobulin, $α_2$-Plasmininhibitor, Antithrombin III und $α_1$-Antiprotease.

Eine der Hauptaufgaben des Kontaktsystems scheint darin zu liegen, verschiedene humorale Mediatorsysteme miteinander zu verknüpfen. Aktivierende Einflüsse auf den Arachidonsäuremetabolismus und das Gerinnungs- und Komplementsystem sind bekannt. Das bekannteste Produkt aus dem Kontaktsystem ist Bradykinin, das als Nonapeptid aus dem hochmolekularen Kininogen abgespalten wird. Bradykinin hat die typischen Eigenschaften eines Entzündungsmediators: Es erweitert die Gefäße und erhöht die Permeabilität, fuhrt zur Leukozytenmargination und induziert Schmerz. Es wird angenommen, daß die entzündungsauslösenden Effekte vor allem bei anaphylaktischen und allergischen Reaktionen eine Rolle spielen.

■ Sauerstoffprodukte (reaktive Sauerstoffspezies ROS)

Eine der Hauptaufgaben von Granulozyten und Monozyten/Makrophagen ist Phagozytose und Abtötung von Mikroorganismen. Diese Effektorfunktion ist zum Teil abhängig von der raschen Generation toxischer Produkte aus dem Sauerstoffmetabolismus. Hier kann nicht im Detail auf die inzwischen sehr gut analysierten Enzymsysteme und chemischen Reaktionsketten eingegangen werden, die zur Bildung von Superoxidanion (O_2), Hydrogenperoxid (H_2O_2), Hydroxylradikal (OH^-) und Singulettsauerstoff ($^1O_2$) führen. Obwohl diese Produkte zielgerichtet zur Abwehr von Mikroorganismen, Parasiten und möglicherweise auch einzelnen Tumoren eingesetzt werden, ist als unerwünschte Begleiterscheinung eine Schädigung des angrenzenden gesunden Gewebes zu erwarten.

Unter den Phagozyten sind die neutrophilen Granulozyten die potentesten Produzenten von reaktiven Sauerstoffmetaboliten. Die Abhängigkeit der Mikrobizidie von Sauerstoff ist auch daran zu erkennen, daß krankheitsbedingte Hypoxien die Bakterienabwehr stark reduzieren und Patienten mit Defekten des Sauerstoffmetabolismus (chronische Granulomatose und Myeloperoxidasedefizienz) an chronischen Infekten erkranken. Auch eosinophile Granulozyten produzieren

Sauerstoffmetaboliten, jedoch in geringerer Menge, wobei eine Zielrichtung die extrazelluläre Abwehr von Parasiten ist. Monozyten ähneln zwar Neutrophilen in antimikrobieller Aktivität; jedoch ist die Effizienz des sauerstoffabhängigen Tötungsmechanismus aufgrund einer geringeren Enzymausstattung schwächer ausgeprägt. Das trifft auch auf Makrophagen zu, bei denen eine enge Korrelation zwischen H_2O_2-Produktion und Abtötung von intrazellulären Protozoen beobachtet wurde. Dabei ist von Bedeutung, daß die lymphokinbedingte Makrophagenaktivierung das endogene Potential zum Sauerstoffmetabolismus erhöht, was zwar die antimikrobielle Funktion steigert, aber auch eine toxische Schädigung des Umgebungsgewebes zur Folge haben kann. Die Kurzlebigkeit der Sauerstoffmetaboliten, die rasche enzymatische Umwandlung und das Vorkommen natürlicher Inhibitoren begrenzen im allgemeinen das Entzündungspotential (8). Obwohl phagozytische Stimuli gleichermaßen den Sauerstoff- und den Arachidonsäuremetabolismus anregen, können die Lipoxygenaseprodukte LTB_4 und LTC_4 durch H_2O_2-generierende Enzymsysteme rasch inaktiviert werden, letztlich ein Hinweis dafür, daß Sauerstoffprodukte regulierend in die Generation anderer Entzündungsmediatoren eingreifen. Biologisch bedeutsam ist auch, daß Zytokine wie IL-1 oder TNF-α in vielen Zellen zu einer zwar geringen (nichttoxischen), aber über längere Zeiträume (Stunden) anhaltenden erhöhten Sauerstoffradikalproduktion führen.

■ Stickoxid (NO)

Das in der Atmosphäre vorkommende Gas Stickoxid (NO) wird enzymatisch auch von einer Reihe von Geweben in einer streng kontrollierten Weise synthetisiert. Ausgangspunkt ist die Aminosäure L-Arginin, aus der das freie Radikal durch das Enzym NO-Synthase (NOS) gebildet wird. Drei Isoenzyme sind bekannt, die unterschiedliche Genprodukte repräsentieren. Zwei davon werden konstitutiv exprimiert (cNOS). Ein konstitutives Enzym kommt vor allem im Endothel vor, wo es über Myristoylketten an die Membran gebunden ist. Die zweite cNOS kommt im Zytosol zentraler und peripherer Neurone, aber auch vieler anderer Organe vor. Beide cNOS werden jeweils nur kurzfristig aktiviert; die Aktivierung ist abhängig von Ca^{2+}-Calmodulin. Die cNOS dient entsprechend ihrer Lokalisation zur Relaxation von Gefäßen sowie als Neurotransmitter. Darüber hinaus wurde für fast alle Gewebe eine Beteiligung an einer großen Zahl von physiologischen Prozessen beschrieben.

Im Gegensatz dazu wird die dritte Isoform nur nach Stimulation induziert (induzierbare iNOS). Schon während der Synthese wird Calmodulin fest an das Enzym gebunden, so daß es permanent aktiviert ist. Die Induktion führt daher zu einer langanhaltenden Aktivität des Enzyms, die über viele Stunden anhält. Stimuli für die Induktion sind vor allem Auslöser von Entzündungsreaktionen, wie Bakterien oder deren Bestandteile, und inflammatorische Zytokine, wie IFN-γ, IL-1 oder TNF, wobei starke Synergismen vorkommen. Wichtige Zellen, die iNOS exprimieren, sind Zellen des Immunsystems und hier besonders Makrophagen. Daneben wird sie auch in Endothelzellen wie auch einer Reihe von Gewebszellen, wie Chondrozyten, Hepatozyten oder Inselzellen des Pankreas, exprimiert. Die Expression von iNOS kann durch Glucocorticoide oder durch Zytokine wie IL-4, IL-10 oder TGF-β supprimiert werden.

Das nur kurzfristig durch cNOS gebildete – und kurzlebige – NO aktiviert intrazellulär vor allem das Enzym G-Cyclase. Die Erhöhung von cGMP ist für die meisten physiologischen Wirkungen von NO verantwortlich.

Auch einige Wirkungen der iNOS können mit diesem Mechanismus erklärt werden, wie die exzessive Vasodilatation beim septischen Schock. Bei der langanhaltenden Bildung durch iNOS während einer Entzündung entfaltet NO zusätzlich intra- und extrazelluläre Effekte. Durch Hemmungen von metabolischen Enzymen oder von Schlüsselenzymen der DNA-Synthese wie auch durch direkte DNA-Schädigung ist NO ein wichtiger Mediator der Zytotoxizität. Dadurch führt es zu nützlichen wie schädlichen Wirkungen. Nützlich ist NO, wenn es wirksam zur Wachstumshemmung mikrobieller Pathogene beiträgt, die von Parasiten, z. B. Malaria-Schizonten, über Bakterien bis zu DNA-Viren reicht. Zumindest in vitro besitzt NO antitumorale Eigenschaften. Bei Endotoxämie kann NO durch Hemmung der Bildung von Mikrothromben und Neutralisation von Sauerstoffradikalen lokal zytoprotektiv wirken.

Dieselben Mechanismen können schädigend sein, wenn dabei körpereigene Gewebe angegriffen werden. So ist die Zerstörung von Inselzellen beim autoimmunen Typ-I-Diabates mellitus eine Folge der durch IL-1 induzierten NO-Bildung. Auch bei anderen chronisch entzündlichen Erkrankungen – Beispiele sind die rheumatoide Arthritis oder die Nephritis beim Lupus erythematodes – scheint NO eine wichtige Rolle bei der Gewebsdestruktion zu spielen. Einige Ergebnisse weisen darauf hin, daß NO auch an der progressiven Dilatation der Arterienwand bei Arteriosklerose beteiligt ist, vielleicht auch an der Pathogenese dieser Erkrankung selbst. Erste Befunde lassen auch eine Rolle bei neurodegenerativen Erkrankungen vermuten.

■ Eicosanoide

Die biologisch aktiven Metaboliten der Arachidonsäure sind Prostaglandine, Thromboxan, Leukotriene, Lipoxine und noch weitere, wenig charakterisierte Produkte. Diese Lipidmediatoren werden unter dem Begriff Eicosanoide zusammengefaßt. Arachidonsäure wird aus den Phospholipiden der Zellmembran durch Stimulation des Enzyms Phospholipase A_2 oder Inhibition von Lysolecithin-Acyltransferase freigesetzt. Eine weitere Konversion zu Prostaglandinen und Thromboxan erfolgt durch die Cyclooxygenase und zu Leukotrienen durch die Lipoxygenase (Abb. 8.5). Endprodukte sind Arachidonsäuremetaboliten, die ganz unterschiedliche biologische Aktivitäten aufweisen.

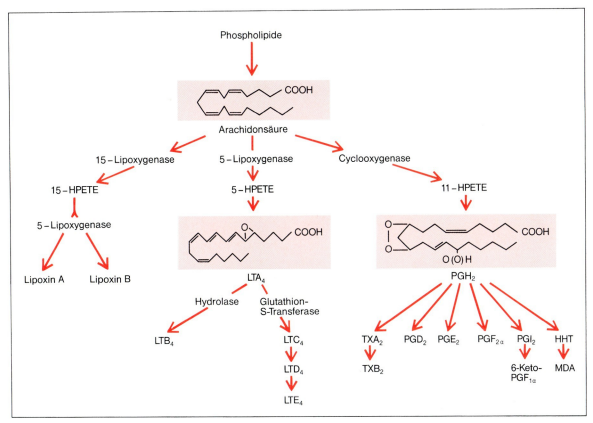

Abb. 8.5 Entzündungsmediatoren aus dem Arachidonsäuremetabolismus. HPETE = Hydroyperoxyeicosatetraensäure.

Die Erkenntnis, daß Eicosanoide Entzündungsmediatoren sind, ist nicht zuletzt das Ergebnis pharmakologischer Untersuchungen zum Wirkungsmechanismus antiphlogistischer Medikamente. Als 1971 gezeigt werden konnte, daß nichtsteroidale Entzündungshemmer wie Aspirin die Cyclooxygenase blockieren und deshalb die Produktion von Prostaglandinen inhibieren, wurde schlagartig die Bedeutung dieser Lipidmediatoren für Entzündungserscheinungen klar. Bis heute ist es noch nicht gelungen, ähnlich selektive Lipoxygenasehemmer zu finden, was letztlich die Rolle von Leukotrienen bei der Entzündung noch etwas im unklaren beläßt.

Mit Ausnahme von Lymphozyten können alle Leukozyten nach entsprechender Stimulation Eicosanoide de novo synthetisieren. Zusätzliche Produzentenzellen sind Thrombozyten, die vor allem Thromboxan A_2 (TXA_2) synthetisieren, die Endothelzellen, die vor allem Prostacyclin (PGI_2) freisetzen. Auch viele andere Zelltypen des Organismus metabolisieren Arachidonsäure zu Eicosanoiden; jedoch kann auf deren Rolle im Rahmen dieses Kapitels nicht eingegangen werden. Es muß betont werden, daß Eicosanoide keine präformierten Mediatoren sind, sondern erst nach Arachidonsäurefreisetzung durch die Aktivität der Cyclooxygenase oder der Lipoxygenase neu gebildet werden. Die Synthese verläuft bei Thrombozyten sehr rasch innerhalb von Minuten und kann sich bei arachidonsäurereichen Zellen wie Makrophagen auf einem hohen Niveau über Stunden hinziehen. Die unterschiedlichen Zelltypen produzieren nicht das gleiche, sondern ein individuelles Spektrum der verschiedenen Eicosanoide, wobei wahrscheinlich auch das auslösende Agens eine Rolle spielt. Eine noch weitgehend offene Frage ist, warum Lymphozyten trotz des hohen Arachidonsäuregehaltes keine Eicosanoide synthetisieren. Denkbar ist, daß die verantwortlichen Enzymsysteme zu schwach angelegt oder dauerhaft blockiert sind.

Die Auslöser der Eicosanoidsynthese sind nahezu alles Stimuli, die auch eine Entzündung in Gang setzen und unterhalten. Dazu gehören vor allem: phagozytierte Mikroorganismen mit und ohne Opsonisierung, Antigen-Antikörper-Komplexe, Komplementprodukte wie C3b, C3a, Faktor H und der Membranangriffskomplex C5b-C9, bakterielle Lipopolysaccharide und Exotoxine, chemotaktische Faktoren und die Zytokine IL-1, TNF-α und GM-CSF. Eicosanoide wirken streng lokalisiert am Ort ihrer Freisetzung. Sie werden rasch zu inaktiven Metaboliten umgewandelt (z. B. TXA_2 zu TXB_2) oder werden nach Eintritt in die Blutzirkulation durch Inaktivierung im Lungengewebe an einer systemischen Aktivität (z. B. PGE_2) gehindert.

Die effiziente Entzündungshemmung durch Cyclooxygenase-Inhibitoren wie Aspirin zeigt deutlich, daß Prostaglandine an der Auslösung von Entzündungszeichen beteiligt sein müssen. Proinflammatorisch sind vor allem PGE_2 und PGI_2, wobei das erstere wegen seiner

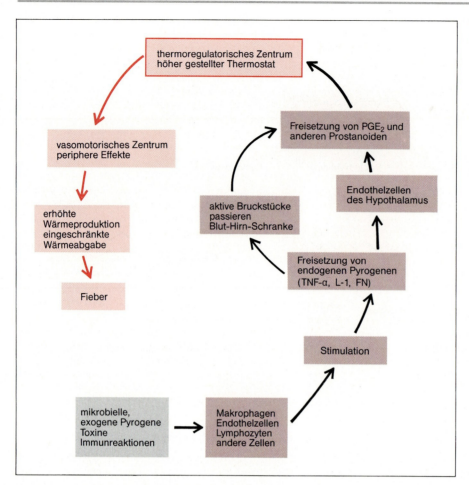

Abb. 8.6 Pathogenese des Fiebers (nach Dinarello).

Stabilität am Entzündungsherd besser zu untersuchen ist als das letztere, das rasch in inaktive Metaboliten konvertiert wird. Biologische Wirkungen sind vor allem eine Vasodilatation, Ödemausbildung und Hyperalgesie. Jedoch muß festgestellt werden, daß diese klassischen Entzündungszeichen nicht allein durch Prostaglandine induziert werden, sondern daß ein Synergismus mit anderen Mediatoren wie Bradykinin, Histamin und Cysteinyl-Leukotrienen usw. vorliegt. PGE_2 zeichnet sich noch dadurch aus, daß es das thermoregulatorische Zentrum im Hypothalamus umstellt und Fieber erzeugt. Die Reaktionskette zur Fiebererzeugung verläuft folgendermaßen (Abb. 8.6): exogenes Pyrogen (z. B. Lipopolysaccharid) induziert die Freisetzung von endogenen Pyrogenen (IL-1, TNF-α und IFN), die PGE_2 freisetzen, das über einen Anstieg von cAMP im thermoregulatorischen Zentrum die Körpertemperatur auf ein höheres Niveau einstellt.

Prostaglandine, insbesondere PGE_2, haben nicht nur entzündungsfördernde, sondern auch entzündungshemmende Wirkung (4). Daß diese beiden gegensätzlichen Einflüsse von der gleichen Substanz ausgeübt werden können, läßt sich mit dem zeitlichen Ablauf ihrer Einwirkung erklären. In der frühen Phase der Entzündung ist PGE_2 pro-, in der späten Phase antiinflammatorisch. Die Fähigkeit, eine Entzündung wieder abzubremsen, zeigt sich beispielsweise an einem reduzierten Leukozytenmetabolismus und verminderter Freisetzung von Sauerstoffmetaboliten, lysosomalen Enzymen und Zytokinen wie IL-1 und TNF-α. PGE_2 ist also ein Mediator, der im Netzwerk eines Rückkoppelungsmechanismus anfänglich eine Entzündung mitinitiiert und anschließend wieder reduziert. Von weiterer Bedeutung ist, daß PGE_2 in großen Mengen von zytokinaktivierten Makrophagen freigesetzt wird, physiologischerweise wohl, um Lymphozytenfunktionen zu dämpfen, pathologischerweise aber bei chronischen Entzündungen wie rheumatoider Arthritis. Im letzteren Fall liegt offensichtlich eine Dysregulation der Makrophagen-Lymphozyten-Kooperation vor, in der Weise, daß PGE_2 aus aktivierten Makrophagen nicht in der Lage ist, die Produktion von makrophagenaktivierenden Zytokinen in aus unbekannten Gründen sensibilisierten Lymphozyten abzubremsen. Durch Medikation mit Cyclooxygenasehemmern wie Aspirin oder Indometacin kann man zwar bei rheumatischer Arthritis die Entzündungssymptomatik mildern, aber die Progression der Krankheit nicht aufhalten.

Unter den Lipoxygenaseprodukten der Arachidonsäure haben Leukotriene eine besondere Bedeutung gewonnen. Leukotrien B_4 (LTB_4) ist einer der potentesten chemotaktischen Faktoren, vor allem für Neutrophile, aber auch für Monozyten und Eosinophile. Darüber hinaus fördert LTB_4 die Leukozytenadhärenz und erhöht die Freisetzung von lysosomalen Enzymen und reaktiven Sauerstoffmetaboliten. Mit diesen Eigenschaften repräsentiert LTB_4 einen typischen entzündungsfördernden Mediator.

Von den Cysteinyl-Leukotrienen ist LTC_4 biologisch aktiver als LTD_4 und LTE_4. Alle drei zusammen sind verantwortlich für eine spasmogene Aktivität, die früher unter dem Begriff SRS-A (slow reacting substance of anaphylaxis) zusammengefaßt wurde. Der Hauptwirkungsort sind die glatte Muskulatur und Zellen mit kontraktiler Kapazität. Bei allergisch ausgelöstem Bronchialasthma sind es diese Faktoren, die entscheidend an der Auslösung des Bronchospasmus beteiligt sind; ihre Wirksamkeit ist auf molarer Basis hundert- bis tausendmal höher als die des Histamins. Offensichtlich können Cysteinyl-Leukotriene direkt, ohne Zwischenschaltung anderer Mediatoren, die glatte Muskulatur von Bronchien zur Kontraktion aktivieren. Zusätzlich wird die Mukussekretion gefördert.

Cysteinyl-Leukotriene können auch die Vaskularisation im Entzündungsherd verändern. Im allgemeinen wurde eine Vasokonstriktion beobachtet, aber je nach Ort des Geschehens kann auch eine Vasodilatation resultieren. Über eine direkte Einwirkung auf die Endothelzellen der postkapillären Venulae läßt sich häufig eine Plasmaexsudation beobachten und im Gefolge eine Ödematisierung des Gewebes. Ob bei diesen Effekten noch andere Faktoren wie PGE_2 beteiligt sind, ist zur Zeit noch offen.

Die Lipoxine A und B sind in biologisch-funktioneller Hinsicht noch kaum charakterisiert worden. Es deutet sich an, daß diese Arachidonsäuremetaboliten spasmogene und chemotaktische Aktivitäten besitzen, die Produktion von Sauerstoffmetaboliten stimulieren und einige NK-Zellaktivitäten blockieren.

Die tatsächliche biologische Funktion von Leukotrienen und Lipoxinen läßt sich im intakten Organismus noch nicht sicher abschätzen, da im Gegensatz zu Prostaglandinen die pharmakologisch einsetzbaren Hemmer der Lipoxygenase noch keine ausreichende Selektivität besitzen.

■ Plättchenaktivierender Faktor (PAF)

PAF ist ein Lipidmediator, der wie die Eicosanoide aus Membranphospholipiden generiert wird (1-Alkenyl-2-Acetylglycerophosphocholin). Entdeckt wurde er ursprünglich als blutplättchenaggregierender Faktor in Überständen antigenstimulierter, IgE-sensibilisierter basophiler Granulozyten. Nach chemischer Identifizierung als eine Gruppe sehr ähnlicher Lipide stellte sich bei weiteren Untersuchungen heraus, daß die auf Thrombozyten gerichtete Aktivität nur eine von vielen biologischen Eigenschaften ist. Heute wird PAF primär als ein Entzündungsmediator angesehen, der vielfältig in Leukozyten- und andere Zellfunktionen eingreift.

PAF ist kein präformierter Mediator, sondern wird nach Stimulation sehr rasch de novo synthetisiert. Produzentenzellen sind mit Ausnahme von Lymphozyten alle Leukozyten, Blutplättchen, Endothel- und Mesangiumzellen und zusätzlich auch noch nicht klar definierte Zellen des Myokards, der Lunge, des Gehirns, der Leber und der Haut. Es wurden typische entzündungsauslösende Stimuli beschrieben, darunter C5a, Immunkomplexe, opsonisierte Mikroorganismen, Formyl-Met-Leu-Phe, Endotoxin, Histamin, Bradykinin, Kollagen, Thrombin, LTC_4 und IL-1.

Die biologische Aktivität von PAF tritt bereits in niedrigen Konzentrationen auf und betrifft eine Vielzahl von Leukozytenfunktionen. Neutrophile und eosinophile Granulozyten und Monozyten/Makrophagen werden chemotaktisch angeregt, werden adhärent und produzieren Sauerstoffradikale, Prostaglandine und Leukotriene. Nichtleukozytäre Elemente wie Mesangiumzellen und glatte Muskulatur reagieren mit Freisetzung von Eicosanoiden und wahrscheinlich weiteren Mediatoren. Interessanterweise ist kaum etwas über die Wirkung von PAF auf Lymphozyten bekannt, was darauf hinweist, daß dieser Lipidmediator fast ausschließlich in akuten Entzündungsreaktionen eine Rolle spielt. All die nur knapp zusammengefaßten Aktivitäten lassen deutlich erkennen, daß PAF in jeder Beziehung einem klassischen Entzündungsmediator entspricht, denn er induziert selbst oder über zwischengeschaltete Mediatoren Leukozytenaktivierungen, Veränderungen des Gefäßbettes, erhöhte Permeabilität der Kapillaren und Leukozyteninfiltration im Entzündungsherd. Hervorgehoben werden sollte der Synergismus mit anderen Mediatoren, wodurch die Wirkung von PAF erst eine hohe biologische Signifikanz erfährt. Die biologische Rolle von PAF beschränkt sich nicht nur auf die klassischen, mikrobiell ausgelösten Entzündungen. PAF ist darüber hinaus an der Auslösung von Anaphylaxie, Asthma bronchiale, Endotoxinschock, Thrombose, Myokardschaden und anderen akuten Gewebeverletzungen beteiligt.

■ Zytokine

Die rasche Entwicklung der letzten Jahre hat dazu geführt, daß früher nur funktionell beschriebene sezernierte Faktoren von Leukozyten inzwischen biochemisch eindeutig identifiziert und die Gene kloniert wurden, mit dem Ergebnis, daß rekombinante Produkte für Forschung und erste klinische Therapieversuche zur Verfügung stehen.

Überblick über Herkunft und Entzündungsaktivitäten

Zusammenfassend werden diese löslichen Proteine als Zytokine bezeichnet und können, je nach Herkunft, als Lymphokine aus Lymphozyten oder Monokine aus Monozyten/Makrophagen näher spezifiziert werden. Zytokine werden aber auch aus Endothelzellen, Keratinozyten, Fibroblasten, Mesangiumzellen usw. freigesetzt, so daß sie nicht exklusiv als Mediatoren von Leukozyten angesehen werden können.

Tab. 8.7 Vergleich des Entzündungspotentials der Zytokine TNF-α, IL-1, IFN und GM-CSF

Entzündungsparameter	TNF-α	IL-1	IFN	GM-CSF
endogenes Pyrogen	+	+	+	(+)
PGE_2-Produktion	+	+	+	+
Sauerstoffmetaboliten	+	+	+	–
Akute-Phase-Proteine	+	+	+	?
hämodynamischer Schock	+	+	(+)	–
Kollagenaseproduktion	+	+	+	?
Histaminfreisetzung	+	+	–	–
reduzierte Lipoproteinlipase	+	+	–	–
Makrophagenaktivierung	+	+	+	+
Endothelzellaktivierung	+	+	+	?

Prinzipiell sind Zytokine die Botenstoffe interzellulärer Kommunikation. Bei Entzündung wie bei Immunantwort reagiert ein Zytokin selten als individuelles Molekül, sondern es ist eingebettet in ein Netzwerk verschiedener Zytokine. So findet man bei akuten Entzündungen immer den Anstieg verschiedener Zytokine, die erst in Kooperation z. B. die Leukozytenaktivität steigern oder Fieber hervorrufen. Nicht alle Zytokine besitzen das gleiche entzündungsauslösende Potential (Tab. 8.7), deshalb sollen hier nur die beschrieben werden, die eine besondere Bedeutung für Entzündungsreaktionen haben. Diese werden häufig auch als „inflammatorische Zytokine" bezeichnet (Tab. 8.8).

Tumornekrosefaktor

Die Bezeichnung „Tumornekrosefaktor" (TNF) hat historische Gründe und geht auf Beobachtungen zurück, daß Injektion von Lipopolysaccharid (Endotoxin) einen löslichen Faktor aus Makrophagen freisetzt, der Tumorzellen zerstören kann. Unabhängig von diesen Untersuchungen wurde bei chronischen Infektionen ein Faktor gefunden, der über eine Suppression der Lipoproteinlipase eine Hypertriglyzeridämie und im Gefolge einen kachektischen Zustand hervorruft. Dieser Faktor wurde als „Cachectin" bezeichnet und ist mit TNF identisch. TNF-α ist überwiegend ein Produkt von Makrophagen, während ein strukturell ähnlicher Faktor aus Lymphozyten, Lymphotoxin, als TNF-β bezeichnet wird. TNF-α und TNF-β binden an den gleichen Rezeptor und induzieren infolgedessen ähnliche biologische Wirkungen. TNF-α hat ein Molekulargewicht von 17 kDa und entspricht damit in der Größenordnung vielen anderen Zytokinen.

TNF-α ist alles andere als eine selektive tumorzytotoxische Substanz. Wahrscheinlich sind nur wenige Tumoren TNF-α-empfindlich. Im Vordergrund des Interesses stehen heute die generell entzündungsfördernden und immunregulatorischen Effekte von TNF-α. Bei hochakuter Meningokokkensepsis kommt es sehr rasch zur Freisetzung von TNF-α in die Zirkulation; jedoch ist der Faktor nur kurzfristig (maximal einige Stunden) im Serum nachweisbar, aber die Folgen sind Fieber und im Extremfall eine septische Schocksymptomatik (6). Auf experimenteller Basis konnte gezeigt werden, daß die vorherige Gabe von Anti-TNF-α-Antikörpern gegen Schock bei gramnegativer Sepsis schützen kann, ein deutlicher Hinweis für die entscheidende Rolle dieses Faktors bei schweren bakteriellen Infektionen. Der Nachweis von TNF-α im Serum von septischen Patienten scheint ab einer bestimmten Höhe (> 1 ng/ml) ein prognostisch ungünstiges Zeichen zu sein (6). Ziel einer künftigen Therapie bakteriell ausgelöster Schocksymptomatik dürfte sicherlich die Inhibition von systemisch wirksamem TNF-α sein, sei es durch Gabe von Antikörpern, löslichen Rezeptoren, spezifischen Inhibitoren oder Rezeptorantagonisten.

Neben IL-1 und Interferonen ist TNF-α die Hauptkomponente einer körpereigenen, fiebererregenden Substanz, die als endogenes Pyrogen bezeichnet wird (2). Fieber ist eine Begleitreaktion vieler Entzündungen und ist primär eine Maßnahme, die Abwehrkräfte zu steigern. Durch Erhöhung des Zellmetabolismus, insbesondere gesteigerten Sauerstoff- und Glucoseverbrauch, Abbau von Fettreserven und Proteinen, können kurzfristig die Abwehrfunktionen von Leukozyten, auch in der normalerweise „unterkühlten" Peripherie des Körpers, stimuliert werden. Die derzeitige Vorstellung zur Entstehung des Fiebers ist in Abb. 8.6 dargestellt.

Die oben geschilderte, durch TNF-α ausgelöste Schocksymptomatik ist das Extrem einer Entzündungsreaktion, bei der ein physiologisch wichtiger Faktor durch Überproduktion selbst krankheitsverursachend wirkt. TNF-α ist üblicherweise ein pluripotenter Mediator, der eine Vielzahl von Abwehrreaktionen positiv beeinflußt. Im folgenden ist stichpunktartig das Wirkungsspektrum angegeben: Aktivierung von Neutrophilen und Monozyten/Makrophagen, insbesondere Degranulation, Enzymfreisetzung, Produktion von Sauerstoffmetaboliten und Eicosanoiden; Helferfaktor bei der Aktivierung von Makrophagen zur Zytotoxizität; Stimulation der Freisetzung von IL-1 und IL-10 aus Makrophagen; Stimulation der Phagozytose und Abtötung von Mikroorganismen; Erhöhung der MHC-Klasse-II-Expression auf Makrophagen und damit Hilfe bei Induktion der Immunantwort. Diese Effekte auf Leukozyten sind häufig die Folge einer Kooperation mit anderen Zytokinen, wie z. B. IFN-γ.

Über das Immunsystem hinaus hat TNF-α erhebliche Auswirkungen auf andere Zellsysteme. Endothelzellen werden zur IL-1- und Prokoagulantaktivität stimuliert. Folge ist die bei Endotoxinämie häufig beobachtete intravasale Gerinnung mit erhöhter Gefäßpermeabilität und Austritt von Makromolekülen in das umgebende Gewebe. TNF-α stimuliert Endothelzellen zur Adhärenz von Leukozyten (s. o. „Auswandern von Leukozyten aus der Blutbahn"). Der bei chronischen Entzündungen im Knochen bekannte Abbau von Knochensubstanz und Knorpel ist wahrscheinlich Ergebnis einer kombinierten Wirkung von TNF-α, IL-1 und PGE_2, wodurch Osteoklasten aktiviert werden, Kollagenase freigesetzt wird und die Resorption von Proteoglykanen gefördert wird.

TNF-α induziert bei Entzündungen einen katabolen Zustand, der erkennbar ist an erhöhtem Sauerstoffverbrauch, vermehrter CO_2-Produktion, Abbau von Fett,

Tab. 8.8 Inflammatorische Zytokine

Zytokin	Hauptsynthesezellen	Hauptfunktionen bei Entzündung
IFN-γ	T-Lymphozyten	Aktivierung von Monozyten
IL-1	Monozyten	Aktivierung von Leukozyten, Endothelzellen und Gewebszellen
IL-6	Monozyten/T-Lymphozyten	
TNF-α	Monozyten	
Chemokine		
– IL-8	Monozyten	Chemotaxis und Aktivierung von Granulozyten
– für Makrophagen chemoattraktives Peptid (MCP-1)	Monozyten/Gewebszellen	Chemotaxis und Aktivierung von Monozyten
– RANTES	T-Lymphozyten	
koloniestimulierende Faktoren (CSF)		
– GM-CSF	Monozyten/T-Lymphozyten, Endothelzellen	Differenzierung myeloider Vorläuferzellen
– Multi-CSF (= IL-3)		
– M-CSF	Endothelzellen/Monozyten	Reifung und Aktivierung von Monozyten
– G-CSF	Monozyten	Reifung und Aktivierung von Granulozyten

erhöhten Triglyceridspiegeln und Proteinabbau. Kurzfristig ist die katabole Stoffwechsellage durch Freisetzung von Energiereserven bei akuten Abwehrreaktionen von Nutzen. Bei chronischen Infekten (und einigen Tumoren) kann jedoch daraus ein kachektischer Zustand resultieren.

Interleukin-1

IL-1 ist ein Zytokin, das auffallend viele Ähnlichkeiten mit TNF-α besitzt (Tab. 8.7). Es besteht aus zwei unterschiedlichen Proteinen, IL-1α und IL-1β, die nur eine Aminosäurehomologie von etwa 26% aufweisen, aber biologisch identisch wirken, da sie den gleichen IL-1-Rezeptor stimulieren. Vor der biochemischen Reindarstellung, Klonierung der Gene und Herstellung rekombinanter Produkte konnte IL-1 nur funktionell nachgewiesen werden. Dabei fielen zwei Hauptfunktionen auf, ohne daß man diese auf das gleiche Molekül zurückführen konnte: Induktion von Fieber (sog. endogenes Pyrogen) und Hilfe bei der Lymphozytenaktivierung.

Die hauptsächliche Quelle von IL-1 sind Monozyten/Makrophagen. Daneben können aber auch Keratinozyten, NK- und B-Zellen, Mesangiumzellen, Astrozyten und Mikroglia des Gehirns, Endothelzellen und glatte Muskulatur der Gefäße und Epithelzellen IL-1 produzieren, wahrscheinlich jedoch in geringerem Ausmaße als die mononukleären Phagozyten. Nahezu alle immunologischen Reaktionen sind in der Lage, IL-1-Synthese und -Freisetzung zu stimulieren. Vorrangig gehören dazu Infektionen, wobei insbesondere das Lipopolysaccharid (Endotoxin), das exogene Pyrogen, als klassischer IL-1-Stimulus gilt. Auch andere bakterielle Produkte wie Exotoxine, Viren, Komplementprodukte (C3a, C3b, C5b-C9), Zytokine (TNF-α u. a.), Immunkomplexe und ultraviolettes Licht seien beispielhaft für die breitgefächerte Palette von IL-1-Stimuli erwähnt.

IL-1 ist ein typisches multipotentes Mediatormolekül, das sowohl die Immunantwort über Hilfe bei der Lymphozytenaktivierung als auch klassische Entzündungserscheinungen beeinflußt. Die IL-1-Wirkungen können in schnelle und langsame und weiterhin in systemische und örtlich begrenzte unterteilt werden. Zu den sehr raschen Aktivitäten gehört die Induktion von Fieber (Abb. 8.6), wobei das Thermoregulationszentrum über PGE_2 auf eine erhöhte Temperatur eingestellt wird. Auch im lokalen Entzündungsbereich ist die IL-1-induzierte PGE_2-Freisetzung für die Ausprägung der typischen Entzündungssymptomatik verantwortlich.

Es wurde eine Vielzahl von IL-1-Effekten auf Leukozyten und andere Zellen beschrieben, die alle auf die zentrale Bedeutung von IL-1 als Entzündungsmediator hinweisen. Ohne eine komplette Aufzählung anstreben zu wollen, seien hier stichpunktartig nur einige Stimulationen angegeben: Eicosanoidsynthese, Migration von Leukozyten, Degranulation von Eosinophilen und Basophilen, Kollagensynthese, Kollagenasefreisetzung, Proliferation von Fibroblasten, Keratinozyten und Mesangiumzellen, Osteoklastenaktivierung zum Knochenabbau und Freisetzung von Zytokinen wie Interferonen, GM-CSF, IL-2 und IL-3.

Unter dem Aspekt einer akuten Entzündung sind auch noch folgende Begleitreaktionen von Wichtigkeit: IL-1 induziert im Entzündungsgebiet die Synthese von IL-6, das in der Leber die Synthese von Akute-Phase-Proteinen wie C-reaktives Protein, Serumamyloid A, Antiproteasen, Fibrinogen, Komplementkomponenten, Haptoglobin, α_1-Makroglobulin und Caeruloplasmin stimuliert. Es wird angenommen, daß über die Freisetzung dieser Faktoren die Abwehrfunktionen des Organismus, wie beispielsweise die unspezifische Opsonisierung von Mikroorganismen, gefördert werden und systemische Auswirkungen von Entzündungsprodukten abgebremst werden.

Üblicherweise hat IL-1, auch bei hochakuten Entzündungen, nur eine kurze Halbwertszeit in der Zirkulation. Bei längerer Anwesenheit im Blut ist, ähnlich wie bei TNF-α, mit der Ausprägung einer typischen Schocksymptomatik zu rechnen (6). Die systemischen Effekte von IL-1 führen zu hohem Fieber und Anstieg von ACTH und Corticosteroiden. IL-1 induziert eine Neutropenie durch Adhärenz von Granulozyten an Endothelzellen. Anschließend kommt es jedoch wieder zur Neutrophilie durch IL-1-induzierte Ausschleusung von frischen Granulozyten aus dem Knochenmark. Über Inhibition der Lipoproteinlipase werden Energiereserven aus den Fettspeichern mobilisiert, und über eine vermehrte Freisetzung von Insulin wird der Glucosemetabolismus gesteigert. Bei einer hohen IL-1-Ausschüttung in die Zirkulation ist mit hämodynamischen Folgen wie erniedrigtem peripheren Gefäßwiderstand, Absinken des Blutdrucks und erheblicher Belastung des Herzens zu rechnen. Limitiert wird die IL-1-Wirkung durch einen physiologisch auftretenden IL-1-Rezeptor-Antagonisten, dessen chemische Zusammensetzung bekannt ist und der, nach Klonierung des Gens und der vorgesehenen Herstellung von rekombinierten Produkten, sich als Therapeutikum zur Behandlung IL-1-ausgelöster Schocksymptome eignen könnte.

Nach dem gegenwärtigen Stand des Wissens sind IL-1, TNF und IL-6 die hauptsächlichen Zytokine einer akuten Entzündungsreaktion. Im allgemeinen sind sie unverzichtbar für Auslösung und Ablauf einer Entzündung und letztlich auch für die Immunantwort. Nur in extremen Fällen kann es durch übergroße Ausschüttung in die Zirkulation zu unangenehmen Begleitreaktionen für den Kreislauf des betroffenen Organismus kommen.

Interleukin-6

IL-6 ist ein weiteres Mitglied der Gruppe der inflammatorischen Zytokine. Es wird von Makrophagen und T-Lymphozyten generiert. IL-6 hat zum Teil ähnliche entzündungsfördernde Wirkungen wie IL-1. In der Leber induziert es die Synthese von Akute-Phase-Proteinen und trägt damit zur lokalen Begrenzung von Entzündungsreaktionen bei. Für weitere Aktivitäten sei auf das Kap. „Zytokine" verwiesen.

Chemokine

Als Chemokine werden Mitglieder einer relativ „jungen" Zytokinfamilie bezeichnet, die jeweils aus etwa 70–80 Aminosäureresten bestehen und die alle durch Disulfidbrücken eine Ringstruktur bilden. Alle haben chemotaktische Aktivität für Leukozyten. Aufgrund der Sequenzhomologie kann man zwei Subfamilien unterscheiden; wichtig für die Unterscheidung ist die Sequenz in der Umgebung der an der Ringbildung beteiligten Cysteinreste. CXC- (C = Cystein, X = eine beliebige Aminosäure) oder α-Chemokine (ein wichtiger Vertreter ist IL-8) sind chemotaktisch für neutrophile Granulozyten und T-Lymphozyten-Subpopulationen; daneben haben sie auch chemotaktische Aktivität für einige Zellen außerhalb des hämatopoetischen Systems, die an der Wundheilung beteiligt sind. CC- oder β-Chemokine (ein Vertreter ist das für Makrophagen chemoattraktive Peptid MCP-1) wirken vor allem auf Monozyten und in einigen Fällen auch auf Lymphozytensubpopulationen oder eosinophile Granulozyten. Alle Chemokine sind nicht nur chemotaktisch aktiv, sondern sie können auch die Zellen zu erhöhter Funktion aktivieren. So können sie Degranulation, einen sog. „respiratory burst" oder die Freisetzung lysosomaler Enzyme induzieren. Zudem sensibilisieren sie Leukozyten für die inflammatorische Stimulation, ein Vorgang, der als „priming" bezeichnet wird. Eine ausführliche Darstellung der Chemokine ist im Kap. „Zytokine" gegeben.

Die in einem Entzündungsgebiet in die Blutbahn abgegebenen Chemokine würden in freier Form vermutlich zu schnell abtransportiert und verdünnt werden, um wirksam sein zu können. Heparinbindungsstellen auf den Chemokinen sorgen für die Retention in der extrazellulären Matrix der Gefäßwand. Dies bildet möglicherweise den Mechanismus, durch den Chemokine an Leukozyten präsentiert werden, nachdem ihre Verweildauer durch das „Rollen" erhöht worden ist. Wie die chemotaktischen Faktoren C5a oder Formyl-Met-Leu-Phe wirken die Chemokine über GTP-gekoppelte heptahelikale Rezeptoren. Die Zellselektivität der verschiedenen Chemokine kommt durch die Expression spezifischer Rezeptoren auf bestimmten Zielzellen zustande (ausführliche Darstellung im Kap. „Zytokine"). Alle Chemokinrezeptoren sind durch das G-Protein G_i an Phospholipase β_2 gekoppelt. Durch Hydrolyse von Phosphatidylinositolbiphosphat kommt es zur Generation von Inositriphosphat und nachfolgend einem intrazellulären Anstieg von freiem Ca^{2+} sowie von Diglycerid, das Proteinkinase C aktiviert. Beide sind wichtig für die Signal-Effekt-Kopplung.

Interferone

Interferone sind nicht nur antivirale Substanzen, sondern Zytokine mit einer wesentlich breiteren biologischen Aktivität. Sowohl IFN-α als auch IFN-β induzieren einen raschen monophasischen Fieberanstieg, was beide als dritte Komponente des oben erwähnten endogenen Pyrogens charakterisiert. IFN-γ besitzt weniger fiebererregende Eigenschaften, da es kaum den Eicosanoidstoffwechsel stimuliert und Fieber erst über Ausschüttung von IL-1 und TNF-α induziert. Dennoch ist IFN-γ für Entzündungsprozesse von größerer Bedeutung als die anderen Interferone. Als Produkt von T-Lymphozyten wird IFN-γ erst nach Antigenstimulation in großen Mengen sezerniert. Im Vergleich zu anderen Mediatoren wie beispielsweise Eicosanoiden, die sehr rasch generiert werden können, ist die Produktion von IFN-γ langsamer, da in der Initialphase einer Entzündung meist nicht ausreichende Mengen von stimulierten Lymphozyten vorliegen. IFN-γ ist infolgedessen ein Mediator, der bevorzugt Monozyten/Makrophagen und solche Zellen aktiviert, die an einer späteren, erst durch Entzündung initiierten Immunreaktion teilnehmen.

Kaum ein Zytokin zeigt eine derartig breite Palette von Wirkungen auf Leukozyten wie IFN-γ. Unter dem Aspekt der Entzündung ist IFN-γ ein nahezu genereller Stimulus, der all die Leukozytenfunktionen fördert, die für immunologische Abwehrmechanismen nötig sind. Bei Makrophagen ist IFN-γ das erste („priming") Signal für den Aktivierungsprozeß (s. o.). Typische Kennzeichen IFN-γ-aktivierter Makrophagen sind erhöhte Bereitschaft zur IL-1- und TNF-α-Produktion und Freisetzung von aktivierten Sauerstoffmetaboliten, Eicosanoiden, Plasminogenaktivator und Neopterin. Bei einer Vielzahl chronisch entzündlicher Infekterreger wie Mykobakterien, Listerien, Salmonellen, Toxoplasmen und intrazellulären Protozoen sind IFN-γ-aktivierte Makrophagen ausschlaggebend für die Elimination der Erreger. IFN-γ ist somit Bindeglied zwischen T-Lymphozyten und Makrophagen bei länger andauernden Infektionen. Gefördert wird die Makrophagen-Lymphozyten-Kooperation bei Infektabwehr durch Induktion von Differenzierungsvorgängen wie Expression von MHC-Klasse-I- und -II-Antigenen und Fc-Rezeptoren. Als Mediator einer Entzündungsreaktion ist IFN-γ primär ein Zytokin, das Leukozyten zu potenten Entzündungszellen konditioniert und letztlich das Endresultat, die Immunantwort gegen das entzündungsauslösende Agens, erleichtert.

Koloniestimulierende Faktoren (CSF)

Die Gruppe der myelopoesestimulierenden Faktoren umfaßt IL-3, GM-CSF, M-CSF und G-CSF. Erst in den letzten Jahren konnte gezeigt werden, daß diese Zytokine nicht nur die Proliferation und Differenzierung von unreifen Vorläuferzellen stimulieren, sondern auch bereits ausgereifte Endzellen aktivieren. Auch bei diesen Zytokinen zeigt sich, daß die ursprüngliche Namengebung nicht das volle Spektrum der biologischen Aktivitäten beschreibt. Eine Hauptwirkung ist sicherlich die Bereitstellung einer ausreichenden Zahl von Effektorzellen bei Entzündung und Immunantwort. Die andere Hauptwirkung ist eine Erhöhung der Funktionen bereits ausdifferenzierter Leukozyten über Stimulation des Metabolismus, Veränderung der Migration und Induktion von Zytotoxizität. Am besten konnte bisher die biologische Wirkung von GM-CSF aufgeklärt werden, und deshalb soll dieser CSF exemplarisch für die anderen dargestellt werden.

GM-CSF wird von aktivierten T-Lymphozyten, Monozyten, Makrophagen, Endothelzellen, Fibroblasten und einer Reihe anderer Zellen mesenchymalen Ursprungs synthetisiert. Letztlich sind das Zellen, die an Entzündungen beteiligt sind. Primäre Wirkung von GM-CSF auf Neutrophile und Monozyten/Makrophagen ist eine rasche Erhöhung des Metabolismus, insbesondere eine Steigerung des Glucose-, RNA- und Proteinstoffwechsels. Damit werden diese Leukozyten in erhöhte Bereitschaft versetzt, auf entzündungsrelevante Stimuli mit einer potenzierten Antwort zu reagieren. Die Konditionierung drückt sich beispielsweise aus in vermehrter Produktion von Sauerstoffmetaboliten und Eicosanoiden, gesteigerter Phagozytose und Zytotoxizität und Förderung der Genexpression von solchen Zytokinen, deren Produktion bei lokaler Entzündung erforderlich wird. In diesem Zusammenhang sei die GM-CSF-induzierte Expression des TNF-α-Gens angeführt, womit Makrophagen vorbereitet werden, auf mikrobielle Stimuli mit der Produktion großer Mengen von TNF-α am Ort der Infektion zu reagieren. Unter therapeutischen Gesichtspunkten stellen CSF nicht nur Faktoren dar, die eine gestörte Myelopoese rekonstituieren, sondern beim immunsuprimierten Patienten die Abwehrfunktionen reifer Granulozyten und Makrophagen wiederherstellen.

■ Ausblick

Die bessere Charakterisierung der zellulären Grundlagen der Entzündungsreaktion hat es inzwischen ermöglicht, die Pathophysiologie bei diesen lebenswichtigen Vorgängen besser zu beschreiben (3). Danach werden die wichtigsten Entzündungserscheinungen durch Mediatoren hervorgerufen, die durch geeignete Reize aus Leukozyten freigesetzt werden. Eine Entzündung ist eine lebenserhaltende Abwehr von Krankheitserregern und Schadstoffen. Sie ist häufig Begleiterscheinung einer akuten Immunreaktion oder leitet diese ein. Defekte auf der Ebene von Leukozytenfunktionen führen zu unvollständigen oder langanhaltenden Entzündungen. Das inzwischen erreichte Wissen über beteiligte Leukozyten und Mediatoren stellt eine gute Basis dar, um in Zukunft therapeutische Strategien mit besserer Zielrichtung entwerfen zu können. Supprimierte Leukozytenfunktionen oder insuffiziente Leukozytenzahlen könnten durch den Einsatz rekombinanter Zytokine behoben werden, überschießende Entzündungsreaktionen durch selektive Blocker von Mediatoren abgebremst werden.

Je langfristiger Entzündungsreaktionen verlaufen, um so entscheidender ist die Rolle der auslösenden Immunantwort. Charakteristisch für physiologisch ablaufende Entzündungsreaktionen ist eine zeitliche Begrenzung. Fehlt diese, wird eine Entzündungsreaktion chronisch und damit selbst zur Krankheit. Die grundlegende Frage, welche Faktoren den Übergang von einer physiologisch terminierten Entzündung zu chronischen und pathogenen Verläufen veranlassen, ist trotz vieler Ansätze bisher noch nicht befriedigend beantwortet worden. Fehlregulationen bei Entzündungsprozessen und Abwehrmechanismen spielen bei chronischen Formen wie Polyarthritis, Nephritis, Hepatitis, Darmerkrankungen und Dermatosen eine entscheidende Rolle. Chronische Entzündungen sind eine Herausforderung an die Immunologie, sich bevorzugt mit zellulären und humoralen Mechanismen der Entzündung zu befassen und selektiv wirksame Therapeutika zu entwerfen.

■ Literatur

1 Cerami, A.: Inflammatory cytokines. Clin. Immunol. Immunopathol. 62 (1992) 3–10
2 Dinarello, C. A., J. G. Cannon, S. M. Wolff: New concepts on the pathogenesis of fever. Rev. infect. Dis. 10 (1988) 168–189
3 Gallin, J. I., I. M. Goldstein, R. Snyderman: Inflammation. Raven, New York 1988
4 Gemsa, D.: Stimulation of prostaglandin E release from macrophages and possible role in the immune response. Lymphokines 4 (1981) 335–375
5 Gemsa, D., B. Kozan: Entzündungszellen. Allergologie 7 (1984) 183–194
6 Girardin, E., G. E. Grau, J.-M. Dayer, P. Roux-Lombard, J5 Study Group, P.-H. Lambert: Tumor necrosis factor and interleukin-1 in the serum of children with severe infectious purpura. New Engl. J. Med. 319 (1988) 397–400
7 Hänsch, G. M., M. Seitz, G. Martinotti, M. Betz, E. W. Rauterberg, D. Gemsa: Macrophages release arachidonic acid, prostaglandin E_2, and thromboxane in response to late complement components. J. Immunol. 133 (1984) 2145–2150
8 Henson, P. M., R. B. Johnston jr.: Tissue injury in inflammation. Oxidants, proteinases, and cationic proteins. J. clin. Invest. 79 (1987) 669–674
9 Ibelgaufts, H.: Dictionary of Cytokines. VCH, Weinheim 1995
10 Kirchner, H., A. Kruse, P. Neustock, L. Rink: Cytokine und Interferone – Botenstoffe des Immunsystems. Spektrum Akademischer Verlag, Heidelberg 1993
11 Morris, S. M., T. R. Billiar: New insights into the regulation of inducible nitric oxide synthesis. Amer. J. Physiol. 266 (1994) E 829–839
12 Nathan, C. F.: Secretory products of macrophages. J. clin. Invest. 79 (1987) 319–326
13 Paul, W. E., R. A. Seder: Lymphocyte responses and cytokines. Cell 76 (1994) 241–251
14 Resch, K.: Der entzündliche Gelenkschmerz. Pathobiochemie und pharmakologische Grundlagen. Schmerz 5 (1991) 12
15 Springer, T. A.: Traffic signals for lymphocyte recirculation and leukocyte emigration: the multistep paradigm. Cell 76 (1994) 301–314
16 Xie, W., D. L. Robertson, D. L. Simmons: Mitogen-inducible prostaglandin G/H synthase: a new target for nonsteroidal antiinflammatory drugs. Drug Develop. Res. 25 (1992) 249–265

9 Mechanismen der Infektabwehr gegen Bakterien, Pilze und Protozoen

St. H. E. Kaufmann

■ Einleitung und Grundbegriffe

Eine wichtige Aufgabe des Immunsystems ist die Abwehr von Krankheitserregern. Die ganze Bedeutung der Abwehrfunktion verdeutlicht vielleicht am besten die große Zahl von Infektionskrankheiten, die bei Immundefizienzen auftreten und dem gesunden Individuum keine Probleme bereiten. In diesem Kapitel sollen die wichtigsten Moleküle, Zellen und Mechanismen besprochen werden, die dem Immunsystem für die Infektabwehr zur Verfügung stehen. Unspezifische Abwehrfaktoren wie die Mukoziliarauskleidung der Schleimhäute bleiben unberücksichtigt. Des weiteren werden lediglich Bakterien, Pilze und Protozoen besprochen, die im folgenden der Einfachheit halber zusammenfassend als Mikroben oder Mikroorganismen bezeichnet werden. Viren und Würmer werden nicht behandelt.

Mikroben, die sich auf dem lebenden Makroorganismus ansiedeln und vermehren, werden als Parasiten bezeichnet; der besiedelte Makroorganismus heißt Wirt. (Der Begriff Parasit ist nicht auf pathogene Protozoen beschränkt, wie im deutschen Sprachgebrauch manchmal üblich.) Führt die Besiedlung des Wirts durch einen Mikroorganismus zur Erkrankung, dann handelt es sich um einen pathogenen Parasiten, und die gesamte Spezies wird pathogen genannt. Im Gegensatz dazu rufen Vertreter einer apathogenen Art keine Krankheit hervor und solche einer fakultativ pathogenen Art nur unter bestimmten Umständen. Innerhalb einer pathogenen Art findet man häufig unterschiedliche Stämme, die sich in ihrer Virulenz, also ihrer krankmachenden Fähigkeit, unterscheiden. Als Beispiel hierfür seien attenuierte Lebendimpfstoffe genannt, die zwar einer pathogenen Art angehören, selbst aber von einer so geringen Virulenz sind, daß sie zu Vakzinierungen eingesetzt werden können. Die für die Pathogenität bzw. Virulenz verantwortlichen Faktoren (Mechanismen) werden als Pathogenitäts- bzw. Virulenzfaktoren (-mechanismen) bezeichnet. Ein wichtiges Ziel der protektiven Immunantwort ist, derartige Faktoren unschädlich zu machen.

Vereinfacht entwickelt sich eine Infektionskrankheit über folgende Schritte: Adhärenz – Invasion – Kolonisierung – Infektion – Erkrankung. Dieses Schema kann an jedem Schritt zum Stillstand kommen. Einzelne Schritte können in bestimmten Fällen übersprungen werden. Das Schema kann sich wiederholen und von einem lokalen zu einem generalisierten Ereignis eskalieren.

Erreger, die aus der Umgebung ihren Wirt erreichen, müssen sich in diesem erst einmal fest verankern, da sie sonst rasch wieder entfernt werden. Hierzu dienen häufig lange, feine Fortsätze, Fimbrien oder Pili, die nach dem Rezeptor-Liganden-(Schlüssel-Schloß-)Prinzip die Adhärenz auf Wirtszellen ermöglichen. An der Eintrittspforte kann es zu einer ersten Kolonisierung des Wirts kommen, die häufig jedoch nur vorübergehend ist. Für viele Erreger wird die stabile Einnistung erst möglich, nachdem sie in ein besser geeignetes Milieu (ihre „Nische") eindringen konnten. Hierzu werden häufig Invasivfaktoren eingesetzt, wie z. B. die Hyaluronidase, die Bindegewebe auflöst, oder Invasine, welche die Penetration in Wirtszellen erlauben. In einer optimalen Nische angesiedelt, kann der Erreger persistieren und sich vermehren – der Wirt ist infiziert. Die geeignete Nische kann sich abhängig von den Eigenschaften des Erregers in den unterschiedlichsten Geweben extra- oder intrazellulär befinden, und abhängig von der Art des Erregers und des befallenen Gewebes kommt es zum charakteristischen Krankheitsbild.

An jeder Stelle des beschriebenen Schemas kann das Immunsystem eingreifen. Eingedrungene Mikroorganismen sehen sich einer Front unspezifischer Abwehrmechanismen ausgesetzt, zu denen auf zellulärer Ebene besonders die professionellen Phagozyten (mononukleäre Phagozyten [MP] und polymorphkernige neutrophile Granulozyten [PNG]) und auf humoraler Ebene das Komplement gehören. Obwohl diese Mechanismen allein bereits wirksam sind, entfalten sie ihre vollständige Aktivität erst unter der Kontrolle der spezifischen Immunität, die auf der zellulären Seite von T-Lymphozyten und auf der humoralen Seite von Antikörpern getragen wird. Eine Übersicht über die wesentlichen unspezifischen und spezifischen Mechanismen des Immunsystems, ihr Zusammenspiel sowie ihre Bedeutung für die antimikrobielle Infektabwehr gibt Tab. 9.**1**.

Auf der Grundlage ihrer wichtigsten Pathogenitätsfaktoren können Bakterien, Pilze und Protozoen stark vereinfacht in drei Gruppen aufgeteilt werden: Toxinbildner, extrazelluläre und intrazelluläre Mikroorganismen. Zur Bekämpfung der einzelnen Gruppen stehen dem Immunsystem unterschiedliche Möglichkeiten zur Verfügung.

Bei den Toxinbildnern (Tab. 9.**2**) prägt die spezifische Wirkung eines Toxins (bzw. einer Gruppe von Toxinen) das Krankheitsbild. Die Infektion des Wirts tritt in den Hintergrund und kann sogar – wie bei einigen Lebensmittelvergiftungen – völlig entfallen. Entsprechend ist es primäres Ziel der Immunantwort, das Toxin unschädlich zu machen, und nicht so sehr, den Erreger abzutöten. Diese Aufgabe erfüllen neutralisierende Antikörper.

Extrazelluläre Erreger (Tab. 9.**3**) vermehren sich lediglich im extrazellulären Raum und werden abgetötet, sobald sie von den Phagozyten des Wirts aufgenommen wurden. Diese Erreger versuchen, zum einen in extrazellulären Körperbereichen eine Nische zur ungestör-

Tab. 9.1 Wichtige spezifische und unspezifische Mechanismen der Immunität und ihre Bedeutung für die antimikrobielle Infektabwehr

System	Wichtiger Effekt
Unspezifisch	
– Komplement	Keimabtötung, Entzündung
– PNG	Phagozytose, Keimabtötung, Entzündung
– MP	Phagozytose, Keimabtötung, Entzündung
Spezifisch	
– Antikörper	Toxinneutralisation
– zytolytische T-Zellen	Lyse infizierter Zellen
Unspezifisch-unspezifisch	
– Komplement → PNG	Phagozytenanlockung, Opsonisierung
Unspezifisch-spezifisch	
– MP → Helfer-T-Zellen	Induktion der spezifischen Infektabwehr
Spezifisch-spezifisch	
– Helfer-T-Zellen → B-Zellen	Aktivierung der Antikörpersynthese
– Helfer-T-Zellen → zytolytische T-Zellen	Aktivierung zytolytischer Effektorfunktionen
– Suppressor-T-Zellen → Helfer-T-Zellen	Unterdrückung der Infektabwehr
– T_H2-Zellen → T_H1-Zellen	Unterdrückung der Infektabwehr
Spezifisch-unspezifisch	
– Antikörper → Komplement	Keimabtötung, Opsonisierung
– Helfer-T-Zellen → MP	Anlockung und Aktivierung von MP
– Antikörper → PNG	Opsonisierung
– Antikörper → MP	Opsonisierung

Tab. 9.2 Toxinbildner

Erreger	Toxinart	Wichtigster Wirkmechanismus	Erkrankung
Bakterien			
– *Clostridium perfringens*	Exotoxin	Membranlyse	Gangrän
– *Clostridium tetani*	Exotoxin	Blockierung inhibitorischer Neuronen	Tetanus
– *Clostridium botulinum*	Exotoxin	Hemmung der Acetylcholinfreisetzung	Botulismus
– *Corynebacterium diphtheriae*	Exotoxin	Hemmung der Proteinsynthese	Diphtherie
– *Vibrio cholerae*	Exotoxin	Beeinflussung des cAMP-Systems	Cholera
– enterotoxigene *Escherichia-coli*-Stämme	Exotoxin	Beeinflussung des cAMP- und cGMP-Systems	Diarrhö
– enterotoxigene *Staphylococcus-aureus*-Stämme	Exotoxin	Neurotoxizität	Diarrhö
– *Bordetella pertussis*	Exo- und Endotoxin	Zilienschädigung	Keuchhusten
Pilze			
– *Aspergillus flavus*	Exotoxin	Hepatotoxizität, Kanzerogenität	Vergiftung

ten Vermehrung zu finden und zum anderen der Phagozytose zu entgehen. Ziel der körpereigenen Abwehr ist deshalb, erstens die Adhärenz und Invasion durch Antikörper zu blockieren und zweitens durch Opsonisierung die Phagozytose zu ermöglichen. Endresultat der Auseinandersetzung des Immunsystems mit extrazellulären Keimen ist häufig die eitrige Entzündung.

Intrazelluläre Erreger sind in der Lage, sich in Wirtszellen zu vermehren. Während obligat intrazelluläre Mikroben nur im Inneren der Wirtszelle wachsen können, sind fakultativ intrazelluläre Mikroorganismen zur intra- und extrazellulären Vermehrung befähigt. Einige Mikroorganismen dieser Gruppe halten sich in erster Linie in MP auf. Diese Erreger werden wie andere Mikroben phagozytiert, besitzen aber besondere Mechanismen, um der intrazellulären Abtötung zu entgehen (Tab. 9.4). Andere Mikroben befallen bevorzugt Wirtszellen, die über antimikrobielle Mechanismen nicht verfügen. Diese Erreger können von sich aus aktiv in Wirtszellen eindringen (Tab. 9.5). Die Trennung ist je-

Tab. 9.3 Extrazelluläre Erreger

Erreger	Wichtige Virulenzfaktoren/Evasionsmechanismen	Erkrankung
Bakterien		
– Streptococcus pyogenes	Fimbrien, Zytolysine, Kapsel, *M-Protein*[1]	Angina, Erysipel, Septikämie
– Streptococcus pneumoniae	IgA-Protease, *Kapsel*	Pneumonie, Otitis, Meningitis
– Staphylococcus aureus	div. Enzyme und Toxine, Protein A	Abszeß, Wundinfekt, Septikämie
– Neisseria gonorrhoeae	Fimbrien, IgA-Protease, Kapsel, Opazitätsfaktor	Gonorrhö
– Neisseria meningitidis	Fimbrien, IgA-Protease, Endotoxine, *Kapsel*	Meningitis
– Escherichia coli	Kapsel (K1-Antigen), Fimbrien, *Endotoxin*	Harnwegsinfekt, Septikämie
– Pseudomonas aeruginosa	Exotoxin A, Zytolysin, Komplement-Protease, Schleim	Harnwegs- und Wundinfekt
– Haemophilus influenzae	IgA-Protease, *Kapsel*	Pneumonie, Meningitis
– Shigella-Arten	Invasine, Zytotoxine	Shigellose, Bakterienruhr
– Helicobacter pylori	Zytotoxine, Urease, Flagellen	Magenulkus
Pilze		
– Cryptococcus neoformans	*Kapsel*	Meningitis
Protozoen		
– Entamoeba histolytica	Zytolysin	Amöbenruhr, Leberabszeß
– Trichomonas vaginalis	zellkontaktabhängige Zytolyse	Urogenitalinfekt
– Trypanosoma gambiense/ T. rhodesiense	Antigenvariation	Schlafkrankheit

[1] Antikörper gegen die kursiv gestellten Virulenzfaktoren reichen für Schutz aus; diese Faktoren stellen daher protektive Antigene dar.

Tab. 9.4 Mikrobielle Bewohner professioneller Phagozyten

Erreger	Wichtige Evasionsmechanismen	Erkrankung
Bakterien		
– Mycobacterium tuberculosis/ M. bovis	Resistenz gegen lysosomale Enzyme und Sauerstoffmetaboliten, Hemmung der Phagolysosomenbildung	Tuberkulose
– Mycobacterium leprae	Resistenz gegen lysosomale Enzyme und Sauerstoffmetaboliten, Evasion in das Zytoplasma	Lepra
– Brucella-Arten	Resistenz gegen lysosomale Enzyme	Brucellosen
– Listeria monocytogenes	Evasion in das Zytoplasma	Listeriose
– Salmonella typhi	Resistenz gegen lysosomale Enzyme, Hemmung der Phagolysosomenbildung	Typhus
– Legionella pneumophila	Hemmung der Phagolysosomenbildung	Legionärskrankheit
Pilze		
– Histoplasma capsulatum	Resistenz gegen Sauerstoffmetaboliten	Histoplasmose
Protozoen		
– Leishmania-Arten	Resistenz gegen lysosomale Enzyme	Leishmaniose
– Toxoplasma gondii	Hemmung der Phagolysosomenbildung	Toxoplasmose

doch nicht absolut, und viele Mikroben sind in beiden Zelltypen zu finden. Handelt es sich bei den befallenen Zielzellen um Phagozyten mit hohem antibakteriellen Potential, dann ist es das primäre Ziel des Immunsystems, diese so zu aktivieren, daß sie in die Lage versetzt werden, ihre intrazellulären Parasiten zu eliminieren. Bei Wirtszellen, die nicht zu gesteigerter Mikrobizidie aktiviert werden können, muß der Wirt eine Zerstörung der Zellen in Kauf nehmen, um die Keimaufnahme durch besser aktivierbare Phagozyten zu ermöglichen. Sowohl die Aktivierung als auch die Lyse infizierter Wirtszellen sind Funktionen von T-Lymphozyten. Häufig führt die Auseinandersetzung des Immunsystems mit intrazellulären Keimen zur Granulombildung.

Tab. 9.5 Mikrobielle Bewohner nichtprofessioneller Phagozyten

Erreger	Bevorzugte Zielzellen	Erkrankung
Bakterien		
– *Chlamydia trachomatis*	Epithelzellen	Trachom, Lymphogranuloma venereum (unterschiedliche Serotypen)
– *Rickettsia*-Arten	Endothelzellen	typhoide Erkrankungen, Fleckfieber
– *Bartonella*-Arten	Erythrozyten, Endothelzellen	Oroya-Fieber
– *Mycobacterium leprae*	Schwann-Zellen	Lepra
Protozoen		
– Malariaplasmodien	Erythrozyten, Hepatozyten	Malaria
– *Trypanosoma cruzi*	Herzmuskelzellen	Chagas-Krankheit
– *Theileria parva*	T-Lymphozyten	Ostküstenfieber der Rinder

■ Unspezifische Abwehrmechanismen (angeborene Immunität)

■ Phagozytose

Phogozytenarten und Prinzip der Phagozytose

Die Aufnahme eingedrungener Krankheitserreger stellt einen entscheidenden Schritt der Infektabwehr gegen Bakterien, Pilze und Protozoen dar (Abb. 9.1). Die Keimaufnahme obliegt einer Gruppe spezialisierter Wirtszellen, die als professionelle Phagozyten bezeichnet werden. Hierzu zählen die PNG sowie die als MP zusammengefaßten Monozyten und Gewebsmakrophagen. Alle anderen Zellen sind nicht besonders zur Phagozytose ausgerüstet und werden daher nichtprofessionelle Phagozyten genannt.

Die Phagozytose eines Krankheitserregers wird durch dessen Adhärenz an den professionellen Phagozyten eingeleitet. Hieran sind weniger unspezifische Bindungskräfte, sondern in erster Linie spezialisierte Rezeptormoleküle beteiligt. Die Interaktion des Krankheitserregers mit Rezeptoren auf der Phagozytenoberfläche führt zur Einstülpung des betroffenen Plasmamembranbereichs. Gleichzeitig fließen Pseudopodien um den Erreger, die schließlich miteinander verschmelzen, so daß dieser vom Phagozyten völlig umschlossen wird. Auf diese Weise entsteht das von der äußeren Zellmembran ausgekleidete Phagosom, in dem sich der Erreger noch immer im extrazellulären Milieu aufhält.

Die intrazellulär vitalen Krankheitserreger *Legionella pneumophila* und *Leishmania donovani* sowie der extrazelluläre Keim *Borrelia burgdorferi* werden über einen ungewöhnlichen Phagozytoseprozeß aufgenommen, bei dem der Phagozyt den Erreger mit langen Pseudopodien umwickelt („coiling phagocytosis"). Die Membran der am Wickelprozeß beteiligten Pseudopodien löst sich anschließend auf, so daß der Erreger letztendlich im Phagosom endet.

Rezeptoren

An der rezeptorvermittelten Phagozytose sind erstens Oberflächenstrukturen des Phagozyten beteiligt, welche direkt mit Liganden auf dem Erreger reagieren. Dabei handelt es sich im Prinzip um Lectine, die mit bestimmten Zuckerbausteinen des Erregers nach dem Schlüssel-Schloß-Prinzip reagieren. Zu dieser Gruppe zählen der Mannose- und Fucoserezeptor auf Phagozyten, welche für die Zucker Mannose bzw. Fucose auf der Oberfläche von Mikroorganismen spezifisch sind. Derartige Rezeptoren erkennen Oberflächenstrukturen, die für Mikroorganismen weitgehend charakteristisch sind. Man könnte sagen, daß diese Rezeptoren spezifisch auf ein bakterielles Muster reagieren. Bakterielle Lectine, die mit Zuckern der Phagozyten interagieren, wurden vereinzelt beschrieben, scheinen aber seltener vorzukommen. Zum zweiten gehören hierzu die Rezeptoren für Immunglobuline und Komplementkomponenten. Diese reagieren indirekt mit Erregern nach deren Beladung mit den entsprechenden Antikörpern bzw. Komplementkomponenten (Abb. 9.1).

Immunglobuline werden über Fc-Rezeptoren erkannt. Blutmonozyten des Menschen binden monomeres IgG_1 und IgG_3 gut und IgG_4 und IgG_2 schlechter. Diese Bindung wird über den Rezeptor $Fc_\gamma RI$ vermittelt. Hingegen tragen PNG Rezeptoren ($Fc_\gamma RII$ = CD32 und $Fc_\gamma RIII$ = CD16), die monomeres IgG schlecht und polymeres IgG (Immunkomplexe) besser binden. Rezeptoren mit Spezifität für Fragmente der Komplementkomponente C3 sind ebenfalls an der rezeptorvermittelten Phagozytose beteiligt. Der Rezeptor CR1 (CD35), der C3b bindet und CR3 (CD11b/CD18), welcher für iC3b spezifisch ist, sind auf mononukleären Phagozyten und neutrophilen Granulozyten zu finden, während der Rezeptor CR2 (CD21) mit Spezifität für C3d auf professionellen Phagozyten nicht nachweisbar ist und für die Phagozytose bedeutungslos ist.

Evasion der Phagozytose

Zahlreiche Mikroorganismen haben Mechanismen entwickelt, die es ihnen erlauben, der Phagozytose zu ent-

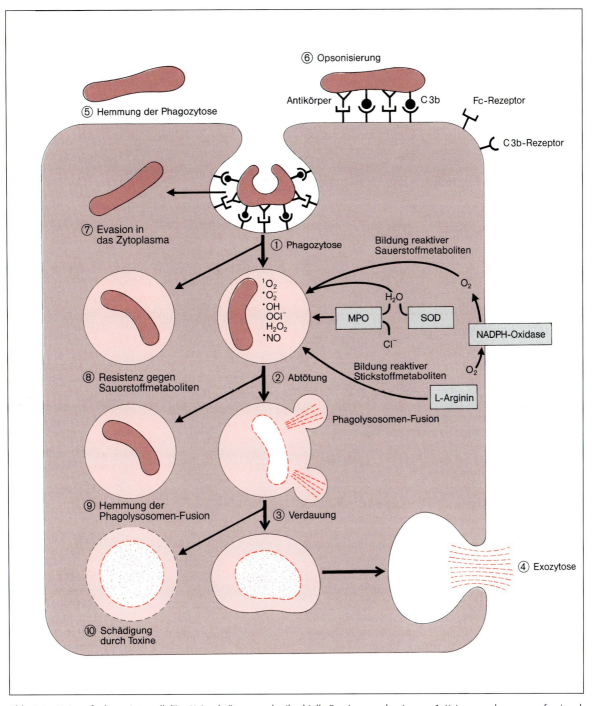

Abb. 9.1 Keimaufnahme, intrazelluläre Keimabtötung und mikrobielle Evasionsmechanismen. 1. Keime werden von professionellen Phagozyten – evtl. nach Opsonisierung – über eine rezeptorvermittelte Endozytose phagozytiert. 2. Die Bildung reaktiver Sauerstoff- und Stickstoffmetaboliten führt zum Tod vieler Mikroorganismen. 3. Lysosomale Enzyme sind an der Abtötung einiger Mikroben beteiligt und für die Keimverdauung verantwortlich. 4. Verdaute Erregerbestandteile werden durch Exozytose ausgeschieden. 5. Einige Mikroben entgehen der Phagozytose, da sie über antiphagozytäre Mechanismen verfügen. 6. Opsonisierung durch IgG-Antikörper und/oder C3b ermöglicht die Phagozytose derartiger Keime. 7. Einige Erreger können durch Evasion in das Zytoplasma der intrazellulären Abtötung entkommen. 8. Andere Keime sind gegen reaktive Sauerstoffmetaboliten, reaktive Stickstoffmetaboliten und/oder lysosomale Enzyme resistent oder können (9) durch Hemmung der Phagolysosomen-Fusion den Einstrom lysosomaler Enzyme verhindern. 10. Einige Erreger enthalten toxische Bestandteile, die den Phagozyten schädigen können. SOD = Superoxiddismutase, MPO = Myeloperoxidase.

gehen (Abb. 9.1). Hierzu gehören in erster Linie extrazelluläre Erreger, welche gegenüber den intrazellulären Abtötungsmechanismen professioneller Phagozyten sensibel sind und daher nach der Keimaufnahme rasch abgetötet werden. Das bekannteste Beispiel hierfür sind Polysaccharidkapseln, die es z. B. *Streptococcus pneumoniae, Haemophilus influenzae* und *Cryptococcus neoformans* ermöglichen, der Phagozytose zu entgleiten. Einen ähnlichen Effekt hat die Schleimhülle von *Pseudomonas aeruginosa* und das M-Protein der Streptokokken. Beladung mit Antikörpern und Komplementkomponenten führt dazu, daß der Phagozyt über Fc-Rezeptoren bzw. die Rezeptoren CR1 und CR3 indirekt mit dem Erreger Verbindung aufnimmt. Durch diesen – Opsonisierung genannten – Prozeß wird die Keimaufnahme ermöglicht (Abb. 9.1). Geißeltragende Bakterien können sich durch aktive Bewegung der Phagozytose entziehen, und immobilisierende Antikörper können die Phagozytose erleichtern. Eine weitere Möglichkeit zur Verhinderung der Phagozytose besteht darin, durch Sekretion von Zytolysinen den Phagozyten abzutöten. Beispiele sind das Leukocidin von *Staphylococcus aureus*, das Exotoxin A von *Pseudomonas aeruginosa*, das Zytolysin von *Entamoeba histolytica* und der zellständige Opazitätsfaktor von *Neisseria gonorrhoeae*, welche die Phagozytenmembran lysieren. In erster Linie ist der Tod des Phagozyten darauf zurückzuführen, daß lysosomale Inhaltsstoffe unkontrolliert in das Zellinnere entleert werden.

Erregerinduzierte Phagozytosesteigerung

Viele fakultativ intrazelluläre Mikroorganismen, die sich bevorzugt in MP vermehren, haben das Ziel, die Phagozytose zu verstärken. Da die zu dieser Gruppe gehörenden Erreger *Legionella pneumophila, Leishmania donovani, Mycobacterium leprae* und *Mycobacterium tuberculosis* in der Lage sind, C3b zu fixieren, können sie unabhängig von einer humoralen Immunantwort über den alternativen Weg C3b auf der Oberfläche binden. Auf diese Weise generieren sie selbst die Liganden für die Rezeptoren CR1 und CR3 auf der Phagozytenoberfläche und tragen somit zu ihrer Phagozytose bei. Die durch C3-Komponenten eingeleitete Phagozytose von *Legionella pneumophila* verläuft über Spiralbildung (Coiling, s. o.), während die durch Antikörper und Fc-Rezeptoren vermittelte Phagozytose dieses Erregers auf herkömmliche Weise abläuft. Der dimorphe Pilz *Histoplasma capsulatum* bindet an MP über CR3- und LFA-1-Rezeptoren, aber nicht über Mannose-Fucose- oder Fc-Rezeptoren. Die Adhärenz an den CR3-Rezeptor erfolgt wahrscheinlich direkt und unabhängig von iC3b. Der intrazelluläre Parasit *Toxoplasma gondii* induziert seine Aufnahme, indem er in die Makrophagenmembran einen Hohlzylinder bohrt. Dieser aktive Prozeß ermöglicht es dem Erreger, auch in Wirtszellen einzudringen, die nicht zur Phagozytose ausgerüstet sind.

Intrazelluläre Abtötung

Die Abtötung phagozytierter Mikroorganismen beruht auf lysosomenabhängigen, sauerstoffabhängigen und stickstoffabhängigen Mechanismen, die zwar miteinander verzahnt sind, hier aber getrennt behandelt werden sollen (Abb. 9.1). Zahlreiche Bakterien, z. B. *Staphylococcus aureus, Escherichia coli* und *Salmonella typhimurium*, werden von Phagozyten lediglich unter aeroben Bedingungen vernichtet, während andere, z. B. *Staphylococcus epidermidis*, D-Streptokokken und *Pseudomonas aeruginosa*, unter aeroben und anaeroben Bedingungen abgetötet werden können. Für die Eliminierung der ersten Erregergruppe sind sauerstoffabhängige Mechanismen nötig, während für die zweite Gruppe sauerstoffunabhängige Mechanismen ausreichen.

Lysosomenabhängige Mechanismen

Professionelle Phagozyten sind reich an intrazellulären Granula, die zahlreiche Enzyme enthalten, welche an der Abtötung und – mehr noch – am Abbau der phagozytierten Mikroben beteiligt sind. In den primären (oder azurophilen) Granula der PNG finden sich diverse Hydrolasen, Lysozym, Myeloperoxidase und kationische Proteine, während die sekundären (oder spezifischen) Granula in erster Linie Lactoferrin und Lysozym enthalten. Die entsprechenden Granula der MP werden als Lysosomen bezeichnet. Nach der Keimaufnahme verschmelzen die Granula mit dem Phagosom. Der Prozeß wird bei PNG als Degranulation und bei MP als Phagolysosomenbildung bezeichnet. Durch diesen Verschmelzungsprozeß ändern sich die Bedingungen für den aufgenommenen Erreger drastisch.

Kurz nach der Keimaufnahme steigt der endosomale pH-Wert in den basischen Bereichen an, um dann in den sauren Bereich abzufallen. Der saure pH-Wert hat zum einen bereits auf viele Bakterien direkt eine schädigende Wirkung, zum anderen stellt er das Optimum für viele lysosomale Enzyme dar. Saure Hydrolasen besitzen die Fähigkeit, natürlich vorkommende Makromoleküle wie Kohlenhydrate, Proteine, Nukleinsäuren, aber auch Fette zu spalten. Sie sind weniger an der Abtötung als am Abbau bereits abgetöteter Mikroben beteiligt. Das gleiche gilt für Lysozym, welches die Peptidoglykanschicht bakterieller Zellwände durch Spaltung der Bindung zwischen Acetylmuramylsäure und N-Acetylglucosamin aufbricht.

Die neutralen Proteasen Kathepsin G, Elastase, Kollagenase und Plasminogenaktivator wirken in erster Linie extrazellulär, wo sie an Gewebs- und Entzündungsreaktionen beteiligt sind. Lactoferrin bindet bei saurem pH-Wert das von vielen Mikroorganismen zum Wachstum essentiell benötigte Eisen und hat daher starke antimikrobielle Wirkung. Peroxidasen, besonders Myeloperoxidase, sind direkt mit dem sauerstoffabhängigen Weg verknüpft (s. u.).

Basische Proteine und Defensine besitzen bei neutralem bis basischem pH-Wert mikrobizide Aktivität. Sie sind daher während des frühen, kurzen pH-Anstiegs kurz nach Einsetzen der Phagozytose am effektivsten. Defensine sind Oligopeptide aus etwa 30 Aminosäuren. Etwa 30% des Inhalts der azurophilen Granula menschlicher PNG sind Defensine. In vitro wirken Defensine auf verschiedene grampositive und gramnegative Bakterien sowie auf Pilze mikrobizid. Die Bedeutung der Degranulation für die antimikrobielle Infektabwehr verdeutlicht die hohe Infektneigung von Patienten mit Chediak-Higashi-Syndrom, bei dem die Fusion der Lysosomen mit den Phagosomen gestört ist.

Sauerstoffabhängige Mechanismen

Die Bedeutung sauerstoffabhängiger Mechanismen für die intrazelluläre Abtötung phagozytierter Mikroben steht außer Zweifel. Dieser Weg wird durch eine membranständige NADPH-Oxidase eingeleitet, die Sauerstoff (O_2) gemäß Reaktion 1 in Superoxidanion ($\cdot O_2^-$) umsetzt:

(1) $O_2 + NADPH \xrightarrow{NADPH\text{-}Oxidase} NADP + \cdot O_2^- + H^+$

$\cdot O_2^-$ dient als Ausgangssubstanz für weitere reaktive Sauerstoffmetaboliten gemäß Reaktion 2 und 3:

(2) $2 \cdot O_2^- + 2\,H^+ \xrightarrow{Superoxiddismutase} O_2 + H_2O_2$

(3) $\cdot O_2^- + H_2O_2 \longrightarrow \cdot OH + OH^- + O_2$

Auf diese Weise entstehen die reaktiven Sauerstoffmetaboliten Superoxidanion ($\cdot O_2^-$), Wasserstoffsuperoxid (H_2O_2) und Hydroxylradikal ($\cdot OH$). Zusätzlich wird aus $\cdot O_2^-$ unter geeignetem Energiezufluß Singulett-Sauerstoff ($^1O_2$) gebildet. Diese Metaboliten sind mehr oder weniger mikrobizid und daher für die Abtötung von Krankheitserregern von Bedeutung. Die stärksten antimikrobiellen Effekte zeigen $^1O_2$ und $\cdot OH$. Geringere Wirkung besitzen $\cdot O_2^-$ und H_2O_2, die eher als Substrate für weitere Reaktionen dienen (s. Reaktion 2 und 3). Zusätzlich verfügen PNG und Monozyten über das Enzym Myeloperoxidase, welches unter Beteiligung von H_2O_2 nach Reaktion 4 die Halogenierung mikrobieller Proteine mit meist letalen Folgen vermittelt:

(4) $H_2O_2 + Cl^- \xrightarrow{Myeloperoxidase} OCl^- + H_2O$

Gewebsmakrophagen fehlt die Myeloperoxidase, so daß ihnen dieser effektive Abtötungsmechanismus nicht zur Verfügung steht.

Da die Bildung reaktiver Sauerstoffmetaboliten auch das körpereigene Gewebe schädigt, ist ein kontrollierter Abbau dieser Metaboliten wichtig. Durch Superoxiddismutase wird $\cdot O_2^-$ in H_2O_2 umgewandelt (Reaktion 2), welches unter Einwirkung von Katalase (Reaktion 5) und des Glutathionsystems (Reaktion 6) unschädlich gemacht werden kann:

(5) $2 H_2O_2 \xrightarrow{Katalase} 2 H_2O + O_2$

(6) $H_2O_2 + Glutathion\,(reduziert)$

$\xrightarrow{Glutathion\text{-}peroxidase}$

$2 H_2O + Glutathion\,(oxidiert)$

Die Bedeutung sauerstoffabhängiger Mechanismen für die Infektabwehr wird bei Patienten mit chronischer Granulomatose deutlich, bei denen in den PNG aufgrund eines Oxidasedefekts (Reaktion 1) nur unzureichende Mengen an Sauerstoffmetaboliten gebildet werden.

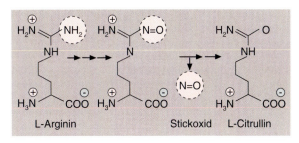

Abb. 9.2 Bildung reaktiver Stickstoffmetaboliten durch Abbau von L-Arginin.

Diese Patienten leiden unter wiederholten Infekten mit katalasepositiven Erregern, wie z. B. *Staphylococcus aureus*, während für die Abtötung katalasenegativer Keime die verfügbare Menge an Sauerstoffmetaboliten ausreicht.

Stickstoffabhängige Mechanismen

Neuere Arbeiten weisen darauf hin, daß nicht nur reaktive Sauerstoff-, sondern auch Stickstoffmetaboliten an der intrazellulären Keimabtötung beteiligt sind. Aktivierte Makrophagen der Maus produzieren große Mengen an $NO\cdot$, das exklusiv von L-Arginin abstammt (Abb. 9.2). Das für die rasche Bildung großer Mengen reaktiver Stickstoffmetaboliten nach exogenem Reiz verantwortliche Schlüsselenzym ist die „induzierbare NO-Synthase". In verschiedenen Experimentalsystemen wurde gezeigt, daß eine Hemmung dieses Wegs die Abtötung des Bakteriums *Mycobacterium tuberculosis*, des Pilzes *Cryptococcus neoformans* sowie der Protozoen *Toxoplasma gondii* und *Leishmania tropica major* hemmt. Auch die extrazelluläre Abtötung des Wurms *Schistosoma mansoni* wird in diesem System unterdrückt. Der wirksamste Metabolit ist wahrscheinlich das $NO\cdot$-Radikal, welches möglicherweise FeS-Gruppen inaktiviert oder über die Bildung von $\cdot OH$-Radikalen seine aggressive Wirkung entfaltet.

Während die Bildung reaktiver Stickstoffmetaboliten durch Makrophagen der Maus klar belegt ist, bestehen noch immer widersprüchliche Ansichten über die Bildung reaktiver Stickstoffmetaboliten durch MP des Menschen, obwohl einige Humanzellen, wie z. B. Hepatozyten, große Mengen an $NO\cdot$ bilden.

Evasion der intrazellulären Abtötung

Einige Mikroorganismen haben Wege entwickelt, die es ihnen ermöglichen, der intrazellulären Abtötung durch professionelle Phagozyten zu widerstehen (Abb. 9.1). Hierdurch zeichnet sich besonders die Gruppe der intrazellulär vitalen Mikroben aus, die – wie ihr Name sagt – zumindest für eine gewisse Zeit innerhalb von professionellen Phagozyten überleben und sich vermehren können. In der Tat stellt der Gewebsmakrophage für die meisten dieser Erreger den bevorzugten Lebensraum dar. Die wichtigsten Erreger dieser Gruppe sind in Tab. 9.4 aufgeführt. Die der intrazellulären Persistenz zugrundeliegenden Mechanismen sind:

- Hemmung der Phagolysosomenfusion. Dieser Mechanismus, über den z. B. *Mycobacterium tuberculosis, Legionella pneumophila, Chlamydia trachomatis* und *Toxoplasma gondii* verfügen, verhindert die Einschleusung lysosomaler Enzyme in das Phagosom. Man nimmt an, daß die Fusionshemmung durch *M. tuberculosis* auf die Sekretion von Ammoniumionen und auf den Besitz bestimmter Phosphatide zurückzuführen ist.
- Hemmung der Phagosomenansäuerung. Mit der Hemmung der Phagolysosomenfusion geht häufig eine Verhinderung des pH-Abfalls im Phagosom einher, wie z. B. bei *L. pneumophila* und *T. gondii* zu beobachten.
- Resistenz gegen lysosomale Enzyme und reaktive Sauerstoffmetaboliten. *Salmonella typhimurium, Mycobacterium tuberculosis* und *Leishmania*-Arten sind Beispiele für Krankheitserreger, welche gegen die Wirkung lysosomaler Enzyme oder reaktiver Sauerstoffmetaboliten resistent sind oder deren Bildung verhindern. Die zugrundeliegenden Faktoren können unterschiedlicher Natur sein und sind häufig unbekannt.
- Sicher ist, daß Superoxiddismutase und Katalase, die O_2^- bzw. H_2O_2 abbauen, die toxische Wirkung reaktiver Sauerstoffmetaboliten verringern. Die oben beschriebene Bindung an die Komplementrezeptoren CR1 bzw. CR3 induziert Phagozytose unter Umgehung der Bildung von reaktiven Sauerstoffmetaboliten. Komplement ermöglicht daher den Erregern einen relativ sicheren Eintritt in den Phagozyten. Mechanismen, welche spezifisch mit der Aktivität reaktiver Stickstoffmetaboliten interferieren, sind bislang wenig untersucht. Katalase unterdrückt jedoch indirekt die Bildung dieser hochtoxischen Effektormoleküle.
- Evasion in das Zytoplasma. *Mycobacterium leprae, Rikkettsia*-Arten und *Listeria monocytogenes* gelingt es z. B., aus dem Phagosom in das Zytoplasma einzudringen und sich auf diese Weise dem lysosomalen Angriff zu entziehen. Für *Mycobacterium tuberculosis* wird dieser Mechanismus diskutiert. Bei *L. monocytogenes* wurde Listeriolysin als ein verantwortliches Molekül ausgemacht. *L.-monocytogenes*-Organismen, die sich im Zytoplasma aufhalten, induzieren in der befallenen Zelle die Bildung von Pseudopodien. Diese Ausstülpungen dringen in eine Nachbarzelle ein und werden von dieser dann phagozytiert. Auf diese Weise können sich die Bakterien von Zelle zu Zelle ausbreiten, ohne in das extrazelluläre Milieu zu gelangen. Sie sind damit vollständig vor extrazellulären Abwehrmechanismen geschützt.
- Kompetition um intrazelluläres Eisen. Eisen wird sowohl vom Erreger als auch von der befallenen Wirtszelle essentiell benötigt. Bakterien akkumulieren Eisen mit Hilfe von Siderophoren, während die Wirtszelle das intrazelluläre Eisen mit Hilfe von Ferritin und Lactoferrin zu akkumulieren versucht.
- Bildung von Streßproteinen. Streßproteine werden von allen Zellen vermehrt gebildet, wenn sie unterschiedlichsten schädlichen Reizen ausgesetzt sind. Hierzu gehören Veränderungen von Sauerstoffpartialdruck, pH-Wert und Temperatur sowie der Mangel an verschiedenen essentiell benötigten Metaboliten. Derartigen Reizen sind Krankheitserreger innerhalb von Makrophagen ausgesetzt. Durch die Bildung von Streßproteinen kann sich der Erreger vor Schädigung schützen. Entsprechend werden Mutanten von *Salmonella typhimurium* mit Deletionen in den Genen für Streßproteine von Makrophagen in vitro und in vivo rasch abgetötet. Streßproteine dienen daher als generelle Evasionsmechanismen der intrazellulären Abtötung.

■ „Naturalkiller"-(NK-)Zellen

Lymphozyten mit der Fähigkeit, spontan, antigenunabhängig und genetisch nicht restringiert bestimmte Zielzellen in vitro zu zerstören, werden NK-Zellen genannt.

Obwohl man annimmt, daß die wichtigste Funktion der NK-Zellen in der Abwehr von Tumorzellen liegt, deuten einige Hinweise darauf hin, daß NK-Zellen bei der Infektabwehr gegen bestimmte Bakterien, Pilze und Protozoen eine gewisse Rolle spielen. Dies ist auf verschiedene Weise möglich:

- Da NK-Zellen IFN-γ sezernieren, können sie, wie auf S. 172 beschrieben, an der Aktivierung von MP teilnehmen und zur Infektabwehr gegen intrazelluläre Krankheitserreger beitragen. Mäuse mit T-Zell-Defekt sind gegen eine experimentelle Infektion mit *Listeria monocytogenes* überraschend resistent, und es konnte gezeigt werden, daß hierfür in erster Linie NK-Zellen, die große Mengen IFN-γ produzieren, verantwortlich sind. Es ist anzunehmen, daß dieser Mechanismus auch im immunkompetenten Tier zum Tragen kommt und besonders in der Frühphase vor Einsetzen der spezifischen Immunität zur Abwehr intrazellulärer Bakterien entscheidend beiträgt.
- NK-Zellen können Wirtszellen, die intrazelluläre Erreger beherbergen, selektiv zerstören. Dies wurde für Zellen, die mit Legionellen, Shigellen oder Rickettsien infiziert waren, gezeigt. Die mögliche Bedeutung der Lyse von Wirtszellen für die Infektabwehr gegen intrazelluläre Krankheitserreger wird auf S. 174 diskutiert.
- NK-Zellen scheinen bestimmte Keime über direkten Kontakt abtöten zu können. Dies wurde für verschieden pathogene Darmbakterien sowie für den Pilz *Cryptococcus neoformans* gezeigt. Da NK-Zellen im Intestinalbereich gehäuft auftreten und viele Darmbakterien NK-Zellen stimulieren, könnten letztere für die Abwehr pathogener Darmkeime von Bedeutung sein.
- NK-Zellen sollen in der Lage sein, selektiv grampositive Bakterien zu phagozytieren. Die Bedeutung dieses Mechanismus ist jedoch noch völlig unklar.

■ Komplement

Aktivierung des Komplements

Komplement stellt ein wesentliches Effektorsystem der humoralen Infektabwehr dar (Kap. 5). Die Aktivierung des Komplementsystems kann vereinfacht in drei Abschnitte unterteilt werden, deren zentrale Schnittstelle

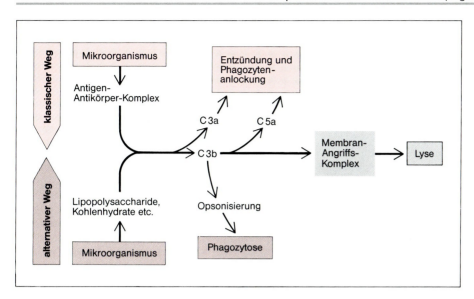

Abb. 9.3 Wesentliche Effektorfunktion des Komplementsystems bei der Infektabwehr.

die Komplementkomponente C3 darstellt. Dies sind der klassische Weg, der alternative Weg und der terminale Effektorweg.

Der klassische Weg der Komplementaktivierung wird beim Menschen durch Antikörper der Klasse IgM sowie der Klasse IgG (Subklassen IgG_1, IgG_2, IgG_3) nach Reaktion mit homologem Antigen eingeleitet. Der alternative Weg der Komplementaktivierung kann unabhängig von Antikörpern direkt durch mikrobielle Bestandteile eingeleitet werden. Hierzu gehören besonders: Zymosan (Kohlenhydrate der Zellwand von Hefen), Dextran (Speicherkohlenhydrate von Hefen und einigen grampositiven Bakterien), Endotoxin (das Lipopolysaccharid der Zellwand gramnegativer Bakterien) sowie Peptidoglykane und Kohlenhydrate grampositiver Bakterien. Auch andere Mikroorganismen wie Leishmanien, Trypanosomen und Mykobakterien aktivieren den alternativen Weg direkt. Ähnlich wie die Phagozytose wird somit auch die Komplementkaskade entweder indirekt über Antikörper oder direkt über Muster, die für Mikroben charakteristisch sind, eingeleitet. Die Abwehr vieler Infektionskrankheiten stellt häufig einen Wettkampf zwischen der Vermehrungs- und der Abtötungsrate eines Erregers dar. Bei einer Verdopplungszeit von 30 Minuten entstehen bei ungehemmter Vermehrung aus einem einzigen Keim innerhalb von 12 Stunden bereits 2^{24} (= 17 Millionen) Organismen. Die Möglichkeit, während der Frühphase der Infektion und unabhängig von einer spezifischen Immunantwort über die Aktivierung des alternativen Wegs wirksame Effektormechanismen in Gang zu setzen, kann daher für den Wirt große Bedeutung haben.

Effektorfunktionen des Komplements
(Abb. 9.3)

Auslösung von Entzündungsreaktionen sowie Phagozytenanlockung und Aktivierung: Durch Spaltung der Komplementkomponenten C4, C3 und C5 entstehen die nicht an der Komplementkaskade beteiligten Spaltprodukte C4a, C3a und C5a. Sie werden als Anaphylatoxine bezeichnet, da sie anaphylaktische Reaktionen auslösen. Diese Komplementkomponenten stimulieren über die Freisetzung vasoaktiver Amine am Ort der mikrobiellen Absiedlung eine Entzündungsreaktion, durch die Phagozyten und andere Blutzellen angelockt werden. Das Anaphylatoxin C5a besitzt zusätzlich direkt chemotaktische Aktivität für Granulozyten und stimuliert die Bildung von Prostaglandinen, Leukotrienen und reaktiven Sauerstoffmetaboliten. Es ist daher für die Infektabwehr extrazellulärer Bakterien von besonderer Bedeutung.

Opsonisierung: Professionelle Phagozyten besitzen Rezeptoren für C3b (CR1) und iC3b (CR3). Mikroorganismen werden daher durch Beladung mit C3b und iC3b opsonisiert. Da IgG ebenfalls opsonisierend sind, kommt dem Komplement in diesem Fall nur eine Verstärkerfunktion zu. Bei der Komplementaktivierung durch IgM sowie über den alternativen Weg hängt die Opsonisierung jedoch ganz von C3-Bruchstücken ab. Da die komplementvermittelte Phagozytose jedoch mit der Bildung reaktiver Sauerstoffmetaboliten interferiert (S. 165), ist dieser Mechanismus für viele Erreger eher vorteilhaft.

Lyse: Die Lyse von Bakterien über den terminalen Effektorweg wird als Bakteriolyse bezeichnet. C3-Defekte führen zu disseminierten Infekten mit diversen Eitererregern. Dagegen haben Defekte in den Komponenten C5, C6, C7 oder C8 geringere Auswirkungen auf die Infektabwehr gegen viele extrazelluläre Mikroorganismen. Dies verdeutlicht die Bedeutung der Phagozytenanlockung und Aktivierung sowie der Opsonisierung für den Schutz gegen diese Keime. Die direkte Komplementlyse scheint für die Abwehr von Neisserien besonders wichtig zu sein, da bei Defekten in den späten Komplementkomponenten gehäuft Infektionen mit diesen Erregern beobachtet werden. Auch *Escherichia coli, Vibrio cholerae* und *Haemophilus influenzae* sind gegenüber der direkten Komplementlyse empfindlich.

Einige Stämme von Bakterienarten, die gegenüber der direkten Komplementlyse primär empfindlich sind, werden in Gegenwart von komplementhaltigem Serum nicht lysiert. Serumresistenz wird häufig bei *Escherichia-coli*-Isolaten aus dem Blut von Hospitalismuspatienten vorgefunden, während Isolate aus dem Stuhl der gleichen Patienten meist serumempfindlich sind. Bei *Escherichia-coli*- und *Salmonella*-Stämmen ist die Serumresistenz meist auf eine Veränderung im Lipopolysaccharid zurückzuführen. Diese Stämme aktivieren zwar über den alternativen Weg Komplement und binden den Membranangriffskomplex auf ihrer Oberfläche. Dieser wird aber nicht fest in die äußere Membran inseriert und kann leicht wieder abgestoßen werden. Für die Serumresistenz können auch andere Mechanismen verantwortlich sein: Serumresistente Stämme von *Neisseria meningitidis* aktivieren die Komplementkaskade ungenügend. Bei *Campylobacter fetus* ist die Bildung des Membranangriffskomplexes unzureichend. Stämme von *Neisseria gonorrhoeae* inserieren den Membranangriffskomplex zwar stabil, aber unwirksam in die äußere Membran.

■ Spezifische Abwehrmechanismen (erworbene Immunität)

■ B-Zellen und Antikörper

Antikörper sind die spezifischen Mediatoren der humoralen Immunität. Im Rahmen der antimikrobiellen Infektabwehr sind Antikörper hauptsächlich für die Toxinbildner und extrazellulären Krankheitserreger zuständig.

Antikörperklassen

IgG und IgM: Dies sind die wichtigsten Antikörper im Serum. Sie werden abhängig von der Eintrittspforte und Absiedlung des Krankheitserregers in Milz oder lokalen Lymphknoten gebildet und sind für die Bekämpfung lokaler und systemischer Infekte sowie für die Toxinneutralisation von besonderer Bedeutung. Als die einzigen plazentagängigen Antikörper tragen IgG wesentlich zur passiven Immunität des Neugeborenen gegen Infektionen bei. Sämtliche IgG-Subklassen können über Fc-Rezeptoren an MP und PNG binden, und bis auf IgG$_4$ sind alle IgG-Subklassen in der Lage, Komplement zu aktivieren. IgG$_2$- und IgG$_4$-Antikörper sind primär gegen Kohlenhydrate gerichtet, während Antikörper gegen Proteine in erster Linie der IgG$_1$- und IgG$_3$-Subklasse angehören. Somit stellt die Opsonisierung kapseltragender Erreger eine primäre Aufgabe der IgG$_2$- und IgG$_4$-Antikörper dar, während z. B. die Neutralisation mikrobieller Toxine und Invasivfaktoren in erster Linie von IgG$_1$- und IgG$_3$-Antikörpern übernommen wird. Entsprechend leiden Patienten mit selektivem IgG$_2$- und IgG$_4$-Subklassenmangel gehäuft an Infekten des oberen Respirationstrakts durch kapseltragende Bakterien. Die Fähigkeit, IgG$_2$- und IgG$_4$-Antikörper zu bilden, setzt erst spät (beim Menschen während des zweiten Lebensjahrs) ein. Es ist daher nicht verwunderlich, daß Infektionen mit kapseltragenden Bakterien wie *Streptococcus pneumoniae, Neisseria meningitidis* und *Haemophilus influenzae* für Kleinkinder eine besondere Gefahr darstellen. Da IgM-Antikörper 10 Antigen-Bindungsstellen und 5 Fc-Fragmente besitzen, ist ihre Fähigkeit zur Agglutination und zur Komplementaktivierung um ein Mehrfaches höher als die der IgG-Antikörper. In der Tat können in Gegenwart von Komplement bereits 30 IgM-Moleküle eine Bakteriolyse herbeiführen. Andererseits besitzen IgM-Antikörper nur indirekt opsonisierende Eigenschaften über die Komplementaktivierung (s. o.). Als erste Antikörperklasse, die das Kleinkind selbst bilden kann, tragen sie während der frühen Lebensphase zur aktiven Immunität gegen Infektionskrankheiten besonders bei.

IgA: Antikörper der IgA-Klasse kommen zwar im Serum vor, ihre besondere Rolle liegt jedoch in der immunologischen Auskleidung der Schleimhäute. Eine besondere Aufgabe der IgA-Antikörper liegt darin, daß sie gegenüber zahlreichen Krankheitserregern eine Barriere bilden, andererseits aber die unzähligen Kommensalen, z. B. des Darms, unbehelligt lassen müssen. Die Hauptfunktion von IgA-Antikörpern liegt in der Verhinderung der Adhärenz des Erregers an die Schleimhaut; komplementvermittelte Bakteriolyse kommt nicht vor. Aufgrund ihres hohen Anteils in der Muttermilch (besonders im Kolostrum) tragen IgA-Antikörper wesentlich zur passiven Immunität des Säuglings gegenüber Krankheitserregern bei.

Effektorfunktionen der Antikörper
(Abb. 9.**4**)

Hemmung der Adhärenz: Meist setzt eine Infektion die Adhärenz des Erregers an eine geeignete Wirtszelle voraus. Die Adhärenz beruht auf dem Schlüssel-Schloß-Prinzip, bei dem ein mikrobielles Adhäsin an einen Rezeptor auf der Wirtszelle bindet. Bei Bakterien ist das Adhäsin im allgemeinen ein Protein, und die Bindungsstelle stellt meist der Kohlenhydratanteil von Glykolipid- oder Glykoproteinrezeptoren auf der Wirtszelle dar. Damit entspricht die Adhärenz der Reaktion eines Lectins mit seinem Zuckerliganden. Beispiele hierfür sind die Pili der Gonokokken und Meningokokken sowie bestimmter *Escherichia-coli*-Stämme. Der umgekehrte Fall ist seltener. Es wurden aber lectinartige Rezeptoren auf Wirtszellen beschrieben, die mit Kohlenhydraten auf der Oberfläche bestimmter Bakterien reagieren können. Dies dürfte für fimbrienlose *Escherichia-coli*-Stämme und B-Streptokokken von Bedeutung sein. A-Streptokokken benutzen Fibronectin des Wirts als Vermittler der Adhärenz: Lipoteichonsäuren auf den Fimbrien reagieren mit Fibronectin aus dem Serum, welches sich wiederum an die Wirtszelle bindet. *Giardia lamblia* adhäriert mit Hilfe eines Adhäsins an Mannose-6-Phosphat auf der Wirtszelle; unterstützt wird die Adhäsion mechanisch durch einen Saugnapf.

Wichtige Zielzellen der Adhärenz sind die Epithelzellen des Respirations-, Gastrointestinal- und Urogenitaltrakts. Die Adhärenz erlaubt es dem Erreger, mechanischen Reinigungsmechanismen, wie Mukoziliarbewegung, Darmperistaltik oder Lungenventilation, zu widerstehen und sich auf der Schleimhaut anzusiedeln. Erreger, die keine Adhäsine besitzen, werden schnell

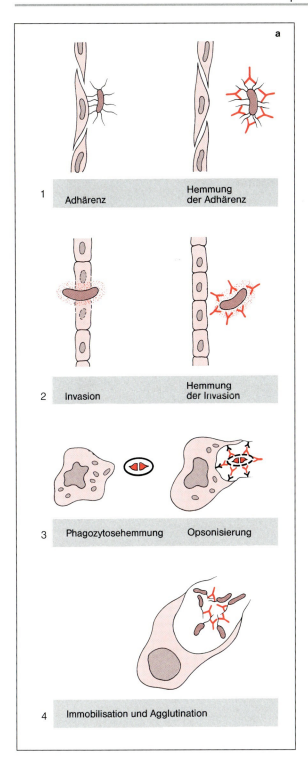
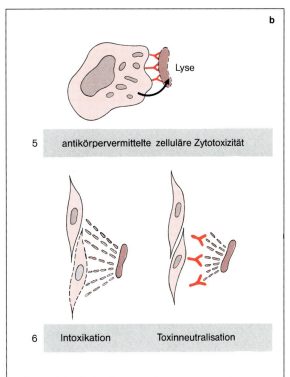

Abb. 9.4 Wesentliche Effektorfunktionen der Antikörper bei der Infektabwehr.

entfernt, so daß eine Kolonisierung nicht stattfinden kann. So rufen Pneumokokken erst dann eine Pneumonie hervor, wenn aufgrund einer Vorschädigung die natürlichen Reinigungsmechanismen der Lunge nicht mehr funktionieren.

Aufgrund ihres bevorzugten Vorkommens in der Mukosa sind IgA-Antikörper für die Hemmung der Adhärenz von besonderer Bedeutung. Da die Adhärenz jedoch den ersten Kontakt zwischen Erreger und Wirt darstellt, können Antikörper die Kolonisierung am Primärherd selten verhindern. Bei langsam fortschreitenden Infektionen, z. B. mit *Giardia lamblia*, oder bei einer Sekundärbesiedlung können IgA-Antikörper aber schützende Funktion übernehmen. Von besonderer Bedeutung ist die Hemmung der Adhärenz für die Kontrolle von Sekundärinfekten. Zwar blockieren IgA-Antikörper die Adhärenz von Gonokokken an Epithelzellen des Urogenitaltrakts; die Erreger können diesem Effekt jedoch durch Antigenvariation entgehen (S. 170). Des weiteren besitzen Gonokokken und zahlreiche andere Erreger, die die Schleimhaut als Eintrittspforte benutzen, eine Protease, mit der sie spezifisch IgA_1-Antikörper spalten und inaktivieren können, obwohl die J-Kette die IgA-Antikörper bis zu einem gewissen Grad vor proteolytischem Abbau schützt.

Hemmung der Invasion: Invasive Krankheitserreger sezernieren eine Vielfalt von Enzymen und Toxinen, sogenannte Invasivfaktoren, die die Ausbreitung im Wirt ermöglichen. Zahlreiche Faktoren sind gut charakterisiert. Bei den A-Streptokokken sind dies z. B. Hyaluronidase, Proteinase, Desoxyribonuklease, Streptokinase sowie Streptolysin O und S. Gegen viele Invasivfaktoren lassen sich auch neutralisierende Antikörper nachweisen, die, wie z. B. Anti-Streptolysin-O-Antikörper, z. T. diagnostisch ausgenutzt werden. Die protektive Bedeutung dieser Antikörper ist jedoch weniger klar. Vielmehr scheint es Hauptziel des Wirts zu sein, in dieser Phase die extrazellulären Erreger nach Opsonisierung direkt zu eliminieren.

Opsonisierung: Extrazelluläre Mikroben erliegen nach ihrer Aufnahme durch professionelle Phagozyten meist den intrazellulären Abtötungsmechanismen. Der Besitz sog. antiphagozytärer Faktoren erlaubt es aber vielen Mikroben, der Phagozytose zu entgehen. Die Wirkung zahlreicher antiphagozytärer Faktoren kann der Wirt wiederum durch spezifische Antikörper aufheben. Der Vorgang der Opsonisierung beruht darauf, daß professionelle Phagozyten über Fc-Rezeptoren mit antikörperbeladenen Erregern interagieren können (S. 162). Zwar sind die Fc-Rezeptoren auf IgG-Antikörper beschränkt; IgM-Antikörper besitzen aber über die Komplementaktivierung ebenfalls opsonisierende Wirkung (S. 162). Die Opsonisierung durch Antikörper gegen antiphagozytäre Strukturen stellt meist den entscheidenden Schritt der Infektabwehr dar. Dies gilt z. B. für die Bildung von Antikörpern gegen die M-Substanz der Streptokokken oder gegen die Kapsel der Pneumokokken. In beiden Fällen handelt es sich somit um protektive Antikörper bzw. Antigene. Einige Stämme von *Staphylococcus aureus* sind in der Lage, ihre Phagozytose trotz Opsonisierung zu unterbinden. Diese Stämme bilden Protein A, welches das Fc-Fragment von IgG-Antikörpern spezifisch bindet und damit deren Interaktion mit dem Fc-Rezeptor hemmt.

Immobilisierung und Agglutination: Die Immobilisierung beweglicher Erreger durch Antikörper gegen Geißelantigene erleichtert deren Phagozytose. Die Agglutination von Mikroorganismen kann durch Erniedrigung der Zahl der „infektiösen Einheiten" deren Eliminierung durch professionelle Phagozyten unterstützen. Die Bedeutung dieser Mechanismen für die Infektabwehr ist jedoch unklar.

Komplementaktivierung: Wird auf S. 168 f. ausführlich behandelt.

Antikörperabhängige zelluläre Zytotoxizität: Große granuläre Lymphozyten und professionelle Phagozyten mit NK-Funktion tragen Fc-Rezeptoren und können daher bestimmte IgG-beladene Mikroorganismen lysieren. Die Hauptaufgabe der antikörperabhängigen zellulären Zytotoxizität liegt aber primär in der Tumorüberwachung, Virusabwehr und Abwehr bestimmter Wurminfektionen. Im letztgenannten Fall übernehmen in erster Linie Eosinophile und Basophile die Effektorfunktion sowie IgE die Vermittlerfunktion.

Toxinneutralisation: Die Pathogenität der Toxinbildner im engeren Sinne ist auf ein oder wenige definierte Toxine zurückzuführen, welche entweder in das umgebende Milieu sezerniert werden (Exotoxine) oder aber einen integralen Bestandteil der Zellwand darstellen (Endotoxine) (Tab. 9.2). Als Enterotoxine werden Exotoxine bezeichnet, die im Gastrointestinaltrakt angreifen. Im Extremfall kann die Intoxikation von der Keimbesiedlung und Infektion völlig losgelöst sein. Beispiele hierfür sind Lebensmittelvergiftungen durch das Botulismustoxin von *Clostridium botulinum*, das Enterotoxin bestimmter *Staphylococcus-aureus*-Stämme oder das Tetrotoxin von *Aspergillus flavus*. Bei Tetanus, Diphtherie und Keuchhusten geht zwar eine Infektion voraus; das jeweilige Toxin prägt aber das Krankheitsbild. Entsprechend haben toxinneutralisierende Antikörper schützende Wirkung.

Einleitung von Entzündungsreaktionen: Antikörper der IgE- und IgG_4-Klasse reagieren mit basophilen Granulozyten und Mastzellen, und diese Reaktion induziert die Ausschüttung verschiedener Entzündungsmediatoren, die den Einstrom professioneller Phagozyten in den Infektionsherd erleichtern. Von besonderer Bedeutung ist diese Reaktion jedoch für die Allergie vom Soforttyp und die Abwehr von Wurminfektionen.

Antigenvariation

Einige extrazelluläre Krankheitserreger haben die Fähigkeit entwickelt, den Angriff von Antikörpern zu unterlaufen, indem sie jedesmal, wenn eine spezifische Antikörperantwort einsetzt, ihre Antigene ändern und so erneut immunologisch fremd werden. Hierzu gehören *Trypanosoma gambiense/T. rhodesiense,* die Erreger der Schlafkrankheit, *Borrelia recurrentis*, ein Erreger des Rückfallfiebers, sowie *Neisseria gonorrhoeae* und *Neisseria meningitidis*.

Die genetischen Mechanismen, auf denen der Antigenwechsel beruht, sind bei den Trypanosomen am besten untersucht. Im Prinzip handelt es sich um programmierte DNA-Rearrangements, wie sie auch für die Antikörpervielfalt verantwortlich sind. Nach Infektion entwickelt sich eine zyklische Parasitämie. Während jeder Phase des Zyklus dominiert ein Antigen des Oberflächenmantels, gegen das auch schützende Antikörper gebildet werden. Dadurch wird eine neue Variante selektioniert, bevor die Erreger durch die Antikörper vollständig eliminiert werden. Trypanosomen, welche das neue immundominante Antigen tragen, sind nun wieder immunologisch unbekannt und können sich vermehren, bis spezifische Antikörper gebildet werden und den nächsten Zyklus einleiten. Bei *Neisseria gonorrhoeae* werden Fimbrien und der sog. Opazitätsfaktor, ein Protein der Außenmembran, variiert, die beide wichtige Virulenzfaktoren darstellen.

■ T-Lymphozyten

Überblick über Funktionen und Formen

T-Lymphozyten sind die spezifischen Mediatoren der zellulären Immunität (Kap. 3). T-Lymphozyten erkennen im Gegensatz zu B-Zellen „ihr" Antigen nicht direkt, sondern in Assoziation mit körpereigenen Referenzstrukturen, die vom Haupthistokompatibilitätskomplex (MHC) kodiert werden. Im Rahmen der antimikrobiellen Infektabwehr sind T-Lymphozyten in erster Linie für intrazelluläre Krankheitserreger zuständig (Tab. 9.**4** und 9.**5**).

T-Zellen können aufgrund ihrer Funktionen in drei Gruppen aufgeteilt werden: *Helfer-T-Zellen* besitzen die Fähigkeiten, verschiedene Zielzellen zu aktivieren. Diese Hilfe wird durch Zytokine vermittelt. *Zytolytische T-Zellen* töten ihre Zielzellen. Obwohl dieser Vorgang von einem direkten Zellkontakt abhängt, sind lösliche Faktoren daran beteiligt. *Suppressor-T-Zellen* sind weniger gut charakterisiert. Nach jetzigem Wissensstand scheint die Suppression einer Immunantwort über unterschiedliche, ungenügend verstandene Wege zu verlaufen. Trotzdem ist die Bedeutung der Suppression für bestimmte Infektionskrankheiten außer Zweifel.

T-Zell-Phänotyp, Antigenerkennung und Funktion

Die Population der reifen T-Zellen besitzt als gemeinsames und charakteristisches Merkmal den CD3-Molekülkomplex, welcher mit dem eigentlichen T-Zell-Rezeptor eng verbunden ist. Helfer-T-Zellen exprimieren zusätzlich das für sie charakteristische CD4-Molekül, während für zytolytische T-Zellen das CD8-Molekül charakteristisch ist. Helfer-T-Zellen sehen ihr Antigen mit MHC-Strukturen der Klasse II, während zytolytische T-Zellen für Antigen in Assoziation mit Klasse-I-MHC-Molekülen spezifisch sind (Kap. 3).

Die Erkenntnis, daß $CD4^+$-T-Zellen überwiegend Helfer- und $CD8^+$-T-Zellen bevorzugt zytolytische Funktionen vermitteln, führte zu der Hypothese, daß sich die Segregation in zwei Hauptpopulationen von T-Zellen unter dem Selektionsdruck intrazellulärer Infektionen mit Bakterien, Pilzen und Protozoen auf der einen und Viren auf der anderen Seite entwickelte. Viren können die unterschiedlichsten Wirtszellen befallen. Sie können sich aber nicht selbst vermehren; ihre Vermehrung übernimmt vielmehr die befallene Wirtszelle. Für eine effektive Virusabwehr bedarf es daher einer ubiquitären Referenzstruktur, welche es der körpereigenen Abwehr erlaubt, unabhängig von der Natur der befallenen Wirtszelle infizierte von nichtinfizierten Zellen zu unterscheiden. Da Klasse-I-Moleküle auf fast allen Zellen vorkommen, können sie als ubiquitäre Referenzstruktur fungieren. Weiterhin unterbindet die Lyse einer infizierten Zelle vor dem Zusammenbau der replizierten Viruseinheiten effektiv die Erregervermehrung und -verbreitung, auch wenn dabei die Zerstörung körpereigener Zellen in Kauf genommen werden muß. Klasse-I-restringierte $CD8^+$-T-Zellen mit zytolytischer Funktion sind daher für die Virusabwehr besonders geeignet.

Im Gegensatz zu Viren können die meisten intrazellulären Bakterien, Pilze und Protozoen auch extrazellulär überleben. Die Lyse infizierter Zellen sollte daher wenig effektiv sein. Weiterhin benutzen diese Erreger bevorzugt MP als Lebensraum, die zu den Zellen gehören, welche Klasse-II-Moleküle exprimieren und daher für durch Klasse-II-Moleküle restringierte T-Zellen erkennbar sind. Diese T-Zellen leisten ihren Beitrag zur Infektabwehr dadurch, daß sie infizierte Makrophagen aktivieren, d. h. deren Arsenal intrazellulärer Abwehrmechanismen mobilisieren. Daher sind durch Klasse-II-Moleküle restringierte $CD4^+$-T-Zellen besonders für die Abwehr intrazellulärer Infektionen mit Bakterien, Pilzen und Protozoen geeignet.

Allerdings leben einige intrazelluläre Mikroben auch in nichtprofessionellen Wirtszellen (Tab. 9.**5**), in denen antimikrobielle Kräfte nicht immer aktiviert werden können und die Klasse-II-Moleküle häufig nicht exprimieren. Weiterhin mehren sich die Hinweise darauf, daß an der Infektabwehr gegen viele intrazelluläre Mikroorganismen nicht nur $CD4^+$-, sondern auch $CD8^+$-T-Zellen beteiligt sind. Schließlich haben besonders Untersuchungen mit T-Zell-Klonen ergeben, daß auch durch Klasse-II-Moleküle restringierte $CD4^+$-T-Zellen zytolytische Funktion ausüben können und durch Klasse-I-Moleküle restringierte $CD8^+$-T-Zellen bestimmte Zytokine (insbesondere IFN-γ und TNF) sezernieren können. Die Aufgabenteilung zwischen $CD4^+$-T-Zellen und $CD8^+$-T-Zellen scheint daher nicht so absolut zu sein, wie ursprünglich angenommen wurde, und die geschilderte Hypothese darf nicht zu streng ausgelegt werden (s. auch Kap. „Zelluläre Immunreaktionen").

Zytokine und Infektabwehr

Wesentliche Aufgaben der antimikrobiellen Immunität werden von Zytokinen vermittelt. Als wichtige Funktionen sind zu nennen: die Auslösung einer Entzündungsreaktion am Ort der mikrobiellen Absiedlung, die Stimulierung der Antikörperproduktion, die Aktivierung zytolytischer $CD8^+$-T-Zellen; die Aktivierung antimikrobieller Funktionen in MP. An dieser Stelle wird besonders auf die Makrophagenaktivierung eingegangen. Intrazelluläre Krankheitserreger können in ruhenden MP überleben (Tab. 9.**4**). Nach Aktivierung durch Zytokine erlangen MP aber die Fähigkeit, viele intrazelluläre Parasiten abzutöten oder wenigstens im Wachstum zu hemmen. Dies ist durch vier verschiedene Experimentalzugänge belegbar (Tab. 9.**6**):

- In-vitro-Aktivierung von MP durch Zytokine induziert antimikrobielle Effekte.
- In-vivo-Applikation rekombinanter Zytokine steigert die Infektabwehr.

Tab. 9.6 Infektionsmodelle, in denen Hinweise auf schützende Effekte von Zytokinen erbracht wurden

Interleukin	Testsystem	Erreger
IFN-γ	In-vitro-Aktivierung	Coxiella burneti, Chlamydia psittaci, Rickettsia prowazeki, Listeria monocytogenes, Mycobacterium tuberculosis/M. bovis, Legionella pneumophila, Coccidioides immitis, Histoplasma capsulatum, Candida albicans, Cryptococcus neoformans, Paracoccidioides brasiliensis, Blastomyces dermatitidis, Leishmania donovani, Leishmania tropica major, Trypanosoma cruzi, Toxoplasma gondii, Malariaplasmodien, Entamoeba histolytica
	In-vivo-Applikation	Listeria monocytogenes, Mycobacterium avium/intracellulare, Salmonella typhimurium, Trypanosoma cruzi
	In-vivo-Behandlung mit monoklonalen Antikörpern	Malariaplasmodien, Toxoplasma gondii, Listeria monocytogenes
	Einsatz von gendefekten Mäusemutanten	Listeria monocytogenes, Mycobacterium bovis, Mycobacterium tuberculosis, Leishmania tropica major
TNF	In-vitro-Aktivierung	Mycobacterium avium intracellulare, Trypanosoma cruzi
	In-vivo-Behandlung mit monoklonalen Antikörpern	Listeria monocytogenes, Mycobacterium bovis
	Einsatz von gendefekten Mäusemutanten	Listeria monocytogenes, Mycobacterium tuberculosis
M-CSF	In-vitro-Aktivierung	Candida albicans
GM-CSF	In-vitro-Aktivierung	Trypanosoma cruzi, Leishmania donovani
IL-1	In-vivo-Applikation	Listeria monocytogenes
IL-2	In-vivo-Applikation	Mycobacterium lepraemurium, Mycobacterium bovis
IL-6	In-vitro-Aktivierung	Mycobacterium bovis
	Einsatz von gendefekten Mäusemutanten	Mycobacterium tuberculosis, Candida albicans
IL-12	In-vivo-Behandlung mit monoklonalen Antikörpern	Listeria monocytogenes
	In-vivo-Applikation	Mycobacterium tuberculosis

- In-vivo-Applikation neutralisierender Antikörper gegen Zytokine schwächt die Infektabwehr.
- Gendefekte Mäusemutanten, in denen durch homologe Rekombination das Zytokin-Gen bzw. das Gen für den Zytokinrezeptor deletiert wurde, sind gegenüber Infektionen äußerst suszeptibel. Im folgenden werden die wichtigsten Zytokineffekte, die in diesen Experimentalsystemen beobachtet wurden, näher besprochen. Allerdings sei hier einschränkend bemerkt, daß nicht alle MP auf Zytokine gleichwertig ansprechen und sich dementsprechend in ihrer zytokininduzierten Aktivität gegenüber Mikroorganismen deutlich unterscheiden.

IFN-γ: Das bestuntersuchte und wesentlichste Zytokin der antimikrobiellen Infektabwehr ist IFN-γ, das sowohl von CD4$^+$- als auch von CD8$^+$-T-Zellen gebildet wird (außerdem wird IFN-γ von NK-Zellen gebildet, s. o.). In vitro aktiviert IFN-γ Makrophagen und auch einige andere Wirtszellen, intrazelluläre Krankheitserreger abzutöten oder im Wachstum zu hemmen. Zu den nichtprofessionellen Phagozyten, in denen IFN-γ antimikrobielle Funktionen induziert, gehören plasmodieninfizierte Hepatozyten und chlamydieninfizierte L-Zellen. Der kapseltragende Pilz *Cryptococcus neoformans* wird durch IFN-γ-aktivierte MP extrazellulär abgetötet. IFN-γ aktiviert in Makrophagen sämtliche Effektormechanismen. In-vivo-Applikation von IFN-γ bewirkt in verschiedenen Infektionsmodellen einen schützenden Effekt, während umgekehrt die Gabe spezifischer Antikörper gegen IFN-γ häufig die Infektion verschlimmert. Gendeletierte Mäusemutanten für IFN-γ bzw. IFN-γ-Rezeptoren erliegen rasch einer Infektion mit *Mycobacterium tuberculosis* oder *Listeria monocytogenes*. Bei der Lepra scheint die Fähigkeit, auf Antigenreiz hin IFN-γ zu bilden, von der Schwere der Krankheit abzuhängen. Umgekehrt bewirkt die lokale Applikation von IFN-γ in Läsionen von lepromatösen Patienten eine leukozytäre Infiltration, so daß die zelluläre Zusammensetzung dann der in einem tuberkuloiden Granulom ähnelt. Obwohl IFN-γ in Mäusemakrophagen starke tuberkulostatische Wirkung induziert, ist seine Rolle beim Menschen wohl indirekt. Wie auf S. 174 besprochen, scheint hier 1,25-Dihydroxycholecalciferol zwischengeschaltet zu sein.

TNF: TNF wird sowohl von MP (TNF-α) als auch von T-Lymphozyten (TNF-β) gebildet. TNF stellt – ähnlich wie IL-1 und IL-6 – einen wesentlichen Mediator der Entzündungsreaktion dar. Es ist mit Cachectin identisch, dient als endogener Mediator des septischen Schocks und bewirkt zusammen mit mikrobiellen Produkten nekrotische Läsionen. Einen direkt schützenden Effekt hat TNF auf MP, die mit *Trypanosoma cruzi* oder mit atypischen Mykobakterien des *Mycobacterium-avium-intracellulare*-Komplexes infiziert sind. Im letztgenannten Fall wurde ein Synergismus mit IL-2 festgestellt. Obwohl direkte Gabe von TNF nicht zum Schutz gegen *Listeria monocytogenes* führt, verschlimmert die Behandlung mit Antikörpern gegen TNF die Listeriose der Maus. Weiterhin sind Mäusemutanten mit einem deletierten TNF-Rezeptor gegenüber Infektionen mit *Listeria monocytogenes* und *Mycobacterium tuberculosis* hochempfindlich.

IL-1: Das Makrophagenprodukt IL-1 ist ein wesentlicher Vermittler der Entzündungsreaktion und dient als endogener Fiebermediator (S. 178). In-vivo-Behandlung mit IL-1 soll eine Verbesserung der experimentellen Listeriose der Maus herbeiführen. Dies ist aber wohl eher als sekundäre Auswirkung der Phagozyten-Anlockung zu werten, da inflammatorische Phagozyten bereits listerizide Wirkung besitzen.

IL-2: Obwohl aktivierte MP IL-2-Rezeptoren exprimieren, wurden direkte antimikrobielle Effekte des IL-2 lediglich in Synergie mit TNF beschrieben (s. o.). IL-2 wird von CD4$^+$-T-Zellen gebildet und dient CD4$^+$- und CD8$^+$-T-Zellen häufig als kostimulierendes Signal. IL-2 hat in Fällen von IFN-γ-Defizienz häufig eine rekonstituierende Wirkung. Bei experimentellen Mykobakterieninfektionen mit anergischen Begleiterscheinungen zeigt IL-2 entsprechend schützende Wirkung.

IL-4 und IL-5: Als B-Zellen stimulierende Faktoren sind diese Zytokine indirekt für die Immunität gegen Toxinbildner und viele extrazelluläre Erreger unersetzlich. IL-4 stimuliert bevorzugt die Bildung von IgE und IL-5 die von IgA-Antikörpern. Weiterhin stimuliert IL-5 direkt Eosinophile. Eine wichtige Bedeutung kommt IL-4 und IL-5 daher bei der Abwehr von Wurminfektionen zu.

IL-6: IL-6 besitzt ähnlich wie IL-1 und TNF proinflammatorische Aktivität und ist daher an der Anlockung von Entzündungsphagozyten an den Herd der mikrobiellen Absiedlung beteiligt. IL-6-defiziente Mäusemutanten zeigen gegenüber *Listeria monocytogenes* eine erhöhte Suszeptibilität und sind gegenüber einer *Mycobacterium-tuberculosis*-Infektion hochempfindlich.

IL-4 und IL-10: Diese Zytokine wirken auf verschiedenen Ebenen der IFN-γ-vermittelten Makrophagenaktivierung entgegen und tragen daher in erster Linie zur Hemmung der zellulären Immunität gegen mikrobielle Krankheitserreger bei. IL-4 selbst stimuliert außerdem die Differenzierung von IL-4-produzierenden Helfer-T-Zellen (s. u.).

IL-12: IL-12, das von MP gebildet wird, ist an der Stimulation zytolytischer T-Zellen und IFN-γ-produzierender Helfer-T-Zellen entscheidend beteiligt. Es vermittelt daher einen wesentlichen Schritt beim Aufbau der zellulären antimikrobiellen Immunität.

M-CSF und GM-CSF: Die Zytokine Makrophagenkolonien stimulierender Faktor (M-CSF) und Granulozyten- und Makrophagenkolonien stimulierender Faktor (GM-CSF) werden von MP, Fibroblasten und Endothelzellen gebildet. T-Lymphozyten können GM-CSF sezernieren. Da diese Faktoren die Neubildung von MP und PNG steuern,

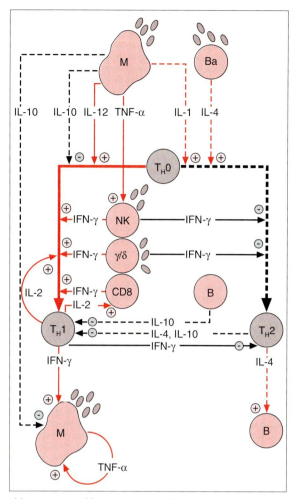

Abb. 9.**5** Entwicklung von T$_H$1- und T$_H$2-Zellen und ihre wechselseitige Kontrolle über Zytokine. M = Makrophage, Ba = basophiler Granulozyt, T$_H$0 = T$_H$0-Zelle, T$_H$1 = T$_H$1-Zelle, T$_H$2 = T$_H$2-Zelle, NK = NK-Zelle, γ/δ = γ/δ-T-Zelle; CD8 = CD8-T-Zelle, B = B-Lymphozyt, ⊕ = differenzierungsfördernde Zytokinwirkung, ⊖ = differenzierungshemmende Zytokinwirkung,
⟶ = den T$_H$1-Differenzierungsweg förderndes Signal,
----▶ = den T$_H$2-Differenzierungsweg förderndes Signal.

sind sie für die antimikrobielle Infektabwehr von wesentlicher Bedeutung. Es wurden Effekte sowohl gegen intrazelluläre als auch extrazelluläre Erreger beschrieben.

Chemokine: Diese Zytokingruppe besitzt eine starke proinflammatorische Aktivität und ist daher für die Anlockung von Entzündungsphagozyten an den Herd der mikrobiellen Vermehrung von größter Bedeutung. Zu den Chemokinen gehören verschiedene Zytokine mit einer Molekularmasse von ca. 10 kDa, u. a. IL-8. Ähnliche Aktivität wie die Chemokine besitzen auch die o. g. Zytokine TNF, IL-1 und IL-6.

T$_H$1- und T$_H$2-Zellen
(Abb. 9.**5**)

Neuere Untersuchungen haben ergeben, daß die Familie der CD4$^+$-Helfer-T-Zellen aufgrund ihres Zytokinsekretionsmusters in zwei Untergruppen zerfällt. Die sog.

T_H1-Zellen produzieren in erster Linie IFN-γ und IL-2, während die sog. T_H2-Zellen hauptsächlich IL-4, IL-5 und IL-10 sezernieren. Die beiden Subpopulationen stammen von einer gemeinsamen Vorläuferzelle, der T_H0-Zelle, ab. Die IFN-γ und IL-2 sezernierenden T_H1-Zellen können daher als die Träger der zellulären antimikrobiellen Immunität angesehen werden, während die IL-4, IL-5 und IL-10 produzierenden T_H2-Zellen für die Abwehr von Wurminfektionen verantwortlich gemacht werden können. Da IL-4 auch ein wesentliches Zytokin für die Differenzierung von B-Zellen in Antikörper produzierenden Plasmazellen darstellt, nehmen T_H2-Zellen bei der humoralen Infektabwehr eine zentrale Stellung ein. Das von T_H2-Zellen gebildete IL-5 stimuliert die IgA-Synthese und ist daher für die mukosale Abwehr entscheidend. Die Bildung opsonisierender Antikörper wird dagegen durch das von T_H2-Zellen produzierte IFN-γ stimuliert. Daher sind an der Abwehr extrazellulärer Bakterien nicht ausschließlich T_H2-Zellen, sondern auch T_H1-Zellen beteiligt. Am Modell der experimentellen *Leishmania-tropica-major*-Infektion der Maus konnte weiterhin ein Zusammenhang zwischen antimikrobieller Resistenz und T_H1-Zellen auf der einen Seite sowie Suszeptibilität und T_H2-Zellen auf der anderen Seite aufgezeigt werden. In diesem Modell wurde gefunden, daß sich T_H1-Zellen und T_H2-Zellen wechselseitig regulieren. Während IFN-γ die Aktivierung von T_H2-Zellen hemmt, inhibiert IL-10 die Differenzierung von T_H1-Zellen. Da diese Zytokine nicht nur von T-Lymphozyten gebildet werden, greifen auch andere Zellen des Immunsystems in das Wechselspiel zwischen T_H1-Zellen und T_H2-Zellen regulierend ein. Als erstes Zytokin, welches die T_H1-Zellbildung fördert, entsteht IL-12, das von Makrophagen gebildet wird. Die T_H1-Zelldifferenzierung wird von IFN-γ, das von NK-Zellen stammt, weiter gefördert. Umgekehrt scheint IL-4 sehr früh die Differenzierung von T_H2-Zellen zu unterstützen bzw. die von T_H1-Zellen zu behindern. Dieses früh gebildete IL-4 stammt wahrscheinlich von Basophilen und Eosinophilen ab. Neue Befunde haben weiterhin Hinweise dafür erbracht, daß ungewöhnliche T-Zellen, die den Phänotyp $CD4^+$-$NK1^+$ tragen, frühe IL-4-Produzenten sind. Diese „natürlichen" T-Zellen erkennen wahrscheinlich CD1 auf Wirtszellen, welches mit den MHC-Molekülen eine gewisse Ähnlichkeit besitzt, aber nicht polymorph exprimiert wird. Obwohl das Modell des Wechselspiels von T_H1-Zellen und T_H2-Zellen am besten am System der experimentellen Leishmaniose der Maus aufgeklärt wurde, scheint es prinzipiell auch für andere Infektionskrankheiten zu gelten. Bei Infektionen mit intrazellulären Bakterien überwiegen meist T_H1-Zellen, da diese Mikroben durch die Stimulation hoher IL-12- und IFN-γ-Konzentrationen die $CD4^+$-T-Zellaktivierung in die Richtung der T_H1-Zellen drängen. Die hier geschilderte Situation illustriert am besten die enge Verzahnung zwischen angeborener und erworbener Immunität. Die angeborene Immunität ist nicht nur dazu da, die Zahl eingedrungener Krankheitserreger bis zum Auftreten der erworbenen Immunantwort gering zu halten. Sie entscheidet auch über die Qualität der erworbenen Immunantwort. Wird sofort nach Infektion IL-12 gebildet, entsteht eine T_H1-Antwort. Überwiegend dagegen bald nach Infektion IL-4, entwickelt sich eine T_H2-Antwort.

Zytolytische T-Zellen und Infektabwehr

Obwohl die Rolle zytolytischer $CD8^+$-T-Zellen bei Infektionen hauptsächlich in der Abwehr viraler Infekte gesehen wird, mehren sich die Hinweise auf eine wichtige Rolle dieser T-Zell-Population bei der Abwehr mikrobieller Infektionen (Tab. 9.**7**). Hierbei handelt es sich meist um Bakterien und Protozoen, die sich im Innern von Wirtszellen vermehren können und daher gegen humorale Abwehrmechanismen weitgehend geschützt sind. Die dem Schutz zugrundeliegenden Mechanismen sind nicht völlig geklärt. Lange nahm man an, daß die für die Antigenerkennung durch $CD8^+$-T-Zellen verantwortliche Referenzstruktur – das Klasse-I-MHC-Molekül – Antigene mikrobieller Erreger nicht präsentieren kann. Diese Moleküle kontaktieren lediglich Antigene aus dem Zytoplasma. Da man bis vor kurzem davon ausging, daß Mikroben im Phagosom verbleiben und nicht in das Zytoplasma gelangen, sollten deren Antigene nicht in der Lage sein, das Klasse-I-MHC-Molekül zu kontaktieren. Seit kurzem weiß man aber, daß auch mikrobielle Antigene in das Zytoplasma gelangen können. Zum einen sind bestimmte Erreger, wie z. B. *Listeria monocytogenes*, in der Lage, aktiv in das Zytoplasma auszuwandern. Sämtliche Proteine, die der Erreger dort synthetisiert, können damit auch von der Klasse-I-MHC-Molekülen präsentiert werden. Zum anderen mehren sich die Hinweise darauf, daß selbst dann Antigene in den Klasse-I-MHC-Prozessierungsweg eingeschleust werden können, wenn die Erreger im Phagosom verbleiben. Wahrscheinlich werden mikrobielle Peptidbruchstücke aus dem Phagosom in das Zytoplasma transportiert und anschließend in den Klasse-I-Weg eingeschleust. Somit bestimmen die Eigenschaften des Erregers ganz entscheidend, welche T-Zell-Population stimuliert wird. Erreger, deren Antigene leicht Zugang zum „zytosolischen" Klasse-I-MHC-Prozessierungsweg haben, stimulieren bevorzugt $CD8^+$-Zellen. Keime, deren Antigene hauptsächlich im endosomalen Kompartiment verweilen, stimulieren dagegen in erster Linie $CD4^+$-T-Zellen, die durch Klasse-II-MHC restringiert sind. Entsprechend dieser Antigenverteilung sind $CD8^+$-Zellen gegenüber Infektionen mit „zytosolischen" Erregern die Hauptträger des Schutzes, während für die Abwehr „endosomaler" Erreger in erster Linie $CD4^+$-T-Zellen verantwortlich sind. Dennoch sind bei den meisten Infektionen mit intrazellulären Mikroben sowohl $CD4^+$- als auch $CD8^+$-T-Zellen am optimalen Schutz beteiligt.

$CD8^+$-T-Zellen können im Gegensatz zu $CD4^+$-T-Zellen auf fast allen Wirtszellen Antigen erkennen, da ihre Referenzstruktur – das Klasse-I-MHC-Molekül – fast ubiquitär exprimiert wird. Damit können auch nichtprofessionelle Phagozyten, die mit intrazellulären Mikroben infiziert sind, erreicht werden. In einigen Zellen setzt die Aktivierung mit bestimmten Zytokinen (bes. IFN-γ) intrazelluläre Abtötungsmechanismen in Gang. So dürfte z. B. die Abtötung von Malariaplasmodien in Hepatozyten durch IFN-γ, das von $CD8^+$-T-Zellen produziert wird, induziert werden. Die Zerstörung infizierter Wirtszellen sollte für die Erreger schädlich sein, weil diese entweder im extrazellulären Milieu rasch absterben oder weil sie nun für professionelle Phagozyten angreifbar werden. Gleichzeitig kann die Lyse für den Wirt auch Nachteile haben. So könnten die Nervenschädigungen bei der Lepra zumindest teilweise auf Zerstörung von mit Mycobacterium leprae infizierten Schwann-Zellen beruhen, und auch an den Myokard- und Endokardschäden beim rheumatischen Fieber scheinen zytolytische CD8$^+$-T-Zellen beteiligt zu sein. Die mögliche Rolle der Zytolyse bei der Infektabwehr intrazellulärer Krankheitserreger, die bevorzugt im MP leben, wird unten am Beispiel der Tuberkulose ausführlich diskutiert. Wirtszellen, welche mit Malariaplasmodien, *Theileria parva*, *Mycobacterium tuberculosis/M. bovis*, *M. leprae*, *Listeria monocytogenes* oder *Rickettsia prowazeki* infiziert sind, werden von CD8$^+$-T-Zellen in antigenspezifischer Weise in vitro lysiert. Dies unterstützt die Annahme, daß zytolytische Vorgänge an der Immunantwort gegen intrazelluläre Krankheitserreger beteiligt sind.

γ/δ-T-Zellen

Neuere Untersuchungen haben ergeben, daß T-Lymphozyten „ihr" Antigen über zwei unterschiedliche Rezeptoren erkennen. Die oben beschriebenen konventionellen T-Zellen benutzen einen Rezeptor, der aus einer α- und einer β-Kette aufgebaut ist. Eine zweite T-Zell-Population, die weniger als 10% der peripheren T-Lymphozyten ausmacht, benutzt einen anderen Rezeptor, der aus einer γ- und einer δ-Kette besteht. Diesen γ/δ-T-Zellen fehlt meist das CD4- und das CD8-Molekül auf der Oberfläche. Sie werden bevorzugt durch Komponenten diverser Mikroben stimuliert. Obwohl γ/δ-T-Zellen Proteinantigene erkennen können, reagieren sie häufig mit Liganden, die nicht der Proteinklasse zugehören. Diese Liganden besitzen Phosphat, das an ein Kohlenhydrat-, Nukleotid- oder Alkylderivat gebunden ist. Diese Phosphatliganden werden scheinbar direkt – also MHC-unabhängig – auf der Oberfläche von Zellen dargeboten. Man geht davon aus, daß γ/δ-T-Zellen für die Immunantwort gegen Mykobakterien und andere Bakterien von besonderer Bedeutung sind. Neuere Untersuchungen deuten auf eine regulatorische Rolle der γ/δ-T-Zellen beim Aufbau granulomatöser Entzündungsreaktionen hin. Weiterhin wurde kürzlich gezeigt, daß Mäusemutanten mit γ/δ-T-Zell-Defizienz rasch an einer *Mycobacterium-tuberculosis*-Infektion versterben. Dies ist der erste direkte Hinweis auf eine wichtige Schutzfunktion von γ/δ-T-Zellen bei der antibakteriellen Immunabwehr.

Doppelnegative α/β-T-Zellen

Kürzlich wurde gefunden, daß auch eine kleine Population humaner α/β-T-Zellen, die weder das CD4- noch das CD8-Oberflächenmolekül tragen, Liganden erkennt, die nicht Proteine sind. Es wurden Lipoglykane von *Mycobacterium tuberculosis* und *M. leprae* identifiziert, welche von CD1-Oberflächenmolekülen präsentiert werden. Da die doppelnegativen α/β-T-Zellen IFN-γ sezer-

Tab. 9.7 Hinweise auf eine schützene Rolle von CD8$^+$-T-Zellen bei mikrobiellen Infektionen

Erreger	Testsystem
Listeria monocytogenes	adoptiver Transfer[1] In-vivo-Depletion[2] gendefekte Mäusemutanten[3]
Mycobacterium tuberculosis/ M. bovis	adoptiver Transfer, In-vivo-Depletion[2] gendefekte Mäusemutanten
Mycobacterium lepraemurium	adoptiver Transfer
Bacteroides fragilis	adoptiver Transfer
Brucella abortus	adoptiver Transfer
Leishmania tropica major	In-vivo-Depletion
Plasmodium yoelii/P. berghei	adoptiver Transfer, In-vivo-Depletion gendefekte Mäusemutanten
Leishmania donovani	adoptiver Transfer
Toxoplasma gondii	adoptiver Transfer gendefekte Mäusemutanten

[1] CD8$^+$-T-Zellen werden durch In-vitro-Behandlung mit Antikörpern und Komplement selektioniert und auf Empfängertiere übertragen, die mit dem homologen Erreger infiziert werden.
[2] Durch Gabe geeigneter Antikörper werden CD8$^+$-T-Zellen in vivo depletiert und die Versuchstiere mit dem Erreger infiziert.
[3] Mäusemutanten, die aufgrund eines zerstörten β$_2$-Mikroglobulin-Gens keine CD8$^+$-T-Zellen besitzen, werden mit dem Erreger infiziert.

nieren, ist ihre Beteiligung am antimykobakteriellen Schutz wahrscheinlich.

Suppression und Infektabwehr

Bei vielen chronischen Infektionskrankheiten geht der Übergang in die maligne Krankheitsform direkt mit einer Rückbildung der Immunantwort einher. Dies ist z. B. bei Leishmaniose und Lepra der Fall. Bei der tuberkuloiden Form der Lepra besteht eine starke zelluläre Immunität, und in den Läsionen sind nur wenige Erreger nachweisbar. Dagegen findet man bei der lepromatösen Form nur wenige T-Lymphozyten bei sehr hohen Keimzahlen in den Läsionen. Das Gleichgewicht zwischen CD4$^+$- und CD8$^+$-T-Lymphozyten in der Läsion verschiebt sich von einem hohen Anteil an CD4$^+$-T-Zellen im tuberkuloiden Granulom zu einem hohen Anteil CD8$^+$-T-Zellen im Leprom. Die CD8$^+$-T-Zellen im Leprom tragen den Phänotyp von Suppressor-T-Zellen, während die wenigen CD8$^+$-T-Zellen im tuberkuloiden Granulom den Phänotyp zytolytischer T-Lymphozyten aufweisen. Auf antigenen Reiz hin sezernieren T-Zellen von Patienten mit tuberkuloider Lepra IL-2 und IFN-γ, während die T-Zellen lepromatöser Patienten fast keine Zytokine produzieren können. Diese Unfähigkeit reicht von einer antigenspe-

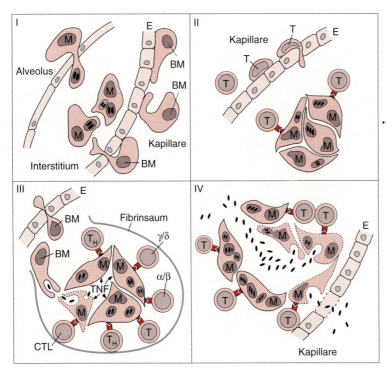

Abb. 9.**6** Die wichtigsten Schritte bei der Entwicklung eines tuberkulösen Granuloms. I. Mit *Mycobacterium tuberculosis* infizierte Alveolarmakrophagen wandern aus dem Alveolus in das Interstitium ein. Der von ihnen ausgehende Entzündungsreiz lockt Blutmonozyten an. II. In der Folge werden auch T-Lymphozyten angelockt. Es entwickelt sich ein Granulom, in dem T-Lymphozyten antigenspezifisch mit infizierten Makrophagen interagieren. III. Die Läsion vergrößert sich, und es entsteht ein produktives Granulom, in dem verschiedene T-Zellpopulationen und Makrophagen miteinander interagieren. Häufig wird dieses Granulom von einem Fibrinwall umgeben. Das Bakterienwachstum wird deutlich eingedämmt und eine bakterielle Aussaat verhindert. IV. Bei Überwiegen zytolytischer Aktivitäten verkäst die Läsion. Die Bakterien können sich ungezügelt im zellulären Detritus vermehren und über den Blutkreislauf andere Organe befallen bzw. über den Bronchoalveolarbaum andere Individuen infizieren. M = Makrophage, BM = Blutmonozyt, T = T-Lymphozyt, α/β = α/β-T-Lymphozyt, γ/δ = γ/δ-T-Lymphozyt, T_H = Helfer-T-Zelle, CTL = zytolytischer T-Lymphozyt, E = Epithelzelle.

zifischen Defizienz bis zu einer allgemeinen Anergie. Die antigenspezifische Defizienz in der IFN-γ-Sekretion kann zumindest teilweise durch exogenes IL-2 aufgehoben werden. Bei vollständiger Anergie ist nicht nur das gesamte T-Zell-System, sondern auch das MP-System in seiner Funktion stark gestört, und eine Aufhebung durch Zytokingabe wird unmöglich. In den Läsionen lepromatöser Patienten findet man häufig hohe IL-10- und IL-4-Werte. Diese und andere Befunde deuten darauf hin, daß bei der lepromatösen Lepra durch T_H2-Zellen vermittelte Mechanismen dominieren. Zusammen mit der oben beschriebenen Korrelation von Suszeptibilität und T_H2-Zellaktivierung bei der experimentellen Leishmaniose der Maus deutet sich somit an, daß zahlreiche Phänomene der Immunsuppression mit einem Übergewicht von T_H2-Zellen über T_H1-Zellen erklärt werden können.

Immunität gegen Tuberkulose

Infektion und Granulomentstehung: Im folgenden sollen die der erworbenen Resistenz gegen *Mycobacterium tuberculosis*, den Erreger der Tuberkulose, zugrundeliegenden Mechanismen exemplarisch für die Infektabwehr gegen intrazelluläre Mikroben besprochen werden (Abb. 9.**6**). Das Tuberkelbakterium wird gewöhnlich in Tröpfchen inhaliert und gelangt so in die Lunge, wo es von residenten Alveolarmakrophagen phagozytiert wird. Da der Alveolarmakrophage nicht in der Lage ist, die aufgenommenen Tuberkelbakterien effektiv abzutöten, können diese persistieren und sich gegebenenfalls sogar vermehren. Einige Erreger werden vom Alveolarmakrophagen in einen lokalen Lymphknoten geschleppt, wo sie eine spezifische Immunantwort induzieren.

Durch die Interaktion mit antigenpräsentierenden MP werden T-Lymphozyten stimuliert, die im Körper rezirkulieren und dabei Alveolarmakrophagen begegnen, die Tuberkelbakterien beherbergen. Im Lungenparenchym angesiedelte Alveolarmakrophagen, die Tuberkelbakterien beherbergen, produzieren proinflammatorische Zytokine (s. o.) und locken auf diese Weise T-Lymphozyten und Blutmonozyten an. Die T-Zellen interagieren in antigenspezifischer Weise mit den infizierten Makrophagen und aktivieren diese wie auch die frisch angelockten Monozyten. Es entwickelt sich ein Granulom, in dem die aktivierten MP mit den intrazellulären Keimen besser fertig werden. Hieran scheint TNF wesentlich beteiligt zu sein. Im Idealfall werden sämtliche Tuberkelbakterien abgetötet, und es bleibt nur ein kleiner Gewebsschaden sowie eine Anzahl mykobakterienreaktiver T-Zellen zurück, die bei erneutem Kontakt mit Tuberkelbazillen eine anamnestische Reaktion auslösen. Meist ist der Wirt jedoch nicht in der Lage, sämtliche Mykobakterien abzutöten, und einige Keime verbleiben im Granulom. Unter dem kontinuierlichen Einfluß spezifischer T-Zellen gelingt es den Makrophagen, die Erreger im Granulom zu konzentrieren und ihr Wachstum weitgehend einzuschränken. Auf diese Weise bleibt der Wirt infiziert, ohne klinisch zu erkranken. Wird das empfindliche Gleichgewicht zwischen Tuberkelbakterien auf der einen Seite und T-Zellen und MP auf der anderen Seite aber zu einem späteren Zeitpunkt gestört, kann es auch nach Jahren noch zur Keimvermehrung kommen. Am primären Herd oder – nach Aussaat – auch an einem sekundären Ort beginnt jetzt der Kampf in heftigerer Form erneut. Dies führt zweierlei Schäden herbei: Zum einen wird der betroffene Lungenbereich durch die Ausweitung granulomatöser Herde in seiner Funktion beein-

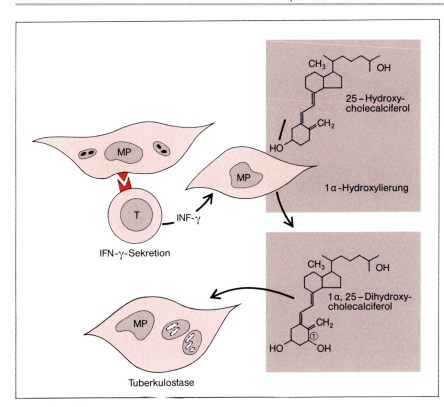

Abb. 9.7 Aktivierung tuberkulostatischer Funktionen in menschlicher MP.

trächtigt. Zum anderen erhöht sich die Gefahr der Granulomeinschmelzung mit nachfolgender Bakterienaussaat.

Nach neueren epidemiologischen Untersuchungen sind ca. 60 Millionen Menschen an Lungentuberkulose erkrankt, und jedes Jahr kommen ca. 10 Millionen neuer Fälle hinzu. Gleichzeitig aber muß man davon ausgehen, daß ca. 2 Milliarden Menschen (mehr als jeder dritte der Gesamtbevölkerung) mit *Mycobacterium tuberculosis* infiziert sind. Damit läßt sich leicht errechnen, daß in weit mehr als 90% aller Infizierten der Erreger effektiv kontrolliert wird und daß nur bei einem außerordentlich geringen Prozentsatz die Infektion in eine klinische Erkrankung umschlägt. Dies zeigt, wie außerordentlich erfolgreich das Immunsystem den Tuberkuloseerreger bei der Mehrzahl der Infizierten kontrolliert.

Makrophagenaktivierung: In einem tuberkulösen Granulom findet man verschiedene Subpopulationen von MP und T-Lymphozyten. Zwischen frisch eingewanderten Blutmonozyten und Epitheloidzellen sind MP der verschiedensten Entwicklungsstadien nachweisbar. Viele ältere Makrophagen bergen Tuberkelbakterien in sich, und zahlreiche Befunde deuten darauf hin, daß diese Zellen unfähig sind, die intrazellulären Erreger abzutöten. Frisch eingeströmte Blutmonozyten sind dagegen mit einem höheren antibakteriellen Potential ausgestattet und daher besser für die intrazelluläre Abtötung ausgerüstet. Dazwischen findet man zahlreiche CD4$^+$-T-Zellen und mehr peripher einen Mantel von CD8$^+$-T-Zellen. Auch einige γ/δ-T-Zellen scheinen die granulomatöse Läsion zu besiedeln.

Tuberkulostatische und tuberkulozide Makrophagenfunktionen werden in erster Linie durch Zytokine induziert. Neben IFN-γ scheint auch TNF an der Aktivierung beteiligt zu sein. Des weiteren besitzt 1,25-Dihydroxycholecalciferol, das bisher in der Immunologie wenig Beachtung fand, die Fähigkeit, in MP tuberkulostatische Aktivität zu stimulieren. Dieses Molekül stellt den biologisch aktiven Metaboliten des Cholecalciferols dar, dessen Hauptfunktion in der Regulation des Calciumstoffwechsels liegt. Cholecalciferol wird in der Haut durch Photolyse (Lichteinfluß) aus endogenem 7-Dehydrocholesterin gebildet oder exogen als Vitamin D aufgenommen (Cholecalciferol = Vitamin D$_3$). Das Molekül wird durch C$_{25}$-Hydroxylierung in 25-Hydroxycholecalciferol umgewandelt, welches im Körper zirkuliert, selbst jedoch nur schwache biologische Aktivität besitzt. In der Niere entsteht durch eine C$_1$-Hydroxylase 1,25-Dihydroxycholecalciferol. Neuere Untersuchungen haben ergeben, daß IFN-γ-aktivierte MP hierzu ebenfalls befähigt sind. Damit könnte im tuberkulösen Granulom folgender Aktivierungsweg ablaufen: T-Lymphozyten sezernieren nach Interaktion mit antigenpräsentierenden MP IFN-γ, das im Granulom MP stimuliert, zirkulierendes 25-Hydroxycholecalciferol zu 1,25-Dihydroxycholecalciferol umzusetzen. Dieses aktiviert nun in infizierten MP antimykobakterielle Effektormechanismen (Abb. 9.7).

Nekrotisierung: Die beschriebene MP-Aktivierung durch IFN-γ, TNF und 1,25-Dihydroxycholecalciferol ist in erster Linie protektiv. Aktivierte MP sezernieren aber auch zahlreiche gewebsschädigende Moleküle wie reaktive

Sauerstoffmetaboliten und Proteasen. Zusammen mit bakteriellen Produkten bewirkt TNF die Nekrotisierung des Granuloms. Außerdem induziert TNF die Ausbildung eines fibrösen Walls, der zur Einkapselung der Läsion beiträgt. Zum einen stellen nekrotische Bereiche mit niedrigem Sauerstoffpartialdruck für Tuberkelbakterien ein wachstumshemmendes und daher für den Wirt günstiges Milieu dar. Zum anderen beeinträchtigen Nekrose und Einkapselung die Lungenfunktion.

Lyse: MP mit niedrigem antimikrobiellen Potential sind selbst nach Aktivierung nicht in der Lage, Tuberkelbakterien abzutöten. Sie tragen zwar dazu bei, die Erreger im Granulom einzudämmen, und haben damit durchaus schützende Funktion. Zur endgültigen Eliminierung der Erreger reicht ihre Aktivität jedoch nicht aus. Daher bieten sie den Tuberkelbakterien eine schützende Nische, die die Persistenz im Wirt ermöglicht. Als ein Versuch ungenügend ausgerüsteter MP, die Keime im Granulom zu halten, kann die Bildung vielkerniger Riesenzellen unter IL-4-Einfluß angesehen werden. Durch Lyse infizierter MP besitzt der Wirt die Möglichkeit, Bakterien freizusetzen und anderen Abwehrmechanismen zugänglich zu machen. Die Lyse von Körperzellen ist jedoch ein aggressiver Mechanismus, der je nach den äußeren Bedingungen für den Wirt nützliche oder schädliche Konsequenzen nach sich zieht. Sicherlich führen die lytischen Vorgänge im Granulom zur Schädigung des Gewebes und ziehen seine Funktion in Mitleidenschaft. Zusätzlich können sich die freigesetzten Tuberkelerreger über die Blutbahn im Körper ausbreiten und andere Stellen besiedeln. Kommen die freigesetzten Erreger in den Tracheobronchialraum, können sie auch in die Umgebung gelangen und andere Individuen infizieren. Derartige schädliche Effekte sollten im verkäsenden Granulom überwiegen, in dem die Zellzerstörung unkontrolliert abläuft. Im Gewebsdetritus des verkäsenden Granuloms finden Tuberkelbakterien einen Nährboden, in dem sie besonders gut gedeihen. Diese äußerst maligne Krankheitsform wird als „offene Tuberkulose" bezeichnet.

Anders verhält es sich bei einem produktiven Granulom, in dem die immunologischen Reaktionen besser kontrolliert und aufeinander abgestimmt ablaufen. Mykobakterien, die nach Lyse infizierter Makrophagen in das nekrotische Zentrum eines produktiven Granuloms mit niedrigem Sauerstoffpartialdruck gelangen, sehen sich einem Milieu ausgesetzt, in dem ihr Wachstum stark gehemmt wird. Die Freisetzung lysosomaler Enzyme aus zerstörten Makrophagen könnte die bakterielle Vermehrung weiter beeinträchtigen. Direkte Auswirkungen der Wirtszellyse auf das mikrobielle Wachstum sollten um so mehr zum Tragen kommen, je mehr die Lebensweise des Erregers vom intrazellulären Milieu abhängt. Obligat intrazelluläre Mikroben wie *Mycobacterium leprae* sollten daher von der Freisetzung in das extrazelluläre Milieu mehr betroffen sein als *Mycobacterium tuberculosis*.

Koordination von Lyse und Aktivierung: Durch die Koordination von Lyse und Aktivierung sollte dem Wirt ein besonders wirkungsvoller Effektormechanismus zur Verfügung stehen. Durch Lyse infizierter Wirtszellen mit niedrigem antibakteriellem Potential werden die Erreger aus ihrer schützenden Nische freigesetzt und können von besser ausgerüsteten Phagozyten aufgenommen werden, welche nach adäquater Stimulierung die Erreger intrazellulär abtöten können. Über effektivere Abtötungsmechanismen sollten z. B. frisch in den Entzündungsherd eingeströmte Monozyten verfügen.

Es ist einsehbar, daß derartig komplexe Ereignisse von einer feinen Regulation im Mikromilieu abhängen. Dies könnte im produktiven Granulom, in dem Epitheloidzellen, Blutmonozyten, CD4$^+$- und CD8$^+$-T-Zellen in engem Kontakt stehen, gewährleistet sein. Wahrscheinlich sind zumindest während bestimmter Krankheitsphasen auch γ/δ-T-Zellen an den im Granulom stattfindenden Vorgängen beteiligt. Die Bedeutung der doppelnegativen α/β-T-Zellen ist noch völlig ungeklärt.

Immunpathologische Folgereaktionen von Infektionskrankheiten

Mit dem Immunsystem hat der Wirt eine schlagkräftige Waffe zur Abwehr von Krankheitserregern zur Hand. Dieses potente System muß aber laufend streng kontrolliert werden, wenn es sich nicht gegen den Wirt selbst richten soll. Die Kontrolle des Immunsystems ist jedoch nicht absolut, und in vielen Fällen kann die Infektabwehr für den Wirt schädliche Folgen haben. Häufig stellen Schaden und Nutzen zwei Seiten ein und desselben Mechanismus dar; in anderen Fällen handelt es sich um fehlgeleitete Reaktionen, bei denen der Schaden überwiegt.

Fieber

Fieber ist eine typische Begleiterscheinung zahlreicher mikrobieller Infektionskrankheiten. Eine ganze Reihe mikrobieller Produkte kann Fieber induzieren; das bekannteste und bestuntersuchte Molekül ist das Lipopolysaccharid gramnegativer Bakterien. Diese sogenannten exogenen Pyrogene induzieren die Sekretion von IL-1 und TNF, die als endogene Pyrogene fungieren. Damit können alle körpereigenen und fremden IL-1- und TNF-Induktoren letztendlich Fieber hervorrufen. Hierzu zählen u. a. IFN-α, IFN-γ und IL-2. In Abhängigkeit von seiner Stärke reichen die Auswirkungen des Fiebers von allgemeinem Unwohlsein bis zu Delirium, Koma und Tod. Obwohl man gemäßigtem Fieber gern eine Heilwirkung zuspricht, gibt es für eine Schutzwirkung des Fiebers gegen mikrobielle Infektionen wenig klare Beweise, so daß es eher als eine schädliche Folge der körpereigenen Abwehr anzusehen ist.

Septischer Schock, Nekrose und Kachexie

Neben seiner Funktion als Zytokin ist TNF für verschiedene schädliche Reaktionen der Infektabwehr wie septischer Schock, Kachexie und Nekrose verantwortlich.

Bei septischen Infektionen mit gramnegativen Bakterien kann sich ein Schockzustand entwickeln, der durch Lipopolysaccharid als exogenen Induktor und TNF als endogenen Mediator ausgelöst wird. Das schließt eine Beteiligung anderer Faktoren am Schock nicht aus. Auch das Schocksyndromtoxin bestimmter *Staphylococcus-aureus*-Stämme löst über TNF einen Schock aus.

Vergleichende Sequenzanalysen ergaben, daß TNF mit Cachectin identisch ist und daher für die durch Muskelschwund, Gewichtsverluste und Verschwinden der Fettdepots charakterisierte Kachexie bei chronischen Infektionskrankheiten mitverantwortlich ist.

■ Abszeß

Ein Ergebnis der Infektabwehr gegen extrazelluläre Krankheitserreger stellt häufig der Eiter dar. Eiter besteht in erster Linie aus PNG und Mikroorganismen, von denen ein Großteil bereits zerfallen ist. Zum einen spiegelt der Eiter eine erfolgreiche Infektabwehr wider. Zum anderen können eitrige Abszesse das umliegende Gewebe aber auch in Mitleidenschaft ziehen. Dies kann verschiedene Gründe haben: Durch den Zerfall der Mikroben und Phagozyten werden Toxine und lysosomale Enzyme freigesetzt; die Blutversorgung und damit die lokale Ernährung sind gestört; die Eiteransammlung bewirkt einen mechanischen Druck. Schließlich können Bakterien im Zentrum eines Abszesses vor Antibiotika und neu ankommenden PNG geschützt sein. Der vom Abszeß ausgehende Druck kann auch die Ausbreitung des Erregers ermöglichen. Meist kommt es zu einer raschen Ausheilung, wenn der Abszeß aufbricht oder künstlich geöffnet wird. Im Modell der experimentellen Listeriose der Maus hemmen γ/δ-T-Zellen die Abszeßbildung.

■ Granulom

Wie auf S. 176 besprochen, ist das Granulom für den Wirt nicht nur schützend, sondern schädigt ihn auch.

■ Immunkomplexe

Entzündliche Reaktionen durch Immunkomplexe sind häufige Folge- und Begleiterscheinungen mikrobieller Infekte. Antikörper der IgG-Klasse reagieren mit löslichen Erregerantigenen, und es entstehen lösliche Immunkomplexe, die Komplement aktivieren und am Ort der Komplexablagerung entzündliche Reaktionen hervorrufen. Eine häufige Nachkrankheit von Infektionen mit bestimmten A-Streptokokken-Stämmen ist die akute Glomerulonephritis. Voraus geht eine eitrige Infektion mit einem sog. nephritogenen Streptokokkenstamm, besonders vom Typ 12. Nach etwa einer Woche ist ein Anstieg der Streptokokkenantikörper festzustellen, und parallel dazu entwickeln sich die Zeichen einer akuten Glomerulonephritis. Neben Autoantikörpern gegen die Basalmembran scheint in erster Linie die Ablagerung von Immunkomplexen gegen Streptokokkenantigene verantwortlich zu sein. Glomerulonephritiden können z. B. auch nach Infektionen mit *Salmonella typhi, Treponema pallidum, Candida albicans, Toxoplasma gondii* und Malariaplasmodien auftreten.

Eine andere Streptokokken-Nachkrankheit ist das akute rheumatische Fieber. Voraussetzung hierfür ist ein A-Streptokokken-Infekt im Respirationstrakt. Etwa 2–3 Wochen nach Infektion setzt das rheumatische Fieber mit Schädigung von Herz, Gelenken und Haut ein. Wesentliche Auslöser sind Antikörper, die mit Streptokokkenbestandteilen und körpereigenen Strukturen kreuzreagieren (s. u.). Daneben tragen aber auch Immunkomplexe zum Krankheitsbild bei. Für die im Rahmen des rheumatischen Fiebers häufig vorkommenden Polyarthritiden sind im wesentlichen Immunkomplexe verantwortlich. Das *Erythema marginatum*, eine Begleiterscheinung des rheumatischen Fiebers, wird ebenfalls durch Immunkomplexe hervorgerufen. In der Gruppe vaskulärer Hautreaktionen durch Immunkomplexe sind weiterhin zu nennen: das *Erythema chronicum migrans* nach Infektion mit *Borrelia burgdorferi*, dem Erreger der durch Zecken übertragenen Lyme-Erkrankung, und das *Erythema nodosum* nach Infektionen mit intrazellulären Erregern, wie *Mycobacterium leprae, Mycobacterium tuberculosis, Treponema pallidum* oder *Yersinia enterocolitica*.

■ Autoimmunität

Obwohl in nur wenigen Fällen gesichert, werden Infektionen mit Krankheitserregern, die Antigenstrukturen mit dem Wirt gemeinsam haben, als häufige Ursachen von Autoimmunerkrankungen angesehen. Für den Erreger sollte solch eine molekulare Mimikry von Nutzen sein, da der Wirt gegen kreuzreaktive Antigene möglicherweise tolerant ist und dadurch die Immunantwort unterlaufen werden kann. Wird die Toleranz durchbrochen, kann der Wirt zwar gegen den Erreger vorgehen; gleichzeitig besteht aber die Gefahr, daß auch körpereigene Strukturen angegriffen werden.

Antigene der A-Streptokokken – besonders das M-Protein – zeigen Kreuzreaktivität mit Myokardzellen, und im Serum von Patienten mit rheumatischem Fieber sind Antikörper mit Reaktivität gegen Myokardzellen nachweisbar. Kürzlich wurden zytolytische T-Lymphozyten identifiziert, die Peptide des M-Proteins erkennen und in vitro Herzmuskelzellen lysieren. Aus diesen Befunden ist zu schließen, daß nach Infektion mit A-Streptokokken Antikörper und zytolytische T-Lymphozyten gebildet werden, die Herzmuskelzellen aufgrund einer Kreuzreaktivität mit Bestandteilen von A-Streptokokken angreifen. Auf ähnlichen Ereignissen sollen die Herzmuskelattacken bei der Chagas-Krankheit nach Infektion mit *Trypanosoma cruzi* beruhen.

In einigen Experimentalmodellen gelingt es, durch Gabe mikrobieller Produkte eine Autoimmunerkrankung hervorzurufen. Ein gut untersuchtes Modell stellt die durch Mykobakterien induzierte experimentelle Arthritis der Ratte dar. In diesem Modell wurde kürzlich gezeigt, daß T-Zell-Klone, die eine rheumatoide Arthritis vermitteln, mit einem Streßprotein von *Mycobacterium tuberculosis* kreuzreagieren. Streßproteine sind äußerst konserviert und zeigen in den verschiedensten Mikroben über große Abschnitte hinweg Sequenzhomologie. Auch Streßproteine des Wirts besitzen eine deutliche Strukturgemeinschaft und können daher autoimmunen T-Zellen als antigenes Epitop dienen. Wenn ein gemeinsames Epitop des Erregers und des Wirts bevorzugt präsentiert wird, kann dies möglicherweise zur Entwicklung einer Autoimmunerkrankung beitragen. Da T-Zellen mit Spezifität für konservierte Bereiche von Streßproteinen jedoch auch häufig bei Normalpersonen identifiziert wurden, sind komplexere Regelmechanismen anzunehmen. Einen weiteren wichtigen Mechanismus, über den mikrobielle Infektionen die Entwicklung einer Autoimmunerkrankung fördern können, stellt der chronische Entzündungsprozeß dar. Hierbei werden vermehrt Zytokine und Oberflächenmoleküle induziert, welche T-Zellen stimulieren. Über einen „Bystander-Effekt" können neben erregerspezifischen auch autoreaktive T-Zellen aktiviert werden, die eine Autoimmunerkrankung einleiten können.

Superantigene

Eine Gruppe bakterieller Exotoxine besitzt neben der direkt toxischen Wirkung noch eine zweite, immunologisch bedeutende Eigenschaft: Diese Toxine sind in der Lage, T-Lymphozyten oligoklonal zu stimulieren. Sie werden deshalb auch als Superantigene bezeichnet. Hierzu gehören u. a. die Enterotoxine A, B, C, D und das Toxischer-Schock-Syndrom-Toxin von *Staphylococcus aureus* wie auch die erythrogenen Toxine A und G von Streptokokken. Diese Superantigene verbinden bestimmte β-Ketten des α/β-T-Zellrezeptors mit dem Klasse-II-MHC-Molekül auf antigenpräsentierenden Zellen. Diese Bindung führt zur Aktivierung der T-Zellen, die darauf vermehrt Zytokine produzieren. Dadurch wird eine Kaskade in Gang gesetzt, die letztendlich die Aktivierung des gesamten Immunsystems bewirkt. Dementsprechend steigen auch im Experimentaltier die Titer zahlreicher Zytokine an. Da u. a. IL-1 und TNF vermehrt gebildet werden, lösen Superantigene schockartige Zustände aus. Da Superantigene zahlreiche T-Lymphozyten-Klone mit irrelevanter Spezifität aktivieren, lenkt der Erreger das Immunsystem in die falsche Richtung, und die wenigen antigenspezifischen T-Lymphozyten kommen nicht zum Tragen. Dabei ist auch möglich, daß autoreaktive T-Zellklone aktiviert werden, die zum Entstehen autoimmuner Erkrankungen beitragen können. Aufgrund dieser Eigenschaften können Superantigene als Virulenzfaktoren angesehen werden, die einmal den Wirt über immunologische Mechanismen schädigen und zum anderen dem Erreger helfen, die Immunabwehr zu unterlaufen. Obwohl diese Mechanismen am Herd der bakteriellen Vermehrung zum Tragen kommen können, muß das Ausmaß ihrer generellen Bedeutung noch abgeklärt werden. Funktionell zeigen auch die Phospholiganden für γ/δ-T-Zellen Eigenschaften von Superantigenen. Sie binden zwar nicht an MHC-Moleküle, stimulieren aber eine große Population von γ/δ-T-Zellen unabhängig von deren Feinspezifität (s. o.).

Impfung

Herkömmliche Impfstoffe

Impfung stellt die praktische Anwendung der Immunisierung dar. Ein Impfstoff soll in der Lage sein, im Empfänger eine schützende Immunität aufzubauen. Der hervorgerufene Schutz soll lange anhalten, und die Nebenwirkungen sollen so gering wie möglich gehalten werden. Hinzu kommen noch Anforderungen an die Herstellungskosten und die Haltbarkeit, auf die hier nicht näher eingegangen werden soll. Die im Augenblick eingesetzten Impfstoffe können grob in drei Hauptgruppen unterteilt werden, die im folgenden kurz besprochen werden (Tab. 9.**8**).

Definierte Erregerprodukte: Am einfachsten stellt sich die Impfung gegen bestimmte Toxinbildner dar (Tab. 9.**2**), da hier die Immunantwort nicht gegen den Erreger gerichtet ist, sondern gegen das Toxin. Beispiele für erfolgreich eingesetzte Vakzinierungen sind die Tetanus- und die Diphtherieimpfung. Dabei handelt es sich um Toxoide, bei denen die für die toxische Wirkung verantwortliche Molekülgruppe von den für die neutralisierende Immunität verantwortlichen Bereichen dissoziiert wurde. Diese Toxoide sind daher noch in der Lage, eine von Antikörpern getragene neutralisierende Immunität zu induzieren.

Spaltvakzinen: Impfstoffe aus teilweise gereinigten Erregerbestandteilen werden als Spaltvakzinen bezeichnet. Spaltvakzinen aus Kohlehydraten kapseltragender Bakterien befriedigen jedoch häufig nicht völlig, besonders weil die Zielgruppe dieser Impfungen – nämlich Kleinkinder – keine ausreichende Immunität gegen Kohlenhydrate entwickeln kann (S. 182).

Totimpfstoffe: Impfstoffe aus abgetöteten Bakterien sind gewöhnlich gegen extrazelluläre Erreger (Tab. 9.**3**) wirksam. Obwohl man in vielen Fällen sogar die Antigene, gegen die schützende Antikörper gerichtet sind, genau kennt (sog. protektive Antigene), wird meist der gesamte Erreger eingesetzt. Ein Beispiel hierfür ist der Choleraimpfstoff. Obwohl derartige Impfstoffe ausreichende Mengen an schützenden Antikörpern induzieren, sind regelmäßige Auffrischimpfungen unumgänglich. Dadurch kann es zu Überempfindlichkeitsreaktionen kommen.

Lebendimpfstoffe: Lebendimpfstoffe bergen zwar das größte Gefahrenpotential; dennoch sind sie am besten in der Lage, eine ausreichende starke Resistenz zu induzieren. Dies gilt besonders dann, wenn der Schutz im wesentlichen von T-Zellen abhängt. Der Tuberkulose-Impfstoff BCG beruht auf einem attenuierten *Mycobacterium bovis*-Stamm, der ursprünglich von Calmette und Guérin gezüchtet wurde. Während BCG in Kleinkindern einen guten Schutz hervorruft, ist die Tuberkuloseimpfung von Erwachsenen häufig von ungenügender Wirkung.

Entwicklung neuer Impfstoffe

Obwohl sich die Liste erfolgreich eingesetzter Impfstoffe durchaus sehen lassen kann, existieren noch immer zahlreiche Infektionskrankheiten, gegen die ein zufriedenstellender Impfstoff nicht verfügbar ist. Diese Erreger sind mit herkömmlichen Impfstrategien nur unzulänglich bekämpfbar, da sie häufig über hochentwickelte Evasionsmechanismen verfügen. Beispiele hierfür sind Erkrankungen des Kleinkindes mit kapseltragenden Bakterien, chronische bakterielle Infektionen wie Lepra und Tuberkulose sowie zahlreiche Protozoenerkrankungen wie Leishmaniose, Malaria und Trypanosomiasis (Tab. 9.**9**).

Folgende Probleme können dem erfolgreichen Einsatz eines Impfstoffs entgegenstehen:

- Der attenuierte Impfstamm ist instabil und kann sich in einen virulenten Stamm rückverwandeln.
- Der Impfstamm ist nicht anzüchtbar.
- Der Impfstoff enthält gefährliche Bestandteile, die nicht entfernt werden können.
- Der Erreger kann durch Antigenvariation einer durch den Impfstoff hervorgerufenen Immunantwort entgehen.
- Der Impfstoff ist nicht in der Lage, die für die Erregerabwehr benötigte Art von Immunität zu induzieren.

Derzeit wird versucht, neue Erkenntnisse aus dem Bereich der Biotechnologie für die Entwicklung einer neuen Impfstoffgeneration einzusetzen, die kurz besprochen werden sollen.

Synthetische Peptide: Sie haben den Vorteil, daß sie den kleinsten benötigten Bestandteil des Erregers darstellen. Ein Protein, welches das für die protektive Immunantwort verantwortliche Epitop trägt, kann zusätzlich noch toxische, suppressive oder mit körpereigenen Bestandteilen kreuzreagierende Bereiche enthalten. Durch Synthese des für die Protektion verantwortlichen Peptids kann man dieses losgelöst von den schädlichen Molekülabschnitten einsetzen. Allerdings sind diese Peptide allein nicht immunogen und müssen daher an ein Trägermolekül gekoppelt werden, dessen Eignung zuvor ermittelt wurde. Alternativ können auch künstliche Polypeptide hergestellt werden, welche aus sich wiederholenden Untereinheiten protektiver Peptide bestehen. Der Einsatz synthetischer Peptide scheint bei Infektionen möglich, bei denen die Hauptlast der Erregerbekämpfung von Antikörpern getragen wird. Hängt die protektive Immunität dagegen im wesentlichen von T-Lymphozyten ab, dann tauchen größere Probleme auf. Zum einen induzieren Peptide meist nur eine schwache zelluläre Immunität. Zum anderen wurde gefunden, daß T-Zellen verschiedener Individuen auf einem gegebenen Proteinantigen unterschiedliche Epitope erkennen. Dies ist auf die unterschiedliche Präferenz bestimmter HLA-Haplotypen für bestimmte Aminosäuresequenzen zurückzuführen. Aus diesem Grund wäre eine aus einem synthetischen Peptid aufgebaute Vakzine lediglich für einen Teil der Bevölkerung geeignet. Schließlich sollte es

Tab. 9.**8** Beispiele für bereits eingesetzte Impfstoffe gegen Mikroorganismen

Erreger	Erkrankung	Resultat
Toxoide		
– Corynebacterium diphtheriae	Diphtherie	zufriedenstellend
– Clostridium tetani	Tetanus	zufriedenstellend
Spaltvakzinen		
– Neisseria meningitidis	Meningitis	Verbesserung nötig
– Haemophilus influenzae	Meningitis	Verbesserung nötig
– Streptococcus pneumoniae	Pneumonie	Verbesserung nötig
Abgetötete Erreger		
– Bordetella pertussis	Keuchhusten	Verbesserung nötig
– Vibrio cholerae	Cholera	Verbesserung nötig
Lebendimpfstoffe		
– Mycobacterium tuberculosis	Tuberkulose	Verbesserung nötig
– Salmonella typhi/paratyphi	Typhus	Verbesserung nötig

Tab. 9.**9** Wichtige mikrobielle Krankheitserreger des Menschen für zukünftige Impfstoffe

Erreger	Erkrankung
Bakterien	
Neisseria meningitidis	Kleinkindmeningitis
Haemophilus influenzae	Kleinkindmeningitis
B-Streptokokken	Kleinkindmeningitis
Streptococcus pneumoniae	Pneumonie bei Kleinkindern
Mycobacterium tuberculosis	Tuberkulose
Mycobacterium leprae	Lepra
Salmonella typhi/S. paratyphi	Typhus
Shigella-Arten	bakterielle Dysenterie
Bordetella pertussis	Keuchhusten
Vibrio cholerae	Cholera
Helicobacter pylori	Magenulkus
Borrelia burgdorferi	Borreliose, Lyme-Erkrankung
Protozoen	
Plasmodium-Arten	Malaria
Trypanosoma gambiense/ T. rhodesiense	Schlafkrankheit
Trypanosoma cruzi	Chagas-Krankheit
Leishmania-Arten	Leishmaniose

einem Krankheitserreger leichter gelingen, durch Mutation der gegen eine einzige Determinante gerichteten Immunantwort zu entgehen.

Rekombinante Proteine: Die Gentechnologie erlaubt, geeignete Polypeptide im Großmaßstab zu produzieren, und gewährleistet damit die Bereitstellung ausreichender Impfstoffmengen selbst bei schwer oder nicht anzüchtbaren Erregern. Dies ist für viele Virus- und Protozoenerkrankungen sowie für die Lepra von großer Bedeutung. Weiterhin wird auf diese Weise jegliche Kontamination durch schädliche Erregerbestandteile ausgeschlossen, solange diese nicht vom selben Gen kodiert werden. Andererseits muß natürlich die Abtrennung des gewünschten Moleküls von den Bestandteilen der produzierenden Zelle mit einfachen Methoden leicht möglich sein.

Deletionsmutanten: Durch geeignete Maßnahmen kann das Genom eines Erregers so verändert werden, daß dieser nicht mehr in der Lage ist, im Wirt eine Erkrankung hervorzurufen. Dies erreicht man dadurch, daß man Gene deletiert, die für die Virulenz oder Überlebensfähigkeit im Wirt benötigt werden. So gelang es, durch Transposon-Mutagenese Verlustmutanten von *Salmonella typhi* zu schaffen, die die Fähigkeit verloren haben, aromatische Metaboliten zu synthetisieren (sog. Aro$^-$-Stämme). Da diese Metaboliten vom Erreger essentiell benötigt werden, vom Säugerorganismus aber nicht bereitgestellt werden, stirbt der Keim im Wirt nach Verbrauch der eigenen Reserven ab. Die Überlebenszeit im Wirt scheint aber lang genug anzudauern, um eine protektive Immunantwort hervorzurufen.

Rekombinante Impfstämme: Lebende rekombinante Impfstoffe kommen dann in Frage, wenn das protektive Antigen, wie weiter oben beschrieben, in rekombinanter Form vorliegt, allein aber nicht in der Lage ist, Schutz zu induzieren. Dies ist besonders dann wichtig, wenn der Schutz in erster Linie von T-Lymphozyten getragen wird. In diesem Fall kann das für das protektive Antigen zuständige Gen in einen geeigneten Träger kloniert werden, der es ermöglicht, eine geeignete Immunantwort gegen das rekombinante Molekül hervorzurufen. Als Träger werden Vaccinia-Viren, Aro$^-$-Salmonellen-Stämme und BCG diskutiert.

Antiidiotypische Antikörper: Das Konzept eines antiidiotypischen Impfstoffs beruht darauf, daß antiidiotypische Antikörper, die von protektiven Antikörpern erkannt werden, in der Lage sind, deren Synthese zu stimulieren. Im Falle von Kohlenhydratantigenen kann die Produktion monoklonaler Antikörper weniger aufwendig und billiger sein als die Herstellung des Antigens selbst. Außerdem scheint die durch antiidiotypische Antikörper hervorgerufene Immunität auf andere Weise kontrolliert zu werden als die gegen das nominale Antigen. Daher könnte eine Antiidiotypenvakzine bereits in Kleinkindern gegen die kapseltragenden Erreger *Neisseria meningitidis*, *Streptococcus pneumoniae* und *Haemophilus influenzae* einen Schutz hervorrufen. Mit klonotypischen Antikörpern, welche gegen den Idiotypen des T-Zell-Rezeptors gerichtet sind, läßt sich auch eine schützende zelluläre Immunität hervorrufen.

Nackte DNA: Impfungen mit nackter DNA haben im Tiermodell vielversprechende Erfolge erzielt. Obwohl die zugrundeliegenden Mechanismen noch nicht völlig verstanden werden, scheint die nackte DNA von Wirtszellen in ausreichendem Maße übersetzt zu werden. Ein nackter DNA-Impfstoff besteht im einfachsten Fall aus einer eukaryonten DNA-Expressionskassette unter der Kontrolle eines eukaryonten oder viralen Promotors und einem Gen, das das Erregerantigen kodiert. Das exprimierte Antigen wird typischerweise über den Klasse-I-MHC-Weg prozessiert und ermöglicht so die Aktivierung von CD8$^+$-Zellen. Durch Verwendung einer geeigneten Leitsequenz kann erreicht werden, daß das Protein sezerniert und so auch von B-Zellen erkannt wird. Schließlich wird dieses sezernierte Protein wieder von antigenpräsentierenden Zellen aufgenommen und über den Klasse-II-MHC-Weg auch den CD4$^+$-T-Zellen präsentiert. So kann ein Impfstoff aus nackter DNA alle wesentlichen Träger der antibakteriellen Immunität stimulieren. Obwohl die experimentellen Impfungen mit nackter DNA unerwartet erfolgreich sind, sind vor einem Einsatz beim Menschen noch zahlreiche Fragen zu klären, insbesondere zur Persistenz und Ausbreitung der nackten DNA im Wirt.

Beim jetzigen Stand des Wissens scheint der Einsatz antiidiotypischer Antikörper unwahrscheinlich, und gegen die Verwendung rekombinanter Impfstämme und nackter DNA-Vakzinen beim Menschen gibt es derzeit starke Bedenken. Der Schwerpunkt wird daher in erster Linie auf die Identifizierung rekombinanter Proteine mit protektivem Potential gelegt. Da lösliche Proteine häufig nur schwach immunogen sind, wird verstärkt nach geeigneten Adjuvanzien gesucht. Hier sind in erster Linie Adjuvanzien gefragt, die gezielt die Aktivierung definierter T-Zellpopulationen zulassen. Für die Aktivierung von T_H1-Zellen als zentralen Trägern der zellulären antimikrobiellen Immunität stehen zumindest im Experimentalmodell zufriedenstellende Adjuvanzien zur Verfügung. Größere Schwierigkeiten bereitet bislang die ausreichend starke Aktivierung von CD8$^+$-T-Zellen als weitere wesentliche Zellpopulation durch gereinigte Proteinantigene. Neuere Adjuvanzien, wie z. B. ISCOM, welche die Translokation von Proteinen durch Membranen ermöglichen, weisen aber bereits erste Erfolge auf.

Literatur

1. Ada, G. L.: Vaccines. In Paul, W. E.: Fundamental Immunology, 3rd ed., Raven, New York 1993 (pp. 1309–1352)
2. Bloom, B. R., R. L. Modlin, P. Salgame: Stigma variations: observations on suppressor T-cells and leprosy. Ann. Rev. Immunol. 10 (1992) 453–488
3. Greenberg, S., S. C. Silverstein: Phagocytosis. In Paul, W. E.: Fundamental Immunology, 3rd ed. Raven, New York 1993 (pp. 941–964)
4. Gotschlich, E. C.: Immunity to extracellular bacteria. In Paul, W. E.: Fundamental Immunology, 3rd ed. Raven, New York 1993 (pp. 1287–1308)
5. Hahn, H., S. H. E. Kaufmann: Role of cell-mediated immunity in bacterial infections. Rev. infect. Dis. 3 (1981) 1221–1250
6. Horwitz, M. A.: Bacteria-Host Cell Interactions. Liss, New York 1988
7. Kaufmann, S. H. E.: Immunity to intracellular bacteria. Ann. Rev. Immunol. 11 (1993) 129–163
8. Kaufmann, S. H. E.: Immunity to intracellular bacteria. In Paul, W. E.: Fundamental Immunology, 3rd ed. Raven, New York 1993 (pp. 1251–1286)
9. Kaufmann, S. H. E.: Concepts in Vaccine Development. De Gruyter, Berlin 1996
10. Mims, C. A., J. H. L. Playfair, I. M. Roitt, D. Wakelin, R. Williams, R. M. Anderson: Medical Microbiology, Mosby, St. Louis 1993
11. Nardin, E. H., R. S. Nussenzweig: T-cell responses to preerythrocytic stages of malaria: role in protection and vaccine development against pre-erythrocytic stages. Ann. Rev. Immunol. 11 (1993) 687–727
12. Patrick, S., M. J. Larkin: Immunological and Molecular Aspects of Bacterial Virulence. Wiley, Chichester 1995
13. Salyers, A. A., D. Whitt: Bacterial Pathogenesis. A Molecular Approach. ASM Press, Washington 1994
14. Scott, P., A. Sher: Immunoparasitology. In Paul, W. E.: Fundamental Immunology, 3rd ed. Raven, New York 1993 (pp. 1179–1210)
15. Sher, A., R. L. Coffman: Regulation of immunity to parasites by T-cells and T-cell-derived cytokines. Ann. Rev. Immunol. 10 (1993) 385–409

10 Viren und das Immunsystem

L. Rink und H. Kirchner

■ Viren als Krankheitserreger

Viren sind eine besondere Lebensform, da sie keinen eigenen Stoffwechsel haben und generell nur einen Typ von Nukleinsäuren besitzen, also DNA oder RNA, aber nie beide. Der Pathogenitätsmechanismus der Viren unterscheidet sich deswegen auch von dem anderer Erreger. Das Virus nutzt den Stoffwechselapparat der körpereigenen Zelle aus oder besser: Es übernimmt diesen, um sich selbst zu vermehren. Da die Zelle dann vom Virus gesteuert wird, kann sie ihre normale Körperfunktion nicht mehr wahrnehmen.

Das Fehlen eines viralen Stoffwechselapparates beinhaltet mehrere Probleme für die Abwehr von Virusinfektionen:

- Man kann nicht auf den Stoffwechsel einwirken, wie man dies mit verschiedenen Antibiotika bei Bakterien macht.
- Das freie Viruspartikel zeigt keine Lebensfunktionen.
- Die Virusvermehrung findet immer innerhalb der Körperzellen statt.

Um Krankheiten auslösen zu können, müssen Viren, wie alle pathogenen Mikroorganismen, mit suszeptiblem Gewebe oder Zellen des Wirts in Kontakt kommen. Dies können bereits die Epithelzellen an der Eintrittsstelle sein. In der Regel ist jedoch ein Eindringen der Viren in den Wirtsorganismus erforderlich. In suszeptiblen Zellen kommt es zur Virusvermehrung, wobei Zellen verletzt oder zerstört werden. Letzteres ist die Voraussetzung für die Krankheit. Sehr häufig finden jedoch subklinische Infektionen statt, bei denen keine Krankheitssymptome auftreten.

Die Stufen der viralen Pathogenese sind verallgemeinert in Tab. 10.1 dargestellt. Die meisten Viren dringen über die Mukosa des Respirations- oder Gastrointestinaltrakts in ihren Wirt ein. Ausnahmen sind z. B. Hepatitis-B-Virus (HBV), das direkt über das Blut in den Wirt gelangen kann, oder Herpes-simplex-Virus (HSV) Typ 2 und genitale Papillomaviren, die den Wirt über den Urogenitaltrakt infizieren können. Viele Viren vermehren sich an ihrer Eintrittsstelle, bevor sie systemisch im Wirt verbreitet werden. Bei Influenzaviren z. B. ist die primäre Replikation so ausgeprägt, daß es an der Eintrittspforte im Respirationstrakt zu Krankheitssymptomen kommt.

Die Ausbreitung der Viren im Wirt kann je nach Eintrittsstelle und Zielorgan über 3 verschiedene Wege erfolgen: neuronal, lymphatisch oder mit dem Blut. Im Blut können Viren entweder frei im Plasma vorliegen oder mit Zellen assoziiert sein. Die Zell- und Gewebsspezifität von Viren wird vermutlich durch spezifische Rezeptoren auf der Zelloberfläche bestimmt. Das Wissen über virale Rezeptoren und die Virus-Rezeptor-Interaktion ist jedoch limitiert. Wenn ein Virus eine Zelle infiziert hat, kommt es bei einer lytischen Infektion zur Replikation der viralen Nukleinsäure und zur Synthese viraler Proteine. Neue Viruspartikel werden gebildet, die bei der Lyse der infizierten Zelle oder einzeln ohne Zerstörung der Zelle (budding) freigesetzt werden. Dies ist die direkte Form der Schädigung durch Viren. Das Ausmaß der Krankheit hängt ab von der Zahl der zerstörten Zellen und ihrer Funktion.

Die Überwindung einer Virusinfektion besteht immer aus mindestens 2 Komponenten:

- Zerstörung der virusinfizierten Zellen, um dem Virus den Stoffwechselapparat und damit die Grundlage zur Vermehrung zu entziehen;
- Eliminierung der freien Viruspartikel, um eine Infektion gesunder Zellen zu vermeiden.

Da Viren sehr unterschiedlich aufgebaut sind, verschiedene Replikationsstrategien verfolgen und sich in der Pathogenese unterscheiden, kann es keinen einheitlichen Abwehrmechanismus geben. Während z. B. Antikörper von entscheidender Bedeutung für die Kontrolle von Poliovirusinfektionen sind, kann das humane Immundefizienzvirus (HIV) trotz hoher Antikörpertiter persistieren. Es können verschiedene Abwehrmechanismen des Wirts zu jeder der beschriebenen Stufen der viralen Pathogenese in Aktion treten. In einigen Fällen kann die Immunantwort des Wirts jedoch auch zur Zerstörung von Gewebe beitragen (s. auch S. 195 f.).

Außer der oben beschriebenen lytischen Virusinfektion gibt es noch andere Infektionsarten. Bei einer persistierenden Virusinfektion lassen sich noch lange nach der ursprünglichen Infektion Viruspartikel nachweisen. Die Zellen bleiben häufig intakt, können aber in ihren Funktionen gestört sein. Persistierende Infektionen werden z. B. durch HBV oder HIV ausgelöst. Bei dieser Art Infektion läuft der komplette virale Replikationszyklus ab. Dies ist nicht so bei einer latenten Virusinfektion, die dadurch charakterisiert ist, daß keine Viruspartikel auffindbar sind. Ein latentes Virus vermehrt sich

Tab. 10.1 Stufen der viralen Pathogenese

- Eindringen in den Wirt
- primäre Replikation
- Ausbreitung im Wirt
- Tropismus in den Zielzellen und Zellzerstörung oder Latenz bzw. Persistenz
- Abwehrmechanismus des Wirts

nicht und ist nur über sein genetisches Material nachweisbar. Es kann jedoch reaktiviert werden, wobei infektiöse Viruspartikel gebildet werden. Als Beispiel läßt sich die Latenz von HSV in Ganglienzellen anführen.

Mechanismen der Abwehr von Virusinfektionen

Unspezifische Abwehrmechanismen und spezifische Immunabwehr

Der Ausgang einer Virusinfektion wird bestimmt durch die Virulenz des Virus und die Fähigkeit des Wirts, die Ausbreitung des Virus zu limitieren. Von entscheidender Bedeutung ist einerseits die Geschwindigkeit der Virusreplikation und der Verbreitung des Erregers und andererseits die Geschwindigkeit, mit der die Abwehrmechanismen des Wirts in Aktion treten. Pathologische Veränderungen und Krankheit treten erst dann auf, wenn eine intensive Vermehrung des Virus mit Zellschädigung in den Zielorganen stattgefunden hat. Es ist daher sehr wichtig, daß das Abwehrsystem des Wirts möglichst schnell auf die Infektion reagiert. Prinzipiell lassen sich 2 Arten der körpereigenen Abwehr unterscheiden, die mit verschiedenen Geschwindigkeiten in Aktion treten: unspezifische oder natürliche Abwehrmechanismen und die spezifische Immunabwehr (Tab. 10.2).

Die unspezifischen Abwehrmechanismen, deren Erkennungseinheiten weitgehend unbekannt sind, stellen die erste Barriere des Wirts gegen eindringende Viruspartikel dar. Sie wirken gleichermaßen schnell bei Primär- und Sekundärinfektionen und interferieren mit dem Eindringen von Viren in den Organismus und ihrer frühen Verteilung. Zu den natürlichen Abwehrmechanismen gehören zelluläre Mediatoren (Makrophagen, Granulozyten, natürliche Killerzellen) und lösliche Mediatoren (Interferon, Komplement). Komplement ist als Mediator bereits vorhanden, wohingegen Interferon (IFN) induziert werden muß. Die Induktion läuft allerdings sehr schnell ab. IFN kann bereits innerhalb weniger Stunden nach Virusinfektion nachgewiesen werden (30).

Spezifische Abwehrmechanismen richten sich gegen spezifische virale Antigene. Bei Primärinfektionen werden sie langsam induziert. Nach dem Abklingen der Immunantwort bleiben langlebige Gedächtniszellen zurück. Bei Sekundärinfektionen lassen sich Antikörper und sensibilisierte Effektorzellen bereits sehr schnell nachweisen. Die Antikörper können zudem den Körper vor einer erneuten Infektion mit demselben Virus schützen. Auf diesem Effekt beruht die Wirkung von Impfungen. Bis vor kurzem wurden zwei Systeme der spezifischen Immunantwort unterschieden. Bei der zellulären Immunität führt das Antigen zur Sensibilisierung von Zellen, den T-Lymphozyten. Bei der humoralen Immunantwort bewirkt das Antigen die Bildung von Antikörpern durch B-Lymphozyten. Heute betrachtet man die Immunantwort als kontrolliertes Netzwerk zwischen verschiedenen Zellen, deren Kooperation durch lösliche Produkte zustande kommt.

Tab. 10.2 Unspezifische und spezifische Abwehrmechanismen

Unspezifische Abwehr	Spezifische Abwehr
Induktion unspezifisch, unbekannte Erkennungseinheit	Induktion durch spezifische virale Antigene
sehr schnell wirksam	langsame Induktion bei Primärinfektionen
Induktion bei Primär- und Sekundärinfektionen gleich	schnelle und stärkere Induktion bei Sekundärinfektion
Vermittlung durch bereits vorhandene Abwehrmechanismen (z. B. Phagozytose durch Granulozyten) oder induzierbare Abwehrmechanismen (z. B. Interferon)	Vermittlung durch T-Lymphozyten und antikörperproduzierende B-Lymphozyten
genetisch determiniert (Gene meistens unbekannt)	determiniert durch Immunantwortgene
kein immunologisches Gedächtnis	Bildung von Gedächtniszellen

Ein Überblick über verschiedene Mechanismen, die an der Abwehr von Virusinfektionen beteiligt sind, ist in Abb. 10.1 dargestellt. Die Rolle der einzelnen Zellen und Proteine wird in den folgenden Abschnitten im Detail beschrieben.

Komponenten der unspezifischen Abwehr

Makrophagen

Makrophagen spielen eine zentrale Rolle bei der Abwehr von Virusinfektionen. Sie sind im Organismus weit verteilt und sehr langlebig. Oft sind sie an der Eintrittspforte für Viren lokalisiert (z. B. Alveolarmakrophagen der Lunge) oder befinden sich in engem Kontakt mit dem Blutkreislauf (z. B. Kupffer-Sternzellen der Leber). Sie zirkulieren im Blut und wandern bei Bedarf bevorzugt in Infektionsherde ein.

Verschiedene antivirale Mechanismen, an denen Makrophagen beteiligt sind, sind in Tab. 10.3 aufgeführt. Makrophagen haben eine ausgeprägte Fähigkeit zur Phagozytose. Aufgenommene Viruspartikel können in Phagolysosomen verdaut werden. Makrophagen exprimieren Rezeptoren für das Fc-Fragment der Immunglobuline und Rezeptoren für die Komplementkomponente C3b auf ihrer Oberfläche. Eingedrungene Viruspartikel

Tab. 10.3 Antivirale Mechanismen von Makrophagen

- Phagozytose
- Präsentieren viraler Antigene im Komplex mit Klasse-II-MHC-Antigenen
- Lyse virusinfizierter Zellen
- Sekretion von Monokinen wie IFN, IL-1, IL-6 sowie TNF-α
- Hemmung der Virusadsorption und Penetration
- Restriktion der Virusreplikation in Makrophagen

Virus präsentiert als	Zelle	Produkt	antivirale Wirkung
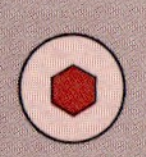 (freies Virus)	Makrophage Granulozyt T_S B	Interferon Lymphokine Antikörper	Phagozytose Phagozytose Suppression von B, T_H, T_Z, T_{DTH} Neutralisation ADCC Zellyse durch Komplement
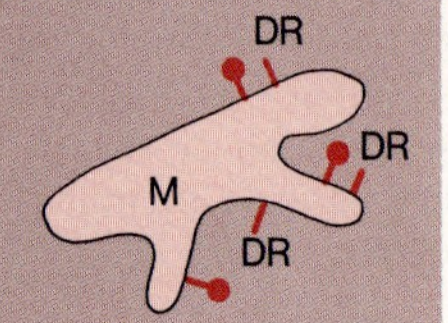 M mit DR	T_H T_{DTH}	Lymphokine Lymphokine Interferon	Hilfe für B, T_Z, T_{DTH} Entzündungsreaktion Aktivierung von Makrophagen
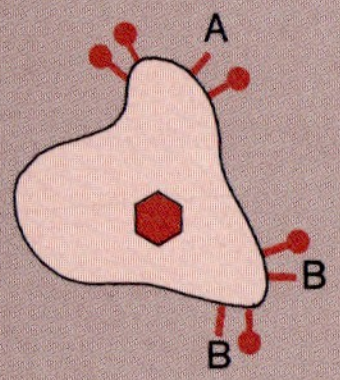 infizierte Zelle mit A, B	T_Z NK		Zytolyse durch T_Z Zytolyse

Abb. 10.1 Überblick über antivirale Mechanismen. Freies Virus (◎) kann direkt von Makrophagen oder Granulozyten phagozytiert werden. Makrophagen können IFN synthetisieren. Suppressor-T-Zellen (T_S) produzieren Lymphokine, die B-Lymphozyten (B), Helfer-T-Zellen (T_H), zytotoxische T-Lymphozyten (T_Z) oder „Delayed-type-hypersensitivity"-T-Lymphozyten (T_{DTH}) supprimieren können. Antikörper können freies Virus direkt neutralisieren oder durch Beteiligung an der antikörperabhängigen Zytotoxizität (ADCC) oder der Zellyse durch Komplement antiviral wirken. Makrophagen (M) präsentieren virales Antigen (🗡) zusammen mit Klasse-II-Antigenen (DR), die vom Haupthistokompatibilitätskomplex (MHC) kodiert werden. Dies wird von T_H- und T_{DTH}-Lymphozyten erkannt, die Lymphokine produzieren. Lymphokine der T_H-Zellen sind essentiell für die Antikörperproduktion durch B-Lymphozyten und aktivieren T_Z- und T_{DTH}-Lymphozyten. Lymphokine der T_{DTH}-Zellen aktivieren Makrophagen und ziehen andere Zellen an; es kommt zu einer Entzündungsreaktion. Virusinfizierte Zellen (🗡) exprimieren an der Oberfläche virale Antigene im Komplex mit Klasse-I-MHC-Antigenen (A, B). Dies dient als Erkennungsstruktur für T_Z-Lymphozyten. Auch natürliche Killerzellen (NK) können virusinfizierte Zellen lysieren (nach Mims u. White).

können durch Antikörper und/oder durch aktives Komplement (C3b) opsonisiert werden und an Fc- und C3b-Rezeptoren der Zellen binden, wodurch die Phagozytose verstärkt wird.

Makrophagen können virusinfizierte Zellen direkt lysieren. Dies wurde gezeigt für HSV, Influenza-A-Virus und Sendai-Virus. Sie können als Effektorzellen der antikörpervermittelten Zytotoxizität (ADCC) fungieren. Makrophagen haben eine ausgeprägte sekretorische Kapazität. Über 100 lösliche Produkte sind bekannt. Für die antivirale Abwehr von besonderer Bedeutung ist das IFN, auf das weiter unten gesondert eingegangen wird, und IL-1, IL-6 sowie der TNF-α (19). Diese Proteine sind essentiell für die Aktivierung von T-Helferzellen und B-Lymphozyten.

Aufgrund von In-vitro-Versuchen wird zwischen der „extrinsic interaction" von Makrophagen mit Viren und der „intrinsic interaction" unterschieden (24). Der zuerst genannte Begriff beinhaltet die Fähigkeit von Makrophagen, extrazelluläres Virus zu inaktivieren oder die Virusproduktion in anderen Zellen zu reduzieren. Dazu gehören z. B. Hemmung der Virusadsorption und Penetration in Zellen, in denen sich Virus vermehren kann, oder die Lyse infizierter Zellen vor der Produktion neuer Viruspartikel. „Intrinsic interaction" bedeutet die Interaktion zwischen dem Makrophagen selbst und einem Virus. Makrophagen können nämlich auch Zielzellen für Viren darstellen und so als Vehikel zu ihrer Verbreitung beitragen. Für einige Viren (Lactatdehydrogenase-Virus, Aleutan disease virus) scheinen Makrophagen die einzig suszeptiblen Zellen im Körper zu sein. Oft verläuft der virale Replikationszyklus in Makrophagen abortiv. Es werden gar keine oder nur geringe Mengen infektiöser Viruspartikel gebildet. Hierfür kann unter anderem endogenes IFN verantwortlich sein (41). Die Zelle jedoch wird durch eine abortive Virusinfektion häufig in ihrer Funktion gestört. Abortive Infektionen sind beschrieben für Visna-, Sendai-, Influenza-A-Virus, Zytomegalievirus (CMV), HSV und HIV.

Ob sich bestimmte Viren in Makrophagen vermehren können, läßt sich nicht immer eindeutig beantworten. Der Zustand der Zelle selbst ist entscheidend für den Ausgang einer Virusinfektion. Einen Einfluß auf die Suszeptibilität haben die anatomische Lokalisation der Zelle, Differenzierungsgrad, Aktivierungszustand, Proliferationsrate, genetische Faktoren sowie zahlreiche Zellkulturbedingungen in vitro.

Neutrophile Granulozyten

Obwohl die schützende Rolle neutrophiler Granulozyten bei der Abwehr bakterieller Infektionen gut erforscht ist, sind die Kenntnisse über die Funktion dieser Zellen bei der antiviralen Abwehr sehr lückenhaft. Bei einigen Virusinfektionen wurden sehr viele Granulozyten am Infektionsort nachgewiesen (5). Granulozyten können freie Viruspartikel phagozytieren. Sie besitzen Fc-Rezeptoren und C3b-Rezeptoren. Sie binden an virusinfizierte Zellen und können diese lysieren. Virusspezifische Antikörper und vor allem Komplement können die zytolytischen Reaktionen verstärken. Die untersuchten Zielzellen waren mit HSV, Varicella-Zoster-Virus (VZV), Masern- oder Rous-Sarkom-Virus infiziert.

Natürliche Killerzellen

Natürliche Killerzellen (NK-Zellen) sind immunologisch unspezifische Lymphozyten mit der Fähigkeit, Tumorzellen, virusinfizierte Zellen und in geringem Umfang auch normale Zellen zu lysieren. Die Definition dieser Zellen erfolgt aufgrund ihrer Funktion, da ihre Zugehörigkeit und Abstammung bisher nicht geklärt sind.

Die zytotoxische Aktivität von NK-Zellen wird durch Interferone (IFN-α, IFN-β und IFN-γ) gesteigert (26). Wenn virusinfizierte Zellen mit humanen peripheren Blutleukozyten inkubiert werden, wird IFN induziert (Abb. 10.2). Das freigesetzte IFN wiederum erhöht die Zytotoxizität der NK-Zellen, wobei hauptsächlich infizierte Zellen lysiert werden. Virale Glykoproteine können auch ohne IFN die NK-Zell-Aktivität erhöhen.

Als Beispiele virusinfizierter Zielzellen, die in vitro von humanen NK-Zellen im peripheren Blut lysiert werden, lassen sich anführen (21, 33): HSV Typ 1, CMV, Epstein-Barr-Virus (EBV), Mumps-, Influenza-, Sendai-, Masernvirus. Das infizierende Virus oder die Zielzelle bestimmt die Suszeptibilität gegenüber NK-Zellen. Die Effektor-Zellpopulation scheint nicht homogen zu sein. In Patienten fanden sich NK-Zellen mit reduzierter Aktivität gegenüber HSV-infizierten Zielzellen, aber nicht gegenüber der nicht infizierten erythroleukämischen Zellinie K562. Experimente mit Mutanten von HSV, denen einzelne Epitope fehlen, ergaben, daß NK-Zellen eine hohe Epitopspezifität besitzen (6).

Vor allem bei Primärinfektionen können NK-Zellen virusinfizierte Zellen angreifen, bevor zytotoxische T-Lymphozyten und Antikörper gebildet werden. Es gibt verschiedene Hinweise für die große Bedeutung dieser Zellen bei der antiviralen Abwehr. Wenn Maus-NK-Zellen durch ein spezifisches Antiserum eliminiert werden, können verstärkte Virusreplikation und erhöhte Pathogenität beobachtet werden (25, 28, 36). Aktivierte NK-Zellen wurden in Patienten während akuter viraler Infektionen (EBV, CMV, Masern-, Mumpsvirus) nachgewiesen. Bei Empfängern von Knochenmarktransplantaten unter immunsuppressiver Therapie, die eine niedrige

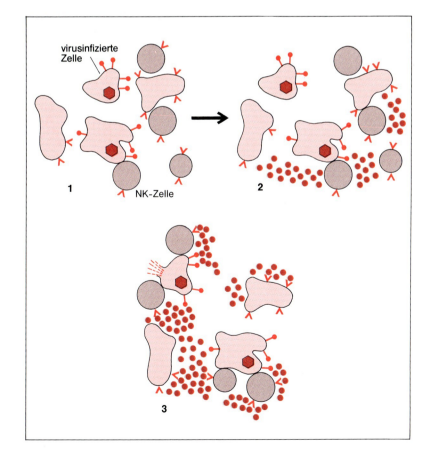

Abb. 10.2 Wirkung von Interferon bei der Lyse virusinfizierter Zellen durch NK-Zellen. Wenn NK-Zellen (○) mit virusinfizierten Zellen (△) in Kontakt kommen (1), wird IFN (⦰) produziert (2). Dieses bindet über spezifische Rezeptoren (v) an Zellen und kann sie vor der Virusinfektion schützen. IFN aktiviert die NK-Zellen zu gesteigerter Zytotoxizität gegenüber virusinfizierten Zellen (3).

NK-Zell-Aktivität besitzen, kommt es zu schweren Infektionen mit CMV. Patienten mit generalisierten HSV-Infektionen weisen häufig NK-Zell-Defekte gegen das Virus auf.

Antikörperabhängige Zytotoxizität

Die antikörperabhängige Zytotoxizität (ADCC) kann von drei verschiedenen Leukozytenpopulationen ausgeübt werden: NK-Zellen, Makrophagen und Granulozyten. Killerzellen sind lymphoide Zellen.

Die Bedeutung der ADCC bei der antiviralen Abwehr im Organismus läßt sich nicht eindeutig bestimmen, da die Reaktion nicht getrennt werden kann von der Aktivität durch NK-Zellen allein und den direkten Effekten von Antikörpern. Nach Impfung mit Vaccinia- und Masernvirus stieg die ADCC-Aktivität in vitro parallel mit dem Titer an antiviralem IgG in vivo an. Folglich kann bei einer Primärinfektion der Infektionsverlauf erst relativ spät, nämlich nach dem Auftreten spezifischer Antikörper, durch die ADCC beeinflußt werden. Antikörperunabhängige Zytotoxizität durch NK-Zellen, Makrophagen und neutrophile Granulozyten stellt daher bei Primärinfektionen vermutlich die erste wichtige Abwehrbarriere gegenüber virusinfizierten Zellen dar.

Interferon

Interferone sind eine Gruppe von Proteinen, die im Organismus als Antwort auf Virusinfektionen und andere Stimuli gebildet werden. Der Name Interferon stammt von der beobachteten viralen Interferenz. Virale Interferenz bedeutet Schutz vor einer Virusinfektion durch den Kontakt mit einem anderen Virus. Dies zeigt, daß die Interferone nicht virusspezifisch reagieren. Sie stellen eine heterogene Substanzklasse dar, die viele verschiedene biologische Wirkungen entfalten kann. Von Bedeutung für die Abwehr von Virusinfektionen sind einerseits ihre Fähigkeit zur Induktion des „antiviralen Zustands" und andererseits ihre immunmodulatorischen Eigenschaften. Abb. 10.**3** zeigt die Vorgänge bei der IFN-Induktion und -wirkung.

Es werden 5 IFN-Typen unterschieden: α-, β-, ω-, τ- und γ-Interferon (IFN-α, IFN-β, IFN-γ, Tab. 10.**4**). IFN-α besteht aus verschiedenen Subtypen, die zu einer Multigenfamilie mit 24 Vertretern gehören, von denen 9 nicht exprimierte Pseudogene sind (16, 32). Auf Nukleinsäureebene besteht 80–95% Homologie zwischen den verschiedenen α-Interferonen. IFN-β ist den α-Interferonen strukturell zu 40–50% homolog, bindet an den gleichen Rezeptor und weist ähnliche biologische Wirkungen auf. Die IFN-ω und -τ gehören wie IFN-α und -β zu den Typ-I-Interferonen. 1980 wurde die Induktion eines neuen Interferons beschrieben, welches aufgrund seiner antigenen Verwandtschaft mit IFN-β die Bezeichnung IFN-$β_2$ erhielt. Nachfolgende Arbeiten ergaben, daß IFN-$β_2$

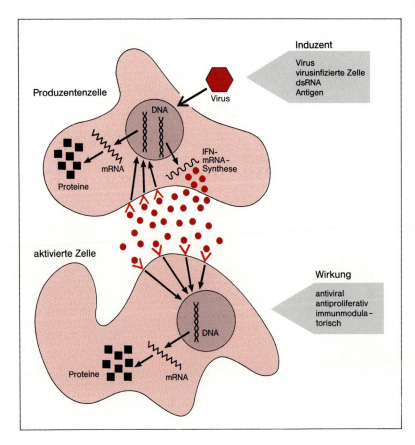

Abb. 10.**3** Vorgänge bei der Interferoninduktion und -wirkung. IFN-Induzenten lösen im Kern der Produzentenzelle die Synthese von IFN und mRNA (∿) aus. Das gebildete IFN (°°°) wird sezerniert und bindet an spezifische Membranrezeptoren (v) auf Zellen. Dabei kann es sich auch um die Produzentenzelle selbst handeln. In IFN-stimulierten Zellen wird die mRNA (∿∿∿) für verschiedene Proteine (■■) synthetisiert, die die Wirkung von IFN vermitteln.

Tab. 10.4 Das menschliche Interferonsystem

Interferontyp	α	β	γ
Subtypen	15	1	1
chromosomale Lokalisation der Gene	9	9	12
Molekulargewicht	19 000–26 000	20 000	20 000, 25 000
Aminosäuren	156–172	166	132
Glykosylierung	nein	ja	ja
pH-2-Stabilität	stabil	stabil	labil
Hauptproduzentenzellen	Monozyten, lymphoblastoide Zellen	Fibroblasten	T-Zellen
Induzent	Viren	dsRNA, Viren	Antigene, Mitogene

identisch ist mit IL-6. Rekombinantes IL-6 zeigt keine antivirale Aktivität, spielt jedoch eine wichtige Rolle im Abwehrsystem, indem es die Immunantwort, die Hämatopoese und die Akute-Phase-Reaktion reguliert (14). IFN-γ zeigt keine Homologie zu den anderen Interferonen. Es unterliegt einem anderen Induktionsmechanismus und bindet an zwei andere Rezeptoren (18). Die Gene für verschiedene IFN-α-Subtypen sowie für IFN-β und IFN-γ sind heute kloniert, und die entsprechenden Proteine stehen in reiner Form zur Verfügung.

Prinzipiell ist jede Zelle zur Produktion von IFN-α und IFN-β fähig. Die Menge des gebildeten Interferons sowie seine prozentuale Zusammensetzung sind jedoch abhängig vom Induzenten und der Art der Produzentenzelle. Beim Menschen sind Monozyten die Hauptproduzentenzellen für IFN-α, wobei Viren die physiologischen Induzenten darstellen. Dieses IFN trug daher früher die Bezeichnung „Leukozyten-IFN". Hohe Titer an IFN-β erhält man, wenn Fibroblasten mit doppelsträngiger RNA (dsRNA) stimuliert werden, weshalb IFN-β früher „Fibroblasten-IFN" genannt wurde. IFN-γ wird ausschließlich von T-Lymphozyten produziert. Als Induzenten kommen Mitogene (unspezifische Induktion), spezifische Antigene oder Superantigene in Frage. Früher wurde dieses IFN daher auch als „Immun-IFN" bezeichnet.

Außer Viren können auch Bakterien, bakterielle Produkte wie Lipopolysaccharid, Mykoplasmen, Parasiten, Nukleinsäuren, synthetische Polymere und niedermolekulare chemische Verbindungen IFN induzieren (34). Verschiedene Viren unterscheiden sich erheblich in ihrer Fähigkeit zur IFN-Induktion. Aktive Virusreplikation ist für die Derepression der IFN-Gene nicht erforderlich. Die Suche nach einer gemeinsamen Struktur bei verschiedenen Viren ergab, daß dsRNA von essentieller Bedeutung für die IFN-Induktion ist. Bei Viren, die eine Hülle tragen, kann die Synthese von IFN jedoch auch durch virale Hüllproteine bewirkt werden (17).

Interferone sind auf ihren Zielzellen in extrem geringer Konzentration aktiv (fmol/ml bzw. pg/ml). Zelluläre Membranrezeptoren haben eine hohe Affinität für Interferone ($K_D = 1 \times 10^{-11}$ mol für IFN-α und IFN-β), sind aber in geringer Zahl auf der Zelloberfläche vorhanden (<5000/Zelle). Nach Bindung des Interferons an den Rezeptor erfolgt die Signalübertragung zum Zellkern über den Phosphoinositolweg, Proteinkinase C, die Faktoren Eα und Eγ und letztlich die ISRE (interferon-stimulated regulatory elements).

Interferone wirken weitgehend speziesspezifisch. Ihre antivirale Wirkung richtet sich jedoch gegen alle Viren. Der Grad der Hemmung ist recht unterschiedlich. Als allgemeine Regel gilt, daß lytische RNA-Viren stärker inhibiert werden als transformierende RNA-Viren oder DNA-Viren. Virale DNA, die ins zelluläre Genom integriert ist, ist vor der antiviralen Wirkung geschützt (12, 13, 15, 38).

Verschiedene Viren werden in den unterschiedlichsten Phasen der Replikation in IFN-behandelten Zellen inhibiert. Diese Vielseitigkeit legt bereits nahe, daß mehr als ein antiviraler Mechanismus existiert. Damit steht im Einklang, daß in IFN-behandelten Zellen die verschiedensten Proteine neu synthetisiert werden. Die Zuordnung von antiviraler Resistenz zu einem Protein gelang bisher jedoch erst in einem System: IFN induziert das Mx-Protein, dessen Expression Resistenz gegen Influenzaviren vermittelt. Dieser Mechanismus ist hochspezifisch und gegen andere Viren nicht aktiv.

Von großer Bedeutung für die Abwehr von Viren sind die zahlreichen immunmodulatorischen Wirkungen der Interferone (Tab. 10.5). Die Lymphokinproduktion und die Aktivität zytotoxischer T-Zellen werden verstärkt. Ein Grund dafür könnte eine Erhöhung der Expression von Proteinen des MHC sein, da zytotoxische T-Zellen virusinfizierte Zellen nur dann erkennen, wenn diese virale Antigene im Komplex mit Klasse-I-MHC-Antigenen auf der Plasmamembran exprimieren. Die Expression von Klasse-II-MHC-Antigenen wird durch IFN induziert bzw. gesteigert, und damit wird die Fähigkeit zur Antigenpräsentation erzeugt bzw. erhöht. Die Expression von Fc-Rezeptoren und β_2-Mikroglobulin wird durch IFN ebenfalls verstärkt. IFN-γ ist hier besonders wirksam. IFN erhöht außerdem die zytolytische Aktivität von NK-Zellen. Auch Makrophagen werden durch IFN aktiviert.

Während einer Virusinfektion kann IFN von Makrophagen, Lymphozyten, NK-Zellen, infizierten Fibroblasten oder Epithelzellen produziert werden. Als Verstärkermolekül kann es die Zellen des Abwehrsystems aktivieren. Es kann eine negative Rückkoppelung auslö-

Tab. 10.5 Immunmodulatorische Wirkungen der Interferone

Modulation zellulärer Funktionen

B-Zelle	– Antikörperproduktion meistens reduziert
T_H2-Zelle	– Proliferation inhibiert
T_H1-Zelle	– Freisetzung von Lymphokinen verstärkt
	– Generierung aus T_H0-Zellen
zytotoxische T-Zelle	– Zytotoxizität verstärkt
Killerzelle	– Zytotoxizität verstärkt
NK-Zelle	– Zytotoxizität verstärkt
Makrophage	– Aktivierung

Modulation der Expression von Oberflächenantigenen

MHC-Antigene Klasse I und II	– verstärkt
β_2-Mikroglobulin	– verstärkt
Fc-Rezeptoren	– verstärkt

sen, indem es die Proliferation der Lymphozyten inhibiert. Da IFN sehr schnell während einer Virusinfektion gebildet wird, kommt ihm eine wichtige Rolle vor allem bei der Abwehr von Primärinfektionen zu.

Tierversuche mit Antikörpern gegen Interferone haben gezeigt, daß diese Proteine auch in vivo von großer Bedeutung für die antivirale Abwehr sind. Inzuchtmäuse mit genetischer Resistenz gegen Maus-Hepatitis-Virus oder HSV werden suszeptibel, wenn ihnen zum Zeitpunkt der Infektion IFN-Antikörper verabreicht werden. Während beim gesunden Menschen in der Regel kein IFN im Serum nachweisbar ist, findet man dies bei verschiedenen Viruserkrankungen (z. B. Influenzavirus, Rhinovirus, Hepatitis-A- und -B-Virus). Am Infektionsort lassen sich oft hohe IFN-Titer nachweisen (z. B. in Fieberbläschen der Lippe, die durch HSV verursacht werden). Immundefiziente oder immunsupprimierte Patienten zeigen häufig eine verminderte Fähigkeit, IFN zu produzieren, und erkranken dann an ungewöhnlich schweren viralen Infektionen.

Bei Infektionen mit Lentiviren (z. B. HIV) treten häufig erhöhte Serumspiegel eines atypischen säurelabilen IFN-α auf. Die säurelabile Komponente, größtenteils IFN-γ, hat eine geringe antivirale Aktivität, steigert jedoch die antivirale Aktivität von IFN-α und macht deswegen die antivirale Aktivität säurelabil (säurelabiles IFN-α) (8).

■ Spezifische zelluläre Immunantwort

Zytotoxische T-Lymphozyten

Die Hauptfunktion zytotoxischer T-Lymphozyten besteht in der Elimination virusinfizierter Zellen. Arbeiten mit T-Zell-Klonen haben gezeigt, daß die Lyse an die Expression spezifischer viraler Antigene auf der Plasmamembran der Zielzelle gebunden ist. Das allein reicht jedoch nicht aus. Die Virusantigene müssen im Komplex mit dem MHC auf der Oberfläche der Zielzelle exprimiert werden. Die Restriktion bezieht sich auf die Expression von Klasse-I-MHC-Glykoproteinen, die beim Menschen vom HLA-A- und -B-Locus kodiert werden. Diese Antigene werden auf allen Körperzellen exprimiert. Dadurch ist es zytotoxischen T-Zellen möglich, in jedem Gewebe gegen virusinfizierte Zellen vorzugehen. Neuere Arbeiten beschreiben jedoch auch zytotoxische T-Zell-Klone, die virale Antigene zusammen mit Klasse-II-Glykoproteinen erkennen. Es gibt einige zytotoxische T-Zellen die den γ/δ-T-Zell-Rezeptor tragen und weder CD4- noch CD8-positiv sind. Diese Zellen können wahrscheinlich rein antigenspezifisch ohne MHC-Restriktion gegen die Zielzellen reagieren (10).

Die Natur der viralen Epitope, die Zielantigene für zytotoxische T-Lymphozyten bilden, ist vor allem im Hinblick auf die Entwicklung von Impfstoffen Gegenstand intensiver Forschung. Es gibt keinen Zusammenhang zwischen serologischen Reaktionsmustern und der Spezifität der Zellen. Die Erkennung viraler Determinanten durch Antikörper und zytotoxische T-Zellen unterscheidet sich also (26). Bezüglich der Antigenspezifität der T-Zellen muß zwischen subtypspezifischen Antigenen und kreuzreagierenden Antigenen unterschieden werden. Subtypspezifität wird in der Regel durch Glykoproteine bedingt, die aus der Virushülle herausragen (z. B. Influenza-Hämagglutinin oder HSV-Glykoprotein C). Es häufen sich experimentelle Befunde, daß auch innere virale Kapsidproteine sowie nichtstrukturelle Proteine auf der Oberfläche von infizierten Zellen von zytotoxischen T-Lymphozyten erkannt werden. Dies wurde für Influenzavirus-Nukleoprotein, das „large T"-Antigen des Simian-Virus 40 und das Protein ICP 4 des CMV der Maus gezeigt. Diese inneren Virusproteine werden von kreuzreagierenden zytotoxischen T-Zellen erkannt.

Für die Lyse der Zielzelle ist Zell-Zell-Kontakt erforderlich. Eine T-Zelle kann mehrere Zielzellen lysieren. Zytotoxische T-Zellen können während des Kontakts mit Antigen IFN-γ produzieren. Dieses wiederum ist ein potenter Verstärker der Expression von MHC-Proteinen, wodurch die spezifische Lyse der Zielzellen zusätzlich erhöht wird. Viele virale Proteine werden auf der Oberfläche infizierter Zellen exprimiert, bevor neue Viruspartikel gebildet werden. Diese Zellen können daher frühzeitig von den T-Lymphozyten erkannt und lysiert werden.

Unter den spezifischen Abwehrmechanismen sind zytotoxische T-Lymphozyten besonders bedeutungsvoll für die antivirale Abwehr. Nach Entfernung der T-Zellen erhöht sich die Anfälligkeit von Mäusen gegenüber HSV, CMV, Ektromelie- und Coxsackie-Virus. Klonierte Populationen antiviraler zytotoxischer T-Zellen hemmen nach Transfer in Mäuse die Virusvermehrung und senken die Letalität. Patienten mit T-Zell-Defekten oder unter immunsuppressiver Therapie sind sehr anfällig für Vaccinia-, Masernvirus, VZV, CMV oder HSV. CMV und HSV bereiten große Probleme nach Organtransplantationen, wenn die Patienten eine immunsuppressive Therapie erhalten. Die heute angewendeten Medikamente (Ciclosporin und FK506) unterdrücken spezifisch die T-Zell-Funktionen.

Immunreaktion vom verzögerten Typ und Suppressorzellen

Die Immunreaktion vom verzögerten Typ (DTH) wird durch T-Zellen (T_{DTH}) ausgelöst. Es ist die Reaktion, die spezifisches Antigen nach 24–48 Stunden auf der Haut hervorruft. Gegen das Antigen muß bereits eine Sensibilisierung vorliegen. Es ist nicht geklärt, ob T_{DTH}-Zellen eine eigene Zellpopulation darstellen oder ob die DTH-Reaktion von Helfer- oder zytotoxischen T-Zellen hervorgerufen wird. T_{DTH}-Zellen erkennen Antigene nur im Komplex mit Produkten des MHC. Die Effektorzellen gegen virale Antigene können entweder Klasse-I-(HLA-A-, B-) oder Klasse-II-(HLA-D-) Restriktion zeigen. T_{DTH}-Zellen sezernieren nach Antigenkontakt Lymphokine, die Makrophagen anziehen und aktivieren. Diese Entzündungsreaktion ist folglich durch die Infiltration aktivierter Makrophagen charakterisiert.

Die Rolle der DTH-Reaktion bei der Abwehr von Virusinfektionen ist nicht eindeutig. Untersuchungen an Mäusen haben z. B. ergeben, daß die Reaktion wichtig ist bei der Restriktion der Vermehrung von HSV in der Haut. Schutz und Gewebszerstörung können jedoch ineinander übergehen. Transfer von T_{DTH}-Zellen gegen Influenzavirus in Mäuse und anschließende Virusinfektion bewirken einen schnelleren Tod der behandelten Tiere. Diese zeigen massive immunpathologische Veränderungen in der Lunge.

Ein Überschießen der DTH-Reaktion kann durch virusspezifische Suppressorzellen verhindert werden. Dies wurde in Tierversuchen mit verschiedenen Viren (Influenza-, Sendai-Virus, HSV) gezeigt. Die virusspezifische Immunsuppression scheint ein essentieller Bestandteil der normalen Infektabwehr zu sein. Während die DTH-Reaktion vermutlich wichtig ist während der frühen Phase der Immunantwort gegen Viren, wenn Makrophagen und zytotoxische T-Zellen zum Infektionsort wandern, muß sie unterdrückt werden, nachdem sie ihre Aufgaben erfüllt hat.

■ Humorale Abwehrmechanismen

Antikörper

Virusspezifische Antikörper werden von Plasmazellen produziert. Ihre Synthese ist vermutlich vollständig von T-Helferzellen abhängig. Diese bilden Lymphokine, die die Differenzierung von B-Lymphozyten zu Plasmazellen bewirken. Es lassen sich fünf Klassen von Antikörpern unterscheiden, von denen drei (IgG, IgM, IgA) an der antiviralen Abwehr beteiligt sind.

Bei Induktion einer primären Antikörperantwort wird zunächst IgM gebildet, das jedoch nach kurzer Zeit wieder abgebaut wird. IgM-Antikörper sind Pentamere und besitzen daher viele Antigenbindungsstellen. IgG-Antikörper werden nach dem Abklingen der IgM-Antwort produziert. Sie repräsentieren über 70% aller Immunglobuline im menschlichen Serum. Sie sind plazentagängig und können Neugeborene vor Infektionen schützen. Die meisten antiviralen IgG-Antikörper sind vom Subtyp IgG_1 oder IgG_3. IgG-Antikörper persistieren sehr lange. Bei Restimulation mit einem Antigen werden fast nur IgG-Antikörper gebildet. Die Bindungsaffinität dieser Antikörper ist um so höher, je mehr Zeit von der Primärinfektion bis zur Restimulation vergeht. IgA ist als Dimer das Hauptimmunglobulin in seromukösen Sekreten. Es befindet sich auch in der Muttermilch. Es ist lokal von Bedeutung bei der Abwehr von Infektionen auf mukösen Epithelien wie z. B. der Influenzavirusinfektion des Respirationstraktes.

Tab. 10.6 Antivirale Effekte von Antikörpern

- Neutralisation durch Antikörper
- Neutralisation durch Antikörper und Komplement
- Opsonisierung viraler Antigene und Phagozytose
- antikörpervermittelte Zytotoxizität (ADCC)
- Lyse virusinfizierter Zellen durch Antikörper und Komplement

Besonders leicht zugänglich für Antikörper sind Viren, die einen langen Weg durch die Blutbahn von der Eintrittsstelle bis zum Zielorgan zurücklegen müssen (z. B. Poliovirus). Antikörper können auf verschiedenen Wegen antiviral wirken (Tab. 10.6). In diesem Kapitel soll nur die Virusneutralisation durch Antikörper allein behandelt werden, da alle anderen Mechanismen in anderen Kapiteln diskutiert werden.

Neutralisation bedeutet den Verlust des infektiösen Potentials eines Viruspartikels (29, 40, 42). Die virale Genexpression in der Zelle wird durch neutralisierende Antikörper inhibiert. Nur frühe Phasen der Virusreplikation, die der Synthese virusspezifischer Makromoleküle vorausgehen, sind für Antikörper zugänglich. Verschiedene Mechanismen können die Neutralisation bewirken. Viruspartikel können durch Antikörper allein nicht lysiert werden. Wenn viele Antikörper an ein Viruspartikel angelagert sind, kommt es sehr häufig zu einer Hemmung der Adsorption, da virale Proteine, die die Adsorption vermitteln, räumlich blockiert sind. Für Poliovirus konnte gezeigt werden, daß durch die Bindung von Antikörpern an virale Oberflächenproteine das Kapsid derartig verformt wird, daß zelluläre Enzyme penetrieren und die Infektiosität des Viruspartikels aufheben können. Neutralisierende Antikörper gegen Influenzavirus sind meistens gegen das Hämagglutinin gerichtet. Der Mechanismus der Neutralisation ist davon abhängig, an welches Epitop auf diesem Protein monoklonale Antikörper binden. Je nachdem, ob eine Bindung des Antikörpers das Virus hemmt oder nicht, spricht man von kritischen („critical") und nichtkritischen („non-critical") Antigenen des Virus. Es können Adsorption, Penetration/Freisetzung der RNA oder die Transkription von RNA durch virale Transkriptase betroffen sein.

Einige Viren besitzen nur eine antigene Determinante (z. B. Picornavirus), andere hingegen mehrere. Häufig sind Antikörper gegen virale Glykoproteine gerichtet, die aus der Virushülle herausragen (z. B. Hämagglutinin und Neuraminidase des Influenzavirus, Glykoprotein B und D des HSV). Von mehreren antigenen Determinanten ist oft nur eine von Bedeutung für die Neutralisation, also kritisch. Diese muß nicht am häufigsten auf der Virusoberfläche vorkommen. Bei Reovirus z. B. repräsentiert das entsprechende Protein nur 2% der Masse des gesamten äußeren Kapsids.

Die Antigen-Antikörper-Bindung ist nicht irreversibel. Sie wird nur durch schwache chemische Kräfte zusammengehalten. Neutralisiertes Virus kann daher reaktiviert werden. Dies kann z. B. durch Proteasen, extreme pH-Werte oder hohe Salzkonzentrationen erfolgen. Ob reaktiviertes Virus infektiös ist, hängt vor allem von der Affinität des Antikörpers ab. Je höher die Affinität (spätes IgG), desto schwieriger ist die Reaktivierung.

Die Neutralisation ist selbst bei Antikörperüberschuß niemals vollständig. Der Grund dafür ist nicht bekannt. Je geringer die Affinität eines Antikörpers für ein Antigen ist, desto mehr Viruspartikel werden nicht neutralisiert. Auch nichtneutralisiertes Virus hat Antikörper gebunden. Es ist sensitiv gegenüber der sekundären Neutralisation durch einen zusätzlichen Antiglobulin-Antikörper. Dieser Antikörper ist gegen neue Epitope auf dem Virus-Antikörper-Komplex gerichtet. Nichtneutralisierte (infektiöse) Virus-Antikörper-Komplexe lassen sich auch im Versuchstier nachweisen.

Viele Virusinfektionen sind durch Antikörper positiv zu beeinflussen. Dies gilt vor allem für Viren, die eine systemische Krankheit mit Plasmavirämie bewirken (z. B. HBV oder Poliovirus). Wenn Kinder mit Hypogammaglobulinämie mit lebender Poliovirus-Vakzine geimpft werden, kommt es sehr häufig zu einer Ausbreitung des Virus übers Blut ins Gehirn und zu paralytischen Erscheinungen. Dies ist nicht so bei einer Impfung mit Masernvirus oder VZV, wo andere Abwehrmechanismen als Antikörper für den Infektionsverlauf entscheidend sind. Gegen HSV scheinen Antikörper keinen Schutz zu bieten. Trotz hoher Antikörperkonzentrationen treten Rezidive auf.

Komplement

Die wichtigsten biologischen Funktionen des Komplements bei der antiviralen Abwehr sind die Opsonisierung viraler Antigene über die Komponente C3b, die Virusneutralisation in Kooperation mit Antikörpern und die Lyse von umhüllten Viren oder infizierten Zellen durch den Membranangriffskomplex (C5b-C9) (26).

Mit Antikörpern gekoppelte Viren aktivieren den klassischen Komplementweg. In Ausnahmefällen kann der klassische Weg auch ohne Antikörper aktiviert werden. Bei bestimmten Retroviren bindet ein virales Membranprotein direkt an die Komplementkomponente C1. Zahlreiche Viren aktivieren den alternativen Weg.

Je geringer die Affinität des Antikörpers, desto wichtiger ist die Beteiligung von Komplementproteinen bei der Neutralisation. IgM-Antikörper gegen HSV z. B. können das Virus nur gemeinsam mit Komplement neutralisieren, wohingegen IgG-Antikörper mit höherer Affinität von Komplement unabhängig sind (6). Nach Aktivierung werden Komplementproteine, insbesondere die Komponenten C3 und C4, an die Virusoberfläche angelagert und interferieren mit der Virusadsorption. Viren mit Hülle können durch den Membranangriffskomplex lysiert werden. Dies ist nur zu erreichen, wenn viele spezifische Antikörper an Viruspartikel gebunden sind. In Tierversuchen ergab sich, daß Virusinfektionen in Mäusen mit Defekten im Komplementsystem einen schwereren Verlauf zeigten als in gesunden Mäusen. Menschen mit Defekten im Komplementsystem zeigen ebenfalls ein ausgeprägteres Krankheitsbild bei Infektionen.

Lyse virusinfizierter Zellen mit Hilfe spezifischer Antikörper und Komplement

Antikörper und frisches humanes Serum als Quelle für Komplement können in vitro menschliche Zellen lysieren, die mit verschiedenen Viren (HSV Typen 1 und 2, Influenza-, Parainfluenza-, Mumps-, Masernvirus) infiziert sind. Obwohl bei Vorhandensein von Antikörpern in der Regel der klassische Komplementweg aktiviert wird, zeigten Versuche mit Seren, aus denen einzelne Komplementkomponenten entfernt wurden, daß die Reaktion vom alternativen Weg abhängt. Detaillierte Untersuchungen von mit Masernvirus infizierten Zellen ergaben, daß spezifische virale Antikörper nur für die Lyse, nicht aber für die Aktivierung der Komplementkaskade benötigt werden. Hohe Antikörperkonzentrationen sind erforderlich. Vermutlich erhöht IgG die C3b-Ablagerung auf der Zelloberfläche, wodurch mehr Angriffspunkte für den Membranangriffskomplex geschaffen werden. Da die beschriebenen Betrachtungen für die unterschiedlichsten DNA- und RNA-Viren zutreffen, läßt sich vermuten, daß dieser Mechanismus der Virusabwehr auch in vivo von Bedeutung ist (3, 22).

■ Bedeutung der Abwehrmechanismen im Organismus

Es ist nicht einfach festzustellen, welche Rolle den einzelnen Abwehrmechanismen bei der Kontrolle von Virusinfektionen in vivo zukommt. Die relative Bedeutung wird von Virus zu Virus variieren und ist abhängig von Faktoren wie Eintrittsstelle, Replikationsstrategie, Ausbreitungsweg oder Zelltropismus der Infektionserreger. So werden z. B. zur Kontrolle von Viren, die auf den Gastrointestinaltrakt beschränkt sind, andere Abwehrmechanismen benötigt als zur Kontrolle von Viren, die über die Blutbahn ins Gehirn gelangen. Bei Primärinfektionen sind andere Abwehrmechanismen von Bedeutung als bei Sekundärinfektionen. Von T-Zellen abhängige Mechanismen sind z. B. entscheidend bei Primärinfektionen mit Masernvirus, während bei Reinfektionen Antikörper von größter Wichtigkeit sind.

Studien an immundefizienten Patienten geben einige Hinweise für die Bedeutung einzelner Abwehrmechanismen. Defekte der Antikörperproduktion, die recht unterschiedliche Ursachen haben können, bewirken in der Regel eine erhöhte Anfälligkeit gegen bakterielle Infektionen. In einigen Arbeiten werden jedoch an derartigen Patienten schwere Formen der ECHO-Virus-Meningitis, VZV-Infektionen sowie paralytische Poliomyelitis nach Infektion mit Poliovirus-Lebendvakzine beschrieben. Defekte in der T-Zell-Funktion sind sehr häufig mit viralen Infektionen (CMV, HSV, VZV, Masern-, Vacciniavirus) assoziiert (2). Ein Teil dieser Viren ist an den opportunistischen Infektionen bei AIDS-Patienten beteiligt oder kann bei Patienten unter immunsuppressiver Therapie zu Komplikationen führen.

Im Tierversuch lassen sich Abwehrmechanismen ganz oder teilweise eliminieren, die anschließend durch Knochenmarktransfer oder durch Transfer einzelner Zellpopulationen rekonstituiert werden können. Diese Versuche haben die Bedeutung unspezifischer Abwehrmechanismen (Makrophagen, NK-Zellen, IFN) bei der Abwehr von Primärinfektionen besonders hervorgehoben. Sehr wichtig für den Verlauf einer Virusinfektion ist die Restriktion der Virusvermehrung in Makrophagen.

Bei Reinfektion mit einem Virus, dem der Organismus bereits ausgesetzt war, stellen in den meisten Fällen zirkulierende Antikörper die entscheidende Abwehrbarriere dar. Außerdem kommt es zu einer raschen Aktivierung spezifischer Gedächtniszellen. Wenn andere Mechanismen ins Spiel kommen, ist in der Regel die Infektion durch Antikörper bereits kontrolliert.

Faktoren der Wirtsresistenz und der Virulenz des Erregers

Die Pathogenese einer Virusinfektion ist abhängig von der Anfälligkeit des Wirts und der Virulenz des Erregers. Inzucht-Mausstämme können sich in ihrer Anfälligkeit gegenüber einem bestimmten Virus erheblich unterscheiden. Die genetische Konstitution des Wirts oder physiologische Faktoren beeinflussen den Infektionsverlauf. Einige entscheidende Determinanten werden in diesem Abschnitt diskutiert.

Zelluläre Rezeptoren

Der spezifische Zell- oder Gewebstropismus von Viren wird häufig durch das Vorhandensein von spezifischen Rezeptoren für diese Viren auf der Zelloberfläche bestimmt. Die Existenz dieser Rezeptoren ist nur für einige Viren bekannt. Es sind meistens Glykoproteine mit hoher Bindungsaffinität und Spezifität für ein bestimmtes Virus (27). Auch nichtglykosylierte Polypeptide oder Glykolipide können von Viren als Rezeptoren benutzt werden. Die Zahl der Rezeptoren pro Zelle liegt zwischen 10^4 und 10^5. Daneben gibt es für viele Viren unspezifische Bindungsstellen auf der Plasmamembran. Viren mit Hülle (Influenza-, Sendai-, Vesicular-Stomatitis-Virus) binden an Sialoglykoproteine, Phospholipide oder Glykoside, die in der Natur weit verbreitet sind. Es ist fragwürdig, ob diese Bindung zu einer produktiven Infektion führt. Vermutlich können für ein Virus mehrere Typen von Rezeptoren existieren.

Viele Viren benutzen spezielle Zellstrukturen als Rezeptoren (Tab. 10.7). Reovirus Typ 3 z. B. infiziert Zellen über den β-adrenergischen Rezeptor. Dieser Rezeptor dient der Bindung von Catecholaminen, wodurch es zur intrazellulären Akkumulation von cAMP kommt. HIV benutzt das CD4-Antigen als Rezeptor, wodurch die Infektion von Helfer-T-Zellen, Makrophagen und anderen CD4-positiven Zellen (z. B. Gliazellen im Gehirn) erklärbar wird.

Die selektive Infektion von Mausmakrophagen, die bestimmte MHC-Klasse-II-Proteine (Ia) exprimieren, durch Lactatdehydrogenase-Virus kann einen wichtigen Einfluß auf die immunologische Reaktionsfähigkeit des Wirts ausüben.

Die viralen Rezeptoren auf der Plasmamembran befinden sich in einem dynamischen Zustand. Ein Beispiel dafür ist ICAM-1 (intercellular adhesion molecule), welches kürzlich als Rezeptor für Rhinoviren identifiziert wurde (11, 37). Die Expression von ICAM-1 auf Epithelzellen, Fibroblasten und Endothelzellen wird verstärkt durch das Immunstimulans Lipopolysaccharid und immunregulatorische Proteine wie IFN-γ, TNF und IL-1, die von aktivierten T-Lymphozyten und Makrophagen sezerniert werden. Die Zahl viraler Rezeptoren kann sich während des Zellwachstums, der Differenzierung und Aktivierung von Zellen verändern, wie anhand der EMCV-Rezeptoren gezeigt wurde.

Tab. 10.7 Beispiele für spezifische virale Rezeptoren

Virus	Zellstruktur	Zelltyp
Rhinovirus (90% aller Serotypen)	ICAM-1 (intercellular adhesion molecule)	vielfältig
Enzephalomyokarditisvirus	Glykophorin A	Erythrozyten
EBV	Komplementrezeptor 2	B-Lymphozyten
HIV	CD4-Antigen	T-Lymphozyten, Makrophagen
Influenza-A-Virus	Glykophorin A	Erythrozyten
Lactatdehydrogenase-Virus	Ia-Antigen	Makrophagen
Rabiesvirus	Acetylcholinrezeptor	Skelettmuskel
Reovirus Typ 3	β-adrenergischer Rezeptor	Neuronen, Lymphozyten, L-Zellen (Fibroblastenlinie)
Semliki-Forest-Virus	Klasse-I-MHC-Antigene	vielfältig
Sendai-Virus	Ganglioside	vielfältig
Vacciniavirus	EGF-(Epidermal-growth-factor-)Rezeptor	L-Zellen (Fibroblastenlinie)

Auf zellulärer Ebene besteht eine starke Korrelation zwischen der Expression von Rezeptoren und der Virussuszeptibilität. Dies wurde unter anderem mit Zellinien verschiedener Spezies und EMCV (Enzephalomyokarditisvirus) untersucht. Es können jedoch auch andere zelluläre Faktoren von Bedeutung sein. Para- und Orthomyxoviren (z. B. Influenza-A-Virus) können nur replizieren, wenn ein glykosyliertes Hüllprotein von proteolytischen Enzymen der Wirtszelle gespalten wird. Der Zelltropismus ist in diesem Fall an das Vorhandensein der entsprechenden Proteasen gebunden.

Einige Spezies exprimieren Rezeptoren für bestimmte Viren überhaupt nicht. Mäuse z. B. sind resistent gegenüber Poliovirus, weil der Rezeptor auf Mauszellen nicht vorhanden ist. Wenn virale RNA in Mauszellen transfiziert wird, werden Polioviren produziert. Es läuft allerdings nur ein einziger viraler Replikationszyklus ab, da die neugebildeten Virionen aufgrund des fehlenden Rezeptors nicht in der Lage sind, weitere Zellen zu infizieren.

■ Genetische Determinanten der Wirtsresistenz

Während der Evolution hat sich in vielen Fällen ein Gleichgewicht zwischen Virus und Wirt eingestellt, das ein Überleben des Virus in einer Wirtspopulation garantiert, die gegenüber der Virusinfektion resistent ist. Als Beispiel läßt sich die HSV-Infektion des Menschen anführen. Hochpathogene Viren, die ihren Wirt eliminieren, entziehen sich damit auf Dauer die Grundlage für ihre Vermehrung. Die Resistenz des Wirts wird durch genetische Faktoren bedingt. Ein Beispiel dafür ist die Infektion von Rindern mit Rinderpestvirus. Während der natürliche Wirt, das afrikanische Zebu, nur eine milde Form der Erkrankung aufweist, resultieren sehr schwere Krankheitsbilder, wenn nordamerikanische Büffel oder europäische Rinder mit dem Virus infiziert werden.

Die meisten Studien zur genetisch kontrollierten Resistenz sind mit Maus-Inzuchtstämmen durchgeführt worden. Für verschiedene Familien von DNA- und RNA-Viren sind die Mausgene identifiziert worden, die den Infektionsverlauf bestimmen. Oft ist nur ein genetischer Locus für den Unterschied zwischen resistenten und suszeptiblen Mäusen verantwortlich. Dies erleichtert, das zugehörige Genprodukt zu finden. Manchmal sind jedoch auch zwei oder mehr Loci involviert. Das dominante Allel kann für Resistenz oder Suszeptibilität kodieren. Die Resistenzgene sind virusspezifisch.

Die genetisch determinierten Abwehrmechanismen sind meistens früh vor dem Beginn einer spezifischen Immunantwort wirksam. Neben IFN und NK-Zellen kommt vor allem den Makrophagen eine große Bedeutung in diesem Zusammenhang zu. Der Infektionsverlauf im Versuchstier korreliert häufig mit dem Infektionsverlauf in Makrophagen (23). Dies wurde für verschiedene Coronaviren (Maus-Hepatitis-Virus Typ 2 und 3) sowie HSV Typen 1 und 2 gezeigt. Für die genannten Herpesviren korreliert die Resistenz außerdem mit der Höhe der frühen Interferonantwort.

Die Resistenz gegenüber Influenza-A-Virus ist an die Expression eines Proteins vom Molekulargewicht 75 kDa gebunden. Dieses Protein wird vom Mx-Gen kodiert, das als einziges Gen den Infektionsverlauf kontrolliert und dominant vererbt wird. Das Mx-Protein wird nach Behandlung von Zellen mit IFN-α/β induziert und ist ausschließlich für den antiviralen Zustand der Zellen gegenüber Influenzavirus verantwortlich.

Beim Menschen gibt es 2 Mx-Proteine, MxA und MxB, die spezifisch gegen Influenzavirus und Vesicularstomatitis-Virus reagieren.

■ Weitere Faktoren der Wirtsresistenz

Das Alter des Wirts beeinflußt den Verlauf von Virusinfektionen. Die Anfälligkeit ist am größten bei sehr jungen und alten Menschen (7, 20, 35). Neugeborene sind besonders anfällig. Sie sind jedoch normalerweise durch Antikörper der Mutter geschützt, die über die Plazenta oder mit der Muttermilch zugeführt werden. Das Protein im Kolostrum ist zu 97% sekretorisches IgA. Verschiedene Herpesviren können letale Infektionen verursachen, wenn mütterliche Antikörper fehlen.

Viele Virusinfektionen verlaufen bei Kindern weniger aggressiv als bei Erwachsenen. Beispiele sind Infektionen mit Mumps-, Polio-, Hepatitis-A-Virus, VZV und EBV. Es ist in diesen Fällen wohl gerade die besonders kräftige Immunantwort, die bei Heranwachsenden und Erwachsenen die Symptome verstärkt. Das erhöhte Infektionsrisiko bei alten Menschen läßt sich mit einer verminderten Immunabwehr erklären. Der Thymus wird zurückgebildet. Sowohl die IFN-Produktion, die T-Zell-Antwort als auch die Antikörperproduktion nehmen ab.

Mangelernährung kann mit antiviralen Mechanismen interferieren. Kinder mit Proteinmangel sind besonders anfällig gegenüber Masernvirus. Die Letalität durch Masern ist in Entwicklungsländern 300mal größer als in Nordeuropa und Nordamerika. Mangelernährung bewirkt Immunsuppression, charakterisiert durch Lymphopenie, erniedrigte Funktion von Neutrophilen und ein niedriges Verhältnis von Helfer- zu Suppressorlymphozyten. Im Tierversuch wurde gezeigt, daß auch bei Überernährung mit erhöhter Anfälligkeit gegenüber Viren zu rechnen ist.

Fieber tritt sehr häufig bei Virusinfektionen auf und ist vermutlich von Bedeutung bei der Abwehr. Temperatursensitive Virusmutanten sind in der Regel weniger virulent. Die Effekte von IL-1 (endogenes Pyrogen) auf Lymphozyten sind bei 39 °C verstärkt. Wenn in Tierversuchen das Fieber unterdrückt wird, werden die Tiere suszeptibler gegenüber Vaccinia- und Influenzavirus.

Geschlecht und Hormone des Wirts beeinflussen den Verlauf von Virusinfektionen. Schwangere leiden häufiger an verschiedenen Formen der Hepatitis und an Infektionen mit HSV Typ 2. Rekurrenzen latenter Virusinfektionen (z. B. Papovavirus, CMV) treten während der Schwangerschaft öfter auf. Die weiblichen Sexualhormone wirken immunsuppressiv auf einige T-Zellen. Corticosteroide können die Resistenz gegenüber Virusinfektionen mindern, indem sie die Entzündungs- und Immunantwort sowie die Interferonantwort inhibieren.

■ Virale Determinanten der Virulenz

Der Begriff „Virulenz" wird als Maß für die Pathogenität eines Virus benutzt. Die Zerstörung von Gewebe und daraus resultierende physiologische Veränderungen bestimmen das Ausmaß der Krankheit im Wirt. Trotz intensiver Untersuchung der viralen Genetik in der Zellkultur ist über die Virulenz im Wirt nur wenig bekannt. Eine allgemeine Beobachtung ist, daß in vitro passagierte Viren weniger virulent sind als das ursprüngliche Virus. Man spricht dann auch von attenuierten Virusstämmen. Die Virulenz wird nach Infektion des Wirts meist schnell wiederhergestellt. Im folgenden werden Beispiele beschrieben, in denen die Virulenz einem Mechanismus auf molekularer Ebene zugeordnet werden konnte.

Maus-Reovirus Typ 3 löst nach intrazerebraler Injektion letale Enzephalitis aus. Das Virus infiziert Neuronen. Die Zellspezifität wird durch das Hämagglutinin bestimmt. Reovirus Typ 3 ist nicht virulent, wenn es peroral verabreicht wird, da ein anderes Protein dieses Virus, das Produkt des M-2-Gens, durch Proteasen des Intestinaltraktes inaktiviert wird. Reovirus Typ 1 kann aufgrund eines anderen Hämagglutinins keine Neuronen infizieren und verursacht daher keine Enzephalitis. Das M-2-Genprodukt dieses Virustyps ist aber resistent gegenüber Proteasen, und das Virus gelangt nach peroraler Gabe ins Gehirn. Ein rekombinantes Virus, das das M-2-Genprodukt vom Typ 1 und das Hämagglutinin vom Typ 3 enthält, löst auch nach peroraler Verabreichung Enzephalitis aus.

Untersuchungen der verschiedenen Formen der HSV-Keratitis bei Kaninchen haben ergeben, daß der Verlauf der Krankheit durch ein bestimmtes Fragment der viralen DNA bestimmt wird. Techniken mit rekombinierter DNA erlauben eine genetische Analyse der viralen Pathogenese. Dies führt jedoch nicht notwendigerweise zur Aufklärung des Mechanismus.

■ Immunpathologie durch Viren

Krankheitssymptome bei Virusinfektionen kommen zustande, wenn zytopathische Viren Zellen zerstören. Antivirale Mechanismen richten sich gegen diese Viren. Diese Mechanismen können dem Wirt jedoch auch Schaden zufügen. Die Lyse infizierter Zellen z. B. ist nur dann von Vorteil, wenn noch keine infektiösen Nachkommenviren gebildet worden sind. Persistierende oder latente Viren zerstören ihre Wirtszellen nicht, können aber ihre Funktion stören (z. B. HIV). Mit solchen Viren infizierte Zellen können das Immunsystem ständig stimulieren. In diesem Fall kann es zu chronischen Entzündungsreaktionen und Gewebszerstörung kommen (z. B. HBV). Immunpathologische Symptome treten daher insbesondere bei persistierenden Virusinfektionen auf.

■ Virusspezifische T-Zellen als Auslöser pathogener Erscheinungen

Im Rahmen der Immunreaktion vom verzögerten Typ, die durch T_{DTH}-Zellen ausgelöst wird, kommt es häufig zu immunpathologischen Erscheinungen (s. auch S. 191). Ein klassisches Beispiel ist die intrazerebrale Infektion erwachsener Mäuse mit dem Lymphozytären-Choriomeningitis-Virus (LCMV). Das Virus vermehrt sich, ohne daß es zur Lyse der infizierten Zellen kommt. Nach 7–10 Tagen entwickeln die Mäuse eine schwere Meningitis mit zerebralen Ödemen. Im Gehirn läßt sich ein Infiltrat mononukleärer Zellen nachweisen, das gegen LCMV-infizierten Zellen gerichtete zytotoxische T-Zellen enthält. Wenn die T-Zellen vor der Infektion durch Entfernung des Thymus oder Anti-T-Zell-Serum eliminiert werden, ist die Entzündungsreaktion weniger ausgeprägt, und mehr Tiere überleben, obwohl unvermindert große Mengen an infektiösen Viruspartikeln in den Organen nachweisbar sind.

Virusspezifische T-Zellen führen zu Gewebszerstörungen in der Leber bei chronischer HBV-Infektion. Da die Leberschädigung auf den Reaktionen des Immunsystems beruht und nicht wie bei Hepatitis A auf der Virusreplikation, wird die HBV-Infektion bei chronischem Verlauf auch als Autoimmunkrankheit aufgefaßt. Die Erfolge der IFN-α-Therapie bei chronischer Hepatitis lassen eine virale Ursache der Erkrankung vermuten, können jedoch auch auf der immunregulatorischen Wirkung von IFN beruhen. Es wird vermutet, daß diese Zellen auch bei Infektionen mit HSV oder VZV Gewebsschädigungen hervorrufen.

■ Bildung von Immunkomplexen

Die Bildung von Antigen-Antikörper-Komplexen ist ein normaler Schritt bei der Elimination von Viren. Die Immunkomplexe werden in der Regel von Phagozyten beseitigt. Wenn jedoch ein starker Antigenüberschuß besteht oder die Antikörper nur von geringer Affinität sind, können Monozyten und Granulozyten ihre Aufgabe oft nicht erfüllen, da sie die Immunkomplexe nicht erkennen. Dies ist häufig bei persistierenden Virusinfektionen der Fall, wo ständig neue Antigene gebildet werden. So kann es über lange Zeiträume zu einer Anhäufung von Immunkomplexen kommen. Abb. 10.**4** zeigt, wie virale Immunkomplexe Entzündungen auslösen und Gewebe schädigen können. Typische Immunkomplexerkrankungen sind Arteriitis, Glomerulonephritis, Arthritis und Choriomeningitis.

Infektion von Mäusen mit LCMV stellt ein Beispiel für eine virale Immunkomplexkrankheit dar. Wenn junge oder unter Immunsuppression stehende Mäuse mit LCMV infiziert werden, bleiben die im vorangehenden Abschnitt beschriebenen, durch T-Zellen ausgelösten Reaktionen aus, und es kommt zu einer persistierenden Virusinfektion. Infektiöse Immunkomplexe sind im Serum nachweisbar. Die Immunkomplexkonzentration in den Geweben kann das 10–50fache der Serumkonzentration betragen. Das Ausmaß der Bildung von

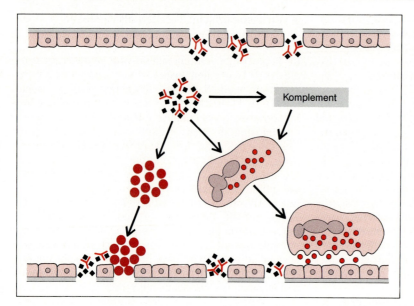

Abb. 10.**4** Mechanismen der Gewebsschädigung durch virusindizierte Immunkomplexe (𝖸,𝖸). Diese aktivieren Komplement, das Granulozyten (⌀) anzieht. Die Komplexe können entweder direkt oder indirekt über Komplementproteine die Freisetzung von vasoaktiven Aminen aus Basophilen und Thrombozyten (⁂) induzieren. Vasoaktive Substanzen bewirken eine Erhöhung der Gefäßpermeabilität. Durch Schrumpfen der Endothelzellen (⌒) wird die Ablagerung von Immunkomplexen begünstigt. Die Thrombozyten aggregieren sich. Da angelockte neutrophile Granulozyten die Komplexe nicht phagozytieren können, wenn diese zwischen den Endothelzellen eingeschlossen sind, setzen sie proteolytische Enzyme frei, wodurch auch die Gefäßwand geschädigt wird.

Immunkomplexen ist sowohl vom untersuchten Maus-Inzuchtstamm als auch von der Virusvariante abhängig (26).

Glomerulonephritis und Vaskulitis sind bei persistierenden HBV-Infektionen beschrieben worden. Immunkomplexe werden bei vielen dieser Patienten gebildet. Die Ablagerung in den Geweben ist jedoch äußerst selten. Sie könnte bei einzelnen Patienten durch genetische Faktoren bedingt sein. Da HBV komplexe antigene Strukturen aufweist, die die verschiedensten Antikörper induzieren können, könnte auch die Zusammensetzung der Immunkomplexe darüber entscheiden, ob sie abgelagert werden oder nicht. In einer Studie mit HBV-infizierten Kindern ergab sich eine Assoziation zwischen Glomerulonephritis und längerer Zirkulation von Antigenen.

Ein weiteres Beispiel für eine Immunkomplexkrankheit stellt die persistierende Infektion von Nerzen mit Aleutan-disease-Virus dar. Es werden sehr große Mengen an IgG-Antikörpern produziert. Diese binden zwar Viruspartikel, können das Virus aber nicht neutralisieren. Immunkomplexe werden in Blutgefäßen und Glomeruli abgelagert und führen dort zu ausgeprägten Gewebsschäden. Die meisten Tiere sterben wenige Monate nach Infektion an Glomerulonephritis.

■ Autoimmunität

Viren können Immunantworten auslösen, die nicht nur gegen virale Antigene, sondern auch gegen Komponenten des Wirts gerichtet sind. In Tierversuchen werden am häufigsten Autoantikörper gegen Erythrozyten, Zellkerne und intermediäre Filamente beobachtet (26). Oft ist der Antikörpertiter niedrig und kurzlebig. Die Autoantikörper können auch gegen recht spezifische Strukturen gerichtet sein. Reovirus Typ 1 z. B. induziert in neugeborenen Mäusen vorübergehende Diabetes und Wachstumsverzögerung. Das Virus infiziert die Langerhans-Zellen und den Hypophysenvorderlappen. Es konnten Antikörper gegen Insulin und Wachstumshormon nachgewiesen werden.

Es werden verschiedene Mechanismen diskutiert, die zur Bildung von Autoantikörpern durch Virusinfektionen führen könnten. Das Virus könnte zelluläre Komponenten derart modifizieren, daß sie als „fremd" für den Wirt erscheinen. Vorstellbar wäre, daß Wirtsantigene auf der viralen Hüllmembran exprimiert werden oder daß virale Antigene auf der infizierten Zelle neue Wirtsantigene exponieren oder bereits vorhandene verändern. Es könnte so zur Freisetzung von Epitopen kommen, mit denen das Immunsystem normalerweise keinen Kontakt hat. Ein anderer möglicher Mechanismus ist „molecular mimicry". Dadurch werden ähnliche Strukturen auf verschiedenen Proteinen definiert. Es ist inzwischen klar, daß solch ähnliche Strukturen häufig auf Proteinen zahlreicher Viren und auf zellulären Proteinen vorhanden sind (27). Diese antigenen Determinanten können von Lymphozyten erkannt werden und kreuzreagierende Immunantworten auslösen. In Tab. 10.**8** werden einige Beispiele für monoklonale Antikörper gegen Virusproteine genannt, die außerdem zelluläre Komponenten erkennen bzw. Virusproteine, die homolog zu humanen Proteinen sind. Hat ein Virus einmal eine Autoimmunantwort induziert, muß es nicht mehr präsent sein, wenn sich die Krankheit entwickelt. Die Komponenten des Immunsystems können kontinuierlich zelluläre Elemente angreifen und Gewebe zerstören.

Viren können durch Manipulation des immunregulatorischen Systems Autoimmunität auslösen. Sie können Helfer- oder Suppressorzellen oder Makrophagen stimulieren oder zerstören. Einige Viren sind zur polyklonalen B-Zell-Aktivierung fähig. Die daraus resultierenden unspezifischen Antikörper sind zum Teil Autoantikörper, die mit Wirtskomponenten reagieren. Ein starker Aktivator von B-Zellen ist EBV. Es ist eine Besonderheit dieses Virus, daß es B-Zellen infiziert und transformiert. In vitro können EBV-transformierte B-Zellen unbegrenzt proliferieren. Transformation und Immortalisierung sind eng mit der polyklonalen Aktivierung verknüpft, da UV-inaktiviertes EBV keine Antikörpersynthese induziert. Nach UV-Inaktivierung kann EBV zwar B-Zellen adsorbieren, aber nicht penetrieren, so daß die Transformation unterbleibt. In vitro ließen sich nach EBV-Transformation Autoantikörper gegen Komponenten von Schilddrüse, Hypophyse, Magen und Pankreas nachweisen. EBV ist mit lymphoproliferativen Erkrankungen (infektiöse Mononukleose, Burkitt-Lymphom) assoziiert.

Influenza-, Adeno-, Vesicular-stomatitis- und Sindbisvirus wirken in vitro ebenfalls als B-Zell-Mitogene, allerdings ohne die Zellen zu transformieren. Diese Viren brauchen nicht infektiös zu sein, um B-Zellen zu aktivieren. Der Effekt kann bereits mit isolierten viralen Glykoproteinen ausgelöst werden.

Antiidiotypische Antikörper sind ein weiterer Mechanismus, wie Viren Autoimmunität erzeugen könnten. Wenn diese Antikörper mit Antikörpern gegen virale Oberflächenkomponenten reagieren, könnten sie auch mit virusspezifischen Rezeptoren auf normalen Zellen reagieren. So wurde z. B. ein antiidiotypischer Antikörper hergestellt, der sowohl einen monoklonalen Antikörper gegen Reovirus-Typ-3-Hämagglutinin als auch Reovirusrezeptoren auf Lymphozyten und Nervenzellen erkennt.

Beim Menschen werden Autoantikörper nach verschiedenen Virusinfektionen gefunden. Beispiele sind Antikörper gegen Lymphozyten nach Röteln-, Masern- oder EBV-Infektion, gegen das basische Myelinprotein in Patienten mit masernvirusinduzierter subakuter sklerotischer Panenzephalitis, gegen Thrombozyten nach Röteln, gegen verschiedenste zelluläre Antigene in Patienten mit infektiöser Mononukleose. Ob diese Antikörper wirklich eine wichtige Rolle bei der Pathogenese der Krankheit spielen, ist nicht geklärt. EBV produziert ein virales Analogon zum humanen IL-10 (vIL-10), welches T_H2-Zellen und damit vermutlich die Antikörperproduktion stimuliert, was auch die Bildung von Autoantikörpern fördern kann. Einige der diskutierten Mechanismen können zumindest theoretisch Erklärungen für wichtige Krankheiten unbekannter Ätiologie, wie z. B. der multiplen Sklerose, liefern.

■ Immunsuppression

Eine große Zahl von Viren löst eine allgemeine Immunsuppression im Wirt aus. Dadurch können normalerweise harmlos verlaufende Infektionen zusammen mit den verschiedensten Bakterien, Protozoen oder Viren einen schweren Krankheitsverlauf nehmen. Eine verminderte T-Zell-Antwort oder Antikörperproduktion gegenüber nicht verwandten Antigenen wurde beim Menschen nach Infektion mit HIV, EBV, HSV, CMV, Mumps- und Masernvirus festgestellt.

Eine allgemeine Immunsuppression äußert sich dann, wenn ein Virus Makrophagen, Granulozyten oder Lymphozyten infiziert (Tab. 10.9). Am einfachsten zu erkennen ist die Infektion dieser Zellen mit lytischen Viren, die zur Zellzerstörung führen. Weitaus häufiger sind immunkompetente Zellen jedoch persistent mit Viren infiziert. Daraus resultiert oft eine verminderte Funktionsfähigkeit. Für CMV wurde z. B. gezeigt, daß Makrophagenfunktionen bereits durch die Synthese früher viraler Proteine beeinträchtigt sind. Dieses Stadium der Virusinfektion bewirkt keine Veränderung der Zellmorphologie. Makrophagenfunktionen, die nach Virusinfektion inhibiert sein können, umfassen Chemotaxis, Pha-

Tab. 10.8 Kreuzreaktive monoklonale Antikörper gegen Viren und Virusproteine, die homolog zu Proteinen im Menschen sind (molecular mimicry)

Virus – Virusprotein	Kreuzreaktives humanes Protein
Masernvirus – Phosphoprotein	Keratinkomponente
Masernvirus – Fusionsprotein	Hitzeschockprotein
Masernvirus – p3	Corticotropin und basisches Myelin-Protein
Vacciniavirus – Hämagglutinin	Vimentin
Coxsackievirus	Herzmuskelprotein
HIV – p24	konstante Region des IgG
HIV – gp120	MHC-Klasse II
Adenovirus Typ 12 – E1B	A-Gliadin
CMV – IE2	HLA-DR
Tollwutvirus – Glykoprotein	Insulinrezeptor
Poliovirus – VP2	Acetylcholinrezptor
Retroviren – p30 gag	DNA-Topoisomerase I
EBV – DNA-Polymerase	basisches Myelin-Protein
HBV – DNA-Polymerase	basisches Myelin-Protein

Tab. 10.9 Infektion lymphoretikulärer Gewebe beim Menschen

Virus	Zelltyp
Adenovirus	Lymphozyten
EBV	B-Lymphozyten
CMV	Lymphozyten, Makrophagen, Granulozyten
VZV	Lymphozyten
HTLV-I	T-Lymphozyten
HIV	T-Lymphozyten, Makrophagen, Gliazellen
Masernvirus	Lymphozyten
Rötelnvirus	Lymphozyten, Makrophagen
Mumpsvirus	Lymphozyten
Dengue-Virus	Makrophagen
Influenzavirus	Makrophagen, Lymphozyten

gozytose, Lysosomen-Phagosomen-Fusion, Produktion reaktiver Sauerstoffverbindungen, Antigenpräsentation, ADCC, Synthese biologisch aktiver Moleküle wie Prostaglandine oder IFN, Wundheilung u. a. (24).

Einige Viren interferieren mit den Funktionen neutrophiler Granulozyten (5). Ein Beispiel dazu aus der Klinik sind häufig vorkommende Pneumonien nach Influenzavirus-Epidemien. Chemotaxis, Phagozytose und das intrazelluläre Abtöten von Bakterien können durch Viren inhibiert werden. Influenza-, Newcastle-disease-Virus (NDV), CMV und HBV supprimieren die sauerstoffabhängigen antibakteriellen Stoffwechselwege in Granulozyten. Bei Myxoviren wird angenommen, daß virale Glykoproteine wie Hämagglutinin, Neuraminidase und Fusionsprotein an der Manipulation der zellulären Funktionen beteiligt sind.

Lymphozytenfunktionen können auf vielfältige Art und Weise durch Virusinfektionen verändert werden. Es kann z. B. zur Manipulation von Oberflächenrezeptoren oder zur Stimulation von Suppressor-T-Zellen kommen. Letztere können die Funktionen von Helfer-T-Zellen und die Antikörperproduktion supprimieren. HSV z. B. kann die Immunglobulinsynthese durch B-Zellen inhibieren. Diese Suppression wird von T-Zellen gesteuert. Menschliche Lymphozyten, die persistent mit Masernvirus infiziert sind, können keine NK-Zell-Aktivität mehr ausüben oder Immunglobuline synthetisieren (9). AIDS ist ein besonders eindrucksvolles Beispiel der Immunsuppression durch Viren. Während HIV CD4$^+$-T-Zellen lysiert, kann das nahe verwandte Retrovirus HTLV-I menschliche T-Zellen transformieren. Die durch HTLV-I ausgelöste T-Zell-Leukämie (ATLL = adult T-cell leukemia/lymphoma) ist das eindeutigste Beispiel für einen menschlichen Tumor viralen Ursprungs. Pockenviren kodieren für verschiedene Zytokinrezeptoren (TNF-Rezeptor, IL-1-Rezeptor, IL-8-Rezeptor, IFN-α/β-Rezeptor und IFN-γ-Rezeptor), deren lösliche Formen die Wirkung der Zytokine hemmen (1).

Antigenspezifische Immunsuppression wäre ein sehr effizienter Mechanismus von Viren, um der Abwehr des Wirts zu entgehen. Es gibt dafür allerdings bisher nicht viele experimentelle Hinweise. Antigenspezifische Suppressor-T-Zellen werden nach Infektion von Mäusen mit Reovirus, HSV, CMV, Influenzavirus oder dem Japanische-Enzephalitis-Virus induziert. Diese Zellen sind spezifisch für einen bestimmten Virusstamm. Sie supprimieren nur die Immunreaktion vom verzögerten Typ und haben z. B. keinen Einfluß auf die Antikörperproduktion. Für LCMV wird ein anderer immunsuppressiver Mechanismus vermutet. Das Virus könnte vorzugsweise die Lymphozyten infizieren, die seine Oberflächenantigene erkennen, indem es den antigenbindenden Rezeptor für die Infektion benutzt. Dadurch könnten Zellklone eliminiert werden, die sonst spezifisch antiviral wirksam wären.

■ Persistierende Virusinfektionen und Latenz

Zahlreiche Viren wie z. B. Masernvirus, Rötelnvirus, HIV, HBV oder Viren der Herpesgruppe (HSV, VZV, CMV, EBV) können beim Menschen persistierende oder latente Infektionen auslösen. Diese Infektionen sind medizinisch von großer Bedeutung, da sie zahlreiche Krankheiten auslösen können. Latente Viren können reaktiviert werden. Um überleben zu können, muß die virale Genexpression reduziert sein, und die Viren müssen das Immunsystem des Wirts umgehen können.

Eine reduzierte Expression viraler Glykoproteine auf der Oberfläche infizierter Zellen kann einen Vorteil für persistierende Viren bedeuten. Antikörper können Virusantigene von der Plasmamembran ablösen. Dadurch sind infizierte Zellen vor der Immunzytolyse geschützt. Ineffiziente Immunantworten können durch die Induktion von Suppressor-T-Zellen oder durch Strukturhomologien zwischen viralen Proteinen und Wirtsproteinen zustande kommen. Persistierende Viren können mit der Produktion oder Funktion immunkompetenter Zellen interferieren, indem sie diese infizieren (s. o.). Antikörper können das Etablieren der Viruspersistenz begünstigen. Ihre Bildung kann zu spät erfolgen, oder sie sind von geringer Affinität oder nicht gegen kritische Epitope gerichtet. Im letzteren Fall können sie den Zugang für neutralisierende Antikörper auf Viruspartikeln oder infizierten Zellen blockieren oder die Infektion von Makrophagen über deren Fc-Rezeptoren begünstigen.

Antigene Variation ist eine andere Möglichkeit von Viren, um die Abwehrmechanismen des Wirts zu umgehen. RNA-Viren können ihre antigenen Strukturen schneller als DNA-Viren verändern, da die Mutationsrate von RNA wesentlich größer ist als die von DNA. Das bekannteste Beispiel für antigene Variation ist Influenzavirus. Neutralisierende Antikörper sind meistens gegen das Hämagglutinin gerichtet. Dieses kann in seinen antigenen Eigenschaften durch kompletten Austausch einzelner Segmente des segmentierten RNA-Genoms vollständig verändert werden (Antigenshift), so daß es zum Ausbruch von Pandemien kommt, da in der Bevölkerung vorhandene Antikörper das Virus nicht mehr erkennen. Kleinere Veränderungen der antigenen Struktur (Antigendrift) als Ergebnis von Punktmutationen können zu Epidemien führen. HIV, der Erreger von AIDS, ist ein Beispiel für ein persistierendes Virus, dessen antigene Strukturen sich verändern. Die größte Variation erfolgt im äußeren Teil des viralen Hüllproteins. Natürlich ablaufende Immunreaktionen richten sich nur gegen einen bestimmten Virustyp, so daß neue Typen vom Immunsystem nicht mehr erkannt werden.

Viren persistieren oft an Stellen, die für das Immunsystem schwer zugänglich sind, wie z. B. im zentralen Nervensystem (ZNS). Als Krankheit des ZNS können Enzephalitis und/oder Demyelinisation resultieren. Beispiele für persistierende Virusinfektionen des ZNS sind subakute sklerotische Panenzephalitis oder Röteln-Panenzephalitis. Bis vor kurzem wurde die Creutzfeldt-Jakob-Krankheit auch als persistierende Virusinfektion angesehen. Neuere Erkenntnisse zeigten jedoch, daß es sich nicht um Viren, sondern Prionen (Proteinaceous infectious organism, „infektiöse Proteine") handelt. Die Übertragung solcher Erreger vom Schaf (Krankheit: Scrapie, Traberkrankheit; weltweit verbreitet) auf das Rind (Krankheit: bovine spongiforme Enzephalopathie, „Rinderwahnsinn"; endemisch in Großbritannien) ist gesichert, wohingegen die Übertragung vom Rind auf den Menschen sehr kontrovers diskutiert wird (31). Unter normalen Bedingungen enthält die Zerebronalflüssigkeit nur wenig Lymphozyten, und der Gehalt an Antikörpern beträgt weniger als 0,4% der Plasmawerte. Wenn Entzündungsreaktionen ablaufen, haben Komponenten des Immunsystems jedoch freien Zugang.

Im Zustand der Latenz können keine Viruspartikel nachgewiesen werden. Beispiele sind Herpesvirusinfektionen oder Infektionen mit bestimmten Retroviren. Beim HSV geht man gegenwärtig davon aus, daß bei der latenten Infektion von Ganglienzellen jegliche Produktion von Viruspartikeln unterbleibt und die virale Genexpression auf frühe Genprodukte beschränkt ist (6). Dadurch kann sich das Virus dem Zugriff des Immunsystems vollständig entziehen.

■ Ausblick

Viele Faktoren des Virus und des Wirts bestimmen den Ausgang einer Virusinfektion. Trotz zahlreicher Fortschritte in den letzten Jahren sind unsere Kenntnisse über den Infektionsverlauf im Organismus jedoch noch immer recht lückenhaft. Um die Pathogenese einer Virusinfektion besser zu verstehen, sind gute diagnostische Methoden unerläßlich. Herkömmliche Methoden bestehen in Virusisolierung und Identifizierung mittels Zellkulturen, Histologie, Elektronenmikroskopie und Serologie. Hinzu kommen neuere Methoden der Nukleinsäurehybridisierung. Das Klonieren viraler Gene und die Synthese von Oligonukleotiden ermöglichen, daß für den Nachweis von Viren nahezu unbegrenzte Mengen standardisierter Reagenzien zur Verfügung stehen. Die sehr sensitive Methode der Polymerase-Kettenreaktion (PCR) erlaubt, wenige Kopien des viralen Genoms nachzuweisen (4, 39). Eine genauere Identifizierung viraler Proteine läßt sich mit Hilfe monoklonaler Antikörper oder mit Antikörpern gegen synthetische Peptide erreichen.

Fortschritte im Verständnis der viralen Pathogenese sollten zur verbesserten Kontrolle von Virusinfektionen führen. Strategien, die die Wirtsantwort im Sinne einer reduzierten Zerstörung von Gewebe modifizieren, sind bisher nur spekulativ. Antivirale Strategien sind in einzelnen Fällen recht erfolgreich. Antivirale Substanzen sollen die virale Replikation inhibieren, ohne den normalen Stoffwechsel der Zelle zu beeinflussen. Als besonders positives Beispiel ist Aciclovir zu nennen, ein synthetisches Nukleosidanalog, das hochspezifisch die Replikation einiger Herpesviren inhibiert. Interferone sind die natürliche, unspezifische antivirale Strategie, da sie im Organismus selbst gebildet werden können. Sie haben sich als erfolgreich bei der Behandlung bestimmter Herpes- und Papillomavirusinfektionen erwiesen. Positive Resultate sind auch bei HBV-Infektionen zu verzeichnen.

Virusinfektionen können durch die Verabreichung von Impfstoffen unter Kontrolle gebracht werden. Erfolgreich war man in dieser Hinsicht bei Pocken, Gelbfieber, Poliomyelitis, Masern, Mumps und Röteln. Mit attenuierten Lebendvakzinen wurden bisher die besten Resultate erzielt. Rekombinante virale Proteine oder synthetische Peptide, die kritischen antigenen Stellen entsprechen, eröffnen neue Möglichkeiten und steigern die Verträglichkeit, wie man bei der Hepatitis-B-Impfung gesehen hat.

■ Literatur

1 Alcami, A., G. L. Smith: Cytokine receptors encoded by poxviruses: a lesson cytokine biology. Immunol. Today 16 (1995) 474
2 Arvin, A. M.: Cell-mediated immunity to varicella-zoster virus, J. infect. Dis. 166 (1992) 35
3 Baumann, H., Gauldie, J.: The acute phase response. Immunol. Today 15 (1994) 74
4 Bitsch, A., H. Kirchner, R. Dupke, G. Bein: Cytomegalovirus transcripts in peripheral blood leukocytes of actively infected transplant patients detected by reverse transcription-polymerase chain reaction. J. infect. Dis. 167 (1993) S. 740
5 Bogomolskiyahalom, V., Y. Matzner: Disorders of neutrophil function. Blood Rev. 9 (1995) 183
6 Braun, R. W., H. Kirchner, K. Munk, C. H. Schröder: Herpes-simplex-Virus. Kohlhammer, Stuttgart 1987 (S. 98)
7 Cakman, I., J. Rohwer, R.-M. Schütz, H. Kirchner, L. Rink: Dysregulation between TH1 and TH2 T cell subpopulations in elderly persons, Mech. Ageing Develop. 1996
8 Capobianchi, M. R., P. Mattana, F. Mercuri, G. Conciatori, F. Ameglio, H. Ankel, F. Dianzani: Acid lability is not an intrinsic property of interferon-α-induced by HIV-infected cells. J. Interf. Res. 12 (1992) 431
9 Casali, P., G. P. A. Rice, M. B. A. Oldstone: Viruses disrupt functions of human lymphocytes. Effect of measles virus and influenza virus on lymphocyte-mediated killing and antibody production. J. exp. Med. 159 (1984) 1322
10 Doherty, P. C., W. Allan, M. Eichelberger: Roles of α/β and γ/δ T cell subsets in viral immunity. Ann. Rev. Immunol. 10 (1992) 123
11 Faull, RJ.: Adhesion molecules in health and diseases. Aust. N, Z, J. Med. 25 (1995) 720
12 Fitzgerald-Bocarsly, R.: Human natural interferon-α producing cells. Pharmacol. and Ther. 60 (1993) 39
13 Guttermann, J. U.: Cytokine therapeutics: lessons from interferon α. Proc. nat. Acad. Sci. 91 (1994) 1198
14 Hirano, T.: The biology of interleukin-6. In Kishimoto, T.: Interleukins: Molecular Biology and Immunology. Chem. Immunol. 51 (1992) 153
15 Jacobsen, H.: Interferons and antiviral activity. Arzneimittel-Forsch. 36 (1986) 512
16 Johnson, H. M., F. W. Bazer, B. E. Szente, M. A. Jarpe: Wirkungsweise von Interferonen. Spektr. Wiss. 1994, 78
17 Kalvakolanu D. V., E. C. Borden: An overview or the interferon system-signal transduction and mechanisms of action. Cancer Invest. 14 (1996) 25
18 Kirchner, H.: Interferon gamma. In: Progress in Clinical Biochemistry and Medicine, vol. I. Springer, Berlin 1984 (p. 169)
19 Kirchner, H., A. Kruse, P. Neustock, L. Rink: Cytokine und Interferone. Spektrum der Wissenschaft, Heidelberg 1993
20 Kruse, A., L. Rink, I. Rutenfranz, B. Kolanczyk, H. Kirchner: Interferon and lymphokine production by human placental and cord blood cells. J. Interf. Res. 12 (1992) 113
21 Lanier, L. L., J. H. Phillips: Inhibitory MHC class I receptors on NK cells and T cells. Immunol. Today 17 (1996) 86
22 Lokki, M. L., J. R. Colten: Genetic deficiencies of complement. Ann. Med. 27 (1995) 451
23 Mogensen, S. C.: Genetic aspects of macrophage involvement in natural resistance to virus infections. Immunol. Lett. 11 (1985) 219
24 Morahan, P. S., J. R. Connor, K. R. Leary: Viruses and the versatile macrophage. Brit. med. Bull. 41 (1985) 15
25 Moretta, A., C. Bottino, M. Vitale, D. Pende, R. Biassoni, M. C. Mingari, L. Moretta: Receptors for HLA class-I molecules in human natural killer cells. Ann. Rev. Immunol. 14 (1996) 619

26 Notkins, A. L., M. B. A. Oldstone: Concepts in Viral Pathogenesis, Springer, Berlin 1984
27 Notkins, A. L., M. B. A. Oldstone: Concepts in Viral Pathogenesis, Vol. II, Springer, Berlin 1986
28 Nowak, M. A., C. R. M. Bangham: Population dynamics of immune responses to persistent viruses. Science 272 (1996) 74
29 Paul, W. E.: Can the immune response control HIV infection? Cell 82 (1995) 177
30 Peters, M., G. L. Davis, J. S. Dooley, J. H. Hoofnagle: The interferon system in acute and chronic viral hepatitis. In Popper, H., F. Schaffner: Progress in Liver Diseases, vol. VIII. Greene & Stratton, Orlando 1986 (p. 453)
31 Rabenau, H., W. Preiser, H. W. Doerr: Bovine Spongiforme Enzephalopathie – Gefährdung für den Menschen? Labor-Med. 19 (1995) 358
32 Ramsay, A. J. Ruby, I. A. Ramshaw: A case for cytokines as effector molecules in the resolution of virus infection. Immunol. Today 14 (1993) 155
33 Nathan, C.: Natural killer cells receptors – the offs and ons of NK cell recognition. Cell 82 (1995) 697
34 Rink, L., H. Kirchner: Mycoplasma arthritidis-derived superantigen. Chem. Immunol. 55 (1992) 137
35 Sindermann, J., A. Kruse, H. J. Frercks, R. M. Schütz, H. Kirchner: Investigations on the lymphokine system in elderly individuals. Mech. Ageing Develop. 70 (1993) 149
36 Spriggs, M. K.: One step ahead of the game – viral immunomodulatory molecules. Ann. Rev. Immunol. 14 (1996) 101
37 Vandestolpe, A., P. T. Vandersaag: Intercellular adhesion molecule-1. J. molec. cell. Immunol. 74 (1996) 13
38 Viscomi, G. C., M. Grimaldi, E. Palazzini, S. Silvestri: Human leukocyte interferon alpha – structure, pharmacology, and therapeutic applications. Med. Res. Rev. 15 (1995) 445
39 Wagner, H. J., G. Bein, A. Bitsch, H. Kirchner: Detection and quantification of latently infected B lymphocytes in Epstein-Barr virus-seropositive, healthy individuals by polymerase chain reaction. J. clin. Microbiol. 1992, 2826
40 Weiss, R. A., C. S. Tailor: Retrovirus receptors. Cell 82 (1995) 531
41 Zawatzki, R., H. Wurmbäck, W. Falk, A. Homfeld: Endogenous interferon specifically regulates Newcastle disease virus-induced cytokine gene expression in mouse macrophages. J. Virol. 65 (1991) 4839
42 Zinkernagel, R. M.: Immunology taught by viruses. Science 271 (1996) S. 173

11 Tumoren: Entstehung, Metastasierung und immunologische Abwehrmechanismen

V. Schirrmacher

■ Krebs und krebserzeugende Faktoren

Die weit überwiegende Zahl menschlicher Krebse stellen Karzinome dar, bösartige Entartungen von epithelialen Zellen, etwa der Lunge, des Brustgewebes oder des Verdauungstraktes. Sarkome entstehen aus Zellen des Bindegewebes, Lymphome und Leukämien aus blutbildenden Zellen des Knochenmarks bzw. der lymphoiden Organe. Heute unterscheiden wir mindestens 100 verschiedene Krebsarten. Deren Einteilung richtet sich hauptsächlich nach dem Organ, in dem sie ursprünglich entstanden, und der Zellart, aus der sie hervorgegangen sind. Solche Klassifizierungen sind insofern wichtig, als die verschiedenen Krebserkrankungen ganz offensichtlich verschiedene Ursachen und deutlich voneinander unterscheidbare Krankheitsbilder und Verläufe haben (Abb. 11.1). Krebserkrankungen sind meist durch bestimmte genetische Veränderungen (z. B. Mutationen, Deletionen, Chromosomentranslokationen) in betroffenen somatischen Zellen bedingt (Abb. 11.2 und 11.3). Das Auftreten einer jeden Krebsart scheint in unterschiedli-

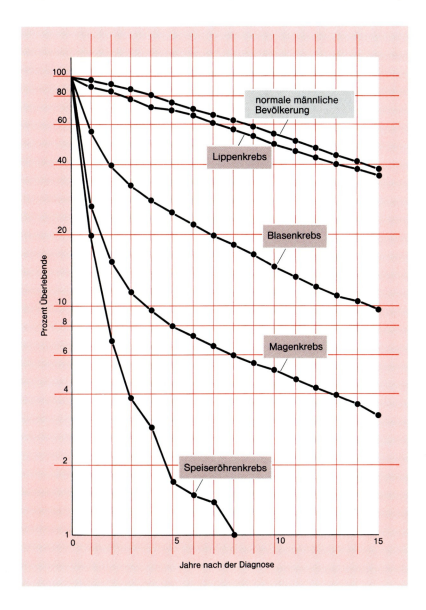

Abb. 11.1 Überlebensrate bei unterschiedlichen Tumoren des Menschen. Die statistischen Daten umfassen die Jahre 1953–1964 und wurden an norwegischen Männern erhoben. Lippenkrebs verringerte in den Jahren nach seiner Diagnose die Lebenserwartung nur unbedeutend, während ein Karzinom in der Speiseröhre fast immer binnen kurzem zum Tode führte.

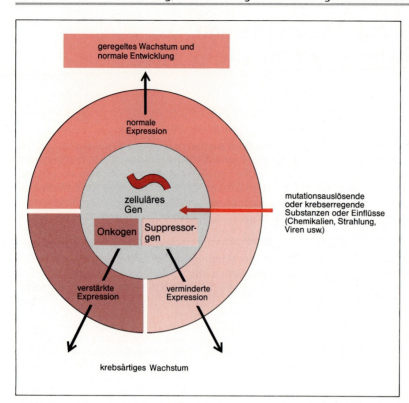

Abb. 11.2 Modell einer einheitlichen Theorie zur Krebsentstehung. Zentraler Ausgangspunkt sind zelluläre Gene (Protoonkogene und Suppressorgene), die für ein geregeltes Wachstum und eine normale Entwicklung der Zelle verantwortlich sind. Mutationsauslösende Vorgänge können zur Aktivierung oder Überexpression von Onkogenen oder zum Ausfall von Suppressorgenen führen. Beide Vorgänge scheinen bei der Entstehung menschlicher Tumoren beteiligt zu sein.

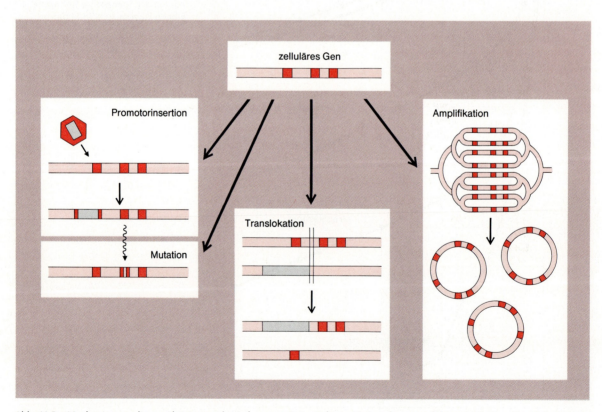

Abb. 11.3 Mechanismen, die zur Aktivierung des onkogenen Potentials von Protoonkogenen führen. Mutation, Translokation und Amplifikation sind relativ häufige genetische Veränderungen bei menschlichen Tumoren. Promoterinsertionen als Folge der Integration viraler regulatorischer Elemente wurden bei Tiertumoren beobachtet. Die braunen Kästchen repräsentieren schematisch die Struktur eines Gens mit 3 Exons (aus Schwab, M.: Interdisc. Sci. Rev. 14 [1989] 216).

cher Weise von Umweltfaktoren beeinflußt zu werden. Unsere gegenwärtige Kenntnis über Verhalten und Prognose jedes Krebstyps basiert weitgehend auf empirischen Befunden.

Die Mehrzahl der Krebserkrankungen scheint durch Umweltfaktoren bedingt zu sein: Strahlen (UV-Licht, ionisierende Strahlen), bestimmte Viren und eine große Zahl von karzinogenen Substanzen, die entweder allein oder im Zusammenwirken zur Krebsentstehung (Karzinogenese) führen. Die ersten Nachweise krebsauslösender Umweltfaktoren wurden durch epidemiologische Studien des 18. Jahrhunderts erbracht. Der Hautkrebs von Schornsteinfegern etwa konnte auf Dauerkontakt mit Ruß und Teer zurückgeführt werden, der Lungenkrebs mancher Bergarbeiter auf das Einatmen von Arsenerzstaub, Tumoren der Nasenschleimhaut bei Schnupftabaksüchtigen oder der Lippenkrebs bei Pfeifenrauchern auf entsprechenden Kontakt mit Tabakinhaltsstoffen. Heute wissen wir, daß Zigarettenrauchen sehr gesundheitsschädlich ist und das Risiko für verschiedene Krebserkrankungen, insbesondere für den Lungenkrebs, erhöht. Die beim Rauchen in den Körper eindringenden Stoffe, wie z. B. polyzyklische Kohlenwasserstoffe, stellten sich im Tierexperiment als Karzinogene heraus. Umweltkarzinogene müssen häufig erst im Organismus metabolisch aktiviert werden. Derartige Umwandlungen vollziehen sich meist in der Leber, wo detoxifizierende Enzyme hochreaktive Zwischenstufen mit karzinogenem Potential entstehen lassen, die aber durch Veresterung, meist zu Glucuroniden, wieder inaktiviert werden können. Von den echten Karzinogenen (z. B. Asbest, Nickel, aromatische Amine, Nitrosamine), die eine tumorinitiierende Funktion haben, müssen die Kokarzinogene vom Promotortyp (z. B. Phorbolester) unterschieden werden.

Die meisten krebsauslösenden Risikofaktoren scheinen ihren schädigenden Effekt an der aus DNA bestehenden Erbsubstanz auszuüben. Diese ist solchen Umwelteinflüssen allerdings nicht schutzlos ausgeliefert, denn sie besitzt ein Notreparatursystem. Die Reparaturmechanismen kamen unter anderem bei der Analyse eines als Xeroderma pigmentosum (Lichtschrumpfhaut) bekannten Krankheitsbildes ans Licht, bei dem ein genetischer Defekt des Reparatursystems vorliegt. Menschen, die an dieser Krankheit leiden, entwickeln schon in jungen Jahren Hautkrebs, besonders wenn sie sich ungeschützt der Sonne aussetzen. Die ultravioletten Strahlen des Sonnenlichtes können in der DNA Verknüpfungen zwischen benachbarten Basen hervorrufen und dadurch zu Fehlern führen, falls die schadhaften DNA-Stücke nicht repariert werden.

Als letzte Kategorie der umweltbedingten Faktoren seien die biologischen genannt, wozu insbesondere bestimmte mit Tumoren assoziierte Viren zählen. Auf einer weltweiten Basis lassen sich zur Zeit etwa 20% der Krebserkrankungen bei Frauen und etwas weniger als 10% der Krebserkrankungen bei Männern mit Virusinfektionen in Verbindung bringen. So werden Nasopharynxkarzinome und Burkitt-Lymphome mit dem Epstein-Barr-Virus (EBV) assoziiert und primäre Leberzellkrebse mit Hepatitis-B-Virus-Infektionen. Bei Erwachsenen-T-Zell-Leukämien, die besonders in Südjapan und auf Inseln der Karibik endemisch sind, wurde ein klarer kausaler Zusammenhang mit Infektionen durch ein Retrovirus, HTLV-I, nachgewiesen. In ähnlicher Weise kann bei menschlichen Anogenitalkrebsen eine enge Verknüpfung mit Infektionen bestimmter menschlicher Papillomaviren (HPV-Viren) nachgewiesen werden.

■ Molekulare Grundlagen der Krebsentstehung

Bereits im Jahre 1914 hat Boveri in einem Beitrag „Zur Frage der Entstehung maligner Tumore" auf die anomale Morphologie der Chromosomen in Krebszellen hingewiesen und damit nahegelegt, daß diesen zellulären Strukturen eine funktionelle Bedeutung bei der Entstehung von Krebs zukommt. Nachdem später gezeigt werden konnte, daß die Chromosomen die Träger der Erbsubstanz (DNA) sind und daß außerdem der transformierte Phänotyp einer Krebszelle an die Tochterzellen weitervermittelt wird, ist es nicht überraschend, daß die meisten Theorien zur Karzinogenese von einer veränderten Struktur und/oder Funktion der DNA in Krebszellen ausgehen.

Lange standen sich die somatische Mutationshypothese zur Wirkungsweise der Karzinogene und die Virustheorie der Karzinogenese als konkurrierende, alternative Erklärungen zur Krebsentstehung gegenüber. Die gründlichen Untersuchungen zur Molekularbiologie von RNA-Tumorviren haben schließlich Licht in dieses Dunkel gebracht und damit die ursprünglich von Hübner und Todaro formulierte Hypothese von der Existenz spezieller Krebsgene experimentell belegt (Abb. 11.**2**). Die sogenannten Protoonkogene stellen kritische Wirkungsorte in der zellulären DNA dar, die sowohl durch Viren als auch durch Karzinogene zu Onkogenen aktiviert werden können (Abb. 11.**2**). Weitere Mechanismen, die zur Aktivierung zellulärer Protoonkogene führen können, bestehen in Amplifikationen oder in Rearrangierungen, wie sie bei spezifischen Chromosomentranslokationen auftreten, womit die Anknüpfung an Boveris frühe Beobachtungen hergestellt ist.

Die Entstehung des malignen Phänotyps erfolgt wahrscheinlich in mehreren Teilschritten. Hierbei können auch mehrere Onkogene beteiligt und Wechselwirkungen zwischen unterschiedlichen Onkogenproteinen von Bedeutung sein. Bestimmte Onkogene, deren Genprodukte im Zellkern lokalisiert sind (z. B. myc, myb, p53, E1A) können in den Zellzyklus eingreifen und hier eine immortalisierende Funktion ausüben, während andere Onkogene, wie z. B. H-ras, N-ras, src, abl, deren Produkte im Zytoplasma lokalisiert sind, zur morphologischen Zelltransformation führen. In DNA-Transfektionsexperimenten zeigte sich, daß Onkogene dieser beiden Typen sich besonders gut bei der Entstehung von Tumoren komplementieren. Die Rolle von Protoonkogenen und Onkogenen bei Wachstum und Entwicklung normaler und maligner Zellen ist noch nicht eindeutig aufgeklärt und wird z. Z. intensiv erforscht. Die Proteinprodukte der Onkogene lassen sich aufgrund ihrer zellulären Lokalisation und Reaktivitäten in verschiedene Klassen unterteilen (Tab. 11.1).

Einige (z. B. c-myc) kodieren für nukleäre Proteine, die in der Kontrolle von Zellproliferation und Differenzierung involviert sind. Andere (z. B. ras) kodieren für zytoplasmatische GTP-bindende Proteine oder (z. B. src) für Proteine mit spezifischer Phosphokinase-(Tyrosinkinase-)Aktivität. Wiederum andere (z. B. sis) produzieren Produkte ähnlich den Wachstumsfaktoren, die das zelluläre Verhalten von außen über die Signalkette beeinflussen.

Man kennt heute über 40 verschiedene Typen von Onkogenen, die meist als Protoonkogene in allen Körperzellen enthalten sind. Die zellulären Protoonkogene dürften eine zentrale Rolle bei der Embryonalentwicklung sowie bei Regenerations- und Wundheilungsprozessen einnehmen und daher absolut lebensnotwendig sein. Entscheidend scheint zu sein, daß sie intakt sind und zur rechten Zeit am rechten Ort angeschaltet und nach Erfüllung ihrer Funktion wieder abgeschaltet werden. Nur wenn diese Voraussetzungen nicht erfüllt sind, kann eine Tumorzelle entstehen. Die Frage der Bedeutung aktivierter Onkogene bei der Entstehung menschlicher Krebse ist z. Z. noch nicht eindeutig zu beantworten.

Eine andere für die Krebsentstehung wichtige Gruppe von Genen hat in den letzten Jahren immer mehr an Bedeutung gewonnen: die Tumorsuppressorgene (Tab. 11.2). Ihre Abwesenheit bzw. ihr Nichtfunktionieren ist eine Voraussetzung für die Karzinogenese. Tumorsuppressorgene sind Wildtypallele von Genen, die eine wichtige regulierende Funktion bei Prozessen wie z. B. Zellproliferation, Differenzierung, Signaltransduktion, Angiogenese oder Embryogenese haben können. Tumorsuppressorgene konnten in erblich bedingten Tumoren, wie dem Retinoblastom oder dem Wilms-Tumor, nachgewiesen und dort auf Chromosom 13q bzw. 11p lokalisiert werden. Ständig mehren sich die Hinweise, daß auch die häufigeren, nicht erblich bedingten menschlichen Krebsarten, wie Karzinome von Lunge, Brust oder Dickdarm, offensichtlich durch eine schrittweise Akkumulation von Mutationen entstehen, die sowohl Onkogene wie auch Tumorsuppressorgene beeinflussen. Hinweise für einen möglichen Verlust des Wildtypallels eines Suppressorgens werden z. B. durch eine sog. RFLP-Analyse der DNA von Tumor- und Normalzelle eines Patienten erhalten. Zwei kürzlich klonierte Gene, Rb-1 und p53, sind die ersten Beispiele von Tumorsuppressorgenen, die eng involviert sind in der Regulation des Zellzyklus.

Wildtyp p53 ist ein DNA-bindender Transkriptionsfaktor. Er hindert die DNA-Bindung von RPA, einem DNA-Replikationsprotein, an einem initialen Schritt der DNA-Replikation (Übergang von G_1 nach S im Zellzyklus) und führt dadurch zur Arretierung von Zellen in der G_1-Phase. Darüber hinaus assoziiert p53 mit einer Reihe anderer zellulärer Proteine sowie mit Onkoproteinen humaner Tumorviren (Adenovirus, Epstein-Barr-Virus, Papillomavirus). In Tab. 11.2 sind einige wichtige tumor- und metastasenassoziierte Suppressorgene sowie die Funktion und subzelluläre Lokalisation ihrer Produkte zusammengefaßt.

Tabelle 11.1   Klassifikation von Onkogenen

Kategorie	Onkogen	Homologes zelluläres Gen	Assoziierte Tumoren
Wachstumsfaktor	sis	PDGF-2	Mammakarzinom
	int-2	FGF-ähnlich	
Wachstumsfaktor-Rezeptoren (transmembranal)	erb B	EGF-Rezeptor	
	neu (erbB-2, HER-2)		
	fms	M-CSF-Rezeptor	
	ros, kit		Mammakarzinom
Tyrosinkinasen (membranassoziiert)	abl		CML, ALL, AML
	src-Familie		
	fes, fps		
GTP bindende Proteine (membranassoziiert)	H-ras		Kolorektales Karzinom
	K-ras		Lungenadeno-karzinom
	N-ras		Prostatakarzinom
Nukleäre Faktoren	C-myc		Burkitt-Lymphom
	N-myc		Neuroblastom
	L-myc, N-myc		kleinzelliges Lungenkarzinom
	fos		
	jun		
	myb, ets, ski		
Andere Onkogene	bcl-1		Non-Hodgkin-Lymphom
	bcl-2		
	int-1		Mammakarzinom

GTP = Guanosintriphosphat, CML = chronisch myeloische Leukämie, ALL = akute lymphatische Leukämie, AML = akute myeloische Leukämie.

Tabelle 11.2 Suppressorgene

Name	Funktion	Lokalisation
p 53 und p 53-assoziierte Proteine	Transkriptionsfaktor, G_1-Hemmung, Apoptose, Tumor-Wachstumshemmung	Zellkern
	zelluläre Proteine (TBP, RPA, HSP70) virale Onkoproteine (Ad5, E1B, EBNA5, HPV 16/18 E6, SV40T)	
Retinoblastom-Gen Rb-1	Transkriptionsfaktor (zellzyklusabhängig)	Zellkern
Wilms-Tumor-Gen WT 1	Zink-Finger Transkriptionsfaktor	Zellkern
nm 23/awd	Nukleotiddiphosphatkinase Metastasensuppression	Zytoplasma
DCC (deleted in carcinoma)	NCAM-ähnliches Zell-Matrix-Adhäsionsmolekül	Plasmamembran
E-Cadherin	Zell-Zell-Adhäsion bei Epithelien Metastasensuppression	Plasmamembran

Rb-1 ist ein 110-kDa-Phosphoprotein, das zusätzliche Phosphorylierung während des Zellzyklus erfährt. Das Rb-1-Protein, das in allen normalen Zellen exprimiert ist, fungiert offenbar als Inhibitor der Zellzyklusprogression. In virustransformierten Zellen bindet es an das T-Antigen (SV40), an E1A (Adenovirus) oder an E7 (menschliches Papillomavirus HPV). Die dadurch bedingte Entfernung des inhibitorisch wirkenden Rb-1 trägt dann zu unkontrolliertem Zellwachstum bei.

In den letzten Jahren wurden wichtige Fortschritte im Verständnis der Genese einiger menschlicher Tumorerkrankungen erzielt. So scheint eine Serie von molekularen Defekten, die sowohl Onkogene wie auch Suppressorgene betreffen, die Entartung einer normalen Dickdarmepithelzelle von hyperproliferierendem Gewebe über Zwischenstadien wie Adenom und Karzinom bis schließlich zum metastasierenden Kolonkarzinom zu charakterisieren. Ein genetisches Mehrstufenmodell der Tumorgenese des Dickdarmkarzinoms involviert mindestens vier unterschiedliche Gene (FAP, K-ras, DCC, p53), die auf 4 unterschiedlichen Chromosomen (Nr. 5, 12, 18 bzw. 17) lokalisiert sind. Die genetischen Veränderungen stellen meist Mutationen oder Deletionen dar. Die Reihenfolge der Veränderungen erscheint weniger wichtig als deren Zahl und Akkumulation. Ein genetisches Mehrstufenmodell konnte ebenfalls für ein mit dem AIDS-Syndrom assoziiertes Nicht-Hodgkin-Lymphom aufgestellt werden. In einem frühen Stadium der Erkrankung begünstigen bestimmte Faktoren (HIV-induzierte Zytokinderegulation, chronische B-Zell-Stimulation, Epstein-Barr-Virus-Infektion) die Entwicklung einer polyklonalen B-Zell-Hyperplasie (persistierende generalisierte Lymphadenopathie). Der Übergang von einer polyklonalen über eine oligoklonale Hyperplasie zu einem monoklonalen Tumor (SNCCL-Lymphom) ist in 100% der Fälle mit einer Aktivierung des Onkogens c-myc verbunden, während p53-Inaktivierung bei 60% der Tumoren gefunden wird.

Produkte von Onkogenen und Tumorsuppressorgenen haben also häufig einen Einfluß auf das Zellwachstum und dessen Regulation. Normales Zellwachstum in den Geweben wird so reguliert, daß die Fraktion proliferierender Zellen in einem Organ so zunimmt oder abnimmt, wie es erforderlich ist, um den ständigen Verlust an Zellen durch Verschleiß und Alterung zu kompensieren. Krebszellen scheinen derartigen Regulationsmechanismen nicht mehr zu unterliegen. Daher können sich entweder ein Teil oder alle Nachkommen der Krebszellen unkontrolliert weiter vermehren (Abb. 11.4a). Durch derartige Fehlsteuerung der Wachstumsregulation kann es zur Bildung von Neoplasmen („neues Wachstum") oder gutartigen Tumoren kommen. Es gibt indirekte Evidenzen, daß viele Tumoren klonalen Ursprungs sind, sich also von einer Zelle ableiten lassen. Bevor eine Geschwulst klinisch sichtbar wird und etwa 1 g Gewicht (etwa 10^9 Zellen) umfaßt, muß die transformierte Zelle etwa 30 Zellteilungen durchlaufen haben. Nach zehn weiteren Verdoppelungen im Volumen würde der Tumor bereits 10^{12} Zellen umfassen und ein Gewicht von etwa 1 kg haben (Abb. 11.4b). Die lange präklinische Phase eines Tumors mag dazu führen, daß Einzelzellen bereits vor der klinischen Manifestation des Tumors metastasiert haben.

■ Metastasierung

Neoplasmen, die in das umgebende normale Gewebe eindringen (Invasion) und deren Zellen sich über den Organismus ausbreiten (Disseminierung), um an anderen Orten Sekundärtumoren (Metastasen) zu bilden, werden als bösartig oder maligne bezeichnet. Abb. 11.5 veranschaulicht die Metastasenausbreitungswege am Beispiel des Brustkrebses.

Alle solide wachsenden Tumoren durchlaufen mehrere Wachstumsphasen: eine frühe Phase, in der die

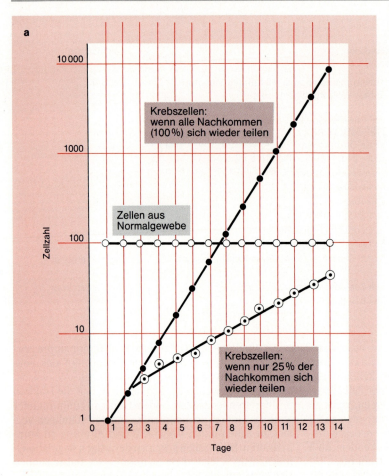

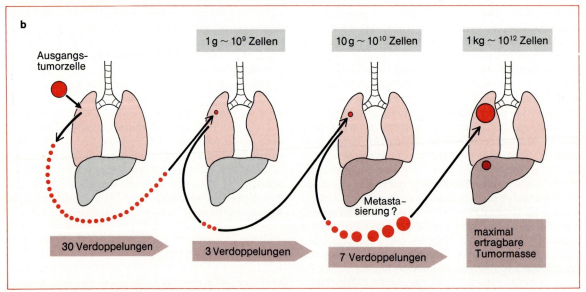

Abb. 11.4 Quantitative Aspekte des Tumorwachstums.
a Theoretische Wachstumskurven bei Krebsarten mit unterschiedlichem Anteil proliferierender Zellen im Vergleich zu Normalgewebe.
b Ein solider menschlicher Tumor muß ca. 30–33 Volumenverdoppelungen durchlaufen, bevor aus einer Ausgangszelle eine klinisch erkennbare Geschwulst von 1–10 g wird. Metastasen können sich bereits vor der Erkennung des Primärtumors etabliert haben. Nur wenige Volumenverdoppelungen mehr, und der Tumor hat eine Größe erreicht, die zum Tod führt (nach Tannock u. Hill).

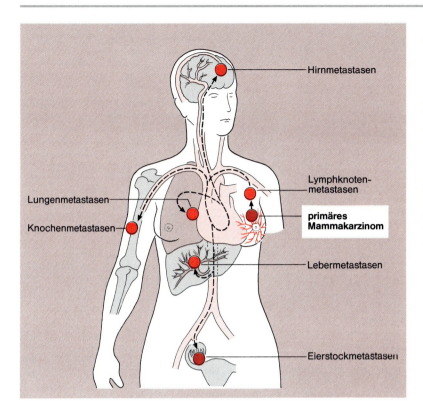

Abb. 11.5 Bevorzugte Metastasierungswege und -orte beim Mammakarzinom. Über lymphatische Abflußwege gelangen abgesiedelte Zellen des Primärtumors zunächst in regionale Lymphknoten, wo sie zu Lymphknotenmetastasen auswachsen können. Über die Lymphknoten und über lymphatisch-venöse Verbindungen können Tumorzellen in das Blut gelangen, wodurch sie über den gesamten Organismus verteilt werden. Nach Anhaften in Kapillargefäßen und Extravasation in Organe wie Lunge, Leber, Eierstock, Gehirn oder Knochen können die verstreuten Tumorzellen dort zu Fernmetastasen auswachsen (nach Nicolson).

Zellen die Nährstoffe durch Diffusion aus der interzellulären Flüssigkeit der Umgebung aufnehmen, und eine spätere Phase, in der der Tumor die Bildung von Blutkapillargefäßen im Wirtsgewebe induziert (Angiogenese) und sich damit ein Versorgungssystem aufbaut. Obwohl viele Krebszellen ein aktives Membrantransportsystem zur Aufnahme von Metaboliten besitzen als normale Zellen, scheint doch der maximale Tumordurchmesser, der ohne zusätzliche Gefäßversorgung erreicht werden kann, auf ca. 1 mm begrenzt. Die meisten Tumoren, die diese Größe überschreiten, setzen direkt oder indirekt sog. Angiogenesefaktoren frei, die das Auswachsen von Blutkapillaren in Richtung auf den Tumor induzieren (Abb. 11.6). Die neuen Blutgefäßendothelzellen können schließlich die äußeren Schichten des Tumors durchdringen, wodurch ein rapides Auswachsen der Zellen dieser Schicht ermöglicht wird. Im Inneren des Tumors sterben die Zellen dagegen ab und hinterlassen nekrotisches Gewebe. Die Wachstumsrate von Tumoren hängt 1. von der Fraktion der Zellen ab, die sich im mitotischen Zyklus befinden, 2. von der Zellzyklusgeschwindigkeit und 3. von der Fraktion absterbender Zellen.

Die erste Phase der Ausbreitung von Tumoren beinhaltet Ablösung einzelner Tumorzellen aus dem Tumorzellverband und Invasion von gesundem Gewebe. Tab. 11.3 listet einige Adhäsionsmoleküle auf, die eine potentielle Bedeutung bei der Metastasierung von Tumorzellen besitzen. E-Cadherin beispielsweise spielt eine Rolle bei der Etablierung eines festen epithelialen Zellverbandes, wobei diese Moleküle durch homotypische molekulare Interaktionen zwischen benachbarten Zellen zu einer lateralen Stabilisierung von Epithelien beitragen. Das Ausbrechen aus dem Zellverband, wie es bei malignen Karzinomen beobachtet wird, setzt offenbar eine Herunterregulation dieser Moleküle voraus. Andere Adhäsionsmoleküle, wie z. B. das CD44 und abgeleitete variante Formen, scheinen umgekehrt einen fördernden Effekt auf die Metastasierungskapazität bestimmter Tumorzellen auszuüben. Der sogenannte Organotropismus, d. h. die Bevorzugung bestimmter Organe bei der Metastasenbildung, kann ebenfalls durch selektive Adhäsion zwischen Tumorzellen und Organzellen (z. B. Kapillarendothelzellen oder Organparenchymzellen) beeinflußt sein, z. B. durch Lectinrezeptor-Kohlenhydrat-Interaktionen.

Neben *Adhäsionsmolekülen* spielen eine Reihe anderer Molekülklassen ebenfalls eine wichtige Rolle bei der Metastasierung: *Motilitätsfaktoren* versetzen die Zellen in die Lage zu wandern, *Degradationsenzyme*, in zwischenzelluläres Bindegewebe und durch Basalmembranen zu invadieren, und autokrine bzw. parakrine *Wachstumsfaktoren* ermöglichen das Wachstum in Metastasenzielorganen, falls die Tumorzellen den korrespondierenden *Wachstumsfaktorrezeptor* besitzen und auf das empfangene Signal entsprechend reagieren können.

Krebszellen können den Blutstrom auf zwei Wegen erreichen: Proliferierende metastatische Tumorzellen in drainierenden Lymphknoten können über den großen lymphatischen thorakalen Kanal in große Venen transportiert und von da aus zum Herzen und somit über den Gesamtblutkreislauf verteilt werden (lympho-

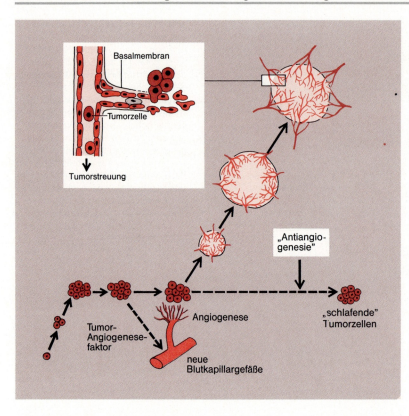

Abb. 11.**6** Illustration dreier wichtiger Konzepte für Wachstum und Metastasierung solider Tumoren.
1. Solide Tumoren durchlaufen Phasen ohne und Phasen mit Gefäßversorgung.
2. Neue Wirtskapillaren können durch angiogenetische Faktoren vom Tumor (TAF) stimuliert werden; der Ausschnitt zeigt Endothelzellen an der Spitze eines tumorinduzierten Kapillargefäßes, das von einer Venole ausging. An der Spitze ist die Basalmembran fragmentiert, so daß Zellen vom Primärtumor hier in die Zirkulation gelangen können.
3. Wenn die Angiogenese inhibiert wird, ist das weitere Tumorwachstum blockiert, und der Tumor kann in eine Phase des „Schlafzustands" übergehen (nach Folkman).

Tabelle 11.**3** Adhäsionsmoleküle und Metastasierung

Adhäsionstyp	Adhäsionsmolekül	Tumortyp
Homotypisch (Tumorzelle-Tumorzelle)	E-Cadherin	Karzinom
	karzinoembryonales Antigen (CEA)	Karzinom
	Lewis- und Sialyl-Lewis-Blutgruppenantigene	Teratokarzinom
Heterotypisch		
– Tumorzelle-extrazelluläre Matrix	CEA → akzessorisches Molekül	kolorektales Karzinom
	β_3-Integrin	Melanom
	G_{D2}-Gangliosid	Melanom
	TPS-180 (Integrin)	Mammakarzinom
	Lamininrezeptor	Mammakarzinom
	CD44 und CD44-Varianten	Adenokarzinom
		Lymphom
– Tumorzelle-Hepatozyt	Hepatozyten-Lectin-Rezeptor → Tumorzelle-Galactosyl-Ligand	Lymphom
– Tumorzelle-Endothelzelle	α_4-Integrin	Lymphom
	LFA-1-Integrin	Lymphom
	MEL-14-Addressin	Lymphom
	Lectinrezeptor → Kohlenhydratligand	Lymphom
	CSPG-Proteoglykan	Melanom
– Tumorzelle-Lymphozyt	ICAM-1	Melanom
	G_{M3}–G_{g5} Ganglioside	Melanom

CSPG = Chondroitinsulfat, → Ligand-Rezeptor Interaktion.

gene Metastasierung). Krebszellen können aber auch auf direktem Wege Blutgefäße invadieren (hämatogene Metastasierung). Voraussetzung hierfür ist allerdings die Durchdringung (Penetration) von Basalmembranen, die die Blutgefäße umgeben, was die Degradation von extrazellulären Matrixkomponenten durch Invasionsenzyme voraussetzt.

Im Blut zirkulierende Tumorzellen werden hier mechanischen Scherkräften, Interaktionen mit Blutkomponenten und immunologischen Abwehrreaktionen

(z. B. durch natürliche Killerzellen) ausgesetzt. Es gilt als wahrscheinlich, daß nur ein kleiner Prozentsatz von Tumorzellen diese Phase überlebt. Solche Überlebenden können dann allein oder in Klumpen in kleinen Blutkapillargefäßen von Organen wie Lunge oder Leber haften bleiben und dort eine Invasion der Blutgefäße in umgekehrter Richtung einleiten, um in extravaskuläre Gewebsschichten einzudringen, wo sie evtl. zu Metastasen auswachsen können. Teilschritte der Gefäßextravasation, des Wiederaustritts von Tumorzellen aus dem Blut in das Gewebe (Abb. 11.7), konnten in vitro in Modellsystemen untersucht werden.

Die Fähigkeit zur Metastasenbildung scheint eine vererbbare Eigenschaft bösartiger Tumorzellsubpopulationen zu sein. Diese Erkenntnis stammt vor allem aus den Untersuchungen von Fidler (6), der die Einzelzellen eines Primärtumors isolierte, klonierte und jeden Einzelklon auf Metastasierungsfähigkeit nach Transplantation in syngene Tiere testete. Nur einzelne, offenbar spezifisch angepaßte Klone des Primärtumors waren in der Lage, Metastasen zu bilden. Mit Hilfe von Chromosomenmarkern konnte weiter gezeigt werden, daß trotz der Heterogenität der Tumorzellmasse des Primärtumors und der Verklumpungstendenz der Tumorzellen im Blut Metastasen meist von Einzelzellen abgeleitet sind, d. h. klonalen Ursprungs. Während des weiteren Metastasenwachstums entsteht dann meist erneut Heterogenität durch Tumordiversifikation und Selektion (Abb. 11.8).

Metastasierende Tumorzellen haben im Verlauf ihrer Ausbreitung nicht nur mechanische, sondern auch immunologische Barrieren zu überwinden. Hierbei spielen „Immune-escape"-Mechanismen der Tumoren, auf die weiter unten eingegangen wird, eine entscheidende Rolle. Auf dem Gang durch den Organismus wechselt für die metastasierende Tumorzelle ständig die Mikroumgebung, was ebenfalls einen hemmenden Einfluß auf eine weitere Ausbreitung darstellt. Maligne Tumoren zeichnen sich vor allem dadurch aus, daß sie in der Lage sind, sich zu diversifizieren, genotypisch unterschiedliche Subpopulationen bzw. nur phänotypisch veränderte Varianten zu bilden.

Ein bis heute noch nicht aufgeklärtes Phänomen der Metastasenbildung stellt der sog. Organotropismus dar, d. h. die Beobachtung, daß bestimmte Tumoren bei der Metastasenbildung bestimmte Organe bevorzugt kolonisieren. Im frühen Stadium der Tumorausbreitung sind zunächst die nahe gelegenen Lymphknoten bzw. bei der hämatogenen Metastasierung jene Organe befallen, in deren Kapillarsystem die zirkulierenden Tumorzellen zuerst haftenbleiben. Leber und Lunge, zwei wichtige Filterorgane, die vom großen bzw. kleinen Blutkreislauf versorgt werden, gehören zu den am häufigsten betroffenen Organen der Metastasenbildung. Hämatogene Fernmetastasen, die nicht durch Kolonisierung im ersten Kapillarsystem erklärbar waren, wurden schon im 19. Jahrhundert beschrieben. Ein Versuch zur Erklärung dieses Phänomens wurde bereits 1889 von Paget mit seiner berühmten und immer noch anerkannten „Seed-and-soil"-Hypothese unternommen. Sie hebt auf das Zusammenspiel bestimmter Tumorzelleigenschaften (seed) mit bestimmten Organeigenschaften (soil, z. B. Anwesenheit von Wachstums- bzw. Hemmfaktoren) ab.

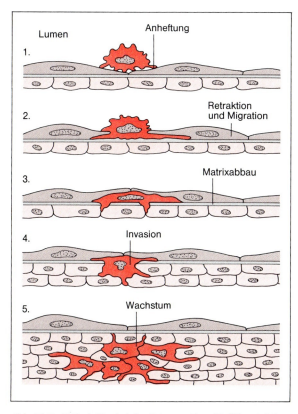

Abb. 11.7 Teilschritte bei der Extravasation (Gefäßaustritt) von metastasierenden Tumorzellen (nach Nicolson).

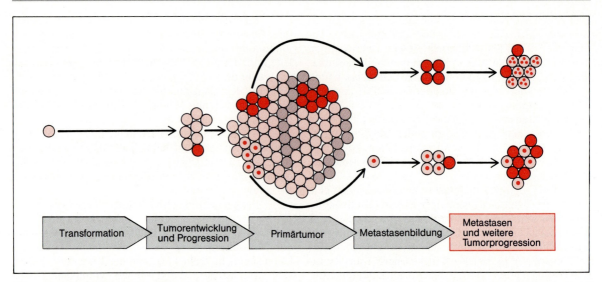

Abb. 11.8 Klonalität und Diversifikation bei Primär- und Sekundärtumorentstehung. Klinisch manifeste Tumoren sind in der Regel in vielen zellulären Eigenschaften heterogen, selbst wenn der Tumor klonalen Ursprungs ist. Tierexperimente ergaben, daß auch die Metastasenbildung häufig von einer einzelnen Zelle ausgeht, also einen klonalen Ursprung hat. Auch beim Metastasenwachstum setzen sich die Prozesse der Tumorzell-Variantenbildung und Wirtsselektion fort, so daß eine heterogene Gesamttumorzellpopulation entsteht (nach Fidler u. Mitarb.).

Tumorantigene, Tumorimmunogenität und Tumorvakzine

Tumorantigene

Antigene Veränderungen auf Tumorzellen können auf verschiedene Weise verursacht und sowohl intrazellulär wie auch auf der Zelloberfläche lokalisiert sein. Eine Veränderung besteht in dem Verlust von Zelloberflächenstrukturen, die auf dem entsprechenden Normalgewebe vorhanden sind. Blasen- und Lungenkarzinomzellen zeigen beispielsweise häufig einen Verlust in der Expression von A-, B- und H-Blutgruppen-Isoantigenen. Tumorzellen können allerdings auch neue tumorassoziierte Antigene (TAA) exprimieren, die auf dem Normalgewebe nicht oder in nur sehr geringer Menge vorhanden sind. Ein weiteres Beispiel für antigene Veränderungen auf der Oberfläche von Tumorzellen ist die Expression von Strukturen, die normalerweise nur in fetalem Gewebe, nicht aber auf normalem adultem Gewebe exprimiert werden. Derartige Antigene werden als onkofetale Antigene bezeichnet.

Für die Tumorimmunologie entscheidend sind die tumorassoziierten Zelloberflächenantigene, da die Auseinandersetzung zwischen Tumor und Wirtsimmunsystem vor allem an der Zelloberfläche der Tumorzellen stattfindet. Da es sowohl zelluläre wie humorale Immunantworten gegen Tumorzellen gibt, diese sich aber grundsätzlich in der Art der Antigenerkennung unterscheiden, erscheint es sinnvoll, die TAA entsprechend zu unterscheiden (Abb. 11.9). Als tumorassoziierte Transplantationsantigene (TATA) werden jene Tumorantigene bezeichnet, die nach Immunisierung mit Tumorzellen in syngenen (isogenen) Tieren zu einer Tumortransplantat-Abstoßungsreaktion führen können. Derartige Antigene werden von T-Lymphozyten durch ihren antigenspezifischen T-Zell-Rezeptor erkannt. Nach neuesten Befunden werden hierbei Peptidstrukturen erkannt, die in enger Assoziation mit den Haupthistokompatibilitätsantigenen (der Klasse I bei CD8-Effektor-T-Lymphozyten bzw. der Klasse II bei CD4-Helfer-T-Lymphozyten) dem Immunsystem präsentiert werden. Eine andere Gruppe von Tumorantigenen kann durch Antikörper auf der Zelloberfläche nachgewiesen werden. Es erscheint zweckmäßig, derartige Tumorantigene als tumorassoziierte serologische Oberflächenantigene (TASA) zu bezeichnen und den TATA gegenüberzustellen. Die durch Antikörper erkannten antigenen Epitope können beispielsweise sterische Konfigurationen von Eiweißmolekülen, Kohlenhydratdeterminanten oder Glykolipidstrukturen darstellen. Für die Definition derartiger Antigene ist es nicht entscheidend, woher die Antikörper stammen. Entscheidend ist vielmehr, daß sie Unterschiede zwischen Tumorzell- und Normalzelloberfläche erkennen. In diese Kategorie fallen alle TAA, die mit Hilfe von monoklonalen Antikörpern, beispielsweise der Maus, der Ratte oder des Menschen, nachgewiesen werden können.

Tumorantigene können nach ihrer Spezifität in drei Kategorien unterteilt werden:

- Tumorantigene, die auf einen bestimmten Tumor restringiert sind (individualspezifisch),
- Tumorantigene, die auf verschiedenen Tumoren des gleichen Typs vorhanden sind (typenspezifisch oder gruppenspezifisch, z. B. Differenzierungsantigene oder virusinduzierte Antigene),
- Tumorantigene, mit weiter Verbreitung auf Tumorzellen sowie auch auf bestimmten normalen Zellen.

Tumorantigene können auch nach ihrer Ätiologie in drei Haupttypen unterteilt werden:

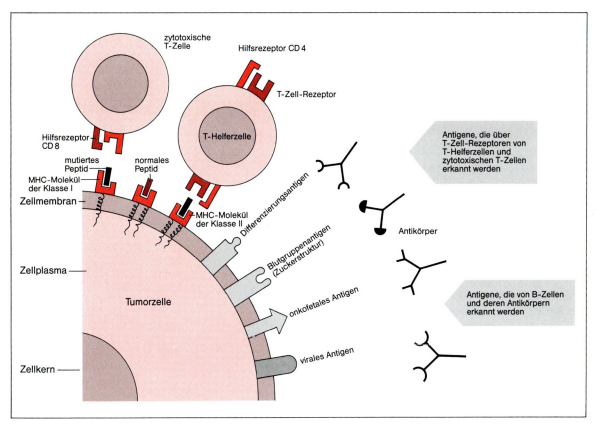

Abb. 11.**9** Tumorassoziierte Antigene. Tumorzellen können sich von normalen Zellen in einer ganzen Reihe von Oberflächenantigenen unterscheiden, lösen aber, da sie körpereigen sind, in der Regel keine starke Immunreaktion aus. Ein Teil der Antigene (grau) kann von Antikörpern und den sie produzierenden B-Zellen erkannt werden. Dazu zählen beispielsweise virale Proteine, wenn die Zelle aufgrund einer Infektion mit einem Tumorvirus entartet ist. Krebszellen können auch Antigene tragen, die sonst nur beim Embryo bzw. Feten oder auf nicht ausdifferenzierten Zellen vorkommen. Ferner kann ein falsches Blutgruppenantigen auftreten. Eine weitere Gruppe von Antigenen wird von T-Zellen (oben) über deren Rezeptor erkannt: Er registriert beispielsweise mutierte Peptide (Bruchstücke davon schwarz), die von MHC-Molekülen auf der Zelloberfläche präsentiert werden. Krebszellen produzieren – wegen der darin aufgetretenen Mutationen – oft veränderte Proteine. Teilweise tragen sie auch MHC-Moleküle der Klasse II, die sonst auf B-Zellen sowie Makrophagen und ähnliche Zellen beschränkt sind. Krebszellen können tumorassoziierte Antigene aber auch in die Umgebung entlassen, wo antigenpräsentierende Zellen sie aufnehmen, verarbeiten und dann auf ihrer Oberfläche dem Immunsystem präsentieren.

- Tumorantigene auf chemisch induzierten oder durch Strahlen induzierten Tumoren (vorwiegend individualspezifische TATA),
- Tumorantigene auf virusinduzierten Tumoren (vorwiegend gruppenspezifisch),
- onkofetale tumorassoziierte Antigene (z. B. CEA, α-Fetoprotein).

In Tab. 11.**4** sind einige Tumorantigene zusammengestellt, die von T-Zellen erkannt werden und T-Zell-Immunantworten induzieren können. Wie der Tabelle zu entnehmen ist, gehören hierzu sowohl Onkogen- wie auch Suppressorgenprodukte, Produkte dereprimierter normaler oder auch mutierter Begleitgene, virale Genprodukte u. a. Natürlich setzt die Antigenerkennung durch T-Zellen eine entsprechende intrazelluläre Antigenprozessierung mit nachfolgender Präsentation von Peptid-MHC-Komplexen an der Zelloberfläche voraus. Die ersten entsprechenden humanen melanomassoziierten Antigene wurden kürzlich als HLA-assoziierte Peptide normaler Gewebsantigene (Tyrosinase) bzw. im Tumor dereprimierter Genprodukte (MAGE-1) identifiziert, kloniert und sequenziert.

■ Kostimulatorische Signale und Tumorimmunogenität

Selbst wenn eine Tumorzelle eine bestimmte neue antigene Determinante exprimiert, bedeutet dies noch keineswegs, daß sie in der Lage ist, eine spezifische Immunantwort auszulösen und damit immunogen zu sein wie dieses bei professionellen antigenpräsentierenden Zellen (APC) der Fall ist. APC (dendritische Zellen, Makrophagen und B-Zellen) exprimieren im Unterschied zu Nicht-APC akzessorische Moleküle wie z. B. B7, ICAM-1 (CD54) oder LFA-3 (CD58), die als Liganden für korrespondierende Rezeptoren auf antigenspezifischen T-Zellen (d. h. CD28, LFA-1 und CD2) noch kostimulatorische Signale an die reagierende T-Zelle vermitteln. Kostimulatorische Signale können auch über T-Helferzellen bzw. deren Zytokine nach Interaktion mit entsprechenden Zytokinrezeptoren vermittelt werden. Ein Modell der T-Zell-Kostimulation über B7 und Lymphokine bei der Induktion von Antitumorimmunität ist in Abb. 11.**10** dargestellt. Beim Fehlen von kostimulatorischen Signa-

Tabelle 11.4 Tumorantigene, die T-Zell-Immunantworten induzieren können

Onkogenprodukte, die durch Mutation oder Genrearrangierungen aktiviert wurden
- Position-12-Mutation in p21^{ras} (10% menschlicher Tumoren)
- p210-Produkt von bcr/abl-Umlagerung (CML)

Mutierte Tumorsuppressorgen-Produkte
- p53 (>50% menschlicher Tumoren)

Produkte aus „Begleitmutationen" in Genen, die aus einer genetischen Instabilität der Tumorzellen resultieren, aber nicht kausal mit der Tumorpathogenese assoziiert sind
- P91A-Mutation (P815 Mastozytom der Maus)

Reaktivierte embryonale Genprodukte, die nicht in adultem (erwachsenem) Gewebe exprimiert sind
- P1A (P815 Mastozytom der Maus)
- MAGE-1 (50% menschlicher Melanome, 25% menschlicher Brustkrebse)

Virale Genprodukte in virusassoziierten malignen Erkrankungen
- SV40T-Antigen
- menschliches Papillomavirus
- EG6- und EG7-Gen-Produkte (menschliches Zervix-Karzinom)
- EBNA-1-Gen-Produkte (Hodgkin-Lymphom und nasopharyngeales Karzinom)

Idiotypische Epitope
- Immunglobulinidiotypen (B-Zell-Lymphome)
- T-Zell-Rezeptor-Idiotypen (T-Zell-Lymphome)

Normale gewebsspezifische Antigene
- Tyrosinase (>50% der Melanome)

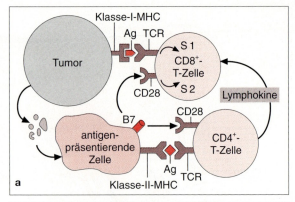
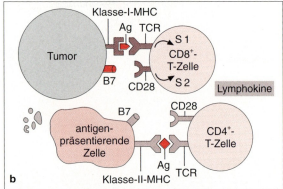

Abb. 11.10 Modell der Kostimulation über B7, bei der Induktion von Antitumorimmunität.
a B7 auf antigenpräsentierenden Zellen.
b B7 auf transfizierten Tumorzellen.
S 1 = Signal 1, S 2 = Signal 2.

len kann der Antigenkontakt einer T-Zelle die Induktion von Anergie (Nichtreaktivität) zur Folge haben. Dies ist wohl zur Aufrechterhaltung von Selbsttoleranz von großer Bedeutung; für Tumorerkennungs- und -abstoßungsreaktionen könnte dieses Phänomen aber verheerende Konsequenzen haben.

Die Erforschung von Grundlagen der Selbsttoleranz gegenüber Antigenen in der Peripherie hat daher große Bedeutung für die Tumorimmunologie. Gentherapeutische Ansätze konzentrieren sich derzeit darauf, Tumorzellen durch Transfer von kostimulatorischen Molekülen (z. B. B7) oder von Zytokingenen so zu modifizieren, daß sie immunogener werden und als therapeutische Vakzine eventuell auch einen bereits bestehenden Zustand von partieller Toleranz im tumortragenden Organismus zu durchbrechen vermögen.

■ Tumorvakzine

Die Antigenität und Immunogenität von Tumorzellen zu erhöhen ist das Ziel bei der Entwicklung von spezifischen Tumorvakzinen, d. h. von Impfstoffen, die zur aktiv-spezifischen Immunstimulation (ASI) eingesetzt werden können. Einige Verfahren zur Herstellung derartiger Tumorvakzinen sind in Abb. 11.11 veranschaulicht. Im Prinzip werden zur Immunisierung sowohl spezifische Tumorantigene in Form von intakten oder zerstörten Tumorzellen verwendet wie auch unspezifische immunstimulierende Agenzien, sogenannte Adjuvanzien, die meist Komponenten bakteriellen oder viralen Ursprungs enthalten. Die Wirksamkeit von Tumorvakzinen zur Metastasentherapie wurde vor allem an zwei Tiertumormodellen systematisch untersucht und nachgewiesen, nämlich am L10-Leberkarzinom des Meerschweinchens und am Esb-Lymphom der Maus (Abb. 11.12).

Die in die Haut übertragenen lebenden Tumorzellen wachsen zu rasch metastasierenden Tumoren aus. Zur Herstellung des Impfstoffs wurden intakte autologe Tumorzellen verwendet, die durch Bestrahlung inaktiviert wurden. Die Esb-Tumorzellen wurden durch Infektion mit einem Virus, dem Newcastle-disease-Virus, immunogener gemacht. Beim L10-Impfstoff wurde ein bakterielles Adjuvans, der Tuberkulose-Impfstoff BCG, den bestrahlten Tumorzellen zugemischt. Die Behandlung der tumortragenden Tiere bestand nun in einer Kombination von Operation der Primärgeschwulst und einer Immuntherapie durch Impfung mit den o. g. Tumorvakzinen. Diese postoperative aktiv-spezifische Immuntherapie konnte bei etwa jedem zweiten Tier das Auswachsen von Metastasen während der gesamten Beobachtungsspanne verhindern.

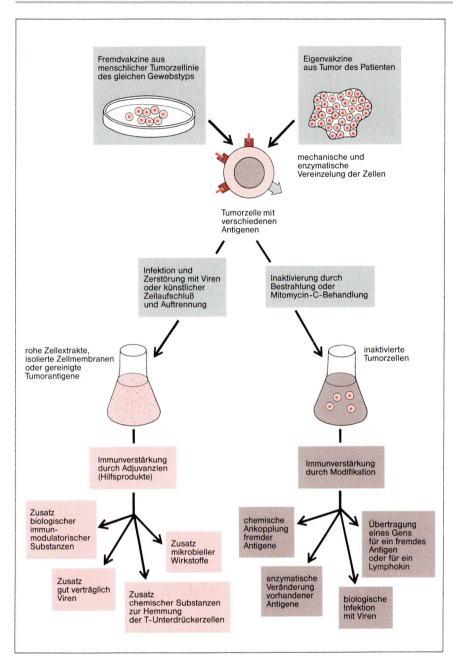

Abb. 11.11 Verfahren zur Herstellung modifizierter Tumorvakzine zur aktiv-spezifischen Immuntherapie des Menschen. Die verwendeten Tumorzellen können aus der operierten Geschwulst des Krebspatienten stammen oder – wenn die Zellmasse nicht ausreicht – aus Tumorzellinien des gleichen Gewebetyps. Bei Ganzzellvakzinen kann man die Tumorzellen äußerlich auf verschiedene Weise so modifizieren, daß sie stärker immunogen wirken: durch chemische Ankopplung oder gentechnische Einführung fremder Antigene, durch enzymatische Veränderung vorhandener Antigene oder durch Infektion mit Viren. Zusätze von Adjuvanzien wie dem Tuberkuloseimpfstoff BCG sind eine weitere Möglichkeit, die Immunogenität zu verbessern. Bei Vakzinen aus subzellulären Teilen oder gereinigten Tumorantigenen läßt sich ein solcher Effekt beispielsweise auch durch Zugabe von immunmodulatorischen Substanzen wie Interleukinen erreichen oder durch Hemmung eben jener T-Zellen, die eine angelaufene Immunreaktion wieder unterdrücken.

Effektormechanismen der Antitumorimmunität

Es gibt eine Vielzahl von Mechanismen, mit denen das Immunsystem Tumorzellen zerstören kann (Tab. 11.5). Die Stimulation derartiger Effektormechanismen stellt die Basis für Immuntherapieverfahren dar. Spezifische Abwehrmechanismen basieren auf der spezifischen Erkennung tumorassoziierter Antigene durch Antikörper oder T-Zell-Rezeptoren (Abb. 11.9). Unspezifische Abwehrmechanismen fungieren ohne Antigenerkennung und können unter der Rubrik „natürliche Immunität" zusammengefaßt werden. Wie bei Zellen der natürlichen Immunität Tumorzellen von normalen Zellen unterschieden werden, ist bisher nicht bekannt.

Zunächst einmal seien Effektormechanismen genannt, in die Antikörper involviert sind. Antikörper, die gegen tumorassoziiertes Antigen gerichtet sind, können an Tumorzellen binden, hierbei das Komplementsystem aktivieren und dadurch die Lyse der Tumorzellen bewirken. Antikörperbeladene Zellen können auch durch Opsonisierung oder Phagozytose durch Zellen des retikuloendothelialen Systems eliminiert werden. Antikörper gegen Adhäsionsmoleküle oder Adhäsionsrezeptoren können die Anheftung von Tumorzellen an andere Zellen oder an Komponenten der extrazellulären Matrix verhindern und hierdurch die Ausbreitung (Disseminierung) behindern. Bei der sog. ADCC-Reaktion, einer antikörperabhängigen zellvermittelten Zytotoxizität, handelt es sich um einen Effektormechanismus, bei dem mit Antikörper beladene Tumorzellen nicht durch Komplement, sondern durch Zellen, die einen Rezeptor für den Fc-Teil des Antikörpermoleküls tragen, lysiert werden.

Zytotoxische T-Lymphozyten spielen eine wichtige Rolle bei der Abstoßung von transplantiertem fremdem Gewebe wie auch bei der Abstoßung von Tumoren, sofern diese T-Zell-Epitope, die zur Tumortransplantat-Abstoßungsreaktion führen können (d. h. TATA), exprimieren. Bei den Effektormechanismen von Anti-TATA-Immunität können sowohl zytotoxische T-Lymphozyten (CTL) wie auch Helfer-T-Lymphozyten und T_{DTH}-Lymphozyten, die spezifische Entzündungsreaktionen vom verzögerten Typ auslösen, eine Rolle spielen. Die Induktion und Aufrechterhaltung der Tumortransplantationsimmunität ist ein komplexer Vorgang, der über ein Zusammenspiel von Zellkooperationen und Lymphokinen gesteuert wird. Klonierte Linien von CTL können inzwischen in vitro etabliert werden und mit Hilfe von T-Zell-Wachstumsfaktoren (vor allem IL-2) über Perioden von Monaten und sogar manchmal Jahren expandiert werden. Klonierte Linien von CTL mit Spezifität für tumorassoziierte Antigene von Transplantationstumoren konnten in tumortragenden Tieren Tumorregression einleiten und echte Tumorheilungen hervorrufen. Ein Problem bei der Anwendung von CTL zur Therapie dürfte in der Individualspezifität der Erkennung liegen, da in den meisten Fällen die Antigene in Assoziation mit bestimmten MHC-Molekülen erkannt werden und diese beim Menschen sehr polymorph sind. Bei der therapeutischen Anwendung von tumorinfiltrierenden Lymphozyten (TIL) werden daher ausschließlich autologe Zellen verwendet, die von dem zu behandelnden Patienten selbst stammen.

Natürliche Killerzellen (NK-Zellen) stellen eine Subpopulation von Lymphozyten dar, die ohne vorherige Sensibilisierung spontan bestimmte Tumorzellen zerstören können. Viele Tumoren myeloiden oder lymphoiden Ursprungs scheinen besonders sensitiv genüber NK-Zellen. NK-Zellen können von B- und T-Zellen auf der Basis von Oberflächenmarkern (HNK 1 oder Leu-7) und durch ihre charakteristischen zytoplasmatischen Granula unterschieden werden.

Auch aktivierte Makrophagen haben – ähnlich wie NK-Zellen – die Fähigkeit, Tumorzellen von normalen Zellen zu unterscheiden. Die Aktivierung von Makrophagen kann entweder durch Interferon-γ oder durch Lymphokine, die als MAF (makrophagenaktivierender Faktor) bezeichnet werden, oder durch Muramyldipeptid (MDP), eine Komponente aus Bakterienzellwänden, erreicht werden. MAF wird produziert, wenn T-Zellen mit ihrem spezifischen Antigen interagieren, so daß die Induktion des Faktors antigenspezifisch ist, während die aktivierten Makrophagen keine Spezifität für das betreffende Antigen tragen. Antitumoreffekte einiger sog. Biological response modifier, wie z. B. BCG, Poly-IC oder MDP, können über die Aktivierung von Makrophagen erklärt werden. Um die Effektivität der Applikation von MAF oder MDP zu erhöhen und ihre Nebeneffekte zu verringern, werden diese auch in Liposomen verpackt appliziert, um eine präferentielle Anreicherung und Phagozytose durch lokale Makrophagen – beispielsweise in der Lunge – zu erreichen.

In Tab. 11.6 sind die unterschiedlichen Phänotypen und Funktionen von Effektorzellen des Immunsystems mit potentiell antitumoraler bzw. antimetastatischer Aktivität zusammengefaßt. In Abb. 11.13 werden NK-Zellen und CTL bei ihrer Interaktion mit Tumorzellen miteinander verglichen. Während MHC-I-Moleküle die Voraussetzung für eine Tumorantigenerkennung durch CD8-CTL darstellen, ist deren Anwesenheit für NK-Zell-Tumorzell-Wechselwirkung oft hinderlich. NK-Zellen

Tabelle 11.5 Effektorenmechanismen der Tumorimmunität

Humorale Mechanismen
- Lyse durch Antikörper und Komplement
- Opsonisierung und Phagozytose
- Verlust von Zelladhäsion durch Antikörper

Zelluläre Mechanismen
- Auslösung einer spezifischen Entzündungsreaktion durch T_{DTH}-Lymphozyten und Etablierung von systemischer Tumorimmunität durch immune Gedächtniszellen
- direkte Lyse durch zytotoxische T-Lymphozyten
- antikörperabhängige zellvermittelte Zytotoxizität (ADCC)
- direkte Lyse durch natürliche Killerzellen (NK), lymphokinaktivierte Killerzellen (LAK), „large granular lymphocytes" (LGL) und ähnliche Zellen der natürlichen Abwehr
- Zytostase und/oder Zytotoxizität durch aktivierte Makrophagen

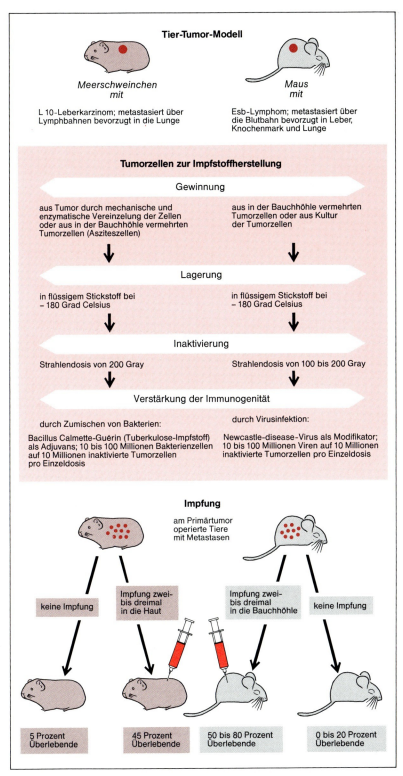

Abb. 11.12 Wirknachweis von Tumorvakzinen an Tiertumormodellen. Die optimale Herstellung von Tumorzellvakzinen, der Impfmodus wie auch die Wirkungsweise der Impfstoffe wurden in erster Linie an zwei Tiertumormodellen untersucht: an Meerschweinchen (links) und an Mäusen (rechts), die man mit Zellen des L10-Leberkarzinoms bzw. des äußerst aggressiven Esb-Lymphoms impft. Die in die Haut übertragenen lebenden Tumorzellen wachsen zu rasch metastasierenden Tumoren aus. Zur Herstellung des Impfstoffs werden Tumorzellen nach Vereinzelung in flüssigem Stickstoff gelagert, durch Bestrahlung inaktiviert und schließlich stärker immunogen gemacht. Dies geschieht beim L10-Impfstoff durch Zugabe des als Tuberkuloseimpfstoff verwendeten Calmette-Guérin-Bazillus. Beim Esb-Impfstoff hingegen werden die Tumorzellen durch eine Infektion mit dem Newcastle-Disease-Virus modifiziert. Rechtzeitig operierte und geimpfte Tiere haben jeweils einen signifikanten Überlebensvorteil gegenüber lediglich operierten (unten). Die Untersuchungen am Meerschweinchen machte die Arbeitsgruppe von Michael Hanna, heute am Bionetics Research Institute der Firma Organon-Teknika in Rockeville (Maryland). Die Ergebnisse an Mäusen stammen von der Arbeitsgruppe des Autors am Deutschen Krebsforschungszentrum in Heidelberg (DKFZ).

benötigen zur Tumorzellerkennung weder ein spezifisches TAA noch MHC-Moleküle und reagieren besonders gut mit Tumorzellen, die wenige oder sogar gar keine MHC-Moleküle exprimieren. CTL lassen sich sowohl über den T-Zell-Rezeptor-Komplex, über zellgebundenes Antigen wie auch durch Kreuzvernetzung des dem Rezeptor assoziierten CD3-Moleküls aktivieren. Ein weiteres alternatives Aktivierungssystem stellt das CD2-Antigen dar, das bei menschlichen T-Zellen als Rezeptor für Schafserythrozyten bekannt wurde. Auch Interleukin 2 und Interferone können durch Bindung an die entsprechenden Rezeptoren zur Aktivierung der Zellen beitragen.

Tabelle 11.6 Phänotypen und Funktionen von Effektorzellen des Immunsystems mit potentieller antimetastatischer Aktivität

Typ	Bezeichnung	Zielzellerkennung	Phänotyp	Funktionelle Aktivität
zytotoxischer T-Lymphozyt	CTL	spezifisch durch MHC-Klasse I restringiert	$CD3^+$, $CD8^+$, $CD4^-$	Zytotoxizität
Helfer-T-Lymphozyt	T_H2	spezifisch durch MHC-Klasse II restringiert	$CD3^+$, $CD8^-$, $CD4^+$	Sekretion von Lymphokinen Helfer für B-Zellen
inflammatorischer T-Lymphozyt	T_H1	spezifisch durch MHC-Klasse II restringiert	$CD3^+$, $CD8^-$, $CD4^+$	Sekretion von Lymphokinen Helfer für T-Zellen
natürliche Killerzelle	NK	unspezifisch nicht MHC-restringiert	$CD3^-$, $CD16^+$, $CD56^+$	Sekretion von Lymphokinen ADCC
natürliche zytotoxische Killerzelle	LAK	unspezifisch nicht MHC-restringiert	$CD3^-$, $CD16^+$, $CD56^+$	Sekretion lytischer Zytokine unspezifische und antikörperabhängige (ADCC) Zytotoxizität
nicht MHC-restringierte CTL	$CD3^+$-LAK	unspezifisch nicht MHC-restringiert	$CD3^+$	Sekretion von lytischen Zytokinen

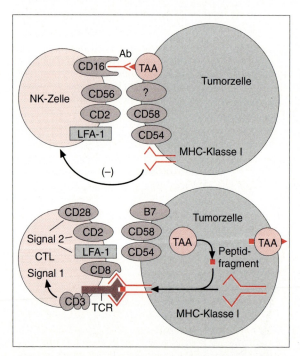

Abb. 11.13 Schematische Darstellung von relevanten Oberflächenstrukturen humaner natürlicher Killerzellen und zytotoxischer T-Lymphozyten (CTL), die bei Tumorzellbindung und möglicherweise auch bei Signaltransfer impliziert sind. NK-Zellen können auch über ihren Fc-Rezeptor (CD16) Fc-Fragmente von Antikörpern binden, die tumorassoziierte Antigene (TAA) erkennen und so zu einer antikörperabhängigen zellulären Zytotoxizität (ADCC) führen. NK-Zellen können aber auch aktiviert werden und über die Interaktionen der Adhäsionsmoleküle CD2, LFA-1 und CD56 mit entsprechenden Liganden auf der Tumorzelle interagieren. Expression von MHC-Klasse-I-Antigenen auf Tumorzellen kann zu einer Resistenz gegenüber NK-Zell-Lyse führen. CTL exprimieren einen antigenspezifischen T-Zell-Rezeptor (TCR), der TAA-Peptidfragmente in Assoziation mit MHC-Klasse-I-Molekülen erkennt. CD3 und andere akzessorische Moleküle sind bei der Transduktion von Aktivierungssignalen über den TCR (Signal 1) beteiligt.

■ Immunbiologische Tumor-Wirt-Wechselbeziehungen

Es gibt verschiedene Hinweise dafür, daß die Immunantwort einen entscheidenden Einfluß auf die Tumor-Wirt-Beziehung haben kann. Der eine basiert auf Beobachtungen, daß in Individuen unter immunsuppressiver Therapie die Häufigkeit maligner Erkrankungen höher ist als in normalen. Weitere Hinweise basieren auf experimentellen und klinischen Beobachtungen, die direkte Zusammenhänge zwischen Immunantworten und dem Verlauf einer Tumorerkrankung (Progression oder Regression) nahelegen. Generell gesprochen mögen Immunantworten gegen Tumoren dem Wirtsorganismus nützen; jedoch können unter bestimmten Umständen derartige Immunreaktionen auch zum Nachteil gereichen. Der Nachweis von T-Lymphozyten und Makrophagen an Orten, an denen experimentelle Tumoren gerade zur Regression gebracht werden, oder auch bei Melanompatienten, deren Tumoren gerade eine Spontanregression durchmachen, legt eine Rolle dieser beiden Zelltypen bei der Abstoßung von Tumoren nahe.

„Immune-escape"-Mechanismen, d. h. das Entkommen von Tumoren vor Abwehrmechanismen, stellen ein zentrales Paradox der Tumorimmunologie dar. Sie können zur Erklärung dafür beitragen, daß selbst Krebszellen, die nachgewiesenermaßen immunogen sind, trotz Ablauf von Immunreaktionen auswachsen. Genauso wie es eine Vielfalt von immunologischen Abwehrmechanismen gibt, scheint es auch eine entsprechende Vielfalt von Tumor-„Immune-escape"-Mechanismen zu geben. Diese können u. U. so durchschlagend sein, daß sie sowohl die normale autologe Immunantwort wie auch Versuche zur Immuntherapie unmöglich machen. Einige der Faktoren, die zum „Immune escape" beitragen, sind in Tab. 11.7 zusammengefaßt. Hierzu gehören Antigenmaskierung, Antigenmodulaton, Antigen-

Tabelle 11.7 Tumor-Immune-escape-Mechanismen

Typ	Beispiel
Antigenmodulation	Resistenz gegen Lyse durch Antikörper und Komplement, ausgelöst durch Antitumor-Antikörper
Antigen- und/oder MHC-Verlust	Nichterkennung durch Effektor-T-Lymphozyten
Antigenmaskierung	Maskierung von TA durch Substanzen wie z. B. Sialomucin
Antigen-Shedding	Abgabe von TA in die Mikroumgebung, Blockierung von Antikörpern oder T-Effektorzellen
Tumor „sneaking through"	„Unterwanderung" im Niedrigzellzahlbereich
Tumor „overriding"	„Überwanderung" im Hochzellzahlbereich
Kompetition für Wachstumsfaktoren	IL-2-Absorption durch Tumoren mit IL-2-Rezeptoren
Tumortoleranz	– genetische „Non-Responsiveness" – spezifische Inhibition, z. B. Mammary tumor virus (MTV)
tumorbedingte Immunsuppressionen	– blockierende Faktoren, Immunkomplexe – Prostaglandine – virale Komponenten (z. B. P15E)

TA = Tumorantigen

shedding, Toleranzinduktion, blockierende Faktoren, das Verhältnis von Immunkapazität zu Tumormasse, Suppressor-T-Lymphozyten und die Suppression durch Faktoren des Tumors.

Der Ablauf einer Antitumorimmunantwort gegenüber einem progressiv wachsenden Transplantationstumor wurde in verschiedenen Tiertumormodellen untersucht. In Abhängigkeit von der Zeitachse können hierbei verschiedene Phasen unterschieden werden: eine frühe Phase, in der sog. konkomitante Antitumorimmunität erzeugt wird (Verhinderung des Auswachsens einer zweiten Tumorzellinokulation bei gleichzeitig wachsendem Primärtumor), eine mittlere Phase maximaler Effektorzellaktivität und eine späte Phase, in der aufgrund der hohen Tumorlast und Tumorantigendosis eine zunehmende Suppression der spezifischen Antitumorimmunantwort und schließlich des gesamten Immunsystems konstatiert werden muß. Eine Kenntnis dieser Stadien erscheint von großer Bedeutung für entsprechende Strategien zur Immuntherapie. Nur in der frühen und mittleren Phase erscheinen aktive Immuntherapien angezeigt, in der späten Phase dagegen eher passive, adoptive, restaurative und substitutive Verfahren (s. Immuntherapie).

Immundiagnose, Immunprophylaxe und Immuntherapie

Immundiagnose

Die Immundiagnose von Krebserkrankungen kann auf zwei unterschiedliche Ansätze zurückgeführt werden. Der eine beschäftigt sich mit der Auffindung von Tumormarkern, um damit eine Verlaufskontrolle für die Tumorerkrankung an die Hand zu bekommen, während der andere sich mit dem Status der Wirt-Antitumor-Immunreaktion selber befaßt. Es ist bekannt, daß Tumorzellen nukleäre, zytoplasmatische, zelloberflächenassoziierte oder sekretierte Produkte exprimieren, die in Quantität oder Qualität von Produkten normaler Zellen abweichen und daher als Tumormarker nützlich erscheinen. Viele von diesen Produkten werden als Antigene bezeichnet, da sie duch Antiseren, die in anderen Spezies hergestellt wurden, erkannt werden. Die meisten derartigen Marker scheinen allerdings in dem Organismus, in dem der Tumor entstand, nicht immunogen zu sein. Die bekanntesten derartigen Tumormarker stellen onkofetale Produkte dar. Hierzu gehören das 1963 von Abelev entdeckte α-Fetoprotein (AFP) und das 1965 von Gold und Freedman beschriebene karzinoembryonale Antigen (CEA).

Autologe Antitumor-Immunreaktionen konnten in vielen Fällen sowohl in Tiermodellsystemen wie auch bei menschlichen Erkrankungen nachgewiesen werden. Menschliche Antikörper gegen Epstein-Barr-Virus (EBV) wurden regelmäßig in erhöhtem Maße in Patienten mit Burkitt-Lymphomen und Nasopharynxkarzinomen gefunden. Auch wurden Antikörper gegen Melanome und osteogene Sarkome nachgewiesen sowie Antikörper gegen Herpes-simplex-Virus in Patienten mit Zervixkarzinomen und epidermoiden Karzinomen des Oropharynx. Vakzinen aus autologen Tumorzellen oder Tumorzellextrakten konnten weiterhin zelluläre DTH-(Delayed-type-hypersensitivity-)Hautreaktionen sowie In-vitro-Reaktionen, wie z. B. Zytotoxizität, MIF-Produktion (Makrophagen-Migrationsinhibitions-Faktor-Produktion), Lymphozytenblastogenese u. a., induzieren.

Zur Zeit hat allerdings keiner der tumorspezifischen Marker oder Reaktionen genügend Spezifität und Sensitivität, um als ein Erkennungsmarker für eine Frühdiagnose der Krebserkrankung in Frage zu kommen. Vielmehr werden derartige Marker zur Velaufskontrolle benutzt. In einigen Fällen erscheint die Diagnose von Tumormarkern wie auch von Antitumor-Immunreaktionen zur Evaluation der Progression oder Regression der Erkrankung nützlich, auch um festzustellen, wie individuelle Patienten auf eine bestimmte Therapie ansprechen, um das Risiko einer rekurrenten Krebserkrankung abschätzen zu können.

■ Immunprophylaxe

Zumindest konzeptionell könnte eine Immunisierung gegen onkogene Viren, die im Zusammenhang mit bestimmten Krebserkrankungen stehen, zu einer Immunprophylaxe gegen eine entsprechende Erkrankung beitragen. Ein derartiges Vorgehen ist in der Tat zur Prophylaxe gegen die sogenannte Marek-Erkrankung von Hühnern erfolgreich. Obwohl die Immunisierung gegen onkogene Viren mit den gleichen Schwierigkeiten konfrontiert sein könnte wie die Immunisierung gegen pathogene Viren, so scheint doch dieses Vorhaben eine rationale Grundlage zu haben, zumindest um eine Protektion gegen jene Tumoren zu erzielen, die mit derartigen Viren assoziiert werden.

■ Immuntherapie

Die wichtigsten z. Z. erprobten Immuntherapieverfahren können in etwa wie folgt unterteilt werden:
- aktive Immuntherapien, bei denen das Immunsystem des Tumorträgers spezifisch mit Tumorvakzinen und/oder unspezifisch stimuliert wird, um eine Tumorabstoßungsreaktion zu induzieren (Beispiel: aktiv-spezifische Immuntherapie);
- adoptive Immuntherapien, bei denen die Immunkapazität durch den Transfer von immunen und aktivierten Lymphozyten erweitert wird (Beispiel: LAK + IL-2; TIL + IL-2);
- restaurative und immunmodulatorische Immuntherapien, bei denen versucht wird, Defizienzen auszugleichen und suppressorisch wirkende Einflüsse zu inhibieren (Beispiele: Knochenmarktransplantation, Einsatz von BRM [Biological response modifier] oder von niedrig dosiertem Cyclophosphamid), sowie auch Verfahren zur Entfernung von suppressiven Faktoren aus dem Serum (Plasmapherese) sowie die Substitution des Organismus durch Spurenelemente, Vitamine, Lipide u. a.;
- passive Immuntherapien, bei denen Antikörper (Antiseren oder jetzt vermehrt monoklonale Antikörper) oder z. B. Antikörper-Toxin-Konjugate (Immunotoxine) transferiert werden.

Obwohl der Einsatz so vielfältiger unterschiedlicher Verfahren allein oder in Kombination ein enormes Potential für zusätzliche therapeutische Anwendung beinhaltet, muß doch festgestellt werden, daß es bisher für keine der bedeutenden Krebserkrankungen eine bereits etablierte Form der Immuntherapie gibt. Dies mag zum einen in der Komplexität der Tumor-Wirt-Beziehungen begründet sein, zum anderen aber auch in der Tatsache, daß viele biologische Therapieverfahren ein Niedrigdosenoptimum vorweisen, wohingegen die klinischen Studien zunächst auf Dosen ausgerichtet sind, die an Patienten im Endstadium ausprobiert und gerade unterhalb der Toxizitätsgrenze, ähnlich wie bei der Chemotherapie, gesucht werden. Immerhin ist es durch Fortschritte der Immunologie und Molekularbiologie gelungen, viele Wirkstoffe wie Lymphokine und Wachstumsfaktoren sowie monoklonale Antikörper in reiner Form und in großen Mengen zu gewinnen. Es wird z. B. versucht, die Antikörper zu einem verbesserten Targeting von Krebstherapeutika (z. B. Immunotoxine, Liposomen) zu verwenden. Die Lymphokine oder Zytokine (Interferone [IFN], Interleukine [IL], koloniestimulierende Faktoren [CSF], Tumornekrosefaktoren [TNF] usw.) werden entweder direkt an Patienten ausgetestet der verwendet, um deren Effektorlymphozyten in Kultur zu propagieren und zu aktivieren. Es ist wahrscheinlich, daß auch in Zukunft noch viele weitere Wirkstoffe des Immunsystems isoliert werden, die als von der Natur gegebene Werkzeuge klinisch nutzbar gemacht werden könnten. Bei kluger Anwendung könnte durch sie die Diagnose wie auch die Therapie von Krebserkrankungen wesentlich verbessert werden.

■ Literatur

1. Boon, T.: Antigenic tumor cell variants obtained with mutagen. Advanc. Cancer Res. 39 (1983) 131–151
2. Brichard, V., A. Van Pel, Th. Wölfel, C. Wölfel, E. De Plaen, B. Lethé, P. Coulie, T. Boon: The tyrosinase gene codes for an antigen recognized by autologous cytolytic T lymphocytes on HLA-A2 melanomas. J. exp. Med. 178 (1993) 489–495
3. Brodt, P.: Tumor immunology – three decades in review. Ann. Rev. Microbiol. 37 (1983) 447–476
4. Den Otter, W., E. J. Ruitenberg: Tumor Immunology. Mechanisms, Diagnosis, Therapy. Elsevier, Amsterdam 1987
5. Fearon, E., D. Pardoll, T. Itaya et al.: Interleukin-2 production by tumor cells bypasses T helper function in the generation of an antitumor response. Cell 60 (1990) 397–403
6. Fidler, I. J., D. M. Gersten, I. R. Hart: The biology of cancer invasion and metastasis. Advanc. Cancer Res. 28 (1978) 149–250
7. Fortner, J. G., I. E. Rhoads: Accomplishments in Cancer Research 1986. Lippincott, Philadelphia 1987
8. Hart, I. R.: Seed and soil revisited: mechanisms of site-specific metastasis. Cancer Metast. Rev. 1 (1982) 5–16
9. Heberman, R. B.: Cancer Immunology: Innovative Approaches to Therapy. Nijhoff, Den Haag 1986
10. Heberman, R. B., R. H. Wiltrout, E. Gorelik: Immune Responses to Metastases, vol. I, II, CRC, Boca Raton/Florida 1987
11. Kahn, P., Th. Graf: Oncogenes and Growth Control. Springer, Berlin 1986
12. Klein, G., E. Klein: Evolution of tumors and the impact of molecular oncology. Nature 315 (1985) 109–115
13. Lapis, K., L. A. Liotta, A. S. Rabson: Biochemistry and Molecular Genetics of Cancer Metastasis. Nijhoff, Den Haag 1986
14. Liotta, L., I. Hart: Tumor Invasion and Metastasis. Nijhoff, Den Haag 1982
15. Nicolson, G. L.: Cell surface molecules and tumor metastasis. Regulation of metastatic diversity, Exp. Cell Res. 150 (1984) 3–22
16. Nicolson, G. L., I. Milas: Cancer Invasion and Metastasis: Biological and Therapeutic Aspects. Raven, New York 1984
17. Osband, M. E., S. Ross: Problems in the investigational study and clinical use of cancer immunotherapy. Immunol. Today 11 (1990) 193–195
18. Rosenberg, S.: Lymphokine-activated killer cells: a new approach to immunotherapy of cancer. J. nat. Cancer Inst. 75 (1985) 595–603
19. Sager, R.: Genetic suppression of tumor formation: a new frontier in cancer research. Cancer Res. 46 (1986) 1577–1580
20. Sager, R.: Tumor suppressor genes: the puzzle and the promise. Science 246 (1989) 1406–1411
21. Schirrmacher, V.: Cancer metastasis: experimental approaches, theoretical concepts and impacts for treatment strategies. Advanc. Cancer Res. 43 (1985) 1–73
22. Schirrmacher, V., T. Ahlert, R. Heicappell, B. Appelhans, P. von Hoegen: Successful application of non-oncogenic viruses for antimetastatic cancer immunotherapy, Cancer Rev. 5 (1986) 19–49
23. Schirrmacher, V.: Krebs: Tumoren, Zellen, Gene. Spektr. d. Wiss. 1987
24. Schirrmacher, V.: Krebsimpfung mit Tumorzellen. Spek. d. Wiss. Januar 1990, 38–50
25. Sedlacek, H. H.: Tumorimmunologie und Tumortherapie. Eine Standortbestimmung. Karger, Basel 1987

26 Slavin, S., A. Nagler: New developments in bone marrow transplantation. Curr. Opin. Oncol. 3 (1991) 254–271
27 Stickney, D. R., K. A. Foon: Biologic response modifiers: therapeutic approaches to lymphoproliferative diseases. Curr. Opin. Oncol. 4 (1992) 847–855
28 Tannock, I. F., R. P. Hill: The Basic Science of Oncology. Pergamon, New York 1987
29 Tepper, R., P. Pattengale, P. Leder: Murine interleukin-4 displays potent anti-tumor activity in vivo. Cell 57 (1989) 503–512
30 Townsend, S. E., J. P. Allison: Tumor rejection after direct costimulation of CD8+ T cells by B7 transfected melanoma cells. Science 259 (1993) 368–370

12 Autoimmunität

H. Wekerle

■ Horror autotoxicus

Das Immunsystem ist im Prinzip eine äußerst destruktive Kampfmaschine. Alle seine Funktionen sind darauf angelegt, fremde Strukturen, die möglicherweise ins körpereigene Gewebe eingedrungen sind, zu identifizieren, einzukreisen und schließlich zu zerstören. Dieses System hat sich sehr bewährt. Es sorgt dafür, daß der Organismus weitgehend von Parasiten und Infektionserregern, aber auch von spontan entstehenden Krebszellen freigehalten wird. Zytotoxische T-Lymphozyten, Antikörper produzierende B-Lymphozyten, Phagozyten sowie toxische Mediatorstoffe sind die Waffen des tödlichen Überwachungsapparates.

Der erwünschte Schutzeffekt des Immunsystems setzt allerdings die absolut zuverlässige Fähigkeit voraus, potentiell schädliche Fremdstrukturen von den zu schützenden Geweben und Molekülen des eigenen Organismus zu unterscheiden. Ein Versagen dieses Unterscheidungsvermögens wäre das Signal für eine autoaggressive Zerstörung lebenswichtiger Organe.

Dieses kardinale Dilemma der Immunreaktivität wurde bereits von Ehrlich erkannt. Von der Beobachtung, daß Versuchstiere zwar gegen Blutkörperchen anderer Individuen und fremder Spezies, nicht aber gegen Erythrozyten des eigenen Organismus immunisiert werden können, leitete er den Begriff Horror autotoxicus ab, die Scheu, den Respekt des Immunsystems vor Strukturen des eigenen Körpers. Wie aber unterscheidet das Immunsystem „Selbst" von „Fremd"? Prinzipiell bestehen zwei alternative Möglichkeiten, immunologische Selbsttoleranz zu wahren. Die erste, radikale Alternative beruht auf der physischen Beseitigung aller Immunzellen, welche „Selbst" erkennen können. Sie wurde von Burnet in den ursprünglichen Versionen seiner „klonalen Selektionstheorie" propagiert. Burnet postulierte, daß die Vielfalt aller möglichen Immunreaktionen sich in einer entsprechenden Diversität vorgefertigter T-Lymphozyten-Familien, „Klonen", widerspiegelt. Jeder Klon hat einen eigenen, unverwechselbaren Rezeptor für eine bestimmte antigene Struktur. Treffen Lymphozyten dieses Klons etwa auf Mikroben, die „ihr" spezielles Antigen tragen, so erkennen sie es und werden aktiviert. Es entsteht eine Immunreaktion mit dem Ziel, die unerwünschte Fremdstruktur zu zerstören, sie aus dem Körper zu entfernen. Lymphozytenklone mit Rezeptoren für *körpereigene* Strukturen verfügen prinzipiell über dasselbe destruktive Potential, nur sind bei ihnen die Gewebe des eigenen Organismus das Ziel der Zerstörung. Selbstreaktive Immunzellen sind somit für den Körper Risikofaktoren, vergleichbar mit tickenden Zeitbomben. Nach Burnet sollten selbstreaktive Klone bereits während der Embryonalentwicklung aus dem Immunrepertoire entfernt werden. Bei unvollständiger Beseitigung dieser autoaggressiven, „verbotenen" Klone wären Autoimmunattacken zu erwarten. Autoimmunerkrankungen könnten aber auch entstehen, wenn solche Immunzellen durch pathologische somatische Mutation ihres Antigenrezeptors neu im reifen Immunsystem gebildet würden.

Die Theorie der immunologischen Selbsttoleranz von Burnet kann viele, bei weitem aber nicht alle bekannten Phänomene immunologischer Selbstreaktivität erklären. Es ist heute klar, daß in der Tat eine große Zahl selbstreaktiver T-Lymphozyten im Verlauf ihrer Reifung aus dem Immunrepertoire entfernt werden. Es ist aber ebenso erwiesen, daß auch das gesunde Immunsystem eine unerhört große Zahl selbstreaktiver Immunzellklone enthält, wohlgemerkt, ohne daß dabei je eine klinisch relevante Autoaggression erfolgte. Dieser Tatsache wird ein alternatives Konzept gerecht, welches *Regulation* als Grundprinzip der Selbsttoleranz ansieht. Nach dieser Theorie wäre Selbsttoleranz nichts anderes als die extreme Variante einer „normalen" Immunantwort, wo ja bekanntlich ablaufende Reaktionen durch ein Wechselspiel aktivierender und gegenregulativer Mechanismen dosiert und schließlich beendet werden. Im Falle der autoreaktiven Lymphozyten wären die gegenregulierenden Kräfte besonders wirksam und ausdauernd. Nach diesem Konzept wären es vor allem Störungen des regulativen Gleichgewichts, die zu Autoimmunreaktionen führen. Eine pathogene Aktivierung der potentiell autoreaktiven Lymphozytenklone wäre vorstellbar bei einer relativen Schwächung der selbstprotektiven Kontrollmechanismen, aber auch beim Auftreten eines überwältigend starken positiven Stimulationssignals (Abb. 12.**1**).

Wir wissen heute, daß sich die beiden Theorien der immunologischen Selbsttoleranz, nämlich die Entfernung selbstreaktiver Immunzellklone und ihre Kontrolle durch regulative Mechanismen, keineswegs gegenseitig ausschließen. Viele neue Befunde legen nahe, daß die immunologische Selbsttoleranz durch vielfältige Mechanismen gewährleistet wird und daß in erster Linie die Beschaffenheit eines bestimmten Selbstantigens darüber bestimmt, welche Form der Selbsttoleranz in diesem Falle zum Tragen kommt. Es gibt in der Tat überzeugende Beispiele für die Beseitigung autoreaktiver Immunzellen. So fehlen etwa autoreaktive T-Lymphozyten für Autoantigene, die in sehr hoher Konzentration im gesamten Organismus vorkommen (z. B. Serumalbumin). Auf der anderen Seite finden sich T- und B-Lymphozytenklone gegen andere Autoantigene, wie z. B. Myelinproteine, Hormone oder Membranrezeptoren des Nervensystems, nicht nur bei Patienten mit Autoimmunerkrankungen, sondern auch regelmäßig im Immunsystem völlig gesunder Individuen. Die postulierten Regulationssysteme, die für die sichere Kontrolle der potentiell pathogenen autoreaktiven Lymphozytenklone verantwortlich sind, sind allerdings bis zum heutigen Tage allenfalls in ihren Umrissen bekannt.

Die Entdeckung autoreaktiver Lymphozytenklone im Immunrepertoire und der Nachweis ihres autoaggressiven Potentials waren von höchster Bedeutung. Sie führten zu einem grundlegend neuen Verständnis der Organisation des gesunden Immunsystems sowie der Entstehung von Autoimmunerkrankungen. Wie im folgenden bei der Diskussion humoraler Antikörper gezeigt werden wird, sind viele autoreaktive Immunzellen oder Antikörper wohl *autoreaktiv*, dabei aber keineswegs *autoaggressiv*. Sie reagieren zwar mit körpereigenen Strukturen, zerstören sie aber nicht. Es ist sogar vorstellbar, daß manche autoreaktiven Immunzellen nutzbringende Funktionen im Immunsystem ausüben. Das autoaggressive Potential eines autoreaktiven Lymphozyten muß also in jedem Fall formell nachgewiesen werden. Dabei haben sich Kriterien bewährt, wie sie in ähnlicher Weise von Robert Koch für die Charakterisierung pathogener Mikroben in die Infektionsmedizin eingeführt wurden. Entsprechend den Kochschen Postulaten müssen zweifelsfrei autoaggressive Immunzellen regelmäßig in spezifisch erkrankten Geweben nachzuweisen und daraus zu isolieren sein. Diese Lymphozyten müssen in der Lage sein, im Transfertest eine der primären Erkrankung vergleichbare Veränderung zu übertragen. Schließlich sollten aus dem sekundär erkrankten Gewebe erneut die typischen autoimmunen Lymphozyten isolierbar sein. Im Tierversuch, aus naheliegenden Gründen aber nicht beim Menschen wurden in der Tat autoaggressive T-Lymphozyten, die das Kochsche Postulat voll erfüllen, nachgewiesen.

■ Humorale Autoantikörper

■ Nachweismöglichkeiten und Frage nach dem pathogenen Potential

Autoimmunität bzw. Autoreaktivität des Immunsystems wurde zuerst anhand der humoralen Antikörper beschrieben. Dies ist aber nicht etwa auf eine größere praktisch-klinische Bedeutung von Autoantikörpern gegenüber zellulären Autoimmunreaktionen zurückzuführen, sondern beruht vielmehr auf rein praktischen Gründen. Autoreaktive Antikörper lassen sich nämlich sehr viel leichter nachweisen als autoreaktive T-Lymphozyten. Autoantikörper gegen zelluläre Bestandteile des Blutes waren seit den Anfangszeiten der Immunologie durch einfache Agglutinations- oder Hämolysetests eindeutig nachzuweisen. Nach Einführung der Immunfluoreszenzfärbung und der immunhistochemischen Technologie wurde es darüber hinaus möglich, eine große Anzahl gewebsspezifischer Autoantikörper durch Bindung an histologische Schnitte verschiedenster Organe nachzuweisen. Mit immer empfindlicheren Nachweismethoden stieg die Häufigkeit nachgewiesener Autoantikörper. Es zeigte sich, daß nicht nur sehr viele Erkrankungen mit dem Auftreten von Autoantikörpern einhergehen, sondern daß solche autoreaktiven Antikörper auch oft im Blut gesunder Menschen zu finden sind.

Im Gegensatz zu früheren Zeiten der Immunologie, als die Bindung autoreaktiver Antikörper an Gewebe des Körpers fast zwangsweise mit deren autoaggressiver Zerstörung gleichgestellt wurde, stellt sich heute also stets die Frage nach der funktionellen Bedeutung der Autoantikörper, nach ihrem tatsächlichen pathogenen Potential. Durch Übertragung gereinigter Serumautoantikörper oder monoklonaler Autoantikörper auf geeignete Versuchstiere zeigt sich sehr eindrucksvoll, daß die meisten Autoantikörper ohne pathogene Wirkung sind. Die alleinige Fähigkeit eines Antikörpers, sich an körpereigene Gewebestrukturen zu heften, sagt also noch nichts über seine pathogene Potenz aus. Beispiele für nichtpathogene Autoantikörper sind die vielen, oft hochspezifischen autoreaktiven Immunglobuline, die bei Erkrankungen des rheumatoiden Formenkreises gefunden werden. Die meisten dieser Autoantikörper, deren autoantigene Zielstruktur bestens bekannt sind, übertragen keinerlei krankhafte Veränderungen auf Versuchstiere.

Pathogene Autoantikörper des Menschen sind nicht häufig. Als Beispiele von Autoantikörpern mit eindeutig gesicherter pathogener Kapazität seien die erythrozyten-spezifischen Autoantikörper genannt, wie sie bei hämolytischen Anämien gefunden werden. Weitere Beispiele sind Autoantikörper gegen Thyreoglobulin und thyreoide Peroxidase beim Morbus Basedow, gegen Strukturen der Haut, die für Pemphigus und Pemphigoid verantwortlich sind, und – vielleicht das am besten bekannte Beispiel – gegen den nikotinischen Acetylcholinrezeptor der neuromuskulären Endplatte, die die Behinderung der neuromuskulären Erregungsübertragung bei der Myasthenia gravis bewirken.

■ „Natürliche", polyreaktive Autoantikörper

Autoantikörper kommen, wie gesagt, keineswegs nur im Gefolge von Autoimmunerkrankungen vor, sondern sind auch im völlig gesunden Organismus nachzuweisen. Detaillierte Untersuchungen anhand menschlicher B-Lymphozyten-Klone, welche durch Infektion mit dem Epstein-Barr-Virus transformiert wurden, ergaben den erstaunlichen Befund, daß jedes gesunde Immunsystem B-Lymphozyten-Klone besitzt, die autoreaktive Antikörper produzieren und auch freisetzen. Die meisten dieser „natürlichen" Autoantikörper haben eine sehr breite und auch unscharfe Spezifität. Ihre Affinität zum Zielautoantigen ist niedrig. Neben dem Autoantigen binden die natürlichen Autoantikörper auch gewisse körperfremde Antigene. Die meisten der polyreaktiven natürlichen Autoantikörper scheinen der IgM-Klasse anzugehören; daneben werden aber auch Immunglobuline aller anderen Isotypen (insbesondere IgA und IgG_3) gefunden.

Die natürlichen Autoantikörper weichen, außer in ihrer niederen Affinität für das Zielantigen, auch in anderer Weise von klassischen Immunglobulinen ab. Viele der polyreaktiven natürlichen Antikörper werden von einer unkonventionellen B-Lymphozyten-Subpopulation produziert, den „B-1-Lymphozyten". Diese speziellen B-Lymphozyten exprimieren überraschenderweise auf ihrer Oberfläche das CD5-Antigen (bei der Maus Lyt-1), eine Struktur, die lange Zeit als Kennzeichen für T-Lymphozyten galt.

Frühe Studien des Immunglobulinrepertoires schienen darauf hinzudeuten, daß B-1-Lymphozyten im Gegensatz zu ihren klassischen Pendants unfähig seien, mit Helfer-T-Lymphozyten zu kooperieren. Dies ist jedoch nicht unbedingt der Fall. Die erwähnte Umschaltung der Isotypen von IgM auf IgA oder IgG spricht für eine Einwirkung von T-Lymphozyten.

Die hypervariablen CDR-Sequenzen der natürlichen polyreaktiven Autoantikörper, welche für die spezifische Bindung der (Auto-)Antigene verantwortlich sind, sind weniger vielgestaltig als die CDR-Sequenzen konventioneller Immunglobuline. An den Schaltstellen zwischen V_H und J_H finden sich nur wenige N-Elemente, und auch die Zahl somatischer Mutationen scheint in B1-Lymphozyten allenfalls gering zu sein. Die geringe Diversität dieser Immunglobuline dürfte für ihre Polyreaktivität und – implizit – für ihre Reaktivität mit Selbstantigenen verantwortlich sein.

Über die Funktion der natürlichen polyreaktiven Autoantikörper und der B-1-Lymphozyten überhaupt ist noch sehr wenig bekannt. B-1-Lymphozyten wurden vermehrt in generalisierten Autoimmunerkrankungen, etwa im rheumatischen Formenkreis, nachgewiesen. Eine direkte Beteiligung an der Pathogenese wurde aber nicht gezeigt. Es ist möglich, daß einige der polyreaktiven Antikörper eine physiologische Rolle in der ersten Phase des Infektionsschutzes spielen, also noch vor der Ausbildung der spezifischen Immunantwort in Erscheinung treten. Alternative Hypothesen postulieren für diese Antikörper eine nichtimmunologische Entsorgungsfunktion, etwa bei der Beseitigung von Metaboliten, Zelltrümmern u. ä. aus den Geweben.

■ Idiotypisches Netzwerk

Die radikalste Variante „nützlicher" autoreaktiver Immunglobuline bietet jedoch Jernes legendäre „Idiotypische Netzwerktheorie" (Kap. Melchers/Emmrich, Immunregulation, S. 129). Dieses Konzept gründet sich auf die Beobachtung, daß Immunglobuline nicht nur als Antikörper fungieren, sondern auch selbst Antigene darstellen. Solche antigenen Epitope finden sich sowohl in den konstanten Abschnitten von Ig-Molekülen als auch in den variablen Regionen, wo sie als klonotypische Epitope, „Idiotope", bezeichnet werden. Das praktisch unlimitierte Repertoire an Ig-V-Regionen reflektiert sich in einer ebenso großen Zahl unterschiedlicher Idiotope, mit der Folge, daß für jede individuelle Ig-V-Region mindestens einige komplementäre Immunglobuline vorliegen müssen, die sich als Antikörper an Idiotope des ersten Immunglobulins binden können. Diese idiotypisch/antiidiotypischen Interaktionen verknüpfen alle (B)Lymphozyten-Klone des Immunsystems zu einem idiotypischen Netzwerk, welches die Aktivität der einzelnen Klone in einem physiologischen Ruhezustand hält. Dieses Gleichgewicht wird erst durch das Eindringen eines (Fremd-)Antigens ins Immunsystem gestört. Das Antigen bindet den komplementären Antikörper. Die „benachbarten" antiidiotypischen Immunglobuline werden ebenfalls zu einem gewissen Grad mitaktiviert. Das Netzwerk wird in eine Schwingung versetzt, bis nach Eliminierung des Antigens der ursprüngliche Ruhezustand wiederhergestellt ist.

Die Netzwerktheorie von Jerne gehört sicherlich zu den interessantesten, produktivsten, aber auch umstrittensten Konzepten der zellulären Immunologie. Auf der einen Seite ist es unstrittig, daß antiidiotypische Antikörper mit Idiotypen zu reagieren vermögen. Die Struktur solcher Komplexe wurde kristallographisch bis in ihre kleinsten Einzelheiten aufgeklärt. Andererseits stammen aber die meisten *funktionellen* Daten, die die Netzwerktheorie unterstützen, aus zumeist sehr artifiziellen Versuchssystemen, die entweder eine Immunisierung über Stamm- oder gar Artgrenzen hinweg und/oder die Anwendung drastisch wirkender Immunadjuvantien voraussetzen. Noch immer erscheint es schwierig, idiotypische Netzwerkreaktionen regelmäßig und unter „physiologischen" Bedingungen nachzuweisen, und noch immer bleibt die Welt der Immunologen in „Gläubige" und „Ungläubige" gesondert.

■ Autoantikörper mit erwiesenem pathogenem Potential

Das am besten beschriebene Beispiel einer durch humorale Autoantikörper verursachten Erkrankung ist die *Myasthenia gravis*. Klinische Leitsymptome dieser interessanten Erkrankung sind eine abnorme Schwäche und Ermüdbarkeit der quergestreiften Muskulatur. Nach nur mäßiger Muskelaktivität ermüdet die Skelettmuskulatur der Mystheniepatienten, so daß z. B. die Augenmuskeln versagen (mit Doppelsichtigkeit als Folge), die quergestreifte Muskulatur des oberen Verdauungstrakts ausfällt (Unfähigkeit zu kauen und zu schlucken) und – in besonders schweren Fällen – die Atemmuskulatur in Thoraxwand und Zwerchfell ermüdet.

Wegen des fast unfehlbaren Auftretens von Thymusveränderungen bei der Myasthenie, nachgewiesen durch Autoantikörper, die sich an histologische Präparate von Skelettmuskeln binden, wurde schon seit Jahrzehnten eine autoimmune Pathogenese der Myasthenia gravis postuliert. Der Beweis für einen solchen Pathomechanismus wurde allerdings erst anfangs der 70er Jahre durch zwei unabhängige Beobachtungen erbracht. Der erste direkte Hinweis für die Autoimmunpathogenese der Myasthenie ergab sich aus einem geradezu klassischen Zufallsbefund. Die beiden jungen Neurobiologen Patrick und Lindstrom beabsichtigten, in Kaninchen Antikörper gegen Acetylcholinrezeptoren zu induzieren. Völlig unerwartet erkrankten die immunisierten Tiere an einem durch Ermüdbarkeit und Muskelschwäche charakterisierten Syndrom. Der Beginn der Erkrankung fiel stets mit dem Auftreten der erwünschten Antiacetylcholinrezeptor-Antikörper zusammen, und die neurologischen Symptome ließen sich, ganz wie bei der

Tabelle 12.1   Einige Autoantikörper mit pathogenem Potential

Erkrankung	Autoantigen	Nachweis
Myasthenia gravis	Acetylcholinrezeptor	Transfer in immunsuprimierte Mäuse
Lambert-Eaton-Syndrom	Calciumkanalprotein (?)	Transfer in Mäuse
Pemphigus	Desmoglein (desmosome protein)	Transfer in SCID-Mäuse
bullöses Pemphigoid	BPAG2 (Hemidesmosomenprotein)	Transfer in neonatale Mäuse
hämolytische Anämie	(?)	Hämolysetest

menschlichen Myasthenie, durch Behandlung mit Prostigmin, einem Hemmer der synaptischen Acetylcholinesterase, zumindest zeitweise rückgängig machen. Der naheliegende Schluß, daß die induzierten Antiacetylcholinrezeptor-Antikörper für die Erkrankung verantwortlich sein könnten, wurde durch den darauf erfolgenden Nachweis ähnlicher Antikörper im Plasma von Myastheniepatienten erhärtet. Ein endgültiger Beweis für die pathogene Wirkung antiacetylcholinrezeptorspezifischer Autoantikörper gelang kurz danach in Baltimore den Neurologen Toyka und Drachman, die Immunglobulinfraktionen aus dem Blut von Myastheniepatienten reinigten und intravenös in Mäuse injizierten. Die Mäuse wurden krank; sie entwickelten eine klassische Myasthenie. Die myasthenogenen Autoantikörper (Tab. 12.1) wirken speziell durch Bindung an die subsynaptischen Acetylcholinrezeptoren der neuromuskulären Endplatte. Interessanterweise binden sehr viele dieser Immunglobuline an einen eng umschriebenen Abschnitt der α-Kette des Acetylcholinrezeptors, die „main immunogenic region" (MIR). Dieses dominante Epitop ist, wie kristallographische Studien zeigten, direkt über dem Eingang des Ionenkanals gelagert (Farbtafel I, Abb. 12.2).

So wird auch verständlich, wie der Autoantikörper myasthenischer Patienten die Erregungsübertragung von Nerv auf Muskel blockieren. Manche der Autoantikörper binden so nahe an die Bindungsstelle für den Überträgerstoff Acetylcholin, daß dieser nicht mehr angelagert werden kann. Andere Antikörper können durch ihre Bindung eine sterische Deformierung des Ionenkanals verursachen und so mit der Erregungsübertragung interferieren. Ein dritter Mechanismus ist in der Abstoßung („Shedding") von Acetylcholinrezeptor von der Endplattenmembran zu sehen, die nach der Bindung des Autoantikörpers erfolgen kann. Als letzter Mechanismus kommt schließlich die Bindung und Aktivierung der Komplementkaskade durch die Reaktion von Autoantikörper und Acetylcholinrezeptor in Frage. Die Erregungsübertragung wird in diesen Fällen durch die lokale Entzündungsreaktion gestört.

Wie die Myasthenia gravis, der Modellfall einer humoralen Autoimmunerkrankung, zeigt, entfalten verschiedene Autoantikörper ihre pathogene Wirkung auf unterschiedliche Weise. Wichtig ist es aber auch, im Falle der acetylcholinrezeptorspezifischen Autoantikörper festzuhalten, daß *nicht alle* spezifischen Autoantikörper auch tatsächlich pathogen sind. Nach konservativen Schätzungen sind allenfalls 10% der Antiacetylcholinrezeptor-Autoantikörper auch wirklich in der Lage, die myasthenogene Behinderung der neuromuskulären

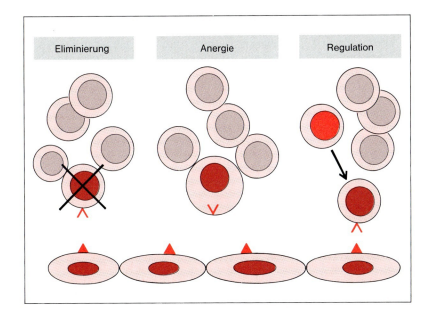

Abb. 12.1   Mechanismen der Selbsttoleranz.

Erregungsübertragung zu bewirken. Selbst bei der Myasthenia gravis erscheinen die meisten Autoantikörper als funktionsloses Epiphänomen.

Erst im letzten Jahrzehnt wurden die gefürchteten Hautkrankheiten *Pemphigus vulgaris* und *bullöses Pemphigoid* als klassische humorale Autoimmunerkrankungen entlarvt. Pemphigus vulgaris ist eine tödlich verlaufende Veränderung, die als Leitsymptom die Bildung multipler *intra*epithelialer Blasen tief in Haut und Schleimhäuten aufweist. In immunzytochemischen Präparaten läßt sich regelmäßig IgG auf der Oberfläche von Keratinozyten nachweisen. Im Gegensatz dazu sind die blasigen Läsionen des Pemphigoids *sub*epidermal. Hier ist Immunglobulin an die Kontaktstelle zwischen epidermaler Basis und Basalmembran gebunden.

Bei beiden Erkrankungen ist erwiesen, daß die Hautveränderungen durch die angelagerten Autoantikörper verursacht werden. Beim Pemphigus vulgaris waren es Experimente mit Gewebekulturen, die erste Hinweise auf eine Akantholyse durch Autoantikörper erbrachten. Zugabe von Pemphigusimmunglobulin zu kultiviertem verhornendem Plattenepithel führte zu einer Zerstörung und Ablösung von Keratinozyten. Eine Beteiligung von Komplementfaktoren oder Entzündungszellen war für die zytotoxische Reaktion nicht erforderlich. Der direkte Beweis der pathogenen Rolle dieser Autoantikörper wurde aber auch bei dieser Erkrankung durch Übertragung von Immunglobulin erhoben. Die Übertragung von IgG auf neonatale Mäuse führt zu akuter Epidermolyse.

Wie immunzytochemische Befunde zeigen, richtet sich die Autoimmunreaktion im Pemphiguspatienten gegen Bestandteile der interzellulären Desmosomen. Die eigentlichen Zielstrukturen wurden durch Genklonierung festgestellt. Das Autoantigen beim Pemphigus vulgaris ist das *Desmoglein 3*, ein transmembranäres Glykoprotein der interzellulären Haftpunkte (Desmosomen) mit einem Molekulargewicht von 160 kDa. Desmogleine sind Mitglieder der Cadherine, calciumabhängiger Zelladhäsionsmoleküle. Das Zielantigen einer nahe verwandten blasenbildenden Hauterkrankung, des Pemphigus foliaceus, ist das *Desmoglein 1*.

Ganz anders verhalten sich die Autoantikörper beim bullösen Pemphigoid. Bei dieser Erkrankung bilden sich Autoantikörper aus, die gegen eine Determinante der Hemidesmosomen der Epidermis gerichtet sind. Die Hemidesmosomen verankern die epidermalen Epithelzellen auf der Basalmembran. Die Bindung des spezifischen Autoantikörpers führt zusammen mit Komplement zu einer Lockerung der Verankerung und somit zu einer subepidermalen Blasenbildung. Zielantigene des Pemphigoids sind Moleküle an der Kontaktstelle zwischen der hemidesmosomalen Plaque und der Basalmembran. Eines der bisher klonierten Autoantigenen, das BPAG1, ist verwandt mit den Desmoplakinen I/II, während ein anderes, BPAG2, sich als transmembranäres Protein mit C-terminaler Kollagendomäne herausgestellt hat. Interessanterweise führt eine Mutation des transmembranären Kollagens BPAG2 zu einer nichtautoimmunen Epidermolysis bullosa.

■ Regulation autoreaktiver B-Lymphozyten im Immunsystem

Die bisher beschriebenen Erkenntnisse über natürliche und pathogene Autoantikörper bedeuten, daß das gesunde Immunsystem eine Vielzahl autoreaktiver B-Lymphozyten besitzt, die aber nur in einer Minderheit der Fälle Antikörper mit eindeutig pathogenem Potential produzieren. Dies bedeutet aber keineswegs, daß das Immunsystem prinzipiell außerstande ist, potentiell autoimmune B-Lymphozyten aus dem Repertoire zu eliminieren. Es bestehen sogar mehrere, sich ergänzende Mechanismen der Sicherung immunologischer Selbsttoleranz auf B-Zell-Ebene. Sie wurden in den vergangenen Jahren hauptsächlich anhand transgener Mäusestämme aufgeklärt.

Die im letzten Jahrzehnt entwickelte Transgen-Technologie eignete sich in besonderer Weise für das Studium der immunologischen Selbsttoleranz. Sie machte es möglich, die umgelagerten Gene echter Autoantikörper in die Keimbahn von Mäusen einzuführen. Zumindest theoretisch produzieren die so „konstruierten" transgenen Tiere fast ausschließlich B-Lymphozyten mit einer einzigen Antikörperspezifität, nämlich dem durch das Transgen kodierte Autoantikörper. Durch gezielte Kombination der Autoantikörper mit Autoantigen läßt sich das Schicksal autoimmuner B-Lymphozyten während ihrer Reifung nachvollziehen.

Der Erfolg dieser Strategie zeigt sich deutlich in autoimmunen transgenen Mäusestämmen, denen die Gene eines hochaffinen hämolytischen Autoantikörpers „eingepflanzt" wurden. Diese Gene stammen aus einem B-Zell-Klon, der in einer genetisch bedingt autoimmunhämolytischen NZB-Maus entstanden war. Entgegen der Erwartung erlagen nur einige und keineswegs alle transgenen Tiere einer hyperakut verlaufenden hämolytischen Anämie. Es zeigte sich vielmehr ein breites Spektrum an Autoimmunphänomenen, welche von letaler Autoimmunerkrankung über milde Beeinträchtigung bis zur völligen Symptomenfreiheit reichte. Die Schwere der Erkrankung war direkt von der Menge der Autoantikörper abhängig, die an Erythrozyten gebunden wurden. In diesem Modell scheinen die meisten der pathogenen Autoantikörper von den erwähnten CD5-positiven B-1-Lymphozyten zu stammen, den wichtigsten Produzenten der natürlichen polyreaktiven Antikörper. Die meisten dieser B-Zellen sitzen im Bereich des Verdauungstrakts, wo sie durch örtlich entstandene Zytokine (IL-5 oder IL-10) oder bakterielle Produkte (z. B. das Lipopolysaccharid LPS) aktiviert und zur Sekretion ihrer (Auto-)Antikörper angeregt werden können. Im Gegensatz dazu ist die Zahl der klassischen B-Lymphozyten in den autoimmunen transgenen Mäusen drastisch verringert, und die wenigen verbliebenen B-Zellen der peripheren Immunorgane zeigen deutliche Zeichen der Nichtreaktivität.

Analysen anderer transgener Autoimmunmodelle zeigten, daß Selbsttoleranz auf B-Zell-Ebene durch mehrere, sehr unterschiedliche Mechanismen entstehen kann. Die transgenen Modelle zeigen, daß die meisten klassischen B-Lymphozyten nach Konfrontation mit ihren spezifischen Autoantigenen durch Apoptose zugrunde gehen und somit aus dem Repertoire entfernt werden. Einige B-Zellen retten sich aber durch Anergie; sie stellen sich ihrem Autoantigen gegenüber taub. Wieder andere B-Lymphozyten scheinen der ihnen drohenden Aussonderung durch die Veränderung einer Immunglobulinkette und somit ihrer Antigenspezifität zu entgehen („Rezeptor-Editing").

Die transgenen Tiermodelle deuten darauf hin, daß die Aussonderung der hochaffinen autoimmunen B-Lymphozyten in einem frühen Stadium der B-Zell-Entwicklung im Knochenmark erfolgt. Die Deletion erfolgt über den programmierten Tod der selbstreaktiven B-Lymphozyten, durch Apoptose. Dieser Prozeß scheint eine wesentliche Rolle in der Entstehung und Erhaltung der B-Zell-Toleranz zu haben, denn eine Störung der Apoptosemechanismen, etwa durch die Überexpression hemmender Gene (z. B. bcl-2), oder eine Inaktivierung fördernder Gene durch Mutation (Fas oder Fas-Ligand) führt zu einer Anhäufung autoreaktiver B-Lymphozyten im Immunrepertoire und zur Entstehung SLE-artiger Autoimmunerkrankungen.

■ Autoaggressive T-Lymphozyten

■ Prinzipien von Selbsttoleranz und Autoaggression

Selbsttoleranz besteht auf allen Ebenen der Immunreaktivität. Es ist mit der ungestörten Funktion eines intakten Organismus unvereinbar, daß B-Lymphozyten pathogene Autoantikörper produzieren, und ebensowenig dürfen sich potentiell autoaggressive T-Lymphozyten gegen Strukturen des eigenen Körpers wenden. Wie auch im Falle der immunologischen Selbsttoleranz der B-Lymphozyten stellt sich die Frage nach den zellulären Mechanismen der Selbsttoleranz der T-Lymphozyten. Und wiederum bieten sich als alternative Möglichkeiten die physische Eliminierung autoreaktiver T-Lymphozyten-Klone sowie ihre gegenregulative Suppression an. Es mag im folgenden nicht überraschen, daß an der Ausbildung und Aufrechterhaltung der Selbsttoleranz der T-Lymphozyten sowohl Elimination *und* Regulation beteiligt sind.

Die Mechanismen, welche die Selbsttoleranz von B- bzw. T-Lymphozyten gewährleisten, unterscheiden sich allerdings von Grund auf. Dies erklärt sich durch die völlig unterschiedliche Art beider Lymphozytenklassen, Antigen zu erkennen. Im Gegensatz zu B-Lymphozyten, die ja ihr Antigen durch „einfache" Bindung an die variable Region des Immunglobulinrezeptors erkennen, erkennen die T-Lymphozyten antigene Epitope nur, wenn sie im Zusammenhang mit Produkten des MHC auf der Membran spezieller antigenpräsentierender Zellen (APC) dargeboten werden (Kap. Röllinghoff/Wagner, Zelluläre Immunreaktionen, S. 34). Um für T-Lymphozyten erkennbar zu sein, muß also ein antigenes Fremdprotein zuerst von einer APC aufgenommen und über den lysosomalen Kreislauf verdaut werden, wobei bestimmte Spaltfragmente an MHC-Produkte gebunden wieder an die Oberflächenmembran der APC transportiert werden.

Die Prinzipien der T-zellulären Antigenerkennung bzw. -präsentation gelten nicht nur für Fremdantigene, sondern im vollen Umfang auch für körpereigene Selbstantigene. Auch Selbstantigene sind nur im „verarbeiteten" Zustand, also als Komplexe mit MHC-Antigenen einer APC-Membran, für ihre spezifischen T-Lymphozyten erkennbar. Die Aufnahme und Verarbeitung von Selbstantigenen ist also ein essentieller Schritt sowohl für Mechanismen, die zu einer Entfernung autoreaktiver T-Lymphozyten-Klone im Thymus führen, wie auch für die suppressive Regulation der im Immunrepertoire verbliebenen autoreaktiven T-Klone. Im Prinzip kann also die Selbsttoleranz der T-Lymphozyten auf mehreren Ebenen entstehen. So wäre gut vorstellbar, daß manche Autoantigene überhaupt nicht von APC der eigenen Gewebe aufgenommen und ordentlich präsentiert werden können. In diesem Falle läge die Entscheidung über Autoimmunreaktion und Selbsttoleranz bei der APC. Zweitens könnte das Autoantigen zwar von APC verarbeitet werden, das Autoantigen aber vorzugsweise gegenregulative Suppressorzellen aktivieren. Drittens könnte, besonders in einem ontogenetisch frühen Stadium, die Präsentation von autoantigenen Epitopen im Thymus zu der Entfernung der spezifischen autoreaktiven T-Lymphozyten-Klone führen. Dieser Argumentation zufolge könnten Autoimmunreaktionen dann entstehen, wenn eine APC sich irrtümlicherweise anschickt, eine zuvor ignorierte körpereigene Struktur zu verarbeiten und zu präsentieren, wenn dieselbe APC die autoimmunen Effektorzellen stärker als die Suppressoren aktivierte und wenn schließlich bei der Entstehung neuer T-Lymphozyten die Aussonderung autoreaktiver T-Zell-Klone vernachlässigt würde. Egal, welcher der drei Mechanismen auch die größte praktische Bedeutung hat, auf jeden Fall spielt die Interaktion zwischen Autoantigen, APC und autoreaktivem T-Lymphozyten die entscheidende Rolle sowohl bei der immunologischen Selbsttoleranz wie auch bei der pathologischen Autoaggression.

■ Autoantigene und antigenpräsentierende Zellen

Die „primitivste" Manifestation der Selbst/Fremd-Diskriminierung ist bei einzelligen Phagozyten zu beobachten. So verfügen bereits Amöben über die Fähigkeit, artfremde Organismen von ihren eigenen Artgenossen zu unterscheiden. Was für die phylogenetisch niedere Amöbe gilt, ist in noch strengerem Maße für die Phagozyten eines hochentwickelten vielzelligen Organismus zu fordern. Ein menschlicher Granulozyt, z. B. der gefährliche Bakterien gleichermaßen wie körpereigene Thrombozyten anfällt, wäre für einen intakten Organismus unerträglich. Von den Makrophagen ist sogar eine besonders subtile Diskriminierung zwischen „erwünschtem Selbst" und „unerwünschtem Selbst" bzw. „Fremd" zu verlangen. In der Milz unterscheiden Makrophagen des retikuloendothelialen Systems zwischen „gealterten" und frischen, voll funktionsfähigen Erythrozyten. Die auszumusternden Blutzellen werden phagozytiert, ganz im Gegensatz zu den jungen Zellen, die unbehelligt wieder in den Kreislauf entlassen werden.

Die molekularen Kriterien, nach denen Makrophagen zwischen „Selbst", „unerwünschtem Selbst" und „Fremd" unterscheiden, sind noch weitgehend unerforscht. Wie alle Phagozyten nehmen sie exogene Partikel über „coated pits" auf, mit speziellen Oberflächenrezeptoren ausgestattete Membranareale, welche nach Bindung des komplementären Liganden sich zu Vesikeln abschnüren und ins Zellinnere einwandern. Dort werden die Vesikel an die lysosomalen Kreisläufe angeschlossen, was zur Verdauung des phagozytierten Materials führt. Man nimmt an, daß Mannosidrezeptoren eine Schlüsselrolle bei der Bindung von Fremdstrukturen an die Phagozytenmembran spielen. Dementsprechend dürften die Glykosylierungsmuster der Oberflächenmembranen ein wichtiges Erkennungssignal für Makrophagen darstellen. Dies gilt wahrscheinlich für die Unterscheidung von „jungem" und „gealtertem" Gewebe durch Makrophagen. Fremd/Selbst-Diskriminierung aufgrund der Unterscheidung von Oberflächenzuckern ist aber sicherlich nicht die alleinige Grundlage der immunologischen Selbsttoleranz. Eine Reihe unabhängiger experimenteller Hinweise deutet darauf hin, daß auch im gesunden Gewebe gewebespezifische oder -unspezifische Autoantigene mit MHC-Produkten komplexiert sind und prinzipiell für spezifische, autoreaktive T-Lymphozyten erkennbar sind.

Ein erster, allerdings sehr indirekter „molekularmorphologischer" Hinweis für die Komplexbildung zwischen MHC-Produkten und „Selbst"-Epitopen ergab sich aus Röntgenstrukturanalysen kristallisierter menschlicher MHC-Proteine der Klassen I und II (HLA-A2 beziehungsweise HLA-DR1). Diese Studien stellten die extrazellulären Teile der MHC-Moleküle als zangenartige Strukturen dar, die jeweils ein Peptidfragment fest umschließen. Prinzipiell könnte das Peptid entweder aus Fremdproteinen stammen oder aber aus Bestandteilen der Zellen, aus denen die MHC-Moleküle gewonnen wurden. Heute ist klar, daß die meisten der MHC-gebundenen Peptide echte Selbstbestandteile sind. Es gelang, MHC-Komplexe zu isolieren und aus ihnen die Peptide zu eluieren. Sequenzanalysen zeigten, daß diese natürlich gebundenen Peptide aus Proteinen aller wichtiger Zellorganellen stammen (Plasmamembran, Mitochondrien, Zellkern und Zytosol).

Die MHC-gebundenen, natürlichen Peptide sind voll (auto-)immunogen (Tab. 12.**2**). Frisch aus dem Organismus isolierte Gewebszellen sind in der Lage, ihre eigenen Peptide spezifischen T-Lymphozyten in Zellkultur zu präsentieren. Und von besonderer praktischer Bedeutung ist, daß autoreaktive T-Lymphozyten (z. B. T-Lymphozyten, die Proteine des körpereigenen Nervensystems erkennen) ihr Zielpeptid auch im Transferversuch in vivo aufspüren, es erkennen und eine Autoimmunreaktion einleiten (s. u.).

Welche Zellen präsentieren nun das Autoantigen? Sind es lokale „professionelle" APC (Makrophagen oder dendritische Zellen), die Autoantigen aufnehmen und verarbeiten, nachdem es von den Parenchymzellen freigesetzt wurde, oder sind die Zellen des Parenchyms selbst in der Lage, ihr eigenes Autoantigen zu präsentieren? Für beide Möglichkeiten gibt es experimentelle Hinweise. Entscheidend wichtig für die auf eine „Selbsterkennung" folgende Autoimmunreaktion ist aber die Natur der selbstpräsentierenden APC. Professionelle APC, mit ihrem kompletten Satz an „kostimulatorischen Faktoren" (z. B. B7-1 und B7-2), können naive, frisch aus dem Thymus entwanderte selbsreaktive T-Lymphozyten aktivieren; fakultative APC, die diese Faktoren nicht be-

Tabelle 12.**2** Natürlich gebundene Selbstpeptide. HLA-DR2-Moleküle wurden aus den Membranen normaler humaner Zellinien herausgelöst und die daran gebundenen Peptide freigesetzt und sequenziert. Ihre Aminosäuresequenzen belegen den Ursprung dieser Peptide als Spaltprodukte normaler Proteine aus Zellmembranen oder Zytosol (nach Chicz u. Mitarb.)

Protein	Proteinkategorie	Aminosäurenpositionen	Sequenz
HLA-DQ, α-Kette	Membran	97–119	N I V I KRSNSTAATNEVPEVTVFS
		97–112	N I V I KRSNSTAATNEV
HLA-DQ, β-Kette	Membran	42–59	SDVGVYRAVTPQGRPDAE
		43–59	DVGVYRAVTPQGRPDAE
		43–57	DVGVYRAVTPQGRPD
HLA-DR2b, β-Kette	Membran	94–111	RVQPKVTVYPSKTQPLQH
		94–108	RVQPKVTVYPSKTQP
FnR, α-Kette	Membran	586–616	LSP I H I ALNFSLDPQAPVDSHGLRPALHYQ
K$^+$-Kanal-Protein	Membran	173–190	DG I LYYYQSGGRLRRPVN
		173–189	DG I LYYYQSGGRLRRPV
mannosebindendes Protein	Membran	174–193	I QNL I KEEAFLG I TDEKTEG
MET	Membran	59–81	EHH I FLGATNY I YVLNEEDLQKV
GBP-2	zytosolisch	434–450	QELKNKYYQVPRKG I QA
Apolipoprotein B-100	exogen	1200–1220	FPKSLHTYAN I LLDRRVPQTD
		1200–1218	FPKSLHTYAN I LLDRRVPQ
Faktor VIII	exogen	1775–1790	LWDYGMSSSPHVLRNR

sitzen, reagieren nur mit autoreaktiven Gedächtniszellen.

Präsentation von gewebespezifischem Autoantigen durch die Parenchymzellen selbst wurde erstmals bei Schwann-Zellen, den myelinproduzierenden Zellen der peripheren Nerven, gefunden. Permanente Schwann-Zell-Linien produzieren in Gewebekultur zumindest einige Myelinproteine, darunter das dominierende Autoantigen, das P2-Protein. Nach Induktion von MHC-Klasse-II-Determinanten durch Behandlung mit IFN-α präsentieren diese Schwann-Zellen ihr eigenes P2-Protein in klassischer, MHC-restringierter Weise P2-spezifischen T-Lymphozyten. Ob die Schwann-Zellen ihr P2-Protein zuerst freisetzen und danach wieder aufnehmen, um es zu verarbeiten und mit MHC-Produkten komplexiert an der Oberfläche zu präsentieren, oder ob die Verarbeitung über einen direkten Weg innerhalb des Zytoplasmas der Schwann-Zellen erfolgt, ist bislang ungeklärt. Gleichwohl darf man annehmen, daß eine ähnliche Interaktion auch in vivo, zwischen den transferierten autoaggressiven P2-spezifischen T-Linien-Lymphozyten und den lokalen Schwann-Zellen zur Ausbildung einer experimentellen Autoimmunneuritis führt.

Außer den Parenchymzellen selbst können aber Autoantigene auch von den professsionellen APC aufgenommen, verarbeitet und präsentiert werden. Einige Autoantigene sind möglicherweise permanent auf den Oberflächen der Makrophagen für T-Zellen erkennbar exprimiert. Dies wurde eindrucksvoll im Falle einer Punktmutation des Mäusehämoglobins demonstriert. Aus nichtmutierten Mäusen wurden T-Lymphozyten-Klone mit Rezeptoren gegen die Hb-Variante selektiert. Diese Lymphozyten erkennen das variante Hb, wenn es als exogenes Antigen zu normalen Makrophagen gegeben wird. Dieselben T-Lymphozyten-Klone werden aber in gleicher, MHC-beschränkter Weise aktiviert, wenn sie mit Makrophagen aus Mutantenmäusen ohne weitere Antigenzugabe konfrontiert werden. Makrophagen tragen also auf ihrer Oberfläche MHC-Produkte, die ihrerseits Fragmente körpereigener Proteine (in diesem Falle Hämoglobin) enthalten.

Zusammenfassend läßt sich also feststellen, daß einige, wahrscheinlich sehr viele Autoantigene auch im gesunden Organismus in immunogener Form vorliegen und daß die Präsentation eines Autoantigens in immunogenem MHC-Kontext *per se* noch keineswegs ausreicht, eine Autoimmunreaktion auszulösen. Immunologische Selbsttoleranz muß also durch weitere Faktoren gewährleistet werden, die wahrscheinlich direkt auf die potentiell autoreaktiven T-Lymphozyten im Immunrepertoire einwirken.

■ Autoimmune T-Lymphozyten-Klone im normalen Immunrepertoire

Selbst die anscheinend perfekten Kontroll- und Zensurmechanismen der Natur sind nicht unfehlbar. Das gesunde Immunsystem enthält eine hohe Zahl selbsterkennender T-Zell-Klone. Viele dieser T-Lymphozyten sind nicht nur auto*reaktiv,* sondern potentiell auto*ag-gressiv* – und dennoch entstehen Autoimmunerkrankungen nur sehr selten.

Das vielleicht eindrucksvollste Beispiel für das Vorkommen tödlich wirksamer autoaggressiver T-Lymphozyten im normalen Immunrepertoire bietet das Modell der experimentellen Autoimmunenzephalomyelitis (EAE). Diese autoimmune Entzündungserkrankung beruht auf einer Autoimmunattacke myelinspezifischer T-Lymphozyten gegen Zellen der weißen Substanz des Zentralnervensystems. Das dominante Zielautoantigen dieser Reaktion ist das myelinbasische Protein (MBP), ein 14-kDa-Protein der *zytoplasmatischen* Innenseite der Myelinmembran. Daneben können aber die meisten, wenn nicht alle anderen Myelinproteine und sogar Proteine anderer Hirnzellen als Autoantigen enzephalitogener T-Lymphozyten wirken. Wie alle T-Zell-Reaktionen ist auch die Reaktion gegen MBP gegen umschriebene molekulare Epitope des Autoantigens gerichtet, die als Komplexe mit MHC-Klasse-II-Produkten vom spezifischen T-Zell-Rezeptor erkannt werden. Unterschiedliche MHC-Produkte binden und präsentieren unterschiedliche MBP-Epitope.

EAE wird in genetisch empfänglichen Versuchstieren, meistens Ratten oder Mäuse, durch konventionelle Immunisierung mit einer Emulsion von gelöstem MBP in komplettem Freund-Adjuvans induziert. 10–14 Tage nach Behandlung entwickeln diese Tiere eine aufsteigende Lähmung, die bei der Schwanzmuskulatur beginnt und meistens, aber durchaus nicht immer beim Schultergürtel haltmacht. Das histologische Substrat der neurologischen Veränderungen weist auf eine typische Autoimmunentzündung hin. Das Bild wird beherrscht durch mononukleäre Infiltrationen, die sich hauptsächlich in perivaskulären Arealen, aber auch im restlichen Parenchym der markhaltigen ZNS-Bereiche ausbilden. Die Blut-Hirn-Schranke wird durchlässig, Blutproteine sickern ins Hirngewebe ein und in schweren Fällen auch (rote) Blutzellen. Als dritte typische Veränderung ist eine Aktivierung örtlicher Gliazellen – Astrozyten und Mikroglia – zu nennen.

Aus EAE-induzierten Ratten oder Mäusen können die MBP-spezifischen T-Lymphozyten isoliert und in klonaler Reinkultur propagiert werden. Diese T-Lymphozyten-Linien sind nun ideale Reagentien, um Fragen nach der zellulären Organisation der immunologischen Selbsttoleranz, nach Mechanismen der Autoaggression, aber auch nach physiologischen und pathologischen Mechanismen der Lymphozytenrezirkulation und der Interaktion mit APC zu beantworten.

Die MBP-spezifischen T-Lymphozyten-Klone sind in der Tat nicht nur auto*reaktiv,* indem sie das Autoantigen MBP erkennen und gegen es reagieren können, sondern sie sind äußerst auto*aggressiv*. Nach Aktivierung in vitro genügen 10 000 dieser Zellen, intravenös übertragen, um auf ein völlig normales syngenes Tier eine neurologisch definitive EAE zu übertragen. Die Schwere der Symptome ist dosisabhängig. Ab einer Zellzahl von 1×10^6/Empfänger führt die übertragene EAE innerhalb von 5–7 Tagen zu einem unaufhaltsam tödlichen Verlauf. Enzephalitogene T-Lymphozyten-Klone werden in den meisten Fällen aus Tieren isoliert, die durch die beschriebene Injektion mit MBP/Adjuvans behandelt wurden. MBP-spezifische enzephalitogene T-Lymphozyten-Linien mit vollkommen identischen Eigenschaften können aber auch aus unbehandelten, „naiven" Ratten isoliert werden. Da im Gegensatz zu B-Lymphozyten, T-Lymphozyten ihre Antigenrezeptoren während einer Immunantwort nicht verändern, also somatische Mutationen des T-Zell-Rezeptors nicht auftreten, müssen die Vorläuferzellen der letal enzephalitogenen T-Klone mit identischem Rezeptor im Immunsystem vorgelegen haben. Das Vorkommen potentiell autoaggressiver T-Lymphozyten ist keineswegs ein Sonderfall, der auf das Autoantigen MBP beschränkt wäre. Wie erwähnt, ist heute klar, daß viele, wenn nicht gar alle Proteine des Gehirns unter bestimmten Umständen Ziel einer autoimmunen Attacke sein können. Dies ist bewiesen für die Myelinproteine PLP (Proteolipidprotein), MAG (myelinassoziiertes Glykoprotein) und MOG (Myelin-Oligodendroglia-Glykoprotein), aber auch für andere Hirnproteine, wie das calciumbindende S-100β-Protein sowie das intermediäre Filamentprotein der Astrozyten GFAP („Glial fibrillary acidic protein"). Hirnspezifische autoreaktive T-Lymphozyten sind auch nicht nur in Nagetieren zu finden, sondern kommen in erstaunlich hoher Frequenz im peripheren Blut gesunder Menschen vor. Schließlich sei erwähnt, daß analoge Beobachtungen am Beispiel mehrerer anderer organspezifischer Autoimmunreaktionen gemacht wurden, z. B. Neuritis, Diabetes, Thyreoiditis, Nephritis.

In ihrer Gesamtheit erbringen diese Daten einen formellen Beweis für die Existenz potentiell autoaggressiver T-Klone im gesunden Immunrepertoire. Da aber unter normalen Umständen keine spontane Autoimmunattacke beobachtet wird, stellt sich die Frage nach den Regulationsmechanismen, die die lebenslange Kontrolle über die autoimmunen T-Lymphozyten ausüben.

■ Aussonderung autoreaktiver T-Lymphozyten-Klone im Thymus

Der Thymus ist *das* zentrale Organ des Immunsystems. Im Thymus reifen primitive lymphoide Vorläuferzellen zu immunkompetenten T-Lymphozyten heran. Hier entstehen die verschiedenen funktionell spezialisierten T-Subpopulationen, und hier werden die Gene der klonal diversen T-Zell-Rezeptoren rearrangiert. Alle diese Vorgänge geschehen in enger Interaktion zwischen den reifenden T-Lymphozyten(vorläufern) und lokalen Zellen des Thymusstroma (s. Kap. 3 und 7). Es liegt auf der Hand, daß diese grundlegenden Entwicklungsmechanismen auch mit der Entstehung der immunologischen Selbsttoleranz verbunden sind.

In einer genialen Vision antizipierte Jerne, daß sowohl die Diversifizierung der (T-)Lymphozyten-Klone wie auch die Entstehung ihrer Selbsttoleranz Folge einer Kontaktnahme zwischen Thymuslymphozyten und Thymusstroma sind. Nach dieser Hypothese entstehen im Thymus prinzipiell zwei Klassen von Lymphozyten: Lymphozyten mit Rezeptoren für fremde MHC-Produkte und solche mit Rezeptoren für den eigenen MHC. Während die fremdspezifischen Klone durch den Thymus wandern, werden die selbstreaktiven Zellen durch den Kontakt mit dem Thymusstroma aufgehalten und in Proliferation getrieben. Lymphozytenklone mit stabilem Membranrezeptor werden schließlich eliminiert, während andere Klone durch somatische Mutation ihre Selbstaffinität verringern und dadurch aus dem Thymus heraus in die peripheren Immunorgane einwandern. Diese Klone bilden zusammen das Repertoire der immunkompetenten Lymphozyten.

Jernes Hypothese stammt aus dem Jahre 1971. Sie unterscheidet daher noch nicht zwischen B- und T-Lymphozyten, und auch die MHC-Restriktion der T-Zell-Erkennung war zu diesem Zeitpunkt noch weitestgehend unbekannt. Dennoch wurde ihre zentrale Voraussage, die Bedeutung lymphostromaler Zellinteraktionen bei der T-Lymphozyten-Reifung, durch neueste Arbeiten auf spektakuläre Weise bestätigt. Ein besonders wichtiger Hinweis auf negative Selektion der T-Lymphozyten-Klone im Thymus ergab sich aus der Analyse transgener Mäuse. Aus einem zytotoxischen CD8-positiven Mäuselymphozytenklon, der das nur in männlichen Mäusen auftretende H-Y-Antigen in MHC-Klasse-I-Kontext erkennt, wurden die Gene beider T-Zell-Rezeptorketten isoliert und in die Keimbahn von Mäusen desselben MHC-Genotyps eingebracht. In weiblichen transgenen Mäusen, also in Abwesenheit des H-Y-Antigens, exprimierten praktisch alle T-Lymphozyten den transfizierten T-Zell-Rezeptor. Thymus und periphere Immunorgane hatten normales Gewicht und unauffälligen Gewebeaufbau. In transgenen männlichen Mäusen war das Bild vollkommen anders. Das Immunsystem war generell arm an Lymphozyten, und die wenigen verbliebenen Zellen zeigten einen atypischen Membranphänotyp. Bereits im Thymus wurden anscheinend alle H-Y/Selbst-MHC erkennenden T-Lymphozyten eliminiert.

Dieses Modell wurde durch einen anderen Versuchsansatz ergänzt, der auf der folgenden Beobachtung beruht. Die T-Zell-Rezeptormoleküle des Immunrepertoires benützen für ihre variable Region eine breite Selektion verschiedener V-Genelemente (Kap. Schimpl, Antikörper und Antikörpersynthese, S. 15). Die jeweilige Auswahl der im Repertoire tatsächlich benutzten V-Elemente ist aber nicht dem Zufall überlassen, sondern unterliegt einer strengen genetischen Kontrolle. Gewisse Klasse-II-Gene des MHC bestimmen über den Gebrauch von Vβ-Elementen ebenso wie Nicht-MHC-Gene, z. B. des MIs-Locus. So zeigte sich, daß das $V_{\beta 17a}$ nicht in Mäusestämmen auftrifft, welche I-E (Klasse-II-MHC-Produkte) exprimieren, und $V_{\beta 6}$ findet man nicht in Mäusen mit dem MIs^a-Gen (welches ein retrovirales Superantigen kodiert). In beiden Situationen erfolgt die Aussonderung der T-Zell-Klone mit den „verbotenen" V_β-Elementen innerhalb des Thymus. Unter den unreifen Thymozyten des Kortex findet sich noch ein „normaler" Anteil von T-Klonen mit „verbotenen" Rezeptorelementen. Keine solche Zellen sind hingegen in der Thymusmedulla zu finden. Sie werden offenbar noch im Verlauf der intrakortikalen Reifung aus dem Verkehr gezogen.

Die Entscheidung über das Überleben eines unreifen Thymozyten fällt wahrscheinlich im Verlauf eines Erkennungsprozesses, in dem Komplexe aus Selbstpeptiden und MHC-Proteinen auf der Oberfläche von Thymusstromazellen präsentiert werden. Thymozyten, welche „ihr" Peptidantigen besonders heftig (d. h. mit hoher Avidität) erkennen, empfangen durch die Rezeptorbindung ein „Todessignal". Die Bindung führt zu Apoptose, zum „programmierten" Zelltod und somit zur Entfernung des reifenden T-Zell-Klons aus dem Immunrepertoire. Andere T-Lymphozyten erkennen denselben antigenen Komplex auch, allerdings mit geringerer Avidität. Diese Klone werden nicht entfernt, sondern erhalten die Gelegenheit, sich weiter zu teilen und zu reifen.

Die beschriebene Entfernung autoreaktiver T-Lymphozyten durch Interaktion mit ihrem Zielepitop im Thymus wurde durch vergleichbare Versuchsansätze bestätigt. Allerdings hängt, wie bereits erwähnt, dieser Mechanismus in hohem Maße von der Natur des Selbstantigens ab. Die *Entfernung* der T-Lymphozyten aus dem Thymusrepertoire erfolgt im Falle von Autoantigenen (Beispiel: das H-Y-Antigen), welche in besonders hohen Dosen in fast allen Zellen auftreten. Andere Autoantigene, wie einige der beschriebenen Hirnproteine (aber auch Autoantigene der Pankreasinseln), kommen sehr wohl im Thymus vor und verhindern dennoch dort nicht die Entstehung spezifischer autoreaktiver T-Lymphozyten.

■ Suppressive Kontrolle autoreaktiver T-Lymphozyten

Sind die potentiell autoaggressiven Lymphozytenklone des normalen Immunrepertoires brisante Zeitbomben? Müssen wir damit rechnen, daß diese Zellen früher oder später aktiviert werden und unsere Gewebe zersetzen? Die klinische Erfahrung lehrt das Gegenteil: Nur sehr wenige Menschen werden jemals an einer Autoimmunerkrankung leiden. Die autoreaktiven Lymphozyten müssen daher unter der Kontrolle von besonders wirksamen und unbedingt zuverlässigen Gegenregulationsmechanismen stehen, die darüber wachen, daß zu keinem Zeitpunkt eine zelluläre Autoaggressionsreaktion eingeleitet werden kann.

Seit Anbeginn der Regulationskonzepte der Immunreaktion (idiotypisches Netzwerk, Suppressorregelkreise) wurde postuliert, daß spezifische zelluläre Kontrollmechanismen für die Aufrechterhaltung der Selbsttoleranz verantwortlich sind. Leider gestaltete es sich bisher außerordentlich schwierig, regulative Suppressorzellen in Selbsttoleranz und Autoimmunität direkt nachzuweisen. Immerhin häufen sich aber direkte Hinweise auf das Vorhandensein und die biologische Bedeutung selbsttolerogener Zellregulation.

Eine aktive Rolle thymusabhängiger Regulatorzellen in organspezifischer Selbsttoleranz wurde erstmals durch Thymektomieexperimente japanischer Arbeitsgruppen deutlich. Die operative Entfernung des Thymus aus neugeborenen Mäusen führt fast regelmäßig zu einer autoimmunen Entzündung bestimmter, umschriebener Gewebe. Genetische Faktoren bestimmen das Organ, welches nach Thymektomie Ziel einer Autoaggressionsreaktion wird. So kann je nach Mäusestamm eine Entzündung der Schilddrüse, der Magenschleimhaut oder aber der Gonaden im Vordergrund stehen. Sehr wichtig ist aber in jedem Falle der Zeitpunkt der Thymektomie. Autoimmunreaktionen werden nur ausgelöst, wenn die Entfernung des Thymus in einem eng umschriebenen zeitlichen „Fenster" zwischen dem 2.–4. postnatalen Tag erfolgt. Frühere oder spätere Thymektomie führt nicht zu dem erwarteten Ergebnis. Interessanterweise wird die Bildung der entzündlichen Zellinfiltrate durch die Übertragung reifer T-Lymphozyten aus intakten Mäusen desselben Stammes verhindert.

Ähnliche Krankheitsbilder entstehen in transgenen Mäusen mit Defekten in Zytokinen oder Zytokinrezeptoren (z. B. IL-2-„Knock-out-Mäuse"), aber auch in Mäusen, die mit suboptimal immunsuppressiven Dosen von Cyclosporin behandelt wurden.

Zwar sind in diesen Modellen die zellulären Mechanismen der Autoimmunentzündung noch keineswegs aufgeklärt, doch legen sie die Deutung nahe, daß die verschiedenen experimentellen Manipulationen die Entwicklung und Funktion selbsttolerogener, gegenregulativer Suppressorlymphozyten be- bzw. verhindern.

Ein weiterer, allerdings auch nur indirekter Hinweis auf die Beteiligung suppressiver T-Lymphozyten an der immunologischen Selbsttoleranz ergibt sich aus Studien transgener Mäuse mit einem genetisch manipulierten Defekt der CD8-T-Lymphozyten. Die Autoimmunisierung solcher „CD8-Knock-out-Mäuse" mit MBP führt zu einer abnorm verlaufenden Form einer EAE. Die Erkrankung ist nicht, wie bei gesunden Mäusen desselben Inzuchtstammes, monophasisch, sondern verläuft chronisch mit wiederholten Rückfällen und Erholungsphasen. Der Wegfall gegenregulativer CD8-Suppressorzellen wurde für diesen Verlauf verantwortlich gemacht.

Den direktesten Nachweis eines spezifisch gegenregulativen T-Lymphozyten-Kreislaufs lieferte das bereits erwähnte Modell der durch myelinspezifische T-Lymphozyten übertragenen EAE. Ratten, denen eine subletale Dosis MBP-spezifischer Lymphozyten injiziert wurde, erleiden eine monophasische EAE. Nach einer Erholungsperiode sind sie resistent gegen die pathogene Wirkung eines erneut übertragenen Inokulums des ersten enzephalitogenen T-Zell-Klons. Die erworbene Resistenz wird durch CD8-positive T-Lymphozyten bewirkt, die eine klonotypische Determinante auf den ursprünglich enzephalitogenen CD4-positiven T-Zell-Klons erkennen. Zumindest in einigen EAE-Modellen richtet sich diese Reaktion gegen Peptidfragmente der CD4-T-Zell-Rezeptoren und dabei vorzugsweise gegen deren CDR-Sequenzen („**c**omplementarity **d**etermining **r**egions"), die mit der Oberfläche der MHC/Peptid-Komplexe in Kontakt treten. Die Erkennung führt in vitro zur spezifischen Lyse der relevanten Ziellymphozyten und in vivo zu deren funktionellen Inaktivierung. Dieser Regelkreis betrifft eindeutig eine Autoaggressionsreaktion; ob allerdings analoge Suppressorzellen auch an der Aufrechterhaltung der immunologischen Selbsttoleranz unter normalen Bedingungen beteiligt sind, bleibt noch zu beweisen.

Großes Aufsehen hat die Regulation zellulärer Autoimmunreaktionen durch T_H2-Lymphozyten erregt. Es ist seit wenigen Jahren bekannt, daß sich die CD4-positiven „Helferzell"-Population aus mehreren Subpopulationen zusammensetzt, die sich durch verschiedenartige Zytokinprofile unterscheiden lassen. Die T-Lymphozyten der T_H1-Population produzieren IFN-γ und IL-2 (aber nicht IL-4, IL-5 oder IL-10) in großen Mengen, wohingegen T_H2-Zellen sich auf die Produktion von IL-4, IL-5, und IL-10 beschränken. Beide Lymphozytenpopulationen beeinflussen sich gegenseitig in ihrem Reaktionsvermögen: IFN-γ hemmt die Reaktion der T_H2-Zellen, und umgekehrt blockiert IL-4 die T_H1-Lymphozyten. Daneben gibt es T-Lymphozyten, welche in erster Linie die generell immunsuppressiven Faktoren der TGF-β-Familie erzeugen. T_H1- und T_H2-Lymphozyten sind wahrscheinlich keine stabilen Subpopulationen, sondern stellen vielmehr funktionelle Varianten innerhalb individueller T-Zell-Klone dar. Es scheint, daß die Umstände, unter denen ein Peptidantigen präsentiert wird, das Zytokinmuster und somit auch den T_H1/T_H2-Phänotyp einer T-Zelle prägen. Dazu leisten Zytokine (z. B. IL-12) und kostimulatorische Moleküle (z. B. B7-1 und B7-2) wesentliche Beiträge.

Es ist unbestritten, daß die autoaggressiven T-Lymphozyten, welche für experimentelle organspezifische Autoimmunerkrankungen wie EAE, Autoimmunthyreoiditis oder Autoimmundiabetes mellitus verantwortlich sind, fast ausschließlich zur T_H1-Gruppe zählen. Dieser Zelltyp bestimmt das Bild in den Gewebsinfiltraten der akuten Krankheitsphase. Erst später, in der Erholungsphase, scheinen T_H2-artige Lymphozyten hinzuzukommen. Es könnte sein, daß diese T_H2-Lymphozyten durch ihre bremsende Wirkung auf die pathogenen T_H1-Lymphozyten an der Begrenzung der Autoimmunreaktion aktiv beteiligt sind. Dies steht mit der Beobachtung im Einklang, daß alle Behandlungsarten, welche die Selektion und Aktivierung autoreaktiver T_H2-Lymphozyten begünstigen, vor T_H1-abhängigen Autoimmunerkrankungen schützen: Die perorale Verabreichung autoantigener Proteine, die intravenöse Injektion löslicher Autoantigene, aber auch die Behandlung mit Retinolsäure oder mit Quecksilbersalzen schützen allesamt vor der Einleitung einer Autoimmunerkrankung. Die schützenden T_H2-Zellen wirken über Zytokine (IL-10, IL-4 und/oder TGF-β), welche den Aktivierungszustand der T_H1-Zellen aufheben. Im Gegensatz zu den oben beschriebenen antiidiotypischen CD8-Lymphozyten erkennen sie nicht den Antigenrezeptor der T_H1-Lymphozyten, sondern, wie die T_H1-Lymphozyten auch, das autoantigene Peptid, wie es im Zusammenhang passender MHC-Antigene präsentiert wird.

Selbstverständlich bietet sich die Anwendung dieser Behandlungen für die Therapie menschlicher Autoimmunerkrankungen an und befindet sich bereits in klinischer Erprobung (s. u.).

■ Auslösung von autoaggressiven Autoimmunreaktionen

Die vorausgegangene Erörterung hat gezeigt, daß das Immunsystem mehrere Mechanismen bereithält, eine spontane Autoimmunreaktion von vornherein zu verhindern, daß aber keiner dieser Regulationsschritte *absolut* wirksam ist. Im Endergebnis ist das selbsttolerogene Regulationssystem äußerst wirksam. Spontanes Auftreten von Autoimmunerkrankungen ist angesichts der potentiell autoimmunen Klone im Immunsystem bemerkenswert selten. Wie die Kontrollmechanismen der Selbsttoleranz dennoch durchbrochen werden können und wie die Autoimmunerkrankungen entstehen können, ist Gegenstand der folgenden Ausführungen.

Prinzipiell können Autoimmunerkrankungen durch alle Mechanismen ausgelöst werden, welche zu einer Aktivierung potentiell autoaggressiver (T- und B-) Lymphozyten-Klone im Immunsystem führen. Dies kann einen atypisch starken positiven Stimulus auf solche Lymphozyten bedeuten, auch eine pathologische Schwächung gegenregulativer Regelkreise.

Eine atypische Aktivierung pathogener T-Lymphozyten kann durch die strukturelle Ähnlichkeit zwischen Antigenen eines infektiösen Erregers und körpereigenen Determinanten erklärt werden. Das 1968 von George Snell (einem Mitentdecker des MHC; Nobelpreis 1980) formulierte Konzept der „molekularen Mimikry" postuliert: So wie manche Raupe das Aussehen eines dürren Zweiges annimmt, um dem gierigen Auge eines Insektenfressers zu entgehen, so passen sich manche Proteinsequenzen eines Parasiten oder mikrobiellen Erregers den Autoantigenen (z. B. den Produkten des MHC) an, um, von der Selbsttoleranz profitierend, die Überwachung durch Immunzellen zu unterlaufen. Diese Situation wäre gut für den Erreger, aber schlecht für den Wirt. Eine nur unvollkommen ausgeprägte Ähnlichkeit von Wirt- und Erregerstrukturen wäre aber möglicherweise für beide Partner schädlich. Das mikrobielle Antigen könnte einerseits aufgrund seiner varianten Strukturteile von den APC ebenso gut wie ein Fremdantigen aufgenommen, verarbeitet und präsentiert werden (S. 225). Die im Immunrepertoire enthaltenen autoaggressiven T-Lymphozyten würden nun die Antigenabschnitte erkennen, welche genau dem Selbstantigen entsprechen. Sie würden aktiviert und aktivierten das entsprechende Gewebe.

Computeranalysen spürten in der Tat zahlreiche Peptidsequenzen in Produkten von Viren, Bakterien oder protozoischen Parasiten auf, die streckenweise Identität mit Autoantigenen des Menschen haben. Dennoch ist ihre tatsächliche Bedeutung für die Induktion von Autoimmunerkrankungen noch ungenügend geklärt. Beispiele mikrobieller Peptide, die eine zweifelsfreie Autoimmunerkrankung auslösen können, sind die bereits beschriebene EAE sowie das entsprechende Autoimmunmodell im Auge, die experimentelle Autoimmunuveitis (EAU). Ein Peptid der Hepatitis-B-Virus-Polymerase, welches eine Sequenz von 8 Aminosäuren mit dem myelinbasischen Protein teilt, kann in Kaninchen eine Autoimmunentzündung des Zentralnervensystems mit Symptomen einer EAE auslösen. Eine autoimmune Entzündung der Retina wurde durch Immunisierung von Ratten mit Histonproteinen von Hefen ausgelöst. Auch hier liegt eine Mimikryreaktion zwischen dem Hefehiston und dem Autoantigen der Retina, dem S-Antigen, vor.

Die Kenntnis der molekularen Mechanismen der Präsentation bzw. Erkennung MHC-gebundener Peptidepitope führte zu einem dramatisch erweiterten Verständnis der molekularen Mimikry. Es ist nun klargeworden, daß ein mikrobielles Peptid keineswegs über lange Strecken mit Selbstpeptiden identisch sein muß, um autoreaktive T-Zellen zu aktivieren. Wichtig für eine Mimikryreaktion ist, daß Fremd- und Selbstsequenzen ähnliche *Peptidmotive* aufweisen. Beide Peptide müssen in dieselben MHC-Proteine passen und ähnliche Kontaktpunkte mit dem selbstreaktiven T-Zell-Rezeptor bilden. Diese Erfordernisse können durch ein Minimum von 4–6 ähnlich angeordneten Aminosäuren erfüllt werden, die dabei aber keineswegs in direkter Folge aufgereiht sein müssen. Die Kenntnis dieser Motive ermöglichte z. B. die Identifizierung mikrobieller Peptide, welche MBP-spezifische T-Lymphozyten aus MS-Patienten aktivieren können. Die derzeit gültigen Motive sind allerdings noch ausbaufähig. In einer kürzlich veröffentlichten Studie wurden von 130 Peptiden, die den heute bekannten Motivkriterien genügten, ganze 8 von MBP-spezifischen T-Lymphozyten-Linien erkannt.

Neben der antigenspezifischen Mimikryreaktion kann möglicherweise auch eine unspezifische bzw. polyklonale Aktivierung autoreaktiver Lymphozytenklone zu Autoimmunerkrankungen führen. Als mögliche Stimulantien sind mikrobielle Mitogene zu nennen, die entweder direkt über den Antigenrezeptor der autoaggressiven Lymphozyten wirken oder über Strukturen, die alternativen Aktivierungswegen zugrunde liegen. Besondere Aufmerksamkeit erregten in letzter Zeit mikrobielle *Superantigene,* wie die Exotoxine der Staphylokokken. Diese Bakterienproteine aktivieren T-Lymphozyten, indem sie den T-Zell-Rezeptor mit MHC-Proteinen einer APC verknüpfen. Die Superantigene binden aber nicht an das antigenspezifische Profil des T-Zell-Rezeptors, sondern vielmehr an klassenspezifische Regionen an der Außenseite des Rezeptors. Ein bestimmtes Superantigen aktiviert also viele verschiedene Klone einer T-Zell-Klasse; es wirkt also als polyklonales T-Zell-Mitogen. Die Aktivierung pathogener T-Lymphozyten durch Superantigene wurde in aller Form im Modell der EAE gezeigt, wo die Behandlung von MBP-sensibilisierten Mäusen mit bakteriellem Enterotoxin zu einem Aufflackern klinischer Enzephalomyelitis führte.

Ein grundsätzlich anderer Induktionsmechanismus pathogener Autoimmunreaktionen verläuft über die selektive Schwächung der selbsttolerogenen Regulationsmechanismen, die für die Aufrechterhaltung der „klonalen Anergie" der potentiell autoaggressiven (T-)Lymphozyten-Klone im gesunden Organismus verantwortlich gemacht werden. Wie diskutiert (S. 229), liegt bisher nur wenig konkrete Information über diese autoreaktiven Suppressor-T-Lymphozyten vor. Eine selektive Inaktivierung der Gegenregulationskräfte durch lymphotrope Viren wäre ein erster Schritt zur Einleitung einer Autoimmunreaktion.

■ Genetische Kontrolle der Autoimmunität

Die Empfänglichkeit für Autoimmunreaktion ist einer strengen Kontrolle durch genetische Faktoren unterworfen. Aus experimentellen Modellen generalisierter oder organspezifischer Autoimmunerkrankungen ist bekannt, daß die Immunisierung mit einem bestimmten Autoantigen bei verschiedenen Tierstämmen (derselben Spezies) zu grundlegend verschiedenen Krankheitsbildern führen kann. So führt die Immunisierung von Lewis-Ratten gegen MBP zu einer akuten monophasischen EAE, während Buffalo-Ratten eine chronische demyelinisierende EAE bekommen und BN-Ratten resistent bleiben. Umgekehrt läßt sich eine autoimmune Glomerulonephritis mühelos in BN-Ratten, nicht aber in Lewis-Ratten induzieren.

Auch in der klinischen Medizin ergeben sich unbestreitbare Hinweise auf eine genetische Kontrolle der Autoimmunreaktivität (Abb. 12.**3**). Obwohl bei Autoimmunerkrankungen ein direkter Erbgang kaum nachweisbar ist, treten doch familiäre Häufungen auf. Besonders lehrreich sind aber Zwillingsstudien. Sowohl bei der MS als auch bei Autoimmundiabetes mellitus zeigten sich frappante Unterschiede der Krankheitskonkordanz bei ein- und zweieiigen Zwillingspaaren. Bei zweieiigen Zwillingen mit einem MS- oder Diabetespatienten ist die Wahrscheinlichkeit, daß das andere Geschwister erkrankt, mit ca. 3% gering. Die Konkordanz ist also innerhalb zweieiiger Zwillinge ähnlich hoch wie zwischen unterschiedlich alten Geschwistern. Bei eineiigen Zwillingen liegt sie aber bei 30%. Die Höhe dieser Konkordanzrate bei genetisch identischen Geschwistern belegt eindeutig die Bedeutung genetischer Faktoren bei der Krankheitsempfänglichkeit. Die Tatsache, daß die Konkordanz deutlich unter 100% liegt, zeigt aber, daß neben genetischen Elementen auch andere Faktoren die Krankheitsentstehung beeinflussen.

Unter den einzelnen Genen, welche die Entstehung von Autoimmunerkrankungen beeinflussen, nehmen Komponenten des MHC-Systems eine besondere Rolle ein. Viele Autoimmunerkrankungen sind mit speziellen MHC-Haplotypen (Klasse-I- wie auch Klasse-II-Regionen) assoziiert. So kommt die MS gehäuft bei Individuen mit einem DR2-Haplotypen (DR15) vor, die rheumatoide Arthritis mit Varianten von DR4. Bei den Klasse-I-Genen ist die enge Assoziation von B27 und ankylosierender Spondylitis (Bechterew-Erkrankung) zu nennen.

Über welche Mechanismen polymorphe MHC-Strukturen das Entstehen einer Autoimmunerkrankung beeinflussen, ist nicht geklärt. Diskutiert wird, daß autoimmunitätsfördernde MHC-Produkte mit besonders hoher Affinität autoantigen Peptide binden und diese den potentiellen autoreaktiven T-Lymphozyten des Repertoires präsentieren. Ebenfalls ist es möglich, daß die MHC-Produkte die Entstehung des T-Zell-Repertoires im

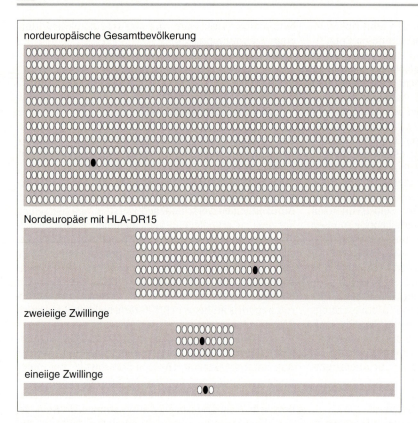

Abb. 12.3 Genetische Kontrolle der Empfänglichkeit für multiple Sklerose (MS).
In einer normalen nordeuropäischen Bevölkerung wird – rein statistisch – eine Person unter ca. 800 an MS erkranken. Bei Personen mit dem Transplantationsantigen HLA-DR15 ist das Risiko deutlich höher: 1:150. Zweieiige Geschwister eines MS-Patienten erkranken nur in 1:39 Fällen selber an MS, während diese Konkordanz bei eineiigen Zwillingen viel höher, nämlich bei 1:3, liegt (nach Compston).

Thymus in einer Weise beeinflussen, die zu einer vermehrten Reifung autoreaktiver T-Lymphozyten führt. Schließlich ist zu erwähnen, daß die MHC-Region keineswegs nur Gene für antigenpräsentierende Produkte der Klassen I und II enthält, sondern auch Gene für Zytokine (TNF-α, Lymphotoxin), Heat-shock-Proteine und sogar das Myelinprotein MOG.

Weitere Gengruppen, für welche eine Verknüpfung mit Autoimmunerkrankungen berichtet wurde, sind u. a. Strukturgene für Immunglobuline, T-Zell-Rezeptoren, Komplementfaktoren. Eine endgültige Bestätigung für diese Befunde muß allerdings noch abgewartet werden.

■ Therapie

■ Problematik der Therapie und Überblick über die Methoden

Die Therapie menschlicher Autoimmunerkrankungen ist ein schwieriges Feld. Nehmen wir als Beispiel die multiple Sklerose, die wichtigste entzündliche Erkrankung des Zentralnervensystems. Sie entsteht mit großer Wahrscheinlichkeit durch eine Autoimmunattacke des Immunsystems gegen Bestandteile der weißen Substanz im ZNS. Über 100 verschiedene Therapien wurden vorgeschlagen und praktiziert. Viele weitere mehr wurden wohl versucht, aber nicht zu Papier gebracht. Natürlich sind viele dieser Therapieversuche mehr oder weniger bizarre Außenseitermethoden, doch auch die von der „Schulmedizin" (zeitweilig) anerkannten Behandlungsstrategien sind und waren kaum weniger divers und abenteuerlich. Die MS mag ein besonders krasses Beispiel sein. Die Situation ist bei anderen Erkrankungen mit wahrscheinlicher Autoimmunpathogenese – man denke nur an die rheumatoide Arthritis – nicht anders und reflektiert ganz einfach den Mangel an einer wirklich durchschlagend wirksamen und allgemein anwendbaren Autoimmuntherapie.

Die heute interessierenden Therapien sind zum einen die etablierten Methoden, deren Wirksam- und Anwendbarkeit in den meisten (aber durchaus nicht in allen) Fällen durch befriedigend kontrollierte Therapiestudien bewiesen sind. Zu dieser Gruppe zählen im wesentlichen die Varianten der pauschalen Immunsuppression sowie die Eingriffe in die Zielorgane. Diese Therapien werden hier nur sehr kursorisch gestreift. Zum anderen sollen aber neue therapeutische Konzepte diskutiert werden, die auf den letzten Erkenntnissen über die Pathogenese der Autoimmunerkrankungen fußen und eine wirksamere und schonendere Behandlung versprechen.

■ Konventionelle Therapien

Wirksame und erprobte Therapiemethoden der Autoimmunerkrankungen beruhen auf einer allgemeinen Immunsuppression durch Steroidhormone, Zytostatika und einer neuen Generation immunsuppressiver Medikamente wie Ciclosporin, Antiimmunzellantikörper und

Bestrahlung. Diese Behandlungsweisen sind völlig im Einklang mit der Therapie von Transplantatempfängern. In beiden Fällen geht man von der Vorstellung aus, daß das Immunsystem durch eine unerwünschte Reaktion spezifischer Lymphozytenklone für eine aktuelle oder drohende Störung des Organismus verantwortlich ist. Mangels spezifischer Methoden wird nun versucht, durch eine generelle Suppression der zellulären und humoralen Immunreaktivität die (potentiell) pathogenen Lymphozytenklone zu treffen. Der Erfolg dieser Strategie läßt sich, wie eindrucksvolle Therapiestudien belegen, nicht leugnen, doch er wird meist mit ebenso eindrucksvollen Nebenwirkungen erkauft. Die Behandlung mit klassischen Zytostatika, aber auch neueren Immunsuppressiva führt bei immunologisch wirksamer Dosierung zu einer allgemeinen Infektanfälligkeit. Ebenso gefürchtet, aber schwieriger nachzuweisen ist eine gesteigerte Empfänglichkeit für Spontantumoren. Schließlich sei die Möglichkeit einer generellen Schädigung der proliferierenden Gewebe genannt, z. B. das blutbildende Knochenmark sowie die Epithelien von Haut und Darm. Diese Nebenwirkungen sind bei neuen Medikamenten, wie Ciclosporin, sehr viel geringer ausgeprägt. Hier ist allerdings – zumindest bei der multiplen Sklerose – die therapeutische Wirkung auf Autoimmunreaktionen enttäuschend. Ein weiterer wichtiger Nachteil der herkömmlichen immunsuppressiven Medikamente ist die Notwendigkeit langfristiger Dauertherapie.

Einige Hoffnung richtet sich auf die Anwendung (monoklonaler) Antikörper gegen Lymphozytendeterminanten. Diese Strategie stützt sich auf die Versuche der 60er Jahre, Transplantatsabstoßungs- oder Autoimmunreaktionen mit „Antilymphozytenseren" zu bekämpfen, die typischerweise durch Immunisierung von Pferden gegen menschliche Blutleukozyten gewonnen wurden. Zwar waren diese Behandlungsversuche nicht ohne Erfolg, doch hielt sich ihre Wirksamkeit wegen der wenig definierten Spezifität der Seren und wegen ihrer Antigenität in engen Grenzen. Beide Probleme wurden durch die moderne Technologie weitgehend gelöst. Heute stehen monoklonale Antikörper gegen eine Vielzahl hochdefinierter Lymphozytenstrukturen zur Verfügung. Diese Reagentien stammen zwar ursprünglich aus Ratten oder Mäusen und würden also im Menschen als Fremdproteine Immunreaktionen hervorrufen. Diese vor allem bei chronischer Behandlung wichtige Komplikation wurde durch gentechnologische „Humanisierung" der Antikörper (den Austausch der meisten fremden Proteinsequenzen durch menschliche Proteinabschnitte) weitgehend behoben.

Trotz allen Fortschritts waren die mit lymphozytenspezifischen monoklonalen Antikörpern erzielten Therapieerfolge bei menschlichen Autoimmunerkrankungen enttäuschend. So bewirkten Antikörper gegen CD4-Moleküle zwar oft eine lange anhaltende Verminderung der im Blut kreisenden CD4-Lymphozyten; die Krankheitssymptome bei MS und rheumatoider Arthritis wurden aber leider kaum gemildert. Therapieversuche mit monoklonalen Antikörpern gegen andere T-Zell-Marker verliefen eher noch ungünstiger. Monoklonale Antikörper gegen CD3 oder CDw52 (CAMPATH-1) waren nicht nur von geringem therapeutischen Nutzen, sondern gefährdeten zudem die Patienten durch ein Schocksyndrom, Folge einer massiven Zytokinfreisetzung aus den betroffenen T-Lymphozyten.

Bessere Erfolge zeitigen Therapien, die in die proinflammatorische Zytokinkaskade der Autoimmunreaktion eingreifen. IFN-β z. B. erwies sich als ein eindeutig wirksames Therapeutikum für MS. Es führt zu einer deutlichen Verringerung klinischer Rückfälle und zu einem Schwund der durch Kernspintomographie darstellbaren Entzündungsherde.

■ „Futuristische" Therapien

Ziel neuer therapeutischer Strategien muß sowohl eine Verbesserung der Wirksamkeit als auch eine Verringerung der Nebenwirkungen sein. Eine ideale Immuntherapie würde sich ausschließlich auf die Neutralisation der tatsächlich autoaggressiven Lymphozytenklone konzentrieren. Alle anderen Mitglieder des Immunrepertoires würden dabei nicht angetastet; die Immunreaktivität gegen Fremdantigen bliebe voll erhalten.

Der geradezu explosive Zuwachs an Information über die Mechanismen der Autoimmunreaktionen macht Hoffnung auf einen ähnlich rasanten Fortschritt bei der Entwicklung neuer immunspezifischer Konzepte. Prinzipiell ist jeder neu erkannte Schritt, jedes neu identifizierte zelluläre Element der Autoimmunpathogenese ein potentieller Ansatzpunkt einer spezifischen Immuntherapie. Dies sei im folgenden anhand von Modelluntersuchungen erläutert. Die experimentell induzierbaren Modelle organspezifischer Autoimmunerkrankungen sind nicht nur von unschätzbarem Wert für die Analyse der zellulären und molekularen Autoimmunmechanismen, sondern ihnen verdanken wir auch die wesentlichen Impulse bei der Entwicklung neuer therapeutischer Konzepte.

Viele, wenn nicht alle organspezifischen Autoimmunreaktionen stehen unter der strikten Kontrolle von Ir-(Immune-response-)Genen. Wie bereits mehrfach betont, ist heute bekannt, daß praktisch jedes Immunrepertoire organspezifische autoreaktive T-Lymphozyten-Klone als normale Komponenten enthält. Der individuelle MHC-Haplotyp scheint aber die relative Ausprägung dieser autoreaktiven Klone im Repertoire zu kontrollieren. Im Falle der EAE zeigte sich, daß verschiedene Rattenstämme sehr unterschiedliche Frequenzen MBP-spezifischer T-Lymphozyten im Immunsystem aufweisen. Die hohe oder niedrige Reaktivität gegen das Autoantigen wird durch die Natur der MHC-Klasse-II-Genprodukte bestimmt, zum einen bei der Selektion und Präsentation der relevanten autoimmunologen Peptidepitope und zum anderen wohl auch bei der im Thymus erfolgenden Ausbildung des T-Klon-Repertoires. Des weiteren zeigte das EAE-Modell, daß sich die pathogene zelluläre Autoimmunreaktion in ungewöhnlich starkem Maße auf einzelne Peptidepitope oder zusammenhängende Epitopgruppen des Autoantigens konzentriert. Die zelluläre Immunreaktion gegen MBP war insofern höchst ungewöhnlich, als die beteiligten enzephalitogenen T-Lymphozyten-Klone einen ungewöhnlich uniformen Gebrauch von V_β-Elementen machten. So gebrauchten sowohl in der Lewis-Ratte wie auch in der PL/J-Maus interessanterweise praktisch alle enzephalitogenen T-Klone das $V_{\beta 8}$-Element, obwohl die T-Klone beider Tierstämme völlig verschiedene MBP-Epitope erkennen!

Neue Therapien könnten sich diese Besonderheiten zunutze machen. So versuchen mehrere Arbeitsgruppen, synthetische Peptidvarianten zu entwerfen, welche auf der einen Seite eine höhere Affinität zur relevanten MHC-Klasse II aufweisen als das eigentlich enzephalitogene Peptid, das auf der anderen Seite so verschieden ist, daß es vom komplementären T-Zell-Rezeptor der enzephalitogenen T-Lymphozyten nicht mehr erkannt wird. Hier wäre die unerwünschte Möglichkeit einer allergischen Reaktion durch dritte T-Lymphozyten zu nennen sowie das Problem einer permanenten Verabreichung einer mutmaßlich notwendigen hohen Konzentration des therapeutischen kompetierenden Peptids.

Ein starkes Echo fand das Konzept der Z-Zell-Vakzinierung, ein Begriff, der durch Cohen (2) (Weizmann-Institut-Israel) geprägt wurde. Es beruht auf Cohens früher Beobachtung, daß Ratten, die eine subletal verlaufende, durch T-Linien übertragene EAE überlebt hatten, gegen eine stärkere Induktion von EAE geschützt wurden. Besonders wichtig war, daß ein solcher Schutz nicht nur durch Injektion aktiver, also pathogener T-Zellen erreicht wurde, sondern auch durch T-Lymphozyten, die durch Bestrahlung oder andere Manipulationen inaktiviert wurden. In Analogie zur Impfung mit abgeschwächten, attenuierten Mikroben kann hier von einer Vakzinierung mit attenuierten „Autoimmunerregern" die Rede sein. Wie beim experimentellen Modell der EAE wurde auch beim Menschen die grundsätzliche Machbarkeit der T-Zell-Vakzinierung bewiesen. Nach Rückinjektion attenuierter autologer MBP-spezifischer T-Lymphozyten in Patienten mit MS wurde eine deutliche Verringerung MBP-reaktiver Lymphozyten im Empfänger nachgewiesen. Der Beweis, daß dies mit einer Verbesserung des klinischen Zustands einhergeht, steht allerdings noch aus.

T-Zell-Vakzinierung mit zuverlässig attenuierten organspezifischen T-Zell-Klonen könnte durchaus ein gangbarer Weg zur spezifischen Therapie menschlicher Erkrankungen sein. Nachdem die Verträglichkeit attenuierter autologer T-Lymphozyten im Empfänger belegt wurde, müssen nun Wege gefunden werden, definitiv pathogene T-Lymphozyten-Klone im Immunsystem des Patienten zu identifizieren und zu isolieren. Dies gilt auch für Vakzinationsansätze mit synthetischen Rezeptorpeptiden entweder durch aktive Immunisierung oder durch passive Übertragung spezifischer (monoklonaler) Antikörper gegen idiotypische T-Zell-Rezeptordeterminanten.

Als letzter Therapieansatz sei die orale Toleranzinduktion gegen Autoantigen genannt. Auch diese Therapie hat ihren Ursprung im Tiermodell der EAE. Es hatte sich gezeigt, daß die perorale Gabe hoher Dosen von Myelinantigen Ratten vor einer EAE schützt. Detaillierte Untersuchungen deuten darauf hin, daß das Autoantigen im Darmbereich grundsätzlich anders wirkt als in einer klassischen Injektionsstelle. Bei sehr hohen Antigendosen scheint die orale Toleranzinduktion zu einer spezifischen Aussonderung der spezifischen T-Lymphozyten-Klone durch Apoptose zu führen. Bei niedrigeren Dosen werden hingegen spezifische Suppressorzellen aktiviert, die als T_H2-Zellen die pathogenen T_H1-Zellen durch ihre Zytokine (IL-2, Il-10 oder TGF-β) unterdrücken.

Die orale Toleranzinduktion besticht durch ihr verblüffend simples Konzept und auch durch die geringe Belastung, der sie den Patienten aussetzt. Außerdem ist sie vielseitig bei allen Autoimmunreaktionen mit bekanntem (oder vermutetem) Zielantigen einsetzbar. Erste Behandlungsversuche der MS und der rheumatoiden Arthritis erlauben zwar noch kein endgültiges Urteil über die Wirkung, geben aber zu Hoffnung Anlaß.

Literatur

1 von Boehmer, H.: Thymic selection: a matter of life and death. Immunol. Today 13 (1992) 454–458
2 Cohen, I. R.: The cognitive paradigm and the immunological homunculus. Immunol. Today 13 (1992) 490–494
3 Drachman, D. B.: Myasthenia gravis. New Engl. J. Med. 330 (1994) 1797–1810
4 Hohlfeld, R., C. J. Lucas: Cytokine networks in multiple sclerosis, Neurology 45, Suppl. 6 (1995) 1–55
5 Hughes, A. L., M. K. Hughes: Natural selection of the peptide-binding regions of major histocompatibility complex molecules. Immunol. Rev. 42 (1995) 233–243
6 Jerne, N. K.: Towards a network theory of the immune system. Ann. Immunol. 125C (1974) 373–389
7 Kipps, T. J.: The CD5 B cell. Adv. Immunol. 47 (1990) 117–185
8 Kotzin, B. L., D. Y. M. Leung, J. Kappler, P. Marrack: Superantigens and their potential role in human disease. Adv. Immunol. 54 (1995) 99–166
9 Murakami, M., T. Honjo: Involvement of B-1 cells in mucosal immunity and autoimmunity. Immunol. Today 16 (1995) 534–539
10 Oldstone, M. B. A: Molecular mimicry and autoimmune disease. Cell 50 (1987) 819–820
11 Radic, M. Z., M. Weigert: Genetic and structural evidence for antigen selection of anti-DNA antibodies. Ann. Rev. Immunol. 12 (1994) 487–520
12 Stanley, J. R.: Autoantibodies against adhesion molecules and structures in blistering diseases. J. exp. Med. 181 (1995) 1–4
13 Theofilopoulos, A. N.: The basis of autoimmunity. II. Genetic predisposition. *Immunol. Today* 16 (1995) 150–158
14 Wekerle, H.: Antigen presentation by CNS glia. In Kettenman, H., B. Ranson: Neuroglial Cells. Oxford University Press, London 1994

13 Allergie

B. M. Stadler

■ Allergie und Pseudoallergie

Der Begriff „Allergie" wurde bereits 1906 von Clemens Johann von Pirquet geprägt. Gemäß der griechischen Etymologie bedeutet Allergie das „Andersreagieren" eines Patienten auf irgendwelche Noxen. Im Bewußtsein der meisten Ärzte und selbst in Laienkreisen gelten heute Allergien ganz selbstverständlich als Manifestationen einer immunologischen Reaktion gegenüber Umweltallergenen und exogene Noxen.

Das „Andersreagieren" kann aber auch auf anderen pathophysiologischen Ereignissen oder Abnormitäten beruhen: Zum Beispiel könnten genetisch bedingte Enzymdefekte, metabolische Eigenarten eines Individuums oder eine unterschiedliche Reaktionsfähigkeit zum Freisetzen von entzündlichen Mediatoren, ohne Beteiligung des Immunapparates, dafür verantwortlich sein. Falls die klinische Form einer solchen abnormalen Reaktion eine ähnliche Symptomatik verursacht wie die echten Allergien, wird häufig der Begriff „Pseudoallergie" angewendet. Dies erscheint gerechtfertigt, weil die zellulären und entzündlichen Mechanismen praktisch nicht unterscheidbar sind von einer echten Allergie.

Bei den allergischen Krankheiten wird die alte Einteilung der immunpathologischen Reaktionen in vier Typen nach Gell u. Coombs (3), obwohl überholt, aus didaktischen Gründen immer noch angewendet. In einer Übersicht sind die Merkmale dieser vier Typen von immunpathologischen Reaktionen dargestellt (Abb. 13.1). Zum Verständnis der Auslösungsmomente einer immunpathologischen Situation ist die Gell-Coombs-Klassifikation noch dienlich – vorausgesetzt, daß gleichzeitig auch verstanden wird, daß a) ein einzelner Reaktionstyp bei einer allergischen Person (sehr selten) zu beobachten ist, b) daß jeder der vier Reaktionstypen lediglich eine Anfangsphase darstellt, auf die meist eine Kaskade von sekundären Reaktionen folgt. Als Beispiel dienen dazu die sogenannten „Late-phase"-Reaktionen (LPR) oder Spätreaktionen, die als Folge einer IgE-bedingten Reaktion (Typ I) zu sehen sind. Diese sind in der Gell-Coombs-Klassifikation überhaupt nicht erwähnt, nehmen aber in Klinik und Therapie von Typ-I-Reaktionen eine wichtige Rolle ein.

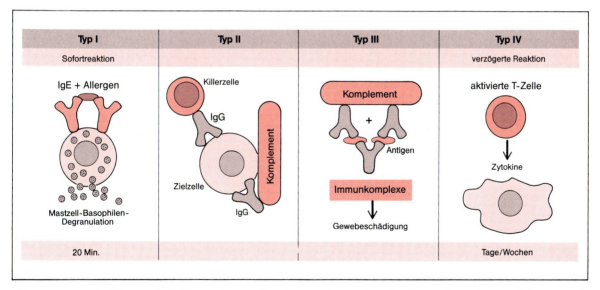

Abb. 13.1 Typen der Überempfindlichkeitsreaktionen, klassifiziert nach Coombs und Gell. Die Sofortreaktion wird als Typ-I-Reaktion bezeichnet. Spezifisches IgE auf Mastzellen oder Basophilen erkennt das Allergen, wird kreuzvernetzt, und dadurch werden pharmakologische Mediatoren freigesetzt, die innerhalb von 20 Minuten zu klinischen Symptomen führen. Bei der Typ-II-Reaktion sind Immunglobuline aller Klassen beteiligt und richten sich gegen körpereigene Antigene. Es kommt zu zytotoxischen Reaktionen, die entweder durch Killerzellen oder Komplement verursacht sind. Im Unterschied dazu sind bei der Typ-III-Reaktion hauptsächlich Immunkomplexe verantwortlich. Die Immunkomplexe locken Neutrophile an oder aktivieren die Komplementreaktion und führen somit zu einer lokalen Gewebeschädigung. Die Typ-IV-Reaktion unterscheidet sich von allen anderen drei Typen dadurch, daß Immunglobuline nur am Rande beteiligt sind. Die Reaktion wird hauptsächlich durch sensibilisierte T-Zellen ausgelöst, und die meisten klinischen Symptome können durch die Freisetzung von Zytokinen erklärt werden. Amplifiziert werden viele der Zytokineffekte durch die aktivierten Makrophagen, die ihrerseits die Entzündung weiter verstärken. Die verzögerte Überempfindlichkeit vom Typ IV wird vielfach auch DTH (delayed type hypersensitivity) genannt.

Somit wird der Kliniker, der bei einem Patienten einige Stunden nach Verabreichen von oder nach natürlicher Exposition gegenüber einem Allergen eine entzündliche Reaktion an einem Zielorgan feststellt, mit der Frage konfrontiert, ob es sich dabei um eine Spätreaktion (LPR) oder Sofortreaktion (Typ I), um die Folgen einer antikörperbedingten zytotoxischen Reaktion (Typ II), um eine Immunkomplexdeponierung im Gewebe (Typ III) oder den Anfang einer echten, verzögerten, zellulär bedingten Typ-IV-Reaktion handelt. Eine pathophysiologische Differentialdiagnose ist daher für Prognose, Diagnose und Therapie von grundsätzlicher Bedeutung.

Allergene

Molekulare Eigenschaften und Funktionen

In der Literatur herrscht manchmal Unklarheit über die Definition von Allergenen und Antigenen. Der Begriff „Antigen" wird oft in einem immunologischen Zusammenhang verwendet, während der Begriff „Allergen" eher im Zusammenhang mit einer klinischen und allergischen Situation verstanden wird. Allergene sind Antigene, die eine Dualfunktion ausüben. Einerseits wirken sie sensibilisierend, d. h., wie normale Antigene regen sie das Immunsystem zur Bildung von spezifischen T- und B-Zellen an, andererseits können sie allergische Symptome hervorrufen.

Für kleine Moleküle (die Grenze wird allgemein bei einem Molekulargewicht von 1000 Da angesetzt), die sich an Immunglobuline binden können, aber selber nicht in der Lage sind, eine Immunantwort auszulösen, wurde von Landsteiner der Begriff „Hapten" geprägt. Im Falle eines Haptens ist ein Trägermolekül verantwortlich, daß eine effektiv stimulierende Antigenpräsentation für T- oder B-Zellen stattfindet. In diesen grundsätzlichen Vorgängen unterscheidet sich das Allergen nicht von einem normalen Immunogen.

Besonders bei Allergien gegen verschiedene chemisch wohl definierte kleinmolekulare Substanzen (z. B. Myorelaxanzien, Succinylchlorid-Derivate, Antibiotika usw.) wurde erkannt, daß sich die allergische Reaktion möglicherweise gegen kleine Molekularstrukturen richtet (z. B. gegen ein quaternäres Ammoniumion). Dies eröffnet natürlich ungeahnte Möglichkeiten für Kreuzreaktionen, die auch tatsächlich in der Klinik beobachtet werden.

Eine Reihe molekularer Eigenschaften der Allergene, wie die Fähigkeit, Körperbarrieren (Haut, Mukosa) zu durchdringen oder entweder intakt oder fragmentiert direkt in die Blutbahn zu gelangen, und andererseits ihre Metabolisierbarkeit, Hydrophobizität oder Hydrophilie scheinen bei der Stimulierung des Immunapparates und der Entstehung einer Sensibilisierung doch eine indirekte, aber wichtige Rolle zu spielen. Es ist seit langem bekannt, daß viele der für die Therapie oder Diagnose verwendeten Allergenextrakte mit Proteasen kontaminiert sind. Interessant ist, daß neuerdings auch einige der rekombinanten Allergene ebenfalls Sequenzhomologie zu Proteasen aufweisen. Aufgrund solcher Eigenschaften ist es aber trotzdem noch nicht möglich vorauszusagen, ob eine Substanz allergisierend wirken wird.

Neben den Eigenschaften, die zu Sensibilisierung führen können, sind diejenigen, die allergische Reaktionen auslösen (Triggering), ebenfalls in der molekularen Struktur der Allergene zu finden. Die Polyvalenz eines Allergens, d. h. das Vorhandensein von mindestens zwei oder mehreren gleichen Antigendeterminanten auf einem Allergenmolekül, scheint von größter Wichtigkeit für IgE-bedingte Reaktionen zu sein. Dabei kommt es zu einer Überbrückung von mindestens zwei oder – besser – von mehreren IgE-Molekülen auf der Oberfläche der Effektorzellen (in erster Linie Mastzellen und Basophile), was zur Freisetzung und Bildung von Mediatoren führt.

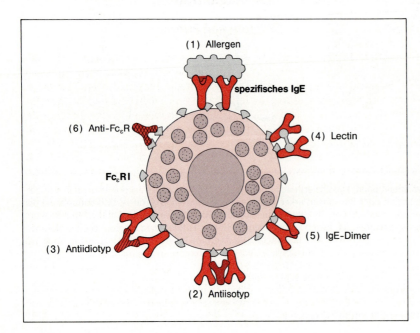

Abb. 13.**2** IgE-vermittelte Stimulation von Basophilen und Mastzellen. Die hauptsächlichste und physiologische Art, Mastzellen und Basophile zu stimulieren, ist das Vernetzen von spezifischen IgE-Antikörpern durch das Allergen (1). Diese Vernetzung kann auch durch natürlich vorkommende Autoantikörper imitiert werden. So können sowohl antiisotypische (2) als auch antiidiotypische (3) Antoantikörper IgE-Moleküle vernetzen. Neben diesen drei Stimulationsmöglichkeiten kann man in vitro Basophile oder Mastzellen auch stimulieren, indem man Lectine (4), die IgE vernetzen können, oder dimeres oder polymeres IgE (5) zugibt. Natürlich geht das auch über Antikörper, die die Rezeptoren direkt erkennen (6).

Abb. 13.2 zeigt, daß es für die Stimulierung der Mediatorenfreisetzung vor allem darauf ankommt, IgE-Rezeptoren zu vernetzen. In vivo geschieht dies natürlich in erster Linie durch das Allergen (1) und, wie sich neuerdings herausstellt, durch Anti-IgE-Autoantikörper oder deren Immunkomplexe mit IgE. Diese Autoantikörper können antiidiotypisch (3) oder antiisotypisch (2) sein. In vitro können aber auch andere polyvalente Moleküle (z. B. Lectine), die sich an IgE binden, dazu führen (4). Eine indirekte Vernetzung der IgE-Rezeptoren erreicht man durch die Zugabe von dimerem oder polyvalentem IgE (5) und direkt durch Anti-Fc-Rezeptor-Antikörper. Daraus ergibt sich, daß Allergene mit wiederholten Epitopen oft anaphylaktogen wirken. Dementsprechend können nichtimmunogene Polymere trotzdem eine IgE-bedingte Reaktion auslösen. Dies hat zur Herstellung von polymeren Reagenzien für die Diagnose von Allergien geführt, die selber nicht sensibilisierend sind.

Untersuchungen mit chemisch definierten Allergenen haben auch aufgezeigt, daß sich die Immunantwort nicht nur gegen exogene Moleküle entwickeln kann, sondern manchmal auch gegen eigene Strukturen, die durch eine Interaktion mit den eindringenden Chemikalien entstehen. Gewisse Allergien, insbesondere Arzneimittelallergien, stellen somit eine Form von Autoimmunreaktionen dar. Es gibt also verschiedene molekulare Strukturen und Eigenschaften, die entweder die Sensibilisierungsfähigkeit oder die Anaphylaktogenität eines Allergens erklären könnten. Trotzdem gibt es noch kein gemeinsames oder einheitliches biochemisches Merkmal, das ein Molekül eindeutig als Allergen charakterisieren würde.

■ Allergenarten

Obwohl es keine einheitliche biochemische Definition für Allergene gibt, versucht man trotzdem, sie nach ihrer chemischen Zusammensetzung, nach ihrer Herkunft oder nach ihrem Verabreichungsmodus zu klassifizieren. Die häufigsten Umweltallergene sind meistens Proteine oder Glykoproteine. Die meisten natürlichen Allergene haben ein Molekulargewicht zwischen 10 und 15 kDa, wahrscheinlich weil für Moleküle dieser Größenordnung das Durchdringen der epidermalen und mukösen Barrieren relativ leichter ist. Größere Moleküle wirken meistens erst immunogen, falls sie parenteral verabreicht werden oder nachdem sie im Magen-Darm-Trakt enzymatisch teilweise abgebaut sind. Polysaccharide können potente Allergene und Anaphylaktogene sein, wenn sie wiederholte Epitopstrukturen aufweisen. Lipide mit ihren relativ flexiblen Strukturen dagegen sind meistens nicht allergen.

Die Liste der vorkommenden Allergene und deren Beschreibung würde allein ein Lehrbuch füllen. Während gewisse Allergene, wie Pollen, Hausstaubmilben oder Schimmelpilze, sehr häufig und weltweit verbreitet sind und Millionen von Patienten sensibilisiert haben, sind viele andere Allergene wesentlich seltener die Ursache einer klinisch manifesten Allergie. Dies mag einerseits an ihrem begrenzten Vorkommen liegen, andererseits aber auch an der genetischen Veranlagung der potentiellen Allergiker, die für einige Allergene gar nicht den nötigen immungenetischen Hintergrund aufweisen. Diese genetische Prädisposition für die Entwicklung von Allergien spielt sich im wesentlichen auf zwei Ebenen ab. Einerseits existiert eine isotypische Prädisposition, bei der ein Individuum die vererbte Anlage besitzt, vermehrt spezifische IgE-Antikörper gegen inhalierte oder eingenommene Antigene zu bilden (die sog. atopische Konstitution). Andererseits existiert eine spezifische Prädisposition, d. h., ein Individuum kann nur ganz bestimmte Epitope erkennen und eine Immunantwort dagegen entwickeln.

■ Allergene und Umwelt

Der weitaus größte Anteil der klinisch relevanten Allergien wird durch Inhalation von Allergenen in der Luft (Pollen, Hausstaubmilben, Schimmelpilze usw.) ausgelöst. Mit der zunehmenden Luftverschmutzung, die mit der Industrialisierung einhergeht, hat gemäß verschiedener epidemiologischer Studien auch die Zahl der Inhalationsallergien in den letzten 20–30 Jahren zugenommen. Dies mag einerseits durch die epithelschädigende Wirkung von gewissen Gasen (NO_2, SO_2) und die damit verbundene bessere Penetration von Allergenen bedingt sein; andererseits spielen Kohlepartikel als Emissionsbestandteile von Heizungen und Verbrennungsmotoren auch eine Rolle als Adjuvans. Die zunehmende Belastung unserer Umwelt durch Chemikalien (inklusive Nahrungsmitteladditive) scheint auch das klinische Bild und die Häufigkeit von Nahrungsmittelallergien sowie Pseudoallergien zu beeinflussen.

■ Allergien vom Soforttyp (Typ-I-Reaktionen)

■ Diagnose und Prinzip

Allergien vom Soforttyp (Überempfindlichkeitsreaktion vom Typ I) werden am besten veranschaulicht durch den am weitesten verbreiteten diagnostischen Test in der Allergologie. Es handelt sich dabei um den Pricktest (intradermaler Hauttest), bei dem eine kleine Menge des verdächtigen Allergens in die Haut des Patienten appliziert wird. Ist der Patient allergisch gegen das Allergen, entsteht innerhalb von Minuten rund um die Einstichstelle eine typische Quaddel, umgeben von einer sich begrenzt ausdehnenden Rötung der Haut. Da diese Reaktion praktisch sofort sichtbar wird (innerhalb von 20 Minuten), spricht man von einer Sofortreaktion.

Bereits in den frühen zwanziger Jahren haben die Arbeiten von Prausnitz und Küstner gezeigt, daß die Quaddelbildung und die Rötung in der Haut das Resultat einer Antigen-Antikörper-Reaktion sind. Daß es sich bei diesen Antikörpern um eine besondere Klasse von Immunglobulinen handelt, nämlich um die IgE-Antikörper, ist erst seit 1967 dank dem Auffinden eines IgE-Myeloms durch Inganäs u. Mitarb. (5) und dem Nachweis von normalem Serum-IgE durch Ishizaka u. Mitarb. (6) klar.

Unter einer Sofortreaktion versteht man also eine Interaktion von IgE-Antikörpern auf der Oberfläche von Basophilen oder Mastzellen mit dem Allergen (2, 13). Abb. 13.3 soll zeigen, daß für die Bildung von IgE-Antikörpern im Prinzip die gleichen zellulären Immunreaktionen gelten wie bei der Bildung von anderen Immunglobulinisotypen. Das Eindringen des Allergens führt allerdings zu einer selektiven T-Zellaktivierung. Im Gegensatz zu der normalen Immunantwort, wo vor allem die T_H0- und T_H1-Subpopulationen der T-Helferzellen aktiviert werden, scheint das Allergen vermehrt T_H2-Helferzellen zu aktivieren. Daraus resultiert eine veränderte Zusammensetzung der Zytokine. In dieser Umgebung differenzieren sich B-Zellen vermehrt zu IgE-produzierenden Zellen (Isotypenswitch), und es reifen Plasmazellen heran, die IgE sezernieren. Im einzelnen wird auf diesen Differenzierungsvorgang weiter unten eingegangen. Wichtig ist, daß Basophile und Mastzellen hochaffine Rezeptoren für diese IgE-Immunglobuline haben (8). Das IgE „sensibilisiert" diese Zellen, d. h., bei einem erneuten Allergenkontakt mit den sensibilisierten Mastzellen oder Basophilen wird das zellgebundene IgE vernetzt (6). Die Zellen degranulieren und setzen pharmakologisch aktive Mediatoren und Zytokine frei, welche die typischen Symptome der Allergien vom Soforttyp hervorrufen.

■ Klinische Formen

Pollinosen

Der klassische Heuschnupfen wird meistens durch Pollen von Gräsern verursacht. Heute wird aber vermehrt der Oberbegriff „Pollinosen" verwendet, da nicht nur Pollen aus Heu (Gräser), sondern auch andere Pollen, wie etwa von Bäumen und Sträuchern, relevante Allergene sein können. Pollinosen manifestieren sich durch einen Juckreiz (Pruritus) der Augen, der Nase und des hinteren Gaumens und durch eine Nasenschleimhautentzündung (Rhinitis) mit Hustenreiz, Nasenschleimabsonderung (Rhinorrhö) und Obstruktion. Pollinosen sind aber auch manchmal von einer Verminderung der Geruchswahrnehmung (Anosmie), einer Nasennebenhöhlenentzündung (Sinusitis) oder von Asthma begleitet.

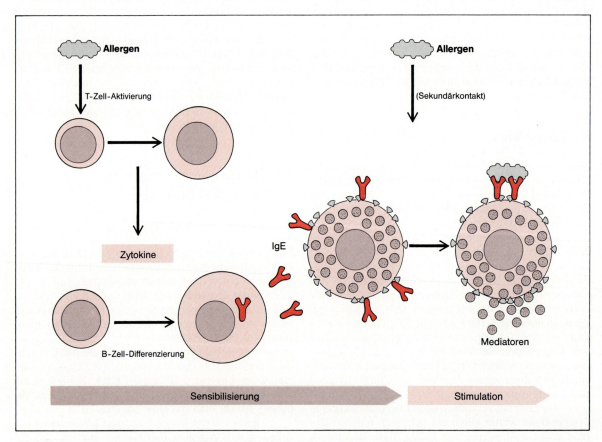

Abb. 13.3 Entstehung einer Typ-I-Sensibilisierung. Obwohl die Sofortreaktionen selbst klinisch schnell ablaufen, liegt ihnen meist eine lange und mehrfache Exposition gegenüber dem Allergen zugrunde. Dies führt zu einer Selektion von spezialisierten T-Helferzellen (T_H2), welche ein anders zusammengesetztes Muster von Zytokinen produzieren. Dieses T_H2-Zytokinmuster zwingt B-Zellen, sich in Richtung IgE-produzierender Zellen zu differenzieren. Die daraus resultierenden IgE-Antikörper lagern sich an die Basophilen und Mastzellen als Effektorzellen der Typ-I-Reaktion an. Erst dann führt ein Sekundärkontakt mit einem Allergen zur Freisetzung von Mediatoren und Zytokinen: Es kommt zum klinischen Bild der Typ-I-Reaktion.

Saisonunabhängige Rhinitis

Die saisonunabhängige Rhinitis weist sehr ähnliche Symptome auf wie die Pollinose. Die Manifestationen sind hingegen, wie der Name sagt, nicht „saisonal" und meistens etwas weniger gravierend. Die Patienten klagen oft über nasale Obstruktion, Rhinorrhö und Hustenreiz. Da diese Art von Rhinitis oft von einem Asthma begleitet ist, wird sie von Patienten als solche öfters übersehen. Unter den verursachenden Allergenen treten häufig Substanzen auf, mit denen die Patienten aus beruflichen Gründen in Kontakt sind (wie z. B. Mehl, Farben oder Chemikalien usw.).

Asthma

Zumindest bei einem Teil der Asthmatiker scheint die Rolle des Allergens bei der Entwicklung dieser Krankheit gesichert zu sein. Falls nachgewiesen werden kann, daß die Überempfindlichkeit aufgrund eines Allergens zustande kam, z. B. durch die Inhalation von Hausstaub, spricht man von einem exogenen (auch extrinsischen) oder einem allergischen Asthma. Hauptsächlich Kinder sind davon befallen. Andererseits handelt es sich bei dem endogenen Asthma um eine bronchiale Hyperreaktivität, die nicht durch Allergene verursacht wird. Bei diesen Patienten sind im Normalfall keinerlei IgE-vermittelte Reaktionen nachzuweisen. Beim Asthma handelt es sich um eine vielschichtige Erkrankung, die im Kapitel über die Lunge in diesem Buch im Detail beschrieben wird.

Urtikaria

Man unterscheidet zwischen einer akuten Urtikaria, die einige Stunden bis Tage dauert, und der chronischen Urtikaria, die Wochen andauern kann. Die erste Form der Urtikaria ist häufig allergisch bedingt; die zweite scheint relativ selten zu sein. Die Urtikaria wird im Detail im Kapitel über die Haut in diesem Buch beschrieben.

■ IgE-Antikörper

Eigenschaften

Das IgE-Molekül besteht aus zwei schweren und zwei leichten Ketten (entweder κ oder λ) und gleicht somit der Struktur der anderen Immunglobuline. Die schwere Kette besteht aber aus fünf Domänen. Abb. 13.**4** illustriert die hauptsächlichsten Merkmale von IgE. Zusätzlich ist IgE durch seine Hitzelabilität charakterisiert und durch seine kurze Halbwertszeit von nur $2^{1}/_{2}$ Tagen im Serum. Hingegen kann IgE im Gewebe eine sehr lange Halbwertszeit aufweisen. Dies glaubt man, weil spezifisches IgE, in vivo an Mastzellen oder Basophile gebunden, diese Zellen noch nach 12 Wochen mit dem Allergen stimulierbar macht.

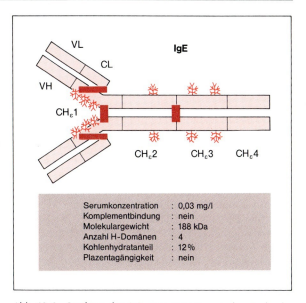

Abb. 13.**4** Struktur des IgE. Am aminoterminalen Ende des IgE-Moleküls befinden sich die variablen Regionen der schweren (V_H) und der leichten (V_L) Ketten. Die vier Ketten werden durch die dunkel eingezeichneten Disulfidbrücken zusammengehalten. Die Baumchenstrukturen symbolisieren die Oligosaccharidgruppe. Die dritte konstante Domäne der schweren Kette repräsentiert die Bindungsstelle für Fc$_\epsilon$RI und CD23 (Fc$_\epsilon$RII = schwach affiner IgE-Rezeptor).

Messung der IgE-Antikörper

Serum-IgE-Werte werden heute noch als internationale Einheiten pro Milliliter angegeben (5). Eine internationale Einheit (IE) entspricht etwa 2,4 ng IgE Protein. Im Vergleich zu IgG kommt IgE im Serum nur in Spuren vor. Wie auch bei den anderen Immunglobulinklassen sind die Serum-IgE-Werte altersabhängig. Im Nabelschnurblut findet man üblicherweise weniger als 1 IE/ml, da IgE der Mutter nicht die Plazentalbarriere durchdringen kann. Die Serumg-IgE-Konzentrationen steigen mit dem Alter und erreichen mit ca. 12 Jahren Maximalwerte. Die Normalwerte für IgE-Serumkonzentrationen bei Erwachsenen schwanken um den Bereich von 50 IE/ml und liegen größtenteils unterhalb von 100 IE/ml.

Für die Bestimmung der Serum-IgE-Konzentrationen werden hauptsächlich zwei Methoden angewendet. Total-IgE-Konzentrationen werden mit einem Sandwich-Immunoassay bestimmt; dabei bindet auf einer Festphase ein IgG-Anti-IgE-Antikörper das IgE im Serum, welches dann durch einen zweiten markierten Anti-IgE-Antikörper nachgewiesen wird. Diese Entwicklungsantikörper sind entweder radioaktiv oder durch ein Enzym markiert. Für die Bestimmung von spezifischem IgE wird das Allergen auf einen festen Träger gebunden, der mit dem Serum inkubiert wird. Dann wird ein markierter Anti-IgE-Antikörper verwendet, um die allergenspezifischen IgE-Antikörper zu quantifizieren. Beide Methoden verwenden somit Antikörper zum Nachweis von sehr kleinen Mengen von Antikörpern! In-vitro-artefakte, insbesondere das Vorhandensein von natürlich vorkommenden Anti-IgE-Antikörpern, können dabei nicht ausgeschlossen werden. Dies ist einer der wesentlichen Gründe, weshalb das Meßresultat in „Einheiten" wiedergegeben werden muß.

Serum-IgE bei Allergikern

Es ist bekannt, daß die Serum-IgE-Werte je nach Allergenexposition schwanken (5). Patienten mit einer Pollenallergie können ihre Serum-IgE-Konzentrationen während der Pollensaison um ein Mehrfaches erhöhen. Auch eine Immuntherapie mit Allergenextrakten kann während der Anfangsphase der Behandlung der IgE-Produktion stimulieren. Zudem ist eine Vielzahl von pathologischen Bedingungen bekannt, wie z. B. Parasitosen, bei denen erhöhte IgE-Werte gemessen werden. Hohe Serum-IgE-Werte werden ebenfalls bei Patienten mit T-Zell-Malignomen, wie etwa dem Hodgkin-Syndrom, beobachtet. Andererseits wird häufig beobachtet, daß B-Zell-Malignome, wie etwa chronische lymphatische Leukämien und multiple Myelome, oft mit sehr niedrigen Serum-IgE-Werten einhergehen.

Wie das für viele andere Labortests ebenfalls der Fall ist, sollten Serum-IgE-Werte nur im Zusammenhang mit zusätzlicher klinischer Information interpretiert werden. Es ist wichtig, die persönliche und familiäre Geschichte der Atopie zu ergründen, die mit erhöhten IgE-Werten einhergeht. Obwohl Serum-IgE-Bestimmungen oft bei der klinischen Diagnose helfen, sollte daran gedacht werden, daß die meßbaren IgE-Werte für die meisten allergischen Erkrankungen nur eine der möglichen Variablen sind. So schließt ein relativ tiefer Serumtotal-IgE-Spiegel nicht unbedingt eine Allergie aus; genauso können auch asymptomatische Individuen mit hohen Serum-IgE-Werten angetroffen werden.

Physiologische Rolle von IgE

Trotz der sehr niedrigen Serumkonzentration von IgE handelt es sich bei diesen Immunglobulintypen um ein funktionell sehr potentes Immunglobulin, das unter Umständen beim Allergiker sogar einen Schock verursachen kann. Die eigentliche physiologische Rolle von IgE-Immunglobulinen ist nicht völlig geklärt (7). Die massive und relativ selektive IgE-Produktion bei verschiedenen Parasitosen führte aber zu der Annahme, daß IgE bei der Abwehr von Parasiten eine wesentliche Rolle spielen könnte. Tatsächlich findet man, daß mit Hilfe von spezifischem IgE verschiedene Effektorzellen (z. B. Eosinophile) Parasiten abtöten können. Immerhin leidet noch etwa ein Drittel der Weltbevölkerung unter parasitären Wurminfektionen. Es wäre daher möglich, daß IgE-Antikörper ein Evolutionsrelikt der antiparasitären Immunantwort darstellen. Allergien könnten also ein unglückliches Nebenprodukt dieses nötigen Evolutionsschrittes gewesen sein.

Andererseits weiß man heute auch, daß bei verschiedenen parasitären Infektionen vor allem T_H2-Helferzellen die Immunantwort regulieren. Bei dieser Antwort entsteht vermehrt IL-4, worauf dann sozusagen als Nebenprodukt IgE induziert werden könnte, welches aber bei der Abwehr von Parasiten nicht unbedingt wesentlich sein muß.

Regulation der IgE-Synthese

Die physiologische Rolle von IgE ist weit weniger gut bekannt als seine pathologische Rolle. Aus diesem Grund haben sich in den letzten Jahren viele Forscher mit der Regulation der IgE-Synthese beschäftigt, um damit die Pathophysiologie, die mit erhöhtem IgE einhergeht, besser verstehen zu können.

In verschiedenen Tiermodellen konnte nachgewiesen werden, daß die IgE-Produktion der T-Zell-Kontrolle unterliegt. Einer Thymektomie unterzogene oder radioaktiv bestrahlte Tiere weisen eine wesentlich stärkere IgE-Antwort gegen Allergene auf. Durch passive Administration von T-Zellen aus ebenfalls sensibilisierten Tieren kann man diese erhöhte IgE-Antwort unterdrücken. Interessanterweise wird in vivo bei einer solchen Behandlung die IgM- oder die IgG-Antwort kaum beeinflußt. In den letzten Jahren sind aufgrund von zahlreichen In-vivo- und In-vitro-Untersuchungen neue Erkenntnisse gewonnen worden, die diese isotyp-spezifische Regulation der IgE-Synthese bereits auf molekularer Ebene verstehen lassen. Man nimmt an, daß keine prinzipiellen Unterschiede in der Erkennung von Antigenen oder Allergenen existieren auf der Ebene der Erkennung, Prozessierung und Präsentation der immunogenen Peptide. Abb. 13.**5** zeigt, daß auch Kofaktoren, die zur Stabilisierung der Antigenerkennung von herausragender Bedeutung sind, wie etwa B7, CD21 und CD23 auf B-Zellen, die mit CD28, CD23 und CD21 auf T-Zellen interagieren, wichtig sind. Der CD40-Ligand und CD40 auf den B-Zellen sind insbesondere für den Isotypenswitch zu IgE von eminenter Wichtigkeit.

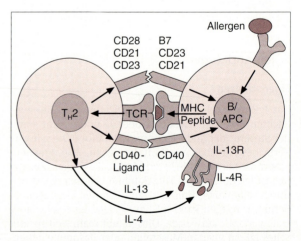

Abb. 13.**5** Erkennung des Allergens. Für die eigentliche Erkennung des prozessierten Allergens und Antigenpeptiden besteht zwischen Allergen und Antigenpeptiden kein Unterschied. Für den Isotypen-Switch der B-Zelle nach IgE sind neben verschiedenen Korezeptorpaaren auch positive Signale von IL-4 und IL-13 wichtig. Beide Zytokine interagieren mit einem Rezeptorkomplex, indem sich der IL-4- und der IL-13-Rezeptor eine Kette teilen.

Allerdings reicht die spezifische Erkennung und die Interaktion mit den Kofaktoren nicht aus, um den Isotypenswitch, also ein Gen-Rearrangement auf der schweren Kette, zu induzieren. Dazu benötigen die B-Zellen ganz eindeutig die Hilfe von verschiedenen Zytokinen. Für die positive Regulation des Isotypenswitches scheinen IL-4 und IL-13 zu genügen (14, 19). Beide benutzen denselben Rezeptorkomplex, aber eigene Bindungsketten auf der B-Zelle. Wie wichtig diese Zytokine sind, konnte auch in In-vivo-Modellen gezeigt werden. IL-4-„Knockout"-Mäuse produzieren kein IgE mehr, und Antikörper gegen Il-4 können ebenfalls die IgE-Synthese in vivo blockieren.

Selbstverständlich produzieren T-Zellen nicht nur IL-4 und IL-13, sondern eine Vielzahl von verschiedenen Zytokinen. Als sehr hilfreich für das Verständnis der isotypenspezifischen IgE-Regulation hat sich das T_H1/T_H2-Modell von Mosmann erwiesen, der gezeigt hat, daß verschiedene Subpopulationen von Helferzellen existieren (9, 11). Die Großzahl der T-Helferzellen (T_H0-Zellen) scheinen Alleskönner zu sein, da sie die meisten Zytokine produzieren. Wie Abb. 13.6 zeigt, sind allerdings die T_H2-Zellen für die Entwicklung einer Allergie von besonderem Interesse. Diese Zellen produzieren IL-4 und andere Zytokine, die im Gegensatz zu IL-4 nicht absolut notwendig sind, aber kostimulatorisch auf die IgE-Synthese wirken. Der gleiche Zelltyp produziert auch IL-10, ein Zytokin, das zugleich die T_H1-Helferzellen hemmt. Es gibt In-vitro-Evidenz, daß Allergene hauptsächlich diese T_H2-Helferzellen stimulieren. Ein weiterer Grund für diese selektive Regulation der B-Zelldifferenzierung besteht darin, daß T_H1-Helferzellen nicht nur kein IL-4 produzieren, sondern dazu noch Zytokine wie IFN-γ oder TGF-β, welche beide die IL-4-induzierte IgE-Synthese hemmen können (14, 19).

Das Zytokinnetzwerk, das die B-Zelldifferenzierung reguliert, scheint aber auch selber unter der Kontrolle von weiteren Kontrollsystemen zu sein, wie etwa das neuroendokrine System. Neuroendokrine Faktoren wie CRF, ACTH und α-MSH können die Expression von Zytokinen in verschiedenen T-Zellsubpopulationen massiv verändern, so daß diese Faktoren als eine weitere Steuerungsmöglichkeit angesehen werden können. Mit Hilfe von diesen Neuropeptiden kann man in vitro signifikant die IgE-Synthese erhöhen oder unterdrücken. Damit soll hier nur aufgezeigt werden, daß im Prinzip die Modulation der Immunantwort auch über neurogene Faktoren möglich ist, eine Tatsache, die Kliniker speziell bei allergischen Krankheiten seit längerem beobachten konnten.

Obwohl in den letzten Jahren wesentliche neue Erkenntnisse zur IgE-Regulation erarbeitet wurden, bleiben dennoch zentrale Fragen offen. Es ist bis heute noch nicht klar, warum ein Allergen im Gegensatz zum Antigen eine T_H2-Antwort induziert. Das T_H1/T_H2-Zellregulationssystem wird auch nicht verständlicher durch die Tatsache, daß praktisch alle T-Zellen IL-13 produzieren können.

Die genetische Prädisposition wurde schon in den 20er Jahren beim Menschen beobachtet. Die Wahrscheinlichkeit für ein Kind, eine Allergie zu entwickeln, beträgt ca. 50%, falls beide Elternteile Atopiker sind. Mit nur einem allergischen Elternteil beträgt die Wahrscheinlichkeit immerhin noch fast 30%. Obwohl diese genetische Prädisposition für die Entwicklung einer Atopie epidemiologisch sehr einfach nachzuweisen ist, ist sie auf der Regulationsebene der IgE-Synthese noch nicht verstanden. Für eine genetische Kontrolle der IgE-Synthese spricht die Tatsache, daß verschiedene Stämme einer Tierart eine unterschiedliche Fähigkeit zur Bildung von IgE besitzen. Auch beim Menschen konnte jetzt nachgewiesen werden, daß eine Assoziation zwischen hohen Serum-IgE-Werten und einem dominanten Gen existiert. Neuerdings konnte auch ein klarer Zusammenhang zwischen dem Vorhandensein von IgE im Nabelschnurblut und der Häufigkeit, mit der solche Kinder schon im frühen Kindesalter Allergien entwickeln, aufgezeigt werden. Bekannt ist auch, daß bei Atopikern, die im Hauttest auf verschiedene Umweltantigene (z. B. Pollen, Hausstaubmilben) reagieren, gewisse Histokompatibilitätsantigene signifikant häufiger gefunden werden als bei Personen, die im Hauttest negativ reagieren.

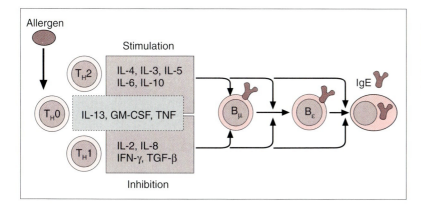

Abb. 13.6 Verschiedene T-Helferzellen regulieren den Isotypen-Switch nach IgE. T_H2-Zellen vermitteln die positiven Signale für den Isotypenswitch und negative Signale für T_H1-Zellen. T_H1-Zellen vermitteln hauptsächlich hemmende Zytokine für die IgE-Produktion.

Effektorzellen

Bei der allergischen Entzündung sind nebst den immunkompetenten Zellen noch andere Leukozyten, entweder zirkulierend oder im Gewebe, aktiv beteiligt. Hauptsächlich handelt es sich bei diesen Zellen um Monozyten oder Makrophagen, Neutrophile, Eosinophile, Basophile und Mastzellen. Aber auch Plättchen und Lymphozyten leisten ihren Beitrag als Effektorzellen.

IgE-Rezeptoren

Auf den meisten Zellen, die bei der allergischen Entzündung beteiligt sind, kommen Rezeptoren für Immunglobuline (FcR) vor (8). Basophile und Mastzellen sowie Langerhans-Zellen und ein Teil von Eosinophilen tragen Fc_ε-Rezeptoren, die eine hohe Affinität (Assoziationskonstante $K_a = 10^{-9}$ mol) für IgE aufweisen ($Fc_\varepsilon RI$). Auf Lymphozyten, Makrophagen, Eosinophilen und selbst auf Plättchen wurde eine zweite Klasse von IgE-Rezeptoren nachgewiesen, die aber nur eine relativ schwache Affinität ($K_a = 10^{-7}$ mol) für IgE haben ($Fc_\varepsilon RII$) (5).

Der hochaffine Rezeptor für IgE besteht aus 4 Polypeptidketten, nämlich einer α- und einer β-Kette, sowie aus zwei identischen γ-Ketten, die über Disulfidbrücken vernetzt sind (Abb. 13.7). IgE bindet sich an die α-Kette des Rezeptors über ein Epitop innerhalb der C_H3-Domäne der konstanten Kette von IgE. Interessant ist, daß der extrazelluläre Teil der α-Kette des IgE-Rezeptors ($α_2$) Sequenzhomologie zu Immunglobulinen aufweist, also selber zu der Immunglobulin-Supergenfamilie gehört. Die beiden assoziierten γ-Ketten entstammen der T-Zell-Rezeptorfamilie und sind verantwortlich für die Signaltransduktion. Für alle Ketten des $Fc_\varepsilon RI$ bestehen aber keine Sequenzhomologien zum schwach affinen IgE-Rezeptor.

Der schwach affine IgE-Rezeptor trägt auch die Bezeichnung CD23. Zur Zeit ist nicht bekannt, ob dieser $Fc_\varepsilon RII$ auf allen Zelltypen, auf denen er vorkommt, wirklich identisch ist. Die Klonierung von CD23 zeigte, daß hingegen Sequenzhomologien zum Asialoglykoproteinrezeptor bestehen und daß eine posttranskriptionale Modifizierung zu verschiedenen Formen auf verschiedenen Zellen führen kann. $Fc_\varepsilon RII$ ist mit Zytokinen (z. B. IL-4) induzierbar und scheint zusammen mit ihnen auch biologisch aktiv zu sein. Man nimmt heute allerdings an, daß die herausragende Rolle von CD23 nicht so sehr die Bindung von IgE ist, sondern daß seine Rolle als Kofaktor bei der Antigenerkennung für die IgE-Regulation viel wichtiger ist.

Basophile und Mastzellen

Zu den hauptsächlichen Effektorzellen der Sofortreaktion gehören Basophile und Mastzellen (2). Diese beiden Zelltypen ähneln sich, da sie beide Granula enthalten. Diese färben sich aufgrund der großen Mengen von sauren Proteoglykanen, die in ihnen enthalten sind, sehr stark mit basischen Farbstoffen an. Basophile und Mastzellen produzieren und speichern Histamin und stellen bei weitem die größte Quelle an Histamin in fast allen Geweben dar. Daneben produzieren sie noch eine Vielzahl von Mediatoren, die zum Teil potenter sind als Histamin (S. 243). Über ihre IgE-Rezeptoren können sie mit IgE sensibilisiert und sodann durch Allergene stimuliert werden. Die Allergenstimulation führt zur Degranulation, und die Zellen schütten die pharmakologisch aktiven Mediatoren ihrer Granula aus, was zu den Symptomen der Überempfindlichkeitsreaktion vom Soforttyp (Typ I) führt. Wie Abb. 13.8 darstellt, können Basophile und Mastzellen auch durch eine Vielzahl von anderen Oberflächenstimuli, wie z. B. Anaphylatoxine, Zytokine oder gewisse Medikamente, dazu gebracht werden, in einem nicht IgE-abhängigen Mechanismus ihre Mediatoren freizusetzen. Basophile scheinen hauptsächlich als zirkulierende Zellen zu funktionieren und werden nur selten im Gewebe angetroffen. Mastzellen hingegen sind vor allem seßhafte Zellen, und man trifft sie im Gewebe der Blutgefäße und Lymphbahnen sowie im Bindegewebe an. Am häufigsten trifft man Mastzellen in Organen an, wo sie rasch auf exogene Stimuli reagieren können, sowie z. B. in der Haut, der Lunge und dem Gastrointestinaltrakt. Neue Befunde zeigen, daß Mastzellen sehr oft mit Nervenzellen assoziiert sind. Neben diesem physischen Kontakt findet man auch, daß gewisse Neuropeptide (Substanz P, Somatostatin, das vasoaktive intestinale Peptid [VIP] und der Nervenwachstumsfaktor) Mastzellen stimulieren können. Dies ist eine Möglichkeit, oft beobachtete neurogene Phänomene der Allergie zu erklären.

Die Rolle der Mastzellen und der Basophilen als hauptsächliche Quelle für Mediatoren (2, 13), die bei der Überempfindlichkeit vom Soforttyp und bei der Anaphylaxie eine Rolle spielen, ist etabliert. Man glaubt, daß Mastzellen hauptsächlich für das Ödem und das Erythem gegen Umweltantigene in der Haut verantwortlich sind. Da Mastzellen auch vermehrt in der Lunge vorkom-

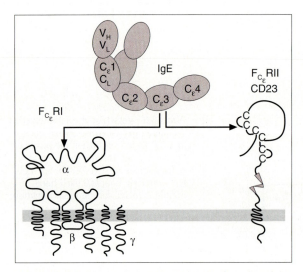

Abb. 13.7 IgE-Rezeptoren. IgE bindet via die dritte konstante Domäne an die α-Kette des hochaffinen IgE-Rezeptors ($Fc_\varepsilon RI$) oder an den schwach affinen IgE-Rezeptor (CD23, $Fc_\varepsilon RII$).

men, glaubt man, daß sie wesentlich beim allergischen Asthma beteiligt sind. Basophile hingegen sind wahrscheinlich bei Soforttypreaktionen in der Nase und in den Augen wichtiger.

Mastzellen werden in zwei verschiedene Populationen eingeteilt: Bindegewebemastzellen und Mukosamastzellen. Die beiden Populationen unterscheiden sich durch ihre Morphologie und ihren Mediatorgehalt (2). Mukosamastzellen sind im Gegensatz zu den Bindegewebemastzellen von T-Zellen abhängig und enthalten weniger Histamin und Prostaglandin D_2. Sie haben aber wesentlich mehr $Fc_εRI$ und unterscheiden sich auch durch ihren höheren Gehalt von Chondroitinsulfat. Obwohl sie von einer gemeinsamen Vorläuferzelle abstammen, entwickeln sich diese beiden Mastzelltypen also in verschiedene Effektorzellen. Dies hat auch eine klinische Bedeutung, da Mukosamastzellen durch zwei heute weitverbreitete Medikamente, nämlich Natriumchromoglykat und Theophillin, nicht gehemmt werden, Mediatoren auszuschütten.

Zytokine bilden auch ein wichtiges Verständnis für das Phänomen der „basophil releasability", welches die unterschiedliche Fähigkeit von Basophilen und Mastzellen beschreibt, Mediatoren freizusetzen (2). Gerade für die Spätphase der allergischen Reaktion (late phase reaction) spielen Zytokine eine wichtige Rolle. Wie Abb. 13.**8** zeigt, gibt es Agonisten, die direkt zu einem „Triggering", also zu einer Ausschüttung von Mediatoren und zur nachfolgenden Produktion von Zytokinen führen (10). Klassischerweise gehören dazu natürlich die Interaktion von Allergen mit IgE auf $Fc_εRI$, aber auch Anaphylatoxine oder gewisse Medikamente, die direkt und nicht IgE-vermittelt Basophile oder Mastzellen triggern können. Aber auch Zytokine wie z. B. das monozytenchemotaktische Peptid 1 (MCP-1) können Basophile direkt triggern. Andere Zytokine, wie z. B. das monozyteninflammatorische Peptid 1α (MIP-1α), IL-8 und RANTES sind sogenannte inkomplette Agonisten, die die Zellen nur zu einer signifikanten Ausschüttung von Histamin und Leukotrienen bewegen können, falls sie vorher „geprimed" waren (1).

Unter Priming versteht man in diesem Zusammenhang ein Phänomen, das Basophile und Mastzellen empfindlicher macht für einen zweiten Stimulus. Die hämatopoetischen Wachstumsfaktoren IL-3, GM-CSF und IL-5 sind potente Primer für Basophile oder der Stem cell factor für Mastzellen. Eine kurze Inkubation (10 Minuten) von Basophilen mit einem dieser sehr hämatopoetischen Wachstumsfaktoren reicht aus, um sie um ein Vielfaches empfindlicher zu machen für den sekundären Stimulus, sei dieser IgE-vermittelt oder nicht (1).

Neutrophile

Neutrophile zeichnen sich vor allem dadurch aus, daß sie zahlenmäßig die anderen Effektorzellen überwiegen und sehr mobil und empfindlich auf chemotaktische Stimuli reagieren. Sie haben eine sehr kurze Lebenserwartung im Gewebe, eine hohe phagozytäre Fähigkeit und können mit ihrem oxidativen Metabolismus sehr rasch

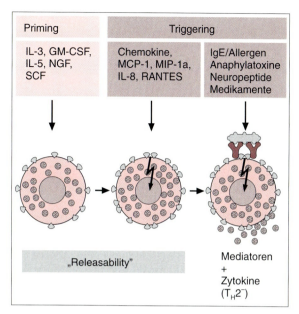

Abb. 13.**8** IgE-vermittelte und nicht IgE-vermittelte Degranulation von Mastzellen und Basophilen. Die IgE-vermittelte und hauptsächlich durch das Allergen ausgelöste Degranulation spielt vor allem bei der Typ-I-Reaktion eine wesentliche Rolle. Bei Typ-II-, -III- und -IV-Reaktionen können auch andere bioaktive Stoffe unabhängig von IgE-Mastzellen oder Basophilen stimulieren. Zu den Anaphylatoxinen gehören die Komplementprodukte C3a und C5a. Zytokine nehmen eine eigenständige Rolle ein, da sie einerseits direkt stimulieren (z. B. MCP-1) oder, wie das für GM-CSF, IL-3 und IL-5 gezeigt wurde, können die Zellen vorbereiten („primen") und somit für einen sekundären Stimulus, z. B. C3a, wesentlich empfindlicher machen. Unter „Medikamente" fallen verschiedene Sekretagoga, wie z. B. Compound 48/80, Mellitin und das Calciumionophor A23187, aber auch humanmedizinisch relevante Substanzen wie Codein, Morphin und ACTH. Die verschiedenen Stimulationsmechanismen führen zu einer sofortigen Ausschüttung oder Neusynthese von pharmakologisch aktiven Mediatoren. Die Stimulation bewirkt aber auch, daß die Neusynthese von Zytokinen einsetzt, insbesondere IL-4, aber kein IFN-γ, was bedeutet, daß eine Art Zytokinmuster produziert wird, das dem der T_H2-Zellen in etwa entspricht. NGF = Nerve growth factor, SCF = Stem cell factor.

auf Stimulationen antworten. Sie haben ein sehr wirksames Repertoire an oxidativen Metaboliten und verdauenden Enzymen. Neutrophile sind das hauptsächliche zelluläre Element in den frühen Phasen der meisten Formen der akuten Entzündung. Auch scheinen sie bei der allergischen Entzündung vom verzögerten Typ (Typ IV) eine Rolle zu spielen.

Üblicherweise werden Mastzellen und Basophile hauptsächlich für eine Veränderung der vaskulären Permeabilität verantwortlich gemacht. Trotzdem müssen auch Granulozyten wegen ihrer proteolytischen Enzyme und vasoaktiven Lipide in Betracht gezogen werden. Mögliche wichtige Stimuli sind Komplementkomponenten wie C3a und C5a, Histamin, Leukotriene, Thromboxan A_2 und Kinine. Die hauptsächlichsten Arachidonsäuremetaboliten, die von Neutrophilen produziert werden, sind Prostaglandin E_2, 5-HETE und LTB_4 sowie LTC_4. Neutrophile scheinen aber pro Zelle weniger von diesen Produkten zu synthetisieren als etwa Monozyten; ihre Antwort ist auch kürzer. Zusätzlich zu den vasoaktiven Lipiden generieren Neutrophile auch potente vasoaktive und chemotaktische Faktoren.

Eosinophile

Eosinophile sind leicht von anderen Zelltypen zu unterscheiden, da ihre Granula sich stark mit sauren Farbstoffen wie Eosin anfärben (4). Sie sind häufig an zellulären Reaktionen beteiligt, bei denen Parasiten, IgE-Antikörper oder beides partizipieren, und sind zytotoxisch für Parasiten. Einige basische Polypeptide (z. B. major basic protein), die fast nur in ihren Granula gefunden werden, gehören ebenfalls zu ihren Bestandteilen. Ähnlich wie Neutrophile und Makrophagen sind sie voll von lysosomalen Hydrolasen und Peroxidasen, haben aber etwas weniger proteolytische Enzyme. Eine ihrer hauptsächlichsten Funktionen ist wahrscheinlich ihre Fähigkeit, als zytotoxische Zelle zu agieren. Ihre basischen Polypeptide können z. B. in sehr geringen Konzentrationen Schistosomulae töten. In den unteren Luftwegen sind sie zytotoxisch für Epithelialzellen und führen zu Gewebebeschädigungen. IL-5, weniger GM-CSF, IL-3 und TNF können, ähnlich wie bei Basophilen und Mastzellen beschrieben (Abb. 13.**8**), ebenfalls Eosinophile primen. Neuerdings wurde auch gezeigt, daß Eosinophile $Fc_\varepsilon RI$ und CD23 tragen können. Aus diesem Grunde nimmt man auch an, daß Eosinophile beim allergischen Asthma eine zentrale Rolle spielen.

Monozyten und Makrophagen

Monozyten und Makrophagen werden hauptsächlich charakterisiert durch ihre Fähigkeit zu phagozytieren. Sie haben im Gewebe eine lange Lebenszeit und können sich dort ausdifferenzieren. Sie kooperieren mit Lymphozyten, um antigenspezifische Antworten mit Hilfe von verschiedenen Zytokinen zu induzieren. Die Zytokine, die hier auch manchmal Monokine genannt werden, beeinflussen wieder eine Vielzahl von anderen Zelltypen. Makrophagen können proinflammatorische oder auch antiinflammatorische Funktionen übernehmen, und meistens trifft man sie bereits nach 8–12 Stunden im Entzündungsherd an. Daher vermutet man, daß Makrophagen bei der Überempfindlichkeit vom verzögerten Typ eine wesentliche Rolle spielen.

Plättchen

Plättchen sind zirkulierende Zellen, die sich nicht mehr teilen können und eigentlich bei der Gerinnung aktiv beteiligt sind. Es ist noch nicht ganz geklärt, wie sehr Plättchen an der allergischen Entzündung beteiligt sind. IgE, PAF, Substanz P und das C-reaktive Protein können direkt Plättchen aktivieren. Aktivierte Plättchen scheiden Gerinnungs- und Wachstumsfaktoren aus sowie verschiedene vasoaktive Amine und Lipide, neutrale und saure Hydrolasen, welche sicher an der allergischen Entzündung beteiligt sind. Eine allergische Provokation oder ein asthmatischer Anfall, nicht aber eine nichtallergische Bronchokonstriktion führen zu einem Anstieg von Thromboxan A_2 und anderen plättchenspezifischen Proteinen, wie zum Beispiel Faktoren aus der Chemokin-Familie. Aktivierte Plättchen können sich aber auch aggregieren und dienen somit als ein Herd, welcher andere Leukozyten anlockt, die dann einen vaskulären Verschluß produzieren können. Ähnlich den Eosinophilen scheinen Plättchen auch mit Hilfe ihrer IgE-Rezeptoren ($Fc_\varepsilon RII$) spezifisch auf Allergene reagieren zu können. Man findet bei Atopikern etwa dreimal mehr $Fc_\varepsilon RII$ (CD23) als bei normalen Individuen.

■ Mediatoren der allergischen Reaktionen vom Soforttyp

Die IgE-abhängige sowie die IgE-unabhängige Aktivierung von Mastzellen und Basophilen führen zu einem Einstrom von Calciumionen in das Innere der Zellen, wodurch die Degranulation und die Freisetzung von Mediatoren eingeleitet werden. Der Einstrom oder auch eine intrazelluläre Mobilisation von Calciumionen hat zwei grundsätzlich verschiedene Auswirkungen: Zum einen werden durch Exozytose präformierte Mediatoren freigesetzt. Dazu gehören biogene Amine, wie Histamin und Serotonin, aber auch Proteoglykane, wie Heparin und Chondroitinsulfat. Die Degranulierung führt auch zu einer Freisetzung von neutralen Proteasen, sauren Hydrolasen, oxidativen Enzymen, chemotaktischen Faktoren und dem „platelet-activating factor" (PAF). Zum zweiten kommt es zu einer Neubildung von Mediatoren aus der Arachidonsäure und damit zur Synthese von Prostaglandinen und Leukotrienen. Diese Mediatoren haben eine direkte lokale Wirkung auf das Gewebe; z. B. verursachen sie in der Lunge eine sofortige Bronchokonstriktion, ein Schleimhautödem und eine Hypersekretion: das klinische Bild eines Asthmaanfalles.

Abb. 13.**9** gibt einen Überblick über die Effektorfunktionen der Mediatoren. Von den präformierten Mediatoren ist Histamin wahrscheinlich das wichtigste vasoaktive Amin, welches zu einer sofortigen Entzündungsreaktion führt. Von den neugebildeten Mediatoren sind LTC_4 oder LTD_4 an der frühen Phase der Entzündung beteiligt. Sie werden allerdings erst später als Histamin aktiv. Es scheint auch, daß für PAF immer mehr Effekte bekannt werden, als bisher angenommen. Interessant ist auch, daß diese pharmakologisch aktiven Mediatoren (12) viele Zytokineffekte modulieren können, wie etwa die Zellproliferation oder die Aktivierbarkeit von Zellen.

Für das Verständnis der allergischen Entzündung ist wichtig, daß neben der Ausschüttung von präformierten und neuformierten Mediatoren verschiedene der Effektorzellen der allergischen Sofortreaktion auch Zytokine produzieren. Gerade bei der Late phase reaction, die ca. 6 Stunden nach der Sofortreaktion auftritt, können einige der klinischen Phänomene durch die Produktion von proinflammatorischen Zytokinen erklärt werden. Interessant ist aber auch die Möglichkeit, daß

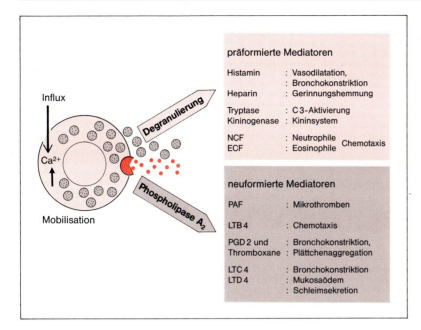

Abb. 13.9 Pharmakologisch aktive Mastzellmediatoren. Die immunologische Stimulierung mit ihren Konsequenzen führt einerseits zur Neuformation von Mediatoren oder zur Ausschüttung von präformierten Mediatoren. Das Enzym Phospholipase A_2 setzt Arachidonsäure frei, die je nach Typ von Mastzelle durch Lipoxygenase oder Cyclooxygenase metabolisiert wird. Über die Cyclooxygenase werden Prostaglandine und Thromboxane erzeugt, während über die Lipoxygenase Leukotriene entstehen. Neben den bekannten präformierten Mediatoren Histamin und Heparin werden auch Enzyme und chemotaktische Faktoren freigesetzt.

IL-4, produziert von Basophilen und Mastzellen, auch weiterreichend auf die Chronizität von allergischen Reaktionen einwirkt (10). Da Mastzellen und Basophile z. B. kein IFN-γ produzieren, kann man sich vorstellen, daß im allergischen Entzündungsherd ein Zytokinmuster entsteht, das im wesentlichen dem Muster entspricht, das von T_H2-Helferzellen synthetisiert wird.

Anti-IgE-Autoantikörper

Anti-IgE-Antikörper wurden erstmals 1972 in Seren von Atopikern entdeckt. Seither wurde immer wieder ein Zusammenhang zwischen erhöhten Serum-IgE-Werten und Anti-IgE-Antikörpern nachgewiesen. Die physiologische Rolle dieser IgG-Anti-IgE-Antikörper ist zur Zeit nicht bekannt (16). Die Existenz solcher Antikörper wird einerseits dadurch erklärt, daß durch die häufige und persistierende Aggregation von IgE-Molekülen eine Anti-IgE-Reaktion induziert wird, ähnlich der Anti-IgG-Bildung, die bei rheumatoider Arthritis und chronischen Infektionen zu beobachten ist.

Anti-IgE-Antikörper wurden aus dem menschlichen Genom kloniert und können die IgE-Synthese in vitro hemmen (16, 17). Auch in Tiermodellen wurde gezeigt, daß Anti-IgE-Antikörper genau so gut wie Antikörper gegen IL-4 die IgE-Synthese hemmen. Da solche IgG-Anti-IgE-Antikörper aber auch die Bindung von IgE an Rezeptoren hemmen können, läßt dies vermuten, daß IgG-Anti-IgE-Antikörper auch eine Art blockierende Antikörper darstellen, die zur Neutralisation von IgE gebraucht werden.

Immunkomplexbedingte allergische Reaktionen

Klinische Formen

Im Unterschied zu den Typ-I-Reaktionen sind die Typen II und III oft schwieriger als solche zu erkennen, da sie meistens nicht isoliert auftreten. Wichtiger als das Verständnis einer manchmal etwas künstlich anmutenden Klassifizierung ist das Erkennen der immunpathologischen Mechanismen. So ist eine Typ-II-Reaktion immer begleitet von der Bildung von spezifischen IgG- oder IgM-Antikörpern gegen Allergene. Dies kann zu verschiedenartigen immunpathologischen Reaktionen führen. Die häufigsten Manifestationen sind hämatologische Komplikationen, die meistens durch eine Sensibilisierung gegen Arzneimittel ausgelöst werden. Ein anderer häufiger Grund für klinische Manifestationen sind Immunkomplexe aus Allergen und IgG und deren Ablage in verschiedenen Organen (Lunge, Niere).

Ein klassisches Beispiel einer solchen allergischen Reaktion (Typ III) ist die Serumkrankheit, bei welcher Immunkomplexe in verschiedenen Organen deponiert werden und für Symptome wie Hautausschlag, Fieber, Gelenkschwellungen, Lymphadenopathien und Glomerulonephritis verantwortlich sind. Dieses Syndrom trat früher auf, als noch massive Dosen von Xenoantiseren zu Therapiezwecken verwendet wurden, z. B. bei der Behandlung der Diphtherie. Durch das lange andauernde Vorhandensein von Antigen (hauptsächlich Pferde-Antidiphtherie-Antikörper) wurden Antikörper gegen diese Fremdproteine gebildet. Nach ca. 10 Tagen konnte man eine Immunkomplexbildung im Serum nachweisen.

Ähnliche klinische Bilder können nicht nur durch das parenterale Verabreichen von großen Molekülen, sondern auch manchmal durch Haptene (z. B. Penicillin) entstehen. Von besonderer Bedeutung ist auch die allergische Alveolitis, die nach einer massiven Inhalation von Fremdproteinen beobachtet wird. Wichtig ist zu bemerken, daß die Pathophysiologie solcher (Typ-III-)Reaktionen öfters auch eine Komponente der zellulären Hyperreaktivität (Typ-IV-Reaktion) beinhaltet.

■ Schädliche und unschädliche Allergen-Ig-Komplexe

Die Bildung von IgG-Antikörpern ist eine normale Begleiterscheinung der meisten Sensibilisierungen. So findet man gerade bei Patienten, die vorwiegend oder ausschließlich eine IgE-bedingte Allergie aufweisen (z. B. gegen Pollen oder Hausstaubmilben), spezifische Antikörper der anderen Klassen. In kleinen Mengen scheinen diese IgG-Antikörper nur eine relativ kleine Rolle zu spielen. Bei der Desensibilisierung (Immuntherapie) von IgE-bedingten Allergien werden geringe, aber zunehmend ansteigende Dosen von Allergenen verabreicht. Dabei werden spezifische IgG-Antikörper gebildet. Es scheinen aber keine pathogenen Immunkomplexe zu entstehen. Ebenso konnte bis heute keine Korrelation zwischen dem Ausmaß der spezifischen IgG-Antwort und dem Therapieerfolg gefunden werden.

Bei generalisierten IgE-vermittelten Reaktionen (anaphylaktischer Schock, generalisierte Urtikaria) konnte die blockierende und schützende Wirkung von zirkulierenden IgG-Antikörpern nachgewiesen werden. Offen bleibt noch, ob und in welcher Weise IgG-Subklassen eine unterschiedliche immunpathologische Rolle spielen. IgG_4 wurde manchmal als anaphylaktogener Antikörper bezeichnet. Zunehmend wird aber die Meinung angezweifelt, und IgG_4 wird eher die Rolle der blockierenden Antikörper zugedacht. Verschiedene Anhaltspunkte sprechen dafür, daß beim Menschen IgG_1-Antikörper oder möglicherweise eine andere IgG-Subklasse anaphylaktogen wirken. Besonders bei Arzneimittelallergien wird diese Doppelrolle von IgG-Antikörpern, nämlich entweder blockierend oder schädlich zu sein, neuerdings in Betracht gezogen. Somit gilt der Nachweis von IgG-Antikörpern gegen ein bestimmtes Allergen keineswegs als Diagnose einer Krankheit oder gar als Beweis einer pathologischen Sensibilisierung.

Eine andere Hypothese schafft zur Zeit ein besseres Verständnis für die Klassifizierung in schädliche und unschädliche Antikörperkomplexe, insbesondere im Zusammenhang mit der Immuntherapie. Man findet bei den meisten Atopikern, aber auch bei gesunden Individuen Anti-IgE-Autoantikörper. Diese Autoantikörper bilden ebenfalls In-vivo-Komplexe, die ein Sensibilisieren von Basophilen oder Mastzellen verhindern. Die Vermutung liegt nahe, daß es sich bei diesen Anti-IgE-Autoantikörpern um blockierende Antikörper handeln könnte.

■ Pathophysiologie der allergischen Immunkomplexreaktionen

Die Bildung von Immunkomplexen, bestehend aus Allergen und Antikörpern in Körperflüssigkeiten, ist der erste Schritt bei der Entstehung einer langen Kaskade von entzündlichen Manifestationen, die im Gesamtbild der entzündlichen Immunreaktion enden. Während dieser Kaskade wird Komplement aktiviert, und es werden chemotaktische Faktoren gebildet, die Zellen wie Neutrophile und Eosinophile an den Reaktionsort locken und zur Freisetzung und Bildung von Mediatoren stimulieren. Durch die daraus resultierende Gewebeschädigung und den nachfolgenden Heilungsprozeß entsteht ein dynamischer Prozeß, bei welchem sukzessiv verschiedene entzündliche Elemente im Vordergrund stehen. Diese Reaktionsart ist schematisch in Abb. 13.**10** dargestellt. Je nach Eigenschaft des Allergens (Molekulargröße und physikalische Eigenschaften), je nach Art der gebildeten Immunglobuline (Ig-Subklasse, Komplementaktivierungsfähigkeit, Affinität und Avidität, Größe der entstandenen Komplexe) und je nach dem Organ, in welchem die Immunkomplexe deponiert werden, können das klinische Bild und die immunpathologischen Konsequenzen etwas unterschiedlich ausfallen.

■ Allergien vom Spättyp

■ Prinzip

Überempfindlichkeit vom Spättyp (Typ IV) ist ein von T-Zellen abhängiges Immunphänomen, das sich durch eine entzündliche Reaktion am Ort der Antigenablagerung manifestiert (häufig die Haut). Die Reaktion erreicht meistens erst nach 24–48 Stunden ihr Maximum. Dies ist auch das Hauptmerkmal, das diese Reaktionen von Sofortreaktionen (Typ I) und von antikörperbedingten Reaktionen (Typen II und III), die innerhalb von Minuten oder Stunden ihr Maximum erreichen, unterscheidet.

■ Klinische Formen

Einteilung

Man unterscheidet grundsätzlich vier verschiedene Typen von Typ-IV-Überempfindlichkeitsreaktionen. Die Jones-Mote-Reaktion, die Kontaktallergie und die Allergie vom Tuberkulintyp treten innerhalb von 72 Stunden nach Antigenkontakt auf. Der vierte Typ, die granulomatöse Reaktion, tritt erst nach Wochen auf. Vielfach beobachtet man in der Praxis aber Mischformen dieser einzelnen Reaktionen. Die Einteilung stammt daher, daß das Ausmaß der Reaktion quantifiziert wurde, in dem man die Hautverdickung nach Applikation typischer Antigene bestimmte.

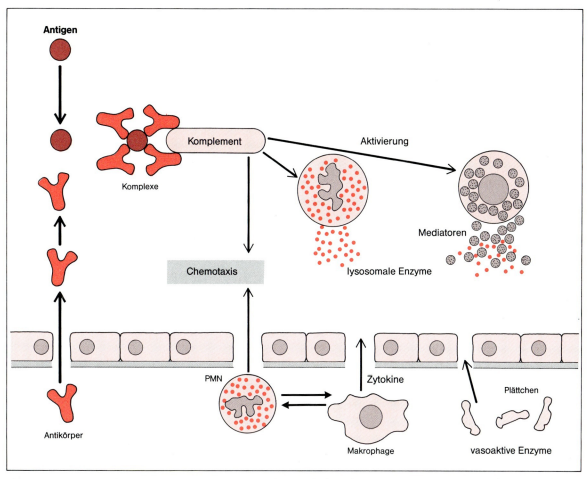

Abb. 13.**10** Arthus-Reaktion. Die antigeninduzierte Immunkomplexbildung führt zu einem kaskadenartigen Ablauf verschiedener Mechanismen. Komplementfragmente (C3a und C5a) stimulieren verschiedene Effektorzellen wie Neutrophile und Mastzellen sowie Plättchen, die vasoaktive Enzyme freisetzen. Zusammen mit den lysosomalen Enzymen erhöhen sie die Durchblutung und die Kapillarpermeabilität. Die durch chemotaktische Substanzen angelockten polymorphkernigen Neutrophilen (PMN) verschlimmern das Entzündungsgeschehen.

Jones-Mote-Überempfindlichkeit

Die Jones-Mote-Reaktion erreicht ihren Höhepunkt bereits 24 Stunden nach Antigenkontakt. Sie ist durch eine Infiltration von Basophilen unmittelbar unter der Epidermis charakterisiert, und man spricht daher auch von einer kutanen basophilen Überempfindlichkeit. Die Reaktion wird durch lösliches Antigen induziert. Die Dauer wird hingegen durch das Vorhandensein von spezifischen Antikörpern bestimmt. Immunsuppressive Agenzien, die vor allem auf T-Zellen wirken, verstärken die Jones-Mote-Reaktion massiv. Im Tiermodell kann eine Jones-Mote-Reaktion durch das gemeinsame Verabreichen von Antigen (z. B. Ovalbumin) und komplettem Freund-Adjuvans induziert und dann durch eine zusätzliche Gabe von Cyclophosphamid gesteigert werden.

Kontaktallergie

Die Kontaktallergie erreicht ihr Maximum nach ca. 48 Stunden. Sie äußert sich durch ein Hautekzem an der Kontaktstelle des Allergens. Häufig auftretende Kontaktantigene sind Nickel, Chemikalien oder – speziell in den USA – bestimmte Pflanzen (poison ivy und poison oak). Es wird allgemein angenommen, daß diese haptenen Substanzen sich mit körpereigenen Proteinen verbinden und daß diese Konjugate sensibilisierend wirken. Im Unterschied zu der Tuberkulinallergie ist die Kontaktallergie nicht eine dermale, sondern eine epidermale Reaktion. Es wird vermutet, daß die Langerhans-Zellen bei der Präsentation von Kontaktallergenen in der Haut eine wesentliche Rolle spielen.

Überempfindlichkeit vom Tuberkulintyp

Personen, die sich gegen lösliche Antigene von bestimmten Mikroorganismen, wie z. B. Mycobacterium tuberculosis, Mycobacterium leprae oder Leishmania tropica, sensibilisiert haben, zeigen eine positive Hautreaktion auf diese löslichen Antigene. Solche Reaktionen können aber auch gegen nichtmikrobielle Antigene nachgewiesen werden. 24 Stunden nach der Antigenexposition findet man an der betroffenen Stelle eine starke Infiltration von mononukleären Zellen, zur Hälfte bestehend aus Lymphozyten und Monozyten. Im Gegensatz zu der Jones-Mote-Reaktion sind bei dieser Überempfindlichkeit vom Tuberkulintyp hauptsächlich T-Zellen beteiligt, und Antikörper scheinen eine untergeordnete Rolle zu spielen. Man findet praktisch keine subepidermale Infiltration mit Basophilen.

Granulomatöse Überempfindlichkeitsreaktion

Die granulomatöse Reaktion ähnelt der Tuberkulinüberempfindlichkeit. Die granulomatöse Form der Überempfindlichkeit scheint eher durch eine längere und lokale Persistenz der Antigene induziert zu sein. So werden viele infektiöse Erreger, die zu chronischen Erkrankungen führen, von einer verzögerten Überempfindlichkeit begleitet. Dazu gehören die Erreger der Tuberkulose, der Lepra, der Leishmaniose, der Listeriose und von Pilzinfektionen, wie z. B. die Blastomykose, und auch Wurminfektionen (z. B. Schistosomiasis). Bei diesen Krankheiten bedeutet das Vorliegen einer Überempfindlichkeitsreaktion nicht unbedingt eine schützende Immunität, obwohl protektive Immunität auch bei diesen Krankheiten erreicht werden kann. Die verantwortlichen infektiösen Mikroorganismen scheinen die durch T_H1-Zellen vermittelte Immunantwort zu beeinflussen. Dies geschieht über mikrobielle Antigene, die von Makrophagen nicht abgebaut werden können, und über die Ausbildung von Immunkomplexen, die zu einem chronischen Reiz führen können, wie etwa bei der allergischen Alveolitis. Die granulomatöse Überempfindlichkeitsreaktion ist vor allem durch eine granulomatöse Wucherung von Epitheloidzellen charakterisiert und ist daher histologisch von der relativ kurz dauernden Tuberkulinreaktion klar zu unterscheiden.

■ Zelluläre Mechanismen

Die Rolle der T-Zellen in der Pathophysiologie aller Reaktionen vom verzögerten Typ ist unbestritten. Antigensensibilisierte T_H1-Zellen produzieren eine Vielzahl von verschiedenen Lymphokinen, die direkt oder indirekt die meisten bis heute beobachteten zellulären Reaktionen beeinflussen können. Im Gegensatz zu Typ-I-III-Überempfindlichkeiten kann bei der Typ-IV-Reaktion diese nicht mit Serum, sondern nur mit T_H1-Zellen übertragen werden, d. h., diese Überempfindlichkeit ist eigentlich von der normalen protektiven Immunantwort nicht zu unterscheiden. Dies hat in letzter Zeit andere Zellen ins Zentrum des Interesses gerückt, wie z. B. die Langerhans-Zelle (18). Gerade bei der Kontaktallergie ist wahrscheinlich die Langerhans-Zelle der primäre Ort, wo Hapten-Protein-Konjugate den T_H1-Zellen präsentiert werden. Langerhans-Zellen selber können auch verschiedene Zytokine produzieren. Nach der Interaktion zwischen Langerhans-Zellen und T-Zellen werden lokal Keratinozyten aktiviert, die wiederum Zytokine produzieren können, wie z. B. IL-1, IL-6 und GM-CSF. Auch bei der granulomatösen Form der Überempfindlichkeit vom Typ IV scheint die spezielle Interaktion zwischen T_H1-Zellen und Makrophagen ausschlaggebend zu sein. Mäuse, denen intravenös BCG verabreicht wurde, entwickeln Granulome in der Leber, der Milz und der Lunge. Werden die Mäuse aber zusätzlich mit Anti-TNF-Antikörpern behandelt, entwickeln sich keine Granulome.

Obwohl es aufgrund von klinischer Beobachtung und aus didaktischen Gründen heute noch gerechtfertigt ist, die Typeneinteilung der Überempfindlichkeit (3) vorzunehmen, sind doch auf zellulärer und molekularer Ebene die Unterschiede zu den normalen Immunreaktionen nur schwer aufzuzeigen. Am einfachsten kann man die Typ-I- (IgE-vermittelten) Reaktionen von den anderen Überempfindlichkeitsreaktionen abtrennen.

■ Neue Trends in der Allergologie

■ Noch ungeklärte Probleme

Die Grundlagenforschung auf dem Gebiet der Allergologie hat in den letzten Jahren wesentliche Fortschritte erzielt. Grundsätzliche Fragestellungen bleiben aber bis heute ungeklärt. Für den unbestreitbaren Erfolg der Hyposensibilisierung (Immuntherapie) existiert kein überzeugendes Modell. Insbesondere die in letzter Zeit durchgeführte Rush-Hyposensibilisierung, bei der das Allergen nicht mehr über einen langen Zeitraum (Wochen) in sehr niedrigen und langsam ansteigenden Dosen verabreicht wird, sondern innerhalb von Stunden in steigenden Mengen, ist bis heute ungeklärt.

Obwohl heute mehr als 60 verschiedene Allergene als rekombinante Proteine erhältlich sind, wurde die lange gehegte Hoffnung, daß die Struktur des Allergens Aufschluß geben würde, warum diese Stoffe eben nicht nur Antigen sind, nicht erfüllt. Genau so unklar ist die genetische Prädisposition, die epidemiologisch gesichert ist. Obwohl die Korrelation zwischen Serum-IgE und einem nicht näher definierten dominanten Gen existiert, bleibt unklar, warum ein Individuum trotzdem nur auf ganz bestimmte Stoffe überreagiert.

■ Zytokinnetzwerk

Anhand von Abb. 13.**11** wird versucht, die verschiedenen Ebenen der allergischen Antwort zu beleuchten und damit auch die Logistik zu erbringen, worauf heute die neuen therapeutischen Ansätze basieren. Im Zentrum des Interesses bei der Überempfindlichkeitsreaktion steht sicher das Zytokinnetzwerk. Die Art der T-Zell-Hilfe scheint ausschlaggebend zu sein (11): Eine T_H2-Antwort führt zu IgE-Produktion und somit zur Möglichkeit, an deren Stelle eine Typ-I-Reaktion hervorzurufen. Die protektive T_H1-Antwort kann unter Umständen zu Reaktionen vom verzögerten Typ führen. Es bleibt ungeklärt, ob das Allergen per se oder wichtige Kofaktoren, die auf T- und B-Zellen oder antigenpräsentierenden Zellen exprimiert werden (wie z. B. der CD40-Ligand und der CD40-Rezeptor), an der vermehrten Expansion von T-Helferzell-Subpopulationen mitbeteiligt sind. Wichtig ist auch die Erkenntnis, daß nicht nur T-Zellen, sondern z. B. auch Basophile Zytokine produzieren können, die im Prinzip einem T_H2-Muster von Zytokinen ähnlich sind (1). Somit eröffnet sich die Möglichkeit, daß die B-Zell-Differenzierung und im speziellen der Switch nach IgE auch von Nicht-T-Zellen gesteuert werden können. Besonders die Sekundärantwort oder im Falle der Allergien die Chronizität der Antwort wird damit neu beleuchtet. Mastzellen oder Basophile, die eine Vielzahl von verschiedenen spezifischen IgE-Molekülen tragen können, können auf eine viel größere Anzahl von verschiedenen Stimuli reagieren. Dies ganz im Gegensatz zu den T-Zellen, die immer nur eine Spezifität erkennen können. Die wichtigste Aussage von Abb. 13.**11** ist aber die Feststellung, daß das Zytokinnetzwerk den Schlüssel darstellen muß für die primäre Entwicklung von Allergien.

■ Autoantikörper

Aufgrund der Pleiotropie und der Redundanz der Zytokinaktivitäten scheint sich aber ein weiteres Kontrollsystem aufzudrängen. In vitro und in vivo konnte aufgezeigt werden, daß Antikörper gegen IgE nicht nur mit der Bindung von IgE an seine Rezeptoren interferieren können, sondern sogar die IgE-Synthese hemmen (16). Die Existenz von Autoantikörpern gegen IgE ist jetzt auch belegt dadurch, daß solche Autoantikörper aus dem menschlichen Genom kloniert werden konnten (17). Es besteht also die Möglichkeit, daß Autoantikörper im Normalfall eine Art Feedback-Regulation darstellen und letztlich die Kontrolle sind, daß eine zufällig überschießende T_H2-Antwort neutralisiert werden kann. Das Endprodukt, nämlich IgE-Moleküle, wird durch Antikörper neutralisiert. Vielleicht birgt dieses Modell auch eine Antwort darauf, warum der Mensch nur Spuren von IgE produziert.

■ Interaktion mit Nervensystem und neuroendokrinem System

Gerade bei allergischen Krankheiten ist schon lange bekannt, daß die Interaktion zwischen dem Nervensystem und dem neuroendokrinen System mit dem Immunsystem für die Manifestation von allergischen Reaktionen sehr wichtig ist. Viele der Effektorzellen der allergischen Antwort interagieren mit Nervenzellen und teilen sich Wachstumsfaktoren und Neuropeptide. Nicht vergessen sollte man auch, daß Glucocorticoide immer noch zu den potentesten Medikamenten gehören für die Behandlung von allergischen Entzündungen. Physiologisch gesehen entstammen sie der Hypophysen-Nebennierenrinden-Achse. Interessant dabei ist, daß kürzlich gezeigt werden konnte, daß auch andere neuroendokrine Faktoren, unabhängig von Glucocorticoiden, auf Immunzellen einwirken und das Zytokinnetzwerk derart beeinflussen können, daß lokal entweder eine T_H1- oder T_H2-Antwort entsteht. Also nicht nur die Sofortreaktion,

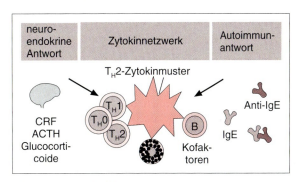

Abb. 13.**11** Verschiedene Ebenen der Regulation von allergischen Reaktionen. Für die Entstehung einer allergischen Antwort sind hauptsächlich T_H2-Zellen verantwortlich, die ein bestimmtes Zytokinmuster produzieren, welches den B-Zellen erlaubt, sich in Richtung IgE-produzierender Zelle zu differenzieren. Bei einer Sekundärantwort sind auch Zytokine maßgeblich beteiligt, die einerseits Effektorzellen der allergischen Reaktion primen oder direkt stimulieren können. Autoantikörper gegen IgE spielen möglicherweise eine Art Feedback-Rolle, indem sie bereits produziertes IgE wieder neutralisieren können oder IgE-tragende Zellen eliminieren. Von neuroendokrinen Hormonen weiß man, daß sie das Zytokinnetzwerk beeinflussen können und somit als ein weiteres System das Ausmaß einer allergischen Antwort bestimmen.

sondern auch die Produktion von IgE kann im Prinzip durch das Gehirn moduliert werden.

■ Zytokine in der Therapie

Gemäß Abb. 13.**11** haben sich die meisten Anstrengungen für die Entwicklung neuer Therapeutika in letzter Zeit auf das Zytokinnetzwerk konzentriert. Es wurden mutierte IL-4- und IL-13-Proteine geschaffen, die wohl noch an die Rezeptoren binden, aber keine Antwort mehr induzieren. Im Tiermodell sind solche Antagonisten bereits vielversprechend, aber ob sie beim Menschen effizienter sein werden als natürliche Antagonisten wie z. B. IFN-γ, welches mit relativ wenig Erfolg klinisch getestet wurde, bleibt abzuwarten.
Es gibt auch Bestrebungen, mit ganz bestimmten Epitopen von Allergenen auf Ebene der T-Zelle eine Anergie oder eventuell sogar Toleranz zu induzieren. Im Prinzip war der weit verbreitete Einsatz der Steroide natürlich auch eine Interferenz mit dem Zytokinnetzwerk. Da diese Medikamente auf Ebene der T-Zell-Hilfe keine Selektivität haben und mit bekannten Nebenwirkungen behaftet sind, bleibt zu wünschen, daß in der Zukunft über das Zytokinnetzwerk selektiver eingegriffen werden kann.

■ Therapie mit Anti-IgE-Antikörpern

Das Zytokinnetzwerk liefert gute Modelle zum Verständnis, wie eine Allergie entstehen könnte. Das Problem des Atopikers hingegen ist, daß er bereits einen Schritt über diesen Regulationskreislauf hinaus ist und

B-Zellen besitzt, die bereits IgE produzieren. Es ist daher verständlich, daß man versucht, auch diese Ebene therapeutisch anzugehen. Insbesondere, da eine Antiisotyp-Autoimmunantwort zur natürlichen Regulation gehören könnte, sind im Tierversuch Antikörper gegen IgE mit Erfolg eingesetzt worden. Der Vorteil einer solchen Therapie würde darauf beruhen, daß bereits produziertes IgE neutralisiert wird oder daß ε-positive B-Zellen durch Antikörper eliminiert werden. Eine Antikörpertherapie wäre selbstverständlich auch wesentlich spezifischer als der Eingriff auf der Zytokinebene.

Andere Therapieformen

Die meisten der traditionellen Therapeutika, die beim Allergiker angewandt werden, zielten auf die Effektorzellen der allergischen Antwort. Es wurden H_1- oder H_2-Rezeptoren-Antagonisten entwickelt oder Substanzen, die die Mediatorausschüttung aus Basophilen und Mastzellen verhindern. Einige dieser Substanzen scheinen sogar auf die IgE-Synthese einen Effekt zu haben, was jetzt aufgrund der beobachteten Zytokinproduktion von Mastzellen und Basophilen verständlich wird.

Eine Vielfalt von sogenannten alternativen Heilverfahren verunsichern je länger je mehr auch die allergischen Patienten. In diesem Zusammenhang sind die neuesten Erkenntnisse, daß neuroendokrine Faktoren die IgE-Synthese modulieren können, von besonderem Interesse. Gerade bei Krankheiten, wie der atopischen Dermatitis, die früher auch Neurodermitis genannt wurde, wurde seit jeher vermutet, daß eine neurogene Komponente mitbestimmend ist. Es bleibt also abzuklären, ob die Interaktion zwischen dem Nervensystem oder dem neuroendokrinen System mit dem Immunsystem auch neue therapeutische Ansätze birgt.

Literatur

1 Baggiolini, M., C. A. Dahinden: CC-chemokines in allergic inflammation. Immunol. Today 1994
2 Galli, S. J., A. M. Dvorak, H. F. Dvorak: Basophils and mast cells: morphologic insights into their biology, secretory patterns and function. Progr. Allergy 34 (1984) 1–141
3 Gell, P. G. H., R. R. A. Coombs, P. J. Lachmann: Clinical Aspects of Immunology. Blackwell, Oxford 1975
4 Gleich, G. J., C. R. Adolphson: The eosinophilic leukocyte: structure and function. Advanc. Immunol. 39 (1986) 177–253
5 Inganäs, M., S. G. O. Johansson, H. Bennich: Anti-IgE antibodies in human serum: occurrence and specificity. Int. Arch. Allergy 65 (1981) 51
6 Ishizaka, T., K. Ishizaka: Activation of mast cells for mediator release through IgE receptors. Progr. Allergy 34 (1984) 188–235
7 Ishizaka, K., T. Ishizaka, M. M. Hornbrook: Physiochemical properties of human reagenic antibody. IV. Presence of unique immunoglobulin as a carrier of reagenic activity. J. Immunol. 97 (1966) 75
8 Kinet, J. P.: The high affinity receptor for immunoglobulin E. Curr. Opin. Immunol. 2 (1990) 499–505
9 Mosmann, T. R., H. Cherwinski, M. W. Bond, M. A. Giedlin, R. L. Coffman: Two types of murine helper T-cell clones. I. Definition according to profiles of lymphokine activities and secreted proteins. J. Immunol. 136 (1986) 2348–57
10 Plaut, M., J. H. Pierce, C. J. Watson, J. Hanley-Hyde, R. P. Nordan, W. E. Paul: Mast cell lines produce lymphokines in response to cross-linkage of $Fc_\varepsilon RI$ or to calcium ionophores. Nature 339 (1989) 64–7
11 Romagnani, S.: Human TH1 and TH2 subsets: doubt no more. Immunol. Today 12 (1991) 256–7
12 Schwartz, L. B., K. F. Austen: Structure and function of the chemical mediators of mast cells. Progr. Allergy 34 (1984) 271–321
13 Siraganian, R. P.: Allergy. In Rose, N. R., H. Firedman, J. L. Fahey: Manual of Clinical Laboratory Immunology. 1986 (pp. 650–698)
14 Snapper, C. M., F. D. Finkelman, W. E. Paul: Regulation or IgG1 and IgE production by interleukin 4. Immunol. Rev. 102 (1988) 51–75
15 Spiegelberg, H. L.: Structure and function of Fc receptors on lymphocytes, monocytes and macrophages. Advanc. Immunol. 35 (1984) 61–88
16 Stadler, B. M., M. R. Stämpfli, S. Miescher, K. Furukawa, M. Vogel: Biological activity of anti-IgE antibodies. Int. Arch. Allergy 102 (1993) 121–126
17 Vogel, M., S. Miescher, Ch. Biaggi, B. M. Stadler: Human anti-IgE antibodies by repertoire cloning. Europ. J. Immunol. 1994
18 Wolff, K., G. Stingl: The Langerhans cell. J. invest. Dermatol. 80, 1983, Suppl.
19 Yokota, T., N. Arai, J. de Vries, H. Spits, J. Banchereau, A. Zlotnik, D. Rennick, M. Howard, Y. Takebe, S. Miyatake, F. Lee, K. Arai: Molecular biology of interleukin 4 and interleukin 5 genes and biology of their products that stimulate B cells, T cells and hemopoietic cells. Immunol. Rev. 102 (1988) 137–187

14 Diagnostik mit Hilfe immunologischer Methoden

S. Alsalameh und J. R. Kalden

■ Einleitung

Die Einführung immunologischer Techniken in nahezu alle Bereiche der Medizin, der Biochemie, der Physiologie und der Mikrobiologie hat für analytische Fragestellungen, für Diagnose und Differentialdiagnose unterschiedlicher Krankheitsbilder bis hin zur In-vivo-Diagnostik an Patienten einen signifikanten Fortschritt gebracht. Für die In-vitro-Analytik stehen z. B. monoklonale Antikörper, zum „drug monitoring", zur Hormon- und Proteinanalyse in Körperflüssigkeiten und zur Analyse von Giftstoffen in Serum und Gewebe zur Verfügung. Weitere immunologische Verfahren werden bereits routinemäßig zur quantitativen Analyse von mononukleären Zellpopulationen im peripheren Blut wie an Gewebsschnitten in der Tumordiagnostik angewandt. Neben den in-vitro-immundiagnostischen Verfahren kommen zunehmend auch immunologische Methoden in vivo zum Einsatz, z. B. zur Aufdeckung von Tumoren bzw. von Tumormetastasen durch markierte monoklonale Antikörper oder zur Lokalisierung eines Entzündungsherdes durch markierte Granulozytenpopulationen.

Bei der Bewertung von analytischen Methoden, auch im Bereich immunologischer Testassays, ist die Kenntnis über Spezifität und Sensitivität der angewandten Technologie von entscheidender Bedeutung. Unter der Sensitivität eines Testsystems wird die prozentuale Häufigkeit eines Befundes für ein Krankheitsbild verstanden, wohingegen die Spezifität sich durch den Prozentsatz falsch positiver Ergebnisse bei einer gesunden Kontrollpopulation definieren läßt. Beide Größen gehen in den „predictive value" mit einem krankheitsspezifischen Aussagewert ein, wobei dieser wichtige Parameter bei vielen immunserologischen Untersuchungsmethoden im Vergleich zu chemischen Testsystemen erheblich schwankt. Dies ist mit auf eine bislang noch unzureichende nationale wie internationale Standardisierung der unterschiedlichen Testsysteme zurückzuführen.

Ziel des vorliegenden Kapitels kann es nicht sein, die Diagnostik unter Verwendung von immunologischen Methoden und ihre technische Durchführung allumfassend darzustellen. Vielmehr werden vor allem klinisch relevante immundiagnostische Verfahren schwerpunktmäßig diskutiert werden. In diesem Kontext ist auf eine Publikation der IUIS/WHO Working Group for Laboratory Investigation hinzuweisen.

■ Unspezifische Entzündungsparameter

Laborparameter, die eine akut bzw. chronisch verlaufende Entzündung anzeigen, sind die Blutsenkungsgeschwindigkeit sowie unspezifische Serumeiweißveränderungen mit einer Erhöhung des C-reaktiven Proteins sowie anderer Akute-Phase-Proteine wie Fibrinogen, α_2-Globulin und Haptoglobin u. a.

Die in Tab. 14.1 zusammengefaßten Parameter zur Erfassung unspezifischer Entzündungsreaktionen sind nicht nur bei chronisch entzündlichen Erkrankungen erhöht, sondern können auch bei Tumorerkrankungen sowie im Alter ansteigen.

■ C-reaktives Protein

Im Verlauf von infektiösen wie nichtinfektiösen Entzündungen, bei gewebsnekrotisierenden Prozessen wie bei Traumen und postoperativen Zuständen und bei malignen Erkrankungen erscheint im Serum ein Protein, das sich über eine Präzipitationsreaktion mit dem sog. C-Polysaccharid, einem nicht typenspezifischen Zellwandbestandteil von Pneumokokken, nachweisen läßt. Dieses C-reaktive Protein (CRP) liegt normalerweise nur in Spuren (1–2 µg/ml) im Serum vor, kann jedoch in bestimmten Krankheitssituationen auf das Vielfache des Ausgangswertes ansteigen. Nach Abklingen der akuten Krankheitssituation sinkt der CRP-Spiegel rasch in den Normbereich, ein Verhalten, das auch für andere Akute-Phase-Proteine gilt. Bei Patienten mit Autoimmunopa-

Tabelle 14.1 Serumparameter zur Erfassung unspezifischer Entzündungreaktionen

- BKS (Blutkörperchensenkung)
- Akute-Phase-Proteine (z. B. CRP [C-reaktives Protein], Fibrinogen, Plasminogen, Haptoglobin, Hämopexin, Serumamyloid A [SAA], α_1-Antitrypsin, α_2-Globulin, Caeruloplasmin, Albumin u. a.)
- Immunglobuline (IgG, IgM, IgA)
- Serumkomplemente (C1s, C2, B, C3, C4, C5, C6, C9, C1-Inhibitor, Properdin)
- Serumkomplementkomplexe/Kryoglobuline
- Blutbildveränderungen (Leukozytose, Thrombozytose, Anämie)
- Zytokine (IL-1, IL-2, IL-6, TNF-α, löslicher IL-2-Rezeptor, Interferone)
- β_2-Mikroglobulin
- PMN-Elastase (polymorphkernige neutrophile Granulozyten)
- Phospholipase A_2 (PLA$_2$)

thien wie auch bei Patienten unter einer immunsuppressiven Therapie ist bei einem plötzlichen Anstieg des CRP an eine sich manifestierende bakterielle Infektion zu denken. Persistierend erhöhte CRP-Konzentrationen (> 4 mg/l) bei Patienten mit einer aktiven rheumatoiden Arthritis (RA) sind nicht als Hinweis für eine bestehende bakterielle Infektion zu interpretieren, im Gegensatz z. B. zum SLE. Mit zunehmender Remission der RA fallen die CRP-Werte ab und stellen damit bei diesem Krankheitsbild einen relevanten Verlaufsparameter dar.

Werden Veränderungen der Akute-Phase-Proteine im Rahmen einer Entzündung (< 24 Stunden) erwartet, ist die Quantifizierung des Serum-CRP die Methode der Wahl. Innerhalb der ersten 24 Stunden läuft der Anstieg des CRP (100–1000fach) schneller ab als andere Akute-Phase-Proteine. In späteren Phasen sind BKS und Plasmaviskosität komplementäre Serumparameter. Seren mit hohen CRP-Spiegeln enthalten gewöhnlich hohe Werte von TNF-α, wahrscheinlich infolge einer Makrophagenaktivierung durch IL-6 oder durch Stimulation anderer Zytokine, wie IL-1 und TNF-α. Das CRP sollte zu diagnostischen Zwecken nur quantitativ unter Verwendung der radialen Immundiffusion oder der Laser-Nephelometrie analysiert werden. Bei Neugeborenen wie auch bei Säuglingen und Kindern kann der CRP-Spiegel auf 15 bzw. 10 mg/l erhöht sein.

■ Serumimmunglobuline

Die quantitative Bestimmung von Serumimmunglobulinen ist indiziert bei akuten oder chronischen Entzündungsreaktionen, die eine Erhöhung des IgM- bzw. der IgG-Antikörper-Klasse aufweisen, zum anderen in der Diagnostik von Defektimmunopathien. Sind stark verminderte Serumimmunglobuline nachzuweisen, ist an das Vorliegen einer Agammaglobulinämie zu denken. Der am häufigsten auftretende humorale Immundefekt ist ein IgA-Mangel, der bei einer von 700 Personen nachgewiesen werden kann. IgA-Mangel-Syndrome sind häufig mit chronisch entzündlichen Erkrankungen im oberen Respirationstrakt sowie im Gastrointestinaltrakt verbunden und treten assoziiert mit Autoimmunopathien auf. Eine Analyse der IgG-Subklassen ist angezeigt bei Patienten mit einer erhöhten Suszeptibilität für bakterielle Infektionen, vor allem dann, wenn der IgG-Serumspiegel normal bzw. nur gering erniedrigt ist. Obwohl über isolierte oder auch kombinierte Defekte von IgG- und IgA-Subklassen berichtet wurde, ist nur die IgG_2-Defizienz mit einer erhöhten Suszeptibilität für bakterielle Infektionen mit Streptococcus pneumoniae, Neisseria meningitidis oder Haemophilus influenzae verbunden. Bei Patienten mit dem rezessiv X-gebundenen Hyperimmunglobulinsyndrom besteht eine Unfähigkeit der B-Zellen, IgG-Antikörper gegen pathogene Erreger zu produzieren infolge eines „Switch"-Defektes. Untersuchungen zum pathogenetischen Prinzip des Hyperimmunglobulinsyndroms zeigten, daß bei diesen Patienten der Rezeptor auf T-Lymphozyten für den CD40-Liganden durch eine Genmutation nicht exprimiert wird und damit ein „switch" der B-Zelle von der IgM- zur IgG- und/oder IgA-Sekretion ausbleibt.

Bei der Analyse von Immunglobulinen bzw. von IgG-Subklassen ist zu beachten, daß die Serumspiegel sich in der Ontogenese unterschiedlich verhalten. So sind IgM- sowie IgG_1- und IgG_3-Serumspiegel bereits sehr früh post partum nachweisbar, während IgG_2 und IgG_4 sowie IgA erst mit der Pubertät „adulte" Serumspiegel erreichen. IgG_1 macht normalerweise 60–65% des Gesamt-IgG aus. IgG_2 etwa 20–25%. IgG_3 und IgG_4 repräsentieren gemeinsam etwa 10–15%. Aufgrund unterschiedlicher Publikationen scheint eine Antigenrestriktion hinsichtlich der Induktion von IgG-Subklassen vorzuliegen. So finden sich Antikörper gegen Proteine vorwiegend im Bereich der IgG-Subklassen 1, 3 und 4, während Antikörper gegen Polysaccharide vorwiegend der Subklasse IgG_2 zuzuordnen sind.

Der Nachweis von Immunglobulinen erfolgt mit der radialen Immundiffusion oder unter Verwendung der Nephelometrie und bei der IgE-Bestimmung hauptsächlich mit Radio- oder Enzymimmunoassay. Zur Anwendung kommen polyklonale oder monoklonale Antikörper, wobei für die Analyse der IgG-Subklassen „WHO/IUIS-Reference"-Antikörper-Präparationen vom CDC in Atlanta/USA zur Verfügung gestellt werden.

Ein erhöhter Serum-IgE-Spiegel findet sich bei Allergien, bei parasitären, vor allem Wurminfektionen und – wenn auch seltener – im Rahmen einer Paraneoplasie. Bei Allergien ist in der Regel keine Korrelation zwischen der Höhe des Serum-IgE-Spiegels und der Krankheitssymptomatik festzustellen. Daten, die einen erhöhten Serum-IgE-Spiegel im Nabelschnurvenenblut von Neugeborenen als Hinweis auf eine allergische Diathese vermuten lassen, warten noch auf ihre Bestätigung. Parallel zum IgE kann auch IgG_4 bei Allergien erhöht sein. Die Referenzbereiche der IgG-Subklassen sind methodenabhängig (und bei Kindern altersabhängig).

Neben einer Analyse des Gesamt-Serum-IgE-Spiegels im RIA oder ELISA hat sich in den letzten Jahren vermehrt die Bestimmung von spezifischen IgE-Antikörpern in die Diagnostik allergischer Krankheitsbilder eingeführt. Der Nachweis dieser Antikörper erfolgt im Radioallergosorbenttest (RAST). Die Auswertung erfolgt entweder durch Zuordnung zu einer RAST-Klasse oder quantitativ in RAST-Units pro Milliliter. Fünf RAST-Klassen, von 0–4, werden unterschieden, wobei die RAST-Klasse 4 einen signifikant hohen Spiegel eines spezifischen IgE-Antikörpers anzeigt. Für die Klinik sehr wichtig hat sich das Aufzeigen von Antikörpern der IgE-Klasse bei dem Verdacht auf Allergien gegen Hausstaub, Hausstaubmilben, unterschiedliche Schimmelpilze sowie bei Tierhaaren und Nahrungsmitteln erwiesen. Der Nachweis spezifischer IgE-Antikörper gegen bestimmte Allergene in der Zusammenschau mit der Anamnese und den In-vivo-Hauttest-Ergebnissen stellt einen wertvollen Baustein bei der Identifizierung einer vorliegenden Allergie dar und bildet die Basis für die sich daran anschließenden Therapieprinzipien. Zusätzlich zu der Intrakutantestung und dem Nachweis von spezifischen IgE-Antikörpern hat sich die Provokationstestung im Sinne einer nasalen oder pulmonalen Provokation bewährt. Diese Provokationstestungen sind dann angezeigt, wenn bei Patienten in vorangegangenen In-vivo-

und In-vitro-Tests eine „Polyallergie" festgestellt wurde, weil damit die Allergene identifiziert werden können, die für das Auslösen der klinischen Symptomatik, z. B. einer Rhinitis oder Bronchitis, verantwortlich sind. In der Diagnostik von Bienen- und Wespengiftallergien hat sich zusätzlich zu der Intrakutantestung sowie zum Nachweis von spezifischen IgE-Antikörpern nicht zuletzt auch zur Beurteilung eines Hyposensibilisierungserfolges die allergenspezifisch induzierte Histaminfreisetzung aus peripheren mononukleären Zellpopulationen bewährt.

Mit der Immunelektrophorese ist eine semiquantitative Analyse von Immunglobulinen im Serum sowie in anderen Körperflüssigkeiten möglich. Es werden hierdurch Paraproteine aller Immunglobulinklassen sowie Bence-Jones-Proteine nachgewiesen. In den letzten Jahren hat sich die Immunfixationstechnik als eine sehr sensitive Methode zum Nachweis von Paraproteinen erwiesen. Die Indikation zur Immunelektrophorese oder Immunfixation ergibt sich vor allem bei dem Verdacht auf das Vorliegen eines Myeloms bzw. im Rahmen der Abklärung einer unklar erhöhten BKS.

■ Serumkomplementanalysen

Liegt ein Komplementverbrauch vor, z. B. im Rahmen von Immunkomplexerkrankungen, ist in der Regel die gesamthämolytische Aktivität, analysiert als CH_{50} oder CH_{100}, erniedrigt. Je nach Intensität des Verbrauches können auch einzelne Komplementkomponenten wie C3 und C4 vermindert sein. Mit der Möglichkeit der Analyse von Aktivierungsprodukten des Komplementsystems, durch die Bestimmung von C3a und C3d bzw. C4a und C5a, kann eine Komplementaktivierung auch bei normaler gesamthämolytischer Aktivität analysiert werden. Dabei fehlt bis heute noch eine klare Assoziation von Komplementspaltprodukten mit einer Krankheitsaktivität, wie z. B. bei Patienten mit einem systemischen Lupus erythematodes. Ein Serumanstieg des terminalen Komplementkomplexes C5b–C9 korreliert bei Patienten mit einem systemischen Lupus erythematodes mit der Krankheitsaktivität. Bei der Analyse der Komplementaktivität sowie einzelner Komponenten sollte in der Regel frisch entnommenes Serum verwandt werden.

Die Indikation zur Analyse der gesamthämolytischen Aktivität des Komplementsystems bzw. zur Bestimmung von Komplementkomponenten ergibt sich vor allem bei immunkomplexinduzierten Krankheitsbildern. Ein normales C4 bei einer erniedrigten C3-Komplementkomponente spricht für eine Aktivierung des Komplementsystems über den alternativen Aktivierungsweg, wie es im Falle der Churg-Strauss-Vaskulitis nachgewiesen werden konnte.

Die Analyse des C1-Esterase-Inhibitors ist von Bedeutung bei der Differentialdiagnose von Quincke-Ödemen. Eine verminderte biologische Aktivität, zum Teil auch eine quantitative Reduktion des C1-Esterase-Inhibitors sind mit dem Krankheitsbild des angioneurotischen hereditären Ödems assoziiert. Zu beachten ist, daß sowohl die verminderte biologische Aktivität als auch eine quantitative Reduktion nur in einer Schubsituation des Krankheitsbildes nachweisbar sein können. Weitere Komplementfaktordefizienzen sind assoziiert mit Autoimmunerkrankungen beschrieben worden; das klassische Beispiel ist eine C2- oder C4-Komplement-Defizienz bei Patienten mit einem systemischen Lupus erythematodes.

Letztlich ist auch bei Patienten mit rezidivierend auftretenden Infektionen bei der Abklärung der Immunreaktion ein Komplementdefekt als Ursache einer möglichen Defektimmunopathie zu diskutieren.

■ Serumimmunkomplexe und Kryoglobuline

Serumimmunkomplexe werden bei einer Reihe von Erkrankungen des rheumatischen Formenkreises, bei neoplastischen Krankheitsbildern, bei viralen und bakteriellen Infektionen, bei chronisch entzündlichen Erkrankungen, wie dem Morbus Crohn, der Colitis ulcerosa, und weiteren wie dem Behçet-Syndrom und im Rahmen hypersensitiver Angiitiden sowie bei chronischen Lebererkrankungen nachgewiesen. Die Formation von Immunkomplexen ist ein wichtiges Prinzip der Elimination von Fremdantigenen. Zirkulierende Immunkomplexe per se können jedoch auch als pathogenetisches Prinzip bei Autoimmunerkrankungen wirksam werden.

Die pathogenetische Relevanz von Immunkomplexen wird von der Größe und der Zusammensetzung bestimmt. So induzieren Immunkomplexe einer intermediären Größe (um 20 Svedberg) in stärkerem Maße eine Vaskulitis als kleinere oder wesentlich größere Immunkomplexe. Intermediäre Immunkomplexe werden weniger rasch aus der Zirkulation entfernt, mit dem Resultat einer länger anhaltenden Aktivierung der Komplementkaskade. Kleine zirkulierende Immunkomplexe sind nicht in der Lage, das Komplementsystem krankheitsinduzierend zu aktivieren; große Immunkomplexe werden durch Phagozytosemechanismen rasch abgebaut. Erkrankungen, die durch intermediäre Immunkomplexe induziert werden können, sind in Tab. 14.2 zusammengestellt.

Unterschiedliche biophysikalische sowie biologische Eigenschaften von Immunkomplexen und die darauf beruhenden Nachweismethoden haben zu einer Empfehlung der WHO geführt, drei Testsysteme zur Analyse von Immunkomplexen anzuwenden: den C1q-Bindungstest oder den Konglutinin-Enzymimmunoassay und als analytische Methode die Polyäthylenglykolpräzipitation bzw. den Raji-Zell-Assay (der Raji-Test ist für den Routineeinsatz nicht brauchbar). Der Vorteil der Methode der Polyäthylenglykolpräzipitation beruht auf der gegebenen Analytik des komplexierenden Antikörpers. Zur Bestimmung komplementaktivierender Immunkomplexe wurde kürzlich ein neues Testsystem beschrieben. So waren Patienten mit chronisch entzündlichen Erkrankungen von normalen Kontrollen durch den Nachweis von C3-Ig-Aggregaten zu unterscheiden, gefolgt von C3-IgM- sowie C4-IgG- und C4-IgM-Aggregaten.

Tabelle 14.2 Erkrankungen mit zirkulierenden[1] und/oder gewebefixierten Immunkomplexen

Erkrankungen des rheumatischen Formenkreises
- rheumatoide Arthritis
- systemischer Lupus erythematodes
- Sjögren-Syndrom
- Mischkollagenose (MCTD)
- Panarteriitis nodosa
- Felty-Syndrom
- Morbus Bechterew
- Morbus Reiter

Infektionen
- Virale Infektionen
  - Hepatitis B
  - Zytomegalie
  - Mononukleose
  - subkutane sklerosierende Panenzephalitis
  - HIV-Infektion
- Bakterielle Infektionen
  - infektiöse Endokarditis
  - Meningokokken
  - disseminierende Gonorrhö
  - Streptokokken
- Parasitosen
  - Schistosomiasis
  - Toxoplasmose
  - Trypanosomiasis

Nierenerkrankungen
- Glomerulonephritis

Neoplastische Erkrankungen

Sonstige Erkrankungen
- Morbus Crohn
- Colitis ulcerosa
- idiopathische interstitielle Pneumonie
- zystische Fibrose
- thrombotische thrombozytopenische Purpura
- Behçet-Syndrom
- hypersensitive Angiitiden
- chronische Lebererkrankungen

[1] Unter Verwendung des C1q-Präzipitationstests.

Tabelle 14.3 Erkrankungen, assoziiert mit dem Auftreten von Kryoglobulinen

Rheumatologische Erkrankungen
- rheumatische Arthritis
- systemischer Lupus erythematodes
- Sjögren-Syndrom
- Sklerodermie
- Panarteriitis nodosa

Infektionen
- subakute bakterielle Endokarditis
- Zytomegalieinfektion
- interfektiöse Mononukleose
- Toxoplasmose
- Syphilis
- Lyme-Arthritis
- chronische Hepatitis B

Neoplastische Erkrankungen
- multiples Myelom
- Morbus Waldenström
- chronische lymphatische Leukämie
- lymphoproliferative Erkrankung

Sonstige Erkrankungen
- Sarkoidose
- Arthritis nach intestinalem Bypass
- chronische Lebererkrankungen
- Colitis ulcerosa
- Glomerulonephritiden

Idiopathische Form der Kryoglobulinämie

Die Analyse der komplexierenden Antikörper in zirkulierenden Immunkomplexen kann zur Differentialdiagnostik unterschiedlicher vaskulitischer Krankheitsbilder beitragen. So wurden bei der Churg-Strauss-Vaskulitis IgE-haltige Immunkomplexe und bei Patienten mit einem Sneddon-Syndrom IgM-haltige Immunkomplexe im Serum nachgewiesen. Verbesserte Nachweis- und Analysemethoden, wie die Polyäthylenglykolpräzipitation, lassen auch eine Identifizierung des Antigenbestandteils von Immunkomplexen zu. Dies ist besonders bei Erkrankungen des rheumatologischen Formenkreises differentialdiagnostisch hilfreich, wobei bei Patienten mit einem systemischen Lupus erythematodes und fehlendem Nachweis von freien Anti-dsDNA-Antikörpern Immunkomplexe mit dsDNA als Antigen im Komplex nachgewiesen werden konnten.

Mit wenigen Ausnahmen ist die Analyse von zirkulierenden Immunkomplexen nur im Rahmen von Verlaufsbeobachtungen immunkomplexinduzierter Krankheitsbilder von klinischer Relevanz. So ist bei den angesprochenen unterschiedlich vaskulitischen Krankheitsentitäten, inklusive Vaskulitiden im Rahmen allergischer Krankheitsbilder, die Immunkomplexanalyse, vor allem die Analyse des Antigenbestandteils, von differentialdiagnostischer Bedeutung.

Kryoglobuline sind Antikörpermoleküle mit der Eigenschaft, in der Kälte auszufallen und bei einer Wiedererwärmung auf 37 °C erneut in Lösungen aufzugehen. Unterschieden wird die Kryoglobulinämie des monoklonalen Typs (I) von der gemischten (II) und polyklonalen Kryoglobulinämie (III). Die klinischen Symptome liegen besonders den gemischten Kryoglobulinämien zugrunde. Krankheitsbilder, die mit dem Auftreten von Serumkryoglobulinen assoziiert sein können, sind in Tab. 14.3 zusammengefaßt. Die Identifizierung der Kryopräzipitatkomponenten wird mit der Immunelektrophorese oder Immunfixation unter Verwendung spezifischer Antiseren durchgeführt.

■ Zytokine

Trotz multipler Anstrengungen stehen in ihrem Ergebnis verläßlich reproduzierbare Testmethoden zur quantitativen Analyse von Zytokinen in Körperflüssigkeiten noch immer nicht in ausreichender Form zur Verfügung. Zur Anwendung kommen für Zytokine wie IL-1, IL-2, IL-6 sowie TNF-α-RIA- wie ELISA-Testsysteme. Neben der quantitativen Analyse sollte jedoch in jedem Falle auch die biologische Aktivität von Zytokinen überprüft werden, wozu eine Reihe von unterschiedlichen biologischen Testmethoden vorhanden ist. Die quantitative Bestimmung von Zytokinen wird dadurch erschwert, daß diese Substanzen auf relativ kurze Distanz in sehr geringen Konzentrationen biologisch aktiv sind und es so sehr schwer ist, aus einem global ermittelten Serumspiegel von unterschiedlichen Zytokinen Rückschlüsse auf die Beteiligung in unterschiedlichsten Krankheitssituationen zu ziehen. Bekannt ist eine Erhöhung des IL-1-Spiegels in der Synovialflüssigkeit von Patienten mit einer rheumatoiden Arthritis, ein Befund, der für die Pathogenese dieser Krankheitsentität vermutlich von Bedeutung ist. Erhöhte säurelabile IFN-α-Spiegel wurden in ähnlicher Weise, wie sie auch bei HIV-infizierten Personen gefunden werden, bei dem Krankheitsbild des systemischen Lupus erythematodes beschrieben. In diesem Kontext der Zytokinanalysen ist von Interesse, daß bei Patienten, die unter einer IFN-γ- oder einer IFN-α-Therapie stehen, eine individuelle Dosisanpassung der Interferontherapie durch die Analyse der Sekretion von Neopterinen im Urin oder durch die Serumspiegelbestimmung von Neopterin möglich ist. Interferone aktivieren Makrophagen-Monozyten-Populationen zur Sekretion dieser Substanz, wobei aus der Sekretion im Urin bzw. über die Serumspiegelmessungen Rückschlüsse auf die biologische Wirksamkeit des in der Therapie angewandten Interferons zu ziehen sind.

IL-6 ist ein prähepatischer Marker, der u. a. eine erfolgte Makrophagenaktivität anzeigt. IL-6 wird daher im Serum bei Erkrankungen, die mit einer Aktivierung des Makrophagensystems einhergehen, wie der rheumatoiden Arthritis, erhöht gefunden. Seine Plasmakonzentration liegt normal bei < 10 ng/l und kann bei ausgeprägten Entzündungsreaktionen bis auf 1000 ng/l ansteigen. Die Bildungskinetik von IL-6 ist schneller als die von CRP. Maximale IL-6-Werte werden bei bakteriellen Infektionen nach 3–4 Stunden, nach chrirurgischen Eingriffen nach 20–24 Stunden gemessen. Die Halbwertszeit liegt bei ca. 10 Minuten. IL-6 ist der Vorläufer von CRP. Eine Kombinationsanalyse von IL-6 und CRP könnte genutzt werden, um ein sehr frühes Intervall der Entzündung zu erfassen bzw. einen therapeutischen Erfolg bei bakteriell induzierten Erkrankungen zu beurteilen.

Neben den In-vivo-Messungen von unterschiedlichen Zytokinen werden auch zunehmend In-vitro-Testsysteme, z. B. allogene gemischte Lymphozytenkulturen, benutzt, um generell die Produktion unterschiedlichster Zytokine zu überprüfen und damit bei Fehlen einer ausreichenden Sezernierung von Zytokinen möglicherweise Hinweise auf die Ursache eines bei einem Patienten bestehenden Immundefekts zu erhalten. Letztlich ist zu erwähnen, daß mit neuen Methoden auch Zytokinrezeptoren, vor allem IL-2-Rezeptoren, im Serum gemessen werden können. Bei dem systemischen Lupus erythematodes konnte die Quantifizierung des löslichen IL-2-Rezeptors im Serum mit der Krankheitsaktivität assoziiert werden. Die erhältlichen Testsysteme müssen jedoch sowohl im biologischen wie auch im Bereich der Quantifizierung erheblich verbessert werden.

Für chronische Nierenerkrankungen wie auch für maligne Erkrankungen des lymphoproliferativen Systems hat sich für prognostische Aussagen – auch für HIV-infizierte Personen – die Bestimmung des $β_2$-Mikroglobulin-Spiegels im Serum erwiesen. Das $β_2$-Mikroglobulin ist ein niedrigmolekulares Protein, das, von Zellen des lymphatischen Systems gebildet, glomerulär filtriert und tubulär rückresorbiert wird. Eine vermehrte Produktion geschieht – wie erwähnt – im Rahmen einer Aktivierung des lymphatischen Systems oder einer Änderung der glomerulären Filtration sowie einer Schädigung der Tubuli. Zur Bestimmung stehen Radioimmunoassays sowie Enzymimmunoassays zur Verfügung; die Indikation ist die Analyse zu Verlaufs- und Therapiebeurteilungen lymphoider Neoplasien, insbesondere von Non-Hodgkin-Lymphomen, Hodgkin-Lymphomen und Plasmozytomen sowie bei HIV-infizierten Patienten und im renalen Bereich zur Feststellung tubulärer Schäden sowie zur Abschätzung des Glomerulusfiltrates.

Spezifische Entzündungsparameter

Überblick über die Methoden und diagnostische Problematik

Bei spezifischen Serum- und Eiweißveränderungen, die im Rahmen von Entzündungsreaktionen, so auch bei rheumatologischen Krankheiten, auftreten können, handelt es sich um Autoantikörperphänomene und in einigen Situationen um antibakterielle Antikörper. Auf die krankheitsspezifischen Immunkomplexe wurde im vorangegangenen Abschnitt eingegangen. Zum Nachweis von Autoantikörperphänomenen stehen der indirekte Immunfluoreszenztest sowie Methoden wie Radioimmunoassays, ELISA-Systeme, die Immundiffusion, die Gegenstromelektrophorese und seit kurzem auch der „Immunoblot" zur Verfügung.

Bei der Anwendung der indirekten Immunfluoreszenz zum Nachweis von Autoantikörpern ist die Quelle des Gewebesubstrats ebenso wichtig wie die Methode der Fixierung, der Lagerung der Präparation, weiterhin die Zeitdauer der Inkubation mit einem Patientenserum sowie unterschiedliche Waschschritte. Weiterhin sind die Spezifität und die Sensitivität des Antiglobulinkonjugats sowie letztendlich die Qualität des Fluoreszenzmikroskops für eine exakte Diagnose mit ausschlaggebend. Bisherige Versuche, die Immunfluoreszenz zum Nachweis von Autoantikörpern zu standardisieren, waren erfolglos. Auch ist beim Nachweis von Autoantikörperphänomenen an Gewebesubstraten darauf zu achten, daß positive Testergebnisse durch heterophile Antikörper oder durch eine nichtspezifische Bindung von Immunglobulinen an Gewebestrukturen vorgetäuscht werden können.

Weitere Schwierigkeiten beim Aufzeigen von Autoantikörperphänomenen liegen in der Speziesspezifität. So reagieren bestimmte humane Autoantikörper nur mit humanem Gewebe. Zusätzlich ist bei der Interpretation positiver Ergebnisse die Frequenz von Autoantikörpern bei gesunden Probanden, bei Patienten mit unterschiedlichen immunologischen Erkrankungen und bei Personen jenseits des 60. Lebensjahres zu berücksichtigen. Dies ist in gleicher Weise wie der für eine Methodik gegebene „standard error" zu beachten. Falsch negative Testergebnisse können zusätzlich durch eine spontane bzw. therapieinduzierte Inaktivierung eines vorliegenden immunologischen Krankheitsbildes bedingt sein.

■ Antinukleäre Antikörper (ANA)

Unter Verwendung des indirekten Immunfluoreszenztests lassen sich antinukleäre Antikörper mit unterschiedlicher Spezifität nachweisen. Erweist sich ein Serum im indirekten Immunfluoreszenztest auch unter Benutzung unterschiedlicher Gewebesubstrate, z. B. Rattenleber oder HEp-2-Zellinie, positiv, ist eine weitere Analyse hinsichtlich des Vorliegens von Antikörpern gegen dsDNA oder andere Kernantigene notwendig. Ist ein Serum im FAR-Assay zum Nachweis von dsDNA-Antikörpern negativ und liegt der klinisch begründete Verdacht auf einen systemischen Lupus erythematodes vor, ist eine Analyse des Serums unter Verwendung der indirekten Immunfluoreszenz und des Flagellaten Crithidia luciliae indiziert, wobei dieser Test sowohl hochaffine wie niedrigaffine Anti-dsDNA-Antikörper nachweist. In einer solchen Situation sollte auch nach dsDNA-haltigen Immunkomplexen gesucht werden. Hinsichtlich der Krankheitsassoziation unterschiedlicher antinukleärer Antikörper ist auf das Kap. „Gefäß- und Systemerkrankungen/Kollagenosen" zu verweisen.

Auch im Bereich des Nachweises von Antikörpern gegen Zellkernantigene sind Standardisierungsmethoden notwendig und derzeit in Entwicklung. Einer Aktivität des WHO/IUIS-Standardisierungskomitees ist die Bereitstellung von insgesamt 10 „WHO-Reference Antinuclear Antibody Preparations" zu verdanken, die vom CDC in Atlanta abgerufen werden können (Tab. 14.4). Seit 1988 gibt es zusätzlich einen Standard (Wo/80) zum Nachweis von Antikörpern gegen dsDNA, wobei das Standardserum zur Kalibration eigener Laboruntersuchungen von dem Central Laboratory of the Netherland Red Cross Blood Transfusion Service in Amsterdam bezogen werden kann. Hinsichtlich der klinischen Relevanz von Autoantikörpern gegen das Ro-(SS-A-) sowie gegen das La-(SS-B-)Antigen ist auf das Kap. „System- und Gefäßerkrankungen/Kollagenosen" zu verweisen.

■ Antineutrophile zytoplasmatische Antikörper (ANCA)

Antikörper gegen zytoplasmatische Antigene neutrophiler Granulozyten werden durch die indirekte Immunfluoreszenz oder durch ein ELISA-System nachgewiesen. In der Immunfluoreszenz zeigt eine Gruppe dieser Autoantikörper eine diffuse feingranuläre zytoplasmatische Färbung (c-ANCA). Andere ANCA lassen eine perinukleäre Färbung des Granulozytenplasmas (p-ANCA) erkennen. c-ANCA reagieren mit der granulozytären Proteinase-3, p-ANCA überwiegend mit der granulozytären Myeloperoxidase. Ein p-ANCA-Muster kann darüber hinaus durch Antikörper gegen Lactoferrin und Elastase bedingt sein. Alle Autoantigene sind in den azurophilen Granula der Granulozyten lokalisiert. c-ANCA sind spezifisch für das Vorliegen einer Wegener-Granulomatose. Nur in Einzelfällen werden sie bei mikroskopischer Polyarteriitis nachgewiesen. Sie stellen zusätzlich einen guten Verlaufsparameter für die Wegener-Granulomatose dar. Bei einer generalisierten Wegener-Granulomatose lassen sie sich in etwa 90% nachweisen. Autoantikörper gegen die Myeloperoxidase haben sich im wesentlichen bei der mikroskopischen Polyarteriitis nachweisen lassen. Es existiert zusätzlich eine Überlappung mit der Wegener-Granulomatose. Eine Zusammenfassung von ANCA-Assoziationen und Zielantigenen und ihre diagnostische Bedeutung gibt Tab. 14.5.

Der Nachweis von antinukleären Antikörpern, von Antikörpern gegen native dsDNA, gegen U1-RNP bzw. gegen das Sm-Kernantigen, gegen SS-A und SS-B sowie gegen die anderen in dem Kap. „Gefäß- und Systemerkrankungen/Kollagenosen" aufgezeigten Autoantikörperspezifitäten stellt nicht nur einen wichtigen Laborparameter für die Differentialdiagnose unterschiedlicher rheumatologischer Krankheitsentitäten dar, sondern auch einen klinisch relevanten Verlaufsparameter zur Analyse der Krankheitsaktivität. Es wurde bereits erwähnt, daß mit Ausnahme von Antikörpern gegen native dsDNA sowie gegen zytoplasmatische Antigene Autoantikörper vermehrt bei Autoimmunopathien gefunden werden und – wenn auch in niedrigen Titern – bei Personen jenseits des 60. Lebensjahres auftreten können.

Tabelle 14.4 WHO/Referenz-Antikörperpräparationen gegen Zellkernantigene

Reagens	Immunologische Spezifität
AF/CDC1	ANA mit homogenem Muster (Anti-dsDNA)
AF/CDC2	Anti-La (SS-B)
AF/CDC3	ANA mit „speckled" Muster
AF/CDC4	Anti-U1-RNP (U1 = kleine nukleäre RNP)
AF/CDC5	Anti-Sm (U1, U2, U5, U4/6 = kleine nukleäre RNP)
AF/CDC6	ANA mit nukleärem Muster
AF/CDC7	Anti-Ro (SS-A)
AF/CDC8	ANA mit Zentromermuster
AF/CDC9	Anti-Sc1-70 (DNA-Topoisomerase I)
AF/CDC10	Anti-Jo-1 (Histidyltransfer-RNA-Synthetase)

Zu erhalten von dem Center for Disease Control (CDC) in Atlanta/USA. Die Spezifität der Referenzseren wird derzeit erneut in einer nationalen multizentrischen Studie überprüft.

Tabelle 14.5 ANCA-Zielantigene und diagnostische Bedeutung

Immunfluoreszenzmuster	Zielantigen	Grundkrankheit
diffus-feingranulär-zytoplasmatisch (c-ANCA)	Proteinase 3	Wegener-Granulomatose, selten: mikroskopische Panarteriitis nodosa
perinukleär (p-ANCA)	Myeloperoxidase	häufig: mikroskopische Panarteriitis nodosa ferner: SLE, Churg-Strauss-Syndrom, Goodpasture-Syndrome, Morbus Schönlein-Henoch, rheumatoide Arthritis
	Lactoferrin	?
	Elastase	?
	Kathepsin G?	Colitis ulcerosa?

Rheumafaktoren

Rheumafaktoren sind Autoantikörper, die an den Fc-Teil von komplexierten bzw. alterierten IgG-Molekülen binden. Rheumafaktoren können allen Immunglobulinklassen angehören (IgG, IgM, IgA und IgE). Die mit den klassischen Nachweismethoden, dem Latex- und Waaler-Rose-Assay-System, nachweisbaren Rheumafaktoren gehören in der Regel der Immunglobulinklasse M an. Diese IgM-Rheumafaktoren sind nicht artspezifisch, sondern kreuzreagieren nicht nur mit menschlichem, sondern auch mit Kaninchen-IgG. Unter Verwendung von Latextestsystemen ist das IgG adsorptiv an den Träger Latex gebunden. Im Waaler-Rose-Test werden Hammelerythrozyten, die mit einem Kaninchen-Antischafserythrozyten-Antikörper beladen sind, als Indikatorsystem benutzt. In einer prospektiven Studie wurden verschiedene Testmethoden zum Nachweis von Rheumafaktoren des Isotyps IgM, wie Latex-, Waaler-Rose-Test, Nephelometrie und IgM-Enzymimmunoassay, überprüft. Rheumafaktoren der IgM-Klasse werden in 70% von Patienten mit einer rheumatoiden Arthritis (RA) gefunden, treten jedoch auch bei Patienten mit anderen Autoimmunopathien sowie entzündlichen Erkrankungen und Krankheitsbildern wie der interstitiellen Lungenfibrose auf (Tab. 14.6). Durch die in Tab. 14.6 aufgeführten Krankheitsentitäten mit positivem Rheumafaktornachweis wird der Befund des Rheumafaktors für die Diagnosestellung einer RA relativiert. Aus der Tabelle ist zu entnehmen, daß der positive Nachweis eines Rheumafaktors nicht die Diagnose einer RA zuläßt; umgekehrt schließt ein fehlender Rheumafaktor das Vorhandensein einer RA nicht aus. Hohe Titer von IgM-Rheumafaktoren sind vorwiegend bei Patienten mit einer RA mit auffallender Progredienz und destruierenden Gelenkveränderungen sowie bei Patienten mit Vaskulitis und Rheumaknoten vorzufinden. Methoden, um den sog. „Hidden"-Rheumafaktor der IgG-Klasse aufzuweisen, sind noch ungenügend entwickelt. Alle RA-Patienten, ob seronegativ oder seropositiv für einen IgM-Rheumafaktor im peripheren Blut, haben IgG-Rheumafaktoren produzierende Zellen in der Synovialis.

Wie in anderen Bereichen der Testsysteme zum Nachweis von Autoimmunphänomenen fehlt auch für den Nachweis des Rheumafaktors noch eine Standardi-

Tabelle 14.6 Vorkommen von IgM-Rheumafaktoren

Zwischen 10 und 20%
- Virushepatitis
- chronische aggressive Hepatitis
- Leberzirrhose
- Sarkoidose
- Lepra
- Tuberkulose
- Trichinose

Um 30%
- Autoimmunopathien
- SLE
- Sjögren-Syndrom
- Sklerodermie
- Panarteriitis nodosa
- Dermatomyositis

Zwischen 50 und 65%
- interstitielle Lungenfibrose
- subakute bakterielle Endokarditis

sierung. Mit dem Standard 64-1 steht ein Referenzmaterial zur Verfügung. Der Standard ist beim Statens-Serum-Institut in Kopenhagen erhältlich.

Für die Zukunft ist zu hoffen, daß Techniken zum Nachweis von IgG-Rheumafaktoren eine krankheitsspezifische Immundiagnostik zulassen. Eine Erklärung für den mangelhaften Nachweis von IgG-Rheumafaktoren ist dadurch gegeben, daß sie meist in Form von Selbstaggregaten bzw. Immunkomplexen vorliegen.

Autoantikörper bei chronisch entzündlichen Lebererkrankungen

Der Nachweis von Serumautoantikörpern gegen unterschiedliche Leberzellbestandteile ist für die Differentialdiagnose chronisch entzündlicher Lebererkrankungen hilfreich, wobei das Spektrum von viralen Hepatitiden B, C, D und E über verschiedene Verlaufsformen der Autoimmunhepatitis bis zur primären biliären Zirrhose und primären sklerosierenden Cholangitis reicht. Zusätzlich müssen medikamenteninduzierte Leberschäden abgegrenzt werden sowie Stoffwechselerkrankungen, wie der Morbus Wilson, das α_1-Antitrypsin-Mangelsyndrom und die Hämochromatose, mit in die differentialdiagnostischen Überlegungen einbezogen werden.

Antimitochondriale Antikörper werden in über 95% bei Patienten mit primärer biliärer Zirrhose nachgewiesen. Die Erkrankung wird treffender auch als chronische nicht eitrige destruierende Cholangitis bezeichnet. Selten treten diese Autoantikörper auch bei Autoimmunhepatitiden auf. Die Zielantigene der AMA bei primärer biliärer Zirrhose sind zwischenzeitlich molekularbiologisch definiert worden. Das Hauptantigen stellt die E_2-Untereinheit der Pyruvatdehydrogenase (PDH-E_2) dar, die auf der inneren Mitochondrienmembran lokalisiert ist. Dieses Antigen hat, je nach Spezies und Organ, ein Molekulargewicht von etwa 70–74 kDa. Weitere mitochondriale Antigene sind die 50-kDa-E_2-Untereinheit der Verzweigtkettendehydrogenase sowie die E_2-Untereinheit der Oxoglutaratdehydrogenase. Selten treten AMA gegen das Protein X der E_2-Untereinheit der Pyruvatdehydrogenase sowie gegen $E_{1\alpha}$, $E_{1\beta}$ und die E_3-Untereinheit der Pyruvatdehydrogenase auf. Ein primäres Antigen ist die E_2-Untereinheit (PDH-E_2). Interessanterweise handelt es sich bei der Pyruvatdehydrogenase um verschiedene Acyltransferasen in molekularer Assoziation mit dem Krebszyklus. Es kommen „Overlapping"-Syndrome zwischen Autoimmunhepatitis und primärer biliärer Zirrhose vor. Im Serum dieser Patienten sind Autoantikörper nachweisbar, die für beide Erkrankungen charakteristisch sind. Autoantikörper, die für die Differentialdiagnostik der HBsAg-negativen chronischen Hepatitis hilfreich sind, sind in Tab. 14.7 zusammengefaßt. Neben diesen diagnostisch wichtigen Antikörpern gibt es Autoantikörper, die gegen den leberspezifischen Asialoglykoproteinrezeptor (ASGPR) gerichtet sind. Dabei handelt es sich um ein leberspezifisches Membranantigen. Es steht im Zentrum pathophysiologischer Studien. Der ASGPR ist ein Bestandteil der früher als LSP (leberspezifisches Protein) bezeichneten Antigenfraktion.

Der Nachweis der aufgeführten Autoantikörper ist hilfreich für die Differenzierung verschiedener Formen der chronischen Hepatitis und ihrer Abgrenzung von der primären biliären Zirrhose. Zusätzlich helfen sie, die Autoimmunhepatitis von der chronischen Virushepatitis C abzugrenzen, mit entsprechenden differentialtherapeutischen Konsequenzen. Autoimmunhepatitiden werden mit immunsuppressiver Therapie und virale Hepatitiden mit Interferon behandelt.

■ Rezeptorantikörper

Von klinischer Relevanz ist die Analyse von Autoantikörpern gegen den Acetylcholinrezeptor bei Patienten mit einer Myasthenia gravis sowie gegen den TSH-Rezeptor bei Patienten mit einer Hyperthyreose.

Antiacetylcholinrezeptor-Antikörper werden routinemäßig mit einem RIA nachgewiesen, unter Verwendung von Acetylcholinrezeptorpräparationen vom Torpedo-californica-Fisch bzw. von humanen Acetylcholinrezeptorpräparationen. Antikörper gegen den Acetylcholinrezeptor werden bei Patienten mit einer generalisierten Myasthenia gravis in bis zu 70% nachgewiesen, ebenso bei einer durch D-Penicillamin induzierten und neonatalen Myasthenia gravis. Dies ist nicht der Fall bei der kongenitalen oder okulären Form dieser Krankheitsentität. Da nur niedrige Serumspiegel in normalen Personen bzw. auch in Personen mit anderen Autoimmunopathien nachzuweisen sind, ist der Antikörper gegen den Acetylcholinrezeptor ein krankheitsspezifischer Parameter.

Antikörper gegen den TSH-Rezeptor (TSH-R) sind assoziiert mit der Hyperthyreose, sind jedoch gelegentlich auch bei gesunden Individuen sowie bei Patienten mit anderen Schilddrüsenerkrankungen vorhanden. Der Nachweis von Anti-TSH-R-Antikörpern ist von gewisser klinischer Relevanz in der prognostischen Aussage über den klinischen Verlauf einer Hyperthyreose. Patienten mit einem kontinuierlich relativ hohen Serumantikörpertiter entwickeln eher ein Krankheitsrezidiv.

Weitere Antirezeptor-Antikörper, z. B. gegen den Insulinrezeptor bei dem Krankheitsbild der Acanthosis nigricans oder einer Insulinresistenz, gegen den Gastrinrezeptor bei Patienten mit einer perniziösen Anämie oder gegen den β_2-adrenergen Rezeptor bei Patienten mit einem Bronchialasthma, lassen eine klinische diagnostische Bedeutung noch missen.

Tabelle 14.7 Differentialdiagnose der HBsAg-negativen chronischen Hepatitis

	ANA	LKM-1	SLA	SMA	AMA	Anti-HCV	Anti-GOR	Therapie
chronische Hepatitis	–	~ 2%	–	–	–	⊕	⊕	Interferon
Autoimmunhepatitis								
– Typ 1	⊕	–	–	+	–	–	–	Immunsuppression
– Typ 2	–	⊕	–	–	–	–	–	Immunsuppression
– Typ 3	–	–	⊕	+/–	+/–	–	–	Immunsuppression
– Typ 4	–	–	–	⊕	–	–	–	Immunsuppression
primäre biliäre Zirrhose	–	–	–	–	⊕	–	–	UDCA usw.

ANA = antinukleäre Antikörper, LKM = Antikörper gegen mikrosomales Antigen aus Leber und Niere, SLA = Autoantikörper gegen lösliches zytoplasmatisches Antigen der Leberzelle, SMA = Antikörper gegen glatte Muskulatur AMA = antimitochondriale Antikörper, HCV = Hepatitis-C-Virus, Anti-GOR = Anti-ASGPR (charakteristisch für chronische aktive Hepatitis) (ASGPR = Asialoglykoproteinrezeptor), UDCA = Ursodeoxycholsäure.

Autoantikörper bei endokrinologischen Erkrankungen

Von den unterschiedlichen Autoantikörperphänomenen, die bei endokrinologischen Erkrankungen nachgewiesen werden können, ist der Nachweis von Antikörpern gegen Schilddrüsenantigene von geringer klinischer Relevanz. Auch wenn über 90% von Patienten mit einer Thyreoiditis Autoantikörper gegen das mikrosomale Antigen der Schilddrüse oder gegen Thyreoglobulin aufzeigen, schließt ein positiver Test eine Schilddrüsenerkrankung wie z. B. eine Hyperthyreose oder ein Adenokarzinom der Schilddrüse nicht aus. Bis zu 80% der Patienten mit einer Thyreotoxikose und bis zu 60% der Patienten mit einem Adenokarzinom der Schilddrüse weisen diese Antikörperphänomene ebenso auf. Beide Antikörperspezifitäten treten in bis zu 10% von gesunden Personen auf.

Von größerer klinischer Bedeutung ist der Nachweis von Antiinselzell-Antikörpern bei Patienten mit einem Typ-I-Diabetes. Derzeit laufende großangelegte Untersuchungen beinhalten Versuche, eine bessere Klassifizierung des Typ-I-Diabetes zu ermöglichen, die Überwachung von an Typ-I-Diabetes erkrankten Patienten zu verbessern und eine mögliche Suszeptibilität für einen Typ-I-Diabetes durch die Analyse der Antiinselzell-Antikörper zu studieren. Antiinselzell-Antikörper werden unter Verwendung der indirekten Immunfluoreszenz nachgewiesen. 50% sind komplementbindend. Die komplementfixierenden Antiinselzell-Antikörper haben eine Spezifität für β-Zellen des Pankreas und sind von klinischer Relevanz für die Diagnose einer Insulitis.

Zusätzlich bekannte Autoantikörperphänomene bei endokrinologischen Erkrankungen sind für Diagnose und Differentialdiagnose autoimmuner Erkrankungen des endokrinologischen Systems ohne Bedeutung.

Weitere Autoantikörperphänomene

Wie im Kap. „Gefäß- und Systemerkrankungen/Kollagenosen" dargestellt, werden Antikörper gegen Phospholipide mit thromboembolischen Erkrankungen assoziiert und in einem kleinen Prozentsatz von Patientinnen mit multiplen Aborten und/oder einem SLE nachgewiesen. Die Antigenspezifität dieser Antikörper ist unterschiedlich. Aufgezeigt werden Phospholipidantikörper in der Regel in einem RIA- oder in einem ELISA-System. Beide Systeme sind bislang nicht international standardisiert. Die klinische Signifikanz dieses Antikörperphänomens steht noch zur Diskussion.

Autoantikörper, die mit der Basalmembran der Nieren und den Lungenalveolen reagieren, sind charakteristisch für das Goodpasture-Syndrom.

Kürzlich wurden Autoantikörper gegen den ADP/ATP-Carrier im Herzmuskel bei virusinduzierten Myokarditiden und bei Patienten mit einer dilatativen Kardiomyopathie beschrieben. Diese Autoantikörper sowie auch Autoantikörper gegen den Calciumkanal von Zellmembranen bei Patienten mit dem Eaton-Lambert-Syndrom, einem paraneoplastischen Syndrom, vorwiegend bei Bronchialkarzinomen, sind mehr von ätiopathogenetischem Interesse als derzeit von klinisch-diagnostischer Relevanz.

Markeranalysen peripherer Leukozytenpopulationen

Mit der Entwicklung von monoklonalen Antikörpern besteht die Möglichkeit, mononukleäre Zellpopulationen im Blut nicht nur quantitativ zu differenzieren, sondern auch zu sortieren und auf biologische Aktivitäten zu überprüfen. Monoklonale Antikörper gegen monozytäre und granulozytäre Zellen sowie gegen Lymphozytensubpopulationen werden nicht nur zur Identifizierung peripherer mononukleärer Zellpopulationen verwandt, sondern auch von Zellinfiltraten an Gewebeschnitten sowie von Tumorzellen.

Eine internationale Terminologie für die Definierung von Zellmembranantigenen, vor allem des hämatolymphatischen Systems, wurde durch das WHO/IUIS-Standardisierungskomitee für Leukozytendifferenzierungsantigene etabliert. Im Rahmen dieser Standardisierungsbemühungen werden monoklonale Antikörper mit einer nahezu identischen serologischen Aktivität für ein Membranantigen durch eine CD-/(Cluster of differentiation-)Nummer definiert. Eine Zusammenfassung der definierten monoklonalen Antikörper und ihrer Antigenspezifität zeigen Tab. 14.**8** und 14.**9**.

Zur Identifizierung von T-Zellen ist der spontane Rosettentest mit Schafserythrozyten nicht länger zu empfehlen, da auch NK-Zellen mit Schafserythrozyten Rosetten formieren. Als Marker für T-Zellen wird derzeit der monoklonale Antikörper gegen das CD3-Molekül zur Erfassung der Gesamt-T-Zell-Population benutzt. Mit dem Nachweis von CD4- und CD8-Epitopen auf T-Zell-Membranen kann zwischen der Helfer/Inducer- bzw. zytotoxischer Suppressorfraktion der Gesamt-T-Zellen unterschieden werden. Die Bestimmung der Subpopulationen kann wichtige Hinweise für diagnostische Fragestellungen geben. So ist das Verhältnis von Helfer- zu zytotoxischen Suppressor-T-Zellen, normal etwa 2:1, vermindert auf unter 1 bei dem erworbenen Immundefektsyndrom (AIDS), bei Non-Hodgkin-Lymphomen, nach Bestrahlungen, unter einer Zytostase sowie unter einer systemischen immunsuppressiven Therapie. Bei Autoimmunopathien kann das CD4/CD8-Verhältnis in beide Richtungen verschoben sein. Aufgrund unterschiedlicher Sekretionsmuster von Zytokinen konnten die CD4$^+$-T-Zellsubpopulationen der Maus in T_H1- bzw. T_H2-Subpopulationen unterteilt werden. Auch im humanen System scheint diese Subklassifizierung von CD4-Zellen aufgrund unterschiedlicher Zytokinsekretionsmuster möglich, wobei derzeit Studien zur Analyse der Bedeutung von T_H1- bzw. T_H2-T-Zell-Populationen bei Krankheitsbildern wie Immundefekten, Allergien und Autoimmunerkrankungen durchgeführt werden. Nach neuesten Untersuchungen können auch CD8$^+$-Zellen in entsprechende Subpopulationen unterteilt werden. B-Zellen werden durch den Nachweis von membrangebundenen Immunglobulinen identifiziert.

Tabelle 14.8 Bis 1993 bekannte Human leucocyte differentiation antigens (CD) (aus Immunol. Today 1994) (ergänzt)

CD Designation (Workshop Assignation)	Antigen/Molecule Other Name(s)	Main Cellular Reactivity	Molecular Weight Reduced	Molecular Weight Unreduced
CD1a (3rd Workshop, Oxford 1986)	T6	thymocytes, LHC, DC, B sub	49	49
CD1b (3rd Workshop, Oxford 1986)		thymocytes, DC, B sub	45	45
CD1c (3rd Workshop, Oxford 1986)		thymocytes, LHC, DC, B sub	43	43
CD2 (1st Workshop, Paris 1982)	T11; Tp50; sheep erythrocyte receptor; counterreceptor for CD48, CD58, and CD59	T, NK	50	50
CD2R (4th Workshop, Vienna 1989)	CD2 epitopes restricted to activated T cells	T, NK	50	50
CD3 (1st Workshop, Paris 1982)	CD3 complex	T	16, 20, 22, 25, 28	20, 25, 28, 32, 38
CD4 (1st Workshop, Paris 1982)	T4; MHC class II and HIV-receptor	T sub, M sub	59	59
CD5 (1st Workshop, Paris 1982)	Tp67; CD72 counterreceptor	T, B sub	67	67
CD6 (1st Workshop, Paris 1982)	T12	T, B sub	110	120
CD7 (1st Workshop, Paris 1982)	Fc receptor for IgM	T sub, NK	40	40 (70)
CD8 (1st Workshop, Paris 1982)	T8; MHC class I receptor	T sub, NK sub	32	70
CD8beta (5th Workshop, Boston 1993)	T8; MHC class I receptor	T sub	32	70
CD9 (1st Workshop, Paris 1982)	p24	pre-B, M, Plt, Eo	24	24
CD10 (1st Workshop, Paris 1982)	neutral endopeptidase; gp100; common acute lymphatic leukemia antigen (CALLA)	lymphoid Prog, cALL, germinal center B, G	100	100
CD11a (3rd Workshop, Oxford 1986)	leukocyte function antigen-1 (LFA-1); gp180/95	leukocytes, broad	180	170
CD11b (3rd Workshop, Oxford 1986)	C3bi receptor (CR3); gp155/95; Mac-1; Mo1	M, G, NK	170	165
CD11c (3rd Workshop, Oxford 1986)	C3bi receptor; gp150/95, C3dgR "CR4"	M, G, NK, B sub, B	150	145
CDw12 (1st Workshop, Paris 1982)	unknown function	M, G, Plt	90-120	90-120
CD13 (1st Workshop, Paris 1982)	aminopeptidase N; gp150; coronavirus receptor	M, G	150	
CD14 (1st Workshop, Paris 1982)	LPS/LBP receptor; gp55	M, G, DC, B	55	55
CD15 (1st Workshop, Paris 1982)	Lewis^x (Le-x);3-FAL; X-hapten; lacto-N-fucopentaose III; SSEA	G, M, Reed-Sternberg cells	shared by a variety of proteins and lipids	
CD15s (5th Workshop, Boston 1993)	sialyl Lewis^x (sLe-x); CD62E ligand	broad	shared by a variety of proteins and lipids	
CD16 (2nd Workshop, Boston 1984)	Fc-IgG receptor type IIIa; gp50-65	NK, G, Mac	50-80	50-65

B = B-cells, T = T-cells, M = monocytes, G = granulocytes, Plt = platelets, NK = natural killer cells, Thy = thymocytes, DC = dendritic cells, LHC = epidermal Langerhans cells, Prog. = progenitor cells, PC = plasma cells, sub = subset, EC = endothelial cells, Eo = eosinophils, act = activated, Mac = macrophages. Cell types in brackets indicate weak reactivity or heterogeneous expression.

Tabelle 14.**8** (Fortsetzung)

CD Designation (Workshop Assignation)	Antigen/Molecule Other Name(s)	Main Cellular Reactivity	Molecular Weight Reduced	Molecular Weight Unreduced
CD16b (5th Workshop, Boston 1993)	Fc-IgG receptor type IIIb; (GPI-anchored)	G	48-60	48-60
CDw17 (2nd Workshop, Boston 1984)	lactosylceramide	G, M, Plt	NA	
CD18 (2nd Workshop, Boston 1984)	integrin β_2-chain; common to CD11a, b, c	leukocytes broad	95	90
CD19 (2nd Workshop, Boston 1984)	Bgp95; SIg family	B	95	
CD20 (2nd Workshop, Boston 1984)	B1; Bp35; Ca^{++} channels	B, DC	33, 35	
CD21 (2nd Workshop, Boston 1984)	C3d receptor (CR2), gp140; Epstein-Barr virus receptor; CD23 counterreceptor	B sub	140	
CD22 (2nd Workshop, Boston 1984)	Bgp135; CD45RO counterreceptor	cytoplasm: pan-B surface: B sub	135, 140	120, 130
CD23 (2nd Workshop, Boston 1984)	low affinity Fc-IgE receptor; Fcϵ receptor type II; gp50-45; CD21 counterreceptor	B sub, M, DC, Eo	45	
CD24 (2nd Workshop, Boston 1984)	heat stable antigen homologue, GPI-linked	B, G	42	
CD25 (2nd Workshop, Boston 1984)	interleukin (IL-)2 receptor α-chain; Tac-antigen	T act., B act., M act.	60	55
CD26 (2nd Workshop, Boston 1984)	dipeptidylpeptidase IV; gp120; Ta1	T act., B act., Mac	110	130
CD27 (3rd Workshop, Oxford 1986)	CD70 counterreceptor; TNF-R-like protein	T sub	55	120
CD28 (3rd Workshop, Oxford 1986)	Tp44; counterreceptor for CD80 and CD86	T sub	44	80
CD29 (3rd Workshop, Oxford 1986)	Integrin β_1 chain; platelet gp IIa; common to VLA (CD49) molecules	broad	130	110
CD30 (3rd Workshop, Oxford 1986)	Ki-1 antigen, Ber-H_2; TNF-R-like protein	T act., B act., Reed-Sternberg cells	105	120
CD31 (3rd Workshop, Oxford 1986)	PECAM-1; platelet gpII'a; endocam	Plt, M, G, B, T sub	140	130
CD32 (5th Workshop, Boston 1993)	Fc-IgG receptor type II, gp40	M, G, B, Eo	40	40
CD33 (3rd Workshop, Oxford 1986)	My9, function unknown	M, normal and malignant myeloid Prog.	67	67, 140
CD34 (3rd Workshop, Oxford 1986)	My10	haematopoietic Prog., Eo, EC	105-120	105-120
CD35 (3rd Workshop, Oxford 1986)	C3b/C4b receptor (CR1)	G, M, B, some T/NK, DC	160, 190, 220, 250	160, 190, 220, 250
CD36 (3rd Workshop, Oxford 1986)	platelet gpIV (gpIIIb); receptor for thrombospondin, collagen I and IV, and malaria-infected erythrocytes	T, M, Plt, (B), G	90	90
CD37 (3rd Workshop, Oxford 1986)	gp40-45	B, (T), (M)	36-52	36-52
CD38 (3rd Workshop, Oxford 1986)	T10; gp45 (NAD^+-glycohydrolase, ADP-ribosylcyclase and cyclic ADP-ribose hydrolase activity)	plasma cells, thymocytes, T act., M	45	45

B = B-cells, T = T-cells, M = monocytes, G = granulocytes, Plt = platelets, NK = natural killer cells, Thy = thymocytes, DC = dendritic cells, LHC = epidermal Langerhans cells, Prog. = progenitor cells, PC = plasma cells, sub = subset, EC = endothelial cells, Eo = eosinophils, act = activated, Mac = macrophages. Cell types in brackets indicate weak reactivity or heterogeneous expression, NA = not assigned.

Tabelle 14.8 (Fortsetzung)

CD Designation (Workshop Assignation)	Antigen/Molecule Other Name(s)	Main Cellular Reactivity	Molecular Weight Reduced	Molecular Weight Unreduced
CD39 (3rd Workshop, Oxford 1986)	gp80	B sub, EC	80	80
CD40 (3rd Workshop, Oxford 1986)	gp50 counterreceptor for CD40L (TNF-R family protein)	B, M, DC	44, 48	44, 48, 85
CD40L (5th Workshop, Boston 1993)	gp39; TRAP-1; CD40 ligand	T act.	39	39
CD41 (3rd Workshop, Oxford 1986)	(mAbs specific for gpIIb/gpIIIa complex) receptor for fibrinogen and von Willebrand factor	Plt, megakaryocytes	120, 22 (GPIIb) 110 (GPIIIa)	140 (GPIIb), 95 (GPIIIa)
CD42a (4th Workshop, Vienna 1989)	platelet gpIX	Plt, megakaryocytes	23	23
CD42b (4th Workshop, Vienna 1989)	platelet gpIb-α	Plt, megakaryocytes	135	160
CD42c (5th Workshop, Boston 1993)	platelet gpIb-β	Plt, megakaryocytes	22	160
CD42d (5th Workshop, Boston 1993)	platelet GPV	Plt	85	85
CD43 (3rd Workshop, Oxford 1986)	leukosialin; gp95; sialophorin; leukocyte sialoglycoprotein; gp115	T, G, M, NK, Plt	95-135	95-135
CD44 (3rd Workshop, Oxford 1986)	Pgp-1; gp80-95; hyaluronate receptor; HCAM	T, B, G, M, red blood cells	80-95	80-95
CD44R (5th Workshop, Boston 1993)	restricted CD44	Erythrocytes	130, 160, 190	
CD45 (3rd Workshop, Oxford 1986)	T200; leukocyte common antigen (LCA); common sequences, tyrosine phosphatase	leukocytes	220, 205, 190, 180	220, 205, 190, 180
CD45R0 (4th Workshop, Vienna 1989)	restricted T200; gp180; CD22 counterreceptor	T sub, G, M	180	180
CD45RA (4th Workshop, Vienna 1989)	restricted T200; gp220; isoform of leukocyte common antigen (sequences encoded by exon A of the leukocyte common gene)	T sub, B, G sub, M	205–220	220
CD45RB (4th Workshop, Vienna 1989)	restricted T200; isoform of leukocyte common antigen (sequences encoded by exon A of the leukocyte common gene)	T sub, B, G, M	220, 205, 190	220, 205, 190
CD46 (4th Workshop, Vienna 1989)	membrane cofactor protein (MCP); gp45-70; measles virus receptor	leukocytes broad	55/63	50/58
CD47 (4th Workshop, Vienna 1989)	integrin-associated protein, OA3, 1D8	extremely broad	47-52	45-50
CD48 (4th Workshop, Vienna 1989)	gp41; CD2 counterreceptor	leukocytes	41	41
CD49a (5th Workshop, Boston 1993)	VLAα$_1$ chain (VLA-1), laminin and collagen receptor	T act., B act., M	210	
CD49b (5th Workshop, Boston 1993)	VLAα$_2$ chain (VLA-2); platelet gpIa, collagen and laminin receptor	Plt, T cultured	170	155
CD49c (5th Workshop, Boston 1993)	VLAα$_3$ chain (VLA-3), receptor for laminin, collagen, fibronectin	B	125, 30	150
CD49d (5th Workshop, Boston 1993)	VLAα$_4$ chain (VLA-4), fibronectin and VCAM receptor	M, T, B, (LHC), thymocytes	150	140
CD49e (5th Workshop, Boston 1993)	VLAα$_5$ chain (VLA-5), receptor for fibronectin	memory T, M, Plt	135, 25	160

B = B-cells, T = T-cells, M = monocytes, G = granulocytes, Plt = platelets, NK = natural killer cells, Thy = thymocytes, DC = dendritic cells, LHC = epidermal Langerhans cells, Prog. = progenitor cells, PC = plasma cells, sub = subset, EC = endothelial cells, Eo = eosinophils, act = activated, Mac = macrophages. Cell types in brackets indicate weak reactivity or heterogeneous expression.

Tabelle 14.8 (Fortsetzung)

CD Designation (Workshop Assignation)	Antigen/Molecule Other Name(s)	Main Cellular Reactivity	Molecular Weight Reduced	Molecular Weight Unreduced
CD49f (5th Workshop, Boston 1993)	VLAα_6 chain (VLA-6), laminin receptor	Plt, (T), T sub	120, 30	140
CD50 (5th Workshop, Boston 1993)	intercellular adhesion molecule-3 (ICAM-3); CD11a/CD18 (LFA-1) counterreceptor	broad, not on EC	130	110
CD51 (4th Workshop, Vienna 1989)	vitronectin receptor (VNR) α-chain	(Plt), EC, fibroblasts	125, 25	140
CD52 (5th Workshop, Boston 1993)	campath-1; gp21-28	leukocytes	21-28	21-28
CD53 (4th Workshop, Vienna 1989)	MEM-53	exclusively on leukocytes, Plt neg.	32-40	32-40
CD54 (4th Workshop, Vienna 1989)	intercellular adhesion molecule-1 (ICAM-1); CD11a/CD18 (LFA-1) counterreceptor, ligand for MAC-1	broad	90	90
CD55 (4th Workshop, Vienna 1989)	decay accelerating factor (DAF) for C3 and C5	broad	70	70
CD56 (4th Workshop, Vienna 1989)	NKH1; isoform of neuronal cell adhesion molecule (NCAM)	NK, lymphocytes act.	175-185	175-185
CD57 (4th Workshop, Vienna 1989)	HNK-1; gp110, function unknown	NK; T, B sub, brain	110	110
CD58 (4th Workshop, Vienna 1989)	leukocyte function antigen-3 (LFA-3); CD2 counterreceptor	leukocytes, epithel	40-65	40-65
CD59 (4th Workshop, Vienna 1989)	gp18-20; Ly6 analogous; homologous restriction factor-20 (HRF-20); CD2 counterreceptor, protectin	broad	18-20	18-20
CDw60 (4th Workshop, Vienna 1989)	acetylated forms of ganglioside GD3	T sub, Plt		
CD61 (4th Workshop, Vienna 1989)	integrin β_3 chain (gpIIIa), the common β-subunit of gpIIb/gpIIIa (CD41) and the VNR (CD51)	Plt	110	95
CD62E (5th Workshop, Boston 1993)	E-selectin; ELAM-1	EC act.	115	
CD62L (5th Workshop, Boston 1993)	L-selectin; LAM-1; Leu-8; TQ1; MEL14	broad	75	65
CD62P (5th Workshop, Boston 1993)	P-selectin; gmp140; PADGEM	Plt act., EC act.	150	130
CD63 (4th Workshop, Vienna 1989)	Platelet 53 kDa activation antigen; LIMP; ME491	Plt act., M, (G, T, B)	30-60	30-60
CD64 (4th Workshop, Vienna 1989)	Fc-IgG-receptor type I; high affinity Fc-IgG-receptor	M	75	75
CDw65 (4th Workshop, Vienna 1989)	VIM2 antigen; ceramide-dodecasaccharide 4c	G (M)	not determined	
CD66a (5th Workshop, Boston 1993)	biliary glycoprotein (BGP)	G	160-180	130-160
CD66abce (5th Workshop, Boston 1993)	antibodies reacting with BGP, NCA95, NCA90	G		
CD66acd (5th Workshop, Boston 1993)	antibodies reacting with BGP, NCA90, CGM1	G		
CD66acde (5th Workshop, Boston 1993)	antibodies reacting with BGP, NCA90, CGM1, CEA	G		

B = B-cells, T = T-cells, M = monocytes, G = granulocytes, Plt = platelets, NK = natural killer cells, Thy = thymocytes, DC = dendritic cells, LHC = epidermal Langerhans cells, Prog. = progenitor cells, PC = plasma cells, sub = subset, EC = endothelial cells, Eo = eosinophils, act = activated, Mac = macrophages. Cell types in brackets indicate weak reactivity or heterogeneous expression.

Tabelle 14.8 (Fortsetzung)

CD Designation (Workshop Assignation)	Antigen/Molecule Other Name(s)	Main Cellular Reactivity	Molecular Weight Reduced	Molecular Weight Unreduced
CD66ace (5th Workshop, Boston 1993)	antibodies reacting with BGP, NCA90, CEA	G		
CD66ade (5th Workshop, Boston 1993)	antibodies reacting with BGP, CGM1, CEA	G		
CD66ae (5th Workshop, Boston 1993)	antibodies reacting with BGP, CEA	G		
CD66b (5th Workshop, Boston 1993)	CD67; p100; CGM6; nonspecific cross-reacting antigen (NCA) 95	G	95-100	
CD66be (5th Workshop, Boston 1993)	antibodies reacting with NCA95, CEA	G		
CD66c (5th Workshop, Boston 1993)	NCA90	G	90-95	
CD66ce (5th Workshop, Boston 1993)	antibodies reacting with NCA90, CEA	G		
CD66d (5th Workshop, Boston 1993)	CGM1	G	30	
CD66de (5th Workshop, Boston 1993)	antibodies reacting with CGM1, CEA	G		
CD66e (5th Workshop, Boston 1993)	carcinoembryonic antigen (CEA)	colon epithelia	180-200	
CD67 (4th Workshop, Vienna 1989)	deleted. now CD66b			
CD68 (4th Workshop, Vienna 1989)	gp110, macrosialin	M, Mac, Plt	110	
CD69 (4th Workshop, Vienna 1989)	activation inducer molecule (AIM); EA1; MLR; Leu-23; BL-AC/p26	B and T early act., Mac act.	28, 34	60
CD70 (5th Workshop, Boston 1993)	CD27-counterreceptor; Ki-24	T, B-EBV, pre-BLL act., Reed-Sternberg cells	50	
CD71 (4th Workshop, Vienna 1989)	transferrin receptor; T9 antigen	act. T and B, Mac, proliferating cells	95	180-190
CD72 (4th Workshop, Vienna 1989)	Lyb-2; CD5-counterreceptor	B	39, 43	86
CD73 (4th Workshop, Vienna 1989)	ecto-5'-nucleotidase (ecto-5'-NT)	B sub, T sub, EC	69	
CD74 (4th Workshop, Vienna 1989)	MHC-class II associated invariant chain (li)	B, M	33, 35, 41, 42	
CDw75 (4th Workshop, Vienna 1989)	(carbohydrate); possible CD22 ligand	mature B, T sub		
CDw76 (5th Workshop, Boston 1993)	sialylated type 2 glycosphingolipids	B, T sub, EC	various	
CD77 (4th Workshop, Vienna 1989)	globotriaosylceramide (Gb3); P^k blood group; Burkitt's lymphoma associated antigen (BLA)	B sub, Burkitt's lymphoma cells	various	
CDw78 (4th Workshop, Vienna 1989)	Ba	B, M sub	not determined	
CD79a (5th Workshop, Boston 1993)	mb-1; Igα	B	47	80

B = B-cells, T = T-cells, M = monocytes, G = granulocytes, Plt = platelets, NK = natural killer cells, Thy = thymocytes, DC = dendritic cells, LHC = epidermal Langerhans cells, Prog. = progenitor cells, PC = plasma cells, sub = subset, EC = endothelial cells, Eo = eosinophils, act = activated, Mac = macrophages. Cell types in brackets indicate weak reactivity or heterogeneous expression.

Tabelle 14.8 (Fortsetzung)

CD Designation (Workshop Assignation)	Antigen/Molecule Other Name(s)	Main Cellular Reactivity	Molecular Weight Reduced	Molecular Weight Unreduced
CD79b (5th Workshop, Boston 1993)	B29; Igβ	B	37	80
CD80 (5th Workshop, Boston 1993)	B7/BB1; CD28 and CTLA-4 counter-receptor	B, B act., M, DC, T act.	60	60
CD81 (5th Workshop, Boston 1993)	Target of an antiproliferative antibody (TAPA-1); M38	broad	26	26
CD82 (5th Workshop, Boston 1993)	R2; 4F9; C33; IA4	M, B, B act., T act., Large granular lymphocytes	50-53	40-60
CD83 (5th Workshop, Boston 1993)	HB15	LHC, DC, red blood cells	45	45
CDw84 (5th Workshop, Boston 1993)	p75, 2G7; unknown function	B, T, M, Plt	74	75
CD85 (5th Workshop, Boston 1993)	VMP-55; GH1/75; unknown function	B, M, plasma cells	120	72
CD86 (5th Workshop, Boston 1993)	FUN-1; BU-63, B7.2; CD28/CTLA-4 ligand	B act., T, M	75	91
CD87 (5th Workshop, Boston 1993)	urokinase plasminogen activator-receptor	M, G, EC	45-55	40-60
CD88 (5th Workshop, Boston 1993)	C5a-receptor; GR10	G, M, smooth muscle cells		40
CD89 (5th Workshop, Boston 1993)	Fc-IgA-receptor	G, M, B sub, T sub	55-70	55-70
CDw90 (5th Workshop, Boston 1993)	Thy-1	Prog. sub., brain	25-35	
CD91 (5th Workshop, Boston 1993)	α_2-macroglobulin receptor (α_2MR)	M	515, 85	515, 85
CDw92 (5th Workshop, Boston 1993)	p70; VIM15; unknown function	G, M	70	70
CD93 (5th Workshop, Boston 1993)	p120; GR11; unknown function	M, G, EC	120	120
CD94 (5th Workshop, Boston 1993)	KP43	NK, T sub	43	70
CD95 (5th Workshop, Boston 1993)	APO-1; FAS	T act., M act.	43	
CD96 (5th Workshop, Boston 1993)	Tactile	T, T act., NK	160	160, 180, 240
CD97 (5th Workshop, Boston 1993)	p74/80/89, TNF-R family; GR1	G, M, T act., B act.	74, 80, 89	74, 80, 89
CD98 (5th Workshop, Boston 1993)	4F2	T, B, Plt	40, 80	120
CD99 (5th Workshop, Boston 1993)	E2; MIC2	broad	32	32
CD99R (5th Workshop, Boston 1993)	restricted CD99	broad	32	
CD100 (5th Workshop, Boston 1993)	p150	broad	150	300

B = B-cells, T = T-cells, M = monocytes, G = granulocytes, Plt = platelets, NK = natural killer cells, Thy = thymocytes, DC = dendritic cells, LHC = epidermal Langerhans cells, Prog. = progenitor cells, PC = plasma cells, sub = subset, EC = endothelial cells, Eo = eosinophils, act = activated, Mac = macrophages. Cell types in brackets indicate weak reactivity or heterogeneous expression.

Tabelle 14.8 (Fortsetzung)

CD Designation (Workshop Assignation)	Antigen/Molecule Other Name(s)	Main Cellular Reactivity	Molecular Weight Reduced	Molecular Weight Unreduced
CDw101 (5th Workshop, Boston 1993)	p140	G, M, T sub, DC	140	220
CD102 (5th Workshop, Boston 1993)	intercellular adhesion molecule-2 (ICAM-2)	broad, also EC, M	55-65	55-65
CD103 (5th Workshop, Boston 1993)	HML1, $\alpha E\beta_7$ integrin	intestinal intraepithelial lymphocytes, hairy cells	120, 150	105, 170
CD104 (5th Workshop, Boston 1993)	integrin β_4 chain	Thy	205	200
CD105 (5th Workshop, Boston 1993)	endoglin; binds TGF-β_1 and TGF-β_3	EC, M act.	95	170
CD106 (5th Workshop, Boston 1993)	VCAM-1; INCAM110, counterreceptor for VLA-4	Ec act.	95, 100	90, 93
CD107a (5th Workshop, Boston 1993)	LAMP1	EC act., Plt	110	110
CD107b (5th Workshop, Boston 1993)	LAMP2	EC act., Plt	120	120
CDw108 (5th Workshop, Boston 1993)	GPI-gp80 (GPI-anchored)	HPB-ALL (T cell line)	75	80
CDw109 (5th Workshop, Boston 1993)	(GPI-anchored)	EC, T, Plt	120-165, 170	120-165, 170
CD114	G-CFR receptor	G, M	130	
CD115 (5th Workshop, Boston 1993)	colony-stimulating factor-1 (CSF-1) receptor; M-CSF receptor	M	150	
CDw116 (5th Workshop, Boston 1993)	GM-CSF receptor	M, G	75-85	
CD117 (5th Workshop, Boston 1993)	stem cell factor (SCF) receptor; c-kit	mast cells, myeloid Prog.	145	145
CDw119 (5th Workshop, Boston 1993)	interferon-(IFN-)γ receptor	M, G, B, NK	90-100	
CD120a (5th Workshop, Boston 1993)	55 kDa tumor necrosis factor (TNF) receptor (type 1)	broad	50-60	
CD120b (5th Workshop, Boston 1993)	75 kDa TNF receptor (type 2)	broad	75-85	
CDw121a (5th Workshop, Boston 1993)	interleukin-(IL-)1 receptor type I	T, EC, fibroblasts	80	
CDw121b (5th Workshop, Boston 1993)	Il-1 receptor type II	G, B, M, Mac	60-70	
CDw122 (5th Workshop, Boston 1993)	IL-2 receptor β-chain	T act., NK cultured, M	75	75
CDw124 (5th Workshop, Boston 1993)	IL-4 receptor		140	
CD126 (5th Workshop, Boston 1993)	IL-6 receptor		80	80
CD127 (5th Workshop, Boston 1993)	IL-7 receptor	T	75	
CDw128 (5th Workshop, Boston 1993)	IL-8 receptor	M, G	58-67	
CDw130 (5th Workshop, Boston 1993)	gp130 of receptors for IL-6, leukemia inhibitory factor (LIF), and oncostatin M		130	130

B = B-cells, T = T-cells, M = monocytes, G = granulocytes, Plt = platelets, NK = natural killer cells, Thy = thymocytes, DC = dendritic cells, LHC = epidermal Langerhans cells, Prog. = progenitor cells, PC = plasma cells, sub = subset, EC = endothelial cells, Eo = eosinophils, act = activated, Mac = macrophages. Cell types in brackets indicate weak reactivity or heterogeneous expression. CD110–CD113 not assigned (reserved); CD118 not assigned (reserved for IFN-α-, IFN-γ-receptor).

Tabelle 14.9 Seit 1994 entdeckte bzw. neu definierte Human leukocyte differentiation antigens (CD).
Mehr als 500 Laboratorien weltweit haben sich über zwei Jahre an den Untersuchungen von 1152 Antikörpern und der Charakterisierung von über 190 Molekülen beteiligt und auf dem 6. Workshop on Human Leukocyte Differentiation Antigens in Kobe/Japan 1996 präsentiert. Es konnten 41 neue CD-Clusters und Subclusters entdeckt, weitere 20 vorher etablierte Clusters neu definiert werden. Eine abschließende Publikation hierzu ist noch im Druck. Das Molekulargewicht ist in reduzierter Kondition angegeben (veränderte Fassung aus Kishimoto, T., u. a: Leucocyte Typing VI: White Cell Differentiation Antigens. Garland, New York 1997) (im Druck)

CD No.	MW (kDa)	Antigen Expression (Name, Function)
CD121a	gp80	T cells, thymocytes, fibroblasts, endothelial cells (receptor for IL-1α or β, "IL-1R type 1")
CD121b	gp68	B cells, macrophages, monocytes (receptor for IL-1α or β, "IL-1R type 2")
CD122	gp75	NK cells, T cells and B cells, monocytes (IL-2R [p75], IL-2Rβ; CK and FN3 family domains, β chain of IL-15R)
CDw123	gp70	myeloid progenitors (IL-3Rα; CK and FN3 family domains; involved in progenitor growth and differentiation)
CD124	gp140	mature B and T cells, hemopoietic precursors, endothelial cells (common α-chain of IL-4R and IL-13R, CK and FN3 family domains)
CDw125	gp60	myeloid progenitors (IL-5R; CK and FN3 family domains)
CD126	gp80	activated B cells, plasma cells, epithelial cells (IL-6Rα; Ig, CK & FN3 family domains, high affinity receptor in association with β-subunit [CD130])
CD127	gp75	lymphoid precursors, pro-B cells, mature T cells, thymocytes, monocytes (IL-7Rα; CK and FN3 family domains, involved in activation of monocytes)
CDw128	gp58-67	neutrophils, basophils, T cell subset, monocytes, keratinocytes (IL-8R; G-protein associated, 7-span protein, binding of IL-8 induces chemotaxis and increases adhesion)
CD129		NA (reserved IL-9R)
CD130	gp130	broad (Ig, CK and FN3 family domains; transducing chain of IL-6/CNTF/CT/IL-11/OSM/LIF receptors)
CDw131	gp95-120	monocytes, granulocytes, eosinophils (KH97; CK and FN3 family domains, common transducing β-chain of IL-3, IL-5, GM-CSF receptors)
CD132	gp64	T and B cells, hematopoietic lymphoid precursors (common γ-chain of IL-2, IL-4, IL-7, IL-9 and IL-15 receptors)
CD133		NA (reserved)
CD134	gp48–50	activated T cells (OX40; TNFR family, involved in adhesion of activated T cells to vascular endothelial cells)
CD135	gp130-150	early and lymphoid committed progenitors (flt3/flk2, tyrosine kinase)
CDw136	gp180	broad (protooncogene c-ron, macrophage stimulating protein receptor "MSPR", heterodimer/tyrosine kinase)
CDw137	gp30	T cells (4-1BB. TNFR family; co-stimulation in T cell activation)
CD138	gp85, 92	B cells, plasma cells (syndecan-1; heparan sulfate proteoglycan; extracellular matrix receptor)
CD139	gp209-228	B cells, follicular dendritic cells
CD140a	gp180	broad (PDGF Rα; tyrosine kinase receptor for PDGF A or B?)
CD140b	gp180	endothelial, stromal and mesangial cells (PDGF Rβ; tyrosine kinase receptor for PDGF B)
CD141	gp100	endothelial cells; myeloid cells, smooth muscle cells (thrombomodulin; role in down regulation of coagulation, thrombin receptor)
CD142	gp45	endothelial and epithelial cells, monocytes, keratinocytes (tissue factor; function unknown)
CD143	gp170	endothelial and epithelial cells, macrophages (angiotensin converting enzyme "ACE", peptidyl-dipeptidase)
CD144	gp135	endothelial cells (VE-cadherin; cell-cell adhesion, control of EC permeability and growth)
CDw145	gp25-90-110	panendothelial marker also present on basement membrane
CD146	gp113-118	endothelial cells, follicular dendritic cells, activated T cells, melanoma cells (MUC18, S-Endo; possible role in extravasation of activated T cells)
CD147	gp50-60	endothelial cells, myeloid and lymphoid cells (neurothelin, basigin, TCSF, EMMPRIN, M6)
CD148	gp260	broad, lost in breast, hepatocellular, bladder carcinoma (HPTP-eta, DEP-1; phosphotyrosine phosphatase; inhibition of cell growth by contact)
CDw149	various	lymphocytes (MEM133; unknown function)
CDw150	gp75-95	B cells, T cells, thymocytes, dendritic cells (Ig-SF; surface lymphocyte activation molecule "SLAM"; involved in signalling, co-stimulating receptor)
CD151	gp27	platelets, endothelial and epithelial cells, granulocytes, smooth muscle cells (PETA-3; tetraspan, heterotypic adhesion with integrins)
CD152	gp44	activated T cells (CTLA-4; Ig-SF; down-regulation of T cell activation, ligand for CD80 and CD86)
CD153	gp40	T cells (CD30 ligand; TNF family, co-stimulatory molecule, can mediate apoptotic signal)
CD154	gp32-39	activated CD4⁺T cells (CD40 ligand, gp39; TNF family; co-stimulatory molecule, major partner of B cell help by T cells)
CD155	gp80-90	broad distribution including monocytes, macrophages, thymocytes and CNS neurons (poliovirus receptor "PVR", Ig-SF)
CD156	gp60	monocytes, granulocytes, macrophages (a disintegrin and metalloprotease "ADAM8", EGF-SF; homology with snake venom proteins)
CD157	gp42-45	bone marrow stromal cells, neutrophils, monocytes, endothelial & follicular dendritic cells (bone marrow stromal antigen "BST-1" GPI-linked ectoenzyme)
CD158a	gp58/50	NK cells, minor subset of T cells (p58.1, p50.1; Ig-SF C2; inhibitor of cytotoxicity for HLA-CW2, -CW4, -CW5, -CW6 targets)
CD158b	gp58/50	NK cells, minor subset of T cells (p58.2, p50.2; Ig-SF C2; inhibitor of cytotoxicity for HLA-CW1, -CW3, -CW7, -CW8 targets)
CD158c	gp55-58	NA reserved (p58.3, p50.3; Ig-SF C2; HLA-specificity not defined)
CD159		NA reserved (HLA-B dimer inhibition)
CD160		NA reserved (HLA-A inhibition)
CD161	gp60	NK cells, T cells (NKRP1A; C-lectin-SF, activation of NK cell-mediated cytolytic activity)
CD162	gp110	monocytes, granulocytes, T cells, subset of B cells (P-selectin glycoprotein ligand-1 "PSGL-1"; CD62P ligand, receptor for leukocyte rolling)
CD163	gp130	cytoplasmic staining of monocytes, macrophages (M130, scavenger receptor I/II, unknown function)
CD164	gp80	monocytes, granulocytes, T cells, weak on B cells (MGC-24; mucin-like homodimer; role in adhesion of hematopoietic progenitor cells to bone marrow stromal cells)
CD165	gp37	platelets, T cells, NK cells, thymocytes, (AD2, involved in adhesion of thymocytes to thymic epithelial cells)
CD166	gp100	endothelial cells, monocytes (ALCAM, CD6 ligand, Ig-SF, involved in T cell signalling, T lymphocyte proliferation and cytokine production)

NK-Zellen sind hinsichtlich ihres antigenen Phänotyps heterogen. Einige sind CD16-positiv, womit der niedrigaffine Fc-Rezeptor determiniert ist. Andere zeigen das NKH1-(CD56)-Antigen. Ebenso heterogen sind Monozyten, wobei neben monoklonalen Antikörpern biologische Parameter wie die Adhärenz, die Phagozytose von Latexpartikeln, die Expression nichtspezifischer Esterasen bzw. in einigen Fällen die Expression von Peroxidaseaktivitäten mit zur Identifizierung dieser Zellpopulation verwandt werden, ebenso wie die Bestimmung der Freisetzung von Zytokinen.

Eine quantitative Analyse peripherer Lymphozytenpopulationen ergibt sich vor allem beim Verdacht auf eine Defektimmunopathie, wobei die Defektimmunopathie primär oder sekundär, d. h. therapieinduziert oder mit einer malignen Erkrankung des hämatopoetischen Systems assoziiert, auftreten kann. Tab. 14.**10** gibt eine Zusammenfassung der wichtigsten Blutbildveränderungen inklusive der immunzytologischen Analyse von Lymphozytenpopulationen im peripheren Blut, wie sie bei Patienten mit der Verdachtsdiagnose einer Defektimmunopathie durchgeführt wird. Für die Erstellung des sog. Immunstatus mit einer Analyse peripherer Lymphozytenpopulationen werden 10–20 ml eines heparinisierten Venenbluts benötigt. Unterschiede in der Auswertung sind möglich, je nach der angewandten Methodik, ob unter Benutzung der indirekten Immunfluoreszenz- oder eines fluoreszenzaktivierten Zellsorters.

Eine klinische Relevanz hat vor allem auch die Charakterisierung von unterschiedlichen Lymphozytenpopulationen für hämatolymphatische Systemerkrankungen. Wird mit mehreren von monoklonalen Antikörpern unterschiedlicher Spezifität eine Leukämie-Lymphom-Zellpopulation untersucht, entsteht ein charakteristisches Reaktionsmuster, das die Zuordnung zu normalen Differenzierungsstadien im hämatolymphatischen System erlaubt. Insbesondere bei unreifen und akuten Leukämien ist gelegentlich die Differenzierung in lymphatische oder myeloische Zellpopulationen nicht einfach.

Für die Diagnose und Differentialdiagnose solider Tumoren ist bislang noch keine derart umfangreiche Pa-

Tabelle 14.**10** Lymphozytensubpopulationen im peripheren Blut mit Angaben der Normbereiche. Bei den angegebenen mononukleären Zellen des peripheren Bluts sind Prozentsätze des Normbereichs in der Tabelle aufgeführt. In vielen Situationen ist jedoch die Angabe absoluter Zahlen, z. B. von Subpopulationen von T-Zellen – so in der Beurteilung des klinischen Verlaufs einer HIV-Infektion – notwendig. Zur Definition absoluter CD4- oder auch CD8$^+$-Zellen ist ein Differentialblutbild notwendig. Die absolute Zahl von Subpopulationen ergibt sich aus der Gesamtzahl von Leukozyten sowie aus der daraus abzuleitenden absoluten Zahl der Lymphozytenpopulation.

Test	Normbereich (%)
Analyse an Zytopräparaten	
Isolierte Zellzahl pro ml Blut	$0{,}8–2{,}0 \times 10^6$
Pappenheim-Färbung	
„Large granular" Lymphozyten	50–80
– Lymphozyten	3–7
– Lymphoblasten	0–4
– Monozyten	15–25
– Basophile	0–3
– Neutrophile	0–3
– Eosinophile	<1
– Zelltrümmer	<2
– Mitosen	neg.
Peroxidasefärbung[1]: myelomonozytäre Zellen	10–30
FITC-Anti-IgG, IgA, IgM[2]:	
– cIg+ (zytoplasmatisches Ig, reife B-Zellen)	1–4
– unreife B-Zellen	3–10
Analyse von Oberflächenmarkern[3]:	
T-Lymphozyten	
– CD1 (Thymozyten; OKT 6)	<5
– CD3 (Teil des TCR; OKT 3)	60–80
– CD4 (T-Helfer/Inducer-Zellen; OKT 4)	45–60
– CD8 (T-Suppressor/Killerzellen; OKT 10)	18–30
– OKT10 (Prä-T-, Prä-B-, Plasmazellen, OKT 10)	<15
– CD11 (Monozyten, polymorphkernige Neutrophile, OKM 1)	15–25
– OKIa (MHC-Klasse II, framework)	7–20
– CD16 (Fc-Rezeptor, NK-Zellen, polymorphkernige Neutrophile; VEP 13)	5–15
– CD25 (IL-2-Rezeptor, aktivierte T- und B-Zellen, Tac)	<5
– CD11b, CD11c (NK-Zellen, Leu-7)	8–20
– CD11b, 11c, CD13, 14, E-Rosetten (Gesamt-T-Zellen)	54–89
B-Lymphozyten: sIg + (sekretorisches Ig) (polyvalentes Anti-Ig-FITC, F [ab']$_2$)	7–22

[1] In der Peroxidasefärbung reagieren Granulozyten stark, Monozyten schwach, Lymphozyten sind negativ.
[2] Unreife B-Zellen stellen sich in der cIg-Reaktion mit schwach positivem Ig-Randsaum dar, vergleichbar einer sIg-Reaktion, reife B-Zellen zeigen eine stark positive Zytoplasmafluoreszenz.
[3] Für die T-Zell-Marker werden monoklonale Antikörper zusammen mit einem FITC-Anti-Maus-Ig-Zweitantikörper eingesetzt: Die sIg-Reaktion wird in der direkten Immunfluoreszenz mit einem FITC-markierten F(ab')$_2$-Kaninchen-Antihuman-Ig (polyvalent oder klassenspezifisch) oder unter Verwendung eines fluoreszenzaktivierten Sorters durchgeführt.

lette von monoklonalen Antikörpern vorhanden, wie sie für Tumoren des hämatolymphatischen Systems verfügbar ist. Erhebliche Probleme bereitet die oft nur geringe Tumorfeinspezifität der vorliegenden Antikörper. So erkennt der Antikörper CEA1 ein Antigen, das auf vielen malignen, nicht aber auf benignen Tumoren exprimiert ist und auf nur wenigen normalen Geweben vorkommt. Weitere Beispiele für tumorassoziierte, aber nicht spezifische Antikörper sind der HMFG2 gegen epitheliale Tumoren und B723 gegen Mammakarzinome, Anti-B97 gegen Melanome und 17-1A und 19-9 gegen gastrointestinale Tumoren.

Tabelle 14.11 Die Integrin-Superfamilie

α/β-Heterodimer	β-Subunit	α-Subunit	Ligand
VLA-Familie			
VLA-1	$β_1$ (CD29)	$α_1$ (CD49a)	LN, VN, FN, (Kol I/IV)
VLA-2		$α_2$ (CD49b)	Kol II, LN
VLA-3		$α_3$ (CD49c)	FN, LN, Kol, (VN?)
VLA-4		$α_4$ (CD49d)	VCAM-1, FN
VLA-5, FN-Rezeptor		$α_5$ (CD45e)	FN (IV)
VLA-6, LN-Rezeptor		$α_6$ (CD49f)	LN, IV
$β_1α_7$		$α_7$	LN
$β_1α_8$		$α_8$	FN, VN, TS
$β_1α_9$		$α_9$	LN-1, Kol IV
$β_1α_v$		$α_v$ (CD51)	FN, VN
LEUCAM-Familie			
LFA-1	$β_2$	$α_2$ (CD11a)	ICAM-1/-2/-3
Mac-1		$α_M$ (CD11b)	ICAM-1, FN, C3bi, F X
pl50, 95		$α_x$ (CD11c)	C3bi, FN
Zytoadhäsin-Familie			
CD41a (gpIIb/IIIa)	$β_3$ (CD61)	$α_{IIb}$ (CD41)	FB, FN, VN, vWF, TSP, Kol
VN-Rezeptor		$α_v$ (CD51)	VN, FB, vWF, LN, FN, TSP, Kol
$β_4α_6$	$β_4$ (CD104)	$α_6$ (CD49f)	LN (1/5)
$β_5α_v$	$β_5$	$α_v$ (CD51)	VN
$β_6α_v$	$β_6$	$α_v$ (CD51)	FN
$β_7α_4$, LPAM-1	$β_7$	$α_4$ (CD49d)	FN, VCAM-1, MADCAM
$α_{IEL}β_7$		$α_{IEL}$	E-Cad
$β_8α_v$	$β_8$	$α_v$ (CD51)	VN

VLA = „very late antigen", Kol = Kollagen, FN = Fibronectin, LN = Laminin, VN = Vitronectin, FB = Fibrinogen, IV = Invasin, TS = Tenascin, F = Faktor, vWF = Von-Willebrand-Faktor, TSP = Thrombospondin, MADCAM = Mucosa addressin cell adhesion molecule, ICAM = Intercellular adhesion molecule-1/-2/-3, VCAM-1 = Vascular cell adhesion molecule-1, E-Cad = E-Cadherin.
Integrine sind heterogene Transmembranproteine, bestehend aus nichtkovalent assoziierten α- und β-Untereinheiten, die Zellmatrix- und Zell-Zell-Adhäsion vermitteln. Für die Erkennung von Makromolekülen der extrazellulären Matrix wie Fibronectin, Laminin oder Kollagen in Basalmembranen wie auch in extravasalen Geweben sind vorwiegend Integrine der $β_1$-Klasse verantwortlich (auch VLA genannt). VLA-1 wurde ursprünglich auf aktivierten peripheren T-Zellen, zusätzlich auf Hautfibroblasten, Mesangiumzellen und T-Zellen, z. B. aus rheumatoider Synovia, gefunden. Es bindet an Kollagen und Laminin. VLA-2 wurde als Kollagenrezeptor auf Fibrosarkomzellen und Thymozyten identifiziert. VLA-2 reagiert mit den Kollagentypen I–IV. VLA-3 zeigt vielfältige Interaktionen mit Kollagen, Fibronectin und Laminin. VLA-3 zeigt vielfältige Interaktionen mit Kollagen, Fibronectin und Laminin. VLA-4 läßt sich auf T-Zellen, Monozyten, peripheren B-Zellen und Lymphoblasten sowie Leukozyten im allgemeinen nachweisen. Es bindet Fibronectin. VLA-5 hat eine Spezifität für Fibronectin, und VLA-6 stellt ebenfalls einen Rezeptor für Laminin dar.
Bei den durch eine β-Kette gekennzeichneten Integrinen ist vor allem das Leukozytenfunktionsantigen-1 (LFA-1) ein wichtiges Molekül in der Interaktion mit ICAM-1/-2/-3 (interzelluläres Adhäsionsmolekül), exprimiert auf Monozyten/Makrophagen, Granulozyten, NK-Zellen und Thymozyten. LFA-1 ist in die CD4-abhängige Aktivierung von T- und B-Zellen, in zytotoxische CD8-Zell-, in NK-Zell-Antworten und die Phagozytose antikörperbeladener Zielzellen involviert. Mit Mac-1 ist ein Oberflächenmolekül auf Granulozyten/Makrophagen definiert, die u. a. den C3bi-Rezeptor (i steht für hämolytisch inaktiv) des Komplements binden. Die Bedeutung von Mac-1 liegt in der Förderung der Passage chemotaktisch angelockter Leukozyten durch die Gefäßwand und der Steuerung der Phagozytose opsonisierter (C3bi-beladener) Partikel durch Makrophagen und NK-Zellen.
Wie im Text erwähnt, spielen die Integrine bei vaskulitischen Prozessen, beim „Homing-Phänomen" von mononukleären Zellen des Blutes und bei Metastasierungsvorgängen eine wichtige Rolle. Auch sind Leukozytenadhäsionsdefizienz-Syndrome bekannt, wobei bei diesen Patienten, die an rekurrierenden bakteriellen Infektionen leiden, die Leukozyten eine Defizienz in der Expression von LFA-1, Mac-1/CR3, pl150,95 oder CD11, CD18 zeigen.

Auch in der serologischen Tumormarkerdiagnostik haben monoklonale Antikörper Einzug gehalten mit der Bereitstellung von monoklonalen Antikörpern gegen karzinoembryonale Antigene, gegen das β-HCG sowie gegen unterschiedliche tumorassoziierte Antigene. Die klinische Relevanz für den Nachweis von tumorassoziierten Antigenen liegt in der Verlaufsbeobachtung von Patienten mit unterschiedlichen Tumorerkrankungen und weniger in der Primärdiagnostik.

Eine wichtige Gruppe von Zellmembranmolekülen, die durch monoklonale Antikörper identifiziert werden können, ist die Familie der Integrine (Tab. 14.**11**). Integrine sind nichtkovalent gebundene heterodimere Zelloberflächenrezeptoren für Zelladhäsionsmoleküle. Sie gehören zu einer Superfamilie von Proteinen, die auf Zellen des Blutes und der extrazellulären Matrix vorkommen. Die Leukozytenadhäsion ist eine essentielle Funktion für die Aggregationen an Gefäßendothelien, Chemotaxis, Zytotoxizität, Lymphozytenproliferation und Phagozytose. Damit sind Adhäsionsmoleküle wichtig für „Homing"-Mechanismen von Lymphozyten sowie Metastasierungsprozesse. Leukozytenadhäsionsdefizienzen sind partiell oder komplett vererbte Defizienzen der Zelloberflächenexpression von CD18 und CD11a-c, die in einer Migrationsunfähigkeit der Granulozyten und damit in rezidivierenden Infektionen resultieren. Bei schweren Formen führt diese Immundefizienz zum Tode vor dem Erreichen des 2. Lebensjahres. Aufgrund des derzeitigen Kenntnisstandes lassen monoklonale Antikörper gegen unterschiedliche Integrine auch an eine Immuntherapie mit entsprechenden monoklonalen Antikörperspezifitäten denken. So liegen erste Untersuchungen über den erfolgreichen Einsatz eines monoklonalen Anti-ICAM-1-Antikörpers bei der chronischen Polyarthritis vor.

■ Funktionelle Analyse peripherer mononukleärer Zellpopulationen

Mit der Entwicklung geeigneter Testmethoden wurde es möglich, einzelne Zellkompartimente des Immunsystems quantitativ und qualitativ zu analysieren und damit die komplexen Mechanismen der Kooperation zwischen einzelnen Zellpopulationen im Rahmen einer Immunreaktion zu definieren. Die Anwendung verfügbarer Testsysteme führte zu einer Klassifizierung primärer und sekundärer Defektimmunopathien, zur teilweisen Aufdeckung immunpathogenetischer Mechanismen bei Autoimmunerkrankungen und zu der neuen Klassifizierung von Leukämien und Non-Hodgkin-Lymphomen.

Zum Repertoire der Überprüfung der zellulären Immunreaktivität stehen In-vivo- und In-vitro-Tests zur Verfügung. In vivo wird der Hauttest mit Recall-Antigenen durchgeführt, wobei sich heute der semiquantitative Mérieux-Hauttest mit 7 sog. Recall-Antigenen als besonders geeignet erwiesen hat. Hauttests werden ebenso mit primären Antigenen, mit denen das Immunsystem noch keinen Kontakt hatte – wie dem „Keyhole"-Limpet-Hämocyanin oder Phytohämagglutinin –, durchgeführt. Schließlich wurde wiederholt, wenn auch mit wenig Erfolg, versucht, Hauttests zur Überprüfung der Phagozytoseaktivität durch die sog. Rebuck-Hautfenstertechnik durchzuführen. Von diesen In-vivo-Testungen ist vor allem der Intrakutantest mit Recall-Antigenen von Bedeutung, da er die Antigenerkennung – und damit verbunden die Antigenprozessierung durch Makrophagen, die Präsentation des Antigens an Thymuslymphozyten in seiner afferenten Phase – beinhaltet. Efferent kann die Entwicklung von antigenspezifischen T-Gedächtniszellen analysiert werden, die bei einer Reexposition gegenüber dem Antigen erneut nach einer Antigenerkennung und -prozessierung durch Makrophagen spezifisch aktiviert werden. Schließlich ist das Resultat des Hauttests im Sinne einer Tuberkulinreaktion mitbedingt durch die Freisetzung von Zytokinen aus Entzündungszellen, so daß neben einer antigenspezifischen Reaktion für einen positiven verzögerten Hauttest auch unspezifische mediatorinduzierte Reaktionen mitverantwortlich sind.

Zur In-vitro-Funktionsprüfung mononukleärer Zellpopulationen steht eine Reihe von Testsystemen zur Verfügung. Phagozytoseaktive Zellen werden durch Reaktionen wie die Spontanbeweglichkeit und Chemotaxis sowie die Phagozytose und Bakterienabtötung überprüft. Zusätzlich werden vor allem bei Verdacht auf Defekte im phagozytären Bereich Analysen von monozytären und granulozytären Wachstumshormondefekten durchgeführt, so von M-CSF und G-CSF sowie des Effekts beider Wachstumsfaktoren auf Monozyten-Makrophagen sowie Granulozyten auf entsprechende Zellpopulationen der Patienten.

Zur Analyse der Lymphozytenproliferation in vitro werden unterschiedliche Mitogene und Antigene angewandt, wie in Tab. 14.**12** zusammengestellt. Als T-Zell-Mitogene haben sich das Phytohämagglutinin, das Concanavalin A und IL-2 in bestimmten Situationen von Immundefizienzen bewährt, zusätzlich die Benutzung von Anti-CD3, löslich oder „cross-linked". Die Mitogenstimulation wird in der Regel als ein Dreifachtest mit angegebenen optimalen und suboptimalen Mitogenkonzentrationen durchgeführt. 10^5 mononukleäre Zellen werden über 72 Stunden unter entsprechenden Kulturbedingungen mit den unterschiedlichen Konzentrationen der Mitogene inkubiert, wobei den Kulturen in den letzten 18–24 Stunden ^{3}H-Thymidin zugesetzt wird. Die Einbaurate des ^{3}H-Thymidins wird ermittelt, wobei die in Tab. 14.**12** angegebenen Normalbereiche die 95-%-Vertrauensgrenze der ^{3}H-Thymidin-Nettoeinbauraten in Counts/min (cpm) angeben.

Der Stimulationsindex (SI) errechnet sich nach folgender Formel:

$$SI = \frac{^3\text{H-Thymidin-Einbau (cpm) mit Stimulans}}{^3\text{H-Thymidin-Einbau (cpm) spontan}}$$

In der gemischten Lymphozytenkultur (MLC) und auch bei Antigenstimulation wie mit Candida, Trichophytin, Aspergillus, Staphylococcus aureus oder Streptokinase werden die Lymphozyten der Probanden über 6 Tage inkubiert. Für die MLC werden bestrahlte Stimulatorzellen von normalen Lymphozytenspendern in einem Responder-Stimulator-Verhältnis von 2:1 eingesetzt.

Tabelle 14.12 Lymphozytenfunktionstests. Bei den aufgeführten Normbereichen für die Lymphozytenproliferation, für die lymphozytotoxischen Tests sowie die pokeweedinduzierte IgG-Synthese-Rate sind approximative Werte eingesetzt. Wichtig für die Beurteilung einer Lymphozytenproliferationsanalyse bei Patienten ist die parallele Durchführung des Tests mit Lymphozyten eines gesunden Probanden.

Test	Normbereich (cpm × 10^3)			SI
Lymphozytenproliferation				
T-Zell-Mitogene				
– Phytohämagglutinin (PHA, 25 µg/ml)	123–411			> 167
– Concanavalin A (Con A, 10 µg/ml)	54–307			> 74
– Interleukin-2 (IL-2 10 U/ml)	5– 31			> 5
– ConA + IL-2	51–221			> 72
– Anti-CD3 löslich (10 µg/ml)				> 50
– Anti-CD3 cross-linked (1 µg/ml)				> 10
B- und T-Zell-Mitogene				
– Pokeweed mitogen (PWM, 10 µg/ml)	5– 93			> 10
– Tuberkulin (PPD, 10 µg/ml)	1– 20			> 2
Lymphozytotoxizität[1] (effector/target cell ratio)	16:1	5:1		1:1
– NK-Aktivität gegen K562	41–57	17–27		4– 9
– ADCC-Aktivität gegen L1210	77–87	52–75		23–26
Pokeweedinduzierte Ig-Synthese nach 9 Tagen Kultur[2]				
	IgG	IgA		IgM
Kontrollkulturen (ng/ml)	1000–5000	100–1000		1000–8000

[1] NK- und ADCC-Aktivitäten werden als Prozentsatz einer spezifischen ^{51}Cr-Freisetzung aus 10^4 Target-Zellen angegeben (n = 30, m + 1 SEM).

[2] Überstände von Lymphozytenkulturen (10^6 Zellen/ml, 100 µg Pokeweed, 9 Tage) werden in ELISAs auf den Gehalt an IgG, IgA und IgM untersucht (Normbereich von 30 Blutspendern).

Die Anwendung von Antigenen wie Candida, Trichophytin, Aspergillus, Staphylococcus aureus und Streptokinase in einem Lymphozytentransformationstest ist schwierig und nur sehr schwer standardisierbar. Da die meisten dieser Antigene auch in dem semiquantitativen Mérieux-Hauttest benutzt werden, ist nur in seltenen Fällen eine In-vitro-Testung zum Nachweis einer zellulären Immunreaktivität gegen diese Antigene erforderlich.

Mit den aufgeführten Mitogenen ist lediglich eine Aussage über eine antigenunabhängige Lymphozytenproliferation zu machen, wobei das In-vitro-Testergebnis nicht immer mit der klinischen Situation, z. B. bei einem Verdacht auf eine Immundefizienz, parallel läuft.

Zur Analyse zytotoxischer Reaktionen mononukleärer Zellpopulationen werden unterschiedliche Assay-Systeme benutzt. Die NK-Zell-Aktivität wird in der Regel unter Benutzung der „Target"-Zellinie K562 in unterschiedlichen „effector target cell ratios" analysiert. In gleicher Weise wird für die Ermittlung der antikörpervermittelten Zytotoxizität der ADCC-Aktivität die Zellinie L1210 angewandt, wobei sowohl NK- wie auch ADCC-Aktivitäten als Prozentsatz einer spezifischen ^{51}Cr-Freisetzung aus 10^4 „Target"-Zellen angegeben werden.

Die Antikörperproduktion von B-Zellen kann in vitro im Rahmen einer durch Pokeweed mitogen (PWM) induzierten Stimulation überprüft werden. Dabei werden Überstände von Lymphozytenkulturen (10^6 Zellen pro ml) mit 100 µg Pokeweed über 9 Tage inkubiert und schließlich die Überstände in einem ELISA-System auf ihren Gehalt an IgG, IgA und IgM untersucht. Dieses Testsystem ist zusätzlich dazu geeignet, die Frage nach einem möglichen T-Suppressorzell-Defekt bei Autoimmunopathien wie z. B. dem systemischen Lupus erythematodes zu stellen, indem man die Beeinflussung der durch Pokeweed mitogen induzierten Immunglobulinsynthese durch Zugabe unterschiedlich normaler wie Patienten-CD8-positiver Populationen beeinflußt.

Die aufgeführten In-vitro-Testsysteme sind in ihrem Ergebnis sehr von den gewählten Kulturbedingungen abhängig. Dies bedeutet, daß für eine richtige Interpretation der erhaltenen Resultate die Variablen, die das Testergebnis beeinflussen können, dem Untersucher bekannt sein müssen.

Bei den Lymphozytenproliferationsassays sind eine optimale Konzentration des benutzten Mitogens oder Antigens sowie die Inkubationsdauer und das Kulturmedium von Bedeutung. Bei dem Einbau von Thymidin als Maß für die Proliferation ist bei der „Background"-Thymidin-Aufnahme zu berücksichtigen, daß in vivo vorstimulierte Zellen spontan vermehrt Thymidin einbauen können – ein Befund, der z. B. bei der Durchführung des Lymphozytenproliferationsassays bei Patienten mit Autoimmunerkrankungen oder Defektimmunopathien zu berücksichtigen ist. Bei den Methoden zur Überprüfung der zytotoxischen Aktivität mononukleärer Zellpopulationen ist die Wahl der Zielzelle, die Wahl des Isotops, mit dem die Zielzelle markiert wird, sowie bei der Überprüfung der antikörpervermittelten zellulären Zytotoxizität die Wahl des Antikörpers von

Bedeutung für das Testresultat. Bei der Durchführung von Phagozytosetests ist zu berücksichtigen, daß Granulozyten variabel an unterschiedlichen Membranen adhärieren. Zusätzlich spielen bei der Adhärenzüberprüfung die Inkubationszeit sowie das benutzte Antikoagulans eine Rolle. Sehr variabel sind ebenso Techniken, womit die Mobilität von Phagozyten analysiert wird, wobei die Variabilität durch die Behandlung der Zellen, die Benutzung von Filtern und durch den Eiweißgehalt des verwandten Kulturmediums bedingt wird. Bei den Phagozytose-Assays ist es häufig schwierig, zwischen einer Latexpartikelphagozytose und einem unspezifischen Anlagern eines Latexpartikels an die Zelloberfläche zu unterscheiden. Heparin kann den Nitroblautetrazoliumtest beeinflussen. Das Ausmaß der Chemoluminiszenzbestimmung ist entscheidend abhängig von den benutzten Stimuli. Die Testvariablen machen verständlich, daß die Testsysteme zur Erfassung zellulärer Immunreaktion in vitro dringend einer Standardisierung bedürfen.

■ In-vivo-Diagnostik mit immunologischen Techniken

Vielversprechende Ansätze zur In-vivo-Diagnostik mit monoklonalen Antikörpern sind vor allem bei Tumorpatienten erfolgt. Unter Verwendung von monoklonalen Antikörpern gegen tumorassoziierte Antigene kann nicht nur das Ausmaß einer Tumorerkrankung in vivo bestimmt, sondern in bestimmten Situationen auch das Ausmaß der Metastasierung definiert werden. Unter Anwendung des „tumor imaging" konnten in einigen Fällen Tumoren und deren Metastasen früher lokalisiert werden als mit herkömmlichen Techniken. Die Kombination von radioaktiv markierten monoklonalen Antikörpern und Tomoszintigraphie, d. h. Radio-Emissions-Computer-Tomoszintigraphie (SPECT = Single-photon-Emissionscomputertomographie), mag das Auflösevermögen bei der Tumor- und Metastasendiagnostik noch deutlich erhöhen.

■ Schlußbemerkung

Zweifelsfrei hat die Immundiagnostik im Bereich biologischer Wissenschaften, vor allem aber im Bereich der Medizin, erhebliche Fortschritte erzielen können. Mit der Bereitstellung von rekombinanten Antigenen, auch Autoantigenen, wird in der Zukunft eine weitere Verbesserung der Differentialdiagnostik von Autoimmunopathien möglich sein. Auch die Tumordiagnostik wird durch die Bereitstellung weiterer tumorzellspezifischer monoklonaler Antikörper bis hin zur Therapie profitieren. Dabei wird bei der Weiterentwicklung immunserologischer Diagnoseverfahren die Frage einer Standardisierung der Testsysteme zunehmend an Bedeutung gewinnen.

■ Literatur

1 Alsalameh, S., J. R. Kalden, G. R. Burmester: Die Rolle von Zytokinen und Wachstumsfaktoren bei der rheumatoiden Gelenkdestruktion. Z. Rheumatol. 50 (1991) 347–359
2 Alsalameh, S.: Immundiagnostik entzündlich-rheumatischer Krankheiten. Der Schlüssel zur Differentialdiagnose. Therapiewoche 44 (1994) 1120–1129
3 Anderson, D. C., T. A. Sringer: Leucozyte adhesion deficiency: an inherited defect in the Mac-1, FLA-1, and p150, 95 glycoproteins. Ann. Rev. Med. 38 (1987) 175–194
4 Arnaout, M. A., N. Dana, S. K. Gupta, D. G. Tenen, D. M. Fathallah: Point mutations impairing cell surface expression of the common β-subunit (CD18) in a patient with leucozyte adhesion molecule (Leu-CAM) deficiency. J. clin. Invest. 85 (1990) 977–981
5 Aupperle, K. R., S. Alsalameh, K.-P. Stock, G. R. Burmester, J. R. Kalden: Rheumafaktortestverfahren im Vergleich – Aussagekraft und kritische Interpretation von Sensitivität und Spezifität sowie deren Einfluß auf Prä-Test- und Post-Test-Wahrscheinlichkeiten. Z. Rheumatol. 55 (1996) 158–167
6 Becker, W., D. M. Goldenberg, F. Wolf: The use of monoclonal antibodies and antibody fragments in the imaging of infectious lesions. Seminars nucl. Med. 2 (1994) 1–13
7 Bentwich, Z., et al.: Laboratory investigations in clinical immunology: methods, pitfalls, and clinical indications. A second WHO report, IUIS/WHO Working Group. Clin. Immunol. Immunopathol. 49 (1988) 478–497
8 Bonifacio, E., P. N. Hollingsworth, R. L. Dawkins: Antinuclear antibody. Precise and accurate quantitation without serial dilution. J. immunol. Meth. 91 (1986) 249–255
9 Bonifacio, E., T. J. Cobain, R. L. Dawkins, M. Griffith, J. R. Kalden, J. B. Peter, R. S. A. Tindall, A. D. Vincent: Workshop report: comparison and standardization of measurement of anti-acetylcholine receptor antibody between laboratories. Autoimmunity 1 (1988) 59–66
10 Botazzo, G. F., H. Gleichmann: Immunology and diabetes workshops: report on the first international workshop on the standardization of cytoplasmatic islet cell antibodies. Diabetologia 29 (1986) 125
11 Büttner, J.: Die Beurteilung des diagnostischen Wertes klinisch-chemischer Untersuchungen. J. clin. Chem. clin. Biochem 15 (1977) 1
12 Charles, P. J., W. J. van Venrooij, R. N. Maini and the Consensus Finding Group for Autoantibodies: The consensus workshops for the detection of autoantibodies to intracellular antigens in rheumatic diseases: 1989 – 1992. Exp. Rheumatol. 10 (1992) 507–511
13 Gearing, A. J. H., W. Newman: Circulating adhesion molecules in disease. Immunol. Today 14 (1993) 506–512
14 Gross, W. L., W. H. Schmitt, E. Csernok: ANCA and associated diseases: immunodiagnostic and pathogenetic aspects. Clin. exp. Immunol. 91 (1993) 1–12
15 Hamilton, J. A.: Colony-stimulating factors, cytokines and monocyte-macrophages – some controversies. Immunol. Today 14 (1993) 18–24
16 Hänsch, G. M. Blaas-Mautner: Granulozyten-Funktionsprüfung. In Thomas, L.: Labor und Diagnose. Medizinische Verlagsgesellschaft, Marburg 1992 (S. 937)
17 Kalden, J. R.: WHO/IUIS Standardization Programme. Clin. exp. Rheumatol. 10 (1992) 513–514
18 Kishimoto, T., S. Goyert, H. Kikutani, D. Mason, M. Miyasaka, L. Moretta, T. Ohno, K. Okumura, S. Shaw, T. A. Springer, K. Sugamura, H. Sugawara, A. E. G. Kr. von dem Borne, H. Zola: Leucocyte Typing VI. White Cell Differentiation Antigens. Garland, New York 1997, im Druck
19 Manger, B., J. R. Kalden: Zelluläre Immunreaktion. In Thomas, L.: Labor und Diagnose. Medizinische Verlagsgesellschaft, Marburg 1992 (S. 913–929)
20 Manns, M. P.: Cytoplasmic autoantigens in autoimmune hepatitis: molecular analysis and clinical relevance. Semin. Liv. Dis. 11 (1991) 205–214
21 Mantovani, A., F. Bussolino, E. Dejana: Cytokine regulation of endothelial cell function. FASEB J. 6 (1992) 2591–2599
22 Postigo, A. A., R. Garcia-Vicuna, A. Laffon, F. Sanchez-Madrid: The role of adhesion molecules in the pathogenesis of rheumatoid arthritis. Autoimmunity 16 (1993) 69–76
23 Schlossman, S. F., L. Boumsell, W. Gilks, J. M. Harlan, T. Kishimoto, C. Morimoto, J. Ritz, S. Shaw, R. L. Silverstein, T. A. Springer, T. F. Tedder, R. F. Todd: CD antigens 1993. Immunol. Today 15 (1994) 98–101
24 Schultheiss, H. P.: The significance of autoantibodies against the ADP/ATP carrier for the pathogenesis of myocarditis and dilated cardiomyopathy – clinical and experimental data. Springer Semin. Immunopathol. 11 (1989) 15–30
25 Steel, D. M., A. S. Whitehead: The major acute phase reactants: C-reactive protein, serum amyloid P component and serum amyloid A protein. Immunol. Today 15 (1994) 81–88
26 Vincent, A., J. Newson-Davies: Acetylcholine receptor antibodies as a diagnostic test for myasthenia gravis: results in 153 validated cases and 2967 diagnostic assays. J. Neurol. Neurosurg. Psychiat. 48 (1985) 1246–1251
27 Weber, M., J. R. Kalden: Immunologische Serumdiagnostik von Nierenerkrankungen. Dtsch. Ärztebl. 91 A (1994) 340–346

15 Immunpharmakologie

K. Resch

■ Einleitung

Der Begriff Immunpharmakologie besitzt wie der römische Gott Janus zwei Gesichter. Einmal bezeichnet er die wissenschaftliche Beschreibung aller Pharmaka, die die Funktion des Immunsystems beeinflussen. Zum anderen umfaßt er alle Maßnahmen, die Komponenten des Immunsystems als Arzneimittel nutzbar zu machen.

Immunreaktionen sind unerwünscht, wenn sie Krankheiten auslösen, wie bei Autoimmunerkrankungen und Allergien, oder den Erfolg ärztlicher Eingriffe zunichte machen, wie bei allen Transplantationen von Fremdorganen oder -zellen. Hier ist die Notwendigkeit immunsuppressiver Pharmaka leicht einsehbar. Immer mehr wird klar, daß auch bei allen chronisch entzündlichen Erkrankungen Immunreaktionen für die Perpetuierung der Entzündung entscheidend sind; ein Beispiel ist die rheumatoide Arthritis. Wenngleich bei diesen Erkrankungen zunächst die Beeinflussung der Entzündungsreaktion durch Antiphlogistika im Vordergrund steht, werden durch die Entwicklung besserer Pharmaka immunsuppressive Maßnahmen hier zunehmend sinnvoll.

Auf der anderen Seite können Immunreaktionen ungenügend sein und keinen ausreichenden Schutz gegen Infektionserreger bieten. Dies ist bei allen angeborenen oder erworbenen Immundefekterkrankungen der Fall. Wichtigstes therapeutisches Ziel ist die Wiederherstellung einer ausreichenden Abwehrleistung; dies wird durch die Nutzung von Produkten des Immunsystems angestrebt. Hierzu gehören seit langem Immunglobuline und zunehmend andere Mediatoren, wie Interferone und Zytokine, nachdem sie durch gentechnologische Verfahren in ausreichender Menge verfügbar geworden sind. Die Gabe dieser Mediatoren in sehr hohen „pharmakologischen" Dosen bei der immunologischen Therapie von z. B. malignen Tumoren geschieht in der Vorstellung, auch bei einem intakten Immunsystem Abwehrleistungen gegen sehr schwache Antigene zu induzieren oder zu verstärken. Spezifische Antikörper können auch dazu benutzt werden, als „Schlepper" für den Gesamtorganismus gefährliche Pharmaka an den gewünschten Wirkort zu bringen und dort zu konzentrieren. Dies ist bei der Therapie maligner Tumoren mit zytotoxischen oder zytostatischen Substanzen besonders wichtig. Diese immunologische Therapielenkung wurde durch die Entwicklung der monoklonalen Antikörper möglich.

Da das Immunsystem sehr streng kontrolliert ist, kann eine Veränderung der Abwehrleistung auch dadurch erreicht werden, daß Regulatorzellen in ihrer Zahl oder Aktivität moduliert werden. Auf diesem Grundkonzept bauen Vorstellungen von der Immunstimulation oder Immunmodulation auf. Für das Verständnis der Immunpharmakologie bildet die Kenntnis der zellbiologischen Grundlagen der Aktivierung von Zellen des Immunsystems eine unerläßliche Voraussetzung. Sie werden kurz im Kap. „Das Immunsystem" dargestellt, auf das verwiesen wird.

Entzündungs- und allergische Reaktionen stellen wichtige Effektormechanismen von Immunreaktionen dar. In einem weiten Sinn deckt der Begriff *Immunpharmakologie* auch antientzündliche und antiallergische Arzneimittel ab. Nachfolgend werden jedoch nur die Pharmaka behandelt, die unmittelbar eine Immunreaktion beeinflussen. Für Antiphlogistika und Antiallergika sei auf die Lehrbücher der Pharmakologie verwiesen.

■ Immunsuppression

■ Überblick

Bei einer Immunreaktion reagieren von allen vorhandenen Lymphozyten nur einige wenige spezifische Lymphozytenklone. Das ideale therapeutische Ziel für eine Immunsuppression wäre es daher, diese Lymphozyten gezielt auszuschalten. Ein häufig in der Pharmakologie angewandtes Prinzip ist die Entwicklung von Antagonisten. Strukturelle Rezeptorantagonisten müssen so beschaffen sein, daß sie keine oder nur eine partielle Reaktion am Rezeptor auslösen. Die Entwicklung solcher Substanzen ist für das Immunsystem wegen der sehr großen Vielfalt der Antigenrezeptoren – geschätzt etwa 10^8 – nur schwer möglich. Damit ergibt sich für eine Immunsuppression vor allem die Möglichkeit, Lymphozyten unspezifisch zu treffen. Neben der erwünschten Suppression einer krankmachenden Immunreaktion, z. B. einer Autoimmunreaktion, werden dabei unvermeidlich auch die lebensnotwendigen Abwehrleistungen in Mitleidenschaft gezogen. Folge kann eine verminderte Abwehr von Infektionen mit evtl. letalem Ausgang sein.

Eine unspezifische Immunsuppression (Tab. 15.**1**) ist dadurch möglich, daß man die Zahl der Lymphozyten vermindert. Dies kann durch physikalische Maßnahmen, wie Bestrahlung oder Entnahme von Zellen aus der Zirkulation (Lymphapherese), erreicht werden. Die Anzahl von Lymphozyten kann immunologisch durch gegen lymphozytäre Antigene gerichtete Antikörper vermindert werden. Physikalische und immunologische Maßnahmen zur Reduktion der Lymphozyten werden kurzfristig bei Transplantationen eingesetzt. Bei klinischen Situationen, die eine längere Behandlungszeit erfordern (z. B. Autoimmunerkrankungen), spielen sie wegen der schlechten Steuerbarkeit oder der immunologischen

Tabelle 15.1   Immunsuppression

Verminderung der Zahl an Lymphozyten
Physikalische Entfernung
– Lymph-(Leuk-)Apherese
– Ductus-thoracicus-Drainage
Ionisierende Strahlen
Zytostatika
– Cyclophosphamid
– Azathioprin
– Methotrexat
Antilymphozytenglobulin
Monoklonale Antikörper gegen Lymphozytensubpopulationen (Muromonab-CD3)

Hemmung der Aktivierung von Lymphozyten
Glucocorticoide
Ciclosporin
Makrolide
– Tacrolimus
– Rapamycin

Komplikationen bislang keine entscheidende Rolle (s. u.).

Viele der heute gebräuchlichen immunsuppressiven Pharmaka gehören zur Gruppe der Zytostatika, die auch bei der Therapie von Tumorerkrankungen angewandt werden. Zytostatika schädigen alle Lymphozyten. Ist die erwünschte Immunsuppression ausreichend, wird der Patient daher auch zunehmend schutzlos gegenüber Infektionserregern; gefürchtet sind vor allem Virusinfektionen, gegen die nur unzureichende Medikamente verfügbar sind. Eine immunsuppressive Therapie mit Zytostatika bewegt sich daher auf dem sehr schmalen Grat einer ungenügenden Beeinflussung der Krankheit und eines zu weit gehenden Verlustes der Schutzfunktion des Immunsystems.

Bei einigen neueren Pharmaka macht man sich die Tatsache zunutze, daß bei jeder Immunreaktion – also auch bei einer Autoimmunreaktion – Lymphozyten aktiviert werden müssen. Diese Pharmaka greifen in den Mechanismus der Aktivierung ein. Dadurch, daß dabei nur solche Lymphozyten getroffen werden, die sich zur Zeit der Therapie in einer immunologischen Auseinandersetzung befinden, wird eine deutlich höhere Selektivität erreicht. Zu diesen Pharmaka gehören die Glucocorticoide, Ciclosporin und die Makrolide (Tab. 15.2).

Zytostatische Immunsuppressiva

Cyclophosphamid

Cyclophosphamid gehört zu den alkylierenden Zytostatika. Durch chemische Quervernetzung von DNA-Strängen kommt es zur Hemmung der Replikation aller sich teilenden Zellen. Aus der Hemmung der Zellteilung resultieren Funktionsverlust und schließlich Zelltod. Für die immunsuppressive Wirkung ist entscheidend, daß Lymphozyten sehr empfindlich auf Cyclophosphamid reagieren.

Nach oraler Gabe wird Cyclophosphamid rasch zu 70–85% resorbiert. Die Substanz selbst ist unwirksam („prodrug"); sie wird bei der ersten Leberpassage in aktive Metaboliten, z. B. Aldophosphamid, umgewandelt. Die Elimination erfolgt durch metabolische Inaktivierung und renale Ausscheidung von Metaboliten. Die Plasmahalbwertszeit beträgt ungefähr 7,5 Stunden.

Cyclophosphamid wird normalerweise oral verabreicht; bei hohen Dosen soll es jedoch intravenös gegeben werden. Die Tagesdosis reicht von 2–10 mg, kurzfristig bis 12 mg/kg Körpergewicht.

Wie alle Zytostatika schädigt Cyclophosphamid sämtliche proliferierenden Zellen. Als wichtigste Nebenwirkung kommt es zur allgemeinen Knochenmarkdepression und damit zur Verminderung aller Blutzellen. Dies äußert sich in Anämien oder Leukozytopenie; relativ selten werden Thrombozytopenien gefunden. Weitere Nebenwirkungen sind: reversibler Haarausfall, Störungen der Funktion des Zentralnervensystems, Stomatitis und Gastroenteritis. Durch die Anhäufung toxischer Metaboliten kommt es häufig bei Gesamtdosen von mehr als 500 mg zu einer therapieresistenten hämorrhagischen Zystitis. Als Prophylaxe dagegen ist Mercaptoäthansulfonsäure (Mesna) wirksam.

Die Lymphozytopenie nach Behandlung mit Cyclophosphamid betrifft fast gleichmäßig T- und B-Lymphozyten. Damit werden durch dieses Zytostatikum sowohl humorale (= Antikörperproduktion) als auch zelluläre Immunreaktionen beeinflußt. Bei niedriger Dosierung scheinen zelluläre Immunreaktionen bevorzugt gehemmt zu werden. Bei Dosen unterhalb 1 mg/kg Körpergewicht pro Tag tritt keine Immunsuppression auf; es kann sogar zu einer Verstärkung von Immunreaktionen kommen, da supprimierende Zellfunktionen besonders empfindlich gegenüber Cyclophosphamid zu sein scheinen.

Azathioprin

Azathioprin gehört zu den sog. Antimetaboliten. In vivo erfolgt eine rasche Umwandlung in 6-Mercaptopurin. Dieses kann auch direkt als Immunsuppressivum oder Zytostatikum eingesetzt werden. 6-Mercaptopurin hemmt einmal als falsches Endprodukt die physiologische Biosynthese aller Purinnukleotide; zum anderen wird es in DNA und RNA eingebaut und führt dort als falscher Baustein zu Schädigungen. Der daraus resultierende Funktionsverlust der Zelle führt schließlich zum Zelltod.

Die orale Bioverfügbarkeit von Azathioprin beträgt 90%, die Plasmahalbwertszeit etwa 2 Stunden. Azathioprin wird rasch metabolisiert; die Metaboliten werden bevorzugt über die Nieren ausgeschieden.

Ähnlich wie die alkylierenden Zytostatika treffen auch Antimetaboliten alle sich teilenden Zellen. Die wichtigsten Nebenwirkungen betreffen ebenfalls das Knochenmark; beeinträchtigt ist die Bildung sämtlicher zellulärer Blutbestandteile (Thrombozyten, Granulozyten, Erythrozyten). Durch Hemmung der Schleimhautproliferation werden Nausea, Anorexie und Erbrechen hervorgerufen. Seltener ist eine cholestatische Hepatose.

Azathioprin (6-Mercaptopurin) trifft stärker T- als B-Lymphozyten; daher beeinflußt es bevorzugt zelluläre Immunreaktionen. Dies hat dazu geführt, daß es vor der Einführung von Ciclosporin zur Standardtherapie bei Transplantationen gehörte. Auf humorale Immunreaktionen hat Azathioprin nur einen geringen Einfluß, der sogar in mehreren klinischen Studien nicht nachweisbar war.

Methotrexat

Methotrexat gehört ebenfalls zu den Antimetaboliten. Als Derivat der Folsäure hemmt es die Dihydrofolatreduktase. Als Folge wird vermindert Tetrahydrofolsäure gebildet, die zur Übertragung von Methylgruppen notwendig ist. Dadurch kommt es zur verminderten Bildung von Thymidin und Purinbasen. Die verminderte DNA- und RNA-Synthese führt zu Funktionsverlust und Zelltod.

Methotrexat kann aus dem Magen-Darm-Trakt resorbiert werden. Die Resorption ist jedoch sehr variabel. Die Plasmahalbwertszeit beträgt 2–4 Stunden. Die Substanz wird zu 50–90% unverändert renal eliminiert; der Rest wird metabolisch inaktiviert. Auch bei Methotrexat ist die wichtigste unerwünschte Nebenwirkung eine allgemeine Knochenmarkdepression. Häufig sind Leberschäden, Magenulzerationen und eine hämorrhagische Enteritis. Wegen des hohen Anteils von Methotrexat, der unverändert renal ausgeschieden wird, kommt es häufig zu Nierenschädigungen.

B-Lymphozyten scheinen gegenüber Methotrexat empfindlicher zu sein als T-Lymphozyten. Entsprechend wurde über eine größere Wirksamkeit bei der Antikörperbildung als bei zellulären Immunreaktionen berichtet.

In niedriger Dosierung – etwa $1/5$ bis $1/10$ der immunsuppressiven Dosis – wirkt Methotrexat antiphlogistisch, ohne die Immunreaktion wesentlich zu beeinflussen. Dabei werden wie bei den langfristig wirksamen Antirheumatika, z. B. Gold, in einem bisher unbekannten Mechanismus langfristig die Funktionen von Entzündungszellen, wie Makrophagen, verändert. Diese Therapie wird bei der rheumatoiden Arthritis angewandt.

■ Antikörper gegen Lymphozyten oder Lymphozytensubpopulationen

Die Anzahl von Lymphozyten kann durch Antikörper gegen Antigene vermindert werden, die auf allen Lymphozyten vorkommen. Die Immunglobulinfraktion eines (heterologen) Antiserums, das vorwiegend gegen T-Lymphozyten gerichtet ist (Anti-T-Lymphozyten-Globulin, ATG), wird manchmal bei akuten Abstoßungskrisen nach Organtransplantationen eingesetzt.

Spezifischer wirken monoklonale Antikörper gegen T-Lymphozyten-Epitope. Als Arzneimittel zugelassen sind murine monoklonale Antikörper gegen den CD3-Komplex des T-Zell-Antigen-Rezeptors (Muromonab-CD3). Eine wichtige Indikation ist die postoperative Phase nach Lebertransplantation; hier können wegen der noch nicht stabilisierten Leberfunktion keine konstanten Blutspiegel von Ciclosporin erzielt werden. Zudem werden diese Antikörper bei Abstoßungskrisen eingesetzt.

In ersten klinischen Studien erwies sich ein selektiv gegen T-Helfer-Lymphozyten gerichteter monoklonaler Antikörper (Anti-CD4) bei Autoimmunerkrankungen und chronisch entzündlichen Erkrankungen, wie der rheumatoiden Arthritis, als wirksam.

Wichtige Nebenwirkung der gegen T-Lymphozyten gerichteten Antikörper ist das „Zytokin-Freisetzungssyndrom", das durch die initiale Aktivierung der T-Lymphozyten verursacht wird und mehrere Stunden anhalten kann. Die Symptome reichen von grippeähnlichen Erscheinungen bis zu schockähnlichen Reaktionen mit schwerwiegenden Manifestationen in Atmung, Herz und Kreislauf. Daneben treten (reversible) neuro-psychiatrische Reaktionen auf.

Bei allen therapeutisch eingesetzten Antikörpern kommt es sehr rasch zur Bildung von Antiantikörpern. Neben humanen Anti-Maus-Antikörpern (HAMA) werden überraschend häufig auch antiidiotypische Antikörper gebildet. Die rasche immunologische Blockade begrenzt häufig die Therapie mit monoklonalen Antikörpern auf wenige Tage. Durch molekularbiologische Verfahren können murine monoklonale Antikörper „humanisiert" werden; dabei wird die Bildung von HAMAs deutlich vermindert.

■ Nichtzytotoxische Immunsuppressiva

Glucocorticoide

Alle als Pharmaka verwendeten Glucocorticoide leiten sich strukturell von dem in der Nebennierenrinde gebildeten Hormon Cortisol ab. Durch chemische Abwandlung können die pharmakokinetischen Eigenschaften wie Resorption, Metabolisierung oder Ausscheidung verändert werden. Auch die Wirkstärke (Potenz) kann erheblich gesteigert sein. Alle Zellen des Organismus besitzen den gleichen Glucocorticoidrezeptor. Dies bedeutet, daß ein Pharmakon mit hoher pharmakologisch erwünschter Wirkung auch in gleichem Maße zu unerwünschten Nebenwirkungen führt. Im folgenden wird daher nur das Standardpharmakon Predniso(lo)n besprochen.

Predniso(lo)n

Glucocorticoide binden an einen spezifischen Rezeptor, der im Zytosol in inaktiver Form an das Hitzeschockprotein HSP 90 gebunden ist. Nach Hormonbindung kommt es zur Dissoziation von diesem Protein, und der Rezeptor-Glucocorticoid-Komplex transloziert sich in den Zellkern, wo er an die „glucocorticoidresponsiven Elemente" (GRE) der DNA bindet. Durch diese Elemente wird die Transkriptionsrate von 50–100 Genen verändert; welche Proteine betroffen sind, hängt von der jeweiligen Zielzelle ab. Vorwiegend in der Leber werden verstärkt Enzyme gebildet, die für die physiologischen Wirkungen der Glucocorticoide verantwortlich sind. Dazu gehört die Erhöhung des Blutzuckers, der Abbau von Glykogen und Eiweiß und die Synthese von Glucose aus Aminosäuren (Glukoneogenese). Die damit verbundene Verlagerung des Stoffwechsels von einem Bau- zu einem Energiestoffwechsel ist wesentlich für die Eigenschaft der Glucocorticoide als „Streßhormone".

Neben der Induktion von (Enzym-)Proteinen können Glucocorticoide die Synthese anderer Proteine abschalten oder deren Induktion unterdrücken. Hierauf vor allem beruht ihre pharmakologische Wirkung als Immunsuppressiva und Antiphlogistika (s. u.). Alle Glucocorticoidwirkungen – die physiologischen wie die pharmakologischen – beruhen somit auf Veränderungen der Synthese von Proteinen. Die Halbwertszeit der meisten von ihnen ist nicht genau bekannt; sie liegt jedoch erheblich höher als die Halbwertszeit der Glucocorticoide im Blut. Daraus folgt, daß die biologische Wirkung der Glucocorticoide nachdauert. Die biologische Halbwertszeit (Wirkhalbwertszeit) ist daher mit etwa 12 Stunden (Prednison) bis 36 Stunden (bei Dexamethason, dessen Bindung an den Rezeptor fester ist) sehr viel länger als die Plasmahalbwertszeit, die etwa 2 Stunden beträgt. Prednisolon wird nach oraler Gabe rasch zu 85% aus dem Magen-Darm-Trakt resorbiert. Es wird metabolisch vorwiegend in der Leber inaktiviert. Die inaktivierten Metaboliten werden renal ausgeschieden.

Bei therapeutischer Anwendung (mit Ausnahme der Substitutionstherapie) erreichen die Glucocorticoide Konzentrationen im Plasma, die mehrfach über denen der physiologischen Ausschüttung von Cortisol liegen. Unerwünscht sind daher vorwiegend die zu starke Ausprägung ihrer physiologischen Wirkungen. Das Auftreten und die Stärke von Nebenwirkungen hängen von der verabreichten täglichen Dosis, der Dauer und der Art der Verabreichung ab.

Die häufigsten Nebenwirkungen sind Osteoporose, Wachstumsstörungen bei Kindern, das Manifestwerden oder Entgleisen eines Diabetes mellitus und das Auftreten von Magenulzerationen. Weiterhin kommt es zu Störungen des Salz- bzw. Wasserhaushaltes mit Ödemen, Hyptertonie und daraus resultierend zu einer Herzinsuffizienz. Seltener sind Katarakte im Auge, Steroidakne, eine erhöhte Thromboseneigung sowie psychische oder neurologische Störungen. Durch Störung der hormonellen Regelkreise tritt regelmäßig eine relative Nebennierenreninsuffizienz auf, die bei langfristiger und insbesondere nicht zirkadianer Verabreichung absolut werden kann.

Bei vielen immunologisch bedingten Erkrankungen sind die Krankheitserscheinungen durch Entzündungsreaktionen gekennzeichnet. Ein augenfälliges Beispiel sind die Entzündungen der Gelenke bei der rheumatoiden Arthritis. Glucocorticoide stellen die wirksamsten entzündungshemmenden Wirkstoffe dar, die heute verfügbar sind. Die antiphlogistische Wirkung beruht auf mehreren Mechanismen. In aktivierten Makrophagen (und anderen Entzündungszellen) wird die Synthese von Zytokinen wie IL-1 oder TNF abgeschaltet (Tab. 15.**3**).

Ebenfalls wird die Synthese von degradierenden Enzymen vermindert. Die Bildung von Prostaglandinen wird dadurch gehemmt, daß die Induktion des induzierbaren Enzyms Cyclooxygenase 2 (Cox 2, Synonyme Prostaglandin-G/H-Synthase 2, PGHS 2) durch Zytokine wie IL-1 oder IFN-γ unterdrückt wird. Zusätzlich wird die Phospholipase A_2 gehemmt, die die Freisetzung von Arachidonsäure, den Vorläufer der Prostaglandine und Leukotriene, katalysiert. In ähnlicher Weise verhindern Glucocorticoide auch die Bildung von NO.

Bis vor kurzem hat man angenommen, daß die immunsuppressive Wirkung auf einer Verminderung der Zahl von Lymphozyten beruht. Die kurzfristig nach Gabe von Glucocorticoiden beobachtete Lymphozytopenie im Blut beruht jedoch auf einer vorübergehenden Umverteilung der Lymphozyten in das Knochenmark. Selbst bei hohen, pharmakologisch erreichbaren Konzentrationen werden humane Lymphozyten nicht durch Glucocorticoide zerstört. Durch Bindung an den zytoplasmatischen Rezeptor hemmen Glucocorticoide die Synthese von IL-2 und anderen Lymphokinen. Dadurch wird die Aktivierung von T-Lymphozyten blockiert (s. dazu Kap. 3 und 4). Hierzu trägt auch die verminderte

Tabelle 15.**2** Wirkungen von Immunsuppressiva beim Menschen

Pharmakon	Dosis (mg/kg KG/Tag oral)	Unterdrückung von		Toxizität
		Antikörperbildung (= humorale Immunität)	zellulärer Immunität	
Cyclophosphamid	2	+−	+	mäßig
	3,5	++	+++	mäßig
	10−12 i. v.	+++	+++	stark
Azathioprin	1,5−2,5	−(+?)	+	gering
	3	+	++	mäßig
Methotrexat	0,1 i. v.	+++	++	stark
Prednison	0,3	−	+	gering
	1,0	−(+?)	+++	mäßig
Ciclosporin	4−8	−	+++	gering

Expression von MHC-kodierten Molekülen bei, wodurch die Antigenpräsentation für T-Lymphozyten verschlechtert wird. Die Induktion einiger die Entzündung hemmender Zytokine (MIF) und die Expression von negativ regulierenden Bindungsproteinen (IL-1-Typ-II-Rezeptor) führt über immunregulatorische Mechanismen ebenfalls zur Entzündungshemmung.

In vivo haben Glucocorticoide eine starke immunsuppressive Wirkung auf zelluläre Immunreaktionen; die Antikörpersynthese wird dagegen nicht bzw. nur durch sehr hohe Konzentrationen beeinflußt.

Ciclosporin

Ciclosporin (= Cyclosporin A) ist ein wasserunlösliches Peptid aus 11 Aminosäuren, das von einem Pilz (Tolypocladium inflatum) gebildet wird. Ciclosporin hemmt die Bildung von Lymphokinen, die bei der Aktivierung von T-Lymphozyten induziert werden. Dazu gehört IL-2, so daß die Expansion antigenspezifischer T-Lymphozyten-Klone unterbleibt. Der molekulare Mechanismus der immunsuppressiven Wirkung ist ganz gut aufgeklärt. Ein zytosolischer Rezeptor (Cyclophilin) wurde als das Enzym Prolin-cis/trans-Isomerase identifiziert. Der Komplex aus Ciclosporin und Cyclophilin bindet und hemmt die Proteinphosphatphosphatase Calcineurin. Dadurch wird die Aktivierung und Translokation in den Kern der zytosolischen Komponente des für Zytokine wie IL-2 spezifischen Transkriptionsfaktors NF-AT (nuclear factor of activated T-lymphocytes) verhindert. Zusätzlich hemmt Ciclosporin durch Blockade der Signaltransduktion des T-Zell-Rezeptors die Aktivierung eines Proteinkinase-C-Isoenzyms (PKC β) und die nachfolgende Induktion der nukleären Komponente von NF-AT (Abb. 15.1).

Nach oraler Gabe wird Ciclosporin nur zu 20–50% resorbiert; bei der ersten Leberpassage wird es zudem zu etwa 30% inaktiviert. Maximale Plasmakonzentrationen werden nach 1–6 Stunden erreicht. Die Plasmahalbwertszeit beträgt etwa 14 Stunden. Ciclosporin wird in Leber (zu 80%) und Niere zu mehr als 30 bisher identifizierten Metaboliten umgewandelt, die vorwiegend über die Galle mit den Fäzes ausgeschieden werden. Die bisher geprüften Hauptmetaboliten sind nicht immunsuppressiv wirksam.

Wegen der unsicheren Bioverfügbarkeit und Metabolisierung muß die Therapie mit Ciclosporin unter fortlaufender Kontrolle des Blutspiegels erfolgen. Angestrebt wird eine Konzentration im Gesamtblut in einem sog. „therapeutischen Fenster" zwischen 75 und 300 ng/ml. Auch bei Blutkonzentrationen in diesem Bereich führt Ciclosporin zu reversiblen Störungen der Nierenfunktion. Es ist akut nephrotoxisch bei hoher Dosierung, dem Vorliegen einer Nierenschädigung und bei gemeinsamer Gabe mit anderen nephrotoxischen Pharmaka (z. B. Aminoglykosiden). Andere Nebenwirkungen sind häufig reversible Störungen der Leberfunktion, Tremor, Überbehaarung und Gingivahypertrophie. Seltener werden Ödeme und Bluthochdruck beobachtet.

Ciclosporin wirkt nicht toxisch auf Lymphozyten. In vitro hemmt es die Aktivierung von T- und B-Lympho-

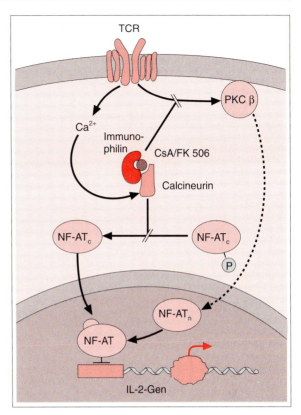

Abb. 15.1 Molekularer Mechanismus der Wirkung von Ciclosporin und Tacrolimus (FK 506). Bei ruhenden Lymphozyten liegt NF-AT$_c$ in inaktiver, phosphorylierter Form im Zytosol vor. Bei Aktivierung dephosphoryliert die Proteinphosphatase Calcineurin diese Komponente, die daraufhin in den Kern übertritt. Dort bildet sie mit der bei Aktivierung neu synthetisierten nukleären Komponente den aktiven Transkriptionsfaktor, der die Transkription des IL-2-Gens initiiert. Die CsA- oder FK506-Immunophilin-Komplexe hemmen die Aktivität von Calcineurin und Signaltranskriptionsprozesse zwischen Rezeptor und PKC. CsA = Ciclosporin, NF-AT = nukleärer Faktor aktivierter T-Lymphozyten, NF-AT$_c$ = zytosolische Komponente, NF-AT$_n$ = nukleäre Komponente, PKC = Proteinkinase C, TCR = T-Zell-Rezeptor.

zyten. Am wichtigsten ist die Hemmung der Synthese von IL-2. In Übereinstimmung damit hemmt Ciclosporin in vivo vorwiegend zelluläre Immunreaktionen. Die Bildung von Antikörpern wird *in vivo* nicht unterdrückt (Tab. 15.2).

Tacrolimus (FK506)

In einem Ciclosporin sehr ähnlichen molekularen Mechanismus hemmt das Makrolidantibiotikum Tacrolimus die Aktivierung von T-Lymphozyten nach Bindung an das zytosolische Bindungsprotein FK-binding protein. Tacrolimus besitzt einige ähnliche Nebenwirkungen wie Ciclosporin; dazu gehört auch die Nephrotoxizität. Einige Nebenwirkungen von Ciclosporin fehlen, wie Gingivahyperplasie und Hirsutismus. Dagegen kann es neurologische Störungen (z. B. Krämpfe, Psychosen) und einen behandlungsbedürftigen Diabetes mellitus auslösen.

Tabelle 15.3 Immunsuppressive und antiinflammatorische Wirkungen von Glucocorticoiden

Hemmung der Zytokinsynthese
- IL-1 bis IL-6, IL-8, TNF
- GM-CSF

Hemmung der Induktion proinflammatorischer Enzyme
- degradierende Enzyme, z. B. Kollagenase
- Phospholipase A_2
- Prostaglandin-G/H-Synthase 2
- Lipoxygenase (?)
- induzierte NO-Synthase

Hemmung der Ausschüttung von präformierten Mediatoren
- z. B. Histamin

Hemmung der Expression von Zellinteraktionsmolekülen
- Selectine
- ICAM-1

Beschleunigter Abbau von Mediatoren
- Bradykinin
- Tachykinin

Rapamycin

Das Makrolid Rapamycin bindet ebenfalls an ein zytosolisches Bindungsprotein. Im Gegensatz zu Ciclosporin und Tacrolimus hemmt es nicht die IL-2-Synthese, sondern IL-2-abhängige Prozesse. In Übereinstimmung damit legen klinische Studien eine synergistische Wirkung mit Ciclosporin und Tacrolimus nahe.

Eine Komplikation aller immunsuppressiver Therapie ist das Auftreten lymphoproliferativer Erkrankungen und – seltener – anderer maligner Tumoren. Die Inzidenz ist bei den aktivierungshemmenden Immunsuppressiva geringer als bei den Zytostatika.

■ Ausblick: Blockade von Aktivierungsrezeptoren

Ruhende Lymphozyten besitzen keine funktionellen Rezeptoren für die zur Proliferation und Differenzierung notwendigen Zytokine/Lymphokine; diese werden erst im Verlauf der Aktivierung exprimiert. Zytokinrezeptoren können daher einen Angriffspunkt für therapeutische Maßnahmen bilden, bei denen nur die an einer aktuellen immunologischen Auseinandersetzung beteiligten Lymphozyten getroffen werden, während das übrige Immunsystem unbeeinflußt bleibt. Damit würde ein hohes Maß an Selektivität erreicht. Gegen Bestandteile des IL-2-Rezeptors (sowohl die p55-Kette CD25 wie auch die p75-Kette) sind im Menschen und in einigen Tierspezies monoklonale Antikörper hergestellt worden. In Ratten und Mäusen führten Anti-IL-2-Rezeptor-Antikörper zu einer Suppression zellulärer Immunreaktionen, wie einer Allergie vom verzögerten Typ, während die Antikörperproduktion nicht beeinflußt wurde. Bei kurzfristiger Gabe (10 Tage) wurde die Transplantatabstoßung deutlich verzögert. Besonders wirksam erwies sich die gleichzeitige Gabe von Ciclosporin. Dies ist zu erwarten, da Ciclosporin vorwiegend die Synthese von IL-2 supprimiert, was zu einem synergistischen Effekt führen sollte. Die Kombination von Ciclosporin und Anti-IL-2-Rezeptor-Antikörpern erwies sich auch in der Therapie von Autoimmunerkrankungen als wirksam, die durch T-Lymphozyten verursacht werden, so bei der experimentellen Autoimmunthyreoiditis und dem spontanen Diabetes mellitus der BB-Ratte.

Die Struktur der Rezeptoren für die anderen an der Aktivierung von T- oder B-Lymphozyten beteiligten Zytokine – z. B. IL-4, IL-5 und IL-6, IFN-γ – ist nach molekularer Klonierung bekannt. Damit konnten auch gegen diese Rezeptoren blockierende monoklonale Antikörper hergestellt werden, die in vivo erprobt werden.

Das Beispiel der Antikörper gegen den IL-2-Rezeptor zeigt, daß solche Antikörper bei unterschiedlichen immunologisch bedingten Erkrankungen und der Verhinderung der Abstoßung von Transplantaten zumindest im Tierversuch wirksam sind. Einige Zytokinrezeptoren werden nur von wenigen Zellen exprimiert; mit entsprechenden Antikörpern kann damit ein bisher nicht mögliches Maß an Selektivität erreicht werden. Die Kombination von Rezeptorantikörpern mit der Hemmung der Synthese von Zytokinen (z. B. durch Ciclosporin) besitzt damit ein großes klinisches Potential. Dies gilt besonders für viele Autoimmunerkrankungen oder chronisch entzündliche Erkrankungen, bei denen Autoimmunprozesse eine wichtige Rolle spielen, wie die rheumatoide Arthritis.

Obwohl man schon lange wußte, daß T-Lymphozyten die Bildung bestimmter Antikörperisotypen regulieren, wurde erst in den letzten Jahren klar, welche Zytokine daran beteiligt sind (Kap. „Immunregulation"). So bewirkt IL-4 ein Umschalten von B-Lymphozyten auf die Synthese von IgE. Die Blockade von IL-4-Rezeptoren durch Antikörper oder Antagonisten besitzt daher ein großes Potential in der Behandlung allergischer Erkrankungen vom Typ I.

Insgesamt stellt die Antagonisierung von Zytokinen einen der zentralen Ansätze zur Beeinflussung von Immun- und Entzündungsreaktionen dar. Hierauf wird am Ende des Abschnitts „Zytokine" (S. 45) eingegangen.

■ Immunmodulation

■ Konzept

In den Kapiteln „Immunsystem" und „Immunregulation" wurde aufgezeigt, wie stark Immunreaktionen durch die verschiedenen Regulatorzellen kontrolliert werden. Diese Zellen bilden auch die Grundlage für das Konzept der Immunmodulation. Für die verwandten Wirkstoffe, die Immunmodulatoren, wurde im Angelsächsischen auch der allgemeine Ausdruck „biological response modifiers" gebräuchlich.

Der Einfluß von Regulatorzellen auf eine Immunreaktion ist symmetrisch; fördernde und hemmende Einwirkungen stehen beim Gesunden im Gleichgewicht. Man kann sich vorstellen, daß bei vielen Erkrankungen eine unerwünschte Auslenkung besteht, die korrigiert werden sollte. Zudem kann auch bei einem normalen Immunsystem eine Verschiebung des Gleichgewichts erwünscht sein. So ist es leicht einsehbar, daß man zur Immunsuppression nach einer Organtransplantation die Hilfe vermindert und damit die Suppression erhöht. Bei Tumorerkrankungen dagegen sollte das Gleichgewicht in Richtung von mehr Hilfe verschoben werden, um eine körpereigene Abwehr gegen die schwachen, tumorspezifischen oder tumorassoziierten Antigene zu ermöglichen.

Obwohl in vivo eine spezifische Suppression eindeutig nachgewiesen werden kann, gibt es keine separate Population von „Suppressor-T-Lymphozyten", wie dies lange Zeit angenommen wurde. Vielmehr kann diese Funktion von mehreren Zellpopulationen wahrgenommen werden. Eine davon ist die der zytotoxischen $CD8^+$-T-Lymphozyten. Zum anderen können auch die $CD4^+$-T-Helfer-Lymphozyten Immunreaktionen nicht nur fördern, sondern auch hemmen. T_H1-Lymphozyten fördern die Entwicklung zellulärer Immunreaktionen; wichtige Mediatoren sind IL-2 und IFN-γ. Gleichzeitig hemmen diese Zytokine die Differenzierung und Aktivierung von T_H2-Lymphozyten. Diese fördern durch die Bildung mehrerer Zytokine wie IL-4, IL-5, IL-6, IL-10 und IL-13 die Antikörpersynthese und damit humorale Immunreaktionen. IL-4, IL-10 und IL-13 hemmen gleichzeitig sehr potent zelluläre Immunreaktionen und Entzündungsreaktionen.

Beide T-Helfer-Subpopulationen entwickeln sich nach Antigenkontakt aus gemeinsamen Vorläuferzellen. Sobald eine Subpopulation einen Vorteil gegenüber der anderen hat, verstärkt sie ihre eigene Entwicklung bei Hemmung der anderen. Die Entscheidung darüber, ob letztlich T_H1-Zellen oder T_H2-Zellen die Immunantwort bestimmen, hängt vom Mikromilieu und seinen akzessorischen Zellen ab. Makrophagen steuern durch die Sekretion von IL-12 die Entwicklung in Richtung T_H1-Zellen. Infektionserreger, die initial (z. B. über Lipopolysaccharide) mit diesen Zellen interagieren, rufen so eine effektive Entzündungsreaktion hervor, die zu ihrer Elimination führt. Weniger gut geklärt ist bisher, welche Zellen die Differenzierung zu T_H2-Zellen einleiten. Zumindest einige Parasiten können aus Mastzellen IL-4 freisetzen. Ob dies für andere Allergene gilt, ist Gegenstand der Forschung (Abb. 15.2).

Neben Lymphozyten spielen auch die myelomonozytären Zellen eine wichtige Rolle bei der Regulation der Aktivierung von Lymphozyten. Mononukleäre Phagozyten können Antigene präsentieren und so die Aktivierung von T-Lymphozyten einleiten, Suppressormakrophagen hemmen dagegen die Aktivierung. Beide Zellen entwickeln sich aus den Monozyten des Blutes; sie stellen unterschiedliche Aktivierungsstufen dar. Für die akzessorische Zellfunktion bei der Aktivierung von T-Lymphozyten ist neben der Präsentation von Antigenen die Synthese von Mediatoren wie IL-1 (Abb. 1.3, S. 6) wichtig. Zumindest teilweise erfolgt auch die Suppression der Aktivierung durch Sekretionsprodukte, von denen erst wenige molekular charakterisiert sind, wie PGE_2. Welche Mechanismen bestimmen, ob ein Monozyt zu einer akzessorischen Zelle oder zu einem Suppressormakrophagen wird, ist weitgehend unbekannt. Das Spektrum von gegenläufigen Fähigkeiten macht aber mononukleäre Phagozyten zu einem Angelpunkt für die pharmakologische Beeinflussung von Immunreaktionen.

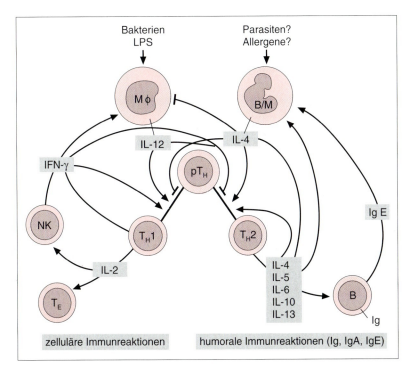

Abb. 15.2 Regulation einer Immunantwort. B = B-Lymphozyten, T_E = Effektor-(zytotoxische)T-Lymphozyten, T_H = Helfer-T-Lymphozyten, pT_H = T_H-Vorläuferzellen, M0 = Monozyten/Makrophagen, NK = natürliche Killerzellen, B/M = basophile Leukozyten/Mastzellen, IL = Interleukin, IFN = Interferon, Ig = Immunglobulin, LPS = Lipopolysaccharid.

Immunreaktionen werden auch durch ubiquitär vorkommende Mediatoren kontrolliert. Hierzu gehören Serumfaktoren wie α_2-Makroglobulin oder Lipoproteine. Eine wichtige supprimierende Rolle scheinen Mitglieder der Transforming-growth-factor-(TGF-)β-Familie zu spielen, da die Ausschaltung durch Inaktivierung der Gene (Knock-out-Tiere) zu multifokalen Entzündungskrankheiten führt.

Es gibt eine Reihe von Erkrankungen, bei denen eine Verschiebung des Gleichgewichts von $CD4^+$-Zellen zu $CD8^+$-Zellen nachgewiesen ist. Langfristige Erniedrigungen von Helfer-($CD4^+$-)T-Lymphozyten sind nach Epstein-Barr-Virus-Infektion und bei vielen malignen Tumoren gefunden worden. Am deutlichsten ist die Erniedrigung bei AIDS ausgeprägt, da das CD4-Molekül der Rezeptor für das HI-Virus ist und damit diese Viren selektiv die Helfersubpopulation der T-Lymphozyten befallen. Das Verhältnis der T-Regulatorzellen kann auch in Richtung von zuviel Hilfe gestört sein. Eine relative Vermehrung von $CD4^+$-Zellen findet man bei Autoimmunerkrankungen, einigen (systemischen) chronisch entzündlichen Erkrankungen und systemischen Allergien. Allerdings sind diese Störungen oft nur bei schweren Exazerbationen der Krankheitsaktivität nachweisbar.

Die pathogenetische Rolle der T-Helfer-Subpopulation ist bei Modellerkrankungen von Tieren gut dokumentiert. Bei parasitären Infektionen (z. B. mit Leishmanien) der Maus führt die Aktivierung von T_H1-Zellen zur Ausbildung einer effektiven Immunität mit Ausheilung. Eine klonale Expansion von T_H2-Zellen dagegen geht mit einer Verschlimmerung der Krankheit einher, der die Tiere dann erliegen. Generell sind T_H1-Zellen notwendig zur Ausbildung von Entzündungsreaktionen, die bei Infektionen zu einer effektiven Abwehr beitragen. Andererseits sind T_H2-Zellen mit der Ausbildung allergischer Reaktionen assoziiert, die durch IgE vermittelt werden. Bei Patienten mit allergischer (atopischer) Dermatitis konnten allergenspezifische T_H2-Klone isoliert werden. Da bisher Oberflächenmarker für die T-Helfer-Subpopulation nicht existieren, steckt die Analyse ihrer Rolle bei Erkrankungen erst in den Anfängen.

Die Ausreifung von T-Lymphozyten im Thymus setzt ein intaktes Epithel voraus. Die beteiligten Differenzierungsfaktoren sind erst in Anfängen bekannt, z. B. IL-7. Aus dem Thymusepithel wurden mehrere Peptide, sog. Thymushormone, isoliert, die in vitro einige Schritte der T-Lymphozyten-Differenzierung in unreifen Stammzellen induzieren können. Sie stellen möglicherweise Bruchstücke weiterer bisher unbekannter Differenzierungs-Zytokine des Thymus dar. Einige wenige Ergebnisse deuten darauf hin, daß die verschiedenen bisher isolierten Peptidhormone des Thymus die Differenzierung der unterschiedlichen T-Lymphozyten-Subpopulationen selektiv beeinflussen.

Aus dieser Kenntnis der Regulation von Immunreaktionen ergeben sich durch die Nutzung der physiologischen Mechanismen Möglichkeiten für eine therapeutische Immunmodulation:

- die Substitution fehlender oder zu wenig produzierender Mediatoren,

Tabelle 15.4 Immunmodulatoren

Mediatoren des Immunsystems

Wachstums- und Differenzierungsfaktoren
- Koloniestimulierende Faktoren
- Erythropoetin
- Thrombopoetin
- IL-1, IL-11

Aktivierungs- und Effektorfaktoren
- Immunglobuline
- Interferone
- Interleukine
- Tumornekrosefaktoren

Immunstimulanzien

Natürlich vorkommende Immunstimulanzien
- Bakterien, -extrakte, -bestandteile z. B. aus:
  - Bazillus Calmette-Guérin (BCG)
  - Escherichia coli
  - Streptokokken
  - Staphylokokken
  - Klebsiellen u. a.
- Lipopolysaccharid
- Muramyldipeptid (MDP)
- Extrakte aus Pflanzen (Glykoproteine/Polysaccharide), z. B. aus:
  - Echinacea
  - Thuja
  - Baptisia
- tierische Organpräparate (meist Rind), z. B.:
  - Thymus
  - Milz

Synthetische Immunstimulanzien
- Levamisol
- Isoprinosin (Dimepranol-4-acetamidobenzoat, Inosin)
- Alkyllipide

- die Hemmung von zu viel produzierten Mediatoren,
- die Gabe (oder Hemmung) supprimierender Mediatoren,
- die Blockade (oder Induktion) von Rezeptoren,
- die Aktivierung oder Ausschaltung von Zellen, die Mediatoren produzieren.

Neben den physiologischen Mediatoren des Immunsystems gibt es viele Substanzen, von denen zumeist In-vitro-Modellen eine stimulierende Wirkung auf Teilschritte von Immunreaktionen beschrieben wurde. Sie werden häufig als Immunstimulanzien bezeichnet. Zu einem großen Teil handelt es sich um wenig definierte Wirkstoffe, z. B. Extrakte aus Pflanzen, Bakterien oder tierischen Organen (Tab. 15.4, unterer Teil).

■ Mediatoren des Immunsystems

Immunglobuline

Die Nutzung von monoklonalen Antikörpern für die Immunsuppression oder zur Therapielenkung wird an anderer Stelle behandelt (S. 290). Hier soll die Therapie mit aus menschlichem Serum gewonnenen Antikörperpräparaten dargestellt werden. Hierzu werden heute vor allem IgG-Präparate verwandt, die aus dem gesammelten Blut vieler (mindestens 2000) Normalspender vorwiegend durch Alkoholfraktionierung gewonnen werden. Dieses „Standard-IgG (SIg)" enthält natives und damit biologisch aktives Immunglobulin mit allen in der Spenderbevölkerung regelmäßig vorkommenden Antikörpern. Neben den Monomeren kommen wegen unvermeidlicher Denaturierungsartefakte bei der Aufreinigung polymere Aggregate vor. Da diese auch ohne Antigen Komplement aktivieren, kann es bei intravenöser Gabe zu anaphylaktoiden Reaktionen kommen. Standard-IgG darf daher nur intramuskulär verabreicht werden.

Aus einem Muskeldepot werden Antikörper nur langsam resorbiert, maximale Blutspiegel werden nach 4–6 Tagen erreicht. Zudem ist die injizierbare Antikörpermenge begrenzt. Um schnell und in großer Menge Antikörper intravenös zuführen zu können, wurden daher verschiedene Verfahren angewandt, die eine Aggregatbildung verhindern (intravenöse Gabe von IgG). Die wichtigsten sind die Verhinderung der Aggregatbildung während der Fraktionierung und die Entfernung der Aggregate durch Ausfällung (z. B. durch Polyäthylenglykol), die chemische Modifikation des IgG-Moleküls mit dem Ziel, die (spontane) Komplementaktivierung zu verhindern, und die proteolytische Abspaltung des Fc-Teils vom IgG-Molekül. Bei den schonenden Verfahren (z. B. Entfernung der Aggregate) wird die biologische Aktivität voll erhalten; die weitere Bildung von Aggregaten bei der Lagerung wird aber nicht verhindert. Auf der anderen Seite führen drastischere (z. B. enzymatische) Verfahren, die eine weitere Aggregatbildung sicher ausschließen, zu einem Wirkungsverlust.

In ausreichender Menge passiv zugeführte Antikörper wirken, wenn ihre Struktur erhalten ist, wie natürlich gebildete; von Emil von Behring wurde daher der Begriff der passiven Immunisierung eingeführt. Sie können als Substitution bei allen klinisch relevanten Antikörpermangelzuständen zur Verhinderung oder Therapie von Infektionskrankheiten eingesetzt werden. Bei immunologisch gesunden Individuen dienen Immunglobuline der Prophylaxe von Risikoexpositionen (Beispiel Tetanus), wenn keine aktive Immunisierung besteht. Hierzu stehen spezielle Immunglobuline mit hohen Antikörpertitern zur Verfügung. SIg-Präparate werden heute nur noch prophylaktisch gegeben.

Die Substitutionstherapie mit intravenös verabreichtem Immunglobulin in hoher Dosierung erwies sich auch vereinzelt bei einigen Autoimmunerkrankungen, wie der immunhämolytischen thrombozytopenischen Purpura, als wirksam. Der Wirkmechanismus ist unbekannt. Wahrscheinlich spielt die Blockade von Fc-Rezeptoren eine wichtige Rolle.

Unerwünschte Wirkungen von Immunglobulinen sind neben lokalen Reaktionen Überempfindlichkeitsreaktionen, die bis zum anaphylaktischen Schock reichen können.

Zytokine

Koloniestimulierende Faktoren (CSF)

Wirkung und Indikation

Die Bildung kurzlebiger Blutzellen muß lebenslang erfolgen. Sie reifen aus selbstperpetuierenden Stammzellen des Knochenmarks zu den 6 hauptsächlichen hämatopoetischen Zelllinien. Differenzierung und zellspezifische Expansion werden durch Glykoproteine gesteuert, die als koloniestimulierende Faktoren (colony-stimulating factors, CSF) bezeichnet werden. Sie werden von vielen Zellen synthetisiert, so von Endothelzellen, Fibroblasten, Makrophagen oder Lymphozyten. Der Name leitet sich aus den Experimenten ab, die zu ihrer Entdeckung und Charakterisierung geführt haben; sie induzieren die Bildung von Kolonien in Kulturen aus Knochenmark.

Am besten charakterisiert sind die Faktoren, die die Bildung von Monozyten und Granulozyten aus einer gemeinsamen Vorläuferzelle kontrollieren. Sie sind inzwischen molekular kloniert.

CSF (Tab. 15.**5**) weisen eine neuartige Kombination biologischer Wirkungen auf. Sie induzieren einmal

Tabelle 15.**5** Myeloische Differenzierungsfaktoren, Erythropoetin und Thrombopoetin

Zytokin	Molekulargewicht (kDa)	Wichtigste produzierende Zellen	Hauptfunktion
Stammzellfaktor (SCF)	36	Stromazellen	Differenzierung von Stammzellen
Multi-CSF (IL-3)	14–28	T-Lymphozyten	Differenzierung und Vermehrung früher myeloischer Vorläuferzellen und Megakaryozyten
GM-CSF	14–35	T-Lymphozyten, Monozyten, Endothelzellen, Fibroblasten	Differenzierung und Vermehrung myeloischer Vorläuferzellen
G-CSF	18–22	Monozyten	Vermehrung und Ausreifung von Granuloyten
M-CSF	35–45 (×2) 18–26 (×2)	Endothelzellen, Fibroblasten, Monozyten	Vermehrung und Ausreifung von Monozyten
Erythropoetin	30–32	peritubuläre Kapillarzellen der Niere	Ausreifung von Erythrozyten
Thrombopoetin	60	Leber, Niere	Ausreifung von Plättchen

Proliferation und Differenzierung; dabei ist zumindest in vitro ihre Anwesenheit auch für das Überleben der differenzierten Zellen wichtig. Gleichzeitig können sie die differenzierten Zellen – Makrophagen und Granulozyten – zu ihren spezifischen Zelleistungen aktivieren, wie Phagozytose, Zytotoxizität oder Sekretion biologisch aktiver Produkte. Ähnlich wie die CSF induzieren Erythropoetin und Thrombopoetin die Bildung von Erythrozyten und Megakaryozyten/Thrombozyten; beide sind molekular kloniert.

Die Wirkung der CSF erfolgt nach Bindung an membrangebundene Rezeptoren, die ebenfalls molekular kloniert sind. Bei allen CSF ergab sich in klinischen Studien eine Beschleunigung der Restitution hämatopoetischer Stammzellen nach Knochenmarktransplantation. Bei Patienten, die wegen maligner Tumoren mit Zytostatika behandelt worden waren, stiegen die Leukozytenzahlen im Blut an; ähnliche Ergebnisse wurden bei Patienten mit AIDS erzielt.

Das Spektrum der biologischen Aktivitäten macht CSF zu Pharmaka mit großem klinischem Potential. Indikationen sind primär alle hämatopoetischen Mangelzustände (Tab. 15.**6**). Die Regeneration von Leukozyten führt auch zu Zellen mit verbesserter Funktion. Daher resultiert sekundär auch die Verbesserung der Infektabwehr. Ob eine vermehrte Bildung von Effektorzellen auch zur Abwehr von malignen Tumoren beiträgt, ist klinisch noch nicht gesichert.

Filgrastim

Filgrastim (r-met hu G-CSF, rekombinanter humaner G-CSF aus Bakterien) stimuliert selektiv die Bildung von Granulozyten und führt zur Verbesserung von deren Funktion im Blut. Es ist wirksam bei (seltenen) angeborenen Neutropenien, für die bisher keine Therapie existierte. Filgrastim verkürzt die Dauer von erworbenen Neutropenien, z. B. bei myelosuppressiver Chemotherapie, und vermindert dadurch die Häufigkeit neutropenischer Komplikationen. Eine Verlängerung der Lebenszeit in Kombination mit Zytostatika ist bei malignen Tumoren nicht gesichert.

Filgrastim wird subkutan verabreicht.

Unerwünschte Wirkungen sind häufig Knochen- und Muskelschmerzen und Dysurie, gelegentlich transienter Blutdruckabfall, Leberfunktionsstörungen, Erhöhung von eosinophilen Granulozyten und Monozyten und Anämie. In seltenen Fällen werden allergische Reaktionen, vereinzelt Vaskulitiden beobachtet.

Lenograstim

Lenograstim (aus Zellinien gewonnener rhu G-CSF) hat gleiche Wirkungen wie Filgrastim.

Molgramostim

Molgramostim (r hu GM-CSF, rekombinanter humaner GM-CSF) erhöht die Bildung von Monozyten und allen Granulozyten (Abb. 15.**3**). Es reduziert das Infektionsrisiko bei myelosuppressiver Chemotherapie, vor allem durch Verringerung der Neutropenie. Bisher wurde eine Verlängerung der Lebenszeit bei malignen Tumoren in Kombination mit Zytostatika nicht gesichert.

Bei Patienten mit myeloblastischen Syndromen erhöht Molgramostim die Zahl peripherer Leukozyten, insbesondere von Granulozyten; als Folge nimmt die Infekthäufigkeit ab. Diese Therapie ersetzt bei diesen Präleukämien, die auf einem Differenzierungs- und Proliferationsblock der pluripotenten Stromazellen beruhen, die notwendigen symptomatischen Bluttransfusionen.

Bei Knochenmarktransplantationen beschleunigt Molgramostim deutlich das Anwachsen des Knochenmarks. Dadurch wird die gefährliche Phase der Zytopenie verkürzt.

Eine interessante Möglichkeit stellt der Versuch dar, bei akuten Leukämien durch Molgramostim leukämische Vorläuferzellen zu stimulieren und sie dadurch in eine gegenüber Zytostatika sensitive Phase zu bringen.

Molgramostim wird subkutan verabreicht.

Unerwünschte Wirkungen wie Fieber, Übelkeit, Erbrechen, Anorexie, Müdigkeit, Knochenschmerzen, Hautjucken, periphere Ödeme, Parästhesien und Myalgien, selten allergische Reaktionen mit Schocksymptomatik.

Tabelle 15.**6** Indikationen für Zytokine zur Rekonstitution eines kompromittierten Immunsystems (physiologische Wirkungen)

Zytokin	Zielzellen	Indikation
Erythropoetin	erythrozytäre Vorläuferzellen	Anämie
Thrombopoetin	megakaryozytäre Vorläuferzellen	Thrombozytopenie
G-CSF	myeloische Vorläuferzellen	Granulozytopenie
M-CSF	monozytäre Vorläuferzellen	Mangel an Monozyten/Makrophagen
GM-CSF	myelomonozytäre Vorläuferzellen	Leukozytopenie
Multi-CSF (IL-3)	myelomonozytäre Vorläuferzellen	Leukozytopenie
IL-2	lymphozytäre Vorläuferzellen	Lymphozytopenie
IL-7	lymphozytäre Vorläuferzellen	Lymphozytopenie
IL-1	hämatopoetische Stammzellen (?)	Stammzelldefizienz (nach Bestrahlung)
IL-6	hämatopoetische Stammzellen (?)	Stammzelldefizienz (nach Bestrahlung)

Interleukin-3

IL-3 wird bei ähnlichen Indikationen wie GM-CSF zur Zeit in klinischen Studien geprüft. Es scheint ähnlich wirksam zu sein.

Interferone

Aufbauend auf der Beobachtung, daß höhere Lebewesen nicht gleichzeitig an mehreren Virusinfektionen erkranken, beschrieben 1957 Isaacs und Lindenmann erstmals, daß Kulturüberstände aus virusinfizierten Zellen andere Zellen vor der Infektion mit untereinander nicht verwandten Viren schützen. Sie nannten den vermutlichen Hemmstoff aufgrund dieser Wirkung Interferon; später konnte gezeigt werden, daß es sich dabei um ein (Glyko-)Protein handelte. Erst viel später konnte Interferon (IFN) gereinigt werden. Dabei stellte man fest, daß sich unter diesem Begriff eine Familie von Proteinen verbarg, die dadurch definiert ist, daß alle dazugehörigen Proteine antivirale Eigenschaften haben. Es stellte sich heraus, daß IFN zusätzliche biologische Eigenschaften haben; sie wirken antiproliferativ, sind Mediatoren des Immunsystems und an Differenzierungsprozessen beteiligt. Viele der Wirkungen, wie auch die ganze Vielfalt der IFN wurden erst sicher, als die Proteine molekular kloniert waren und damit auch die Gene identifiziert und charakterisiert werden konnten. Heute kennt man 3 Klassen menschlicher IFN, IFN-α, IFN-β und IFN-γ, die sich voneinander strukturell in ihrer Antigenität und funktionell unterscheiden (Tab. 15.7).

Es gibt 15 verschiedene IFN-α, deren Aminosäuresequenz zu mehr als 80% homolog ist. Die meisten natürlich vorkommenden IFN-α sind nicht glykosyliert. Im Gegensatz dazu gibt es nur ein IFN-β, das glykosyliert ist.

Auch von IFN-γ existiert nur ein einziges Gen. Es weist nur eine sehr geringe Homologie mit den IFN-α oder IFN-β auf; zudem ist seine Genstruktur mit mehreren Introns von der der beiden anderen Interferonklassen vollkommen verschieden. Natürliches IFN-γ ist hoch und variabel glykosyliert, wodurch Aktivitäten bei mehreren Molekulargewichten isoliert werden. Da alle in Bakterien produzierten rekombinanten IFN die volle biologische Aktivität aufweisen, ist hierfür die Glykosylierung nicht erforderlich.

IFN-α und IFN-β können von vielen Zellen gebildet werden. Die wichtigsten Produzentenzellen für IFN-α sind mononukleäre Phagozyten, für IFN-β Fibroblasten. Im Gegensatz hierzu wird IFN-γ ausschließlich von T-Lymphozyten gebildet. Alle IFN werden nur nach Stimulation gebildet und sezerniert. Für IFN-α und IFN-β sind dies neben Viren vor allem bakterielle Oberflächenbestandteile (z. B. Lipopolysaccharid) oder Polyanionen. Die Synthese von IFN-γ wird bei der Aktivierung von T-Lymphozyten induziert (S. 38). Nach den Immunglobulinen waren die IFN die ersten Mediatoren des Immunsystems, die in ausreichenden Mengen in reiner Form für klinische Anwendungen hergestellt werden konnten. Die aus Zellkulturen gewonnenen natürlichen IFN-Gemische von IFN-α aus Kulturen von menschlichen Blutleukozyten oder bestimmten Leukämiezellen, IFN-β aus menschlichen Fibroblastomkulturen – ergaben bisher

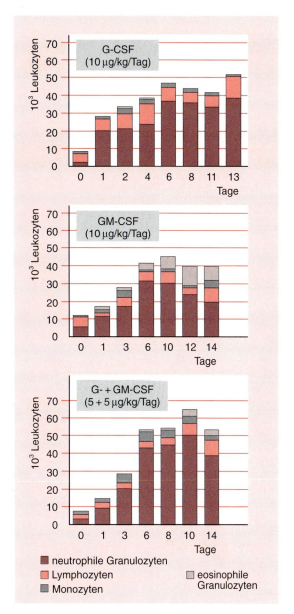

Abb. 15.**3** Wirkung von G-CSF (Filgrastim) und GM-CSF (Molgramostim) auf Leukozyten im Blut von Primaten (mit freundlicher Genehmigung von K. Welte, Hannover).

vergleichbare Ergebnisse mit gentechnologisch gewonnenen rekombinanten IFN.

Klinisch gesicherte Indikationen für IFN-α sind schwere Viruserkrankungen, vor allem chronisch-aktive Hepatitis B und C, für IFN-β Virusenzephalitis, generalisierter Herpes zoster sowie schubförmige remittierende multiple Sklerose. IFN-α und IFN-β sind auch bei einigen virusinduzierten menschlichen Tumoren wirksam, so der laryngealen Papillomatose und – allerdings nur in der Minderheit der Fälle – bei Warzen und Kondylomen.

Wegen der schon frühzeitig beobachteten Antitumorwirkung wurden auf IFN große Hoffnungen in der Therapie maligner Tumore gesetzt. An der Hemmung

Tabelle 15.7 Interferone und Tumornekrosefaktoren

Zytokin	Molekulargewicht (kDa)	Wichtigste produzierende Zellen	Hauptfunktionen
IFN-α (15 Proteine)	19–26	Monozyten	Induktion antiviraler Aktivität / Hemmung des Wachstums von Tumorzellen
IFN-β	23	Fibroblasten	Aktivierung von Körperzellen
IFN-γ	17–25	T-Lymphozyten	Induktion antiviraler Aktivität / Aktivierung von Makrophagen / Immunregulation / Hemmung humoraler Immunreaktionen
TNF-α	17	Monozyten, viele andere Zellen	Aktivierung vieler Körperzellen / Apoptose von Tumorzellen
TNF-β	17	T-Lymphozyten	Kachexie, Schock

des Tumorwachstums sind mehrere Mechanismen beteiligt: die direkte Hemmung des Tumorwachstums, die Veränderung von Zelloberflächen mit der verstärkten Expression von Histokompatibilitätsantigenen und die Aktivierung von Effektorzellen, die gegen Tumoren wirksam sind. Obwohl noch keine endgültige Beurteilung möglich ist, sind heute nur wenige Indikationen aufgrund ausreichender klinischer Studien gesichert.

IFN-α stellen die Therapie der ersten Wahl bei der Haarzellenleukämie und möglicherweise bei der chronischen myeloischen Leukämie dar. In mehreren klinischen Studien wurde eine zytostatische Wirksamkeit bei den folgenden Erkrankungen beobachtet: niedrig malignes Non-Hodgkin-Lymphom, kutane T-Zell-Lymphome, Plasmozytom, Karzinoid, Kaposi-Sarkom bei AIDS, malignes Melanom, Hypernephrom, Blasenkarzinome. Bei vielen Karzinomen erwies sich IFN-α als unwirksam. Eine Wirkung von IFN-β und IFN-γ bei menschlichen malignen Tumorerkrankungen ist bisher nicht gesichert. Von allen IFN besitzt IFN-γ die ausgeprägtesten immunmodulatorischen Eigenschaften. Darin könnte die zunächst überraschende Wirksamkeit bei einigen Patienten mit rheumatoider Arthritis eine Erklärung finden.

Bei allen IFN tritt als unerwünschte Wirkung ein grippeartiges Syndrom mit Fieber, Schüttelfrost, Müdigkeit und Anorexie auf. Wichtige Nebenwirkungen sind Leukozytopenie und Thrombozytopenie und (bei IFN-β) Hepatotoxizität. Bei Langzeitverabreichung treten in bis zu 25% der Fälle Antikörper auf, die allerdings nur bei einem geringen Teil blockierend sind.

Interleukine

(Tab. 15.8)

Wirkung und Indikation

Jede Immunantwort erfordert das Zusammenwirken mehrerer Zellen des Immunsystems. Die zellulären Interaktionen erfolgen durch Botenmoleküle, die als Interleukine (IL) definiert wurden (leider wurde der Begriff erst geprägt, als einige Mediatoren schon andere Namen hatten, die diese Definition erfüllen, z. B. IFN-γ). Viele IL wirken darüber hinaus wie Hormone auf andere Zellen (Kap. „Zytokine"). Es ist daher naheliegend, diese IL zur Substitution bei Immundefekten einzusetzen oder in pharmakologischen Konzentrationen, um auch bei einem normalen Immunsystem mögliche Abwehrleistungen gegen Tumoren zu steigern. Alle gut definierten IL sind molekular kloniert und können daher mit Hilfe gentechnologischer Methoden in ausreichenden Mengen für die therapeutische Anwendung hergestellt werden.

Interleukin-2

Bei der Aktivierung von T-Lymphozyten spielt das Lymphokin IL-2 eine zentrale Rolle, das von Helfer-T-Lymphozyten (T_H1) gebildet wird. Es ist verantwortlich für die Expansion antigenreaktiver T-Lymphozyten; zudem verstärkt es die Synthese anderer Lymphokine wie IFN-γ. IL-2 aktiviert NK-Zellen und fördert die Differenzierung von mononukleären Phagozyten.

IL-2 kann aus Kulturen menschlicher Blutlymphozyten gewonnen werden; das natürliche Molekül ist glykosyliert. In klinischen Studien wird vorwiegend gentechnologisch gewonnenes IL-2, das aus 133 Aminosäuren besteht und die gleiche Wirkung wie das natürliche Lymphokin besitzt, eingesetzt.

IL-2 muß parenteral eingesetzt werden. Die Plasmahalbwertszeiten liegen unter 10 Minuten. Um längerfristig erhöhte Plasmaspiegel zu erreichen, wird IL-2 aufgrund pharmakokinetischer Studien in Tiermodellen und am Menschen häufig in multiplen subkutanen Injektionen gegeben. Unerwünschte Wirkungen sind vor allem Fieber, Kopfschmerz, Diarrhö, Übelkeit und Erbrechen, allergische Hautreaktionen und Müdigkeit. Ähnliche Nebenwirkungen werden auch bei anderen Zytokinen beobachtet, so bei Gabe von IFN. Es ist daher möglich, daß sie nicht direkt durch IL-2, sondern durch die

Tabelle 15.8 Interleukine

Zytokin	Molekulargewicht (kDa)	Wichtigste produzierende Zellen	Hauptfunktionen
IL-1α	17	Monozyten, viele andere Zellen	Aktivierung von T-Lymphozyten und vielen Körperzellen
IL1-β	17		
IL-2	15	T-Lymphozyten	Aktivierung und Proliferation von T-Lymphozyten, Promonozyten, NK-Zellen
IL-3	14–28	T-Lymphozyten	Differenzierung und Vermehrung früher myeloischer Vorläuferzellen
IL-4	15–20	T-Lymphozyten	Aktivierung und Proliferation von B- und T-Lymphozyten, Hemmung zellulärer Immunreaktionen
IL-5	45–60	T-Lymphozyten	Proliferation von B-Lymphozyten, Ausreifung eosinophiler Granulozyten, Hemmung der Aktivierung von Makrophagen
IL-6	26	T-Lymphozyten, viele andere Zellen	Aktivierung von B- und T-Lymphozyten und vielen Körperzellen (z. B. Hepatozyten)
IL-7	25	Stromazellen	Reifung von T- und B-Lymphozyten
IL-8	10	Monozyten	Chemotaxis und Aktivierung von Granulozyten, Chemotaxis für Lymphozyten
IL-9	37–40	T-Lymphozyten	Vermehrung von Mastzellen, Megakaryozyten
IL-10	17–21	T-Lymphozyten	Vermehrung von Mastzellen, Hemmung zellulärer Immunreaktionen
IL-11	23	Stromazellen	Reifung von Lymphozyten, Wachstum myeloischer Vorläuferzellen
IL-12	p35/p40-Dimer	Monozyten	Aktivierung von T-Lymphozyten, NK-Zellen
IL-13	17	T-Lymphozyten	Aktivierung und Proliferation von B- und T-Lymphozyten, Hemmung zellulärer Immunreaktionen
IL-14	60	T-Lymphozyten	Aktivierung von B-Lymphozyten
IL-15	14–15	Epithelzellen	Aktivierung und Proliferation von T-Lymphozyten, Promonozyten, NK-Zellen

erhöhte endogene Ausschüttung anderer Faktoren verursacht sind.

Eine schwerwiegende, konzentrationsabhängig unerwünschte Wirkung, die nur bei IL-2 auftritt, ist eine generalisierte Erhöhung der Kapillarpermeabilität mit massiver Flüssigkeitseinlagerung (capillary leak syndrome), die die Therapie begrenzt. Um dennoch sehr hohe IL-2-Konzentrationen therapeutisch nutzen zu können, wurde das LAK-(Lymphokine-activated-killer-) Zell-Konzept in die Therapie eingeführt. Hierbei werden dem Patienten mononukleäre Zellen des Blutes entnommen, z. B. durch Leukapherese, und in vitro mit IL-2 inkubiert. Die aktivierten Zellen, die vorwiegend aus NK- oder zumindest NK-ähnlichen Zellen bestehen, werden dem Patienten zusammen mit tolerierten Mengen von IL-2 reinfundiert.

In Tieren mit T-Lymphozyten-Defekten konnten durch Gabe von IL-2 die Immunfunktionen zumindest partiell restituiert werden. Substitution mit IL-2 führte auch bei einigen primären Immundefekten des Menschen zur Verbesserung immunologischer Funktionen. Auch bei einigen Patienten mit AIDS wurden klinische und immunologische Verbesserungen beobachtet.

Die Behandlung mit IL-2 führte in klinischen Studien zur Remission einiger Tumoren. Die Antitumorwirkung war stärker, wenn gleichzeitig LAK-Zellen verabreicht wurden. Erfolge wurden jeweils nur bei einigen der behandelten Patienten beobachtet, ohne daß bisher eine Zuordnung zu bestimmten Tumoren möglich ist. Der Wert der Therapie mit IL-2, insbesondere auch die sehr aufwendige Kombination mit LAK-Zellen, muß daher in weiteren klinischen Studien geprüft werden. Gesichert ist bisher nur die Wirksamkeit bei Nierenkarzinomen.

Interleukin-1

IL-1 wird vorwiegend von mononukleären Phagozyten gebildet. Der funktionelle Begriff umfaßt zwei bisher molekular klonierte Proteine, IL-1α und IL-1β. Il-1 verstärkt an zentraler Stelle Immunreaktionen; dabei wird die Synthese von IL-2 und vieler anderer Lymphokine, z. B. IFN-γ oder CSF gesteigert. IL-1 ist ein zentraler Mediator von Entzündungsreaktionen mit Wirkung auf viele Zellen; dabei wird auch die Fähigkeit von Entzündungszellen verstärkt, Tumorzellen zu schädigen oder zu töten (Kap. „Entzündung"). *In vitro* hemmt IL-1 das Wachstum einiger Tumorzellen. Die Kombination dieser Eigenschaften legte nahe, dieses Zytokin therapeutisch bei Tumorerkrankungen zu nutzen.

Tierexperimentelle Untersuchungen zeigten auch *in vivo* antitumorale Effekte. Die Wirksamkeit von IL-1 bei verschiedenen malignen Tumoren wird in klinischen Studien geprüft.

Tumornekrosefaktor (TNF)

Seit Ende des letzten Jahrhunderts ist bekannt, daß Bakterien oder Bakterienprodukte gelegentlich zur Regression von Tumoren führen. Dies schien nicht auf einer direkten Wirkung zu beruhen, sondern darauf, daß körpereigene Abwehrleistungen aktiviert wurden. Im Jahre 1975 wurde aus dem Serum von Mäusen ein Protein isoliert, das bei bakteriellen Infektionen gebildet wurde und Tumoren absterben ließ. Es wurde deshalb Tumornekrosefaktor genannt.

TNF wird von mononukleären Phagozyten und mehreren anderen Zellen gebildet. Bei seiner Klonierung wurde eine weitgehende Sequenzhomologie und Ähnlichkeit der biologischen Aktivität mit dem von T-Lymphozyten gebildeten Lymphotoxin gefunden. Die beiden Moleküle werden heute als TNF-α und TNF-β bezeichnet (Tab. 15.7).

In vitro läßt gentechnologisch hergestelltes TNF einige Tumorzellen sterben. Andere werden in ihrem Wachstum gehemmt. Viele Tumorzellen werden durch TNF nicht beeinflußt. Die Empfindlichkeit gegenüber TNF kann durch Hemmung der Proteinsynthese in vielen Fällen gesteigert werden, was auf einen aktiven proteinbiosyntheseabhängigen Schutzmechanismus hinweist.

Wichtiger als direkte Antitumorwirkungen sind andere Eigenschaften von TNF. In den letzten Jahren stellte sich heraus, daß es neben IL-1 ein zentraler Mediator von Entzündungsreaktionen ist. TNF ist zentral am Endotoxinschock beteiligt, induziert Kachexie und hemmt die Proliferation hämatopoetischer Zellen (S. 58).

TNF wird wegen kurzer Plasmahalbwertszeiten als kontinuierliche Infusion oder als intratumorale Injektion verabreicht. Häufige unerwünschte Wirkungen sind neben Fieber und Schüttelfrost, die bei fast allen Patienten auftreten, ein Abfall der Plättchenzahl, Tachykardien, Blutdruckschwankungen, Übelkeit und Erbrechen und Schmerzen an der Tumorlokalisation. In einigen Fällen kommen Leuko- und schwere Thrombozytopenien, Flüssigkeitsretention und Störungen der Leber- und Nierenfunktion vor. Irreversible chronische Toxizitäten sind bisher nicht beobachtet.

In mehreren tierexperimentellen Studien konnte *In-vivo*-Wirkung von TNF nachgewiesen werden. Klinische Studien beim Menschen verliefen bisher eher enttäuschend; vereinzelt konnten bei systemischer Verabreichung Tumorregressionen induziert werden. Bei Injektion in den Tumor wurden ebenfalls Regressionen berichtet. Eine Indikation scheint sich bei Peritonealkarzinose mit Aszitesbildung abzuzeichnen, wo die lokale Gabe von TNF zum Verschwinden des Aszites führt, ohne allerdings die Gesamtprognose zu beeinflussen.

Wichtige Indikationen für Zytokine, an denen die Aktivierung körpereigener Zellen beteiligt ist, sind in Tab. 15.9 zusammengestellt.

Thymushormone

Die Reifung von lymphoiden Stammzellen zu funktionsfähigen T-Lymphozyten setzt ein intaktes Epithel des Thymus voraus (S. 35). Aus dem Thymus von Tieren, insbesondere Kälbern, und Menschen wurde eine große Zahl von Peptiden extrahiert, die biologische Aktivitäten im Immunsystem zeigen. Für die meisten ist inzwischen durch den Nachweis der Synthese spezifischer mRNA gezeigt, daß sie im Thymus selbst synthetisiert werden,

Tabelle 15.9 Indikationen für Zytokine zur Aktivierung normaler Zellen des Immunsystems (pharmakodynamische Wirkungen)

Zytokin	Zielzellen	Indikation
IL-1	Monozyten/Makrophagen, Tumorzellen	maligne Tumoren
IL-2	T-Lymphozyten, Monozyten, NK-Zellen	maligne Tumoren bakterielle und virale Infektionen (?)
IL-4	B-Lymphozyten	(parasitäre) Infektionen (?)
IL-5	B-Lymphozyten, eosinophile Granulozyten	parasitäre Infektionen (?)
IL-6	Monozyten/Makrophagen, Tumorzellen	maligne Tumoren
TNF-α, TNF-β	mononukleäre Phagozyten, Tumorzellen	maligne Tumoren
IFN-α	virusinfizierte Zellen, Monozyten/Makrophagen, Tumorzellen	maligne Tumoren
IFN-β	virusinfizierte Zellen	Virusinfektionen
IFN-γ	virusinfizierte Zellen, Monozyten/Makrophagen	? maligne Tumoren (?)

vorwiegend in den epithelialen Anteilen. Einige biologische aktive Peptide sind strukturell aufgeklärt und in reiner Form chemisch synthetisiert worden.

Thymosin-α_1 besteht aus 28 Aminosäuren (Molekulargewicht 3105 Da); es ist sowohl durch molekulare Klonierung als auch durch die chemische Synthese mit gleicher biologischer Aktivität wie das im Thymus vorkommende Peptid hergestellt worden. Thymosin-α_1 hat im Menschen dieselbe Primärstruktur wie im Kalb und in einigen anderen Tierspezies.

Thymopoetin (TP) besteht aus 2 Peptiden, die jeweils aus 49 Aminosäuren bestehen und sich in 2 Aminosäuren unterscheiden. Thymopoetin enthält eine Core-Sequenz von 5 Aminosäuren, die biologische Aktivität aufweist, nämlich Thymopentin.

Auch aus dem Serum wurden Faktoren aufgereinigt, die, wie sich nachfolgend herausstellte, in sehr hoher Aktivität im Thymus vorkommen und dort gebildet werden. Am bekanntesten ist ein Zink enthaltendes Nonapeptid, Thymulin.

Die wichtigste Wirkung von Thymushormonen, die zu der Definition der biologischen Wirksamkeit gehört, ist die Reaktivierung der Entwicklung von T-Lymphozyten aus dem Knochenmark. Dies führt in Mäusen, die kongenital eine Thymusaplasie aufweisen, zu einer (partiellen) Rekonstitution von T-Lymphozyten-Funktionen.

Mit einigen definierten Peptiden liegen Erfahrungen aus klinischen Studien vor. Bei Patienten mit primären Immundefekten, die auf Thymushypoplasien beruhen, wurden über viele Jahre klinische Erfolge erzielt, z. B. eine Abnahme der Infekthäufigkeit. Erste klinische Studien scheinen eine Wirksamkeit als adjuvante Therapie bei einigen Tumorerkrankungen, bei rekurrierenden viralen Infektionen (rekurrierende Herpes-simplex-Infektion) und chronisch entzündlichen Erkrankungen anzuzeigen. Abschließende Beurteilungen sind zur Zeit wegen der Fallzahl von Patienten oder der Dauer der Therapie schwierig.

Wie alle Peptidpharmaka müssen die Thymushormone parenteral verabreicht werden. Wegen der sehr kurzen Plasmahalbwertszeiten (wenige Minuten) scheint die Art der Verabreichung wichtig zu sein; erprobt werden als Beispiel Infusionen in bestimmten Zeitintervallen. Die akuten Nebenwirkungen sind gering; über Langzeittoxizität liegen keine ausreichenden Untersuchungen vor.

Bei einigen der gereinigten Einzelpeptide ergaben sich – wie bei Thymosin-α_1 – eine identische Aminosäuresequenz bei Peptiden des Menschen und homologen tierischen Peptiden oder Abweichungen in nur einer Aminosäure. Dies läßt – ähnlich wie bei Insulin aus Schweinen – eine Anwendung von aus Tieren gewonnenen Peptiden beim Menschen zu, wenn die Reinheit der Präparate gesichert ist. Leider werden undefinierte tierische Thymusextrakte mit unbekannter Reinheit und Zusammensetzung für ein großes Spektrum von Erkrankungen angepriesen. Da diese wegen des Gehalts an Fremdprotein und Peptiden zu schweren allergischen Komplikationen führen können, kann davor nicht eindringlich genug gewarnt werden.

Ausblick

Die Erfolge der Therapie maligner Tumoren mit Zytostatika näherten sich in den letzten Jahren trotz wichtiger Einzelfortschritte asymptotisch einer Grenze, die die zahlenmäßig wichtigsten soliden Tumoren weitgehend ausschließt. Es ist daher nicht verwunderlich, daß die Nutzung der Mediatoren des Immunsystems als „neue Dimension" der Steigerung körpereigener Abwehrleistungen mit hochgespannten Erwartungen in die Therapie eingeführt wurde. Gemessen an diesen Hoffnungen, sind die bisher erzielten Erfolge sicher enttäuschend. Dennoch sollte dabei nicht übersehen werden, daß sich dort, wo große klinische Studien durchgeführt wurden, klare Indikationen herausbildeten, so bei den Interferonen. Für alle anderen Mediatoren liegen klinische Studien diesen Umfanges noch nicht vor.

Klinische Studien sind für alle Mediatoren auch wichtig, um pharmakologische Kenngrößen zu erhalten, insbesondere auch über Nebenwirkungen. Allen körpereigenen Abwehrleistungen liegt ein Geflecht zellulärer Wechselwirkungen zugrunde. Es ist daher nicht so verwunderlich, daß die therapeutische Nutzung eines Mediators nur begrenzte Wirkungen zeigt. Deshalb ist zu erwarten, daß – ähnlich wie bei den Zytostatika – erst eine Kombination mehrerer Mediatoren einen entscheidenden Fortschritt in der Therapie maligner Tumoren erbringt. Um solche Kombinationsstudien durchführen zu können, müssen aber ausreichende Erfahrungen mit den Wirkungs- und Nebenwirkungsprofilen der Einzelsubstanzen vorliegen. Da es sich bei den klinisch eingesetzten Mediatoren um menschliche Proteine handelt, können diese (wegen ihrer Immunogenität in Tieren) nur in klinischen Studien an Patienten erworben werden.

Eine neuartige Behandlungsform ist die Gentherapie. Hierbei werden mit Hilfe (meist viraler) Vektoren Gene stabil in Zellen des Patienten transfiziert, die die Produktion gewünschter Proteine induzieren. In der ersten Anwendung beim Menschen wurde dadurch der Defekt des Enzyms Adenosindesaminase (der zu einer schweren kombinierten Immundefizienz führt) zumindest temporär ausgeglichen.

Mit Hilfe der Gentherapie erhofft man sich bei der Behandlung maligner Tumoren, Zytokine gezielt in sonst nicht zu erreichender, hoher Konzentration im Tumorgewebe selbst zu produzieren. Hierzu werden Leukozyten, Fibroblasten oder Tumorzellen des Patienten so mit Zytokin-Genen transfiziert, daß sie eine Überproduktion aufweisen, und dann in den Patienten zurückinfundiert. Erste klinische Versuche werden zur Zeit vor allem mit TNF und IL-2 durchgeführt.

■ Hemmung von Zytokinen

In den vorhergehenden Abschnitten wurden die Mediatoren des Immunsystems pharmakologisch unter dem Gesichtspunkt betrachtet, die Leistungen des Immunsystems zu verbessern. Alle Mediatoren, vor allem die Zytokine, sind zentrale pathogenetische Faktoren bei wichtigen Erkrankungen. Hierzu gehören vor allem Autoimmunerkrankungen, allergische und entzündliche Erkrankungen (Kap. „Autoimmunität", „Allergie", „Entzündung"). In allen diesen Fällen ist die gezielte Hemmung der Synthese oder Wirkung von Zytokinen von therapeutischem Nutzen.

Die Wirksamkeit vieler Zytokine wird physiologisch eng kontrolliert, um bei Abwehrleistungen des Immunsystems unverhältnismäßige Schäden zu vermeiden. Krankheiten können geradezu als Versagen einer adäquaten Regulation definiert werden. Die durch viele Zytokine – insbesondere IL-1 und TNF – induzierten Prostaglandine, die für viele Entzündungserscheinungen wie Schwellung, Schmerz oder Fieber verantwortlich sind, unterdrücken die Zytokinsynthese und begrenzen so eine entzündliche Reaktion. Auch die ubiquitär vorkommenden Mitglieder der TGF-β-Familie hemmen die Zytokinsynthese in Lymphozyten und Monozyten. Daß die von den T_H1-Zellen gebildeten Zytokine IL-2 und IFN-γ humorale Immunreaktionen unterdrücken und umgekehrt die T_H2-Zytokine IL-4, IL-10 und IL-13 sehr potent zelluläre Immunreaktionen und nachgeschaltete Immunreaktionen hemmen, wurde weiter oben schon beschrieben (Abb. 15.**2**). Viele Zellen des Immunsystems verfügen darüber hinaus über Mechanismen, die selektiv die Wirkung von Zytokinen verhindern. So synthetisieren Makrophagen nach Aktivierung initial IL-1; nach einiger Zeit bilden sie zunehmend einen kompletten IL-1-Rezeptor-Antagonisten. Von allen Zytokinrezeptoren – als Beispiel für IL-2 oder TNF – werden die extrazellulären Bindungsdomänen freigesetzt, die die Wirkung der entsprechenden Zytokine blockieren („lösliche Rezeptoren").

Alle genannten an der Regulation von Immunreaktionen beteiligten Proteine stehen nach molekularer Klonierung für die Anwendung als mögliche Pharmaka zur Verfügung. Die wichtigsten Möglichkeiten der Hemmung von Zytokinen sind in Tab. 15.**10** aufgeführt.

Tabelle 15.**10** Hemmung von Zytokinen

Hemmung der Synthese
Verminderung der Zahl zytokinproduzierender Zellen
– Zytostatika
– monoklonale Antikörper gegen Zellen
Inhibitorische Zytokine
Inhibitoren der Signaltransduktion
– Ciclosporin
– CSAID (cytokine-suppressive antiinflammatory drugs)
Regulatoren der Genexpression: Glucocorticoide
Hemmstoffe der Freisetzung: ICE-(IL-1-converting-enzyme-)Inhibitoren

Verminderung der Konzentration in wirksamer (freier) Form
monoklonale Antikörper gegen Zytokine
lösliche Zytokinrezeptoren

Rezeptorblockade
Monoklonale Antikörper gegen Zytokinrezeptoren
Zytokinantagonisten

Immunsuppressiva. Der wichtigste Mechanismus aller Immunsuppressiva besteht in der Hemmung der Synthese von Zytokinen wie IL-2, IL-4, Il-5 und IL-6, die notwendig zur klonalen Expansion von T- oder B-Lymphozyten sind. Sie werden im Abschnitt „Immunsuppression" beschrieben. Andere Stoffe, die auf andere Weise die Zytokinsynthese hemmen, wie z. B. Phosphodiesterasehemmer, befinden sich in klinischer Entwicklung.

Inhibitorische Zytokine. Die von T_H2-Lymphozyten gebildeten Zytokine hemmen die Differenzierung und Aktivierung von T_H1-Zellen. Zusätzlich wird sehr wirksam die Aktivierung von Makrophagen unterdrückt. Damit sind diese Zytokine geeignet, immunologisch ausgelöste Entzündungsreaktionen günstig zu beeinflussen. Ihr therapeutischer Wert bei chronisch entzündlichen Erkrankungen wie der rheumatoiden Arthritis wird daher in klinischen Studien geprüft.

Monoklonale Antikörper gegen Zytokine. Obwohl blockierende Antikörper gegen alle bekannten Zytokine hergestellt wurden, sind bisher vor allem monoklonale Antikörper gegen IL-1 und TNF untersucht worden.

IL-1 und TNF sind zentrale Mediatoren der schwersten akuten Entzündung, des septischen Schocks. Von einer Sepsis sind vor allem abwehrgeschwächte Patienten nach Polytrauma oder großen operativen Eingriffen betroffen. Von diesen sterben geschätzt etwa 250 000/Jahr allein in den USA an Kreislaufkollaps und Multiorganversagen.

In Tierversuchen, auch bei Primaten, konnte die prophylaktische Verabreichung von Anti-TNF-Antikörpern vor Gabe einer tödlichen Dosis von Bakterien den Tod im Schock verhindern. Erste klinische Versuche, den Verlauf des septischen Schocks zu beeinflussen, verliefen eher enttäuschend; ähnlich waren die Ergebnisse mit Anti-IL-1-Antikörpern.

Mäuse, die sich aus einer Stammzelle entwickelten, die mit dem TNF-Gen transfiziert waren und die lebenslang erhöhte Syntheseraten dieses Zytokins aufwiesen (TNF-transgene Tiere), entwickelten überraschend eine Erkrankung, die sehr große Ähnlichkeit mit der rheumatoiden Arthritis aufwies. Dies legte nahe, daß TNF möglicherweise ein hierarchisch dominantes Zytokin bei dieser Erkrankung darstellt. Erste klinische Versuche mit der Verabreichung einer hohen Dosis von monoklonalen Antikörpern gegen TNF ergaben eine Besserung der Beschwerden, in Einzelfällen langfristige Remissionen. Der Nutzen der – sehr teuren – Therapie muß in klinischen Studien geklärt werden.

Lösliche Zytokinrezeptoren. In Tierversuchen erwiesen sich lösliche Rezeptoren für IL-1 oder TNF als wirksam bei einer Reihe chronisch entzündlicher Erkrankungen der Lunge, des Bewegungsapparates und des Darms. Sie werden daher in klinischen Studien geprüft.

Monoklonale Antikörper gegen Zytokinrezeptoren. In Tierversuchen waren monoklonale Antikörper gegen den IL-2-Rezptor wirksam bei der Verhinderung der Transplantatabstoßung und bei Autoimmunerkrankungen. Die Kombination mit Ciclosporin, die die IL-2-Synthese hemmt, ergab synergistische Wirkungen.

Zytokinantagonisten. Der natürlich vorkommende IL-1-Rezeptor-Antagonist befindet sich bei septischem Schock und einigen chronisch entzündlichen Erkrankungen in klinischer Prüfung. Die bisherigen Ergebnisse sind eher enttäuschend.

Ausblick. Die Hemmung der Zytokinsynthese durch Glucocorticoide und Ciclosporin stellt die bisher wirksamste antientzündliche, antiallergische und immunsuppressive Therapie dar. Dies gab Anlaß zu der Hoffnung, daß eine selektive Hemmung von Zytokinen – durch Antikörper, lösliche Rezeptoren oder Rezeptorantagonisten ein wirksames Vorgehen mit geringen unerwünschten Wirkungen sein könnte. Obwohl potente Hemmstoffe zur Verfügung stehen, wurde diese Hoffnung bisher weitgehend verfehlt.

Dies hat viele Gründe. Viele Substanzen haben ungünstige pharmakokinetische Eigenschaften, wie z. B. die kurze Plasmahalbwertszeit von löslichen Rezeptoren. Diese können in Zukunft durch z. B. Herstellung von Hybridmolekülen mit Teilen von Immunglobulinen verändert werden. Bei vielen Erkrankungen sind mehrere Zytokine beteiligt – IL-1 und TNF haben oft ähnliche, redundante Wirkungen. Die selektive Hemmung nur eines Zytokins kann dann nur wenig erfolgreich sein; ähnlich wie bei der Kombination von Zytokinen bei der Therapie von Tumoren könnte die Hemmung mehrerer Zytokine einen therapeutischen Fortschritt bringen. Beim septischen Schock scheint die – prophylaktisch im Tierversuch so erfolgreiche – Therapie in der klinischen Situation zu spät zu kommen. Hier könnten frühe prognostische Parameter hilfreich sein.

Weitere selektive Möglichkeiten werden *in vitro* entdeckt, die therapeutisches Potential besitzen: so die Hemmung der Freisetzung von Zytokinen aus Zellen, z. B. durch Hemmung eines proteolytischen Enzyms („converting enzymes"), das zirkulierendes IL-1 (oder TNF) aus seiner zellulären Vorstufe freisetzt.

Weiter in die Zukunft reichen Ansätze, durch Anti-sense-RNA oder Ribozyme die Synthese bestimmter Zytokine zu unterdrücken.

■ Immunstimulanzien

Überblick über die Substanzen

Die Zahl der Substanzen der Gemische ist fast unübersehbar groß, von denen *in vitro* eine Wirkung auf Teilschritte von Immunreaktionen beschrieben wurde. Zu einem großen Teil handelt es sich um wenig definierte Wirkstoffgemische, zum Beispiel Extrakte aus Pflanzen, Bakterien oder tierischen Geweben. In Tab. 15.**4** sind einige Substanzen zusammengestellt, die strukturell definiert sind und von denen eine immunpharmakologische Wirkung in Tierversuchen oder klinischen Studien nachgewiesen ist.

Natürliche kleinmolekulare Immunmodulatoren

Zusammensetzung und Wirkungsweise

Beobachtungen, daß Bakterien oder Bakterienprodukte Infektionen oder Neoplasien beeinflussen können, gehen bis auf die Anfänge der Immunologie zurück. Eine sehr wichtige Folgerung war die Verwendung von bakteriellen Komponenten als Adjuvanzien in Impfstoffen. Aufgrund der strukturellen Analyse der eigentlichen Wirksubstanzen solcher Bakterienkomponenten wurden die ersten definierten kleinmolekularen natürlichen Immunmodulatoren gewonnen. Alle natürlichen Immunmodulatoren aktivieren mononukleäre Phagozyten; dies läßt sich auch *in vivo* nachweisen. Dabei wird die Phagozytose, die Generation von reaktiven Sauerstoffspezies und die Bildung von IL-1, TNF und anderen Monokinen (?) stimuliert.

Muramyldipeptid (MDP)

MDP (N-[Acetamylmuramyl]-L-alanyl-D-α-glutamin) stellt die minimale Wirkstruktur der Zellwand von Mycobacterium tuberculosis dar. Es wird heute chemisch synthetisiert und vielfach derivatisiert; eine wichtige Veränderung scheint die Kopplung mit Lipiden zu sein, die zu einer Wirkungsverstärkung führt (z. B. MDP-Phosphatidyläthanolamin, MDP-PE). In Tierversuchen erhöhte MDP die Resistenz gegenüber bakteriellen und viralen Infektionen, und es führte zur Verminderung von Tumormetastasen. MDP-Derivate werden zur Zeit in klinischen Studien auf ihre Wirksamkeit gegen Tumoren und als Schutz vor Infektionen geprüft.

Bestatin

Bestatin (S-[R*, S*]-N-[3-Amino-2-hydroxyl-1-oxo-4-phenylbutyl]-L-leucin) ist ein Dipeptid aus Streptomyces olivoreticuli mit antibiotischer Wirkung. In Tierversuchen wurde Aktivität gegen Metastasen nachgewiesen. Sein therapeutischer Nutzen wird in klinischen Studien geprüft.

Tuftsin

Tuftsin ist ein natürlich vorkommendes Tetrapeptid, das ein Abbauprodukt der konstanten Region der schweren Kette von IgG darstellt (Aminosäuren 289–292). Tuftsin ist in Tieren bei verschiedenen Tumoren wirksam und wird klinisch bei verschiedenen fortgeschrittenen malignen Erkrankungen geprüft.

Synthetische Immunmodulatoren

Levamisol

Levamisol ([s-]2, 3, 5, 6-Tetrahydro-6-phenylimidazolo[2, 1-6]thiazol) wurde ursprünglich als Antihelminthikum in der Humanmedizin angewandt. Die Substanz aktiviert *in vitro* Makrophagen und fördert die Aktivierung von T-Lymphozyten, insbesondere bei suboptimalem Antigenstimulus. In Tiermodellen besitzt es ähnliche

Aktivitäten wie Thymushormone; hier fördert es die Reifung von T-Lymphozyten. Über die klinische Wirksamkeit von Levamisol bei Immundefizienzen, Herpesinfektionen, rheumatoider Arthritis und verschiedenen Kollagenosen wurde in klinischen Studien berichtet. Eine kontrollierte Studie mit großen Patientenzahlen zeigte, daß die Kombination von 5-Fluorouracil mit Levamisol eine signifikante Lebensverlängerung von Patienten mit Kolonkarzinom im Stadium C bewirkte. Dies stellte den ersten sicheren Nachweis einer wirksamen adjuvanten Therapie von Tumoren mit Immunstimulanzien dar.

Bei höheren Dosierungen von Levamisol traten (Autoimmun[?]-) Leukozytopenien und Agranulozyten auf, die seine Verwendung einschränken.

Isoprinosin

Isoprinosin (Molekülkomplex aus Inosin und 1-[Dimethyl-amino]-2-propanol-4-[acetylamino]benzoat; Synonym Inosin Pranobex) wurde zunächst als antiviral wirksame Substanz entwickelt. Wie alle Immunmodulatoren aktiviert es *in vitro* Makrophagen. Zudem fördert es die Aktivierung von T-Lymphozyten (ähnlich wie Levamisol besonders bei suboptimaler Stimulation) und besitzt in Tiermodellen thymushormonähnliche Wirkungen, wodurch es die Reifung von T-Lymphozyten verstärkt. In klinischen Studien erwies sich Isoprinosin schwach wirksam bei Viruserkrankungen. Es ist unwirksam bei malignen Tumorerkrankungen; in einzelnen klinischen Studien wurde über eine Verbesserung immunologischer Parameter berichtet.

Alkyllipide

Es handelt sich hier um eine Gruppe von synthetisch hergestellten Analoga zu dem natürlich vorkommenden Phospholipid Lysophosphatidylcholin. Die verwandten Alkyllipide lysieren in vitro mit hoher Potenz Tumorzellen; zudem aktivieren sie Makrophagen. Einige Alkyllipide waren in Tierversuchen gegen maligne Tumoren wirksam. Ihre Wirksamkeit gegen Tumoren des Menschen wird in klinischen Studien geprüft.

Ausblick

Immunstimulanzien sind Stoffe oder Stoffgemische, bei denen zunächst in vitro eine Wirksamkeit bei Modellreaktionen gefunden wurde. Sie bestehen aus Bestandteilen von Pflanzen, Mikroben, tierischem Gewebe oder synthetischen Stoffen, die oft ursprünglich mit anderen Zielen entwickelt wurden. Häufig wird aus In-vitro-Befunden allein auf eine Wirkung bei bestimmten Erkrankungen geschlossen. Dies hat zu einer großen Zunahme von Arzneimitteln mit behaupteter immunstimulierender Wirkung geführt, die sehr oft aus Pflanzenextrakten bestehen. Man kann davon ausgehen, daß mindestens die Hälfte aller Patienten mit malignen Tumoren solche Mittel einnehmen. Zunehmend wird für insbesondere pflanzliche „Immunmodulatoren" das Argument einer „sanften" Medizin vernehmbar; sie seien wirksam, ohne unerwünschte Nebenwirkungen hervorzurufen.

Dies ist eine gefährliche Argumentation. Aus Beobachtungen im Reagenzglas kann nicht auf eine klinische Wirksamkeit geschlossen werden. Zum anderen gehen mit einer klinischen Wirksamkeit immer auch unerwünschte Wirkungen einher. Zwei Beispiele mögen dies erhellen:

Viele Wirkungen von mikrobiellen oder pflanzlichen Immunmodulatoren wurden *in vitro* an mononukleären Phagozyten beobachtet. Die Funktion gerade dieser Zellen kann schon durch geringe Veränderungen des Gewebekulturmilieus beeinflußt werden, die *in vivo* gar nicht auftreten. In Pflanzen, z. B. Echinazeen, sind Stoffe, z. B. Polysaccharide, enthalten, mit denen sich *in vitro* zweifelsfrei Lymphozyten stimulieren lassen. Oft werden allerdings bei der Übertragung auf eine daraus abgeleitete *In-vivo*-Aktivität die einfachsten Regeln von Dosis-Wirkung-Beziehungen außer acht gelassen. Eine nach den Angaben aus einem Werbeheft durchgeführte Berechnung ergab eine mittlere Einzeldosis von mehr als 100000 Tabletten!

Bei *in vivo* wirksamen Immunmodulatoren steht auf der anderen Seite keinesfalls fest, daß sie keine schwerwiegenden Nebenwirkungen besitzen. Das Verschieben des Gleichgewichts zwischen Hilfe und Suppression kann die Selbsttoleranz durchbrechen; die Folge sind Autoimmunprozesse. Daß dies in Zusammenhang mit der Gabe von Immunmodulatoren stehen kann, zeigen die Beispiele Levamisol und Aristolochiasäure.

Aus Gründen der Sicherheit für Patienten müssen daher bei Immunmodulatoren dieselben Grundsätze befolgt werden, die auch bei der Entwicklung anderer Pharmaka gelten. In-vitro-Versuche können neue Wirkprinzipien und Wirkmechanismen aufdecken. Bei Substanzgemischen (Extrakten) muß die Wirksubstanz rein dargestellt werden. Diese Reinsubstanz muß dann in geeigneten Tierversuchen auf ihre Wirksamkeit und auf mögliche Nebenwirkungen geprüft werden. Erst dann können klinische Studien darüber entscheiden, ob eine therapeutische Wirksamkeit bei vertretbaren Nebenwirkungen besteht.

Immunologische Therapielenkung

Ziel und Prinzip

Die Chemotherapie maligner Tumoren verfolgt das Ziel, proliferierende Tumorzellen möglichst selektiv zytotoxisch zu schädigen. Dabei werden alle normalen proliferierenden Zellen in Mitleidenschaft gezogen, und hierdurch wird die Therapie begrenzt. Die hohe Spezifität von Antikörpern hat daher schon lange die Hoffnung genährt, diese als Schlepper einzusetzen und so wirksame Konzentrationen von Zytostatika am Wirkort zu erreichen, ohne den Gesamtorganismus zu schädigen. Diese Hoffnung beruhte auf zwei wichtigen Voraussetzungen: Erstens müssen Tumorzellen Antigene tragen, die sie von anderen Körperzellen unterscheiden, und zweitens müssen dagegen spezifische Antikörper in Mengen hergestellt werden können, die eine Therapie ermöglichen.

Tumorassoziierte Antigene

Tumoren können sich in ihrer Antigenität auf verschiedene Weise von Körperzellen unterscheiden. So könnten sie Antigene exprimieren, die auf Normalzellen überhaupt nicht vorkommen, auch nicht in undifferenzierten Zellen (tumorspezifische Antigene). Wenn es solche im strengen Sinn überhaupt gibt, sind sie sicher sehr selten. Man hat daher den Begriff tumorassoziierte Antigene eingeführt. Hierzu gehören solche, die physiologisch nur in undifferenzierten, nicht mehr aber in ausdifferenzierten Zellen vorkommen, sog. onkofetale Antigene. Andere kommen in Normalzellen in geringer Menge vor, sind aber in einigen Tumorzellen in sehr viel größeren Mengen vorhanden. Ein Beispiel sind Rezeptoren für Wachstumsfaktoren (z. B. epidermal growth factor, EGF). Eine systematische Besprechung würde hier den Rahmen sprengen; es sei auf Kap. 11 verwiesen. Wichtig für die immunologische Therapielenkung ist nur, daß Tumorzellen tumorassoziierte Antigene tragen, die sie so von Normalzellen unterscheiden, daß eine ausreichende Selektivität möglich ist.

Monoklonale Antikörper

Durch die bahnbrechenden Experimente von Köhler und Milstein wurde es möglich, Antikörper jeder beliebigen Spezifität rein und in ausreichender Menge herzustellen. In diesen Experimenten wurden zum ersten Mal antikörperproduzierende B-Lymphozyten mit Myelomzellen fusioniert und so immortalisiert. Alle Nachkömmlinge der Fusion zwischen einem reifen B-Lymphozyt und einer Myelomzelle können nur Antikörper einer einzigen Spezifität bilden und sezernieren (s. „Klonale Selektionstheorie", S. 15). Da es möglich ist, die Hybridome aus einer einzigen Zelle zu vermehren, weil alle Tochterzellen sich von einem reifen B-Lymphozyten ableiten, können so monoklonale Antikörper gewonnen werden.

Monoklonale Antikörper (mAK) sind seither gegen alle erdenklichen Antigene hergestellt worden und haben eine große Bedeutung in der diagnostischen Medizin erlangt. Die meisten mAK sind murinen Ursprungs. Es ist auch heute noch nicht gelungen, mit gleichem Erfolg humane mAK herzustellen.

Für die Therapie bedeutet dies eine schwerwiegende Einschränkung, da die murinen mAK Fremdeiweiß darstellen, gegen das Antikörper gebildet werden (HAMA, Human-Antimaus-Antikörper), die dessen Aktivität blockieren. Daher werden zur Zeit große Anstrengungen unternommen, den Erfolg der Herstellung menschlicher Antikörper zu verbessern.

Eine Lösung ergibt auch die „Humanisierung" muriner Antikörper. Hier werden die antigenspezifischen Fab-Abschnitte der murinen Antikörper mit Fc-Abschnitten der schweren Kette menschlichen Immunglobulins verknüpft. Dies geschieht heute vorwiegend mit Hilfe gentechnologischer Methoden. Diese erlauben es auch, nur die für die Antigenerkennung wichtigen Anteile der Fab-Fragmente in humane Antikörper einzubauen (complementarity-determining regions [CDR] grafting). Da die Antigenität von Immunglobulinen vorwiegend in den Fc-Anteilen lokalisiert ist, sind solche Hybridmoleküle wenig antigen.

Zur Behandlung maligner Erkrankungen können zwei Formen von mAK wertvoll sein: native Antikörper und solche, mit denen Effektormoleküle konjugiert sind (Immunkonjugate). Sie können beide direkt antitumoral wirken, wenn sie z. B. für das Wachstum von Tumorzellen wichtige Rezeptoren blockieren. Native Antikörpermoleküle können ihre Zielzellen durch Bindung von Komplement und durch Aktivierung von Effektorzellen (Makrophagen, NK-Zellen) zerstören. Immunkonjugate schädigen die antigentragenden Zellen durch die spezifischen Wirkmechanismen der konjugierten Substanzen.

Mehrere mAK wurden beschrieben, die eine große Selektivität gegen jeweils einen Tumor aufwiesen. Einige, z. B. gerichtet gegen das Gangliosid G_{D3} (Melanom) oder gegen den Rezeptor für den epidermalen Wachstumsfaktor (EGF) (Mammakarzinom), hemmten *in vitro* das Wachstum der entsprechenden Tumorzellen. In Gegenwart zellulärer Effektorzellen oder Komplement wurden zudem die Tumorzellen zerstört. In klinischen Studien konnten mit solchen nativen Antikörpern Tumorregressionen erzielt werden. Am besten dokumentiert ist die Wirksamkeit für den mAK gegen das Antigen 17-1A, der als erster mAK zur adjuvanten Therapie des kolorektalen Karzinoms zugelassen wurde.

Für die klinische Wirksamkeit scheint die Aktivierung zellulärer Mechanismen wichtig zu sein. Effektorzellen wie Granulozyten oder Makrophagen können durch Gabe von GM-CSF (= Molgramostim) vermehrt werden. Die Kombination von nativen Antikörpern mit GM-CSF wird in klinischen Studien geprüft.

Effektorzellen können auch durch sog. bispezifische Antikörper zum Tumor rekrutiert werden. Dabei werden chemisch oder gentechnologisch zwei schwere und leichte Ketten mit je einer Spezifität zu einem vollständigen Antikörpermolekül verbunden. Ein „Arm" des Antikörpermoleküls ist gegen ein tumorassoziiertes Antigen gerichtet, der zweite „Arm" gegen eine Determinante einer Effektorzelle, z. B. CD3. Bispezifische Antikörper werden ebenfalls in klinischen Studien geprüft.

Immunkonjugate

Radioimmunkonjugate

Monoklonale Antikörper gegen tumorassoziierte Antigene können mit verschiedenen Radioisotopen gekoppelt werden. Verschiedene Radiokonjugate (z. B. ^{3}H, ^{125}I, ^{131}I, ^{90}Y) sind *in vitro* für Tumorzellen zytotoxisch; vorausgesetzt, es gelingt eine ausreichend große Markierung. Erste therapeutische Effekte wurden mit ^{131}I-gekoppelten mAK erzielt. Da ^{131}I ein β- und γ-Strahler ist, der in großen Mengen eingesetzt wird (300 mCi = 11 GBq), müssen die Patienten in geeigneter Weise hospitalisiert werden. Diese Probleme traten bei ^{90}Y nicht auf, das nur β-Strahlen emittiert. ^{90}Y-markierte mAK werden zur Zeit bei mehreren Tumoren klinisch geprüft.

Eine Wirksamkeit scheint sich insbesondere bei Tumoren des Abdomens (Leber, Gastrointestinaltrakt, Ovar) abzuzeichnen.

Konjugate von monoklonalen Antikörpern mit Zytostatika

Bei vielen sehr wirksamen Zytostatika besteht nur eine sehr geringe therapeutische Breite, da sie sehr schnell Normalzellen schädigen. Hier könnte die Erhöhung der lokalen Konzentration im Tumor durch immunologische Schlepper eine Verbesserung der zytostatischen Therapie bewirken. Zytostatika sind an verschiedene mAK gegen tumorassoziierte Antigene gekoppelt worden. Dabei wurden insbesondere Konjugate mit sehr wirksamen Zytostatika hergestellt, wie Vinblastin oder Anthracyclin-Antibiotika. *In vitro* waren solche Konjugate gegen Tumorzellen wirksam. In mehreren Tiermodellen konnte gezeigt werden, daß Konjugate zwischen Zytostatika und mAK eine größere Wirkung als gleiche Konzentrationen unkonjugierter Zytostatika haben, wobei auch die Toxizität herabgesetzt war.

Erste klinische Erfolge von Immunzytostatika wurden berichtet; mehrere klinische Studien sind begonnen.

Immuntoxine

Eine Reihe von Toxinen pflanzlichen oder mikrobakteriellen Ursprungs tötet schon in außerordentlich geringen Konzentrationen eukaryonte Zellen; hierzu gehören die pflanzlichen Toxine Diphtherietoxin und Pseudomonas-Exotoxin A. Diese Toxine bestehen aus zwei Ketten. Die A-Kette stellt das enzymatisch aktive Peptid dar, das im Zytoplasma durch Veränderung von Komponenten der Proteinbiosynthese Zellen schädigt. Die B-Kette bindet an die Oberfläche von Zellen und ist notwendig für die Translokation der A-Kette ins Zellinnere. In Pflanzen kommen Peptide vor, die strukturell wie funktionell mit den A-Ketten homolog sind. Zu diesen Hemitoxinen gehören z. B. Gelonin oder Saporin.

An mAK können Holotoxine, A-Ketten und Hemitoxine chemisch gekoppelt werden (Abb. 15.**4**). Bei den letzten beiden sorgt der Antikörper dafür, daß sie in das Zellinnere gelangen. Da freie A-Ketten oder Hemitoxine dies nicht können, sind sie ungiftig. Dies hat dazu geführt, daß solche Immuntoxine besonders ausführlich untersucht worden sind.

In vitro konnten mit vielen Immuntoxinen mit sehr unterschiedlicher Selektivität Tumorzellen getötet werden, gegen die der mAK gerichtet war. Bei einigen Immuntoxinen lag der therapeutische Index bei etwa 10 000; die zur Tumorzellzerstörung benötigten Konzentrationen lagen im Bereich weniger ng/ml.

Aus dieser sehr hohen *In-vitro*-Aktivität lassen sich direkte klinische Anwendungen ableiten. Hierzu gehört die Depletion von T-Lymphozyten bei der allogenen Knochenmarkdepletion oder die Entfernung infiltrierender Tumorzellen bei autologen Knochenmarktransplantationen. Klinische Studien hierzu sind an mehreren Orten im Gange.

In einer großen Zahl von Versuchen in Tieren konnte die *In-vitro*-Wirksamkeit von Immuntoxinen bestätigt werden. Hierbei wurden sowohl mAK gegen Tumoren des Tieres geprüft als auch mAK gegen maligne Tumoren des Menschen, die in athymischen Mäusen wuchsen.

Erste Arbeiten berichten über vereinzelte klinische Erfolge bei Tumorerkrankungen des Menschen, die in größeren klinischen Studien geprüft werden müssen.

■ Ausblick

Die Verfügbarkeit von mAK gegen Tumorzellen, die gegenüber Normalzellen ausreichend selektiv reagierten, hat zu großen Hoffnungen für die Therapie maligner Tumoren geführt. Dies gilt insbesondere für Immuntoxine, mit denen *in vitro* wie auch in einigen Tiermodellen außergewöhnliche Erfolge erzielt werden konnten. Wie so oft folgte der Euphorie eine Phase der Ernüchterung, in der man erkannte, daß zu viele Einzelprobleme (noch) nicht ausreichend gelöst sind. Hierzu gehört die sorgfäl-

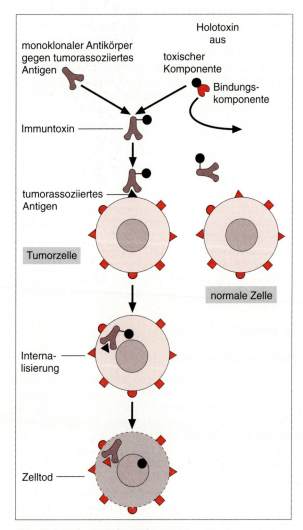

Abb. 15.**4** Schematische Wirkungsweise eines Immuntoxins.

tige Prüfung der Antikörperspezifitäten. mAK müssen nicht nur möglichst selektiv mit Antigenen der Tumorzelle reagieren; nach Bindung müssen sie bei Toxin- und Zytostatikakonjugaten internalisiert werden. Die Antigene dürfen nicht in großer Menge von den Tumorzellen abgegeben werden, um den Antikörper nicht im Blut zu neutralisieren. Ungeklärt ist, wie Konjugate beschaffen sein müssen, damit sie am besten die Gefäße im Tumor penetrieren können. Kann eine solche Penetration pharmakologisch gefördert werden?

Große Bedeutung kommt bei allen Konjugaten der Natur der chemischen Kopplung zu. Sie muß so stabil sein, daß sie auf dem Weg zum Tumorgewebe erhalten bleibt; sie darf die Internalisation des Antikörpers nicht behindern und sollte nach Möglichkeit auch die Aktivierung körpereigener Mechanismen, wie Komplement oder antikörperabhängiger Effektorzellen, zulassen. Nach Internalisierung in die Tumorzelle muß im Phagolysosom die Bindung gespalten werden können, damit das Toxin oder Zytostatikum seinen Wirkort erreichen kann.

Diese kurze Aufzählung zeigt, daß noch viele biologische und pharmakologische Hürden zu überwinden sind, bevor das sicherlich große Potential der Therapielenkung mit mAK verwirklicht werden kann.

■ Literatur

1 Bach, J. F., T. B. Strom: The Mode of Action of Immunsuppressive Agents. Elsevier, Amsterdam 1985
2 Bach, J. F.: Monoclonal Antibody and Peptide Therapy in Autoimmune Diseases. Dekker, New York 1993
3 Bach, J. F.: T-Cell-Directed Immunointervention. Blackwell, Oxford 1993
4 Beger, H. G., M. Büchler, R. A. Reisfeld, G. Schulz: Cancer Therapy. Monoclonal Antibodies, Lymphokines. Springer, Berlin 1989
5 Balkwill, F. R.: Cytokines in Cancer Therapy. Oxford University Press, London 1989
6 Borrebaeck, C. A. K., J. W. Larrick: Therapeutic Monoclonal Antibodies. McMillan, New York 1990
7 Callard, R. A. Gearing: The Cytokine Facts Book. Academic Press, Orlando 1994
8 Colombo, M. C., G. Forni: Cytokine gene transfer in tumor inhibition and tumor therapy: where are we now? Immunol. Today 15 (1994) 28–51
9 Dale, M. M., J. C. Foreman: Textbook of Immunopharmacology. Blackwell, Oxford 1989
10 Dinarello, C. A.: Modalities for reducing interleukin-1 activity in disease. Trends pharmacol. Sci. 14 (1993) 155–159
11 Drews, J.: Immunpharmakologie – Grundlagen und Perspektiven. Springer, Berlin 1986
12 Fudenberg, H. H., H. D. Whitten: Immunostimulation: synthetic and biological modulators of immunity. Amer. Res. Pharmacol. Toxicol. 24 (1984) 147–174
13 Goppelt-Strübe, M., K. Resch: Molecular mechanisms of the anitinflammatory action of glucocorticoids, In: Advances in Rheumatology and Inflammation. Trends in RA Research. Eular, Basel 1992 (pp. 219–228)
14 Gutterman, J. U.: Cytokine therapeutics: lessons from interferon α. Proc. nat. Acad. Sci. 91, (1994) 1198–1205
15 Hadden, J. W.: Immunostimulants. Trends pharmacol. Sci. 14 (1993) 169–174
16 Holmlund, J. T.: Cytokines: Cancer Chemother. and biol. Resp. Modif. Ann. 14 (1993) 150–206
17 Holtmann, H., K. Resch: Cytokines. Naturwissenschaften 1995
18 Ibelgaufts, H.: Dictionary of Cytokines. VCH, Weinheim 1995
19 Kirchner, H., A. Kruse, P. Neustock, L. Rink: Cytokine and Interferone – Botenstoffe des Immunsystems. Spektrum Akademischer Verlag, Heidelberg 1993
20 Lee, J. C., J. D. Laydon et al.: A protein kinase involved in the regulation of inflammatory cytokine biosynthesis. Nature 372 (1994) 739–746
21 Moore, M. A. S.: The clinical use of colony-stimulating factors. Ann. Rev. Immunol. 9 (1991) 159–191
22 Niederle, N., P. von Wussow. Interferone: präklinische und klinische Befunde. Springer, Berlin 1990
23 Paul, W. E., R. A. Seder: Lymphocyte responses and cytokines. Cell 76 (1994) 241–251
24 Resch, K., M. Szamel: Molecular mechanism of cyclosporin A. In Symposium in Immunology, vol. I, II. Eibl, M. M., C. Huber, H. H. Peter, U. Wahn: Springer, Berlin 1993 (pp. 229–240)
25 Rugstad, H. E., L. Endresen, O. Fone: Immunopharmacology in Autoimmune Diseases and Transplantation. Plenum, New York 1992
26 Springer, T. A.: Traffic signals for lymphocyte recirculation and leukocyte emigration. The multistep paradigm. Cell 76 (1994) 301–314
27 Torrence, P. F.: Biological Response Modifiers. New Approaches to Disease Intervention. Academic Press, Orlando 1985
28 Vittetta, E. S., P. E. Thorpe, J. Uhr: Immunotoxins: magic bullets or misguided missiles. Trends pharmacol. Sci. 14 (1993) 148–154
29 Winter, G., W. J. Harris: Humanized antibodies. Trends pharmacol. Sci. 14 (1993) 137–143

Klinik

16 Hämatologie

Erkrankungen der myeloischen, erythrozytären und thrombozytären Reihe

K.-H. Pflüger, R. Seitz und K. Havemann

Wechselwirkungen zwischen hämatopoetischen Stammzellen und Immunsystem

Nach der Embryonal- und Fetalperiode findet die Bildung der Blutzellen im roten Knochenmark vor allem innerhalb der spongiösen Knochen statt. Beim Erwachsenen hat das blutbildende Mark ein Gewicht von 1000–1200 g und gehört zu den größten Organen des Organismus. Wegen der teilweise sehr kurzen Halbwertszeit und des großen Bedarfs an zirkulierenden reifen Blutzellen werden täglich große Mengen neu gebildet. Für einen gesunden erwachsenen Menschen beläuft sich der tägliche Nachschub auf etwa 10^{11} = 100 g Granulozyten, 2×10^{11} Erythrozyten und 2×10^{11} Thrombozyten. Unter pathologischen Bedingungen kann die Produktion je nach Zellart um das 4- bis 12fache gesteigert werden.

Anatomisch befindet sich das Knochenmark, welches neben den blutbildenden Zellen auch die sog. akzessorischen Zellen enthält, zwischen den Knochenbälkchen und den Wänden der stark verzweigten venösen Sinusoide. Die im Mark gebildeten reifen Endzellen gelangen durch Poren des Sinusendothels in die venöse Strombahn. Während Granulozyten und Monozyten selbst zur Migration fähig sind, müssen Thrombozyten und Erythrozyten über aktive Mechanismen durch das sinusoidale Endothel transportiert werden.

Alle Zellreihen leiten sich von pluripotenten Stammzellen ab. Neben der Fähigkeit der Selbsterneuerung können diese sich in verschiedene, sog. determinierte Progenitorzellen differenzieren. Diese determinierten Stammzellen reifen dann zu entsprechenden reifen Endzellen aus (Abb. 16.1). Die Regulation dieser komplexen und bei erhöhtem Bedarf schnell ablaufenden Prozesse ist zur Zeit noch nicht völlig geklärt. Durch die Entwicklung von Anreicherungsverfahren für Stammzellen und ständige Verbesserung der In-vitro- und auch In-vivo-Kulturverfahren konnten die komplexen Wachstums- und Differenzierungsvorgänge intensiv untersucht werden. Diese Entwicklung hat zur Charakterisierung und Reindarstellung der hormonähnlichen Zytokine geführt. Nach heutigem Kenntnisstand wirken auf alle Zellen verschiedener Differenzierungsgrade komplexe positiv und negativ regulierende Faktoren ein, die zum einen durch direkte Zellkontakte, zum anderen durch auto-, para- und endokrine Mechanismen vermittelt werden. Sowohl für die fein abgestimmte Regulation der normalen Hämatopoese wie auch bei der Pathogenese bestimmter hämatologischer Krankheitsbilder kommt dem Immunsystem eine zentrale Bedeutung zu.

Stromazellen bilden ein sog. permissives Umfeld und steuern durch direkte Zellkontakte und die Bereitstellung einer großen Zahl von stimulierenden und modulierenden Zytokinen aktiv Wachstums- und Differenzierungsprozesse. Besondere Bedeutung kommt hier den Endothelzellen, den Retikulumzellen (fettspeichernde Zellen und Deckzellen), den Fibroblasten und dem weitverzweigten Netz der Makrophagen zu (1, 22, 23). Die Bedeutung der Stromazellen hat sich bei Komplikationen im Verlauf von Knochenmarktransplantationen (fehlendes Angehen des Markes, persistierende Thrombozytopenie) deutlich gezeigt. Daneben können auch andere Zellsysteme (T-Lymphozyten, Hautzellen, Entzündungszellen, Tumorzellen usw.) durch die Bereitstellung von Zytokinen Einflüsse ausüben. In dieser Gruppe von hormonähnlichen Glykoproteinen nehmen die koloniestimulierenden Faktoren (CSFs) eine vorrangige Stellung ein. Für den Menschen sind bisher 4 verschiedene CSFs und Erythropoetin bekannt, die teilweise hierarchisch, teilweise aber auch im Sinne von Kostimulatoren zusammenwirken. Je nach ihrem Einfluß auf übergeordnete oder untergeordnete Stammzellen werden diese Faktoren als Multi-CSF (IL-3), GM-CSF, G-CSF und M-CSF bezeichnet (Abb. 16.1 (22). Diese Gewebshormone wirken jedoch nicht nur auf Stammzellen, sondern modulieren auch Funktion und Produktion anderer Zytokine und beeinflussen die Aktivität von reifen Endzellen. Il-3 wirkt auf alle determinierten Progenitorzellen und hat wahrscheinlich auch Einfluß auf die Selbsterneuerung der pluripotenten Stammzelle. Während alle CSFs einen aktivierenden Einfluß auf Granulozyten und Makrophagen haben, wurde für IL-3 bisher nur eine Aktivierung von Eosinophilen nachgewiesen. Im Gegensatz dazu zeigt nach bisherigen Ergebnissen M-CSF beim Menschen kaum Einfluß auf die Differenzierung der Progenitorzelle der Makrophagen, sondern scheint in erster Linie als Aktivator und Überlebensfaktor für reife Makrophagen zu fungieren. G-CSF wiederum stimuliert sehr stark die Ausreifung neutrophiler Granulozyten und hat zusammen mit anderen Zytokinen als Kofaktor Einfluß auf Entwicklung und Mobilisierung von Stammzellen.

Sowohl die Produktion als auch die Wirkung dieser CSFs wird durch eine Gruppe anderer Zytokine wie SCF (Stammzellfaktor), IL-1, IL-2, IL-4, IL-5, IL-6, IL-7, IL-9, IL-10, IL-11, LIF (Leukämie inhibierender Faktor), TGF-α, TGF-β, IFNs, TNFs usw. beeinflußt. Die hier aufge-

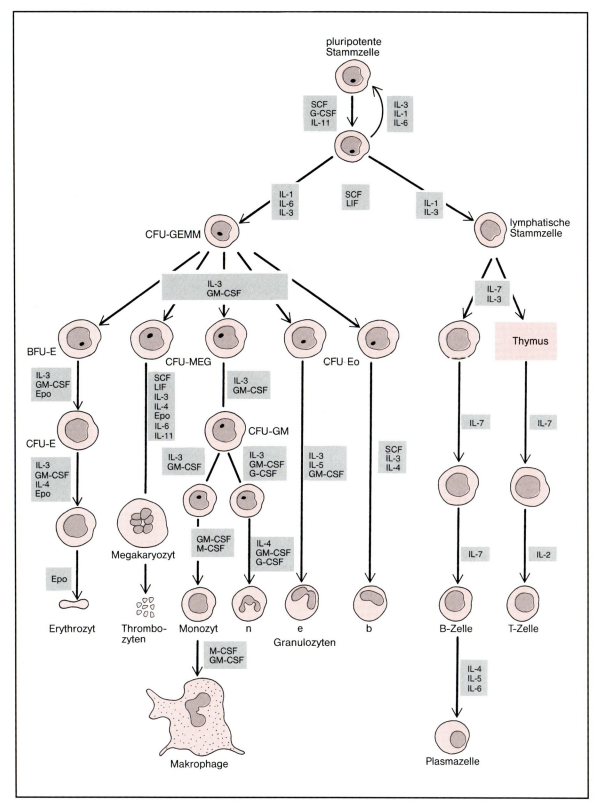

Abb. 16.1 Entwicklung der Blutzellen aus der pluripotenten Stammzelle und den entsprechenden Progenitorzellen und der Einfluß von Zytokinen auf die hämatopoetischen Zellen. BFU-E = burst-forming unit-erythrocytes, Epo = Erythropoetin, Eo = Eosinophile. Die übrigen Abkürzungen sind Tab. 16.1 zu entnehmen.

führten Faktoren haben keine intrinsische Aktivität, sondern wirken synergistisch oder antagonistisch mit den o. g. CSFs. Dieses sehr komplexe und fein regulierte Netzwerk von direkten und indirekten Wirkungen der Faktoren scheint auch in der Pathogenese bestimmter Krankheitsbilder von Bedeutung zu sein. Es finden sich mehrere Hinweise, daß Zytokine bei der Pathogenese verschiedener Stammzellerkrankungen beteiligt sind:

- Durch pharmakologische Dosen können einige akute Leukämien und Myelodysplasien zur Differenzierung induziert werden.
- Zahlreiche Befunde zeigen, daß akute Leukämien zur Proliferation Zytokine benötigen.
- Verschiedene Erkrankungen werden von dem sog. 5-q-minus-Syndrom (Deleton am langen Arm von Chromosom 5) begleitet.

Auf dem langen Arm des Chromosoms 5 sind die Gene für mehrere hämatologische Wachstumsfaktoren und deren Rezeptoren lokalisiert. Erwähnenswert ist auch der Nachweis von Homologien zwischen dem Rezeptor für M-CSF und dem Protoonkogen fms. Einige wichtige Zytokine und ihre bisher bekannten Wirkungen zeigt Tab. 16.1. Diese humanen Faktoren werden heute gentechnologisch produziert und zum Teil (Erythropoetin, GM-CSF, G-CSF, IL-1, I-2, IL-3, IL-4, IL-6, IL-10, IL-11, IL-12, SCF u. a.) auch schon klinisch eingesetzt. Die Indikationen sind Anämie, AIDS, Regeneration der Hämatopoese nach Chemotherapie und Knochenmarktransplantation, myelodysplastisches Syndrom, erworbene und angeborene Agranulozytosen, Mobilisierung zirkulierender peripherer Stammzellen u. a.

■ Erkrankungen der Stammzellen

Erkrankungen auf der Ebene der hämatologischen Stammzellen zeigen klinisch und morphologisch ein wechselhaftes Bild. Je nach Entwicklungsstand der beteiligten Stammzelle bestehen sehr variable Differenzierungs- und Reifungsmöglichkeiten. Andererseits kann aber auch der pathogenetische Hintergrund für klinisch identische Krankheitsbilder sehr unterschiedlich sein. Neben Schädigungen individueller Stammzellen durch spontane, genetisch prädisponierende, toxische oder immunologische Mechanismen können funktionelles Versagen der Stromazellen und Störungen der hormonellen Regulation allein oder multifaktoriell beteiligt sein. Unabhängig von der Pathogenese werden nach klinischen Gesichtspunkten drei Hauptformen der Stammzellerkrankungen unterschieden: aplastische, dysplastische und myeloproliferative Erkankungen (Tab. 16.2).

Bedingt durch pathogenetische Zusammenhänge, wird die sehr große Variations- und Kombinationsbreite einzelner klinischer Erscheinungsformen, die sich überdies im Verlauf der Erkrankung häufig ändern und fließend von einem Krankheitsbild in das andere übergehen können, verständlich. Nur im Ausnahmefall ist die Konstellation der morphologischen und klinischen Befunde bei Patienten mit gleicher Diagnose (z. B. akute myeloische Leukämie oder myelodysplastisches Syndrom) identisch. Der Kliniker klassifiziert die Krankheitsbilder aufgrund der erhobenen Befunde; die Therapieentscheidungen hängen jedoch weniger hiervon als von dem zu erwartenden Verlauf ab. Die Behandlung dieser Erkrankungen erfordert daher ein großes Maß an diagnostischer und klinischer Erfahrung. Im folgenden sollen einige der in Tab. 16.2 aufgeführten Krankheitsbilder näher beschrieben werden.

■ Aplastische Anämie (Panmyelopathie)

Die aplastische Anämie oder Panmyelopathie ist eine lebensbedrohliche Erkrankung, die durch Versagen der Knochenmarkfunktion und eine periphere Panzytopenie gekennzeichnet ist. Die klinische Symptomatik wird weniger durch die Anämie als vielmehr durch die hämorrhagische Diathese und vor allem die Infektionsneigung geprägt. Außer den angeborenen und „idiopathischen" Formen sind klinisch die sekundär durch toxische Mechanismen (Chemikalien, Medikamente) und durch Infektionen (Hepatitis B usw.) ausgelösten Panmyelopathien von Bedeutung. Nach dem jetzigen Kenntnisstand handelt es sich um eine Erkrankung der CFU-GEMM (colony-forming unit-granulocytes, erythrocytes macrophages, megakaryocytes) (Abb. 16.1) und teilweise auch der pluripotenten Stammzelle, da bei einem Teil der Patienten auch die B-Zellen mitbetroffen sind. Die Pathogenese ist bisher noch unklar, obwohl einige klinische Befunde und die Erfolge therapeutischer Ansätze Hinweise auf bestimmte Pathomechanismen geben. Sowohl durch allogene Knochenmarktransplantation als auch durch immunsuppressive Behandlung (Corticosteroide, Antilymphozytenserum, Ciclosporin A) werden Heilungen erzielt. Neuerdings ergeben sich auch durch Einsatz von Zytokinen (GM-CSF, IL-3, Erythropoetin) neue und pathogenetisch interessante Therapieansätze. Die Beobachtungen, daß immunsuppressive Maßnahmen allein erfolgreich und dagegen syngene Knochenmarktransplantationen ohne gleichzeitige Immunsuppression in etwa der Hälfte der Fälle nicht erfolgreich waren, unterstreichen die Stellung des Immunsystems in der Pathogenese. Auch in vitro nachgewiesene Reaktivität von T-Zellen gegen Knochenmarkstammzellen unterstützt diese Annahme. Darüber hinaus ist nach den bisher vorliegenden Befunden auch eine Mitbeteiligung der Stromazellen und der hormonellen Regulationsmechanismen erkennbar.

Die schwere Verlaufsform der aplastischen Anämie zeigt unter Anwendung rein supportiver Maßnahmen in etwa 80% der Fälle im ersten Jahr nach Diagnosestellung einen letalen Verlauf. Durch die Knochenmarktransplantation sind je nach Risikokonstellation (Alter, Vortransfusion) 50–80% der Patienten heilbar. Auch für die immunsuppressive Therapie wurden Remissionsraten zwischen 30 und 90% berichtet. Die Erfolge der immunsuppressiven Therapie werden durch Kombination von Glucocorticoiden, Antilymphozytenserum und Ciclosporin A deutlich verbessert. In Einzelfällen konnten bei Therapieversagen durch zusätzliche Gabe von G-CSF noch Remissionen beobachtet werden. Dies unterschei-

Tabelle 16.1 Aufstellung einiger bisher bekannter Eigenschaften hämatologisch bedeutsamer Zytokine

Faktor	Herkunft	Wirkung
M-CSF	Monozyten, Fibroblasten, Endothelzellen	„Überlebens"- u. Aktivierungsfaktor für m, geringe Wirkung auf Differenzierung zu m
G-CSF	Monozyten, Fibroblasten	starke Aktivierung der Differenzierung zu n, mobilisiert Stammzellen
GM-CSF	T-Zellen, Fibroblasten, Endothelzellen	Differenzierung früher Progenitorzellen zu n, m, e, E, M; „Überlebensfaktor" u. (autokriner) Wachstumsfaktor für einige Leukämien; Differenzierung einiger Leukämieformen; aktiviert n, m u. e
IL-3	T-Zellen	Differenzierung früher Progenitorzellen zu n, m, e, b, E, M; fördert Selbsterneuerung einiger pluripotenter Stammzellen; Wirkung mehr auf unreife Progenitoren als GM-CSF, mehr E als GM-CSF; aktiviert e, aber nicht n
Erythropoetin	Niere, Leber (Makrophagen)	Stimulation der Thrombopoese(?), wirkt zusammen mit IL-3 u. GM-CSF
Hämatopoetin (IL-1)	Monozyten	Verstärkung der Wirkung anderer CSFs (IL-3 u. IL-6) auf frühe Progenitorzellen, Verstärkung der Immunantwort
IL-4	T-Zellen, Makrophagen, B-Zellen	B-Zell-Aktivierung und Expression von MHC-II-Molekülen u. IgE-Rezeptoren, T-Zell-Wachstum, Makrophagenaktivierung, Stimulation der Hämatopoese
IL-5	T-Zellen	Eosinophilenwachstum und -differenzierung, Stimulation zytotox. T-Zellen
IL-6	Makrophagen, Fibroblasten, T-Zellen, B-Zellen, Endothelzellen, Astrozyten, Tumorzellen	Induktion der Differenzierung von B-, T- und neuronalen Zellen; Induktion von Akute-Phase-Reaktion; Wachstumsstimulation von T-, Myelom-, Mesangiumzellen; Aktivierung hämatopoetischer Stammzellen; Hemmung von AML- und Mammakarzinomzellen
IL-7	Knochenmarkstroma	Stimulation von B-Zell-Wachstum, Differenzierung von T-Zellen
IL-8	Monozyten, T-Zellen, Fibroblasten, Endothelzellen u. a.	aktiviert neutrophile Granulozyten
IL-9	T-Helferzellen	stimuliert T-Helferzellen induziert mit IL-3 Mastzellen, bei Morbus Hodgkin von Bedeutung
IL-10	T- u. B-Zellen	hemmt in T_H1-Zellen Zytokinproduktion, stimuliert Produktion von Mastzellen, stimuliert B-Zellen
IL-11	Knochenmarkstroma	fördert prim. u. sek. Immunreaktionen, stimuliert Myelomwachstum, wirkt synergistisch wie IL-6 und G-CSF mit IL-3 auf Stammzellen
IL-12	Monozyten, Makrophagen	steigert Zytolyseaktivität von NK-, LAK-Zellen und Makrophagen, induziert Entwicklung und Aktivität von T_H1-Zellen und IFN-γ-Sekretion, wirkt synergistisch mit anderen Zytokinen auf frühe hämatopoetische Stammzellen
IL-13	aktivierte T-Zellen, T_H2-Zellen	ähnlich IL-4, antiinflammatorischer Effekt auf Monozyten, antagonisiert IL-1, IL-6 u. a., Modulation der B-Zell-Funktion (IgG_4, IgE), Kostimulation von Stammzellen in Richtung Makrophagen, mit IL-7-Proliferation von unreifen B-Zellen
IL-14	T-Zellen	induziert B-Zell-Proliferation, hemmt Immunglobulinsekretion
IL-15	aktivierte Monozyten, Makrophagen u. andere Zellen	Wirkung ähnlich IL-2, aber keine Homologie, bindet an β- u. γ-Untereinheit des IL-2-Rezeptors, aktiviert NK-Zellen, stimuliert T-Zell-Proliferation
IL-16	T-Zellen (CD8)	hemmt Vermehrung des HIV in infizierten Zellen
LIF	T-Zellen, Monozyten, Mesenchymzellen	Regulation der frühen hämatopoetischen Stammzellen synergistisch mit IL-3, stimuliert Thrombopoese, hemmt Adipozyten, wirkt auf Osteoblasten, Nervenzellen, embryonale Zellen usw.
SCF	Fibroblasten u. andere Zellen	stimuliert pluripotente Stammzelle und primitive Progenitorzellen synergistisch mit GM-CSF, IL-7 u. Erythropoetin, wirkt auf Gonaden u. Melanozyten

n = Neutrophile, m = Monozyten u. Makrophagen, e = Eosinophile, b = Basophile, E = Erythrozyten, M = Megakaryozyten, SCF = Stammzellfaktor, LIF = Leukämie inhibierender Faktor.
Neben den angegebenen Herkunftszellen können alle Faktoren sowie eine Reihe weiterer Zytokine auch in Tumorzellen unterschiedlicher Herkunft gebildet werden. Diese Bildung der Faktoren wird in den angegebenen Zellarten teilweise durch M-CSF, GM-CSF, IFN-γ, IL-1, TNF, IL-3, Endotoxin, Phorbolester u. a. allein und in Kombination reguliert (15, 22, 23, 26).

Tabelle 16.2 Krankheitsbilder mit Beteiligung der hämatopoetischen Stammzellen

Aplastisch verlaufende Krankheitsbilder
- aplastische Anämie (Panmyelopathie)
  - angeboren (Fanconi-Anämie, Non-Fanconi-Formen wie Folsäurestoffwechseldefekte und Pankreasinsuffizienz)
  - idiopathisch erworben
  - sekundär (ionisierende Strahlen, Chemikalien, Medikamente, Virusinfekte, Tuberkulose, Pankreatitis, Schwangerschaft, Autoimmunerkrankungen)
- „pure red cell anemia" (Blackfan-Diamond-Anämie, Infektionen, z. B. Parvoviren, HIV-Autoimmunität, Thymome, Lymphome, Medikamente)
- isolierte Agranulozytose (angeborene, spontane und familiäre Formen, zyklische Neutropenie, Medikamente [Idiosynchrasie])
- isolierte Schädigung der Megakaryopoese (Medikamente, Chemikalien, Virusinfekte)

Myelodysplasien (MDS) und Krankheitsbilder mit myelodysplastischem Bild
- vgl. FAB-Klassifikation Tab. 16.3
- Mono- oder Bizytopenien mit Markhyperplasie
- paroxysmale nächtliche Hämoglobinurie (PNH)
- kongenitale dyserythropoetische Anämien (CDA Typen I–III)

Myeloproliferative Erkrankungen (MPS)
- chronische Formen (Polycythaemia vera, chronische myeloische Leukämie, primäre Thrombozythämie, idiopathische Myelofibrose, maligne Mastozytose, Histiozytosis X)
- akute Leukämien (akute nichtmyeloische Leukämien [ANML], akute myeloische Leukämien)

det die potentielle Bedeutung der Zytokine bei dieser Erkrankung.

■ Paroxysmale nächtliche Hämoglobinurie (PNH)

Dieses relativ seltene Krankheitsbild wird häufig bei den hämolytischen Anämien eingeordnet. Es handelt sich jedoch um eine erworbene Stammzellerkrankung, die durch eine quantitative und qualitative Störung der Differenzierung zu Granulozyten, Erythrozyten und Thrombozyten gekennzeichnet ist. Durch Untersuchungen von Heterozygoten für Glucose-6-Dehydrogenase A und B wurde der klonale Charakter dieser Erkrankung belegt. Kürzlich wurde gezeigt, daß der PNH eine somatische Mutation des Phosphatidylinositol-Glykan-Klasse-A-Anker-(PIG-A-)Gens auf einem X-Chromosom einer pluripotenten Stammzelle zugrunde liegt (31). Alle reifen Endzellen des erkrankten Klons besitzen eine erhöhte Empfindlichkeit gegenüber der Komplementlyse. Abhängig von der Komplementempfindlichkeit lassen sich verschiedene Erythrozytenpopulationen, die als PNH-I-, PNH-II- und PNH-III-Zellen bezeichnet werden, unterscheiden. Neben dem Mangel an Komplementinaktivierungsfaktoren (decay-accelerating factor = DAF = CD55 und Membraninhibitor der reaktiven Lyse = MIRL = CD59) haben Erythrozyten weitere Defekte, wie verstärkte Affinität zu dem Komplementfaktoren C5b-7 sowie alkalische-Phosphatase- und Acetylcholinesterasemangel, Glykophorinabnormitäten u. a. (20, 29, 34).

Das klinische Bild ist durch Panzytopenie und anfallsartig im Schlaf auftretende intravasale Hämolyse gekennzeichnet. Weiterhin findet sich ein durch die Hämoglobinurie verursachter Eisenmangel, die Neigung zu Thrombosen (vor allem zerebrovaskulär) und Nierenfunktionsstörungen. Außer der seltenen Möglichkeit einer allogenen Knochenmarktransplantation existieren nur supportive und palliative Therapiemaßnahmen (Antibiotika, Eisen, Transfusionen, Steroide, Antikoagulanzien). Prognostisch handelt es sich um ein ernstes Krankheitsbild, dessen Verlauf vor allem von den Komplikationen bestimmt wird.

■ Myelodysplastische Syndrome (MDS) im engeren Sinne

(Tab. 16.3)

Unter dem Begriff myelodysplastische Syndrome wird eine Gruppe von klinisch heterogenen Krankheitsbildern zusammengefaßt, die durch Proliferations- und Differenzierungsstörungen von Stammzellen unterschiedlicher Reifungsgrade charakterisiert sind (18, 30). Neben den unter der FAB- (French-American-British) Klassifikation (Tab. 16.3) zusammengefaßten Syndromen müssen nach pathogenetischen Kriterien hier auch die oben beschriebene PNH, die Mono- oder Bizytopenien mit Markhyperplasie und kongenitale dyserythropoetische Anämien aufgeführt werden. Die MDSs, die unter der FAB-Klassifikation zusammengefaßt sind, werden häufig auch als Präleukämien bezeichnet, da sie mit unterschiedlicher Inzidenz in eine akute myeloische Leukämie (AML) übergehen. Der Ausgangspunkt für die MDSs scheint die pluripotente Stammzelle zu sein. Obwohl die überwiegende Mehrzahl der aus einem MDS hervorgehenden akuten Leukämien myeloische Marker zeigen, finden sich auch Berichte über gemischte oder rein lymphatische Leukämien. Weitere Hinweise ergeben sich einerseits aus Isoenzymstudien – hier fand man eine klonale Beteiligung von B- und T-Zellen – und andererseits aufgrund zytogenetischer Marker. Bei MDSs sind vor allem die Chromosomen 5, 7, 11, 12, 13, 17 und 20 alteriert. De novo akute myeloische Leukämien leiten sich von determinierten myeloischen Progenitorzellen ab (30). Demgegenüber zeigen AMLs, die sich von pluripo-

Tabelle 16.3 Myelodysplastische Syndrome (MDS) nach den Kriterien der FAB-Klassifikation

- (therapie-)refraktäre Anämien (RA)
- RA mit Ringsideroblasten (15%) (RA-S)
- RA mit exzessiver Blastenvermehrung (5–20%) (RAEB)
- chronische myelomonozytäre Leukämie (CMML)
- RAEB in Transformation (20–30% Blasten) (RAEB-T)

tenten Stammzellen ableiten, häufig die o. g. für MDSs typischen chromosomalen Aberrationen, kommen wie MDSs häufiger bei älteren Patienten vor, sind meist sekundärer Natur oder verhalten sich klinisch wie sekundäre Leukämien (schlechtere Prognose). Pathogenetisch spielen Onkogene (ras, fms), Tumorsuppressorgene (p 53, vermutetes unbekanntes Gen auf Chromosom 5) und Zytokine eine wichtige Rolle. Kürzlich wurde beschrieben, daß Personen mit einem Gendefekt des Glutathiontransferase-Theta-1-Gens möglicherweise wegen eines Detoxifikationsdefekts ein höheres Risiko für MDSs haben (7).

Die Klinik der Patienten mit MDS ist gekennzeichnet durch Mono- bis Trizytopenie und -dysplasie (Pseudo-Pelger-Zellen, degranulierte Granulozyten, megaloblastäre Erythropoese und Karyorrhexis und Mikromegakaryozyten) mit normo- oder meist hyperzellulärem Mark. Es handelt sich um eine fast immer tödlich verlaufende Erkrankung, wobei die individuelle Prognose schwer abschätzbar ist. Etwa 2/3 der Patienten versterben an den Komplikationen der peripheren Zytopenie, und 1/3 geht in eine akute Leukämie über. Das Risiko, eine AML zu entwickeln, ist kleiner als 10% bei RA und RA-S und größer als 50% für RAEB-T. Einen besonders gutartigen Verlauf haben Patienten mit RA und einem 5-q-minus-Befund. Hierzu ist interessant, daß auf dem langen Arm des Chromosoms 5 die Gene für mehrere Zytokine, deren Rezeptoren und möglicherweise ein bisher noch nicht charakterisiertes Tumorsuppressor-Gen lokalisiert sind.

Die therapeutischen Möglichkeiten sind beschränkt. Man sollte solange wie möglich Palliativmaßnahmen anwenden und erst beim Übergang in eine akute Leukämie zytostatische Medikamente einsetzen. Hier ist vor allem der Einsatz von niedrig dosiertem Cytarabin von Bedeutung. Vor allem für jüngere Patienten werden in letzter Zeit auch aggressive (AML-ähnliche) Polychemotherapien mit Erfolg eingesetzt. Zur Zeit werden erste Berichte über die günstige Wirkung von Erythropoetin, G-CSF, GM-CSF und IL-3 bei 10–50% der Patienten im Sinne einer quantitativ und qualitativ verbesserten Differenzierung der peripheren Blutzellen vorgelegt. Kombinationen von GM-CSF mit Cytarabin scheinen vor allem bei fortgeschrittenerem MDS-Stadium vorteilhaft zu sein.

■ Myeloproliferative Erkrankungen

Überblick über Pathogenese und Klinik

Die Unterteilung der myeloproliferativen Erkrankungen (MPSs) ist Tab. 16.2 zu entnehmen. Pathogenetisch handelt es sich um hyperproliferative Erkrankungen unterschiedlich determinierter Progenitorzellen und seltener der pluripotenten Stammzelle (chronisch myeloische Leukämie und einige sekundäre akute Leukämien). Während die chronischen Formen meist ungestört bis zu den reifen Endzellen ausdifferenzieren, zeichnen sich die akuten Leukämien durch einen Differenzierungsblock auf verschiedenen Stufen der Differenzierungsstrecke aus. Klinisch werden die aleukämisch verlaufenden Formen (Polycythaemia vera, essentielle Thrombozythämie, Osteomyelofibrose) von den leukämischen Formen abgegrenzt. MPSs weisen häufig charakteristische chromosomale Aberrationen und/oder Genrearrangements auf. Da diese Chromosomenanomalien und Genumlagerungen auch nach Strahlenexposition, durch kanzerogene Chemikalien und Virusinfektionen (Retroviren) sowie bei prädisponierenden Erbkrankheiten (Down-Syndrom, Fanconi-Anämie usw.) vorkommen, wird diesen Befunden große Bedeutung für die Pathogenese der klonalen Proliferation beigemessen. Die zahlreichen Hinweise auf eine direkte oder indirekte Beteiligung von Onkogenen unterstreichen diese Vermutung. Die Aktivierung von Onkogenen trägt durch Veränderung von Signalen schrittweise zu der in mehreren Stufen ablaufenden malignen Entartung bei. Für die chronische myeloische Leukämie sind diese Zusammenhänge bisher am besten untersucht und sollen exemplarisch im folgenden erläutert werden.

Chronische myeloische Leukämie

Die chronische myeloische Leukämie (CML) macht ca. 20% aller Leukämieerkrankungen der westlichen Welt aus und hat eine jährliche Inzidenz von einem Fall pro 100 000 Einwohner. Während der chronischen Phase sind die Patienten meist beschwerdefrei. Die Erkrankung wird oft als Zufallsbefund anhand der Leukozytose und des Milztumors diagnostiziert. Spezifische Symptome entwickeln sich durch die Anämie, die Splenomegalie oder eine hämorrhagische Diathese. Pathophysiologisch liegt der Erkrankung eine Störung der pluripotenten Stammzelle mit Expansion des Stammzellkompartments und gesteigerter Differenzierung zu Granulozyten, Makrophagen und Thrombozyten zugrunde. Über 90% der Patienten mit einer CML weisen zytogenetisch das sog. Philadelphia-Chromosom (Ph[1]-Chromosom) auf (12, 20, 33). Hierbei handelt es sich um eine reziproke Translokation von Chromosom 9 und 22 t (9; 22) (q34,1; q11,21). Der Bruchpunkt auf Chromosom 9 ist stark variabel, während der Bruchpunkt auf Chromosom 22 in einem kurzen (5, 8 kb) DNA-Segment, der „breakpoint cluster region" (bcr), lokalisiert ist. Bei dieser reziproken Translokation gelangt Material des langen Arms von Chromosom 9, einschließlich des Onkogens c-abl, auf Chromosom 22. Das distale Ende des langen Arms von Chromosom 22 mit dem 3'-Ende des bcr-Gens und dem Onkogen c-sis wird auf Chromosom 9 transloziert. Hierdurch entsteht auf dem Ph[1]-Chromosom ein Hybridgen, bestehend aus c-abl und dem 5'-Ende des verbliebenen bcr-Gens. Das resultierende Protein mit einer Größe von 210 kDa hat deutlich höhere Tyrosinkinaseaktivität als das normale p145-c-abl-Genprodukt. Dennoch scheint pathogenetisch das primäre Ereignis ein bisher unbekannter klonaler Wachstumsreiz der pluripotenten Stammzelle zu sein. Die zusätzliche Entwicklung des Ph[1]-Chromosoms führt dann offenbar zur Expansion der myeloisch determinierten Stammzelle und der klinisch sichtbaren Erkrankung. Auch weitere Onkogenaktivierungen, wie z. B. N-ras und c-myc, sind gefunden worden. Eine Aktivierung des c-sis (s. o.), dessen Genprodukt mit der β-Kette des PDGF identisch ist, wurde bei CML nicht in gleicher Weise nachgewiesen. Ein Zusammenhang mit stark vermehrter Bildung von PDGF und TGF-β in Megakaryozyten wird jedoch in der Pathogenese der Markfibrose auch bei einigen Unterformen der CML diskutiert (21).

Die kleine Gruppe der CML-Formen ohne Ph1-Chromosom ist heterogen. Ein Teil dieser Patienten exprimiert ohne zytogenetisch erfaßbare Translokation ebenfalls das Hybridgen mit dem 210-kDa-Protein. Die wenigen sonstigen Ph1-negativen Formen sind anderen myelodysplastischen oder myeloproliferativen Krankheitsbildern zuzuordnen.

Die CML verbleibt nach Diagnosestellung im Median etwa 40–45 Monate in der chronischen Phase, wobei symptomatische Patienten intermittierend und teilweise ständig Hydroxyharnstoff oder Alkylanzien erhalten. Der Übergang der Erkrankung in die sog. Blastenkrise, die klinisch einer akuten myeloischen oder lymphatischen Leukämie gleicht, kündigt die finale Phase der Erkrankung an. Im Unterschied zu primären akuten Leukämien sind die Raten des Ansprechens auf Polychemotherapie sehr niedrig und Remissionen nur von sehr kurzer Dauer. Die einzige Heilungschance der CML ist durch eine Knochenmarktransplantation in der chronischen Phase gegeben.

Aleukämisch verlaufende chronische Formen von myeloproliferativen Erkrankungen

In dieser Gruppe von MPSs werden die Polycythaemia vera (PV), die essentielle Thrombozythämie (ET) und die idiopathische Myelofibrose (IF) zusammgengefaßt.

Das Leitsymptom der PV ist eine durch endogene Myeloproliferation bedingte pathologische Erhöhung der Erythrozytenzahl. Die hämatopoetischen Progenitorzellen zeigen ein abnormes Wachstumsverhalten, indem sie in Abwesenheit von Erythropoetin erythropoetische Kolonien bilden und eine erhöhte Empfindlichkeit gegenüber IGF-I haben (27). Zusätzlich bilden eine normale Sauerstoffsättigung und die Splenomegalie weitere Hauptkriterien der Diagnose. Nebenkriterien sind Granulo- und Thrombozytose sowie erhöhte Aktivität der alkalischen neutrophilen Leukozytenphosphatase (ANP) und ein erhöhter Serumspiegel für Vitamin B_{12}. Klinisch stehen Symptome der Polyglobulie, Pruritus, Thrombosen (Koronararterien und Gehirn) und Blutungen im Vordergrund. Die Erkrankung hat einen relativ gutartigen, oft langjährigen Verlauf. Etwa 15% der Patienten entwickeln eine akute Leukämie und bis zu 30% eine Myelofibrose. Die symptomatische Behandlung durch Aderlässe sollte so lange wie möglich durchgeführt werden. Als Alternativen kommen Alkylanzien und ^{32}P in Frage.

Das Krankheitsbild der ET ist durch eine isolierte Proliferation von Megakaryozyten und eine Überproduktion von teilweise funktionsgestörten Thrombozyten gekennzeichnet. Klinisch ereignen sich daher Thrombosen und auch Blutungsepisoden. Bedingt durch Milzinfarkte, kann der typische Milztumor fehlen und sich sogar eine sog. Autosplenektomie entwickeln. Abgesehen von den Komplikationen, verläuft die ET meistens sehr gutartig, obwohl auch hier Übergänge in eine akute Leukämie und Myelofibrose beobachtet werden. Viele Patienten werden daher nicht spezifisch therapiert. Bei Patienten mit stark erhöhten Thrombozytenzahlen sowie Blutungs- und Thrombosekomplikationen sind Hydroxyharnstoff, IFN-α oder selten Alkylanzien indiziert.

Die IF, die sekundär und primär auftreten kann (Tab. 16.4), ist durch eine generalisierte (Milz und Leber) Myeloproliferation mit unterschiedlich stark ausgeprägter Fibrosierung des Knochenmarks charakterisiert (21).

Durch den Einfluß von Wachstumsfaktoren aus Megakaryozyten (PDGF, TGF-β), Makrophagen und T-Zellen (bisher nicht charakterisierte Faktoren) kommt es zu einer Proliferation der Fibroblasten im Knochenmark mit überschießender Bildung von Kollagen Typ III und Typ I. Auch bei der „idiopathischen" Form wie bei den sog. sekundären Formen sind die o. g. Wachstumsfaktoren pathogenetisch von Bedeutung (Tab. 16.4). Klinisch findet man neben der ausgeprägten Splenomegalie vor allem eine Anämie und Thrombozytopenie. Die Prognose ist schlecht. Eine spezifische Therapie existiert nicht.

Akute Leukämien

Die akuten Leukämien sind gekennzeichnet durch einen Differenzierungsblock der hämatopoetischen Stammzellen und die durch vermehrte Proliferation der Blasten sich entwickelnde Verdrängung der normalen Hämatopoese (5, 11, 13, 28). Bezüglich der Eigenschaften der Blasten und des Reifungsgrades der betroffenen Stammzelle bilden akute Leukämien eine heterogene Gruppe. Neben der pluripotenten Stammzelle können alle Zwischenstadien der lymphatischen wie auch der myeloischen Progenitorzellen betroffen sein. Akute Leukämien, die auf der Ebene der pluripotenten Stammzelle (sekundäre Leukämien nach Chemo- oder Radiotherapie, Blastenkrisen von CML, anderen MPSs oder MDSs sowie sog. Hybridleukämien) entstanden sind, sind prognostisch wesentlich ungünstiger.

Tabelle 16.4 Ursachen für Fibrosierung des Knochenmarks

Maligne Erkrankungen	Nichtmaligne Erkrankungen
akute megakaryozytäre Leukämie „idiopathische" Myelofibrose (IF) CML, AML, ANML Haarzelleukämie transitorische myeloproliferative Erkrankungen, Polycythaemia vera systemische Mastozytose Morbus Hodgkin, Plasmozytom, Karzinome	renale Osteodystrophie Vitamin-D-Mangel Hypoparathyreodismus Hyperparathyreodismus „grey platelet syndrome" SLE, system. Sklerose Thoriumdioxidinkorporation

Aufgrund von morphologischen und zytochemischen Merkmalen lassen sich die akuten Leukämien in verschiedene Untergruppen einteilen (Tab. 16.**5**). Für die myeloischen Formen hat sich die FAB-Klassifikation mehr durchgesetzt als für die lymphatischen Leukämien. Die Untergruppen M1–M3 haben eine etwas bessere Prognose als die übrigen Formen (M4–M7). Von größerer prognostischer Bedeutung sind jedoch höheres Alter, Beteiligung der pluripotenten Stammzellen (s. o.) und zytogenetische Marker (-5, 5q-, -7, 7q-, t(4;11), t(6;9) und t(9;22)). Diese Befunde sind alle mit einer schlechten Prognose korreliert. Für die nichtmyeloischen Formen – bei denen die FAB-Klassifikation weniger klinische Bedeutung hat – haben sich in Studien höheres Alter, höhere Zellzahl im peripheren Blut, spätes Ansprechen auf die Induktionstherapie, immunologische Marker wie Null- und B-ALL sowie zytogenetische Abweichungen als ungünstige Parameter herausgestellt.

Unbehandelt hat die akute Leukämie mit einer medianen Überlebenszeit von etwa 2 Monaten eine sehr schlechte Prognose. Die Klinik der schwerkranken Patienten ist durch Infektionen und Blutungen geprägt. Die moderne Polychemotherapie gliedert sich in die Induktionsphase, die Reinduktionstherapie nach Erreichen der kompletten Remission und – nicht allgemein akzeptiert – die Erhaltungstherapie. Abhängig von dem Spektrum der Risikofaktoren werden bei Erwachsenen für die Gruppe der myeloischen in 60–75% und für die nichtmyeloischen Leukämien in 70–85% komplette Remissionen erzielt. Die mittlere Remissionsdauer beträgt für die myeloischen Formen 9–16 Monate und für die lymphatische Gruppe bis zu 44 Monaten. Diese Durchschnittswerte verbergen die Tatsache, daß bei 20–25% der Patienten mit akuter myeloischer Leukämie und bei 35–45% der Fälle mit akuter nichtmyeloischer Leukämie langjährige (> 5 Jahre) Remissionen mit Ausheilung der Erkrankung erreicht werden. Für die Gruppe der akuten nichtmyeloischen Leukämie lassen sich inzwischen Untergruppen mit verschiedenem Risiko definieren, die abhängig vom zu erwartenden Behandlungserfolg unterschiedlich aggressiv therapiert werden. Patienten mit günstigem Risiko haben eine Heilungschance von über 60%, während Hochrisikopatienten nur in weniger als 25% eine Langzeitremission entwickeln. Hier wird die Knochenmarktransplantation mit über 50%iger Heilungschance risikoadaptiert eingesetzt. Zunehmende Bedeutung erlangt zur Zeit die autologe Knochenmarktransplantation in kompletter Remission, vor allem für Patienten mit akuter myeloischer Leukämie.

Noch im experimentellen Stadium ist der Einsatz von Zytokinen. Derzeit vorliegende Ergebnisse zeigen, daß besonders für ältere Patienten die Neutropeniephase verkürzt werden kann. Die Infektionsrate wurde nur marginal, die Remissionsrate und Überlebenszeit bisher nicht verbessert. So wird für G-CSF, GM-CSF und seltener IL-3 zur Zeit in klinischen Studien weiterhin geprüft, ob hiermit zum einen eine schnellere und effektivere Erholung der normalen Hämatopoese und zweitens ein vermehrtes Recruitment der Leukämiezellen in die chemotherapiesensible S-Phase vorteilhaft sind. Für die Remissionserhaltung und Elimination residualer Leukämiezellen wird IL-2 mit stimulierendem Effekt auf NK-Zellen untersucht.

Tabelle 16.5 Einteilung der akuten Leukämien nach den Kriterien der FAB-Klassifikation und nach immunologischen Markern

Myeloische Leukämien

Zytochemische Zuordnung:
Peroxidase 3%
unspezifische Esterase (monozytär)
M1 = myeloblastisch ohne Reifung
M2 = myeloblastisch mit Reifung
M3 = granulierte Promyelozyten
M4 = myelomonozytär
M5a = monozytär, monoblastisch
M5b = monozytär, reifzellig
M6 = Erythroleukämie
M7 = Megakaryozytenleukämie

Nichtmyeloische Leukämien

Zytochemische Zuordnung:
PAS (granulär)
terminale Desoxynucleodityltransferase (TDT)
L1 = gleichförmige kleine Blasten
L2 = mehr Zytoplasma und mehr Nukleolen heterogen
L3 = heterogene zytoplasmatische Vakuolen

Immunologische Einteilung

common-type ALL
Null-ALL
T-ALL
B-ALL

M1–M7 und L1–L3 beziehen sich auf die FAB-Klassifikation.

Erkrankungen der reifen Granulozyten und Monozyten

Funktion und Eigenschaften dieser Zellen

Reife Granulozyten und Monozyten bilden die sog. Phagozyten des peripheren Blutes und grenzen sich damit von den Lymphozyten ab. Diese Zellen sind neben der Phagozytose zur gezielten Migration (Chemotaxis), der Freisetzung von Proteasen und anderen lysosomalen Enzymen sowie zur Produktion von Superoxid, Wasserstoffperoxid und Hydroxylradikalen befähigt. Sie sind bei der Abwehr von Bakterien, Pilzen und Tumorzellen bedeutungsvoll. Ihre Funktion wird im engen Zusammenhang mit den Immunglobulinen und dem Komplementsystem reguliert. Während neutrophile Granulozyten des peripheren Blutes nur eine sehr kurze Halbwertszeit haben (etwa 6 Stunden) und vermutlich in Ausübung ihrer Funktion absterben, können sich Monozyten im Gewebe in Makrophagen umwandeln und dort als Gewebsmakrophagen (Kupffer-Sternzellen, Langerhans-Hautzellen, Alveolarmakrophagen, Riesenzellen in Granulomen, Mikrogliazellen, Peritoneal- und Pleuramakrophagen sowie Osteoklasten) monate- bis jahrelang überleben. Makrophagen haben zusätzlich wichtige Funktionen in der Immunregulation und der Steuerung der Hämatopoese (Tab. 16.**1**).

Esoinophile und basophile Granulozyten kommen mit ca. 1 bzw. 0,5% wesentlich seltener im peripheren Blut vor. Die Aufgaben dieser Zellen sind weit weniger untersucht als die der Neutrophilen und Monozyten. Die Funktion der Eosinophilen ist hauptsächlich bei der Abwehr von Parasiten und der Hemmung von Hypersensitivitätsreaktionen von Bedeutung. Hierbei werden sie durch den Eosinophilen-Chemotaxisfaktor, der von basophilen Granulozyten abgegeben wird, angelockt und hemmen die Funktion der Basophilen. Darüber hinaus bauen sie von Mastzellen sezernierte Stoffe ab, wie Histamin, Glykosaminoglykane, Proteasen usw. Basophile Granulozyten und Mastzellen sind durch metachromatisch sich anfärbende Granula morphologisch sehr ähnlich; sie sind aber nicht identisch. Basophile haben ähnlich wie andere Granulozyten eine sehr kurze Halbwertszeit, wärend Mastzellen im Gewebe vorkommen und sehr langlebig sind. Sie binden beide spezifisch über den Fc-Rezeptor IgE und werden nach Vernetzung der IgE-Moleküle durch das Antigen zur Degranulierung angeregt. Sie speichern vor allem Mediatoren, die für Entzündungs- und Hypersensitivitätsreaktionen verantwortlich sind.

■ Erkrankungen mit Neutropenie

Der Begriff Agranulozytose wird meist synonym für Neutropenie gebraucht, obwohl er strenggenommen auch eine Störung der Basophilen und Eosinophilen beinhaltet. Wenn bei Erwachsenen die periphere Neutrophilenzahl auf unter 500/µl abfällt, spricht man von einer Agranulozytose. Die Klinik ist überwiegend durch bakterielle Infektionen des Mund- und Rachenraums, der Haut und der Lunge und durch Sepsis gekennzeichnet. Diese Infektionen sind je nach Erreger schwer zu behandeln und können trotz hochdosierter Antibiotika letal verlaufen. Infektionsfreie Patienten mit Agranulozytose sind symptomarm. Die Ursachen für eine isolierte Verminderung reifer Granulozyten sind mannigfaltig. Neben angeborenen Formen spielen vor allem die erworbenen und hier besonders die medikamentös induzierten Agranulozytosen eine Rolle. Die der peripheren Zytopenie zugrundeliegende Störung kann sowohl auf der Ebene der Stamm- oder Progenitorzellen als auch auf der Ebene der reifen Endzellen liegen (Tab. 16.6). Bei der medikamentös ausgelösten Agranulozytose unterscheidet man zwischen dosisabhängigen (Zytostatika, Phenothiazine) und dosisunabhängigen (Hypersensitivität), z. T. antikörpervermittelten Neutropenien. Die Liste der hierbei beteiligten Medikamente ist sehr lang und beinhaltet Vertreter fast aller Arzneimittelgruppen wie z. B. Analgetika, Antirheumatika, Antibiotika, Antikonvulsiva, Malariamittel, Thyreostatika, Diuretika, Herzmittel, Antidiabetika, Schlafmittel u. a. Sowohl kongenitale wie auch erworbene Agranulozytosen sprechen in der Regel gut auf G-CSF an.

Neben diesen Erkrankungen mit reduzierter Granulozytenzahl finden sich auch Krankheitsbilder mit gestörter Granulozytenfunktion. Auch diese Patienten sind durch rezidivierende Infekte gefährdet. Die wichtigsten Krankheitsbilder dieser Gruppe sind in Tab. 16.7 zusammengefaßt.

Tabelle 16.6 Ursachen für periphere Neutropenien, die nicht durch maligne Erkrankungen bedingt sind

Hereditäre oder konstitutionelle Formen
- Stammzellerkrankungen: zyklische Neutropenie, Dyskeratosis congenita, Dysgammaglobulinämie
- Progenitorzellerkrankungen: infantile und familiäre Agranulozytose, chronische Neutropenie mit konstitutionellen Defekten, chronische Neutropenie des Kindes, Chediak-Higashi-Syndrom
- Pseudoneutropenie (verzögerte Freisetzung aus dem Markpool oder Anreicherung im marginalen Pool der Gefäße): benigne familiäre Neutropenie, „lazy leukocyte syndrome"

Erworbene Formen
- überwiegend auf Stamm- und Progenitorzellebene: T- und B-Zell-Erkrankungen (z. B. erworbene T-Zell-Defekte, AIDS), chronische idiopathische Neutropenie, Tuberkulose
- verkürzte Überlebenszeit reifer Granulozyten mit Stamm- und Progenitorzellbeteiligung: Sepsis, Mangelernährung, Felty-Syndrom, Infekte (Viren, Rickettsien, Bakterien, Protozoen)
- überwiegend verkürzte Überlebenszeit reifer Granuloyzten: neonatale Isoimmunneutropenie, Autoimmunneutropenie, SLE, splenogene Neutropenie, Hämodialyse

Tabelle 16.7 Einige Krankheitsbilder mit gestörter Granulozytenfunktion

Ursächliche Störung	Mechanismus
Humorale Störungen	
- Antikörpermangel	mangelhafte Aktivierung einzelner oder mehrerer Funktionen
- Mangel einzelner Komplementfaktoren	
- Plasminogenaktivatormangel	
- Mangel anderer Faktoren bei Systemerkrankungen wie Kollagenosen, chronischen Infektionen, Morbus Hodgkin, Sarkoidose usw.	
Zelluläre Störungen	
- Chediak-Higashi-Syndrom	verminderte Chemotaxis fehlende Degranulation
- Actindysfunktion	Migrations- und Phagozytosestörung
- ATP-Mangel	Chemotaxis- und Phagozytosestörung
- „Leukozytenparalyse"	inhibitorvermittelte Störung aller Funktionen
- Medikamente (Glucocorticoide, Methanol)	Migrationsstörung
- chronische Granulomatose	Störung des Sauerstoffwechsels

Tabelle 16.8 Reaktive Granulo- und Monozytosen

Neutrophilie	Eosinophilie	Basophilie	Monozytose
Akute Neutrophilie – physikalische Reize – emotionale Reize – Infektionen – Verbrennungen u. Verletzungen – Medikamente – Hormone, Gifte **Chronische Neutrophilie** – Infektionen – chronische Entzündungen – chronischer Streß – Tumorerkrankungen – Medikamente, Hormone, Gifte – metabolische und endokrine Störungen – hereditärer Ursprung	Parasiten Allergien Dermatitis Hypereosinophiliesyndrom gastrointestinale Erkrankungen Tumoren hereditärer Ursprung Rekonvaleszenz bei fieberhaften Erkrankungen Systemerkrankungen	Infektionen Malignome endokrine Störungen Allergien chronische Entzündungen	chronische bakterielle Infektionen Protozoeninfektionen chronische Neutropenie solide Tumoren Morbus Hodgkin hämolytische Anämie Kollagenosen chronische gastrointestinale Erkrankungen

■ Vermehrung von Granulozyten und Monozyten durch nichtmaligne Ursachen

Abgesehen von den MPSs, findet man im Verlauf von Krankheitsbildern, die einen erhöhten Bedarf der entsprechenden Zellen erfordern, häufig eine starke Vermehrung reifer Granulozyten und Monozyten. Auch bei Patienten mit soliden Tumoren und paraneoplastisch gebildeten Wachstumsfaktoren kommt es zu teilweise sehr hohen peripheren Zellzahlen. In extremen Fällen sind diese reaktiven Zustände nur sehr schwer von malignen Erkrankungen, z. B. chronischer myeloischer Leukämie oder MPS, abzugrenzen. Tab. 16.8 zeigt einige Krankheitsbilder dieser Gruppe.

■ Erkrankungen des erythrozytären Systems

Durch Immunreaktionen vermittelte Schädigungen können auf der Ebene der Blutbildung im Knochenmark oder durch Angriff an der Endzelle zu Anämien führen.

■ Isolierte Aplasie der Erythropoese

Dieses als „pure red cell aplasia" bezeichnete Krankheitsbild ist charakterisiert durch ein isoliertes Fehlen erythropoetischer Zellen im Knochenmark. Hinsichtlich Pathogenese und Verlauf lassen sich drei Formen abgrenzen. Eine akute Form tritt häufig krisenhaft bei chronischen hämolytischen Syndromen, Infekten oder medikamentös bedingt auf und ist in der Regel spontan reversibel. Der konstitutionelle chronische Typ (Blackfan-Diamond-Anämie) wird auf einen autosomal rezessiv vererbbaren Defekt an den determinierten Stammzellen zurückgeführt. Bei beiden Formen ist eine immunologische Schädigung nicht erwiesen. Die Klinik der erworbenen chronischen Form ist uncharakteristisch mit normochromer Anämie, absoluter Retikulozytopenie, Erhöhung von Serumeisen und Erythropoetin und Aplasie der Erythropoese bei unbeeinträchtigten übrigen Zellreihen im Knochenmark. Auch Hyper- oder Hypogammaglobulinämie kommen vor. Häufig sind spezifische Antikörper wie Kälte- und Wärmeagglutinine nachweisbar. Aber auch falsch positive serologische Tests für Lues oder Lupus erythematodes sind möglich. In 30–50% der publizierten Beobachtungen fand sich ein Thymom, so daß nach verdächtigen Raumforderungen im vorderen Mediastinum gesucht werden sollte. Nach derzeitiger Auffassung ist der Thymus in die Konditionierung der für verzögerte Hypersensitivität und Gewebeabstoßung verantwortlichen Lymphozyten involviert. Es wurden aber, auch bei vielen Patienten ohne Thymome, z. T. komplementbindende IgG-Antikörper gefunden, die in vitro Wachstum und Hämoglobinsynthese normaler und patienteneigener erythropoetischer Zellen beeinflussen. Die Therapie besteht in der bedarfsadaptierten Transfusion und häufig relativ hoch zu dosierenden Corticosteroiden. Auch Immunsuppressiva wie Cyclophosphamid (8) sowie Androgene wurden mit Erfolg eingesetzt. Bei thymomverdächtiger Raumforderung sollte die operative Entfernung erwogen werden.

■ Perniziöse Anämie

In der Gruppe der megaloblastischen Anämien ist heute die Bezeichnung perniziöse Anämie dem klassischen Krankheitsbild mit Beeinträchtigung der gastralen Sekretion des Intrinsic factor vorbehalten (3). Diese Erkrankung findet sich bei Patienten mittleren bis höheren

Alters und geht mit einer atrophischen Gastritis, zum Teil auch mit neurologischen Störungen einher. Selten sind „juvenile" Formen mit anderer Pathogenese, wie die selektive Vitamin-B_{12}-Malabsorption beim Imerslund-Syndrom. Für die adulte Form typisch sind die makrozytäre Anämie, die megaloblastische Reifungsstörung im Knochenmark und der pathologische Schilling-Test, der bei Wiederholung mit Intrinsic factor normal ausfällt. Bei ca. 90% der Patienten finden sich Antikörper gegen die Parietalzellen des Magens, die nicht die Magenschleimhautveränderungen induzieren und auch relativ häufig bei gesunden Personen gefunden werden. In Serum, Magensaft und Speichel der Patienten finden sich Antikörper gegen Intrinsic factor: in ca. 75% der Fälle die Bindung von Vitamin B_{12} blockierenden, in ca. 50% den Komplex aus Intrinsic factor und Vitamin B_{12} bindenden Antikörpern. Diese Antikörper sind nahezu pathognomonisch für die perniziöse Anämie. Es wurde vermutet, daß zusätzlich zelluläre Immunmechanismen eine Rolle spielen, vor allem bei der Entstehung der atrophischen Gastritis. Auffallend häufig findet sich eine Assoziation mit dem Nachweis von Schilddrüsenantikörpern und Immunthyreopathien. Vitamin B_{12} muß lebenslang parenteral zugeführt werden; eine auf das Immunsystem gerichtete Therapie ist nicht üblich. Bei bis zu 8% der Patienten können sich Magenkarzinome entwickeln: Daher ist eine entsprechende Überwachung erforderlich.

■ Anämie bei chronischen Erkrankungen

Im Verlauf vieler chronischer Erkrankungen, insbesondere bei Malignomen, schweren Infektionen oder sonstigen chronisch entzündlichen Erkrankungen, entwickelt sich eine anhaltende, meist relativ gut tolerierte Anämie mit Hb-Werten zwischen 8 und 11 g/dl (5,0–6,8 µmol/l). Kennzeichnende Befunde sind eine erniedrigte Serumeisenkonzentration bei – im Gegensatz zur Eisenmangelanämie – erniedrigter Eisentransportkapazität und erhöhtem Ferritinspiegel. Eine leichte, extrakorpuskulär bedingte Verkürzung der Erythrozytenüberlebenszeit kann das Knochenmark nicht mit einer gesteigerten Erythropoese kompensieren. Neben inadäquatem Erythropoetinanstieg bzw. ungenügendem Ansprechen des Markes auf diesen Faktor wird vor allem die Sequestration des Eisens im RES als Ursache angesehen. Im Knochenmark finden sich vermehrt eisenspeichernde Makrophagen, aber kaum eisenenthaltende Erythrozytenvorstufen (Sideroblasten). Der früh im Verlauf auftretende Abfall des Serumeisens wurde auf die Freisetzung von Lactoferrin aus Granulozyten zurückgeführt. Dieses konkurriert mit Transferrin um das Eisen und wird von Makrophagen aufgenommen, die unter dem Einfluß von IL-1 eine besondere Eisenavidität zeigen (19); zusätzlich wird eine vermehrte Synthese von Apoferritin diskutiert. Die Wiederverfügbarmachung des Eisens für die Erythropoese ist gestört. Auch andere Faktoren bei chronischen Erkrankungen können die Anämie mit auslösen oder verschlimmern, z. B. bei Malignomen, chronische Blutverluste, Knochenmarkmeta-

Tabelle 16.**9** Klassifikation der hämolytischen Anämien

Korpuskuläre Störungen
- Enzymdefekte
  (in Glykolyse, Glutathion-, Pentosephosphat- oder Nukleotidstoffwechsel)
- Hämoglobinopathien
  (z. B. Thalassämien)
- Membrandefekte
  (z. B. Sphärozytose)

Extrakorpuskuläre Störungen
- immunhämolytische Anämien
- mechanische Schädigungen
  (z. B. mikroangiopathische Syndrome, Marschhämoglobinurie)
- Splenomegalie
- toxische Schädigungen
  (z. B. Malaria, osmotische, chemische Noxen)

stasierung oder Auswirkungen der antineoplastischen Therapie. Stets ist die Beseitigung der Grunderkrankung anzustreben. Transfusionen sollten bei den an niedrige Hb-Werte adaptierten Patienten nur bei entsprechender Beschwerdesymptomatik erfolgen.

■ Hämolytische Anämien

Hämolytische Anämien können durch hereditäre korpuskuläre Störungen, wie Membran- oder Enzymdefekte oder Hämoglobinopathien, oder durch erworbene Schädigungen bedingt sein (Tab. 16.**9**). Unter den erworbenen Erkrankungen gibt es verschiedene Formen der Autoimmunhämolyse, die idiopathisch oder sekundär auftreten und nach dem Temperaturverhalten der beteiligten Antikörper klassifiziert werden.

Autoimmunhämolyse bei Wärmeantikörpern

Die beiden wesentlichen Kriterien für eine Autoimmunhämolyse sind die verkürzte Überlebenszeit der Erythrozyten und der Nachweis einer Immunreaktion gegen autologe Erythrozyten. Abhängig von der Intensität der Erythrozytendestruktion können Haptoglobinverminderung, Erhöhung des indirekten Bilirubins und der LDH, bei massiver intravasaler Hämolyse auch Hämoglobinämie und -urie und klinisch Ikterus und Hepatosplenomegalie auftreten. Zur Anämie kommt es, wenn eine durch Retikulozytose und Hyperplasie der roten Reihe im Knochenmark angezeigte Steigerung der Erythropoese nicht ausreicht oder im Rahmen von Grunderkrankungen wie chronischer lymphatischer Leukämie oder anderen Lymphomen nicht möglich ist. An weiteren zu einer sekundären Autoimmunhämolyse führenden Erkrankungen kommen Kollagenosen, vor allem Lupus erythematodes, Colitis ulcerosa, Sarkoidose und Malignome, z. B. Ovarialtumoren, in Frage. Bei 80–90% aller Autoimmunhämolysen finden sich bei 37 °C an die Erythrozyten bindende Wärmeantikörper, gewöhnlich IgG_1 oder IgG_3. Diese können opsonisierende Komplementfaktoren anlagern und werden typischerweise durch die direkte Antiglobulinreaktion im Coombs-Test, manchmal aber nur durch empfindlichere enzymgekoppelte oder radioimmunologische Methoden nachgewiesen. Die korrespondierenden Antigene sind meist mit dem Rh-Komplex assoziiert; es kommen aber auch andere Spezifitäten wie Kell-Antigene vor (9). Selten findet eine massive intravasale Hämolyse durch die terminalen Komplementfaktoren statt, gewöhnlich eine Phagozytose durch Makrophagen, vornehmlich in Milz und Leber. Meist entwickelt sich die Anämie eher langsam, so daß die Patienten relativ gut adaptiert sind. Die Indikation zur Transfusion muß sehr zurückhaltend, etwa bei kardialer Dekompensation, gestellt werden. Zunächst sollte ein Therapieversuch mit Steroiden, z. B. beginnend mit 100 mg Prednison täglich, erfolgen, wobei die Dosis nur sehr langsam reduziert werden darf und Rezidive vorkommen. Bei fehlendem Ansprechen oder zu hohen benötigten Dauersteroiddosen ist die Splenektomie zu erwägen, die bei etwa zwei Dritteln der Fälle zum Erfolg führt. Als Alternative kommt Ciclosporin (z. B. 4 mg/kg pro Tag) in Frage. Hochdosierte Immunglobuline sind weniger effektiv als bei der ITP (s. u.), können aber bei ca. einem Drittel der Patienten eine nützliche Ergänzung sein (10). Weitere Optionen vor allem bei der Kombination von Hämolyse und Thrombozytopenie (Evans-Syndrom), sind Danazol und Vincaalkaloide. Die Patienten sollten auch bei Remission zumindest einige Jahre lang überwacht werden, auch weil eine Autoimmunhämolyse z. B. lymphoproliferativen Erkrankungen vorausgehen kann.

Autoimmunhämolyse bei Kälteantikörpern

Auch hier gibt es idiopathische und sekundäre, bei Infektionen, vor allem bei Mykoplasmen oder Mononukleose, oder im Rahmen maligner Lymphome auftretende Formen. Die Kälteagglutinine oder -hämolysine sind typischerweise der IgM-Klasse angehörende Antikörper, die gewöhnlich gegen I/i-Antigene auf den Erythrozyten gerichtet sind. Sie reagieren optimal bei 0–5 °C und können in vivo Agglutination oder Hämolyse verursachen, wenn sie auch noch bei höheren Temperaturen, die im Bereich der Akren erreicht werden, reagieren. Wesentlich häufiger als beim Wärmetyp kommt eine Aktivierung der terminalen Komplementkaskade mit massiver intravasaler Hämolyse vor. Einen seltenen Sonderfall stellen die bithermischen, z. B. bei Syphilis auftretenden Donath-Landsteiner-Antikörper dar, die in der Kälte an die Erythrozyten binden, diese aber nur bei 37 °C in Gegenwart von Komplement agglutinieren. Bei Hämolysen vom Kältetyp müssen die Patienten Kälteexposition sorgfältig meiden. Steroide und Splenektomie sind kaum effektiv; mitunter sprechen Chlorambucil oder Cyclophosphamid an. Bei unvermeidlichen Transfusionen sollten gewaschene Erythrozyten gegeben werden, um nicht zusätzliches Komplement zuzuführen.

Medikamentös ausgelöste Autoimmunhämolyse

Es gibt verschiedene Mechanismen einer Autoimmunhämolyse (25). Das Medikament kann, wie z. B. Penicillin, als Hapten zur Bildung von IgG-Antikörpern führen. Penicillin „ummantelt" bei hochdosierter Gabe die Erythrozyten, die daraufhin mit den Antikörpern beladen und in der Milz sequestriert werden. Andere Medikamente, z. B. Chinidin, führen zur Ausbildung von meist IgM-Antikörper enthaltenden Immunkomplexen, die nur locker an die Erythrozyten binden, aber dort zu einer komplementinduzierten Hämolyse führen. Beim α-Methyldopa ist die Induzierung von Autoantikörpern vom Wärmetyp (s. o.) bekannt.

■ Erkrankungen des thrombozytären Systems

■ Funktion der Thrombozyten und Ursachen der Thrombozytopenie

Die Thrombozyten bilden bei Gefäßverletzung einen primär verschließenden Pfropf, der zur definitiven Blutstillung durch Fibrin verfestigt wird. Da die Thrombozyten auf Störungen der Integrität des Gefäßendothels empfindlich reagieren, können sie bei vielen Entzündungsreaktionen mit vaskulitischer Komponente aktiviert werden. Thrombozyten können über Fc-Rezeptoren bei Immunreaktionen in Form von Aggregation und Freisetzung vasoaktiver Mediatoren wie Serotonin und Thromboxan A_2 mitreagieren. Im Rahmen schwerer Infektionen mit Gerinnungsaktivierung und gesteigerter unspezifischer Proteolyse, u. a. durch granulozytäre Proteinasen, sind in der Regel neben dem Verbrauch an Gerinnungsfaktoren und plasmatischen Inhibitoren auch die Thrombozyten stark vermindert. Neben diesen unspezifischen Interaktionen mit der Immunabwehr gibt es spezifisch gegen die Thrombozyten gerichtete Immunreaktionen, die zu einer Thrombozytopenie führen.

■ Chronische idiopathische thrombozytopenische Purpura (ITP)

Dieses auch als Morbus Werlhof bekannte Krankheitsbild ist charakterisiert durch eine anhaltende Thrombozytopenie bei zirkulierenden thrombozytären Autoantikörpern und normaler oder gesteigerter Megakaryozytenzahl im Knochenmark (32). Die Patienten können eine Blutungsneigung mit Petechien, Schleimhautblutungen, vor allem im oberen Respirationstrakt, Menorrhagien sowie selten auch intrakraniellen Blutungen entwickeln. Differentialdiagnostisch abzugrenzen sind andere Ursachen einer peripheren Thrombozytendestruktion (Tab. 16.**10**) sowie die weiter unten besprochenen sekundären Immunthrombozytopenien. Eine „Pseudothrombozytopenie" durch EDTA-abhängige, nur in vitro aktive Antikörper (32) ist leicht durch Kontrolle in Citratblut auszuschließen und klinisch nicht relevant.

Die serologische Diagnostik ist komplex und schwierig (17). Für die ITP relevante Autoantikörper haben als Zielantigene vorwiegend Oberflächenglykoproteine wie IIb-IIIa-Komplex oder Ib. Obwohl dies wichtige

Tabelle 16.10 Übersicht über mögliche Ursachen einer Thrombozytopenie

Störungen der Megakaryopoese
- hämatologische Systemerkrankungen mit Aplasie, Myelofibrose oder Verdrängung der Hämatopoese; Knochenmarkmetastasierung
- toxische Noxen (z. B. Zytostatikatherapie)
- seltene angeborene Störungen (z. B. thrombocytopenia with absent radii [TAR])

Sequestration in vergrößerter Milz

Verstärkter peripherer Abbau
- mikroangiopathische Syndrome, Gefäß- oder Herzklappenprothesen
- Verbrauchsreaktion (z. B. bei septischem Schock)
- Immunthrombozytopenien

Rezeptorstrukturen für Adhäsion und Aggregation sind, tritt nur ausnahmsweise eine Beeinträchtigung dieser Plättchenfunktionen auf. Die Bindung der Antikörper zieht die Phagozytose durch Makrophagen nach sich, zum Teil nach Anlagerung opsonisierender Komplementfaktoren. Auch eine direkte Lyse durch Aktivierung der terminalen Komplementfaktoren kommt vor. Es wäre denkbar, daß die Antikörper auch mit den Megakaryozyten reagieren und zu einer leichten Beeinträchtigung der Neubildung führen; tatsächlich ist aber die Thrombopoese gesteigert und effektiv.
   Die Erkrankung ist selten spontan reversibel. Es sprechen jedoch ca. 80% der Patienten auf Prednison an, beginnend mit 1–2 mg pro kg Körpergewicht. Ziel ist eine dauerhafte Thrombozytenzahl im sicheren, nicht unbedingt im normalen Bereich. Bei den leider häufigen Rezidiven oder nicht tolerablen Erhaltungsdosen sollte eine Splenektomie durchgeführt werden, die bei etwa zwei Dritteln der Patienten zu einer anhaltenden Remission führt. Die hochdosierte Gabe von humanen IgG-Präparationen, z. B. 400 mg pro kg Körpergewicht an 5 aufeinanderfolgenden Tagen, führt meist zu einem raschen Thrombozytenanstieg und scheint die Ergebnisse der Steroidtherapie und bei präoperativer Anwendung auch der Splenektomie zu verbessern (32). Die Wirkung wird auf eine vorübergehende Reduktion der durch Fc-Rezeptoren vermittelten Phagozytose zurückgeführt (16). Bei Versagen obiger Maßnahmen wurden Cyclophosphamid, Azathioprin und in Einzelfällen auch Vincristin erfolgreich eingesetzt. Die Transfusion von Thrombozytenkonzentraten führt häufig nicht zum Anstieg der Plättchenzahl, da auch die transfundierten Zellen schnell abgebaut werden können, und sollte daher nur bei manifester Blutung erfolgen.

■ Akute idiopathische thrombozytopenische Purpura

Dieses meist spontan reversible Krankheitsbild wird ganz überwiegend bei Kindern ausgelöst und durch virale Antigene enthaltende Immunkomplexe oder Antikörper gegen virale Antigene, die mit Thrombozyten kreuzreagieren.

■ Sekundäre Immunthrombozytopenie

Bei systemischem Lupus erythematodes oder lymphoproliferativen Erkrankungen kann eine von der chronischen ITP schwer zu unterscheidende sekundäre Thrombozytopenie auftreten, so daß stets eine entsprechende Ausschlußdiagnostik erfolgen sollte.

■ Medikamentös induzierte Immunthrombozytopenie

Eine ganze Reihe von Medikamenten kann eine Immunthrombozytopenie auslösen (6), z. B. Goldsalze, Chinidin und Sulfonamide. Gewöhnlich liegen Immunkomplexe vor, die sich an die Thrombozyten anlagern, worauf diese als „innocent bystanders" unter Komplementaktivierung zerstört werden. Meist ist die Störung nach Entfernung des verantwortlichen Medikaments aus dem Körper reversibel. Bei bedrohlich niedrigen Thrombozytenzahlen können Steroide und Thrombozytentransfusion erforderlich sein. Einen Sonderfall stellt die heparininduzierte Thrombozytopenie Typ II dar, da hierbei IgG-Antikörper gegen Heparin im Komplex mit Plättchenfaktor 4 die Thrombozyten aktivieren und zur Aggregation bringen können, was zu bedrohlichen thromboembolischen Komplikationen führen kann (2).

■ Immunologisch bedingte Gerinnungsstörungen

Es gibt eine Reihe von Querverbindungen zwischen plasmatischer Blutgerinnung und Abwehrmechanismen, z. B. der Zusammenhang zwischen Komplementaktivierung und Kontaktaktivierung der Gerinnung und der Fibrinolyse, vermittelt über Faktor XII und Kalikrein. Hier sollen die direkt durch Immunmechanismen vermittelten Gerinnungsstörungen besprochen werden.

■ Erworbene Inhibitoren von Gerinnungsfaktoren

Inhibitoren von Gerinnungsfaktoren sind gewöhnlich neutralisierende Antikörper, die durch multiple exogene Zufuhr bei kongenitalen Mangelzuständen, aber auch bei vorher normalem Hämostasesystem auftreten können. Beschrieben wurden Inhibitoren gegen die Faktoren V, IX, XI, XII, XIII und Von-Willebrand-Faktor. Am häufigsten ist aber ein Inhibitor von Faktor VIII:C, der zu einer Hemmkörperhämophilie führt. Als nach Virusinfektionen schwerwiegendste Komplikationen bei Patienten mit Hämophilie A entwickeln sich unter Substitution Hemmkörper, die zu einem inadäquaten Aktivitätsanstieg nach der Gabe von Faktor-VIII-Präparaten führen. Bei aufmerksamer Überwachung finden sich Inhibitoren bei Behandlung mit aus Plasma hergestellten Konzentraten in einer Größenordnung von 20%; unter rekombinantem Faktor VIII scheinen Inhibitoren etwas häufiger und rascher aufzutreten. Inhibitoren können transient und symptomlos sein, aber auch zu schwer beherrschbaren Blutungen führen. Die Antikörper sind weder Präzipitine, noch aktivieren sie Komplement. Die Antikörperwirkung wird über die Verlängerung der Gerinnungszeit in Mischungen aus Patienten- und Normalplasma gemessen und in Bethesda-Einheiten quantifiziert. Man kann versuchen, die Inhibitorwirkung durch hochdosierte und häufige Faktor-VIII-Gabe zu überspielen und eine „Immuntoleranz" zu erreichen. Zur Akutbehandlung von Blutungen kommen die Gabe von „Bypassing"-Präparaten wie aktiviertem Prothrombinkomplex (in Zukunft auch rekombinanter aktivierter Faktor VII) oder Faktor VIII vom Schwein in Frage. Immunsuppressive Therapeutika zeigen keinen wesentlich günstigen Effekt. Antikörper gegen Faktor VIII:C können sehr selten bei vorher nicht hämophilen Patienten auftreten (24).

■ Antiphospholipid-Antikörper

Klinisch relevante Antikörper gegen in der Hämostase wichtige Phospholipidkomponenten treten in zwei Formen auf, als Lupusantikoagulans und als Anticardiolipin-Antikörper (4). Solche Antikörper können beim systemischen Lupus erythematodes und anderen Autoimmunerkrankungen, bei Infektionen, lymphoproliferativen Erkrankungen, medikamentös ausgelöst und bei ansonsten gesunden Personen auftreten. Lupusantikoagulans fällt durch eine Verlängerung der partiellen Thromboplastinzeit bei normalen Einzelfaktoren auf, die durch Mischung mit Normalplasma nicht normalisiert wird. Die Bezeichnung Lupusantikoagulans ist irreführend, da die Patienten eine deutliche Thromboseneigung zeigen. Antiphospholipid-Antikörper können mit venösen und arteriellen Thromboembolien, rezidivierenden Fehlgeburten und mit Thrombozytopenie assoziiert sein. Da Phospholipide in verschiedenen für die Hämostase wichtigen Strukturen vorhanden sind – u. a. in Thrombozyten- und Endothelzellmembranen –, wird angenommen, daß dort noch nicht genauer definierte thromboseverursachende Vorgänge ausgelöst werden. Die Therapie besteht in der Behandlung der Grundkrankheiten. Bei thromboembolischen Komplikationen ist eine längerfristige Antikoagulation angezeigt.

■ Literatur

1 Allen, T. D., T. M. Dexter: The essential cells of the hemopoietic microenvironment. Exp. Hematol. 12 (1984) 517–521
2 Aster, R. H.: Heparin-induced thrombocytopenia and thrombosis. New Engl. J. Med. 322 (1995) 1374–1376
3 Babior, B. M., H. F. Bunn: Megaloblastic anemias. In Braunwald, E., K. J. Isselbacher, R. G. Petersdorf, J. D. Wilson, J. B. Martin, A. S. Fanci: Harrison's Principles of Internal Medicine, 11th ed. McGraw-Hill, New York 1987 (pp. 1498–1504)
4 Bick, R. L.: Hypercoagulability and thrombosis. In Bick, R. L.: Hematology Clinical and Laboratory Practice. Mosby, St. Louis 1993 (pp. 1555–1581)
5 Büchner, Th.: Therapie der akuten myeloischen Leukämie im Erwachsenenalter. Onkol. Forum int. 3 (1993) 9–22
6 Burstein, S. A., L. A. Harker: Quantitative platelet disorders. In Bloom, A. L., D. P. Thomas: Haemostasis and Thrombosis. Churchill-Livingstone, Edinburgh 1981 (pp. 279–300)
7 Chen, R. H., D. Pl. Sandler, J. A. Taylor, D. L. Shore, E. Lin, C. D. Bloomfield, A. B. Douglas: Increased risk for myelodysplastic syndromes in individuals with glutathione transferase theta 1 (GSTT1) gene defect. Lancet 347 (1996) 295–297
8 Clark, D. A., E. N. Dessypris, S. B. Krantz: Studies on pure red cell aplasia. XI. Results of immunosuppressive treatment of 37 patients. Blood 63 (1984) 277–286
9 Engelfriet, C. P., M. A. M. Overbeeke, A. E. G. Kr. von dem Borne: Autoimmune hemolytic anemia. Semin. Hematol. 29 (1992) 3–12
10 Flores, G., C. Cunningham-Rundles, A. C. Newland, J. B. Bussel: Efficacy of intravenous immunoglobulin in the treatment of autoimmune hemolytic anemia: results in 73 patients. Amer. J. Hematol. 44 (1993) 237–242
11 Gale, R. P., K. A. Foon: Therapy of acute myelogenous leukemia. Semin. Hematol. 24 (1987) 40–54
12 Goldman, J. M.: The Philadelphia chromosome: from cytogenetics to oncogenes. Brit. J. Haematol. 66 (1987) 435–436
13 Hoelzer, D.: Akute lymphatische Leukämie. Internist 34 (1993) 526–533
14 Hoffbrand, A. V., J. E. Pettit: Essential Hematology, 3rd ed. Blackwell, Oxford 1993
15 Ibelgaufts, H.: Lexikon Zytokine. Medikon, München 1992
16 Jungi, T. W., P. Imbach, S. Barandun: Specific and non-specific mechanisms of action of immunoglobulin G in therapy of idiopathic thrombocytopenic purpura (ITP). Blut 48 (1984) 345–351
17 Kelton, J. G.: The serological investigation of patients with autoimmune thrombocytopenia. Thrombos. and Haemost. 74 (1995) 228–233
18 Krieger, O., D. Lutz: Myelodysplastische Syndrome. Onkol. Forum int. 3 (1993) 2–20
19 Lee, G. R.: The anemia of chronic disease. Semin. Hematol. 20 (1983) 61–80
20 Lee, G. R., T. C. Bithell, J. Foerster, J. W. Athens, J. N. Lukens: Wintrobe's Clinical Hematology, 9th ed. Lea & Febiger, Philadelphia 1993
21 McCarthy, D. M.: Fibrosis of the bone marrow: content and causes. Brit. J. Haematol. 59 (1985) 1–7
22 Mertelsmann, R.: Haematopoietins: biology, pathophysiology, and potential as the therapeutic agents. Ann. Oncol. 2 (1991) 251–263
23 Nathan, D. G.: The molecular biology of hematopoiesis. Semin. Hematol. 28 (1991) 114–176
24 Nilsson, I. M., S. Lamme: On acquired hemophilia A. Acta med. scand. 208 (1980) 5–12
25 Packman, C. H., J. P. Leddy: Drug-related immunologic injury of erythrocytes. In Williams, W. J., E. Beutler, A. J. Erslev, M. A. Lichtman: Hematology, 3rd ed. McGraw-Hill, New York 1985 (pp. 647–652)
26 Paul, W. E.: Pleiotropy and redundancy: T-cell-derived lymphokines in the immune response. Cell 57 (1989) 521–524
27 Prchal, J. T., J. F. Prchal: Evolving understanding of the cellular defect in polycythemia vera: implications for its clinical diagnosis and molecular pathophysiology. Blood 83 (1994) 1–4
28 Ritter, J.: Therapie der akuten myeloischen Leukämie bei Kindern und Jugendlichen. Onkol. Forum int. 3 (1993) 2–8
29 Rosse, W. F.: The control of complement activation by the blood cells in paroxysmal nocturnal hemoglobinuria. Blood 67 (1986) 268–269
30 Sawyers, C. L., C. T. Denny, O. N. Witte: Leukemia and the disruption of normal hematopoiesis. Cell 64 (1991) 337–350
31 Späth-Schwalbe, E., M. Schrezenmeier, H. Heimpel: Paroxysmale nächtliche Hämoglobinurie. Klinische Erfahrungen bei 40 Patienten in einem Zeitraum über 25 Jahre. Dtsch. med. Wschr. 120 (1995) 1027–1033
32 Waters, A. H.: Autoimmune thrombocytopenia: clinical aspects. Semin. Hematol. 29 (1992) 18–25
33 Wetzler, M., M. Talpaz: Chronic myelogenous leukaemia. Consult. Ser. 2 (1992) 5–48
34 Williams, W. J., E. Beutler, A. J. Erslev, W. A. Lichtman: Hematology, 4th ed. McGraw-Hill, New York 1990

Neoplasien der lymphatischen Zellreihe

H. Stein

Die Kenntnis der zellulären Organisation und vor allem der Differenzierung normaler lymphatischer Zellen ist unabdingbare Voraussetzung für das Verständnis maligner Lymphome. Aus diesem Grunde werden im ersten Teil dieses Beitrags die zum Verständnis der malignen Lymphome wichtigen Besonderheiten der Differenzierungsprogramme des lymphatischen Systems und im zweiten Teil die Neoplasien dieses Systems dargestellt.

Besonderheit der Differenzierung lymphatischer Zellen

Die Differenzierung der Körperzellen erfolgt fast ausschließlich in einer einwelligen Proliferation und Differenzierung. Dies ist in Abb. 16.2 am Beispiel der Granulopoese verdeutlicht. Aus einer myeloisch determinierten Stammzelle entsteht durch Proliferation und Differenzierung mit Ausbildung von Zwischenformen (Promyelozyt, Myelozyt, Stabkernige) der Granulozyt. Diese Zelle ist terminal differenziert, d. h., sie teilt sich nicht mehr, und sie ändert auch ihre Form nicht wesentlich, wenn sie ihre Funktion wahrnimmt. Ganz anders sieht die Differenzierung des lymphatischen Systems aus. Diese läuft mehrwellig ab. Die erste Proliferations- und Differenzierungswelle läßt aus lymphatisch determinierten Stammzellen über Zwischenzellen, die als lymphatische Vorläuferzellen (precursor cells) bezeichnet werden, ruhende antigenreaktive Lymphozyten entstehen. Diese Lymphozyten tragen Antigenrezeptoren unterschiedlicher Spezifität auf ihrer Oberfläche (Abb. 16.3). Dies bedeutet, daß die erste Proliferations- und Differenzierungswelle die „Diversität" der Antigenrezeptoren generiert. Dies versetzt den Organismus in die Lage, für die vielen Millionen in der Natur vorkommenden Antigene Lymphozyten mit passenden Antigenrezeptoren bereitzustellen. Wenn ein antigenreaktiver Lymphozyt auf ein Antigen trifft, das mit seiner Antigendeterminante (Epitop) in den Rezessus des Antigenrezeptors (Haftstelle) paßt, also gebunden wird, reagiert er in einer neuen zweiten bzw. dritten Proliferations- und Differenzierungswelle mit Ausbildung von Blasten. Diese antigeninduzierten Blasten stellen nach Definition der Immunologen aktivierte lymphatische Zellen dar. Lymphatische Zellen mit Antigenrezeptoren, die nicht mit den in den Organismus eingedrungenen Antigendeterminanten reagieren, bleiben in Ruhephase (Abb. 16.3) und werden nach langanhaltendem Ausbleiben einer antigenen Stimulation wahrscheinlich eliminiert. Die durch Antigenreiz induzierten (aktivierten) Blasten proliferieren und

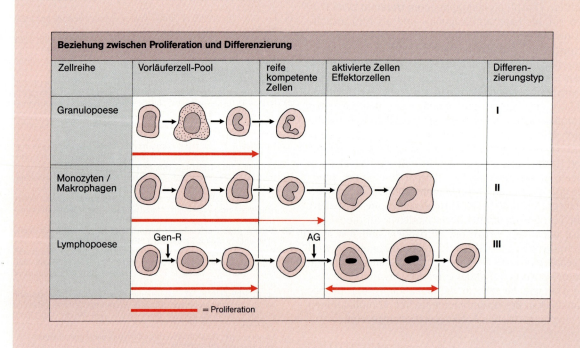

Abb. 16.2 Darstellung der drei wichtigsten zellulären Differenzierungstypen. Oberste Reihe: einwellige Proliferation und Differenzierung am Beispiel der Granulopoese. Mittlere Reihe: einwellige Proliferation bei zweiwelliger Differenzierung am Beispiel der Monozyten-Makrophagen-Poese. Unterste Reihe: zweiwellige Proliferation und Differenzierung, die unseres Wissens einzigartig für das lymphatische System ist. R = Rearrangement, AG = Antigen.

Besonderheit der Differenzierung lymphatischer Zellen **311**

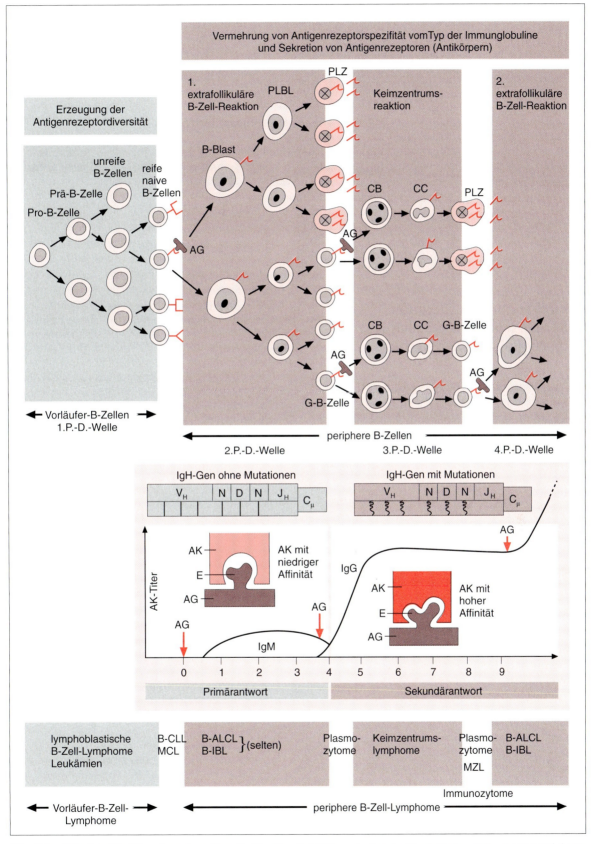

Abb. 16.3 Ablauf und Funktion der mehrwelligen Proliferation und Differenzierung der lymphatischen Zellen am Beispiel der B-Zell-Reihe. AG = Antigen, AK = Antikörper, B-ALCL = anaplastisches großzelliges Lymphom vom B-Zell-Typ, B-CLL = chronische lymphatische Leukämie vom B-Zell-Typ, MCL = Mantelzell-Lymphom, B-IBL = immunoblastisches Lymphom vom B-Zell-Typ, CB = Zentroblast, CC = Zentrozyt, E = Epitop, G-B-Zelle = Gedächtnis-B-Zelle, MZL = Marginalzonenlymphom, P.-D.-Welle = Proliferations- und Differenzierungswelle, PLBL = Plasmoblast, PLZ = Plasmazelle, ∫∫∫ somatische Mutationen.

wandeln sich dann in sog. Effektorzellen oder wiederum in ruhende antigenreaktive Zellen um. Dies bedeutet, daß die zweite antigeninduzierte Proliferations- und Differenzierungswelle der selektiven Vermehrung von Lymphozyten mit bestimmten Antigenspezifitäten dient und die Steuerung der ersten und zweiten Proliferations- und Differenzierungswelle grundverschieden ist. Der Ablauf der ersten Proliferations- und Differenzierungswelle ist antigenunabhängig, der Ablauf der folgenden antigenabhängig. Daraus folgt, daß die genannten Proliferations- und Differenzierungswellen unter der Kontrolle verschiedener Gene und verschiedener Proliferations- und Differenzierungsinduktoren (z. B. Interleukine) stehen. Die nachfolgenden Proliferations- und Differenzierungswellen laufen im peripheren lymphatischen Gewebe ab. Deshalb fassen wir die ruhenden antigenreaktiven Zellen einschließlich der aus ihnen hervorgehenden aktivierten Zwischen- und Effektorzellen als periphere lymphatische Zellen zusammen.

■ Marker zur Identifikation der verschiedenen Zellen des lymphatischen Systems

Da sich die verschiedenen Zellarten des Immunsystems und ihre vielfältigen Differenzierungsformen sehr ähnlich sehen, ist ihre verläßliche Identifikation rein morphologisch nicht möglich, sondern verlangt den Einsatz von zellart- und differenzierungsspezifischen bzw. -charakteristischen Markern. In erster Linie haben sich hier antigene Marker, die in der Mehrzahl durch die Monoklonale-Antikörper-Technologie entdeckt wurden, bewährt.

Für die Zwecke der Zellmarkierung erscheint es sinnvoll, die Markerantigene wie folgt zu klassifizieren (Abb. 16.4):

■ Proliferationsmarker

Hier steht das von dem monoklonalen Antikörper Ki-67 erkannte Kernantigen zur Verfügung. Dieses Kernantigen ist in proliferierenden Zellen aller Zellzyklusphasen (G_1, G_2, S und M) vorhanden, fehlt aber in ruhenden Zellen (G_0) (11, 12).

■ Linienspezifische Zellmarker

Hierzu gehören Pan-B-Zell-Marker (z. B. CD19, CD20, CD22 und CD79α) (21), Pan-T-Zell-Marker (z. B. CD2, CD3, CD7 und die β-Kette des T-Zell-Rezeptors, nachweisbar mit dem Antikörper βF1[3]) sowie Panmakrophagenmarker (z. B. Lysozym, PG-M1-Epitop des CD68-Antigens, Ber-MAC3) usw. (1, 10, 17). Diese Antigene werden selektiv von B-Zellen, T-Zellen oder Makrophagen aller Differenzierungsgrade exprimiert, allerdings z. T. mit Ausnahme bestimmter Stadien der Aktivierung und der terminalen Differenzierung (Effektorzelle). Die B-Zell-Antikörper 4KB5 (CD45RA) (22), Ki-B3 (9) und die T-Zell-Antikörper UCHL1/OPD4 (CD45RO) (20) und DF-

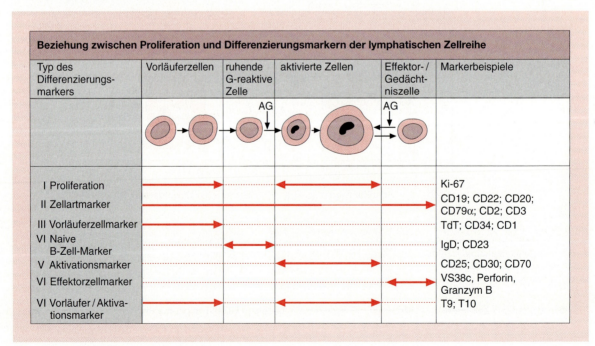

Abb. 16.4 Klassifikation der antigenen Marker entsprechend ihrer Expression auf B- oder T-Zellen unterschiedlicher Differenzierung.

Tabelle 16.11 Übersicht über die wichtigsten im Paraffinschnitt nachweisbaren Marker-Antigene des lymphatischen Gewebes und seiner Neoplasien

Antikörper	CD-(Cluster-) Molekül	Expression in normalem lymphatischen Gewebe	Maligne Lymphome positiv	negativ
LCA[1, 2]	CD45	sämtliche T- und B-Zellen außer einigen aktivierten T- und B-Blasten	Mehrzahl der NHL, Hodgkin-Lymphome vom LP-Typ (lymphozytenprädominanter Typ)	40% der ALCL 90% der Hodgkin-Lymphome 30% der primären mediastinalen B-Zell-Lymphome
UCHL1/OPD4[2]	CD45R0	Mehrzahl der T-Zellen, viele Makrophagen (schwach)	Mehrzahl der T-NHL	viele T-ALCL, fast alle Hodgkin-Lymphome, 90% der B-NHL
DF-T1[2]/MT1[3]	CD43	Mehrzahl der T-Zellen und myeloischen Zellen	Mehrzahl der T-NHL und der B-CLL und MCL	viele T-ALCL, fast alle Hodgkin-Lymphome, 90% der B-NHL
βF1[4]	TCR-β	Mehrzahl der T-Zellen	Mehrzahl der T-NHL	alle B-NHL, viele T-ALC-Lymphome, Mehrzahl der Hodgkin-Lymphome
polyklonal[2]	CD3	sämtliche T-Zellen	fast alle T-NHL	sämtliche B-NHL, fast alle Hodgkin-Lymphome
1F6[5]	CD4	Inducer/Helfer-T-Zellen	T-NHL vom Helferzelltyp	B-NHL, CD8+-T-NHL, fast alle Hodgkin-Lymphome
C8/144	CD8	zytotoxische Suppressor-T-Zellen	intestinale T-NHL, 50% der extranodalen T-NHL	B-NHL, Hodgkin-Lymphome, CD4+-T-NHL
JCB117[2]	CD79α	sämtliche B-Zellen plus Plasmazellen	fast sämtliche B-NHL sowie LPHD	alle T-NHL, viele klassische Hodgkin-Lymphome
L26[2]	CD20	fast sämtliche B-Zellen	fast sämtliche B-NHL plus LPHD	sämtliche T-Zell-Lymphome, Mehrzahl der klassischen Hodgkin-Lymphome
4KB5[2]	CD45RA	fast sämtliche B-Zellen	Mehrzahl der B-NHL	sehr viele B-ALC- und Hodgkin-Lymphome, über 95% der T-Zell-Lymphome
Ki-B3		Follikelmantel-B-Zellen, einige Keimzentrumszellen	Mehrzahl der B-NHL	viele B-ALCL, über 95% der T-NHL
Leu-M1/C3D-1[2]	CD15	späte Granulopoesezellen, einige Epithelien	Mehrzahl der klassischen Hodgkin-Lymphome[6]	LPHD, über 98% der T- und B-NHL
Ber-H2[2]	CD30	große lymphatische Blasten peri-/interfollikulär sowie am Rande vom Keimzentren	ALCL und klassische Hodgkin-Lymphome	LPHD, lymphoblastische und lymphozytische Lymphome
1F8[2]	CD21	follikuläre dendritische Zellen (FDC), einige Follikelmantellymphozyten	FDC-Maschenwerke in MCL, FCL, MZL, angioimmunoblastischen T-NHL, nodulären LPHD	Tumorzellen fast aller Lymphome
PG-M1[2]	CD68	Makrophagen	granulär in einigen Haarzellenleukämien	B- und T-NHL, Hodgkin-Lymphome, ALCL
BCL-2/124	BCL-2	langlebige Zellen	sämtliche niedrigmaligne NHL, Tumormarker für FCL	einige großzellige NHL und viele Hodgkin-Lymphome

[1] Leucocyte common antigen
[2] bei Dako erhältlich
[3] bei Biotest erhältlich
[4] bei T Cell Science erhältlich
[5] Novocastro

MCL = Mantelzell-Lymphom
MZL = Marginalzonenlymphom
FCL = Follikelzentrumslymphom
ALCL = anaplastisches, großzelliges Lymphom

T1 (MT1/CD43) sind nicht vollständig linienspezifisch, dafür aber am Paraffinschnitt einsetzbar (Tab. 16.**11**). L26, gerichtet gegen ein intrazelluläres Epitop des CD20-Moleküls und JCB117, gerichtet gegen CD79α, sind die einzigen bisher bekannten für B-Zellen spezifischen sowie βF1 und das polyklonale Anti-CD3-Antiserum die einzigen für T-Zellen spezifischen T-Zell-Antikörper, die am Paraffinschnitt funktionieren. Zur selektiven Markierung der Makrophagen haben sich am Paraffinschnitt der Antikörper PG-M1 (CD68) sowie Antiseren gegen Lysozym bewährt. Verläßliche Marker für interdigitierende Retikulumzellen sind CD1a und für follikuläre dentritische Zellen (FDC) R4/23 und CD21. Der CD21-Antikörper 1F8 ist zum Nachweis der FDC im Paraffinschnitt geeignet.

■ Marker für Vorläuferzellen

Hierzu zählen CD34, TdT, CALLA (CD10) und CD1 (nähere Einzelheiten s. Abb. 16.**4**). Das Common-ALL-Antigen (CALLA) ist nicht absolut spezifisch für das Vorläuferzellstadium, denn es findet sich, wenn auch nur in geringer Konzentration, auch auf peripheren B-Zellen der Keimzentrumreaktion (Abb. 16.**6**). Sämtliche Vorläuferzellmarker sind interessanterweise nicht linienspezifisch.

■ Marker für ruhende antigenreaktive Zellen

Für T-Zellen dieses Differenzierungsstadiums sind bisher keine brauchbaren Antigenmarker bekannt. Bei den B-Zellen erscheinen IgD, CD23 und eingeschränkt CD5 brauchbar. IgD-postive B-Zellen finden sich im Primärfollikel, im Follikelmantel des Sekundärfollikels sowie im peripheren Blut. Mit besonders empfindlichen immunhistologischen Nachweismethoden (z. B. Dreifach-alkalische Phosphatase-antialkalische-Phosphatase-Methode) läßt sich auf den Primärfollikel- und Follikelmantellymphozyten auch das CD5-Molekül nachweisen (31). Dieser Nachweis fällt an fetalem Gewebe deutlicher aus (2). Nach der Reaktivität für den Zellmarker CD23 sind die B-Zellen von Primär- und Sekundärfollikeln nicht homogen (Abb. 16.**6**, Tab. 16.**13** und unten).

■ Aktivationsmarker

Marker für aktivierte lymphatische Zellen stellen das IL-2-Rezeptorantigen (CD25), das CD30-Antigen und das CD70-(Ki-24)-Antigen dar (34). Die Aktivationsmarker sind wie die Vorläuferzellmarker nicht linienspezifisch. Im B-Zell-System haben sich als Aktivationsmarker bisher nur das CD30- und das CD70-Antigen bewährt, die hier eine Subpopulation von B-Immunoblasten und zum Teil auch Plasmazellen markieren. Insgesamt gilt, daß die Aktivationsmarker weit konstanter von aktivierten T-Zellen als von aktivierten B-Zellen exprimiert werden. Die genannten Aktivationsantigene zeigen eine unterschiedliche Expressionskinetik. Zum Beispiel erscheint das IL-2-Rezeptorantigen schon wenige Stunden nach dem Aktivationsstimulus, während das CD30-Antigen erst nach 24 Stunden und das CD70-Antigen noch später in nennenswerter Dichte nachweisbar wird. Das Spezifische an den genannten Aktivationsmarkern ist, daß sie auf ruhenden peripheren B- und T-Zellen und Vorläufer-B- und -T-Zellen nicht vorkommen. Mit dem monoklonalen Antikörper (Ber-H2) läßt sich das CD30-Antigen auch am Paraffinschnitt nachweisen (24).

■ Marker, die sich sowohl auf Vorläuferzellen wie auch auf aktivierten Zellen finden

Hierbei handelt es sich um eine sehr heterogene Kategorie von Markern. Die wichtigsten Marker dieser Gruppe sind z. Z. die Antigene, deren Expression partiell (z. B. Transferrinrezeptor, auch als CD71 bezeichnet) mit Proliferation assoziiert ist.

■ Sublinienspezifische Marker

In diese Gruppe gehören die Marker CD4 und CD8. Diese Marker definieren die funktionell differenten Inducer/Helfer-T-Zellen (CD4) und die zytotoxischen Suppressor-T-Zellen (CD8). Kürzlich wurden neue T-Zellen-Sublinienmarker beschrieben: MLA/CD103, das recht selektiv von Darmmukosa-T-Zellen, CLA (kutanes Lymphozytenantigen), das von hautaffinen CD103-T-Zellen exprimiert wird, sowie zytotoxische Moleküle, die selektiv in zytotoxischen Zellen der T-Zellreihe und der NK-Zellen vorkommen.

■ Korrelation zwischen Proliferation und Differenzierung und Expression von Zellmarkern im T- und B-Zell-System

Obwohl es in der Differenzierung der T- und B-Zellen viel Ähnlichkeit gibt und insbesondere die zweiwellige bzw. mehrwellige Proliferation und Differenzierung bei beiden Zellsystemen stattfindet, gibt es doch so viele Besonderheiten, daß es sinnvoll erscheint, die T- und B-Zellen-Differenzierung getrennt abzuhandeln (Abb. 16.**5**, 16.**6**).

■ Differenzierung der T-Zellen
(Abb. 16.**5**)

Erste Proliferations- und Differenzierungswelle

Differenzierung der Vorläufer-T-Zellen. Die erste Proliferations- und Differenzierungswelle nimmt ihren Anfang von determinierten Stammzellen, den Progenitor- oder kurz Pro-T-Zellen genannt. Bei den Pro-T-Zellen handelt es sich um T-Zellen, die Pan-T-Zell-Antigene zum Teil nur zytoplasmatisch (z. B. CD3) exprimieren und deren T-Zell-Rezeptor-Gene sich noch in Keimbahnkonfiguration befinden.

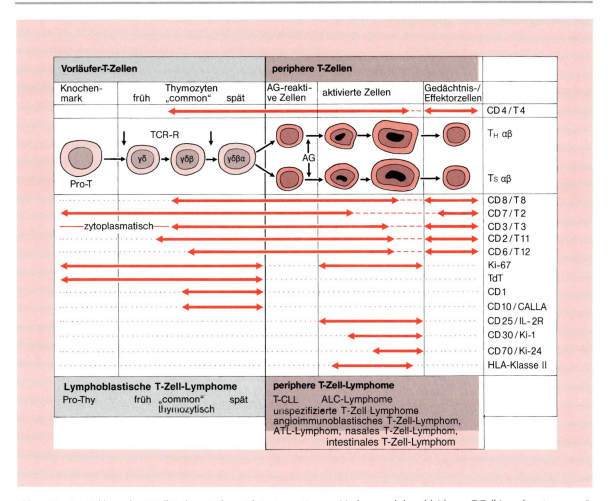

Abb. 16.5 Entwicklung der T-Zell-Reihe mit den wichtigsten antigenen Markern und den ableitbaren T-Zell-Lymphomtypen. γ, δ, β, α = umgelagerte Gene der TCR-Ketten, AG = Antigen, ALC-Lymphom = positive anaplastische großzellige Lymphome vom T-Zell-Typ, ATL = adult T-cell leukemia, Pro-Thy = durch T-Zellen determinierte Stammzelle, T-CLL = chronische lymphatische Leukämie vom T-Zell-Typ, $T_H\alpha\beta$ = Inducer/Helfer-T-Zellen mit TCR vom α/β-Typ, $T_S\alpha\beta$ = zytotoxische Suppressor-T-Zellen mit TCR vom α/β-Typ.

Pro-T-Zellen wandern in die Rinde der Thymusanlage, wo sie heftig proliferieren und zahlreiche Reifungsschritte durchlaufen. Es hat sich durchgesetzt, 3 oder 4 Reifungsstadien zu unterscheiden: „early thymocyte", „common thymocyte" und „late thymocyte". Die Umlagerung (Rearrangement) der T-Zell-Rezeptor-Gene erfolgt in der frühen Phase der intrathymischen Reifung, und zwar in der Reihenfolge γ, δ, β, α. Die aus dem Thymus ausgeschütteten T-Zellen erscheinen im Blut als ruhende kleine T-Lymphozyten, jeweils ausgestattet mit Antigenrezeptoren verschiedener Spezifität. Diese ruhenden antigenreaktiven T-Lymphozyten besiedeln die T-Zonen des peripheren lymphatischen Gewebes (z. B. Lymphknoten, Milz und magen-darm-assoziiertes Lymphgewebe). Mit der Bildung der antigenreaktiven ruhenden T-Zellen ist die erste Proliferations- und Differenzierungswelle abgeschlossen.

- Heterogenität der antigenreaktiven T-Zellen:
Die antigenreaktiven T-Zellen gliedern sich in mehrere Sublinien auf (Einzelheiten s. Tab. 16.12). Die überwiegende Mehrzahl der verschiedenen Sublinien besitzen den T-Zell-Rezeptor vom α/β-Typ.

Zweite bzw. nachfolgende Proliferations- und Differenzierungswelle

Die mit Antigenrezeptoren ausgestatteten T-Zellen reagieren bei Bindung eines in den Rezeptorrezessus passenden Antigens mit der zweiten Proliferations- und Differenzierungswelle, d. h. mit Bildung von proliferierenden T-Blasten (Abb. 16.5). Diese zeichnen sich morphologisch durch Kernvergrößerung und prominenten Nukleolus sowie ein breites Zytoplasma aus. Diese Zellen werden als aktivierte T-Zellen oder periphere T-Blasten bezeichnet. Aus peripheren T-Blasten werden entweder Effektor-T-Zellen oder wieder ruhende antigenreaktive T-Zellen (Memory-T-Zellen).

Tabelle 16.12 Bisher indentifizierte organotrope T-Zellen

Organotrope T-Zellen	Antigenprofil	Blut	Gewebeverteilung	Korrespondierende T-Zell-Lymphome
nodale T_H-Zellen	$CD4^+$ CLA^- MLA^-	50–60%	Parakortex, Keimzentren	primär nodale T-Zell-Lymphome vom CD4-Typ
nodale T_S-Zellen	$CD8^+$ CLA^- MLA^-	20–30%	Parakortex, rote Pulpa der Milz	primär nodale T-Zell-Lymphome vom CD8-Typ
kutanotrope T-Zellen	$CD4^+$ CLA^+ MLA^-	10–15%	entzündliche Hautinfiltrate	Mycosis fungoides, Sézary-Syndrom
intestinotrope T-Zellen (meist bezeichnet als intraepiteliale T-Zellen)	$CD8^+$ CLA^- MLA^+	< 3%	im Epithel des Magen-Darm-Traktes, rote Pulpa der Milz	intestinale T-Zell-Lymphome (enteropathieassoziierte T-Zell-Lymphome)

Indentifizierte organotrope periphere T-Zellen. Wahrscheinlich gibt es auch kutanotrope $CD8^+$-$CD4^-$-T-Zellen. Kutane T-Zell-Lymphome scheinen so gut wie immer von den kutanotropen $CD4^+$-$CD8^-$-T-Zellen auszugehen.

■ Differenzierung der B-Zellen
(Abb. 16.6)

Erste Proliferations- und Differenzierungswelle

In der ersten Proliferations- und Differenzierungswelle geschieht die Differenzierung der Vorläufer-B-Zellen: Es entwickeln sich aus determinierten Stammzellen, sog. Progenitor-B-Zellen (auch als Pro-B-Zellen bezeichnet), naive antigenreaktive B-Zellen. Dieser Reifungsprozeß findet im Knochenmark statt und ist ganz wesentlich durch die Umlagerung der Immunglobuline-Gene geprägt. Es lassen sich mindestens vier Reifungsstadien der B-Vorläufer-Zellen unterscheiden:

- die Pro-B-Zelle ohne jegliche Immunglobulin-Gen-Umlagerung,
- die Prä-B-Zelle mit umgelagerten Schwerkettenimmunglobulin-Genen, verbunden mit nachweisbaren μ-Ketten im Zytoplasma,
- die unreife B-Zelle mit umgelagerten Schwerketten-Genen und Leichtketten-Genen, verbunden mit membranständiger Expression vollständiger IgM-Moleküle (2 μ- und 2 Leichtketten).

Die unreifen B-Zellen erhalten ihre Reife erst in einem weiteren Differenzierungsschritt, der mit zusätzlicher Membranexpression von IgD-Molekülen einhergeht. Mit der Bildung dieser peripheren IgM^+-IgD^+-naiven antigenreaktiven ruhenden B-Lymphozyten ist die erste Proliferations- und Differenzierungswelle beendet.

Heterogenität der antigenreaktiven B-Zellen
(Tab. 16.13, Abb. 16.6)

Die Hauptmasse der antigenreaktiven B-Zellen exprimiert IgM und IgD. Die IgM^+- und IgD^+-B-Lymphozyten finden sich im Blut sowie in Primärfollikeln und Follikelmänteln der Lymphknoten, der Peyer-Plaques und jedweden anderen extranodalen lymphatischen Gewebes. Diese naiven, aber antigenreaktiven (reifen) B-Zellen sind offenbar nicht homogen. Es gibt $CD23^+$-Formen, die einen Teil der Primär- und Follikelmantelzellen ausmachen, offenbar in ständigem Austausch mit dem peripheren Blut stehen und hier den Löwenanteil der B-Zellen darstellen. Von diesen mobilen naiven, reifen B-Zellen scheint sich die B-CLL abzuleiten. Wie aus Tab. 16.13 ersichtlich, existieren auch naive, reife $CD23^-$-B-Zellen. Diese besiedeln ebenfalls Primärfollikel und Follikelmäntel, scheinen aber im Gegensatz zu den $CD23^+$-B-Zellen weniger mobil (d. h. sessiler) zu sein. Diese naiven, reifen $CD23^-$-B-Zellen, die auch als Mantelzellen bezeichnet werden, scheinen nach maligner Transformation eine eigene Lymphomform, das Mantelzelllymphom (MCL), zu bilden.

In der Marginalzone der weißen Pulpa der Milz wurde eine ruhende B-Zell-Form identifiziert, die sich von den naiven antigenreaktiven B-Zellen durch Fehlen von IgD und des CD45RA-Antigens Ki-B3 unterscheidet (Tab. 16.13). Eine verwandte, aber wohl nicht identische B-Zell-Form konnte inzwischen auch in der Marginalzone der Peyer-Plaques und der Mesenteriallymphknoten aufgefunden werden. Diese Zellen werden unter dem Begriff Marginalzonenzellen zusammengefaßt. Die Marginalzonenzellen der Peyer-Plaques wandern offensichtlich in die darüberliegende Epithelschicht, um in engen Kontakt mit Darmantigenen zu gelangen. Bei der lumenwärts der Peyer-Plaques gelegenen Epithelzellschicht handelt es sich um spezialisierte mikrogefaltete Enterozyten, die meist als M-Zellen bezeichnet werden. Die Aufgabe der M-Zellen scheint die Prozessierung und Präsentation von Antigen zu sein. Die Abgrenzung der Marginalzonenzellen hat Bedeutung erlangt, weil diese offenbar den Postkeimzentrumsgedächtniszellen (erkennbar an somatischen Mutationen in der V-Region der umgelagerten Ig-Gene) entsprechen und somit Produkte der Keimzentrumsreaktion darstellen (s. u.). Bei mali-

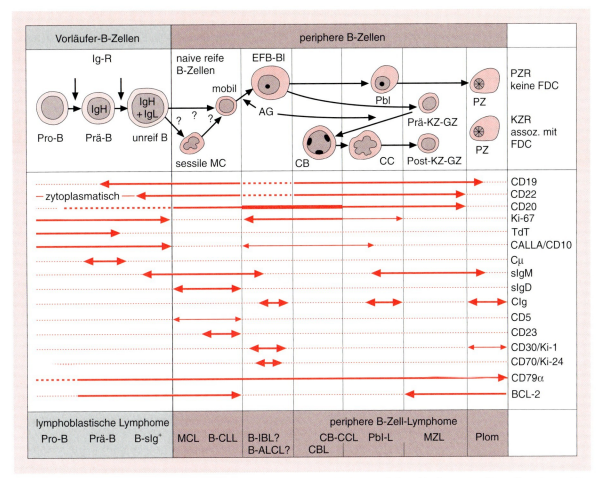

Abb. 16.6 Entwicklung der B-Zell-Reihe mit den wichtigsten antigenen Markern und den ableitbaren B-Zell-Lymphomtypen. AG = Antigen, ALCL = anaplastisches großzelliges Lymphom vom B-Zell-Typ, B = Blast, B-CLL = chronische lymphatische Leukämie vom B-Zell-Typ, B-IBL = immunoblastisches B-Lymphom, CB = Zentroblast, CB-CCL = zentroblastisch-zentrozytisches Lymphom (entspricht dem Follikelzentrumslymphom [FCL]) der REAL-Klassifikation, CBL = zentroblastisches Lymphom, CC = Zentrozyt, CIg = konstante Region eines Ig-Moleküls, EFB-Bl = extrafollikulärer B-Blast, FDC = follikuläre dendritische Zellen, IgH = nur Gene der schweren Ig-Kette umgelagert, IgH + L = Gene der schweren und leichten Ig-Kette umgelagert, KZR = Keimzentrumsreaktion, MC = Mantelzelle, MCL = Mantelzellymphom, MZL = Marginalzonenlymphom, PbL = Plasmoblast, Pbl-L = plasmoblastisches Lymphom, Plom = Plasmozytom, Post-KZ-GZ = Postkeimzentrums-B-Gedächtniszelle, Prä-KZ-GZ = Präkeimzentrums-B-Gedächtniszelle, PZ = Plasmazelle, PZR = Plasmazellreaktion, sIg = Membran-(Surface-)Immunglobulin.

gner Entartung geben diese Postkeimzentrumsgedächtniszellen Anlaß zur Bildung bestimmter Lymphome, nämlich der Marginalzonenlymphome (s. u.).

Zweite und dritte Proliferations- und Differenzierungswelle, Plasmazellreaktion und Keimzentrumsreaktion

Den antigenreaktiven B-Zellen stehen bei Bindung des Antigens zwei Reaktionswege offen (Abb. 16.6): Der eine Reaktionsweg ist die Plasmazellreaktion, in der sich die ruhenden B-Lymphozyten über extrafollikuläre B-Blasten und Plasmoblasten in Plasmazellen oder in Präkeimzentrumsgedächtniszellen transformieren. Die gebildeten Plasmazellen sezernieren Antikörper, die mit dem auslösenden Antigen Antigen-Antikörper-Komplement-Komplexe formieren. Diese Immunkomplexe werden vornehmlich von den follikulären dendritischen Zellen (FDC) gebunden („antigen trapping"). Aufgrund experimenteller Daten wird vermutet, daß die von den FDC gebundenen Immunkomplexe die Keimzentrumsreaktion einleiten und über einen nicht aufgeklärten Mechanismus die Einwanderung von 2–8 Präkeimzentrumsgedächtnis-B-Zellen induzieren. Diese wandeln sich unter Verlust des Antiapoptoseproteins BCL-2$^-$ in Zentroblasten um. Die Zentroblasten teilen sich lebhaft. Die BCL-2$^-$-Zentroblasten differenzieren sich weiter in BCL-2$^-$-Zentrozyten. Diese Differenzierung geht mit somatischen Mutationen in der V-Region der Ig-Gene einher. Hierdurch soll die niedrige Affinität der Antigenrezeptoren der Präkeimzentrums-B-Zellen gegenüber dem auslösenden Antigen erhöht werden. Da der Mutationsprozeß weitgehend dem Gesetz des Zufalls folgt, entstehen vornehmlich Zentrozyten, deren Rezeptoren

Tabelle 16.13 Wichtige immunphänotypisch und genotypisch identifizierte Differenzierungsformen peripherer B-Zellen

B-Zell-Typ	Antigenprofil	Häufigkeit von Ig-V_H-Genmutationen	Ig-V_H-Mutationen ablaufend	Blut	Gewebeverteilung
reife Präkeimzentrums-B-Zellen: naive antigenreaktive B-Zellen	IgM$^+$ IgD$^+$ CD23$^{+/-}$	keine	nein	90%	Primärfollikel, Follikelmantel
Keimzentrums-B-Zellen: Zentroblasten	IgM$^-$ IgD$^-$ CD23$^{-/+}$	niedrig	ja	0%	dunkle Zone der Keimzentren
Zentrozyten	IgM$^{+/-}$ IgG$^{+/-}$ IgD$^-$ CD23$^{-/+}$	mittelhoch bis hoch			helle Zone der Keimzentren
Postkeimzentrumszellen: Gedächtnis-B-Zellen	IgM$^{+/-}$ IgG$^{+/-}$ IgA$^{+/-}$ IgD$^-$ CD23$^-$	niedrig bis hoch	nein	10%	wahrscheinlich in Marginalzonen der Milz, der Peyer-Plaques und in Schleimhäuten
Plasmazellen	IgM$^-$ IgG$^{+/-}$ IgA$^{+/-}$ IgD$^-$ CD23$^-$	niedrig bis hoch	nein	0%	Interfollikulärzone und Markstränge der Lymphknoten, Knochenmark, Darmmukosa, andere Schleimhäute

In diesem Schema wurden die extrafollikulären B-Blasten bzw. B-Immunoblasten nicht berücksichtigt, weil ihr V_H-Mutationsstatus noch nicht einmal in Ansätzen geklärt ist. Die Prozentzahlen sind auf die Blut-B-Zellen bezogen.

durch die Mutationen ihre Antigenbindungsfähigkeit weitgehend oder völlig verloren haben, und einige wenige Zentrozyten mit hochaffinen Ig-Rezeptoren. Die funktionsuntüchtigen Zentrozyten gehen durch Apoptose zugrunde und werden von den keimzentrumseigenen Sternenhimmelmakrophagen abgeräumt. Die Zentrozyten mit hochaffinen Rezeptoren binden an das von den FDCs dargebotene Antigen. Diese Bindung stoppt den Mutationsprozeß und induziert eine Reexpression des Antiapoptose-Gens BCL-2 und rettet somit diese Zentrozyten vor dem Apoptosetod. Die BCL-2$^+$-Zentrozyten differenzieren sich je nach Zytokinsignal entweder in bcl-2$^+$-Postkeimzentrumsgedächtnis-B-Zellen oder in langlebige bcl-2$^+$-Plasmazellen. Die Postkeimzentrumsgedächtniszellen wandern nach vorläufigen experimentellen Ergebnissen vornehmlich in die Marginalzone von extranodalem lymphatischen Gewebe des Gastrointestinaltraktes und der Milz. Die Postkeimzentrumsgedächtniszellen weisen wie die Keimzentrums-B-Zellen mutierte Ig-V-Gene auf, unterscheiden sich von letzteren aber dadurch, daß bei ersteren der Mutationsprozeß abgeschaltet ist. Die Postkeimzentrumsplasmazellen wandern bevorzugt in das Knochenmark und in die Mukosa. Die Differenzierung der positiv-selektierten Zentrozyten in Postkeimzentrumsplasmazellen geht regelmäßig mit einem Klassen-Switch der schweren Kette (von IgM zu IgG oder IgA oder IgD oder IgE) einher. Auch bei der Differenzierung der positiv-selektierten Zentrozyten in Postkeimzentrumsgedächtniszellen kann ein Klassen-Switch erfolgen. Dieser bleibt jedoch im Gegensatz zur Postkeimzentrumsplasmazelldifferenzierung meist aus, denn die Masse der Postkeimzentrumsgedächtniszellen exprimiert IgM. Nur ein kleinerer Anteil weist Membran-Ig vom IgG- oder IgA-Isotyp auf. Allen Formen der Postkeimzentrumsgedächtniszellen ist das Fehlen von Membran-IgD gemeinsam.

■ Mobilität und Homing der T- und B-Lymphozyten

Wegen des enorm großen Repertoires von Antigenrezeptorspezifitäten sind, trotz der großen Zahl von antigenreaktiven B- und T-Lymphozyten, die Zellen mit Rezeptoren für ein bestimmtes Antigen selten. Aus diesem Grunde muß der Organismus sicherstellen, daß die wenigen für das gegebene Antigen spezifischen Lymphozyten eine reelle Chance haben, auf das passende und entsprechend aufbereitete Antigen zu treffen. Das wird durch die Mobilität der ruhenden antigenreaktiven Lymphozyten erreicht. Diese Lymphozyten rezirkulieren aus der Blutbahn in die lymphatischen Organe und von dort zurück ins Blut. Während der Austritt der T- und B-Lymphozyten aus dem lymphatischen Gewebe ins Blut über efferente Lymphgefäße und den Ductus thoracicus erfolgt, dienen als Eintrittspforte der T- und B-Lymphozyten in das lymphatische Gewebe besonders spezialisierte Kapillaren, die sog. hohen endothelialen Venen (HEV). Bei der Untersuchung der Rezirkulation wurde die Entdeckung gemacht, daß die antigenreaktiven T- und B-Zellen der Lymphknoten zurück in das Lymphknotengewebe und die Lymphozyten des Magen-Darm-Traktes zurück in das lymphatische Gewebe des Darmes rezirkulieren. Aufgrund von Homing-Eigenschaften sowie Expression der Moleküle CD103 (auch als Mukosalymphozytenantigen bekannt) und CLA (Abkürzung für kutanes Lymphozytenantigen, darstellbar mit dem Antikörper HECA-422) konnten bei den T-Zellen drei verschiedene organotrope T-Zell-Subpopulationen identifiziert werden (Tab. 16.**12**): lymphonodotrope T-Zellen, kutanotrope T-Zellen und intestinotrope T-Zellen.

Neoplasien der Zellen des lymphatischen Systems

Klassifikation

Die Neoplasien des lymphatischen Gewebes werden meist als maligne Lymphome bezeichnet. Ihre Unterteilung in Hodgkin- und Non-Hodgkin-Lymphome ist bis heute unbestritten. Während sich die Klassifikation der Hodgkin-Lymphome seit 1966 kaum geändert hat, ist die Klassifikation der Non-Hodgkin-Lymphome bis heute Gegenstand heftigster Kontroversen. Hierfür sind neben Festhalten an liebgewonnenen Vorstellungen wechselnde Konzepte bezüglich der physiologischen Reifung und Funktion von Zellen des lymphatischen Gewebes sowie methodische Unzulänglichkeiten verantwortlich. Bis Anfang der 70er Jahre herrschte unter den Hämatologen und Pathologen die Vorstellung, daß die differenzierungsfähigste Zelle der Makrophage bzw. Histiozyt sei. Die Lymphozyten wurden als terminal differenzierte Zellen ohne nennenswerte Funktion und ohne proliferative Potenz angesehen. Entsprechend diesen Vorstellungen war auch die Klassifikation der malignen

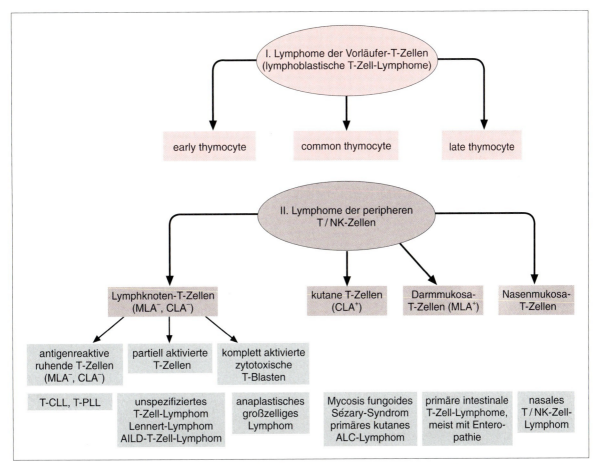

Abb. 16.**7** Klassifikation der Non-Hodgkin-Lymphome vom T-Zell-Typ. NK-Zellen = natürliche Killerzellen, T-CLL = chronische lymphatische Leukämie vom T-Zell-Typ, T-PLL = Prolymphozytenleukämie, ALC-Lymphom = anaplastisches großzelliges Lymphom, AILD = angioimmunoblastische Lymphadenopathie mit Dysproteinämie.

Lymphome vor 1970 (z. B. die in den Vereinigten Staaten angewandte Rappaport-Klassifikation) konzipiert. Die meisten Lymphome und hier insbesondere die großzelligen Formen wurden fälschlicherweise von Histiozyten abgeleitet.

Ein langsames Umdenken setzte Anfang der 70er Jahre ein, als durch Entdeckung der lectininduzierten Lymphozyten-Blasten-Transformation klar wurde, daß die Lymphozyten keine Endzellen, sondern Zellen mit Proliferations- und Differenzierungspotenz darstellen, und als Merkmale zur Unterscheidung von T- und B-Lymphozyten auf Einzelzellebene entdeckt wurden. Aufbauend auf diesen Erkenntnissen, wurde 1973 eine neue Klassifikation der Non-Hodgkin-Lymphome vorgeschlagen, die als Kiel-Klassifikation bekannt wurde. In den Vereinigten Staaten reagierte man mit der Etablierung einer „Gegen"-Klassifikation (bekannt unter der Bezeichnung Working Formulation), die allerdings unverständlicherweise die Fortschritte der Immunologie und Zellphysiologie völlig ignorierte. 1988 wurde die Kiel-Klassifikation aktualisiert, wobei allerdings wichtige weitere Forschungsfortschritte unbeachtet blieben. Ein weiteres Problem der Kiel-Klassifikation ist ihre strikte Ablehnung auf den amerikanischen Kontinenten. Um die transatlantische Spaltung auf dem Sektor der malignen Lymphome zu überwinden, schlossen sich Anfang der 90er Jahre spontan Hämatopathologen der Neuen und Alten Welt zusammen und erarbeiteten ein neues aktualisiertes Klassifikationssystem der malignen Lymphome. Dieses erhielt die Bezeichnung Revised European American Lymphoma (REAL) Classification, weil es Elemente der amerikanischen Working Formulation und der europäischen Kiel-Klassifikation berücksichtigt, dabei aber im Gegensatz zu den beiden genannten und anderen früheren Ordnungsversuchen nicht nur morphologische und/oder prognostische, sondern konsequent auch immunophänotypische, molekularbiologische, klinische und epidemiologische Merkmale mit einbezieht.

■ T-Zell-Lymphome

Die T-Zell-Lymphome lassen sich zwanglos entweder den Zellen der ersten oder nachfolgenden Proliferations- und Differenzierungswellen zuordnen, d. h., daß sich die T-Zell-Lymphome in Vorläufer-T-Zell-Lymphome und periphere T-Zell-Lymphome aufgliedern (Abb. 16.**5**, 16.**7**). Dieses Ordnungsprinzip hat sich weitgehend durchgesetzt. Die Morphologie und zelluläre Zusammensetzung der T-Zell-Lymphome ist schematisch in Abb. 16.**8** dargestellt.

Vorläufer-T-Zell-Lymphome

Die T-Zell-Lymphome, die sich von Vorläufer-T-Zellen ableiten, fallen ohne Ausnahme in die morphologische Gruppe der lymphoblastischen Lymphome, d. h., die Tu-

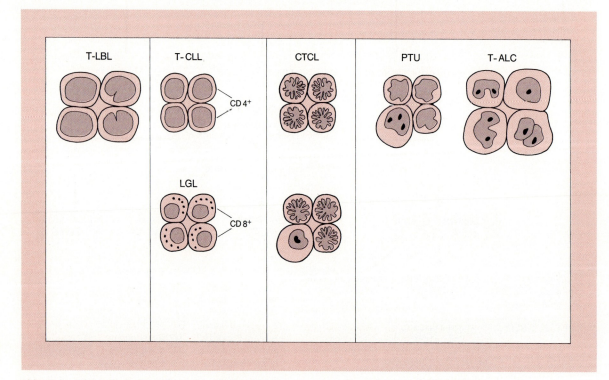

Abb. 16.**8** Schematische Darstellung der zellulären Zusammensetzung der wichtigsten T-Zell-Lymphome und der Hodgkin-Lymphome. CTCL = kutane T-Zell-Lymphome, LGL = Leukämie azurgranulierter T-Zellen oder NK-Zellen, PTU = unspezifizierte (pleomorphe) T-Zell-Lymphome, T-ALC = anaplastische großzellige Lymphome vom T-Zell-Typ, T-CLL = chronische lymphatische Leukämie vom T-Zell-Typ, T-LBL = lymphoblastisches (Vorläufer-T-Zell) Lymphom vom T-Zell-Typ.

morzellen besitzen mittelgroße Kerne mit lockerem Kernchromatin ohne prominente Nukleolen sowie ein schmales Zytoplasma. Die wichtigsten Merkmale der Vorläufer-T-Zell-Lymphome sind die Expression des vorläuferspezifischen Antigens TdT, des frühen Pan-T-Zell-Antigens CD7 und von zytoplasmatischem CD3. Entsprechend feiner antigener Unterschiede und unterschiedlicher Translokationen können die Vorläufer-T-Zell-Lymphome in zahlreiche Unterformen gegliedert werden. Dies hat eine gewisse klinische Bedeutung, weil die Lymphome mit dem Antigenprofil sehr früher Vorläufer-T-Zellen (z. B. frühen Thymozyten) sich vornehmlich als Leukämien präsentieren, während die Lymphome mit dem Antigenprofil von „Common"- und „Late"-Thymozyten dazu neigen, Tumoren insbesondere im Mediastinum auszubilden (8, 31).

Periphere T-Zell-Lymphome

Die peripheren T-Zell-Lymphome leiten sich von den TdT-negativen T-Zellen ab, die aus der ersten Proliferations- und Differenzierungswelle hervorgegangen sind. Sie umfassen somit die Lymphome der antigenreaktiven T-Zellen und der T-Zellen der zweiten und nachfolgenden Proliferations- und Differenzierungswelle. Die peripheren T-Zell-Lymphome treten mit Ausnahme der anaplastischen großzelligen T-Zell-Lymphome und des Morbus Hodgkin fast ausschließlich im mittleren oder späteren Erwachsenenalter auf.

Lymphome der antigenreaktiven T-Zellen

In diese Kategorie gehören sämtliche lymphozytische (kleinzellige) T-Zell-Lymphome, die T-Zell-Rezeptoren und Pan-T-Zell-Antigene in Abwesenheit von Vorläuferzellantigenen und Aktivationsantigenen exprimieren. Wie die normalen antigenreaktiven T-Lymphozyten werden die Zellen dieser T-Zell-Neoplasiegruppe in das Blut ausgeschwemmt und proliferieren wenig. Somit präsentieren sich diese Neoplasien meistens als chronische Leukämien. Folgende Unterformen wurden bisher abgegrenzt: CD4⁺-T-CLL, CD8⁺-T-CLL sowie die kutanen T-Zell-Lymphome (das Sézary-Syndrom und die Mycosis fungoides). Die T-CLL macht etwa nur 3% aller CLL-Fälle aus. Es könnte auch sein, daß sich die kutanen T-Zell-Lymphome von eigenen T-Zell-Sublinien herleiten. Unterstützt wurde diese Annahme durch die Entdeckung von CD103/MLA (Mukosalymphozyten-Antigen), welches nur auf intestinalen T-Zell-Lymphomen, und von CLA (kutanes Lymphozytenantigen), das bisher nur auf kutanen T-Zell-Lymphozyten nachweisbar war.

Lymphome aktivierter T-Zellen

Bei den Lymphomen aktivierter T-Zellen lassen sich zwei Grundformen unterscheiden (Abb. 16.**11**):

- T-Zell-Lymphome, bei denen nur ein Teil der Tumorzellen Aktivationsantigene exprimiert, und
- T-Zell-Lymphome, bei denen sämtliche Tumorzellen positiv für Aktivationsantigene sind.

In die erste Kategorie gehören die T-Zell-Lymphome, die aus einem Gemisch kleiner, mittelgroßer und großer neoplastischer T-Zellen bestehen. Das Aktivationsantigen CD30/Ki-1 findet sich bei diesen Tumoren in der Regel nur auf den größeren und sehr großen Zellformen. Es scheint sich bei diesen T-Zell-Lymphomen um Neoplasien von antigenreaktiven T-Zellen zu handeln, die im Gegensatz zur T-CLL nicht in ihrem Differenzierungszustand fixiert sind, sondern eine Differenzierung in Richtung Aktivierung durchlaufen können. Zu dieser Gruppe von T-Zell-Tumoren gehören das unspezifizierte periphere T-Zell-Lymphom, die pleomorphen Formen der Mycosis fungoides, das HTLV-I-positive adulte T-Zell-Lymphom Japans, das nasale bzw. angiozentrische T-Zell-Lymphom sowie die gemischtzelligen T-Zell-Lymphome, das Lennert-Lymphom und das angioimmunoblastische T-Zell-Lymphom.

Die T-Zell-Lymphome, bei denen die Tumorzellen zu 100% Aktivationsantigene in hoher Dichte exprimieren, sind ausschließlich aus großen anaplastischen Zellen aufgebaut, was auch zu ihrer Bezeichnung anaplastische großzellige Lymphome führte (32).

Mit Ausnahme der adulten T-Zell-Leukämie Japans sind die Lymphome aktivierter T-Zellen in der Regel aleukämisch.

Primäre T-Zell-Lymphome des Magen-Darm-Traktes

Schon 1937 (6) war beobachtet worden, daß einige Dünndarmlymphome mit einer Zottenatrophie und Malabsorption (Zöliakiesyndrom) einhergehen. Diese Lymphome wurden lange Zeit als Makrophagenneoplasie (maligne Histiozytose des Dünndarms) verkannt (14) und erst 1985 als T-Zell-Lymphom identifiziert (16). Die Tatsache, daß Lymphome dieses Typs häufig mit einer Vermehrung von T-Zellen im Darmepithel im Bereich des Tumors einhergehen, ließ vermuten, daß dieser Tumor eine Neoplasie der intraepithelialen Darm-T-Zellen darstellt. Diese Auffassung konnte durch Nachweis von MLA/CD103 belegt werden, indem einerseits die zöliakieassoziierten intestinalen T-Zell-Lymphome und andererseits zu 100% die reaktiven intraepithelialen Darm-T-Zellen und zu ca. 50% die Lamina-propria-T-Zellen angefärbt wurden, während Lymphknoten-T-Zellen mit Ausnahme eines sehr kleinen Prozentsatzes unter 3% negativ blieben.

Wie Tab. 16.**14** zeigt, gibt es auch primär im Magen und Darm auftretende T-Zell-Lymphome ohne Zöliakie-

Tabelle 16.**14** Reaktivität peripherer T-Zell-Lymphome des Intestinums, der Haut und der Lymphknoten für MLA (Mukosalymphozytenantigen) und CLA (kutanes Lymphozytenantigen)

Lymphomtyp/-gruppe	MLA	CLA
Dünndarm		
– primäre intestinale T-Zell-Lymphome	+(–)	–
– primäre kutane T-Zell-Lymphome	–	+
Lymphknoten		
– lymphoblastische T-Zell-Lymphome	–	–
– periphere T-Zell-Lymphome	–	–

syndrom. Diese erwiesen sich bisher sämtlich als MLA-negativ. Da keine weiteren Mukosa-T-Zellspezifischen Antikörper zur Verfügung stehen, läßt sich die genaue zelluläre Abstammung von im Darm vorkommenden MLA/CD105-T-Zell-Lymphomen ohne Enteropathiesyndrom gegenwärtig nicht bestimmen.

Neoplasien von NK-Zellen

Ein Teil der Leukämien azurgranulierter Lymphozyten und ein Teil der nasalen bzw. angiozentrischen T-Zell-Lymphome exprimieren bei Abwesenheit von umgelagerten T-Zell-Rezeptor-Genen NK-Zell-Marker (z. B. CD56). Damit scheinen diese Neoplasien trotz zusätzlicher Expression von T-Zell-Markern dem NK-Zell-System näher zu stehen als dem T-Zell-System. Diese Beobachtungen passen zu dem experimentellen Befund, daß sich im Thymus bestimmte Vorläuferzellen zu T-Zellen und außerhalb zu NK-Zellen entwickeln.

■ B-Zell-Lymphome

Die B-Zell-Lymphome lassen sich wie die T-Zell-Lymphome den Zellen der ersten oder zweiten bzw. nachfolgenden Proliferations- und Differenzierungswelle zuordnen, d. h., auch bei den B-Zell-Lymphomen bietet sich eine Unterteilung in Vorläufer-B-Zell-Lymphome und periphere B-Zell-Lymphome an (Abb. 16.**6**, 16.**9**).

Vorläufer-B-Zell-Lymphome

Die Vorläufer-B-Zell-Lymphome fallen wie die Vorläufer-T-Zell-Lymphome in die morphologische Kategorie der lymphoblastischen Lymphome, d. h., die Vorläufer-B-Zell-Lymphome sind rein morphologisch von Vorläufer-T-Zell-Lymphomen nicht zu unterscheiden (Abb. 16.**10**). Dies gelingt nur mit linienspezifischen Pan-B- und Pan-T-Zell-Markern. Das Antigenprofil der Vorläufer-B-Zellen ist nicht so eindeutig wie bei den Vorläufer-T-Zell-Lymphomen. Nur die Lymphome sehr früher Vorläufer-B-Zellen sind TdT$^+$ und CD34$^+$. Recht konstant

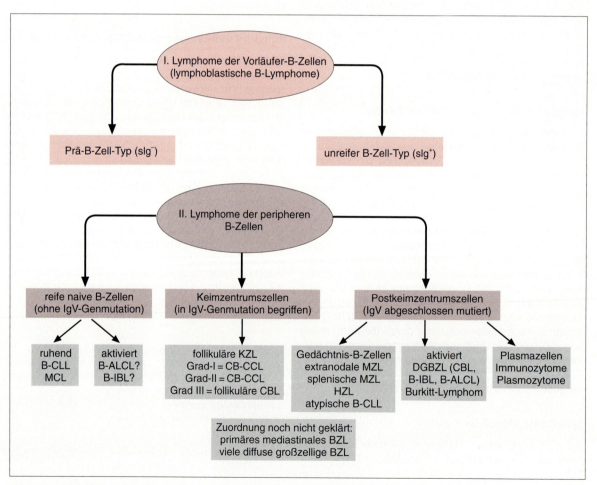

Abb. 16.**9** Klassifikation der Non-Hodgkin-Lymphome vom B-Zell-Typ. ALCL = anaplastische großzellige Lymphome, B-CLL = chronische lymphatische Leukämie vom B-Zell-Typ, BZL = B-Zell-Lymphome, CBL = zentroblastisches Lymphom, CB-CCL = zentroblastisch-zentrozytisches Lymphom, DGBZL = diffuse großzellige B-Zell-Lymphome, HZL = Haarzellenleukämie, IBL = immunoblastisches Lymphom, KZL = Keimzentrumslymphome, MCL = Mantelzell-Lymphom, MZL = Marginalzonenlymphome, sIg = Membran-(Surface-)Immunglobulin.

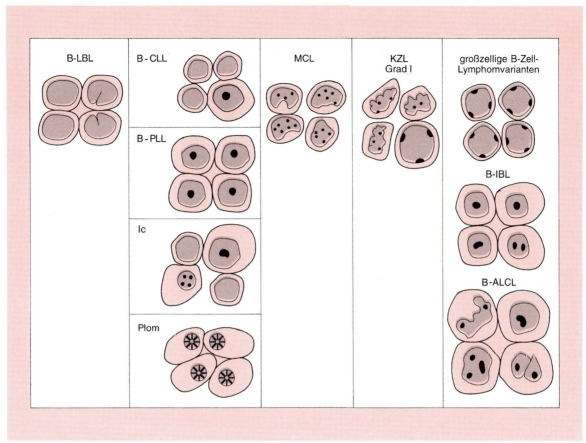

Abb. 16.**10** Schematische Darstellung der zellulären Zusammensetzung der wichtigsten B-Zell-Lymphome. B-ALCL = anaplastisches großzelliges Lymphom vom B-Zell-Typ, B-CLL = chronische lymphatische Leukämie vom B-Zell-Typ, B-IBL = immunoblastisches Lymphom vom B-Zell-Typ, B-LBL = lymphoblastische (Vorläufer-)B-Zell-Lymphome, B-PLL = Prolymphozytenleukämie vom B-Zell-Typ, CBL = zentroblastisches Lymphom, Ic = Immunozytom, KZL = Keimzentrumslymphom, MCL = Mantelzelllymphom, Plom = Plasmozytom.

wird das Common-ALL-Antigen von den Vorläufer-B-Zell-Lymphomen exprimiert, aber dieser antigene Marker ist nicht spezifisch für die Zellen der ersten Proliferations- und Differenzierungswelle, denn er ist auch, wenn auch in niedriger Konzentration, auf den Zellen der Keimzentrumsreaktion nachweisbar.

Die Lymphome der Vorläufer-B-Zellen können je nach Stadium ihres Immunglobulin-Gen-Rearrangements und Expression der Immunglobulinketten weiter unterteilt werden. Dabei hat sich bisher die Unterscheidung von sIg⁻-(s = surface membrane) und sIg⁺-Vorläufer-B-Zell-Lymphomen als von Bedeutung erwiesen. Die sIg⁺-Vorläufer-B-Zell-Lymphome scheinen eine schlechtere Prognose zu haben.

Lymphome der peripheren B-Zellen

Diese Lymphomgruppe stellt mit 60–70% die Hauptmasse aller Non-Hodgkin-Lymphome. Die Vielgestaltigkeit dieser Tumoren ist so groß wie die Komplexität der B-Zell-Formen der zweiten bzw. nachfolgenden Proliferations- und Differenzierungswelle(n) (Tab. 16.**13**). Dank der Fortschritte auf dem Gebiete der Immunphänotypisierung und Molekularbiologie lassen sich die meisten peripheren B-Zell-Lymphome heute den im B-Zell-Differenzierungsabschnitt beschriebenen drei Hauptstadien der B-Zellreifung zwanglos zuordnen (Abb. 16.**9**). Die wichtigsten Merkmale der peripheren B-Zell-Lymphome sind in Tab. 16.**15** zusammengefaßt.

Lymphome reifer naiver (unmutierter) B-Zellen

Sichere Vertreter dieser Neoplasien sind die B-CLL und das Mantelzelllymphom. Sie gleichen immunphänotypisch (IgM⁺, IgD⁺) und genotypisch (Fehlen von Mutationen der Ig-V-Regionen) einander. Die B-CLL spiegelt mit ihrer leukämischen Präsentation und geringen proliferativen Aktivität die Wanderungseigenschaft und geringe Proliferation der reifen naiven Blut-B-Zellen wieder. Das Mantelzelllymphom wurde ursprünglich in der Kiel-Klassifikation irrtümlich von Zentrozyten des Keimzentrums abgeleitet und dementsprechend unrichtig als zentrozytisches Lymphom bezeichnet. In den Vereinigten Staaten wurde die Existenz dieses Lymphoms meist

Tabelle 16.15 Klassifikation und Merkmale der wichtigsten B-Zell-Lymphome

Merkmale	B-CLL	Ic	MCL	KZL	MZL	BL	HZL	Plom	B-LCL	PMBL
Ig-V-Genmutationen	–	+	–	+	+	+	+	+/–	+	
laufende Mutationen	–	–	–	+	–	–	–	–	–	
genetische Alterationen	Trisomie 12		t(11;14)	t(14;18)	Trisomie 3	t(8;14)			komplex	
CIg	–	+	–	–	–/+	–(+)	–	+	–/+	–
sIgM	+	+	+	+/–	+	+	+/–	–	–/+	
sIgD	+	–/(+)	+	–/(+)	–	–	+/–	–	–	
CD5	+	–	+	–	–	–	–	–	–	
CD23	+	–	–	–/+	–	–	–	–	–	
CD10	–	–/+	–	+	–	+	–	–	–	
CD103/MLA	–	–	–	–	–	–	+	–	–	
CD68	–	–	–	–	–	–	+/–	–	–	
BCL-2-Überexpression	–	–	–	+	–	–	–	–	–/+	
Cyclin-D1-Überexpression	–	–	+	–	–	–	–/+	–	–	
FDC-Maschenwerk	–	–/+	+	+	+/–	–	–	–	–/+	–
Thymusepithelreste	–	–	–	–	–	–	–	–	–	+
Pseudofollikel	+	–	–	–	–	–	–	–	–	–
Wachstumsfraktion	K, I	K, I	K, I	K, I	K	SG	K	K, I	G	G
Malignitätsgrad	N	N	I	N (I, II)	N	H	N	N, I	H	H

B-CLL = chronische lymphatische Leukämie vom B-Zell-Typ; Ic = Immunozytom; MCL = Mantelzelllymphom; KZL = follikuläres Keimzentrumslymphom; MZL = Marginalzonenlymphom; BL = Burkitt-Lymphom; HZL = Haarzellenleukämie; Plom = Plasmozytom; B-LCL = großzelliges B-Zell-Lymphom (Large cell lymphoma of B cell type); PMBL = primäres mediastinales B-Zell-Lymphom; sIg = sekretorisches Ig; CIg = konstante Region eines Ig-Moleküls; FDC = follikuläre dendritische Zellen; K = klein; I = intermediärgroß; G = groß; SG = sehr groß; N = niedrig; H = hoch.

abgelehnt. Die Entdeckung, daß t (11; 14) nahezu selektiv mit der Diagnose Mantelzelllymphom korreliert, trug in den letzten Jahren zur weltweiten Akzeptanz dieses Lymphomtyps bei.

Immunmorphologische Studien belegten eindeutig, daß das Mantelzelllymphom nicht von Keimzentrumszellen, sondern von den Zellen der Follikelmäntel bzw. Primärfollikel ausgeht.

Obwohl die B-CLL und das Mantelzelllymphom nah verwandt sind, ist für die Klinik die eindeutige Abgrenzung des Mantelzelllymphoms von der B-CLL wie auch von den übrigen niedrigmalignen Lymphomen von besonderer Bedeutung, weil ersteres unter allen niedrigmalignen B-Zell-Lymphomen mit Abstand die schlechteste Prognose aufweist.

Lymphome der Keimzentrumszellen

Als gesicherte Keimzentrumslymphome werden nach der REAL-Klassifikation nur solche B-Zell-Lymphome angesehen, die analog der follikulären Hyperplasie ein follikuläres Wachstumsbild, eine Zusammensetzung aus Zentrozyten und/oder Zentroblasten und einen entprechenden Immunphänotyp aufweisen. Inzwischen sind auch genetische Merkmale entdeckt worden (somatische Ig-V-Genmutationen, t (14; 18), die den engen Bezug der follikulären Keimzentrumslymphome zu reaktiven Keimzentrumszellen weiter untermauern (Tab. 16.15).

Die follikulären Keimzentrumslymphome werden nach ihrer unterschiedlichen zellulären Zusammensetzung gradiert: Grad 1 = vornehmlich zentrozytisch; Grad 2 = gemischtzentroblastisch-zentrozytisch; Grad 3 = rein zentroblastisch. Grad 1 und 2 scheinen einen ähnlichen Krankheitsverlauf zu nehmen, während Grad 3 nach einer vorläufigen retrospektiven Studie eine schnellere Progredienz zeigt. Grad 1 und 2 entsprechen dem zentroblastisch-zentrozytischen Lymphom und Grad 3 dem follikulären zentroblastischen Lymphom der Kiel-Klassifikation.

Lymphome der Postkeimzentrums-B-Zellen

Diese Gruppe weist die größte Vielgestaltigkeit auf. Dies ist verständlich, wenn man bedenkt, daß die Postkeimzentrumszellen

- die Morphologie von kleinen ruhenden B-Zellen annehmen können und dann die Funktion von Gedächtnis-B-Zellen wahrnehmen,
- als Antigen induzierte B-Blasten sowie
- als unterschiedlich weit plasmazellulär differenzierte Zellen in Erscheinung treten können.

Gedächtnis-B-Zell-Lymphom: Die rein gedächtniszellig differenzierten Postkeimzentrumszellymphome besiedeln wie die reaktiven Gedächtniszellen die Marginalzone und erhielten dementsprechend den Namen Marginalzonenlymphome. Diese Lymphome treten mit seltenen Ausnahmen in Geweben auf, die Epithel enthalten. Die neoplastischen B-Zellen wandern in die Epithelien und bilden hier sog. lymphoepitheliale Läsionen. Damit imitieren die Marginalzonenlymphome weitgehend die Struktur und zelluläre Interaktion des physiologischen mukosa-assoziierten lymphatischen Gewebes (MALT). Wegen dieser Ähnlichkeit mit MALT wurden die extranodalen Marginalzonenlymphome auch als MALT-B-Zell-Lymphome bezeichnet. Bemerkenswert ist, daß sich die Marginalzonenlymphome so gut wie nie in physiologischem MALT wie z. B. der Peyer-Plaques oder der weißen Pulpa der Milz entwickeln. Sie entstehen vielmehr dort, wo sich lymphatisches Gewebe sekundär ansiedelt, z. B. im Magen, in den Speicheldrüsen, in der Lunge, in der Schilddrüse usw. Dies spricht dafür, daß sich die extranodalen Marginalzonenlymphome auf dem Boden von lymphatischem Gewebe entwickeln, das durch antigene Stimulation lokal induziert wurde. Diese Hypothese konnte inzwischen für den Magen überzeugend bestätigt werden. Der bis 1983 steril geglaubte Magen ist häufig von Helicobacter pyloris besiedelt. Diese bakterielle Infektion korreliert mit der Präsenz von lymphatischem Gewebe mit vielen Sekundärfollikeln (sog. follikuläre Gastritis). Wird die bakterielle Besiedelung durch Antibiotika beseitigt, bildet sich das lymphatische Gewebe zurück. Das durch antigene Hyperstimulation gebildete lymphatische Gewebe stellt offensichtlich einen Nährboden dar, auf dem Marginalzonenlymphome entstehen. Elegante Experimente haben belegt, daß das Wachstum der gastrischen Marginalzonenlymphomzellen tatsächlich durch helicobacterstammspezifisches Antigen gesteigert und über T-Zellen vermittelt wird. Es wird zur Zeit geprüft, ob diese Beobachtung therapeutisch nutzbar ist. Erste klinische Studien zeigen, daß dies tatsächlich der Fall ist. In über 70% der niedrigmalignen Marginalzonenlymphome des Magens war nach Eradikation der Helicobacterbakterien eine komplette Regression der Lymphome zu verzeichnen.

Hochmaligne (großzellige) Lymphome: Viele der großzelligen B-Zell-Lymphome weisen genotypische Merkmale von Postkeimzentrums-B-Zellen und immunphänotypische Eigenschaften von aktivierten B-Zellen auf. Ob es sich dabei um eine echte Neuaktivierung oder aber um eine ausgebliebene Weiterdifferenzierung von Keimzentrumszellen handelt, ist zur Zeit noch ungeklärt. Während die genetische Ähnlichkeit vieler großzelliger B-Zell-Lymphome mit späten B-Zellen den Erwartungen entspricht, ist das Auffinden von genetischen Postkeimzentrumszellmerkmalen (somatischen Ig-V-Genmutationen) in sporadischen und endemischen Burkitt-Lymphomen eine Überraschung. Früher wurden die Burkitt-Lymphomzellen entweder von Vorläufer-B-Zellen oder von frühen Keimzentrums-B-Zellen (sog. Präzentroblasten) abgeleitet.

Plasmazellulär differenzierte Lymphome: Die meisten Plasmazellen des menschlichen Organismus gehen aus der Keimzentrumsreaktion hervor und weisen damit abgeschlossen mutierte Ig-V-Gene auf. Die Mehrzahl der *Plasmozytome* stammt offensichtlich von diesen Postkeimzentrumsplasmazellen ab, denn sie enthalten wie die genannten physiologischen Zellen Ig-V-Genmutationen. Plasmozytome bestehen ausschließlich aus Plasmazellen. B-Zellen sind nicht beigemischt. Darüber hinaus weisen fast sämtliche Plasmozytome einen Immunglobulinschwerketten-Switch auf, denn IgM-produzierende Plasmozytome kommen nur selten vor. Die Plasmozytome produzieren und sezernieren in der Reihenfolge der Häufigkeit IgG, IgA, IgD oder IgE. Die gebildeten Immunglobuline werden in über 98% der Fälle sezerniert. Die Produktion von inkompletten Immunglobulinen ist nicht selten, wobei die selektive Sekretion von Leichtkettenimmunglobulin am häufigsten vorkommt. Dies ist im Urin oft als sog. Bence-Jones-Eiweiß nachweisbar. Die seltene selektive Produktion von Schwerkettenimmunglobulin geht in der Regel mit der Morphologie eines Immunozytoms (s. u.) einher.

Immunozytome sind Neoplasien, die im Gegensatz zu Plasmozytomen aus einem Gemisch von B-Zellen und unterschiedlich weit plasmazellulär differenzierten Zellen bestehen. Die klonal umgelagerten Ig-V-Gene enthalten Mutationen. Das bedeutet, daß die Immunozytome von Gedächtnis-B-Zellen ausgehen, bei denen das Differenzierungsprogramm in Richtung Plasmazellen aktiviert ist. Die fast ausschließliche Produktion von IgM zeigt, daß ein Schwerketten-Switch bei Immunozytomen kaum vorkommt. Im Gegensatz zum Plasmozytom schüttet das Immunozytom die gebildeten IgM-Moleküle in der Mehrzahl der Fälle nicht aus. Dies wird auf eine Störung des sehr komplexen IgM-Sekretionsmechanismus zurückgeführt. Geben Immunozytome das von ihnen gebildete IgM (welches dem von Waldenström seinerzeit definierten Makroglobulin entspricht) an das Serum ab, entsteht die sog. Makroglobulinämie Waldenström (monoklonales IgM im Blut).

Lymphome der Thymus-B-Zellen (primäre mediastinale B-Zell-Lymphome)

In diesem Jahrzehnt ist über ein primär im Mediastinum auftretendes B-Zell-Lymphom mehrfach berichtet worden (19). Als Ausgangspunkt werden die B-Zellen im Thymusmark diskutiert. Die Entdeckung dieses Lymphoms, das eine charakteristische Klinik mit bevorzugtem Befall von jungen Frauen zeigt, legt die Annahme nahe, daß die B-Zellen des Thymusmarks eine eigenständige B-Zell-Rasse darstellen. Vor 1982 wurden die primären mediastinalen B-Zell-Lymphome in Europa meist als zentroblastische Lymphome interpretiert.

■ Hodgkin-Lymphome

Überblick über Morphologie, Immunologie und Pathogenese

Hodgkin-Lymphome unterscheiden sich von Non-Hodgkin-Lymphomen im wesentlichen dadurch, daß beim Hodgkin-Lymphom den Tumorzellen nichtneopla-

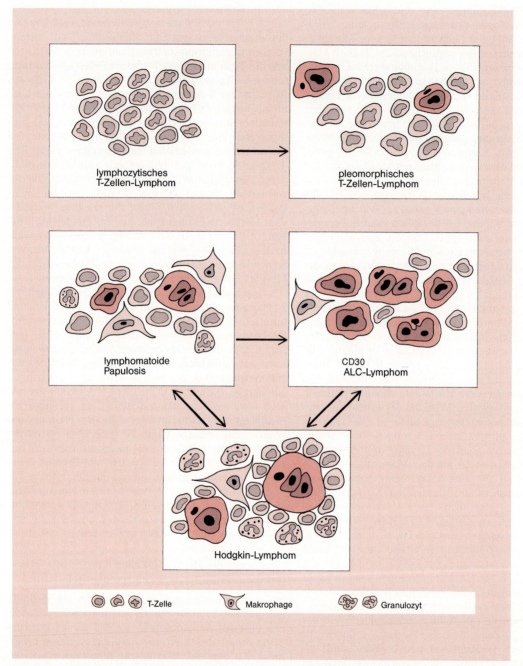

Abb. 16.11 Schematische Darstellung der zellulären Zusammensetzung verschieden differenzierter T-Zell-Lymphome am Beispiel lymphozytischer und pleomorpher T-Zell-Lymphome, der lymphomatoiden Papulose und der Hodgkin-Lymphome sowie deren mögliche Transformation ineinander (Pfeile). Dunkelbraun = Expression des Ki-1-(CD30-)Antigens. ALC-Lymphom = anaplastisches großzelliges Lymphom.

stische Zellen verschiedener Art in großer Menge beigemischt sind und somit Tumorzellen nur die Minderheit im befallenen Gewebe ausmachen (Abb. 16.11). Das morphologische Spektrum der Tumorzellen ist sehr groß; die klassischen Ausprägungsformen mit ihren großen Nukleolen und breitem, hellem Zytoplasma sind aber sehr charakteristisch (Abb. 16.11 unten).

Die bei Hodgkin-Lymphomen vorkommenden Tumorzellen sind nicht spezifisch für diese Erkrankung, denn sie können auch in unterschiedlicher Zahl bei einigen Non-Hodgkin-Lymphomen vorkommen. Somit stützt sich die Diagnose des Morbus Hodgkin nicht nur auf den Nachweis der beschriebenen charakteristischen Tumorzellen (das sind die Hodgkin- und Reed-Sternberg-Zellen), sondern auch auf den charakteristischen zellulären Hintergrund. Besonders kennzeichnend für die Hodgkin-Lymphome ist die rosettenartige Umlagerung der Tumorzellen mit T-Zellen.

Je nach Ausprägung des zellulären Hintergrundes werden folgende vier histologischen Typen unterschieden: Hodgkin-Lymphome mit

- Lymphozytenprädominanz (LPHD),
- nodulärer Sklerose (NSHD),
- einem sehr buntzelligen Gemisch (MCHD) und
- wenig Lymphozyten (LDHD) (LD = lymphocyte depletion).

Immunphänotypisch wie auch klinisch ähneln die Histotypen NS, MC und LD einander, während sich der Histotyp LPHD deutlich von den vorgenannten Formen unterscheidet (Tab. 16.**16**). Um die Ähnlichkeiten zwischen dem NS-, MC- und LD-Typ zu verdeutlichen und ihre Unterschiedlichkeit gegenüber dem Histotyp LPHD zu betonen, wurden die letztgenannten HD-Typen unter dem Begriff *klassische Hodgkin-Formen* zusammengefaßt und dem LPHD-Typ gegenübergestellt.

Die Abstammung der Hodgkin- und Reed-Sternberg-Zellen ist im Klärungsprozeß. Da die Hodgkin- und die Reed-Sternberg-Zellen des LPHD-Typs konstant B-Zell-Marker exprimieren, ist deren B-Zell-Natur allgemein anerkannt. Schwieriger ist die Situation bei den klassischen Hodgkin-Formen. Deren Hodgkin- und Reed-Sternberg-Zellen exprimieren zwar recht konstant die lymphatischen Aktivierungsmarker CD30 und CD70, sind aber bezüglich der Expression von B- und T-Zell-Markern heterogen. In 20–30% der Fälle lassen sich B-Zell-Antigene und in weiteren 20% T-Zell-Antigene auf den Hodgkin- und Reed-Sternberg-Zellen nachweisen. Jüngste molekularbiologische Einzelzellanalysen konnten in den meisten klassischen Hodgkin-Fällen eine Umlagerung der Immunglobulin-Gene in den Hodgkin- und Reed-Sternberg-Zellen demonstrieren. Daraus folgt, daß die Hodgkin- und Reed-Sternberg-Zellen der klassischen Hodgkin-Lymphome in der Mehrzahl der Fälle von B-Zellen ausgehen. Der Nachweis zytotoxischer Moleküle (z. B. Perforin, Granzym B, TIA-1) in Hodgkin- und Reed-Sternberg-Zellen mit T-Zell-Immunphänotyp läßt vermuten, daß in einigen Fällen (ca. 10%) die Tumorzellen der klassischen Hodgkin-Lymphome ihren Ursprung in zytotoxischen T-Zellen und nicht in B-Zellen haben.

Ungeklärt ist die Ursache des bunten zellulären Hintergrundes bei den Hodgkin-Lymphomen. Vermutet wird eine Sekretion verschiedener Zytokine seitens der Hodgkin- und Sternberg-Reed-Zellen, die eine Anwesenheit verschiedenster unterschiedlicher nichtneoplastischer Zellformen in der Nähe der Hodgkin- und Sternberg-Reed-Zellen bedingen. In Übereinstimmung mit diesem Konzept konnten in Hodgkin- und Sternberg-Reed-Zellen Transkripte von vielen Zytokinen nachgewiesen werden. Allerdings ist das bisherige Zytokonsekretionsprofil nicht in der Lage, das gesamte morphologische Spektrum des zellulären Hintergrundes des Morbus Hodgkin zu erklären.

Tabelle 16.**16** Immunhistologische Unterschiede zwischen lymphozytenreichen (LPHD) und nicht lymphozytenreichen (Non-LPHD-)Formen des Morbus Hodgkin

Merkmale	Nodulärer LPHD-Typ	Non-LPHD-Formen
Expression in Tumorzellen von		
J-Ketten	+	–
CD20	+	–/+
CD79α	+	–/+
CD15	–	+/–
CD30	–	+
progressiv transformierte Keimzentren	+	–
CD3	–	–/+
T-Zell-Rezeptor-β-Kette	–	–/+

Beziehung zwischen Hodgkin-Lymphomen und anderen großzelligen Lymphomen

Viele Autoren vertreten die Auffassung, daß im normalen lymphatischen Gewebe weder für die Hodgkin- und Sternberg-Reed-Zellen noch für die Zellen der anaplastischen großzelligen Lymphome ein morphologisches Äquivalent auffindbar ist. Dies ist in dieser strengen Form sicherlich nicht richtig, weil sich im Peri- und Interfollikulärraum mit Hilfe von Anti-CD30-Antikörpern sehr große blastische Zellformen (sog. extrazelluläre Blasten) darstellen lassen, die sowohl zytologisch als auch bezüglich ihrer Gewebsverteilung Hodgkin- und Reed-Sternberg-Zellen wie auch anaplastischen großzelligen Lymphomformen ähneln. Denkbar ist, daß sowohl die Hodgkin-Lymphome als auch die anaplastischen großzelligen Lymphome von den genannten extrafollikulären CD30-Blasten abstammen und sich nur deshalb voneinander unterscheiden, weil die maligne Transformation in einem Falle mit einer Sekretion von Zytokinen einhergeht und sich dann Hodgkin-Lymphome ausbilden und im anderen Fall keine nennenswerte Zytokinsekretion stattfindet und dementsprechend relativ reinrassige anaplastische großzellige Lymphome entstehen (Abb. 16.**12**, Tab. 16.**17**). Da nach vorläufigen Untersuchungen die Hodgkin- und Sternberg-Reed-Zellen des LPHD somatische Mutationen aufweisen und diese Hodgkin-Form mit einer Expansion des Maschenwerkes der follikulären dendritischen Zellen einhergeht, ist ein Bezug dieser besonderen Hodgkin-Form zu Keimzentrumsstrukturen wahrscheinlich (Abb. 16.**12**).

Sollten sich diese Hypothesen bewahrheiten, wäre der grundlegende Unterschied zwischen Non-Hodgkin-Lymphomen und Hodgkin-Lymphomen darin zu sehen, daß die Non-Hodgkin-Lymphome den Wirtsorganismus vornehmlich durch Vermehrung der Tumormasse belasten, während der Morbus Hodgkin seine krankmachende Wirkung – wenigstens in den ersten Krankheitsphasen – durch eine enorm gesteigerte Sekretion von Zytokinen und weniger durch eine Tumorzellproliferation entfaltet.

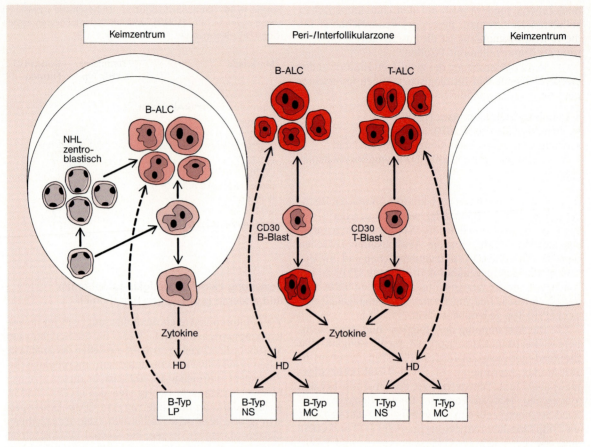

Abb. 16.**12** Denkbare Entstehung von anaplastischen großzelligen Lymphomen und Hodgkin-Lymphomen. B-ALC = Ki-1-positives anaplastisches großzelliges B-Zell-Lymphom, HD = Hodgkin's disease, LP = lymphocyte predominant, MC = mixed cellularity, NS = nodulär-sklerosierend, T-ALC = CD30-positives anaplastisches großzelliges T-Zell-Lymphom. Gestrichelte Pfeile = mögliche Übergänge, hellbraun = geringe CD30-Antigen-Expression, mittelbraun = mittelstarke CD30-Antigen-Expression, dunkelbraun = starke CD30-Antigen-Expression.

Prognose und therapeutische Ansprechbarkeit

Die malignen Lymphome, die aus blastischen Zellen aufgebaut sind, zeigen ohne Therapie einen rasch zum Tode führenden Krankheitsverlauf. Sie werden deshalb als maligne Lymphome von hohem Malignitätsgrad zusammengefaßt. Bei den im Kindesalter vorkommenden hochmalignen Lymphomen vom lymphoblastischen Typ sind durch besondere Polychemotherapieschemata Heilungsraten bis über 70% erzielt worden. Bei den hochmalignen Lymphomen Erwachsener liegt die Rate langfristiger Remissionen inzwischen immerhin auch schon bei 60%.

Die selektiv oder vornehmlich aus kleinen „zytischen" Zellen aufgebauten malignen Lymphome weisen im Gegensatz zu den hochmalignen Lymphomen ohne Therapie einen relativ langsamen Verlauf auf. Deshalb werden diese lymphatischen Neoplasien als niedrigmaligne Non-Hodgkin-Lymphome zusammengefaßt. Unerfreulich ist allerdings, daß die langsame Progredienz der niedrigmalignen Lymphome mit einer fast völligen Polychemotherapieinsensitivität einhergeht.

Die obigen Aussagen gelten für sämtliche Non-Hodgkin-Lymphome vom B-Zell-Typ sowie das T-lymphoblastische Lymphom. Die peripheren T-Zell-Lymphome haben unabhängig von ihrer zytologischen Zusammensetzung meist eine schlechte Prognose.

Das therapeutische Vorgehen bei Non-Hodgkin-Lymphomen ist natürlich nicht nur vom Typ des Lymphoms abhängig, sondern auch von dessen Ausbreitung. Bei Befall nur einer Körperregion ist z. B. eine lokale Radiotherapie indiziert, während eine Ausdehnung des Lymphoms in verschiedene Körperabschnitte eine systemische Chemotherapie allein oder verbunden mit einer Radiotherapie erfordert.

Wie oben bereits erwähnt, sind die meisten Hodgkin-Lymphome chemotherapeutisch und radiotherapeutisch erfolgreich behandelbar. In dieser Hinsicht ähneln sie den hochmalignen Non-Hodgkin-Lymphomen vom B-Zell-Typ. Trotz dieser Ähnlichkeit halten die Kliniker vorläufig an der Unterscheidung zwischen Hodgkin-Lymphomen und hochmalignen B-Zell-Lymphomen fest, weil bei den Hodgkin-Lymphomen die Induktion von kompletten Remissionen mit weniger aggressiven Chemotherapieschemata erreichbar ist.

Tabelle 16.17 Die Morphologie maligner Lymphome in Beziehung zur normalen Lymphozytendifferenzierung

Zelltyp	Ki-1 (CD30)	Zytokine	Beimischung nicht neoplastischer Zellen	Morphologie des Lymphoms
Vorläufer-B oder -T-Zellen	–	nicht sezernierend	keine oder wenig	NHL, lymphoplastisch
Ruhende antigenreaktive B- oder T-Zellen	–	nicht sezernierend	keine oder wenig	NHL, lymphozytisch
Aktivierte B- oder T-Zellen	+	wenig oder nicht sezernierend	gering	KZL, pleomorphes T-Zell-L., B-IB L., T-IB L., ALC L.
		sezernierend	ausgeprägt	Hodgkin-Lymphome, Lennert-Lymphome, AILD-T-Zell-Lymphome
B- oder T-Effektorzellen		nicht sezernierend	keine oder wenig	Plasmozytom, zytotoxische T-Zell-Lymphome

Abkürzungen s. Abb. 16.10.

Literatur

1 Bofill, M., G. Janossy, D. Janossy et al.: Human B cell development II. Subpopulations in the human fetus. J. Immunol. 134 (1985) 1531–1538
2 Brenner, M. B., J. McLean, H. Scheft, R. A. Warnke, N. Jones, J. L. Strominger: Characterization and expression of the human alpha-beta T cell receptor by using a framework monoclonal antibody. J. Immunol. 138 (1987) 1502–1509
3 Cerf-Bensussan, N., A. Jarry, N. Brousse, B. Lisowska-Grospierre, D. Guy-Grand, C. Griscelli: A monoclonal antibody (HML-1) defining a novel membrane molecule present on human intestinal lymphocytes. Europ. J. Immunol. 17 (1987) 1279–1285
4 Chittal, S. M., C. Caveriviére, R. Schwarting, J. Gerdes., T. Al Saati, F. Rigal-Huguet, H. Stein, G. Delsol: Monoclonal antibodies in the diagnosis of Hodgkin's disease. The search for a rational panel. Amer. J. surg. Pathol. 12 (1) 9–21 (1988)
5 Fairley, N. H., F. P. Mackiew: Clinical and biochemical syndrome in lymphadenoma and allied diseases involving mesenteric lymph glands. Brit. med. J. 1937/I, 375
6 Falini, B., H. Stein, S. Pileri, S. Canino, R. Farabbi, M. F. Martelli, F. Grignani, M. Fagioli, O. Minelli, C. Ciani, L. Flenghi: Expression of lymphoid-associated antigens on Hodgkin's and Sternberg-Reed cells of Hodgkin's disease. An immunocytochemical study on lymph node cytospins using monoclonal antibodies. Histopathology 11 (1987) 1229–1242
7 Feller, A., M. R. Parwaresch, H. Stein, A. Ziegler, H. Herbst, K. Lennert: Immunophenotyping of T-lymphoblastic lymphoma/leukemia: correlation with normal T-cell maturation. Leukemia Res. 10 (1986) 1025–1031
8 Feller, A. C., H. H. Wacker, G. Moldenhauer, H. J. Radzun, M. R. Parwaresch: Monoclonal antibody Ki-B3 detects a formalin resistant antigen on normal and neoplastic B cells. Blood 70 (1987) 629–636
9 Flavell, D. J., D. B. Jones, D. H. Wright: Identification of tissue histiocytes on paraffin sections by a new monoclonal antibody. J. Histochem. Cytochem. 35 (1987) 1217–1226
10 Gerdes, J., U. Schwab, H. Lemke, H. Stein: Production of a mouse monoclonal antibody reactive with a human nuclear antigen associated with cell proliferation. Int. J. Cancer 31 (1983) 13–20
11 Gerdes, J., H. Lemke, H. Baisch, H. H. Wacker, U. Schwab, H. Stein: Cell cycle analysis of a cell proliferation associated human nuclear antigen defined by the monoclonal antibody Ki-67. J. Immunol. 133 (1984) 1710–1715
12 Hyjek, E., W. J. Smith, P. G. Isaacson: Primary B cell lymphoma of salivary glands and its relationship to myoepithelial sialadenitis (MESA) Hum. Pathol 19 (1988) 766–776
13 Isaaacson, P. G., D. H. Wright: Intestinal lymphoma associated with malabsorption. Lancet 1978/I, 67–70
14 Isaacson, P. G., K. A. MacLennan, S. G. Subbuswamy: Multiple lymphomatous polyposis of the gastrointestinal tract. Histopathology 8 (1984) 641–656
15 Isaacson, P. G., N. T. J. O'Conner, J. Spencer, D. H. Bevan, C. E. Connoly, N. Kirkham, D. J. Pollock. Wainscoat, H. Stein, D. Y. Mason: Malignant histiocytosis of the intestine: a T cell lymphoma. Lancet 1985/II, 688–691
16 Kelly, P. M. A., E. Bliss, J. A. Morton, J. Burns, J. O.'D. McGee: A monoclonal antibody (EBM11) with high cellular specifity for human macrophages. J. clin. Pathol. 41 (1988) 510–515
17 Lennert, K.: Lymphknoten. Diagnostik in Schnitt und Austirch. In Lubarsch, O., F. Henker, R. Rössle, E. Uehlinger: Handbuch der speziellen pathologischen Anatomie und Histologie, Bd. I, 3 A: Cytologie und Lymphadenitis, Springer, Berlin 1961
18 Levit, L. J., A. C. Aisenberg, N. L. Harris, R. M. Linggood, S. Poppema: Primary non-Hodgkin's lymphoma of the mediastinum. Cancer 50 (1982) 2486–2492
19 Norton, A. J., A. D. Ramsay, S. H. Smith, P. C. L. Beverly, P. G. Isaacson: Monoclonal antibody (UCHL1) that recognized normal and neoplastic T cells in routinely fixed tissues. J. clin. Pathol. 39 (1986) 399–405
20 Norton, A. J., P. G. Isaacson: Monoclonal antibody L26: an antibody that is reactive with normal and neoplastic B lymphocytes in routinely fixed and paraffin wax embedded tissue. J. clin. Pathol. 40 (1987) 1405–1412
21 Pulford, K. A. F., B. Falini, A. Heryet, K. C. Gatter, D. Y. Mason: 4KB5, a new monoclonal anti-B-cell antibody for the routine diagnosis of lymphoid tissue biopsies. In McMichael, A. J.: Leucocyte Typing III. Oxford University Press, London 1987
22 Pulford, K. A. F., E. Rigney, K. J., Micklem, M. Jones, P. Stross, K. Gatter, D. Y. Mason: KP1: a new monoclonal antibody that detects a monocyte/macrophage associated antigen in routinely processed tissue sections. J. clin. Pathol. 44
23 Schwarting, R., J. Gerdes, H. Stein: BER-H2: a new monoclonal antibody of the Ki-1 family for the detection of Hodgkin's disease in formaldehyde-fixed tissue sections (A2.13). In McMichael, A. J.: Leucocyte Typing III. Oxford University Press, London 1987 (pp. 574–575)
24 Spencer, J., T. Finn, P. G. Isaacson: Human Peyer's patches: an immunohistochemical study. Gut 27 (1986) 405–410

25 Spencer, J., T. T. MacDonald, T. Finn, P. G. Isaacson: The development of gut-associated lymphoid tissue in the terminal ileum of the fetal human intestine. Clin. exp. Immunol. 64 (1986) 536–543
26 Spencer, J., P. G. Isaacson: Immunology of gastrointestinal lymphoma. Baillieres clin. Gastroenterol. 1 (1987) 605–621
27 Spencer, J., N. Cerf-Bensussan, A. Jarry, N. Brousse, D. Guy-Grand, A. S. Krajewski, P. Isaacson: Enteropathy-associated T cell lymphoma (malignant histiocytosis of the intestine) is recognized by a monoclonal antibody (HML-1) that defines a membrane molecule on human mucosal lymphocytes. Amer. J. Pathol. 132 (1988) 1–5
28 Stein, H., J. Gerdes, U. Schwab, H. Lemke. D. Y. Mason, A. Ziegler, W. Schienle, V. Diehl: Identification of Hodgkin and Sternberg-Reed cells as a unique cell type derived from a newly detected small cell population. Int. J. Cancer 30 (1982) 445–459
29 Stein, H., J. Gerdes, U. Schwab, H. Lemke, V. Diehl, D. Y. Mason, H. Bartels, A. Ziegler: Evidence for the detection of the normal counterpart of Hodgkin's and Sternberg-Reed cells. Hematol. Oncol. 1 (1983) 21–29
30 Stein, H., K. Lennert, A. C. Feller, D. Y. Mason: Immunohistological analysis of human lymphoma: correlation of histological and immunological categories. Advance. Cancer Res. 42 (1984) 67–147
31 Stein, H., D. Y. Mason, J. Gerdes, N. O'Connor, J. Wainscoat, G. Pallesen, K. Gatter, B. Falini, G. Delsol, H. Lemke, R. Schwarting, K. Lennert: The expression of the Hodgkin's disease associated antigen Ki-1 in reactive and neoplastic lymphoid tissue. – Evidence that Reed-Sternberg cells and histiocytic malignancies are derived from activated lymphoid cells. Blood 66 (1985) 848–858
32 Stein, H., M. L. Hansmann, K. Lennert, P. Brandtzaeg, K. C. Gatter, D. Y. Mason: Reed-Sternberg and Hodgkin cells in lymphocyte-predominant Hodgkin's disease of nodular subtype contain J chain. Amer. J. clin. Pathol. 86 (1986) 292–297
33 Stein, H., J. Gerdes, R. Schwarting, P. Froese, H. Lemke: Three new lymphoid activation antigens (A2.12). In McMichael, A. J.: Leucocyte Typing III. Oxford University Press, London 1987 (p. 574)
34 Stein, H., F. Dallenbach, D. Dienemann: Differenzierungslinien physiologischer und maligner Zellen des lymphatischen Systems. Verh. dtsch. Ges. Pathol. 72 (1988) 57–85
35 Stein, H., D. Dienemann, M. Sperling, M. Zeitz, E.-O. Riecken: Identification of a T cell lymphoma category derived from intestinal mucosa-associated T cells. Lancet 1988, 1053–1954
36 Stein, H., M. Hummel, T. Marafioti, I. Anagnostopoulos, H. D. Foss: Molecular Biology of Hodgkin's Disease. In Wotherspoon, A.: Cancer Surveys, Lymphoma, vol. XXX (in press)

17 Immunologische Defektsyndrome

H. H. Peter

■ Einleitung

Der immunologische Erkenntniszugewinn der letzten 30 Jahre hat das Verständnis für die Organisation und Funktion des menschlichen Immunsystems grundlegend vertieft und eine neue Basis für Diagnostik und Therapie von Immundefektzuständen geschaffen. Das Abwehrsystem des Menschen läßt sich in 3 große Bereiche gliedern:

Natürliche Resistenz: Gemeint sind physikalische, chemische und mikrobiologische Barrieren, durch die pathogene Keime am Eindringen in die Grenzoberflächenorgane Haut, Respirationstrakt, Gastrointestinaltrakt und Urogenitaltrakt gehindert werden (Tab. 17.**1**). Störungen der Oberflächenintegrität dieser Organe führen direkt zu einer erhöhten Infektanfälligkeit (z. B. Wunden, Verbrennungen usw.).

Unspezifisches Immunsytem: Es wird auf der zellulären Seite durch Granulozyten, mononukleäre Phagozyten (Makrophagen) und natürliche Killerzellen (NK) vertreten. Letztere repräsentieren das nicht MHC-restringierte zytotoxische Potential der Lymphozyten gegen Tumorzellen und virusinfizierte Zellen. Unterstützt werden die phagozytären, bakteriziden und zytotoxischen Funktionen dieser nichtklonal organisierten Zellsysteme durch Akute-Phase-Proteine (z. B. CRP) und die Kaskadensysteme: Komplement (C)/Properdin, Gerinnung, Fibrinolyse, Kinine. Ferner sind auf humoraler Seite noch Interferone, proinflammatorische Zytokine (z. B. TNF-α, IL-1, IL-6, IL-3), Prostaglandine und Leukotriene sowie auf zellulärer Seite Thrombozyten, Endothelzellen und Erythrozyten in die unspezifische Infektabwehr involviert (Kap. „Entzündung").

Spezifisches Immunsystem: Es wird durch T- und B-Lymphozyten repräsentiert. Diese entspringen und reifen in den primären lymphatischen Organen, Knochenmark und Thymus, und erreichen ihren reifen Funktionszustand in den sekundären lymphatischen Geweben – Lymphknoten, Milz und Mukosa. Blut- und Lymphgefäße bilden die Transportwege, über die primäre und sekundäre lymphatische Organe kommunizieren. In Lymphknoten, Peyer-Plaques und Milz wird Antigen konzentriert, prozessiert, präsentiert und eine spezifische Immunantwort angestoßen. Spezifische Antikörper und sensibilisierte T-Zellen gelangen über die Blutbahn wieder zurück zu den infektiösen Eintrittspforten, wo sie mit hoher Effizienz pathogene Keime und fremde Zellen attackieren.

Im Gegensatz zum unspezifischen, myelomonozytären System ist das *T-B-Zell-System* klonal organisiert. Die Spezifität eines Klons liegt im variablen Anteil seines antigenspezifischen Rezeptors begründet. Durch Rearrangement von unterschiedlichen variablen und konstanten Segmenten der Immunoglobulin-Gene und der T-Zell-Rezeptor-Gene entstehen während der B- und T-Zell-Differenzierung mindestens 10^8 bis 10^{10} Rezeptorvarianten pro Zellsystem. Dieses große Repertoire an Erkennungsstrukturen garantiert eine effiziente Erkennung und Eliminierung von pathogenen Erregern, zeigt jedoch auch eine erhebliche Kreuzreaktivität mit Eigenstrukturen, wodurch Autoimmunität entstehen kann.

Tabelle 17.**1** Mechanismen der natürlichen Resistenz

Grenzorgan	Physikalische Mechanismen	Chemische Mechanismen	Biologische Mechanismen
Haut	mechanische Resistenz der Epidermis: Hornschicht, Interzellularbrücken, Haare, Pigment	Schweiß- u. Talgsekretion führen zu saurem pH durch ungesättigte Fettsäuren u. Milchsäure	Saprophytäre Keimbesiedlung verhindert die Kolonisation pathogener Keime
Gastrointestinaltrakt	gute Motilität, freier Gallen- und Pankreasabfluß	Säureschutz des Magens: Schleim- u. Enzymsekretion	Saprophytäre Keimbesiedlung verhindert die Kolonisation pathogener Keime
Respirationstrakt	intakte Atemmuskulatur, elastisches Lungengewebe, Hustenreflex, Flimmerepithelien	Schleim- und Surfactant-Sekretion	Saprophytäre Keimbesiedlung verhindert die Kolonisation pathogener Keime
Urogenitaltrakt	unbehinderter Urinabfluß, vollständige Blasenentleerung, intakter Sphinkter	saurer Urin-pH durch Ausscheidung organischer Säuren	Keimfreiheit

Eine Besonderheit der B-Zell-Differenzierung ist ihre Abhängigkeit von Antigen und T-Zell-Hilfe für die terminale Ausreifung zu antikörperproduzierenden Plasmazellen. T-Zellen benötigen Antigen zur klonalen Expansion, nicht jedoch zur terminalen Ausreifung. Immunkompetente $CD4^+$- oder $CD8^+$-T-Zellen verlassen den Thymus und besiedeln Lymphknoten, Mukosa, Milz und Blut. Dort erkennen sie über ihre T-Zell-Rezeptoren (TCR) prozessiertes Peptidantigen, das ihnen von antigenpräsentierenden Zellen (APC) dargeboten wird: $CD4^+$-T-Zellen erkennen Fremdantigen nur auf autologen MHC-II-, $CD8^+$-T-Zellen nur auf autologen MHC-I-Molekülen. Für die Immunglobulinrezeptoren auf B-Zellen besteht diese Beschränkung nicht; sie können Antigen direkt binden, prozessieren und auf HLA-Molekülen an T-Zellen präsentieren. Verschiedene Reifungs- und Aktivierungsstadien von T- und B-Zellen lassen sich durch eine große Palette monoklonaler Antikörper gegen verschiedene Zelloberflächenproteine (clusters of differentiation = CD-Marker) unterscheiden (Kap. „Zelluläre Immunreaktionen").

Typische funktionelle Eigenschaften von T- und B-Zellen sind ihre Fähigkeit, auf verschiedene Antigene und Mitogene zu proliferieren (Kap. „Antikörper" und „Zelluläre Immunreaktionen"). T-Zellen produzieren dabei große Mengen an Lymphokinen, während B-Zellen in Abhängigkeit von T-Zellen (z. B. nach Pokeweed-Stimulation) oder unabhängig davon (z. B. nach EBV-Infektion) Ig-Synthese in vitro zeigen.

Die Komplexität der T- und B-Zell-Differenzierung und ihre geregelte Funktion ist vergleichsweise störanfällig und führt in der Embryonalzeit wie auch im späteren Leben zu einer Reihe von primären und sekundären Immundefekten. 80–90% aller klinisch relevanten Immundefekte betreffen das spezifische Immunsystem; ca. 10–20% der Störungen sind dem unspezifischen System zuzuschreiben.

■ Klassifikation und Diagnostik von Immundefekten

Eine Klassifikation von Immundefektsyndromen läßt sich nach verschiedenen Gesichtspunkten vornehmen. Die komplette Zusammenstellung der Immundefekte findet sich in den regelmäßig ergänzten Immunodeficiency Meeting Reports der WHO, zuletzt von 1995. Im klinischen Alltag hat sich die Einteilung in physiologische, primäre, sekundäre und iatrogene/kuratogene Immundefekte (Tab. 17.**2**) bewährt. In jeder dieser 4 Gruppen kann prinzipiell wieder nach der Art des Immundefektes unterschieden werden, also nach Störungen der natürlichen Resistenz, des unspezifischen und spezifischen Immunsystems und des C^+-Systems. Da Mischformen vorkommen, erscheint eine strikte Unterteilung nach diesen Gesichtspunkten allerdings oft akademisch. Klinisch bedeutsamer ist eine ungefähre Vorstellung von der Häufigkeit der primären und sekundären Immundefektsyndrome in einer immunologischen Spezialabteilung (Tab. 17.**3**). Ein bewährtes diagnostisches Vorgehen bei Verdacht auf eine Immundefizienz ist in Tab. 17.**4**

Tabelle 17.**2** Einteilung der Immundefekte (ID) nach ätiologischen Gesichtspunkten

Physiologische ID
- Neonatalperiode
- Alter

Primäre spezifische ID
- Agammaglobulinämien
- Dysgammaglobulinämien
- T-Zell-Defekte
- Zytokindefekte

Primäre unspezifische ID
- Granulozytendefekte
- Komplementdefekte

Sekundäre spezifische ID
- Lymphome
- Leukämien
- nach Virusinfekten

Sekundäre unspezifische ID
- Unter-/Überernährung
- Polytrauma, Verbrennung
- Eiweißverlust renal, enteral
- exzessiver Streß
- Tumoren
- Infektionen

Iatrogene/kuratogene ID
- immunsuppressive Therapie
- Chemotherapie
- Bestrahlung
- operativer Eingriff
- KM-Transplantation (GVHR)

wiedergegeben. Ausgangspunkt bildet eine sorgfältige *Anamnese* unter spezieller Berücksichtigung der Impfanamnese. Neben Abwehrschwächen in der Familie (frühkindliche Todesfälle durch Infekte) wird nach Allergien, Tumoren, Wundheilungsstörungen sowie Art und Häufigkeiten von Infekten der Luftwege, des Gastrointestinaltraktes, der Haut und des Urogenitaltraktes gefragt. Eine Exploration des Sexualverhaltens ist angesichts der AIDS-Epidemie heute ebenso unerläßlich wie die Fragen nach intravenösem Drogenabusus und Erhalt von Bluttransfusionen und Blutprodukten. Aus Anamnese und *klinischer Untersuchung* können wir über Erreger- und Infektionsspektrum bereits gute klinische Hinweise auf die Art der zugrundeliegenden Immunschwäche erhalten (Tab. 17.**5**). Unerläßlich sind weiterhin *orientierende Laboruntersuchungen* mit quantitativer Bestimmung der *Serum-Ig-Konzentrationen* und *Erfassung der Hauttest-Reagibilität* auf diverse Impf- und Umweltantigene.

Gut bewährt hat sich hierzu eine standardisierte Anwendung des *Multitest Mérieux.* Der Hautimpfstempel enthält neben einer Glycerinkontrolle folgende Antigene: Tuberkulin, Trichophytin, Candidin, Proteus, Streptokokkenantigen sowie Tetanus- und Diphtherietoxin. Die Ablesung erfolgt nach 20 Minuten, 24, 48 und 72

Tabelle 17.3 Relative Häufigkeit verschiedener primärer und sekundärer Immundefekte in Labor und Ambulanz einer klinisch-immunologischen Abteilung (n = 328 Patienten, während des Zeitraums 1978–1988)

Primäre ID

- Common variable immunodeficiency (CVID)   72
- selektiver IgA-Mangel[1]   8
- schwere kombinierte ID (SCID)   36
- Thymusaplasie (Di-George-Syndrom)   19
- Wiskott-Aldrich-Syndrom   14
- MHC-Defekte (bare lymphocyte syndrome)   4
- Ataxia teleangiectatica (Louis-Bar-Syndrom)   3
- kongenitale Agammaglobulinämie (Morbus Bruton) 5
- Hyper-IgE-Syndrom   5
- Chediak-Higashi-Syndrom   1
- kongenitale Agranulozytose (Costman-Syndrom)   3

Sekundäre ID

- AIDS (Stadium I–III)   70
- rezidivierende Furunkulose (Staphylokokkeninfekte) 18
- malignomassoziierte ID (NHL, Hodgkin-Lymphom, Thymom, angioimmunoblastische Lymphadenopathie) 10
- polytraumaassoziierte ID   13
- Neurodermitis   18
- persistierende Virusinfektionen (EBV, CMV, HPV) 12
- rheumatische Erkrankungen mit Immundefizienz   10
- sonstige Immundefekte   20

[1] Der selektive IgA-Mangel ist der häufigste primäre Immundefekt (ca. 1:500); er führt jedoch selten zu klinischen Symptomen, die eine immunologische Abklärung erfordern.

Tabelle 17.4 Diagnostisches Vorgehen bei Verdacht auf Immundefizienz

1. Sorgfältige Anamnese: Familie, Allergien, Tumoren, gezielte Frage nach Pneumonien, Durchfällen, Haut- und Harnwegsinfekten. Häufigkeit der Infekte. Sexualverhalten. Erhalt von Blut- und Blutprodukten, Drogenabusus, Auslandsreisen

2. Sorgfältige klinische Untersuchung mit besonderer Berücksichtigung der Körpergrenzflächen: Respirations- und Gastrointestinaltrakt, Haut und Urogenitaltrakt. Ausschluß von lymphatischen Systemerkrankungen, Malignomen, chronischen Infekten, Stoffwechselkrankheiten, Autoimmunopathien

3. Großes Blutbild, Gesamteiweiß, Elektrophorese, Proteinurie, Gerinnungsstatus, Zink, Eisen, sonstige Laborroutine für Leber, Niere, Elektrolyte
   Virustiter: HIV, CMV, EBV, HBV, HCV, HSV, HHV6
   Isoagglutinine, Tetanus-, Diphtherieantitoxine
   Thoraxröntgenaufnahme, Abdomensonographie, evtl. Gastroduodenoskopie (Histologie, Parasitennachweis)

4. Quantitative Ig-Bestimmung einschließlich IgE

5. Immunelektrophorese zur Analyse eines Paraproteins

6. Komplementanalyse: CH_{50}, C3, C4, C3d

7. Spättyp-Hauttestreaktionen (Mérieux-Multitest)

8. Zellulärer Immunstatus (nur wenn Punkte 1–7 begründete Hinweise für eine Immundefizienz liefern)

9. Granulozytenfunktionstest (Chemotaxis, Phagozytose, Bakterizidie) nur wenn Hinweise auf Infekte mit eiterbildenden Kokken (Staphylokokken/Streptokokken) bestehen

Tabelle 17.5 Erregerspektrum bei unterschiedlichen Abwehrstörungen

Defektes Abwehrsystem	Gestörte Funktion	Begünstigte Erreger
Natürliche Resistenz	lokale Infektabwehr	Eiterbakt., gramneg. Bakt.
Granulozyten	Chemotaxis „oxidative burst" lysosomale Enzyme	Eiterbakt., gramneg. Bakt. Staphylococcus aureus, gramneg. Bakt. Pneumokokken, Haemophilus
Komplement	Opsonisierung von Bakt. Opsonisierung von Immunkomplexen	bakterielle Infekte; SLE, Vaskulitiden, Glomerulonephritis
T-Zellen	$CD4^+$-T_H1-Zytokine: IL-2, IFN-γ, TNF-α, IL-12: Induktion von Granulombildung, Makrophagenaktivierung, antiviraler Immunität durch zytotoxische $CD8^+$-T-Zellen $CD4^+$-T_H2-Zytokine: IL-4, IL-5, IL-6, IL-10, IL-13: Induktion einer B-Zell-Antwort, Unterdrückung des T_H1-Reaktionstyps	Viren, Bakterien, Pilze Protozoen, fakultativ intrazellulär pathogene Keime Tumorwachstum
B-Zellen	Antikörperbildung Opsonisierung von pathogenen Erregern	Bakterien, Viren, Pilze, Protozoen

Stunden. Hautrötung und Juckreiz innerhalb von 20 Minuten deuten auf eine IgE-vermittelte allergische Sofortreaktion hin (Typ I nach Coombs u. Gell). Hautrötungen nach 24 Stunden entsprechen einer Arthus-Reaktion (Typ III), die durch präzipitierende Antikörper der IgG-Klasse verursacht wird. Nach 48 Stunden zeigt sich die Spättypreaktion (Typ IV). Sie kann zu diesem Zeitpunkt noch durch eine abklingende Arthus-Reaktion überlagert sein. Reine, zellulär vermittelte Spättypreaktivität wird nach 72 Stunden erfaßt. Jenseits des 10. Lebensjahres sollte die Summe der mittleren Durchmesser nach 48 und 72 Stunden >15 mm bei männlichen bzw. >10 mm bei weiblichen Probanden betragen. Außerdem sollten mindestens 3 der 7 Testantigene eine eindeutig positive Reaktion (> 2 mm) aufweisen (Beispiele s. Abb. 17.1). Bei Säuglingen und Kleinkindern ist der Test weniger aussagekräftig, da die Grundimmunisierung durch Impfungen und Kinderkrankheiten noch im Gange ist.

Eine verdächtige Anamnese in Verbindung mit einem pathologischen Mérieux-Test und/oder einer Erniedrigung der Serum-Ig-Konzentrationen bzw. das Fehlen spezifischer Antikörper (Diphtherie- und Tetanusantitoxine, Isoagglutinine, Masernantikörper) sollte Anlaß für eine weitergehende zelluläre In-vitro-Diagnostik sein.

Klinisch spricht eine erhöhte Infektanfälligkeit für Viren (CMV), Pilze (Candida) und opportunistische Erreger (atypische Mykobakterien, Pneumocystis carinii, Nokardien, Kryptokokken, Kryptosporidien, Toxoplasma gondii) für ein *defektes T-Zell-Kompartiment.* Durch standardisierte *T-Zell-Marker-Analysen* mit monoklonalen Antikörpern (CD1, CD2, CD3, CD4, CD8, CD16, CD25, CD29, CD45 u. a.) lassen sich Subpopulationsverschiebungen (CD4/CD8-Ratio) und absolute T-Zell-Werte ermitteln. Von praktischer Bedeutung ist der Absolutwert der $CD4^+$-T_H-Zellen im Blut: Werte < 400 Zellen/μl signalisieren eine Infektgefährdung durch opportunistische Erreger, Werte < 100 Zellen/μl sind im Zusammenhang mit einer HIV-Infektion prognostisch infaust.

T-Zell-Funktionsanalysen in vitro ergänzen die Markeranalysen und decken funktionelle T-Zell-Defekte bei unauffälligen numerischen Verhältnissen der T-Zell-Subpopulationen auf. Eine *fehlende Lymphozytenproliferation* auf Alloantigene (gemischte Leukozytenkultur) und die T-Zell-Mitogene Phythämagglutinin (PHA), Concanavalin A (ConA), Anti-CD3, ConA + IL-2 und Pokeweedmitogen (PWM) sprechen für einen schweren kombinierten Immundefekt (SCID) mit komplettem Fehlen des T-Zell-Kompartiments. Eine erhaltene Lymphozytenproliferation nach Bestrahlung von allogenen Lymphozyten bei fehlender Mitogenstimulierbarkeit spricht für eine defekte IL-2-Produktion. Eine gestörte IL-2-Produktion wird durch Zytokinmessung in Überständen von in vitro stimulierten Lymphozytenkulturen erfaßt. Ein isoliertes Fehlen der PWM-Stimulierbarkeit deutet auf eine Störung der Interaktion zwischen T-Zellen und antigenpräsentierenden Zellen (APC) hin, da die PWM-Proliferation strikt APC-abhängig ist. Neben den standardisierten Proliferationstests können weitere T- und B-Zellfunktionsparameter erfaßt werden:

- *Lymphokinproduktion in vitro* (T_H1-Typ-Zytokine: IL-2, IFN-γ, TNF-α, IL-12; T_H2-Typ-Zytokine: IL-4, IL-5, IL-6, IL-10, IL-13),
- *zytotoxische T-Zellantwort* nach Allostimulation in vitro,
- *Ig-Synthese in vitro* als Ausdruck einer intakten oder gestörten T_H2/B-Zell-Kooperation.

B-Zell-Defekte mit Antikörpermangel äußern sich in einer erhöhten *bakteriellen Infektanfälligkeit* der oberen Luftwege (Pharyngolaryngitis, Sinusitis, Otitis media, Bronchitis) und der Lunge (rezidivierende Pneumonien). In der Hälfte der Fälle bestehen auch Durchfälle, und bei einem Viertel der Patienten lassen sich anamnestisch bakterielle Hautinfekte eruieren. Harnwegsinfekte kommen indessen bei isoliertem Antikörpermangelsyndrom (AMS) nicht gehäuft vor. Welche zusätzlichen Faktoren beim AMS eine erhöhte gastrointestinale Infektanfälligkeit bedingen, ist noch unklar; so geht die kongenitale X-chromosomal gebundene Agammaglobulinämie (Morbus Bruton) nur selten mit Diarrhö einher, während sie beim AMS im Rahmen einer defekten MHC-Klasse-II-Expression geradezu ein Leitsymptom bildet. Durchfälle als Ursache eines AMS finden sich gehäuft bei Sprue, in-

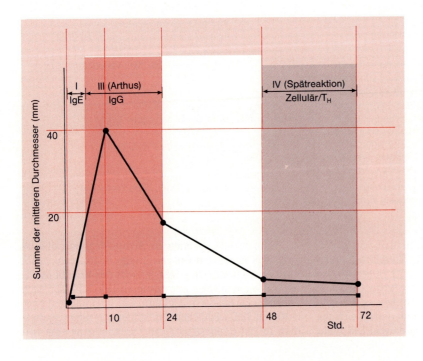

Abb. 17.1 Mérieux-Multitest bei einem AIDS-Patienten im klinischen Stadium IIb (—●—) und einem CVID-Patienten mit ausgeprägter $CD8^+$-T-Zellvermehrung (—■—). Der CVID-Patient ist völlig anerg. Bei dem AIDS-Patienten findet sich eine ausgeprägte Arthus-Reaktion nach 24 Stunden (Typ-III-Reaktion); die Spätreaktion (Typ IV) ist als Ausdruck einer gestörten T-Helferzell-Immunität pathologisch erniedrigt.

testinaler Lymphangiektasie, Lymphomen und chronisch entzündlichen Darmerkrankungen.

Jeder Antikörpermangel, auch wenn er zufällig entdeckt wurde und noch nicht zu einer erhöhten Infektanfälligkeit geführt haben sollte, bedarf der gründlichen diagnostischen Abklärung. Während im Kleinkindesalter eine Hypogammaglobulinämie noch transistorisch sein kann, verbirgt sich beim Erwachsenen dahinter oft ein Bence-Jones-Plasmazytom, ein Lymphom oder ein erhöhter renaler bzw. gastrointestinaler Eiweißverlust. Auch hyperkatabole Zustände führen zu Antikörpermangel über erhöhten Proteinabbau. Sind diese Ursachen als Grund für eine Hypogammaglobulinämie ausgeschlossen, so handelt es sich um ein sog. idiopathisches AMS, das auch als Common variable immuno deficiency (CVID) bezeichnet wird und zu den häufigsten Immundefekten im Erwachsenenalter zählt. Neben der *numerischen Erfassung unreifer „surface-Ig"-positiver (cIg+) und reifer „cytoplasmic-Ig"-positiver (cIG+) B-Zellen* spielen *funktionelle B-Zell-Untersuchungen in vitro* eine wichtige Rolle. Die PWM-induzierbare polyklonale Plasmazellreifung und Ig-Synthese in vitro ist von T-Zellen abhängig und erfaßt vorzugsweise B-Zellen, die früher bereits Antigenkontakt hatten (Gedächtnis-B-Zellen). Staphylokokkenlysat (SAC) plus IL-2 oder Epstein-Barr-Viren induzieren eine von T-Zellen unabhängige B-Zell-reifung bereits auf der Stufe unreifer B-Zellen.

Defekte der späten C-Komponenten (C3, C5–C9) können klinisch einem AMS ähneln. Eiterbildende Kokken, Neisserien und gramnegative Darmbakterien werden bei beiden Krankheitsbildern ungenügend opsonisiert und somit schlechter eliminiert.

Patienten mit *Neutropenien* und *Störungen der Granulozytenfunktionen* erkranken typischerweise an Hauteiterungen, Furunkeln, Schweißdrüsenabszessen, Gingivitis, Otitis media und Pneumonien, wobei Staphylokokken und gramnegative Bakterien des Gastrointestinaltraktes (E. coli, Pseudomonas, Proteus u. ä.) die häufigsten Erreger sind. Auch Myelodysplasien und Präleukosen können sich unter einem ähnlichen Bild präsentieren. Neben Granulozytenzahl (kritische Neutropenie < 1000 Zellen/µl) und Morphologie sind bei Störungen der unspezifischen Infektabwehr Untersuchungen zur Chemotaxis (Boyden-Kammer), Phagozytose und Bakterizidie (O_2-Radikalproduktion, lysosomale Enzymausstattung) angezeigt.

Patienten mit *Asplenie,* z. B. bei Zustand nach Splenektomie oder bei kongenitaler Asplenie (Ivemark-Syndrom), sind besonders gefährdet für massive Septikämien mit Verbrauchskoagulopathie (Waterhouse-Friderichsen-Syndrom), bedingt durch Pneumokokken oder Meningokokken. Die wichtige Funktion der Milz als Filter für ins Blut gelangte Bakterien wird hieraus ersichtlich. Sind rekurrente purulente Infektionen mit zusätzlichen Abszessen in viszeralen Organen (Leber, Lunge, ZNS) und Lymphknoten assoziiert, ist das klinische Krankheitsbild hochverdächtig auf eine *septische Granulomatose.* Hier sind Granulozyten und Monozyten nicht in der Lage, mikrobizide Sauerstoffradikale zu bilden. Die häufigsten Erreger bei diesen Defekten der intrazellulären Bakterizidie sind Staphylokokken, gramnegative Darmbakterien, Aspergillusarten und Candida albicans, während Pneumokokken, Haemophilus influenza und Meningokokken, die selbst H_2O_2 bilden, durch die Phagozyten dieser Patienten in der Regel abgetötet werden können.

Störungen der Migration und Chemotaxis neutrophiler Granulozyten führen dazu, daß an sich mit normaler Bakterizidiefähigkeit ausgestattete Granulozyten auf einen chemotaktischen Reiz hin nicht an den Endothelzellen anhaften und die Strombahn verlassen können, um zum Entzündungsort zu gelangen. Angeborene Defekte von Adhäsionsproteinen an der Zelloberfläche der Granulozyten liegen dieser Störung zugrunde; sie führt bereits im Neugeborenenalter zu Hautinfekten, verzögerter Nabelschnurabstoßung, Gingivitis, Otitis media, langsamer Wundheilung und Pneumonien.

Störungen der NK-Zell-Funktion finden sich beim Chediak-Higashi-Syndrom und bei einem Teil der schweren kombinierten Immundefekte (SCID). Die Verdachtsdiagnose eines SCID erfordert neben einer sorgfältigen numerischen und funktionellen Analyse des T-Zellkompartiments auch eine Bestimmung der Purinstoffwechselenzyme *Adenosindesaminase (ADA)* und *Purinnukleosidphosphorylase (PNP)* sowie MHC-Klasse-II-Expression. Ggf. kann auch eine *Lymphknoten- oder Thymusbiopsie* (nur sinnvoll bei Thymomverdacht) diagnostisch weiterhelfen. Eine Knochenmarkbiopsie ist zum Ausschluß eines myeloproliferativen Syndroms, einer lymphoretikulären Systemerkrankung sowie zum Nachweis von Prä-B-Zellen (Morbus Bruton) und Plasmazellen (Myelom) im Mark angezeigt. *Hautbiopsien* können zur Diagnose einer „Graft-versus-host"-(GVH-)Reaktion erforderlich sein. *Darmschleimhautbiopsien* sind bei AMS mit Diarrhöen unerläßlich zur diagnostischen Abgrenzung eines Lymphoms, einer Lambliasis und/oder follikulären Hyperplasie bei CVID, eines Morbus Whipple, einer Sprue und einer entzündlichen Darmerkrankung (Morbus Crohn, Colitis ulcerosa). Neben immunologischen und infektiologischen Eigenheiten zeigen einige primäre Immundefektsyndrome typische, pathognomonische *Dysmorphiesymptome,* aufgrund derer manchmal eine klinische Blickdiagnose möglich ist (z. B. Di-George-Syndrom).

■ Immundefektsyndrome

■ Immundefizienz der Neonatalperiode

Es ist eine bekannte Erfahrung der Pädiatrie, daß in der Perinatalphase eine deutlich erhöhte Infektanfälligkeit besteht. Nach Belohradsky (5) erkranken 7 bis 30% aller Lebendgeborenen an einer Infektion; 1 bis 2% davon verlaufen tödlich. Die primäre Infektionsmortalität liegt bei 1‰. 0,2% aller Neugeborenen erkranken an einer Sepsis, wobei in 30–50% der Fälle Organinfektionen wie Meningitis, Pneumonie oder Peritonitis vorliegen. Bei Risikoneugeborenen (Untergewicht, Frühgeburten, schlechter Apgar-Score) steigt die Sepsisfrequenz um das 50- bis 200fache. Die Ursachen hierfür liegen vornehmlich in einer Unreife des B-Zell-Systems begründet. Gesunde

Neugeborene und erst recht frühgeborene Babys können noch nicht gegen alle Antigene Immunglobuline bilden; so sind die Antikörperantworten gegen Polysaccharidantigene (z. B. Salmonellen-Polysaccharid O) schwach ausgeprägt, und der Wechsel von einer IgM-Antwort zu einer IgG/IgA-Antwort findet noch nicht statt. Auch die PWM-induzierbare polyklonale Ig-Antwort macht bei Neugeborenen nur etwa 10–20% der Erwachsenenantwort aus und ist fast ausschließlich auf IgM beschränkt. Ferner synthetisieren EBV-transformierte B-Zellen von Neugeborenen nur IgM, während vergleichbare B-Zell-Linien von Erwachsenen oft auch IgG und IgA bilden. Als Ursache für die unzureichende B-Zell-Antwort von Neugeborenen werden das native T-Zell-Kompartiment mit einer im Vergleich zum Erwachsenen unterschiedlichen Zytokinproduktion und die funktionelle Unreife der neonatalen B-Zellen angeführt. Die proliferative T-Zell-Antwort des Neugeborenen auf Mitogene und Alloantigene ist indessen normal.

Die *humorale Immundefizienz des Säuglings* wird einerseits durch diaplazentar übergetretene mütterliche Antikörper der IgG-Klasse kompensiert, bis die kindliche Ig-Synthese in Gang gekommen ist. Andererseits gelangen über die Muttermilch (besonders mit dem Kolostrum der ersten Tage) hohe Konzentrationen an IgA-Antikörpern in den Gastrointestinaltrakt des Neugeborenen. Da der pH-Wert des Magens zu diesem Zeitpunkt noch fast im neutralen Bereich liegt (um 5–6), werden diese Antikörper nicht denaturiert, sondern bilden einen wichtigen gastrointestinalen Infektionsschutz des Neugeborenen. Um den 3.–6. Monat tritt dann die sog. *physiologische Neugeborenen-Hypogammaglobulinämie* ein, bedingt durch das Absinken der mütterlichen Serumantikörper im Kind und die noch subnormale Eigensynthese. In dieser Zeit sind die Säuglinge besonders infektgefährdet. Es ist dies auch der Zeitraum, in dem sich viele primäre Immundefekte erstmals klinisch manifestieren. So kommt es beim Morbus Bruton zu vermehrten bakteriellen Infekten, während bei der schweren kombinierten Immundefizienz (SCID) zusätzlich Probleme mit Candida- und Virusinfekten sowie einer generalisierten BCGitis nach vorausgegangener BCG-Impfung auftreten. In jedem Falle erfordern gehäufte, bakterielle, virale oder mykotische Infekte innerhalb der ersten Lebensmonate eine immunologische Abklärung zum Ausschluß einer primären Immundefizienz. Je früher diese Diagnose gestellt wird, um so günstiger ist bei den heutigen Therapiemöglichkeiten die Prognose.

Eine Therapie der physiologischen Neugeborenen-Hypogammaglobulinämie ist nur bei manifesten Infektionen erforderlich. In der Regel genügen symptomatische Maßnahmen. Eine Ig-Substitution ist nur bei primärer Immundefizienz mit fehlendem Ig-Anstieg trotz Infektionen indiziert. Bei Neugeborenensepsis hat sich die Austauschtransfusion als wirksamste Maßnahme neben einer antibiotischen Therapie bewährt.

■ Primäre spezifische Immundefekte mit vorwiegender Störung der Antikörperbildung

In dieser Krankheitsgruppe werden im WHO-Report über primäre Immundefekterkrankungen von 1995 neun Syndrome mit verschiedenen Untergruppen aufgelistet. Die wichtigsten sind nachfolgend aufgeführt. Alle Patienten neigen zu bakteriellen Infekten mit Eitererregern (Staphylokokken, Pneumokokken, Streptokokken, Haemophilus). Der Beginn der Beschwerden ist unterschiedlich, und auch die Organmanifestationen variieren; im Vordergrund stehen respiratorische Infektionen.

Kongenitale Agammaglobulinämien

Definition

Es handelt sich um Erkrankungen mit komplettem Antikörpermangel bei erhaltener T-Zell-Immunität.

Vererbung

Die bekannteste Form ist die von Bruton 1952 beschriebene familiäre X-chromosomal gebundene Agammaglobulinämie. Der X-chromosomal rezessive Erbgang bedingt, daß bei gesunden Eltern die Mutter Trägerin des Krankheitsgens ist und nur männliche Nachkommen erkranken. Der Gendefekt wurde auf dem langen Arm des X-Chromosoms (q21.3-22) lokalisiert und besteht in unterschiedlichen Mutationen einer neu entdeckten, für B-Zellen spezifischen Tyrosinkinase (btk).

Klinik

Klinisch manifestiert sich das Krankheitsbild durch rezidivierende Infekte der oberen und unteren Luftwege (Otitis, Sinusitis, Bronchitis, Pneumonien, Bronchiektasenbildung), Meningitis, Pyodermie und Sepsis. Die Tonsillen sind klein und die Lymphknoten nicht palpabel. Die begünstigten Erreger sind meistens kapselbildende Eiterbakterien (Staphylokokken, Pneumokokken, Streptokokken, Haemophilus). Der Gastrointestinaltrakt bleibt interessanterweise von der Infektanfälligkeit ausgespart. In der frühen Kindheit besteht zunächst keine erhöhte Anfälligkeit für die üblichen Virusinfekte. Aber es gilt heute als gesichert, daß mit zunehmender Lebenserwartung auch die Neigung zu Virusinfekten (Hepatitis, Enteroviren) zunimmt. Es liegen Berichte über eine tödlich verlaufende ECHO-Virus-Infektion des ZNS oder eine paralytische Polioerkrankung nach Impfung mit einer Lebendvakzine vor. Bei einem Drittel der Kinder kommt es vor der Diagnosestellung zu einer seronegativen Oligoarthritis der großen Gelenke. Unter Gammaglobulinsubstitution klingt diese Komplikation meistens ab. Bei einigen Kindern wurde im Verlauf einer ECHO-Virus-Infektion ein dermatomyositisähnliches Krankheitsbild beobachtet. Ferner wurden hämolytische Anämien, atopische Symptome und Lymphome beschrieben.

Diagnostik

Immunologisch fehlen beim Morbus Bruton alle Ig-Klassen, bedingt durch eine B-Zell-Reifungsstörung im Stadium der Prä-B-Zellen. Im Knochenmark finden sich Prä-B-Zellen (cIgM+). Einige wenige gelangen auch in die Peripherie (< 0,1%), reifen jedoch nicht weiter aus, so daß B-Zellen im Blut fehlen, während das T- und das NK-Zellkompartiment normal sind.

Eine Sonderform des Morbus Bruton ist mit einem Wachstumshormondefizit vergesellschaftet und fällt durch Minderwuchs auf. Mutationen im btk-Gen können, müssen aber nicht bei diesen Kindern vorliegen. Die Gene für das Wachstumshormon und seinen Rezeptor liegen nicht auf dem X-Chromosom. Auch eine sporadische, autosomal rezessive Form der Prä-B-Zell-Differenzierungsstörung ist beschrieben; an ihr erkranken auch Mädchen. Im Gegensatz zum Morbus Bruton geht die kongenitale Agammaglobulinämie bei defekter Expression von MHC-Klasse-II-Genprodukten (s. u.) mit einer ausgeprägten Durchfallsneigung und Gedeihstörung einher, die sich auch unter i. v. IgG-Infusionen nur unwesentlich bessert.

Therapie

Die Therapie des Morbus Bruton besteht in einer konsequenten i. v. IgG-Substitution mit 350–500 mg/kg/Monat; initial wird die doppelte Dosis empfohlen. Die Serum-IgG-Konzentration sollte nicht unter 4 g/l absinken. Durch rechtzeitige und ausreichende Gammaglobulingaben kann die prognostisch ungünstige Entwicklung von Bronchiektasen heute verhindert werden, und die Patienten können das Erwachsenenalter erreichen.

Kongenitale Dysgammaglobulinämien

Der Begriff bezieht sich auf angeborene humorale Immundefekte, bei denen eine oder zwei Ig-Klassen erniedrigt sind, während die anderen Klassen normal oder sogar erhöht sein können.

Selektiver IgA-Mangel

Definition

Diese häufigste Form der humoralen Immundefizienz ist gekennzeichnet durch ein extrem niedriges (< 0,3 g/l) oder fehlendes Serum-IgA$_1$ und -IgA$_2$ (< 0,1 g/l; Normalbereich 0,9–4,5 g/l).

Vererbung und Pathogenese

Die meisten Fälle von selektivem IgA-Mangel treten sporadisch auf; es gibt jedoch auch familiäre Häufungen. Die Inzidenz unter gesunden Individuen schwankt in der Literatur zwischen 1 : 310 und 1 : 2171. Eine Geschlechtsbevorzugung scheint es nicht zu geben. Eine erhöhte Inzidenz von selektivem IgA-Mangel fand sich in Patientenkollektiven mit atopischer Disposition, Autoimmunerkrankungen, Infektionen oder Tumorleiden. Es wird eine erhöhte Assoziation des selektiven IgA-Mangels mit HLA-B8 und -DR3 berichtet. Dieser MHC-Haplotyp kommt auch gehäuft bei CVID vor, und Übergänge von IgA-Defizienz zu CVID werden beobachtet. Neben der angeborenen Form des IgA-Mangels, der durch einen Reifungsdefekt IgA-produzierender B-Zellen bedingt zu sein scheint, wurden auch transitorische Formen, z. B. unter Hydantoin- oder D-Penicillamin-Einnahme, beobachtet.

Klinik

Die klinische Manifestation des selektiven IgA-Mangels umfaßt ein weites Spektrum, das von Symptomfreiheit (> 50% der Fälle) über erhöhte Infektanfälligkeit, Atopie, Zöliakie bis hin zu einer erhöhten Inzidenz von Autoimmunerkrankungen und Tumoren reicht (Tab. 17.6). Die Ursachen für das variable klinische Erscheinungsbild des IgA-Mangels werden in zusätzlichen Störungen anderer Ig-Klassen gesehen. So kann eine intakte IgM-Produktion IgA als wesentlichen Schleimhautschutzfaktor z. T. kompensieren. Eine vermehrte respiratorische Infektanfälligkeit wurde bei IgA-Mangel-Patienten beobachtet, die zusätzlich unter einem IgG$_2$- und/oder IgG$_4$-Mangel leiden. Da die IgG$_2$-Subklasse ganz überwiegend Antikörper gegen bakterielle Polysaccharide enthält, erklärt sich die erhöhte Gefährdung dieser Patienten für bronchopulmonale Infekte mit kapselbildenden Bakterien (s. u.). Während eine erhöhte Infektanfälligkeit der Haut und des Urogenitaltraktes im Zusammenhang mit IgA-Mangel nicht berichtet wird, finden sich zahlreiche intestinale Störungen. Mehr als zufällig ist die Assoziation mit der Zöliakie, obgleich kein Hinweis dafür besteht, daß der IgA-Mangel eine Glutenenteropathie ursächlich bedingt. Eine vermehrte Anfälligkeit besteht auch für eine Lambliasis. Ferner wurden bei 75% der Patienten z. T. hochtitrige präzipitierende IgG-Antikörper gegen Milchproteine gefunden. Eliminierung der Milch aus der Diät führte zu einem Verschwinden dieser Antikörper. Auch zirkulierende Immunkomplexe mit Antimilchantikörpern der IgG-Klasse wurden bei IgA-Mangel-Patienten nachgewiesen. Ihre Bedeutung in der Pathogenese zusätzlicher Autoimmunerkrankungen wie rheumatoider Arthritis oder Nephritis wird diskutiert. In jedem Falle scheint ein selektiver IgA-Mangel infolge fehlender IgA-vermittelter Antigenneutralisierung auf

Tabelle 17.6 Klinische Assoziationen des selektiven IgA-Mangels

ohne klinische Symptome	ca. 50%
rezidivierende sinubronchopulmonale Infektionen	ca. 30%
Autoimmunerkrankungen (SLE, rheumatoide Arthritis, Diabetes I)	ca. 10%
Allergien (z. T. mit hohem IgE)	ca. 10%
gastrointestinale Symptome (Sprue, Lambliasis)	ca. < 10%
maligne Tumoren (Gastrointestinaltrakt, Lymphome u. a.)	< 10%
andere Immundefekte (Ataxia teleangiectatica, IgG-Subklassen-Defekte)	
Sonstiges (Sarkoidose, α_1-Antitrypsinmangel u. a.)	

dem Niveau der Mukosa zu einer erhöhten Durchlässigkeit des Intestinaltraktes für Fremdproteine zu prädestinieren. Als Folge hiervon wird das Immunsystem einer stärkeren Antigenstimulation ausgesetzt, und es entstehen vermehrt Autoimmunphänomene und Allergien. Bei ca. 3% der juvenilen rheumatoiden Arthritis und bei SLE-Patienten wurde ein IgA-Mangel nachgewiesen. Eine deutliche Prävalenz findet sich auch für den juvenilen Diabetes mellitus und für andere endokrine Autoimmunopathien. Ebenso wurden autoimmunhämolytische Anämien, idiopathische Thrombozytopenien, Dermatomyositis, Sjögren-Syndrom, chronische aktive Hepatitis und Colitis ulcerosa vermehrt im Rahmen eines selektiven IgA-Mangels beobachtet.

Am dritthäufigsten ist der IgA-Mangel mit atopischen Symptomen vergesellschaftet. Diese Patienten zeigen oft ein erhöhtes Serum-IgE und neigen zu besonders hartnäckigen sinubronchopulmonalen Infekten.

Auch maligne Tumoren wurden vermehrt im Zusammenhang mit IgA-Mangel beobachtet. Die statistischen Zusammenhänge sind jedoch nicht beeindruckend. Am häufigsten wurden gastrointestinale Tumoren, Lymphome, Lungentumoren und Thymome gesehen.

Signifikanter ist die Korrelation zwischen IgA-Mangel und anderen Immundefektzuständen. Auf die IgG-Subklassen-Defizienzen wurde bereits hingewiesen. Häufig ist der IgA-Mangel ein Frühzeichen einer weiter fortschreitenden generellen humoralen Immundefizienz im Sinne eines variablen Immundefektsyndroms (CVID, s. u.). Eindeutig ist auch die Beziehung zur Ataxia teleangiectatica, wobei hier eine erhöhte Katabolismusrate für den IgA-Mangel verantwortlich gemacht wird. Interessanterweise sind auch IgG_2-Defekte bei Ataxia teleangiectatica häufig.

Diagnostik

Grundlage der Diagnose bildet eine isolierte IgA-Verminderung auf < 0,m3 g/l. Untermauert wird die Diagnose durch das Fehlen IgA_1- und IgA_2-produzierender Plasmazellen in der Darmmukosa sowie die defekte IgA-Synthese in vitro nach pokeweedinduzierter B-Zell-Stimulation. Die Differentialdiagnose muß die Ataxia teleangiectatica, das Hyper-IgE-Syndrom und sekundäre Immundefekte mit IgA-Mangel berücksichtigen.

Therapie

Die Behandlung des klinisch auffälligen selektiven IgA-Mangels ist nicht unproblematisch. IgA-reiche Immunglobulinpräparationen führen nicht zur gewünschten höheren Schleimhautkonzentration von IgA. Statt dessen können sie die Bildung von Anti-IgA-Antikörpern induzieren. Auch eine Substitution mit gängigen i. v. IgG-Präparaten (ca. 1–2% IgA-Gehalt) kann gelegentlich die Bildung von Anti-IgA-Antikörpern veranlassen, mit der Gefahr einer Anaphylaxie bei Reexposition. Im Falle von erforderlichen Bluttransfusionen sollten daher IgA-Mangel-Patienten am besten nur gewaschene Erythrozyten oder Blut von blutgruppengleichen IgA-Mangelpatienten erhalten.

Defekt der sekretorischen Komponente des IgA

Bevor dimeres IgA, das in 2 Subklassen ($IgA_1 > IgA_2$) vorkommt, mit Hilfe des polymeren Ig-Rezeptors durch die Mukosaepithelzellen zum Darmlumen gelangt, wird es mit einem Glykoprotein aus den Mukosazellen, der sog. sekretorischen Komponente (70 kDa), konjugiert. Bei der selektiven IgA-Defizienz ist die sekretorische Komponente in den Mukosazellen nachweisbar. Andererseits wurden einzelne Fälle mit normalem Serum-IgA und vermindertem sekretorischem IgA beschrieben. Hier liegt eine defekte Produktion der sekretorischen Komponente vor. Die klinischen Symptome dieses Defektes gleichen denen des selektiven IgA-Mangels.

Deletionen im Immunglobulin-Schwerketten-Genlokus

Deletionen oder Duplikationen im Ig-Schwerketten-Genlokus auf Chromosom 14q32 kommen bei 5–10% aller Menschen vor. Homozygoten Individuen fehlen die entsprechenden Ig-Klassen oder Subklassen. Heterozygote sind unauffällig. Familien und Individuen, in denen solche Gendefekte meist zufällig beobachtet wurden, weisen nur selten eine erhöhte respiratorische Infektanfälligkeit auf.

Selektive IgG-Subklassen-Defekte

Immunglobuline der Klasse G sind auf 4 Subklassen verteilt, wobei IgG_1 60–70%, IgG_2 23–28%, IgG_3 4–7% und IgG_4 3–4% ausmachen. Das Fehlen oder die Verminderung einer Subklasse führt, besonders wenn es sich nicht um IgG_1 handelt, zu keiner signifikanten Verminderung der Gesamt-IgG-Fraktion. Dennoch kann die unproportionale Verminderung einzelner IgG-Subklassen erhebliche klinische Bedeutung erlangen, da ihre biologischen Eigenschaften sehr unterschiedlich sind. So hat IgG_3 nur eine Halbwertzeit von 7–16 Tagen, im Gegensatz zu 21–25 Tagen der übrigen Subklassen. IgG_4 ist unfähig zur C-Aktivierung, und nur IgG_1 und IgG_3 können mit ihren Fc-Teilen an Fc-Rezeptoren von Monozyten, Makrophagen und Granulozyten binden. Die IgG_2-Subklasse, die bis zum 2. Lebensjahr fast kaum gebildet wird, enthält alle Antikörper gegen bakterielle Polysaccharide und Teichonsäure. Ein Fehlen dieser Antikörper führt zu besonderer Anfälligkeit für Infektionen mit kapselbildenden Erregern wie Haemophilus influenza, Meningokokken und Streptococcus pneumoniae. Überdies ist der IgG_2-Subklassendefekt häufig mit einem IgA-Mangel assoziiert. Wiederholte, anderweitig nicht zu erklärende respiratorische Infekte (z. B. Otitis media, Bronchitis, Bronchopneumonie) sollten zu einer quantitativen Analyse der IgG-Subklassen Anlaß geben, um so mehr, als mit den heute verfügbaren i. v. IgG-Präparaten die Subklassendefekte wirkungsvoll therapiert werden können.

Eine isolierte Verminderung oder ein komplettes Fehlen aller 4 IgG-Subklassen wurde als angeborene Störung bisher nicht beschrieben und sollte in erster Linie an einen IgG-Hyperkatabolismus, z. B. im Rahmen der myotonischen Dystrophie, denken lassen.

Selektive Antikörperdefizienz bei normalen Serum-Ig-Spiegeln

Seit längerem sind Patienten bekannt, die gegen spezifische bakterielle Antigene, z. B. Polysaccharidantigen, keine Antikörper bilden können und die oft an rekurrenten sinupulmonalen Infekten leiden. Die Diagnosekriterien für diese Patientengruppe umfassen nach dem neuen WHO-Report normale IgG- und IgM-Serumkonzentrationen und den nachweislichen Defekt einer Antikörperbildung gegen Polysaccharidantigen bei normalen Antworten gegen andere Antigene. Applikation des Polysaccharidantigens in Form eines Konjugatimpfstoffes vermag eine Antikörperbildung zu induzieren. Einige der Patienten können von i. v. IgG-Infusionen profitieren.

Differentialdiagnostisch ist diese Gruppe abzugrenzen von Patienten mit Sichelzellanämie, Asplenismus, Wiskott-Aldrich-Syndrom und Di-George-Syndrome, die ebenfalls eine defekte Immunantwort gegen Polysaccharidantigen zeigen.

Humorale Immundefizienz mit erhöhtem IgM

Diese Form der Immundefizienz ist gekennzeichnet durch ein Fehlen oder eine Verminderung von IgA und IgG bei gleichzeitiger polyklonaler Erhöhung von IgM.

Die Krankheit tritt mehrheitlich X-chromosomal gebunden auf (ca. 70%) oder auch sporadisch als Folge einer Rötelnembryopathie. Im Blut der Patienten finden sich μ- und δ-positive und γ- und α-negative B-Zellen. Es liegt also ein Differenzierungsstopp der B-Zellen auf der Stufe der IgM-Produktion vor („switch defect"); einige Patienten besitzen auch γ- und α-positive B-Zellen, die jedoch nicht zu IgG- und IgA-produzierenden Plasmazellen ausreifen. Die zelluläre Immunität kann bei einigen Patienten leicht gestört sein.

Der Defekt der rezessiv geschlechtsgebundenen Form des Hyper-IgM-Syndroms wurde auf Chromosom Xq26 lokalisiert; er entspricht Mutationen in dem Gen des CD40-Liganden, einem TNF-α-ähnlichen Typ-2-Glykoprotein, das normalerweise auf T-Zellen vorkommt und durch Interaktion mit dem CD40-Rezeptor auf B-Zellen die Voraussetzung für einen erfolgreichen Ig-Klassenwechsel schafft. Beim Hyper-IgM-Syndrom fehlt der CD40-Ligand entweder ganz oder ist stark mutiert. Eine verminderte CD40-Ligand-Expression wird auch bei einigen CVID-Patienten beschrieben.

Knaben mit der X-chromosomal gebundenen rezessiven Form erkranken meist schon im 1.–2. Lebensjahr an rezidivierenden bronchopulmonalen Infekten, Otitis media und Sepsis. Ferner entwickeln viele der Patienten zyklische oder persistierende Neutropenien, Thrombozytopenien, hämolytische oder hypoplastische Anämien, Hepatosplenomegalie, zervikale Lymphknotenschwellungen und manchmal intestinale Lymphome.

Die Behandlung dieser Immundefizienz besteht in der Gabe von Antibiotika und Gammaglobulinen. In einzelnen Fällen besserten sich hierunter auch Neutropenien und Thrombozytopenien.

Transitorische Hypogammaglobulinämie des Neugeborenen

Diese Form der humoralen Immundefizienz liegt vor, wenn sich die physiologische Neugeborenen-Hypogammaglobulinämie bis in das 2. und 3. Lebensjahr verlängert. Das Krankheitsbild tritt meist sporadisch auf; manchmal handelt es sich um heterozygote Verwandte von Patienten mit kombinierten Immundefekten.

Die Kinder fallen durch hartnäckige Otitiden, Bronchitiden und Pneumonien auf. Seltener erkranken sie an Hautinfekten, Meningitis und Sepsis. Im allgemeinen gedeihen sie gut, haben morphologisch normales lymphatisches Gewebe, allerdings mit kleinen Keimzentren in den Lymphknoten. Immunologisch liegen niedrige Serum-Ig-Konzentrationen vor, wobei besonders IgG mit allen 4 Subklassen betroffen ist (Serum-IgG von 1–2 g/l). Auch die anderen Ig-Klassen einschließlich IgE tendieren zu niedrigen bis niedrig normalen Konzentrationen. Typisch ist, daß eine zelluläre Analyse normale B- und T-Zell-Subpopulationen nachweist und alle In-vitro-Funktionen normal ausfallen. Selbst spezifische Antikörper (z. B. Tetanus- und Diphtherieantitoxine) und Isoagglutinine können die Kinder bilden, lange bevor sich die Serum-Ig-Konzentrationen normalisieren. Als Ursache für die transitorische Hypogammaglobulinämie wurde eine verzögerte T_H-Zell-Reifung postuliert. Diese Hypothese ist jedoch nicht unwidersprochen. In der Regel normalisieren sich die Ig-Spiegel der Kinder zwischen dem 2. und 4. Lebensjahr, und die Prognose ist sehr gut. Nur bei schweren Infekten können neben Antibiotika auch Gammaglobulingaben erforderlich werden.

ϰ-Ketten-Immundefizienz

Bei einer weiteren seltenen Form der humoralen Immundefizienz können Patienten keine Immunglobuline mit ϰ-Leichtketten bilden. Alle im Serum vorkommenden Immunglobuline tragen λ-Leichtketten. Entsprechend ist das Repertoire an möglichen Antikörpern limitiert. Es handelt sich um einen intrinsischen B-Zell-Defekt, der auf unterschiedlichem Niveau der B-Zell-Differenzierung lokalisiert sein kann. So wurde ein Patient beschrieben, der ein normales ϰ/λ-Verhältnis auf den zirkulierenden B-Zellen aufwies, jedoch im Rahmen der terminalen B-Zell-Reifung nur Immunglobuline mit λ-Leichtketten bildete. Bei anderen Patienten mit dem gleichen Syndrom fanden sich im Blut nur B-Zellen mit λ-Leichtketten. In einer weiteren Familie wurden Punktmutationen im ϰ-Genlokus auf Chromosom 2p11 beschrieben. Klinisch ist das Krankheitsbild durch eine Hypogammaglobulinämie mit rezidivierenden bronchopulmonalen Infekten und Durchfallsneigung gekennzeichnet.

Hypogammaglobulinämie bei Transcobalamin-II-Mangel

Es handelt sich um eine seltene Form der kongenitalen Hypogammaglobulinämie, bedingt durch Transcobalamin-II- und Vitamin-B_{12}-Mangel. Das Krankheitsbild tritt familiär gehäuft auf und unterliegt einem autosomal rezessiven Erbgang.

Transcobalamine gibt es in 3 molekularen Formen: TC I, TC II und TC III; klinische Bedeutung hat TC II. Es handelt sich um spezifische Transportproteine für Vitamin B_{12} (= Cobalamin). TC II nimmt Vitamin B_{12} vom Darmepithel auf und transportiert es auf dem Blutwege zu den Organen. Im Serum liegt TC II, das nur eine Halbwertszeit von 5 Min. hat, in Form eines großen Carrier-Protein-Komplexes vor, der stets über freie Transportkapazitäten für Vitamin B_{12} verfügt und Rezeptoren für diverse Parenchymzellen besitzt. Über Pinozytose wird der TC-Protein-Vitamin-B_{12}-Komplex von Zellen aufgenommen, und Cobalamin wird intrazellulär abgespalten, um als unerläßliches Koenzym für die Methioninsynthetase und die Methylmalonyl-CoA-Mutase zu fungieren. Das erstere Enzym ist entscheidend beteiligt an der Synthese von Tetrahydrofolsäure, welche ihrerseits für die Bildung des DNA-Bausteines Thymidin nötig ist.

Ein kongenitaler Mangel an TC II manifestiert sich in schweren Störungen der Hämatopoese (perniziöse Anämie), des Gastrointestinaltraktes (Mukosaatrophie, Durchfälle) und des Immunsystems (Agammaglobulinämie, Phagozytosestörungen). Bei den immunologischen Störungen steht die B-Zell-Defizienz im Vordergrund. Vorhandene B-Zellen können durch Antigen zwar geprägt werden; ihre klonale Expansion findet jedoch ohne Vitamin B_{12} nicht statt.

Hohe parenterale Dosen von Vitamin B_{12} (1–2 mg/Tag) führen zur raschen Besserung des Krankheitsbildes. Bedingt durch die unterschiedliche Pathogenese, liegen die wirksamen B_{12}-Dosen bei der TC-II-Defizienz tausendfach höher als bei der durch Vitamin-B_{12}-Resorptionsstörung bedingten perniziösen Anämie.

Variable Hypogammaglobulinämie (common variable immunodeficiency, CVID)

Definition

Dieses Krankheitsbild umfaßt eine heterogene Gruppe von Immundefektsyndromen, denen die Hypogammaglobulinämie gemeinsam ist, während die T-Zell-Funktionen vergleichsweise wenig gestört sind. Man unterscheidet früh einsetzende Formen, bei denen die Abgrenzung von den kongenitalen A- und Dysgammaglobulinämien schwierig sein kann, und die sog. „Late-onset-Form", die auch als erworbene primäre Hypogammaglobulinämie bezeichnet wurde.

Vererbung, Epidemiologie und Pathogenese

Ganz überwiegend handelt es sich bei dem CVID-Syndrom um sporadische Fälle, obgleich familiäre Häufungen berichtet wurden. Beide Geschlechter werden etwa gleichmäßig betroffen. Die Inzidenz wird auf 1 : 50 000 bis 1 : 200 000 geschätzt. Selten beginnt das Krankheitsbild vor dem 6. Lebensjahr; der typische Beginn liegt in der 2. und 3. Lebensdekade. Spezielle Ursachen sind nicht bekannt; virale Infekte können jedoch vorausgehen.

Die Pathogenese des CVID-Syndroms ist ähnlich variabel wie Krankheitsbeginn und klinische Symptomatik. In Familien mit gehäuftem Vorkommen von CVID und isoliertem IgA-Mangel ist die Immundefizienz mit bestimmten MHC-II- und -III-Haplotypen bevorzugt assoziiert: z. B. A1, B8, DR3, DQA 1*0201, C4A Q0 (deletiert), C4B-Sf; übrigens findet sich die gleiche HLA-Assoziation auch bei SLE. Etwa 10% der Fälle zeichnen sich durch eine Verminderung der absoluten B-Zellzahl aus. Hier bestehen Übergänge zur kongenitalen Agammaglobulinämie mit Arretierung der B-Zell-Differenzierung auf der Stufe der Prä-B-Zelle. Bei einem weiteren Teil können die in normaler Zahl vorhandenen jungen B-Zellen nicht zu Ig-sezernierenden Plasmazellen ausreifen. Eine weitere Gruppe zeigt zwar terminale Plasmazellreifung, aber fehlende Ig-Sekretion wegen fehlerhafter Glykosylierung der Immunglobuline. Schließlich gibt es bei intakter B-Zell-Reifung in vitro bisher nicht definierbare Hemmfaktoren in vivo. Für die Mehrzahl der CVID-Patienten nimmt man heute eine gestörte B-Zell-Regulation aufgrund eines numerisch reduzierten und funktionell defekten $CD4^+$-T_H-Kompartiments an. So wurde eine defekte IL-2-Produktion der T-Zellen auf antigene Stimuli wie Pokeweedmitogen oder Tetanustoxoid berichtet, während die Reaktionen auf Superantigen oder Anti-CD3 normal waren (Tabb. 17.7). Schließlich können auch Autoantikörper gegen B- oder T-Zellen ein CVID-Syndrom bedingen.

Klinik

Nach unauffälliger Vorgeschichte mit normaler Impfanamnese erkranken die Patienten an rezidivierenden Sinusitiden, Bronchitiden und Pneumonien. Manchmal wird die Hypogammaglobulinämie erst festgestellt, wenn bereits chronische Bronchiektasen vorliegen (Abb. 17.2). Als Ausdruck der sich entwickelnden T-Zell-Defizienz besteht eine höhere Inzidenz von Malignomen. Etwa die Hälfte der Patienten leidet an gastrointestinalen Beschwerden im Sinne eines sprueähnlichen Bildes. Blähungen, Durchfallsneigung, Malabsorption und mäßig ausgeprägte Steatorrhö bilden die dominierenden Beschwerden. Ein schwerer enteraler Eiweißverlust liegt in der Regel nicht vor. Häufig findet sich eine

Tabelle 17.7 Klassifikation des variablen Immundefektsyndroms (CVID) (nach Bryant u. Mitarb. und Rump u. Mitarb.)

Typ	Ig-Synthese in vitro[1]	
	IgM	IgG
A	–	–
B	+	–
C1	+	+[2]
C2	+	+[3]

[1] Stimulation mit Anti-IgM + IL-2 (Bryant u. Mitarb. 1990) bzw. mit Staphylokokkenlysat (SAC) + IL-2 (Rump u. Mitarb. 1992).
[2] IgG-Synthese mit SAC + IL-2 möglich, nicht aber mit Pokeweed oder Tetanustoxoid.
[3] IgG-Synthese auch mit Pokeweed und Tetanustoxoid möglich.

Lamblieninfektion des Duodenums, deren Behandlung durch Metronidazol (Clont) die gastrointestinalen Beschwerden oft nachhaltig beseitigt. Endoskopisch und bei der selektiven Dünndarmdarstellung zeigt sich bei einem Teil der Fälle eine sog. follikuläre Hyperplasie (Abb. 17.3), die histologisch einer nodulär-lymphatischen Hyperplasie in der Lamina propria des Dünndarms entspricht. Die Ursache dieser typischen Schleimhautveränderung ist nicht bekannt. Neben der follikulären Hyperplasie kommt es auch zu Schleimhautatrophie im Antrum mit Hypazidität. Bis zu 25% der Patienten zeigen eine deutliche Hepatosplenomegalie, die in einem Teil der Fälle mit nicht verkäsenden Granulomen in Milz, Leber, Lungen, Knochenmark und Haut assoziiert ist. Hier bestehen möglicherweise Beziehungen zur Sarkoidose und zur lymphoiden interstitiellen Pneumonie (LIP). Ein infektiöser Erreger für die Granulombildung konnte bisher nicht identifiziert werden. Infektionen der Haut und der ableitenden Harnwege sind im Rahmen des CVID-Syndroms eher die Ausnahme. Statt dessen zeigt ein Viertel der Patienten Autoimmunphänomene (z. B. coombspositive Anämie, Leukozytopenie, Thrombozytopenie, Vaskulitis, nichterosive Polyarthritis), die durch i. v. IgG-Infusionen oft verbessert werden.

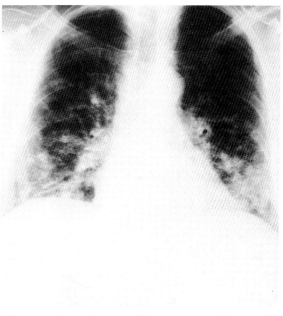

Abb. 17.2 Chronisch entzündliche Lungenveränderungen bei einem Patienten (48 Jahre) mit variablem Immundefektsyndrom (CVID). Zustand nach mehreren Pneumonien, Bronchietasenbildung.

Therapie und Prognose

Durch die heute mögliche präzise Diagnostik und den frühen Beginn einer konsequenten Antibiotika- und i. v. IgG-Therapie hat sich die Prognose der Patienten wesentlich gebessert. Bronchopulmonale Komplikationen wie chronische Bronchiektasen müssen nicht mehr schicksalhaft in Kauf genommen werden. Auch die gastrointestinalen Beschwerden lassen sich symptomatisch, durch regelmäßige Gammaglobulingaben und ggf. durch eine konsequente Lambliasistherapie mit Metronidazol gut bessern. Die Gammaglobulingaben erfolgen zweckmäßigerweise alle 4–6 Wochen unter ärztlicher Überwachung. Die Dosierung sollte so gewählt werden, daß zwischen den Gammaglobulininfusionen die IgG-Serumkonzentrationen nicht unter 4–5 g/l absinken. Bei interkurrenten Infekten sollte auch zwischendurch zusätzlich substituiert werden.

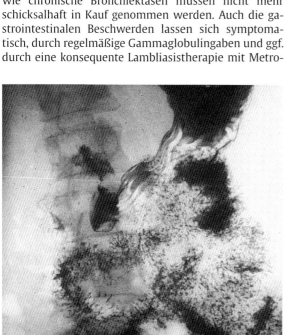

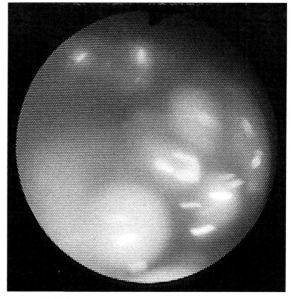

Abb. 17.3 Follikuläre lymphoide Hyperplasie des Dünndarms (Pseudolymphome) bei zwei CVID-Patienten. Typischer Aspekt in der selektiven Röntgenkontrastdarstellung.

a Feinfollikulärer Mukosatyp.
b Endoskopisches Bild (wurde dankenswerterweise von Prof. Buscher, Med. Univ.-Klinik Freiburg, zur Verfügung gestellt).

Hypogammaglobulinämie bei Thymom

11% aller Patienten mit Thymom entwickeln eine paraneoplastische Hypogammaglobulinämie. Meistens gehören die Thymome zum langsam wachsenden Spindelzelltyp. Der Hypogammaglobulinämie, die der Entdeckung des Thymoms oft Jahre vorausgehen kann, liegt bei einem Teil der Patienten ein Reifungsblock der B-Zellen auf dem Niveau der lymphoiden Stammzellen im Knochenmark zugrunde. Als Ursache wird eine vermehrte suppressive T-Zell-Aktivität im Knochenmark vermutet. Neben der Immundefizienz leiden ca. 50% der Patienten unter zusätzlichen schweren hämatologischen Störungen wie hypoplastischer Anämie, Leukozytopenie und Thrombozytopenie. 25% der Patienten zeigen eine Hepatosplenomegalie; auch eine Myasthenia gravis kommt vor.

Trotz der Hypogammaglobulinämie finden sich oft Autoantikörper, z. B. gegen Erythrozyten, Zellkernantigene, quergestreifte Muskelzellen und myoepitheliale Zellen des Thymus. Ist eine Myasthenia gravis assoziiert, so ist der Anteil an reifen peripheren B-Zellen meistens besonders niedrig. Typischerweise ist die Immundefizienz beim Spindelzellthymom nicht nur auf das B-Zell-Kompartiment beschränkt, sondern kann auch die T-Zellen betreffen; Spättyp-Hauttestreaktionen und die Mitogenstimulationstests können vermindert sein. Entsprechend leiden die Patienten nicht nur unter rezidivierenden bakteriellen Infekten, sondern es besteht auch eine vermehrte Anfälligkeit für Viren und Pilze. Die Therapie besteht in der Gabe von Gammaglobulin und Antibiotika bei Bedarf. Eine Resektion des Thymoms führt leider nicht zu einer Korrektur der Immundefizienz, kann aber die hämatopoetischen Störungen bessern.

■ Primäre spezifische Immundefekte mit Störungen der zellvermittelten Immunität

Da die terminale B-Zell-Reifung in kritischer Weise von intakten T-Helferzellen abhängt, gehen Störungen der T-Zell-Funktionen immer auch mit einer mehr oder weniger ausgeprägten humoralen Immundefizienz einher. Die klinischen Symptome dieser Krankheitsbilder sind daher schwerer, und die Prognose ist ungünstiger als bei den vorwiegend humoralen Immundefekten.

Schwere kombinierte Immundefekte (severe combined immunodeficiency, SCID)

Definition

SCID-Patienten sind gekennzeichnet durch ein komplettes oder nahezu komplettes Fehlen der spezifischen zellulären und humoralen Immunabwehr.

Vererbung, Epidemiologie und Pathogenese

Die ursprüngliche Annahme, daß dem Krankheitsbild ein Defekt der lymphoiden Stammzelle zugrunde liegt, wurde in den 70er Jahren durch die Erkenntnis abgelöst, daß es sich um eine heterogene Gruppe von T-Zell-Defekten handelt, die alle in die gleiche klinische Symptomatologie einmünden: Zwischen dem 3. und 6. Monat, wenn die von der Mutter diaplazentar mitgegebenen Gammaglobuline absinken, treten bei den Kindern Gedeihstörungen und rekurrente Infektionen auf. Die Mehrzahl der SCID-Erkrankungen tritt sporadisch auf, obgleich familiäre Fälle mit autosomal rezessivem oder X-chromosomal gebundenem Erbgang beschrieben wurden. Blutsverwandtschaft findet sich häufig in der Familienanamnese. Je nach Kollektiv wird sie mit 20–50% angegeben. Männliche Kinder sind 3- bis 4mal häufiger betroffen als weibliche. Zusätzliche Mißbildungen finden sich bei dieser Form der Immundefizienz in der Regel nicht, was eine frühe Diagnose oft erschwert.

Klinik

Die Infekte beschränken sich nicht auf bakterielle Otitiden, Bronchitiden und Pneumonien; sie umfassen auch typischerweise oralen, intestinalen und perianalen Candidabefall. Ferner leiden die Kinder unter Diarrhöen und Malabsorption, meist als Folge einer enteralen Virusinfektion, z. B. durch Rotaviren. In der Lunge kann es zu der gefürchteten Pneumocystis-carinii-Pneumonitis kommen. Generalisierte Hautausschläge sind nicht selten und oft schwer einzuordnen. Sie können Teil einer GVH-Reaktion sein, die dann auftritt, wenn sich diaplazentar übergetretene T-Zellen der Mutter oder durch Transfusion nicht bestrahlten Blutes eingebrachte allogene T-Zellen in dem abwehrgeschwächten Kind vermehren und ausbreiten. Wurde das Kind in der ersten Lebenswoche mit BCG-Lebendvakzine geimpft, so kann der Hautausschlag auch Ausdruck einer generalisierten BCGitis sein. Es finden sich dann Granulome in Leber, Milz, Lunge und Knochenmark. Auch rasch tödlich verlaufende lymphoretikuläre Systemerkrankungen werden bei SCID-Kindern beobachtet (Folge einer GVH-Reaktion?); sie sind unter dem Namen Letterer-Siwe- bzw. Omenn-Syndrom bekannt.

Diagnostik

Bei der Untersuchung fehlen Lymphknoten und Tonsillen. Auf dem Röntgenbild zeigt sich kein Thymusschatten (Abb. 17.**4**), und im Blut imponiert eine Lymphozytopenie. Beweisend für die Diagnose SCID sind allerdings erst immunologische Untersuchungen. Markeranalysen für T-Zellen fallen hochgradig pathologisch aus: $CD3^+$-, $CD4^+$- oder $CD8^+$-Lymphozyten sind in Abhängigkeit vom SCID-Typ gar nicht nachweisbar, stark reduziert (< 10% der peripheren Lymphozyten) oder vorhanden, aber nicht funktionsfähig. Die Lymphozytenproliferationstests auf die T-Zell-Mitogene PHA, ConA und auf diverse spezifische Antigene bzw. allogene Zellen (gemischte Lymphozytenkultur) fallen negativ aus oder sind hochgradig vermindert (< 10% der Norm). Spättyp-Hauttestreaktionen bleiben negativ. Aufgrund sorgfältiger immunologischer Diagnostik lassen sich heute folgende Formen des SCID-Syndroms unterscheiden:

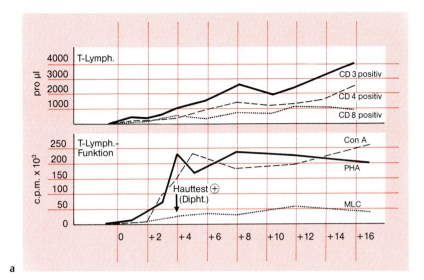

Vor KMT

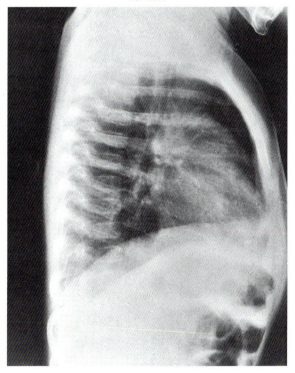

Nach KMT

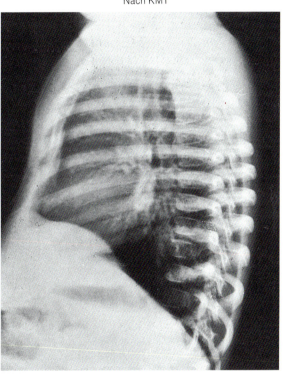

Abb. 17.4 Erfolgreicher Verlauf einer HLA-haploidenten Knochenmarktransplantation bei einem männlichen Säugling mit schwerem kombinierten Immundefekt (SCID mit B-, ohne T- und NK-Zellen). Der Patient erhielt eine Infusion von von T-Zellen depletiertem Knochenmarkzellen der Mutter.

a Nach 6 Monaten ist das periphere T-Zell-Kompartiment numerisch und funktionell normalisiert. Con A = Concanavalin A, PHA = Phytohämagglutinin, MLC = Lymphozytenmischkultur.
b, c Parallel hierzu zeigt sich ein vorher nicht vorhandener Thymusschatten im Röntgenbild (die Bilder wurden freundlicherweise von Prof. Dr. W. Friedrich, Univ.-Kinderklinik Ulm, zur Verfügung gestellt).

- *Retikuläre Dysgenesie*. Bei dieser schwersten Form fehlen nicht nur T- und B-Lymphozyten, sondern auch das hämatopoetische System ist gestört (Monozytopenie, Neutropenie). Kinder mit dieser sehr seltenen SCID-Form erkranken bereits vor dem 3. Lebensmonat und haben eine sehr schlechte Lebenserwartung.

- *SCID ohne T- und B-Zellen*, aber mit normaler Hämatopoese und meist auch mit normaler NK-Zell-Aktivität. Es handelt sich um einen autosomal rezessiv vererbten Reifungsdefekt von T- und B-Zellen, bei dem die zur Bildung von funktionellen T-Zell- und Ig-Rezeptoren erforderlichen rekombinaseassoziierten Gene RAG I und II defekt sind.

- SCID mit B-Zellen (Schweizer Typ), meist ohne NK-Zellen, aber mit normaler Hämatopoese. Infolge fehlender T-Zellen kommt keine terminale B-Zell-Reifung zustande. Immunglobuline und spezifische Antikörper können nicht gebildet werden. Dieser SCID-Typ wird X-chromosomal vererbt. Der Defekt wurde kürzlich auf Chromosom Xq13.1–13.3 lokalisiert und betrifft Punktmutationen im Gen für die γ-Kette des IL-2-Rezeptors. Die gleiche γ-Kette wird auch in den IL-4, -7, -9, -15-Rezeptoren verwandt.
- *SCID mit Adenosindesaminase-(ADA-)Mangel.* Die Pathogenese dieser Sonderform ist gut untersucht. Gelegentlich ist das Krankheitsbild assoziiert mit einer Dysostose, die zu kurzgliedrigem Zwergwuchs führen kann. ADA katalysiert im Purinabbaustoffwechsel die Desaminierung von Adenosin zu Inosin. Der durch Mutationen oder Deletionen im ADA-Gen (Chromosom 20q13) bedingte Enzymdefekt führt zu einem toxischen Anstau von Desoxyadenosin, welches die Thymidylatsynthetase hemmt. Dadurch wird die Nukleotidneusynthese und die Zellteilung, besonders von T-Lymphozyten, blockiert.

  Nach der Geburt haben die Kinder zunächst normale T- und B-Zellen, zeigen jedoch durch die Desoxyadenosinintoxikation eine zunehmende Lymphozytopenie und T-Zell-Defizienz. Der Beginn der Erkrankung setzt meistens später ein als bei den übrigen SCID-Formen, und der Verlauf ist etwas benigner. Interessanterweise bessern sich die Kinder unter regelmäßigen Erythrozytentransfusionen, da hierdurch größere Mengen an ADA übertragen werden können. Ohne Knochenmarktransplantation (KMT) erliegen jedoch auch diese Kinder frühzeitig ihren schweren, rekurrenten Infektionen.
- Der *Purinnukleosidphosphorylase-(PNP-)Mangel* ist ein weiterer autosomal rezessiv vererbter Enzymdefekt im Purinstoffwechsel (Chromosom 14q13.1). Ähnlich wie der ADA-Mangel führt er zu einer kombinierten Immundefizienz. PNP katalysiert den Abbau von Inosin zu Hypoxanthin. Im Serum kommt es zum Anstieg charakteristischer Metaboliten (Inosin, Desoxyinosin, Guanosin, Desoxyguanosin) und zu einem Absinken der Harnsäure. Der PNP-Mangel verursacht eine weniger schwere und später einsetzende Form der kombinierten Immundefizienz als der ADA-Mangel. Betroffen sind vor allem die T-Zellen, die durch die angestauten toxischen Purinmetaboliten kontinuierlich zwischen dem 1. und 4. Lebensjahr abnehmen. Das Krankheitsbild ist wohl identisch mit dem als Nezelof-Syndrom beschriebenen kombinierten Immundefekt.

  Klinisch fallen die Kinder durch vermehrte Infekte und Gedeihstörungen auf. Regelmäßig finden sich auch hämatologische Abnormalitäten (aplastische oder megalozytäre Anämie), und bei 3 Kindern wurden auch neurologische Störungen beobachtet. Die Antikörperbildung ist anfänglich normal (normales Serum-IgM); die spezifische Antikörperantwort auf Impfantigene verschlechtert sich aber mit zunehmender T-Zell-Defizienz. NK-Zellaktivität ist meßbar; ebenso ist die T-Zell-Antwort auf Mitogene lange Zeit subnormal und nicht völlig aufgehoben wie bei den anderen SCID-Formen. Die Therapie der Wahl ist auch hier die KMT.
- Die *MHC-Klasse-II-Defizienz* wurde ursprünglich unter dem Namen „bare lymphocyte syndrome" bekannt und ist gekennzeichnet durch eine fehlende oder defekte Expression von HLA-DR-, -DP- und -DQ-Molekülen auf Zellen des Immunsystems. MHC-Klasse-I-Moleküle können in wechselndem Ausmaß ebenfalls vermindert exprimiert sein. Gestört ist die Regulation der MHC-Klasse-II-Gene, die auf DNA-Ebene vorhanden sind, jedoch nicht in mRNA transkribiert werden können. Das klinische Bild wird beherrscht von einer humoralen Immundefizienz, mit intraktablen Durchfällen und Gedeihstörungen. Die NK-Zell-Funktionen erscheinen auf den ersten Blick nur wenig gestört, da die proliferative Antwort auf Mitogene (PHA, ConA, Alloantigene) weitgehend normal ist, was auch eine KMT ohne vorherige Konditionierung (s. u.) unmöglich macht. Defekt sind allerdings die spezifischen T-Zell-Antworten, die eine mit MHC-Klasse II assoziierte Antigenerkennung erfordern. Unbehandelt leben die Kinder zwar etwas länger (3–5 Jahre) als die anderen SCID-Formen; ihre Prognose ist aber insgesamt schlechter, da die semiallogene KMT oft fehlschlägt.
- *Omenn-Syndrom.* 1965 berichtete Omenn über mehrere in einer großen Familie aufgetretene SCID-Fälle mit Eosinophilie, Erythrodermie, Pachydermie, Lymphadenopathie und Hepatosplenomegalie. Alle litten an schweren Defekten. Charakteristische Laborbefunde sind eine Lymphozytose (10000–20000/μl) und Hypereosinophilie. Interessanterweise ist der Thymus hypoplastisch, und die geschwollenen Lymphknoten enthalten mehr Makrophagen als Lymphozyten. Die zirkulierenden T-Lymphozyten zeigen alle Aktivierungsmarker (CD25+, HLA-DR+) und ein eingeschränktes TCR-Repertoire. Das Auftreten dominanter T-Zell-Subsets variiert von Patient zu Patient (α/β-TCR+-CD4+, α/β-TCR+-CD8+, α/β-TCR+-CD4−-CD8− oder γ/δ-TCR+). Die T-Zellen sind nicht maternalen Ursprungs im Gegensatz zur gelegentlichen maternofetalen GVH-Reaktion bei anderen SCID-Formen. Man nimmt heute an, daß es sich bei den dominanten T-Zell-Populationen um autoreaktive T-Zellen handelt, die durch eine defekte negative Selektion im Thymus zustande kommen ("leaky phenotype"). Die B-Zell-Differenzierung der Patienten ist ebenfalls stark gestört. IgM, IgA und IgG ist kaum nachweisbar, während IgE erhöht ist. Intravenöse IgG-Infusionen können symptomatisch hilfreich sein. Die Therapie der Wahl ist jedoch auch hier die haploidente Knochenmarkstransplantation.
- Einige weitere genetisch bedingte Immundefekte wurden in jüngster Zeit beschrieben:

  Defekte Expression der CD3-γ- oder CD3-ε-Ketten führen zu einer Störung der T-Zellaktivierung.

  Bei der *CD8-Defizienz* wurden Mutationen im ZAP-70-Gen (Chromosom 2q12) nachgewiesen, welches für die Tyrosinkinase kodiert, die bei der Signaltransduktion über den T-Zell-Rezeptor erforderlich ist. Die Patienten haben wenig CD8+-T-Zellen; die CD4+-T-Zellen sind numerisch normal bis erhöht, funktionieren jedoch nicht.

  Auch einzelne *familiäre Fälle von IL-2-Defizienz* bzw. *multipler Zytokindefizienz* (IL-2, IL-4, IFN-γ, TNF-α

u. a.) wurden beschrieben. Diese Patienten zeigen interessanterweise ein phänotypisch weitgehend normales peripheres T-Kompartiment bei fehlender Mitogen- und Antigenstimulierbarkeit. Durch eine gestörte intrazelluläre Signalübertragung (NFAT-Defekt) können das IL-2-Gen und andere Zytokingene nicht aktiviert werden; dadurch kommt es zu keiner klonalen T-Zell-Expansion.

Eine persistierende, teilweise erst im Erwachsenenalter sich manifestierende CD4$^+$-T-Zell-Defizienz wurde bei einer Reihe von Patienten beschrieben, die keine HIV-Infektion aufweisen. Pathogenese und Genetik dieses Defektes sind noch unklar.

Alle diese Störungen der spezifischen T-Zell-Antwort münden in das gleiche klinische Bild eines schweren kombinierten Immundefektes.

Therapie

Bis vor wenigen Jahren starben nahezu alle Kinder mit SCID in den ersten beiden Lebensjahren an schweren Infekten und Gedeihstörungen. 1968 konnte erstmals ein Kind durch KMT mit HLA-kompatiblem Mark eines Geschwisterkindes geheilt werden. Seit 1979 gibt es in einigen Zentren die Möglichkeit, SCID-Patienten durch KMT mit von T-Zellen befreitem Knochenmark von Vater oder Mutter zu behandeln (haploide KMT). Die Ergebnisse sind sehr ermutigend, besonders für die vergleichsweise häufige Schweizer Form des SCID mit B-Zellen und ohne NK-Zell-Aktivität. Da die Kinder das transfundierte allogene Knochenmark wegen fehlender eigener T-Zell-Immunität nicht abstoßen können, ist im Gegensatz zur KMT bei Leukämien keine zytoablative Konditionierungsbehandlung erforderlich. Innerhalb von 4–6 Monaten entwickeln sich aus den Spenderstammzellen neue T-Zellen, die für die HLA-Antigene des Wirtes tolerant sind. Präexistente NK-Zell-Aktivität scheint die Entwicklung des neuen T-Zell-Systems zu erschweren. Die Hauptgefahr bei der haploidenten KMT besteht in der Entwicklung einer tödlichen GVH-Reaktion, die dann auftritt, wenn das Spenderknochenmark nicht rigoros von reifen T-Zellen gereinigt wurde. Die T-Zell-Depletierung wird durch Behandlung des Spenderknochenmarks mit Sojabohnen-Lectin, E-Rosettierung und neuerdings vor allem durch monoklonale Anti-T-Zell-Antikörper erreicht. Für die Prognose der Kinder sind Diagnosealter und Art der schon bestehenden Infektionen zum Zeitpunkt der Einweisung in ein Transplantationszentrum entscheidend. Je früher die Diagnose gestellt wird, um so besser ist die Prognose. Besonders ungünstig sind generalisierte BCG-Infektionen, Pneumocystis-carinii-Pneumonien, CMV- und Rotavirusinfektionen. Nach der Transplantation werden die Kinder bis zur Entwicklung des neuen T-Zell-Systems in einem Sterilzelt gehalten. Neben supportiven Maßnahmen sind während dieser Zeit auch regelmäßige Antibiotikagaben und Gammaglobulinsubstitutionen erforderlich. Letztere können noch lange nach erfolgter T-Zell-Rekonstitution nötig sein, da sich das B-Zell-System erfahrungsgemäß nur sehr zögerlich und oft unvollständig entwickelt. Ein Beispiel einer erfolgreichen T-Zell-Rekonstitution nach haploidenter KMT ist in Abb. 17.4 wiedergegeben: Zusammen mit der Ausbildung eines Thymusschattens im Röntgenbild werden auch T-Zell-Funktionen im Blut meßbar.

Di-George-Syndrom

Definition

Dieses Krankheitsbild entsteht durch eine embryonale Hemmungsmißbildung, die mit Thymushypoplasie, Hypoparathyreoidismus, Gesichtsdysmorphie und Aortenbogenmißbildungen einhergeht.

Vererbung und Pathogenese

Obgleich familiäre Häufungen berichtet wurden, tritt die Erkrankung in der Regel sporadisch als Folge eines embryonalen Insultes zwischen der 4. und 7. Schwangerschaftswoche auf. Nahezu alle Patienten weisen Mikrodeletionen im Chromosom 22q11 auf. Da dem gleichen Genlokus auch noch einige andere Mißbildungen zugeordnet wurden, entstand das Akronym „CATCH 22": **c**ardiac abnormalities, **a**bnormal facies, **t**hymic hypoplasia, **c**left palate und **h**ypocalcaemia. Die zugrundeliegende Störung bildet eine Dysplasie der von der 3. und 4. Schlundtasche ausgehenden Organe (Thymus, Nebenschilddrüse, Aortenbogen). Der Thymus ist nicht an typischer Stelle im vorderen Mediastinum angelegt; vielfach findet sich jedoch ektopisches Thymusgewebe im Halsbereich, welches eine normale, manchmal auch verzögerte T-Zell-Reifung erlaubt. Eine schwere T-Zell-Defizienz findet sich daher nur in 10–20% der Fälle. Herz- und Gesichtsmißbildungen sind dagegen in 80–90% der Fälle assoziiert, und die Parathyreoidea fehlt teilweise oder vollständig bei > 90% der Kinder.

Klinik

Klinisch fallen die Kinder durch kalzämische Krämpfe und Hyperphosphatämie als Folge des Hypoparathyreoidismus auf. Die Gesichtsdysmorphien mit Hypertelorismus, Mikrognathie und tiefsitzenden Ohren sind bei Neugeborenen nicht immer einfach erkennbar (Abb. 17.5). Häufig sind Aortenbogenmißbildungen (Fallot-Tetralogie, Dextraposition der Aorta) und Ventrikelseptumdefekte assoziiert; seltener findet sich auch eine Ösophagusatrophie und eine Hypothyreose. Die T-Zell-Defizienz mit Zeichen der erhöhten Infektanfälligkeit für virale und mykotische Erreger steht nur bei etwa 20% der Patienten initial im Vordergrund. Ist sie ausgeprägt, so liegt immer auch eine Antikörperbildungsstörung vor, nicht dagegen beim partiellen Di-George-Syndrom. Kinder mit dieser Verlaufsform erreichen durchaus das Schulalter, zeigen jedoch regelmäßig eine psychomentale Retardierung. Die Lebenserwartung der Kinder mit Vollbild des Di-George-Syndroms ist nach wie vor schlecht: 70–80% sterben innerhalb eines Jahres. Bei den Todesursachen führen kardiale Komplikationen mit 44% vor Infektionen (22%), Aspiration (8%) und endokrinologischen Komplikationen.

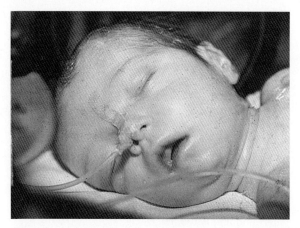

Abb. 17.5 Typische Gesichtsdysmorphie bei einem Säugling mit Di-George-Syndrom. Hypertelorismus, tiefsitzende Ohren, Mikrognathie (die Abb. wurde freundlicherweise von Doz. Dr. W. Müller, Kinderklinik der Med. Hochschule Hannover, zur Verfügung gestellt).

Diagnostik

Die Klinik und die hypokalzämischen Krämpfe bilden die Hauptpfeiler der Diagnostik. Immunologisch können die T-Zell-Zahl und die Mitogenproliferationstests reduziert sein, erreichen jedoch selten die tiefen Werte der SCID-Patienten. Die NK-Zell-Aktivitäten sind normal bis erhöht. Die B-Zellen sind relativ vermehrt; durch die begrenzte T-Zell-Hilfe kann es zu Störungen der spezifischen Antikörperbildung kommen.

Therapie

Neben der Behandlung der Hypokalzämie mit Vitamin D und Calcium stehen etwaige operative Korrekturen von Aortenbogenmißbildungen und Ösophagusatresie im Vordergrund. Zur Korrektur der T-Zell-Defizienz wurden – meist mit geringem Erfolg – Thymustransplantationen versucht. Besserungen der T-Zell-Funktion wurden auch nach Thymosinbehandlungen berichtet. Nicht selten treten jedoch auch spontane Besserungen der T-Zell-Funktionen ein. Bei gesicherter Diagnose verbieten sich – wie bei allen Kindern mit zellulärer Immundefizienz – Lebendimpfungen und Bluttransfusionen ohne vorherige Bestrahlung.

Ataxia teleangiectatica (Louis-Bar-Syndrom, AT)

Definition

Es handelt sich um eine progrediente Immundefizienz, mit Kleinhirnataxie, okulokutanen Teleangiektasien, endokrinologischen Störungen und erhöhter Tumorinzidenz.

Vererbung und Pathogenese

Das autosomal rezessiv vererbte Krankheitsbild wurde 1941 erstmals beschrieben. Wegen der Assoziation von neurologischen, kutanen, immunologischen und endokrinologischen Abnormalitäten wurde eine embryonale Entwicklungsstörung vermutet (fehlende mesoendodermale Interaktion). Als Hinweis hierfür wurden die erhöhten α_1-Fetoprotein- und CEA-Serumspiegel gewertet. Andererseits wurde beobachtet, daß bei AT-Patienten die Fähigkeit zur Reparation von DNA-Schäden vermindert ist. Dies bedingt eine hohe Empfindlichkeit der Zellen für ionisierende Strahlen und führt zu Chromosomenbrüchen und Translokationen (z. B. 14q2 auf Chromosom 6, 7 oder 10), die z. T. T-Zell-Rezeptor und Immunglobulin-Genloci betreffen. Die Erkrankung zeichnet sich durch eine Vielzahl genetischer Varianten aus, von denen die meisten durch ein defektes Gen (oder mehrere defekte Gene) auf Chromosom 11q22-23 komplementiert werden. In den Familien der Patienten treten Malignome deutlich vermehrt auf.

Klinik

Mit dem Beginn der Gehfähigkeit fällt bei den Kindern als erstes Symptom die zerebellare Ataxie auf. Choreoathetosen, Myoklonien und okulomotorische Störungen können hinzukommen. Die intellektuelle Entwicklung der Kinder erscheint zunächst normal, bleibt dann jedoch auf dem Niveau eines 8–10jährigen Kindes stehen. Sklerale, periorbitale, nasale und seltener popliteale Teleangiektasien bilden ein weiteres charakteristisches Symptom. Als Ausdruck der zunehmenden Immundefizienz erkranken alle Kinder an einem chronischen sinupulmonalen Syndrom mit rezidivierenden Pneumonien und Bronchiektasenbildung. Nicht selten sterben die AT-Patienten an der chronischen respiratorischen Insuffizienz. Die immunologische Ursache bildet ein IgA- und IgE-Mangel bei 50–70% der Fälle und eine progrediente T-Zell-Defizienz bei allen Kindern. Auch endokrinologische Störungen wie Hyperinsulinismus, Wachstumsretardierung und Dysgenesie von Ovarien und Hoden kommen vor. Je älter die AT-Kinder werden, um so häufiger treten maligne, vorwiegend lymphoretikuläre Tumoren auf.

Diagnostik

Neben der typischen klinischen Symptomatik und dem erhöhten α_1-Fetoprotein ist besonders die zunehmende humorale und zelluläre Immundefizienz charakteristisch: IgA und IgE sind vermindert, die Fähigkeit zur spezifischen Antikörperbildung gegen Impfantigene ist reduziert, die Spättyp-Hauttestreaktionen sind überwiegend negativ, und die Mitogenstimulierbarkeit der Lymphozyten ist partiell eingeschränkt. Die NK-Zell-Aktivitäten liegen dagegen meistens im Normbereich. Interessanterweise finden sich neben den Zeichen der Immundefizienz auch öfter Autoantikörper gegen Organstrukturen (Skelettmuskulatur, Mitochondrien, Thyreoglobulin) und gegen IgA.

Differentialdiagnose

Ähnlichkeit weist die AT mit dem seltenen, meist bei jüdischen Kindern beschriebenen *Bloom-Syndrom* auf. Das

Krankheitsbild wird autosomal rezessiv vererbt. Der Defekt wurde im gleichen Genbereich lokalisiert wie die AT (Chromosom 11q23); in einem Fall wurde ein DNA-Ligase-I-Defekt beschrieben. Niedriges Geburtsgewicht, proportionierter Minderwuchs, lichtempfindliches Gesichtserythem mit Teleangiektasien, respiratorische Infekte und Malignome bilden die typischen klinischen Merkmale; neurologische Symptome fehlen im Gegensatz zur AT. Die Laboruntersuchungen sind gekennzeichnet durch eine zunehmende humorale und zelluläre Immundefizienz, eine Hypophysenvorderlappeninsuffizienz sowie chromosomale Instabilität.

Therapie

Eine kausale Therapie der AT und des Bloom-Syndroms gibt es bisher nicht, daher ist eine frühe genetische Beratung sehr wichtig. Behandlung der respiratorischen Infekte, endokrinologische Substitution und physiotherapeutische Betreuung neurologischer Störungen bilden die symptomatischen Maßnahmen.

Wiskott-Aldrich-Syndrom (WAS)

Definition

Die Krankheit betrifft ausschließlich männliche Neugeborene und fällt auf durch die Trias: thrombozytopenische Purpura, erhöhte Infektneigung und Ekzemkonstitution.

Vererbung und Pathogenese

1936 berichtete Wiskott unter dem Titel „Familiärer, angeborener Morbus Werlhofii?" über 3 Brüder, die im Alter von 18, 8 und 4 Monaten an Blutungen bzw. Infektionen starben. Vier gesunde Schwestern deuteten auf einen rezessiven, X-chromosomal gebundenen Erbgang hin. Auch eine „Wiederentdeckung des Syndroms" durch Aldrich u. Mitarb. 1954 zeigte, daß in einer großen amerikanischen Familie holländischen Ursprungs, deren Stammbaum über 6 Generationen zu verfolgen war, nur männliche Nachkommen erkrankten. Mütter sind Konduktorinnen. Sonstige Mißbildungen treten bei dem Syndrom nicht gehäuft auf. Das defekte Gen wurde inzwischen auf dem Chromosom Xp11.22 lokalisiert und kann bei Konduktorinnen nachgewiesen werden. Es kodiert für ein 501 Aminosäuren langes Protein (WASP), dessen Funktion noch unbekannt ist. Neuerdings wird die Störung mit einer fehlerhaften Expression der Oberflächenglykoproteine CD43 und gpIb auf WAS-Lymphozyten und Thrombozyten in einen Zusammenhang gebracht. Das Zytoskelett von T-Zellen und Thrombozyten ist abnorm und zeigt eine gestörte Bündelung von Actinmolekülen.

Klinik

Thrombozytopenische Blutungen bilden meistens das früheste Syndrom. Nach Belohradsky u. Mitarb. (4) fanden sich in 144 von 171 auswertbaren Fallbeschreibungen folgende Blutungsformen in absteigender Häufigkeit: petechiale Hautblutungen, Meläna, Epistaxis, Hämatemesis, Hämaturie, zerebrale Blutungen. Die Mehrzahl der Blutungen manifestiert sich ebenso wie das Ekzem schon in den ersten 3 Lebensmonaten, während die Infektanfälligkeit erst ab dem 2. bis 3. Monat in Erscheinung tritt. Wegen ekzembedingter Kratzeffekte kommt es nicht nur zu verstärkter Blutungsneigung in der Haut, sondern auch leicht zu Impetigo, Pyodermien und Abszeßbildungen. Neben der Haut sind noch die Mittelohren, der Respirationstrakt und der Gastrointestinaltrakt gehäuft durch Infekte betroffen.

Staphylococcus aureus und Pneumokokken gehören zu den am meisten isolierten bakteriellen Erregern, wobei Pneumokokken häufig eine Sepsis bzw. Meningitis auslösen. Bei den viralen Infektionen sind Herpes simplex und schwere Varizelleninfektionen führend. Generell kann jedoch jede Virusinfektion beim WAS schwerer als normalerweise verlaufen. Auch Rezidive schon durchgemachter viraler Infekte kommen vor. Bei den mykotischen Infektionen handelt es sich vorwiegend um Candidabefall, der sich besonders gern in den ekzematösen Hautarealen ausbreitet. Neben dem Ekzem findet sich bei WAS-Patienten auch eine ausgeprägte Neigung zu anderen allergischen Erscheinungen wie Milchallergien, allergische Rhinitis, Asthma bronchiale und Urtikaria. Mit zunehmendem Lebensalter treten bei den Patienten lymphoretikuläre Tumoren, Leukämien und Hirntumoren auf.

Diagnostik

Neben der typischen Familienanamnese und Klinik sind hämatologische und immunologische Auffälligkeiten für die Diagnose des WAS wichtig. Die chronische Thrombozytopenie wird begleitet von einer Thrombopathie. So sind die WAS-Thrombozyten im Durchschnitt kleiner als normale Thrombozyten, ihre Überlebenszeit ist verkürzt, ihre Aggregationsfähigkeit gestört, und die Thrombusreaktion ist vermindert. Die immunologischen Abnormalitäten beschränken sich auf die spezifische humorale und zelluläre Immunität. Über Granulozyten- und C-Defekte wurde nichts berichtet. Typisch ist eine zunehmende IgM-Verminderung bei normalem IgG und tendenziell erhöhtem IgA und IgE. Eine Eosinophilie findet sich regelmäßig. Charakteristisch ist weiterhin die Unfähigkeit der WAS-Patienten, Antikörper gegen polysaccharidhaltige Antigene zu bilden. So finden sich weder natürliche noch durch Immunisierung induzierbare Antikörper gegen Blutgruppensubstanzen, Pneumokokkenpolysaccharid und das Vi-Antigen von Escherichia coli. Die T-Zell-Immunität zeigt eine unterschiedlich ausgeprägte Defizienz. Während gegen Mitogene meist noch eine subnormale Proliferation zu erzielen ist, fehlt sie gegen bakterielle Antigene. Die Hauttestreaktivität ist entsprechend negativ. Auch die NK-Zell-Aktivität ist überwiegend erniedrigt.

Verlauf und Prognose

Die Prognose des WAS ist nach wie vor infaust. Bei einer mittleren Überlebenszeit von 3,3 Jahren sterben die meisten Kinder innerhalb der ersten beiden Jahre an Infektionen und Blutungen. Nach dem 5. Lebensjahr überwiegen Malignome als Todesursache. Nur wenige Patienten erreichen das Erwachsenenalter.

Therapie

Als einzige kausale Therapie kommt die KMT nach vorheriger zytoablativer Konditionierung in Frage. Bei der Blutungsneigung und Infektanfälligkeit fällt die Entscheidung zu diesem risikoreichen Vorgehen jedoch meist schwer. Infektbekämpfung, Linderung der Allergien und Verhinderung von Blutungskomplikationen bleiben als symptomatische Therapieziele.

Hyper-IgE-Syndrom (Hiob-Syndrom, Buckley-Syndrom)

Dieser Immundefekt ist gekennzeichnet durch hohes Serum-IgE, Ekzem und rezidivierende Staphylokokkeninfekte; zugrunde liegt eine variable T-Zell- und Granulozytendefizienz. Es werden familiäre Häufungen berichtet, wobei ein autosomal dominanter Erbgang vermutet wird. Auch sporadische Fälle kommen vor.

Das Krankheitsbild manifestiert sich in den ersten Lebensjahren mit rezidivierenden Staphylokokkeninfekten in Form von tiefen Hautabszessen, Lymphadenopathie und gelegentlichen Lungenabszessen. Ein schweres Ekzem, auffallend grobe Gesichtszüge, hyperkeratotische Fingernägel und Wachstumsretardierung sind regelmäßig assoziiert. Auch andere allergische Manifestationen kommen vor. Mit dem WAS haben die Hiob-Syndrom-Patienten das atopische Erscheinungsbild, die z. T. extrem hohen Serum-IgE-Spiegel und die Eosinophilie gemeinsam. Es fehlt jedoch die Thrombozytopenie. Die immunologischen Befunde zeigen eine gesteigerte spontane IgE-Synthese, dominante T_H2-Zellen sowie unterschiedlich ausgeprägte Defekte der Granulozytenchemotaxis. Antigen- und mitogeninduzierte Lymphozytenproliferationen sind oft reduziert, die NK-Aktivität ebenfalls. Eine kausale Therapie gibt es nicht. Die symptomatische Therapie besteht in Antibiotikagaben, Abszeßspaltungen und Behandlung der atopischen Erscheinungen.

Chronische mukokutane Kandidiasis (CMC)

Es handelt sich um eine chronische indolente Schleimhautkandidiasis mit Übergang auf die Haut und häufig assoziierter Polyendokrinopathie. Wahrscheinlich liegt ein autosomal rezessiver Erbgang vor. Die Krankheit manifestiert sich in den ersten 3 Lebensdekaden. Die „Late-onset"-Form verläuft meist milder. Der CMC liegt eine selektive zelluläre Anergie gegen Candida albicans zugrunde, die sich auch auf andere Antigene ausweiten kann. Als möglicher Pathomechanismus wird ein Mannosedefekt der Monozyten diskutiert, der zur Anhäufung von Mannan führt, welches zytotoxische T-Zellen inhibieren soll.

Ausgehend von einer chronischen Schleimhautkandidiasis, breitet sich der Candidabefall auf periorale und kutane Hautareale aus. Vielfach liegt eine Onychomykose vor. Bei einem Teil der Patienten mit der früh einsetzenden Form der CMC findet sich außerdem eine wechselnd ausgeprägte autoimmune Polyendokrinopathie (Hypothyreose, Hypoparathyreoidismus, Hypoadrenalismus, Diabetes mellitus, perniziöse Anämie, Eisenmangel, Ovarialinsuffizienz). Initial ist das Krankheitsbild durch eine selektive zelluläre Anergie gegen Candidaantigene im Hauttest und in der Lymphozytenproliferation gekennzeichnet. Dabei finden sich gegen Mannan, das Hauptpolysaccharid von Candida albicans, häufig erhöhte Antikörperspiegel. Mit zunehmender Dauer der Erkrankung weitet sich die T-Zell-Defizienz auch auf andere Antigene aus. Angeschuldigt wird hierfür die Anhäufung von Mannan im Körper. Differentialdiagnostisch kommen alle T-Zell-Defekte mit sekundärer Kandidiasis in Frage. Neben einer dauerhaften antimykotischen Therapie werden Versuche mit Transferfaktor, Thymushormonen und T-Zell-Zytokinen empfohlen; die Erfolge sind wechselhaft.

Primäre intestinale Lymphangiektasie

Definition

Es handelt sich um eine kombinierte Immundefizienz mit vorwiegender Störung der zellulären Immunität, bedingt durch eine kongenitale Lymphangiektasie mit chronischem intestinalem Protein- und Lymphozytenverlust.

Vererbung und Pathogenese

Das Krankheitsbild tritt sporadisch auf und ist möglicherweise auf eine embryonale Hemmungsmißbildung zurückzuführen. Als einziges pathoanatomisches Substrat finden sich in Dünndarmbiopsien erweiterte Lymphkapillaren. Die lymphatische Besiedlung der Lamina propria der Dünndarmschleimhaut erscheint normal. Die Mesenteriallymphknoten können vermehrt lipidhaltige Makrophagen aufweisen.

Klinik

Klinisch stehen intraktable Durchfälle, Gedeihstörungen, Malabsorption, hypoproteinämische Ödeme und Infektneigung im Vordergrund. Auch maligne Lymphome des Gastrointestinaltraktes können sich entwickeln.

Diagnostik

Serumalbumin und Gammaglobuline (besonders IgG) sind als Folge des chronischen enteralen Proteinverlustes und eines erhöhten Katabolismus deutlich vermindert. Rezirkulierende Lymphozyten sammeln sich in den ektatischen intestinalen Lymphgefäßen und gehen zum Teil über den Darm verloren. Es folgt daraus eine chronische Lymphozytopenie mit schweren Störungen der zellvermittelten Immunität. Spättyp-Hauttestreaktionen sowie mitogen- und antigeninduzierte Lymphozytenproliferationen sind vermindert. Die NK-Zell-Aktivität ist interessanterweise nicht beeinträchtigt, da diese Zellen nicht über das Lymphsystem rezirkulieren. Die primäre Form der intestinalen Lymphangiektasie muß stets abgegrenzt werden gegen sekundäre Formen bei Darmtuberkulose, follikulärer Hyperplasie, Lymphomen und Morbus Whipple.

Therapie

Eine kausale Therapie ist nicht möglich. Die symptomatische Behandlung erstreckt sich auf Albumin- und Gammaglobulinsubstitutionen, parenterale Gaben von Vitaminen, Elektrolyten und Spurenelementen sowie die Behandlung von Infekten. Lipidarme Diäten sollen eine Besserung der exsudativen Enteropathie bringen.

■ Immundefizienz bei Virusinfekten

Immunologisches Prinzip und Vorkommen

Nicht erst seit dem Auftreten des erworbenen Immundefektsyndroms (AIDS), welches in einem separaten Kapitel behandelt wird, ist bekannt, daß Virusinfektionen schwere Störungen des Immunsystems hervorrufen können. Bereits von Pirquet wies 1908 auf die Tuberkulinanergie während einer Maserninfektion hin. Eine bestehende tuberkulöse Erkrankung kann dadurch eine schlimme Generalisierung erfahren. Heute wissen wir, daß eine Vermehrung von $CD8^+$- und eine Verminderung von $CD4^+$-T-Lymphozyten während viraler Infektionen zu der von Pirquet beobachteten Anergie beiträgt. Nicht nur Masern-, sondern auch Mumps-, Varizellen-Zoster-, Herpes-, Rubella-, Influenza-, Poliomyelitis-, Gelbfieber-, Hepatitis-, Zytomegalie- und Epstein-Barr-Virus-Infektionen führen zu mehr oder weniger lang andauernden Suppressionszuständen, die durch eine Verminderung des CD4/CD8-Verhältnisses, Veränderungen der Zytokinprofile und eine Reduktion der Lymphozytenproliferationsfähigkeit gekennzeichnet sind. Als Beispiel für die Induktion eines schweren, irreversiblen Immundefektes soll nachfolgend die chronische EBV-Infektion ausführlicher behandelt werden.

Epstein-Barr-Virus-Infektion und Immundefizienz (X-linked lymphoproliferative syndrome [XLP], Duncan's disease)

Definition

Das XLP-Syndrom umfaßt eine Reihe von immunologischen Abnormalitäten nach EBV-Infektionen, die familiär gehäuft männliche Nachkommen betreffen und durch eine progressive kombinierte und variable Immundefizienz erklärt werden können.

Vererbung und Pathogenese

B-Zellen sind die natürlichen Wirtszellen des ubiquitär vorkommenden EBV. Eine starke immunregulatorische Gegenoffensive durch zytotoxische $CD8^+$-T-Zellen ist erforderlich, um die EBV-induzierte polyklonale B-Zell-Proliferation zu unterdrücken. In Abhängigkeit von der bereits bestehenden oder während der Infektion sich verändernden Immunlage treten unterschiedliche Formen lebensbedrohlicher Krankheitsbilder auf. Purtilo, der sich intensiv mit der EBV-induzierten Immunpathologie beschäftigte, beschrieb 1969 einen 8jährigen Jungen, der an einer tödlich verlaufenden infektiösen Mononukleose starb. Bei der Autopsie enthielt der Thymus kaum Lymphozyten, und auch die T-Zell-Areale von Lymphknoten und Milz waren leer. In der Familie des Jungen waren 5 weitere männliche Verwandte der Mutter nach EBV-Infektionen an unterschiedlichen klinischen Krankheitsbildern gestorben: Es handelte sich um eine erworbene Agammaglobulinämie, maligne Lymphome oder chronisch persistierende infektiöse Mononukleose. Später wurden im Zusammenhang mit dem XLP-Syndrom auch aplastische Anämien, Neutropenien und eine Immundefizienz mit erhöhtem IgM beobachtet. Die betroffenen Patienten sind unfähig, Antikörper gegen EBNA (EBV nuclear antigen) zu bilden, während die Mütter erhöhte EBV-spezifische Antikörper gegen Viruskapsidantigen (VCA) und „early antigen" (EA) zeigen. Weiterhin wurde beobachtet, daß Carrier-Mütter gehäuft Kinder mit Mißbildungen zur Welt bringen. Der Gendefekt wurde auf Chromosom Xq26 lokalisiert.

Klinik

Knaben tragen ein hohes XLP-Risiko, wenn ältere Brüder oder 2 männliche Verwandte der Mutter an einer der folgenden Krankheiten nach EBV-Infektionen erkrankt oder gestorben sind: fatale oder chronische infektiöse Mononukleose, erworbenes Antikörpermangelsyndrom (CVID), Neutropenie, aplastische Anämie, Immundefizienz mit erhöhtem IgM oder B-Lymphom-Entstehung zwischen dem 3. Monat und dem 23. Lebensjahr.

Die Kinder sind so lange gesund und unauffällig, als sie keine EBV-Infektion durchmachen. Auch danach können noch einzelne immunologische Funktionen normal bleiben, z. B. Lymphozytenproliferation. Andere Lymphozytenfunktionen verschlechtern sich jedoch progressiv. Die Art der Immunantwort des Risikokindes entscheidet darüber, welcher Typ der Erkrankung sich entwickelt. Überwiegen „suppressive" Zytokinprofile, so kommt es zu Antikörpermangel, aplastischer Anämie und Neutropenie. Stehen Thymusepithelschädigung und T-Zell-Destruktion im Vordergrund, entwickeln die Kinder eher eine fatale oder chronische infektiöse Mononukleose bzw. ein B-Zell-Lymphom.

Diagnostik

Die Familienanamnese ist entscheidend. Erkrankte Kinder bilden keine Anti-EBNA-Antikörper, haben ein abnormales CD4/CD8-Verhältnis und zeigen eine defekte Sekundärantwort in vivo mit fehlendem Umspringen von IgM- auf IgG- und IgA-Synthese. Proliferative T-Zell-Antworten können erniedrigt sein.

Therapie

Eine kausale Therapie ist bisher nicht möglich. Es bleiben die symptomatische Substitution des Antikörpermangels und der aplastischen Anämie sowie die zytostatische Behandlung von entstehenden B-Zell-Lymphomen.

■ **Granulozytendefekte**

Auf Störungen der Chemotaxis, Phagozytose und Bakterizidie von Granulozyten und Monozyten wurde bereits hingewiesen. Nachfolgend werden einige klinische Erscheinungsformen erläutert.

Infantile septische Granulomatose (chronic granulomatous disorder, CGD)

Definition

Die infantile septische Granulomatose ist durch rezidivierende bakterielle und mykotische Infektionen gekennzeichnet. Sie ist bedingt durch eine gestörte Bereitstellung mikrobizider Sauerstoffradikale während der Phagozytose.

Vererbung und Pathogenese

Die Erkrankung betrifft Jungen 4–5mal häufiger als Mädchen. Es liegt ein X-chromosomal gebundener Erbgang vor, wobei die Mütter oft eine schwache bis intermediäre Krankheitsausprägung zeigen. Bei den erkrankten Mädchen wird außer einer X-chromosomalen Vererbung auch ein autosomal rezessiver Erbgang diskutiert. Bakterienanheftung und Phagozytose funktionieren normal, aber die aufgenommenen Mikroben werden nicht abgetötet. Dies liegt daran, daß die Phagozytose bei CGD-Granulozyten keine erhöhte Sauerstoffaufnahme, keine Hexosemonophosphat-Shunt-Aktivierung und keine Bereitstellung mikrobizider O_2-Radikale bewirkt. Entsprechend lassen sich CGD-Granulozyten nicht zur Chemilumineszenz und zur Nitroblau-Tetrazolium-(NBT)-Reduktion induzieren. Als ursächlicher Defekt wurde bei der Mehrzahl der X-chromosomal vererbten Fälle ein kompletter oder partieller Cytochrom-b558-Mangel in der Granulozytenmembran festgestellt. Die Reaktion $NADPH + 2\,O_2 \cdot NADP + 2\,O_2^- + H^+$ erfordert das phagozytenspezifische Cytochrom b558 und die NADPH-Oxidase. Das Cytochrom b558 ist ein Heterodimer, bestehend aus einer 91-kDa und einer 22-kDa-Peptidkette. Letztere trägt das Cytochrommolekül. Bei Aktivierung werden die im Zytosol gelegenen NADPH-Oxidase-Komponenten phosphoryliert und wandern in die Membran, wo sie an Cytochrom-b558-Ketten binden. Bei der X-chromosomal gebundenen Form ist das 91-kDa-Protein defekt durch eine umschriebene Deletion auf Chromosom Xp21. Bei den rezessiven Formen können entweder das 22-kDa-Protein (Chromosom 16q24) oder eine der beiden NADPH-Oxidase-Komponenten p67phox (Chromosom 1q25) oder p47phox (Chromosom 7q11.25) mutiert sein.

Klinik

Kinder mit der kongenitalen Form der CGD erkranken typischerweise schon in den ersten Lebensmonaten an schweren und lang anhaltenden Pyodermien, Dermatitiden im Nasen-Mund-Bereich, ekzematösen Läsionen, Lymphknotenvereiterungen und septischen Bakterienabsiedlungen in Knochen, Darm, Leber und Lunge. Osteomyelitis und entzündliche Darmverschlüsse sind keine seltenen Komplikationen. Die häufigsten Erreger sind Staphylococcus aureus, Serratia marcescens, Klebsiella pneumoniae und Aspergillusarten. Katalasenegative Erreger wie Haemophilus, Pneumokokken und Streptokokken bereiten keine Probleme, da sie selbst H_2O_2 bilden können, was die defekten Granulozyten und Monozyten zur Bakterizidie verwenden können.

Diagnostik

Infektanämie, starke Leukozytose mit Linksverschiebung, polyklonale Hypergammaglobulinämie, negativer NBT-Test und fehlende Chemilumineszenz bilden die wesentlichen diagnostischen Kriterien. Bei dem partiellen Cytochrom-b558-Defekt kann der NBT-Test noch normal sein. Die proliferativen Lymphozytenfunktionen und die Ig-Synthese sind normal; die NK-Zell-Funktion ist in der Regel stark beeinträchtigt.

Therapie

Symptomatische Behandlung der bakteriellen und mykotischen Infekte, Knochenmarktransplantation. Die Prognose ist dubiös.

Chediak-Higashi-Syndrom (CHS)

Definition

Das Krankheitsbild ist gekennzeichnet durch früh einsetzende rezidivierende bakterielle Infekte, partiellen okulokutanen Albinismus und neurologische Symptome. Der erhöhten Infektanfälligkeit liegen abnormale lysosomale Riesengranula mit gestörter Degranulation zugrunde.

Vererbung und Pathogenese

Das autosomal rezessiv vererbte Krankheitsbild wird vermehrt in jüdischen Bevölkerungsgruppen beobachtet. Charakteristisch ist der Nachweis einzelner, abnorm großer lysosomaler Granula in Neutrophilen, Basophilen, Eosinophilen, Monozyten, Histiozyten und NK-Zellen. Granuläre Einschlüsse finden sich jedoch auch in vielen anderen Körperzellen, so in Erythrozyten, kultivierten Fibroblasten, Nierenepithelzellen und Neuronen. Die abnormen Riesengranula enthalten sowohl azurophilen als auch spezifischen Granulainhalt, d. h. lysosomale Enzyme, Peroxidase und saure Phosphatasen.

Der Granulozytendefekt erstreckt sich auf Chemotaxis und intrazelluläre Bakterizidie, beides Funktionen, die von einem intakten mikrotubulären Apparat abhängig sind. Phagozytoserate und Hexosemonophosphat-Shunt sind dagegen im Vergleich zu normalen Zellen erhöht. Hochgradig gestört ist die Degranulation der Riesenlysosomen, die nicht mit den phagozytischen Vakuolen der Granulozyten und Monozyten verschmelzen. Im Gegensatz zur septischen Granulomatose sind CHS-Granulozyten sehr empfindlich für katalasenegative Bakterien (Pneumokokken, Haemophilus, Streptokokken). Einen völligen funktionellen Defekt zeigen die NK-Zellen von CHS-Patienten, während Lymphozytenproliferation und Antikörperbildung normal sind.

Klinik

Die Kinder fallen schon in früher Kindheit durch rezidivierende Infekte des Respirationstraktes und der Haut auf. Partieller okulokutaner Albinismus, Photophobie, Nystagmus und neurologische Symptome (Kleinhirnataxie, periphere Neuropathie und geistige Retardierung) sind typischerweise assoziiert. Ein Teil der Kinder zeigt einen früh progredienten Verlauf, andere wiederum kommen erst im späten Schulalter in eine akzelerierte Phase. Diese ist gekennzeichnet durch eine lymphoproliferative Phase mit Zytopenie und Hypofibrinogenämie. Die meisten Kinder sterben vor Erreichen des 10. Lebensjahres an Infekten oder malignen Tumoren.

Therapie

Die Therapie ist einerseits symptomatisch, andererseits werden günstige Therapieeffekte mit Cholinergika berichtet, die die intrazellulären zyklischen GMP-Spiegel anheben und dadurch zu einer Verbesserung der Mikrotubulifunktion beitragen. Auch Ascorbinsäure soll die Granulozytenfunktion von CHS-Patienten verbessern.

Leukozytenadhärenz-Proteindefekte (LAD)

Der Typ I dieses gut untersuchten Krankheitsbildes manifestiert sich klinisch mit folgenden Symptomen: verzögertes Abfallen der Nabelschnur, Omphalitis, periumbilikale zystische Pseudomonasinfekte, Sepsis, Leukozytose, Unfähigkeit zur Eiterbildung.

Bei der Untersuchung der Granulozytenfunktion findet sich eine hochgradige Störung der Adhärenz, Chemotaxis und Phagozytose, während die Sauerstoffradikalbereitstellung nach Stimulation mit einem Phorbolester normal ist. Zugrunde liegt eine defekte Expression der gemeinsamen 95-kDa-β-Kette (CD18) der drei Adhärenzproteine LFA-1 (CD11a/CD18), CR3 (CD11b/CD18) und des C3dg-Rezeptors p150/95 (CD11c/CD18).

Kürzlich wurde eine weitere Leukozytenadhärenzdefizienz (LAD2) beschrieben. Diese Kinder sind nicht in der Lage, Fucose aus Mannose zu synthetisieren; dadurch können sie den Lewis-X-Liganden für die Bindung von L-Selektinen nicht bilden, was dazu führt, daß ihre Leukozyten nicht am Endothel marginieren und transmigrieren können. Die LAD2-Patienten fallen neben der Infektanfälligkeit noch zusätzlich durch eine mentale Retardierung auf.

Der einzige kurative Ansatz bei der Behandlung von LAD1 und LAD2 ist eine frühzeitige Knochenmarktransplantation.

Hereditärer Myeloperoxidasedefekt

Bei diesem Krankheitsbild fehlen die Myeloperoxidasegranula in Neutrophilen und Monozyten, während sie in Eosinophilen vorhanden sind. Der Gendefekt ist auf Chromosom 17q21.3-23 lokalisiert und kommt recht häufig vor (1:4000 in USA); allerdings ist die klinische Ausprägung nicht so gravierend. Sauerstoffverbrauch, Sauerstoffradikalbereitstellung und NBT-Reduktion sind während des Phagozytosevorganges normal. Dagegen sind die initiale Chemilumineszenz und die Bakterizidie der Granulozyten gestört. Nach längerer Inkubation findet man allerdings für die meisten Mikroben, ausgenommen Candida albicans, eine normale intrazelluläre Abtötung. Die klinischen Verläufe sind wechselhaft mit phasenartig erhöhter bakterieller Infektanfälligkeit. Länger andauernde Infektionen wurden mit Candida albicans berichtet. Eine Abgrenzung gegen die früh einsetzende Form der chronischen mukokutanen Kandidiasis ist aufgrund der normalen T-Zell-Funktion möglich.

■ Komplementdefekte

Pathogenese, Formen und Vorkommen

Angeborene isolierte Defekte und Dysfunktionen wurden für alle Komplementkomponenten beschrieben (s. Kap. über Komplement). Auffällig ist, daß Patienten mit einem Mangel der frühen Komplementkomponenten C1qrs, C2, C4 und C5 eine erhöhte Inzidenz von systemischem Lupus erythematodes (SLE) und anderen vaskulitischen Krankheitsbildern aufweisen. Defekte von C3- und C3b-Inaktivator und der späteren Komponenten C5–9 sind häufig mit pyogenen Infektionen behaftet, vor allem durch Erreger der Neisseriagruppe. Aber auch hier kommen SLE-artige Syndrome vor. Bei der seltenen C3-Defizienz wurden außerdem chronische Glomerulonephritiden beobachtet. Eine Erklärung für die hohe Assoziation von SLE und Vaskulitiden ergibt sich aus der verminderten Opsonisierung entstehender Immunkomplexe. Dadurch wird die Phagozytose und Elimination von Immunkomplexen aus der Zirkulation beeinträchtigt. Pathogene Immunkomplexe zirkulieren länger und verursachen ein breites Spektrum vaskulitischer Läsionen. Erwähnenswert ist in diesem Zusammenhang die Tatsache, daß C2, C4 und Faktor B MHC-Klasse-III-Genprodukte sind, C4 einen erheblichen genetischen Polymorphismus aufweist und C4AQ0-Allele gehäuft bei SLE gefunden werden. Da die MHC-Gene entscheidend die Immunantwortfähigkeit eines Individuums und damit auch seine Krankheitsempfänglichkeit determinieren, ergibt sich ein immungenetischer Zusammenhang zwischen SLE, Vaskulitiden und Komplementdefekten.

Schwierig abzugrenzen von den primären Komplementdefekten ist die sekundäre, durch Komplementverbrauch bedingte Verminderung von Komplementkomponenten. Die chronische membranoproliferative Glomerulonephritis, postinfektiöse Nephritiden, Endokarditiden, Kryoglobulinämien, immunhämolytische Anämien, nephrotisches Syndrom, SLE, Unterernährung und zahlreiche Infektionen sind nur einige der Erkrankungen, die einen erhöhten Komplementumsatz mit mehr oder weniger ausgeprägter sekundärer Komplementdefizienz zeigen. Die Abgrenzung der primären von den sekundären Komplementdefekten gelingt z. T. über den Nachweis erhöhter Serumkonzentrationen von Komplementfragmenten (C3a, C3d), die einen verstärkten Umsatz des Komplementsystems anzeigen.

Hereditäres angioneurotisches Ödem

Definition

Durch einen angeborenen Mangel oder funktionellen Defekt des C1-Esterase-Inhibitors (C1-INH) kommt es zu anfallsweiser, schwerer Ödembildung.

Vererbung und Pathogenese

Dem Krankheitsbild liegt die angeborene Unfähigkeit zugrunde, einen wichtigen Protease-Inhibitor für die Inaktivierung von C1s-Esterase und Plasmin zu bilden. In ca. 85% der Fälle wird C1-INH überhaupt nicht gebildet (Strukturgendefekt); bei 15% läßt sich ein nicht funktionelles C1-INH-Molekül (Funktionsgendefekt) nachweisen.

Die Vererbung der Erkrankung erfolgt autosomal dominant. Durch das Fehlen des in der α_2-Globulin-Fraktion des Serums wandernden C1-INH führen banale Verletzungen über Proteasen des Gerinnungssystems (z. B. Plasmin) oder geringe infektiöse Anlässe über C1s-Esterase zur lokalen Komplementaktivierung mit Freisetzung vasoaktiver Peptide. Auch körperlicher und emotionaler Streß sowie Regelblutungen können Ödemattacken auslösen.

Klinik

Typisch für das Krankheitsbild sind rasch einsetzende, mit Schmerz, Juckreiz, Urtikaria und Hautverfärbung einhergehende Schwellungszustände, die oft die Subkutis mit einbeziehen. Treten die Ödeme im Darmbereich auf, so kommt es zu heftigen Bauchkrämpfen, die immer wieder zu chirurgischen und psychiatrischen Konsultationen Anlaß geben. Im Mund- und Kehlkopfbereich können die Schwellungszustände zu lebensbedrohlichen Erstickungsanfällen führen. Die Ödemattacken dauern meist 2–3 Tage und klingen dann wieder ab. Die ersten milden Symptome können im Kleinkindesalter auftreten. Bedrohliche Ödemneigungen werden in der Regel erst im späteren Schulalter und in der Adoleszenz beobachtet.

Diagnose

Im Anfall finden sich die typischen serologischen Befunde einer massiven Komplementaktivierung über den klassischen Aktivierungsweg: C4 stark vermindert, C3 normal bis leicht vermindert, C3d erhöht, CH_{50} stark erniedrigt. Beweisend für die Diagnose ist die fehlende funktionelle C1-INH-Aktivität. Symptomatische Formen des Krankheitsbildes wurden im Verlauf von Lymphomen beschrieben. Bei der nichthereditären Form des angioneurotischen Ödems, die meist im Erwachsenenalter auftritt, fehlen die typischen Komplementveränderungen.

Therapie

Im Anfall werden Steroide und Antihistaminika intravenös gegeben, ihre Wirkung ist jedoch nicht sicher. Bei bedrohlichen Erstickungszuständen kann eine Intubation erforderlich sein. Frischplasmatransfusion oder der neuerdings erhältliche C1-INH-Faktor stellen eine gezielte Therapiemöglichkeit dar. Als Dauertherapie hat sich Danazol, ein synthetisches Androgen, als Induktor für die C1-INH-Synthese in der Leber gut bewährt.

■ Literatur

1 Altenburger, K. M., R. B. Johnston: The complement system and its disorders in man. In Chandra, R. K.: Primary and Secondary Immunodeficiency Disorders. Churchill-Livingstone, Edinburgh 1983 (pp. 113–132)
2 Arnaiz-Villena, A., M. Timon, C. Rodriguez-Gallego, M. Peres-Blas, A. Corell, J. M. Martin-Villa, J. R. Regueiro: Human T-cell activation deficiencies. Immunol. Today 13 (1992) 259–265
3 Aruffo, A., M. Farrington, D. Hollenbaugh, X. Li, A. Milatovich, S. Nonoyama, J. Bajorath, L. S. Grosmaire, R. Stenkamp, M. Neubauer, R. L. Roberts, R. J. Noelle, J. A. Ledbetter, U. Francke, H. D. Ochs: The CD40 ligand, gp39, is defective in activated T-cells from patients with X-linked hyper-IgM-syndrome. Cell 72 (1993) 291–300
4 Belohradsky, B. H., C. Griscelli, H. H. Fudenberg, W. Marget: Das Wiskott-Aldrich-Syndrom. Ergebn. inn. Med. Kinderheilk. 41 (1978) 85–184
5 Belohradsky, B. H.: Immunität und Infektionen des Neugeborenen. Immuntherapeutischer Einfluß des Blutaustausches. Urban & Schwarzenberg, München 1981
6 Belohradsky, B. H.: Thymusaplasie und Hypoplasie mit Hypoparathyreoidismus. Herz- und Gefäßmißbildungen (DiGeorge Syndrom). Ergebn. inn. Med. Kinderheilk. 54 (1985) 35–105
7 Belohradsky, B. H.: Primäre Immundefekte – Klinik, Immunologie und Genetik. Kohlhammer, Stuttgart 1986
8 Berthet, F., F. LeDeist, A. M. Duliege, C. Griscelli, A. Fischer: Clinical consequence and treatment of primary immunodeficiency syndromes characterized by functional T- and B-lymphocyte abnormalities (combined immune deficiency). Pediatrics 93 (1994) 265–70
9 Bridges, B. A., D. G. Harnden: Immunological Abnormalities in Ataxia Teleangiectasia. Wiley, New York 1982
10 Bruton, O. C.: Agammaglobulinemia. Pediatrics 9 (1952) 722
11 Bryant, A., N. C. Calver, E. Toubi, A. D. B. Webster, J. Farrant: Classification of patients with common variable immunodeficiency by B-cell secretion of IgM and IgG in response to anti-IgM and interleukin-2. Clin. exp. Immunopathol. 56 (1990) 239–248
12 Buckley, R. H.: Immunologic studies in 21 patients with the hyper IgE syndrome. In Seligmann, M., W. H. Hitzig: Primary Immunodeficiencies. Amsterdam 1980
13 Callard, R. E., R. J. Armitage, W. C. Fanslow, M. K. Spriggs: CD-40 ligand and its role in X-linked hyper-IgM-syndrome. Immunol. Today 14 (1993) 559–564
14 Chandra, R. K.: Primary and Secondary Immunodeficiency Disorders. Churchill-Livingstone, Edinburgh 1983
15 Chatila, T., E. Castigli, R. Pahwa, S. Pahwa, N. Chirmule, N. Oyaizu, R. A. Good, R. S. Geha: Primary combined immunodeficiency resulting from defective transcription of multiple T-cell lymphokine genes. Proc. Nat. Acad. Sci. 87 (1990) 10033–37
16 Cohen, A. S., J. C. Bennett: Rheumatology and Immunology, 2nd ed. Grune & Stratton, Orlando 1986

17 Cooper, M. D., A. R. Lawton, P. A. Miescher, H. J. Müller-Eberhard: Immune Deficiency. Springer, Berlin 1979
18 de Sainte Basile, G., A. Fischer: X-linked immunodeficiencies: clues to genes involved in T- and B-cell differentiation. Immunol. Today 12 (1991) 456–461
19 Eibl, M. M., F. S. Rosen: Primary immunodeficiency diseases. Excerpta med., int. Congr. Ser. 692, 1986
20 Etzoni, A., J. M. Harlan, S. Pollack, L. M. Philipps, G. Gershoni-Baruch, J. C. Paulson: Leukocyte adhesion deficiency (LAD) II: a new adhesion defect due to the absence of sialyl Lewis X, the ligand for selectins. Immunodeficiency 4 (1992) 307–308
21 Farrant, J.: Germ-line transcripts and class switching. Clin. exp. Immunol. 95 (1994) 1–2
22 Farrington, M., L. S. Grosmaire, S. Nonoyama, S. H. Fischer, D. Hollenbaugh, J. A. Ledbetter, R. J. Noelle, A. Aruffo, H. D. Ochs: CD40 ligand expression is defective in a subset of patients with common variable immunodeficiency. Proc. Nat. Acad. Sci. 91 (1994) 1099–1103
23 Friedrich, W., S. F. Goldmann, W. Ebell, R. Blütters-Sawatzki, G. Gaedicke, A. Raghavachar, H. H. Peter, B. Belohradsky, W. Kreth, B. Kubanek, E. Kleinhauer: Severe combined immunodeficiency: treatment by bone marrow transplantation in 15 infants using HLA-haploidentical donors. Europ. J. Pediat. 144 (1985) 125–130
24 Friedrich, W. Knobloch, W. Hartmann: Bone marrow transplantation in the treatment of congenital T-cell disorders. In Eibel, M. M., C. Huber, H. H. Peter, U. Wahn. Symposium in Immunology. Berlin 1993 (pp. 67–74)
25 W. Friedrich, Ch. Knobloch, J. Greher, W. Hartmann, H. H. Peter, S. F. Goldmann, E. Kleihauer: Bone marrow transplantation in severe combined immunodeficiency: potential and current limitations. Immunodeficiency 4 (1993) 315–322
26 Gallin, J. I. and the Chronic Granulomatous Disease Cooperative Study Group: A controlled trial of interferon-gamma to prevent infection in chronic granulomatous disease. N. Engl. J. Med. 324 (1991) 509–16
27 Griscelli, C., J. Vossen: Progress in immunodeficiency research and therapy I. Excerpta med., int. Congr. Ser. 645, 1984
28 Hansen, L. A., T. Söderström, V. A. Oxelius: Immunoglobulin subclass deficiencies. Monogr. Allergy 20, 1986
29 Herbst, E. W., M. Armbruster, J. A. Rump, H. P. Buscher, H. H. Peter: Intestinal B-cell defects in patients with common variable immunodeficiency. Clin. exp. Immunol. 95 (1994) 215–221
30 Hermans, P. E., J. A. Diaz-Buxo, J. D. Stobo: Idiopathic late-onset immunoglobulin deficiency: clinical observations in 50 patients. Amer. J. Med. 61 (1976) 221–237
31 Hitzig, W. H., R. A. Seger: Chronic granulomatous disease – a heterogenous syndrome. Hum. Genet. 64 (1983) 207–215
32 Islam, K. B., B. Baskin, B. Chritensson, L. Hammerström, C. I. E. Smith: In vivo expression of human immunoglobulin germ-line RNA in normal and in immunodeficient individuals. Clin. exp. Immunol. 95 (1994) 3–9
33 Kinnon, C., St. Hinshelwood, R. J. Levinsky, R. C. Lovering: X-linked agammaglobulinemia – gene cloning and future prospects. Immunol. Today 14 (1993) 554–558
34 Klein, C., B. Lisowski-Grospierre, F. LeDeist, A. Fischer, C. Griscelli: Major histocompatibility complex class II deficiency: clinical manifestations, immunologic features and outcome. J. Pediat. 123 (1993) 921–8
35 Lane, P.: Common variable immunodeficiency: Does life begin at 40? Clin. exp. Immunol. 95 (1994) 201–203
36 Noguchi, M., Y. Huafang, H. Rosenblatt, A. Filipovitch, S. Adelstein, W. Modi, W. McBride, W. Leonard: Cell 73 (1993) 147–157
37 O'Reilly, R. J., J. Brochstein, R. Dinsmore, D. Kirkpatrick: Marrow transplantation for congenital disorders. Semin. Hematol. 21 (1984) 188–221
38 Oxelius, V. A., A. B. Laurell, B. Lindquist, S. H. Golebioswka, U. Axelson, J. Björkander, L. A. Hanson: IgG subclasses in selective IgA deficiency. Importance of IgG2/IgG4 deficiency. New Engl. J. Med. 304 (1981) 1476–1477
39 Pahwa, R., Chatila T., S. Pahwa, C. Pardise, N. K. Day, R. Geha, S. A. Schwartz, H. Slade, N. Oyaizu, R. A. Good: Recombinant interleukin 2 therapy in severe combined immunodeficiency disease. Proc. Nat. Acad. Sci. 86 (1989) 5069–5073
40 Peter, H. H., W. Friedrich, R. Dopfer, W. Müller, D. Kortmann, W. J. Pichler, F. Heinz, C. H. L. Rieger: NK cell function in severe combined immunodeficiency (SCID). Evidence of a common T and NK cell defect in some but not all SCID patients. J. Immunol. 131 (1983) 2331–2338
41 Peter, H. H., M. Armbruster, E. Baumert, H. P. Buscher, R. Dräger, E. W. Herbst, A. Jahreis, A. Kliche, J. A. Rump, P. Vaith, G. Wolff-Vorbeck, M. Schlesier: Clinical and immunological approach to the diagnosis of immunodeficiencies. In Eibel, M. M., C. Huber, H. H. Peter, U. Wahn: Symposium in Immunology. Springer, Berlin 1993 (pp. 51–66)
42 Pollara, B., R. J. Pickering, H. J. Meuwissen, I. H. Porter: Inborn Errors of Specific Immunity. Academic Press, New York 1979
43 Puck. J. M., S. M. Deschênes, J. C. Porter, A. S. Dutra, C. J. Brown, H. F. Willard, P. S. Henthorn: The interleukin-2 receptor gamma-chain maps to Xq13.1 and is mutated in X-linked severe combined immunodeficiency, SCIDX1. Hum. molec. Genet. 2 (1993) 1099–1104
44 Reisner, Y., N. Kapoor, D. Kirkpatrick, M. S. Pollack, S. Cunningham-Rundles, B. Dupont, M. Z. Hodes, R. A. Good, R. J. O'Reilly. Transplantation for severe combined immunodeficiency with HLA-A, B, D, DR incompatible parental marrow cells fractionated by soybean agglutinin and sheep red blood cells. Blood 61 (1983) 341–347
45 Rump, J. A., A. Jahreis, M. Schlesier, R. Dräger, I. Melchers, H. H. Peter: Possible role of IL-2 deficiency for hypogammaglobulinemia in patients with common variable immunodeficiency. Clin. exp. Immunol. 89 (1992) 204–210
46 Sanchez, H., W. Reith, P. Silacci, B. Mach: The DNA binding defect observed in MHC class II regulating mutants concerns only one member of a family of complexes binding to the X boxes of class II promoters. Molec. Cell Biol. 12 (1992) 4076–85
47 Schlesier, M., C. Niemeyer, U. Duffner, M. Henchen, R. Tanzi-Fetta, G. Wolff-Vorbeck, R. Dräger, M. Brandis, H. H. Peter: Primary severe immunodeficiency due to impaired signal transduction in T cells. Immunodeficiency 4 (1993) 133–136
48 Segal, A. W.: Structure of the NADPH-Oxidase: membrane components. Immunodeficiency 4 (1993) 167–179
49 Smith, R. M., J. T. Curnutte: Molecular basis of chronic granulomatous disease. Blood 77 (1991) 673–686
50 Springer, T. A.: Adhesion receptors of the immune system. Nature 346 (1990) 425–434
51 Ting, J. P., A. S. Baldwin: Regulation of MHC gene expression. Curr. Opin. Immunol. 5 (1993) 8–16
52 Tsukada, S., D. C. Saffran, D. J. Rawlings, O. Parolini, R. C. Allen, I. Klisak, R. S. Sparks, H. Kubagawa, T. Mohandas, S. Quan, J. W. Belmont, M. D. Cooper, M. E. Conley, O. N. Witte: Deficient expression of a B-cell cytoplasmic tyrosine kinase in human X-linked agammaglobulinemia. Cell 72 (1993) 279–290
53 Vossen, J., C. Griscelli: Progress in immunodeficiency research and therapy II. Excerpta med., int. Congr. Ser. 715, 1986
54 WHO Scientific Group: Primary immunodeficiency diseases. Immunodeficiency 3 (1992) 195–236
55 WHO Scientific Group: Primary Immunodeficiency Diseases. Clin. exp. Immunol. 99 (1995) Suppl. 1, 1–24

18 Blutgruppensysteme und Therapie mit Blutkomponenten

J. Neppert

■ Einleitung

■ Definition und Bedeutung

Unter *Blutgruppen* verstehen wir Antigene, die auf der Zelloberfläche von Erythrozyten exprimiert werden. Die Antigene sind bei bestimmten, aber nicht bei allen Individuen einer Art nachweisbar. Dieses Phänomen nennt man Allotypie. Auch die übrigen Blutzellen zeigen Allotypie, exprimieren mit anderen Worten Alloantigene: z. B. humane Leukozytenantigene (HLA), Neutrophilenantigene (u. a. NA), Endothelzell-Monozytenantigene (EM) oder humane Plättchenantigene (HPA). Sie werden hier als transfusionsmedizinisch wichtige Antigene mitbehandelt. In ein *Alloantigen-(Blutgruppen-)System* ordnet man alle Antigene ein, die von einem einzigen Locus kodiert werden können (antithetische Antigene), und alle weiteren Antigene, die von weiteren Loci kodiert werden, die dem ersten so nahe sind, daß Rekombinationen zwischen ihnen sehr selten sind oder nicht beobachtet werden (10). Beispiele sind das Rhesus-, MNSs- und HLA-System. Die biologische Bedeutung der Blutgruppen und der anderen Alloantigene liegt a) in ihrer Immunogenität und b) Antigenität: a) Wenn in den Organismus eines Individuums, das eine bestimmte Blutgruppe nicht hat, Zellen eines anderen Individuums mit dieser Blutgruppe gelangen, können Antikörper gegen diese fremde (allogene) Blutgruppe gebildet werden. b) Diese allogenen Antikörper können mit den Blutgruppenantigenen auf allogenen Zellen reagieren, sie in vitro und in vivo schädigen und im letzten Fall für den Gesamtorganismus gefährlich werden (Unverträglichkeit, Transfusionszwischenfall).

■ Genetik der Blutgruppen und deren Beziehung zur Krankheit

Landsteiner beschrieb im Jahr 1901 (13) Gruppen von Menschen, welche die erythrozytären Merkmale A, B oder weder A noch B aufwiesen. Die Gruppe mit sowohl A als auch B wurde kurze Zeit später von anderen Autoren gefunden. Diese Merkmale wurden Blutgruppen genannt. Im Jahr 1928 waren die A-Untergruppen A_1 und A_2 sowie die Blutgruppen M, N und P bekannt. Die Vererbung entspricht einfachen Mendel-Gesetzen (Beispiele in Abb. 18.1).

Im Jahr 1984 kannte man bereits 641 Blutgruppen (10). Eine Auswahl wichtiger und beispielhafter Blutgruppen sind zusammen mit besonderen Eigenschaften in Tab. 18.1 aufgeführt. Die etwa 300 Blutgruppenloci sind auf verschiedenen Chromosomen lokalisiert und werden daher meist nicht miteinander gekoppelt vererbt. Während die HLA-Antigene den höchsten Polymorphismus eines Systems aufweisen, zeigen die erythrozytären Blutgruppen den höchsten Polymorphismus eines Zelltyps.

Spezifische Determinanten menschlicher Blutgruppen kommen bei Parasiten und Mikroorganismen vor (Tab. 18.2). Blutgruppen des Duffy-(Fy-)Systems sind Rezeptoren für Merozoiten der Malariaplasmodien und helfen ihnen, in die Erythrozyten einzudringen. Mit dem dadurch bestehenden Selektionsnachteil für Fy(a+)-und Fy(b+)-Individuen in malariaendemischen Regionen Afrikas erklärt man, daß 68% der Schwarzen Fy(a–b–) sind, während weniger als 0,1% der Weißen diesen Phänotyp aufweisen. Das Fehlen der Blutgruppe LW geht mit einer korpuskulären hämolytischen Anämie einher (S. 356). Eine andere Beziehung zu Krankheiten beruht darauf, daß genetisch determinierte Krankheiten mit Blutgruppen gekoppelt vererbt werden (Beispiele [2] in Tab. 18.1 und Abb. 18.2). Zur Molekularbiologie der Blutgruppengene sei auf eine Übersicht hingewiesen (4, 15). Die Kenntnisse zur Genetik der Blutgruppen sind außerordentlich umfangreich geworden (4).

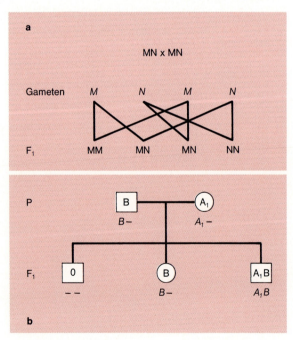

Abb. 18.1 Beispiel der kodominanten Vererbung der Blutgruppen. Phänotyp: normaler Schriftsatz, Genotyp: kursiv.
a Bei MN.
b Bei A_1 und B. Stilles Gen 0 (hier: –).

Tabelle 18.1 Eine Auswahl wichtiger Blutgruppensysteme (nach Daniels, Issitt, Hughes-Jones u. Parsons und Lutz u. Dzik)

System	Einige Gene	Chromosomale Lokalisation[1]	Kopplung (Beispiele)	Besonderheiten
AB0	A_1, A_2, B 0: kodiert eine inaktive Glykosyltransferase	9q34.1–q34.2	Nagel-Patella-Syndrom Adenylatkinaseallotypie	Unmittelbares Genprodukt von A ist die Galactosaminyltransferase, von B die Galactosyltransferase, welche immundeterminante Zucker an die H-Substanz fixieren. Gene führen nur zur Blutgruppe, wenn H-Substanz vorhanden ist
H	H h: stilles Gen	19q13.3	s. Abb. zu Chromosom 19	Unmittelbares Genprodukt von H ist die Fucosyltransferase. Ihre Aktivität führt zur H-Substanz. Der Genotyp hh führt zur Blutgruppe 0_h (Bombay-Typ) ohne H-Substanz und mit Anti-A, -B und Anti-H im Serum
Sekretor	Se, se	19q13.3	s. Abb. zu Chromosom 19	A, B und H in Serum und Sekreten bei SeSe und Sese, nicht bei sese
Lewis	Le, le	19	s. Abb. zu Chromosom 19	Unmittelbares Genprodukt von Le ist eine Glykosyltransferase, die bei sese-Individuen zur Synthese von Le^a führt. Le führt bei Se-, H-Individuen zu Le^b. Bei Genotyp lele kommt es weder zu Le^a noch zu Le^b: Phänotyp: Le(a-b-)
Ii	unklar	9q21		Der größte Teil des neonatalen i wird während der ersten Lebensmonate zu I. I- und i-Determinanten an ABH-tragenden Molekülen
P	P_1, P^k, P_2, p	22q11.2–qter	Transcobalamin II	Genprodukte sind Glykosyltransferasen, P-Determinanten an ABH-Ii-tragenden Glykosphingolipiden, im Serum 153 kDa, Verwandtschaft zu Forssman-Antigen
Rh	C, c, D, E, e und weitere Allele	1p36.2–p34	Enzymallotypien (6-PGD, PGM_1, Peptidase C), Elliptozytose	28–34-kDa-Polypeptid als Teil von oder assoziiert an Protein-Bande 3, Anti-D (-Rh_0) ist wichtigster irregulärer Antikörper
Duffy	Fy^a, Fy^b, Fy^x, Fy4	1q22–q23	erblicher Katarakt, Amylaseallotypie, Uncoiler-1	35–43-kDa-Protein
Kell	K, k, – Kp^a, Kp^b, Kp^c, – Js^a, Js^b	7q33–q35	durch Prolactin induzierbares Protein	85-kDa-Glykoprotein
Kidd	Jk^a, Jk^b, Jko	18q11–q12		45-kDa-Antigen, Antikörper mit besonderer Fähigkeit zur Komplementbindung ohne Hämolyse
MNSs	M, N, M^g, – S, s, U und viele mehr	4q28–p31	Vitamin D bindendes Protein	Glykophorin A trägt M-, N- und Glykophorin B S-, s-, U-Determinanten, welche durch eine terminale Sequenz von 5 Aminosäuren und Glykosylierung bestimmt werden
Lutheran	Lu^a, Lu^b und einige mehr	19q12–q13	s. Abb. zu Chromosom 19	78- und 85-kDa-Glykoproteine, In(Lu) ist Suppressor-Gen für Lu^a und Lu^b: Lu(a-b-) wie bei LuLu
Chido, Rodgers		6p21.3	HLA HLA	Allotyp des Komplements 4 (C4S) Allotyp des Komplements 4 (C4F)
Bg	Bg^a, Bg^b, Bg^c	6p21.3	Chido, Rodgers	HLA-B7 bzw. -B17 und -A28 auf Erythrozyten
Xg	Xg^a	Xp22.32	Retinoschisis, Ichthiosis, okulärer Albinismus	Xg(a+) bei Frauen häufiger als bei Männern

[1] Nummer des Chromosoms, sein kurzer (p) oder langer Arm (q) und Nummer der Bande.

Anwendung der Blutgruppenserologie

Außer in der Transfusionsmedizin findet die Blutgruppenserologie Anwendung in der Transplantationsimmunologie, in der immunologischen Mutter-Kind-Unverträglichkeit, in der Genetik und in der Anthropologie. Die Blutgruppenserologie ist in der Gerichtsmedizin bei der Spurensicherung und der Abstammungsbegutachtung unentbehrlich.

■ Alloantigene der Blutzellen

■ Biochemie, Zellmembran, Zytoskelett und Funktion

Die allogenen thrombozytenspezifischen Determinanten HPA-1 (= Zw) und HPA-3 findet man auf dem Glykoproteinkomplex IIb/IIIa (218 kDa), HLA-A,-B und -C auf einem Glykoprotein (44 kDa), assoziiert mit einem nicht transmembranösen β_2-Mikroglobulin (12 kDa), HLA-DR, -DQ und -DP auf einem Glykoproteinheterodimer (60–64 kDa). Die granulozytenspezifischen Allo- und autoantigene NA1 und NA2 sind Fc$_\gamma$RIII-Moleküle (CD16) mit entsprechend unterschiedlichen Epitopen. Hierzu und zu weiteren granulozytären Antigenen sei auf eine Übersicht hingewiesen (17). Die monozytenspezifischen Alloantigene sind bisher wenig charakterisiert worden. Die erythrozytären Alloantigene sind Polypeptide, Glykoproteine und Glykolipide (Tab. 18.1). In Sekreten kommen als lösliche Blutgruppensubstanzen nur Glykoproteine vor, an Zellen Glykoproteine und Glykosphingolipide. So unterschiedlich die Natur der Blutgruppen ist, so unterschiedlich sind die Substanzen, die mit ihnen reagieren oder sie inaktivieren (Tab. 18.3). Die Anzahl der Antikörperbindungsstellen für Blutgruppen ist außerordentlich verschieden (Tab. 18.4). Zahlreiche monoklonale Blutgruppenantikörper wurden hergestellt und brachten Fortschritte der biochemischen Analysen (4, 9).

Einige Blutgruppenmoleküle sind für die physiologische Verformbarkeit und die Formerhaltung wichtig. Entsprechend geht das Fehlen bestimmter Blutgruppen wie LW(–) (Rh$_{Null}$-Syndrom) oder wie Kx (–) (McLeod-Syndrom) mit verkürzter zirkulatorischer Halbwertszeit der Erythrozyten einher. Blutgruppenmoleküle trans-

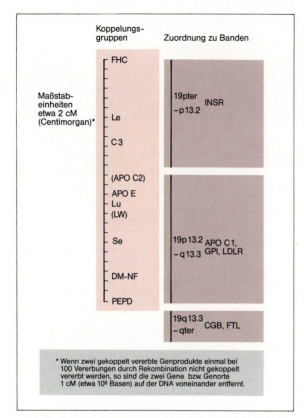

Abb. 18.2 Gene auf Chromosom 19. FHC = familiäre Hypercholesterinanämie, Le = Lewis-Blutgruppe, C3 = Komplementkomponente 3, APO = Apolioproteine, Lu = Lutheran-Blutgruppe, LW = Landsteiner-Wiener-Blutgruppe, Se = Sekretor, DM-NF = myotone Dystrophie, Neurofibromatose, PEPD = Peptidase D, INSR = Insulinrezeptor, GPI = Glucosephosphatisomerase, LDLR = Low-density-lipoprotein-Rezeptor, CGB = Choriongonadotropin-B-Kette, FTL = Ferritin, leichte Kette (nach Tippett und Brook u. Mitarb.).

Tabelle 18.2 Vorkommen von Blutgruppendeterminanten an Zellen und Molekülen, die nicht menschlichen Erythrozyten zuzuordnen sind (nach Mollison u. Mitarb. und Issitt)

ABH	gelöst im Serum, Speichel und anderen Sekreten, Zysteninhalten, Amnionflüssigkeit, Milch, Zellen transplantierter Organe (u.a. Endothel), Thrombozyten, Lymphozyten bei Se, Bakterien (z.B. E. coli)
Lewis	gelöst wie ABH, Lymphozyten, Zellen transplantierter Organe?
Ii	gelöst in Körperflüssigkeiten, insbesondere in Milch, an Granulozyten, Monozyten, Lymphozyten, Thrombozyten, Erythrozyten bestimmter Tiere, Bakterien
P$_1$	an Granulozyten, Monozyten, Lymphozyten, Würmern (in Hydatidenflüssigkeit)
Chido, Rodgers	primär ein allotypisches Serumprotein: Komplementkomponente 4, sekundär an Erythrozyten, nicht im Speichel
Sd^a	gelöst im Speichel, nicht im Serum
HLA	gelöst im Serum

Tabelle 18.3 Inaktivierung von blutgruppenspezifischen Determinanten (nach Issitt und Swanson u. Sastamoinen)

Inaktivierung durch	Blutgruppenantigene
Proteasen	Fy^a, Fy^b (nicht Fy3, Fy4, Fy5), S, s, Chido, Rodgers (Lu^a, Lu^b wenig)
Neuraminidase, Proteasen	M, N, Pr
Dithiothreitol (DTT), 2-Aminoäthylisothiouroniumbromid (AET)	Kell
Chloroquin	HLA

portieren Ionen und kleine Moleküle, sind Liganden für z. B. Chemokine, Komplementproteine und Mikroorganismen, vermitteln die Adhäsion an andere Zellen, bilden eine schützende Kohlenhydrathülle (Glykokalyx) der Zelle, sind Bestandteile des Komplementsystems und sind enzymatisch aktiv (14).

■ Antikörper und Immunantwort

Regelmäßig und mit wenigen Ausnahmen ein Leben lang kommen IgM- und IgG-Blutgruppenantikörper mit der Spezifität gegen die Blutgruppen-A- und -B-Antigene bei den Individuen vor, die das betreffende Antigen nicht selbst haben („reguläre Antikörper", Tab. 18.**5**). Diese Antikörper sind die häufigste Ursache bedrohlicher Transfusionszwischenfälle. Andere IgM-Antikörper sind fast immer harmlose, nur unter 25 °C wirksame Antikörper mit Spezifität für A_1 bei der Blutgruppe A oder AB, für H, HI, I, Le^a, Le^b, M, N oder P_1. Diese Kälteantikörper sind auch bei einer Transfusion während der Operation in Hypothermie und bei der Transplantation kalt perfundierter Organe harmlos. Die sehr seltenen Ausnahmen von dieser Regel müssen entsprechend den transfusionsmedizinischen Befunden beachtet werden.

    Blutgruppenantikörper mit anderer Spezifität als A oder B treten unregelmäßig und selten auf („irreguläre Antikörper"). Sie sind Folge einer Immunisierung durch Transfusion oder Schwangerschaft. Diese irregulären Antikörper gegen z. B. C, D, K oder Fy^a gehören praktisch immer der Immunglobulinklasse G an, sind bei 37 °C wirksam und klinisch relevant.

    Die großen Unterschiede der Antikörper- und der Blutgruppeneigenschaften machen es erforderlich, daß die Antikörper im Rahmen der Schwangerenvorsorge oder bei Blutspendern und -empfängern und in den Verträglichkeitsproben („Kreuzprobe") jeweils mit verschiedenen Methoden untersucht werden. Die Bereitschaft, nach Transfusion oder Schwangerschaft mit einer Immunantwort zu reagieren, ist unterschiedlich. Insgesamt muß diese Bereitschaft als äußerst gering eingeschätzt werden, wenn man bedenkt, daß mit einer Transfusion mehrere hundert Fremdantigene zugeführt werden und wie selten danach irreguläre Antikörper gegen diese Antigene gebildet werden. Erst durch Untersuchung sehr großer Kollektive kann aus der Häufigkeit der irregulären Antikörper (Tab. 18.**6**) die unterschiedliche Immunogenität der einzelnen Blutgruppen annäherungsweise abgeleitet werden (Tab. 18.**7**). Dabei muß die beobachtete Zahl der Antikörper einer Spezifität nur auf

Tabelle 18.4 Bindungsstellen oder Blutgruppenantigene für korrespondierende Antikörper je Erythrozyt (nach Mollison u. Mitarb. und Issitt)

Blutgruppenantigen	Ungefähre Anzahl der Bindungsstellen oder Antigene (Ag)
A_1	1 000 000
A_1 Nabelschnur	300 000
A_2	260 000
A_2 Nabelschnur	140 000
B	700 000
A_1B für A	650 000
A_3	35 000
A_x	4 800
A_{end}	3 500
A_m	700
M, N	Ag: 1 000 000
S bei Homozygotie	Ag: 250 000
s bei Homozygotie	Ag: 170 000
Ii	500 000
D (Rh$_0$) bei	14 000
häufigen Phänotypen	–33 000
-D-, homozygot	110 000
	–200 000
übrige Rh-Antigene	10 000
	–80 000
Duffy bei Homozygotie	17 000
Kidd bei Homozygotie	14 000
Kell bei Homozygotie	6 000
bei Heterozygotie	3 500

Tabelle 18.5 ABO-Blutgruppen (linke Hälfte) und ihre regulären Antikörper bzw. Isoagglutinine (rechte Hälfte)

Blutgruppe der untersuchten Probe	Reagenzien								
	Anti-					Testerythrozyten der			
	-A	-B	-AB	-A_1[1]	-H[1]	A_1-	A_2-	B-	0-Blutgruppe
A_1	++	–	++	++	–	–	–	+	–
A_2	+	–	++	–	+	–	–	+	–
B	–	++	++	–	–	+	(+)	–	–
0	–	–	–	–	++	++	+	+	–
A_1B	++	++	++	++	–	–	–	–	–
A_2B	+	++	++	–	+	–	–	–	–

[1] Keine Antikörper! Es werden Lectine, d. h. pflanzliche Glykoproteine mit selektiver Bindung an bestimmte, immundeterminante Zucker, zur Bestimmung der A-Untergruppen A_1 und A_2 verwendet.

Tabelle 18.6 Häufigkeit irregulärer Blutgruppenantikörper seit 1953. Anzahl der Antikörperbefunde je 1000 Untersuchte in kliniknahen Blutbanken

Anti-	1981–1989[1]	1989/1981[1]	1975[2]	1965–1972[3]	1953–1964[4]
K	3,8	4,2/1,7	1,8	0,9	0,6
D	3,5	3,8/4,6	2,6	4,4	7,1
Le^a	3,3		3,1		2,6
E	2,8	4,2/0,4	1,9	1,1	1,3
P$_1$	2,3		2,0		4,1
C, D	1,5				2,8
Fy^a	1,1	1,3/0,8	0,9	0,4	0,08
Le^b	0,9		1,3		0,1
Le^a, Le^b	0,6				0,3
Jk^a	0,6		0,2	0,3	0,05
C, D, E	0,6				0,1
M	0,5		0,5		0,1
C	0,4	0,5/0,2	0,7	0,02	0,01
Kp^a	0,4	0,4/0,1	0,08		
c	0,3		0,3	0,5	0,2
c, E	0,3				0,1
Lu^a	0,2		0,5		0,07
D, E	0,2				0,2
S	0,1		0,2		0,04
Fy^b	0,06		0,08	0,02	
C, e	0,06				0,07
e	0,05		0,4		0,02
Jk^b	0,03			0,04	
N	0,01				0,02

[1] n = 151 347 (Neppert u. Mueller-Eckhardt, unveröffentlicht)
[2] n = 12 848 (nach Boral u. Henry [1])
[3] n = 53 350 (nach Spielmann u. Seidl [28])
[4] n = 200 000 (nach Kissmeyer-Nielsen [11])

Tabelle 18.7 Unterschiedliche Immunogenität der Blutgruppenantigene und einiger Blutgruppenkonstellationen, abgeleitet von der Häufigkeit irregulärer Blutgruppenantikörper bei Untersuchten ohne die korrespondierende Blutgruppe.
Grundlage sind die Antikörperhäufigkeiten in dem Gießener Untersuchungskollektiv (Tab. 18.**6**) und die bekannten Phänotypfrequenzen der Blutgruppen.
Angegeben werden Rang, Spezifität der Antikörper und deren Anzahl je 1000 Individuen, welche die korrespondierende Blutgruppe nicht haben.

1.	D	21,9	7.	C, D, E	4,1	13.	M	2,3	19.	Kp^a	0,4
2.	P$_1$	10,9	8.	E	3,9	14.	C, e	2,0	20.	Fy^b	0,3
3.	C, D	9,3	9.	Le^b	3,3	15.	c	1,6	21.	Lu^a	0,2
4.	Le^a, Le^b	6,0	10.	Fy^a	3,1	16.	c, E	1,6	22.	S	0,2
5.	K	4,2	11.	Jk^a	2,6	17.	C	1,3	23.	N	0,2
6.	Le^a	4,1	12.	e	2,5	18.	D, E	1,3	24.	Jk^b	0,1

die Individuen bezogen werden, welche die korrespondierende Blutgruppe nicht haben. D hat die größte Immunogenität. Deutlich geringer ist die Immunogenität einiger klinisch relevanter Blutgruppen, wie die der übrigen Rh-Merkmale einschließlich c und e, sowie K, Fy^a und Jk^a. In verschiedenen Zusammenstellungen seit etwa 1960 und im eigenen Untersuchungsgut von 1981 bis 1989 (Klinikum der Justus-Liebig-Universität Gießen) ist eine Zunahme von Beobachtungen bestimmter Antikörper festzustellen, z. B. die mit Spezifität für K, E und Kp^a (Tab. 18.**6**).

Folgen der Antikörperreaktion mit allogenen Blutzellen

Die Reaktion von Blutgruppenantikörpern mit Zellen verursacht a) den intravaskulären Abbau der Zellen, b) die Bildung von Anaphylatoxinen und Zytokinen, c) den extravaskulären Abbau der Zellen, d) das „Trapping" im Gefäßbett verschiedener Organe und e) den pathologisch erhöhten Verbrauch von Thrombozyten und Gerinnungsfaktoren in der Blutzirkulation.

a) Der intravaskuläre Abbau wird hauptsächlich durch IgM-Antikörper gegen die Blutgruppen A und B ausgelöst. Seltener sind Antikörper anderer Spezifität oder einer anderen Immunglobulinklasse ursächlich beteiligt (IgG_1, IgG_3). Durch Komplementaktivierung kommt es zur schnellen Hämolyse (zirkulatorische Halbwertszeit von z. B. 2 Min.).

b) Eine Folge von Komplementaktivierung ist die Bildung von nicht zellfixierten Komplementkomponenten C3a und C5a, den sogenannten „Anaphylatoxinen", die wiederum „Kinine", Bradykinin und Kalikrein, freisetzen. Durch Antikörperreaktion an Empfänger- oder Spenderzellen werden vermehrt Zytokine sezerniert. Die Folgen sind Gewebs- und Gefäßschäden mit Kreislaufreaktionen.

c) Der extravaskuläre Abbau von Blutzellen, die mit IgG_1- oder IgG_3-Blutgruppenantikörpern sensibilisiert sind, wird durch die Makrophagen des retikuloendothelialen Systems geleistet. Sie fangen mit ihren Fc-Rezeptoren die mit IgG sensibilisierten Zellen aus der Zirkulation und lösen das IgG von der Zielzelle ab oder konzentrieren es an ihrem Zellpol (capping), um ihn zusammen mit dem IgG abzutrennen und aufzunehmen. Die zurückbleibenden Fragmente werden als Sphäro- oder Fragmentozyten in die Zirkulation freigesetzt. Aber auch ganze Zellen werden phagozytiert.

d) Schließlich gibt es einzelne Beobachtungen über größere, wieder freigesetzte Mengen von IgG-sensibilisierten Blutzellen, nachdem diese eine gewisse Zeit im Gefäßbett eines Organs festgehalten wurden (trapping). Die wieder freigesetzten Zellen sind vermutlich noch mit IgG beladen, weil sie eine zirkulatorische Halbwertszeit von nur 38 Stunden haben (6).

e) Die gelegentlich nach Transfusionszwischenfall auftretende intravaskuläre Gerinnung mit Verbrauch von Gerinnungsfaktoren und Thrombozyten erklären einige Autoren mit freigesetztem Gewebefaktor (Gewebethromboplastin) nach Gefäßschädigung duch Kinine (siehe b).

■ Alloantigensysteme

Hier kann keine erschöpfende Behandlung aller Systeme gegeben werden. Daher sei auf detaillierte Ausführungen anderer Autoren hingewiesen (4, 10, 18). Tab. 18.**8** zeigt die Häufigkeiten ausgewählter Blutgruppenantigene in einer europäischen Bevölkerung. Das Vorkommen dieser und weiterer Alloantigene auf verschiedenen nichtstimulierten Zellen veranschaulicht Abb. 18.**3**.

Erythrozytäre Blutgruppensysteme

Das AB0-System ist das klinisch wichtigste System, weil Antikörper gegen die Blutgruppen A und B regelmäßig bei Personen vorkommen, welche die korrespondierende Blutgruppe nicht haben. Wenn bei der Transfusion von Erythrozytenkonzentraten diese oder der Patient verwechselt werden, kommt es durch die regulären Antikörper oft zu hämolytischen Transfusionszwischenfällen. Diese sind die häufigste Ursache der Mortalität durch Transfusion bei etwa 1 von 100000–500000 Patienten. Seltene und weniger gefährliche irreguläre Blutgruppenantikörper des AB0-Systems sind Anti-A_1 bei Blutgruppe A_2 und anderen schwachen Varianten von A sowie Anti-H bei Blutgruppe A_1. Anti-A und -B können auch einen Morbus haemolyticus neonatorum (MHN) hervorrufen. In unserer Bevölkerung findet man den Phänotyp A bei 42%, B bei 14%, AB bei 6% und 0 bei 38% der Individuen. Es gibt eine Reihe von vererbten und bei malignen Grundkrankheiten erworbenen Varianten der AB0-Blutgruppen. Die Blutgruppe A kann u. a. bei Leukämien abgeschwächt werden oder verlorengehen.

Zur Blutgruppenbestimmung mit den Testseren Anti-A, Anti-B und Anti-AB an den Probandenerythrozyten gehört auch der Nachweis der zu erwartenden regulären Antikörper („Isoagglutinine") im Probandenserum mit Testerythrozyten der Blutgruppen A_1, A_2, B und 0 (Normalbefunde der Bestimmung in Tab. 18.**5**).

Im Hh-System kodiert das sehr häufige, von A und B unabhängig vererbte Gen H die A-B-Vorläufersubstanz H (Tab. 18.**1**), deren für das Antigen H immundeterminante Zucker bei der Blutgruppe A_1 und B serologisch kaum noch nachweisbar sind. Bei A_2 und schwächeren A-Varianten sowie bei der Blutgruppe 0 ist das Antigen H jedoch deutlich nachweisbar (Tab. 18.**5**).

Die Ausbildung von Blutgruppen im Lewis-System steht in engem Zusammenhang mit bestimmten Sekretorgenen und H-Genprodukten (Tab. 18.**1**). Die meisten Lewis-Antikörper agglutinieren nur unterhalb 25 °C. Diese und viele in vitro Komplement bindende,

Tabelle 18.**8** Prozentuale Häufigkeit von Individuen mit bestimmten Blutgruppen

A	48	D	85	Fy^a	65	M	78
A_1	38						
A_2	10			Fy^b	80	N	72
B	20	C	70	Fy_3	99	M^g	<0,01
H	>99,9	E	30			S	57
		c	80	K	9	s	88
Le^a	22	e	98	k	99,8		
Le^b	72			Kp^a	2		
I	>99,9			Kp^b	99,9		
P_1	79			Jk^a	77	Lu^a	8
P	>99,9	LW^a	>99	Jk^b	73	Lu^b	99,8
				Jk^3	99,9	Lu3	>99,9

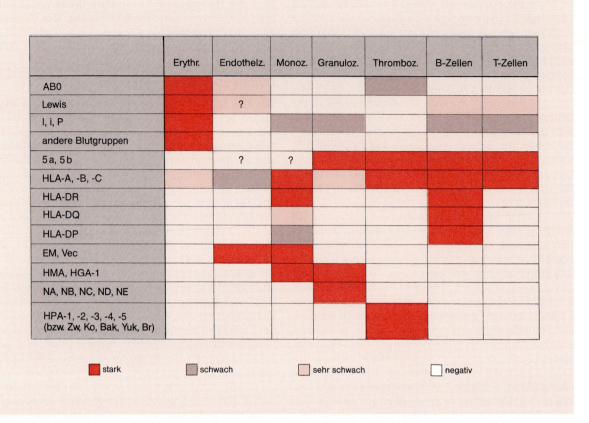

Abb. 18.3 Expression humaner Alloantigene auf verschiedenen nicht stimulierten Zellen.

hämolysierende Lewis-Antikörper sind harmlos. Die seltenen hochtitrigen hämolysierenden Antikörper sind ernst zu nehmen. Lewis-Antikörper verursachen keinen MHN.

Die mit niedrigem Titer bei den meisten Menschen nachweisbaren Antikörper gegen die Blutgruppe I im Ii-System sind als methodisch störende Kälteautoantikörper in der blutgruppenserologischen Diagnostik bekannt. Hohe Anti-I-Titer sind selten und können vorübergehend erscheinen, z. B. nach Mykoplasmeninfektion. Anti-I kann auch als pathogenetisch relevanter monoklonaler Autoantikörper bei der chronischen Kälteagglutininkrankheit auftreten. Anti-i wird für kurze Zeit während oder nach infektiöser Mononukleose nachgewiesen.

Klinisch relevante, bei 37 °C wirksame Antikörper gegen P1 des P-Systems sind nicht häufig. Die sehr seltenen Antikörper gegen Tj^a (P + P$_1$ + P^k) bei Personen mit dem Genotyp pp können jedoch ein bedeutendes Transfusionshindernis sein. Die autolog wirksamen Donath-Landsteiner-Kältehämolysine bei der paroxysmalen Kältehämoglobinurie haben fast immer Spezifität für P.

Das Rhesussystem ist genetisch und phänotypisch kompliziert (10). Gute Vorstellbarkeit ist mit der Nomenklatur von Fisher und Race verbunden, die von 3 eng benachbarten Genloci ausgehen: a) für C, c und weitere seltenere Allele (Varianten), b) für D, das hereditäre D^u und weitere seltene Allele (d ist Schreibweise für das Fehlen von serologisch nachweisbaren Allelen), c) für E, e und weitere seltene Allele. Im folgenden ein Beispiel für die Schreibweise: Genotyp: *CDe/cde*, Blutgruppenbestimmung C(+), c(+), D(+), E(−), e(+), Rhesusformel: CcD.ee. Der Punkt hinter D steht für die ohne Familienanalyse nicht abklärbare Homo- oder Heterozygotie von D. 85% der Individuen in unserer Bevölkerung sind D(+), synonym und gebräuchlicher: rhesusfaktorpositiv oder Rh-positiv, und 15% D(−), analog: rhesusfaktornegativ oder Rh-negativ. Rh-negative Individuen können nach Kontakt mit Rh-positiven Erythrozyten bei Transfusion oder Schwangerschaft Anti-D bilden, das schwere Transfusionszwischenfälle und einen MHN verursachen kann. Bei bis zu etwa 0,6% der kaukasoiden Menschen findet man einen in der Antigenität sehr variabel abgeschwächten Rhesusfaktor D, das D^u, welches entweder durch Transpositionseffekt eines C als quantitativ abgeschwächtes D oder unabhängig vom C als ein in Teilantigenen defizitäres D auftritt. Im letzten Fall kann ein D^u-positives Individuum in seltenen Fällen gegen Teilantigene, die es selbst nicht hat, ein Anti-„D" (gegen andere Teilantigene) bilden. Aufgrund der Seltenheit und verbesserter Reagenzien wird es kontrovers beurteilt, ob man heute noch einem Empfänger mit D^u wie einem Empfänger, der Rh-negativ ist, Rh-negatives Blut geben sollte. Ein Blutspender mit D^u wird dagegen als Rh-positiv geführt, weil die Transfusion seines Blutes bei Rh-negativen Empfängern zur Bildung von Anti-„D" (gegen

Teilantigene) führen könnte. Es gibt noch eine Vielzahl seltener Varianten und Abschwächungen der Rh-Faktoren C, c, E und e, die mit hochgestelltem u, w (z. B. E^w) gekennzeichnet werden. Bemerkenswerte Varianten sind Deletionstypen, bei denen in verschiedener Weise sowohl C als auch c oder sowohl E als auch e oder zusätzlich auch D fehlen. Das völlige Fehlen von Allelen eines Genortes wird mit einem Strich gekennzeichnet, z. B. in entsprechender Reihenfolge: „–DEe", „CcD–", „–D–" oder „– –". Bei „–D–" ist eine besonders hohe D-Antigendichte der Erythrozyten festzustellen (Tab. 18.**4**). Rhesusfaktorantikörper sind meist IgG_1- und IgG_3-Antikörper, die kein Komplement aktivieren und deren Fc-Ende nur mit dem Fcγ-Rezeptor Typ 1 binden (extravaskulärer Abbau).

Wenn im LW-System (unabhängig vom Rh-System, Tab. 18.**1**) das Antigen LW^a (Phänotypfrequenz >99%) nicht kodiert wird, so werden im Rh-System keine Antigene exprimiert: Man spricht von Rh_{Null}. Weitere klinisch wichtige Systeme sind das Duffy-, Kell-, Kidd- und Lutheran-System. Grundsätzlich können alle Blutgruppen in diesen und weiteren Systemen schwere Transfusions- und maternofetale Unverträglichkeiten hervorrufen. Dies kommt nicht oft vor, insbesondere bei den extrem seltenen (Individual-, Familien-, privaten) Antigenen und den extrem häufigen Antigenen. Für die betroffen Individuen mit korrespondierenden irregulären Antikörpern sind die Folgen ebenso ernst zu nehmen wie die durch häufigere Antikörper. Deshalb werden in wenigen Zentren weltweit verfügbare verträgliche (antigennegative) Erythrozytenkonzentrate tiefgefroren bevorratet. Alternativ kommen in diesen Fällen auch kreuzprobennegative Verwandte als Spender in Betracht.

Nichterythrozytäre Systeme

Die Antigene des 5a/5b-Systems der Leukozyten und Thrombozyten sind praktisch nur durch den Leukagglutinationstest nachzuweisen. Korrespondierende Antikörper sowohl bei Transfusionsempfängern (Majortyp) als auch in der zugeführten Blutkomponente (Minortyp) können bei Reaktionen mit antigenpositiven Zellen das mit Latenz von einigen Stunden auftretende „nichtkardiogene posttransfusionelle Lungenödem" mit ernster Prognose auslösen (26). Ähnliche Probleme können offenbar auch durch Antikörper gegen Antigene in anderen leukozytären Systemen auftreten (HLA und Granulozytenantigene s. Abb. 18.**3**). Häufiger haben diese jedoch ihre Bedeutung im beschleunigten Abbau von transfundierten Thrombozyten oder Granulozyten, also in substitutionsrefraktären Zytopenien. Granulozytenspezifische Antikörper können die Plazenta passieren und eine dem MHN analoge, die neutrophilen Granulozyten treffende Mutter-Kind-Unverträglichkeit, die neonatale Alloimmunneutropenie, verursachen (23). Empfängerantikörper gegen Antigene der thrombozytären Systeme (Abb. 18.**3**) können die posttransfusionelle Purpura hervorrufen. Thrombozytenspezifische Antikörper verursachen nach Plazentapassage die neonatale Alloimmunthrombozytopenie.

Therapie mit Blutkomponenten

Definition und Übersicht

Blutkomponenten sind isolierte Bestandteile des Blutes, die therapeutisch eingesetzt werden. Zu ihnen zählen die Erythrozyten-, Granulozyten-, Thrombozyten- und Plasmapräparate. Die Plasmaproteinderivate, wie das Albumin, die Gerinnungsfaktoren und die Immunglobuline (18), werden hier nicht besprochen. Die Therapie mit den Blutkomponenten läßt sich einteilen in Substitution (Ersatz fehlender Blutkomponenten), Depletion oder therapeutische Hämapherese (Entzug einer im Überfluß gebildeten oder pathogenen Blutkomponente) und andere Therapieziele durch Gabe von Blutkomponenten. Die parenterale Gabe von Blutzellen und Thrombozyten heißt *Transfusion,* die von Plasmapräparaten *Infusion.*

Seit 1988 gilt das Arzneimittelgesetz auch für die Herstellung und Abgabe von Blutkomponenten. Dies wird durch die Arzneimittelüberwachungsstellen der Länder bei unangemeldeten Inspektionen kontrolliert.

Substitution

Allgemeines

Allgemein ist die Substitution bei einem Patienten dann indiziert, wenn er durch einen Mangel an funktionstüchtigen Blutkomponenten krank ist und ein Ersatz möglich ist. Das Therapieziel ist also nicht der hämatologische Normalwert, und die Substitution ist kein Ersatz, wenn die zugeführte Blutkomponente bei einigen Patienten nur für wenige Minuten im Kreislauf verbleibt. Auch aufgrund schwerer Nebenwirkungen kann der Ersatz unmöglich sein (Übersichten: 17, 18, 25).

Erythrozytentransfusion

Indikation der Erythrozytenpräparate sind Anämien. Eine Hämoglobinkonzentration (Hb) von < 6 g% macht die Erythrozytengabe unbedingt erforderlich. Bei chronischen Anämien mit den typischen Nebenwirkungen ständiger Transfusionen (Hämosiderose, Infektion, fortschreitende Immunisierung gegen Alloantigene) kann oft ein Hb zwischen 6 und 8 g% toleriert werden. Bei akutem Blutverlust ohne längere Azidose oder bei postoperativer Anämie sollten Erythrozyten bei einem Hb von < 8 g% substituiert werden. Wenn der Patient älter ist, eine kardiale Insuffizienz oder eine Ischämiegefahr bei bestehenden Gefäßerkrankungen möglich sind, sollten Hb-Werte von < 10 g% Indikation zur Transfusion sein. Man sollte eher die Gabe von Erythrozytenkonzentrationen erwägen, wenn weitere Risiken bestehen, wie bei größeren Operationen oder schwer abschätzbarem Blutverlust (der schnelle Verlust reduziert anfangs nur das Volumen, nicht die Hb-Konzentration!). Es gibt drei wesentlich verschiedene Erythrozytenpräparationen (Tab. 18.**9**). Bei der Herstellung des an Buffy coat armen

Tabelle 18.9 Zusammensetzung der nach gegenwärtigen Möglichkeiten optimal hergestellten Erythrozytenkonzentraten (EK)

Bestandteile	Buffy-coat-freies EK	3mal gewaschenes EK[1]	Leukozytendepletiertes EK[2]
Erythrozyten (ml)	250–350	200–300	200–350
Hämatokrit (%)	50–70	50–70	50–80
Leukozyten (x10^6)	< 1200	100–600	< 5
Plasmaproteine (mg)	3000–5000	2–4	3000–5000

[1] 3mal jeweils Zugabe vor und Entfernen nach Zentrifugation von mindestens 200 ml physiologischer Kochsalzlösung
[2] Leukozytenentfernung mit Spezialfilter

Erythrozytenkonzentrates werden Plasma und der Teil an Thrombozyten und Leukozyten entfernt, welcher nach Zentrifugation auf der Erythrozytenschicht liegt („Buffa coat"). Gewaschene Erythrozytenkonzentrate sind selten indiziert. Sie werden bei Plasmaunverträglichkeit dreimal gewaschen, wenn ein Patient mit selektivem IgA-Mangel nach Gabe von Blutkomponenten ein Anti-IgA entwickelt hat. Die Konzentrate werden einmal gewaschen, wenn bei bestimmten Infektionen durch Neuraminidase eine sogenannte T-Aktivierung der Patientenerythrozyten besteht. Zusätzlich sollten die Konzentrate leukozytenarm gefiltert sein, wenn der Patient an einer paroxysmalen nächtlichen Hämoglobinurie leidet. Leukozytenarme Erythrozytenkonzentrate werden solchen Patienten gegeben, bei denen Immunisierungen gegen HLA, Übertragung des Zytomegalievirus und nichthämolytische Transfusionszwischenfälle durch leukozytäre Antikörper vermieden werden sollen. Wenn für Patienten ein operativer Eingriff geplant wird, bei dem eine Transfusion zu 10% oder mehr wahrscheinlich ist, muß die Gewinnung von Patientenblutkomponenten zur Eigenbluttransfusion in Betracht gezogen werden. Für Patienten mit irregulären Antikörpern gegen sehr häufige Blutgruppen wird Eigenblut oder allogenes Blut ohne die korrespondierende Blutgruppe in zentralen Einrichtungen tiefgefroren. Die Therapiekontrolle bei der Erythrozytentransfusion erfolgt durch Hb-Messung. Im allgemeinen steigt die Hb-Konzentration bei einem 70 kg schweren Patienten nach Transfusion eines Erythrozytenkonzentrates um etwa 1 g%. Die Verwendung von Vollblut ist bei verfügbaren Blutkomponenten obsolet.

Thrombozytentransfusion

Über thrombozytenhaltige Blutkomponenten gibt Tab. 18.10 Aufschluß. Indikation zur therapeutischen Thrombozytentransfusion sind Blutungen (Petechien, Hämaturie usw.) bei Thrombozytopenie. Das sind Thrombozytenkonzentrationen von 50000/µl oder weniger. Die gleiche Indikation besteht bei Blutungen, wenn eine reversibel erworbene Thrombopathie besteht, deren Ursache zum Zeitpunkt der Indikation nicht mehr im Patientenplasma besteht, wie ein Zustand bis zu 2 Tagen nach dem Absetzen von Acetylsalicylsäure (Aggregationshemmer). Ohne erkennbare Blutung besteht eine Indikation zur prophylaktischen Transfusion, wenn die Thrombozytenkonzentration unter 20000/µl liegt. Dringlicher ist die Indikation allgemein bei schnellem Abfall der Konzentration, Fieber und unter schlecht kontrollierbaren Bedingungen. Die Thrombozytensubstitution bei disseminierter intravasaler Gerinnung ist nicht ausnahmslos frustran. Oft ist die Indikation bei bekannter, länger bestehender Thrombozytopenie unter 20000/µl ohne Blutungsneigung nicht gegeben. Wenn Patienten häufig Transfusionen bekommen, können sie gegen HLA-Antigene immunisiert werden. Das kann vermieden werden, wenn der Leukozytenanteil in den Blutkomponenten mit Spezialfiltern reduziert wird. Zur Therapiekontrolle muß bei den Patienten unbedingt eine Stunde nach Ende der Substitution und am Morgen danach die Thrombozytenkonzentration gemessen werden. Die Bestimmung der standardisierten Blutungszeit nach Substitution ist sehr aufschlußreich. Wenn kein erhöhter peripherer Umsatz besteht (z. B. große Milz, Autoantikörper), rechnet man mit einem Anstieg der Thrombozytenkonzentration im Patientenblut um etwa 40000/µl eine Stunde nach Substitution, wenn bei 70 kg Körpergewicht 400×10^9 Thrombozyten gegeben wurden (4–8 Einheiten).

Granulozytentransfusion

Granulozyten werden bei Granulozytopenie mit weniger als 500 Zellen/µl durch reversible Bildungsstörung (z. B. nach Chemotherapie der Leukämie) transfundiert, wenn länger als 3 Tage Sepsis, Fieber über 39 °C oder schwere Organinfekte bestehen und mehr als 2 Tage erfolglos optimale Kombinationen breit wirksamer Antibiotika bzw. Antimykotika erprobt wurden. Leider können ausreichend Zellen bei Patienten mit einem Körpergewicht unter 10 kg nur annäherungsweise transfundiert werden. Zudem ist die Gewinnung der Granulozyten für den Spender gefährlich. Daher werden Granulozyten nur noch sehr selten und nur bei bestimmten Voraussetzungen der Spender transfundiert (20).

Anwendung von gefrorenem Frischplasma (GFP)

Die innerhalb von 16 Stunden nach der Blutspende bei –30 bis –40 °C eingefrorenen Plasmen enthalten Gerinnungsfaktoren und -inhibitoren in kaum verminderter

Tabelle 18.10 Zusammensetzung der nach gegenwärtigen Möglichkeiten optimal hergestellten Thrombozytenkonzentrate (TK) mit ca. 50 ml Volumen

	TK aus Vollbluteinheiten	TK nach 5 Tagen Lagerung	Leukozytendepletiertes TK[2]	TK vom Zellseparator
Thrombozytenzahl ($\times 10^9$)	50–60	77%[1]	ca. 45	ca. 360
Anzahl der Einheiten (Spender) für eine Substitution bei 70 kg Körpergewicht	4–8	6–11	6–10	1
Leukozytenzahl je Einheit ($\times 10^6$)	< 200	–	< 1	ca. 2

[1] Anteil der nach Transfusion bestimmbaren Recovery im Verhältnis zur Recovery eines sofort nach Herstellung transfundierten PK (100%).
[2] Leukozytenentfernung durch spezielle Filter.

Konzentration. Die Blutgruppe im ABO-System der Plasmen sollte mit der des Empfängers möglichst übereinstimmen. Aufgetautes Plasma sollte umgehend infundiert werden, wenn lagerungsinstabile Gerinnungsfaktoren wirksam bleiben sollen. Indikationen für GFP sind u. a. globale Gerinnungsdefekte wie bei der disseminierten intravasalen Gerinnung, bei Leberausfall, größeren Blutverlusten und Substitution mit einer großen Zahl gerinnungsfaktorarmer Erythrozytenkonzentrate (18).

■ Depletion

Wir unterscheiden den Entzug der Erythrozyten (Erythrapherese und Aderlaß) von dem der Thrombozyten (Thrombapherese), der Leukozyten (Leukapherese) und des Plasmas (Plasmapherese). Übergeordnet ist der Begriff der Hämapherese, die therapeutisch und zur Produktion von Spenderblutkomponenten durchgeführt wird. Indikationen der therapeutischen Erythrapherese sind die Polycythaemia rubra vera und einige Formen der Polyglobulie. Sehr selten werden thrombembolische Komplikationen einer Thrombozytose mit der Thrombapherese behandelt. Laukapherese ist bei akutem hyperleukotischem Syndrom (Leukostase) indiziert, das gelegentlich im Verlauf von Leukämien auftritt. Die Behandlung durch Plasmapherese hat sich bei dem Hyperviskositätssyndrom (z. B. Morbus Waldenström), bei der thyreotoxischen Krise und einigen Autoimmunkrankheiten (Myasthenia gravis, Good-pasture-Syndrom usw.) bewährt (21).

■ Andere Ziele durch Gabe von Blutkomponenten

Die Gabe der folgenden Blutkomponenten ist therapeutisch wirksam: a) Anti-D-IgG zur Prophylaxe der Rh-Immunisierung, b) hochdosiertes IgG zur transitorischen Behandlung der Autoimmunthrombozytopenie (und eventuell anderer Autoimmunkrankheiten).

■ Nebenwirkungen

Nebenwirkungen der Therapie mit Blutkomponenten werden durch immmunologische und nichtimmunologische Faktoren sowie Mikroorganismen verursacht.

Immunreaktionen

Formen

Wir unterscheiden die von Antikörpern verursachten Unverträglichkeiten vom Major-, Minor- und Interdonortyp sowie den Angriff immunologisch determinierter Spender-T-Lymphozyten gegen den Empfängerorganismus, die Graft-versus-host-Krankheit (GVHK). Bei dem Majortyp sind die Antikörper vom Empfänger gebildet worden, kommen intra- und extravasal in großer Menge vor, reagieren mit Spenderblutkomponenten und verursachen die schwersten Zwischenfälle. Bei dem Minortyp werden Spenderantikörper in kleiner Menge (Restplasma im Erythrozytenkonzentrat, Thrombozytenkonzentrat und Plasma) in den Empfängerkreislauf gebracht, reagieren mit Empfängerantigenen und verursachen meistens weniger schwere Zwischenfälle. Dies trifft auch für die Unverträglichkeit vom Interdonortyp zu, bei der Spenderantikörper im Empfänger mit ebenfalls transfundierten Zellen eines anderen Spenders reagieren.

Erythrozytäre Unverträglichkeit

Die Majortyp-Unverträglichkeit durch die regulären Antikörper gegen die Blutgruppen A und B ist die häufigste Ursache der akuten hämolytischen, oft lebensbedrohlichen Transfusionsreaktion. Diese Antikörper sind in vielen Fällen sofort bei Verwechslungen der Patienten oder Blutkonserven (Zuordnungsfehler) wirksam. In der Mehrzahl bekommt dabei der falsche Patient eine Transfusion (19). Folgende Zeichen und Befunde sind bei dem akuten hämolytischen Transfusionszwischenfall festzustellen: Schweiß, Unruhe, Blässe, Schmerzen im Bereich des Sternums und der Nieren, Bewußtlosigkeit, bradykarder Schock, Hämoglobinämie, Hämoglobinurie, Anurie, Blutungen bei disseminierter intravasaler Gerinnung. Bei Laboruntersuchungen ist durch Blutgruppenbestimmung ggf. die Verwechslung belegbar. Der direkte Coombs-Test ist oft positiv. Man findet eine Mischagglutination der Erythrozyten, einen fortschreitenden Abfall der Hb-Konzentration, Bilirubinämie, Azidose, niedriges Haptoglobin und erhöhte LDH- und Kaliumkonzentration im Plasma. Das aus den zerstörten Erythrozyten ausgetretene Kalium kann zu Herzrhythmusstörungen und Gefäßspasmen führen. Wichtigste und daher immer zu dokumentierende Zeichen (Abb. 18.4, Farbtafel I) sind die mit bloßem Auge einige Stunden wahrnehmbare Hämoglobinämie und Hämoglobinurie mit schwarz-braunem Urin (nicht rotem Urin bei Hämaturie: Bei ihr lassen sich Erythrozyten abzentrifugieren). Beides ist allerdings auch nach Transfusion von physikalisch hämolysiertem Blut und nichtimmunologischen, in vivo verursachten Hämolysen zu beobachten. Die ohne Immunreaktion aufgetretene Hämoglobinämie und -urie ist meist harmlos. Ihre Ursachen in der Reihenfolge abnehmender Häufigkeit sind in der Transfusionspraxis: Zugabe von isotonischer Glucoselösung zum Erythrozytenkonzentrat, versehentliches Einfrieren, unsachgemäßes Wärmen von Blutkomponenten (z. B. Mikrowellenwärmer) oder Transfusion über Druckgradienten (abgeknickter Schlauch usw.). Die Hämoglobinurie kommt durch Auseinanderfallen des Hämoglobinmoleküls, eines Polypeptidtetramers, in Dimere zustande, die von der Niere ultrafiltriert werden. Der extravasale immunologische Abbau von Blutzellen bei IgG-Blutgruppenantikörpern ist der wichtigste Mechanismus der verzögerten hämolytischen Transfusionsreaktion. Häufig boostert hierbei die unverträgliche Transfusion einen schwachen irregulären Blutgruppenantikörper, der durch frühere Immunisierung (z. B. Schwangerschaft) entstand. Daher sind unter den Betroffenen auch 2/3 Frauen. Die verzögerte Form wird oft übersehen, da sie selten mit Hämoglobinämie und -urie, oft nur mit Bilirubinämie einhergeht. Gleichwohl kommen Anurie und Todesfälle auch bei dieser Reaktionsform vor.

Granulozytäre Unverträglichkeit

Die Unverträglichkeit äußert sich in Fieberreaktionen und in dem nichtkardiogenen posttransfusionellen Lungenödem, das oft erst einige Stunden nach der Transfusion auftritt. Dies wird oft auch als „transfusion-related acute lung injury" (TRALI) bezeichnet. Die Mechanismen sind wenig aufgeklärt. Sicher ist, daß leukagglutinierende Antikörper, z. B. Anti-5b, dieses Lungenödem hervorrufen können (3, 26). Die Reaktion vom Minortyp spielt hier eine besondere Rolle.

Unverträglichkeit durch HLA-Antikörper und GVHK

HLA-Antikörper verursachen Fieberreaktionen, vermutlich auch die oben genannte Lungenreaktion und möglicherweise Anaphylaxie. Weil Thrombozyten HLA-Antigene exprimieren, verursachen HLA-Antikörper der Patienten einen substitutionsrefraktären Zustand bei der Thrombozytentransfusion mit der Gefahr der unbeeinflußbaren Blutung Bei Immundefekten, pränataler Immuntoleranz und starker Immunsuppression (Leukämien, Morbus Hodgkin) werden die mit den Blutkomponenten zugeführten Spender-T-Lymphozyten nicht eliminiert und können wie in einer gemischten Lymphozytenkultur proliferieren und den Empfängerorganismus zellulär angreifen, genannt „Graft-versus-host-Krankheit" (GVHK). Diese durch Transfusion verursachte Krankheit ist mit einer hohen Mortalität behaftet. Zur Prophylaxe werden Blutkomponenten mit 30 Gy bestrahlt.

Thrombozytäre Unverträglichkeit

Innerhalb einer Woche nach der Gabe von thrombozytenhaltigen Blutkomponenten kann sich bei dem Empfänger eine ausgeprägte Thrombozytopenie mit Blutungen entwickeln (posttransfusionelle Purpura, PTP). Dabei kommt es zu einer Immunreaktion von Empfängerantikörpern gegen Antigene auf Spenderthrombozyten (meist HPA-1a) und zu deren Abbau. Zugleich oder nachfolgend werden auf eine bisher nicht eindeutig erklärte Weise auch die antigennegativen Empfängerthrombozyten zerstört (sogenannte „innocent bystander reaction"). Da die ursächlich beteiligten Antikörper meistens durch Immunisierung während einer früheren Schwangerschaft entstanden sind, sind am häufigsten Frauen betroffen.

Plasmatische Unverträglichkeit

Die plasmatische Unverträglichkeit äußert sich in den häufig fieberhaften und hyperergischen Reaktionen. Selten können auch schwere anaphylaktische Reaktionen auftreten. Charakteristisch ist die Vermeidbarkeit durch Waschen der Erythrozyten bzw. durch Vermeiden von Plasma und seinen Produkten, nicht aber durch Entfernen von Leukozyten und Thrombozyten aus der Blutkomponente. Eine wirksame Prophylaxe ist die Gabe von Antihistaminika mindestens 30 Minuten vor der Transfusion. Die gefährlichste (Majortyp-)Reaktion ist die durch Anti-IgA des Patienten bei dem hereditären selektiven IgA-Mangel.

Physikalische und chemische Nebenwirkungen

Hier ist die Volumenüberlastung durch Blutkomponenten zu nennen, insbesondere bei chronischer Anämie und Herzinsuffizienz. Zur Vermeidung des Lungenödems muß in einigen Fällen zu Beginn der Transfusion mit einer ausgleichenden Volumenreduktion begonnen werden (Diuretika). Ernste Komplikationen werden nach Schädigung der Erythrozyten durch ungeeignete Aufschwemmungsmedien (z. B. isotone Glucoselösung) oder Bluterwärmung mit Mikrowellengeräten, Heizstrahlern usw. beobachtet. Die sehr seltene Luftembolie (z. B. bei Drucktransfusion) und die Wirkung kalter Konserven (Massivtransfusion, Kälteagglutininkrankheit) oder andere Probleme werden in speziellen Übersichten dargestellt (5, 25).

Gefahren durch Mikroorganismen

Mit Blutkomponenten können Bakterien, Protozoen und Viren übertragen werden. Wenn mit einem Suchtest festgestellt wird, daß ein Spender eine durch Transfusion übertragbare Infektion hat, müssen er und sein Hausarzt sowie andere Personen verständigt werden, die vorher gespendete Blutkomponenten dieses Spenders transfundiert oder verwendet haben. Begründet wird dieses „Look-back"-Verfahren damit, daß viele Infektionskrankheiten mit Infektiosität schon während einer seronegativen Anfangsphase einhergehen. Wird eine durch Transfusion übertragene Krankheit des Empfängers von Blutkomponenten bekannt, müssen entsprechende Rückverfolgungen bei allen möglicherweise verwickelten Blutspendern erfolgen. Unter den durch Transfusion übertragenen *Bakterien* ist Treponema pallidum zu nennen. Seine Übertragung ist selten geworden und wird durch Serotests bei jeder Spende eingeschränkt. Unter den Protozoen werden die Malariaplasmodien und Toxoplasmen sehr selten mit Blutkomponenten übertragen. Unter den Viren wird HBV, das Hepatitis-B-Virus, mit etwa einer von 50 000 Konserven übertragen. Zur Prophylaxe der HBV-Übertragung wird jede Blutspende auf HBs-Antigen untersucht. Ein großer Teil der Non-A-non-B-Virusübertragungen kann durch den Test auf Hepatitis-C-Virus-(HCV-)Antikörper vermieden werden. Das Restrisiko ist danach < 1 : 200 000 Konserven. Das HIV-Virus kann durch alle Blutkomponenten übertragen werden und verursacht AIDS. HIV-Antikörperuntersuchungen vermindern das Risiko der Übertragung erheblich. Es liegt gegenwärtig in Deutschland bei 1 : 500 000 bis 1 : 3 000 000 (23). Zytomegalievirusübertragungen durch Transfusion werden durch virusantikörpernegative oder leukozytenarm filtrierte Blutkomponenten vermieden. Ein bei etwa 1% der Blutspender nachweisbares Hepatitis-G-Virus wird offenbar auch durch Transfusion übertragen. Klinik und Prophylaxe sind zur Zeit noch unklar.

Vermeidung und Behandlung von Nebenwirkungen

In der Reihenfolge abnehmender Wichtigkeit sind zur Vermeidung von Nebenwirkungen der Therapie mit erythrozytären Blutkomponenten folgende Maßnahmen zu nennen:

- Auswahl der erythrozytären Blutkomponente nach Übereinstimmung der AB0-Blutgruppen mit dem Empfänger. Ersatzweise können AB0-Blutgruppen der Komponente ausgewählt werden, die dem Empfängerorganismus nicht fremd sind. Deshalb kann ein Empfänger der Blutgruppe AB Erythrozytenkonzentrate aller Blutgruppen erhalten. Konzentrate der Blutgruppe AB können jedoch nur einem Empfänger der Blutgruppe AB transfundiert werden. Erythrozytenkonzentrate der Gruppe 0 kann jeder Empfänger bekommen. Nach Transfusion darf die Ersatzblutgruppe jedoch nicht ohne Majortyp-Verträglichkeitsprobe gewechselt werden, da sonst in einigen Fällen eine Unverträglichkeit vom Interdonortyp droht.
- Durchführung einer handwerklich optimalen Verträglichkeitsprobe („Kreuzprobe"), die eine Majortyp-Unverträglichkeit im erythrozytären System ausschließt. Eingeschlossen muß eine Zuordnungskontrolle sein, bei der die AB0-Blutgruppe an der Blutprobe des Empfängers und des Spenders (Probe des Konserveninhaltes) bestimmt wird.
- Kontrollen der richtigen Zuordnung im Transfusionsdienst und auf Station durch den transfundierenden Arzt (Vergleich von Konserven- und Protokollnummern, Namen, Blutgruppen usw.) Dies gilt für alle Blutkomponentenarten.
- Die hermetische Geschlossenheit einer Blutkomponentenkonserve darf vor der Transfusion nicht aufgehoben werden. Wurde eine Konserve angestochen und anschließend nicht sofort transfundiert, darf sie später nicht mehr und keinesfalls für andere Patienten verwendet werden, um die sehr gefährliche Transfusion von Konserven zu vermeiden, in denen sich ubiquitäre Mikroorganismen vermehrt haben.
- Durchführung der „biologischen Vorprobe": rasche Transfusion von 10 ml Erythrozytenkonzentrat und nach 10 Minuten Beurteilung möglicher Reaktionen. In schwierig zu beurteilenden Situationen (z. B. positive Kreuzung bei autoimmunhämolytischer Anämie vom Wärmetyp) muß eine visuelle Beurteilung der Patientenplasmen vor und nach der biologischen Vorprobe erfolgen. Ein Auftreten oder eine Zunahme der Rotfärbung, d. h. einer Hämoglobinämie, zeigt Unverträglichkeit an (Abb. 18.4, Farbtafel I). Spezielle Probleme machen die Bestimmung der zirkulatorischen Halbwertszeit transfundierter, mit ^{51}Cr markierten Spendererythrozyten erforderlich.
- Bei planbaren Transfusionen und gravierender Unverträglichkeit sollte die Eigenblutspende in Erwägung gezogen werden.

Abschließend sollte dazu ermutigt werden, einige der genannten Regeln dann außer acht zu lassen, wenn eine vitale Indikation zum raschen Handeln zwingt. Danach müssen die Gründe, warum die Regeln umgangen wurden, so dokumentiert werden, daß sie für andere nachvollziehbar sind. Zum Beispiel kann in Engpaßsituationen Erythrozytenkonzentrat der Blutgruppe 0, Rh-negativ, notfalls 0, Rh-positiv, transfundiert werden. Zur Vermeidung der Immunisierung gegen D bei D-negativen Empfängern (insbesondere Frauen im gebärfähigen Alter) durch versehentliche Transfusion von D-positiven Erythrozyten (bis zu etwa 3 Einheiten) oder nicht vermeidbarer Zufuhr von D-positiven Erythrozyten, z. B. in transfundierten Thrombozyten, kann Anti-D-IgG i. v. appliziert werden. So bald wie möglich werden 10–20 µg Anti-D-IgG je ml des transfundierten Erythrozytenkonzentrates gegeben. Eine große Dosis wird fraktioniert zu je 1000 µg alle 4 Stunden zugeführt (16).

Die Therapie eines Transfusionszwischenfalls sollte bei ernster Beeinträchtigung vitaler Funktionen einem erfahrenen Intensivmediziner überlassen werden, wenn dies möglich ist. Das therapeutische Vorgehen ist in Tab. 18.11 schematisch dargestellt.

Tabelle 18.11 Therapie der Transfusionszwischenfälle. Dosisangaben beziehen sich auf ein Körpergewicht von 70 kg (nach Greenwalt und Brubaker)

1. **Leichte Fälle**
   - Überwachung der Vitalfunktionen, Beobachtung der Nierenfunktion
   - Hämoglobinämie, -urie? Disseminierte Blutungen?

2. **Ernste nichthämolytische Fälle**
   - s. Punkt 1, außerdem:
   - Blutdruckkontrolle (RR systolisch > 100, Beginn bei Hypotonie mit 25–100 Tropfen/min einer Infusion mit 100 mg Dopamin in 500 ml 5%iger Glucoselösung)
   - Prednisolon (mehrfach 200–300 mg, wasserlöslich, i.v.)
   - bei Asystolie: 0,25–0,50 mg Epinephrin in 20 ml physiologische NaCl-Lösung i.v. (ggf. Transport zum Herzen durch extrathorakale Herzmassage)
   - Bronchospasmus, Glottisödem, generalisierte Urtikaria: Prednisolon, Antihistaminika (prophylaktisch wirksamer als therapeutisch)
   - nichtkardiogenes Lungenödem: 1000 mg Prednisolon im Bolus, ggf. nach 4–6 Stunden wiederholen

3. **Hämolytischer Transfusionszwischenfall**
   - s. Punkte 1 und 2, außerdem:
   - O_2-Gabe und Sedierung, evtl. Narkosestadium III (O_2-Angebot erhöhen, -Verbrauch reduzieren)
   - Transfusion *nach* ursächlicher Abklärung des Zwischenfalls (fortschreitende Anämie!)
   - Volumenersatz unter Kontrolle des zentralen Venendrucks
   - Natriumbicarbonat 8,4%ig (nur bei Azidose)
   - Osmodiuretika (bei fortschreitender Oligurie 100 ml 20%ige Mannitlösung innerhalb von 5 Minuten, eine gleiche Dosis nach 60 Minuten, nur bei erhaltener Diurese alle 2 Stunden wiederholen
   - Furosemid (20–40 mg i.v., ggf. wiederholen)
   - Dialyse (insbesondere bei Hyperkaliämie)
   - 200–300 E Heparin pro kg Körpergewicht während 24 Stunden bei Verdacht oder Bestehen einer disseminierten intravasalen Gerinnung

■ Maternofetale Unverträglichkeit

■ Prinzip

Die evolutionäre Entwicklung von Vielfalt innerhalb einer Spezies (Allotypie) könnte sich theoretisch durch die Immunantwort der Mutter gegen für sie fremde väterliche Alloantigene des Fetus vermindern. Dies ist offensichtlich nicht der Fall. Die Vielfalt hat offensichtlich Vorrang. Daher muß es Mechanismen geben, welche die maternofetale Unverträglichkeit verhindern. Sie sind bisher weitgehend unbekannt. Es gibt dazu lediglich Hypothesen (22, 24). Diese Mechanismen werden gelegentlich durchbrochen und gefährden den Fetus bzw. das Neugeborene. Dabei sind mütterliche Antikörper gegen erythrozytäre Blutgruppen sowie granulozytenspezifische und thrombozytenspezifische Antigene des Fetus pathogenetisch wirksam, nicht aber die häufigen HLA-Antikörper. Mütterliche IgG-Antikörper werden unabhängig von ihrer Spezifität nach Bindung durch Fc-Rezeptoren der plazentaren Trophoblastepithelien aktiv, d. h. in den fetalen Blutkreislauf geschleust. Die Antikörper verteilen sich in den intra- und extravasalen Kompartimenten des Fetus, wo Zellen mit den korrespondierenden Antigenen geschädigt werden können.

■ Morbus haemolyticus neonatorum (MHN)

Die maternofetale Unverträglichkeit durch erythrozytäre Alloantikörper kann durch jeden irregulären IgG-Antikörper gegen Blutgruppen verursacht werden. Am häufigsten sind Anti-D und, in harmloser Form, IgG-Anti-A beteiligt. Mit Ausnahme der AB0-Unverträglichkeit geht der betroffenen Schwangerschaft eine unmittelbar folgenlose Immunisierung durch Schwangerschaft oder Transfusion voraus. Die Antikörper schädigen vorwiegend ausreifende fetale Erythrozyten. Kompensatorisch kommt es im Fetus zu einer starken Proliferation der erythrozytären Vorstufen. Dadurch erhält sich die Erythropoese länger als normal auch extramyeloisch, so daß zahlreiche Erythroblasten in Organen und im peripheren Blut bleiben (Erythroblastose). Die Folgen der Schädigungen, hauptsächlich nach der Geburt, sind Anaemia neonatorum, Icterus neonatorum gravis, Hydrops congenitus oder Kindstod. Durch die nach der Abnabelung beginnende Hyperbilirubinämie treten bei Überschreiten bestimmter Konzentrationen Schädigungen in verschiedenen Geweben auf: Im Hirnstamm sind die Hirnkerne betroffen (autoptisch: Kernikterus). Wenn diese Kinder überleben, zeigen sie Debilität, psychische Defekte, Hörschäden und Choreoathetosen. Diese Folgen des MHN sind durch große Fortschritte in der Prophylaxe und Therapie selten geworden. Dazu trugen die AB0- und D-Blutgruppenbestimmungen zu Beginn der Schwangerschaft bei. Zu diesem Zeitpunkt und einmal in der 32. bis 35. Schwangerschaftswoche muß je ein Suchtest auf erythrozytäre Antikörper durchgeführt werden. Unmittelbar nach der Geburt sollte an einer kindlichen Blutprobe ein direkter Coombs-Test (DCT) zum Nachweis erythrozytär gebundener mütterlicher Antikörper durchgeführt werden. Fällt er positiv aus, ist ein MHN möglich. Bei pränatal beginnenden Schädigungen (Ultraschall, Fruchtwasseruntersuchungen auf Bilirubin und verwandte Farbstoffe) kann im Zeitraum von der 23. bis zur 32. Schwangerschaftswoche intrauterin Erythrozytenkonzentrat in die fetale Peritonealhöhle transfundiert werden, von wo die Erythrozyten schnell in den fetalen Blutkreislauf übertreten. Zuerst werden 50 ml gegeben, bei jeder folgenden Transfusion je 20 ml mehr, mit der Blutgruppe 0 und für die Blutgruppe negativ, gegen die der schädigende mütterliche Antikörper gerichtet ist (also meist D-negativ). Alternativ werden in einigen Zentren Transfusionen unmittelbar in die Nabelschnurvene vorgenommen. Um das Risiko einer GVHK klein zu halten, sollte das Erythrozytensediment leukozytenarm sein und ein Spender nicht mehrfach herangezogen werden. Das Sediment sollte mit 15–50 Gy zur

Prophylaxe der GVHK bestrahlt werden. Ab etwa der 30. Schwangerschaftswoche kann bei besonderer Gefährdung eine vorzeitige Schnittentbindung durchgeführt werden. Nach der Geburt erfolgt gemäß weiterer Diagnostik (DCT, Hb-Konzentration, Bilirubin) eine Substitution mit Erythrozytenkonzentrat oder ein Austausch mit Mischblutkonserven aus Erythrozytenkonzentrat und gerinnungsaktivem Plasma (meist der Blutgruppe AB). Es wird mit dem dreifachen Volumen des kindlichen Blutvolumens ausgetauscht. Dieses beträgt etwa 80 ml/kg Körpergewicht. Hierzu werden allgemein zwei maximal 5 Tage alte Erythrozytenkonzentrate verwendet. Die Konzentrate werden mit Plasma der Blutgruppe AB auf den gewünschten Hämatokrit (meist 55%) eingestellt. Bei MHN durch Antikörper gegen A oder B werden Erythrozytenkonzentrate der Blutgruppe 0 und mit dem Rhesusfaktor des Kindes ausgewählt. Bei MHN durch andere Blutgruppenantikörper werden Konzentrate ohne die korrespondierende Blutgruppe ausgewählt, z. B.: durch Anti-D: ccddee, durch Anti-c: CCD.ee, durch Anti-K: K(–). Die Fortschritte bei der Behandlung der Hyperbilirubinämie durch Phototherapie sind so groß, daß die Austauschtransfusion selten geworden ist. Zur Prophylaxe der Rh-Immunisierung werden jeder D-negativen Frau in der 24. bis 27. Schwangerschaftswoche und innerhalb von 72 Stunden (jedoch möglichst bald) nach der Geburt eines D-positiven Kindes, nach Abort oder nach Amniozentese 300 µg Anti-D-IgG injiziert (7, 16). Eine spätere Injektion kann noch wirksam sein.

■ Neonatale Alloimmunneutropenie (NIN)

Die Verursachung der maternofetalen Unverträglichkeit durch maternale granulozytenspezifische Alloantikörper (oft Anti-NA1) ist der durch Anti-D völlig analog. Bei einer Granulozytenkonzentration von $< 1 \times 10^9/l$ und normaler oder gesteigerter Myelopoese leiden die Neugeborenen an verschiedenen Infekten, insbesondere der Haut (z. B. Nabelinfekt, Perianalabszeß, Ulzerationen). Es kann zur Sepsis kommen. Die Mortalität beträgt 5% (10, 20). Die Diagnose wird durch Nachweis von granulozytären Antikörpern bestätigt, die meist agglutinieren, gelegentlich auch zytotoxisch sind. Die mütterlichen Serumantikörper reagieren mit mütterlichen Granulozyten negativ, aber mit väterlichen positiv. Die Therapie der NIN erfolgt durch Behandlung der Infekte mit Antibiotika. Wichtigste Maßnahme ist die Überwachung. In problematischen Fällen kann die intravenöse Gabe von 0,5 g Immunglobulinen/kg Körpergewicht und Tag an 5 aufeinanderfolgenden Tagen angezeigt sein. Darauf kommt es bei etwa der Hälfte der Kinder zum Anstieg der Granulozyten auf über $1,0 \times 10^9/l$.

■ Neonatale Alloimmunthrombozytopenie (NIT)

In Analogie zum MHN und zur NIN können mütterliche thrombozytenspezifische Alloantikörper mit kindlichen, vom Vater vererbten Antigenen reagieren und thrombozytopenische Hautblutungen oder gefährliche zerebrale Blutungen verursachen. Der häufigste die NIT verursachende Antikörper hat die Spezifität gegen das Antigen HPA-1a, welches eine phänotypische Häufigkeit von 98% hat. Wichtig ist die frühe Erkennung der NIT, die durch Plättchen-Immunfluoreszenztests (PIFT) der mütterlichen Antikörper bestätigt wird, die mit väterlichen oder anderen Thrombozyten reagieren, nicht aber mit den mütterlichen. Wirksame Therapie ist die Transfusion eines mütterlichen, einmal gewaschenen bestrahlten Thrombozytenkonzentrates. Wenn die mütterlichen Thrombozyten aus der Vollblutspende gewonnen und deren Erythrozyten der Mutter retransfundiert wurden, ist die Mutter nicht durch Anämie gefährdet und darf nach erneutem Thrombozytenabfall beim Kind wiederholt spenden. Oft sind auch Geschwister der Mutter für das betreffende Antigen negativ und können ebenfalls Thrombozyten für das Kind spenden. Mit geringerem Erfolg kann in besonderen Fällen eine hochdosierte IgG-Therapie in gleicher Weise wie bei der NIN durchgeführt werden. Bei der NIT treten gefährliche Blutungen schon bei gering ausgeprägter Thrombozytopenie auf. Die mütterlichen Thrombozyten müssen daher unverzüglich transfundiert werden, wenn die Thrombozytenzahl des Kindes unter $50\,000/\mu l$ fällt und ein Verdacht auf NIT besteht. Man muß an eine NIT denken, wenn andere mit Thrombozytopenie einhergehende Ursachen nicht erkennbar sind. Auch die serologische Bestätigung der NIT darf nicht abgewartet werden. Therapeutisches Ziel sind Thrombozytenzahlen über $100\,000/\mu l$.

■ Literatur

1 Boral, L. I., J. B. Henry: The type and screen: a safe alternative and supplement in selected surgical procedures. Transfusion 17 (1977) 163
2 Brook, J. D., D. J. Shaw, N. S. T. Thomas, A. L. Meredith, J. Cowell, P. S. Harper: Mapping genetic markers on human chromosome 19 using subchromosomal fragments in somatic cell hybrids. Cytogenet. Cell. Genet. 41 (1986) 30
3 Brubaker, D. B.: Immunologically mediated immediate adverse effects of blood transfusions (allergic, febrile nonhemolytic, and noncardiogenic pulmonary edema). Plasma Ther. Transf. Technol. 6 (1985) 19
4 Daniels, G.: Human Blood Groups. Blackwell, Oxford 1995
5 Das, P. C., C. Th. Smit Sibinga, M. R. Halie: Supportive Therapy in Haematology. Nijhoff, Den Haag 1985
6 Faust, A., K. Kissel, J. Neppert: Circulatory clearance of transfused antibody-sensitized red cells in an entirely allogenic rabbit model. Infusionsther. Tranfusions med. 21 (1994) 260
7 Garratty, G.: Hemolytic disease of the newborn. American Association of Blood Banks, Arlington 1984
8 Greenwalt, T. J.: Pathogenesis and management of hemolytic transfusion reactions. Semin. Hematol. 18 (1981) 84
9 Hughes-Jones, N. C., S. F. Parsons: Monoclonal antibodies to red cell alloantigens with particular reference to anti-D. Transfusion Med. Rev. 6 (1992) 191
10 Issitt, P. D.: Applied Blood Group Serology, 3rd ed. Montgomery, Miami 1985
11 Kissmeyer-Nielsen, F.: Irregular blood group antibodies in 200 000 individuals. Scand. J. Haematol. 2 (1965) 331
12 Lalezari, P.: Alloimmune neonatal neutropenia. In Engelfriet, C. P., J. J. van Loghem, A. E. G. K. von dem Borne: Immunohaematology. Elsevier, Amsterdam 1984 (p. 178)
13 Landsteiner, K.: Über Agglutinationserscheinungen normalen menschlichen Blutes. Wien. klin. Wschr. 14 (1901) 1132
14 Lublin, D. M.: Blood group antigenes: so many jobs to do. Transfusion 36 (1996) 293

15 Lutz, P., W. H. Dzik: Molecular biology of red cell blood group genes. Transfusion 32 (1992) 467
16 Mollison, P. L.: Some aspects of Rh hemolytic disease and its prevention. In Garratty, G.: Hemolytic Disease of the Newborn. American Associaton of Blood Banks, Arlington 1984
17 Mollison, P. L., C. P. Engelfriet, M. Contreras: Blood Transfusion in Clinical Medicine, 9th ed. Blackwell, Oxford 1993
18 Mueller-Eckhardt, C.: Transfusionsmedizin. Springer, Berlin 1996
19 Myhre, B. A.: Fatalities from blood transfusion. J. Amer. med. Ass. 244 (1980) 1333
20 Neppert, J.: Therapie mit Granulozyten. In Mueller-Eckhardt, C.: Transfusionsmedizin. Springer, Berlin 1996
21 Neppert, J.: Therapeutische Plasmapherese und Zytapherese. In Mueller-Eckhardt, C.: Transfusionsmedizin. Springer, Berlin 1996
22 Neppert, J., G. Mueller-Eckhardt, O. Heine: Reduced immune phagocytosis of monocytes from neonates whose mothers produce HLA antibodies. Vox Sang. 54 (1988) 177
23 Neppert, J., C. Mueller-Eckhardt: Antikörper, klinische und hämatologische Befunde bei Immunneutropenien. Med. Klin. 84 (1989) 9
24 Neppert, J., K. Kissel: Protection against immune haemolytic disease of newborn infants by maternal monocyte-reactive IgG alloantibodies. Lancet 339 (1992) 1481
25 Rossi, E. C., T. L. Simon, G. S. Moss, S. A. Gould: Principles of Transfusion Medicine, 2nd ed. Willians & Wilkins, Baltimore 1996
26 Seeger, W., U. Schneider, B. Kreusler, E. v. Witzleben, D. Walmrath, F. Grimminger, J. Neppert: Reproduction of transfusion-related acute lung injury in an ex vivo lung model. Blood 76 (1990) 1438
27 Sibrowski, W., M. Penner, P. Kühnl: Transfusionsbedingte Virusinfektionen: Wie groß ist das Restrisiko? Infusionsther. Transfusionsmed. 20, Suppl. 2 (1993) 4
28 Spielmann, W., S. Seidl: Prevalence of irregular red cell antibodies and their clinical significance in blood transfusion and antenatal care. Vox Sang. 26 (1974) 551
29 Swanson, J. L., R. Sastamoinen: Chloroquine stripping of HLA A, B antigens from red cells. Transfusion 25 (1985) 439
30 Tippett, P. A.: Immunogenetics: blood group systems. In Hackel, E.: Human Genetics 1984: A Look at the Last Ten Years – and the Next Ten. American Association of Blood Banks, Arlington 1985

19 Leber

K.-H. Meyer zum Büschenfelde und M. Manns

■ Einleitung

Die Leber ist unbestritten das zentrale Stoffwechselorgan des Körpers. Die eigentlichen Leberzellen, die Hepatozyten, sind für die Mehrzahl der Leberfunktionen verantwortlich. In zunehmendem Maße wurde jedoch in den letzten Jahren die Funktion der sogenannten nichtparenchymatösen Leberzellen aufgeklärt: Kupffer-Zellen, Endothelzellen, Ito-Zellen (Fettspeicherzellen) und Pitzellen (Tab. 19.1). Die Erkenntnisse über die funktionellen Einzelleistungen dieser verschiedenen Leberzellen verdanken wir der technischen Möglichkeit, sie in Primärkultur in vitro zu untersuchen. Die Leber kann unter verschiedenen Gesichtspunkten als physiologischer Bestandteil des Immunsystems betrachtet werden. Hier wird die Mehrzahl der Komplementfaktoren gebildet. Die Kupffer-Zellen stellen einen signifikanten Anteil des mononukleären Phagozytensystems (MPS) des gesamten Körpers dar, vor allem zur Elimination aus dem Darmsystem anflutender potentieller Antigene. Darüber hinaus ist das Immunsystem entscheidend an der Pathogenese der meisten Lebererkrankungen beteiligt. Während man für die Entwicklung chronischer Viruserkrankungen der Leber eine unzureichende Reaktionsbereitschaft des Immunsystems diskutiert, wird für autoimmune Lebererkrankungen eine Überreaktion des Immunsystems gegen autologe Gewebestrukturen als pathogenetisches Prinzip anerkannt. Hierzu paßt die klinische Beobachtung, daß bei chronischen Virusinfektionen der Leber das männliche und bei den autoimmunen Lebererkrankungen das weibliche Geschlecht überwiegt.

■ Morphologie und Funktion der Leberzellen

■ Hepatozyten

Hepatozyten machen zahlenmäßig 65% der Leberzellmasse aus und stellen etwa 80% des Lebervolumens (Abb. 19.1). Die zonale Differenzierung der Hepatozyten in Abhängigkeit von der Entfernung vom Portalgefäß und damit von Sauerstoff- und Substratversorgung wurde von Jungermann u. Sasse (27) als metabolische Zonierung des Leberparenchyms bezeichnet.

90% der gesamten Proteinsynthese findet in der Leber statt, und 50% der von der Leber synthetisierten Proteine werden täglich als sekretorische Proteine in die Zirkulation abgegeben. Abgesehen von den Immunglobulinen werden alle Proteine von den Leberzellen gebildet. Albumin gilt sogar als spezifisches Syntheseprodukt der Hepatozyten. Die methodische Entwicklung der Isolierung vitaler Hepatozyten aus tierischer, seit kurzem auch aus humaner Leber hat zahlreiche Kenntnisse zur physiologischen Rolle der Hepatozyten beigetragen. Ein Beispiel ist die Regulation der Proteinsynthese der Leber im Rahmen der sogenannten Akute-Phase-Antwort (49). Eine weitere wichtige Funktion der Hepatozyten ist die Bildung der Galle. Die Galle ist Eliminationsroute zahl-

Tabelle 19.1 Leberzellen und ihr prozentualer Anteil

Hepatozyten	65%
Kupffer-Zellen	6%
Endothelzellen	20%
Ito-Zellen	6%
Gallengangepithelien	2%

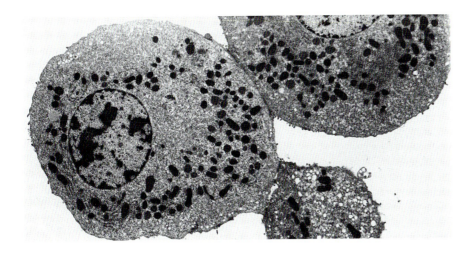

Abb. 19.1 Elektronenmikroskopische Darstellung eines Hepatozyten.

reicher endogener und auch exogener Substanzen (z. B. Arzneimittel). Darüber hinaus ist die emulgierende Wirkung der Gallensäuren für die Verdauung und Resorption von Fetten sowie fettlöslichen Vitaminen von großer Bedeutung. Die Galle kann als exokrines Sekret der Leber angesehen werden, deren wesentliche Bestandteile Gallensäuren, Gallenpigmente, Cholesterin und Phospholipide sind. Jüngste Untersuchungen weisen auf die Rolle der Leber als zentrales Organ bei der Regulation des Säure-Basen-Haushaltes hin (20). Schließlich ist der Hepatozyt zentrales Organ für den Stoffwechsel von Eisen und Spurenelementen.

■ Sinusoidalzellen

Die nichtparenchymatösen Zellen der Leber werden auch Sinusoidalzellen genannt.

Kupffer-Zellen

Kupffer-Zellen stellen 80% der sessilen Makrophagen des Organismus dar. Sie werden zum mononukleären phagozytierenden System (MPS) gerechnet. Die Hauptfunktion der Kupffer-Zellen ist die Elimination verschiedener Bestandteile des Blutes durch Endozytose oder Pinozytose. Immunkomplexe werden wahrscheinlich durch spezifische Rezeptoren an der Oberfläche der Kupffer-Zellen aufgenommen. Bei der nicht immunspezifischen Phagozytose der Kupffer-Zellen scheinen unspezifische Opsonine eine Rolle zu spielen. Am Lipoproteinstoffwechsel ist die Kupffer-Zelle durch Pinozytose von Acetyl-LDL und LDL über spezifische Rezeptoren beteiligt. Endotoxine gramnegativer Bakterien, vornehmlich nach Resorption aus dem Darm stammend, werden von Kupffer-Zellen entfernt. So werden viele Sekundärveränderungen bei Leberzirrhose wie u. a. Gerinnungsstörungen und Bakteriämien auf die fehlende Entfernung von Bakterien bzw. ihrer Endotoxine aus dem portalen Blut durch Kupffer-Zellen zurückgeführt. Die Hypergammaglobulinämie bei Leberzirrhose wird auf Anastomosen und Umgehungskreisläufe zurückgeführt, die somit das durch die Kupffer-Zellen gebildete „Leberfilter" umgehen können.

Endothelzellen

Die Endothelzellen der Lebersinusoide trennen Hepatozyten und perisinusoidal gelegene Ito-Zellen vom Blutstrom in den Sinusoiden. Zwischen Endothelzellen und Hepatozyt liegt der Disse-Raum, der 6% des Gesamtvolumens der Leber repräsentiert. In diesem Disse-Raum liegen Ito-Zellen und ein Gerüstwerk von faserartigen Proteinen sowie nichtfibrilläre Grundsubstanz. Der Austausch der Flüssigkeit zwischen Disse-Raum und Sinusoidallumen erfolgt durch Fenestrationen in der Endothelzelle, das sog. Endothelsieb. Die Größe des Endothelsiebes ist dem Einfluß hormoneller Faktoren unterworfen. Auf Untersuchungen von Wisse u. Mitarb. (58) geht das Konzept des forcierten Siebens (forced sieving) und die damit verbundene Endothelmassage (endothelial massage) zurück. Wenngleich zahlreiche Synthesefunktionen der Endothelzellen in Kultur beschrieben werden, bedarf ihre Bedeutung für den Gesamtorganismus weiterer Klärung.

Ito-Zellen (Sternzellen, Fettspeicherzellen)

Die Ito-Zellen sind reich an Fetttropfen und im Disse-Raum lokalisiert. Ihre Hauptfunktion ist die Speicherung von Vitamin A. Die Leberzirrhose ist vornehmlich durch die Vermehrung von Kollagen Typ I und III sowie Fibronectin charakterisiert. Das im Disse-Raum vorhandene Gewebsfibronectin stammt von den Ito-Zellen. Es wird vermutet, daß sich Ito-Zellen im Rahmen der Leberfibroseentwicklung in Myofibroblasten umwandeln können.

Pitzellen

Wisse u. Mitarb. (57) wiesen diese Zelle erstmals in der Rattenleber nach. Sie findet sich im Sinusoid, im Disse-Raum und vereinzelt im Leberparenchym.

Gallengangepithelien

2% der Leberzellen entfallen auf die Gallengangepithelien. Die Erforschung der Funktion des Gallengangepithels ist immer noch durch die methodischen Schwierigkeiten geprägt, diese Zellen aus dem Lebergewebe zu isolieren und zu kultivieren.

■ Beziehung der Leber zum Immunsystem

Die Beziehungen der Leber zum Immunsystem sind vielfältiger Natur. Zum einen ist die Leber – und hier der Hepatozyt – der Hauptsyntheseort für Komplementkomponenten und somit für wesentliche Bestandteile der unspezifischen Mechanismen des Immunsystems. Auf die Bedeutung der Kupffer-Zellen als wesentliches sessiles MPS-System wurde hingewiesen. Sie sind vor allem für die Toleranzentwicklung nach oraler Verabreichung von Antigen erforderlich. Ungeklärt sind Phänomene, wie sie bei der Transplantationsforschung beobachtet werden. So scheinen Nieren- und Hauttransplantate besser akzeptiert zu werden, wenn gleichzeitig eine Lebertransplantation durchgeführt wird.

Darüber hinaus ist das Immunsystem selbst wesentlich an der Pathogenese verschiedener Lebererkrankungen beteiligt. So kann als gesichert gelten, daß das Hepatitis-B-Virus und aufgrund jüngster Untersuchungen auch das Hepatitis-A-Virus selbst nicht direkt zytopathogen wirken, sondern erst die Immunreaktion des Patienten gegen virusinfiziertes Lebergewebe. Während bei chronischen Virusinfektionen der Leber eher eine verminderte Reaktionsbereitschaft des Immunsystems vorliegt, gibt es eine Gruppe von Erkrankungen, die sog. autoimmunen Lebererkrankungen, bei denen ein Verlust von Toleranz gegen autologes Lebergewebe das pathogenetische Prinzip darstellt.

Akute und chronische Viruserkrankungen der Leber

Hepatitis A

Definition

Der Erreger der Hepatitis A, das Hepatitis-A-Virus (HAV), ist ein RNA-Virus aus der Gruppe der Picornaviren. Es ist inzwischen kloniert; die Hülle besteht aus drei Polypeptiden.

Klinik und Verlauf

Eine Hepatitis-A-Virusinfektion verläuft entweder inapparent oder als akute Virushepatitis. Eine chronische Hepatitis A ist nicht bekannt. Nach einer Inkubationszeit von 14–15 Tagen entwickeln sich allgemeine Prodromalsymptome. Anschließend kommt es zum Auftreten eines Skleren- und Hautikterus, der mit Juckreiz einhergeht. Die ikterische Phase hält unterschiedlich lange an. Die entzündlichen Veränderungen der Leber bedingen eine Hepatomegalie. Auch eine Milzvergrößerung kann auftreten, in 10–20% Halslymphknotenschwellungen. Zu den charakteristischen biochemischen Veränderungen gehören wie bei allen akuten Virushepatitiden die Erhöhung der Transaminasen SGOT (Serum-Glutamatoxalat-transaminase) und SGPT (Serum-Glutamatpyruvat-transaminase) als Zeichen des Hepatozytenunterganges. Je nach der Schwere der Erkrankung kann die Synthesefunktion der Leber beeinträchtigt sein. Dies betrifft den Abfall der Gerinnungsfaktoren – vor allem der Prothrombinzeit nach Quick – als auch den Serumalbuminspiegel. In der Regel heilt die akute Hepatitis A mit einer Restitutio ad integrum aus. Seltener (unter 1%) kommt es jedoch zu einer fulminanten Hepatitis mit einer Mortalität bis zu 90%.

Immunologische Diagnostik und Differentialdiagnose

Abb. 19.2 zeigt den typischen serologischen Verlauf einer HAV-Infektion. Vor Ausbruch der Erkrankung ist das Hepatitis-A-Virus im Stuhl nachweisbar. Wenige Tage nach klinischer Manifestation sistiert die Virusausscheidung. Dann sind bereits Antikörper gegen Hepatitis-A-Virus nachweisbar, die zunächst vornehmlich vom IgM-Typ sind. Antikörper vom IgG-Typ sind wahrscheinlich lebenslang nachweisbar. Nur der Nachweis von IgM-Anti-HAV ist beweisend für eine akute HAV-Infektion. Der Nachweis von IgG bzw. IgM-Anti-HAV erfolgt mit spezifischen kommerziellen Radioimmunoassays oder Enzymimmunoassays. Eine Hepatitis-A-Infektion ist heute keine Indikation zur Leberbiopsie. Differentialdiagnostisch steht die Abgrenzung von akuten Virushepatitiden anderer Genese im Vordergrund. Der Nachweis von IgM-Anti-HAV bei Negativbefunden für Anti-HBc und HBsAg ist jedoch beweisend für eine akute Hepatitis A. Autoantikörper gehören nicht zum serologischen Bild der akuten Hepatitis A.

Immunpathogenese

Lange Zeit war angenommen worden, daß das Hepatitis-A-Virus selbst zytopathogen ist. In jüngster Zeit rücken Befunde von Vallbracht u. Mitarb. (56) ins Zentrum des Interesses, die zeigen, daß das Immunsystem des Wirtes selbst für die Zerstörung virusinfizierter Hepatozyten auch bei Hepatitis A verantwortlich ist. Es gelang, T-Lymphozyten aus Leberbiopsiezylindern zu isolieren und zu klonieren. 40% dieser aus erkrankten Lebern isolierter T-Zell-Klone waren spezifisch für das Hepatitis-A-Virus. Nachdem es zunächst gelang, das Hepatitis-A-Virus in Kultur in vitro zu vermehren, ist es seit kurzem möglich, das Virus in Hautfibroblasten zur Proliferation zu bringen.

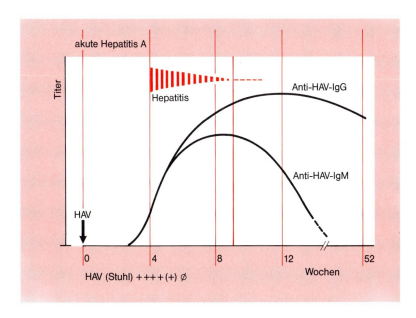

Abb. 19.2 Zeitliche Verläufe der Hepatitis-A-Virus-Ausscheidung im Stuhl und der Serummarker der Hepatitis A.

Therapie

Eine kausale Therapie der Hepatitis A gibt es nicht. Obligat stationär behandlungsfähig sind nur klinisch schwere Fälle. Eine spezifische Diät ist nicht erforderlich. Bei Juckreiz können Colestyramin und Antihistaminika gegeben werden. Bis zu 1% der an Hepatitis A erkrankten Patienten entwickeln ein akutes Leberversagen mit einer Letalität von über 50%. Ein akutes Leberversagen erfordert ein komplexes intensivmedizinisches Vorgehen. Sobald die Lebersynthese nachläßt oder eine hepatitische Enzephalopathie einsetzt, ist eine Verlegung in ein Transplantationszentrum unbedingt erforderlich, damit in Abstimmung zwischen Internisten und Chirurgen rechtzeitig eine Indikation zur Lebertransplantation gestellt werden kann.

Prophylaxe

Das Hepatitis-A-Virus kommt weltweit vor. Als Virus mit einem fäkal-oralen Übertragungsweg sind in erster Linie mangelnde hygienische Verhältnisse für eine hohe Durchseuchung der Bevölkerung verantwortlich. Diese ist erkennbar an IgG-Antikörpern gegen Hepatitis-A-Virus. Die Durchseuchung der Bevölkerung nimmt mit zunehmendem Alter zu und beträgt in Israel und Jugoslawien 90%, während in Mitteleuropa nur etwa 30% der erwachsenen Bevölkerung durchseucht sind. In Deutschland nahm die Durchseuchung mit Hepatitis-A-Virus nach dem Kriege mit Besserung der hygienischen Verhältnisse stetig ab. 20% aller Virushepatitiden sind durch das Hepatitis-A-Virus bedingt. Häufigkeitsgipfel liegen im Herbst und im Winter, vor allem bedingt durch Rückkehrer aus Mittelmeerländern und Fernost. Die epidemiologischen Verhältnisse bestimmen die prophylaktischen Maßnahmen. Immunserumglobulin (ISG) enthält Antikörper gegenüber Hepatitis-A-Virus (Anti-HAV). Ferner konnte in klinischen Studien gezeigt werden, daß die Gabe von Immunserumglobulin in der Lage ist, eine klinisch manifeste Virus-A-Hepatitis zu verhindern bzw. abzuschwächen. Zur präexpositionellen Prophylaxe sollten Personen, die keine Anti-HAV-Antikörper aufweisen und die in unterentwickelte Länder reisen, heute eine aktive Prophylaxe betreiben. Seit einiger Zeit steht ein Aktivimpfstoff gegen das Hepatitis-A-Virus zur Verfügung. Der bisher einzige käuflich erhältliche Impfstoff (Havrix) ist ein Totimpfstoff. Die inaktivierten Hepatitis-A-Viren wurden in Affennierenzellkulturen hergestellt. Die Impfung erfolgt mit jeweils einer Havrix-Dosis intramuskulär in den M. deltoideus mit 0, 1 und 6 Monaten. Die Nebenwirkungen sind gering. Nach der zweiten Dosis besteht bereits ein Schutz, nach der dritten Impfung werden Anti-HAV-Antikörper-Titer erreicht, die denen nach natürlicher Impfung vergleichbar sind. Es wird angenommen, daß der Impfschutz mindestens 5–10 Jahre andauert. Der Impferfolg liegt über 95%, und Nonresponder sind anders als bei Hepatitis-B-Impfung selten. Ein Kombinationsimpfstoff gegen Hepatitis A und B wird bereits klinisch erprobt. Der neue Impfstoff Havrix 1440 gibt Schutz nach einer Impfung. Die Grundimmunisierung ist nach einer zweiten Impfung nach 6–12 Monaten abgeschlossen. Die Impfung ist indiziert bei Personen ohne Anti-HAV-Antikörper, die in tropische Länder reisen, und sonstige gefährdete Personen wie Beschäftigte in Kindertagesstätten, Kinderkliniken, Klinikküchen, Kanalarbeiter usw. Da die Durchseuchung der über 40jährigen bei uns noch über 50% liegt, sollten aus praktischen Gründen bei diesen Personen vor der Impfung die Anti-HAV-Antikörper-Titer bestimmt und nur bei negativem Ergebnis geimpft werden. Die übrigen jüngeren Altersgruppen sollen aus Kostengründen ohne Kenntnis des Antikörperstatus geimpft werden.

■ Akute und chronische Hepatitis B

Definition

Das Hepatitis-B-Virus gehört zur Gruppe der Hepatitis-DNA-(Hepadna-)Viren, zu denen auch das Woodchuck-Hepatitis-Virus (WHV), das Ground-squirrel-Hepatitis-Virus (GSHV) und das Duck-Hepatitis-Virus (DHV) gerechnet werden. Im Serum von Patienten mit akuter und chronischer Hepatitis-B-Infektion lassen sich mikroskopisch unterschiedliche Partikel nachweisen: sphärische 22-nm-HBsAg-Partikel, filamentöse HBsAg-Partikel von 22 nm Durchmesser und unterschiedlicher Länge sowie sphärische 42-nm-Dane-Partikel, die dem kompletten Hepatitis-B-Virus entsprechen. Die HBsAg-Hülle der Dane-Partikel ist komplex aufgebaut. Außerdem läßt sich in Seren von Patienten partikelgebundenes und freies lösliches HBeAg nachweisen. Während HBcAg eine einheitliche Antigendeterminante hat, lassen sich auf HBsAg-Partikeln neben einer allen gemeinsamen Determinante, HBsAg/a, subtypenspezifische Determinanten abgrenzen: Es sind die Subtypenpaare HBsAg/d, HBsAg/y und HBsAg/w, HBsAg/r. Subtypenspezifische Determinanten haben lediglich epidemiologische Bedeutung. Die aus HBsAg bestehende Hülle des Virus umgibt das Hepatitis-B-Core-Antigen (HBcAg), in dem sich eine zirkuläre doppelsträngige DNA lokalisieren läßt (Tab. 19.2). Sie hat einsträngige Abschnitte unterschiedlicher Länge, die durch eine ebenfalls innerhalb der Core-Partikel nachweisbare endogene DNA-Polymerase komplettiert werden kann. Das Modell des Hepatitis-B-Virus ist in Abb. 19.3 dargestellt. Auf der HBV-DNA lassen sich vier Genabschnitte lokalisieren. Genabschnitt S kodiert für ein Polypeptid von 24 000 Da, das in einer glykosylierten Form 27 000 Da mißt. Dem Genabschnitt S ist eine Prä-S-Region vorgeschaltet, mit zwei Startkodons, so daß weitere HBsAg-Polypeptide entstehen können. Ein glykosyliertes Peptid von 33 000 Da und in einer doppelt glykosylierten Form von 36 000 Da entspricht der exprimierten Prä-S_2- und S-Genregion. Polypeptide von 39 000 Da und in glykosylierter Form von 42 000 Da enthalten die genetische Information der gesamten Prä-S- und S-Region (39). Im Bereich der Prä-S-Region werden die Strukturen vermutet, die für das Anheften des Virus an die Leberzelle verantwortlich sind. Dem C-Gen ist eine Prä-C-Genregion vorgeschaltet. Durch Prä-C- und C-Gen kodierte Proteine weisen zwei Antigendeterminanten für HBeAg und HBcAg auf. Die Bedeutung der X-Region ist noch nicht eindeutig geklärt. Das P-Gen ko-

Tabelle 19.2 Terminologie des Hepatitis-B-Virus

HBV	– Hepatitis-B-Virus
HBsAg	– Oberflächenantigen
R-pHSA	– Rezeptor für polymerisiertes Humanserumalbumin
Prä-S_1-Antigen	– durch Prä-S_1 kodiertes Hüllprotein
Prä-S_2-Antigen	– durch Prä-S_2 kodiertes Hüllprotein
HBeAg	– e-Antigen
HBcAg	– Kernantigen
DNA-Polymerase	– viruseigene Polymerase
HBV-DNA	– DNA des HBV
Anti-HBs	– Antikörper gegen Oberflächenantigene
Anti-HBe	– Antikörper gegen HBeAg
Anti-HBc	– Antikörper gegen HBcAg
IgM-Anti-HBc	– Antikörper der IgM-Klasse gegen HBcAg

diert für die HBV-DNA-spezifische DNA-Polymerase. Die Reduplikation des Hepatitis-B-Virus nach Eintritt in die Leberzelle erfolgt zunächst über eine Komplettierung der (–)-Strang-DNA. Diese wird dann in eine (+)-Strang-RNA umgewandelt, die das sogenannte Prä-Genom darstellt. Über eine Reverse-Transkriptase-Aktivität der HBV-DNA-Polymerase dürfte dann analog zu (+)-Strang-RNA eine komplementäre (–)-Strang-DNA gebildet werden. Es folgt die komplementäre (+)-Strang-DNA und die Umhüllung des Virus mit einer HBsAg-Hülle vor der Ausschleusung. Bei chronischen Trägern des Virus kommt es nach längerer Infektion zur Integration des Hepatitis-B-Virusgenoms in das Wirtsgenom (6). Es gibt kein charakteristisches HBV-DNA-Integrationsmuster, auch nicht beim HBV-assoziierten primären Leberzellkarzinom. HBV-DNA wurde auch extrahepatisch nachgewiesen. Inwiefern hier eine Virusreplikation unter bestimmten Bedingungen stattfinden kann, ist unklar.

Klinik und Verlauf

Die Reaktionen nach Kontakt mit dem Hepatitis-B-Virus (HBV) können vielfältiger Natur sein. Vor allem die verschiedenen klinischen Erscheinungsbilder der chronischen Hepatitis B haben erste Hinweise dafür geliefert, daß nicht das Virus selbst, sondern Immunreaktionen des Wirtsorganismus gegen virusinfiziertes Gewebe für die Gewebezerstörung verantwortlich sind. So zeigen Patienten mit einem defekten Immunsystem wie Hämodialyse-, Tumor- und Hämophiliepatienten häufig asymptomatische Verläufe mit geringer Transaminaseaktivität bei jedoch hoher Virusreplikation. Prodrome einer Hepatitis-B-Viruserkrankung wie Arthralgien und Exantheme sind wahrscheinlich Folgen einer Immunkomplexbildung. Entscheidend für die Ausheilung einer akuten Hepatitis B scheinen zytotoxische T-Lymphozyten zu sein. In Nordeuropa und Nordamerika, d. h. in Regionen geringer Hepatitis-B-Durchseuchung (unter 1%), wird die Hepatitis B meist im frühen Erwachsenenalter erworben. Die Hepatitis B wird parenteral übertragen. In tropischen Ländern, vor allem in Zentralafrika und Zen-

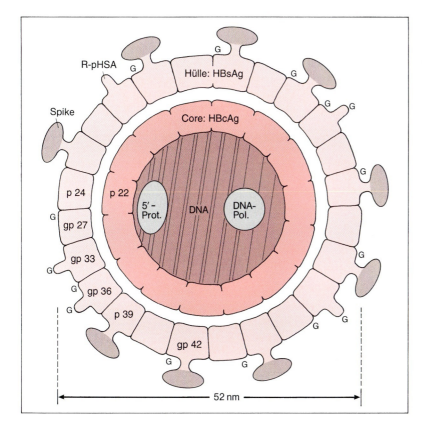

Abb. 19.3 Schematische Darstellung des Hepatitis-B-Virus. p = Protein, gp = Glykoprotein, Pol = Polymerase, R-pHSA = Rezeptor für polymerisiertes Humanserumalbumin, G = asparaginverknüpfte Glykosideinheiten (nach Gerlich).

tralasien, mit einer Durchseuchungsrate über 10%, erfolgt die Infektion am häufigsten perinatal. In gemäßigten Zonen ist die Verbreitung der Hepatitis B in besonderen Risikogruppen wie Hämodialysepatienten, Drogenabhängigen und Homosexuellen bekannt. Der klinische Verlauf der akuten Hepatitis B unterscheidet sich nicht wesentlich von einer akuten Hepatitis A. Die Inkubationszeit beträgt 30–180 Tage. Die akute Hepatitis B heilt in 90–95% aus. In 5–10% entstehen chronische HBsAg-Träger, in ca. 1% kommt es zu einer fulminanten Hepatitis mit hoher Letalitätsrate. Die Auseinandersetzung des Wirtsorganismus mit einer chronischen Hepatitis-B-Virusinfektion hat unterschiedliche klinische Erscheinungsbilder (Abb. 19.4).

Asymptomatische HBsAg-Träger: Diese werden in der Regel zufällig entdeckt und sind klinisch vollkommen beschwerdefrei. Serologisch sind HBsAg, Anti-HBe und Anti-HBc bei Fehlen von HBV-DNA im Serum charakteristisch (16), d. h. HBV-DNA unter 1 pg/ml mit Nachweis im Dot-Blot oder Säulenchromatographieverfahren. Mit der hochsensitiven Polymerasekettenreaktion ist jedoch bei der Mehrzahl dieser Patienten ebenfalls HBV-DNA nachweisbar. 70–80% dieser Personen haben eine normale Architektur der Leber und normale Leberfunktionsproben. Die übrigen 20–30% zeigen histologisch eine Minimalhepatitis, ganz selten eine chronische Hepatitis mit starker entzündlicher Aktivität. Histologisch werden sogenannte Milchglashepatozyten nachgewiesen, bei denen es sich immunologisch um im Zytoplasma HBsAG-reiche Zellen handelt.

Chronische lobuläre Hepatitis B: Sie hat eine ungewöhnliche Verlaufsform und ähnelt klinisch und laborchemisch einer protrahiert verlaufenden akuten Hepatitis. Über mehrere Monate treten wiederholt Rezidive und Remissionen auf. Selten erfolgt ein Übergang in eine Leberzirrhose. Histologisch zeichnen sich Einzelzellnekrosen und eine lobuläre Entzündung ab.

Chronische persistierende Hepatitis B: Auch diese Patienten werden oft zufällig entdeckt. Serologisch findet sich neben HBsAg und Anti-HBc normalerweise nur ein geringer Spiegel von freier HBV-DNA im Serum. Das HBeAg/Anti-HBe-System kann wechselnd im Serum exprimiert sein. Histologisch ist hier eine mononukleäre Zellinfiltration der Portalfelder charakteristisch, die nicht die Grenzlamelle ins Leberparenchym überschreitet. Die Diagnose wird gesichert durch klinische und histologische Verlaufsbeobachtungen aufgrund der Konstanz der Befunde in sechs- bis zwölfmonatigem Intervall. Die Prognose ist gut. Ein bis zwei Prozent verlieren HBsAg und heilen aus, 10–15% entwickeln jährlich eine Serokonversion von HBeAg zu Anti-HBe und eliminieren gleichzeitig freie HBV-DNA aus dem Serum.

Chronische aktive Hepatitis B (CAH B): Sie hat ein wechselndes Beschwerdebild. Die meisten Patienten klagen über verminderte Leistungsfähigkeit, Druckschmerzhaftigkeit im rechten Oberbauch, Appetitlosigkeit und sehr häufig Arthralgien. Der Allgemeinzustand kann bei einem entzündlichen Schub der Erkrankung sehr eingeschränkt sein. Die Transaminasen SGOT und SGPT sind regelmäßig erhöht, und zwar charakteristischerweise über das Dreifache der Norm. Serologisch sind für die CAH B neben HBsAg und Anti-HBc in der Regel die Zeichen der hohen Virusreplikation wie HBeAg und freie HBV-DNA im Serum charakteristisch. In der Phase der aktiven Virusreplikation mit hoher entzündlicher Aktivität findet sich im Gewebe HBV-DNA, typischerweise episomal, d. h. in freier, nichtintegrierter Form. Vor allem im Mittelmeerraum finden sich Patienten mit CAH B, hoher entzündlicher Aktivität bei negativem HBeAg, jedoch hoher HBV-DNA. Bei diesen Patienten wurden Varianten des HBV mit Deletionen im Prä-C-Genbereich nachgewiesen. Histologisch ist die vom Portalfeld ins Leberparenchym sich ausbreitende mononukleäre Infiltration mit Mottenfraßnekrosen (Piecemeal-Nekrosen) charakteristisch. Übergänge in eine chronische persistierende Hepatitis sind selten im Vergleich zum Übergang in die prognostisch ungünstigere Leberzirrhose. Bei etwa 50% der Patienten geht die CAH B innerhalb von 5–10 Jahren in eine Leberzirrhose über (Abb. 19.4).

In Zukunft sollten jedoch die Begriffe und die Differenzierung in chronische persistierende und chronische aktive Hepatitis aufgegeben werden. Basis der neuen Klassifikation ist die Ätiologie, gefolgt von Markern der Aktivität (Staging) und des Stadiums (Grading). Die Feststellung der Ätiologie ist heute Domäne der Serologie und das Grading und Staging die der Histologie.

Immunologische Diagnostik und Differentialdiagnose

Der schematische Aufbau des HBV ist in Abb. 19.3 dargestellt. Die Nomenklatur der verschiedenen Hepatitis-B-Antigen-Antikörper-Systeme können Tab. 19.2 entnommen werden. Immunserologisch lassen sich im Serum so-

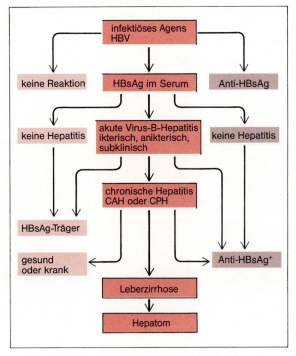

Abb. 19.4 Schematische Darstellung möglicher Reaktionen nach Kontakt mit dem Hepatitis-B-Virus (HBV).

wohl HBsAG, HBeAG, Anti-HBe, Anti-HBs und Anti-HBc nachweisen. Freies HBcAg läßt sich nicht nachweisen, da komplette Dane-Partikel von der HBsAg-Hülle umgeben sind. Diese Antigen-Antikörper-Systeme werden heute mit modernen Radioimmunoassays bzw. Enzymimmunoassays nachgewiesen. Auch der serologische Nachweis von Prä-S_1- und Prä-S_2-Antigenen ist möglich (15). Diese Marker verhalten sich im allgemeinen wie die Marker der Virusreplikation, d. h. HBeAG und HBV-DNA. Sie haben bisher in der Routinediagnostik noch keinen Einzug gefunden. Für den Nachweis von kompletten Viren im Serum hat der Nachweis freier HBV-DNA in der Routinediagnostik weite Verbreitung gefunden. Diese erfolgt in der Regel mit einem sogenannten Dot-Blot-Assay. Die HBV-DNA wird aus dem Serum extrahiert, auf Zellulosemembranen adsorbiert und durch Denaturierung in Einzelstränge zerlegt, die dann mit einer radioaktiv markierten (Phosphor 32) HBV-spezifischen DNA-Probe hybridisiert werden. Die HBV-DNA im Serum von Patienten kann so (pg/ml oder Genome pro ml) bestimmt werden. Der Verlauf der entsprechenden Antigen-Antikörper-Systeme ist für die typische akute Hepatitis B in Abb. 19.**5a** erkennbar. In bis zu 10% entwickeln sich chronische Verlaufsformen, die sich durch eine Persistenz von HBV-DNA über 8 Wochen, HBeAg über 11 Wochen und HBsAg über 3 Monate anzeigen. Abb. 19.**5b** zeigt den typischen Verlauf der Serummarker bei Entwicklung einer chronischen Hepatitis an. Ferner sind auch Tests zum Nachweis der IgM-Anti-HBc-Antikörper verfügbar. Dieser Test ist so in seiner Sensitivität eingestellt, daß IgM-Anti-HBc in der akuten Phase der Hepatitis B nachweisbar ist. Er hat seine Bedeutung in der Differenzierung von akuter Hepatitis B und akuten Schüben einer chronischen aktiven Hepatitis B. Neueste Entwicklung in der Diagnostik der HBV-Infektion ist der Nachweis der HBV-DNA mittels Polymerase-Kettenreaktion (PCR). Diese steigert die Sensitivität zum Nachweis der HBV-DNA nochmals um den Faktor 100–1000. Die verschiedenen Genprodukte wie auch das Virusgenom selbst können im Lebergewebe nachgewiesen werden. In den ersten Jahren einer chronischen aktiven Hepatitis B liegen hohe entzündliche Aktivitäten und hohe Virusproduktion vor, erkennbar an hohen Transaminasen, HBeAg und HBV-DNA im Serum. Zu diesem Zeitpunkt lassen sich immunhistologisch HBcAg im Kern der Hepatozyten, ebenso HBeAG nachweisen. HBV-DNA findet sich zu diesem Zeitpunkt episomal im Zytoplasma der Hepatozyten und in der Southern-Blot-Analyse als freie, nicht ins Wirtsgenom integrierte DNA. Nach einem Verlauf von mehreren Jahren, der individuell schwanken kann, kommt es dann zum Rückgang der entzündlichen Aktivität, Serokonversion von HBeAg zu Anti-HBe sowie Verlust von freier HBV-DNA im Serum. Zum Zeitpunkt dieses Überganges kann es zu einem kurzen entzündlichen Schub kommen. Anschließend wird das HBV-Genom häufig im Wirtsorganismus integriert nachgewiesen.

Immunpathogenese

Die Bestimmung der T-Zell-Epitope bei der Hepatitis B hat in den letzten Jahren große Fortschritte gemacht. So konnte ein spezifisches HLA-A2-assoziiertes T-Zell-Epitop im Bereich des HBcAg lokalisiert werden (45). Patienten mit ausheilender, selbstlimitierter akuter Hepatitis B zeigen starke Reaktivität gegen dieses Epitop. Demgegenüber zeigen Patienten, die eine chronische Hepatitis entwickeln, nur eine sehr schwache oder keine Reaktivität gegenüber dieser HBV-Core-Sequenz. Möglicherweise bietet eine Immunisierung mit diesem Epitop eine therapeutische Perspektive für Träger chronischer Hepatitis B. Ganz aktuell konnte gezeigt werden, daß Mutationen im Bereich der Sequenz dieses Core-Epitops des HBV bei HLA-A2-positiven Patienten die T-Lymphozyten-Reaktivität gegen das HLA-A2-präsentierte Wildtyp-Core-Epitop blockieren können (4). Dieser Mutationsmechanismus des Virusgenoms ist wahrscheinlich für den chronischen Virusträger bei einigen Patienten verantwortlich und stellt wahrscheinlich einen Modellcharakter für andere chronische Virusinfektionen dar (4). Hepatitis-B-Virusmutanten wurden in den letzten Jahren häufig beobachtet. Sie betreffen die Prä-S-, S-, Prä-Core- und Core-Region des HBV-Genoms (5). Die klinische Bedeutung der verschiedenen Mutanten ist zwar noch nicht abschließend zu beurteilen; für einige wird sie jedoch erkennbar. Eine Mutation bei Aminosäure 147 des S-Genoms ist für eine sogenannte „Escape-Mutante" verantwortlich (7). Sie wurde bei geimpften Kindern entdeckt, die trotz Entwicklung von Anti-HBs-Antikörpern nach Impfung eine Hepatitis B entwickelten. Die Prä-Core-Mutante ist mit einem Stopp-Kodon und der fehlenden HBeAg-Synthese assoziiert. Als Folge der nun fehlenden immunmodulierenden Wirkung des HBeAg nimmt diese anti-Hbe- und HBV-DNA-positive chronische Hepatitis B einen klinisch schwerwiegenden Verlauf. Auf die besondere Mutation im Core-Genbereich wurde oben bereits eingegangen.

Therapie

Die Therapie der akuten Hepatitis B unterscheidet sich nicht von der der akuten Hepatitis A. Interferon ist nicht indiziert.

Bei chronischer Hepatitis B ist allgemeine körperliche Schonung nur im entzündlichen Schub bei eingeschränkter Leistungsfähigkeit erforderlich. Häufige Unterbrechungen der beruflichen Aktivität sollten eher vermieden werden. Spezifische Diätvorschriften bestehen nicht. Alkohol sollte gemieden werden.

Alle Formen der chronischen Hepatitis B sollten generell nicht mehr immunsuppressiv behandelt werden, da diese Therapie die Virusreplikation begünstigt und die Lebenserwartung nicht gebessert wird. Seit Mitte der 70er Jahre werden in Therapiestudien zur antiviralen Therapie der chronischen Hepatitis B Nukleotidanaloga und natürliche Interferone eingesetzt. Vor einigen Jahren wurde ein Defekt der endogenen Interferon-α-Produktion bei Patienten mit chronischer Hepatitis B nachgewiesen. Dies lieferte eine rationale Basis für eine Langzeittherapie mit Interferon-α. Eine weitere günstige Voraussetzung hierfür war die gentechnologische Herstellung von Interferon-α in ausreichenden Mengen. Pilot- und Phase-I-Studien weltweit zeigten, daß, abgesehen von chinesischen Patienten, die offensichtlich ihre

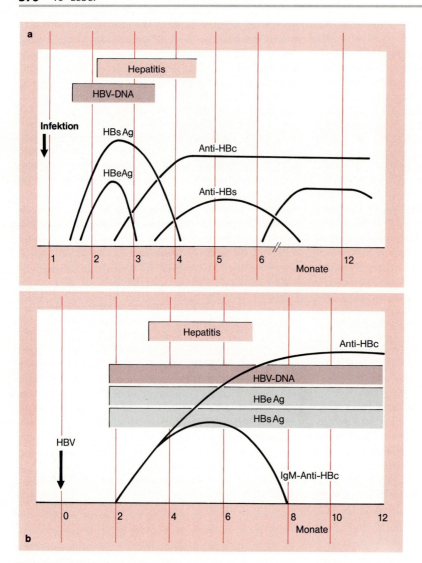

Abb. 19.5 Typischer zeitlicher Ablauf des Auftretens der Hepatitis-B-Marker.
a Akute Hepatitis B mit Ausheilung.
b Akute Hepatitis B mit Übergang in eine chronische Hepatitis B.

Infektion perinatal erwerben, rekombinantes Interferon-α bei Patienten mit chronischer aktiver Hepatitis B in 50% zu einer Serokonversion von HBeAg zu Anti-HBe und in 10% zur Elimination von HBsAg führt (21). Verbunden hiermit ist eine Normalisierung der Leberfunktionstests und eine Besserung der Prognose. Die Therapieerfolge liegen über der spontanen Serokonversionsrate. Die optimale Dosis scheint bei dreimal wöchentlich 6 Mio. IE Interferon für drei Monate subkutan zu liegen. Der Therapieerfolg ist außerdem von der Virusreplikation abhängig. Bei hohen Transaminasen sollte jedoch die HBV-DNA-Konzentration nicht über 520 pg/ml liegen. Schließlich sollten gleichzeitig keine Infektionen mit anderen Viren vorliegen; so werden Negativbefunde für Anti-Hepatitis-D- und Anti-HIV-Antikörper gefordert (Tab. 19.3). Zukünftige Studien müssen zeigen, ob eine Interferontherapie die Lebenserwartung einer chronischen Hepatitis B bessert und ob das hepatozelluläre Karzinom als anerkannte Spätkomplikation verhindert werden kann.

Zur Zeit werden neue antivirale Medikamente zur Therapie der chronischen Hepatitis B klinisch erprobt. Hoffnungsvoll sind moderne Nukleosidanaloga wie Famciclovir und Lamivudine. Möglicherweise sind sie hilfreich für eine Kombinationstherapie oder für spezielle klinische Verläufe wie z. B. die mit Hepatitis B assoziierte Panarteriitis nodosa.

Eine spezielle Problematik stellt die Lebertransplantation zur Behandlung von Endstadien der chronischen Hepatitis B, d. h. Leberzirrhose, dar. Es handelt sich überwiegend um junge Patienten. Ein noch ungelöstes Problem ist die Reinfektion der neuen Spenderleber. Die Gabe von Anti-HBs-Hyperimmunglobulin ist als Prophylaxe wirksam, jedoch nicht sicher und teuer (51). Hier werden z. Z. Nukleosidanaloga zur Prä- und Posttransplantationsbehandlung erprobt (5). Interferon ist nicht indiziert.

Prophylaxe

Die allgemeinen Maßnahmen bei der Verhütung der Virus-B-Hepatitis richten sich auf die Wege der Infektion. In Dialyseabteilungen wird durch die organisatorische Trennung von HBsAg-positiven und HBsAg-negativen Dialysepatienten diesem bereits Rechnung getragen. Bei Drogenabhängigen ist auf unbenutzte Einmalspritzen und Nadeln zu achten. Homo- und Heterosexuelle sind auf den Zusammenhang vom Promiskuität und Hepatitisrisiko hinzuweisen sowie auf den konsequenten Gebrauch von Kondomen. Eine Entbindung durch Sectio verhindert die perinatale Übertragung der Hepatitis B nicht.

Umfangreiche Studien haben gezeigt, daß passive Immunisierungen mit Immunserumglobulin ohne nachweisbare Wirksamkeit bei Hepatitis B ist. Die Gabe von mit Anti-HBs angereichertem Hyperimmunglobulin (HBIg) ist wirksam, aber in seiner Effektivität eingeschränkt und kostenintensiv. Der Einsatz von HBIg beschränkt sich auf die postexpositionelle Prophylaxe, d. h. Gabe nur bei nachgewiesener Infektion mit Hepatitis-B-Virus, z. B. bei Nadelstichverletzungen bei einem mit Sicherheit HBsAg-positiven Patienten. Die passive Impfprophylaxe wird insbesondere im Zusammenhang mit der aktiven Impfung immer dann eingesetzt, wenn ein unmittelbarer Schutz angestrebt wird. Dies betrifft Neugeborene HBsAg-positiver Mütter, bei denen 0,13 mg/kg Körpergewicht HBIg injiziert werden, zusammen mit an anderer Körperstelle begonnener aktiver Immunisierung. Die passive Immunisierung muß, um wirksam zu sein, möglichst unmittelbar bis maximal 48 Stunden nach Inokulation HBsAg-positiven Materials erfolgen. Daher ist die unmittelbare HBsAg-Bestimmung in unbekanntem Inokulat sofort erforderlich (12).

Einer aktiven Impfung gegen Hepatitis B sollen alle Patienten mit einem erhöhten Risiko einer Hepatitis B zugeführt werden: Personen aus Heilberufen, wie Ärzte und Schwestern, Dialysepatienten, Homosexuelle und Drogenabhängige. Seit einigen Jahren wird erfolgreich ein aktiver Impfstoff eingesetzt, der zunächst gereinigtes HBsAg aus Seren und Plasma chronischer Hepatitis-B-Träger enthält. Heute werden molekularbiologisch in Hefen hergestellte rekombinante Vakzinen eingesetzt. Diese rekombinanten Vakzinen haben vergleichbare Wirksamkeit wie die aus Plasma hergestellten Vakzinen. Unerwünschte Wirkungen sind selten. 95–98% der Normalbevölkerung entwickeln eine Serokonversion mit Bildung von Anti-HBs. Gleiches gilt auch für Neugeborene HBsAg-positiver Mütter. Demgegenüber haben immundefiziente Dialysepatienten nur eine Anti-HBs-Konversionsrate von 60%. Es wird untersucht, inwiefern der Einsatz von Interleukin-2 bzw. der Einsatz von Prä-S-Gen enthaltenden Vakzinen die Response-Rate bei immunsupprimierten Patienten wie Dialysepatienten erhöhen kann (28). Der erreichte Impferfolg, ablesbar an Anti-HBs-Titern im Serum, ist sehr unterschiedlich. Eine initiale Impfung – die bevorzugte Impfregion ist der M. deltoideus – wird gefolgt von Auffrischimpfungen nach 1 und 6 Monaten. Hiernach sollte sich ein Anti-HBs-Titer zwischen 1000 und 10000 U/l entwickeln. Titer unter 10 U/l geben keinen ausreichenden Schutz und erfordern eine Boosterimpfung. Verlaufskontrollen der Anti-HBs-Titer sind erforderlich, um frühzeitig eine Auffrischimpfung durchzuführen. Kürzlich hat die Ständige Impfkommission eine generelle Impfung der Bevölkerung im Jugendalter gegen Hepatitis B empfohlen.

Tabelle 19.3 Humanes rekombinantes Interferon-α bei chronischer Hepatitis B

– Histologie: chronische Hepatitis mit nachweislicher histologischer Aktivität
– Dosis: 3 × 5–6 Mio. IE/Woche
– HBV-DNA positiv (≤ 520 pg/ml)
– Anti-HIV-Antikörper negativ
– Anti-HDV-Antikörper negativ

Akute und chronische Hepatitis D

Definition

Das Hepatitis-D-(δ-)Virus ist ein RNA-Virus, das zu seiner Pathogenität einer gleichzeitigen Infektion durch das Hepatitis-B-Helfervirus bedarf (50). Die Helferfunktion des Hepatitis-B-Virus liegt darin, daß das Hepatitis-D-Virus als Hüllprotein das HBsAg verwendet. Das δ-Antigen ist das Kernprotein des 34–36 nm großen HDV-Virus und besteht aus Polypeptiden von 14 und 27 kDa. Sie werden von der HDV-spezifischen RNA kodiert. Die HBsAg-Hülle besteht aus 22-nm-HBsAg-Partikeln. Das Gen hat eine Größe von 1678 Nukleotiden und eine zirkuläre Struktur.

Klinik und Verlauf

Eine Infektion mit dem HDV kann als Koinfektion mit Hepatitis B erfolgen oder als Superinfektion eines chronischen HBsAg-Trägers. Das HDV ist weltweit verbreitet, wenngleich Unterschiede zum Inzidenzmuster der Hepatitis B bestehen (50). HDV kommt selten in Asien, dafür häufig in Südosteuropa, Süditalien, Türkei und Griechenland vor. In Deutschland und Nordeuropa ist das Virus vor allem bei Personen mit Herkunft aus dem Mittelmeerraum und vereinzelt bei Hämophiliepatienten und Drogenabhängigen nachweisbar. Die Klinik der akuten Hepatitis D unterscheidet sich nicht wesentlich von der der akuten Hepatitis B. Offensichtlich entwickelt sich häufiger als bei Hepatitis B eine chronische Verlaufsform (bis zu 50%). Die möglichen fatalen Folgen eines Eindringens des HDV in Bevölkerungsgruppen mit hoher Hepatitis-B-Durchseuchung zeigte eine HDV-Epidemie bei Yucpa-Indianern in Venezuela. Bei Superinfektion einer Hepatitis B mit dem HDV findet sich charakteristischerweise eine Verschlechterung des klinischen Verlaufs. Es kommt zum Anstieg der Transaminasen, zum Rückgang der Hepatitis-B-Virus-Replikation und zur raschen Entwicklung einer chronischen aktiven Hepatitis und Leberzirrhose.

Immunologische Diagnostik und Differentialdiagnose

Der immunoserologische Marker für eine Hepatitis-D-Infektion sind Anti-HDV-Antikörper. Diese werden mit kommerziellem Radioimmunoassay nachgewiesen. In Speziallaboratorien ist auch ein IgM-Anti-HDV-Test verfügbar, der akute von chronischen Hepatitis-D-Infektionen unterscheiden kann. Immer ist gleichzeitig bei diesen Patienten HBsAG nachweisbar, in der Regel verbunden mit Anti-HBe und Anti-HBc. Freies Hepatitis-B-Virus findet sich selten im Serum dieser Patienten. Als Marker für das komplette HDV im Serum kann die HDV-spezifische RNA nachgewiesen werden. Dies erfolgt jedoch nur in Speziallaboratorien. In der Immunhistologie findet sich HD-Antigen im Kern der infizierten Hepatozyten.

Immunpathogenese

Über die Immunpathogenese der HDV-Infektion ist wenig bekannt. Erstaunlicherweise kommt es bei der Infektion mit dem HDV zum Rückgang der HBV-Replikation, gleichzeitig zum Anstieg der Transaminasen. Dies ist möglicherweise ein Hinweis für einen direkten zytopathischen Effekt des Virus.

Autoimmunität und Hepatitis D: In den letzten Jahren wurden verschiedene Autoantikörper bei Patienten mit vor allem chronischer Hepatitis D nachgewiesen. Hierzu gehören LKM-3-Antikörper (liver-kidney microsomal antibodies), die bei 13% der Patienten mit chronischer Hepatitis D beschrieben wurden (Tab. 19.**6**). Kürzlich konnte gezeigt werden, daß sie gegen UDP-Glucuronosyltransferasen gerichtet sind (46). Weitere Autoantikörper sind Basalzellantikörper des Rattenmagens, Stellate cell antibodies des Thymus und Antikörper gegen Lamin oder Kernmembran. Es ist bisher unklar, welche Rolle diesen Autoantikörpern für die Pathogenese des Gewebeschadens bei Hepatitis D zukommt oder ob sie eine diagnostische Bedeutung haben.

Therapie

Immunsuppressiva sind nicht indiziert. Interferon in hoher Dosis, d. h. mindestens 3 mal 10 Mio. IE pro Woche, senkt zwar die Transaminasen, aber eine Viruselimination wird selten beobachtet. Die Lebertransplantation ist eine gute Perspektive für Endstadien. Die Reinfektion tritt offensichtlich seltener auf als bei alleiniger Hepatitis B. Auch hier wird Anti-HBs-Hyperimmunglobulin-Prophylaxe betrieben (51).

Prophylaxe

Die Prophylaxe gegen Hepatitis B schützt auch gegen eine HDV-Infektion. So sind gegen Hepatitis B geimpfte Personen auch gegen das HDV-Virus geschützt.

■ Akute und chronische Hepatitis C

Definition

In Europa und in Nordamerika ist das Hepatitis-C-Virus die häufigste Ursache der Posttransfusionshepatitis. Die früher häufig beobachtete Übertragung der Hepatitis C durch Faktorenkonzentrate kann heute durch Inaktivierung mit Hitze oder Betapropiolacton überwunden werden. Auch bei Hämodialysepatienten wird die Hepatitis C gefunden, jedoch ist die Inzidenz beim Krankenhauspersonal geringer als bei Hepatitis B. Homosexuelle haben ein geringeres Risiko, eine Hepatitis C zu erwerben. Sie gilt nur eingeschränkt als sexuell übertragbare Erkrankung. Drogensüchtige mit häufigem Gebrauch von unreinen Spritzen und Nadeln sind jedoch oft von Hepatitis C betroffen. Nach Jahrzehnten erfolgloser Versuche konnte eine amerikanische Arbeitsgruppe (9, 30) offensichtlich den Haupterreger der Hepatitis, das Hepatitis-C-Virus (HCV), identifizieren. Die von ihnen aus einem Schimpansenserum isolierte cDNA hat Sequenzhomologie mit Flaviviren (Tab. 19.**4**).

Klinik und Verlauf

Prinzipiell bestehen keine Unterschiede in der Klinik der akuten Hepatitis C im Vergleich zur akuten Hepatitis A oder B. Auffällig ist jedoch aufgrund von Studien, vor allem an Patienten nach Herzoperationen, daß die Gabe von Eigenblut die Hepatitis-C-Inzidenz nicht entscheidend senken konnte. Die Übertragung durch Faktorenkonzentrate wurde als mögliche Infektionsquelle hervorgehoben. Bis zu 30% der Patienten entwickelten eine zum Teil klinisch apparent verlaufende akute Hepatitis C, von denen wiederum 60% chronische Verlaufsformen aufwiesen. Prinzipiell gilt für chronische Verlaufsformen eine der chronischen Hepatitis B vergleichbare Klinik. Der natürliche klinische Verlauf der chronischen Hepatitis C wird unterschiedlich beurteilt. Nach japanischen epidemiologischen Studien, die auch in Deutschland bestätigt werden können, entwickelt sich im Mittel 13 Jahre nach Infektion eine chronische Hepatitis, nach 18 Jahren eine Zirrhose und nach 23 Jahren ein hepatozelluläres Karzinom. Eine Leberzirrhose auf dem Boden einer Hepatitis C ist häufig Anlaß zur Lebertransplantation und zumindest in Japan der größte ätiologische Faktor für ein hepatozelluläres Karzinom. Das Hepatitis-C-Virus führt dagegen nur selten zum akuten Leberversagen.

Besonderes Interesse hat die Tatsache hervorgerufen, daß das Hepatitis-C-Virus für zahlreiche extrahepatische Erkrankungen verantwortlich ist. Dazu zählen die gemischte Kryoglobulinämie, die membranproliferative Glomerulonephritis, die Panarteriitis nodosa, das Sicca-Syndrom, die Porphyria cutanea tarda, der Lichen planus und evtl. einzelne Verläufe der Immunthyreoiditis. Somit konnte mit dem Hepatitis-C-Virus ein neuer Erreger für mehrere altbekannte Erkrankungen gefunden werden. Dies hat z. T. erhebliche therapeutische Konsequenzen.

Immunologische und virologische Diagnostik und Differentialdiagnose

Anti-HCV-Antikörper werden heute mit Enzymimmunoassays der dritten Generation bestimmt. Dabei werden verschiedene HCV-Peptide verwendet, die Antikörper gegen Kern-, Hüll- und Nichtstrukturproteine des Virus erfassen. Mit diesen Anti-HCV-Testen der dritten Generation werden bei 90% der Patienten mit chronischer Hepatitis C Anti-HCV-Antikörper nachgewiesen. Bei der akuten Hepatitis C liegt der Antikörpernachweis nur bei etwa 50–60%. Der Nachweis des Virus selbst, d. h. der

HCV-RNA, ist heute mit Polymerasekettenreaktion (PCR) möglich, wenngleich Spezialllaboratorien vorbehalten. Der HCV-RNA-Nachweis ist wichtig zur Klärung ätiologisch unklarer Hepatitiden, zur Diagnostik der anti-HCV-negativen akuten Hepatitis C, zum Nachweis anti-HCV-negativer Blutspender, die HCV-Träger sind, und zur Verlaufskontrolle unter Therapie und nach Lebertransplantation. Neueste Entwicklungen sind der quantitative HCV-RNA-Nachweis und der Nachweis verschiedener HCV-Genotypen. Hohe HCV-RNA-Spiegel im Serum korrelieren mit einem schlechten Ansprechen auf eine antivirale Therapie, hoher Wahrscheinlichkeit einer Reinfektion nach Lebertransplantation und einer Übertragung auf das Neugeborene. Die HCV-Genotypen werden mit PCR entweder nach Okamoto (45) oder nach Simmonds bestimmt. Die HCV-Genotyp-Bestimmung nach Simmonds scheint sich durchzusetzen, der eine Amplifizierung der nichttranslatierten 5'-Region des HCV-Genoms zugrunde liegt. Der HCV-Genotyp II nach Okamoto oder Ib nach Simmonds ist mit schlechter Spontanprognose, schlechterem Ansprechen auf Interferontherapie und schlechter Prognose nach Lebertransplantation assoziiert.

Zunehmend werden bei der Hepatitis-C-Infektion auch Autoantikörper nachgewiesen. Besondere Relevanz haben LKM-1-Antikörper (Tab. 19.6), die mit der Immunfluoreszenz und auch bei der Autoimmunhepatitis nachgewiesen werden. LKM-1-Autoantikörper bei Hepatitis C sind jedoch heterogen. Sie erkennen auf dem Hauptantigen Cytochrom P 450 IID6 ein größeres oder ein anderes Epitop oder reagieren mit anderen mikrosomalen Proteinen oder konformationsspezifischen Epitopen (13) als bei der HCV-RNA-negativen, LKM-1-positiven Autoimmunhepatitis Typ 2.

Tabelle 19.4 Das Hepatitis-C-Virus

- 10 000 Nukleotide
- Größe: < 80 nm
- Dichte: 1,09–1,11 m/cm^2
- Sedimentationskonstante 140 S
- offener Leserahmen
- Sequenzhomologie mit Flaviviren

Immunpathogenese

Während die B-Lymphozyten-Epitope des Hepatitis-C-Virus recht gut identifiziert sind, werden die zellulären Immunreaktionen erst langsam erkennbar. Offensichtlich exprimiert das Hepatitis-C-Core-Protein wesentliche T-Zell-Epitope. Im Gegensatz zur chronischen Hepatitis B werden bei chronischer Hepatitis C stärkere T-Zell-Reaktionen nachgewiesen.

Therapie

Interferon-α ist eine zugelassene und die bisher einzige in ihrer Wirksamkeit nachgewiesene Therapie der chronischen Hepatitis C. 50% der behandelten Patienten entwickeln normale Transaminasen unter Therapie; von diesen Patienten erleiden 50% ein Rezidiv nach Therapieende. Dies bedeutet, daß etwa 20–25% nach Therapieende nach 6 Monaten eine dauerhafte Normalisierung der Transaminasen erfahren, was in der Regel aber nicht immer mit einer Eliminierung des Hepatitis-C-Virus verbunden ist. Der HCV-Genotyp II nach Okamoto oder Ib nach Simmonds, der in Deutschland vorherrscht, spricht eher schlecht auf Interferon an. Außer dem HCV-Genotyp ist auch die Konzentration des HCV im Serum bzw. Lebergewebe von prädiktiver Aussagekraft.

Die Lebertransplantation ist eine anerkannte Indikation zur Behandlung von Endstadien der HCV-induzierten Leberzirrhose. Die Reinfektion der Spenderleber ist die Regel, wahrscheinlich klinisch weniger gravierend als die Reinfektion bei Hepatitis B. Effektive Maßnahmen zur Prophylaxe oder Therapie der Reinfektion stehen nicht zur Verfügung.

Prophylaxe

Ein Impfstoff für die Hepatitis C ist noch nicht entwickelt, kann jedoch in Zukunft erwartet werden. Es gelten die allgemeinen hygienischen Maßnahmen zur Prophylaxe der Hepatitis C. Die Verhinderung einer Übertragung durch Blutkonserven ist problematisch, da etwa 0,2–0,8% der Normalbevölkerung als Träger von HCV angesehen werden müssen. Andererseits hat eine Bestimmung von Transaminasen bei Blutspendern nicht den erhofften Erfolg gebracht. Vor allem scheinen anti-HBc-positive Blutkonserven von einem hohen Risiko belastet zu sein. Die Behandlung von Faktorenkonzentraten mit Hitze- oder Betapropiolacton scheint die Übertragung der Hepatitis C zu verringern. Das Screening von Blutkonserven für Anti-HCV hat die Inzidenz der Posttransfusionshepatitis zu 90% gesenkt.

■ Hepatitis E

Von der parenteral übertragenen Hepatitis C ist eine in Asien, Südamerika und Afrika endemisch vorkommende, enteral übertragene Hepatitis abzugrenzen. Das Virus wurde inzwischen isoliert und kloniert und als Hepatitis-E-Virus bezeichnet. Es sind serologische Methoden zum Nachweis von IgG- und IgM-Antikörpern gegen das Hepatitis-E-Virus entwickelt worden und stehen als Diagnostika für die Klinik kurz vor der Zulassung. Die Hepatitis E ähnelt klinisch der Hepatitis A; die Patienten sind jedoch HBsAg- und IgM-anti-HAV-negativ. Chronische Verläufe sind nicht bekannt; jedoch wird eine besonders hohe Letalität (20%) für infizierte Schwangere berichtet. Die Hepatitis E ist für etwa 5% der Fälle mit akutem Leberversagen in Europa verantwortlich. In den Tropen kommt das Hepatitis-E-Virus auf allen Kontinenten vor und ist für die größten Epidemien verantwortlich.

■ **Infektion mit anderen hepatotropen Viren**

Zytomegalievirus-, Epstein-Barr-Virus- und seltener Herpes-simplex-Virusinfektionen können ebenfalls mit einer Hepatitis einhergehen. Hierbei handelt es sich meistens um eine Begleiterkrankung. Serologische Tests, vor allem die spezifischen IgM-Antikörper und deren Titerverlauf, weisen auf akute Infektion mit diesen Erregern hin. Sie sind in die Differentialdiagnostik der Hepatitis C mit einzubeziehen.

Kürzlich wurden unabhängig voneinander das Hepatitis-GBV und das Hepatitis-HGV beschrieben. GBV und HGV sind verschiedene Isolate desselben Virus. Der Nachweis gelingt nur mittels PCR. Die GBV/HGV-RNA-Prävalenz liegt bei 1–2% der gesunden Blutspender. Etwa 30–40% der Patienten mit chronischer Hepatitis C und D sind gleichzeitig HGV/GBV-Träger. Auch einzelne Fälle der Posttransfusionshepatitis und möglicherweise des akuten Leberversagens sind auf GBV/HGV zurückzuführen.

■ Autoimmune Lebererkrankungen

■ Autoimmunhepatitis

Definition

Die Autoimmunhepatitis ist eine zumeist chronisch verlaufende Hepatitis unbekannter Ätiologie. Die Erkrankung kann in bis zu 25% der Fälle auch unter dem Bild einer akuten Hepatitis beginnen. Die Autoimmunhepatitis muß in der Differentialdiagnostik des akuten Leberversagens einbezogen werden. Kürzlich hat die International Autoimmune Hepatitis Group eine neue Definition der Autoimmunhepatitis verabschiedet, an der zahlreiche internationale Experten mitgearbeitet haben (26). Analog zur Definition des Lupus erythematodes disseminatus werden verschiedene klinische, histologische, biochemische und vor allem immunologische Parameter zur Definition der Autoimmunhepatitis herangezogen. Dazu gehören weibliches Geschlecht, Hypergammaglobinämie, histologische Zeichen der chronischen Hepatitis, gutes Ansprechen auf eine immunsuppressive Therapie, Assoziation mit den HLA-Antigenen DR3 oder DR4 und verschiedene Autoantikörper (antinukleäre Antikörper, Antikörper gegen glatte Muskulatur, Anti-SLA, Anti-LP, Antikörper gegen den Asialoglykoproteinrezeptor (ASGPR), Antikörper gegen humane Leberzellmembranen (HLP). Zu den klinischen Charakteristika einer Autoimmunhepatitis gehört auch die Assoziation mit extrahepatischen Autoimmunsyndromen wie Arthritis, Thyreoiditis, Glomerulonephritis, Sicca-Syndrom und entzündlichen Darmkrankheiten. Eine negative Bewertung erhalten antimitochondriale Antikörper und die Marker der Virushepatitis HBsAg und IgM-Anti-HAV. In Tab. 19.**5** ist die neue Klassifikation der chronischen Hepatitis nach Desmet u. Mitarb. (11) dargestellt. Die Autoimmunhepatitis ist eine Entität dieses heterogenen Syndroms. Mittels im Serum der Patienten zirkulierender Autoantikörper lassen sich serologisch verschiedene Subgruppen der Autoimmunhepatitis abgrenzen. Die Autoimmunhepatitis Typ 1 ist durch antinukleäre Antikörper (ANA) serologisch charakterisiert und wurde früher als *lupoide Hepatitis* bezeichnet. Die Autoimmunhepatitis Typ 3 zeichnet sich durch die oben genannten Charakteristika der Autoimmunhepatitis Typ 1 aus. Sie ist serologisch durch Anti-SLA-Autoantikörper gekennzeichnet (33). Demgegenüber weist die Autoimmunhepatitis Typ 2 einige Besonderheiten auf, u. a. eine häufige Manifestation in der Kindheit (22). Unklar ist, ob Antikörper gegen glatte Muskulatur (SMA) eventuell vor allem im Kindesalter eine weitere Subgruppe abgrenzen. Erst wenn eine ätiologische Klassifikation möglich ist, dürfte sich die weitere Subgruppierung anhand serologischer Marker endgültig überprüfen lassen.

Klinik und Verlauf

Allen Verlaufsformen ist das bis zu 50%ige Auftreten extrahepatischer Autoimmunphänomene gemeinsam. Hierzu gehören vor allem Immunthyreoiditis, rheumatoide Arthritis, Vaskulitis, Kryoglobulinämie und besonders das Sjögren-Syndrom, seltener idiopathische thrombozytopenische Purpura, perniziöse Anämie, Myasthenie, Urtikaria und hämolytische Anämien. Allen gemeinsam ist ferner eine Erhöhung der Transaminasen SGOT und SGPT, in wechselndem Ausmaß Cholestasezeichen wie Bilirubinerhöhung und Erhöhung der alkali-

Tabelle 19.**5** Differentialdiagnose der HBsAg-negativen chronischen Hepatitis (aus Desmet, V., u. a.: Hepatology 19 [1994] 1513)

	ANA	LKM-1	SLA/LP	SMA	AMA	Anti-HCV	Anti-GOR	Therapie
Chronische Hepatitis C	–	~2%	–	–	–	+	+	Interferon
Autoimmunhepatitis								
– Typ 1	+	–	–	+	–	–	~	Immunsuppression
– Typ 2	–	+	–	–	–	–	–	Immunsuppression
– Typ 3	–	–	+	+/–	+/–	–	–	Immunsuppression
– Typ 4	–	–	–	+	–	–	–	Immunsuppression
Primäre biliäre Zirrhose	–	–	–	–	+	–	–	Ursodesoxycholsäure

schen Phosphatase sowie der γ-GT. Diskutiert werden Grenzfälle zur primären biliären Zirrhose, die auch als Mischform CAH/PBC bezeichnet wurden (3). Gemeinsam sind allen autoimmunen Hepatitiden Allgemeinsymptome wie Übelkeit, Ikterus, diffuse Abdominalbeschwerden, Juckreiz, Anorexie, Diarrhö und Fieber, bei Frauen zusätzlich Amenorrhö. Das mittlere Manifestationsalter liegt um die 30 Jahre. Neben einer Hepatomegalie zeigen fast alle Formen der autoimmunen Hepatitiden zumindest eine sonographisch feststellbare Splenomegalie. Die ungünstige Spontanprognose der autoimmunen chronischen aktiven Hepatitis wurde für die seit langem bekannte klassische Verlaufsform, die „lupoide" Hepatitis, mehrfach demonstriert (52). Der Begriff der lupoiden Hepatitis wird auf die früh erkannte Assoziation mit antinukleären Antikörpern zurückgeführt.

Eine zweite Subgruppe der autoimmunen CAH ist durch Autoantikörper gegen ein mikrosomales Antigen aus Leber und Niere, die sog. Liver-kidneymicrosomal antibodies (LKM), serologisch definiert. Homberg u. Mitarb. (22) konnten die klinischen Charakteristika dieser Subgruppe herausarbeiten. Etwa ein Drittel der Patienten sind Kinder. Auch für diese Erkrankung ist ein genetischer Hintergrund wahrscheinlich, wenngleich aufgrund der Seltenheit der Erkrankung eine aussagekräftige HLA-Untersuchung noch nicht durchgeführt ist. Die Prävalenz dieser Erkrankung wird auf 5 Erkrankungen pro 1 Mio. Einwohner geschätzt. Die Abgrenzung dieser Subgruppe von der Hepatitis C ist daher besonders bedeutsam. Heute stehen jedoch die Antikörper einerseits und die HCV-RNA-Bestimmung andererseits als differentialdiagnostische Werkzeuge zur Verfügung. In etwa 50% beginnt die Erkrankung mit dem Bild einer akuten Hepatitis. Charakteristisch sind neben einem Überwiegen des weiblichen Geschlechts (8:2) eine nicht so ausgeprägte Hypergammaglobulinämie und ein häufig beobachteter IgA-Mangel. Unbehandelt entwickelt sich häufig eine Leberzirrhose. Die kumulative Überlebensrate wurde mit 51% nach 14 Jahren ermittelt.

Eine dritte Untergruppe der autoimmunen CAH wurde durch den Nachweis von Autoantikörpern gegen lösliches zytoplasmatisches Leberantigen (SLA) charakterisiert (33). Die klinischen Charakteristika dieser Subgruppe entsprechen der klassischen autoimmunen „lupoiden" CAH, abgesehen von dem Fehlen antinukleärer Antikörper (Tab. 19.**5**). Die immunsuppressive Therapie ist auch für diese Krankheitsgruppe indiziert. Bei etwa 25% dieser Patienten fehlen die mit konventionellen Techniken, wie vor allem mit der Immunfluoreszenz, nachweisbaren Antikörper. Die Abgrenzung dieser Subgruppe von der Hepatitis C ist daher besonders bedeutsam (31 f, 40 a).

Antikörper gegen glatte Muskulatur werden mit der Immunfluoreszenz in niedrigen Titern, auch bei virusinduzierten Lebererkrankungen, nachgewiesen und haben somit wahrscheinlich weder diagnostische noch pathophysiologische Bedeutung. Ihre Antigenstrukturen sind Zytoskelettbestandteile. Bei CAH verbirgt sich hinter diesen Antikörpern gegen glatte Muskulatur häufig ein hohter Titer gegen F-Actin. Möglicherweise identifizieren hochtitrige F-Actin-Antikörper eine weitere Untergruppe der autoimmunen Hepatitis, vor allem im Kindesalter.

Immunpathogenese

Für alle autoimmunen Verlaufsformen der CAH wird ein Verlust von Toleranz gegen autologe Lebergewebestrukturen als pathologisches Prinzip anerkannt. Gut charakterisiert sind die humoralen Immunphänomene. Bei der klassischen autoimmunen „lupoiden" Hepatitis sind dies die heterogenen antinukleären Antikörper sowie Lebermembranautoantikörper. Lebermembranautoantikörper wurden erstmals an isolierten Kaninchenhepatozyten nachgewiesen. Später wurde gezeigt, daß diese In-vitro-IgG-Bindung an Hepatozytenmembranen heterogen ist und nicht auf ein einziges membranassoziiertes Antigen-Antikörper-System zurückzuführen ist. Darüber hinaus haben jüngste Untersuchungen gezeigt, daß an streng vitalen Hepatozyten diese Oberflächenbindung der Immunglobuline nicht nachweisbar ist (40).

Die zweite Untergruppe der Autoimmunhepatitis ist durch sehr spezifische Autoantikörper gegen ein mikrosomales Antigen aus Leber und Niere, die LKM-Antikörper, charakterisiert. LKM-Antikörper wurden erstmals mit der Immunfluoreszenz durch ihre Bindung an Zytoplasma von Hepatozyten und Epithelien proximaler Nierentubuli nachgewiesen. In diesen frühen, auf der Immunfluoreszenz basierenden Studien wurden diese Antikörper auch bei nichthepatischen Autoimmunopathien vereinzelt nachgewiesen. Interessanterweise kommen in aller Regel neben diesen LKM-Antikörpern keine weiteren Autoantikörper, abgesehen von Schilddrüsenantikörpern, vor. LKM-Antikörper können seit einiger Zeit radioimmunologisch spezifisch nachgewiesen werden. Die Einführung der Western-Blot-Analysen, d. h. die Definition der Autoantigene auf molekularer Ebene mit Bestimmung des Molekulargewichtes, hat zur Identifikation des Zielantigens bei einem Molekulargewicht von 50 kDa geführt (Abb. 19.7). Ausgehend von in Patientenseren vorkommenden Autoantikörpern, konnte das Hauptzielantigen dieser LKM-1-Antikörper kloniert und als Cytochrom P450 IID6 identifiziert werden (35). LKM-1-Autoantikörper hemmen in vitro spezifisch die Funktion von P450 IID6, einem Arzneimittel metabolisierenden Enzym (60). Neben dem antihypertensiven Medikament Debrisoquin werden zahlreiche andere Arzneimittel vom Cytochrom P450 IID6 metabolisiert. Zu ihnen gehören Betablocker wie Bufuralol, Antidepressiva und Antiarrythmika. Cytochrom P450 IID6 gehört zur Subfamilie II D der Cytochrom-P-450-„Gensuperfamilie" (43). Für das P450-IID6-Gen ist ein ausgeprägter genetischer Polymorphismus bekannt, der auf molekularer Ebene definiert wurde. Interessant sind auch Untersuchungen, die zeigen, daß LKM-1-positive Seren in hohem Prozentsatz Hepatitis-C-Virus-Antikörper enthalten. Die Verfügung über das klonierte LKM-1-(P450 IID6)Gen ermöglicht jetzt Untersuchungen zur Identifikation der B- und T-Zell-Epitope dieses Autoantigens sowie eine In-vivo-Untersuchung des genetischen Arzneimittelpolymorphismus bei diesen Patienten. Rein spekulativ könnte die Erkrankung durch ein Substrat für

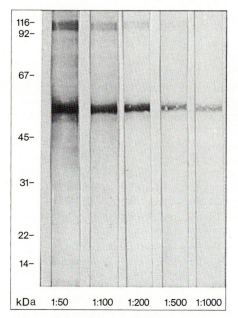

Abb. 19.**7** Western-Blot-Analyse: spezifischer Nachweis des 50-kDa-Cytochrom-P 450 II D 6-Antigens der LKM-1-Antikörper bei Antiimmunhepatitis Typ 2.

dieses Enzym oder einen durch dieses Enzym gebildeten Metaboliten ausgelöst werden. Eine Induktion dieser Autoantikörper und somit dieser Form der autoimmunen Hepatitis durch hepatotrope Viren muß diskutiert werden. Einerseits können bei der chronischen Hepatitis C LKM-1-Antikörper in 0–9% nachgewiesen werden, die in der Immunfluoreszenz ein Muster an Nieren- und Lebergewebe zeigen wie die LKM-1-Antikörper der Autoimmunhepatitis Typ 2. Bei etwa 50% der Hepatitis-C-Patienten erkennen die mit der Immunfluoreszenz definierten LKM-1-Antikörper Cytochrom P 450 IID6. Das B-Zell-Epitop der Hepatitis-C-Seren ist entweder größer als oder verschieden vom B-Zell-Epitop der LKM-1-Antikörper der Autoimmunhepatitis Typ 2 (36). Andererseits zeigt das 8 Aminosäuren lange B-Zell-Epitop eine 6 Aminosäuren lange Sequenzhomologie mit dem Immediate early protein des Herpes-simplex-virus Typ 1. Diese Hypothese wird gestützt durch eine Familie mit eineiigen Zwillingen (37), in der nur einer der Zwillinge an einer Autoimmunhepatitis Typ 2 leidet, obwohl beide eineiigen Zwillinge den autoimmunen Haplotyp HLA-A1 B8, DR3, C4AQ0 tragen. Nur das kranke Kind hat Zeichen der Herpes-simplex-virus-Typ-1-Infektion, keiner aus der gesamten Familie hatte Marker einer Hepatitis-C-Infektion. Weitere Evidenzen müssen gesucht werden. Interessanterweise wurden auch andere Autoantigene als Enzyme identifiziert, z. B. die Topoisomerase I als Zielantigen der Scl-70-Antikörper bei Sklerodermie. Wie weiter unten dargestellt, handelt es sich bei den antimitochondrialen Antikörpern bei primärer biliärer Zirrhose um Autoantikörper gegen Untereinheiten des Pyruvatdehydrogenasekomplexes der Mitochondrien (59). Diese LKM-1-Antikörper müssen abgegrenzt werden von LKM-2-Antikörpern, die bei einer durch Ticrynafen induzierten Hepatitis auftreten (Tab. 19.**6**) (1). Dieses Diuretikum wird nur in Frankreich und in den USA vertrieben. LKM-2-Antikörper werden bei uns nicht nachgewiesen und sind nur differentialdiagnostisch bei Patienten aus diesen Ländern zu berücksichtigen. LKM-3-Antikörper werden bei einigen Patienten mit Hepatitis D nachgewiesen, die gegen UDP-Glucuronsyltransferasen gerichtet sind (46) (Tab. 19.**6**).

Die bei der dritten Verlaufsform der autoimmunen CAH auftretenden SLA-Antikörper sind gegen ein zytoplasmatisches Autoantigen aus Leber und vor allem aus Niere gerichtet. Weitere Autoantikörper gegen ein Antigen aus Leber und Pankreas wurden mit Komplementbindungsreaktionen nachgewiesen (2). Dieses Antigen kommt jedoch nicht in der Niere vor. Die Zytokeratine 8 und 18 wurden als Hauptzielantigene der SLA-Autoantikörper identifiziert.

Autoantikörper gegen den Proteinkomplex „LSP" (leberspezifisches Protein), der Membrananteile enthält, wurden früher vielfach bei Lebererkrankungen untersucht. Anti-LSP-Autoantikörper sind heterogen; sie erkennen organspezifische und organunspezifische Determination. Sie werden bei virus- und nicht virusinduzierten Verlaufsformen der CAH nachgewiesen und haben somit differentialdiagnostisch keine Bedeutung. Autoantikörper gegen den Asialoglykoproteinrezeptor

Tabelle 19.**6** Mikrosomale Autoantigene bei Leberkrankheiten 1994

Molekulargewicht (kDa)	Nomenklatur	Biochemische Definition	Krankheitsassoziation
50	LKM-1	P450 IID6	Autoimmunhepatitis Typ 2 Hepatitis C
50	LKM-2	P450 IIC9	Arzneimittelhepatitis (Ticrynafen)
55	LKM-3	UGT	chronische Hepatitis D, Autoimmunhepatitis Typ 2
52	LM	P450 IA2	Autoimmunes polyendokrines Syndrom Typ 1, Dihydralazinhepatitis
59	ND	?	Hepatitis C
64	ND	?	Autoimmunhepatitis Typ 2
70	ND	?	Hepatitis C

ND = nicht definiert, LM = Lebermikrosomenantikörper, P450 = Cytochrom P450, UGT = UDP-Glucuronyltransferase.

(ASGPR), einen Bestandteil der LSP-Fraktion, sind mit der Krankheitsaktivität korreliert (55 a). Vor allem Autoantikörper gegen humane Epitope des ASGPR sind als Aktivitätsmarker geeignet (40). Inzwischen wurden auch T-Lymphozyten aus dem Lebergewebe mit Spezifität für den ASGPR isoliert (31, 31 a). Der ASGPR ist vor allem periportal exprimiert, dort wo die Piecemeal-Nekrosen lokalisiert sind.

In einem Mausmodell einer Autoimmunhepatitis konnte kürzlich gezeigt werden, daß die Autoreaktivität von T-Lymphozyten am stärksten gegen niedermolekulare lösliche Lebermembranantigene der LSP-Reaktion gerichtet ist (31 b, 31 e). Analoge Befunde an Patienten mit Autoimmunhepatitis, nicht jedoch primärer biliärer Zirrhose, anderen Leberkrankheiten und anderen Autoimmunleiden, unterstreichen die Bedeutung von lebermembranassoziierten Zielantigenen. Weitere Evidenzen für eine kritische Rolle autoreaktiver T-Lymphozyten in der Pathogenese der Autoimmunhepatitis ergeben sich aus dem Nachweis einer spontanen und aktiven antigenspezifischen und antigenunspezifischen Suppression der Autoreaktivität. Die Befunde sprechen für eine pathologisch relevante Imbalanz zwischen autoreaktiven und gegenregulatorischen Kräften im natürlichen Verlauf der Autoimmunhepatitis (31 g).

Wenngleich die humoralen Immunphänomene immer besser definiert werden und die monoklonale Klonierung ihre Zielantigene und deren funktionelle Charakterisierung einen wesentlichen Fortschritt darstellen, ist weder die Ursache der Autoantikörperentstehung geklärt noch bekannt, ob sie selbst die Krankheit vermitteln oder ob T-Zell-Zytotoxität gegen membranexprimierte Epitope dieser Antigene pathogenetisch relevant sind (31 a, 31 b). Vielleicht können der ASGRP und das LKM-1-Antigen als Modelle dienen, um zu prüfen, ob der Krankheitsprozeß selbst die Autoepitope an der Oberfläche zur Expression bringt (31 c, 55 b) und ob mit rekombinantem Autoantigen für T-Zellen spezifische Reaktionen nachgewiesen werden können.

Im peripheren Blut dieser Patienten konnte ein Suppressorzelldefekt nachgewiesen werden, der bei autoimmunen Verlaufsformen, nicht jedoch bei virusinduzierten Formen durch die Zugabe von Prednison in vitro aufgehoben werden konnte (3). Immunhistologisch wurde gezeigt, daß das zelluläre Infiltrat einen relativ hohen Anteil an CD4$^+$-Lymphozyten aufweist. Dieser hohe CD4-Anteil ist besonders auffällig im Vergleich zum zellulären Infiltrat bei primärer biliärer Zirrhose und bei Hepatitis B. Gleichzeitig wurde bei benachbarten Hepatozyten eine vermehrte Expression von HLA-Klasse-II-Antigenen nachgewiesen. Dies könnte Hinweis für eine Antigenpräsentation durch Hepatozyten, möglicherweise von primär intrazytoplasmatischen Autoantigenen sein. Analoge Mechanismen wurden aufgrund verschiedener Experimente für die Immunthyreoiditis postuliert. Technisch ist es heute möglich, die gewebeinfiltrierten T-Lymphozyten aus der Leberbiopsie zu isolieren, zu klonieren und in vitro zu propagieren. Es zeigte sich, daß sie vornehmlich zytotoxische Funktionen ausüben. Die Antigenspezifität dieser gewebeinfiltrierten T-Lymphozyten bei autoimmunen Lebererkrankungen kann durch den Einsatz rekombinanter Autoantigene überprüft werden. Kernproblem bleibt die Verfügbarkeit autologer vitaler Zielzellen. Der immungenetische Hintergrund der Autoimmunhepatitis ist in den letzten Jahren zunehmend erforscht worden (38). Bei der kaukasischen Bevölkerung überwiegt der HLA-Haplotyp A1, B8, DR3, C4AQ0, bei der japanischen Bevölkerung HLA-DR4. Interessanterweise konnte für die kaukasische Bevölkerung eine duale Assoziation mit HLA-DR3 und HLA-DR4 nachgewiesen werden. Patienten mit HLA-DR3 erleiden häufiger ein Rezidiv unter oder nach immunsuppressiver Therapie, müssen häufiger einer Lebertransplantation zugeführt werden und haben ein jüngeres Manifestationsalter (38).

Immunologische Diagnostik und Differentialdiagnose

Autoimmunhepatitiden werden durch die dargestellten Autoantikörper identifiziert (Tab. 19.**5**). Diese Autoantikörper sind klinisch bedeutsam, um Autoimmunhepatitiden von viralen Hepatitiden abzugrenzen, vor allem der Hepatitis C (31 f).

Die antinukleären Antikörper werden mit Immunfluoreszenz an Rattenleber- und -nierenschnitten sowie an HEp-2-Zellen nachgewiesen (Abb. 19.**8**, Farbtafeln II und III). Der Nachweis der Antikörper gegen glatte Muskulatur erfolgt ebenfalls an Leber- und Nierenschnitten, insbesondere an der glatten Muskulatur der Nierengefäße (Abb. 19.**8**). Spezifische Teste für den Nachweis von F-Actin-Antikörpern sind bisher Speziallaboratorien vorbehalten. Die LKM-1-Antikörper (Abb. 19.**8**) werden durch eine charakteristische Immunfluoreszenz im Zytoplasma von Hepatozyten und der P_3-Fraktion von Epithelien proximaler Nierentubuli nachgewiesen. Erfahrene Untersucher können die im Gegensatz zu antimitochondrialen Antikörpern (AMA) (Abb. 19.**8**) fehlende Färbung von Sammelröhren und distalen Tubuli am Nierenschnitt erkennen. Ähnliches Fluoreszenzmuster haben LKM-2- und LKM-3-Antikörper (Tab. 19.**6**). LKM-2-Antikörper zeigen vor allem eine starke Reaktion mit humanem Gewebe und treten nach dem Arzneimittel Ticrynafen auf, das in Deutschland nicht verabreicht wird. LKM-3-Antikörper werden ebenfalls vornehmlich durch Reaktion gegen humanes Gewebe charakterisiert. In jüngster Zeit konnte das Zielantigen der LKM-1-Antikörper, wie bereits dargelegt, bei 50 kDa im Western Blot mit Mikrosomen nachgewiesen werden. Für die Routinediagnostik ist problematisch, daß nicht alle LKM-1-Seren im Western Blot eine positive Bande erkennen lassen. Daher war es vom diagnostischen Gesichtspunkt her extrem wichtig, daß das LKM-1-Antigen kloniert werden konnte. Die Subklonierung in einem Expressionsvektor, wie zum Beispiel PATH11, ergab ein Fusionsprotein, mit dem im Western Blot dann alle LKM-1-positiven Seren von Patienten mit Lebererkrankungen reagierten (40). Die Anti-SLA-Antikörper werden bisher nur im Radioimmunoassay oder Enzymimmunoassay nachgewiesen. Das Testsystem basiert auf dem gleichen System, wie es für die LKM-1-Antikörper angewendet wird. Die Spezifität dieses Antikörpers für die dritte Verlaufsform der autoimmunen CAH ist erwiesen. Es wird spekuliert, ob Mischformen zwischen autoimmuner CAH und primärer biliärer Zirrhose vorkommen (3) und ob diese einer immunsuppressiven Therapie zugeführt werden sollten. Es wurden antimitochondriale Antikörper der Subtypen M4 und M8 beschrieben, die gegen die Sulfitdehydrogenase bzw. die Glykogenphosphorylase gerichtet sein sollen (3). Diese Antikörper sollen differentialdiagnostische Bedeutung für die Erkennung sogenannter Überlappsyndrome zwischen chronischer Hepatitis und primärer biliärer Zirrhose haben (3). Diese Befunde bedürfen der Bestätigung und werden von einigen Autoren angezweifelt (10).

Hinsichtlich der Differentialdiagnostik ist zu berücksichtigen, daß eine Reihe von anderen chronischen Lebererkrankungen mit den histologischen Merkmalen einer CAH einhergehen kann. Hierzu gehören toxische Leberveränderungen wie Arzneimittelschäden, alkoholinduzierte Lebererkrankungen und Stoffwechselerkrankungen wie α_1-Antitrypsin-Mangelsyndrom und Morbus Wilson. Bei autoimmunen Lebererkrankungen sollte auch jeweils eine Bestimmung der HLA-Klasse-I- und -Klasse-II-Antigene durchgeführt werden. Neuere Untersuchungen zeigen sowohl bei der autoimmunen Hepatitis als auch bei der primären biliären Zirrhose, daß die Bestimmung der Komplementgenprodukte C2, Bf, C4A, C4B, als HLA-Klasse-III-Antigene bezeichnet, für die Klärung eines immungenetischen Hintergrundes bedeutsam ist. Zirkulierende Immunkomplexe sind eine relativ aufwendige diagnostische Methode. Es stehen neben dem Raji-Zell-Test kommerziell erhältliche C1q-Bindungsassays zur Verfügung. Die Relevanz des Nachweises von Immunkomplexen in der Diagnostik der Lebererkrankungen ist jedoch sehr eingeschränkt. Wenngleich zelluläre Immunreaktionen im Zentrum pathophysiologischer Überlegungen stehen, ist die phänotypische Analyse von Lymphozytensubpopulationen im Lebergewebe mittels Immunhistologie vornehmlich wissenschaftlichen Fragestellungen vorbehalten (Abb. 19.**6**, Farbtafel I) und wird nur in Speziallaboratorien bzw. Instituten durchgeführt. Gleiches gilt für die Expression von HLA-Klasse-I- und -Klasse-II-Molekülen auf der Oberfläche von Hepatozyten in Umgebung des entzündlichen zellulären Infiltrates und den Nachweis eines Suppressorzelldefektes im peripheren Blut bei chronischer Hepatitis B und auch autoimmunen Lebererkrankungen. Bei einer umfassenden immunologischen Diagnostik bei Lebererkrankungen sollte auch die Elektrophorese sowie die quantitative Bestimmung der Immunglobuline durchgeführt werden. Bei klassischer Autoimmunhepatitis, d. h. Typ 1, steht vor allem eine Vermehrung der IgG-Immunglobuline im Vordergrund. Interessanterweise kommt es bei der Autoimmunhepatitis Typ 2, bei der LKM-1-Antikörper vorliegen, häufig zu einer selektiven IgA-Verminderung.

Therapie

Für die Autoimmunhepatitiden kann die Indikation für eine immunsuppressive Therapie als gesichert angesehen werden, wenngleich dies nur für die klassische „lupoide" Autoimmunhepatitis aufgrund kontrollierter Studien nachgewiesen ist (52). Es kann die Monotherapie mit Prednisolon und eine Kombination mit Azathioprin empfohlen werden. Die Monotherapie mit Prednisolon sollte bei Kindern den Vorzug erhalten. Bei Erwachsenen werden initial 50 mg Prednisolon verabreicht. Wenngleich Prednisolon in der Leber erst aus Prednison entsteht, gibt es keinen Hinweis, daß bei chronischer Hepatitis einem dieser beiden Corticosteroide der Vorzug zu geben ist. Azathioprin wird in einer Dosis von 1–2 mg/kg KG verordnet. Entsprechend dem Verlauf der Transaminasen werden dann bei Beibehaltung der Azathioprindosis die Corticosteroide auf eine Erhaltungsdosis von 10–15 mg reduziert. Es wird eine Normalisierung von Transaminasen und Gammaglobulinen angestrebt. Ist nach 2 Jahren eine Normalisierung erreicht, kann ein Auslaßversuch durchgeführt werden. 50% der Patienten erleiden ein Rezidiv, ohne daß dies vorher im Einzelfall vorausgesagt werden kann. Im Rezidivfall muß die Therapie erneut eingesetzt werden, und nach weiteren 2 Jahren kann ein Absetzversuch gemacht werden. Die Indikation zur immunsuppressiven Therapie bei Autoimmunhepatitis ist unumstritten. Problematisch bleibt die Festlegung des Endpunktes der Therapie. Wir verfahren nach dem angegebenen Schema, wenngleich in keinem Falle länger als 4 Jahre therapiert werden sollte, auch wenn bis zu diesem Zeitpunkt keine Besserung von Transaminasen und Gammaglobulinen erreicht werden kann. Auch normale Histologie unter immunsuppressiver Therapie schließt ein Rezidiv nicht aus. Zahlreiche andere immunsuppressive Medikamente wurden getestet, ohne daß diese eindeutige Vorteile gegenüber Prednisolon und Azathioprin ergeben haben. In den ursprünglichen Therapiestudien war eine halbjährige Vorbeobachtungsphase gefordert worden. Sind jedoch eindeutig eine Histologie mit schwerer entzündlicher Aktivität sowie biochemische Aktivitätsparameter gegeben, sollte gleich mit der Therapie begonnen werden.

Prophylaxe

Da ein familiäres Auftreten dieser autoimmunen Lebererkrankungen berichtet wird, sollten Familienuntersuchungen durchgeführt werden. Dies betrifft sowohl den Nachweis der Autoantikörper, die Bestimmung der biochemischen Leberfunktionsparameter als auch die immungenetischen Untersuchungen. So kann bei einem kleinen Teil der Patienten früh die Diagnose gestellt und eine Therapie eingeleitet werden.

■ Primäre biliäre Zirrhose

Definition

Die primäre biliäre Zirrhose (PBC) ist eine Erkrankung unklarer Ätiologie. Zahlreiche Alterationen des Immunsystems sind nachgewiesen. Nicht zuletzt aufgrund der charakteristischen und spezifischen antimitochondrialen Autoantikörper (AMA) sowie einer lymphozellulären Infiltration um die kleinen intrahepatischen Gallenwege wird das Krankheitsbild als eine Autoimmunkrankheit angesehen. Durch diese Entzündung der kleinen intrahepatischen Gallenwege und deren Fortschreiten kommt es zu einer Cholestase mit hohem Cholesterinspiegel und Entwicklung von Xanthomen der Haut. Der Terminus „chronische nichteitrige destruierende Cholangitis" ist besser, da die PBC lediglich das Endstadium der Erkrankung darstellt. In späteren Stadien kann es dann zur Ausbreitung dieser Gewebeläsion auf das Leberparenchym mit dem Bild der Mottenfraßnekrose kommen, wie sie für die chronische Hepatitis mit schwerer entzündlicher Aktivität typisch ist. Die PBC kann als Multisystemerkrankung angesehen werden. Insbesondere sind Organe mit exkretorischer Funktion am Krankheitsprozeß beteiligt (Gallenwege, Tränendrüsen, Speicheldrüsen, Schilddrüse, Pankreas). Deshalb wurde die PBC auch als Syndrom der trockenen Drüsen (dry gland disease) bezeichnet. Zu den extrahepatischen Syndromen der PBC gehören auch klinische Autoimmunsyndrome: in 30–70% das Sicca-Syndrom, in 10–25% eine Immunthyreoiditis, ferner Sklerodermie, rheumatische Arthritis, membranöse Glomerulonephritis und diskoider Lupus erythematodes disseminatus. Typisch ist das Manifestationsalter bei Frauen im mittleren Alter. Das weibliche Geschlecht überwiegt mit 9:1. Die Erkrankung kommt bei allen Rassen weltweit vor. Die Häufigkeit wurde im englischen Patientengut mit einer Prävalenz von 50 Erkrankungen pro 1 Mio. Einwohner angegeben. Die Häufigkeit der Diagnose scheint jedoch zuzunehmen, vor allem die Erkrankung im asymptomatischen Stadium. Die Erkrankung wird im Kindesalter nicht beobachtet.

Klinik und Verlauf

Die PBC hat eine eingeschränkte Lebenserwartung. Früher wurden überwiegend nur fortgeschrittene Stadien diagnostiziert, und die mittlere Überlebensrate wurde mit 5,5 Jahren angegeben. Die mittlere Überlebensrate nach Diagnosestellung liegt heute bei 12 Jahren. Problematisch bleibt, daß die Prognose im Einzelfall wie bei nahezu allen anderen Formen der Leberzirrhose nicht möglich ist. Dies wäre insbesondere für die gezielte Indikationsstellung einer Lebertransplantation wünschenswert. Im Vordergrund der klinischen Symptomatik bei Erstdiagnostik stehen generalisierter Pruritus, allgemeine Schwäche, Ikterus, eine Hyperpigmentation der Haut sowie Xanthombildungen. Vereinzelt sind auch Spätkomplikationen einer Leberzirrhose wie Ösophagusvarizenblutung und hepatische Enzephalopathie Erstsymptome. Auf die extrahepatischen klinischen Autoimmunsyndrome wurde bereits hingewiesen. Die zunehmende Pigmentierung der Haut beruht auf Melaninablagerungen. Die vor allem periorbitalen Xanthome sind auf eine Ablagerung von Cholesterin zurückzuführen. Besonders gravierend sind bei der PBC die Folgezustände der hepatobiliären Maldigestion, vor allem beim Knochenstoffwechsel. Überdurchschnittlich häufig findet sich bei PBC die Entstehung von Gallensteinen, so bei 40% der Patienten.

Immunpathogenese

Ätiologie und Pathogenese der PBC sind bisher weitgehend unbekannt. Sie gilt als Autoimmunkrankheit mit Systemcharakter. Untypisch für eine Autoimmunkrankheit ist das fehlende Ansprechen auf klassische immunsuppressive Medikamente wie Prednisolon und Azathioprin. Ferner galt lange ein immungenetischer Hintergrund als nicht gesichert. In jüngster Zeit wurde jedoch mehrfach eine erhöhte Inzidenz von HLA-DR8 beschrieben. Ferner findet sich eine Assoziation mit HLA-Klasse-III-Antigenen, vor allem eine überdurchschnittlich häufige Inzidenz von C4AQ0-Allelen. Eine ähnliche Genetik wurde auch für die Sklerodermie und die maserninduzierte subakute sklerosierende Panenzephalitis (SSPE) nachgewiesen. Interessant ist die Analogie der PBC mit chronischer Abstoßungsreaktion nach Knochenmarktransplantation, der sogenannten „chronic graft versus host disease". Bei letzterer fehlt jedoch das Auftreten antimitochondrialer Antikörper (AMA). Nahezu alle Alterationen des Immunsystems, die bei der PBC nachgewiesen wurden, sind nicht antigenspezifisch, abgesehen von den AMA. Sie sind der spezifischste und sensitivste diagnostische Parameter. AMA wurden zunächst mit Immunfluoreszenz nachgewiesen. Neuere Entwicklungen führten über Komplementbindungsreaktionen, Radioimmunoassay, Enzymimmunoassay, Western-Blot-Analyse bis zur molekularen Klonierung. Früh wurde der Versuch einer Assoziation von PBC-spezifischen Subtypen von AMA mit der Erkrankung gesucht (2). Das Hauptantigen der PBC-spezifischen AMA entspricht der E_2-Untereinheit des Pyruvatdehydrogenase-Komplexes (PDH) der Mitochondrien (17, 59). Weitere immunologisch distinkte Antigene lassen sich als Doppelbande bei 48–50 kDa nachweisen (34). Es handelt sich ebenfalls um mitochondriale Acyltransferasen, die Branched-chain oxo-acid dehydrogenase (BCOADH) (17) und die Oxoglutaratdehydrogenase. Für den Nachweis von Antikörpern gegen das 70-kDa-E_2-PDH- und das 48-kDa-BCOADH-Antigen stehen spezifische Radioimmunoassays zur Verfügung (Tab. 19.7).

Molekularbiologisch hergestellte rekombinante Autoantigene ermöglichen jetzt eine Lokalisierung der B- und T-Zell-Epitope. Die immunhistologische Analyse der T-Lymphozyten im zellulären Infiltrat des Lebergewebes hat bei der PBC ein Überwiegen der zytotoxischen/Suppressor-T-Lymphozyten mit dem Oberflächenmarker CD8 ergeben. Die aus diesem Gewebe isolierten CD8$^+$-Lymphozytenklone zeigen zytotoxische Funktionen. Problematisch ist bisher die Verfügung über autologe Zielzellen, da vitale Hepatozyten bzw. Gallengangsepithelien bisher aus humanen Leberbiopsien nicht isoliert werden können.

Die pathogenetische Bedeutung der antimitochondrialen Antikörper ist ungeklärt. Interessant ist die antigene Kreuzreaktion mit bakteriellen Antigenen (53). Außerdem sind Untersuchungen an Patienten vor und nach Lebertransplantationen aufschlußreich. Es zeigte sich, daß vor Transplantation in niedrigen Titern nachweisbare AMA nach Transplantation nicht mehr nachweisbar sind und daß vor Transplantation hochtitrige

Tabelle 19.7 Molekulargewichte und Funktionen des 2-Oxo-acid-dehydrogenase-Komplexes

Enzyme	MG (kDa)	Funktion	Autoantigen bei PBC
Pyruvatdehydrogenase (PDH)			
– E_1-α-Decarboxylase	41	Pyruvatdecarboxylase mit Thiaminpyrophosphat (TPP) als Kofaktor	
– E_1-β-Decarboxylase	36		
– E_2-Acetyltransferase	74	transferiert die E_1-Acetylgruppe in Coenzym A (CoA)	++++
– E_3-Lipoamiddehydrogenase	55	regeneriert Disulfid für E_2 durch Oxidation der Lipoidsäure	+
– Protein X	56	?	+
Branched-chain 2-oxo-acid dehydrogenase			
– E_1-α-Decarboxylase	46	dekarboxyliert α-Ketosäuren	
– E_1-β-Decarboxylase	38	entsteht aus Leucin, Isoleucin und Valin mit TPP als Kofaktor	
– E_2-Acyltransferase	52	transferiert die Acylgruppe von E_1 in CoA	++
– E_3-Lipoamiddehydrogenase	55	regeneriert Disulfid für E_2 durch Oxidation der Lipoidsäure	
2-Oxoglutaratdehydrogenase (OGDH)			
– E_{1-2}-Oxoglutaratdecarboxylase	113	dekarboxyliert α-Ketoglutarate	
– E_2-Succinyltransferase	48	transferiert die E_1-Succinylgruppe in CoA	++
– E_3-Lipoamiddehydrogenase	55	regeneriert Disulfid für E_2 durch Oxidation der Lipoidsäure	

AMA im Titer zwar erniedrigt, aber noch nachweisbar bleiben (19), ohne daß bei diesen PBC-Patienten Rezidive bis zu 6 Jahre nach Transplantation auftreten. Daraus kann geschlossen werden, daß die Antikörper per se nicht zur Zerstörung der Gallengangepithelien führen können. Bei Patienten mit PBC werden konstant hohe IgM-Spiegel nachgewiesen. Dies ist auf eine Störung der Konversion von IgM- zu IgG-Antikörpersynthese im Verlauf natürlicher Infektionen zurückzuführen. Interessanterweise sind die Autoantikörper gegen Mitochondrien im Gegensatz zu natürlich erworbenen Antikörpern, z. B. gegen Masernvirus, nahezu ausschließlich IgG. Die Subklassenbestimmung der IgG-Autoantikörper zeigte, daß AMA vornehmlich den Subklassen IgG_1 und IgG_3 angehören. Dies entspricht einer Verteilungsstörung der IgG-Subklassen aller Immunglobuline. Somit ist das IgG-Subklassen-Verteilungsmuster der AMA Ausdruck einer generalisierten Immunregulationsstörung. Fraglich ist, ob unterschiedliche Subtypenmuster der AMA klinische Verlaufsformen der PBC unterschiedlicher Prognose differenzieren können. Vereinzelt werden antinukleäre Antikörper bei der PBC nachgewiesen. Dies ist ein weiteres Kriterium, die PBC in den Formenkreis der Kollagenosen einzuordnen.

Auch für die PBC charakteristische antinukleäre Autoantikörper wurden nachgewiesen. Hierzu gehören die SP100-Antikörper; das Antigen entspricht wahrscheinlich einem Transkriptionsfaktor (54). Krankheitsbilder mit dem klinischen, biochemischen und histologischen Bild einer PBC, negativer AMA und Nachweis antinukleärer Antikörper haben in jüngerer Zeit Interesse erzeugt. Sie sind mit dem Begriff Immuncholangitis assoziiert (7). Die alte Einteilung der PBC-spezifischen Subtypen der AMA (M2–M9) sollte verlassen werden, da wir heute die mitochondrialen Antikörper und ihre Antigene auf molekularer Ebene definieren können. Das wesentlichste mitochondriale Autoantigen ist sicherlich die E_2-Untereinheit der Pyruvatdehydrogenase (PDH-E_2), die im Zentrum des pathologischen Interesses steht. Bei 90–100% der Patienten mit PBC lassen sich PDH-E_2-Antikörper im Blut nachweisen. Sie sind für die PBC nahezu spezifisch. PDH-E_2- oder homologe Sequenzen sind bei PBC-Patienten auf der Oberfläche von Gallangangepithelien exprimiert. Homologe Strukturen lassen sich auch in perihepatischen Lymphknoten nachweisen. Im Lebergewebe von PBC-Patienten lassen sich PDH-E_2-spezifische T-Lymphozyten nachweisen. Die Anti-PDH-E_2-Antikörper hemmen die Funktion des Enzyms in vitro. Der immungenetische Hintergrund mit einer Assoziation mit HLA-DR8 ist inzwischen weltweit bestätigt; weitere molekulare Charakteristika des MHC-Locus bei der PBC wurden bekannt (38).

Während bei der Autoimmunhepatitis vor allem Viren als Induktoren diskutiert werden, stehen Bakterien als Auslöser oder Unterhalter des Autoimmunprozesses bei der PBC im Vordergrund der Überlegungen. Hierzu gehören Rough-Mutanten der Enterobacteriaceae, E. coli und Mycobacterium gordoneae.

Immunologische Diagnostik und Differentialdiagnose

Wie bereits dargestellt, sind die AMA der spezifischste diagnostische Parameter und gleichzeitig spezifischster Marker einer Immunregulationsstörung. Verschiedene Subtypen können mit Immunfluoreszenz, Enzymimmunoassay, Radioimmunoassay und Western Blot nachgewiesen werden. Übereinstimmend mit der Literatur sind vor allem zwei PBC-spezifische Subtypen charakteristisch und diagnostisch wertvoll, d. h. Antikörper gegen die 70-kDa-E_2-PDH bzw. die 48–kDa-E_2-BCOADH. Mindestens einer dieser PBC-spezifischen Subtypen der AMA wird bei PBC-Patienten nachgewiesen (Tab. 19.**7**).

Die Differentialdiagnose der PBC bestimmt zunächst deren Abgrenzung von den autoimmunen Verlaufsformen der chronischen Hepatitis. Auch Mischformen zwischen Autoimmunhepatitis und PBC werden diskutiert (2). Wir gehen davon aus, daß, wenn einer oder beide der PBC-spezifischen Subtypen der AMA bei vorliegender Cholestase nachweisbar sind, es sich um eine PBC handelt.

Therapie

Eine kausale Therapie der PBC gibt es nicht. Zunächst sollte eine Therapie der durch die Cholestase bedingten hepatobiliären Maldigestion erfolgen: Substitution fettlöslicher Vitamine, Calcium und bei Juckreiz Colestyramin. Bei unerträglichem Juckreiz können Phenobarbital und Antihistaminika versucht werden. Auch zahlreiche, überwiegend immunsuppressiv wirkende Medikamente wurden getestet. Überzeugende Ergebnisse wurden nicht erzielt. In jüngster Zeit wurde niedrig dosiertes Methotrexat bei primärer sklerosierender Cholangitis erfolgreich angewendet. Erste Berichte verweisen auf einen positiven Effekt auch bei PBC. Ein aktuelles Therapiekonzept ist die Gabe von Ursodesoxycholsäure (48). Es werden wahrscheinlich vor allem die Folgezustände der Cholestase gebessert. Hoffnungsvoll sind die Ergebnisse bei Lebertransplantation. Einjahresüberlebensraten werden bis zu 90% erreicht (47). Es sollte im Endstadium transplantiert werden, d. h. im Stadium der Leberzirrhose (Stadium IV), wenn das Bilirubin auf über 170–260 µmol/l (10–15 mg%) erhöht ist, jedoch bevor eine Dekompensation eintritt.

Prophylaxe

Es gibt keine Prophylaxe der PBC. Sie kann jedoch als familiäre Erkrankung auftreten. Daher sollten Familienuntersuchungen hinsichtlich antimitochondrialer Antikörper und der Immungenetik erfolgen, um frühzeitig die Diagnose zu stellen.

■ Primäre sklerosierende Cholangitis

Definition

Die primäre sklerosierende Cholangitis (PSC) ist eine chronische fibrosierende Entzündung intra- und extrahepatischer Gallenwege, die zu einer Verdickung und Stenosierung der Wände des Gallengangsystems führt, mit konsekutiver fortschreitender Cholestase. Voraussetzung für die Diagnose ist der Ausschluß einer Choledocholithiasis, vorangegangener Operationen an den Gallenwegen und maligner Gallenwegserkrankungen. In 50% ist die PSC mit einer entzündlichen Darmerkrankung, vor allem einer Colitis ulcerosa, assoziiert.

Klinik und Verlauf

Durch die Verbreitung der endoskopischen retrograden Cholangiopankreatikographie (ERCP) wird heute diese Diagnose viel häufiger gestellt. Vieles spricht für eine Autoimmunkrankheit. Es findet sich eine Assoziation mit HLA-B8 und -DR3. Charakteristische Autoantikörper wurden bisher nicht nachgewiesen. Eine erhöhte Inzidenz zirkulierender Immunkomplexe, eine Verminderung der peripheren Suppressor-T- und eine Vermehrung der B-Lymphozyten sowie ein erhöhtes Verhältnis von CD4-Helfer- zu CD8-Suppressor-Lymphozyten im peripheren Blut ist wahrscheinlich Folge der Erkrankung und nicht deren Ursache. Die Relevanz der nachgewiesenen zellulären Immunreaktionen gegenüber Fraktionen von Gallenproteinen ist unklar. Es dominiert das männliche Geschlecht mit 2 : 1. Dies steht im Gegensatz zur alleinigen Colitis ulcerosa, bei der das weibliche Geschlecht gering überwiegt. Krankheitsmanifestationen wurden zwischen dem 4. und 70. Lebensjahr beobachtet. Häufig führen die Allgemeinsymptome einer cholestatischen Lebererkrankung zur Diagnose.

Immunpathogenese

Die PSC teilt einige Charakteristika mit klassischen Autoimmunkrankheiten. So werden am Ort des Krankheitsgeschehens, d. h. am segmental entzündeten Gallengang, lymphozytäre Infiltrate nachgewiesen. Es wurde eine Assoziation mit HLA-B8 und -DR3 berichtet, und eine Assoziation mit extrahepatischen Autoimmunkrankheiten ist bekannt. Es bestehen Überlegungen, daß bei entzündlichen Darmerkrankungen vor allem Toxine aus dem Darm über den Pfortaderkreis in die Leber gelangen und hier die entzündlichen Prozesse an den Gallenwegen auslösen. Tierexperimentelle Befunde weisen auf die Beteiligung von Viren, so z. B. Reovirus Typ 3, bei diesen entzündlichen Gallenwegserkrankungen. Auch bei der PSC wird der immungenetische Hintergrund immer klarer. Zunächst wurde eine Assoziation mit HLA-DR 3, dann mit HLA-DR 52a nachgewiesen. Inzwischen sind auf DNA-Ebene die Risikoallele unter Einschluß spezifisch prädisponierender einzelner Aminosäuren in der Mulde der HLA-Klasse-II-Moleküle identifiziert (38).

Immunologische Diagnostik und Differentialdiagnose

Als interessante serologische Marker erweisen sich bei der PSC antineutrophile zytoplasmatische Autoantikörper (ANCA). Diese sind gegen bisher unbekannte Antigene gerichtet, die jedenfalls nicht mit den ANCA-Antigenen bei der Wegener-Granulomatose identisch sind. Für die Diagnose entscheidend bleiben jedoch die typischen Strikturen und Dilatationen der mittleren und großen intra- und extrahepatischen Gallenwege, wie sie in der endoskopischen retrograden Cholangiopankreatikographie (ERCP) sichtbar werden.

Therapie

Eine kausale Therapie der PSC gibt es nicht. Immunsuppressiva, lokal oder systemisch verabreicht, sind bisher in ihrer Wirksamkeit nicht erwiesen. Auch die PSC kann durch Lebertransplantation erfolgreich behandelt werden. Ein Rezidiv der Erkrankung ist bisher nach Transplantation nicht beobachtet worden. Die Möglichkeit einer späteren Lebertransplantation soll bei jedem erfolgten operativen Eingriff an den Gallenwegen sehr kritisch bedacht werden. Endoskopische Dilatationsbehandlungen sind oft hilfreich. Bei isolierten Stenosen der Gallenwege ist die Abgrenzung eines lokalisierten Gallenwegskarzinoms durch Biopsie sowie durch endoluminäre Sonographie erforderlich. Unstrittig ist die Therapie der hepatobiliären Maldigestion. Die Heilung einer Colitis ulcerosa durch Kolektomie verändert eine PSC nicht. Kürzlich wurde Methotrexat in niedriger Dosis in einer Pilotstudie erfolgversprechend angewendet. Kontrollierte größere Studien sind abzuwarten. Auch die Ursodesoxycholsäure wird bei der PSC z. Z. eingesetzt. Kontrollierte Studien sind abzuwarten. Zur Zeit wird die Ursodesoxycholsäure auch bei der PSC eingesetzt. In Einzelfällen kann auch eine nasobiliäre Spülbehandlung eine deutliche Besserung der Cholestase bringen. Für Endstadien stellt die Lebertransplantation eine gute Perspektive dar. Ein Rezidiv der Grundkrankheit spielt, wenn überhaupt, nur eine geringe Rolle.

Prophylaxe

Eine Prophylaxe der PSC gibt es nicht. Eine Frühdiagnose kann dadurch erreicht werden, daß alle Patienten mit einer chronisch entzündlichen Darmerkrankung und Zeichen einer Cholestase einer ERCP zugeführt werden.

■ Literatur

1. Beaune, P. H., P. M. Dansette, D. Mansuy et al.: Human anti-endoplasmic reticulum autoantibodies appearing in a drug-induced hepatitis are directed against a human liver cytochrome P450 that hydroxylates the drug. Proc. nat. Acad. Sci. 84 (1987) 551
2. Berg, P. A., J. Lindenborn-Fotinos, R. Klein et al.: ATPase-associated antigen (M2): marker antigen for serological diagnosis of primary biliary cirrhosis. Lancet 1982/II, 423
3. Berg, P. A., R. Klein, J. Lindenborn-Fotinos: Antimitochondrial antibodies in primary biliary cirrhosis. J. Hepatol. 2 (1986) 123
4. Bertoletti, A., A. Sette, F. V. Chisari, A. Penna, M. Levrero, M. DeCarli, F. Fiaccadori, C. Ferrari: Natural variants of cytotoxic epitopes are T-cell receptor antagonists for antiviral cytotoxic T cells. Nature 369 (1994) 407–410
5. Böker, K. H. W., B. Ringe, M. Krüger, R. Pichlmayr, M. P. Manns: Prostaglandin E plus famiciclovir – a new concept for the treatment of severe hepatitis B after liver transplantation. Transplantation 57 (1994) 1–7
6. Brechot, C., F. Degos, C. Lugasy, V. Thies, S. Zafrani, D. Franco, H. Bismuth, C. Trepo, J.-P. Benhamou, J. Wands, K. Isselbacher, P. Tiollais, P. Bertholet: Hepatitis B virus DNA in patients with chronic liver disease and negative tests vor hepatitis B surface antigen. New Engl. J. Med. 312 (1985) 270
7. Brunner, G., O. Klinge: A cholangitis with antinuclear antibodies (immuno-cholangitis) resampling chronic destructive non-suppurative cholangitis. Dtsch. med. Wschr. 112 (1987) 1454–1458
8. Carman, W. F., A. R. Zanetti, P. Karayiannis, J. Waters, G. Manzillo, E. Tanzi, A. J. Zuckerman, H. C. Thomas: Vaccine-induced escape mutant of hepatitis B virus. Lancet 336 (1990) 325–329
9. Choo, Q.-L., G. Kuo, A. J. Weiner, L. R. Overby, D. W. Bradley, M. Houghton: Isolation of a cDNA clone derived from a blood-borne non-A, non-B viral hepatitis genome. Science 244 (1989) 359–362
10. Davis, P., P. Leung, M. Manns, M. Kaplan, S. Munoz, F. Gorin, R. Dickson, E. Krawitt, R. Coppel, E. Gershwin: M4 and M9 antibodies in the overlap syndrome of primary biliary cirrhosis and chronic active hepatitis: epitopes or epiphenomena? Hepatology 16 (1992) 1128–1136
11. Desmet, V., M. A. Gerber, J. H. Hoofnagle, M. Manns, P. Scheuer: Classification of chronic hepatitis: Diagnosis, grading and staging. Hepatology 19 (1994) 1513–1520
12. Deutsche Gesellschaft für Chirurgie: Empfehlung zur Hepatitis-B-Prophylaxe nach Exposition. Dtsch. Ärztebl. 46 (1986) 3208
13. M. Durazzo, T. Philipp, B. Lüttig, E. Borgesio, G. Michel, E. Schmidt, S. Loges, M. Rizzetto, M. P. Manns: Heterogeneity of microsomal autoantibodies (LKM) in chronic hepatitis C and D virus infection. Gastroenterology 108 (1995) 455–462
14. Esquivel, C. O., D. H. van Thiel, A. J. Demetris, A. Bernardos, S. Iwatsuku, B. Markus, R. D. Gordon, J. W. Marsh, L. Makowka, A. G. Tzakis, S. Todo, J. S. Gavaler, T. E. Starzl: Transplantation for primary biliary cirrhosis. Gastroenterology 94 (1988) 1207
15. Gerken, G., M. Manns, H. W. Gerlich, G. Hess, K.-H. Meyer zum Büschenfelde: Pre-S-encoded surface proteins in relation to the major viral surface antigen in acute hepatitis B virus infection. Gastroenterology 92 (1987) 1864–8
16. Gerken, G., P. Paterlini, M. Manns, Ch. Housset, S. Terre, H.-P. Dienes, G. Hess, W. H. Gerlich, P. Berthelot, K.-H. Meyer zum Büschenfelde, Chr. Brechot: Assay of hepatitis B virus DNA by polymerase chain reaction and its relationship to pre-S- and S-encoded viral surface antigens. Hepatology 13 (1991) 158
17. Gershwin, M. E., I. R. Mackay, A. Sturgess et al.: Identification and specificity of a cDNA encoding the 70 kD mitochondrial antigen recognized in primary biliary cirrhosis. J. Immunol. 138 (1987) 3525
18. Gonzales, F. J., R. C. Skoda, S. Kimura, M. Umeno, U. M. Zanger, D. W. Nebert, H. V. Gelboin, J. P. Hardwick, U. A. Meyer: Characterization of the common genetic defect in humans deficient in debrisoquine. Nature 331 (1988) 442
19. Haagsma, E. B., P. Coursaget, F. Barin et al.: Subtypes of antimitochondrial antibodies in primary biliary cirrhosis before and after orthotopic liver transplantation. Hepatology 7 (1987) 129
20. Häussinger, D., H. Sies, M. Gerok: Functional hepatocyte heterogeneity in ammonia metabolism. The intercellular glutamine cycle. J. Hepatol. 1 (1984) 3
21. Hess, G., W. Gerlich, G. Gerken, M. Manns, T. H. Hütteroth, K.-H. Meyer zum Büschenfelde: The effects of recombinant alpha-interferon treatment on serum levels of hepatitis B virus-encoded proteins in man. Hepatology 4 (1987) 704
22. Homberg, J.-C., A. Nisen, O. Bernard, S. Islam, F. Alvarez, S. H. Khalil, R. Poupon, F. Darnis, V.-G. Levy, P. Grippon, P. Opolon, J. Bernuau, J.-P. Benhamou, D. Alagille: Chronic active hepatitis associated with anti-liver/kidney microsome antibody type 1: a second type of „autoimmune" hepatitis. Hepatology 7 (1987) 1333
23. Hoofnagle, J. H., D. Mullen, D. B. Jones, V. Rustgi, A. D. Bisceglie, M. Peters, J. G. Waggoner, Y. Park, E. A. Jones: Treatment of chronin non-A, non-B hepatitis with recombinant human alpha interferon: a preliminary report. New Engl. J. Med. 315 (1986) 1575
24. Hopf, U., K.-H. Meyer zum Büschenfelde, W. Arnold: Detection of a liver membrane autoantibody in HBsAg negative chronic active hepatitis. New Engl. J. Med. 294 (1976) 574
25. Jilg, W., F. Deinhardt: Schutzimpfung gegen Hepatitis B. Dtsch. Ärztebl. 85 (1988) B-791
26. Johnson, P. J., I. G. McFarlane: Meeting report: International autoimmune Hepatitis Group. Hepatology 18 (1993) 998–1005
27. Jungermann, K., D. Sasse: Heterogeneity olf liver parenchymal cells. TIBS 4 (1987) 198
28. Köhler, H., H. Dumann, S. Meuer: Hepatitis-B-Impfung bei Dialysepatienten. Dtsch. med. Wschr. 115 (1990) 264–269
29. Kremsdorf, D., C. Brechot: Genetic variability of hepatitis B virus: potential clinical implications. In Meyer zum Büschenfelde, K.-H., J. Hoofnagle, M. Manns: Immunology and Liver. Kluwer, Dordrecht 1992 (pp. 61–82)
30. Kuo, G., Q.-L. Choo, H. J. Alter, G. L. Gitnek, A. G. Redeker, R. H. Purcell, T. Miyamura, J. L. Dienstag, M. J. Alter, C. E. Stevens, G. E. Tegtmeier, F. Bonino, M. Colombo, W.-S. Lee, C. Kuo, K. Berger, J. R. Shuster, L. Overby, D. W. Bradley, M. Houghton: An assay for circulating antibodies to a major etiologic virus of human non-A, non-B hepatitis. Science 244 (1989) 362–364
31. Löhr, H., U. Treichel, T. Poralla, M. Manns, K. H. Meyer zum Büschenfelde, B. Fleischer: Liver infiltrating T helper cells stimulate the production of autoantibodies against the human asialoglycoprotein receptor in autoimmune chronic active hepatitis in vitro. Clin. exp. Immunol. 88 (1992) 45–49

31a Löhr, H., U. Treichel, T. Poralla, M. Manns, K. H. Meyer zum Büschenfelde, B. Fleischer: The human hepatitic asialoglycoprotein receptor is a target antigen for liver-infiltrating T-cells cirrhosis. Hepatology 12 (1990) 1314–1320

31b Löhr, H., M. Manns, A. Kyriatsoulis, A. W. Lohse, C. Trautwein, K. H. Meyer zum Büschenfelde, B. Fleischer: Clonal analysis of liver-infiltrating T-cells in patients with LKM-1 antibody-positive autoimmune chronic active hepatitis. Clin. exp. Immunol. 84 (1991) 297–302

31c Löhr, H., J. F. Schlaak, G. Gerken, B. Fleischer, H.-P. Dienes, K. H. Meyer zum Büschenfelde: henotypical analysis and cytokine release of liver-infiltrating and peripheral blood T-lymphocytes from patients with chronic hepatitis of different etiology. Liver 14 (1994) 161–166

31d Lohse, A. W., K. H. Meyer zum Büschenfelde: Remission of experimental autoimmune hepatitis is associated with antigen-specific and non-specific immunosuppression. Clin. exp. Immunol. 94 (1993) 163–167

31e Lohse, A. W., M. Manns, H. P. Dienes, K. H. Meyer zum Büschenfelde, R. Cohen: Experimental autoimmune hepatitis: disease induction, time course and T-cell reactivity. Hepatology 11 (1990) 24–30

31f Lohse, A. W., G. Gerken, H. Mohr, H. F. Löhr, K. Treichel, H. P. Dienes, K. H. Meyer zum Büschenfelde: Relation between autoimmune liver disease and viral hepatitis: clinical and serological characteristics in 859 patients. Ger. J. Gastroenterol. 33 (1995) 527–533

31g Lohse, A. W., M. Kögel, K. H. Meyer zum Büschenfelde: Evidence for spontaneous immunosuppression in autoimmune hepatitis. Hepatology 22 (1995) 381–388

32 Mackay, I. R., M. E. Gershwin: Molecular basis of mitochondrial autoreactivity in primary biliary cirrhosis. Immunol. Today 10 (1989) 315–318

33 Manns, M., G. Gerken, A. Kyriatsoulis et al.: Characterization of a new subgroup of autoimmune chronic active hepatitis by autoantibodies against a soluble liver antigen. Lancet 1987/I, 292

34 Manns, M., G. Gerken, A. Kyriatsoulis et al.: Two different subtypes of antimitochondrial antibodies are associated with primary biliary cirrhosis: identification and characterization by radioimmunoassay and immunoblotting. Hepatology 7 (1987) 893

35 Manns, M., F. F. Johnson, I. C. J. Griffin. E. M. Tan, K. F. Sullivan: The major target antigen of liver kidney microsomal autoantibodies in idiopathic hepatitis is cytochrome P450 db1. J. clin. Invest. 83 (1989) 1066–1072

36 Manns, M., P., K. J. Griffin, K. F. Sullivan, E. F. Johnson: LKM-1 autoantibodies recognize a short linear sequence in P450 IID6. J. clin. Invest. 88 (1991) 1370–1378

37 Manns, M., S. Koletzko, H. Löhr et al.: Discordant manifestation of LKM-1 antibody positive autoimmune hepatitis in identical twins: in vitro inhibition of the target antigen cytochrome P450 db1 and in vivo phenotype. Hepatology 12 (1990) 890

38 Manns, M., M. Krüger: Genetics in liver disease. Gastroenterology 106 (1994) 1676–1680

39 Meyer zum Büschenfelde, K.-H., G. Gerken, G. Hess, M. Manns: The significance of the pre-S region of the hepatitis B virus. J. Hepatol. 3 (1986) 273

40 Meyer zum Büschenfelde, K. H., A. W. Lohse, M. Manns, T. Poralla: Autoimmunity and liver disease. Hepatology 12 (1990) 354

40a Meyer zum Büschenfelde, K. H., A. W. Lohse: Autoimmune hepatitis. New Engl. J. Med. 333 (1995) 1084–1085

41 Mondelli, M. U., M. Manns, C. Ferrari: Does the immune response play a role in the pathogenesis of chronic liver disease? Arch. Pathol. Lab. Med. 112 (1988) 489

42 Müller, R.: Zur Therapie der aktiven chronischen Hepatitis viraler Genese. Z. Gastroenterol. 26 (1988) 271

43 Nebert, D. W., D. R. Nelson, M. Adesnik, M. J. Coon, R. W. Estabrook, F. J. Gonzales, F. P. Guengerich, I. C. Gunsalus, E. F. Johnson, B. Kemper, W. Levin, I. R. Philipps, R. Sato, M. R. Waterman: The P450 superfamily: Update on listing of all genes and recommended nomenclature of chromosomal loci. DNA 8 (1989) 1–13

44 Nouri-Aria, K. T., J. E. Hegarty, G. J. M. Alexander et al.: Effect of corticosteroids on suppressor-cell activity in „autoimmune" and viral chronic active hepatitis in 57 children. New Engl. J. Med. 307 (1982) 1310

45 Penna, A., F. V. Chisiari, A. Bertoletti, G. Missale, P. Fowler, T. Giuberti, F. Fiaccadori, C. Ferrari: Cytotoxic T lymphocytes recognize an HLA-A2-restricted epitope within the hepatitis B virus nucleocapsid antigen. J. exp. Med. 174 (1991) 1565–1569

46 Philipp, T., M. Durazzo, C. Trautwein, B. Alex, P. Straub, G. Lamb, E. F. Johnson, R. H. Tukey, M. P. Manns: LKM-3 autoantibodies in chronic hepatitis D recognize the UDP-glucuronosyltransferases. Lancet 334 (1994) 578

47 Pichlmayr, R., W. Lauchart, B. Ringe: Lebertransplantation. Schwarzenberger, München 1987 (S. 657)

48 Poupon, R., R. E. Poupon, Y. Calmus, Y. Chretien, F. Ballet, F. Darnis: Is ursodeoxycholic acid an effective treatment for primary biliary cirrhosis? Lancet 1987/I, 839

49 Ramadori, G., H. Rieder, S. Meuer, K.-H. Meyer zum Büschenfelde: Interleukin-1, ein neues Hormon. Dtsch. med. Wschr. 26 (1986) 1032

50 Rizzetto, M.: The delta agent, Hepatology 5 (1983) 729

51 Samuel, D., R. Muller, G. Alexander, L. Fassati, B. Ducot, J.-P. Benhamou, H. Bismuth: Liver transplantation in European patients with the hepatitis B surface antigen. New Engl. J. Med. 329 (1993) 1842–1847

52 Schalm, S. W.: Treatment of chronic active hepatitis. Liver 2 (1982) 69

53 Stemerowicz, R., U. Hopf, B. Möller, C. Wittenbrink, A. Rodloff, R. Reinhardt, M. Freudenberg, C. Galanos: Are antimitochondrial antibodies in primary biliary cirrhosis induced by r-(rough)-mutants of enterobacteriaceae? Lancet 1988, 1166–1170

54 Szostecki, C., H. H. Guldner, H. J. Netter, H. Will: Isolation and characterization of a cDNA encoding a human nuclear antigen predominantly recognized by autoantibodies from patients with primary biliary cirrhosis. J. Immunol. 145 (1990) 4338–4347

55 Thomas, H. C., A. S. F. Lok: The immunopathy of autoimmune and hepatitis B virus-induced chronic hepatitis. Semin. Liver Dis. 4 (1984) 36

55a Treichel, U, B. M. McFarlane, S. Takeshi, E. L. Krawitt, N. Alessi, F. Sickel, I. G. McFarlane, K. Kendo, F. Seichi, M. A. Freni, G. Gerken, K. H. Meyer zum Büschenfelde: Demographics of anti-asialoglycoprotein receptor autoantibodies in auitoimmune hepatitis. Gastroenterology 107 (1994) 799–804

55b Treichel, U, E. Paietta, T. POralla, K. H. Meyer zum Büschenfelde, R. J. Stockert: Effects of cytokines on synthesis and function of the hepatic asialoglycoprotein receptor. J. cell. Physiol. 158 (1994) 527–534

56 Vallbracht, A., L. Hofmann, K. G. Wurster et al.: Persistent infection of human fibroblasts by hepatitis A virus. J. gen. Virol. 65 (1984) 609

57 Wise, E., J. M. van't Noordende, J. van der Meulen, W. T. Daems: The pit cell: description of a new type of cell occurring in rat livers sinusoids and peripheral blood. Cell Tiss. Res. 173 (1976) 423

58 Wisse, E., R. de Zanger, K. Charels, P. van der Smissen, R. S. McCuskey: The liver sieve: considerations concerning the structure and function of endothelial fenestrae, the sinusoidal wall and the space of Disse. Hepatology 5 (1985) 683

59 Yeaman, S. J., D. J. Danner, D. J. Mutimer, S. P. M. Fussey, O. F. W. James, M. F. Bassendine: Primary biliary cirrhosis: identification of two major M2 mitochondrial autoantigens. Lancet 1988/I. 1067

60 Zanger, U. M., H.-P. Hauri, J. Loeper, I.-C. Homberg, U. A. Meyer: Antibodies against human cytochrome P450 db1 in autoimmune hepatitis type II. Proc. nat. Acad. Sci. 27 (1988) 8256

20 Nieren

M. Weber, D. Kerjaschki und R. B. Sterzel

■ Einleitung

Sämtliche Strukturen der Niere können durch immunologische Prozesse geschädigt werden, wobei jedoch die Kapillarkonvolute der Glomeruli häufiger betroffen sind als die übrigen vaskulären und die tubulointerstitiellen Strukturen. Insgesamt sind die immunologisch induzierten Erkrankungen für mehr als die Hälfte der Fälle von terminaler Niereninsuffizienz verantwortlich. Somit ist die sehr heterogene Gruppe immunologischer Nierenleiden von großer Bedeutung für die Morbidität und Mortalität der Nierenkranken. Aufgrund der unvollständigen Kenntnisse der immunologischen Pathomechanismen können diese nur bei einem Teil der Nierenleiden definiert werden. Deshalb ist die in diesem Kapitel gewählte Gliederung nach Kriterien der histologischen und klinischen Veränderungen vorgenommen worden. Die genauere Analyse der Immunpathogenese wird hoffentlich zukünftig zu rationalen präventiven oder kurativen Maßnahmen führen. Dem Kapitel ist zum besseren Verständnis ein Abschnitt über Grundlagen und experimentelle Ergebnisse immunologischer Nierenleiden vorangestellt.

■ Grundlagen und experimentelle Ergebnisse

■ Immunologie von glomerulären Erkrankungen

Überblick über die Immunpathogenese und die begünstigenden Faktoren

Bei den immunologisch induzierten Glomerulonephritiden handelt es sich um akute oder chronische Entzündungsprozesse in den Nierenglomeruli. Die Schädigung des glomerulären Gewebes wird entweder ausgelöst durch

a) die Ablagerung von zirkulierenden Antikörper-Antigen-Komplexen,
b) die Bildung dieser Komplexe vor Ort im Glomerulus („in situ"),
c) eine direkte Reaktion von Autoantikörpern mit Antigenen der glomerulären Basalmembran (GBM) oder anderer glomerulärer Strukturen oder
d) zelluläre Immunreaktionen (6, 7, 21).

Quantitativ stellen die Glomerulonephritiden die größte Gruppe immunologischer Nierenleiden dar (etwa 95–98%). Bei der Pathogenese der Glomerulonephritiden spielen humorale Mechanismen (a–c) eine bedeutende Rolle. Die pathogenetische Relevanz von zellulären Immunprozessen (d) bei Glomerulonephritiden ist weniger gut belegt. Obgleich T-Zellen bei experimentellen Tiermodellen und auch im menschlichen Nierengewebe bei verschiedenen Formen von Glomerulonephritis gefunden worden sind, ist deren pathogenetische Bedeutung nicht gesichert.

Das Glomerulus scheint in mehrfacher Hinsicht für immunologische Schäden prädisponiert zu sein:

- Die Niere weist einen hohen renalen Plasmafluß auf (20% des Herzminutenvolumens).
- Durch den Filtrationsprozeß, der zur Primärharnbildung führt, wird die Ablagerung von Immunkomplexen wie auch die Komplexbildung „vor Ort" an der glomerulären Basalmembran begünstigt.
- Das glomeruläre Kapillarendothel weist eine Fenestrierung auf, was den direkten Kontakt des Plasmas mit der Basalmembran begünstigt.
- Die Mesangialregion (Mesangiumzellen und Matrix) ist vom Kapillarlumen nicht durch eine Basalmembran getrennt, was den Zutritt von Plasmaproteinen sehr erleichtert.

Um das Verständnis für die strukturellen Ursachen und Angriffspunkte der immunologisch bedingten glomerulären Schädigungen zu erleichtern, soll im folgenden der Aufbau des Glomerulus kurz skizziert werden.

Der Anteil des Glomerulus (Abb. 20.**1**), der zwischen dem Kapillarlumen (KL) und der dichten Schicht (Lamina densa) der glomerulären Basalmembran (GBM) lokalisiert ist, besteht aus dem gefensterten Endothel (E), dem Subendothelialraum mit der inneren lockeren Schicht (Lamina rara interna) der GBM und dem Mesangium. Der Mesangialraum enthält die myofibroblasten- oder perizytenähnlichen Mesangiumzellen (MZ) und die extrazelluläre mesangiale Matrix (MM). An der Grenzfläche zwischen Endothel und Mesangium findet sich keine nachweisbare Basalmembran. Somit ist der vereinte Raum von Endothel, Subendothel und Mesangium unmittelbar mit dem Plasma und seinen Bestandteilen in Berührung. Die GBM trennt die inneren Gefäßabschnitte des Glomerulus von den äußeren epithelialen Anteilen. Sie stellt die Filtrationsbarriere dar und trennt das Kapillarlumen vom Extrakapillarraum, wo sich die viszeralen Epithelzellen mit ihren Fußfortsätzen (EPI) und die parietalen Epithelzellen der Bowman-Kapsel befinden. Auch pathologische, großmolekulare Substanzen und eingewanderte inflammatorische Zellen werden durch die GBM vom Extrakapillarraum getrennt. Wenn diese Schutzbarriere zerstört ist, z. B. bei nekrotisierender Glomerulonephritis, können Blutzellen wie Makrophagen, Thrombozyten und Plasmaproteine in den

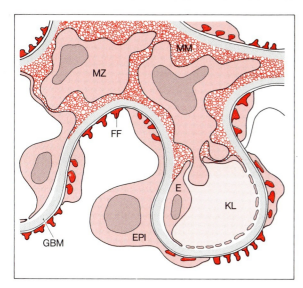

Abb. 20.1 Schemazeichnung eines Glomerulusausschnittes. GBM = glomeruläre Basalmembran, KL = Kapillarlumen, MZ = Mesangiumzelle, MM = mesangiale Matrix, FP = Fußfortsätze der Podozyten, EPI = Podozyt (viszerale Epithelzelle), E = Endothelzelle.

Bowman-Kapselraum eintreten und mit den Epithelzellen reagieren. Dies führt nicht nur zur Auslösung von Gerinnungsvorgängen mit Fibrinablagerung, sondern auch zu intensiven Sekundärreaktionen der parietalen Epithelzellen, die ihrerseits proliferieren und in ihrer Gesamtheit zelluläre „Halbmonde" bilden. Diese führen rasch zu einer Obliteration des betroffenen Glomerulus mit Funktionsverlust und nachfolgender Vernarbung (s. auch rasch progressive Glomerulonephritis, Halbmond-Glomerulonephritis).

Der Ort der Immunreaktion wird u. a. auch von der renalen Hämodynamik beeinflußt. Die glomerulären Kapillarknäuel dienen als Ultrafilter für Plasma. Im Säugetier wird die glomeruläre Filtrationsrate dadurch erzielt, daß bei einem hohen Blutfluß durch die Glomeruli gleichzeitig ein relativ hoher intrakapillärer hydraulischer Druck (ca. 50 mm Hg) vorliegt. Hierdurch wird einerseits die Ablagerung von biologisch aktiven Substanzen begünstigt (z. B. von Proteinen, Immunkomplexen usw.), andererseits kann es auch zur mechanischen Schädigung der Glomeruli durch den hohen hydraulischen Druck, den starken Blutfluß, das Auftreten von Turbulenzen usw. kommen. Beide Mechanismen können eine Verletzung mit nachfolgender Entzündungsreaktion induzieren. Diese schließt die Interaktionen von glomerulären Zellen mit einwandernden Entzündungszellen ein.

Die im Serum nachzuweisenden zirkulierenden Immunkomplexe scheinen von eingeschränkter pathogenetischer Relevanz zu sein. Die Spiegel dieser Immunkomplexe und die Aktivität einer Glomerulonephritis korrelieren in der Regel nicht. Darüber hinaus findet sich nicht bei jedem Patienten mit zirkulierenden Immunkomplexen eine Entzündung der Glomeruli. Das liegt wahrscheinlich daran, daß Immunkomplexe nach ihrer Opsonisierung an spezifische CR1-Rezeptoren der zirkulierenden Blutzellen gebunden, modifiziert und teilweise degradiert werden. Hierbei spielen zahlenmäßig die CR1-Rezeptoren auf der Erythrozytenoberfläche die größte Rolle. Nach Bindung an den CR1-Rezeptor werden die gebundenen Komplexe mit dem Blutstrom zur Leber transportiert und können vom dortigen Monozyten-Makrophagen-System abgebaut werden. Defekte oder Überladungen dieses Transportsystems scheinen die Entstehung einer Vaskulitis oder Glomerulonephritis zu begünstigen (9).

Darüber hinaus sind nicht nur Entzündungszellen des Blutes, sondern auch ortsständige glomeruläre Zellen in der Lage, pathogenetisch relevante sekretorische Leistungen zu erbringen. So können diese Zellen eine Vielzahl von Mediatoren sezernieren, die ihrerseits Entzündungs- und Immunzellen aktivieren können. Da glomeruläre Mesangium- und Endothelzellen DR- bzw. Ia-Oberflächenantigene exprimieren können, ist es denkbar, daß in den Glomeruli auch lokale immunregulatorische Vorgänge stattfinden. Die sekretorisch aktiven ortsständigen Zellen sind darüber hinaus zu einer bidirektionalen Interaktion mit Immunzellen in der Lage (s. u.). Dies legt nahe, daß bei der Analyse von Immunprozessen in den Glomeruli nicht nur Mechanismen der humoralen und zellulären Immunität berücksichtigt werden müssen, sondern daß den ortsständigen Zellen bei der Auslösung und Modulation dieser Prozesse eine wesentliche Bedeutung zukommt (6, 7, 10).

Glomeruläre Immunablagerungen

Antigen-Antikörper-Reaktionen oder die Ablagerung von Antigenen, Antikörpern oder Immunkomplexen können an veschiedenen Stellen der glomerulären Strukturen auftreten. Neben Art und Menge der Immunablagerungen betimmt auch ihre Lokalisation und Ausdehnung die Form der Läsion und der Entzündungsreaktion sowie den Verlauf der Glomerulonephritis. In Tab. 20.1 ist eine Liste der wesentlichen Reaktionsmuster angeführt. Hierbei sind sowohl experimentelle wie auch humane Glomerulonephritiden berücksichtigt.

Immunläsionen und Entzündungsreaktion in den Glomeruli

Die Ablagerung von *Antikörpern* in glomerulären Strukturen kann auf verschiedene Weise eine Schädigung verursachen. In erster Linie geschieht dies durch die Aktivierung immunologischer Mediatorsysteme. Zu diesen zählen insbesondere das Komplementsystem und das Gerinnungssystem. Aber auch die antikörpervermittelte Rekrutierung und Aktivierung von neutrophilen Granulozyten, von Monozyten und Makrophagen und von T-Zellen beeinflußt den glomerulären Entzündungsprozeß. Darüber hinaus können ortsständige glomeruläre Zellen durch die Sekretion von Mediatorsubstanzen zur glomerulären Schädigung beitragen. Die Bindung von Antikörpern an glomeruläre Antigene allein führt hingegen zu einer geringgradigen Schädigung.

Durch die Aktivierung der *Komplementkaskade* (s. auch dort) werden biologisch aktive Komponenten er-

Tabelle 20.1   Reaktionsmuster bei glomerulären Erkrankungen

Glomerulonephritiden, die durch Antikörper induziert werden

Antikörper gegen glomeruläre Antigene
- Basalmembranantigene
  - nephrotoxische Serumnephritis (humanes Goodpasture-Syndrom, tierexperimentelle Masugi-Nephritis)
  - experimentelle allergische Glomerulonephritis (tierexperimentelle Steblay-Nephritis)
- Zellmembranassoziierte Antigene oder Sekretionsprodukte glomerulärer Zellen
  - Podozyten: tierexperimentelle Heymann-Nephritis (morphologisch der membranösen Glomerulonephritis des Menschen ähnlich)
  - Mesangiumzellen: (tierexperimentelle Anti-Thy-1-Antikörper-Nephritis)
  - vaskuläre Endothelzellen: Transplantatabstoßung, nekrotisierende Vaskulitis?
  - Synthese- und Sekretionsprodukte glomerulärer Zellen: Laminin, Nidogen, Kollagen IV (tierexperimentelle chronische Trypanosomiasis, HgCl$_2$-Nephritis der Ratte, humane IgA-Nephritis?, mesangioproliferative Glomerulonephritis?)

Antikörper gegen nichtglomeruläre Antigene
- Ablagerung zirkulierender Immunkomplexe
  - Serumkrankheit
  - Kryoglobuline
  - systemischer Lupus erythematodes (SLE)
- Exogene Antigene, die in den Glomeruli „implantiert" werden:
  - kationisierte Antigene (Streptokokkenantigene? Histone beim SLE?)
  - Lectine (Haftung an glomeruläre Strukturen)

Glomerulonephritiden, die durch zelluläre Immunreaktionen hervorgerufen werden

durch T-Zellen vermittelte Anti-GBM-Nephritis des Huhns, an T-Zellen reiche idiopathische rasch progressive Glomerulonephritis?

zeugt, die eine Vielzahl von Wirkungen besitzen. So werden Immunkomplexe opsonisiert, die Adhärenz von Leukozyten sowie deren Freisetzung von Histamin wird gesteigert u. a. m. Von besonderer Bedeutung ist hierbei die Aktivierung der terminalen Komponenten C5b-9 des Komplementsystems, die einen sog. „membrane-attack-complex" (MAC) bilden. Die Bildung des MAC mit Ausprägung der C5b-9-Neoantigene in glomerulären Strukturen, z. B. in den Immunablagerungen entlang der Kapillarschlingen und der Mesangialregion, trägt vermutlich entscheidend zur Schädigung der glomerulären Zellen und der glomerulären Basalmembran bei. Selbst wenn eine lytische Wirkung des MAC auf glomeruläre Zellen nicht stattfinden muß, gibt es Anhalt dafür, daß MAC das Verhalten der glomerulären Zellen verändern kann. So aktiviert C5b-9 in Zellkultur sowohl glomeruläre Epithelzellen wie auch Mesangiumzellen und setzt dabei Mediatorsubstanzen wie Eicosanoide, Interleukin-1 (IL-1) und reaktive O$_2$-Metaboliten wie H$_2$O$_2$ frei.

Darüber hinaus kommt der Attraktion von neutrophilen *Granulozyten* durch Bildung des chemotaktischen C5a bei den akuten Formen der Glomerulonephritis eine pathogenetische Rolle zu. Granulozyten können wahrscheinlich auch komplementunabhängig über Bindung an Adhäsionsmoleküle der Endothelzellen im Glomerulus und in den Nierengefäßen gebunden werden. Dabei wird angenommen, daß die von Granulozyten gebildeten und freigesetzten Proteasen z. B. für die Schädigung der GBM-Filtrationsbarriere und Nekrosen von vaskulären Endothelzellen von Bedeutung sind. Weiter kann die Freisetzung von reaktiven O$_2$-Radikalen durch Granulozyten toxische Wirkungen auf alle glomerulären Zellen entfalten. Dieser Schädigungsmechanismus dürfte vermutlich überwiegend bei den akuten und den rasch progressiven Glomerulonephritiden von Bedeutung sein. Bei chronischen Erkrankungen finden sich nur selten Granulozyten in den Glomeruli.

Die Rekrutierung und Aktivierung von *Monozyten* und *Makrophagen* und ihre Einwanderung in die glomerulären Strukturen können bei antikörperinduzierten glomerulären Läsionen komplementunabhängige Läsionen verursachen. Darüber hinaus ist denkbar, daß die Rekrutierung von Makrophagen antikörperunabhängig durch T-Zellen erfolgen kann. Experimentelle Untersuchungen an Ratten und Kaninchen haben gezeigt, daß die glomeruläre Infiltration durch Makrophagen zur Proliferation glomerulärer Zellen führt. Zellkulturdaten weisen darauf hin, daß die Aktivierung von Makrophagen zur Freisetzung zahlreicher Zytokine und Mediatorsubstanzen führt, die eine teils zytotoxische, teils aktivierende Wirkung auf kultivierte Mesangiumzellen und Epithelzellen aufweisen. Auch kann die Freisetzung von Substanzen aus Makrophagen, wie z. B. von Kollagenasen, zu einer Schädigung der GBM führen. Umgekehrt produzieren kultivierte Mesangiumzellen Zytokine (wie GM-CSF, IL-1 und IL-6), die teils chemotaktische, teils aktivierende Wirkungen auf Makrophagen und Granulozyten haben. Somit gibt es zumindest in der Zellkultur Anhaltspunkte dafür, daß eine Interaktion zwischen Makrophagen, Granulozyten und ortsständigen Zellen erfolgt, ohne daß hierzu die Beteiligung systemischer Regulationsmechanismen notwendig wäre.

Die Bedeutung von *T-Lymphozyten* bei der Induktion glomerulärer Immunläsionen ist nicht eindeutig geklärt. Zwar gibt es eine Reihe von Übertragungsexperimenten mit T-Zellen, die auf ihre mögliche pathogenetische Rolle hinweisen. Jedoch lassen sich bei Patienten mit Glomerulonephritis nur selten glomeruläre Anreicherungen von T-Zellen histologisch nachweisen. Eine wesentliche pathogenetische Rolle der T-Zellen wird bei den interstitiellen Nephritiden und der Transplantatrejektion angenommen.

Ortsständige glomeruläre Zellen, insbesondere die *Endothel-* und *Mesangiumzellen,* spielen möglicherweise bei den akuten und auch bei den chronischen Glomerulonephritiden eine besondere Rolle. Kultivierte Mesangiumzellen bilden nicht nur diverse Eicosanoide und den plättchenaktivierenden Faktor (PAF), sondern synthetisieren und sezernieren auch zahlreiche Polypeptidzytokine, wie IL-1, IL-6, TNF, GM-CSF, Epidermal growth factor (EGF) sowie Platelet-derived growth factor (PDGF) und Stickoxid (NO). Diese Gewebshormone können in vivo einerseits zur Rekrutierung und Aktivierung von Zellen des Monozyten-Makrophagen-Systems führen. Andererseits können sie aber auch die ortsständigen glomerulären und die anderen lokalen Zellen in einer autokrinen oder parakrinen Weise aktivieren. Zellkulturbefunde deuten darauf hin, daß autokrine Aktivierungsmechanismen möglicherweise für die Progredienz der glomerulären Läsion von Bedeutung sind, und zwar über das Verschwinden der primär an der Entzündung beteiligten Granulozyten und Makrophagen hinaus. So könnten derartige Aktivierungsmechanismen die anhaltende Proliferation der glomerulären Zellen und die Produktion von extrazellulärer Matrix bei den chronischen proliferativen und sklerosierenden Glomerulonephritiden verursachen (16).

Die viszeralen und parietalen *Epithelzellen* sind insbesondere bei den prognostisch ungünstigen rasch progressiven Glomerulonephritiden mit „Halbmondbildungen" von Bedeutung. Die durch Proliferation der Epithelzellen gebildeten glomerulären Halbmonde entstehen in der Regel als Folge einer nekrotisierenden glomerulären Entzündung, wie sie häufig bei der Wegener Granulomatose, der mikroskopischen Polyarteriitis oder bei mit Anti-GBM-Antikörpern assoziierten Glomerulonephritiden auftritt.

Verschiedene glomeruläre Erkrankungen gehen mit der Ablagerung von *Gerinnungsprodukten* in den Glomeruli einher. Diese Ablagerungen, vornehmlich von Fibrinogen und Fibrin, finden sich nicht nur im Bowman-Raum bei der oben erwähnten extrakapillären proliferativen Glomerulonephritis mit Halbmondbildung, sondern auch bei fokal-segmental nekrotisierenden Glomerulonephritiden. Besonders ausgeprägt sind die Ablagerungen von Fibrin und Fibrinogen bei thrombotischer Mikroangiopathie mit Nierenbeteiligung, z. B. beim hämolytisch-urämischen Syndrom. Unklar ist, wieso derartige Gerinnungsphänomene nur bei einigen Glomerulonephritiden beobachtet werden. Möglicherweise führt die Lyse von Endothelzellen oder die Aktivierung von Makrophagen zu lokalen Gerinnungsvorgängen in den Glomeruli, z. B. durch die Freisetzung von Prokoagulansaktivität. Es ist anzunehmen, daß das Freisetzen zahlreicher zytotoxischer und mitogener Sekretionsprodukte aus Thrombozyten ebenfalls in der Pathogenese der Glomerulonephritiden von Bedeutung ist. Genauere Kenntnisse auf diesem Gebiet erscheinen schon deshalb wünschenswert, da die Verwendung von Antikoagulantien oder Plasminogenaktivatoren ggf. therapeutische Ansätze erlauben würde.

■ Immunologie von tubulointerstitiellen Erkrankungen

Wie bei den Glomerulonephritiden lassen sich bei den tubulointerstitiellen Nephritiden (TIN) Formen mit Antikörpern gegen tubuläre Basalmembranen, interstitielle Nephritiden mit granulären Immundepots und immunologisch negativen Formen unterscheiden. Anders als bei den Glomerulonephritiden sind die tubulointerstitiellen Nephritiden stets durch mononukleäre Zellinfiltrate im Niereninterstitium gekennzeichnet. Bei den Zellinfiltraten handelt es sich meist um eine Mischung von T-Zellen und Makrophagen, gelegentlich auch von eosinophilen Granulozyten und Plasmazellen. Die zellulären Infiltrate werden schon nach wenigen Tagen von einer deutlichen Fibroblastenproliferation begleitet. Die Fibroblasten ihrerseits bilden vermehrt extrazelluläre Matrixproteine und führen so zur interstitiellen Fibrose. Neuerdings gibt es Hinweise, daß nicht nur die interstitiellen Zellinfiltrate durch Produktion von Lymphokinen und Wachstumsfaktoren zur Fibroblastenproliferation führen, sondern daß derart stimulierte ortsständige Zellen selber, im Sinne eines autokrinen Prozesses, Wachstums- und Proliferationsfaktoren bilden können.

Da sich die Immunantwort in diesen Fällen auf das Niereninterstitium beschränkt, wird immunpathogenetisch angenommen, daß infektassoziierte Antigene oder Medikamente zu einer Veränderung tubulointerstitieller Antigene führen. Dies könnte entweder durch Hapten-Bindung an interstitielle Proteine oder durch toxische Wirkungen auf interstitielle Zellen mit Bildung von nephritogenen Neoantigenen hervorgerufen werden. Möglicherweise spielen im Rahmen der Antigenpräsentation auch ortsständige Zellen eine Rolle. So wurden kürzlich MHC-II-Antigene auf proximalen Tubuluszellen nachgewiesen, so daß diese als antigenpräsentierende Zellen in Frage kommen könnten. Die Ablagerung von Immunkomplexen im Niereninterstitium ist weniger wahrscheinlich. Es ist anzunehmen, daß Immunkomplexe bereits im glomerulären Kapillarfilter deponiert werden.

■ Histologie und Klinik immunologischer Nierenerkrankungen

■ Glomerulonephritis mit Immunablagerungen

Definitionen

Diffuse Glomerulonephritis: Die pathologischen Veränderungen betreffen gleichmäßig alle Glomeruli.

Fokale Glomerulonephritis: Die pathologischen Veränderungen betreffen einige, aber nicht alle Glomeruli.

Globaler Befall: Sämtliche Schlingen des Glomerulus sind gleichmäßig verändert.

Segmentaler Befall: Die Veränderung betrifft nur einen Teil des Glomerulus.

„Akute" Glomerulonephritis: unspezifischer klinischer Begriff für eine schnell (über Tage bis Wochen) verlaufende Erkrankung mit Proteinurie, dysmorphen Erythrozyten und Erythrozytenzylindern im Urin. Meist handelt es sich hierbei um postinfektiöse Glomerulonephritiden.

„Chronische" Glomerulonephritis: Unter diesem klinischen Begriff wird meist das fortgeschrittene Sta-

dium einer glomerulären Erkrankung unterschiedlichster Genese verstanden.

Rasch progressive Glomerulonephritis: Glomerulonephritis mit Proliferation der glomerulären Epithelzellen und Halbmondbildungen (> 50%), die innerhalb von Wochen bis wenigen Monaten unbehandelt „rasch" zur terminalen Niereninsuffizienz führt.

Die Nomenklatur der Glomerulonephritiden basiert auf dem nachzuweisenden histologischen Befund und dem Ort der Immunglobulinablagerung. Derartige Immunglobulinablagerungen können an verschiedenen Stellen der Glomeruli angetroffen werden. Lokale Antigen-Antikörper-Reaktionen können z. B. an der GBM ablaufen, wobei sessile Antigene als Ziel für zirkulierende Antikörper dienen. Dies ist bei der Antibasalmembrannephritis der Fall (z. B. beim Goodpasture-Syndrom des Menschen). Im Gegensatz dazu können große, als Immundepots bezeichnete Anhäufungen von Antigen-Antikörper-Komplexen entweder *subendothelial, subepithelial* oder *mesangial* auftreten. Subendotheliale Immundepots finden sich z. B. bei systemischem Lupus erythematodes (SLE). Subepitheliale Immundepots bilden sich bei der membranösen Glomerulonephritis. Mesangiale Immundepots finden sich bei der häufigsten Glomerulonephritis des Erwachsenen, der IgA-Nephritis. Darüber hinaus gibt es *immunhistologisch negative* Glomerulonephritiden, bei denen sich keine Immunglobuline oder Komplementfaktoren nachweisen lassen (durch T-Zellen vermittelt?). Neben diesen isolierten Lokalisationen von Immunglobulinen gibt es ein weites Spektrum von Variationen und Kombinationen, die für einzelne Erkrankungen charakteristisch sein können.

Antibasalmembranglomerulonephritis

Diese Form der Glomerulonephritis ist der Prototyp einer durch Autoantikörper hervorgerufenen Erkrankung.

Epidemiologie und Immungenetik

Erkrankungen, die durch Antikörper gegen GBM (Anti-GBM) induziert werden, sind selten (1–3% aller Glomerulonephritiden). Die Anti-GBM-Erkrankung tritt gehäuft im 3. und 4. Lebensjahrzehnt und erneut in höherem Lebensalter auf. Männer erkranken 3- bis 5mal häufiger als Frauen. Für eine genetische Prädisposition spricht eine erhöhte Inzidenz von HLA-DR 2.

Pathologie

Immunhistologisch findet sich eine charakteristische lineare Ablagerung von IgG entlang der glomerulären Basalmembran (Abb. 20.**3**). In 30–70% lassen sich gleichzeitig fokale lineare IgG-Ablagerungen entlang der tubulären Basalmembran oder der Bowman-Kapsel nachweisen. Komplementfaktoren finden sich bei 2/3 der Patienten. Nur in Einzelfällen treten IgA- oder IgM-Autoantikörper auf. Lichtmikroskopisch weisen die meisten Patienten eine vorwiegend extrakapilläre proliferative Glomerulonephritis mit diffuser Halbmondbildung und Schlingennekrosen auf. Die milderen Verlaufsformen sind durch eine mesangiale Zell- und Matrixvermehrung oder fokal-proliferative Veränderungen gekennzeichnet. Interstitielle Rundzelleninfiltrate werden auf Reaktionen der Anti-GBM-Antikörper mit tubulärer Basalmembran zurückgeführt. Elektronenmikroskopisch lassen sich keine elektronendichten Depots nachweisen.

Wird eine Lungenbiopsie durchgeführt, finden sich, teilweise nur fokal, auch an der alveolären Basalmembran lineare Immunglobulinablagerungen. Zusätzlich sind intraalveoläre Hämorrhagien, interstitielle Infiltrationen von neutrophilen Granulozyten und hämosiderinbeladene Makrophagen nachweisbar. Lineare IgG-Ablagerungen haben sich darüber hinaus an der Basalmembran des Plexus choroideus nachweisen lassen.

Ätiologie und Immunpathogenese

Die Ätiologie der durch Anti-GBM-Antikörper induzierten Glomerulonephritis ist ungeklärt. Für eine infektassoziierte Genese sprechen Befunde, die auf eine Beziehung zu Influenza-A_2-Virus-Infektionen hinweisen, sowie das gelegentliche Auftreten des Syndroms in Form kleinerer Epidemien. Fallberichte weisen auf einen engen zeitlichen Zusammenhang zwischen Kohlenwasserstoffexposition und Anti-GBM-Erkrankung hin. Anamnestische Hinweise einer solchen Exposition finden sich jedoch nur bei etwa 10–20% der Patienten. Andererseits scheint eine Kohlenwasserstoffexposition generell die Entwicklung einer Glomerulonephritis zu begünstigen. Nikotin begünstigt die Lungenmanifestation der Anti-GBM-Erkrankung. Das zeitlich begrenzte Auftreten der Antikörper läßt an eine Induktion der Autoantikörperbildung durch exogene Mechanismen denken.

Die Anti-GBM-Antikörper sind pathogenetisch von Bedeutung. Hierfür sprechen folgende Beobachtungen:

- Durch Injektion von antikörperhaltigen IgG-Fraktionen oder von Eluaten aus erkrankten Nieren läßt sich in Subprimaten eine Glomerulonephritis erzeugen.
- Die Erkrankung kann nach Nierentransplantation in der Transplantatniere erneut auftreten, insbesondere dann, wenn zum Zeitpunkt der Transplantation unverändert Anti-GBM-Antikörper im Serum nachweisbar sind.
- Die Autoantikörper sind nur begrenzte Zeit im Serum nachweisbar, wobei im allgemeinen die Höhe der Antikörpertiter und die Krankheitsaktivität korrelieren. Ein Rezidiv mit erneut steigenden Antikörpertitern ist selten. Dies unterscheidet die Erkrankung von anderen autoantikörperassoziierten Erkrankungen, wie etwa der primären biliären Zirrhose oder dem systemischen Lupus erythematodes disseminatus.

Das Zielantigen der Anti-GBM-Antikörper ist unlängst isoliert worden. Es handelt sich um die C-terminale globuläre Domäne NC1 (non-collagenous 1) des Kollagens IV. Typ-IV-Kollagen ist das wesentliche Strukturprotein der GBM und bildet in der GBM ein supramolekuläres Netzwerk (Abb. 20.**2**). Dieses entsteht durch Seit-zu-Seit- und End-zu-End-Assoziation einzelner

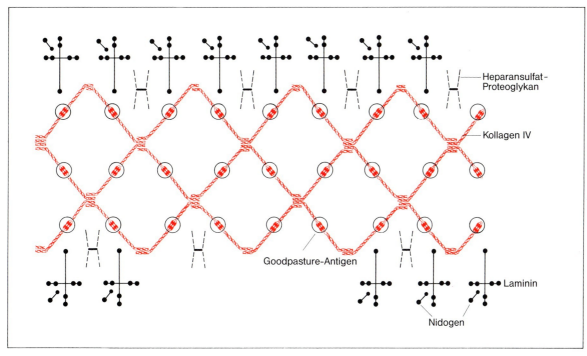

Abb. 20.**2** Modell des biochemischen Aufbaus der GBM. Kollagen IV bildet durch Seit-zu-Seit- und End-zu-End-Assoziation ein netzförmiges Grundgerüst, das der Lamina densa entsprechen dürfte. Träger der negativen Ladung der GBM ist das Heparansulfat-Proteoglykan. Laminin dürfte für die Verankerung der Endothel- und Epithelzellen an der Basalmembran verantwortlich sein. Nidogen stellt wahrscheinlich ein Brückenprotein dar, welches nicht nur die Lamininmoleküle, sondern auch weitere Moleküle der GBM vernetzt. Die Lage des Goodpasture-Antigens ist markiert.

Typ-IV-Kollagen-Moleküle mit nachfolgender kovalenter Vernetzung sowohl im N-terminalen 7-S- wie auch im C-terminalen NC1-Bereich (17).

Jedes Typ-IV-Kollagen-Monomer ist eine aus 3 α-Ketten aufgebaute Tripelhelix, wobei durch das Vorkommen von 6 verschiedenen α(IV)-Ketten unterschiedlich zusammengesetzte Typ-IV-Kollagen-Homo- oder Heterotrimere gebildet werden können. Während die $α_1$(IV)- und $α_2$(IV)-Ketten in allen vaskulären Basalmembranen nachzuweisen sind, weisen die erst kürzlich entdeckten $α_3$(IV)-$α_6$(IV)-Ketten eine heterogene Expression auf. Anti-GBM-Antikörper reagieren insbesondere mit Epitopen auf dem C-Terminus der $α_3$(IV)-Kette, die bevorzugt in den alveolären und glomerulären Basalmembranen exprimiert wird. Die heterogene Verteilung des Antigens dürfte auch das klinische Erkrankungsmuster (Lunge und Niere) beim Goodpasture-Syndrom erklären. Die NC1-Domäne des Typ-IV-Kollagens wid durch End-zu-End-Assoziation aus den C-Termini je zweier Kollagen-IV-Moleküle gebildet. Pathogenetisch bedeutsam dürfte sein, daß das Molekül in seine Mono- und Dimere dissoziieren kann. Bei diesem Dissoziationsvorgang werden etwa 20fach mehr Epitope freigelegt. Im physiologischen, undissoziierten Zustand ist hingegen die Mehrzahl der Epitope für das Immunsystem weitgehend verborgen („hidden epitopes"). Möglicherweise spielt die Entfaltung dieser versteckten Epitope mit nachfolgender Stimulation der Autoantikörper-Bildung in der Pathogenese der Erkrankung eine wichtige Rolle (18).

Klinik, Prognose und Therapie

Klinisch manifestiert sich die Anti-GBM-Erkrankung in erster Linie (ca. 70%) als pulmorenales Goodpasture-Syndrom. Dieses 1919 erstmals beschriebene Syndrom ist durch eine Glomerulonephritis und Lungenblutungen gekennzeichnet. Etwa 25% der Patienten mit Anti-GBM-Antikörpern erkranken allein an einer Glomerulonephritis. Diese ist in der Regel schwer und zeigt einen rasch progredienten Verlauf. In etwa 2% findet sich allein ein Lungenbefall (idiopathische Lungenhämosiderose) ohne klinisch manifeste Glomerulonephritis (häufig aber ein aktives Urinsediment).

Die Zeichen des rasch progredienten Nierenfunktionsausfalls mit Urämie und ggf. Oligoanurie sind führendes Symptom der Anti-GBM-Erkrankung. Etwa 50–70% der Patienten weisen zusätzlich Hämoptysen auf, deren Ausmaß lebensbedrohlich sein kann. Bei etwa der Hälfte der Patienten finden sich vorausgehend unspezifische Prodromalerscheinungen wie Fieber, Myalgien und Arthralgien.

Die Prognose der unbehandelten Anti-GBM-Antikörper-Erkrankung ist schlecht. Spontane Remissionen werden nur bei 13% beobachtet; unbehandelt versterben etwa 50%. Wesentliche Voraussetzung für den Erfolg der Therapiemaßnahmen ist die frühzeitige Diagnose. Hierzu eignet sich insbesondere der Nachweis von Anti-GBM-Antikörpern im Serum. Dieser kann entweder mit Hilfe der indirekten Immunfluoreszenz oder mit RIA-

oder ELISA-Testsystemen unter Einsatz des isolierten Goodpasture-Zielantigens (NC1) erfolgen. Der ELISA ist der herkömmlichen Nachweismethode mit Hilfe der indirekten Immunfluoreszenz überlegen. Die Diagnose läßt sich bioptisch sichern.

Kontrollierte Untersuchungen über den Erfolg von immunsuppressiven Therapiemaßnahmen liegen nicht vor. Im Vergleich zu den o. a. historischen Kontrollkollektiven hat sich die Prognose der Patienten nach Einführung der immunsuppressiven Therapie jedoch verbessert. Eine Kombination von Cyclophosphamid (2 mg/kg und Tag) mit Steroiden (initial 250 mg/Tag für drei Tage, dann 1,5 mg Methylprednisolon/kg und Tag mit weiterer Reduktion) und ggf. Azathioprin (1 mg/kg und Tag) bildet in der Mehrzahl der Zentren das immunsuppressive Basisschema. Hierunter fand sich in einer Untersuchung eine Verbesserung der Gesamtmortalität auf 21% (davon 8,5% durch Lungenblutung). Da die pathogenetische Bedeutung der Anti-GBM-Antikörper hinreichend belegt ist, erscheint auch der Einsatz der Plasmaseparation rational begründet. Plasmaseparationen sollten in etwa 2tägigen Abständen bis zum Verschwinden der zirkulierenden Anti-GBM-Antikörper durchgeführt werden. Alternativ bieten sich Immunadsorptionssäulen mit einer hohen Kapazität für humanes IgG an, wie auch der Einsatz von Säulenmaterialien, die mit Protein-A-Sepharose beladen sind. Der Therapieerfolg hinsichtlich der Nierenfunktion hängt vor allem vom Ausmaß der schon bestehenden Schäden ab. Bei Serumkreatinin-Werten < 600 µmol/l konnte die Nierenfunktion unter diesen Therapiemaßnahmen bei 70% der Patienten gebessert werden; bei Werten über 600 µmol/l und Oligoanurie ließ sich jedoch eine Stabilisierung oder Verbesserung der Nierenfunktion nur noch bei 8% erreichen.

Immunkomplexassoziierte Glomerulonephritis
Postinfektiöse Glomerulonephritis

(Synonyme: diffuse endokapilläre Glomerulonephritis, endokapilläre proliferative exsudative Glomerulonephritis, Typ der akuten Poststreptokokken-Glomerulonephritis)

Überblick über die Formen

Im Anschluß an eine Reihe von Infektionen kann sich eine akute Glomerulonephritis entwickeln. Infekte mit Streptokokken, Staphylokokken, Pneumokokken, Klebsiellen, Leptospiren, Salmonellen kommen in gleicher Weise in Frage wie zahlreiche Virusinfekte. Die Symptomatik ist in der Regel mild, die Rate an Spontanheilungen hoch. Klinisch häufig wird eine postinfektiöse Glomerulonephritis bei bakterieller Endokarditis, bei infiziertem ventrikuloaurikulärem oder -peritonealem Shunt („Shunt"-Nephritis), bei Sepsis und nach Streptokokken-Infektionen beobachtet. Um die Entwicklung einer chronischen Glomerulonephritis zu vermeiden, ist die Erregerelimination wichtig (Sanierung einer Endokarditis, Entfernung eines infizierten Shunts). Die Poststreptokokken-Glomerulonephritis stellt den Prototyp dieser postinfektiösen Erkrankungen dar. Auf sie soll im folgenden gesondert eingegangen werden.

Epidemiologie und Immungenetik

Die Erkrankung ist heute selten und tritt fast nur noch sporadisch auf. Dies wird auf eine frühzeitige antibiotische Behandlung und häufigere oligosymptomatische Verläufe zurückgeführt. Nur gelegentlich kann es bei unzureichenden hygienischen Verhältnissen auch heute noch zu epidemischen Verläufen kommen (Feldnephritis im 2. Weltkrieg). Die Erkrankung scheint besonders bei Infekten mit „nephritogenen" Streptokokkenstämmen aufzutreten (Typen 1, 2, 3, 4, 12, 18, 25, 49, 55, 57, 60). Sie läßt sich vorwiegend im Kindes- und jugendlichen Erwachsenenalter beobachten. Eine Häufung von DR4 wurde in Venezuela beobachtet.

Pathologie

Lichtmikroskopisch zeigen die Glomeruli ein vergrößertes, zellreiches Kapillarschlingenkonvolut, in dem reichlich segmentkernige neutrophile Granulozyten in den Schlingenlichtungen auftreten. Sämtliche Glomeruli sind gleichsinnig verändert und zeigen eine starke Proliferation der endothelialen und mesangialen Zellen. Interstitium und Tubuli sind in der Regel unauffällig.

In der Immunfluoreszenzmikroskopie finden sich grobgranuläre Depots von IgG, C1q und C3 im Mesangium und an Kapillarschlingen (Abb. 20.**3**, Farbtafel IV). Elektronenmikroskopisch können an der Außenseite der Basalmembran, d. h. in subepithelialer Position, typische große halbkugelförmige, elektronendichte Depots (sog. „humps") nachgewiesen werden, über welchen die reguläre Struktur der epithelialen Fußfortsätze verlorengegangen ist (Abb. 20.**4**). Daneben zeigen sich eine deut-

---

Abb. 20.**4** Elektronenmikroskopische Verteilungsmuster von Immundepots bei verschiedenen Glomerulonephritiden. ▶
- **a** und **b** Diffuse endokapilläre Glomerulonephritis. Charakteristische Immundepots (ID) an der Außenseite der glomerulären Basalmembran (GBM). Die Lamina rara externa ist noch spaltförmig erkennbar (Pfeile in **b**). Diese Immundepots werden als Humps bezeichnet. Die Podozyten und ihre Fortsätze erscheinen angeschwollen, und die normale feine Modellierung der Fortsätze ist verstrichen (**a** 25 000fache, **b** 40 000fache Vergr.).
- **c** Membranöse Glomerulonephritis. Die Immundepots sind in dichter Anordnung in der äußeren Schicht der GBM lokalisiert. Zwischen einzelnen Immundepots sind spitzenförmige Fortsätze von Matrixmaterial erkennbar, die als Spikes bezeichnet werden. Ery = Erythrozyten (25 000fache Vergr.).
- **d** und **e** Systemischer Lupus erythematodes disseminatus (SLE). Die Immundepots sind sehr groß und unregelmäßig, nicht gleichmäßig in allen Kapillarschlingen angeordnet und finden sich sowohl subendothelial als auch in mesangialen Bereichen sowie vereinzelt auch in der Bowman-Kapsel (**d**). Ähnliche mesangiale Immundepots, allerdings ohne jene in den peripheren Kapillarschlingen, können auch bei der mesangialen IgA-Nephritis gefunden werden (**d** 18 000fache, **e** 32 000fache Vergr.).

Histologie und Klinik immunologischer Nierenerkrankungen

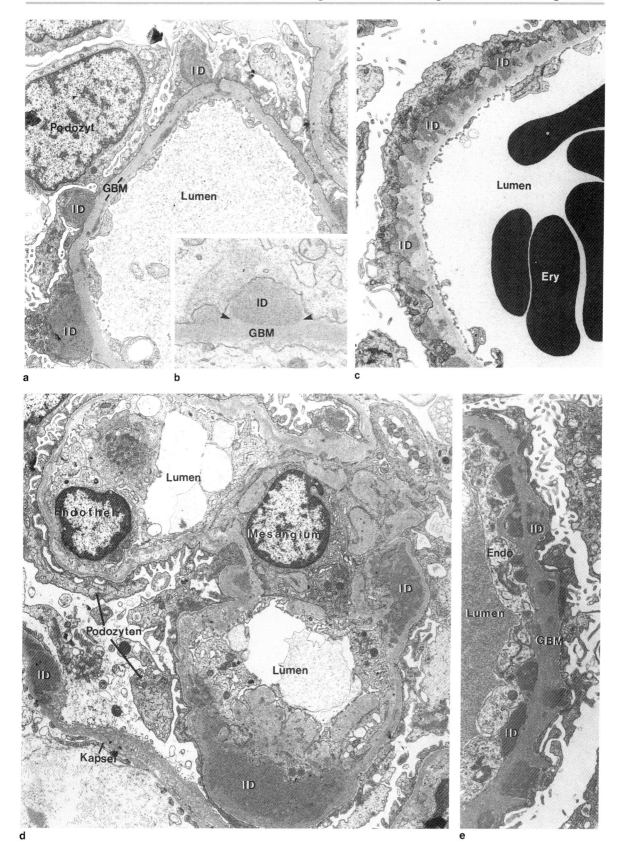

liche Hypertrophie und Proliferation der Endothel- und Mesangiumzellen. In den Schlingenlumina finden sich zahlreiche Leukozyten und auch monozytäre Zellelemente. Immunhistologisch läßt sich nach der Verteilung der Immundepots zwischen einem prognostisch günstigeren „Sternhimmelmuster" und einem ungünstigeren, mit großer Proteinurie einhergehenden „Girlandenmuster" unterscheiden.

Bei günstigem Verlauf verschwinden in späteren Stadien der Erkrankung die Entzündungszellen. Es bleibt aber die Vermehrung der mesangialen Zellen und die überschießende Produktion von mesangialer Matrix erhalten. Im Spätstadium reduziert sich auch die Anzahl der Mesangialzellen, und lediglich die mesangiale Matrix bleibt verbreitert. Dieser Zustand entspricht einer Ausheilung der Erkrankung und ist klinisch nur mit geringfügiger Proteinurie verknüpft.

Immunpathogenese

Im allgemeinen wird angenommen, daß die Erkrankung durch Ablagerung zirkulierender Immunkomplexe hervorgerufen wird. Allerdings ist es bisher nicht überzeugend gelungen, lösliche Streptokokkenantigene in den glomerulären Depots nachzuweisen. Andererseits ist ebenfalls denkbar, daß die glomerulären Immundepots durch eine „In-situ"-Immunkomplexbildung hervorgerufen werden. Im letzten Fall würden sich kationische Streptokokkenantigene zunächst entlang der GBM ablagern und dann mit den Antikörpern reagieren. So fanden sich freie Antigene nephritogener Streptokokken (kationisches Endostreptosin) bei frühen, nicht aber bei späteren Nierenbiopsien, was für eine In-situ-Formation spricht. Allerdings ließ sich auch Endostreptosin bisher nicht in den charakteristischen „humps" der Erkrankung nachweisen. Die Läsion der glomerulären Strukturen scheint durch die nachfolgende Komplementaktivierung mit Attraktion von neutrophilen Granulozyten und Freisetzung von Mediatoren hervorgerufen zu werden (Serum-C3 stets passager erniedrigt). Ob die nachgewiesenen Antikörper gegen die Basalmembranbestandteile Nidogen und Laminin in der Pathogenese der Erkrankung von Bedeutung sind, ist unklar. Denkbar wäre, daß derartige Antikörper mit den von Endothelzellen synthetisierten Substanzen reagieren und den Erkrankungsverlauf modulieren können.

Klinik, Prognose und Therapie

Die Erkrankung tritt im Gefolge von Streptokokken-Infektionen auf (Angina tonsillaris, Otitis media, Scharlach, Erysipel oder andere Hautinfekte). Nach 1–3wöchiger Latenz entwickelt sich ein akutes nephritisches Syndrom mit Kopf- und Lendenschmerzen, Ödemen, Hypertonie, Einschränkung der Nierenfunktion mit ggf. initialer Oligurie, Linksherzinsuffizienz mit Lungenstauung und Belastungsdyspnoe. Im Urin finden sich eine mäßiggradige Proteinurie (meist < 3 g/Tag), dysmorphe Erythrozyten und Erythrozytenzylinder, im Serum häufig eine Hyperkaliämie und hyperchlorämische Azidose (supprimiertes Renin-Angiotensin-Aldosteron-System wegen Na^+- und Wasserretention). Der Antistreptolysintiter ist nur in 50% erhöht. Die Komplementkomponenten C3 und C4 im Serum sind stets erniedrigt und normalisieren sich erst nach 3–6 Wochen wieder.

Die Prognose der epidemischen Verläufe im Erwachsenenalter ist gut. Mit einer Ausheilung ist in über 80% zu rechnen. Bei den häufigeren sporadischen Verläufen heilen etwa 50% aus, 40% zeigen einen chronischen Verlauf, und in etwa 5–10% entwickelt sich eine rasch progressive Glomerulonephritis mit epithelialen „Halbmonden". In späteren Stadien durchgeführte Nierenbiopsien haben gezeigt, daß bei den Fällen mit persistierenden klinischen Aktivitätskriterien (Proteinurie, Mikrohämaturie) auch pathologisch Chronizitätszeichen in Form einer mesangialen Glomerulosklerose vorhanden sind. Klinisch ist das Auftreten eines nephrotischen Syndroms prognostisch ungünstig.

Therapeutisch läßt sich die Ausheilung der Erkrankung nicht beeinflussen. Insbesondere hat auch eine Antibiotikatherapie unter der Vorstellung einer Elimination der Streptokokkenantigene keinen Einfluß auf den Krankheitsverlauf. Eine Antibiotikatherapie ist deshalb nur bei Nachweis oder Persistenz eines bakteriellen Infektes sinnvoll. Ansonsten empfehlen sich Allgemeinmaßnahmen wie Bettruhe, Reduktion der Kochsalz- und Kaliumzufuhr, Flüssigkeits- und Eiweißrestriktion, an medikamentösen Maßnahmen weiterhin Diuretika (Schleifendiuretika) und antihypertensive Behandlung. Steroide sind wirkungslos.

Mesangial proliferative Glomerulonephritis

Epidemiologie und Immungenetik

Diese Form der Glomerulonephritis ist selten. Sie wird in weniger als 10% bei Patienten mit idiopathischem nephrotischem Syndrom nachgewiesen. Eine genetische Prädisposition ist nicht bekannt. Junge Männer scheinen häufiger als Frauen zu erkranken.

Pathologie

Charakteristischerweise findet sich eine mesangiale Zellproliferation, die alle Lobi des Glomerulus gleichmäßig betrifft. Die glomerulären Kapillaren sind dünn und unauffällig. Elektronenmikroskopisch finden sich bei 50% der Biopsien granuläre oder homogene Ablagerungen von elektronendichtem Material. Immunhistologisch läßt sich häufig IgM und C3 in den Mesangien nachweisen. Einige Autoren schlugen deshalb die Bezeichnung IgM-Nephropathie vor. Der immunhistologische Befund kann aber auch negativ sein. Ob in diesen Fällen eine Minimal-change-Glomerulonephritis mit Mesangialzellvermehrung vorliegt, ist strittig. Bei Überwiegen der IgA-Ablagerungen spricht man definitionsgemäß von IgA-Nephritis. Fokal sklerosierende Veränderungen weisen auf eine schlechte Prognose hin.

Ätiologie und Immunpathogenese

Ätiologie und Immunpathogenese sind unklar. Angesichts der variablen Immunfluoreszenzbefunde ist es denkbar, daß die mesangiale Zellproliferation die einheitliche Endstrecke unterschiedlicher Ursachen darstellt. Die diffusen granulären Ablagerungen von IgM und C3 lassen eine Immunkomplexpathogenese vermuten.

Klinik, Prognose und Therapie

Die Erkrankung beginnt typischerweise schleichend mit einem nephrotischen Syndrom. 30% der Fälle weisen eine milde Hypertonie auf. Wegen der Seltenheit und möglichen Heterogenität der Erkrankung sind Angaben zur Prognose schwierig. In etwa 30–50% bildet sich die Proteinurie nach Steroidgabe zurück. Steroidresistente Patienten scheinen eine schlechtere Prognose mit Fortschreiten der Erkrankung bis zur terminalen Niereninsuffizienz aufzuweisen. Andererseits ist denkbar, daß die Steroidresponder lediglich schwerere Verläufe einer Minimal-change-Nephritis darstellen, die fälschlicherweise als mesangial proliferative Glomerulonephritis definiert wurden. Hierfür scheint das schlechtere Ansprechen der Patienten mit IgM/C3-Ablagerungen zu sprechen. Der therapeutische Wert zytotoxischer Substanzen ist nicht hinreichend belegt.

IgA-Glomerulonephritis (Berger-Nephritis)

Berger und Hinglais beschrieben 1968 eine Gruppe von Patienten mit Glomerulonephritis ohne Hinweis auf eine Systemerkrankung, bei denen sich immunhistologisch mesangiale IgA-Ablagerungen nachweisen ließen. Vergleichbare mesangiale IgA-Ablagerungen lassen sich auch bei Morbus Schönlein-Henoch und anderen Grundkrankheiten (Leberzirrhose, usw.) nachweisen.

Epidemiologie und Immungenetik

Die IgA-Nephritis ist die häufigste chronische Glomerulonephritis des Erwachsenen. Die Häufigkeit schwankt zwischen etwa 5% in den USA und über 40% in Japan. In Deutschland findet sich die Erkrankung bei ca. 20% der Patienten mit chronischer Glomerulonephritis. Männer erkranken häufiger als Frauen. Auch familiäre Häufungen scheinen vorzukommen. Eine Assoziation mit bestimmten HLA-Antigenen ist nicht sicher belegt. In Frankreich finden sich die HLA-Antigene B35 und DR4 gehäuft. Für DR4 trifft dies auch für Japan zu. In vielen anderen Ländern wie Italien, Spanien, England, Irland, Finnland, Singapur, Australien und Deutschland fand sich jedoch kein Zusammenhang zwischen HLA-Antigenen und dem gehäuften Auftreten der IgA-Nephritis (13).

Pathologie

Lichtmikroskopisch zeigt sich eine mesangiale Zell- und Matrixvermehrung. Der Grad der Veränderungen kann von minimalen mesangialen Läsionen bis zu diffusen mesangialen Proliferationen variieren. Auch eine fokale und segmentale Betonung ist möglich. Extrakapilläre Proliferationen mit Halbmondbildungen sind selten. Neben den glomerulären Veränderungen finden sich interstitielle Zellinfiltrate, interstitielle Fibrose und auch arterioläre Hyalinosen. Die immunhistologisch definitionsgemäß nachzuweisenden mesangialen IgA-Ablagerungen sind meist scholliger Natur (Abb. 20.**3**, Farbtafel IV). In etwa einem Drittel der Fälle dehnen sie sich in Richtung der Kapillarschlingen und gelegentlich auch in die glomerulären Arteriolen aus. Die Häufigkeit von IgG- und IgM-Ablagerungen schwankt in den Untersuchungen zwischen 20 und 100%. C1q und C4 lassen sich in der Regel nicht nachweisen; hingegen findet sich häufig Properdin, was auf eine alternative Komplementaktivierung schließen läßt. Kürzlich hat sich allerdings C4-Bindungsprotein in mehr als der Hälfte der Fälle und Ablagerungen von Faktor H in 85% der Fälle nachweisen lassen, so daß eine lokale Komplementaktivierung auch auf dem klassischen Wege denkbar ist. Ferner finden sich mesangial Neoantigene des C5b-9-MAC, so daß eine wichtige Rolle der Komplementkaskade in der Genese der glomerulären Entzündungsreaktionen angenommen wird. Elektronenmikroskopisch lassen sich in den Mesangiumzellen oder der mesangialen Matrix große, elektronendichte Depots darstellen. Halbmondbildungen, proliferative und sklerotische Veränderungen, die Ausdehnung der IgA-Ablagerungen in die glomeruläre Schlingenperipherie oder vaskuläre Ablagerungen sowie interstitielle Fibrosen sind histologische Kriterien einer ungünstigen Prognose.

Immunpathogenese

Die Pathogenese der Erkrankung ist nicht geklärt. Eine Ablagerung zirkulierender IgA-haltiger Immunkomplexe in den Mesangien wird als Ursache angenommen. Neben den histologischen Befunden sprechen Tierexperimente, bei denen sich mit präformierten IgA-Immunkomplexen eine mesangiale Glomerulonephritis erzeugen ließ, für diese Hypothese. In einem weiteren Modell ließ sich durch wöchentliche intragastrale Applikation von Ovalbumin oder Rindergammaglobulin eine IgA-Nephritis erzeugen, was auf eine Beteiligung der mukosaassoziierten IgA hinweisen könnte.

Serologisch finden sich bei etwa 50% der Patienten erhöhte Serum-IgA-Spiegel, wobei insbesondere der Anteil an polymerem (pIgA) erhöht ist. Darüber hinaus lassen sich IgA-haltige Immunkomplexe mit spezifischen Testsystemen nachweisen. Eine Korrelation mit der Krankheitsaktivität oder den erhöhten IgA-Serumspiegeln findet sich jedoch nicht.

Unklar ist, ob das glomeruläre IgA aus dem Serum stammt oder ob es sich um mukosales IgA handelt. Serum-IgA besteht zu 85% aus Monomeren, zu 15% aus Dimeren. 90% liegen hierbei als IgA_1 und 10% als IgA_2 vor. Auf den Schleimhäuten finden sich die Subklassen hingegen in gleicher Häufigkeit. Schleimhautassoziiertes IgA besteht darüber hinaus ausschließlich aus dimerem IgA, wobei zwei IgA-Monomere über eine „joining chain" (J-Kette) miteinander verbunden sind. Dieses dimere IgA erhält während der Passage von den schleimhautassoziierten Plasmazellen durch die Mukosazellen einen zusätzlichen Baustein, die Secretory component (SC). SC fungiert als Rezeptor für dimeres IgA auf der antiluminalen Seite der Mukosazelle. Dimeres IgA wird an SC gebunden, via Endozytose internalisiert und durch die Zelle geschleust. Nach Exozytose wird SC auf der Schleimhautoberfläche nicht mehr abgespalten. SC-IgA stellt somit das eigentliche schleimhautassoziierte IgA dar.

Da SC in den mesangialen IgA-Depots nicht nachzuweisen ist, erscheint es unwahrscheinlich, daß schleimhautassoziiertes IgA durch Rückdiffusion in die Zirkulation gelangen und die Erkrankung hervorrufen könnte. Für eine polymere Natur des glomerulären IgA spricht der Nachweis der J-Kette und die Fähigkeit zur Bindung von freiem SC. Auch Elutionsuntersuchungen zeigten, daß mesangiales IgA überwiegend aus polymerem IgA, und zwar aus IgA_1, besteht. Auch hat sich polymeres IgA in den zirkulierenden Immunkomplexen der Patienten nachweisen lassen.

Möglich wäre, daß eine pathologisch gesteigerte Synthese von pIgA, ein abnormes pIgA oder ein verminderter Abbau von pIgA oder pIgA-haltigen Immunkomplexen Ursache der Erkrankung ist. So findet sich bei Patienten und auch bei deren Familien eine Vermehrung der zirkulierenden IgA-produzierenden Plasmazellen. Zudem bilden diese Plasmazellen nach polyklonaler Stimulation vermehrt pIgA. Nach Vakzinierung gegen Influenza fanden sich abnorm hohe IgA-Antikörper-Spiegel. Auch fand sich eine Vermehrung der IgA-spezifischen T-Helfer-Zellen bei Verminderung der IgA-spezifischen T-Suppressor-Zellen. Darüber hinaus läßt sich in den Tonsillen der Patienten eine Vermehrung der IgA-produzierenden Plasmazellen nachweisen.

Die verminderte Aktivität des Monozyten-Makrophagen-Systems könnte für eine verminderte Clearance von IgA sprechen. Unbekannt ist, ob bestimmte Antigene die Entwicklung der IgA-Nephritis begünstigen. Berichte über den Nachweis von CMV-assoziierten Antigenen in den mesangialen Depots haben sich nicht bestätigt. Kürzlich wurden Antikörper gegen Kollagen I, II und IV nachgewiesen, deren pathogenetische Rolle unklar ist.

Zusammenfassend lassen die bisher vorliegenden Daten vermuten, daß Patienten mit IgA-Nephritis vermehrt pIgA synthetisieren können, welches dann entweder in Form eines Immunkomplexes oder als aggregiertes pathologisches pIgA mesangial abgelagert wird. Diese Ablagerung wird möglicherweise durch eine verminderte Abbaukapazität des Monozyten-Makrophagen-Systems oder der Mesangiumzellen begünstigt. Für die Entwicklung einer Nephritis scheint eine Aktivierung des Komplementsystems notwendig zu sein. Hierfür sprechen Untersuchungen an Patienten mit Leberzirrhose, bei denen sich zwar häufig mesangiales IgA, aber selten ein aktives Urinsediment findet (2).

Klinik und Prognose

Im Urinsediment findet sich eine Mikrohämaturie und eine meist nur geringe Proteinurie (oft weniger als 1,5 g/ 24 Stunden). Die Mikrohämaturie ist häufig ein zufälliger Befund (Einstellungsuntersuchung, Musterung). Zusätzlich treten bei etwa der Hälfte der Patienten intermittierende Makrohämaturien auf. Diese lassen sich meist 24–48 Stunden nach Beginn eines Infektes der oberen Luftwege (synpharyngitische Makrohämaturie), seltener auch nach anderen Schleimhautinfekten (gastrointestinaler Infekt) beobachten. Die Makrohämaturie kann so massiv sein, daß sie zur Tubulusobstruktion mit akutem Nierenversagen führt. Eine arterielle Hypertonie entwickelt sich häufig bei progredienter Nierenfunktionseinschränkung. Bei etwa 10% der Patienten findet sich bereits initial eine große Proteinurie oder eine maligne Hypertonie.

Aussagen über den Spontanverlauf müssen berücksichtigen, daß sich der Beginn der Erkrankung wegen der geringen klinischen Symptomatik nicht exakt datieren läßt. Unter Berücksichtigung dieser Einschränkung ist mit der Entwicklung einer Niereninsuffizienz bei 10% der Patienten im Verlauf von 10 Jahren und bei etwa 25% nach 20 Beobachtungsjahren zu rechnen. Eine arterielle Hypertonie und eine große Proteinurie sind prognostisch ungünstige Parameter. Interessanterweise scheinen Patienten mit intermittierender Makrohämaturie eine bessere Prognose zu haben als Patienten mit alleiniger Mikrohämaturie.

Nach Nierentransplantation ist mit einer Wiederkehr der Erkrankung in der Transplantatniere zu rechnen (Tab. 20.5). Umgekehrt ließ sich kasuistisch ein Verschwinden der mesangialen IgA-Ablagerungen nach Transplantation in einen Empfänger ohne IgA-Nephritis beobachten.

Therapie

Eine spezifische Therapie ist nicht bekannt. Der langsam progrediente Verlauf der Erkrankung verbietet zudem aggressive Therapieformen. Steroide oder andere immunsuppressive Pharmaka sind deshalb nicht indiziert. Ein Therapieversuch erscheint allenfalls bei schweren, rasch progredienten Verläufen mit Halbmondbildungen gerechtfertigt. Wichtig ist die konsequente Einstellung einer arteriellen Hypertonie. Der Erfolg einer Tonsillektomie ist nicht hinreichend belegt. Medikamentös wurde in zwei kontrollierten Studien der Einfluß von Phenytoin untersucht, da dieses Pharmakon in der Lage ist, die Serum-IgA-Spiegel zu vermindern. In der Behandlungsgruppe fand sich zwar eine Verminderung des Serum-IgA, insbesondere des pIgA, sowie eine Abnahme der Episoden mit Makrohämaturie; ein günstiger Einfluß auf den klinischen Verlauf oder die Histologie ließ sich jedoch nicht nachweisen.

Membranoproliferative Glomerulonephritis (mesangiokapilläre Glomerulonephritis)

Epidemiologie und Immungenetik

Die membranoproliferative Glomerulonephritis (MPGN) kann als primäre glomeruläre Erkrankung oder sekundär nach einer Reihe von Infektionen oder Multisystemkrankheiten auftreten („Shunt"-Nephritis, Endokarditis,

Kryoglobulinämie, Sarkoidose usw.). Die Erkrankung ist selten. Sie tritt in der Regel bei jungen Erwachsenen und Kindern auf. Eine Häufung von HLA-B8 und -DR3 findet sich bei der MPGN Typ II.

Pathologie

Man unterscheidet den Typ I mit subendothelialen elektronendichten Depots, den Typ II mit elektronendichten Depots innerhalb der GBM (dense deposit disease) und andere Varianten (Typ III). Gemeinsam ist allen eine ausgeprägte mesangiale Zell- und Matrixvermehrung und eine Ausdehnung des Mesangiums in die peripheren Kapillarschlingen. Diese Veränderungen führen zu einer Verdickung der GBM, die lichtmikroskopisch doppelkonturiert erscheinen kann („Eisenbahnschienen"). Halbmonde lassen sich in etwa 10% der Biopsien nachweisen. Immunhistologisch finden sich unregelmäßige granuläre C3-Ablagerungen ausgeprägter Art entlang der Kapillarwände und auch der Bowman-Kapseln. Beim Typ II der Erkrankung verursachen diese Ablagerungen durch die Doppelkonturierung der Basalmembran gelegentlich ein pseudolineares Muster. Properdin und Faktor B finden sich in gleicher Verteilung, Immunglobuline in unterschiedlicher Häufigkeit, jedoch öfter bei Typ I.

Immunpathogenese

Die morphologischen und immunhistologischen Unterschiede lassen eine heterogene Immunpathogenese vermuten. Eine glomeruläre Ablagerung zirkulierender Immunkomplexe, die eine Vielzahl unbekannter Antigene involvieren mag, wird für den Typ I der MPGN angenommen. Bei dieser Form der MPGN finden sich neben den C3-Depots häufig prominente IgG-Ablagerungen. Bei beiden Formen der MPGN findet sich allerdings in hohem Prozentsatz eine Verminderung des Serum-C3. Dies trifft in besonderer Weise für Patienten mit Typ-II-MPGN zu, bei der die C3-Serumkonzentration im Mittel weniger als 50% des Normwertes betragen (Tab. 20.2).

Bei Typ-II-MPGN findet sich ein hitzestabiler Autoantikörper (C3-Nephritisfaktor), der gegen die C3-Konvertase des alternativen Komplementweges gerichtet ist (C3b, Bb). Der Autoantikörper stabilisiert die C3-Konvertase gegen inhibitorische Proteine, so daß im Serum permanent eine C3-Aktivierung stattfindet. Es ist anzunehmen, daß hierdurch die Opsonisierung entstehender Immunkomplexe in ähnlicher Weise erschwert wird, wie dies für hereditäre C3-Defekte der Fall ist. Dies könnte zu einer verminderten Bindung entstehender Immunkomplexe an den CR1-Rezeptor (auf Erythrozyten) und somit zu einer verminderten Clearance wie auch Solubilisierung der Komplexe führen (s. o.). Möglicherweise fluten pathogene Immunkomplexe durch diesen Mechanismus vermehrt intraglomerulär an und verursachen die Glomerulonephritis. Für eine systemische Ursache spricht auch das fast 100%ige Wiederauftreten der Erkrankung in der Transplantatniere (Tab. 20.5).

Tabelle 20.2 Glomerulonephritiden mit erniedrigten C3-Serumspiegeln

- Poststreptokokken-Glomerulonephritis (ca. 90%)
- membranoproliferative Glomerulonephritis
  Typ I (ca. 50–80%)
  Typ II (ca. 80–100%)
- Kryoglobulinämie (ca. 85%)
- „Shunt"-Nephritis (ca. 90%)
- subakute bakterielle Endokarditis (ca. 90%)
- systemischer Lupus erythematodes (ca. 75–90%)
- hereditärer C3-Mangel

Klinik, Prognose und Therapie

Bei 50% der Patienten beginnt die Erkrankung mit einem nephrotischen Syndrom, 30% weisen eine symptomarme Proteinurie und eine Mikro- bis Makrohämaturie auf, bei etwa 20% findet sich ein akutes nephritisches Syndrom. Bei 50% ist bereits bei Diagnosestellung eine eingeschränkte Nierenfunktion nachzuweisen. Ein Bluthochdruck findet sich bei 30%. Diagnostisch wegweisend ist die Verminderung des Serum-C3 bei allen Patienten mit MPGN Typ II und bei der Mehrzahl der Patienten mit Typ I.

Die Erkrankung verläuft langsam progredient. Spontanremissionen sind selten. Klinische Zeichen einer schlechten Prognose sind Niereninsuffizienz und Bluthochdruck zum Zeitpunkt der Diagnose sowie ein nephrotisches Syndrom. Histologisch ist eine Halbmondbildung prognostisch ungünstig. 40% der Patienten mit Typ-I-MPGN und nephrotischem Syndrom sind nach 10 Jahren dialysepflichtig, während dies nur für 15% der Patienten mit geringgradiger Proteinurie der Fall ist.

Therapieversuche mit Steroiden und/oder zytostatischen Substanzen waren nicht überzeugend. In einer kontrollierten Studie ließ sich der Progreß der Niereninsuffizienz durch langfristige Gabe von Dipyridamol und Aspirin verlangsamen. Die Untersuchung bedarf der Bestätigung.

Membranöse Glomerulonephritis

(Synonyme: perimembranöse Glomerulonephropathie, epi- oder extramembranöse Glomerulonephritis, Typ-II-Nephritis nach Ellis)

Epidemiologie und Immungenetik

Die membranöse Glomerulonephritis ist häufig (25–30% der Glomerulonephritiden mit idiopathischem nephrotischem Syndrom) und tritt bevorzugt im Erwachsenenalter auf (14). Bei weißen Europäern findet sich gehäuft HLA-DR3, bei Japanern hingegen HLA-DR2, Dw2 (13). 3–5% aller Patienten mit membranöser Glomerulonephritis sind an einem systemischen Lupus erythematodes (SLE) erkrankt (sekundäre Formen), wobei die Glomerulonephritis die erste klinische Manifestation des Lupus erythematodes sein kann.

Pathologie

Lichtmikroskopisch sind die Glomeruli in frühen Stadien weitgehend normal. In späteren Stadien finden sich mit speziellen Färbungen neugebildete Matrixsepten in der Basalmembran (sog. „spikes"), die einzelne Immundepots umgrenzen, sowie eine Basalmembranverdickung. In der Immunfluoreszenz lassen sich entlang der peripheren Kapillarschlingen charakteristische feingranuläre Ablagerungen (Abb. 20.3) von IgG, C1q und C3 nachweisen. Fibrinogen, IgM und IgA sind üblicherweise nicht nachweisbar. Elektronenmikroskopisch findet sich eine dichte Anordnung von Immundepots in der Lamina rara externa der Basalmembran, die den granulären IgG- und Immunablagerungen entsprechen dürften (Abb. 20.4).

Immunpathogenese

Ursprünglich wurde angenommen, daß kleine zirkulierende Antigen-Antikörper-Komplexe auf der Außenseite der GBM abgelagert werden. Ungeklärt war bei dieser Hypothese, wie Immunkomplexe eine primär gesunde Basalmembran permeieren können und dann an der epithelialen Seite haften bleiben. Zudem ließ sich eine membranöse Glomerulonephritis tierexperimentell nicht durch Injektion präformierter Immunkomplexe erzeugen. Andererseits ließ sich in einem Rattenmodell dieser Erkrankung nachweisen, daß die Immundepots „in situ" durch Reaktion eines Antikörpers mit einem sessilen membranständigen Glykoprotein der Epithelzellen entstehen können (Heymann-Nephritis). In den letzten Jahren sind im Verständnis der Bildung von Immundepots bei der Heymann-Nephritis weitere Fortschritte gemacht worden. So wurde festgestellt, daß das nephritogene Antigen aus einem großen Membranglykoprotein (gp 330) und einem kleinen assoziierten Molekül mit einem Molekulargewicht von 40 kDa besteht. Auf dem 40-kDa-Protein ist ein nephritogenes Epitop vorhanden, das derzeit auf 80 Aminosäuren eingeengt wurde. Es ist wahrscheinlich, daß am gp-330-Molekül selbst weitere Epitope vorkommen. Das gp-330-Molekül ist strukturell dem Low-density-lipoprotein-(LDL-)Rezeptor verwandt (12). Die Bildung von Immundepots ist in Abb. 20.5 schematisch zusammengefaßt.

Es wäre denkbar, daß auch die humane membranöse Glomerulonephritis durch einen Autoantikörper verursacht wird. Versuche, einen solchen Autoantikörper gegen Epithelzellen oder das „Heymann"-Antigen beim Menschen nachzuweisen, schlugen jedoch bisher fehl. In den Immundepots der humanen membranösen Glomerulonephritis ist eine Vielzahl von Antigenen nachgewiesen worden (z. B. Antigene von Malariaerregern, von Hepatitisviren usw.). Es ist bisher jedoch nicht schlüssig bewiesen, ob diese Moleküle tatsächlich als pathogene Antigene fungieren oder lediglich unspezifisch in den präexistenten Immundepots angereichert werden.

Zur Beurteilung der immunologischen-entzündlichen Aktivität der Heymann-Nephritis eignet sich möglicherweise die Bestimmung des mit dem Urin ausgeschie-

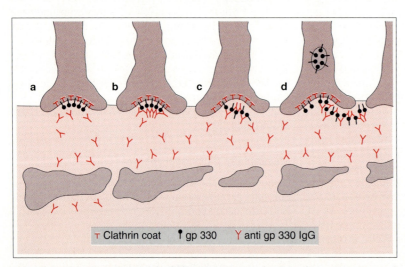

Abb. 20.5 Zusammenfassung der frühen Ereignisse in der Entstehung eines Immundepots bei der passiven Heymann-Nephritis.
a Zirkulierendes Anti-gp330-IgG (Y) penetriert die glomeruläre Basalmembran und nähert sich dem gp330-Antigen. gp330 ist ein Membranglykoprotein, welches der LDL-Rezeptorfamilie angehört und das in normalen Glomeruli in Clathrin-coated pits in der basalen Zellmembran der Fußfortsätze der Epithelzellen exprimiert wird.
b Anti-gp330-IgG bindet an sein Antigen gp330, wahrscheinlich über eine begrenzte Anzahl von „pathogenen Epitopen". Dadurch wird der initiale Immunkomplex gebildet.
c Der initiale Immunkomplex heftet sich fest an die GBM an und wird von der Zelloberfläche abgestoßen, bleibt aber an manchen Stellen mit den Clathrin-coated pits der Zellmembran in Verbindung.
d Das Immundepot wächst durch wiederholte Zyklen von „In-situ"-Immunkomplexbildung und Abstoßung der Immunkomplexe in die Lamina rara externa der GBM und erreicht schließlich die Gegend des Schlitzdiaphragmas zwischen den Filtrationsschlitzen der Fußfortsätze. Das fortgesetzte Wachstum von Immundepots benötigt die De-novo-Synthese des Antigens gp330 durch glomeruläre Epithelzellen (T = Clathrin-coated pits, gp330, Y = Anti-gp330-IgG).

denen C5b-9-MAC. Hierfür sprechen neue tierexperimentelle Untersuchungen. Auch für die humane Glomerulonephritis wäre eine Information über die Floridität des Entzündungsprozesses von hohem Stellenwert, da sie möglicherweise richtungweisend für die Indikation zur immunsuppressiven Therapie sein könnte.

Klinik, Prognose und Therapie

70–80% der Patienten mit membranöser Glomerulonephritis weisen ein nephrotisches Syndrom auf. Bei etwa 15–25% der Patienten entwickelt sich eine progrediente Niereninsuffizienz. In 18–38% wurden Remissionen beobachtet, und in 43–65% blieb die Nierenfunktion stabil. Die schlechteste Prognose haben ältere Männer mit einer Proteinurie > 10 g/24 Stunden. Die Konzentration der Komplementbestandteile im Serum und der Antistreptolysintiter sind normal (14).

Vor dem Hintergrund dieses vergleichsweise günstigen Spontanverlaufes müssen die berichteten Therapieerfolge gesehen werden. Steroide scheinen weder einen Einfluß auf die Nierenfunktion noch auf das Ausmaß der Proteinurie zu haben. In einer Studie von Ponticelli u. Mitarb. wurden die Patienten nach einem eigenwilligen Schema mit Methylprednisolon und Chlorambucil behandelt (1g Methylprednisolon für 3 Tage, dann 0,4 mg/kg KG für 27 weitere Tage sowie in den Monaten 3 und 5; 0,2 mg/kg Chlorambucil in den Monaten 2, 4 und 6). Nach im Mittel 5 Jahren hatten 49% der Kontrollgruppe einen Kreatininanstieg um mehr als 50% entwickelt, hingegen nur 10% der behandelten Patienten. Remissionen des nephrotischen Syndroms fanden sich bei 22 von 30 therapierten Patienten und bei 10 von 25 Patienten der Kontrollgruppe. Bei diesen Studien fällt auf, daß der Verlauf in den unbehandelten Kollektiven deutlich schlechter ist, als dies dem Spontanverlauf der Erkrankung entsprechen dürfte. Es ist somit fraglich, ob der beschriebene „Therapieerfolg" nicht auf eine negative Selektion zurückzuführen ist. Darüber hinaus ist zu bedenken, daß 85–90% der Patienten behandelt würden, obwohl sie statistisch eine gute Prognose haben. Insgesamt können die vorgeschlagenen Therapieschemata z. Z. nicht generell empfohlen werden. Nach unserer Ansicht erscheint nur bei Patienten mit progredienter Nierenfunktionsverschlechterung ein Therapieversuch gerechtfertigt.

■ Glomerulonephritis bei systemischer Vaskulitis

Überblick über die Immunpathogenese

Bei den meisten systemischen Vaskulitiden kann es im Krankheitsverlauf zu einer renalen Beteiligung mit Glomerulonephritis kommen. Umgekehrt kann eine Glomerulonephritis auch die oligosymptomatische Erstmanifestation einer systemischen Vaskulitis darstellen. Im Hinblick auf die Immunpathogenese der Glomerulonephritiden bei Systemerkrankungen gelten einerseits die gleichen Überlegungen, die auch für die idiopathischen Glomerulonephritiden diskutiert wurden (s. o.).

So ist bei Glomerulonephritiden mit granulären Immundepots eine Ablagerung von Immunkomplexen, eine In-situ-Bildung von Immundepots oder eine Reaktion mit sessilen Antigenen (Endothelzellen?) denkbar. Darüber hinaus können neben den Glomeruli auch andere Kapillargeflechte, in denen ein Filtrationsprozeß stattfindet, Prädilektionsstellen einer Vaskulitis sein. Dies wird durch den häufigen Befall des Kapillargeflechts des Auges (Kammerwasserbildung) in Form einer Iridozyklitis oder auch des Plexus choroideus (Liquorbildung) belegt. Pathogenetisch interessant ist, daß sich bei einigen häufigeren systemischen Vaskulitiden (Wegener-Granulomatose, mikroskopische Panarteriitis) schwere Glomerulonephritiden bei negativer Immunhistologie finden. Hier scheinen zirkulierende Autoantikörper (ANCA = antineutrophile zytoplasmatische Antikörper) zu einer Degranulation von denjenigen Granulozyten zu führen, die an vaskulären Endothelzellen adhärent sind. Die ANCA-induzierte Degranulation der Granulozyten führt möglicherweise zur Freisetzung von aggressiven Proteasen, von Myeloperoxidase und von Sauerstoffradikalen, die eine Gefäßwandnekrose verursachen (8, 11).

Glomerulonephritis bei systemischem Lupus erythematodes (SLE) (Lupusnephritis)

Das Krankheitsbild wird ausführlich im Kap. „Kollagenosen" behandelt (S. 457).

Pathologie

Lichtmikroskopisch finden sich bei der häufigsten Form der SLE-Nephritis Befunde, die einer fokal-segmentalen Glomerulonephritis ähneln. Mesangialzellproliferationen und Sklerosierungen existieren nebeneinander. Bisweilen finden sich Schlingennekrosen. Massive Ablagerungen von Immundepots, die zirkulär ganze Schlingen umfassen, werden als „Drahtschlingenglomeruli" (wire loops) bezeichnet. Auch extrazelluläre Kapselproliferationen in Form von epithelialen „Halbmonden" können auftreten.

Immunhistologisch lassen sich grobgranuläre Ablagerungen von Immunglobulinen (besonders IgG, schwächer IgM, vereinzelt auch IgA) in der gesamten Schlingenperipherie und zum Teil auch in den Mesangien nachweisen. C3 und in geringem Maße C1q, C4 und C3b finden sich in ähnlicher Verteilung. Elektronenmikroskopisch zeigen sich große elektronendichte Depots im subendothelialen Bereich einzelner Kapillarschlingen, aber auch mesangial und vereinzelt subepithelial (Abb. 20.**4**).

Die verschiedenen Formen der Nierenbeteiligung lassen sich nach dem Schweregrad der morphologischen Kriterien wie folgt einteilen:

- Typ 1: lichtmikroskopisch weitgehend normale Glomeruli oder nur minimale Veränderungen. Dieses Bild findet sich bei etwa 10% der Patienten. In den meisten Fällen liegen elektronenmikroskopisch kleine mesangiale Immundepots vor.
- Typ 2: proliferative und sklerosierende fokale Veränderungen. Häufigste Form, bei der proliferative und

sklerosierende mesangiale Veränderungen in unterschiedlicher Ausprägung in einzelnen Glomeruli segmental bestehen.
- Typ 3: membranoproliferative Läsion. Diese Patienten weisen besonders große subendotheliale Immundepots auf und zeigen gelegentlich Kapillarschlingennekrosen. Diese Form schreitet häufig bis zur terminalen Niereninsuffizienz fort.
- Typ 4: membranöse Form. Etwa 10–20% der SLE-Patienten entwickeln eine membranöse Glomerulonephritis, die von der idiopathischen Form morphologisch nicht zu unterscheiden ist. Gelegentlich treten Mischformen dieser Spielart mit den oben beschriebenen Formen auf.

Klinik

Mehr als 70% der SLE-Patienten entwickeln im Verlauf der Erkrankung eine Nierenbeteiligung. Verlauf und Prognose richten sich primär nach dem Erscheinungsbild, der Schwere der glomerulären Erkrankungen sowie nach dem Alter des Patienten. Die Prognose ist um so ungünstiger, je jünger der Patient ist.

Immunpathogenese

Die Pathogenese des SLE wird im Kap. Kollagenosen (S. 457) ausführlich diskutiert. Eine Ablagerung von DNA-Anti-DNA-Immunkomplexen in den Glomeruli wurde lange Zeit für wahrscheinlich gehalten. In den letzten Jahren mehren sich Hinweise, die eine In-situ-Immunkomplexbildung wahrscheinlich machen. Hierbei geht man davon aus, daß zunächst kationische Histone oder Histon-DNA-Komplexe an der anionischen GBM fixiert werden, bevor die zirkulierenden Anti-DNA-Antikörper mit den lokal fixierten Antigenen reagieren. Histone sind Kernproteine, um die die DNA normalerweise „aufgewickelt" ist. Für einen solchen Mechanismus spricht, daß DNA allein nicht in signifikanten Mengen an die GBM bindet. Auch histonfreie DNA-Anti-DNA-Komplexe lagern sich nur sehr schwer im Glomerulus ab (15).

Makro- und mikroskopische Panarteriitis nodosa

Die Panarteriitis nodosa ist eine generalisierte Entzündung der mittelgroßen und kleinen Arterien und Arteriolen mit Nekrosen und Zellinfiltrationen (s. auch Kapitel Gefäß- und Systemerkrankungen, S. 465).

Epidemiologie

Die Erkrankung ist selten. Sie tritt bevorzugt im mittleren Lebensalter auf, mit besonderer Häufung im 6. Lebensjahrzehnt. Männer erkranken zweimal häufiger als Frauen.

Pathologie

Man unterscheidet die klassische *makroskopische* von der *mikroskopischen* Form der Erkrankung. Im ersten Fall finden sich stecknadelkopf- bis linsengroße Knötchen entlang mittelgroßer bis kleiner Arterien vom muskulären Typ. Die Nieren sind in 75–90%, Herz und Leber in ca. 65%, Pankreas, Magen-Darm-Trakt und Mesenterium in etwa 45% und die Muskultur der Extremitäten in 25–30% betroffen. Mikroskopisch entstehen zunächst fokale fibrinoide Nekrosen der Tunica media und elastica interna. Adventitia und Media weisen Leukozyteninfiltrationen auf. Auf diesem Boden können einerseits Aneurysmata, andererseits Gefäßverschlüsse mit Gewebsinfarkten entstehen. Nach Organisation der Nekrose entsteht letztlich eine Fibrose. Die Erkrankung verläuft in Schüben rezidivierend, so daß verschiedene Stadien nebeneinander auftreten.

Die *Mikroform* befällt überwiegend die Arteriolen, Kapillaren und auch Venolen sowie häufig die Nieren und dort die Glomeruli. Es finden sich fokal-segmentale Nekrosen der glomerulären Kapillarschlingen mit nachfolgenden Halbmondbildungen in den Glomeruli. Diese „Halbmonde" entstehen durch Proliferation der parietalen und möglicherweise auch viszeralen Epithelzellen, wobei die durch die Gefäßnekrose in den Bowman-Kapselraum austretenden Gerinnungsprodukte und Zytokine einen proliferationsfördernden Effekt auf die glomerulären Epithelzellen aufweisen. Gefäßwandnekrosen können auch in der Vasa afferentia und efferentia und seltener in den Interlobarterien auftreten. Sie sind von Leukozyteninfiltraten umgeben. Entzündliche Infiltrate treten auch interstitiell und hier besonders in unmittelbarer Nachbarschaft der Glomeruli auf (Periglomerulitis). Ob die Mikro- und Makroform der Panarteriitis nodosa Krankheitsbilder gleicher Immunpathogenese und Ätiologie darstellen, ist zweifelhaft.

Immunfluoreszenztechnisch findet sich Fibrin in den Glomeruli, den Halbmonden und den Gefäßnekrosen. Eher selten finden sich wechselnde Ablagerungen von IgM, IgG, IgA, C3 und C4 in den Glomeruli, den Bowman-Kapseln und den Gefäßwänden.

Immunpathogenese

Pathogenetisch wird angenommen, daß bei der *Makroform* abgelagerte Immunkomplexe von Bedeutung sind. Hierfür sprechen tierexperimentelle Befunde bei Serumkrankheit, die dem Krankheitsbild der Panarteriitis nodosa sehr ähnelt und bei der sich Immundepots in den Gefäßwänden nachweisen lassen. Aber auch eine In-situ-Immunkomplexbildung erscheint möglich. Ätiologisch kommt möglicherweise dem HbsAg eine Bedeutung zu. So fand sich bei einer Gruppe von HbsAg-positiven Patienten eine Panarteriitis mit zirkulierenden Immunkomplexen. Diese enthielten HbsAg und Anti-HbsAg, und es konnte HbsAg neben Immunglobulinen und Komplementfaktoren in den Gefäßwänden nachgewiesen werden. Darüber hinaus sind umgekehrt 30–50% der Patienten mit Panarteriitis nodosa HbsAg-positiv. Allerdings steht der Nachweis von Anti-HbsAg in den Gefäßwänden noch aus. Die mögliche ätiologische Bedeutung eines viralen Antigens läßt Parallelen zur allergisch-hyperergischen Vaskulitis erkennen.

Bei Patienten mit der *Mikroform* der Panarteriitis wurden hingegen Antikörper gegen zytoplasmatische Antigene neutrophiler Granulozyten ANCA nachgewiesen (5, 11) (Tab. 20.3). Ähnliche Antikörper finden sich auch bei der Wegener-Granulomatose und anderen Vaskulitiden (Takayasu-Syndrom, Churg-Strauss-Syndrom). Antikörper, die mit der granulozytären Myeloperoxidase reagieren und mikroskopisch zu einem perinukleären Immunfluoreszenzmuster (p-ANCA) führen, weisen bevorzugt auf eine mikroskopische Panarteriitis hin. Darüber hinaus scheinen diese Autoantikörper von pathogenetischer Bedeutung zu sein. Hierfür sprechen In-vitro-Untersuchungen, wobei p-ANCA zu einer Degranulation der Granulozyten mit nachfolgender Freisetzung von Sauerstoffradikalen und zu Endothelzellläsionen führten.

Therapie

Die 5-Jahres-Überlebensrate der unbehandelten Panarteriitis nodosa liegt bei nur etwa 20%. Durch Therapie mit Steroiden wird die Prognose deutlich verbessert (etwa 40–50% 5-Jahres-Überleben). Eine weitere drastische Verbesserung der Langzeitprognose wird durch Gabe von Cyclophosphamid erreicht. Durch Steroid-Cyclophosphamid-Kombinationen wird die 5-Jahres-Überlebenszeit auf über 80% verbessert. Es empfiehlt sich deshalb ein Vorgehen wie bei Morbus Wegener (s. u.).

Wegener-Granulomatose

Epidemiologie

Die Wegener-Granulomatose ist eine granulomatöse Systemerkrankung mit bevorzugtem Befall der oberen Luftwege und der Nieren (s. auch Kap. Gefäß- und Systemerkrankungen, S. 467). Die Inzidenz der Erkrankung wurde ursprünglich auf lediglich 1/100 000 geschätzt. In den letzten Jahren ist durch den serologischen Nachweis von ANCA eine drastische Verbesserung der diagnostischen Möglichkeiten eingetreten, so daß dieses Krankheitsbild deutlich häufiger diagnostiziert wird. Zur Zeit geht man von einer Inzidenz von etwa 5–7/100 000 aus.

Pathologie

Makroskopisch finden sich Ulzera im oberen Respirationstrakt wie der Nase, im Mund oder in der Trachea. Häufig besteht jedoch nur eine unspezifische eitrig-granulomatöse Sinusitis oder Otitis. Die Entzündung kann zur Sattelnasenbildung führen. Auch in der Lunge sind Granulombildungen ggf. mit Einschmelzungen typisch, die entweder disseminiert, aber auch wie ein isolierter Lungentumor imponieren können. Auch kommen unspezifische, mehr an eine Bronchitis oder Pneumonie erinnernde Veränderungen vor.

Histologisch typisch sind nekrotisierende Epitheloidzellgranulome und Riesenzellen in den befallenen Organen. Außerdem findet sich eine leukozytoklastische Vaskulitis. Der Nierenbefall führt zu einer diffus oder fokal nekrotisierenden Glomerulonephritis mit Schlingennekrosen. Halbmondbildungen sind typisch. Die histologischen Veränderungen sind häufig nicht spezifisch, so daß die Diagnose nur bei 1/3 der Patienten bioptisch gestellt werden kann.

Ablagerungen von IgG, IgM und C3 sind selten. In den nekrotischen Kapillarschlingen, den Halbmonden und den Gefäßen lassen sich in etwa 30% Fibrinogen und Fibrin nachweisen. Elektronendichte subepitheliale Depots finden sich nur gelegentlich.

Ätiologie und Immunpathogenese

Die Ätiologie der Erkrankung ist ungeklärt. Der häufige Befall des Respirationstraktes könnte auf eine Bedeutung viraler Infekte hinweisen. Die immunhistologischen und elektronenoptischen Befunde sprechen nicht für eine Beteiligung von Immunkomplexen. Im Serum finden sich im floriden Stadium ANCA. Antikörper dieser Gruppe lassen sich auch bei der Mikroform der Panarteriitis nodosa, bei Churg-Strauss-Syndrom und einem Teil der idiopathisch rasch progressiven Glomerulonephritiden nachweisen. Im Gegensatz zur Panarteriitis (s. o.) verursachen die Antikörper bei der Wegener-Granulomatose eine diffuse Zytoplasmafärbung (c-ANCA) (10, 22). Diesen unterschiedlichen Färbemustern liegt die Reaktion mit unterschiedlichen Antigenen zugrunde. Das Autoantigen der c-ANCA ist die Proteinase 3, eine Serinprotease (10). Ob diese Antikörper von pathogenetischer Bedeutung sind, ist bisher nicht vollständig geklärt. Allerdings gibt es inzwischen gute Hinweise dafür, daß die ANCA aktivierte Granulozyten degranulieren können. Granulozyten und auch vaskuläre Endothelzellen können beispielsweise durch Zytokine wie IL-2 und IL-6 aktiviert werden, eine Situation, die z. B. bei viralen Infekten eintritt. Nach Aktivierung können die Granulozyten an den gleichfalls aktivierten vaskulären Endothelzellen haften. Vermutet wird, daß die adhärenten Granulozyten im weiteren durch die ANCA degranuliert werden, wobei die Freisetzung von Myeloperoxidase und proteolytischen Enzymen zu einer Nekrose der Endothelzellen und auch der Gefäßbasalmembran führt.

Tabelle 20.3 Möglichkeiten immunologischer Serumdiagnostik bei Glomerulonephritiden

Serumbefund	Ursache oder glomerulärer Befund
C3 niedrig	vielfältig (Tab. 20.2)
Anti-GBM-Antikörper	Goodpasture-Syndrom
ANCA	Wegener-Granulomatose, andere Vaskulitis?
C3-Nephritisfaktor (Anti-C3-Konvertase)	membranoproliferative Glomerulonephritis Typ II
Kryoglobuline	membranoproliferative Glomerulonephritis?
ANA – Anti-dsDNA – Anti-Sm	Lupusnephritis
– Anti-RNP	Mischkollagenose

Diese Hypothese erklärt nicht nur die Genese der Vaskulitis, sondern macht auch das Fehlen von Immunglobulinen verständlich (Abb. 20.6) (8).

Klinik, Verlauf und Therapie

Die Erkrankung beginnt schleichend. Dem Vollbild geht Monate bis Jahre ein larviertes oligosymptomatisches Stadium mit Befall meist nur eines Organs voraus (chronische Sinusitis). In späteren Stadien ist der gleichzeitige Befall von Organen des oberen und unteren Respirationstraktes sowie der Niere wegweisend. Der chronische Schnupfen ist oft borkig und mit Blutbeimengungen untermischt. Die Lungenveränderungen können zu Hämoptysen führen. Bei Nierenbefall (Proteinurie, Mikrohämaturie, Kreatininanstieg) verschlechtert sich die Nierenfunktion meist innerhalb von Wochen bis Monaten. Im Generalisationsstadium sind die Patienten schwer krank und weisen Fieber, Gewichtsverlust, Anämie und BSG-Beschleunigungen von über 100 mm n. W. in der ersten Stunde auf. Neben den beschriebenen Veränderungen können Arthralgien, Iridozyklitis, Uveitis, Purpura der Haut, stanzlochartige Hautulzera, subkutane Knoten oder eine Neuritis multiplex hinzukommen. Selten ist eine sterile Meningitis oder ein endobronchialer asthmoider Befall. Die früher schwierige Diagnose ist durch den Nachweis der Antikörper wesentlich erleichtert worden. Die Diagnose wurde seit Einführung des ANCA-Nachweises an unserer Klinik 5fach häufiger gestellt als vor Kenntnis des Antikörpers.

Unbehandelt überleben Patienten das Generalisationsstadium nur Wochen bis Monate. Terminale Niereninsuffizienz (55%) und Ateminsuffizienz (21%) waren früher die Haupttodesursachen. Corticosteroide verbesserten die mittlere Überlebenszeit von 5 auf 12,5 Monate. Eine drastische Verbesserung der Prognose wurde durch den Einsatz von Cyclophosphamid mit 1-Jahres-Überlebensraten von über 90% erreicht. Zwei unterschiedliche Therapieschemata sind üblich. Im ersten Fall wird Cyclophosphamid täglich oral in Dosen von 2–3 mg/kg KG verabreicht. Alternativ kann Cyclophosphamid in 2–4wöchigen Intervallen in 1-g-Mengen appliziert werden. Bei diesem Vorgehen wird gleichzeitig Mesna (4 mal tgl. 200 mg) und etwa 3 l Flüssigkeit/Tag verabreicht. Der Vorteil liegt in der möglichen Reduzierung der Blasentoxizität, der Nachteil in einer schlechteren Steuerbarkeit der Therapie. Eine reduzierte Cyclophosphamiddosis von etwa 1 mg/kg KG sollte nach Verschwinden der klinischen Symptome noch etwa 1 Jahr beibehalten werden. Danach Auslaßversuch.

Allergische Vaskulitis (Churg-Strauss-Syndrom)

Die allergische Vaskulitis stellt eine nekrotisierende Entzündung kleiner und mittelgroßer Arterien, Kapillaren und Venolen dar mit Auftreten großer Mengen eosinophiler Granulozyten und einer Erhöhung des Serum-IgE.

Die Erkrankung ist sehr selten. Sie stellt eine Mischform von makroskopischer und mikroskopischer Panarteriitis dar, wobei die nekrotischen Granulome neben Riesenzellen und Epitheloidzellen insbesondere eosinophile Granulozyten enthalten. Dies ist ein Unterscheidungsmerkmal gegenüber Panarteriitis nodosa. Möglicherweise ist aber die Abgrenzung von der Panarteriitis nodosa in Anbetracht einer ähnlichen Immunpathogenese eher willkürlich.

Klinisch findet sich häufig eine Vaskulitis der Haut, des Peri- und Myokards, der Lunge und der Milz sowie der Nieren. Histologisch imponiert an der Niere ebenfalls eine nekrotisierende Glomerulonephritis, meist mit Halbmondbildungen. Wie bei der mikroskopischen Panarteriitis nodosa finden sich häufig p-ANCA im Serum. Häufig beginnt die Erkrankung mit Asthma und Fieber sowie einer deutlichen Eosinophilie. Die Prognose

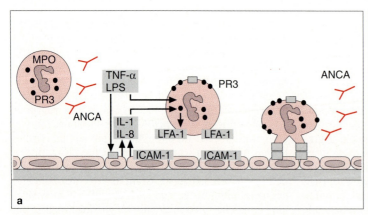
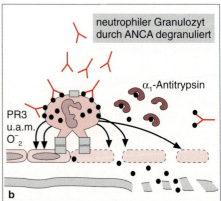

Abb. 20.6 Mögliche Immunpathogenese ANCA-positiver Vaskulitiden.
a Zirkulierende Granulozyten werden nach Aktivierung durch inflammatorische Zytokine über Adhäsionsmoleküle an die ebenfalls aktivierten Endothelzellen gebunden. Die im Serum zirkulierende ANCA führen im weiteren zu einer Degranulation der Granulozyten durch Reaktion mit dem Inhalt der intrazytoplasmatischen Granula. Dies wird möglich, weil die ursprünglich intrazytoplasmatischen Granula bei der Zellaktivierung mit der Zellmembran verschmelzen und hierdurch für die ANCA verfügbar werden.
b Die Freisetzung des biologisch hochaktiven Inhalts der Granulozytengranula (Myeloperoxidase, Proteinase 3, Elastase, Lactoferrin usw.) führt dann möglicherweise im lokalen Milieu zu einer Läsion der vaskulären Endothelzellen und zur Nekrose der Basalmembran, während die ins Serum abgegebenen Proteinasen durch unspezifische Proteinase-Inhibitoren inaktiviert werden (nach Gross).

ist unbehandelt schlecht. Als Haupttodesursachen fanden Churg und Strauss eine Herzinsuffizienz, Hämoptysen und zerebrale Blutungen. Medikamentös empfiehlt sich ein Vorgehen wie bei Wegener-Granulomatose, auch wenn Belege für den Erfolg der Therapiemaßnahmen wegen der Seltenheit der Erkrankung selten sind.

Glomerulonephritis bei Kryoglobulinämie

Kryoglobulintypen

Unter Kryoglobulinen versteht man Immunglobuline, die in der Kälte (4 °C) ausfallen. Je nach Art der Zusammensetzung unterscheidet man drei Typen. Typ-I-Kryoglobuline sind aus einem Immunglobulin aufgebaut (IgM häufiger als IgG). Typ-II-Kryoglobuline stellen Gemische von Immunglobulinen dar, wobei ein Bestandteil als monoklonaler Autoantikörper (meist IgM) mit Epitopen auf polyklonalem IgG reagiert. Das monoklonale IgM besitzt dabei Rheumafaktoraktivität. Beim Typ III liegen ebenfalls gemischte Kryoglobuline vor. Alle Bestandteile (ebenfalls meist IgM/IgG) sind polyklonal, und es läßt sich ebenfalls Anti-IgG-Aktivität nachweisen.

Epidemiologie und Immungenetik

Kryoglobulinämien scheinen gehäuft in mediterranen Ländern vorzukommen. Frauen im mittleren Lebensalter erkranken etwa doppelt so häufig wie Männer. Sie können ohne nachweisbare Grundkrankheit auftreten (essentielle Kryoglobuline, etwa 30% der Fälle). Vielfach werden sie aber krankheitsbegleitend bei systemischen Vaskulitiden, anderen Autoimmunkrankheiten, hämatologischen Systemerkrankungen (Morbus Waldenström u. a. m.), Mykoplasmeninfektionen und chronischen Infektionen beobachtet (60–70% der Fälle). Eine genetische Prädisposition ist nicht bekannt.

Pathologie

Histologisch findet sich eine diffus proliferative oder membranoproliferative Glomerulonephritis mit großen intraluminalen „Proteinthromben" und Halbmondbildungen (bei etwa 50%). Immunhistologisch lassen sich granuläre Depots subendothelial entlang der glomerulären Kapillarschlingen und auch mesangial nachweisen. Die Depots und die „Thromben" enthalten diejenigen Immunglobuline, die auch an der Kryoglobulinbildung im Serum beteiligt sind, sowie zusätzlich C3. Elektronenmikroskopisch finden sich große elektronendichte Depots, die häufig eine kristalline Substruktur aufweisen. Bei 1/3 der Nierenbiopsien lassen sich zudem Zeichen einer Vaskulitis der kleinen und mittleren Nierengefäße nachweisen.

Immunpathogenese

Immunpathogenetisch wird angenommen, daß die zirkulierenden Kryoglobuline in den glomerulären Kapillarschlingen wie auch in den anderen befallenen Kapillargebieten abgelagert werden. Die Kryoglobuline stellen somit eine Art „endogener" Immunkomplexe dar. Gegen diese Annahme spricht, daß die Kryoglobuline bei 37 °C nicht in komplexierter Form, sondern dissoziiert vorliegen dürften. Möglich ist, daß das polyklonale IgG des Komplexes bereits mit einem Fremdantigen (HbsAg, EBV usw.) reagiert hat und dann in einem weiteren Schritt mit IgM als „Antiimmunkomplex-Antikörper" reagiert. Auch könnte die verminderte Solubilisierungsfähigkeit des Serums für Immunkomplexe bei der vorliegenden Hypokomplementämie von Bedeutung sein sowie die Fähigkeit der Bindung der Einzelkomponenten an Basalmembranmoleküle wie Fibronectin. Ob die Rheumafaktoraktivität des IgM in allen Fällen durch Reaktion mit dem Fc-Teil des IgG verursacht wird, ist ebenfalls unklar. Neuere Befunde sprechen dafür, daß sie auch durch Bindung an die $F(ab')_2$-Stücke des IgG verursacht werden kann. IgM hätte in diesem Fall die Funktion eines antiidiotypischen Antikörpers (3).

Klinik, Prognose und Therapie

Klinisch beginnt die Erkrankung meist mit körperlicher Schwäche, einer palpablen Purpura der Haut (100%), Arthralgien (70%) und einer Raynaud-Symptomatik. Eine Glomerulonephritis findet sich bei 30% der Patienten, wobei eine Nierenbeteiligung bei den gemischten essentiellen Formen (Typ II) besonders häufig ist. Prinzipiell kann aber eine Vaskulitis in allen Kapillargebieten auftreten, so daß auch abdominelle Krämpfe, Leberbeteiligung, Iridozyklitis oder Uveitis, eine Koronarvaskulitis mit Rhythmusstörungen oder Myokardinfarkt, zerebrale Krämpfe u. a. m. auftreten können. Ein Hyperviskositätssyndrom mit Schwindel, Sehstörungen und peripheren Durchblutungsstörungen findet sich besonders häufig bei den IgM- und IgA-Typ-I-Kryoglobulinämien und hohem Gesamteiweiß. Die in 85% zu beobachtende Erniedrigung des Serum-C3 ist häufig diagnostisch wegweisend (Tab. 20.**2**).

Während die infektassoziierten Formen eine gute Prognose aufweisen, verlaufen die gemischten essentiellen Formen ungünstiger. In einer großen Mailänder Studie waren nach 10 Jahren 27 von 108 Patienten an extrarenalen Komplikationen verstorben; 6 Patienten waren dialysepflichtig. In einzelnen Fällen kommt es zur rasch progressiven Glomerulonephritis mit massiver Halbmondbildung und Nierenfunktionsverlust innerhalb von Wochen bis wenigen Monaten. Beim Typ II der Kryoglobulinämien handelt es sich im strengen Sinne um eine lymphoproliferative Erkrankung mit Produktion eines monoklonalen Immunglobulins mit Anti-IgG-Aktivität. Niedrig dosierte Steroide beeinflussen die Prognose nicht. Unter Methylprednisolon-Pulstherapie kam es zur Rückbildung der Symptomatik. Kombinationen von Steroiden mit zytostatischen Substanzen sind ebenfalls geeignet und erscheinen wegen des lymphoproliferativen Charakters der Erkrankung sinnvoller. Plasmaseparationen können die Menge der zirkulierenden Kryoglobuline vermindern und zur Rückbildung der klinischen Symptome führen. Ob die Behandlung die Prognose langfristig verbessert, ist ungewiß. Bei Hyperviskositätssyndrom ist eine Plasmaseparation indiziert und führt zu rascher Besserung der Symptomatik.

Glomerulonephritis bei Schönlein-Henoch-Purpura

Bei dieser generalisierten Vaskulitis kommt es in bis zu 1/3 der Fälle zum Auftreten einer Glomerulonephritis. Die histologischen Veränderungen variieren von fokal-segmental betonten proliferativen Glomerulonephritiden bis zu seltenen, rasch progressiv verlaufenden intra- und extrakapillären Glomerulonephritiden mit Halbmondbildungen. In allen Fällen finden sich mesangiale Ablagerungen von IgA und C3, die denen bei IgA-Nephritis sehr ähnlich sind. Einige Autoren halten die IgA-Nephritis deshalb und aus Gründen einer möglicherweise ähnlichen Immunpathogenese für eine oligosymptomatische Verlaufsform der Schönlein-Henoch-Purpura. Bezüglich der Immunpathogenese gelten die dort diskutierten Überlegungen. Darüber hinaus haben sich bei einigen Patienten IgA-ANCA nachweisen lassen. Je nach Schweregrad des Nierenbefalls variieren Verlauf, Symptome und Prognose. Bei einigen Patienten findet sich lediglich eine Mikrohämaturie, andere zeigen ein nephrotisches Syndrom, eine Hypertonie oder eine zunehmende Niereninsuffizienz. Die 10-Jahres-Überlebenszeit liegt bei über 90%. In 8% findet sich eine fortschreitende Niereninsuffizienz; in über 50% heilt die Erkrankung innerhalb von 2 Jahren aus. Steroide führen zu einer Besserung der extrarenalen Symptome. Die renale Symptomatik läßt sich durch sie ebensowenig beeinflussen wie durch Zytostatika. Einzig bei rasch progressiven Verläufen erscheint ein Versuch gerechtfertigt.

■ Rasch progressive Glomerulonephritis

Unter einer rasch progressiven Glomerulonephritis (RPGN) versteht man klinisch eine Glomerulonephritis, die innerhalb von Wochen bis wenigen Monaten zur terminalen Niereninsuffizienz führt. Diese Form der Glomerulonephritis stellt deshalb einen nephrologischen Notfall dar. Schnelle Diagnose und Therapie sind notwendig, um den Patienten vor dem schweren Schicksal einer chronischen Nierenersatztherapie zu bewahren. Histologisch ist diese heterogene Gruppe von Glomerulonephritiden durch „Halbmondbildungen" charakterisiert. Diese entstehen durch Proliferation von Epithelzellen des Bowman-Kapselepithels (parietale Epithelzellen) und möglicherweise auch der viszeralen Epithelzellen. Im allgemeinen wird der Nachweis von 50% glomerulären Halbmonden gefordert, um die Diagnose histologisch stellen zu können. Es existiert allerdings eine erhebliche Unschärfe in der Definition, da das Ausmaß der Halbmondbildung wesentlich vom Zeitpunkt der Nierenbiopsie abhängt. So findet sich bei frühen Nierenbiopsien häufig nur eine fokal nekrotisierende Glomerulonephritis mit weniger als 50% Halbmonden.

Verschiedene Grundkrankheiten können unter dem Bild einer RPGN verlaufen. Mehr als 60–70% der RPGN sind serologisch ANCA-positiv, wobei etwa 60% durch Myeloperoxidase-Antikörper (p-ANCA) und 40% durch Proteinase-3-Antikörper (c-ANCA) charakterisiert sind. Man darf deshalb heute davon ausgehen, daß es sich hierbei um oligosymptomatische Verläufe einer mikroskopischen Panarteriitis nodosa oder einer Wegener-Granulomatose handelt. Etwa 15–20% gehören zur Gruppe der anti-GBM-positiven Glomerulonephritiden vom Typ des Goodpasture-Syndroms. Bei 5% handelt es sich um schwere Verläufe einer Lupusnephritis. Auch ein Morbus Schönlein-Henoch oder eine Poststreptokokken-Glomerulonephritis kann mit Halbmondbildungen verlaufen.

Erfreulich ist, daß etwa 90% der RPGN heute durch serologische Untersuchungen zu diagnostizieren sind. Hier ist in den letzten Jahren somit ein wesentlicher diagnostischer Fortschritt gelungen. Insbesondere die Gruppe der ANCA-positiven Glomerulonephritiden spricht sehr gut auf immunsuppressive Therapiemaßnahmen mit Cyclophosphamid/Cortison an. Aber auch bei den anti-GBM-positiven Glomerulonephritiden läßt sich das Krankheitsbild bei einer frühzeitigen Diagnose stabilisieren. Die Lupusnephritis kann durch den ANA- und Anti-dsDNA-Nachweis diagnostiziert werden. Bei einer Poststreptokokken-Glomerulonephritis weist ein niedriges Serum-C3 und ein positiver Antistreptolysintiter auf das Krankheitsbild hin. Beim Morbus Schönlein-Henoch lassen sich ggf. IgA-ANCA nachweisen. Findet sich dennoch bei einem Patienten ein aktives Urinsediment mit Nachweis von dysmorphen Erythrozyten (insbesondere den auf eine glomeruläre Hämaturie hinweisenden Akanthozyten), von Erythrozytenzylindern, einer Proteinurie sowie einer raschen Nierenfunktionsverschlechterung, dann sollte der betreuende Arzt unbedingt die o. a. serologischen Untersuchungen durchführen lassen, um die Diagnose einer RPGN nicht zu verzögern (19). Auf eine Nierenbiopsie sollte umgekehrt nach unserer Ansicht nicht verzichtet werden. In der Biopsie zeigt sich das Ausmaß der floriden glomerulären Entzündung und der Schweregrad der glomerulären und interstitiellen Vernarbung. Sie liefert deshalb wichtige Informationen, welche Veränderungen möglicherweise noch reversibel sind, und hilft andererseits, eine Überimmunsuppression zu vermeiden (keine Therapie von Narben!).

■ Glomerulonephritis mit unsicherer Immunpathogenese

Minimal-change-Glomerulonephritis (Lipoidnephrose)

Epidemiologie und Immungenetik

Eine minimal-change-Nephritis ist bei Kindern in etwa 75% und bei Erwachsenen in 25–30% Ursache eines idiopathischen nephrotischen Syndroms. Das gehäufte Vorkommen der HLA-Antigene B8, B12 und DR7 spricht für eine genetische Prädisposition. Neben den idiopathischen Formen kann die minimal-change-Nephritis sekundär bei Morbus Hodgkin, Non-Hodgkin-Lymphomen und Nierenzellkarzinomen auftreten (13).

Pathologie

Lichtmikroskopisch sind die Glomeruli unauffällig. Allenfalls kann eine leichte Mesangiumzellproliferation auftreten. Gelegentlich finden sich auch fokal-segmental sklerosierende Veränderungen, die prognostisch ungünstig einzustufen sind. Immunhistologisch sind die Glomeruli negativ. In Einzelfällen wurden geringe Mengen mesangialer IgM-Ablagerungen beobachtet, die wie die Mesangialzellvermehrung auf Übergänge zur mesangial proliferativen oder fokal-segmentalen Glomerulonephritis hinweisen könnten. Elektronenmikroskopisch ist die Verschmelzung der Fußfortsätze der Podozyten pathognomonisch. Elektronendichte Depots finden sich nicht.

Immunpathogenese

Die Pathogenese der Erkrankung ist unklar. Eine Vielzahl von Befunden spricht dafür, daß ein Verlust der negativen Außenladung der GBM Ursache der erhöhten Basalmembranpermeabilität und der Albuminurie ist. Im physiologischen Zustand übt die GBM einerseits die Funktion eines Molekularsiebes aus, das den Durchtritt von Molekülen mit einem Radius von ca. 6,1 nm (etwa Ferritin, MG 480 kDa) nicht erlaubt. Darüber hinaus verhindert die anionische Außenladung den Durchtritt gleichartig geladener Moleküle, deren Molekülgröße allein (Albumin, 3,6 nm, 69 kDa) eine Passage gestatten würde. Die Integrität dieser Außenladung geht bei der Minimal-change-Nephritis passager verloren. Möglicherweise ist hierfür ein bisher nicht definiertes zirkulierendes Lymphokin verantwortlich. Kulturüberstände von Patientenlymphozyten verursachten bei Ratten Verschmelzungen der Podozytenfußfortsätze und eine Verringerung der anionischen Ladung der Basalmembran. Ein im Urin ausgeschiedenes Lymphokin dieser Patienten wirkte supprimierend auf Lymphozytenfunktionen. Man nimmt deshalb an, daß ein derartiges Sekretionsprodukt toxische Wirkungen auf die glomerulären Epithelzellen hat. Dies könnte über die Verschmelzung der Fußfortsätze und den Verlust der Außenladung der GBM dann zu einer Proteinurie führen.

Klinik, Prognose und Therapie

Klinisch weisen Patienten mit Minimal-change-Nephritis ein nephrotisches Syndrom auf. Die Erkrankung ist durch spontane Remissionen und Rezidive gekennzeichnet. Sie führt nicht zur Niereninsuffizienz. Trotzdem versterben ca. 5% der Patienten an Komplikationen des nephrotischen Syndroms (Infekte, Thrombembolien) während eines Beobachtungszeitraums von etwa 10 Jahren. 90–95% sprechen primär gut und schnell auf eine Steroidtherapie an. Hiervon abzugrenzen sind Patienten, deren Proteinurie steroidresistent ist oder allein durch eine Langzeitsteroidgabe (Steroidabhängigkeit) vermindert werden kann. Möglich ist, daß es sich bei diesen Patienten (ca. 5%) um solche handelt, bei denen fälschlicherweise eine Minimal-change-Nephritis diagnostiziert wurde und entweder eine mesangial proliferative oder eine fokal-segmentale Glomerulonephritis vorliegt. Diese Krankheiten sind in der Initialphase der Minimal-change-Nephritis sehr ähnlich, weisen aber beide ein schlechteres Ansprechen auf Steroide und einen Progreß zur Niereninsuffizienz auf (s. u.).

Fokal-segmentale Glomerulonephritis

Epidemiologie und Immungenetik

Eine fokal-segmentale Glomerulonephritis (FSG) findet sich bei 15–20% aller Erwachsenen mit idiopathischem nephrotischem Syndrom. Eine genetische Prädisposition ist nicht sicher belegt. Möglicherweise stellt das histologische Bild der FSG aber eine gemeinsame Endstrecke mehrerer Krankheitsbilder unterschiedlicher Genese dar.

Pathologie

Die sklerosierenden Veränderungen betreffen zunächst nur einige Glomeruli (fokal), wobei die Erkrankung marknah an den juxtamedullären Glomeruli beginnt. Darüber hinaus sind nur einzelne Lobi eines Glomerulus (segmental) befallen. Neben diesen veränderten Glomeruli finden sich deshalb auch normale Nierenkörperchen, die allenfalls eine geringe mesangiale Zellvermehrung aufweisen (Differentialdiagnose: Minimal-change-Nephritis; mesangial proliferative Glomerulonephritis). Lichtmikroskopisch stellt die einzelne Läsion eine segmentale Sklerose dar, die durch eine Vermehrung der mesangialen Matrix und des Basalmembranmaterials hervorgerufen wird. Immunhistologisch finden sich in diesen sklerosierten Arealen IgM, C1q und C3. Elektronenmikroskopisch fallen Veränderungen der Fußfortsätze der Podozyten sowie Schaumzellen auf. Letztere finden sich allerdings auch bei anderen Glomerulonephritiden mit großer Proteinurie. In diesen Zellen zeigt sich elektronendichtes Material.

Immunpathogenese

Die Pathogenese ist unklar und möglicherweise nicht einheitlich. Einige Autoren nehmen an, daß die Veränderungen nicht die Ursache, sondern die Folge des nephrotischen Syndroms sind. Auch lassen sich bei älteren Patienten ähnliche Bilder nachweisen (Glomerulosklerose = Arteriosklerose des Glomerulus). Bei glomerulärer Hyperperfusion, Refluxnephropathie und nach intraglomerulären Gerinnungen finden sich ebenfalls vergleichbare histologische Befunde, so daß ein Teil der FSG eine unspezifische sekundäre Ursache haben dürfte. Bei Hyperperfusion führt die verändete Hämodynamik möglicherweise zur Alteration glomerulärer Zellen mit nachfolgenden reparativen Vorgängen. Für eine systemische Ursache spricht die hohe Rezidivneigung nach Nierentransplantation (ca. 55%) bei solchen Patienten, die eine fokale Sklerose und mesangial proliferative Veränderungen aufweisen. Finden sich hingegen keine mesangialen Veränderungen, ist die Rezidivhäufigkeit geringer (nur 12%). Auch der frühe Nachweis der segmentalen Sklerosierungen nach Beginn der klinischen Symptomatik spricht für eine systemische Ursache. Neuere Untersuchungen zeigen, daß bei Patienten mit Rezidiven der Erkrankung nach Nierentransplantation eine Verringerung der Proteinurie durch Protein-A-Immunadsorption erreicht werden kann. Durch Injektion des adsorbierten Materials in Ratten ließ sich eine Proteinurie induzieren. Die Untersuchungen stützen damit die Vermutung, daß ein zirkulierender Faktor an der Pathogenese zumindest eines Teils der fokal-segmentalen Glomerulonephritiden beteiligt ist (4). Auf mögliche Übergänge zwischen Minimal-change-Nephritis, mesangial proliferativer Glomerulonephritis und FSG wurde bereits hingewiesen. Neuere immungenetische Befunde, die differente HLA-Klasse-II-Gene bei diesen Patienten nachwiesen, können diese Vermutung aber nicht stützen.

Klinik, Prognose und Therapie

Bei 70–90% der Patienten findet sich ein nephrotisches Syndrom. Diese Patienten haben eine schlechte Prognose und entwickeln in 55% innerhalb von 10 Jahren eine terminale Niereninsuffizienz, während dies lediglich bei 10% der Patienten mit geringgradiger Proteinurie der Fall ist. Ingesamt sind die Zahlen über den heterogenen Spontanverlauf unzureichend. Prospektive kontrollierte Studien über den Erfolg von Therapiemaßnahmen liegen nicht vor. Bei 20–44% finden sich Remissionen nach Steroidtherapie. Steroide vermindern in 20–40% das Ausmaß der Proteinurie. Vor dem Hintergrund einer schlechten Prognose der Erkrankung bei nephrotischem Syndrom kann ein Therapieversuch mit Steroiden erwogen werden.

■ Andere glomeruläre Erkrankungen mit vermuteter Immunpathogenese

Nierenamyloidose

Als Amyloid bezeichnet man ein extrazelluläres unlösliches Material, das elektronenmikroskopisch eine fibrilläre Struktur erkennen läßt und durch Kongorot gefärbt werden kann. Die Amyloidosen stellen eine heterogene Krankheitsgruppe dar, wobei unterschiedliche Substanzen als amyloidogene Vorläuferproteine in Frage kommen. Ein Nierenbefall findet sich am häufigsten bei AA- und AL-Amyloidose.

Histologisch lagern sich die Amyloide extrazellulär im Mesangium, entlang der glomerulären Kapillarschlingen sowie in den zu- und abführenden Arteriolen ab. Gleichartige Depots finden sich aber auch entlang der Vasa recta, den Interlobararterien, den Arteriolen und den Sammelrohren. Die Menge an Amyloid nimmt im Verlauf der Erkrankung zu und verdrängt die glomerulären Zellen. Elektronenmikroskopisch lassen sich charakteristische Fibrillenbündel von 8–10 nm nachweisen. Immunhistologisch finden sich neben dem Amyloid selber (s. u.) bei der AA-Amyloidose unspezifische Ablagerungen von Plasmaproteinen. Bei der AL-Amyloidose lassen sich die leichten Ketten der Immunglobuline (ϰ oder λ) nachweisen.

Pathogenetisch handelt es sich bei der AA-Amyloidose um Ablagerungen von partiell degradiertem Serumamyloid A (SAA). SAA gehört zur Klasse der Akute-Phase-Proteine (wie CRP und C3) und findet sich bei chronischen Infekten (wie Tbc, chronische Osteomyelitis usw.) langdauernd erhöht im Plasma. AA-Amyloid ist auch die Ursache der Nierenamyloidose beim familiären Mittelmeerfieber, eine Erkrankung, die regelmäßig mit Nierenamyloidose einhergeht. Bei der AL-Amyloidose werden Degradationsprodukte der leichten Ketten der Immunglobuline abgelagert. Eine pathologisch erhöhte L-Ketten-Produktion durch einen Plasmazellklon wird als Ursache angenommen, wenn sich auch eine Plasmazellvermehrung im Knochenmark meist nicht nachweisen läßt.

Klinisch findet sich ein nephrotisches Syndrom bei normal großen Nieren. Bei AL-Amyloidose lassen sich in der Regel die L-Ketten im Urin als Bence-Jones-Proteine nachweisen. Die Diagnose wird bioptisch gesichert. Auch bei tiefen Rektumbiopsien gelingt der Amyloidnachweis in etwa 80% der Fälle. Aussagen zur Prognose sind wegen der Heterogenität schwierig. Bei AA-Amyloidose muß die zugrundeliegende Erkrankung diagnostiziert werden. Rückbildungen des Amyloids nach Sanierung der Grundkrankheit sind nicht gut belegt. Bei AL-Amyloidosen erscheint bei Progredienz des Nierenleidens ein Therapieversuch mit Steroiden und alkylierenden Substanzen in der Annahme gerechtfertigt, die pathologisch erhöhte L-Ketten-Produktion beeinflussen zu können.

Glomerulopathie bei „light chain disease"

Die Synthese pathologisch veränderter L-Ketten kann einerseits zur AL-Nierenamyloidose führen (s. o.). Da die L-Ketten andererseits glomerulär filtriert werden und als Bence-Jones-Proteine im Urin auftreten, kann eine massive L-Ketten-Proteinurie auch zur Tubulusobstruktion und zum akuten Nierenversagen führen. Dies ist insbesondere bei Exsikkose und bei L-Ketten mit einem isoelektrischen Punkt von etwa 5 der Fall (Urin-pH-Wert). Beide Situationen begünstigen ein intratubuläres Ausfallen der glomerulär filtrierten Proteine.

Unter einer *Light-chain-Nephropathie* im engeren Sinne versteht man ein seltenes Krankheitsbild, das durch Ablagerungen von L-Ketten in den glomerulären Basalmembranen und den Mesangien gekennzeichnet ist. Hierdurch entstehen Bilder, die denen der nodulären Glomerulosklerose bei diabetischer Glomerulosklerose sehr ähnlich sind. In den Noduli lassen sich die L-Ketten (ϰ häufiger als λ) immunhistologisch nachweisen. Die Ablagerungen verursachen ein nephrotisches Syndrom. Häufig liegt der Nierenerkrankung eine lymphoproliferative Erkrankung zugrunde. Warum die Produktion von L-Ketten einmal zur AL-Amyloidose, in einem anderen Fall zur Light-chain-Nephropathie führt, ist unklar.

Glomerulopathie bei hämolytisch-urämischem Syndrom

Das gleichzeitige Vorkommen von hämolytischer Anämie, Thrombozytopenie und akutem Nierenversagen wird als hämolytisch-urämisches Syndrom (HUS) bezeichnet. Man unterscheidet eine prognostisch günstigere kindliche Form (Gasser-Syndrom) von einer Erwachsenenform. Die Erkrankung tritt häufig in Zusammenhang a) mit Infektionen (besonders bei Kindern), b) mit Komplikationen einer Schwangerschaft oder c) mit anderen gynäkologischen Maßnahmen oder Ereignissen auf (post partum, antikonzeptive Therapie, Intrauterinpessar). Klinisch beginnt das Krankheitsbild meist mit Übelkeit und Erbrechen; wenig später entwickelt sich ein akutes Nierenversagen. Ein Hochdruck entwickelt sich vorzugsweise beim arteriolären Typ (s. u.). Auch Somnolenz und zerebrale Krämpfe sind möglich.

Laborchemisch findet sich eine hämolytische Anämie und eine Thrombozytopenie bei normalen Gerinnungsuntersuchungen (partielle Thromboplastinzeit, Plasmathrombinzeit, Quick-Wert) und normalem Fibrinogen. Auch der Nachweis von Fibrinspaltprodukten ist unauffällig. Im Differentialblutbild treten typischerweise Fragmentozyten und Schistozyten auf.

Histologisch findet sich eine Intimahyperplasie und Mikrothromben in den Arterien und Arteriolen der befallenen Organe wie auch der Niere. Diese prognostisch ungünstigere arterioläre Form wird von der günstigeren glomerulären Form unterschieden, bei der die Thromben auf die glomerulären Kapillaren beschränkt bleiben.

Die Ursachen eines HUS sind heterogen und nicht völlig geklärt. Neben immunologisch bedingten Ursachen, etwa bei Vorliegen eines SLE oder einer Sklerodermie, toxischer oder paraneoplastisch induzierter HUS, wurde das Krankheitsbild auch nach Infektionen mit neuraminidasebindenden Streptokokken beobachtet. Darüber hinaus ist gut belegt, daß enterale Infektion mit E. coli 157:H7 ein HUS auslösen kann, wobei Verotoxin, ein toxisches Bakterienprodukt, freigesetzt wird. Verotoxin bindet sich mit hoher Affinität an den Glykolipid-Gb3-Rezeptor der Oberfläche von Endothelzellen, kortikalen Nierenzellen, Dünndarmzellen und Erythrozyten. Es wird durch aktive Vorgänge in die Zellen geschleust und blockiert die Proteinsynthese auf ribosomaler Ebene. Es wird vermutet, daß Prostacyclin vermindert durch das vaskuläre Endothel synthetisiert wird. Der Mangel dieses antiaggregatorischen Prinzips könnte dann zur Thrombozytenaggregation in den Gefäßen und zur hämolytischen Anämie führen. Für diese Annahme sprechen Einzelberichte, die eine Unfähigkeit zur Prostacyclinsynthese bei normaler Aktivität des Prostacyclin stimulierenden Faktors im Patientenplasma beschrieben, sowie auch der therapeutische Erfolg von Frischplasmainfusionen. Durch diese Therapie sollen Prostacyclin selber oder Synthesestimulatoren für Prostacyclin zugeführt werden. Der Stellenwert einer zusätzlichen Plasmaseparation ist durch eine große prospektive Studie inzwischen gut belegt. Begleitend kann Acetylsalicylsäure in niedriger Dosis erwogen werden, wobei ein möglicher Nutzen gegen das Blutungsrisiko abgewogen werden muß. Corticosteroide werden von den meisten Autoren verabreicht. Kontrollierte Studien gibt es nicht. Die Prognose der Erkrankung ist insbesondere bei den hypertensiv verlaufenden Formen ungünstig. Bei der thrombotisch-thrombozytopenischen Purpura Moschcowitz handelt es sich wahrscheinlich um ein Krankheitsbild mit gleicher Pathogenese.

■ Tubulointerstitielle Nephritiden (TIN)

Überblick über Ätiologie, Formen und Immunpathogenese

Die TIN ist durch mononukleäre Zellinfiltrate im Niereninterstitium und eine Nierenfunktionseinschränkung ohne glomeruläre Beteiligung gekennzeichnet.

Ätiologisch spielen Infektionen mit verschiedenen Erregern, Medikamente und Systemerkrankungen eine Rolle (Tab. 20.4). Die nichtbakterielle akute TIN wurde erstmals 1898 von Councilman bei Scharlach- und Diphtherieinfektionen beschrieben. Diese Form der parainfektiösen akuten TIN ist seit der Möglichkeit einer antibiotischen Therapie seltener. Zugenommen haben hingegen TIN, die durch Medikamente ausgelöst werden.

Die TIN stellt ein heterogenes Krankheitsbild dar, die vom klinischen Verlauf her in akute und chronische

Tabelle 20.4 Ursachen der akuten tubulointerstitiellen Nephritis (TIN)

Ursachen	Häufig	Selten
systemische Infektion	Diphtherie Streptokokken	Rickettsiose Syphilis Leptospirose Toxoplasmose Brucellose Mykoplasmen-Infektionen Masern Epstein-Barr-Virus-Infektionen
Medikamente	Antibiotika Methicillin Penicillin Ampicillin Cephalosporin Sulfonamide Rifampicin Thenindione nichtsteroidale Antirheumatika	Antibiotika Oxacillin Nafcillin Tetracyclin Diuretika Thiazide Furosemid Triamteren Ethacrynsäure Phenytoin Allopurinol Cimetidin
anderes	Sarkoidose	Anti-TBM-Erkrankung Sjögren-Syndrom tubulointerstitielles Nephritis-Uveitis-Syndrom (TINU-Syndrom)

Formen unterteilt werden kann. Immunologisch läßt sie sich in TIN mit Antibasalmembran-Antikörpern sowie in TIN mit oder ohne Immundepots einteilen.

Antitubuläre Basalmembrannephritis

Diese Form der akuten TIN ist sehr selten und findet sich entweder medikamenteninduziert, nach Nierentransplantation, begleitend beim Goodpasture-Syndrom oder idiopathisch. Immunhistologisch finden sich lineare IgG-Ablagerungen entlang der tubulären Basalmembran (TBM) und Anti-TBM-Antikörper. Lichtmikroskopisch treten wie bei allen Formen interstitielle mononukleäre Zellinfiltrate auf.

Im Falle des Goodpasture-Syndroms darf man annehmen, daß die Anti-GBM-Antikörper mit dem auch in der TBM vorkommenden Zielantigen NC1 kreuzreagieren (s. o.). Die linearen IgG-Ablagerungen sind hier auf die Basalmembran distaler Tubuli beschränkt. Das Zielantigen der Antikörper bei den idiopathischen und medikamenteninduzierten Formen der Anti-TBM-Nephritis ist erst partiell charakterisiert. Es handelt sich um ein kollagenasestabiles Glykoprotein mit einem Molekulargewicht von 48 kDa, welches von Tubuluszellen sezerniert wird und sich an die TBM bindet. Es scheint kein Strukturprotein der TBM zu sein und ist mit dem Goodpasture-Antigen nicht verwandt. Im Gegensatz zu Anti-GBM-Glomerulonephritis ist die pathogenetische Relevanz der Anti-TBM-Nephritis nicht hinreichend belegt. Vielmehr scheint diese Form der Nephritis durch T-Zellen vermittelt zu sein.

Ätiologisch dürfte eine Anti-TBM-Nephritis am häufigsten als Medikamentennebenwirkung auftreten. Sie wurde erstmals nach Methicillingabe beobachtet, scheint aber auch nach anderen Penicillinderivaten auftreten zu können.

Tubulointerstitielle Nephritis mit Immundepots

Diese Form der TIN ist sehr selten. Pathogenetisch scheint die Ablagerung von Immunkomplexen weniger wahrscheinlich zu sein, da diese im Kapillargeflecht der Glomeruli abgelagert worden wären. Vielmehr geht man davon aus, daß es sich um eine lokale B-Zell-Antwort gegen exogene Antigene handelt, die diskontinuierlich entlang der TBM abgelagert wurden („In-situ"-Komplexe), oder um Antikörperreaktionen gegen irregulär abgelagerte endogene Neoantigene.

Tubulointerstitielle Nephritis ohne Immunglobulinablagerungen

Diese Form findet sich sowohl bei den akuten TIN als auch bei den chronischen Formen am häufigsten. Die klinischen Symptome der akuten TIN reichen von mäßiggradiger Erythrozyturie, Proteinurie und Leukozyturie bis zum Vollbild der akuten dialysepflichtigen Nierenfunktionseinschränkung. Handelt es sich um eine medikamentallergische TIN, findet sich häufig eine Trias von Exanthem (50%), Fieber (75%) und Eosinophilie (80%). Eine wegweisende Eosinophilurie tritt in bis zu 86% auf, wobei gerade die klinisch wichtige Gruppe der akuten TIN nach nichtsteroidalen Antirheumatika diesen Befund selten aufweist (nur 5%).

Akute TIN können auch durch Virusinfektionen verursacht werden. Insbesondere werden sie durch *Hanta-Virus* verursacht. Dieses Virus wird durch Nager (Labor, Bauernhof) übertragen und verursacht in unseren Breiten eine milde TIN mit passagerer Niereninsuffizienz, Fieber und eine Thrombozytopenie. Im Korea-Krieg rief eine virulentere Form das Koreanische hämorrhagische Fieber hervor.

Therapeutisch empfiehlt sich ein Absetzen verdächtiger Medikamente. Immunsuppressive Maßnahmen scheinen bei akuter TIN dann sinnvoll zu sein, wenn die interstitielle Fibrosierung noch nicht weit fortgeschritten ist. Vor Therapiebeginn sollte deshalb eine Nierenbiopsie durchgeführt werden. Bei zellreichem Interstitium erscheint ein Behandlungsversuch mit Steroiden (Methylprednisolon, 1–2 mg/kg und Tag) und ggf. auch Cyclophosphamid gerechtfertigt.

Die *chronische TIN* des Erwachsenen wird in den meisten Fällen durch einen langjährigen Analgetikaabusus verursacht. Sie stellt eine wichtige und vermeidbare Ursache der dialysepflichtigen Niereninsuffizienz dar (etwa 15% aller Dialysepatienten!). Die geschätzte Dosis, die zur Entwicklung einer Analgetikanephropathie führen kann, liegt nach Murray u. Goldberg bei einer kumulativen Gesamtdosis von 3 kg Mischanalgetika oder bei einer täglichen Einnahme von 1 g/Tag über mehr als 3 Jahre. Kombinationspräparate scheinen nicht nur das Suchtpotential, sondern auch die nephrotoxische Wirkung der Einzelkomponenten (Phenacetin, Salicylsäurederivate, nichtsteroidale Antirheumatika) zu erhöhen. Klinisch finden sich neben einer sterilen Leukozyturie (mit intermittierender Bakteriurie) häufig Papillennekrosen (in 80%), die kolikartig abgehen oder auch verkalken können.

Im Kindesalter spielt der *vesikoureterale Reflux* (VUR) als Ursache der chronischen TIN eine Rolle. Selbst nach Operationen oder spontanem Ausheilen des VUR durch Wachstum kann sich in den Folgejahren eine progrediente Niereninsuffizienz entwickeln. Hierfür sind einerseits glomeruläre Veränderungen mit Glomerulosklerose verantwortlich (s. o.). Andererseits gibt es auch Anhaltspunkte dafür, daß Immunreaktionen gegen ein Urinprotein, das Tamm-Horsfall-Protein, die TIN unterhalten könnten. Tamm-Horsfall-Protein wird im aufsteigenden Schenkel der Henle-Schleife gebildet, physiologischerweise im Urin ausgeschieden und kann bei VUR in das Niereninterstitium übertreten. Insbesondere aggregierte Formen dieses Proteins scheinen zu einer T-Zell-Infiltration und Proliferation führen zu können.

Seltenere Formen der chronischen TIN sind solche nach *Diuretika- und Laxantienabusus* oder die in unseren Regionen nicht verbreitete *Balkan-Nephropathie,* bei der es sich wahrscheinlich um eine TIN auf Schimmelpilztoxine handelt. Durch die politische Ostöffnung wird diese Erkrankung zwischenzeitlich auch in Deutschland häufiger zu erwägen sein.

Immunologische Erkrankungen in Transplantatnieren

Abstoßungsreaktionen

Die immunologischen Veränderungen nach Nierentransplantation werden ausführlich an anderer Stelle des Buches behandelt. Die Funktion einer Transplantatniere kann durch immunologische und nichtimmunologische Ursachen ungünstig beeinflußt werden (1).

Bei der *hyperakuten Abstoßung* handelt es sich um eine Reaktion unmittelbar nach Implantation eines Organs. Sie wird überwiegend bei solchen Patienten beobachtet, die bereits gegen HLA-Antigene des Spenders sensibilisiert waren (Zweit- oder Dritttransplantation). Vielfach lassen sich bei diesen Patienten präformierte Antikörper gegen Spenderlymphozyten nachweisen, die nach Transplantation mit den Endothelzellen der Spenderniere reagieren (vaskuläre Rejektion).

Zelluläre Abstoßungsreaktionen treten bei etwa 2/3 der Patienten in den ersten Wochen nach Nierentransplantation auf (akute Abstoßung). Histologisch zeigen sich dichte interstitielle Zellinfiltrate, wobei es sich vorzugsweise um aktivierte T-Lymphozyten handelt. Ähnliche Bilder lassen sich auch bei der chronischen Abstoßung beobachten, die zu einem langsamen Verlust der Nierenfunktion führt.

Klinisch lassen sich die Zeichen einer chronischen Transplantatabstoßung nicht von einer langsamen Nierenfunktionsverschlechterung durch die Ciclosporin-Nephrotoxizität unterscheiden. Dieses potente Immunsuppressivum hat die mittlere Transplantatüberlebenszeit deutlich verbessert. Die Substanz ist allerdings nephrotoxisch. Eine Transplantatbiopsie ist notwendig, um histologische Zeichen der Ciclosporin-Toxizität (streifige interstitielle Fibrosierung, Vakuolisierung der Tubuluszellen, Gefäßveränderungen) nachzuweisen und von denen einer chronischen Rejektion zu unterscheiden.

Auch Virusinfekte der Transplantatniere (CMV-Infektion) können klinisch einer akuten Transplantatabstoßung ähneln oder sogar eine Abstoßung induzieren. Eine Verbesserung der ursprünglich schwierigen CMV-Virusdiagnostik ist in den letzten Jahren durch Einsatz der PCR-Technik und durch Nachweis von CMV early antigen möglich geworden. Darüber hinaus steht durch Ganciclovir zwischenzeitlich eine potente virustatische Substanz zur Verfügung.

Transplantatglomerulonephritis

Eine Transplantatglomerulonephritis kann sich entwickeln

- bei Wiederkehr der Grundkrankheit in der Transplantatniere oder
- als De-novo-Glomerulonephritis.

Eine Reihe von Glomerulonephritiden tritt im Transplantat erneut auf. So ist mit einer Wiederkehr der membranproliferativen Glomerulonephritis Typ II in annähernd 100% zu rechnen. Auch die heterogene Gruppe der rasch progressiven Glomerulonephritiden kehrt insbesondere dann bevorzugt im Transplantat wieder, wenn zwischen dem Nierenfunktionsverlust und der Transplantation nur wenige Monate verstrichen sind. Hier empfiehlt sich ein längeres Zuwarten. Einen Überblick über die Häufigkeit der Wiederkehr verschiedener Glomerulonephritiden und über den unter der immunsuppressiven Therapie geänderten „Spontanverlauf" gibt Tab. 20.5. Pathogenetisch interessant ist das Auftreten einer Anti-GBM-Nephritis im Nierentransplantat bei Patienten mit Alport-Syndrom. Bei dieser zumeist X-chromosomalen hereditären Nephropathie finden sich Mutationen im COL4A5-Gen, das für die α_5(IV)-Kette des Typ-IV-Kollagens kodiert. Die α_3(IV)-Kette des Typ-IV-Kollagens stellt andererseits das Autoantigen beim Goodpasture-Syndrom dar (s. o.). Angenommen wird, daß die Alport-Patienten Antikörper gegen das mit der Transplantatniere übertragene „Neo"-Antigen bilden. Dennoch ist unklar, wieso diese Komplikation nur bei ca. 10% der Patienten auftritt (20).

Darüber hinaus kann es unter der immunsuppressiven Therapie auch zur Entwicklung einer „De-novo"-Glomerulonephritis kommen, d. h. zur Glomerulonephritis bei Patienten, deren Eigennieren durch eine andere Grundkrankheit zerstört wurden. In Einzelfällen wurde dies nach Therapie mit heterologem Antilymphozytenserum beobachtet. Hier waren einzelne Chargen mit Anti-GBM-Antikörpern verunreinigt. In den meisten Fällen von „De-novo"-Glomerulonephritis handelt es sich allerdings um chronische membranöse oder fokalsegmentale Glomerulonephritiden. Ob hierbei chronische Virusinfektionen oder allein die Veränderung der immunologischen Reaktionslage durch die Immunsuppression von Bedeutung sind, ist unbekannt.

Tabelle 20.5 Häufigkeit der Wiederkehr einer Glomerulonephritis (GN) im Nierentransplantat

Grundkrankheit	Inzidenz (%)	Transplantatverlust (%)
membranoproliferative GN Typ I	15	5
membranoproliferative GN Typ II	90–100	10
fokal sklerosierende GN	15–55	12
IgA-Nephritis	50	5
rasch progressive GN	30	10
membranöse GN	20	100
Purpura Schönlein-Henoch	25	10
Lupusnephritis	<1	?

■ Literatur

1 Carpenter, C. B., T. B. Strom: Immunobiology of kidney transplantation. In Brenner, B. M., F. C. Rector: The Kidney, vol II. Saunders, Philadelphia 1991 (p. 2336)
2 D'Amico, G.: Idiopathic IgA mesangial nephropathy. Nephron 41 (1985) 1
3 D'Amico, G., G. Colasanti, G. F. Ferrario, R. A. Sinico: Renal involvement in essential mixed cryoglobulinemia. Kidney int. 35 (1989) 1004
4 Dantal, J., E. Bigot, W. Bogers, A. Testa, F. Kriaa, Y. Jacques, B. Hurault de Ligny, P. Niaudet, B. Charpentier, J. P. Soulillou: Effect of plasma protein adsorption on protein excretion in kidney-transplant recipients with recurrent nephrotic syndrome. New Engl. J. Med. 330 (1994) 7
5 Falk, R. J., J. C. Jennette: Anti-neutrophil cytoplasmic antibodies with specificity for myeloperoxidase in patients with systemic vasculitis and idiopathic necrotizing and crescentic glomerulonephritis. New Engl. J. Med. 318 (1988) 1651
6 Glassock, R. J., S. G. Adler, H. J. Ward, A. H. Cohen: Primary glomerular diseases. In Brenner, B. M., F. C. Rector: The Kidney. vol. I. Saunders, Philadelphia 1986 (p. 929)
7 Glassock, R. J., A. H. Cohen, S. G. Adler, H. J. Ward: Secondary glomerular diseases. In Brenner, B. M., F. C. Rector: The Kidney. vol. I. Saunders, Philadelphia 1986 (p. 1014)
8 Gross, W. L.: Primär systemische Vaskulitiden. In Bross, H., T. Philipp, W. Schulz: Manuale Nephrologicum. Dustri, Deisenhofen 1994
9 Hebert, L. A., F. G. Cosio: The erythrocyte-immune complex-glomerulonephritis connection in man. Kidney int. 31 (1987) 877
10 Jenne, D. E., J. Tschopp, J. Lüdemann, B. Utechl, W. L. Gross: Wegener's autoantigen decoded. Nature 346 (1990) 520
11 Jennette, J. C., A. S. Wilkman, R. J. Falk: Anti-neutrophil cytoplasmic autoantibody-associated glomerulonephritis and vasculitis. Amer. J. Pathol. 135 (1989) 921
12 Kerjaschki, D.: Molecular pathogenesis of membranous nephropathy. Kidney int. 41 (1992) 1090
13 Müller, G. A., C. A. Müller: Immunogenetics of glomerulonephritis. Clin. invest. Med. 71 (1993) 822
14 Schieppati, A., L. Mosconi, A. Perna, G. Mecca, T. Bertani, S. Garattini, G. Remuzzi: Prognosis of untreated patients with idiopathic membranous nephropathy. New Engl. J. Med. 329 (1993) 85
15 Schmiedeke, T. M. J., F. W. Stöckl, R. Weber, Y. Sugisaki, S. R. Batsford, A. Vogt: Histones have high affinity for the glomerular basement membrane. J. exp. Med. 169 (1989) 1879
16 Sterzel, R. B., E. Schulze-Lohoff, M. Weber, S. L. Goodman: Interactions between glomerular mesangial cells, cytokines, and extracellular matrix. J. Amer. Soc. Nephrol. 2 (1992) S126
17 Weber, M.: Basement membrane proteins. Kidney int. 41 (1992) 620
18 Weber, M., O. Pullig: Different immunologic properties of the globular NC I domain of collagen type IV isolated from various human basement membranes. Europ. J. clin. Invest. 22 (1992) 138
19 Weber, M., J. R. Kalden: Immunologische Serumdiagnostik von Nierenerkrankungen. Dtsch. Ärztebl. 91 (1994) A340
20 Weber, M., K.-O. Netzer, O. Pullig: Molecular aspects of Alport's syndrome. Clin. Invest. 70 (1992) 809
21 Wilson, C. B., B. M. Brenner, J. H. Stein: Immunopathology of Renal Disease. Contemporary Issues in Nephrology, vol. XVIII. Churchill-Livingstone, Edinburgh 1988
22 van der Woude, F. J., N. Rasmussen, S. Lobatto, A. Wiik, H. Permin, L. A. van Es, M. van der Giessen, G. K. van der Hen: The TH: autoantibodies against neutrophils and monocytes: Tool for diagnosis and marker for diseases activity in Wegener's granulomatosis. Lancet 425/I, 1985

21 Gastrointestinaltrakt

I. O. Auer

■ Das mukosale Immunsystem des Gastrointestinaltraktes

■ Der Gastrointestinaltrakt als Grenzfläche zur Umwelt

Der Gastrointestinaltrakt stellt mit 200–300 m² Oberfläche die größte Grenzfläche zwischen Organismus und Umwelt dar und ist wie keine andere Körperoberfläche einer Unzahl potentiell pathogener Noxen ausgesetzt. Im Gegensatz zur Haut ist er jedoch – um seiner Funktion als Resorptions- und Sekretionsorgan nachzukommen – mit einschichtigem Epithel ausgekleidet. Entsprechend spielen nicht so sehr mechanische, sondern funktionelle Prinzipien eine entscheidende Rolle bei der Aufrechterhaltung der als *Mukosablock* bezeichneten Schrankenfunktion des Gastrointestinaltraktes.

Die mechanischen und funktionellen Mechanismen des Mukosablocks sind unspezifischer und spezifischer Art. *Unspezifische mechanische* Abwehrmechanismen sind die Barrieren des Epithels mit der präepithelialen „unstirred layer" und den muzinösen Glykoproteinen und die extrazelluläre Matrix. *Unspezifische funktionelle* Faktoren sind die nichtimmunologischen Abwehrmechanismen wie die Magensäure, die Peristaltik, Gallensäuren, Enzyme des exkretorischen Pankreas, Lysozym, die Darmflora, endogenes Stickstoffmonoxid (NO) und die Zellen und Faktoren der unspezifischen Immunität. Den entscheidenden *spezifischen funktionellen* Mechanismus des Mukosablocks stellt das spezifische Immunsystem des Gastrointestinaltraktes dar. Dieses läßt sich ähnlich dem peripheren Immunsystem (Kap. „Immunsystem") in eine humorale und eine zellvermittelte Immunität unterteilen. Die gastrointestinale Immunität unterscheidet sich aber in vieler Hinsicht vom peripheren Immunsystem und kann auch weitgehend unabhängig von diesem reagieren; denn sie soll einerseits

- das Eindringen potentieller Antigene aus dem Darmlumen verhindern und
- intestinale Pathogene eliminieren,
andererseits aber
- nicht gegen zahlreiche „normale Bestandteile" des Darminhaltes, z. B. Nahrungsmittelantigene oder die Darmflora reagieren, und
- die Reaktivität des peripheren Immunsystems gegen zahlreiche Antigene, die über den Gastrointestinaltrakt aufgenommen werden, kontrollieren (orale Toleranz), um schädigende Reaktionen des peripheren Immunsystems gegen diese zu verhindern, und soll darüber hinaus

- die intestinalen Resorptions- und Sekretionsvorgänge und wahrscheinlich sogar die Aufrechterhaltung der Struktur der Dünndarmschleimhaut mitregulieren.

Auch bezüglich des Alterns unterscheidet sich die gastrointestinale Immunität vom peripheren Immunsystem, indem sie – beim Menschen – vom Alter insgesamt weniger beeinflußt zu werden scheint.

■ Darmassoziiertes lymphatisches Gewebe (GALT)

Verteilung

Der Träger der spezifischen gastrointestinalen Immunität ist das „darmassoziierte lymphatische Gewebe" (gut-associated lymphoid tissue = GALT). Es ist zum einen in den Peyer-Plaques (PP), den solitären Lymphfollikeln der Darmwand und den Mesenteriallymphknoten (MLK) streng kompartimentiert, zum anderen diffus in der Mukosa verteilt. Das in Kompartimenten organisierte lymphatische Gewebe einschließlich der monozytären Zellen des großen Netzes stellt vor allem den afferenten Schenkel der Immunantwort des GALT dar, d. h., hier wird die Immunantwort initiiert. Die diffus in der Mukosa verteilten lymphoiden Zellen hingegen entsprechen vor allem dem Effektorschenkel, der die Immunantwort an den mukosalen Oberflächen ausführt (Abb. 21.**1**).

Organisiertes lymphatisches Gewebe – afferenter Schenkel des GALT

Lymphoepitheliale Strukturen

Ein oral verabreichtes partikuläres oder proliferierendes Antigen wird vor allem von spezialisierten membranösen Epithelzellen des Darmes, den M-Zellen, aufgenommen. Diese sind lumenwärts der PP und solitären Lymphfollikel lokalisiert (Abb. 21.**1** und 21.**2**). Dieses *follikelassoziierte Epithel (FAE)* spielt eine entscheidende Rolle bei der Bindung und dem nachfolgenden Transfer von Antigenen, die sowohl in die basolateral in die M-Zellen eingestülpten intraepithelialen Taschen als auch in die unter dem FAE gelegene sog. Domregion der PP transportiert werden (Abb. 21.**2**). Dort wird das Antigen von dendritischen Zellen mit MHC-Klasse-II-Molekülen den dort gelegenen unreifen T- und IgM-positiven B-Lymphozyten präsentiert. Eng dem Dom benachbart ist die Lymphozytenkappe (Korona) der hauptsächlich aus B-Lymphozyten bestehenden Follikel. Interfollikulär findet sich ein T-Lymphozyten-Mantel. Unter dem FAE gelegene Fibroblasten exprimieren – im Gegensatz zu Fibroblasten der Lamina propria – das Adhäsionsmolekül

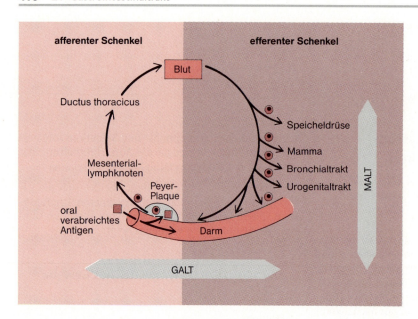

Abb. 21.1 Schematische Darstellung der funktionellen Zweiteilung und des Migrationsverhaltens der Lymphozyten des GALT sowie der Beziehung zwischen GALT und MALT. □ = Antigen, ⊙ = Lymphozyt (nach Auer).

ICAM-1 (CD54); dies mag Bedeutung haben für den starken Lymphozytenverkehr zwischen Lymphfollikel und FAE. An der Basis der PP liegen reichlich postkapilläre Venolen (Eintrittspforte) und efferente lymphatische Gefäße (Austrittspforte; Abb. 21.2). Die *lymphoiden Zellen* des afferenten Schenkels unterliegen somit einer ausgeprägten Kompartimentierung.

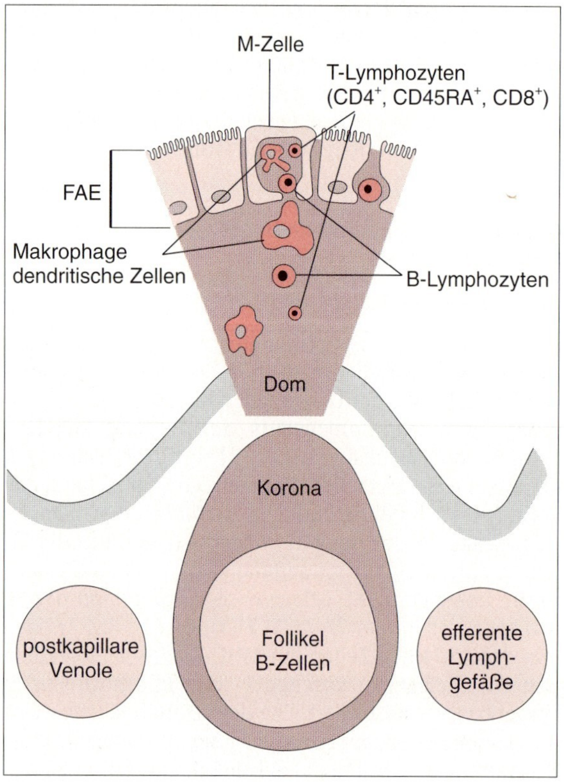

Abb. 21.2 Schematische Darstellung einer Peyer-Plaque mit follikelassoziiertem Epithel (FAE). Für Einzelheiten s. Text und Tab. 21.1 (nach Gebbers u. Laissue).

Die PP sind beim Menschen bevorzugt im distalen Ileum lokalisiert. Ihre altersabhängige Zahl ist mit ca. 250 in der Pubertät am höchsten. Die über 30000 solitären Lymphfollikel sind besonders reichlich im Dickdarm.

Sensibilisierte unreife B-Zellen erfahren in den PP noch eine erste, jedoch nur teilweise Differenzierung, die Isotypdifferenzierung. Entsprechend dominieren in den PP die noch unreifen B-Lymphozyten (gegenüber den „reifen" Plasmazellen) und bei den T-Zellen die CD4$^+$-CD45RA$^+$-(d. h. „virgin")T-Zellen, die vor allem CD4$^+$-Leu8$^-$-T-Helferzellen sind (Tab. 21.1).

Migration und Rezirkulation der Lymphozyten des GALT

Antigenaktivierte B-Lymphozyten, vor allem IgA-Vorläufer-B-Lymphozyten, und aktivierte T-Lymphozyten verlassen die PP über die Lymphbahn und migrieren zunächst in die MLK (Abb. 21.1), um über den Ductus thoracicus ins Blut zu gelangen. Von da aus besiedeln sie bevorzugt die Lamina propria des Darmes, aber auch andere mukosale Oberflächen und exkretorische Drüsen (Abb. 21.1). Wenn auch ein nicht geringer Teil der migrierenden Immunozyten Lymphoblasten sind, stellen den Großteil doch kleine, nicht proliferierende Gedächtniszellen (CD45RO$^+$) dar. Dieses Rezirkulationsverhalten („Homing") der Darmlymphozyten ist bei den B-Lymphozyten ausgeprägter als bei den T-Lymphozyten. Für das „homing pattern" sind noch unzureichend bekannte Adhäsionsmolekülpaare, vor allem der L-Sekretine und Integrine (s. dort), entscheidend, bestehend aus Oberflächenrezeptoren der Lymphozyten, sog. Homing-Faktoren (z. B. dem Integrin $\alpha_4\beta_7$ auf einem Subset CD8$^+$-mukosaler T-Lymphozyten), und den korrespondierenden Liganden im Gewebe, den Gewebefaktoren oder Adressinen (z. B. dem „mucosal addressin-cell adhesion molecule 1" [Mad CAM1]) auf mukosalen Gefäßendothelzellen. Insgesamt erweist sich das GALT somit als wesentlicher Teil eines umfassenderen, gemeinsamen mukosalen Immunsystems, des sog. mukosaassoziierten lymphatischen Gewebes, des MALT (Abb. 21.1). Dieses Migrationsverhalten der Lymphozyten des GALT ist Grundlage z. B. der Schutzwirkung der Muttermilch gegen Enteritiserreger oder des Auftretens von protektiven Antikörpern im Respirationstrakt oder im weiblichen Genitaltrakt nach enteralen Infekten oder oraler Vakzination.

Nach Ankunft in der Mukosa des Darmes erfolgt die terminale Differenzierung der Immunozyten. Hier werden die B-Lymphozyten zu ortsständigen antikörpersezernierenden Plasmazellen, und auch die T-Zellen entfalten hier ihre Effektorfunktionen.

Diffuses mukosales lymphatisches Gewebe – efferenter Schenkel des GALT

Im diffusen mukosalen lymphatischen Gewebe lassen sich zwei phänotypisch und funktionell unterschiedliche Zellpopulationen erkennen, die Lamina-propria-Lymphozyten (LPL) und die intraepithelialen Lymphozyten (IEL).

Lamina-propria-Lymphozyten

In der *Lamina propria (LP)* überwiegen die T-Lymphozyten gegenüber den B-Lymphozyten und Plasmazellen geringfügig. Etwa zwei Drittel der T-Lymphozyten tragen den CD4-Phänotyp, der Großteil den α/β-TCR. Einzelheiten der Phänotypverteilung finden sich in Tab. 21.1. Die T-LPL exprimieren verstärkt Antigene, die mit einer Zellaktivierung assoziiert sind, z. B. MHC-Klasse-II-Antigene oder IL-2R (CD25), ohne gleichzeitige Steigerung der IL-2-Synthese. Dies macht eine partielle Aktivierung dieser Zellen deutlich. Entsprechend zeigen T-LPL eine hohe Bereitschaft, Zytokine wie IFN-γ und IL-4 zu bilden. Zudem fällt einerseits eine fehlende Fähigkeit der T-Lymphozyten zur Primärsensibilisierung in vitro auf, z. B. zur alloantigenspezifischen T-Zell-Zytotoxizität (CML) oder zur antigen-spezifischen Proliferation. Andererseits aber sind T-LPL in der Lage, eine antigenspezifische T-Helfer-Funktion für die Ig-Synthese zur Verfügung zu stellen, und funktionieren gut in zytotoxischen Effektormechanismen, die eine vorausgegangene Sensibilisierung erfordern (z. B. lectininduzierte T-Zell-Zytotoxizität [LICC], durch Anti-CD3 induzierte T-Zell-Zytotoxizität [Anti-CD3-ICC]). Diese Befunde machen deutlich, daß T-Lymphozyten der LP bereits vorsensibilisiert („primed", CD45RO$^+$) und in besonderer Weise differenziert sind, d. h. dem Effektorschenkel der Immunantwort angehören (Abb. 21.1). Dies verdeutlicht auch die in Tab. 21.1 dargestellte Verteilung des Phänotyps der Lymphozyten in den PP einerseits und der LP andererseits, mit einem hohen Anteil zytotoxischer T-Lymphozyten (CTL) bei den LPL.

Zusätzlich scheinen LP-T-Lymphozyten an der Regulation von Epithelzellwachstum und Differenzierung beteiligt zu sein. So wird postuliert, daß einerseits ein gewisser Grad einer T-Lymphozyten-Aktivierung in der LP für die Aufrechterhaltung der Mukosaarchitektur physiologischerweise notwendig ist, auch wenn andererseits eine überstarke Aktivierung und Vermehrung

Tabelle 21.1 Ig-Sekretion und Lymphozytenphänotypverteilung in Peyer-Plaques (PP) als Teil des afferenten Schenkels und Lamina propria (LP) als Teil des efferenten Schenkels der Immunantwort des GALT (nach Murata und Mitarb.)

	PP	LP
IgG (ng/ml)	5	53
IgA (ng/ml)	31	717
IgM (ng/ml)	3	86
B (%)	52	13
CD4$^+$ (%)	30	41
CD8$^+$ (%)	8	26
CD4/CD8-Verhältnis	3,7	1,6
CD4$^+$-Leu-8$^+$ (%) (T$_{S/I}$)	2,4	5,0
CD4$^+$-Leu-8$^-$ (%) (T$_H$)	31	35
CD8$^+$-Leu-15$^+$ (%) (T$_S$)	1	8
CD8$^+$-Leu-15$^-$ (%) (CTL)	4	22

T$_{S/I}$ = T-Suppressor-Inducer-Lymphozyt
T$_S$ = T-Suppressor-Effector-Lymphozyt
T$_H$ = T-Helfer-Lymphozyt
CTL = zytotoxischer-T-Lymphozyt

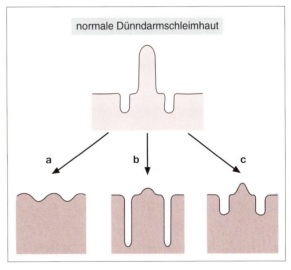

Abb. 21.3 Schädigung der Dünndarmschleimhaut in Abhängigkeit von Aktivierung und Vermehrung der LP-T-Lymphozyten.

der LP-T-Lymphozyten zu einer Schleimhautschädigung unterschiedlichen Ausmaßes führt (Abb. 21.3).

Exzessive Vermehrung stark aktivierter LP-T-Lymphozyten führt zu einer kompletten Destruktion der Schleimhaut (Abb. 21.3a). Bei mäßiggradiger Aktivierung und Vermehrung der LP-T-Lymphozyten (z. B. im Rahmen der glutensensitiven Enteropathie) kommt es zur hyperregeneratorischen Adaptation der Schleimhaut mit Zottenatrophie und Kryptenhyperplasie (Abb. 21.3b). Beide Schleimhautveränderungen, Destruktion und hyperregeneratorische Adaptation, werden im gleichen Darm an verschiedenen Orten bei der GVH-Reaktion bei Dünndarmtransplantaten gesehen. Eine Verminderung aktivierter T-Lymphozyten in der Lamina propria aber (z. B. bei der „HIV-Enteropathie") ist mit einer hyporegenerativen Adaptation (Zottenatrophie und Hypoproliferation in den Krypten; Abb. 21.3 c) vergesellschaftet.

Bedeutung für immunbiologische und immunpathologische Vorgänge hat sicher die Fähigkeit der LP-T-Lymphozyten, durch Superantigene zur Proliferation und verstärkten Expression von Transferrin-R, IL-2R und HLA-DR stimuliert zu werden.

K- oder NK-Zellen und ihre Subpopulationen (NK-H1$^+$, CD57$^+$[Leu-7$^+$], CD16$^+$) werden in nur sehr geringer Zahl beobachtet. Entsprechend findet sich auch eine im Vergleich zum Blut nur schwache SCMC (spontaneous cell-mediated cytotoxicity) und ADCC-Aktivität. Hingegen läßt sich eine hohe zytotoxische Aktivität der lymphokin-(IL-2-)aktivierten K-Zellen, der sog. LAK-Zellen (CD8$^+$, CD16$^+$, NK-H1$^-$) nachweisen.

Auch die B-Lymphozyten nehmen vor allem Effektorfunktionen war. Im Gastrointestinaltrakt liegen mit 10^{10} Ig-produzierenden Plasmazellen pro Meter Darm ca. 3mal so viele Ig-produzierende Zellen vor wie in Milz, Lymphknoten und Knochenmark zusammen. Somit sind 20–30% der Ig-produzierenden Zellen in Knochenmark und Milz, 70–80% aber im Darm lokalisiert. Besonders in der Lamina propria finden sich des weiteren zahlreiche Mukosamastzellen (Tab. 21.2). Diese unterscheiden sich z. T. von den Bindegewebsmastzellen, z. T. durch unterschiedlichen Enzymbesatz und Proteoglykangehalt auch voneinander. Sie spielen bei unspezifischen Entzündungs- und spezifischen Immunreaktionen eine wichtige Rolle und beeinflussen epitheliale Transportmechanismen.

Intraepitheliale Lymphozyten

Innerhalb des Zylinderepithels des Darmes, vor allem des Dünndarmes, finden sich im Verhältnis von ca. 15 Lymphozyten auf 100 Enterozyten die sog. intraepithelialen Lymphozyten (IEL). IEL sind zu 80% CD3$^+$-CD8$^+$-T-Lymphozyten. Lediglich in der Nähe der M-Zellen finden sich reichlich (40%) CD4$^+$-T-Zellen, die in den Dünndarmzotten nur 6% ausmachen. So mögen CD4$^+$-IEL im Bereich der PP durchaus als Helferzellen fungieren. Im übrigen Bereich der Mukosa wird den IEL jedoch vor allem supprimierende und zytotoxische Funktion zugeschrieben. Möglicherweise kommt dem intraepithelialen Kompartiment „Thymusfunktion" im GALT zu.

In ca. 10% tragen die CD3$^+$-IEL γ/δ-Rezeptoren, etwas häufiger als im Blut. γ/δ-T-Zellen im Blut zeigen jedoch vor allem V$_\gamma$9-V$_\delta$2-Gen-Rearrangements, IEL hingegen bevorzugt V$_\gamma$1-V$_\delta$1. γ/δ-T-Lymphozyten werden besonders gut durch bestimmte Bakterien, transformierte Tumorzellen und durch Hitzeschock- oder Streßproteine stimuliert. So mögen CD3$^+$-γ/δ-IEL über die Erkennung autologer infizierter und transformierter Epithelzellen und über ihre Fähigkeit zur nicht MHC-restringierten Zytotoxizität (Anti-CD3-ICC und Anti-CD2-ICC) einen zwar primitiven, aber doch sehr frühen und effektiven Abwehrmechanismus an Epithelgrenzen darstellen.

Daß die enge morphologische Beziehung der IEL zu den Epithelien von weiterer biologischer Bedeutung ist, wird durch zunehmende Hinweise auf eine bidirektionale Beziehung zwischen Epithelien und Immun- und

Tabelle 21.2 Heterogenität von Bindegewebs- und Mukosamastzellen

Charakteristikum	Ratte Bindegewebsmastzelle	Ratte Mukosamastzelle	Mensch Mukosamastzelle
Mediatoren			
– Heparin	+	–	+
– Chondroitinsulfat	–	+	?
– Histamin (pg/Zelle)	8–24	1–2	1–2
– Serotonin	++	+	–
– Arachidonsäuremetaboliten	PGD$_2$	?	LTC PGD$_2$
– Neutrale Proteasen			
• Carboxypeptidase A	+	?	–
• Tryptase	–	?	+
• RMCP[1]	Typ I	Typ II	?
• Fc$_\varepsilon$R	++	+	+
Direkte Innervation	–	+	?
Proliferation von T-Zellen abhängig	–	+	?
Lebensdauer	lang	kurz	?
Membranstabilisierung durch Antiallergika	+	–	+
Steroideinfluß	–	↓ PMCP II	
		Degranulierung	

[1] Ratten-Mastzellen-Serinprotease

Entzündungszellen im Gastrointestinaltrakt deutlich. Intestinale Zottenepithelzellen und FAE (ausgenommen die M-Zellen) exprimieren MHC-Klasse-II-Antigene. Sie vermögen antigenpräsentierende Zellen (z. B. Makrophagen) bei der In-vitro-Immunantwort zu ersetzen, wobei sie auffallenderweise einen suppressiven Effekt ausüben, und sie vermögen Superantigene den LP-T-Lymphozyten zu präsentieren und diese dadurch zur Proliferation zu stimulieren. Umgekehrt vermitteln IEL eine verstärkte MHC-Klasse-II-Expression an Darmepithelien (über IFN-γ). Des weiteren ist die konstitutive und stimulierbare Expression und Sekretion von IL-8 offensichtlich eine genuine Eigenschaft intestinaler Epithelzellen. Auf diese Weise können Epithelzellen z. B. nach bakterieller Invasion ein sehr frühes chemotaktisches und aktivierendes Signal an Immunzellen geben, da IL-8 frühe Vorgänge der akuten Entzündung initiiert. Umgekehrt kann diese IL-8-Sekretion der Epithelzellen durch vor allem von Makrophagen freigesetzten TNF-α und IL-1β weiter gesteigert werden.

IEL sind im Gegensatz zu den LPL nur schwach stimulierbar durch Mitogene, sie zeigen phänotypisch (NK-H1; CD57 [Leu-7]; CD16) und funktionell eine nur geringe, wenn auch eindeutige NK-Aktivität (SCMC). Die zahlreichen intraepithelialen Mukosamastzellen unterscheiden sich wie die der Lamina propria vielfach von den Bindegewebsmastzellen (Tab. 21.2). Intestinale Mastzellen spielen eine wichtige, wenn auch noch wenig geklärte Rolle bei der intestinalen allergischen (IGE-vermittelt) und nichtallergischen Entzündung (9).

Die durch T-Zellen vermittelte und humorale Immunität des GALT steht offensichtlich unter dem komplexen Einfluß gastrointestinaler Hormone (z. B. VIP, Somatostatin, Substanz P, Cholecystokinin) und damit unter dem Einfluß der Verdauung. VIP z. B. beeinflußt das „Homing" intestinaler Lymphozyten, und es steigert die IgA-Produktion durch LPL entweder als indirekter Switch-Faktor oder durch Vermehrung der Klongröße IgA-vorgeprägter Zellen. Substanz P fungiert als Proliferationsfaktor und als allgemeiner Stimulus der B-Lymphozyten-Differenzierung in den PP, so z. B. bei der IgA-Sekretion. Es wird offensichtlich lokal an den zahlreichen Substanz P enthaltenden Nervenendigungen in der PP freigesetzt, und es finden sich reichlich Rezeptoren für Substanz P auf den Lymphozyten der PP, darunter auch den B-Lymphozyten. Letztere weisen in der Zirkulation keine derartigen Rezeptoren auf.

Umgekehrt werden aber auch die physiologischen Funktionen des Darmes (Transport, Permeabilität, Kontraktilität) durch das GALT beeinflußt. So führt die IgE-induzierte Aktivierung von Mastzellen zur Steigerung des NaCl-Ionentransports im Darm; dies erfolgt sowohl auf direktem Weg über Mediatoren (Histamin) als auch indirekt über nervale Reizung. Darüber hinaus bestehen Interaktionen zwischen ZNS und GALT, wie die Möglichkeit einer audiovisuellen Konditionierung der Sekretion von Mediatoren durch Mukosamastzellen deutlich macht. Dies legt nahe, daß das GALT in der Kette psychoneuroimmunologischer Interaktionen physiologische Funktionen des Darmes zumindest zu beeinflussen, möglicherweise sogar entscheidend mitzuregulieren vermag.

■ Sekretorisches humorales Immunsystem – sekretorisches IgA

Im Körper wird mehr Immunglobulin des IgA-Isotyps gebildet als aller übrigen Isotypen zusammen; das meiste davon wird im Darm produziert. Entsprechend überwiegt im Darm wie in anderen mukosalen Sekreten IgA im Gegensatz zur Dominanz des IgG im Blut (Tab. 21.3). Dieses „sekretorische IgA" (sIgA) unterscheidet sich vom Serum-IgA.

Tabelle 21.3 Prozentuale Verteilung Ig-produzierender Immunozyten im Gastrointestinaltrakt (nach Hanson u. Brandtzaeg)

Gewebe	IgA	IgM	IgG	IgD
Speicheldrüsen	77	7,2	5,8	9,7
Parotis	91	3,0	3,7	2,5
Jejunum	81	17	2,6	1
Ileum	83	11	5	1
Kolon	90	6	4,2	1
laktierende Mamma	68	13	16	2,4

Molekularstruktur, Synthese und Sekretion des sIgA

sIgA besteht aus zwei IgA-Molekülen (IgA-Dimer; MG 385 kDa), einer „joining-chain" (J-Kette; MG 15 kDa) (Abb. 21.4) und einer „secretory component" (SC; MG 60 kDa). Diese ist das extrazelluläre Spaltprodukt eines transmembranösen Glykoproteins, des basolateral an der Epithelzelle lokalisierten „Polyimmunglobulin-Rezeptors" (pIgR). Ca 70% des Gesamt-IgA im Dünndarmsekret und 90% des Gesamt-IgA im Parotisspeichel sind sIgA. sIgA wird bereits in der Plasmazelle als Dimer gebildet (Schritte 1 und 2 in Abb. 21.4). Nach Sekretion des IgA (Schritt 3 Abb. 21.4) lagert sich dieses an den pIgR an (Schritt 4 in Abb. 21.4). Nach Abspaltung der SC vom pIgR wird dieser Gesamtkomplex in die Epithelzelle aufgenommen und aktiv durch Exozytose in einem vesikulären Transport an die luminale Epitheloberfläche trans-

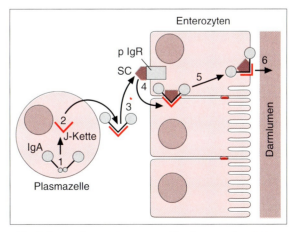

Abb. 21.4 Synthese, Transport und Sekretion des sIgA im Gastrointestinaltrakt.

portiert und sezerniert (Schritte 5 und 6 in Abb. 21.**4**). Vergleichbar erfolgen Synthese und Transport des pentameren sIgM. IgG diffundiert – wie auch das IgE – passiv durch Interzellularspalten ins Darmlumen. Dort wird es schnell proteolytisch abgebaut. sIgA, vor allem sIgA$_2$, hingegen wird durch das SC vor den proteolytischen Enzymen geschützt. Die beiden IgA-Subklassen, IgA$_1$ und IgA$_2$, werden von zwei verschiedenen α-Schwerkettenkonstante-Region-Genen am 14. Chromosom kodiert. In den Sekreten des Darmes überwiegt das IgA$_2$ (60%; noch höhere Anteile in Tränenflüssigkeit und Speichel), dagegen dominiert im Blut IgA$_1$ (90%).

Auch die Leber trägt zum Gehalt an sIgA und sIgM im Darmlumen bei. So entstammt etwa die Hälfte des sIgA der menschlichen Galle dem Plasma, indem sIgA aus dem zirkulierenden Blut in der Leber (wahrscheinlich über SC-exprimierende Gallengangepithelien) aufgenommen wird. Die anderen 50% werden lokal im Gallengangsystem gebildet.

Immunregulation

Die immunregulatorische Kontrolle der sekretorischen humoralen Immunantwort findet in einem ersten Schritt in Form der IgA-*Isotypdifferenzierung* in den PP und Mesenteriallymphknoten statt (mit TGF-β als wichtigem Switch-Faktor), in einem zweiten Schritt im diffusen lymphatischen Zellverband der LP in Form der *terminalen Differenzierung* (Post-switch-sIgA-B-Zelldifferenzierung). Somit üben unterschiedliche T-Helferzellen in verschiedenen Stadien der IgA-B-Zell-Reifung an verschiedenen Orten ihren Einfluß aus.

Die unterschiedliche funktionelle Aufteilung des GALT auch hinsichtlich der B-Zell-Differenzierung ist in Tab. 21.**1** dargestellt. So übertrifft die Ig-Sekretion, vor allem die des IgA, in der LP die Sekretion in den PP um ein Vielfaches, in den letzteren hingegen überwiegen die noch unreifen B-Lymphozyten, und im Verhältnis der T-Zellen liegt eine deutliche Dominanz der CD4$^+$-T-Helferzellen vor (Tab. 21.**1**).

Immunbiologische Funktionen des sIgA

sIgA und sIgM werden über Bindung an Cysteinreste des Mukus zum festen Bestandteil der „unstirred layer". An der Epitheloberfläche bilden sie, vor allem sIgA, aufgrund ihrer zahlreichen Funktionen (Tab. 21.**4**) den „antiseptic paint". Dieser verhindert durch Bindung von Antigenen deren Aufnahme in den Organismus und die damit verbundene antigene Restimulation des lokalen und peripheren Immunsystems (bei sIgA-Mangel finden sich entsprechend z. B. erhöhte Titer von Serumantikörpern gegen Nahrungsmittelantigene). – Dieser Vorgang der „Immunexklusion" stellt die „first line of defence" des Gastrointestinaltraktes dar. Nicht weniger wichtig als die aktiven Funktionen des IgA ist seine Unfähigkeit, manche der für andere Ig-Isotypen üblichen Funktionen auszuführen, so vor allem seine Unfähigkeit, Komplement zu aktivieren. Dies hat eine sehr geringe phlogistische Potenz des IgA zur Folge.

Antigene, die dennoch den Mukosablock in größerem Umfang penetrieren, stimulieren eine „second line of

Tabelle 21.**4** Immunbiologische Funktionen des sIgA

- Agglutination $>$ IgG, $\geqslant$ 7 S-IgA
- Neutralisation von Antigenen, Toxinen und Viren
- Verhinderung der Zelladhärenz und damit der Kolonisation und der Penetration von Bakterien und Viren
- Verhinderung der Antigenpinozytose
- Bakterizidie in Verbindung mit Lysozym und Komplement (?)
- IgA-vermittelte ADCC (durch Makrophagen und K-Zellen?)
- unspezifische Supprimierung der Chemotaxis von polymorphonukleären Leukozyten
- keine Aktivierung des klassischen (und alternativen) Komplementaktivierungsweges, damit indirekte Hemmung der Komplementaktivierung (durch Kompetition mit IgG um Antigen)
- Interferenz mit IgG-vermittelter Phagozytose durch polymorphonukleäre Leukozyten und Monozyten

defence", die „Immunelimination". Diese wird vor allem von IgG (und IgE), von IgG-aktiviertem Komplement, verbunden mit Stimulation von polymorphonukleären Leukozyten und Makrophagen, einer IgG-abhängigen zellvermittelten Zytotoxizität durch K-Zellen und Makrophagen sowie von T-Lymphozyten getragen. Diese „Immunelimination" an mukosalen Oberflächen besitzt jedoch neben ihrer Schutzfunktion auch ein hohes Entzündungspotential. So kann das IgG – im Gegensatz zum IgA – durch eine verstärkte Aktivierung von unspezifischen Amplifikatormechanismen und Entzündungsmediatoren (z. B. Komplement, Mastzellen, Bradykinin, Prostaglandine und Leukotriene) zu einer Gewebeschädigung und so zu einer Schädigung des Mukosablocks führen. Dies ist z. B. bei den chronisch entzündlichen Darmerkrankungen Morbus Crohn und Colitis ulcerosa und bei der glutensensitiven Enteropathie der Fall.

■ Orale Toleranz

Immunologische Toleranz ist eine prinzipielle Eigenschaft des Immunsystems, das dadurch zwischen „selbst" und „nicht selbst" unterscheidet. So kann das Immunsystem gegen Fremdantigene reagieren, ohne gegen den Wirt selbst aktiv zu werden. Orale Aufnahme von löslichen Proteinantigenen kann eine Unfähigkeit zur systemischen, durch T-Zellen vermittelten Reaktion und – wenn auch weniger ausgeprägt – zur Antikörperproduktion nach parenteraler Stimulation mit demselben Antigen zur Folge haben. Dabei bleibt die systemische Immunantwort gegen andere Antigene erhalten. Diese „orale Toleranz" wird von unterschiedlichen Immunmechanismen getragen, so durch Aktivierung von zellulären Suppressormechanismen, durch klonale Anergie (Nichtreaktivität) und durch klonale Deletion (Verschluß von Klonen). Für die Induktion des jeweils dominierenden Mechanismus scheint die Dosis des oral aufgenommenen Antigens entscheidend zu sein. Niedrige Antigendosen führen zu bevorzugter Induktion aktiver Suppressormechanismen durch Stimulation regulatorischer T-Lymphozyten im GALT. Dabei erfolgt eine Sekretion suppressiver Zytokine (TGF-β, IL-4 und IL-10) nach entsprechender Antigenstimulation. Höhere Dosen von Antigen führen zur klonalen Anergie der systemischen Immunität, die sich in Lymphozytenkulturen mit IL-2 rückgängig machen läßt. Sehr hohe Dosen Antigen führen zur klonalen Deletion.

Zusätzlich ist bei der oralen Toleranz aber entscheidend, daß dabei nicht nur eine antigenspezifische orale Toleranz induziert wird, sondern auch eine sog. Bystander-Suppression im Zielorgan. Dies hat klinische Bedeutung. Die Bystander-Suppression wird dadurch ausgelöst, daß nach oraler Antigengabe von den spezifisch stimulierten Zellen supprimierende Zytokine freigesetzt werden, die ihrerseits antigenunspezifisch sind. Dies führt zu einer Suppression der Immunreaktivität in dem Organ, in dem das ursprünglich oral aufgenommene Antigen lokalisiert ist. Somit bedarf die Induktion einer oralen Toleranz nicht notwendigerweise der Verfügbarkeit des für die pathologische Autoimmunantwort relevanten Autoantigens, sondern lediglich ein Antigen aus dem Zielorgan, das die Wanderung der immunsupprimierenden Lymphozyten in das entsprechende Organ lenkt.

Bei verschiedenen experimentellen Autoimmunerkrankungen wurde durch orale Gabe entsprechender Antigene die Erkrankung entweder vollständig unterdrückt, z. T. abgeschwächt oder zumindest zeitlich verzögert. Dies gelingt u. a. bei der kollageninduzierten Arthritis (CIA), bei der in Beziehung zur multiplen Sklerose stehenden experimentellen allergischen Enzephalomyelitis (EAE), bei der experimentellen autoimmunen Uveoretinitis (EAU) und bei der Adjuvansarthritis. Beim Menschen zeigen erste Therapiestudien mit oraler Toleranz eine gute Verträglichkeit und niedrige Toxizität. So laufen klinische Prüfungen bei der multiplen Sklerose mit oralem MBP (myelinbasischem Protein), bei der chronischen Polyarthritis mit oralem Kollagen Typ II, bei der Uveitis mit S-Antigen und S-Antigenmischung und bei Typ-I-Diabetes mit oralem rekombinanten Humaninsulin. Antigene hingegen, die in der intestinalen Mukosa persistieren, oder lebende Antigene, die hier replizieren, führen zu keiner oralen Toleranz bei oraler Gabe. Sie sind vielmehr effektive enterale Immunogene. Dies kann Bedeutung für die Auslösung von Krankheiten erhalten, aber auch besondere Möglichkeiten einer effektiven Vakzination erschließen.

Immunologische Defektsyndrome und Gastrointestinaltrakt

Primäre Immundefektsyndrome

Primäre Immundefektsyndrome (Kap. 17) haben nicht selten gastrointestinale Erkrankungen zur Folge. Diese werden bei kombinierten Immundefektsyndromen in besonderem Maße beobachtet. Aber auch primäre gastrointestinale Erkrankungen können über eine sog. exsudative Gastroenteropathie zu einem Mangel an Immunglobulinen führen, gelegentlich über Verlust von Lymphe auch zu einer Lymphozytenverarmung. Gastrointestinale Erkrankungen, die zu diesen sekundären Immundefektsyndromen führen, sind selten. Bezüglich gastrointestinaler Komplikationen bei AIDS wird auf das Kap. AIDS verwiesen.

B-Zell-Defekte

Beim *variablen Immunmangelsyndrom (VIS; common variable immundeficiency, CVID)* treten neben den dominierenden sinopulmonalen Infekten in bis zu 60% auch gastrointestinale Symptome auf. Diese als hypogammaglobulinämische oder nicht klassifizierte Sprue bezeichneten Diarrhöen oder Malabsorptionssyndrome (sekundärer Disaccharidasemangel, exsudative Gastroenteropathie und gelegentlich Malabsorption von Vitamin B_{12} und Folsäure) sind jedoch meist nur mäßiggradig ausgeprägt. Zudem findet sich eine erhöhte Malignominzidenz (Adenokarzinom und Lymphome; für Einzelheiten s. Kap. 17).

Häufiger als bei Gesunden findet sich eine noduläre lymphatische Hyperplasie (NLH), vor allem im distalen Dünndarm. Die Lymphfollikelvergrößerungen in der Lamina propria sind endoskopisch („Gänsehaut" oder Polypose) wie röntgenologisch („Pflastersteinrelief") faßbar. Mikroskopisch finden sich in den großen Lymphfollikeln Keimzentren, die als Folge einer gesteigerten kontinuierlichen Stimulation des GALT durch luminale Antigene angesehen werden.

Auffallend ist die hohe Assoziation des VIS mit chronischer atrophischer Gastritis (25%) und mit einer der perniziösen Anämie vergleichbaren Symptomatik. Im Unterschied zu diesen findet sich keine Vermehrung von Plasmazellen in der Lamina propria mucosae. Es fehlen Antikörper gegen Belegzellen und Intrinsic factor, und die Lokalisation schließt häufig das Antrum neben dem Korpus mit ein; dies vermag das Auftreten normaler Gastrinspiegel zu erklären.

Ein *selektiver IgA-Mangel* ist in Mittel- und Nordeuropa ein nicht seltener Befund (1/700 Personen). Nur ca. 10% zeigen chronische Diarrhöen oder Malabsorptionssyndrom als Folge von Infektionen mit Bakterien, Viren und Protozoen. Der selektive IgA-Mangel scheint symptomatisch zu werden, wenn an den Schleimhäuten die Kompensation des sIgA durch sIgM nicht eintritt, oder der IgA-Mangel mit anderen Immundefekten (IgG_2 und/oder IgG_4-Mangel, T-Zell-Defekte) assoziiert ist. Die Substitution von Immunglobulinen ist bei selektivem IgA-Mangel kontraindiziert (Kap. 17).

Der selektive IgA-Mangel zeigt eine hohe Assoziation (5%) mit der glutensensitiven Enteropathie (GSE), wie umgekehrt jeder 50. Patient mit GSE einen selektiven IgA-Mangel aufweist. In der intestinalen Mukosa dominieren IgM-Plasmazellen, und im Serum findet sich eine Hypergammaglobulinämie des IgM, dies im Gegensatz zur Vermehrung des IgA bei der klassischen GSE.

T-Zell-Defekte/Kombinierte Defekte

Kongenitale kombinierte Immundefekte (combined immunodeficiency disease, CID) des T- und B-Zell-Systems haben unterschiedliche immunpathologische Ursachen (Kap. 17). Gastrointestinale Symptome treten bei der überwiegenden Mehrheit dieser Patienten auf, wie auch bei der *chronischen mukokutanen Kandidiasis.*

Bei der Ataxia teleangiectatica hereditaria wurden vermehrt Adenokarzinome und Lymphome des Magens und Dünndarmes beschrieben.

■ Sekundäre Immundefektsyndrome

Die hypertrophe Gastropathie bei Morbus Ménétrier, der Morbus Crohn des Dünndarms, die einheimische Sprue und villöse Adenome des Dickdarms können über ein chronisches gastrointestinales Eiweißverlustsyndrom, die sog. *exsudative Gastroenteropathie,* zu allgemeiner Hypoproteinämie einschließlich verminderter Ig-Serumkonzentrationen (IgG und IgA, seltener IgM) führen. Als deren Folge kann eine erhöhte Infektanfälligkeit auftreten. Die Therapie besteht in der Behandlung der Grunderkrankung. Lediglich vorübergehend kann im Einzelfall die i. v. Ig-Substitution indiziert sein, denn auch die substituierten Ig unterliegen einer schnellen gastrointestinalen Clearance.

Die *intestinale (primäre und sekundäre) Lymphangiektasie* wird hervorgerufen durch Dilatation der Lymphgefäße mit der Folge des Verlustes von Lymphe in das Darmlumen und eines enteralen Eiweißverlustsyndroms. Die assoziierten Immunmangelerscheinungen sind vor allem Hypogammaglobulinämie und T-Lymphozytopenie mit der Folge kutaner Anergie und eingeschränkter In-vitro-Lymphozytenfunktion. Diese äußern sich in einer erhöhten Infektanfälligkeit und möglicherweise auch in einem erhöhten Risiko für maligne Tumoren, vor allem für Lymphome.

Die *intestinale Lipodystrophie (Morbus Whipple)* ist eine systemische Erkrankung, charakterisiert durch Arthralgien/Arthritiden, Diarrhöen, Malabsorption, Gewichtsverlust, Lymphadenopathie, Hyperpigmentierung und zum Teil ZNS-Beteiligung. Die Diagnose erfolgt durch Nachweis PAS-positiver Zytoplasmaeinschlüsse in Makrophagen und den elektronenmikroskopischen Nachweis intra- und extrazellulärer Bakterien bzw. von deren Bruchstücken in der Lamina propria des Dünndarms oder anderer beteiligter Organe. Ein reproduzierbarer kultureller Nachweis des im Gewebe erkennbaren grampositiven Bakteriums ist bis heute trotz zahlreicher Versuche und vereinzelter Erfolgsmeldungen (Corynebacterium bovis, Streptococcus dysgalactiae) nicht gelungen. Mit Hilfe der PCR-Amplifikation einer kleinen bakteriellen rRNA-Untereinheit (16S) aus erkranktem Gewebe gelang der Nachweis einer bisher einmaligen 1321-Basen-16S-rRNA beim Morbus Whipple. Aufgrund der Nukleotidsequenz konnte diese 16S-rRNA einem neuen Genus der Aktinobakterien (Aktinomyzeten) zugeordnet werden. Das mit dem Morbus Whipple assoziierte, in Kultur bisher nicht nachweisbare Bakterium wurde Tropheryma Whippelli genannt. Die somit gegebene Verfügbarkeit von PCR-Primern und Oligonukleotidproben speziell für Tropheryma Whippelli läßt neben einer Frühdiagnose auch Fortschritte bei der Kenntnis der Ätiopathogenese erwarten. – Die ausgeprägten und breitgestreuten Immundefekte dieser Patienten sind damit endgültig als sekundär zur Malabsorption erkannt und umfassen vor allem Defekte der zellulären Immunität. Wieweit sich bei erfolgreicher antibiotischer Therapie diese Immunparameter völlig normalisieren, ist nach wie vor umstritten.

■ Primäre Gastrointestinale Lymphome

Bei den gastrointestinalen Lymphomen ist zwischen primären gastrointestinalen Lymphomen und einem sekundären Befall des Gastrointestinaltraktes durch Disseminierung eines nodalen Non-Hodgkin-Lymphoms (NHL) zu unterscheiden. Bezüglich der gastrointestinalen Lymphome wird im wesentlichen auf die weiterführende Literatur verwiesen. Wegen des Modellcharakters einzelner primärer gastrointestinaler Lymphome für die Immunpathologie des GALT werden hier jedoch das *primäre Magenlymphom,* die *immunproliferative Dünndarmerkrankung* (immunproliferative small intestinal disease = IPSID) und das *mediterrane Lymphom,* kurz abgehandelt.

■ Primäres Magenlymphom

Mit einer Inzidenz von 1 ist das primäre Magenlymphom selten. Die histologische Einteilung des primären Magenlymphoms ist in Bewegung. Neben der frühen Klassifizierung analog der nodalen Non-Hodgkin-Lymphome entsprechend der Kiel-Klassifikation, kommt zunehmend die Klassifikation nach Isaacson u. Mitarb. (8) zur Anwendung. Dabei werden niedrigmaligne und hochmaligne B-Zell-Lymphome des MALT unterschieden, wobei letztere auch niedrigmaligne Anteile des MALT-Lymphom-Typs enthalten („sekundär hochmaligne"). Diese Lymphome sind durch ihre Eigenart, über lange Zeit unverändert lokalisiert zu bleiben, gekennzeichnet.

Die Ätiopathogenese des primären Magenlymphoms ist nach wie vor unklar. Üblicherweise findet sich in der Magenmukosa kein lymphatisches Gewebe. Solches wird erst im Zusammenhang mit einer Helicobacter-pylori-(Hp-)Infektion und der Entwicklung der Hp-assoziierten Gastritis (B-Gastritis) beobachtet. Es besteht u. a. aus Lymphfollikeln und ähnelt dem MALT. Nach erfolgreicher Eradikation des Hp bildet sich auch das entzündliche lymphozytäre Infiltrat zurück. Da sich beim primären Magenlymphom bei über 90% und damit weitaus häufiger als in der Durchschnittsbevölkerung ein Befall der Magenmukosa mit Hp findet, wird heute ein enger Zusammenhang zwischen Hp-Infektion und der Entwicklung eines primären Magenlymphoms gesehen. Demnach sind niedrigmaligne MALTome des Magens durch die Hp-Besiedlung initiierte Tumoren, sog. antigen aktive Tumoren. So kommt es im Stadium IE1 nach Eradikation von HP auch zur Rückbildung und Ausheilung des MALToms. Jedoch sind Rezidive möglich. Die deutliche Diskrepanz zwischen Häufigkeit eines Hp-Befalls des Magens und der Seltenheit eines primären Magenlymphoms weist jedoch Hp lediglich die Rolle eines Kofaktors zu.

Für die Prognose der niedrig- und hochmalignen Lymphome des Magens ist neben dem histologischen Subtyp auch das Stadium des Lymphoms (Größe >5 cm, multilokulärer Magenbefall, Lymphknotenbefall und Tiefeninfiltration) entscheidend. Die Diagnose erfolgt histologisch, wobei für die prognostisch wichtige Stadieneinteilung sich die Endosonographie und die Abdomen-CT neben der operativ-pathologischen Stadieneinteilung zu bewähren scheinen. Histologisch sind die niedrigmalignen B-Zell-Lymphome vom MALT-Typ durch lymphoepitheliale Läsionen gekennzeichnet, wobei in den lymphfollikelartigen Infiltrationen die polytypischen Keimzentren von monotypischen zentrozytoiden und monozytoiden Zellen umgeben sind. Die monoklonalen Tumorzellen sind anti-CD19- und anti-CD22-positiv, also B-Zellen, und zeigen den für das MALT vergleichsweise typischen IgM^+-IgD^--$CD5^-$-ve-Phänotyp.

In Anbetracht der Seltenheit der Erkrankung sowie der erst in jüngster Zeit klar erkannten und definierten Lymphomentität des MALT-Lymphoms ist der Stellenwert der Hp-Eradikation sowie der für die Behandlung von Lymphomen zur Verfügung stehenden Behandlungsmodalitäten – Operation, Bestrahlung, Chemotherapie oder multimodal – beim primären Magenlymphom noch unklar. In jedem Fall ist eine histologie- und stadienadaptierte Therapie heute angebracht.

■ IPSID; Alpha-HCD, mediterranes Lymphom

Ein Malabsorptionssyndrom und enterales Eiweißverlustsyndrom als Folge einer ausgeprägten diffusen Infiltration des Dünndarmes durch Lymphozyten, vor allem IgA-Plasmazellen, wird als *immunproliferative Dünndarmerkrankung* (IPSID) bezeichnet. Häufig tritt dabei ein einem Fc-Fragment ähnliches Bruchstück der schweren Kette des IgA_1 (alpha-chain) im Blut und in den intestinalen Sekreten auf, was zum Begriff *Alpha heavy chain disease (Alpha-HCD)* führte. In dieser prämalignen Phase können IPSID und Alpha-HCD gelegentlich durch Breitspektrumantibiotika in eine langdauernde Remission gebracht werden. Deshalb wird ursächlich eine exzessive Stimulation des sekretorischen IgA-Systems durch Mikroorganismen des Darmes diskutiert. Aus dieser zunächst benignen antigenspezifischen oder mitogeninduzierten Stimulation mag sich eine aberrierende, maligne Immunproliferation von Zellen des sekretorischen IgA-Systems entwickeln. So wird bei Alpha-HCD im Laufe der Jahre ein Übergang in intestinale maligne Lymphome, ähnlich dem *mediterranen Lymphom*, beobachtet. Letzteres stellt sowohl die maligne Endphase des IPSID und der Alpha-HCD dar. Die Assoziation mit HLA-A9, -A19 und -B12 legt nahe, daß neben infektiösen Ursachen auch hereditäre Faktoren ätiopathogenetisch wichtig sind.

IPSID und Alpha-HCD werden zunächst mit Breitspektrumantibiotikum behandelt. Bei Nichtansprechen wird zytostatisch therapiert, wie auch bei Übergang in mediterranes Lymphom (COP-Schema).

■ Gastrointestinale Immunopathien im weiteren Sinne

Gastrointestinale Immunopathien im weiteren Sinne sind Erkrankungen, bei denen eine Mitbeteiligung immunpathologischer Phänomene an der bisher nur unzureichend geklärten Pathogenese wahrscheinlich ist. Dies sind die chronische-atrophische Gastritis Typ A und die perniziöse Anämie, die chronisch-entzündlichen Darmerkrankungen Morbus Crohn und Colitis ulcerosa und die glutensensitive Enteropathie (Sprue, Zöliakie).

■ Chronische atrophische Gastritis Typ A und perniziöse Anämie

Definition und Epidemiologie

Die chronische atrophische Gastritis (CAG) vom Typ A (A-Gastritis) befällt Korpus und Fundus mit am Ende kompletter Atrophie des Drüsenkörpers. Gehäuft finden sich dann basale, neuroendokrine Zellkomplexe und eine Vermehrung glandulärer endokriner Zellen bis hin zu Karzinoidtumoren (ca. 3%). Die Erkrankung ist mit dem Auftreten von Autoantikörpern gegen Parietalzellen und Intrinsic factor (IF) sowie einer verminderten Säure-, Pepsin- und IF-Sekretion assoziiert und kann über die daraus resultierende Vitamin-B_{12}-Malabsorption zur makrozytären hyperchromen Anämie (perniziöse Anämie-PA) führen. Bei der bakteriell durch Helicobacter pylori induzierten CAG Typ B (B-Gastritis) ist hingegen das Antrum der Prädilektionsort, es findet sich eine pylorokardiale Expansionstendenz, und es treten keine Autoimmunphänomene auf. Die C-Gastritis ist Folge der über einen duodenogastralen Reflux die Magenschleimhaut chemisch-toxisch schädigenden Gallensäuren.

Es besteht eine erhöhte Assoziation der CAG Typ A und der PA mit autoimmunen Endokrinopathien der Schilddrüse (Morbus Basedow, Hashimoto-Thyreoiditis).

Sowohl genetische Einflüsse (familiäre Häufung; Assoziation mit HLA-A3, B7 oder B12, stärker mit HLA-DR2 und DR4) als auch Umweltfaktoren (Diskordanz bei eineiigen Zwillingen) werden verantwortlich gemacht.

Klinik und Verlauf

Die CAG Typ A selbst macht keine schwerwiegenden Beschwerden. In der Spätphase führt der Mangel an IF zum Vitamin-B_{12}-Mangel mit PA und z. T. neurologischen Symptomen („funikuläre Myelose").

Diagnostik und Differentialdiagnose

Die Diagnose der CAG Typ A ist nur endoskopisch-histologisch durch Stufenbiopsien aus Antrum und Korpus möglich. Neben der Achlorhydrie finden sich sowohl eine Nüchternhypergastrinämie (65–75%) als auch eine gesteigerte Gastrinsekretion nach Reizmahlzeit bei vermehrter G-Zell-Zahl im Antrum. Erniedrigtes Vitamin B_{12} im Serum und ein positiver Schilling-Test mit Normalisierung der verminderten Vitamin-B_{12}-Resorption nach Zugabe von IF decken die verminderte IF-Sekretion auf. Bei ineffektiver Erythropoese mit niedrigen Retikulozytenzahlen und z. T. Hämolyse ist die Knochenmarkpunktion diagnostisch für die PA weiterführend („megaloblastäres Mark").

Sichere serologische Diagnosemöglichkeiten bestehen nicht. Die Serologie hilft jedoch bei der Eingrenzung der Erkrankung (Tab. 21.**5**). Die „klassischen" Autoantikörper gegen mikrosomales Antigen der Parietalzellen (PCMA) finden sich gelegentlich auch bei Typ-I-Diabetes, Hashimoto-Thyreoiditis und Morbus Addison. Die zytotoxischen Antikörper gegen Zelloberflächenantigen der Parietalzellen (PCSA) haben hingegen eine hohe Krankheitsspezifität für die CAG Typ A. Für Diagnosezwecke ist ihr Nachweis jedoch zu aufwendig. Die gegen IF gerichteten Antikörper werden ausschließlich bei latenter oder manifester PA beobachtet (Tab. 21.**5**).

Die Differentialdiagnose umfaßt alle Formen der makrozytären hyperchromen Anämie (Folsäuremangel, Medikamente).

Immunpathogenese

Die fokale und diffuse *mononukleäre Infiltration* der Corpusdrüsen ist vor allem durch einen 6fachen Anstieg von Nicht-T-Lymphozyten, weniger durch T-Lymphozyten mit unauffälligem CD4/CD8-Verhältnis hervorgerufen. Die Nicht-T-Lymphozyten zeigen eine relative Verminderung des Anteils IgA-haltiger Immunozyten (25% gegenüber 80% bei Gesunden) und eine relative und absolute Vermehrung der IgG-Plasmazellen. Auch bei der In-vitro-Ig-Synthese dominiert IgG gegenüber IgA. Wegen der potentiellen phlogistischen Wirkung einer exzessiven lokalen IgG-Bildung im Magen-Darm-Trakt kommt dieser Ig-Isotyp-Verschiebung wohl pathogenetische Bedeutung bei der Chronifizierung des durch unbekannte auslösende Faktoren initiierten Entzündungsprozesses der CAG Typ A zu.

Auftreten, Häufigkeit und dominierender Ig-Isotyp der unterschiedlichen *Autoantikörper* gegen Parietalzellen (PCA) und IF sind in Tab. 21.**5** aufgeführt. *PCMA* ist gegen ein mikrosomales organ- und zellspezifisches, nicht aber speziesspezifisches Antigen der Mikrovilli des intrazellulären kanalikulären Systems der Belegzellen gerichtet. In PCMA-positiven Seren finden sich gegen die membrangebundene, säureproduzierende H^+/K^+-ATPase (Protonenpumpe) gerichtete IgG-Autoantikörper, die in der Tat deren Enzymaktivität zum Teil zu blockieren vermögen. Ein weiterer provokativer Hinweis auf eine Autoimmunpathogenese sind die gegen Zelloberflächenstrukturen (surface) der Parietalzellen gerichteten PCSA, die eine komplementabhängige In-vitro-Zytotoxizität spezifisch gegen Belegzellen vermitteln und ebenfalls die Säuresekretion in der Magenmukosa (Frosch) zu hemmen scheinen. Inwieweit diese Autoantikörper identisch sind mit dem gastrinrezeptorblockierenden Effekt, den Serum-IgG-Fraktionen von Patienten mit PA auf humane Belegzellen ausüben, ist noch offen (Tab. 21.**5**).

Bei den Anti-IF-Antikörpern (IFA), die bei CAG ohne latente oder manifeste PA selten angetroffen werden, lassen sich 2 Typen unterscheiden (Tab. 21.**5**): IFA I ist gegen die Bindungsstelle des Vitamins B_{12} am IF („blockierende Antikörper") gerichtet. IFA II bindet sowohl allein an IF als auch an den IF/Vitamin-B_{12}-Komplex und blockiert dabei weder die Anlagerung des Vitamins B_{12} noch die Absorption des Komplexes („bindender Antikörper"). Im Magensaft lassen sich beide IFA im Komplex mit IF nachweisen. So könnte IFA I die bei schwerer CAG Typ A noch gebildeten geringen IF-Mengen neutralisieren und zum klinischen Manifestwerden der PA führen.

Tabelle 21.**5** Autoantikörper bei chronischen atrophischen Gastritiden (CAG) und Perniziosa (PA) (nach Auer)

	CAG		Typ B und C
	Typ A ohne PA	mit PA	
Magensaft			
– PCMA-IMF	+	+ (75%; IgA, G)	–
– IFA I	+	+ (60–90%; IgA, G)	–
– IFA II	–	+ (IgG)	–
Serum			
– PCMA	+ (~60%)	+ (96%; IgG)	–
– Anti-H^+/K^+-ATPase-AK	+ (IgG)	+ (IgG)	–
– PCSA-IMF		+ (90%; IgG)	–
– PCSA-zytotoxisch		+ (IgG)	–
– Antigastrinrezeptor-AK	+ (IgG)	+ (IgG)	–
– IFA I	+	+ (40–75%; IgG)	–
– IFA II	–	+ (30–50%; IgG)	–

PCMA = Autoantikörper gegen mikrosomales Parietalzellantigen
PCSA = Autoantikörper gegen Oberflächen-(Surface-)Parietalzellantigen
IFA = Intrinsic-factor-Autoantikörper
IMF = immunfluoreszenzoptisch nachgewiesen
AK = Antikörper

Die in älteren Studien beschriebene Sensibilisierung der durch *T-Zellen vermittelten Immunität* des peripheren Immunsystems gegen verschiedene Magenschleimhautantigene konnte in Untersuchungen mit gereinigten Antigenen nicht bestätigt werden.

Zusammenfassend legen obige Befunde und die deutliche Trennung im klinischen Bild zwischen A-Gastritis, B-Gastritis und C-Gastritis (Tab. 21.**5**) nahe, daß die erwähnten Autoimmunphänomene Kennzeichen einer spezifischen immunologischen Reaktionslage bei Typ-A-CAG sind und z. T. an der Pathogenese beteiligt sind. Demgegenüber ist die Typ-B-CAG erregerinduziert (Helicobacter pylori) und die C-Gastritis chemisch-toxisch (Gallensäuren) ausgelöst.

Therapie

Die PA wird mit parenteralen Vitamin-B_{12}-Gaben behandelt. Wegen der um das 5- bis 20fache gesteigerten Rate an Magenkarzinomen und Karzinoidtumoren bei CAG Typ A mit PA werden endoskopische Kontrollen in 3- bis 4jährigem Abstand empfohlen.

■ Chronisch entzündliche Darmerkrankungen: Morbus Crohn und Colitis ulcerosa

Definition und Epidemiologie

Der *Morbus Crohn* ist eine chronisch entzündliche Darmerkrankung (CEDE), die durch eine transmurale, häufig granulomatöse Entzündung mit diskontinuierlichem Befall gekennzeichnet ist. Bevorzugt betroffen sind der untere Dünndarm und/oder der Dickdarm.

Die *Colitis ulcerosa* ist eine auf die Mukosa des Kolons beschränkte CEDE, die, vom Rektum ausgehend – bei kontinuierlicher Ausbreitung – das Kolon teilweise oder vollständig befallen kann. In seltenen Fällen ist über eine sog. Backwash-Ileitis das terminale Ileum beteiligt. Ist eine klare Unterscheidung zwischen Morbus Crohn und Colitis ulcerosa nicht möglich, spricht man von der „undefinierten" („indeterminate") Kolitis.

Trotz gewisser demographischer und epidemiologischer Gemeinsamkeiten liegen erstmals Hinweise auf genetische Unterschiede von Morbus Crohn und Colitis ulcerosa vor. So besteht beim Morbus Crohn eine hohe Assoziation mit dem Haplotyp DR1/DQw5, der Tumornekrosefaktor-α-(TNF-α-) Mikrosatellit-Allelfrequenz a2b1c2d4e1 und mit Genen im Bereich der Loci D16S409 und D16S419, bei Colitis ulcerosa hingegen eine primäre Assoziation mit HLA-DR2. Die Colitis ulcerosa ist negativ mit HLA-DR4 assoziiert. Berichte, daß bei Hinzuziehung des subklinischen serologischen Markers p-ANCA (perinukleäre antineutrophile zytoplasmatische Antikörper) Hinweise auf zwei genetisch unterschiedliche Erkrankungen unter dem einheitlichen klinischen Bild einer Colitis ulcerosa sich ergeben, bedürfen erst weiterer Bestätigung. Eine zusätzliche, ausschließlich bei Colitis ulcerosa beobachtete genetische Assoziation ist das vermehrte Auftreten (39% gegenüber 24%) des Allels des IL-1-Rezeptorantagonisten (IL-1RA), der die Wirksamkeit des proinflammatorischen IL-1 antagonisiert.

Einer Zunahme der Inzidenz des Morbus Crohn um einen Faktor 3–5 in den letzten 25–30 Jahren steht eine vergleichsweise unveränderte Inzidenz der über das Sigma hinausgehenden Colitis ulcerosa gegenüber, wohingegen die Proctosigmoiditis ulcerosa ebenfalls einen signifikanten Anstieg der Häufigkeit verzeichnet. Die Inzidenz in Deutschland beträgt 4–4,5 für Morbus Crohn, 3 für die mindestens ins Sigma reichende Colitis ulcerosa und 4–6 unter Einschluß der Proctitis ulcerosa.

Gerade diese epidemiologischen Beobachtungen zunehmender Häufigkeiten lenkten bei der Suche nach der Ätiologie der Erkrankungen das Augenmerk vor allem auf Umweltfaktoren. Der Großteil der Berichte über angeschuldigte Umweltfaktoren (Milch, Corn-flakes, zu viel oder zu wenig Ballaststoffe, ungehärtete Fette) ließ sich jedoch nicht bestätigen. Gesichert ist die Beobachtung einer gegenüber Gesunden kürzeren Stillperiode bei Morbus Crohn, eines geringeren Anteils gestillter Probanden mit Colitis ulcerosa und einer erhöhten Einnahme raffinierter Kohlenhydrate bei Morbus Crohn – dies auch schon vor Ausbruch der Erkrankung. Diese diätetischen Befunde wie auch das erhöhte Risiko bei Rauchern für Morbus Crohn (relatives Risiko 2–5) und der „protektive" Wirkungsmechanismus des Rauchens für die Colitis ulcerosa (relatives Risiko bei Rauchern 0,2–0,5) sind in ihrer ätiopathogenetischen Wertigkeit jedoch unklar.

Wieder verstärkt diskutiert wird, daß die auch in der Remission bei Colitis ulcerosa beobachtete verminderte Fähigkeit der Kolonozyten, ihren hauptsächlichen luminalen Energieträger, nämlich die kurzkettige Fettsäure Buttersäure, zu metabolisieren und zu CO_2 zu oxidieren, ätiopathogenetische Bedeutung haben könnte.

Bis heute konnte keine ätiologische Bedeutung von Viren (z. B. frühe granulomatöse Vaskulitis durch Persistenz des Masernvirus nach perinataler Infektion) oder Bakterien (z. B. atypische Mykobakterien wie Mycobacterium paratuberculosis) gesichert werden, obwohl derartige Berichte die ätiopathogenetische Diskussion befruchten und beleben. Diese und andere epidemiologische Daten machen jedoch deutlich, daß die CEDE eine multifaktorielle Genese haben kann.

Klinik und Verlauf

Initialsymptome des *Morbus Crohn* sind chronische Durchfälle mit oder ohne Blutabgang, gelegentlich Obstipation, Gewichtsverlust, rezidivierende Schmerzen im rechten Unterbauch („Pseudoappendizitis") oder im Epigastrium („Pseudoulkus") und perianale Fisteln. Extraintestinale Symptome wie Oligoarthritis, Spondylarthritis, Erythema nodosum, Pyoderma gangraenosum, Uveitis, Iritis oder subfebrile Temperaturen können längere Zeit isoliert auftreten und die Diagnose erschweren. Ödematöse Schwellungen oder narbige Strukturen führen zu Subileus- oder Ileussymptomatik.

Der Morbus Crohn ist durch einen stark fluktuierenden natürlichen Krankheitsverlauf gekennzeichnet. Die Rezidivrate liegt bei 20% in einem und ca. 40% in zwei Jahren, bei Hochrisikopatienten sogar bei 70%. Selten (10–20%) ist der Verlauf chronisch aktiv. Von zunehmend größerer Bedeutung erweist sich das Rauchen auch für den klinischen Verlauf des Morbus Crohn. So beeinflußt Rauchen die Lokalisation (vermehrter Dünndarmbefall). Es führt zu einer höheren Häufigkeit von Fisteln und/oder Abszessen und erhöht die (postoperative) klinische und endoskopische Rezidivrate sowie die Operationswahrscheinlichkeit, vor allem für Reoperationen.

Das Hauptsymptom der *Colitis ulcerosa* sind blutig-schleimige Durchfälle, z. T. verbunden mit Abdominalschmerz, Fieber und – erst im weiteren Verlauf – Gewichtsverlust. Extraintestinale Symptome sind vergleichbar denen bei Morbus Crohn. Nahezu 90% der Patienten kommen unter medikamentöser Behandlung zunächst in die Remission. 90% zeigen jedoch einen intermittierenden Verlauf mit Wechsel von Schüben und Remissionen. Die natürliche Rezidivrate ist hoch; 90% der behandelten Patienten erfahren innerhalb 25 Jahren ein Rezidiv.

Diagnostik und Differentialdiagnose

Endoskopisch zeigt der *Morbus Crohn* im Frühstadium fleckförmige Rötungen, longitudinale aphthöse Ulzerationen und im Dünndarm oft nur stecknadelkopfgroße erosive Herde, im floriden Stadium serpiginös begrenzte oder lineare („snail-track") Ulzera, Fissuren und Pflastersteinrelief und im Spätstadium Pseudopolypen, narbige Verziehungen und Stenosierungen. Stufenbiopsien bestätigen den endoskopischen Eindruck eines diskontinuierlich-segmentalen Befalls („skip-lesions"). In den Biopsien werden nicht verkäsende Epitheloidzellgranulome in bis zu 40%, in Darmresektaten in bis zu 75% gefunden. Röntgenologisch finden sich ein girlandenförmiger Verlauf der Darmwand, Adhärenz der Schlingen, Distanzzeichen, Pflastersteinrelief, Stenosen und Fisteln.

Die Diagnose der *Colitis ulcerosa* wird durch Koloskopie (gerötete Schleimhaut, erhöhte Vulnerabilität, Schleimhautblutung, unregelmäßig begrenzte Ulzera und Pseudopolypen) gestellt und histologisch verifiziert. Beim Kolonkontrasteinlauf sind verminderte Haustrierung, samtartige Kontur, zerrissenes Schleimhautrelief, Spiculaebildung und Pseudopolypen diagnostisch weiterführend.

Differentialdiagnostisch sind nicht rezidivierende akute Enterokolitiden (infektiös-entzündlich, infektiös-toxisch, medikamentös), die mikroskopische Kolitis (lymphozytäre Kolitis und Kollagenkolitis), die pseudomembranöse und ischämische Kolitis, die Divertikulitis, die Diversionskolitis, der Morbus Behçet, das Colon irritabile (das in 10% zusätzlich neben der CEDE vorliegt) und bei Morbus Crohn zusätzlich die Darmtuberkulose und intestinale Lymphome abzugrenzen.

Ätiologie und Immunpathogenese

Problematik und Kenntnisstand

Es fehlt zwar einerseits der entscheidende Durchbruch im Verständnis der Ätiologie der CEDE, andererseits aber führten intensive Untersuchungen der Immunpathologie zu einem tieferen Verständnis der Pathogenese dieser Erkrankungen. Die unbekannten Faktoren, die vor einem bestimmten genetischen Hintergrund die Krankheit auslösen, sind nicht gleichbedeutend mit den für die Chronifizierung und Perpetuierung der Entzündung verantwortlichen Prozesse. Letztere sind vor allem immunologischer Art und liegen im Bereich der Immunregulation, der spezifischen und unspezifischen zytotoxischen Immunreaktionen sowie der Ig-Isotypen und IgG-Subklassen-Differenzierung. Diese Erkenntnisse führten nicht nur zu einem besseren Verständnis der durch empirische Studien etablierten Pharmakotherapie, sondern auch zu neuen immunmodulierenden Therapieansätzen. Nicht zuletzt ergeben sich erstmals auch Hinweise auf eine unterschiedliche Immunreaktivität bei Morbus Crohn und Colitis ulcerosa und damit auch indirekte Hinweise auf eine unterschiedliche Pathogenese oder gar Ätiologie, was auch die jüngsten Erkenntnisse über genetische Unterschiede von Morbus Crohn und Colitis ulcerosa nahelegen.

Allgemeine Funktionsfähigkeit des Immunsystems

Peripheres Immunsystem: Die bereits früh entwickelte Vorstellung, daß – insbesondere bei Morbus Crohn – eine primäre allgemeine Funktionseinschränkung der zellvermittelten Immunität für die Erkrankung prädisponiere, ließ sich nicht bestätigen, ausgenommen eine erniedrigte SCMC (spontaneous cell-mediated cytotoxicity). Es entwickeln sich aber mit der Erkrankung Funktionseinschränkungen einzelner durch T-Zellen vermittelter Immunantworten (absolute T-Zell-Zahl; MLC; Stimulation mit suboptimalen Concanavalin-A-Dosen; SCMC). Neben der Krankheitsaktivität sind für diese Einschränkungen z. T. auch Mangelernährung, die Dauer der Erkrankung sowie die Therapie verantwortlich. Diese Veränderungen lassen nicht zwischen Morbus Crohn und Colitis ulcerosa unterscheiden.

Es zeigen sich aber auch Hinweise auf eine gesteigerte Aktivierung. So findet sich eine Vermehrung der relativen und absoluten Zahlen der CD71$^+$-(T9$^+$ = Transferrinrezeptor-), der Fc-α^+- und der IL-2R$^+$-T-Zellen und als Ausdruck dieser Aktivierung eine erhöhte Konzentration löslicher IL-2R im Serum. Ausschließlich bei Morbus Crohn lassen sich als Ausdruck einer kontinuierlichen Stimulation IL-6 produzierender Zellen in der Darmwand erhöhte Serumspiegel von IL-6 nachweisen.

Zirkulierende Immunkomplexe wurden in Korrelation mit extraintestinalen Symptomen beschrieben. Der Nachweis einer erhöhten Syntheserate und Katabolismus von C1q und C3 sprechen für eine aktivierte Komplementkaskade. Die Immunkomplexe mögen pathogenetische Bedeutung für die Entwicklung gewisser extraintestinaler Manifestationen (Erythema nodosum, enteropathogene Oligoarthritis) haben.

Mukosales Immunsystem: Bei Morbus Crohn überwiegen in der Darmwand – bei einer insgesamt erhöhten Dichte von Lymphozyten – in den Oberflächenschichten und um Ulzerationen B-Lymphozyten und Plasmazellen, in den tiefen Darmschichten – in Umkehrung des dort üblichen T/B-Zell-Verhältnisses – die T-Lymphozyten.

Die durch T-Zellen vermittelte Immunität zeigt bei den CEDE selektive und diskrete Veränderungen der allgemeinen Funktionsfähigkeit und des Zytokinprofils. So befinden sich die LP-T-Lymphozyten bei CEDE in einem erhöhten Aktivierungszustand (Vermehrung der CD71- und IL-2R+-[CD25-]Zellen). Die pathologischen Zytokinprofile sind bei Morbus Crohn und Colitis ulcerosa verschieden. Bei den von Makrophagen gebildeten Zytokinen zeigt sich bei beiden CEDE eine gesteigerte Produktion der proinflammatorischen Zytokine IL-1, IL-6, IL-8 und TNF-α im entzündeten Darmgewebe (Tab. 21.**6**). Im Unterschied zur Colitis ulcerosa läßt sich bei Morbus Crohn aber auch in Darmabschnitten mit makroskopisch unauffälliger Schleimhaut eine Vermehrung von IL-1 und den Chemokinen des IL-8 nachweisen, ein zusätzlicher Hinweis auf die panenteritische Natur des Morbus Crohn. Von besonderer Bedeutung scheint die ausschließlich bei Morbus Crohn gefundene Steigerung der Produktion von IL-12 zu sein, das bei Colitis ulcerosa normal oder gar erniedrigt ist. IL-12, das vor allem nach Stimulation mit bakteriellen Produkten gebildet wird, induziert bevorzugt eine Differenzierung naiver T-Zellen in T_H1-Zellen und kostimuliert die Aktivierung von T_H1-Zellen. In der Tat ist die erhöhte Aktivität der mukosalen T-Lymphozyten bei Morbus Crohn vor allem eine T_H1-Aktivität (s. u.), deutlich auch am spezifischen Zytokinprofil der CD4+-T-Lymphozyten. So ist die spontane und die stimulierte IFN-γ-Bildung und der Gehalt an IFN-γ-mRNA in LPL bei Morbus Crohn erhöht, bei gleichzeitiger Vermehrung der Zahl der der IFN-γ-bildenden LPL. So wird IFN-γ bei Morbus Crohn sowohl im peripheren Blutbild als auch in der Lamina propria erhöht gefunden (Tab. 21.**6**). Bezüglich IL-2 liegen bei Morbus Crohn diskrepante Befunde vor. Sowohl eine verminderte lokale IL-2-Bildung bei erniedrigtem IL-2-mRNA, als auch eine für T_H-Zellen typische erhöhte IL-2-mRNA-Bildung bei erniedrigter Il-2-mRNA als auch eine für T_H1-Zellen typische erhöhte IL-2-mRNA-Bildung wurden berichtet (Tab. 21.**6**). Die Synthese von IL-2 durch LPL ist abhängig von der Krankheitsaktivität und auch der Art der Stimulation; zudem ist zwischen der basalen und der in vitro stimulierten Synthese zu unterscheiden. Dies mag für die diskrepanten Befunde mitverantwortlich sein. Bei Colitis ulcerosa lassen sich keine derartigen Veränderungen erfassen. Es findet sich hingegen eine vermehrte Produktion von IL-5 durch die CD4+-T-LPL (Tab. 21.**6**). IL-5 aber wird vor allem von T_H2-Zellen gebildet. Zytokine wirken nicht so sehr über die interzellulär vermittelte Information des einzelnen Zytokins, sondern über die Abstimmung der an der Zielzelle angreifenden Zytokinkombination. Diese Zytokinprofile weisen somit bei Morbus Crohn auf eine bevorzugte T_H1-Antwort der T-LPL mit gesteigerter Produktion von IL-2, IFN-γ und TNF-α hin, im Gegensatz zu einer bevorzugten T_H2-Antwort bei Colitis ulcerosa mit erhöhter Bildung von IL-5 (Tab. 21.**6**).

Bei beiden CEDE findet sich übereinstimmend eine verminderte Produktion von Il-4, unstimuliert wie stimuliert. Außerdem liegt bei beiden CEDE eine verminderte inhibitorische Wirkung von IL-4 wie auch von IL-13 auf die Produktion der proinflammatorischen Zytokine IL-1 und TNF-α durch LPL vor, bei jedoch normaler inhibitorischer Wirksamkeit des immunregulatorischen Zytokins IL-10. Pathogenetische Spekulationen bezüglich der verminderten inhibitorischen Wirkung von IL-4 haben sich nicht bestätigt, da dieses Phänomen nicht nur bei CEDE gefunden wird.

Ansonsten unterscheiden sich sowohl Phänotypverteilung als auch nicht antigenspezifische T-Zell-Funktionen (Proliferation auf Mitogene, MLC, LICC, CML, Anti-CD3-ICC, ADCC, NK-Zell-Aktivität) bei beiden CEDE nicht wesentlich von normal. Die Anteile γ/δ+-T-Lymphozyten bei CEDE sind – bei starker Variabilität – gesunder Darmschleimhaut vergleichbar. Dabei ist der Anteil von CD4− und CD8−-γ/δ+-T-Lymphozyten bei Morbus Crohn (59%) und bei Gesunden (80%) vergleichbar, bei Colitis ulcerosa jedoch mit nur 3% signifikant niedriger.

Bei den B-Lymphozyten zeigen sich Verschiebungen der Ig-Isotypklassen (S. 429). Die mukosale IgA_1- und IgA_2-Subtypenverteilung bei Patienten mit CEDE verhält sich wie bei peripheren Blutlymphozyten. Dies dürfte Folge der Induktion der normalerweise nur in peripheren Lymphknoten gefundenen vaskulären Adhäsionsmoleküle PNad an Endothelzellen der Darmmukosa bei CEDE sein. Dadurch können periphere Blutlymphozyten in den Darm eingeschleust werden. Dieser Vorgang mag zum Teil auch für die erhöhten IgG-Plasmazellanteile und Absolutzahlen im Darm bei CEDE verantwortlich sein. Zudem mag diese hohe B-Zell-Differenzierung Folge des hohen Aktivierungszustandes der intestinalen Makrophagen und CD4+-T-LPL sein. Bezüglich der sicherlich pathogenetischen Bedeutung der vermehrten IgG-Plasmazellzahlen, vor allem der Verschiebungen der IgG-Subklassen, wird auf S. 429 f. verwiesen.

Immunregulation

Es wurden auch Einschränkungen verschiedener T_S-Zell-Aktivitäten bei CEDE als prädisponierend für die Erkrankung diskutiert. In der Tat bestehen sowohl im Blut als auch im Darm funktionelle Veränderungen einzelner T_S-Zell-Aktivitäten trotz unauffälligen numerischen Verhaltens der T_H-(CD4+-) und T_s-(CD8+-)Phänotypen.

Im Blut sind diese funktionellen Veränderungen jedoch sehr selektiv und nur mäßiggradig ausgeprägt

Tabelle 21.**6** Lymphokine in der Darmwand bei CEDE

Syntheseort	Zytokin	Morbus Crohn	Colitis ulcerosa
Makrophagen	IL-1 β	↑	↑
	IL-6	↑	↑ ↑
	IL-8	↑	↑
	IL-12	↑	→ ↓
	TNF-α	↑	↑
CD4+-T-Lymphozyten			
	IL 2	↑ ↓	→
	IL-4	↓	→
	IL-5	(→) ↓	↑
	IFN-γ	↑	→

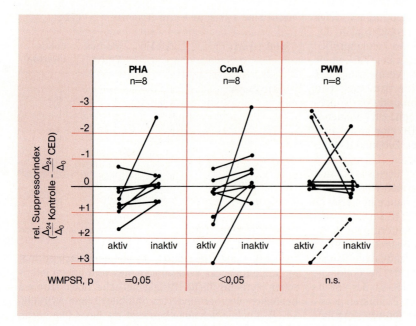

Abb. 21.**5** Spontane T-Suppressor-Zellaktivität (ausgedrückt als relativer Suppressorindex) in ihrer Wirkung auf die PHA-, ConA- oder PWM-stimulierte Lymphozytenproliferation bei chronisch entzündlichen Darmerkrankungen während eines Schubs und in der Remission. Die durchbrochene Linie zeigt an, daß einer der Meßwerte außerhalb des Maßstabes liegt. WMPSR = Wilcoxon-Text (nach Auer u. Mitarb.).

und entwickeln sich meist erst mit der Erkrankung. Somit sind sie kaum für die Erkrankung prädisponierend. Andere T-Zell-Aktivitäten wiederum sind selbst durch hohe Krankheitsaktivität nicht beeinflußt (Abb. 21.**5**).

Im Darm finden sich erste Hinweise auf potentiell pathogenetisch relevante Immundefekte spezieller Art. Werden Darmepithelien Gesunder als antigenpräsentierende Zellen in Kokulturen mit Lymphozyten (z. B. in der autologen oder allogenen MLC) eingesetzt, so induzieren sie bevorzugt die Bildung von $CD8^+$-T_s-Zellen im Gegensatz zur Dominanz von CD4-T-Helferzellen bei Verwendung klassischer adhärenter Zellen (Makrophagen). Die reichlich MHC-Klasse-II-Antigenmoleküle enthaltenden Darmepithelien von CEDE-Patienten induzieren hingegen vermehrt $CD4^+$-T-Zellen, die in der Tat die Proliferation anderer T-Zellen augmentieren. Diese Aktivierung von $CD4^+$-T-Helferzellen scheint Bezug zu haben zur mangelnden Expression des gp-180-Membranproteins auf CEDE-Epithelzellen; denn gp 180 ist normalerweise für die Aktivierung von Suppressorzellen durch Epithelzellen verantwortlich. Unklar ist, ob dieser „Defekt" in den Mukosaepithelzellen per se liegt oder ob diese bereits durch immunologische Vorgänge verändert sind. In jedem Fall läßt dieser „immunoregulatorische Defekt" bei CEDE die Möglichkeit einer unkontrollierten oder gar verstärkten lokalen Immunantwort diskutieren.

Auch ein immunoregulatorisches Mißverhältnis des proinflammatorischen IL-1, das bei der Initiierung der Immunantwort eine zentrale Rolle spielt, und seines kompetitiven Antagonisten, des IL-1-Rezeptorantagonisten (IL-1RA), mag für die Entzündungsaktivität und/oder Chronifizierung von Bedeutung sein. Akute, selbstlimitierende Darmentzündungen sind durch eine abgestimmte Regulation von IL-1 und IL-1RA gekennzeichnet, mit einem deutlichen Überwiegen des Antagonisten (IL-1RA/IL-1-Quotient um 10). Bei CEDE mag mit einem Quotienten von 1,2 bei Morbus Crohn und 0,8 bei Colitis ulcerosa keine ausreichende Antagonisierung erfolgen. Daraus könnte eine erhöhte Entzündungsaktivität und/oder Perpetuierung des Entzündungsprozesses resultieren. So korreliert die Höhe des Quotienten invers mit dem klinischen Schweregrad der CEDE.

Spezifische zytotoxische Immunreaktionen
Spezifische Immunität – Autoimmunität

Vor nahezu 30 Jahren wurden „Antikolonantikörper" bei den CEDE beschrieben. Ebenso alt ist auch die Vorstellung, daß autoimmune zytotoxische Mechanismen an der Pathogenese beteiligt sein können.

In verschiedenen Testsystemen zeigen *intestinale Lymphozyten* von Patienten mit CEDE Hinweise sowohl auf eine spezifische Sensibilisierung als auch auf eine zytotoxische Aktivität gegen Darmantigene. So führen bei Patienten *beider CEDE* mononukleäre Leukozyten des Darmes, nicht aber des Blutes zu einer mäßigen, aber eindeutigen Zytotoxizität gegen Targetzellen, die mit teilgereinigten Darmepithelantigenen (sog. epithelial cell-associated components, ECAC) beladen wurden. Eine Anreicherung der T-Lymphozyten ($CD11^+$) steigert die Zytotoxizität um 100%, in den an T-Zellen verarmten Populationen hingegen geht diese verloren. Darüber hinaus sind aus dem Darm isolierte mononukleäre Leukozyten von Patienten mit CEDE in der Lage, autologe Kolonepithelzellen zu zerstören. Alle diese von einer gewissen Organ- und Krankheitsspezifität (für CEDE) gekennzeichneten zytotoxischen, z. T. autoimmunen Immunreaktionen weisen auf eine darmspezifische Sensibilisierung intestinaler Lymphozyten bei den CEDE hin. Dabei ist jedoch die Natur der Effektorzellen (zytotoxische T-Lymphozyten, nicht MHC-restringierte zytotoxische T-Lymphozyten, ADCC?) weiterhin ungeklärt.

Augenblicklich läßt sich kein sicherer Bezug dieser intestinalen Immunzytotoxizität gegen Darmepi-

Tabelle 21.7 Charakteristika der Zytotoxizität peripherer Blutlymphozyten gegen Kolonepithelien bei Patienten mit chronisch entzündlichen Darmerkrankungen (CEDE)

- beschränkt auf CEDE
- gegen homologe und autologe Kolonepithelzellen gerichtet
- Komplementunabhängigkeit
- Effektorzellen sind FcR$^+$-Lymphozyten (ADCC?)
- Effektorzellen sind CTL (CD8$^+$)
- geht nach Kolektomie (Colitis ulcerosa) verloren
- Übertragung der Zytotoxizität auf Blutlymphozyten Gesunder durch Serum von Patienten mit CEDE
- Stimulation der Zytotoxizität in Blutlymphozyten Gesunder durch Vorinkubation mit Lipopolysaccharidextrakt von Escherichia coli O 119: B 14

thelantigene zu der schon seit langem beschriebenen Zytotoxizität von *Blutlymphozyten* gegen Kolonepithelzellen herstellen. Deren Charakteristika sind in Tab. 21.**7** zusammengefaßt. Da diese Zytotoxizität durch monoklonale Anti-MHC-Klasse-I-, Anti-CD2- und Anti-CD8-Antikörper, nicht aber durch monoklonale Anti-MHC-Klasse-II- oder Anti-CD4-Antikörper hemmbar ist, liegt hier zum Teil eine klassische T-Zell-Zytotoxizität (CTL) vor. Die Generierung einer Antikolonzytotoxizität durch Vorinkubation von Blutlymphozyten Gesunder mit E. coli (Tab. 21.**7**) sowie der Nachweis einer Kreuzreaktion der Antikolonantikörper (s. u.) mit E. coli bei Patienten mit Colitis ulcerosa führten zur Hypothese, daß ein Toleranzbruch gegenüber bakteriellen Antigenen des Darmes Bedeutung für die Pathogenese der CEDE haben könnte. Noch aber ist unklar, ob die durch E. coli induzierte Zytotoxizität von Blutlymphozyten wirklich targetspezifisch ist oder ob sie lediglich eine unspezifische lectininduzierte Zytotoxizität aktivierter T-Zellen darstellt.

Im Unterschied zu diesen bei beiden CEDE zu beobachtenden zytotoxischen Autoimmunphänomenen lassen sich *spezifisch bei Colitis ulcerosa* zum einen immunfluoreszenzoptisch IgG-Antikörper in gewebegebundener Form sowie Komponenten des terminalen Komplementkomplexes im Bereich der Basalmembran und der peripheren Anteile des Oberflächenepithels des Kolons nachweisen. Zum anderen lassen sich aus der Kolonmukosa IgG-Autoantikörper gegen Darmmukosa eluieren. Letztere Antikörper sollen mit vergleichsweise für Kolongewebe spezifischem 40-kDa-Antigen und 105-kDa-Antigen reagieren. Ebenfalls auf Colitis ulcerosa beschränkt können auch im Blut bei etwa $1/3$ dieser Patienten zirkulierende zytotoxische IgG-Autoantikörper gegen Kolonepithelzellen nachgewiesen werden. Diese Serumantikörper korrelieren in ihrem Auftreten nicht mit den bekannten sog. „Antikolonantikörpern" von Broberger u. Perlmann. Letztere reagieren mit einem intrazellulären Mucinantigen der Becherzellen und sind vor allem nicht zytotoxisch.

Jüngste Untersuchungen zeigen erste provokative Hinweise auf eine lokale Synthese von Antikörpern gegen Kolonepithelien bei Colitis ulcerosa. Der Bezug dieser lokal produzierten, z. T. zytotoxisch wirksamen Antikörper zu den bei Colitis ulcerosa aus Kolon eluierbaren Anti-40kDa/105kDa-Antigen-Antikolonantikörpern wie auch die Krankheitsspezifität dieses mukosalen Autoimmunphänomens bedürfen der weiteren Abklärung. Erst dann kann diskutiert werden, ob die im Darm lokal gebildeten Antikolonantikörper sich dort an Kolongewebe binden und damit pathogenetische Bedeutung erlangen können.

Unspezifische zytotoxische Immunreaktionen Entzündungsreaktion und Ig-Isotypverschiebung

Eine immunologische Gewebeschädigung ist nicht nur durch direkt gegen Targetzellen gerichtete autoimmune Zytotoxizitätsmechanismen möglich, sondern auch indirekt über unspezifische Entzündungsreaktionen. Letztere haben bei CEDE pathogenetische Bedeutung.

Bei CEDE findet sich in nicht entzündeter Schleimhaut eine normale sekretorische humorale Immunantwort mit dominierendem IgA („Firstline-of-defence"-Reaktion). Tage bis Wochen vor dem klinischen Manifestwerden eines Aktivitätsschubes kommt es aber, parallel zur Schwere der Entzündung, nicht nur zu einer Zunahme der Gesamtplasmazellzahl, sondern auch zu einer starken Verschiebung im Ig-Isotyp-Verhältnis. Dann überwiegen die sich um ein 30faches vermehrenden IgG-produzierenden Plasmazellen gegenüber den sich nur um ein 2- bis 3faches vermehrenden IgA-produzierenden Plasmazellen. Übereinstimmend findet sich auch funktionell eine signifikant gesteigerte IgG-Sekretion durch intestinale Leukozyten bei aktiven CEDE. Diese „Second-line-of-defence"-Reaktion mit IgG vermag im Gegensatz zu IgA nach Reaktion mit Antigen die Komplementkaskade zu *aktivieren*. Dabei entstehende Spaltprodukte des Komplements (C3a, C5a, $\overline{C5b, 6, 7}$) wirken chemotaktisch auf Thrombozyten, polymorphonukleäre Leukozyten, Eosinophile, Basophile und Makrophagen und führen zur Aktivierung dieser Zellen. Diese unspezifischen komplementvermittelten Vorgänge führen zudem zu einer Degranulierung der bei CEDE diffus in der Mukosa, vor allem der Lamina propria, vermehrten Mastzellen. Letzteres bedeutet die Freisetzung von Entzündungsmediatoren wie Histamin, Serotonin, Bradykinin und Bildung von Cysteinylleukotrienen. Der Aktivierung der Granulozyten und Makrophagen folgt die Bildung und Freisetzung lysosomaler Enzyme und von Sauerstoffradikalen.

Im Rahmen des „respiratory burst" werden von Makrophagen toxische Sauerstoffmetaboliten wie O_2^-, $H_2O_2^-$ und Hypochlorsäure freigesetzt, die durch Lipidperoxidation die Zellmembran destabilisieren, DNA schädigen, Proteaseinhibitoren inaktivieren und damit gewebeschädigende Potenz haben. Auch eine vermehrte Synthese der Eicosanoide resultiert aus dieser komplementvermittelten wie auch aus der früher besprochenen zytokinvermittelten Aktivierung der Granulozyten und Makrophagen. Diese Eikosanoide sind Mediatoren der späten Phase des Entzündungsprozesses und werden aus der Arachidonsäure gebildet, die Prostaglandine

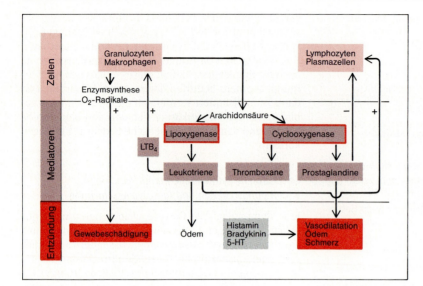

Abb. 21.**6** Schematische Darstellung der Entzündungsreaktion bei chronisch entzündlichen Darmerkrankungen auf der Ebene der Entzündungszellen, der Entzündungsmediatoren unter Betonung der Lipidmediatoren und des entzündlichen Substrats.
+ = immunstimulierende Wirkung,
− = immunsupprimierende Wirkung,
5-HT = Hydroxy-tryptamin.

und das Thromboxan über den Cyclooxigenase- und die Leukotriene über den Lipoxigenaseweg (Abb. 21.**6**). Bei akutem Schub, nicht aber in der Remission finden sich erhöhte Gewebekonzentrationen sowie Syntheseraten des PGE_2, PGF_2, PGI_2 und des Thromboxans in der Kolonmukosa, und es zeigt sich eine im Vergleich zu Gesunden hochsignifikant vermehrte Synthese von LTB_4 und 5-Hydroxyeicosatetraensäure. LTB_4 ist chemotaktisch hochaktiv. 90% der chemotaktischen Aktivität in entzündeter Mukosa von Patienten mit Colitis ulcerosa konnte als LTB_4 erkannt werden. Darüber hinaus führte LTB_4 auch zur Aktivierung und Aggregierung der Leukozyten mit Freisetzung lysosomaler Enzyme und von Sauerstoffradikalen (Abb. 21.**6**). Manche dieser Entzündungsmediatoren veranlassen die Expression von Adhäsionsmolekülen an Leukozyten und Endothelzellen mit der Folge einer weiteren Anhäufung dieser Zellen am Ort des Geschehens.

In der Summe führen diese durch IgG initiierten Entzündungsreaktionen in Umkehrung des ursprünglichen Ziels, nämlich Opsonisierung der unbekannten Antigene und Phagozytose der Komplexe im Rahmen der Immunelimination („second line of defence"), zu einer Gewebeschädigung und damit zur Entwicklung eines sekundären Defektes des Mukosablocks des Darmes. Das dadurch verstärkte Eindringen bisher unbeteiligter intraluminaler Antigene des Darmes kann diese „Second-line-of-defence"-Reaktion weiter verstärken, wodurch ein Circulus vitiosus der Entzündung eröffnet und ein chronisch entzündlicher Prozeß ausgelöst werden kann. Diese immunologischen Faktoren, die für die Chronifizierung und Perpetuierung der Entzündungsprozesse verantwortlich sind, sind somit nicht gleichbedeutend mit den auslösenden Faktoren der CEDE, die bisher nicht bekannt sind.

Prostaglandine haben neben diesen phlogistischen Eigenschaften und einer immunoregulatorischen (vor allem immunsuppressiven) Wirkung (Abb. 21.**6**) auch eine sekretagoge Wirkung (gesteigerte Elektrolyt- und Wassersekretion). Zudem stimulieren sie die Schleimproduktion und in unterschiedlicher Weise die Längs- und Ringmuskulatur des Darmes. So können Prostaglandine Diarrhöen, abdominelle Krämpfe und Schmerzen auslösen.

Nichtsteroidale Antirheumatika mit ihrer selektiven Hemmung der Prostaglandinsynthese (ohne Beeinflussung der Leukotriensynthese) sind jedoch bei CEDE nicht wirksam. Die therapeutisch wirksamen Stoffe Sulfasalazin und 5-Aminosalicylsäure (5-ASA) hemmen neben der Prostaglandinsynthese in therapeutischen Dosen auch die Synthese von Leukotrienen in der Darmwand. So scheint bei den CEDE die vermehrte intestinale Leukotriensynthese von größerer Bedeutung zu sein als die Steigerung der Prostaglandinsynthese. Diese pathophysiologischen und pharmakodynamischen Ausführungen machen aber auch deutlich, daß der heutige therapeutische Ansatz der Leukotriensynthese-Hemmung mit Steroiden, Sulfasalazin oder 5-ASA erst spät im Entzündungsgeschehen eingreift und somit eine rein symptomatische und keine kurative Wirkung hat und haben kann.

Nicht nur humorale Immunreaktionen, sondern auch die zellvermittelte Immunität kann antigenunspezifisch zytotoxisch und damit gewebeschädigend wirken. Aktivierte LP-T-Lymphozyten (verstärkte IL-2R- sowie MHC-Klasse-II-Antigenexpression) und z. T. auch die IEL sind effektive Träger sowohl der lectininduzierten (LICC) als auch der Anti-CD3- und Anti-CD2-induzierten T-Zell-Zytotoxizität. Diese werden auch „alternativer Weg" der T-Zell-Zytotoxizität genannt, da sie das nach Antigensensibilisierung entstandene, in vivo schon bestehende zytotoxische Potential darstellen ohne Berücksichtigung der Antigenspezifität. Mikrobielle Lipopolysaccharide und andere Faktoren könnten diesen „alternativen Weg" der T-Zell-Zytotoxizität aktivieren. Dies könnte ebenfalls zur Schädigung der umliegenden Zellen führen, ohne daß eine spezifische Sensibilisierung gegen diese Zellen vorliegen müßte.

IgG-Subklassen-Differenzierung und Ätiopathogenese

Die exzessiv gesteigerte IgG-Synthese im Darm findet sich bei Morbus Crohn und Colitis ulcerosa in gleicher Weise. Es liegen jedoch entscheidende Unterschiede bezüglich der IgG-Subklassen vor. Bei Morbus Crohn ist IgG_2 signifikant vermehrt, bei Colitis ulcerosa hingegen IgG_1 und IgG_3 (Abb. 21.7). Bei Morbus Crohn sind diese Veränderungen ausschließlich entzündungsabhängig, d. h., sie normalisieren sich in der Remission. Bei Colitis ulcerosa hingegen liegt auch in der Remission eine signifikante Erhöhung der IgG_1-Sekretion vor. Dieser für die ätiopathogenetische Vorstellungen bei CEDE so wichtige Unterschied zwischen Morbus Crohn und Colitis ulcerosa wurde auch an eineiigen Zwillingen bestätigt und erweitert. Bei der Colitis ulcerosa ist somit offensichtlich im Gegensatz zur Immunreaktivität bei Morbus Crohn bereits vor und unabhängig vom Ausbruch der Erkrankung eine wohl genetisch bedingte besondere Immunreaktivität gegeben, die zur Erkrankung prädisponieren mag.

IgG_1-Antikörper zeichnen sich durch eine besonders effektive Komplementaktivierung, Phagozytoseaktivierung und zytotoxische Aktivität aus und können so in der Darmschleimhaut eine Zerstörung der Mukosa durch mehrere Mechanismen unterstützen. Ein weiterer Aspekt dieser IgG_1-Dominanz ist die Beobachtung, daß bei klassischen Autoimmunerkrankungen, wie systemischer Lupus erythematodes oder Myasthenia gravis, die Autoantikörper gegen Kernantigene (z. B. dsDNA bzw. Acetylcholinrezeptoren) vor allem IgG_1 und IgG_3 sind. IgG_2-Antikörper hingegen werden bevorzugt von Kohlenhydratantigenen stimuliert, wie sie vor allem bei Bakterien vorkommen. So könnte das gesteigerte IgG_1 und IgG_3 auf eine verstärkte Disposition für autoimmunologische Reaktionen bei Colitis ulcerosa hinweisen, die IgG_2-Dominanz bei Morbus Crohn hingegen auf eine verstärkte Immunreaktion gegen mehr exogene, möglicherweise fäkale mikrobiell-bakterielle und Pilzantigene.

Im Einklang mit dieser Hypothese finden sich bei Colitis ulcerosa zahlreiche Autoimmunphänomene, die bei Morbus Crohn nicht angetroffen werden, dies sowohl bezogen auf Gewebe außerhalb des Gastrointestinaltraktes (z. B. ANCA) als auch auf das erkrankte Kolon (Tab. 21.8). Andererseits liegen bei Morbus Crohn Hinweise auf eine stärkere Auseinandersetzung des Immunsystems mit bakteriellen Antigenen und Pilzantigenen des Darmes vor (Tab. 21.8). So findet sich auf den polymorphonukleären Leukozyten eine erhöhte Zahl von Rezeptoren für das proinflammatorische bakterielle Peptid Formyl-Leucyl-Methionyl-Phenyl-Alanin (FLMP), begleitet von einer erhöhten funktionellen Reaktion dieser Zellen auf FLMP.

Eine der Hauptschwierigkeiten bei der Interpretation all dieser immunpathologischen Befunde ist die Unterscheidung von Epiphänomen und pathogenetisch relevantem Phänomen. So ist zum gegebenen Zeitpunkt auch jede Diskussion darüber, ob die Beschränkung bestimmter Autoimmunphänomene auf die Colitis ulcerosa diese Erkrankung als sog. Autoimmunerkrankung

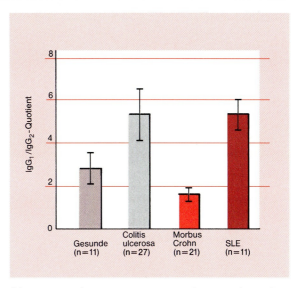

Abb. 21.7 IgG_1/IgG_2-Quotient im Serum bei Gesunden, Colitis ulcerosa, Morbus Crohn und systematischem Lupus erythematodes (SLE) (nach MacDermott u. Mitarb.).

ausweist, vordergründig und oberflächlich. An den obigen Befunden ist entscheidend: Die autoimmunologischen Veränderungen bei der Colitis ulcerosa einerseits und die mehr in Richtung einer Auseinandersetzung mit luminalen Darmantigenen (Bakterien, Pilze) weisenden Immunbefunde bei Morbus Crohn andererseits zeigen, daß sich die Immunreaktivität und damit möglicherweise auch die Pathogenese beider CEDE unterscheiden.

Therapie

Beim akuten Schub des Morbus Crohn ist die Wirksamkeit der Steroide, des Sulfasalazins und der 5-ASA abhängig von der Krankheitsaktivität und der Lokalisation. Sulfasalazin (4–5 g/Tag) wirkt bei leichter bis mäßig aktiver Crohn-Colitis, 5-ASA (4 g/Tag) bei leichtem und mittelschwerem Schub ungeachtet der Lokalisation und Steroide auch bei Dünndarm-Crohn sowie bei schwerem (60 mg/Tag Initialdosis) bis fulminantem Schub (100 mg/Tag parenteral). Bei Sulfasalazin- oder 5-ASA-Resistenz ist Metronidazol (800–1000 mg/Tag) noch wirksam; das Umgekehrte gilt nicht. Sulfasalazin, 5-ASA und Steroide können auch in der Schwangerschaft gegeben werden. Die Ernährungstherapie mit Formuladiäten hat lediglich als additive Therapie Bedeutung, wobei die Zusammensetzung der Formuladiät, ob Elementardiät auf Aminosäurebasis oder Nichtelementardiät auf Oligopeptid- oder Proteinbasis, nicht entscheidend ist.

Nach Kontrolle des akuten Schubes scheint eine mehrmonatige kontinuierliche, niedrigdosierte Weiterführung des jeweiligen Therapieregimes eine gewisse Rezidivprophylaxe zu ermöglichen. Liegt bereits eine Remission bei einem Patienten vor, war bis vor kurzem kein Präparat in der Lage, die Wahrscheinlichkeit des Rezidivs zu vermindern. Für 5-ASA (3 g/Tag einer dünndarmlöslichen Galenik) ist zwischenzeitlich eine rezidivprophylaktische Wirkung belegt, dies vor allem bei

Tabelle 21.8 Mukosale und systemische humorale Immunreaktionen und ihre Antigene bei Morbus Crohn und Colitis ulcerosa

	Morbus Crohn	Colitis ulcerosa
Mukosale Immunreaktionen		
Heterologe bakterielle Antigene		
– Bacteroides fragilis	+++	+
– Clostridium perfringens	+++ (IgG$_1$/IgG$_2$)	(+)
– E. coli	++ (IgG)	+ (IgG)
– Klebsiella aeruginosa	+	+
Autologe Antigene		
– Kolonepithel 40-kDa-Ag	–	++ (IgG$_1$, IgG$_3$)
– Kolonepithel (Ratte)	?	++
– Kolonepithel (HRT-Linie)	?	++
Systemische Immunreaktionen		
Heterologe Antigene		
– Mikrobielle Antigene		
• Bakterielle Antigene		
1. Lipoid A	++	–
2. Eubacterium contortum ME 44	++ (50%)	+ (27%)
Eubacterium contortum ME 47	++ (43%)	– (4%)
Coprococcus comes	++ (70%)	+ (50%)
Peptostreptococcus productus	++ (63%)	+ (35%)
Anaerobier (Bacteroides fragilis)	++	++
3. E. coli		
O-Antigene (159 Stämme)	++ (13,8 Stämme positiv)	+ (7,3 Stämme positiv)
Kunin-Antigen[1]	+ (70–90%)	+ (70–90%)
• Virale Antigene		
1. ss-RNA *(poly rA)*	++ (36–57%)	++ (57%)
2. ds-RNA *(poly rA, rU)*	+ (39%)	+
• Pilze/Hefen: Saccharomyces cerevisiae	++ (IgA, M, G)	(+)
– Nahrungsmittelantigene		
• Rinderserumalbumin	+	+
• Casein, β-Lactoglobulin	+	+
• Gesamtmilch	n. d.	+
Autologe Antigene		
– Kolonepithel		
• IF, IHA[2]		
1. human	–	+
2. Ratte	++	++
• Zytotoxisch		
1. Enterozyt	++	++
2. RPMI 4788	–	++ (30%; IgG)
– p-ANCA	(+) (20%)	++ (84%)
– Lymphozyten	+	+

[1] Gemeinsames Antigen aller Enterobacteriaceae
[2] IF = Immunfluoreszenz, IHA = indirekter Hämagglutinationstest

kurzer Remissionsdauer, bei 2–3 Rezidiven im vergangenen Jahr und damit erkennbarem hohen Rezidivrisiko, sowie bei Dünndarmbeteiligung. Die Rezidivrate liegt innerhalb 3 Jahren auf diese Weise um 20% niedriger als bei natürlichem Krankheitsverlauf.

Die chirurgische Therapie des Morbus Crohn bleibt Komplikationen und therapierefraktären Verläufen vorbehalten. Die postoperative Rezidivrate ist hoch.

Die Therapie des akuten Schubes der *Colitis ulcerosa* mit Sulfasalazin (4 g/Tag), 5-ASA (4 g/Tag) oder Steroiden (60–100 mg/Tag) orientiert sich an Schwere und Ausdehnung der Erkrankung. Bei der Proktosigmoiditis hat die ausschließlich peranale Anwendung von Sulfasalazin, 5-ASA und Steroiden den Vorteil der geringeren systemischen Nebenwirkungen. Durch noch geringere systemische Nebenwirkungen sind die „neuen topischen" Corticosteroide wie Budesonid gekennzeichnet. Diese werden aufgrund des hohen First-Pass-Effekts in der Leber zu 90% inaktiviert, so daß in der Tat von einer „topischen Applikation" gesprochen werden kann. Der Indikationsbereich für die orale Anwendung der topisch wirksamen Steroide ist noch zu definieren. Steroide und

Sulfasalazin können auch in der Schwangerschaft verabreicht werden. Bei chronisch aktiver, steroidbedürftiger Verlaufsform ist die zusätzliche Gabe von Azathioprin (2–3 mg/kg Körpergewicht/Tag) berechtigt.

Zur Rezidivprophylaxe haben sich Sulfasalazin (2 g/Tag) und 5-ASA (1,5–2,0 g/Tag) als wirksam erwiesen. Die chirurgische Therapie bleibt Komplikationen und therapierefraktären Verläufen vorbehalten, wobei zunehmend der ileoanale Pouch eine Verbesserung der Lebensqualität dieser Patienten bedeutet.

■ Glutensensitive Enteropathie

Definition und Epidemiologie

Die glutensensitive Enteropathie (GSE; Zöliakie des Kindes, Erwachsenensprue, einheimische Sprue) ist gekennzeichnet durch ein Malabsorptionssyndrom bei Vorliegen der charakteristischen histologischen Veränderungen einer flachen Mukosa des Dünndarms und durch Rückbildung der klinischen und histologischen Befunde unter glutenfreier Diät (nach der Definition der ESPGAN 1969). Auf die Gluten-Reexposition mit dem Wiederauftreten der klinischen und histologischen Veränderungen wird heute verzichtet. Die Häufigkeit klinisch manifester Fälle liegt in Europa zwischen 0,1 (Griechenland) und 3,5 (Schweden) auf 1000 Geburten. Die klinisch diagnostizierten Fälle stellen jedoch nur die Spitze eines Eisbergs dar. Die Häufigkeit subklinischer Fälle, wie silente GSE (flache Mukosa) und latente GSE (normale Mukosa), liegt um das 5- bis 6fache höher. Die GSE tritt familiär gehäuft auf. Ein selektiver IgA-Mangel prädisponiert für die GSE. Die GSE zeigt die höchste Assoziation aller gastrointestinalen Erkrankungen mit MHC-Klasse-II-Antigenen. So besteht eine nahezu 100%ige Assoziation mit dem HLA-DQ2-Molekülkomplex, wobei das Vorhandensein des Gen-Paares (wenigstens von 2 der Gene) DQB1*0201 und DQA1*05011 in cis auf dem HLA-DR17-Haplotyp oder in trans auf dem heterozygoten DR5 (neue Nomenklatur DR11)/DR7-Haplotyp entscheidend für die Vererbung ist. 80% der Probanden zeigen HLA-B8. Die Erkrankungsdiskordanz (25%) bei eineiigen Zwillingen weist jedoch auf die Bedeutung weiterer genetischer und/oder umweltbedingter Faktoren hin. So ist unter gliadinfreier Diät das Auftreten von Antikörpern gegen Gliadin mit dem IgG$_2$-Schwerketten-Allotypmarker G2m(n) assoziiert, ohne daß eine Korrelation zwischen dem Auftreten der GSE selbst mit Gm-Markern besteht.

Da eine signifikante Aminosäuresequenzhomologie des A-Gliadins mit dem von Adenovirus 12 kodierten 54-kDa-Glykoprotein E1b besteht und neutralisierende Anti-Ad12-Antikörper bei 40% der GSE-Patienten im Gegensatz zu nur 7% bei Gesunden gefunden werden, könnte eine Virusinfektion durch Stimulation kreuzreagierender Antikörper ätiopathogenetisch Bedeutung haben.

Klinik und Verlauf

Die Zöliakie beginnt am häufigsten mit Ende des ersten Lebensjahres; die einheimische Sprue ist eine Erkrankung des Erwachsenenalters. Die Kardinalsymptome der GSE sind in der Definition der GSE im wesentlichen enthalten. Dabei handelt es sich um die klassische Zöliakie. Häufiger als diese treten jedoch heute subklinische Formen auf, so die silente GSE mit flacher Mukosa und die latente GSE mit normaler Mukosa. Gehäuft treten bei Nichteinhaltung einer glutenfreien Diät Non-Hodgkin-Lymphome vom T-Zell-Typ auf, die sog. enteropathieassoziierten Lymphome (EATCL) und Plattenepithelkarzinome des Ösophagus.

Bei Dermatitis herpetiformis Duhring liegt in 80% eine Glutenintoleranz vor. Diese führt jedoch nur selten zur Malabsorption.

Diagnostik und Differentialdiagnose

Neben dem klinischen Bild ist die Histologie der Dünndarmbiopsien diagnostisch entscheidend. Die Dünndarmzotten sind verkürzt bis zum völligen Schwund („flat mucosa"), die Krypten hingegen elongiert und die Lamina propria von mononukleären Leukozyten infiltriert. Die diagnostische Notwendigkeit der Glutenexposition ist heute auf Problemfälle beschränkt.

Zur Eingrenzung der Indikation zur Dünndarmbiopsie erweisen sich serologische Untersuchungen als geeignet. Die höchste Sensitivität und Spezifität für GSE zeigen die Antiendomysium-Antikörper (AEA). Sie finden sich in praktisch 100% der unbehandelten Zöliakiepatienten mit Zottenatrophie und in der Hälfte der Fälle von GSE-Patienten unter nicht strikt glutenfreier Kost.

Serum-Antigliadin-Antikörper (AGA) haben wegen des Auftretens ähnlicher Antikörper bei chronisch entzündlichen Darmerkrankungen lediglich, wenn hochtitrig, bestätigende diagnostische Relevanz. IgA-Antigliadin-Antikörper scheinen bei bereits diagnostizierter GSE bei der Hälfte der Patienten zur Kontrolle der diätetischen Noncompliance geeignet. Die Kombination von AGA und AEA kann nicht nur diagnostisch, sondern auch zum Screening auf subklinische Formen der GSE (silente und latente GSE) eingesetzt werden. Krankheitsspezifisch erscheint eine Gliadinsensibilisierung im Leukozyten-Migrationsinhibitionstest. Diese aber ist für die Routinediagnostik zu aufwendig.

Differentialdiagnostisch relevant sind die tropische Sprue, die bakterielle Fehlbesiedlung des Dünndarms, die unklassifizierte Sprue bei VIS und intestinale Lymphome.

Ätiologie und Immunpathogenese

Die GSE ist Folge einer Unverträglichkeit gegen die aus dem Weizenprotein Gluten extrahierbaren Gliadine, aber auch – in abnehmender Häufigkeit – gegen die „zöliakieaktiven Proteine" der Secaline (Roggen), Hordeine (Gerste) und Avenine (Hafer). Trotz bekannter Ätiologie ist die Pathogenese der Schädigung der ausgereiften Resorptionsepithelien noch unklar. Verschiedene Pathomechanismen wurden und werden heute diskutiert.

Gemäß der *Lectin- und Defektglykosylierungshypothese* der Enterozyten sollen Gliadine lectinartige Eigenschaften besitzen und nach Bindung an Enterozyten suszeptibler Individuen zytotoxische Wirkung entfalten. Dies blieb aber bisher eine reine Hypothese.

Auch die frühere „Enzymtheorie", ein Mukosapeptidasemangel mit der Folge der Entstehung toxischer Peptide aus dem Gluten, wird heute in Zweifel gezogen.

Die *Immunhypothese* betont die Bedeutung immunologischer Mechanismen für die Pathogenese und vor allem für die Chronifizierung des Krankheitsprozesses. Diskutiert wird neuerdings eine durch Gliadine antigenspezifisch angestoßene immunologische Aktivierung von IEL-T-Zellen und z. T. LP-T- und B-Lymphozyten. IEL-T-Zellen lösen dann indirekt über Lymphokine die Zottenatrophie und Kryptenhypertrophie aus, ohne gegen diese Gewebsstrukturen des Darmes sensibilisiert sein zu müssen (Abb. 21.3 b). $CD3^-CD25^+$-Makrophagen, die möglicherweise über IL-2 und IFN-γ der T-Lymphozyten aktiviert wurden, mögen für die Schleimhautschädigung in Form einer hyperregeneratorischen Adaptation mit Zottenatrophie und Kryptenhyperplasie verantwortlich sein (Abb. 21.3 b).

Bei GSE fällt eine Erhöhung der normalerweise nur 10% betragenden TCR-γ/δ^+-T-IEL bis zu 30% auf, und dies sowohl bei Patienten mit aktiver Erkrankung und flacher Mukosa als auch unter glutenfreier Diät bei normalisierter Schleimhaut. Dies macht deutlich, daß die Expansion der TCR-γ/δ^+-IEL unabhängig von der Diät auftritt, d. h., daß ihre Vermehrung nicht durch Gliadinpeptide induziert wird und somit diese γ/δ-T-Lymphozyten offensichtlich auch nicht – zumindest nicht direkt – an Epithelschädigungen beteiligt sind. Hingegen zeigen die bisher etwas vernachlässigten TCR-α/β^+-IEL eine ausgeprägte Abhängigkeit von der Krankheitsaktivität. So scheint die Zahl der $CD8^+$-TCR-α/β^+ – IEL direkt durch Gluten „gesteuert". Dies mag darauf hindeuten, daß diese glutenreaktiven $CD8^+$-TCR-α/β^+-IEL direkt pathogenetische Bedeutung für die Zottenatrophie haben könnten. Letzteres freilich ist z. B. durch die Entwicklung von gliadinreaktiven TCR-α/β^+-IEL-T-Zellen aus dem Darm zu erhärten.

Die wichtigsten Hinweise auf eine gliadinspezifische Sensibilisierung von Lymphozyten bei GSE und einen erhöhten Aktivierungsgrad, vor allem der IEL, sind in Tab. 21.9 zusammengefaßt.

Dieser komplexe immunologische Pathomechanismus mag durch sekundäre Immunprozesse verstärkt werden, dies insbesondere hinsichtlich der Chronifizierung des Entzündungsprozesses. So findet sich bei den LPL eine veränderte Ig-Isotyp-Differenzierung in Form einer gesteigerten „Second-line-of-defence"-Reaktion bei aktiver GSE mit einem 3fach stärkeren Anstieg IgG-haltiger gegenüber IgA-haltigen Immunozyten. Zudem besteht eine inverse Korrelation zwischen der Zahl IgG-positiver Immunozyten und dem Zeitintervall bis zum Auftreten eines klinischen Rezidivs nach Glutenexposition.

Insgesamt lassen diese Befunde diskutieren, daß die im Blut nachweisbaren Befunde mehr Epiphänomencharakter – dabei aber durchweg diagnostische Be-

deutung haben. Die mukosalen Immunreaktionen hingegen spielen eine potentielle pathogenetische Rolle, sei es in Form einer Mitbeteiligung bei der Auslösung der Zottenatrophie und Kryptenhyperplasie und/oder bei der Chronifizierung eines durch Gliadin angestoßenen nichtimmunologischen auslösenden Ereignisses.

Therapie

Eine weizen-, roggen-, gerste-, und haferfreie Diät führt in der Regel zur schnellen Rückbildung der Beschwerden. Die histologische Normalisierung tritt erst innerhalb von Wochen oder Monaten ein. Anfangs kann ein Ausgleich chronischer Mangelerscheinungen notwendig sein. Eine lebenslang strikt eingehaltene Diät normalisiert das ansonsten erhöhte Malignomrisiko, vor allem das der EATCL. Bei therapierefraktären Verläufen kann der Einsatz von Steroiden über längere Zeit notwendig werden.

■ Exokrines Pankreas

Autoimmunprozesse gegen Antigene des exokrinen Pankreas finden sich beim Sjögren-Syndrom in Form einer Kreuzreaktion der gegen Speichelgangepithelien gerich-

Tabelle 21.9 Hinweise auf gliadinspezifische Sensibilisierung und erhöhten Aktivierungsgrad der peripheren Blutlymphozyten (PBL) und der Lymphozyten des GALT

PBL
- IgA-Antiendomysium-Antikörper (AEA)
- Antikörper gegen Gluten und Gliadine (50–100%) ohne Korrelation zur Krankheitsaktivität
- IgA-Antigliadin-Antikörper bei diätetischer Noncompliance (50%)
- Vermehrung gliadinbindender B-Lymphozyten von 17 auf 43%
- glutenspezifischer T_S-Zell-Defekt
- positiver Leukozyten-Migrationsinhibitionstest mit Gliadinen

GALT
- gliadinantigenspezifische, dosisabhängige und zeitbezogene Akkumulation von $CD8^+$-IEL
- Sequestrierung gliadininsensibilisierter Lymphozyten aus dem Blut in den Darm
- Verdopplung der $CD8^+$-$CD5^+$-IEL
- Vermehrung der $CD3^+$-$CD4^-$-$CD8^-$-T-IEL von 6 auf 28%
- Vermehrung der TCR-γ/δ^+-IEL durch Anstieg der $V_\gamma 1/\delta_1^+$-IEL (auch unter glutenfreier Kost)
- Vermehrung der $CD25^+$-T-IEL (IL-2R), auch bei silenter (100%) und latenter GSE
- erhöhter Mitoseindex der IEL (unbehandelt)
- 6fach gesteigerter Übertritt von IEL ins Darmlumen
- verstärkte Expression von MHC-Klasse-II-Antigenen auf Dünndarmenterozyten der Krypten (aktive GSE)

teten Autoantikörper mit intra- und interlobulären Pankreasgangepithelien sowie bei der sehr seltenen primärsklerosierenden Pankreatitis ohne Verkalkungen. Eine verstärkte Expression von MHC-Klasse-II-Antigen an Pankreasepithelien, vor allem mittelgroßen Pankreasgängen, zusammen mit Infiltrationen des Pankreasgewebes durch „aktivierte" (MHC-Klasse-II-Antigene exprimierende) CD4$^+$- bzw. CD8$^+$-T-Lymphozyten bei bestimmten Fällen chronischer Pankreatitis, wurde als möglicher Hinweis auf Autoimmunprozesse bei diesen Verläufen diskutiert. Solche Autoimmunphänomene konnten bislang jedoch nicht sicher festgestellt werden.

Im Gegensatz dazu spielen bei bestimmten endokrinen Erkrankungen des Pankreas (Diabetes mellitus Typ I) autoimmunologische Prozesse eine entscheidende Rolle (Kap. „Diabetes"). Pankreatitiden bei Systemerkrankungen mit diskutierter Immunpathogenese (Lupus erythematodes disseminatus, Sklerodermie und chronische Polyarthritis) scheinen nicht mit der Grundkrankheit assoziiert zu sein.

■ Literatur

1 Auer, I. O.: Autoimmunity in chronic inflammatory bowel disease. In Goebell, H., H. Malchow, B. M. Peskar: Inflammatory Bowel Disease – Basic Research and Clinical Implications. MTP. Lancaster 1988
2 Auer, I. O.: Immunopathien des Magen-Darm-Traktes. In Baenkler, H. W.: Handbuch der Medizinischen Immunologie. Ecomed, Landsberg 1997
3 Auricchio, S., J. K. Visakorpi: Common Food Intolerances 1. Epidemiology of Coeliac Disease. Karger, Basel 1992
4 Biewenga, J., E. P. van Rees, T. Sminia: Induction and regulation of IgA responses in the environment of the gut. Clin. Immunol. Immunopathol. 67 (1993) 1–7
5 Catassi C., I. M. Rätsch, E. Fabiani, M. Rossini, F. Bordicchia, F. Candela, G. V. Cgysa, P. L. Giorgi: Coeliac disease in the year 2000: exploring the iceberg. Lancet 343 (1994) 200–202
6 Debinsky, H. S., M A. Kamm: Novel drug therapies in inflammatory bowel disease. Europ. J. Gastoenterol. Hepatol. 7 (1995), 169–181
7 Horan, M. A.: Immunosenescence and mucosal immunity. Lancet 341 (1993) 793–794
8 Isaacson P. G., J. Spencer, D. H. Wright: Classifying primary gut lymphomas. Lancet 1988/II, 1148
9 Koch, P., O. M. Koch, R. Herrmann: Diagnostik und Therapie gastrointestinaler Lymphome. Internist 34 (1993) 155–160
10 Sachar, D. B.: Crohn's disease: A family affair. Gastroenterology 111 (1996) 813–815
11 Saperas, E.: The role of mast cells in gastrointestinal inflammation. Gastroenterology 110 (1996) 1656–1658
12 Sarker, S. A., K. Gyr: Non-immunological defence mechanisms of the gut. Gut 33 (1992) 987–993
13 Spencer, J., P. G. Isaacson: Immunology of gastrointestinal lymphoma. Baillieres clin. Gastroenterol. 1 (1987) 605–621
14 Stead Ron H., Mary H. Perdue, Helen Cooke, Don W. Powell, Kim E. Barrett: Neuro-immuno-physiology of the gastrointestinal mucosa. Implications for inflammatory diseases. Ann. N. Y. Acad. Sci. 664, 1992
15 Targan, St. R., F. Shanahan: Immunology and Immunopathology of the Liver and Gastrointestinal Tract. Igaku-Shoin, Tokio 1990
16 Thompson, H. St., N. A. Staines: Could specific oral tolerance be a therapy for autoimmune diseases? Immunol. Today 11 (1990) 396–399
17 Weiner, H. L., L. F. Mayer: Oral tolerance. Mechanisms and applications. Ann. N. Y. Acad. Sci. 778, 1996

22 Bewegungsapparat, rheumatische Erkrankungen

G. R. Burmester und A. Krause

■ Einleitung

Die entzündlichen rheumatischen Erkrankungen gehören zu den häufigsten Krankheiten, bei denen autoimmune Mechanismen in der Pathogenese bekannt sind. So betrifft z. B. das Krankheitsbild der rheumatoiden Arthritis (RA) ca. 1–2% der Bevölkerung. Zusammengefaßt dürften von den übrigen entzündlichen Erkrankungen des Bewegungsapparates weitere 1–2% der Bevölkerung betroffen sein, so daß allein aus diesen Zahlen die große Bedeutung dieser Krankheitsgruppe hervorgeht. Hinzu kommt, daß die rheumatischen Erkrankungen häufig chronisch über viele Jahre verlaufen und damit nicht nur eine starke Beeinträchtigung der Lebensqualität durch frühzeitige Invalidität beinhalten können, sondern auch einen erheblichen volkswirtschaftlichen Schaden bedeuten. Die rheumatischen Erkrankungen bieten jedoch neben der medizinischen Problematik die Möglichkeit, durch die Zugänglichkeit des betroffenen Gewebes beispielsweise bei Gelenkpunktionen oder Operationen gestörte immunologische Mechanismen *intra vitam* zu untersuchen. Dies ist um so wichtiger, da es für viele der bekannten Arthritiden keine Tiermodelle gibt, die den spontan entstehenden und schubweise mit Remissionen einhergehenden humanen Krankheitsmanifestationen genau entsprechen.

■ Gelenkstrukturen als Zielorgane entzündlicher rheumatischer Erkrankungen

■ Normale Gelenkstrukturen

Die Gelenke stellen ein komplexes System aus hyalinem Knorpel mit angrenzendem Knochen, Menisken, Gelenkkapselgewebe mit Bandapparat, Sehnen und Synovialflüssigkeit dar, das die Bewegung im dreidimensionalen Raum erlaubt (20). Die Gelenkhöhle wird von der Gelenkkapsel umschlossen. Dabei grenzt eine normalerweise ein- bis dreizellige Schicht aus Synovialisdeckzellen den Gelenkraum vom vaskularisierten synovialen Gewebe ab. Diese synovialen Deckzellen wurden aufgrund von elektronenmikroskopischen Untersuchungen in vorwiegend zwei Zellpopulationen eingeteilt (2).

Die Typ-A-Zelle zeigt typische Makrophagencharakteristika mit tentakelförmigen Zytoplasmaausläufern. Neben der Beseitigung von Detritus, der im Gelenkraum anfällt, haben diese Zellen möglicherweise auch eine unspezifische Abwehrfunktion beim Befall mit Mikroorganismen.

Die Typ-B-Zellen zeichnen sich durch ein stark entwickeltes rauhes endoplasmatisches Retikulum aus und gleichen den Fibroblasten des Bindegewebes, wobei ihre Aufgaben in der Synthese von kollagenen Fasern und von Bestandteilen der Synovialflüssigkeit bestehen dürften. Die beschriebenen Synoviozyten sitzen ohne begrenzende Basalmembran dem vaskularisierten Stratum synoviale auf. Damit ist das Gelenkgewebe deutlich unterschieden von den serösen Körperhöhlen, deren Mesothel durch eine Basalmembran vom submesothelialen Bindegewebe abgegrenzt ist. Dieser Umstand könnte möglicherweise auch die häufige Beteiligung des Synoviums bei entzündlichen Prozessen erklären. Im normalen Gelenk hat das Synovialgewebe in der Regel eine glatte Oberfläche; nur an den Rändern kommt es zur Bildung von Gelenkzotten. An das vaskularisierte Stratum synoviale schließt sich peripher das Stratum fibrosum aus dicht gepackten Kollagenfasern als fibröse Kapsel an. Kennzeichnend für die Synovialmembran ist die Vaskularisation mit fenestrierten Endothelien, die für einen raschen Flüssigkeits- und Substrataustausch sorgen (Abb. 22.1).

Die Gelenkflächen werden von einem makroskopisch glatten hyalinen Knorpel überzogen, wobei aufgrund einer unterschiedlichen Morphologie drei verschiedene Knorpelzonen unterschieden werden. Zellkinetisch sind die Chondrozyten zu den reversibel postmitotisch fixierten Zellen zu rechnen, da sie sich unter physiologischen Bedingungen nicht mehr teilen. Dennoch können in bestimmten Situationen, beispielsweise im arthrotisch veränderten Knorpel, Teilungsvorgänge der Chondrozyten beobachtet werden, und in der Gewebekultur ist eine gute Vermehrungsfähigkeit der Chondrozyten charakteristisch. Die Chondrozyten machen nur 1–10% der gesamten Masse des hyalinen Knorpels aus. Ganz im Vordergrund steht die Interzellularsubstanz, die aus kollagenen Fibrillen und Proteoglykanen besteht. Die Chondrozyten selbst sind von einer feinen fibrillären perizellulären Matrix umgeben, die sich scharf von der interzellulären Matrix abgrenzt, wobei die kollagenen Fibrillen der Interzellularsubstanz die Knorpelzellen „korbähnlich" umgeben.

Biochemisch besteht der Knorpel neben den Proteoglykanen vor allem aus dem Kollagen Typ II, das außer im Knorpel lediglich noch im Glaskörper des Auges gefunden wird. Daneben finden sich im Knorpel auch sogenannte minore Kollagene, vor allem Typ V, in der perizellulären Matrix. Die kollagenen Fibrillen umgeben die Proteoglykane und formen zusammen eine mikroskopisch einheitliche Substanz. Die Proteoglykane des Knorpels werden Aggrecanmoleküle genannt und bestehen aus Chondroitinsulfat und Keratansulfat sowie dem Proteinkern („Core"), der mit der Hyaluronsäure zu einem Proteoglykan-Hyaluronsäure-Komplex verbunden ist. Die Funktion des Knorpels wird durch die Wasserauf-

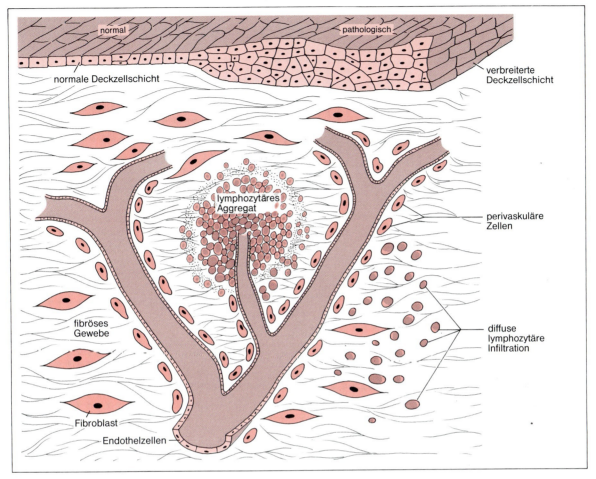

Abb. 22.1 Schematische Darstellung der normalen (linke Bildseite) und pathologisch veränderten Synovialmembran (rechte Bildseite). Charakteristisch bei der entzündlich veränderten Synovialmembran sind die verbreiterte Deckzellschicht, die diffuse und in Aggregaten vorhandene lymphozytäre Infiltration sowie die vermehrte Vaskularisation.

nahmefähigkeit des Proteoglykans („Wasserkissenwirkung") sowie durch die vernetzten Kollagenfasern gewährleistet, die für die Festigkeit des Knorpelgewebes verantwortlich sind. Der Knorpel grenzt an die subchondrale Knochenschicht, die versorgenden Blutgefäßen keinen Zutritt zum Knorpel erlaubt, so daß im physiologischen Zustand der Knorpel vom Immunsystem abgeschnitten – „sequestriert" – ist und die Versorgung mit Nährstoffen ausschließlich über die Synovialflüssigkeit erfolgt. Diese hat aufgrund ihrer hohen Viskosität – im wesentlichen bedingt durch den hohen Gehalt an Hyaluronsäure – auch die Eigenschaft, die Gleitfähigkeit zwischen den hyalinen Knorpelenden herzustellen (Abb. 22.2).

■ Synovitis

Die äußerlich aufgetriebenen Gelenke bei den entzündlichen rheumatischen Erkrankungen finden ihr Korrelat in folgenden histopathologischen Befunden:

- Die Verbreiterung der normalerweise nur ein- bis zweizelligen Deckschicht, die einen mehrzelligen Aufbau annimmt. Dies ist im zeitlichen Verlauf der Entzündung ein erstes Kennzeichen der Synovitis. Bei der RA wurden im Initialstadium auch tumorähnliche Fibroblastenwucherungen („tumor-like proliferation") beschrieben (12).
- Die Infiltration der Gelenkhaut mit lymphoiden Zellen, die in einem normalen Gelenk kaum oder gar nicht anzutreffen sind. Hier handelt es sich zum einen um lymphfollikelähnliche Aggregate und zum anderen um eine diffuse Infiltration des Stratum synoviale. Diese Veränderungen sind unspezifisch, so daß in diesem Stadium histologisch oftmals keine diagnostische Zuordnung möglich ist.

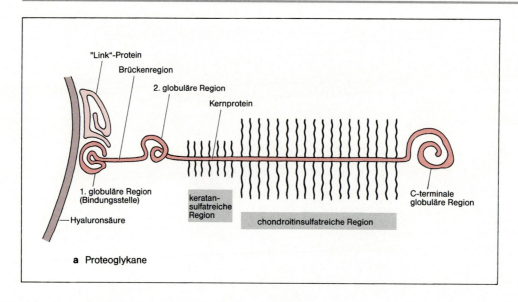

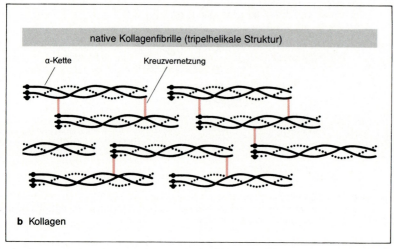

Abb. 22.**2** Hauptbestandteile der Interzellularsubstanz des Knorpels sind die Proteoglykane und die Kollagene, vor allem vom Typ II, weniger auch von Typ IX und XI.
a Die Proteoglykane – im Knorpel Aggrecan genannt – bestehen aus einem Proteinkern, an den die Glykane Keratan- und Chondroitinsulfat mit Präferenz für bestimmte Regionen des Kerns gebunden sind. Dieser Gesamtkomplex wird dann über das „Link-Protein" an die Hyaluronsäure gebunden. Somit entstehen riesige makromolekuläre Komplexe mit einem Molekulargewicht von mehreren tausend Dalton.
b Das Kollagen besteht aus zahlreichen kreuzvernetzten Fibrillen, die die Proteoglykane korbähnlich umgeben und für die Festigkeit des Knorpels sorgen.

- Eine intensive Vaskularisation der entzündlich veränderten Synovialmembran mit charakteristischen Veränderungen der Endothelzellen, wie sie auch in lymphatischen Organen gefunden werden.
- Die erhebliche Zunahme der normalerweise nur in geringen Mengen vorhandenen Synovialflüssigkeit. Diese verändert ihre Struktur, indem die normalerweise sehr hohe Viskosität deutlich abnimmt. Zum anderen enthält die entzündliche veränderte Synovialflüssigkeit zahlreiche Zellen, wobei durchschnittlich der Gehalt an Granulozyten ca. 80% beträgt, während mononukleäre Zellelemente die restlichen 20% ausmachen.
- Bei der RA und auch bei der Arthritis psoriatica führt der Entzündungsvorgang schließlich zur Bildung eines aggressiven Pannusgewebes, das charakteristischerweise am Kapselansatz in den angrenzenden Knochen hineinwächst und schließlich die kennzeichnenden Knorpel- und Knochenzerstörungen hervorruft.

Ingesamt gesehen hat also die entzündlich veränderte Synovialmembran – besonders bei der RA als wichtigster Gelenkentzündung – viele Charakteristika eines lymphatischen Gewebes, das sämtliche wichtigen Zellelemente zur Einleitung und Aufrechterhaltung einer Immunantwort enthält (Abb. 22.**1** und 22.**3**, Farbtafel V).

Humorale Immunphänomene bei entzündlichen Gelenkerkrankungen

Rheumafaktoren

Definition und Vorkommen: Rheumafaktoren (RF) sind Autoantikörper, die sich gegen antigene Determinanten auf dem Fc-Fragment des IgG-Moleküls richten (Abb. 22.**4**) (8). RF stellen ein charakteristisches serologisches Phänomen bei der RA dar, bei der sie in 70–80% der Fälle gefunden werden. Dennoch ist ihr Auftreten nicht spezifisch für diese Erkrankung, da RF auch bei anderen Autoimmunopathien, wie z. B. dem Sjögren-Syndrom, der gemischten Kollagenerkrankung und dem systemischen Lupus erythematodes, vorkommen. Aber auch bei schweren Infektionskrankheiten, wie z. B. der Endocarditis lenta, können im Verlauf der Erkrankung IgM-RF in signifikanten Titerstufen auftreten. Zusätzlich werden RF häufig bei IgM-Paraproteinämien (ca. 10% beim Morbus Waldenström) und bei der gemischten Kryoglobulinämie gefunden.

Immunologische Bestimmungsmethoden: RF sind bei den IgM-, IgG-, IgA- und IgE-Immunglobulinklassen gefunden worden. Die gebräuchlichsten Bestimmungsmethoden messen jedoch ganz überwiegend den IgM-RF, da er aufgrund seiner polymeren Struktur zahlreiche Bindungsstellen bietet, deren Bindungsverhalten sich die meisten Teste zunutze machen. Problematisch ist die Bestimmung der IgG-RF (und der RF anderer Klassen), da sie ihr natürliches Substrat, nämlich den konstanten Teil des IgG, in großen Mengen im Serum vorfinden, aus deren Bindung sie nur schwer zu lösen sind.

Bei der Bestimmung des IgM-RF wird die multivalente Struktur mit der wirksamen Agglutination von antigenbeladenen Partikeln ausgenutzt. So werden z. B. Latexpartikel („Latextest") oder Hammelerythrozyten („Waaler-Rose-Test") mit humanem bzw. Kaninchen-IgG beladen, woraufhin die Zugabe von IgM-RF eine Kreuzvernetzung der Partikel bewirkt und somit eine sichtbare Flockungs- bzw. Agglutinationsreaktion auslöst. Dabei wird semiquantitativ die Titerstufe der Verdünnungsreihe bzw. daraus ermittelte internationale Einheiten angegeben, bei der noch eine sichtbare Agglutination stattfindet (Abb. 22.**5**).

Nur für wissenschaftliche Fragestellungen geeignet ist der IgG-RF-Nachweis mittels analytischer Ultrazentrifugation. Aufgrund der methodisch schwierigen Testverfahren hat die Bestimmung der IgG-RF bisher keinen Eingang in die Routinediagnostik gefunden. Daher bedeutet der fehlende Testnachweis von RF in den klassischen Systemen nicht deren Abwesenheit; vielmehr gibt es die sog. „hidden" (versteckten) RF, wobei sich bedingt durch Immunkomplexe oder aber die Isotypnatur des RF ein scheinbar negatives Testergebnis findet.

Physiologische Bedeutung: Da RF ein Begleitphänomen bei vielen Infektionserkrankungen darstellen, ist es sehr wahrscheinlich, daß sie auch eine physiologische Rolle bei der Infektabwehr spielen. Hierfür spricht die Beobachtung, daß RF-exprimierende B-Lymphozyten in-

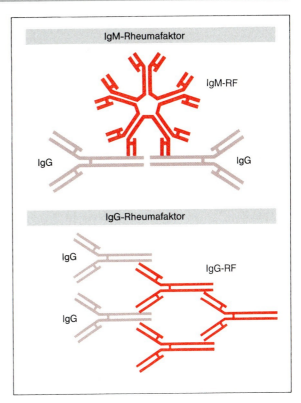

Abb. 22.**4** Die Rheumafaktoren. Der IgM-RF besitzt eine pentamere Struktur und daher freie Bindungsstellen, die beim Nachweis im Labor benutzt werden können. Die IgG-RF haben eine ausgeprägte Neigung zur Selbstassoziation und können so große Immunkomplexe bilden.

nerhalb des normalen B-Zell-Repertoires sehr häufig vorkommen und somit RF in physiologischen Situationen zu den „natural antibodies" gehören. Diese B-Zellen werden insbesondere in der Mantelzone von Lymphknoten angetroffen, wo sie als antigenpräsentierende Zellen für T-Lymphozyten fungieren können.

Weiterhin konnte gezeigt werden, daß B-Zellen, die Immunglobuline mit RF-Aktivität tragen, in der Lage sind, Immunkomplexe zu binden und zu endozytieren, um dann die in den Immunkomplexen enthaltenen Antigene zu präsentieren.

Schließlich wird angenommen, daß vor allem der IgM-RF durch zusätzliche Bindung an gering antikörperbeladene Fremdstoffe die Opsonisierungsmöglichkeit verstärkt und so eine beschleunigte Clearance von Immunkomplexen herbeiführt. Dabei zeigen die RF im Vergleich zu anderen Antikörpern eine ungewöhnlich niedrige Affinität ($1 \times 10^4 - 5 \times 10^5$ l/mol), außerdem findet bei Infektionskrankheiten trotz langer Dauer kein „switch" zu der IgG-Subklasse statt, so daß selbst in den fortgeschrittenen Stadien einer Infektion die RF immer noch überwiegend vom IgM-Typ sind.

Molekulargenetischer Hintergrund der Rheumafaktoren: Das häufige Vorkommen von RF bei Erkrankungen mit monoklonaler Vermehrung IgM-produzierender Zellen, wie z. B. beim Morbus Waldenström, legt nahe,

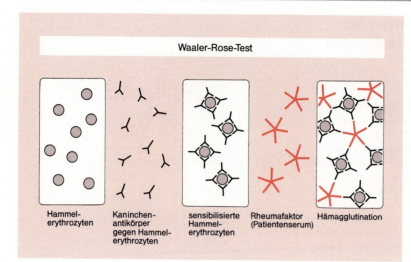

Abb. 22.**5** IgM-RF können im Waaler-Rose-Test nachgewiesen werden. Dabei werden mit Kaninchen-Antihammelerythrozyten-Antikörper sensibilisierte Hammelerythrozyten mit dem RF-haltigen Serum inkubiert, worauf eine sichtbare Agglutination eintritt, die einen positiven Testausfall erkennen läßt.

daß die Gene, die die RF kodieren, in der humanen Population häufig vorhanden sind. Strukturelle Ähnlichkeiten zwischen monoklonalen RF waren bereits frühzeitig durch serologische Analysen mit antiidiotypischen Antikörpern gefunden worden. So entdeckten 1973 Kunkel u. Mitarb. einen antiidiotypischen Antikörper vom Kaninchen (genannt Anti-Wa), der mit mindestens 60% der IgM-RF vom Kryoglobulintyp von unverwandten Individuen reagierte. Schließlich konnte gezeigt werden, daß RF, die mit den Anti-Wa-Antikörpern reagierten, eine leichte Kette benutzten, die sich von der minoren $\varkappa$-IIIb-variablen Regionuntergruppe ableitete ($V_\varkappa$-IIIb). Die Analysen verschiedener monoklonaler RF-Leichtketten zeigten dann bemerkenswerte Ähnlichkeiten (Abb. 22.**6**), was nahelegt, daß die Aminosäuresequenzen der variablen Region der RF-Leichtketten homolog und wahrscheinlich Produkte weniger $V_\varkappa$-Gene sind. Schließlich konnten auch Gene isoliert werden, die die idiotypisch kreuzreagierenden RF-Leichtketten kodieren (Humkv 325 bzw. Humkv 328). Die Analyse bei schweren Ketten monoklonaler RF zeigte, daß die schweren Ketten, die die genannten $V_\varkappa$-Leichtkette als Partner benutzen, ebenfalls von einer begrenzten Zahl von V_H-Genen kodiert werden.

Antikörper, die das direkte Produkt von konservierten Antikörperleicht- und -schwerketten-Genen sind, werden als „germline-encoded" (keimbahnkodiert) bezeichnet. Es ist sehr wahrscheinlich, daß die RF Produkte solcher konservierter Keimbahngene darstellen. Diese Daten wurden an monoklonalen RF bei lymphoproliferativen Erkrankungen gewonnen und stehen in deutlichem Gegensatz zu den Ergebnissen der Analyse der RF bei rheumatischen Erkrankungen, insbesondere der RA. Sie zeigen, daß diese Antikörper sehr heterogen sind und nur kleine oligoklonale Bestandteile besitzen. Sie kommen in vielen Leicht- und Schwerkettenkombinationen vor, die über alle Immunglobulinklassen verteilt sind – im Gegensatz zu der überwiegenden IgM-Herkunft bei lymphoproliferativen Erkrankungen. Die Sequenzanalysen ergaben, daß RF bei der RA Produkte multipler B-Zell-Klone sind, deren Gene zahlreiche somatische Mutationen besitzen. Sie haben auch eine höhere Affinität als RF bei malignen Erkrankungen. Diese Daten legen somit nahe, daß die RF-Produktion bei der RA durch einen antigenen Stimulus unter dem Einfluß von T-Helferzellen induziert ist (9).

RF bei der RA: Obwohl RF bei vielen Erkrankungen mit einer Aktivierung des Immunsystems vorkommen, gibt es jedoch einige Charakteristika bei der RA. Hier finden sich die RF in sehr viel höherer Titerstufe als bei den anderen Krankheitsentitäten. Diese RF reagieren auch besser mit tierischem Immunglobulin. Geradezu krankheitsspezifisch ist die lokale Produktion von RF im entzündeten Gelenk. Zusätzlich besteht eine enge Assoziation des RF-Nachweises mit dem Vorhandensein des HLA-DR4-Moleküls. Pathogenetisch wichtig ist, daß vor allem die IgG-RF zu einer Selbstassoziation neigen und daß diese Komplexbildung zu charakteristischen Krankheitserscheinungen führen kann. Außer bei der RA werden RF bei einer Reihe anderer entzündlicher Erkrankungen gefunden und sind hier Ausdruck einer unspezifischen polyklonalen B-Zell-Aktivierung.

■ Immunkomplexe

Viele rheumatische Erkrankungen sind durch das Auftreten von Immunkomplexen im Serum und in extravasalen Geweben gekennzeichnet (16). Exemplarisch soll hier das Beispiel der RA behandelt werden. Ähnliche pathogenetische Mechanismen sind jedoch auch bei anderen Erkrankungen denkbar. Wie oben erwähnt, neigen vor allem die IgG-RF zu einer starken Selbstaggregation (Abb. 22.**4**). Hierbei ist es wichtig, wie hoch der Titer der RF in dem untersuchten Kompartiment ist. Im Blut ist normalerweise die Antigenmenge in Form des natürlichen IgG so groß, daß sich keine großen Immunkomplexe formieren können. Anders ist jedoch die Situation im Gelenk – beispielsweise im Gelenkinnenraum – wo das Angebot an IgG nur begrenzt zur Verfügung steht.

Daher kommt es hier zur Bildung großer Immunkomplexe, die dann in der Lage sind, Komplement zu fixieren und somit die Aktivierung der Komplementkaskade einzuleiten. Dies drückt sich typischerweise in einem massiven Komplementverbrauch in der Synovialflüssigkeit bei Patienten mit RA aus. Zusätzlich können diese Immunkomplexe antigensensitive Zellen aktivieren. Immunkomplexe werden phagozytiert, was dann zur Zelllyse und Freisetzung von lysosomalen Enzymen führt. Eine ähnliche Situation wie im Gelenk kann jedoch auch bei extrem hohen RF-Titern im Serum bei schwerer RA, aber auch bei der gemischten Kryoglobulinämie auftreten. Durch den sehr hohen Titer an RF besteht ein Verhältnis zwischen Antigen und Antikörpern, das bereits im Serum das Auftreten von großen zirkulierenden Immunkomplexen ermöglicht, die sich dann an den Gefäßwänden ablagern und zu Vaskulitiden, bevorzugt der Haut, im Falle der gemischten Kryoglobulinämie aber auch in der Niere, führen können.

■ Antikörper gegen Kollagene und Proteoglykane

Der Knorpel stellt normalerweise ein immunologisch privilegiertes Gewebe dar, das physiologischerweise keinen Zugang zu Blutgefäßen und damit zum Immunsystem hat. Bei entzündlichen, aber auch bei degenerativen Gelenkerkrankungen wird diese Barriere durchbrochen. So ist zu erklären, daß bei vielen Gelenkerkrankungen Antikörper gegen Kollagene und Proteoglykane gefunden werden können. Vor allem bei der RA sind Antikörper gegen Typ-II-Kollagen unterschiedlicher Spezies in über 40% der Fälle nachgewiesen worden. Hier wurde über eine Assoziation mit dem HLA-DR2-Phänotyp, nicht jedoch -DR4-Phänotyp berichtet. Auch gegenüber verschiedenen Proteoglykanen sind Autoantikörper dokumentiert worden. Nach wie vor ist jedoch unklar, ob die beschriebenen Antikörperphänomene eine Rolle in der Pathogenese der Gelenkerkrankungen spielen oder aber lediglich Epiphänomene im Sinne eines „Abräumungsvorgangs" bei der Knorpeldestruktion darstellen.
Zudem wurden auch Autoantikörper gegen Bestandteile der Chondrozytenmembran bei Patienten mit RA und Arthrosen beschrieben, die in sehr viel größerer Titerstufe als die oben beschriebenen Antikörper auftraten (21).

■ Antinukleäre Antikörper

Antinukleäre Antikörper (ANA) treten bei 15–40% aller Patienten mit RA auf und zeigen in der Immunfluoreszenz meist ein homogenes Fluoreszenzmuster. Wichtige Zielantigene sind dabei die Histone. Darüber hinaus werden ANA bei anderen Arthritiden nur selten, meist niedrigtitrig und passager als unbedeutende Epiphänomene beobachtet, wie z. B. bei der Lyme-Borreliose (s. a. Kap. 14, Diagnostik mit Hilfe immunologischer Methoden).

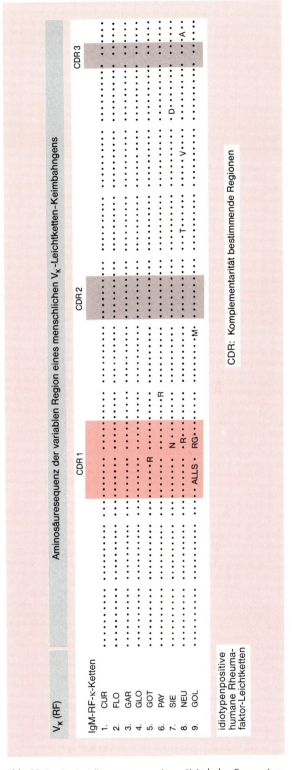

Abb. 22.6 Aminosäuresequenz eines Keimbahn-Gens einer humanen variablen κ-Region mit 9 humanen RF-Leichtketten. Die punktierten Linien repräsentieren Aminosäuren, die identisch mit der Keimbahnsequenz sind. Alle 9 Leichtketten teilen zwei idiotypische antigene Determinanten in der zweiten und dritten Komplementarität bestimmenden Region (nach Carson u. Mitarb.).

Zelluläre Immunphänomene bei entzündlichen Gelenkerkrankungen

Lymphozyten

Die lymphoiden Zellelemente der Synovialmembran bei der rheumatischen Synovitis (im Durchschnitt 30% der eluierten Zellen) sind vor allem den T-Lymphozyten zuzuordnen. B-Lymphozyten finden sich in diesem Gewebe nur sehr selten. Plasmazellen sind jedoch bei der RA zahlreich vorhanden, was eine rasche Differenzierung der in das Gelenk eingetretenen B-Lymphozyten zu Plasmazellen nahelegt. Die synovialen T-Lymphozyten tragen bei der RA zahlreiche Aktivierungsantigene, vor allem HLA-Klasse-II-Antigene sowie den Rezeptor für IL-2, wobei die Klasse-II-Antigene vor allem auf Zellen mit dem zytotoxischen Phänotyp (CD8) und die IL-2-Rezeptoren vor allem auf den Zellen mit dem Helfer-Phänotyp (CD4) vorhanden sind (3). In der Synovialmembran befinden sich die T-Helfer-Zellen vor allem in den lymphozytären Aggregaten, während die $CD8^+$-Zellen überwiegend diffus das Gewebe infiltrieren. In der Synovialflüssigkeit findet sich bei der RA ein deutliches Überwiegen der $CD8^+$-T-Zellen. Die Analyse der intraartikulären T-Zellen durch monoklonale Antikörper gegenüber Untergruppen der $CD4^+$-Zellen zeigt, daß in der rheumatoiden Synovialflüssigkeit die Zellen mit dem Helfer-Inducer-Phänotyp (CD29) gegenüber dem Suppressor-Inducer-Phänotyp signifikant vermehrt sind. Die meisten T-Zellen tragen zudem den Oberflächenmarker CD45RO und gehören somit zu den „Memory"-T-Zellen.

Im Gegensatz zum hohen Aktivierungsgrad der T-Zellen zeigten die funktionellen Studien, daß die intraartikulären Lymphozyten nur wenig IL-2 auf mitogenen Reiz hin produzieren, sich schlecht durch Mitogene zur Proliferation anregen lassen, aber auch kaum B-Zell-Hilfe oder Suppression in konventionellen Testsystemen zeigen. Die mögliche Erklärung für dieses Phänomen liegt darin, daß die synovialen T-Lymphozyten vermutlich durch in vivo erfolgten Antigenkontakt refraktär gegenüber unspezifischen Reizen sind und daher in den gewöhnlichen Testsystemen nicht reagieren. Als möglicher Anhaltspunkt für diese Hypothese kann die beschriebene Herabregulation des CD3-T-Zell-Rezeptorkomplexes auf dieser Zellpopulation gelten.

Wenngleich die Synovitiden der verschiedenen rheumatischen Erkrankungen viele Parallelen aufwiesen, so ließen sich jedoch durch vergleichende Untersuchungen von RA, Oligoarthritiden und Monoarthritiden deutliche Unterschiede im T-Zell-Phänotyp aufzeigen. So ist das CD4/CD8-Verhältnis bei der RA in der Synovialflüssigkeit deutlich vermindert, und die T-Zellen tragen zu einem großen Prozentsatz Klasse-II-Antigene. Bei den anderen Arthritiden entsprechen im Gegensatz dazu die CD4/CD8-Verhältnisse intraartikulär denen des peripheren Blutes; auch ist der Anteil an T-Zellen mit Klasse-II-Antigenen nicht erhöht. Diese Befunde legen nahe, daß diese immunologischen Befunde auch unterschiedliche Krankheitsverläufe widerspiegeln können.

Monozyten/Makrophagen

Eine wichtige Rolle bei den entzündlichen rheumatischen Erkrankungen nehmen die Zellen des Monozyten-Makrophagen-Systems ein. Die Analyse der entzündlich veränderten Synovialmembran zeigt einen Anteil von ca. 30% dieser Zellgruppe. Diese Zellen zeichnen sich durch die intensive Expression von HLA-Klasse-II-Antigenen aus, sowohl der HLA-DR-Antigenfamilie als auch der HLA-DQ-Antigene. Sie phagozytieren stark und prägen viele Fc-Rezeptoren aus. Bei der RA enthalten sie viele phagozytierte Immunkomplexe. Morphologisch zeigen sich in der Gewebekultur drei Arten von eluierten Synovialismakrophagen:

- typische runde, monozytär wirkende Zellen,
- elongierte Zelltypen mit einem oder zwei langen Zellfortsätzen,
- große typische mehrkernige Riesenzellen (Abb. 22.**7**, Farbtafel V) (4).

Immunhistologisch finden sich Zellen mit Makrophagencharakteristika vor allem in der unmittelbar dem Gelenkspalt zugewandten Deckzellschicht, aber auch in einer diffusen Infiltration, verteilt über das gesamte Synovialgewebe. Offensichtlich sind die unmittelbar der Deckzellschicht zugewandten Makrophagen auch die Hauptproduzenten der Hyaluronsäure. Phänotypisch weisen die Synovialmakrophagen interessante Unterschiede zu anderen Gewebsmakrophagen auf, so z. B. zu Alveolarmakrophagen, da sie das CD14-Antigen sehr stark exprimieren, das Alveolarmakrophagen im Rahmen ihrer Differenzierung von den Monozyten verloren haben (4).

Mesenchymale Zellsysteme

Die *Fibroblasten* der Synovialmembran haben normalerweise die Aufgabe, durch die Produktion von kollagenen Fibrillen die Festigkeit der Synovialstruktur herzustellen. Zusätzlich produzieren sie eine Reihe von Substanzen, die für die Ernährungsfunktion der Gelenkflüssigkeit verantwortlich ist. Vor allem in der Synovialmembran der RA kommt es neben der beschriebenen Vermehrung der Zahl der Makrophagen auch zu einer starken Zunahme der Fibroblasten. Wie die T-Lymphozyten und auch die Makrophagen sind diese Zellen aktiviert, was aus der gesteigerten Produktion von destruktiven Enzymen, besonders der Kollagenase, hervorgeht. Auch der Oberflächenphänotyp dieser Zellen ist verändert, wobei besonders bemerkenswert ist, daß diese Fibroblasten im Gegensatz zu ihrem normalen Widerpart in einem nichterkrankten Gelenk Klasse-II-HLA-Antigene ausprägen können (Abb. 22.**8**, Farbtafel IV) (5). Die Ursache für diese „aberrante" Expression von Klasse-II-Antigenen ist noch nicht klar. In-vitro-Experimente legen jedoch nahe, daß eine solche Expression vor allem durch im Gelenk befindliche Zytokine induziert werden könnte. Viele Fibroblasten der rheumatoiden Synovialmembran haben ein charakteristisches sternförmiges

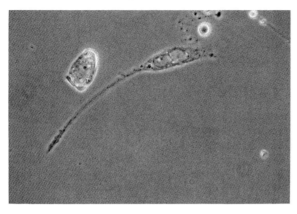 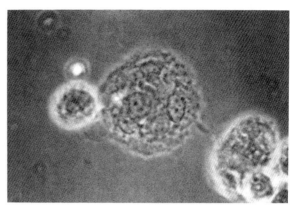

Abb. 22.7 Synovialmakrophagen.
a Synovialmakrophage, aus einer rheumatoiden Synovialmembran isoliert. Charakteristisch in der Gewebekultur ist eine längliche Form mit einem langen Zellfortsatz und einem bürstenförmigen Besatz (rechtes Zellende).
b (s. Farbtafel V) In der Immunfluoreszenzfärbung mit einem monoklonalen Antikörper gegen ein Monozyten-Makrophagen-Antigen ist diese Zelle intensiv positiv (aus Burmester, G. R.: Intern. Welt 30 [1987] 324).
c Mehrkerniger synovialer Makrophage („Riesenzelle", Bildmitte) aus einer rheumatoiden Synovialmembran.
d (s. Farbtafel V) Auch diese Zelle läßt sich für das Monozyten-Makrophagen-Antigen anfärben.

Aussehen. Sie sind durch zahlreiche sich verzweigende Zellfortsätze charakterisiert. Der Pannus, der durch das Einwachsen in Knorpel- und Knochengewebe für die destruktiven Veränderungen verantwortlich ist, besteht offensichtlich vor allem aus diesen aktivierten Fibroblasten – auch „Pannozyten" genannt – die infiltrierend in die Nachbargewebe einwachsen und durch ihre destruktiven Enzyme deren Strukturen zerstören.

Auch die *Chondrozyten* sind bei rheumatischen Erkrankungen in den entzündlichen Prozeß einbezogen, hier besonders bei der RA. Histologische Untersuchungen haben dokumentiert, daß die Chondrozyten schon sehr frühzeitig ihre schützende Hülle, die sog. perizelluläre Matrix, verlieren. Die Analyse der Oberfläche von aus dem Gelenkknorpel isolierten Chondrozyten zeigte, daß auch diese Zellen sich häufig durch die Expression von HLA-Klasse-II-Antigenen auszeichnen. Analog zu den Fibroblasten tragen normale Chondrozyten in einem gesunden Gelenk nicht diese HLA-Antigene, können jedoch nach Behandlung mit IFN-γ zur Expression angeregt werden. Zahlreiche Untersuchungen konnten zeigen, daß die Chondrozyten nicht lediglich passive Zielzellen bei der rheumatoiden Entzündung darstellen, sondern offensichtlich auch aktiv in den destruktiven Prozeß einbezogen sind. So sind auch Chondrozyten in der Lage, nach Behandlung mit IL-1 und TNF-α ihre eigene Matrix durch die Freisetzung von destruktiven Enzymen anzudauen und schließlich zu zerstören (19).

■ Zytokine

Für die meisten bekannten Interleukine wurden wichtige Wirkungen in dem Entzündungsprozeß aufgezeigt. Vor allem das IL-1 findet sich in großen Mengen in entzündlichen Gelenkergüssen. Dieser Mediator regt die fibroblastoiden Zellen der Synovialmembran zur Produktion von großen Mengen Kollagenase und PGE$_2$ an. Auch Knorpelzellen sezernieren nach Behandlung mit IL-1 diese Produkte; zusätzlich werden große Mengen von Plasminogenaktivator freigesetzt. Dem IL-1 sehr verwandt ist der TNF-α, der ebenfalls in großen Mengen in den entzündlichen Synovialflüssigkeiten sowohl bei der RA als auch bei reaktiven Arthritiden nachgewiesen werden konnte. Neben vergleichbaren Wirkungen auf Fibroblasten und Chondrozyten hat TNF-α auch monozytenaktivierende Eigenschaften, was sich in der Sekretion von Neopterinen ausdrückt, die ein gutes Merkmal für Makrophagenaktivierung darstellen. Auch IL-6, das vor allem für die Produktion von Akute-Phase-Proteinen verantwortlich gemacht wird und zusätzlich einen B-Zellen differenzierenden Faktor darstellt, ist ebenso wie GM-CSF, ein koloniestimulierender Faktor, in der Synovialflüssigkeit nachgewiesen worden.

Während bereits nach der Entdeckung der Zytokine zahlreiche proinflammatorische Mediatoren im Gelenk nachgewiesen werden konnten, insbesondere TNF-α und IL-1, war es lange Zeit sehr schwierig, T-Zell-Zytokine sowohl in der Gelenkflüssigkeit als auch in der synovialen Membran zu detektieren, so daß die Rolle aktivierter T-Lymphozyten bei der Gelenkentzündung überhaupt in Frage gestellt wurde. Insbesondere war erstaunlich, daß IL-2 ebenfalls kaum nachgewiesen werden konnte. Auch der IL-2-Rezeptor wurde in schwacher Ausprägung nur auf vergleichsweise wenigen T-Lymphozyten gefunden. Mittlerweile ist es jedoch gelungen, durch verfeinerte Detektionsverfahren im Bereich der Immunhistologie oder aber mittels der Polymerasekettenreaktion auch T-Zell-Zytokine nachzuweisen, insbesondere IL-2, IFN-γ und IL-4, wobei sich vermutlich unterschiedliche Muster der Expression bei der RA im Vergleich zu reaktiven Arthritiden ergeben. Aufgrund der schwierigen Nachweisverfahren besteht jedoch noch keine klare Übereinkunft darüber, ob beispielsweise die

RA von T_H1-Zytokinen dominiert wird, während bei reaktiven Arthritiden mehr T_H2-Zytokine gefunden werden.

Immungenetische Aspekte bei rheumatischen Erkrankungen

Immungenetische Aspekte spielen bei den rheumatischen Erkrankungen eine wesentliche Rolle:

- Schon früh zeigte die Untersuchung bestimmter HLA-Antigene (Kap. Immungenetik) überraschende Häufungen bestimmter Determinanten bei einigen rheumatischen Erkrankungen.
- Die Spondylarthropathien sind so häufig mit dem HLA-B27-Antigen verbunden, daß die Bestimmung dieser Determinante einen wichtigen Baustein für die Diagnostik darstellt.

Über die Grundlagen des HLA-Systems ist bereits an anderer Stelle (Kap. Immungenetik) ausführlich berichtet worden. Hier soll nur insoweit auf diesen Aspekt eingegangen werden, als er eine fundamentale Voraussetzung zum Verständnis der rheumatischen Krankheitsbilder darstellt. Von besonderer Bedeutung sind vor allem zwei Assoziationsbereiche:

- das HLA-B27-Antigen und die seronegativen Spondylarthropathien,
- die Assoziation der RA mit den HLA-DR-Antigenen 4 und 1.

Das HLA-B27-Antigen und Arthritiden

Nach Beschreibung der hohen Assoziation des HLA-B27 mit der Spondylitis ankylosans und den reaktiven Arthritiden war lange Zeit unklar, ob das HLA-B27 selbst oder aber ein eng assoziiertes Gen (2-Gen-Hypothese) die Erkrankungssuszeptibilität vermittelt. Durch tierexperimentelle Untersuchungen an transgenen Ratten, die mit dem menschlichen HLA-B27-Gen zusammen mit dem β_2-Mikroglobulin-Gen transfiziert wurden und daraufhin eine den HLA-B27-assoziierten Spondylarthropathien des Menschen ähnliche Erkrankung entwickelten, konnte 1990 überzeugend die direkte Bedeutung dieses MHC-Klasse-I-Antigens belegt werden. Zur Frage, wie das HLA-B27 in die Pathogenese der Spondylarthropathien eingreift, werden derzeit insbesondere drei verschiedene Modelle diskutiert, die alle zusätzlich eine Infektion als auslösenden Faktor voraussetzen (Abb. 22.9):

- „Molekulare Mimikry": Dieses Modell geht von einer immunologischen Kreuzreaktion zwischen enteropathogenen Bakterien und dem HLA-B27 aus. So konnten kreuzreagierende Antikörper nachgewiesen und homologe Aminosäuresequenzen von Klebsiellen- bzw. Yersinienantigenen und polymorphen Segmenten des HLA-B27 definiert werden. Eine gegen die Bakterien gerichtete Immunantwort könnte sich so fälschlicherweise auch gegen körpereigene Strukturen richten, umgekehrt die Immuntoleranz gegenüber dem HLA-Molekül zu einer Kreuztoleranz gegenüber gewissen Bakterienantigenen führen.
- Störung der „first line defense": Es ist denkbar, daß HLA-B27-positive Patienten eine irgendwie geartete Störung der Immunabwehr haben, wodurch z. B. enteropathogene Bakterien in der Mukosa persistieren oder die Darmwand penetrieren und sich ausbreiten können. Tatsächlich konnten persistierende Yersinienantigene in der Mukosa und im zugehörigen lymphatischen Gewebe fluoreszenzmikroskopisch nachgewiesen werden. Außerdem spricht der Nachweis spezifischer IgA-Antikörper aufgrund ihrer kurzen Halbwertszeit für eine anhaltende Antigenstimulation.
- „HLA-B27-Restriktion": Schließlich gibt es Hinweise darauf, daß das HLA-B27-Molekül fremde oder auch körpereigene Peptide an besonders „arthritogene" zytotoxische T-Lymphozyten präsentiert. In neuesten Studien ist es erstmals gelungen, derartige HLA-B27-restringierte zytotoxische T-Zellen von Patienten mit Spondylarthropathien zu klonieren, die infizierte Zielzellen lysierten (15).

Rheumatoide Arthritis und MHC-Klasse-II-Antigene

Während bei den vorgenannten seronegativen Spondylarthropathien eine zum Teil über 90prozentige Assoziation zwischen dem Vorliegen des genetischen Markers und der Erkrankung besteht und somit auch diagnostische Bedeutung besitzt, konnte bei der RA zunächst nur eine geringe Häufung einiger serologisch definierter HLA-Klasse-II-Determinanten festgestellt werden, die sich zudem zwischen einzelnen ethnischen Gruppen unterschieden. So weisen zwar bis zu 75% der Patienten kaukasischer Abstammung das Merkmal HLA-DR4 auf; dieses ist aber auch bei 25% der gesunden Normalbevölkerung vorhanden. In der gemischten Lymphozytenkultur konnte dann gezeigt werden, daß zumindest 12 ver-

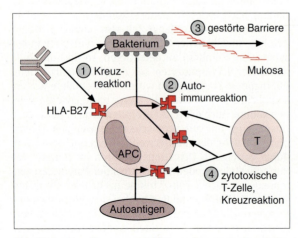

Abb. 22.9 Hypothesen zur Erklärung der engen Assoziation des HLA-B27 mit den seronegativen Spondylarthritiden.

schiedene DR4-Subtypen (mit Dw bezeichnet) existieren, von denen nur einige, insbesondere Dw4 und Dw14, mit der RA assoziiert sind, während Dw10 und Dw13 kein erhöhtes Erkrankungsrisiko vermitteln. Bei Aschkenasim-Juden und bei Indern besteht hingegen eine Assoziation mit dem HLA-DR1, nicht jedoch mit -DR4. Zur Erklärung dieser verschiedenen HLA-Assoziationen wurde die sogenannte „Shared-epitope"-Hypothese entworfen. Diese besagt, daß die HLA-Spezifitäten ein gemeinsames Epitop besitzen, das die Disposition, an einer RA zu erkranken, vermittelt. Durch Sequenzanalyse des DRB1-Gens, auf dem die β-Ketten von HLA-DR1 und DR4 kodiert sind, konnten die Allele der verschiedenen zellulär definierten Subtypen entschlüsselt (z. B. DRB1*0401 für Dw4, DRB1*0402 für Dw10 usw., s. a. Kap. 6 Immungenetik) und das gemeinsame Epitop im Bereich der dritten hypervariablen Region der ersten Domäne (α-helikale Region, Aminosäurepositionen 67–74) lokalisiert werden; gleichzeitig sind in diesem Bereich (Aminosäurepositionen 57–86) die allelischen Unterschiede der DR4-Subtypen kodiert (Abb. 22.**10**). Kommt es innerhalb dieser Region zu einem ladungsneutralen Aminosäureaustausch, wie z. B. Lysin und Arginin in Position 71 bei Dw4 und Dw14, bleibt die Krankheitsassoziation erhalten. Werden Aminosäuren unterschiedlicher Ladung ausgetauscht (Lysin gegen Glutaminsäure in Position 71 bei Dw4 und Dw10), geht offenbar durch Konformationsänderung des Epitops die Krankheitsassoziation verloren. Die Krankheitsdisposition ist bei der RA also nicht an einen serologisch definierbaren HLA-Haplotyp, sondern an ein auf molekularer Ebene definiertes Epitop der dritten hypervariablen Region der ersten Domäne des DRB1-Gens gekoppelt, das alle krankheitsassoziierten, zellulär bestimmbaren HLA-Subtypen (Dw4, Dw14 usw.) gemeinsam haben. Etwa 90% aller RA-Patienten mit schwerem Verlauf tragen dieses Epitop. Vieles spricht dafür, daß diese Region nicht nur für die Antigenbindung, sondern auch die T-Zell-Erkennung von entscheidender Bedeutung ist, wodurch die zentrale Rolle dieses Epitops in der Pathogenese der RA ihre Erklärung findet (23).

■ Entzündliche Erkrankungen des Bewegungsapparates

■ Rheumatoide Arthritis (RA)

Definition

Bei der RA handelt es sich um die häufigste entzündliche Gelenkerkrankung mit einer Prävalenz von ca. 1–2% in der Bevölkerung. Als solche stellt sie möglicherweise

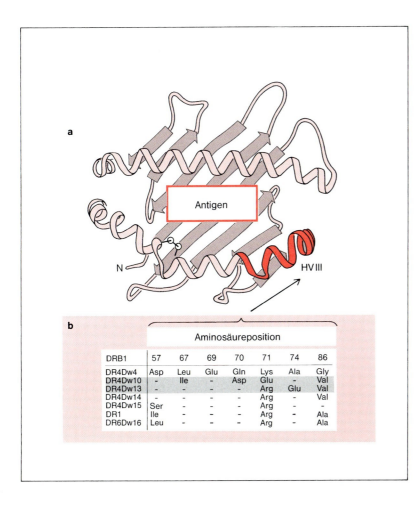

Abb. 22.**10** Krankheitssuszeptibilität bei der rheumatoiden Arthritis.
a Klasse-II-Antigen aus dem „Blickwinkel" der T-Helferzelle. In der Faltblattstruktur dieses Moleküls wird offensichtlich das induzierende Fremd- oder Autoantigen gebunden. Die Interaktion der antigenpräsentierenden Zelle mit der T-Helferzelle findet im Gegensatz dazu mit der III. hypervariablen Region des Klasse-II-Antigens (HV III) statt, die eine helikale Struktur aufweist (hier rot dargestellt).
b Variable Aminosäureposition in einem Sequenzausschnitt der III. hypervariablen Region der ersten Domäne des HLA-DRB1-Gens. Gut erkennbar ist die Ähnlichkeit nicht nur der DR4-Subtypen, sondern auch von DR1 und DR6 Dw16, die ebenfalls mit der rheumatoiden Arthritis assoziiert sind. Aufgrund dieser Epitopgemeinsamkeit wurde die „Shared-epitope"-Hypothese entworfen. Der Austausch neutraler bzw. basischer Aminosäuren gegen die sauren Aminosäuren Asp und Glu in den Positionen 70, 71 bzw. 74 bei den Allelen Dw10 bzw. Dw13 führt zum Verlust der Krankheitsassoziation.

	Aminosäureposition						
DRB1	57	67	69	70	71	74	86
DR4Dw4	Asp	Leu	Glu	Gln	Lys	Ala	Gly
DR4Dw10	-	Ile	-	Asp	Glu	-	Val
DR4Dw13	-	-	-	-	Arg	Glu	Val
DR4Dw14	-	-	-	-	Arg	-	Val
DR4Dw15	Ser	-	-	-	Arg	-	-
DR1	Ile	-	-	-	Arg	-	Ala
DR6Dw16	Leu	-	-	-	Arg	-	Ala

auch die häufigste Erkrankung dar, bei der Autoimmunmechanismen in der Pathogenese vermutet werden. Da es keine spezifischen diagnostischen Kriterien zur Definition des Krankheitsbildes RA gibt, wurde von dem American College of Rheumatology ein Katalog von Kriterien entwickelt, anhand derer eine Gelenkerkrankung als RA klassifiziert wird (Tab. 22.1). Insgesamt müssen mindestens vier von sieben Merkmalen erfüllt sein, um die Klassifikation „RA" ermöglichen zu können (1).

Klinik und Verlauf

Die RA ist eine Systemerkrankung, die auch viele extraartikuläre Manifestationen zeigen kann (Tab. 22.2).

Tabelle 22.2 Extraartikuläre Manifestationen der rheumatoiden Arthritis

Häufige Manifestationen
- Rheumaknoten (nur bei seropositiven Patienten)
- Episkleritis
- Sicca-Syndrom (vor allem verminderter Tränenfluß)
- Pleuritis (klinisch meist nicht relevant, Zufallsbefund im Sektionsgut)

Seltenere Manifestationen
- klinisch manifeste Pleuritis, Perikarditis
- Endokarditis mit Klappenfehlern
- fibrosierende Alveolitis
- Vaskulitis mit Koronariitis oder ulzerösen Hautveränderungen

Tabelle 22.1 Die Kriterien des ACR (American College of Rheumatology) für die Klassifikation der rheumatoiden Arthritis (1987)

Kriterium	Definition
1. Morgensteifigkeit	Morgensteifigkeit in oder um die Gelenke herum, die mindestens 1 Stunde bis zur maximalen Verbesserung dauert
2. Arthritis in 3 oder mehr Gelenkbereichen	Wenigstens 3 Gelenkbereiche gleichzeitig mit Weichteilschwellung oder Erguß, festgestellt durch einen Arzt. Die möglichen Gelenkbereiche sind die proximalen Interphalangealgelenke (PIP), Metakarpophalangealgelenke (MCP), Handgelenke, Ellbogen, Knie, Sprunggelenke und Metatarsophalangealgelenke (MTP)
3. Arthritis der Gelenke der Hand: Handgelenke, MCPs oder PIPs	Weichteilschwellung oder Ergußbildung (keine alleinige knöcherne Verdickung) – durch einen Arzt beobachtet – in wenigstens einem dieser Bereiche
4. Symmetrische Schwellung (Arthritis)	gleichzeitige Beteiligung derselben Gelenkbereiche auf beiden Seiten des Körpers (bilaterale Beteiligung der PIPs, MCPs oder MTPs ist ausreichend ohne absolute Symmetrie)
5. Rheumaknoten	subkutane Knoten über Knochenvorsprüngen, Streckseiten oder in gelenknahen Bereichen – ärztlich festgestellt
6. Rheumafaktor im Serum	Nachweis von abnormal hohen Mengen von Serumrheumafaktor mit jeder Methode, bei der die Testresultate bei <5% der Kontrollpersonen positiv waren
7. Radiologische Veränderungen der rheumatoiden Arthritis	Für die rheumatoide Arthritis typische radiologische Veränderungen auf den p.-a. Aufnahmen der Hand und der Handgelenke mit Usuren oder sicherer gelenknaher Entkalkung (arthrotische Veränderungen allein reichen nicht aus)

(14). Charakteristischerweise beginnt die RA jenseits des 40. Lebensjahres und betrifft überwiegend Frauen (m/w 1 : 3). Sie beginnt in der Regel langsam und schleichend, meist polyartikulär, bilateral und symmetrisch, mit Bevorzugung der kleinen Gelenke an der Peripherie. Am Anfang besteht häufig allgemeines Krankheitsgefühl. Schon im Frühstadium können arthritische Zeichen mit synovitischer Kapselverdickung und spindelförmiger Gelenkschwellung, bevorzugt an den Fingergrund- und -mittelgelenken, Hand- sowie Zehengrundgelenken, auftreten. Die Gelenkkonturen sind ausgelöscht, die Gelenkkapsel fühlt sich weich und sulzig verdickt, häufig auch überwärmt an, und die Fingergrundgelenke reagieren auf passive Kompression druckempfindlich (positives Gaenslen-Zeichen). Zusätzlich bestehen nächtliche Schmerzattacken sowie morgendliche Arthralgien, die in eine oft mehrere Stunden andauernde Morgensteifigkeit und Kraftlosigkeit, bevorzugt in den Fingern, übergehen. Die Erkrankung zeigt einen zentripetalen Ausbreitungstyp des Gelenkbefalls, charakteristischerweise jedoch unter Aussparung der Fingerendgelenke, die außer bei der juvenilen RA praktisch nie mitbeteiligt sind.

Im fortgeschrittenen Krankheitsstadium ergeben sich insbesondere an den kleinen Gelenken deformierende, irreversible Veränderungen mit entsprechenden schweren Funktionseinschränkungen der betroffenen Gelenke. Bei der klinischen Untersuchung fallen die sog. Knopfloch- und Schwanenhalsdeformitäten der Finger auf, die durch Luxation der Streck- bzw. Beugesehnen aus dem entzündlich geschädigten Sehnengleitlager bedingt sind (Abb. 22.11). Ebenfalls durch Veränderungen des Sehnengleitgewebes kommt es zu der charakteristischen ulnaren Deviation der Hände und Finger. Ähnliche Veränderungen treten parallel auch an den Gelenken und Sehnen des Fußes auf. Daneben kommt es zu destruktiven Knochenprozessen, die charakteristischerweise an den Ansatzstellen der Gelenkkapsel beginnen. Diese knöchernen Veränderungen können im Röntgenbild dargestellt werden und werden als Usuren bezeichnet. Neben diesen Knochenzerstörungen kommt es zur Destruktion der knorpeligen Anteile der Gelenke, die sich radiologisch durch eine Gelenkspaltverschmälerung erkennen lassen. Diese destruktiven Veränderungen an Knorpel und Knochen sind besonders charakteristisch für die RA. Nur selten werden ähnliche Veränderungen auch bei anderen entzündlichen Gelenkerkrankungen beobachtet, z. B. bei der Psoriasisarthritis. Im Endstadium der Erkrankung kommt es dann zur bindegewebigen und knöchernen Überbrückung der Gelenke, die häufig eine Invalidität des Patienten verursacht.

Bei langjährigem Verlauf einer RA ist die Beteiligung der Halswirbelsäule typisch. Sie ist dabei in bis zu 40% aller Fälle betroffen. Hier stehen destruktive Veränderungen im Atlantodentalgelenk im Vordergrund, die sogar durch Dislokation mit konsekutiver Kompression des Rückenmarks die Gefahr eines Querschnittsyndroms verursachen. Zusätzlich kann es – in allerdings selteneren Fällen – auch zu Entzündungen im Bandscheibenbereich der Halswirbelsäule kommen, der sog. Spondylodiszitis, die ebenfalls zu gefährlichen Veränderungen der Wirbelsäulenstruktur führen kann.

Ein extraartikulärer Befall ist häufig. Vor allem manifestiert er sich in der Ausprägung von derben bindegewebigen Knoten an den Streckseiten der Extremitäten, besonders an den Unterarmen (Abb. 22.**12**). Diese „Rheumaknoten" genannten Veränderungen bestehen aus nekrotischem Material, das palisadenartig von Makrophagen umgeben ist. Sie werden ausschließlich bei der *seropositiven* RA gefunden. Viszerale Manifestationen beruhen auf einer Vaskulitis mit konsekutiver Pleuritis oder Perikarditis, wobei letztere Manifestationen allerdings nur selten klinisch faßbar sind, im Autopsiegut jedoch in bis zu 70% der Fälle gefunden werden. Andere extraartikuläre Beteiligungen sind Lungenfibrosen, Mitralvitien oder eine Myokarditis – ebenfalls seltene Begleiterkrankungen. Charakteristisch ist jedoch der Befall der Augen mit einer Skleritis bzw. Episkleritis; häufig macht das Auftreten einer Parotitis die differentialdiagnostische Abgrenzung eines primären Sjögren-Syndroms erforderlich (Kap. Auge).

Eine besondere Verlaufsform der RA ist das sog. *Felty-Syndrom* (schwere RA mit häufiger Organbeteiligung, vor allem Splenomegalie und Lymphadenopathie). Labormäßig finden sich hier bei allen Patienten RF in hohen Titerstufen sowie charakteristischerweise Granulozytopenie, Thrombozytopenie und Anämie. Ebenfalls werden bei nahezu allen diesen Patienten antinukleäre Antikörper gefunden.

Immunologische Diagnostik und Differentialdiagnose

Serologisch zeichnet sich die RA durch ausgeprägte Veränderungen der allgemeinen Entzündungsparameter aus, wobei der erste Indikator für eine bestehende Krankheitsaktivität die Erhöhung der Blutsenkungsgeschwindigkeit ist. Zusätzlich erhöht sind das C-reaktive Protein (CRP) sowie andere Akute-Phase-Proteine; in der Eiweißelektrophorese ist die Vermehrung der α_2- und Gammaglobuline charakteristisch. Bei ausgeprägter Aktivität sind Anämie und Thrombozytose vorhanden. IgM-RF finden sich bei ca. 70% der Patienten. Bei ca. 30% der Patienten lassen sich antinukleäre Antkörper nachweisen. Zirkulierende Immunkomplexe bestehen bei 50% der Patienten. Sind im Serum die Komplementfakto-

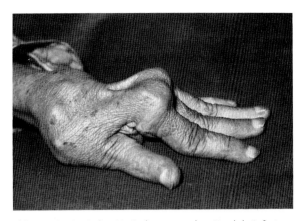

Abb. 22.**11** Typische Veränderungen der Hand bei fortgeschrittener rheumatoider Arthritis. Charakteristisch sind die synovitischen Schwellungen des Handgelenks sowie der Metakarpophalangeal- und proximalen Interphalangealgelenke. Durch destruktive Veränderungen des Sehnengleitlagers im Sinne der Tendosynovitis kommt es zu Luxationen und Subluxationen im Bereich der betroffenen Gelenke.

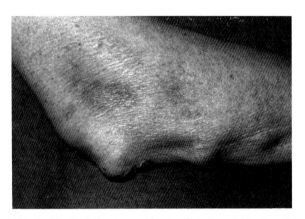

Abb. 22.**12** Typische Rheumaknoten bei einer Patientin mit rheumatoider Arthritis, hier charakteristischerweise im Bereich des Ellenbogens an der Streckseite des Unterarmes.

ren im Sinne einer Entzündung häufig erhöht, so findet in der Gelenkflüssigkeit charakteristischerweise ein deutlicher Verbrauch von Komplement statt. Bei experimentellen Untersuchungen wurde das Vorhandensein von Antikörpern gegen Kollagene und Proteoglykane beschrieben. Wie oben beschrieben, besteht eine Häufung bestimmter HLA-DR-Allele (z. B. DRB1*0101, *0401, *0404), die das gemeinsame, krankheitsassoziierte Epitop in der dritten hypervariablen Region der ersten Domäne der DRB1-Kette tragen.

Differentialdiagnostisch sind von der RA vor allem die Psoriasisarthritis sowie HLA-B27-assoziierte Arthritiden abzugrenzen. Hilfreich ist hier vor allem die Bestimmung des RF, der bei letztgenannten Erkrankungen in der Regel nicht oder nur in geringer Titerstufe gefunden wird. Der charakteristische Hautausschlag bei der Psoriasisarthritis sowie der typische Gelenkbefall lassen in der Regel eine einfache Unterscheidung von der Psoriasisarthritis zu. Der negative Ausfall der Untersuchung auf das HLA-B27-Antigen sowie die fast immer vorhandene Aussparung der Sakroiliakalgelenke bei der RA machen die Unterscheidung von den HLA-B27-assoziierten Arthritiden möglich. Betont werden muß jedoch, daß analog zur Normalbevölkerung auch 8% der Patienten mit RA das HLA-B27-Antigen tragen und umgekehrt der fehlende Nachweis des HLA-B27-Antigens die Spondarthritiden als Diagnose nicht sicher ausschließt.

Immunpathogenese

Wie bei keiner anderen rheumatischen Erkrankung spielen in der Pathogenese der RA sowohl humorale als auch zellulär vermittelte Mechanismen eine entscheidende Rolle. Bereits frühzeitig war die Bedeutung des RF erkannt worden. Zur Entstehung des RF sind Hypothesen geäußert worden, daß ein persistierendes, noch unbekanntes Antigen (z. B. das Epstein-Barr-Virus) zur ständigen Aktivierung von B-Lymphozyten führt. Bedingt durch zusätzliche gestörte Suppressormechanismen, werden dann große Mengen von RF produziert, die wie oben erwähnt zur Selbstassoziation neigen und Immunkomplexe, vor allem intraartikulär, bilden. In der Zirkulation befindliche Immunkomplexe können sich an den Gefäßwänden absetzen und vaskulitische Veränderungen einleiten. Die Phagozytose der Immunkomplexe durch Granulozyten und Makrophagen führt zur Freisetzung von lysosomalen Enzymen, die für die destruktiven Prozesse mitverantwortlich sind. Zusätzlich werden chemotaktische Faktoren, vor allem Komplementbestandteile, frei, aber auch andere Entzündungsmediatoren wie die Interleukine. Diese sorgen dann für eine neue Rekrutierung von entzündungsaktiven Zellen, die dann die Immunantwort unterhalten (Abb. 22.**13**). Parallel zu diesem Mechanismus, der vor allem eine immunkomplexinduzierte Auslösung der RA beinhaltet, wurde ein ergänzendes zellulärimmunologisches Entstehungsmodell entwickelt. Die zellulärimmunologische Hypothese beruht vor allem auf der Analyse der an der Synovitis beteiligten aktivierten Zellsysteme (3). So tragen nicht nur die T-Lymphozyten Aktivierungsmerkmale in Form von HLA-Klasse-II-Antigenen, Rezeptoren für IL-2 und andere Aktivierungsantigene, sondern auch nichtlymphoide Zellen, nämlich Makrophagen, Fibroblasten und Chondrozyten zeigen einen starken Aktivierungsgrad, der sich sowohl anhand des Phänotyps (HLA-Klasse-II-Antigene) als auch der funktionellen Aktivität

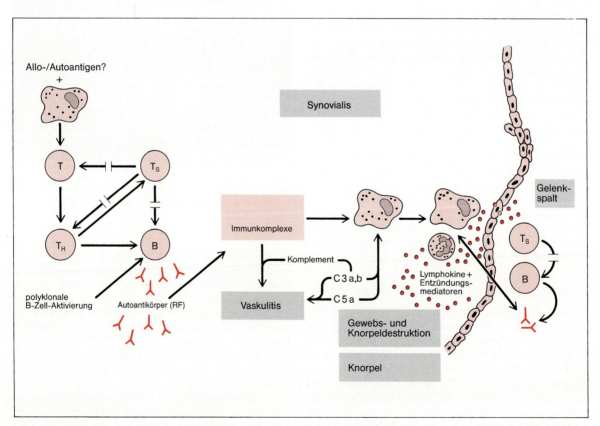

Abb. 22.**13** Modell humoraler Immunmechanismen in der Entstehung der rheumatoiden Arthritis. Ausgelöst durch ein noch unbekanntes Antigen, kommt es – bei defekter Suppression – zu einer überschießenden Autoantikörperbildung (Rheumafaktoren). Die Rheumafaktoren assoziieren zu Immunkomplexen, die eine Vaskulitis auslösen können. Durch Komplementaktivierung sowie nach Phagozytose der Immunkomplexe entstehen Entzündungsmediatoren, die für weitere destruktive Veränderungen verantwortlich sind.

nachweisen läßt. Es ist zu vermuten, daß bei der RA eine intensive Auseinandersetzung mit einem Antigen stattfindet, das über bisher noch unbekannte Mechanismen die T-Lymphozyten zur Ausprägung der Klasse-II-Antigene veranlaßt. Die Expression dieser Oberflächenmoleküle auch auf nichtlymphoiden Zellen, vermehrt auf Synovialismakrophagen und neuinduziert auf Fibroblasten und Chondrozyten, ist möglicherweise bedingt durch die Zytokine IFN-γ und GM-CSF.

Diese aberrante Expression von Klasse-II-Antigenen scheint ein gemeinsames Charakteristikum bei vielen Autoimmunerkrankungen zu sein. So wurden beispielsweise Klasse-II-Antigene beschrieben auf Inselzellen beim juvenilen Diabetes mellitus, auf Gallengangzellen bei der primären biliären Zirrhose oder auf Thyreozyten bei der autoimmunen Thyreoiditis. Analog wäre bei der RA nach einer möglichen Aktivierung von Chondrozyten oder Synovialisfibroblasten mit konsekutiver Ausprägung von HLA-Klasse-II-Antigenen eine Rekrutierung weiterer autoreaktiver T-Lymphozyten möglich. Diese T-Lymphozyten könnten dann in Verbindung mit der aberranten Klasse-II-Antigen-Expression mögliche Autoantigene im Knorpel als fremd erkennen und somit die Entzündung unterhalten. Im Gegensatz zu anderen Autoimmunerkrankungen sind bei der RA noch keine Autoantigene klar als ursächlich definiert worden. Mögliche Kandidaten sind jedoch das Kollagen Typ II, Proteoglykane des Knorpels, Zelloberflächenstrukturen von Chondrozyten, Heat-shock-Proteine oder aber im Knorpel abgelagerte Immunkomplexe.

Zunehmend werden bei der RA auch infektiöse Erreger diskutiert, wobei insbesondere Retroviren genannt werden. Trotz intensiver Suche konnte jedoch kein Erreger zweifelsfrei nachgewiesen werden. Es ist daher zu diskutieren, ob initial bei der RA durch eine Auseinandersetzung mit einem infektiösen Agens das Immunsystem so gestört wird, daß nachfolgend immunpathologische Mechanismen eintreten, die dann die eigentliche Gelenkzerstörung in Gang halten.

Abb. 22.14 zeigt ein Modell der Knorpeldestruktion bei der RA: Ein noch unbekanntes Antigen wird in Verbindung mit der Freisetzung von IL-1 T-Lymphozyten von antigenpräsentierenden Zellen präsentiert. Diese T-Lymphozyten sezernieren Lymphokine, die nachfolgend Makrophagen aktivieren. Diese sezernieren erneut IL-1, von dem bekannt ist, daß es sowohl sternförmige Synovialiszellen als auch die Chondrozyten zur Freisetzung von Kollagenase und Plasminogenaktivator veranlaßt. Auf diesem Wege aktivierte Chondrozyten sind dann in der Lage, ihre eigene Matrix zu verdauen. Dermaßen freigesetzte Moleküle könnten dann erneut zu einer Sensibilisierung von T-Lymphozyten führen, möglicherweise in Verbindung mit Klasse-II-Antigenen, die somit die Knorpeldestruktion aufrechterhalten könnten, lange nachdem das initiale Antigen beseitigt worden ist.

Therapie

Im Vordergrund der Therapie der RA steht zunächst die Entzündungs- und Schmerzbekämpfung mit nichtsteroidalen Antiphlogistika. Hier sind als Beispiel Acetylsalicylsäure, Indometacin oder Diclofenac zu nennen. Diese Medikamente haben jedoch lediglich symptomatischen Charakter und können den Krankheitsprozeß nicht dauerhaft beeinflussen. Daher sind grundsätzlich nach gesicherter Diagnosestellung die sog. Langzeittherapeutika erforderlich, die auch Basistherapeutika, im Englischen „disease-modifying antirheumatic drugs" (DMARDs), genannt werden. Die genauen Wirkmechanismen dieser Therapeutika sind noch unbekannt. Diskutiert werden Einflüsse auf die T-Zell-Aktivierung, das Makrophagensystem oder den Kollagenstoffwechsel. Zu dieser Medikamentengruppe rechnen die Goldsalze sowie Sulfasalazin. Kontrollierte Studien haben gezeigt, daß die genannten Therapeutika in ca. 70% der Fälle eine Remission herbeiführen können. Problematisch ist die große Zahl der Nebenwirkungen (Tab. 22.3). So muß bei fehlendem Ansprechen auf diese Medikamente bzw. Absetzen wegen gefährlicher Nebenwirkungen auf eine weitere Substanzgruppe, nämlich die Antimetaboliten bzw. Immunsuppressiva, übergegangen werden. Hier haben neuere Studien gezeigt, daß neben dem Azathioprin vor allem Methotrexat, in geringer Dosierung und

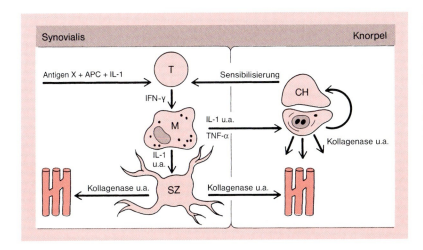

Abb. 22.14 Modell zellulärer Immunmechanismen in der Entstehung der rheumatoiden Arthritis. Hier führt das noch unbekannte Antigen in Verbindung mit antigenpräsentierenden Zellen und IL-1 zu einer Sensibilisierung von T-Zellen (T). Diese aktivieren Makrophagen (M), die ihrerseits über Mediatoren wie IL-1 Chondrozyten (CH) und sternförmige Synovialiszellen (SZ) aktivieren. Dabei kommt es zur Destruktion von Knorpelgewebe, wobei neue, vorher dem Immunsystem nicht zugängliche Antigene mit T-Zellen in Kontakt treten und für eine Perpetuierung des Krankheitsbildes sorgen können (Abb. 22.13 und 22.14 nach Kalden u. Burmester).

Tabelle 22.3 Langzeittherapeutika bei der rheumatoiden Arthritis mit den wichtigsten Nebenwirkungen

Goldsalze
- toxische Haut- und Schleimhautreaktionen
- Nephropathie mit Proteinurie
- Kolitis
- aplastische Anämie

Azathioprin
- Hepatotoxizität
- Knochenmarkdepression
- Übelkeit, Erbrechen

Methotrexat
- Leberenzymerhöhung, Leberfibrose
- Mukositis (Stomatitis)
- Pneumonitis (selten)
- Blutbildveränderungen
- Übelkeit

Sulfasalazin
- Übelkeit, Erbrechen
- Allergien
- Blutbildveränderungen
- Oligospermie

nur einmal wöchentlich verabreicht („low dose"), deutliche Remissionen hervorrufen kann. Problematisch bei diesem Medikament sind die toxisch/allergische Pneumonitis sowie mögliche Schleimhaut- und Blutbildveränderungen. Bei schweren, therapierefraktären Fällen werden auch die klassischen Zytostatika wie vor allem das Cyclophosphamid eingesetzt, die jedoch eine genaue Therapieüberwachung erfordern. Nicht Gegenstand dieses Kapitels können die umfangreichen Therapieverfahren, wie physikalische Therapie, Krankengymnastik und operative Therapie, sein. Ergänzt werden müssen die genannten medikamentösen Verfahren häufig durch die Gabe von Corticosteroiden; diese sollten jedoch in höherer Dosierung nur hochentzündlichen Fällen vorbehalten werden, da bei langzeitiger Gabe mit erheblichen Nebenwirkungen – insbesondere Osteoporose – zu rechnen ist.

Die verwirrende Vielfalt der therapeutischen Bemühungen bei der RA zeigt auf, daß das ideale Therapieverfahren noch nicht gefunden worden ist, vielmehr die Erkrankung trotz intensiver Therapie häufig einen destruktiven Verlauf nimmt, wobei die Langzeittherapeutika allenfalls einen aufhaltenden Effekt haben können. Deswegen wurden in jüngster Zeit auch experimentelle Therapieansätze entwickelt, die sich zum einen gegen Oberflächenmoleküle auf T-Lymphozyten richteten, z. B. das CD4-Antigen, zum anderen jedoch proinflammatorische Zytokine zu neutralisieren versuchten. Besonders erfolgversprechend erscheint die Therapie gegen TFN-α, die außerordentlich ermutigend zumindest in der dramatischen Reduktion der Gelenkentzündung ist. Ob diese Therapieverfahren nur die Entzündung eindämmen, nicht jedoch die Knorpel- und Knochendestruktion beeinflussen, muß jetzt in größeren Studien gezeigt werden. Zur Therapie verwandt werden monoklonale Antikörper, die zum größten Teil humanisiert sind, oder lösliche Zytokinrezeptoren, die molekularbiologisch mit Bestandteilen des Immunglobulins verbunden werden.

■ HLA-B27-assoziierte Arthritiden

Diese Krankheitsgruppe wird auch unter dem Begriff seronegative Spondylarthropathien zusammengefaßt. Vor allem hinsichtlich der Assoziation mit dem HLA-B27-Antigen, der vermuteten Immunpathogenese mit der Reaktion gegenüber bakteriellen Antigenen und gemeinsamen typischen klinischen Manifestationen bestehen große Ähnlichkeiten unter diesen Erkrankungen. Dabei bedeutet das Wort seronegativ, daß diese Erkrankungen charakteristischerweise keinen RF aufweisen. Der Name Spondylarthritiden deutet an, daß neben peripheren Gelenken auch die Gelenke des Achsenskeletts betroffen sind. Von der „Europäischen Studiengruppe für Spondylarthropathien" (ESGS) wurden 1991 vorläufige Klassifikationskriterien für die Spondylarthropathien entwickelt (Tab. 22.4).

Ankylosierende Spondylitis (Morbus Bechterew)

Definition

Die ankylosierende Spondylitis ist eine entzündliche Systemerkrankung des Achsenskeletts, der Gelenke und zuweilen innerer Organe. Sie bevorzugt das männliche Geschlecht und tritt vor allem zwischen dem 15. und 30.

Tabelle 22.4 Vorläufige Klassifikationskriterien der Europäischen Studiengruppe für Spondylarthropathien (ESGS)

Hauptkriterien

aktuell oder anamnestisch entweder
- entzündlicher Rückenschmerz oder
- asymmetrische periphere Arthritis mit Betonung der unteren Extremitäten

und eins der folgenden

Nebenkriterien

- Familienanamnese (Verwandter 1. oder 2. Grades mit ankylosierender Spondylitis, Psoriasis, akuter Uveitis, reaktiver Arthritis, chronisch entzündlicher Darmerkrankung)

aktuell oder anamnestisch

- Psoriasis
- chronisch entzündliche Darmerkrankung
- alternierender Gesäßschmerz
- Enthesiopathie
- akute Diarrhö (innerhalb 1 Monats vor Beginn der Arthritis)
- Urethritis (Nichtgonokokkenurethritis oder Zervizitis innerhalb 1 Monats vor Beginn der Arthritis)
- Sakroiliitis (radiologisch festgestellte Sakroiliitis bilateral Grad 2–4 oder unilateral Grad 3–4)

Lebensjahr auf. Die Erkrankung betrifft neben den Gelenken vor allem die fibrokartilaginösen Strukturen wie Synchondrosen, Bandscheiben und vor allem Sehnen- und Ligamentansätze (Enthesiopathie). Klinisch besteht ein chronisch-progredienter Verlauf am Achsenskelett unter obligatorischer Beteiligung der Sakroiliakalgelenke. Bei 25% der Patienten besteht eine periphere Gelenkbeteiligung. Die zunehmende Versteifung der Wirbelsäule und die Miterkrankung der stammnahen Gelenke, vor allem der Hüften, kann zu vorzeitiger Invalidität führen. Wie auch bei der RA sind verschiedene Kriterien zur Diagnose entwickelt worden, wobei zuletzt die modifizierten New-York-Kriterien Eingang in die Praxis gefunden haben (Tab. 22.**5**) (10).

Klinik und Verlauf

Die Erkrankung betrifft beide Geschlechter mit deutlicher Häufung bei Männern. Sie beginnt fast ausnahmslos im Achsenskelett, vorzugsweise an den Iliosakralgelenken. Häufig sind lokalisierte Kreuzschmerzen, die oft schon monatelang andauern, und mitternächtliche und nachmitternächtliche Schmerzsensationen der Wirbelsäule und morgendliche Steifigkeit in dieser Region. Da insgesamt Rückenschmerzen in der Bevölkerung sehr häufig sind, werden diese typischen Symptome oft verkannt, so daß in der Regel zwischen Erstmanifestation der Erkrankung und Diagnosestellung fünf Jahre vergehen. Im Gegensatz zur RA, bei der die betroffenen Gelenke einer Inspektion in der Regel gut zugänglich sind, kann das Ausmaß der ankylosierenden Spondylitis häufig nur im Röntgenbild festgestellt werden. Dabei zeigen die Iliosakralgelenke typischerweise das „bunte Bild", d. h. ein Nebeneinander von entzündlichen Destruktionen (Usuren), gelenknaher Entkalkung, Pseudoerweiterungen des Gelenkspalts und mit zunehmender Krankheitsdauer von Ankylosierungsprozessen, die schließlich zur totalen Durchbauung der Iliosakralgelenke führen können.

Ein wichtiges radiologisches Kriterium ist die Ausbildung von „Syndesmophyten", im allgemeinen zuerst im Bereich des thorakolumbalen Übergangs, im weiteren Verlauf der Krankheit von hier aus aszendierend und deszendierend. Dabei handelt es sich um zumeist bilateral angeordnete Knochenspangen, die als Endstadium einer initialen Spondylodiszitis des Anulus fibrosus im Bereich seiner vaskularisierten Verbindungen über das Zwischenstadium der sog. Spondylitis anterior entstehen und schließlich zwei benachbarte Wirbelkörper miteinander verbinden. Syndesmophyten können aber auch ganz fehlen, wie z. B. beim jungen Patienten mit ankylosierender Spondylitis, wo die Ankylosierung der Wirbelbogengelenke zum „Bügelbrettrücken", d. h. der geradlinigen Versteifung der Wirbelsäule, führt. Häufig jedoch tritt eine Versteifung in Kyphosestellung ein, so daß der charakteristische Rundrücken der ankylosierenden Spondylitis entsteht (Abb. 22.**15**). Überhaupt ist die Tendenz zur Verknöcherung der jeweils betroffenen Gelenke ein Charakteristikum auch außerhalb des Achsenskeletts, die sich jedoch in der Regel erst nach längerer Krankheitsdauer manifestiert. Be-

Tabelle 22.**5** Modifizierte New-York-Kriterien zur Diagnose einer ankylosierenden Spondylitis (1984)

Diagnose
- Klinische Kriterien
  - tiefsitzender Rückenschmerz und Steifigkeit länger als 3 Monate, gebessert durch Bewegung, aber nicht in Ruhe
  - eingeschränkte Beweglichkeit der Lendenwirbelsäule in sagittaler und frontaler Ebene
  - eingeschränkte Thoraxexkursion auf < 2,5 cm (korrigiert für Alter und Geschlecht)
- Radiologisches Kriterium: Sakroiliitis ≥ Grad 2 bilateral oder Grad 3–4 unilateral

Graduierung
- Gesicherte ankylosierende Spondylitis
  - radiologisch bilaterale Sakroiliitis Grad 3–4 und mindestens ein klinisches Kriterium
  - radiologisch Grad 3 oder Grad 4 einer unilateralen Sakroiliitis oder Grad 2 einer bilateralen Sakroiliitis mit mindestens dem klinischen Kriterium 1 oder den Kriterien 2 und 3
- Wahrscheinliche ankylosierende Spondylitis: radiologisch bilaterale Sakroiliitis Grad 3–4 ohne klinische Kriterien

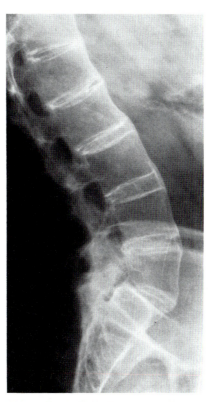

Abb. 22.**15** Seitliche Röntgenaufnahme der typisch veränderten Wirbelsäule bei der ankylosierenden Spondylitis. Charakteristisch sind die knöcherne Überbauung der Wirbelkörper durch Veränderungen der Längsbänder sowie die Ankylosen der kleinen Wirbelgelenke.

sonders häufig sind in diesem Zusammenhang das Hüft- und das Kniegelenk betroffen. Doch auch das Kiefergelenk kann bei bis zu 4% der Patienten beteiligt sein. Ein weiterer häufiger Manifestationspunkt sind die Übergänge von Bändern und Sehnen in den Knochen (Enthesen), wodurch der typische Fersenschmerz verursacht wird, der bei ca. 10% aller Patienten auftritt.

Darüber hinaus kommt es bei der ankylosierenden Spondylitis zu extraartikulären Manifestationen, unter denen die vordere Uveitis (Iritis) von besonderer Bedeutung ist. Diese ebenfalls stark mit dem HLA-B27-Antigen assoziierte Erkrankung findet sich – je nach Krankengut – bei zwischen 4 und 40% der Fälle. Sie nimmt einen akuten Verlauf und hat eine ausgesprochene Tendenz zu Rezidiven, wobei allerdings mit Ausnahme von besonders schweren Verläufen keine bleibenden Schäden zurückbleiben. Am urogenitalen Trakt findet sich im Anfangsstadium häufiger eine Urethritis sowie bei Männern eine Prostatitis, wobei hier differentialdiagnostisch an den unten behandelten Morbus Reiter zu denken ist. Mit unterschiedlicher Häufigkeit (2–10%) wird eine Beteiligung von Herz und Lunge angegeben. Eine Aortitis kann zu einer Aorteninsuffizienz führen. Gelegentlich treten auch kardiale Reizleitungsstörungen verschiedener Art auf. Die Versteifung der Brustwirbelsäule und die daraus resultierende Starrheit des Brustkorbes werden zwar durch eine verstärkte Zwerchfellatmung ausgeglichen; dennoch ist der Ventilations-Perfusions-Quotient durch die Kombination von Versteifung der Wirbelsäule und der Kostovertebralgelenke gestört. Darauf ist auch die spondylitische Lungenkrankheit, eine Lungenoberlappenfibrose mit Bildung von Bullae, zurückzuführen.

Immunologische Diagnostik und Differentialdiagnose

Im Gegensatz zur RA sind im Labor deutlich geringere entzündliche Veränderungen zu finden. Charakteristischerweise fehlen RF oder Autoantikörper wie z. B. antinukleäre Antikörper. Experimentelle Untersuchungen haben jedoch charakteristische Autoantikörperphänomene bei Verwendung von polytänen Chromosomen der Drosophila-Fliege gezeigt. Die allgemeinen Entzündungszeichen wie Blutkörperchensenkungsgeschwindigkeit, Leukozytose, Hämoglobinverminderung, α_2-Globulin- und Gammaglobulinvermehrung sind vor allem während der Schübe entzündlicher Aktivität vorhanden; jedoch konnte bisher keine eindeutige Korrelation zwischen Krankheitsaktivität und Laborveränderungen gefunden werden.

Die Häufigkeit des o. g. HLA-B27-Antigens beträgt bei den betroffenen Patienten ca. 90–95%, im Gegensatz zu einer Frequenz von 5–8% in der Bevölkerung je nach ethnischer Zusammensetzung. Einige Untersucher berichten, daß bis zu 20% der HLA-B27-positiven Individuen in ihrem Leben eine ankylosierende Spondylitis entwickeln werden. Innerhalb einer Familie steigt das Risiko für die Kinder von erkrankten Patienten jedoch signifikant an, was sowohl für die HLA-B27-positiven als auch -negativen Kinder gilt. Über mögliche pathogenetische Gesichtspunkte bezüglich des HLA-B27-Antigens und der Krankheitsentstehung des Morbus Bechterew wurde bereits auf S. 444 berichtet.

Reaktive Arthritiden

Definition, Ätiologie und Immunpathogenese

Unter reaktiven Arthritiden (ReA) versteht man Gelenkentzündungen, die infolge einer extraartikulären bakteriellen Infektion auftreten, ohne daß kulturell Erreger in den betroffenen Gelenken nachweisbar sind. Pathogenetisch wird angenommen, daß die Arthritiden durch Verschleppung antigenen Materials in das Gelenk oder durch immunologische Kreuzreaktionen ausgelöst werden (s. a. S. 444). Wichtigste Erreger im Bereich des Gastrointestinaltraktes sind Yersinien *(Y. enterocolitica, Y. pseudotuberculosis),* Salmonellen, Campylobacter und Shigellen, zudem werden ReA häufig nach *Chlamydia-trachomatis*-Infektionen der Urethra bzw. der Zervix beobachtet. Als weitere Auslöser einer ReA werden *Chlamydia pneumoniae*, Streptokokken und auch *Borrelia burgdorferi* diskutiert.

Klinik und Verlauf

Die auslösenden Infektionen verlaufen meist unspezifisch oder auch klinisch inapparent. Bei der Yersiniaenteritis treten z. T. Schmerzen im rechten Unterbauch auf, die als Appendizitis fehlgedeutet werden können (Pseudoappendizitis). Ein charakteristisches Begleitphänomen ist das Erythema nodosum, das als ein schmerzhaftes, bläulichrot gefärbtes Infiltrat meist über den Streckseiten der Unterschenkel vorhanden ist. Die Latenzzeit zwischen Infektion und Beginn der Arthritis beträgt durchschnittlich etwa 10 Tage, selten mehr als 30 Tage. Bei den meisten Patienten besteht eine Oligoarthritis mit Befall von 2–4 großen oder kleinen Gelenken, fast immer an den unteren Extremitäten mit Bevorzugung der Knie- und Sprunggelenke. Neben den o. g. Hautsymptomen können häufig Augenentzündungen, vor allem Konjunktivitis und Iridozyklitis, bestehen. Insgesamt gesehen hat die Krankheit eine gute Prognose, wenngleich in ca. 30–50% der Fälle rezidivierende Gelenkbeschwerden auftreten können und nach Ablauf eines Jahres noch etwa 10% der Patienten Symptome aufweisen. Auf dem Boden der häufigen Assoziation mit dem HLA-B27-Antigen entwickelt sich bei einigen Patienten im Anschluß an eine enteropathische Arthritis eine ankylosierende Spondylitis, die jedoch häufig einen milderen Verlauf als die klassische ankylosierende Spondylitis nimmt.

Immunologische Diagnostik und Differentialdiagnose

Bei Chlamydieninfektionen sollte immer der Erregernachweis im Abstrich (obligat intrazelluläre Erreger!) mittels Immunfluoreszenz oder molekularbiologischen Methoden versucht werden. Gelingt dieser nicht, kann der Nachweis von spezifischen IgA-Antikörpern für eine Infektion sprechen.

Wird eine postdysenteritische ReA vermutet, ist besonders der Nachweis von agglutinierenden Antikörpern gegen die genannten Erreger wichtig, wobei Kreuzreaktionen mit anderen Darmbakterien zu beachten sind. Auch sind die Tests erst ab einer bestimmten Titerstufe verwertbar, wobei besonders der Verlauf mit deutlich ansteigendem Titer wichtig ist. Zu bedenken ist jedoch, daß es sich bei diesen agglutinierenden Antikörpern überwiegend um IgM-Antikörper handelt, die nur für eine begrenzte Zeit – ca. 1–3 Monate – nach der Infektion nachzuweisen sind. Ein direkter bakterieller Nachweis im Stuhl oder aber in Blutkulturen gelingt normalerweise nicht, da die eigentliche Darmerkrankung zum Zeitpunkt des Auftretens der Arthritiden bereits in aller Regel ausgeheilt ist oder nur eine geringe Zahl von Erregern persistiert. Insofern ist auch der Nutzen einer antibiotischen Therapie umstritten und Gegenstand derzeit durchgeführter klinischer Studien.

Einen wichtigen Baustein in der Diagnostik stellt die Bestimmung des HLA-B27-Antigens dar, das bei ca. 70% der Patienten aufzufinden ist. Wichtig ist außerdem die Synovialanalyse, vor allem zur Abgrenzung von septischen Arthritiden, da in seltenen Fällen Yersinien z. B. septisch ein Gelenk befallen können oder aber eine Gonokokkensepsis sich in einem Gelenk manifestiert. Besonders letztere bedarf einer intensiven antibiotischen Therapie, da es sonst zu irreparablen Gelenkveränderungen kommen kann. Abzugrenzen von den ReA sind die enteropathischen Arthritiden, die als Begleiterkrankung bei Morbus Crohn und Colitis ulcerosa auftreten können. Gleichermaßen auf dem Boden einer HLA-B27-Assoziation, die bei ca. 80% der betroffenen Patienten nachzuweisen ist, kommt es zu einer Spondylarthropathie. Der Übergang in eine voll ausgeprägte ankylosierende Spondylitis ist jedoch selten.

Morbus Reiter

Eine Sonderform der reaktiven Arthritiden stellt der Morbus Reiter dar, der als die klassische Trias von Konjunktivitis, Arthritis und Urethritis definiert wird. Bei dieser Erkrankung kommt es vor allem bei jungen männlichen Patienten im Anschluß an eine Infektion der Urethra mit *Chlamydien* zu einer reaktiven Arthritis. Als charakteristische Begleitphänomene werden neben den Augenveränderungen häufig Hautmanifestationen beobachtet in Form einer Balanitis oder des charakteristischen, der Psoriasis ähnelnden Keratoderma blennorrhagicum.

Diagnostisch wegweisend ist neben der charakteristischen Anamnese und Klinik der Nachweis einer Chlamydieninfektion, wie oben beschrieben, die bei positivem Befund mit Tetracyclinen behandelt werden sollte. Auch beim Morbus Reiter besteht eine enge Assoziation mit dem HLA-B27-Antigen, das in einigen Studien in über 95% der Fälle nachzuweisen war.

Wenngleich die Augenbeschwerden und Arthritiden über viele Monate hartnäckig rezidivieren können, ist die Gesamtprognose des Morbus Reiter jedoch günstig. Er heilt in aller Regel folgenlos aus; nur in seltenen Fällen entwickelt sich auf seinem Boden eine ankylosierende Spondylitis.

Zunehmend häufiger werden Krankheitsbilder, die dem Morbus Reiter ähnlich sind, auch bei Patienten mit HIV-Infektionen gefunden, wobei sich die Klinik und die Assoziation mit dem HLA-B27-Antigen nicht wesentlich von HIV-negativen Arthritikern unterscheidet, obwohl von einigen Autoren eine stärkere Neigung zu Gelenkdestruktionen berichtet wird. Offensichtlich tritt hier trotz starker Verminderung von Helfer-T-Zellen bei Überwiegen von $CD8^+$-T-Zellen eine starke rheumatische Entzündung ein. Für das allgemeine Pathogeneseverständnis dieser Erkrankung bedeutet dies, daß reaktive Arthritiden möglicherweise vor allem durch eine verringerte Immunreaktivität bedingt sind. Im Gegensatz hierzu stehen Befunde bei der RA, bei der über klinische Besserungen der Arthritis bei einer HIV-Infektion berichtet wurde.

Lyme-Arthritis

Eine wichtige Differentialdiagnose zu den reaktiven Arthritiden stellt die Lyme-Arthritis dar, die durch den Erreger *Borrelia burgdorferi* sensu lato hervorgerufen wird. Diese Spirochäte wird in Deutschland durch den Vektor Ixodes ricinus, eine auf Waldtieren lebende Zeckenart, übertragen. Die zugrundeliegende Lyme-Erkrankung – so genannt nach dem amerikanischen Ort Lyme, in dem zuerst die Häufung von Arthritiden nach Zeckenstichen beobachtet wurde – verläuft in drei Stadien. Dabei tritt im ersten Stadium kurz nach der Infektion charakteristischerweise ein Erythema migrans (EM) auf, das durch eine zentrale Rötung (Stelle des Zeckenstiches), einen abblassenden Hof und einen roten Randbezirk gekennzeichnet ist. Untherapiert kann sich an dieses Stadium in noch einem unbekanntem Prozentsatz ein Stadium 2 nach ca. 1–3 Monaten anschließen, das durch eine Meningopolyneuritis (Morbus Bannwarth) und/oder selten auch durch kardiale Probleme, meist durch Reizleitungsstörungen, charakterisiert ist. Im Stadium 3, das Monate bis Jahre nach der Infektion auftreten kann und dem nur selten das typische neurologische Stadium vorangeht, treten dann die Arthritiden auf, die sich meist als Oligoarthritis unter Bevorzugung der Knie-, Sprung- und Ellenbogengelenke manifestieren. Selten kann es auch zu einer polyarthritischen Verlaufsform kommen, die die Abgrenzung zu einer RA erforderlich macht. Diagnostisch sind bei der Lyme-Arthritis die serologischen Untersuchungen (Immunfluoreszenztest oder ELISA) auf den Erreger nach Absorption mit apathogenen Spirochäten wichtig, die bei der Lyme-Arthritis in nahezu allen Fällen positiv sind. Ein serologischer Nachweis ist jedoch nicht immer gleichbedeutend mit einer aktiven Erkrankung, da auch lange Zeit nach einer zurückliegenden Infektion erhöhte Titer gefunden werden können. Therapeutisch werden im Stadium I mit dem ECM vor allem Doxycyclin, Penicilline, bei Kindern auch Erythromycin verabreicht, während für die späteren Stadien Cephalosporine in publizierten Studien als überlegene Therapieform beschrieben worden sind.

Eine weitere wichtige Differentialdiagnose zu den reaktiven Arthritiden ist das *rheumatische Fieber*, das ausführlich im Kap. Herz behandelt wird.

Psoriasisarthritis

Die Psoriasisarthritis kann sowohl in Form der Mono-, Oligo- oder Polyarthritis beginnen. Bei längerer Krankheitsdauer besteht häufig eine polyartikuläre Verlaufsform mit charakteristischer Beteiligung der Endgelenke von Fingern und Zehen, der Interphalangealgelenke der Daumen, aber auch der Sakroiliakal- und Wirbelgelenke. Große Gelenke können zusätzlich, aber auch ausschließlich betroffen sein. Gelenkschwellungen sind häufig ebenso wie eine Morgensteifigkeit vorhanden, die sonst ein Charakteristikum der RA darstellt. Die verschiedenen Befallmuster der Psoriasisarthritis sind in Tab. 22.**6** aufgezeigt.

Psoriatische Exantheme gehen der Gelenkerkrankung meist voran, können in seltenen Fällen aber auch später auftreten und sind häufig bei einer oberflächlichen klinischen Untersuchung nicht sichtbar, da sie sich unter dem Kopfhaar, unter den Hautfalten der Mammae, am Penis, am Damm oder aber nur in Nagelbeteiligung in Form von Tüpfelung und Rillenbildung äußern können.

Eine Gemeinsamkeit der Psoriasisarthritis mit der RA besteht in den häufigen Gelenkdestruktionen, die bei allen anderen Arthritiden nur selten auftreten. So zeigen Röntgenbefunde Gelenkerosionen, wobei bei schweren Verläufen Zerstörungen der Phalangenenden, atypische Syndesmophyten, knöcherne Ankylose und Sakroiliitis eintreten können. Die Häufigkeitsmaxima des Beginns der Psoriasisarthritis liegen zwischen 30 und 55 Jahren, wobei Männer ebenso häufig wie Frauen erkrankt sind. Die Laborbefunde bestehen in uncharakteristischen Entzündungsparametern. RF sind nicht nachweisbar. Eine Assoziation mit dem HLA-B27-Antigen besteht in ca. 15–25% der Fälle, bei der spinalen Form in etwa 65%.

Über die Psoriasisarthritis sind am wenigsten ätiopathogenetische Gesichtspunkte entwickelt worden; interessant ist jedoch, daß beim Morbus Reiter ganz ähnliche Hautveränderungen wie bei der Psoriasis auftreten können und somit ein autoimmunologischer Zusammenhang zwischen Hautmanifestation und Gelenkveränderungen gesehen werden muß. Viele therapeutische Gesichtspunkte entsprechen der RA, wobei bei der Psoriasisarthritis vor allem Azathioprin, Methotrexat, Ciclosporin A, in schweren Fällen auch Retinoide Verwendung finden.

Tabelle 22.**6** Verlaufsformen der Psoriasisarthritis

klassische Psoriasisarthritis: 5–10%	distale Interphalangealgelenke der Hand, oft Nagelpsoriasis
Arthritis mutilans: 5–10%	oft Sakroiliitis, im Metatarsalbereich und an den Interphalangealgelenken schwere Destruktionen
symmetrische Polyarthritis: 5–10%	in Symmetrie und Prädilektionsstellen ähnlich der rheumatoiden Arthritis
Psoriasisspondylitis: 5–10%	Sakroiliitis, atypische ankylosierende Spondylitis
asymmetrische Oligoarthritis: 70%	stahlartiges Befallmuster, oft an Händen und Füßen

■ Juvenile chronische Arthritis

Bei der juvenilen chronischen Arthritis werden fünf Untergruppen unterschieden (Tab. 22.**7**) (22). Etwa ein Fünftel der Patienten mit juveniler chronischer Arthritis leidet unter einer *Systemerkrankung*, die akut beginnt. Sie ist charakterisiert durch Lymphadenopathie, Polyserositis, Polyarthritis und einen charakteristischen Hautausschlag. Diese Variante wird allgemein als *Still-Syndrom* bezeichnet. Ein wichtiges Merkmal dieser Form ist das hohe intermittierende Fieber mit Werten teilweise bis 41 °C, das rasch ansteigt, ebenso rasch jedoch wieder auf Normalwerte absinkt. Gleichzeitig besteht häufig ein makulopapulöses Exanthem, das ebenfalls nur vorübergehend, charakteristischerweise während des Fiebermaximums, auftritt. Eine andere extraartikuläre Manifestation besteht in einer Lymphadenopathie, die oft zunächst ein Lymphom nahelegt. Ebenso ist eine Hepatosplenomegalie häufig. Bei 50% der Patienten kommt es auch zu einer Perikarditis oder Pleuritis. Laborchemisch charakteristisch sind eine normochrome Anämie sowie eine ausgeprägte polymorphonukleäre Leukozytose, teilweise mit Werten bis zu 60 G/l mit einem Überwiegen von unreifen Formen. Neben der BKS sind die Akute-Phase-Proteine akut erhöht. Die Arthritis besteht meist aus einer symmetrischen peripheren Polyarthritis mit Schwellungen, Schmerzen über den Randbezirken der Gelenke und funktioneller Einschränkung, wie z. B. ein Hinken.

Die genannten Symptome sind sehr wechselhaft mit Exazerbationen, die von Tagen bis zu mehreren Monaten andauern können, jedoch nur selten bis ins Erwachsenenalter vorhanden sind. In sehr seltenen Fällen tritt die Still-Erkrankung auch im Erwachsenenalter auf und bietet hier aufgrund des hohen Fiebers erhebliche differentialdiagnostische Probleme. Therapeutisch werden überwiegend nichtsteroidale Antiphlogistika mit hochdosierten Gaben von Acetylsalicylsäure eingesetzt. Bei ausgeprägten systemischen Erscheinungsformen sind auch vorübergehend Steroide einzusetzen.

Die *polyartikuläre seronegative juvenile Polyarthritis* betrifft überwiegend Mädchen mit einem Geschlechtsverhältnis von weiblich zu männlich wie 9:1. Diese Erkrankung beginnt charakteristischerweise zwischen dem 2. und 5. Lebensjahr und ist gekennzeichnet durch einen peripheren symmetrischen Gelenkbefall, der häufig die distalen Interphalangealgelenke der oberen und unteren Extremitäten betrifft. Die temporomandibulären Gelenke sowie die Halswirbelsäule sind oft beteiligt, so daß eine epiphysäre Wachstumsstörung und eine fibröse oder knöcherne Ankylose auf dem Röntgenbild zu sehen ist. Diese Wachstumsstörungen führen häufig zu unterschiedlichen Längen von Fingern oder Extremitäten sowie zu einer Mikrognathie. Mit Ausnahme dieser bleibenden Erscheinungen ist die Prognose sehr günstig. Die meisten Kinder erreichen das Erwachsenenalter mit nur milden oder fehlenden Deformitäten. Die Laborveränderungen sind uncharakteristisch.

Im Gegensatz zur o. g. Variante der juvenilen chronischen Arthritis hat die *polyartikuläre seropositive*

Tabelle 22.7 Klassifikation der juvenilen chronischen Arthritis

Untergruppe	Geschlecht	Alter	Gelenke	Extraartikuläre Manifestationen	Labor	Prognose
systemische Form („Morbus Still")	60% m.	jedes	beliebig	Fieber, Exanthem, Polyserositis, Organvergrößerung	ANA– RF–	25% schwere Arthritis
seronegative Polyarthritis	90% w.	jedes	beliebig	Wachstumsverzögerung, Anämie, geringes Fieber	ANA 25%	15% schwere Arthritis
seropositive Polyarthritis	80% w.	> 10 J.	beliebig	wie bei rheumatoider Arthritis des Erwachsenen	ANA 75% RF+	> 50% schwere Arthritis
frühkindliche Oligoarthritis mit chronischer Iridozyklitis	80% w.	frühe Kindheit	wenige (Hüften)	50% mit Uveitis, andere selten	ANA 50% RF–	20% bleibende Visusveränderungen, Gelenke gut
juvenile Spondylarthropathien	90% m.	späte Kindheit	besonders Hüften und Sakroiliakalgelenke	wenige, aber 5–10% mit akuter Uveitis	ANA– RF– HLA-B27+	bei vielen Beginn einer ankylosierenden Spondylitis

chronische Arthritis des Kindesalters eine vergleichsweise ungünstige Prognose, da sie einer bereits in der Kindheit auftretenden RA entspricht („juvenile onset rheumatoid arthritis"). Der Gelenkbefall bei dieser Erkrankung ist im wesentlichen auf S. 446 beschrieben worden. Bei den Laborbefunden imponieren der positive RF sowie deutliche systemische Entzündungszeichen. Wie die letztgenannte Krankheitsentität der RA des Erwachsenenalters entspricht, so gibt es auch eine den HLA-B27-assoziierten Spondylarthropathien entsprechende Erkrankungsgruppe: die *juvenilen Spondylarthropathien*. Ungefähr 15% der Kinder mit juveniler chronischer Arthritis, gewöhnlicherweise Jungen, entwickeln dieses Krankheitsbild. Die überwiegende Mehrzahl ist HLA-B27-positiv. Die bei diesem Krankheitsbild ebenfalls auftretende anteriore Uveitis ist gewöhnlich eine akute nichtdestruktive Erkrankung, die in aller Regel nicht das Sehvermögen bedroht. Die meist asymmetrische periphere Arthritis betrifft die unteren Extremitäten häufiger als die oberen. Gefürchtet ist jedoch eine Beteiligung der Hüftgelenke, die zu bleibenden Gelenkschäden führen kann.

Bei der letzten klinischen Erscheinungsform der juvenilen chronischen Arthritis, der *frühkindlichen Oligoarthritis mit chronischer Iridozyklitis,* besteht eine auffallende Diskrepanz zwischen geringem Gelenkbefall und bedrohlicher Augenbeteiligung, die in einer anterioren Uveitis besteht. Hier ist eine Konsultation durch einen erfahrenen Augenarzt in regelmäßigen kurzen Abständen erforderlich. Gegebenenfalls muß eine augenärztliche Therapie zur Verhütung von Visusverlusten eingeleitet werden. Bei den Erkrankten handelt es sich meist um kleine Mädchen, und die am häufigsten betroffenen Gelenke sind Knie, Ellbogen und Sprunggelenke, häufig in einer asymmetrischen Form. Im Labor werden oft antinukleäre Antikörper gefunden.

■ Literatur

1 Arnett. F. C., S. M. Edworthy, D. A. Block et al.: The American Rheumatism Association 1987 revised criteria for the classification of rheumatoid arthritis. Arthr. and Rheum. 31 (1988) 315
2 Barland, P., A. B. Novikoff, D. Hamerman: Electron microscopy of the human synovial membrane. J. Cell Biol. 14 (1962) 207
3 Burmester, G. R.: Zelluläre Immunität bei der rheumatoiden Arthritis. Intern. Welt 30 (1987) 324
4 Burmester, G. R., A. Dimitriu-Bona, S. J. Waters, R. J. Winchester: Identification of three major synovial lining cell populations by monoclonal antibodies directed to Ia antigens and antigens associated with monocytes/macrophages and fibroblasts. Scand. J. Immunol. 17 (1983) 69
5 Burmester, G. R., B. Jahn, P. Rohwer, J. Zacher, R. J. Winchester, J. R. Kalden: Differential expression of Ia antigens by rheumatoid synovial lining cells. J. clin. Invest. 80 (1987) 595
6 Burmester, G. R.: Reaktive Arthritiden und andere extraartikuläre Entzündungen begleitende Gelenkerkrankungen. In Kalden, J. R.: Klinische Rheumatologie. Springer, Berlin 1988 (S. 177)
7 Burmester, G. R., A. Daser, T. Kamradt, A. Krause, N. A. Mitchison, J. Sieper, N. Wolf: Immunology of reactive athritides. Ann. Rev. Immunol. 13 (1995) 229
8 Carson, D. A.: Rheumatoid factor. In Kelley, W. N., E. D. Harris, S. Ruddy, C. B. Sledge: Textbook of Rheumatology. Saunders Philadelphia 1985 (p. 664)
9 Carson, D. A.: Rheumatoid factor. In Kelly, W. N., E. D. Harris, S. Ruddy, C. B. Sledge: Textbook of Rheumatology, 4th ed., vol. II. Saunders, Philadelphia 1987 (pp. 155–163)
10 Dougados, M., S. van der Linden, R. Juhlin, B. Huitfeld, B. Amor, A. Calin, A. Cats, B. Dijkmans, I. Olivieri, G. Pasero, E. Veys, H. Zeidler: The European Spondylarthropathy Study Group preliminary criteria for the classification of spondylarthropathy. Arthr. and Rheum. 34 (1991) 1218
11 Editorial (R. D. Luman): Arthritis and enteritis – an interface of protean manifestations. J. Rheumatol. 14 (1987) 406
12 Fassbender, H. G.: Histomorphological basis of articular cartilage destruction in rheumatoid arthritis. Coll. rel. Res. 3 (1983) 141
13 Gregersen, P. K., J. Silver, R. J. Winchester: The shared epitope hypothesis – an approach to understanding the molecular genetics of susceptibility to rheumatoid arthritis. Arthr. and Rheum. 30 (1987) 1205
14 Harris, jr., E. E.: Rheumatoid arthritis: the clinical spectrum. In Kelley, W. N., E. D. Harris, S. Ruddy, C. B. Sledge: Textbook of Rheumatology. Saunders, Philadelphia 1985 (p. 915)
15 Hermann, E., K.-H. Meyer zum Büschenfelde: Immungenetische Grundlagen der seronegativen Spondarthritiden – Modelle zur pathogenetischen Rolle des HLA-B27-Moleküls. Akt. Rheumatol. 19, 1994

16 Krapf, F., D. Renger, I. Schedel, K. Leiendecker, H. Leyssens, H. Deicher: A PEG-precipitation laser nephelometer technique for the detection and characterization of circulating immune complexes in human sera. J. immunol. Meth. 54 (1982) 107
17 Krause, A., Ch. Baerwald: Pathogenese rheumatischer Erkrankungen: Rolle von Infektionen. Internist 34 (1993) 806
18 Krause, A., T. Kamradt, G. R. Burmester: Potential infectious agents in the induction of arthritides. Curr. Opin. Rheumatol. 8 (1996) 203
19 McGuire-Goldring, M. B., J. E. Meats, D. D. Wood, E. J. Ihrie, N. M. Ebsworth, R. G. G. Russel: In vitro activation of human chondrocytes and synoviocytes by a human Interleukin-1-like factor. Arthr. and Rheum. 27 (1984) 654–672
20 Mohr, W.: Gelenkkrankheiten. Thieme, Stuttgart 1984
21 Mollenhauer, J., K. von der Mark, G. Burmester, K. Glückert, E. Lütjen-Drecoll, K. Brune: Serum autoantibodies against chondrocyte cell surface proteins in osteoarthritis and rheumatoid arthritis. J. Rheumatol. 15 (1988) 1811–1817
22 Schaller, J. G.: The arthritis of childhood. In Dick, W. C., W. W. Buchanan. Recent Advances in Rheumatology. Churchill-Livingstone, Edinburgh 1982 (p. 89)
23 Waßmuth, R.: Immungenetik der chronischen Polyarthritis. Akt. Rheumatol. 19, 1994

23 Gefäß- und Systemerkrankungen/Kollagenosen

J. R. Kalden

■ Einleitung

Unter den systemischen Gefäßerkrankungen ist für die Klinik das wichtigste Krankheitsbild der systemische Lupus erythematodes (SLE). Diese Krankheitsentität, eine systematische Vaskulitis, ist nicht nur das klassische Beispiel einer immunkomplexinduzierten Systemerkrankung des Gefäßsystems, sondern hat in den vergangenen Jahren auch neue Einblicke in pathogenetische Mechanismen bei systemischen Erkrankungen aus dem Formenkreis der Kollagenosen erarbeiten lassen.

In dem folgenden Kapitel wird daher exemplarisch und schwerpunktmäßig der systemische Lupus erythematodes dargestellt. Im Anschluß daran werden kurz die Gruppen der systemischen Vaskulitiden sowie weitere Krankheitsbilder aus dem Formenkreis der Kollagenosen diskutiert.

■ Systemischer Lupus erythematodes

Epidemiologie

Der systemische Lupus erythematodes (SLE) wurde bislang als relativ seltenes Krankheitsbild betrachtet; seine Häufigkeit und damit auch seine klinische Bedeutung hat in den letzten Jahren jedoch deutlich zugenommen. So wird eine steigende Inzidenz der Erkrankung von 0,5 von 100000 Einwohnern im Jahr 1950 auf 7,6 von 100000 im Jahre 1962 berichtet. Diese Steigerungsrate ist z. T. durch eine verbesserte Diagnostik bedingt; inwieweit eine effektive Zunahme an Erkrankungen vorliegt, ist nicht geklärt.

1954 wurde in einer Studie der Johns-Hopkins-Universität eine 4-Jahres-Überlebensrate von 50% angegeben, wobei in den folgenden Jahren – basierend auf einer ständig fortschreitenden Verbesserung der Therapie – eine 5-Jahres-Überlebensrate von 86–88% und eine 10-Jahres-Überlebensrate von 76–79% berichtet wurde. Neben verbesserten Diagnostik- und Therapiemöglichkeiten ist für diesen Anstieg in der Überlebensrate die Definition von SLE-Subgruppierungen bzw. Nicht-SLE-Vaskulitiden mit zu diskutieren. So ist u. a. das „Primary antiphospholipid antibody syndrome" von dem SLE abgrenzbar, ein latenter Lupus wird von einem manifesten Lupus differenziert, die klinische Klassifikation – und damit verbunden der Verlauf – sind abhängig von der systemischen Beteiligung viszeraler Organe.

Die Analyse der Überlebensrate eines SLE ist abhängig von dem exakt definierten Krankheitsbeginn, wobei in retrospektiven Studien das frühere Fehlen von SLE-typischen Parametern die älteren Mitteilungen kritisch erscheinen läßt. In einer multizentrischen Studie aus den Niederlanden wurden ältere Untersuchungen bestätigt mit einer kumulativen 10-Jahres-Überlebensrate von 87%, wobei bei männlichen Patienten die Überlebensrate um 69% betrug und damit signifikant gegenüber derjenigen weiblicher Patienten verringert war.

Als häufigste Todesursache wird bei 18% der untersuchten Patienten eine Nephritis angegeben, an zweiter Stelle eine Erkrankung des ZNS.

Die Erkrankungshäufigkeit des SLE ist mit einem Geschlechtsverhältnis von etwa 10:1 bei Frauen wesentlich höher. Erste Symptome treten meist zwischen dem 20. und 40. Lebensjahr auf; die Tatsache, daß vorwiegend Frauen im gebärfähigen Alter betroffen sind, läßt eine Bedeutung von Sexualhormonen für die Pathogenese des SLE diskutieren. Prinzipiell kann sich ein SLE in jedem Lebensalter manifestieren, wobei das klinische Erscheinungsbild mit begleitenden Laborparametern bei Kindern sowie im höheren Alter von den jüngeren Erwachsenen deutlich unterscheidbar ist.

Der SLE ist bei verschiedenen ethnischen Gruppen beschrieben worden; die Inzidenz scheint bei Frauen der schwarzen Rasse höher zu sein.

Klinik

Bei nahezu allen Patienten mit einem SLE sind ein oder mehrere unspezifische Krankheitssymptome wie Müdigkeit, Fieber, Anorexie oder Gewichtsverlust vorhanden. Oftmals sind dies die ersten und einzigen Beschwerden, die den Patienten veranlassen, einen Arzt aufzusuchen.

Organmanifestationen

Eine Übersicht über die Organmanifestationen bei einem systemischen Lupus erythematodes findet sich in Abb. 23.1. Das häufigste Symptom sind Arthralgien, die einhergehen können mit Synoviditen, wobei röntgenmorphologisch in der Regel keine Gelenkdestruktionen, sondern nur Subluxationen nachzuweisen sind. Lymphknotenschwellungen sind ebenso ein sehr häufiges klinisches Phänomen, was die Differentialdiagnose zu anderen benignen und malignen Erkrankungen des lymphatischen Systems notwendig macht.

Im Vordergrund einer Beteiligung der Thoraxorgane stehen Veränderungen im Sinne einer Polyserositis mit Pleuritiden und Perikarditiden. Bei Pleuraergüssen handelt es sich meist um klare Exsudate mit mehr als 3 g/l Gesamtprotein mit dem Nachweis von antinukleären Faktoren im Exsudat. Eine besondere intrapulmonale Manifestation ist die Lupuspneumonitis, die sich durch eine Dyspnoe mit Thoraxschmerzen äußert, z. T. mit Hämoptysen einhergehend. Von diesem Krankheits-

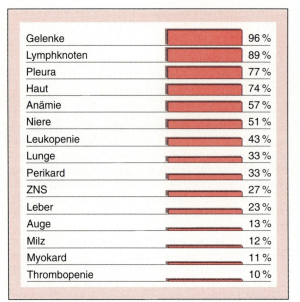

Abb. 23.1 Häufigkeit von Organmanifestationen bei Patienten mit einem systemischen Lupus erythematodes.

bild abzugrenzen ist eine chronisch verlaufende Lungengerüsterkrankung, die progredient bis zu einer Lungenfibrose fortschreiten kann. Die häufigste kardiale Manifestation ist die Perikarditis mit typischen EKG-Veränderungen. Bei kleinen perikardialen Ergüssen, die häufig asymptomatisch sind, ist die Echokardiographie eine sensitive Nachweismethode. Eine Beteiligung des Myokards ist seltener und manifestiert sich klinisch in der Regel im Sinne einer Tachykardie oder Überleitungsstörung im EKG. Die Endokarditis ist seit Jahren bekannt und gut dokumentiert. Bereits 1924 wurde sie von Libman und Sacks beschrieben. Bei schwangeren SLE-Patientinnen mit dem Nachweis von Antikörpern gegen Ro oder La kann bei den neugeborenen Kindern ein kongenitaler Herzblock bestehen.

Hautveränderungen zeigen sich im Sinne des klassischen Schmetterlingerythems in etwa 35% von SLE-Patienten. Eine Photosensibilität ist in etwa 30% der Patienten vorhanden. 15% zeigen Hauterscheinungen, die typisch sind für einen diskoiden LE (DLE), eine separate Krankheitsentität ohne viszerale Beteiligung mit guter Prognose und in der Regel nicht nachweisbaren Antikörpern gegen native DNA.

Bei den hämatologischen Manifestationen findet sich am häufigsten eine normochrome Anämie. Zusätzlich – wenn auch nicht so gehäuft – ist eine coombspositive hämolytische Anämie sowie eine autoantikörperinduzierte Leukozytopenie und Thrombozytopenie aufzuzeigen. Störungen der Gerinnungskaskade können durch Antikörper gegen Einzelfaktoren des Gerinnungssystems, z. B. Faktor VIII oder Faktorkomplexe des Gerinnungssystems, verursacht sein. Am besten charakterisiert ist das sog. Lupusantikoagulans, das sich an die Phospholipidstruktur des Prothrombinaktivatorkomplexes bindet, der die Umwandlung von Prothrombin in Thrombin katalysiert. Da dieser Komplex sowohl in das Intrinsic- als auch Extrinsic-System der Gerinnung eingeschaltet ist, können bei Routineuntersuchungen sowohl ein verminderter Quick-Wert als auch eine verlängerte partielle Thromboplastinzeit (PTZ) bei normaler Thrombinzeit (TZ) gefunden werden. Eine Kreuzantigenität unter unterschiedlichen Phospholipidstrukturen erklärt die beim SLE häufig falsch positiv gefundene Luesreaktion. In vivo wird die gestörte Prothrombinaktivierung meist durch eine gesteigerte Blutplättchenaggregation kompensiert, so daß klinisch zusätzlich eine Thromboseneigung, assoziiert mit dem Lupusantikoagulans bzw. Cardiolipinantikörpern, auftreten kann. Es können Antikörper gegen Gerinnungsfaktoren, z. B. Faktor II, Faktor VIII, Faktor IX, Faktor X und XII, auftreten, wenn auch selten. Das Auftreten von Anticardiolipinantikörpern wird gehäuft assoziiert mit thromboembolischen Erkrankungen beschrieben, ebenso mit Spontanaborten.

Etwa 50% von SLE-Patienten haben eine Nierenbeteiligung. Klinisch kann sich eine Erkrankung der Niere in unterschiedlichen Schweregraden äußern. Hauptsymptom ist die Proteinurie, die von kaum nachweisbaren Eiweißspuren im Urin bis zum nephrotischen Syndrom gehen kann. Die Analyse des Urinsediments kann eine Erythrozyturie sowie Zylindrurie mit hyalinen, granulären und Erythrozytenzylindern zeigen. In etwa 50% der Patienten mit einer Lupusnephritis ist eine Hypertension nachweisbar. Histomorphologisch werden nach der WHO-Klassifikation folgende 6 Arten einer glomerulären Schädigung bei dem SLE unterschieden. Dies sind der Normalbefund, die mesangiale (Minimalchange-) Glomerulonephritis, die membranöse Glomerulonephritis, die fokal proliferierende Glomerulonephritis, die diffus proliferierende Glomerulonephritis und die chronisch sklerosierende Form der Glomerulonephritis. Abb. 23.2 zeigt eine typische immunkomplexinduzierte Glomerulonephritis mit typischen „Wireloops" bei einem SLE-Patienten.

Neben den beschriebenen Läsionen werden in seltenen Fällen histologische Veränderungen im Sinne einer Glomerulosklerose oder einer interstitiellen Nephritis gefunden. Der Nachweis von hohen Anti-dsDNA-Antikörpern, niedrigen Komplementspiegeln im Serum und zirkulierenden Immunkomplexen ist als Zeichen eines erhöhten Risikos einer Nierenbeteiligung zu werten. Ätiopathogenetisch wird heute für die Entwicklung der Glomerulonephritis neben einem direkten Niederschlag von zirkulierenden Immunkomplexen an der Basalmembran der Glomerula auch eine lokale Immunkomplexformation als Induktionsmechanismus diskutiert. So wurde gezeigt, daß sich sowohl freie dsDNA wie Nukleosomen aufgrund elektrostatischer Wechselwirkungen an Heparansulfat wie an Kollagen IV, und V und Proteoglykan der glomerulären Basalmembran unspezifisch anbinden und mit freien Anti-dsDNA-Antikörpern im Sinne einer lokalen Immunkomplexformation reagieren können.

Bei der neuropsychiatrischen Symptomatik ist zwischen primären Affektionen des ZNS und sekundären Auswirkungen, die auf somatische lupusbedingte Veränderungen zurückzuführen sind, zu unterscheiden.

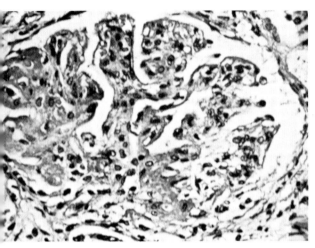

Abb. 23.**2** Typisches Bild einer „Wire-loop"-Glomerulonephritis bei Patienten mit einem systemischen Lupus erythematodes. Gezeigt sind zwei Glomeruli mit dem typischen fibrinartigen Niederschlag.

Zu nennen sind die arterielle Hypertonie, Infektionen, Gerinnungsstörungen, eine Urämie oder eine länger andauernde Glucocorticosteroidtherapie.

Eine primär psychiatrische Manifestation ist in etwa 25% der Patienten vorhanden. Von neurologischer Seite aus stehen Krampfanfälle im Vordergrund, meistens im Sinne von Grand-mal-Anfällen. Die selteneren ZNS-Komplikationen äußern sich in extrapyramidalen Symptomen wie Tremor und Chorea. Antikörper gegen das ribosomale P-Protein sowie gegen Neurofilamente sind signifikant in Assoziation mit einer Psychose beschrieben worden. Der Nachweis von Antineurofilament-Antikörpern sowie von Antikörpern gegen das ribosomale P-Protein und von Anticardiolipinantikörpern im Zusammenhang mit einer NMR-Untersuchung bzw. SPECT-Analyse (Single photon emission computer tomography) des ZNS hat in letzter Zeit die Diagnostik einer ZNS-Beteiligung verbessern können.

Was weitere Organmanifestationen anbelangt, kann das gastrointestinale System auf dem Boden einer Vaskulitis mitbeteiligt sein. Okuläre Manifestationen sind im Sinne von Konjunktivitiden und Episkleritiden nachzuweisen. Eine typische Veränderung am Augenhintergrund sind retinale Exsudationen, die sich als weiße Läsionen (cotton wool spots) darstellen.

Systemischer Lupus erythematodes in der Schwangerschaft

In mehreren Studien wurde berichtet, daß bei etwa 55% schwangerer SLE-Patienten Komplikationen, z. B. im Sinne von Proteinurie, Thrombozytopenie oder Lupusantikoagulans, sowie zusätzlich eine Thrombozytopenie und eine Hypokomplementämie auftraten. Als eine mögliche Ursache spontaner Aborte wie auch Totgeburten wird das Auftreten von trophoblastenreaktiven lymphozytischen Antikörpern diskutiert. Bei Patientinnen mit Anticardiolipinantikörpern wird auch ein Zusammenhang mit dem Auftreten dieses Antikörperphänomens und Spontanaborten erwogen. Auf die Assoziation dieser Antikörper gegen Ro und La mit dem möglichen Auftreten eines kongenitalen Herzblocks bei Kindern von SLE-Patientinnen wurde hier bereits hingewiesen.

Der auffallende Befund, daß vorwiegend Frauen im gebärfähigen Alter erkranken, führte zu der Hypothese einer möglichen Involvierung der Geschlechtshormone. Diese Hypothese wird untermauert durch Untersuchungen an der New-Zealand-Black/New-Zealand-White-Maus, wobei gezeigt werden konnte, daß durch die Behandlung von weiblichen Tieren mit Androgenen die Manifestation des für diesen Tierstamm typischen SLE verzögert werden kann und daß umgekehrt die Orchiektomie männlicher Tiere zu einer erhöhten Inzidenz eines manifesten SLE-ähnlichen Syndroms führt.

Immunologische Diagnostik

Neben unspezifischen Serumparametern, die eine chronisch oder akut ablaufende Entzündungsreaktion aufzeigen, eine Erhöhung der Blutsenkungsgeschwindigkeit, der α_2- und γ-Globulinfraktion in der Serumelektrophorese sowie einzelner Immunglobuline, gibt es zusätzlich Parameter, die für den SLE krankheitsspezifisch sind.

Serumkomplementveränderungen

In Korrelation zur Krankheitsaktivität wird im Serum eine verminderte gesamthämolytische Aktivität (CH_{50}) wie auch eine Verminderung einzelner Komplementkomponenten – C1q, C4 und C3 – nachgewiesen. Neben der Analyse der Titer der Antikörper gegen dsDNA stellt die Bestimmung der Komplementkomponenten einen Parameter zur Beurteilung der Krankheitsaktivität dar. Wiederholt sind Defizienzen des Komplementsystems, assoziiert mit dem SLE, beschrieben worden. Ein Defekt der ersten Komplementkomponente und ihrer Subkomponenten besteht ohne eine signifikante Korrelation zur klinischen Symptomatik und zum Verlauf der Erkrankung. Hingegen ist ein C2-Defekt, die häufigste Komplementdefizienz, mit dem Auftreten von rezidivierenden Infektionen mit einer Photosensibilität und einem Raynaud-Syndrom signifikant korrelierbar. Defekte der Komplementkomponente C3 bzw. des C3-Inaktivators sind mit rezidivierenden Infektionen zu assoziieren. Die Analyse des terminalen Komplementkomplexes C5b-C9 im Serum wurde kürzlich als ein Marker zur Bestimmung der Krankheitsaktivität diskutiert.

Serumimmunkomplexe

Unter Verwendung des C1q-Bindungstests werden zirkulierende Immunkomplexe bei SLE-Patienten zwar nachgewiesen, jedoch ohne Korrelation zur klinischen Aktivität. Eine bessere Korrelation von zirkulierenden Immunkomplexen zum Krankheitsverlauf wurde durch Anwendung eines Festphasen-C1q-Radioimmunoassays demonstriert. In Verlaufsstudien erwies sich die Poly-

Tabelle 23.1 SLE-assoziierte Autoantikörper

- antinukleäre Antikörper (ANA)
  - dsDNA
  - ssDNA
  - Histone
  - Nukleoproteine
  - 1. SS-A (Ro)
  - 2. SS-B (La)
  - 3. Sm
  - 4. nRNP
  - ribosomale Antigene
- Lymphozyten-, Erythrozyten-, Thrombozyten- und Granulozytenantikörper
- Rheumafaktor
- Lupusantikoagulans (LAC), Faktor-VIII-Antikörper
- Phospholipidantikörper (Cardiolipin)
- organspezifische und nicht organspezifische Autoantikörper

äthylenglykol-Präzipitation als besonders geeignet. Außer Immunkomplexen, die je nach komplexierendem Antikörper das Komplementsystem über den alternativen oder klassischen Weg aktivieren können, scheinen in bestimmten Krankheitssituationen auch Kryoglobuline zu einer Aktivierung des Komplementsystems zu führen. Bei etwa 30% von Patienten mit einem sog. seronegativen SLE lassen sich DNA-anti-DNA-haltige Immunkomplexe im Serum nachweisen.

Antikörperphänomene

Wie aus Tab. 23.**1** zu ersehen ist, tritt bei Patienten mit einem SLE ein breites Spektrum unterschiedlicher Autoantikörper auf, wobei nur wenige Autoantikörper, wie z. B. gegen native dsDNA, Histone oder die Nukleoproteine SS-A/Ro und SS-B/La und möglicherweise gegen Cardiolipine, von ätiopathogenetischer Bedeutung sind.

Antinukleäre Antikörper: Eine Übersicht findet sich in Tab. 23.**2**. Unter Verwendung des direkten Immunfluoreszenztests werden bei Patienten mit einem aktiven SLE in 90–100% Antikörper gegen Zellkernbestandteile nachgewiesen. Positive Ergebnisse sind jedoch auch bei Patienten mit anderen Kollagenerkrankungen – wie Sklerodermie, chronische Polyarthritis, Sjögren-Syndrom –, bei Patienten mit dem arzneimittelinduzierten SLE sowie bei Autoimmunopathien, bei Neoplasien und bei Personen jenseits der 6. Lebensdekade zu finden. Antikörper gegen Nukleinsäuren, gegen native DNA (dsDNA) und Einzelstrang-DNA (ssDNA) werden in 60–70% gefunden. Anti-dsDNA-Antikörper der IgG-Klasse sind nicht nur ein krankheitsspezifischer Parameter, sondern korrelieren in der Regel mit dem Auftreten einer immunkomplexinduzierten Glomerulonephritis und bedingt mit der Krankheitsaktivität. Ein zweiter für den SLE krankheitsspezifischer Antikörper, der in 20–25% bei Patienten mit aktivem SLE aufzuzeigen ist, ist gegen das sog. Sm-Antigen gerichtet. Bei der Benutzung gängiger Radioimmunoassays zum Nachweis von dsDNA-Antikörpern ist zu berücksichtigen, daß nur hochaffine Antikörper erfaßt werden. Dagegen werden im ELISA-Test sowie im Immunfluoreszenztest unter Verwendung des Flagellaten Crithidia lucillae, der eine ringförmige DNA besitzt, sowohl niedrig- wie hochaffine Anti-dsDNA-Antikörper nachgewiesen.

Weitere Antikörperphänomene gegen nukleäre Proteine – gegen Ro(SS-A) und La(SS-B) sowie gegen nRNP – haben in den letzten Jahren zunehmend an differentialdiagnostischer Bedeutung gewonnen. Patienten mit Antikörpern gegen Sm, einen Bestandteil des ENA-Komplexes, scheinen häufiger eine Beteiligung der Nieren bzw. des ZNS zu haben. Antikörper gegen U1-RNP werden in 95% bei Patienten mit einer gemischten Kollagenose (mixed connective tissue disease = MCTD) und in etwa 40% bei SLE-Patienten aufgezeigt. Antikörper gegen SS-A/Ro und SS-B/La wurden primär bei Patienten mit einem Sjögren-Syndrom bis zu einer Inzidenz von 70% beschrieben und treten bei 30–40% von Patienten mit einem SLE auf, wobei bereits darauf hingewiesen wurde, daß Kinder von Müttern mit einem SLE und einem dieser Antikörperphänomene eine signifikant gesteigerte Inzidenz eines kongenitalen Herzblocks aufweisen.

Für einen medikamenteninduzierten SLE ist das Fehlen von Antikörpern gegen native dsDNA, gegen das Sm- sowie gegen die U1-RNP-Antigene charakteristisch. Andererseits ist der Nachweis von Antikörpern gegen Histone typisch (Tab. 23.**2**).

Tab. 23.**3** listet Medikamente auf, die als potentielle Induktoren für einen SLE diskutiert werden.

SLE-assoziierte Serumantikörper: Neben Antikörpern gegen nukleäre Antigene finden sich beim SLE Antikörper gegen Zytoskelettproteine, vor allem gegen Vimentin. Ebenso lassen sich Antikörper gegen Leukozyten- und Thrombozytenmembranepitope aufzeigen, die als ursächlich für die im Rahmen des Krankheitsbildes auftretende Leukozyto- und Thrombozytopenie diskutiert werden. Erythrozytenantikörper können zu einer autoimmunhämolytischen Anämie führen.

Antikörper gegen Phospholipide finden sich bei bis zu 20% SLE-Patienten. Die Bedeutung von Cardiolipin-(Antiphospholipid-)Antikörpern für die Pathogenese des SLE, für Patienten mit rezidivierenden thromboembolischen Geschehen sowie für SLE-Patientinnen mit Fehl- und Totgeburten bedarf noch einer Evaluierung. Auch bleibt die Frage zu beantworten, ob es, wie postuliert, ein primäres Antiphospholipidsyndrom gibt.

Lymphozytotoxische Antikörper mit einer Reaktivität gegen ZNS-Zellen wurden sowohl im Blut wie im Liquor von SLE-Patienten beschrieben und korrelieren mit einer ZNS-Beteiligung. Die klinische Bedeutung dieses immunologischen Phänomens ist bislang noch unklar.

Zelluläre Immunphänomene

Untersuchungen immunregulatorischer Mechanismen haben sowohl eine Dysfunktion von B- als auch von T-Zellen ergeben. Eine verminderte „delayed type hypersensitivity" sowie mitogeninduzierte Lymphozytenproliferationen wurden berichtet. Die Analyse von T-Sup-

Tabelle 23.2 Antinukleäre Antikörper bei unterschiedlichen rheumatologischen Krankheitsentitäten

Immunologische Spezifität	Krankheitsinzidenz
Nukleinsäuren	
– Doppelstrang-DNA (dsDNA) antigene Determinante identisch an ds- und ssDNA	nachweisbar in 60–70% von SLE-Patienten, wobei ein hoher Titer als diagnostischer Marker für den SLE zu verwenden ist
– Einzelstrang-DNA[1] (ss-DNA) antigene Determinante verwandt mit Purinen und Pyramidinen	nachweisbar in über 95% von SLE-Patienten; vorhanden ebenfalls bei anderen Erkrankungen, auch in nicht rheumatologischen Erkrankungsentitäten
Histone	
antigene Determinanten an H1, H2a, H2b, H3, H4 oder komplexiert mit H2a–H2b; H3–H4	nachweisbar in 30–70% von SLE-Patienten, in 15–20% von Patienten mit einer chronischen Polyarthritis und bis zu 95% in Patienten mit einem medikamenteninduzierten SLE
Nukleäre Proteine	
– Sm-Antigen antigene Determinante komplexiert zu snRNA (sn = small nuclear)	nachweisbar in 25–35% von SLE-Patienten, krankheitsspezifischer Marker
– U1-RNP antigene Determinante komplexiert an U1-RNA	nachweisbar in hohen Titern bis zu 95% in Patienten mit einer MCTD, in 35–45% in SLE-Patienten; niedrige Titer vorhanden bei Patienten mit einer progressiven systemischen Sklerose, diskoidem SLE und Sjögren-Syndrom
– SS-A(Ro) antigene Determinante gleich mit einem 61-kDa-Protein	nachweisbar in 30–40% von SLE-Patienten, 60–70% von Patienten mit einem Sjögren-Syndrom, Bedeutung bei neonatalem SLE in Assoziation mit einem kongenitalen Herzblock
– SS-B/La antigene Determinante verwandt mit einem 43-kDa-Protein, komplexiert mit RNAs	nachweisbar in 15% von SLE-Patienten sowie in 40–60% von Patienten mit einem Sjögren-Syndrom, Bedeutung bei neonatalem SLE in Assoziation mit einem kongenitalen Herzblock
– PCA (proliferating cell nuclear antigen) antigene Determinante verwandt mit einem 33-kDa-Protein	nachweisbar in 3% von SLE-Patienten
– Scl 70 identisch mit der Topoisomerase I	nachweisbar in 30% von Patienten mit einer progressiven systemischen Sklerose
– Jo-1 verwandt mit der Histidylsynthetase	nachweisbar in 5% von Patienten mit einer Dermatomyositis und 30% von Patienten mit einer Polymyositis
– Zentromere identisch mit einem Kinetochor-Antigen	nachweisbar in 70% von Patienten mit einem CREST-Syndrom

[1] Erhöhte Serumantikörper auch passager in unterschiedlichen Infektionserkrankungen nachweisbar sowie bei anderen Autoimmunerkrankungen, Malignomen und bei zunehmendem Alter.

pressorzellen zeigte sowohl eine gestörte wie normale Funktion. Es wurden ein Suppressorzelldefekt in SLE-Patienten und auch in Verwandten 1. Grades, assoziiert mit einem Anstieg des Anti-dsDNA-Antikörpers vom Idiotyp 16/6, beschrieben.

Quantitativ wurde sowohl eine Verminderung von CD8$^+$- als auch CD4$^+$-T-Zellen im peripheren Blut gezeigt. Die Verminderung von CD4$^+$-Helferzellen war zur klinischen Aktivität zu korrelieren. Zusätzlich wurde ein quantitativer Defekt von CD4-2H4$^+$-T-Zellen im peripheren Blut gezeigt, wobei mit diesen Zellmarkern eine „Suppressor-Inducer"-Subpopulation definiert ist.

Eine verminderte IL-2-Produktion wurde wiederholt bei SLE-Patienten in gleicher Weise wie bei NBZ/WF1-, B XSB- und MLR/1pr-Mäusen aufgezeigt. Erhöhte Serumspiegel von löslichen IL-2-Rezeptoren scheinen mit der Krankheitsaktivität zu korrelieren. Auch wurde eine Korrelation zwischen IFN-α-Serumspiegeln mit der klinischen Aktivität sowie mit einer Nierenbeteiligung bei SLE-Patienten gefunden, parallel zu einem Anstieg der Serum-IFN-γ-Spiegel. Im murinen Modell der NZBX-NZW-F$_1$-Hybriden wurde ein genetisch bedingter Defekt des IFN-α als mitverantwortlich für die Entwicklung der Glomerulonephritis postuliert.

Eine polyklonale B-Zell-Hyperaktivität scheint mit die klinische Manifestation des SLE zu induzieren. Die B-Zell-Hyperreaktivität wurde in unterschiedlichen Testsystemen demonstriert. So wurde eine signifikant

Tabelle 23.3 SLE-Symptomatik induzierende Medikamente

Kardiopharmaka
- Procainamid
- Practolol

Antikonvulsiva
- Diphenylhydantoin
- Methoin
- Troxidon
- Primidon

Antihypertensiva
- Hydralazin
- Methyldopa
- Reserpin

Antibiotika
- Isoniazid
- Penicillin
- Sulfonamide
- Tetracycline
- Streptomycin
- Nitrofurantoin

Thyreostatika
- Methylthiouracil

Psychopharmaka
- Chlorpromazin
- Lithiumcarbonat

Weitere Medikamente
- Kontrazeptiva
- Allopurinol
- Goldsalze
- D-Penicillamin

Tabelle 23.4 Kriterien der Amerikanischen Assoziation für Rheumatologie (ARA) zur Diagnose des SLE (geringgradig modifiziert)

1. Schmetterlingserythem, diffuses Erythem
2. diskoider Lupus im Sinne von rötlichen, schuppenden, zum Teil erhabenen Hauteffloreszenzen
3. Raynaud-Phänomene
4. Alopecia areata
5. Photosensibilität
6. orale oder nasopharyngeale Ulzerationen
7. Arthritis (ohne Deformierung)
8. Antikörper gegen native DNA (ANA; LE-Zellen)
9. falsch positive Syphilis-Reaktionen
10. Proteinurie >3,5 g/Tag
11. Erythrozyten, Hämoglobin, tubuläre oder gemischte Zylinder im Urinsediment
12. Pleuritis oder/und Perikarditis
13. Psychosen oder/und Krampfanfälle
14. coombspositive hämolytische Anämie und/oder Leukozytopenie oder Thrombozytopenie

gesteigerte Zahl von B-Zellen, die spontan Immunglobulin sezernieren sowie Anti-dsDNA-Antikörper des IgG- und IgM-Isotyps produzieren, nachgewiesen. Die Zahl der IgG-Anti-dsDNA produzierenden B-Zellen ist mit der klinischen Aktivität korrelierbar.

Zytotoxische Mechanismen – wie die antikörpervermittelte zelluläre Zytotoxizität und die NK-Zellaktivität – wurden als normal oder bei aktivem Krankheitsbild vermindert beobachtet. Für die verminderte NK-Zellaktivität wurde einmal eine Reduktion von NK-Zellen im peripheren Blut und zum anderen Faktoren wie Immunkomplexe und Lymphozytenantikörper diskutiert.

Zusätzlich wurde eine verminderte Fc- und komplementvermittelte Phagozytose peripherer mononukleärer Zellen berichtet, ebenso eine defekte Immunkomplexdegradation durch Monozyten. Auch erhöhte Inzidenz eines SLE bei Trägern der mit dem X-Chromosom assoziierten chronischen granulomatösen Erkrankung weist auf eine krankheitsassoziierte verminderte Phagozytoseaktivität hin.

Diagnosekriterien

Zur Diagnosestellung des systemischen Lupus erythematodes liegt eine revidierte Form von klinischen und Laborkriterien der Amerikanischen Gesellschaft für Rheumatologie vor. Wenn 4 von 11 oder mehr Kriterien der in der Tab. 23.4 aufgeführten Parameter bei einem Patienten vorliegen – sei es gleichzeitig oder hintereinander, in unterschiedlichen Zeitintervallen – so ist die Diagnose eines SLE zu stellen. Zur Erfassung der Krankheitsaktivität wurden und werden unterschiedliche Analysen, zum Teil im Sinne internationaler Konsensusfindungsstudien, durchgeführt.

Ätiologie und Immunpathogenese

Die Annahme einer genetischen Prädisposition, basierend auf der Beobachtung eines Auftretens eines SLE in 70% von identischen Zwillingen sowie einer familiären Kumulation, ist durch immungenetische Untersuchungen in letzter Zeit bestätigt worden. So war in einer multizentrischen Studie in Deutschland eine signifikant gesteigerte Inzidenz der MHC-Haplotypen B8, C4AQ0, C4B1, DR3 und B7, C4A3, C4B1, DR2 beschrieben worden. Diese Studienergebnisse lassen zwei MHC-assoziierte *Suszeptibilitätsfaktoren* für SLE-Patienten, die Haplotypen B7, DR2 und B8, DR3, diskutieren. Ergebnisse der gleichen Studie weisen darauf hin, daß das C4Q0-Allel keinen entscheidenden Faktor hinsichtlich der Prädisposition für die Entwicklung eines SLE darstellt.

Ein Gen, assoziiert mit dem HLA-DR3-Locus, wird für eine gesteigerte Antikörperantwort bei gleichzeitig verminderter Antigen-Clearance und damit prädisponierend für eine immunkomplex- oder antikörpervermittelte Immunopathie diskutiert. Auch könnte die Vererbung eines verminderten C3b-Rezeptorbesatzes von Erythrozyten in einer defekten Clearance von Antigen-Antikörper-Komplexen resultieren und damit der Entwicklung eines SLE Vorschub leisten. Eine ererbte Defizienz des C3b-Komplementrezeptors für Erythrozyten

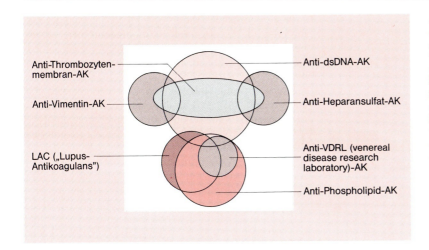

Abb. 23.**3** Kreuzreaktionen von Autoantikörpern des Isotyps IgM und des „Public"-Idiotyps 16.6, die bei Patienten mit einem systemischen Lupus erythematodes, aber auch bei normalen Kontrollpersonen und Patienten mit anderen Krankheitsentitäten nachgewiesen werden. Ob diese der IgM-Klasse angehörenden Autoantikörper von pathogenetischer Bedeutung sind oder ob sie sog. „natural antibodies" darstellen, steht noch zur Diskussion.

war nicht als Ursache für eine erhöhte Krankheitsinzidenz für einen SLE zu definieren. Die damit verbundene Frage des Komplementrezeptormangels vom Typ C3b – hereditär oder erworben – ist noch nicht endgültig beantwortet. Anti-C3b-Rezeptoren-Antikörper und ein lysinbindendes Serumprotein in SLE-Patienten, welche die Bindung von Immunkomplexen an C3b-Rezeptoren inhibieren können, könnten im Sinne einer defekten Immunkomplex-Clearance von pathogenetischer Bedeutung sein.

Aufgrund der vorliegenden immungenetischen Untersuchungsergebnisse ist zu diskutieren, daß nicht ein einzelnes Gen, sondern eine Reihe von sog. „Background"-Genen für die Entwicklung eines SLE prädisponieren. Diese Hypothese wird durch tierexperimentelle Befunde, z. B. der NZB-Maus, untermauert. Vorliegende Ergebnisse weisen darauf hin, daß etwa 6 Gene für die volle Entwicklung der Erkrankung benötigt werden. Der bei Patienten zu beobachtende abnormale Östrogenmetabolismus könnte auf der Basis eines einzelnen Gens vererbt werden, wobei ein solches Gen als ein „Background"-Gen für eine gesteigerte Immunreaktivität bei einer verminderten Immunregulation und damit für eine erhöhte Antikörperproduktion prädisponieren könnte.

Trotz der Tatsache, daß Antikörper gegen dsDNA einen krankheitsspezifischen Marker darstellen und ohne jeden Zweifel von pathogenetischer Bedeutung sind, ist der oder sind die Indukationsmechanismen, die zu dsDNA-Autoantikörpern führen, noch Gegenstand von Spekulationen. Native B-DNA ist per se nicht immunogen. Tiere, immunisiert mit B-DNA, entwickeln keine Antikörper gegen dieses Molekül. Antikörper gegen dsDNA scheinen vor allem durch eine Immunkomplexbildung in Zirkulation oder lokal von pathogenetischer Bedeutung zu sein. Die Immunkomplexformation in der Zirkulation könnte durch freie dsDNA in SLE-Seren begünstigt werden, wobei Plasmakonzentrationen freier Doppelstrang-DNA nicht oder nur bedingt mit der klinischen Aktivität korrelierbar sind. Eine Defizienz der Desoxyribonuclease-I-Enzymaktivität in SLE-Seren, der Defekt eines Rezeptors für DNA auf Monozyten, T-Lymphozyten und Erythrozyten bei SLE-Patienten sowie die bereits beschriebene defekte Phagozytoseaktivität für Doppelstrang-DNA werden für die erhöhten Plasmakonzentrationen von dsDNA verantwortlich gemacht.

Zur Induktion von Anti-dsDNA-Autoantikörpern werden unterschiedliche Hypothesen diskutiert. Von Interesse ist, daß bei SLE-Patienten polyreaktive autoantikörperbildende B-Zell-Klone nachgewiesen wurden, mit einer Reaktivität gegen dsDNA, unterschiedliche synthetische Polynukleotide, Phospholipide, Zytoskelettproteine und Membranbestandteile von Thrombozyten und Lymphozyten sowie anderen Autoantigenen (Abb. 23.**3**). Diese polyreaktiven Antikörper gehören dem IgM-Isotyp an und tragen den „public" Idiotyp 16/6. Sie entsprechen sog. natürlichen Autoantikörpern. Diese Annahme wird mit dadurch unterstrichen, daß gleiche polyreaktive Antikörper der IgM-Klasse, mit gleichen Idiotypen, auch bei Normalpersonen sowie bei Patienten mit chronisch infektiösen Krankheitsbildern, z. B. bei Tuberkulose, aufzuzeigen sind. Noch nicht vollkommen geklärt ist die Frage, ob die für den SLE spezifischen Anti-dsDNA-Antikörper des IgG-Isotyps durch einen spontanen Switch aus dem Pool der polyreaktiven B-Zellen entwickelt werden oder ob sie antigenselektiviert sind. Für eine Antigenselektion, und zwar mit von T-Zellen abhängiger Autoantikörperproduktion, sprechen sowohl Untersuchungen im Rahmen des murinen Modells des SLE, der MLR/lpr-Maus, die somatische Mutationen von IgG-Anti-dsDNA-Antikörpern aufweisen, als auch erste Befunde von klonierten humanen Anti-dsDNA-Autoantikörpern der IgG-Klasse, die ebenfalls somatische Mutationen im Bereich der CDR-Regionen zeigen.

Mechanismen, die einen Switch von natürlichen Autoantikörpern der IgM-Klasse zu krankheitsinduzierenden IgG-Antikörpern induzieren, sind nur wenig definiert. Die Involvierung bestimmter Zytokine, so z. B. IL-4, wird diskutiert. Zusätzlich bleibt die Hypothese, daß die bei SLE-Patienten beschriebene verminderte T-Zell-Suppressoraktivität bei einem Switch-Phänomen wie auch bei der Proliferation von Anti-dsDNA-Autoantikörperproduzierenden B-Zell-Klonen von Bedeutung sein könnte, wie in Abb. 23.**4** dargestellt.

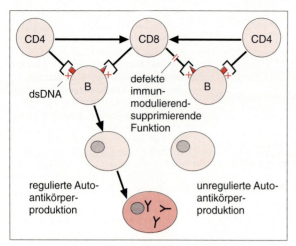

Abb. 23.**4** Hypothese einer möglichen Fehlregulation der humoralen Immunantwort bei SLE-Patienten. Bekannt ist ein Defekt der T-Suppressorzellen, der – wie in Abb. gezeigt – zu einer unregulierten Autoantikörperproduktion gegen dsDNA führen könnte. Dabei bleibt die Frage nach der Immunogenität von dsDNA offen; dsDNA, die normale B-DNA, ist per se nicht immunogen.

Alternativ zu einem unkontrollierten Switch-Phänomen ist auch ein molekularer Mimikrymechanismus als auslösender Faktor für die Induktion von Anti-dsDNA-Antikörpern zu diskutieren. Phospholipide, extrahiert von Bakterienzellmembranen, kreuzreagieren mit Anti-DNA-Antikörpern – ein Befund, der das bakterielle Phospholipid als einen immunogenen Stimulus für die Produktion von Antikörpern mit einer Kreuzreaktivität für DNA diskutieren läßt. Auch wird seit mehreren Jahren eine mögliche Virusgenese des SLE und der dem Krankheitsbild assoziierten Autoantikörperphänomene diskutiert. Die Basis für diese Diskussion stellen Befunde dar, die bei SLE-Patienten die Produktion eines atypischen Interferons, des sog. Lentivirusinterferons, beschreiben, die Demonstration einer Aktivität reverser Transkriptase in Überständen von Lymphozytenkulturen von SLE-Patienten sowie der Nachweis von Antikörpern gegen das p24-gag-Protein von HIV-1 in etwa $1/3$ von Patienten mit einem SLE. Die Mehrzahl der anti-p24-gerichteten Antikörper trägt den Idiotyp 4B4, der für anti-Sm-monoklonale Antikörper identifiziert worden war. Dabei ist von Interesse, daß das Sm-Antigen eine Aminosäurenhomologie mit dem HIV-p24-gag-Protein zeigt. Die auffallende Homologie zwischen einem klonierten U1-RNP von 68 kD mit dem p30-gag-Protein unterschiedlicher C-Typ-Viren sowie die Kreuzreaktivität von dem p30-Protein werden ebenfalls als indirekte Hinweise für die Involvierung von Retroviren in der Ätiopathogenese des SLE diskutiert. Bei der MLR/lpr-Maus wurde vor kurzem ein defektes fas-Gen aufgrund eines retroviralen Inserts aufgezeigt, wobei eine Korrektur dieses Gendefektes die Entwicklung der SLE-ähnlichen Symptomatik in diesem Versuchstiermodell weitgehend verhindern konnte. Der schlüssige Beweis der Involvierung von Retroviren in die Pathogenese des SLE steht jedoch noch aus.

Im humanen System wurden aus Plasmapheresematerial von SLE-Patienten Plasmanukleinsäuren mit einer Sequenz von 20 kb isoliert, die trotz eines RNA-Verdaus einen RNA-Gehalt von 30–70% aufweisen. Sequenzanalysen des DNA-Gehalts der Plasmanukleinsäuren zeigten z. T. signifikante Homologien mit endogenen und exogenen Retroviren. Von Interesse ist der Befund, daß die isolierten Plasmanukleinsäuren im Kaninchen sowie in der Maus Antikörper induzieren, die nicht nur mit den Plasmanukleinsäuren selbst, sondern auch mit dsDNA reagieren. Auch die Immunisierung von Versuchstieren mit Nukleosomen, Komplexen von Histonen mit dsDNA, führt zur Induktion von Anti-dsDNA-Antikörpern. Aufgrund dieser Untersuchungsergebnisse ist zu diskutieren, daß die für den SLE spezifischen Anti-dsDNA-Autoantikörper durch dsDNA komplexiert mit unterschiedlichen DNA-bindenden Proteinen oder mit DNA oder in Form des Histon-DNA-Komplexes induziert werden.

Therapie

Eine kausale Therapie des SLE existiert nicht. Da sich der SLE in den unterschiedlichen klinischen Erscheinungsformen und Schweregraden präsentieren kann, ist der Einsatz aller zur Verfügung stehenden internistischen Therapiemöglichkeiten, angeglichen an die jeweilige Krankheitsaktivität und die damit verbundenen Organmanifestationen, induziert. Bei der Entscheidung über die Behandlungsformen sollte vor allem die klinische Aktivität ausschlaggebend sein. Auch wenn serologische Parameter – wie dsDNA-Antikörper, Serumkomplementspiegelanalysen und der Nachweis von zirkulierenden Serumimmunkomplexen – hilfreich zur Verlaufsbeurteilung sind und auch mit ihrer Hilfe im Einzelfall eine bevorstehende Krankheitsexazerbation definiert wird, ist bei Patienten ohne klinische Symptomatik, trotz vorliegender immunologischer Parameter, Zurückhaltung bei der Anwendung von Immunsuppressiva angezeigt.

Eine Aufstellung über die derzeitigen Therapierichtlinien für den systemischen Lupus erythematodes gibt Tab. 23.**5**. Neben nichtsteroidalen Antirheumatika stehen Chloroquinderivate, Glucocorticoide und Immunsuppressiva zur Verfügung. In akuten Fällen hat sich

Tabelle 23.**5** Therapie des SLE

- Vermeiden einer „Überbehandlung" (keine Therapie von Laborparametern)
- ohne Befall von ZNS, Herz, Lunge, Niere: nichtsteroidale Antirheumatika (NSAR); transient niedrigdosierte Steroide
- ohne Befall von ZNS, Herz, Lunge, Niere, mit ausgeprägter Entzündungsaktivität: NSAR, Steroide, Chloroquinderivate
- mit Befall von ZNS, Herz, Lunge, Niere: Steroide (Pulstherapie) und Alkylantien (Cyclophosphamid als Dauer- oder Pulstherapie), Ciclosporin A in niedriger Dosierung, in akuten lebensbedrohlichen Fällen Kombination von Plasmapherese mit Steroiden und/oder Cyclophosphamid

eine Plasmaseparation – kombiniert mit einer Immunsuppression mit hochdosierten Glucocorticosteroiden – erfolgreich gezeigt. Eine immunsuppressive Therapie, parallel zur Plasmaseparation oder Lymphapherese, ist notwendig, um ein Antikörper-„Rebound"-Phänomen zu vermeiden.

Auch Ciclosporin A hat sich in sonst therapierefraktären Fällen eines SLE als immunsuppressive Substanz bewährt. In SLE-relevanten Versuchstiermodellen wurde Leflunomid, ein Isoxazolderivat, erfolgreich angewandt. Auch Methotrexat wird zunehmend in Überlegungen zur Therapie des SLE mitberücksichtigt.

Vaskulitissyndrome

Systematik vaskulitischer Krankheitsbilder

Vaskulitiden können in jedem Lebensalter auftreten. Gemeinsame klinische Kriterien sind eine erhöhte Temperatur, rheumatische Beschwerden im Bereich der Gelenke und der Muskulatur, Nierenfunktionsstörungen sowie Beschwerden des Herzens und der Lunge. Wechselnd ausgeprägt sind Exantheme der Haut sowie neurologische Symptome, vor allem sensible und sensorische Störungen, starke Kopfschmerzen sowie abdominelle Beschwerden und letztlich periphere Durchblutungsstörungen. An eine Vaskulopathie sollte immer dann gedacht werden, wenn sich unterschiedlichste Symptome im Sinne von uncharakteristischen Beschwerden scheinbar auf keinen gemeinsamen „Diagnosenenner" bringen lassen. Entscheidend für die klinische Symptomatik einer systematischen Vaskulitis ist die Involvierung von viszeralen Organen. Wiederholt sind Versuche einer Klassifizierung von systemischen Vaskulitiden unternommen worden, wobei die Tab. 23.**6** eine aktuelle Synopsis bisheriger Klassifizierungsversuche systemischer Vaskulitiden darstellt. Prinzipiell sind Vaskulitiden in primäre und sekundäre – mit einer systemischen wie lokalisierenden Manifestation – zu unterscheiden. Hinsichtlich der Ätiopathogenese sekundärer Vaskulitiden (Tab. 23.**6**) sind unterschiedliche Autoimmunerkrankungen, Infektionskrankheiten, maligne Erkrankungen, Intoxikationen und unterschiedliche Medikamente zu nennen.

Im folgenden Abschnitt werden einige wichtige vaskulitische Syndrome einzeln besprochen:

Panarteriitis nodosa

Die Panarteriitis nodosa, die erstmals 1866 durch Kußmaul beschrieben wurde, hat eine relativ seltene Inzidenz (ca. 0,2 auf 100 000 Einwohner) und manifestiert sich im Bereich mittelgroßer Arterien. Im histologischen Bild zeigen sich verschiedene Entzündungsstadien, charakterisiert durch Infiltrate mit überwiegend polymorphkernigen Leukozyten und einer Bevorzugung von Gefäßverzweigungsstellen. Die Erkrankung tritt bei Männern zwei- bis dreimal häufiger als bei Frauen auf; jedes Lebensalter ist betroffen. Das klinische Bild ist multifacettiert. Allgemeinsymptome sind schlechtes Allgemeinbefinden, Gewichtsverlust, eine häufig auftretende asymmetrische Polyarthritis ohne röntgenmorphologische Gelenkdestruktion, eine periphere Neuropathie, Muskelschmerzen und Hauterscheinungen im Sinne von Livedo reticularis, Purpura oder Hautnekrosen. Aufgrund der neuen Klassifikation systemischer Vaskulitiden kommt es bei der klassischen Panarteriitis nodosa zu keiner Glomerulonephritis. Bei 60–70% der Patienten treten gastrointestinale Symptome im Sinne abdomineller Schmerzen auf. Die Laborparameter sind uncharakteristisch. Normalerweise findet man eine erhöhte BKS, normochrome Anämie, eine Leukozytose sowie eine Dysproteinämie mit Erhöhung der γ-Globuline. Von möglicherweise auch ätiologischer Bedeutung ist der Nachweis des HBs-Ag in etwa 60% bei Patienten, wobei eine Ablagerung von HBsAg-haltigen Immunkomplexen an Gefäßwänden und der Glomerulobasalmembran der Niere nachgewiesen wurde.

Die Erstellung der Diagnose ist häufig schwierig. Im Vordergrund steht bei fehlenden spezifischen Laborparametern die morphologische Untersuchung von Gewebsbiopsien. Nach der neuen Klassifizierung wurde von der klassischen Panarteriitis nodosa die mikroskopische Polyangiitis (mikroskopische Polyarteriitis) abgegrenzt, die charakterisiert ist durch eine Nierenbeteiligung sowie eine Beteiligung schmaler und mittelgroßer Arterien, unter Einbeziehung von Kapillaren, Venolen und Arteriolen. Bei diesem Syndrom können sowohl p-ANCA- wie c-ANCA-Phänomene auftreten.

Allergische granulomatöse Vaskulitis Churg-Strauss

Die Churg-Strauss-Vaskulitis trägt zahlreiche Charakteristika der Panarteriitis nodosa, unterscheidet sich jedoch von dieser Krankheitsentität durch eine signifikante Assoziation mit einer allergischen Diathese, vor allem Asthma bronchiale, sowie rezidivierenden, chronischen Sinusitiden. Zusätzlich sind flüchtige Lungeninfiltrate charakteristisch. Nierenfunktionsstörungen sind eher selten.

Charakteristische Laborveränderungen stellen eine ausgeprägte Hypereosinophilie (normalerweise über 1500 Zellen/μl) sowie eine Infiltration mit Eosinophilen in vaskulitischen Bezirken dar. Zusätzlich ist ein Anstieg des IgE-Spiegels charakteristisch. In schweren Fällen können Rheumafaktoren sowie eine C3-Verminderung auftreten. Eigene Untersuchungen konnten IgE-haltige Immunkomplexe als ein ätiopathogenetisches Prinzip bei dieser Vaskulitis definieren. Das Churgh-Strauss-Syndrom kann mit p-ANCA-Phänomenen assoziiert sein.

Hypersensitivitätsangiitis

Die Hypersensitivitätsangiitis wird von der Konsensusstudie zur Klassifizierung systemischer Vaskulitiden nicht mehr angeführt. Dies beruht auf der Beobachtung,

Tabelle 23.6 Klassifikation der Vaskulitiden (nach International Chapel Hill Consensus Conference 1994 und Peter)

Systemische Vaskulitiden, klassifiziert nach Gefäßgröße (International Chapel Hill Consensus Conference 1994)

1. *Vaskulitiden großer Gefäße*
   - Riesenzellarteriitis (Temporalarteriitis, Horton-Erkrankung)
     granulomatöse Arteriitis der Aorta und ihrer größeren Abzweigungen, mit einer Prädilektion für die extrakranialen Zweige der Karotiden. Häufige Involvierung der A. temporalis. Manifestation häufig bei Patienten über 50 Lebensjahre und häufig assoziiert mit der Polymyalgia rheumatica
   - Takayasu-Arteriitis
     granulomatöse Entzündung der Aorta und ihrer größeren Abzweigungen. Manifestation meistens bei Patienten unter 50 Jahren

2. *Vaskulitiden mittelgroßer Gefäße*
   - Panarteriitis nodosa (klassische Polyarteriitis nodosa)
     nekrotisierende Entzündung der kleinen und mittelgroßen Arterien ohne Glomerulonephritis oder eine Vaskulitis der Arteriolen, Kapillaren oder Venolen
   - Kawasaki-Krankheit
     Arteriitis der großen, mittleren und schmalen Arterien, häufig assoziiert mit einem mukokutanen Lymphknotensyndrom. Die Koronararterien sind häufig beteiligt, Aorta und Venen können ebenfalls involviert sein. Häufige Manifestation im Kindesalter

3. *Vaskulitiden kleiner Gefäße*
   - Wegener Granulomatose
     granulomatöse Entzündung im Bereich des Respirationstraktes mit einer nekrotisierenden Vaskulitis der kleinen und mittelgroßen Gefäße (Kapillaren, Venolen, Arteriolen und Arterien). Eine nekrotisierende Glomerulonephritis ist häufig
   - Churg-Strauss-Vaskulitis
     granulomatöse eosinophilenreiche Entzündung mit einer vorwiegenden Beteiligung des Respirationstraktes. Nekrotisierende Vaskulitis der kleinen und mittleren Gefäße, häufig assoziiert mit Asthma und einer Bluteosinophilie
   - mikroskopische Polyangiitis (mikroskopische Polyarteriitis) nekrotisierende Vaskulitis mit geringen oder auch fehlenden immunologischen Ablagerungen. Vorwiegende Beteiligung der kleinen Gefäße, der Kapillaren, Arteriolen und Venolen. Eine Glomerulonephritis ist häufig, eine pulmonale Kapillaritis kann manifest werden
   - Henoch-Schönlein-Purpura
     Vaskulitis mit IgA-Ablagerung vorwiegend im Bereich der kleinen Gefäße, der Kapillaren, Venolen und Arteriolen. Typischerweise mit Involvierung der Haut, des Gastrointestinaltraktes, der Glomeruli, häufig assoziiert mit Arthralgien und/oder Arthritis
   - essentielle kryoglobulinämieinduzierte Vaskulitis
     Vaskulitis mit Kryoglobulinnachweis. Beteiligung der kleinen Gefäße, häufig assoziiert mit dem Auftreten von Kryoglobulin im Serum. Manifestation im Bereich der Haut und der Glomerula
   - kutane leukozytoklastische Angiitis
     isolierte kutane leukozytoklastische Angiitis ohne systemische Vaskulitis oder Glomerulonephritis

Sekundäre Vaskulitiden

1. *Bei Autoimmunerkrankungen*
   a) rheumatoide Arthritis
   b) systemischer Lupus erythematodes
   c) Sklerodermie
   d) Dermato-/Polymyositis
   e) autoimmune Lebererkrankungen (chronische aktive Hepatitis, primäre biliäre Zirrhose)
   f) Sarkoidose
   g) Morbus Crohn

2. *Bei Infektionskrankheiten*
   a) Streptokokken (rheumatisches Fieber)
   b) Hepatitis B, Herpes, Coxsackie
   c) Spirochäten (Lues, Borreliose)
   d) Mykobakterien (Tbc, Lepra)
   e) Parasitosen

3. *Bei malignen Erkrankungen*
   a) Gammopathien, Kryoglobulinämien
   b) Leukämien, Lymphome
   c) angioimmunoblastische Lymphadenopathie
   d) solide Tumoren
   e) Vorhofmyxome

4. *Bei Intoxikationen*
   a) Mutterkornalkaloide
   b) Schlangengift
   c) Nikotinabusus

5. *Medikamenteninduziert*
   a) nichtsteroidale Antiphlogistika
   b) Antibiotika
   c) Basistherapeutika (Gold, D-Penicillamin)
   d) Zytostatika und Antimetaboliten

Vaskulitissonderformen

1. Endangiitis obliterans (Winiwarter-Buerger)
2. Purpura fulminans (Waterhouse-Friderichsen)
3. thrombotisch-thrombozytopenische Purpura (Moschcowitz)
4. embolische Vaskulitiden (Osler, Janeway)

Unter großen Gefäßen werden die Aorta und ihre größeren Abzweigungen verstanden.
Mittelgroße Gefäße sind die viszeralen Arterien, Arterien der Nieren, der Leber, Koronararterien und Arterien des Mesenteriums. Schmale Gefäße werden von Venolen, Arteriolen und Kapillaren repräsentiert. Vaskulitiden der kleinen und großen Gefäße involvieren häufig auch Arterien. Im Gegensatz dazu sind bei Vaskulitiden der großen und mittelgroßen Gefäße kleine Arterien nicht involviert.
Die mikroskopische Polyangiitis ist signifikant assoziiert mit antineutrophilen zytoplasmatischen Autoantikörpern.

daß die Diagnose Hypersensitivitätsangiitis bei der Mehrzahl der Patienten in die Kategorie der mikroskopischen Polyangiitis oder der leukozytoklastischen Angiitis einzuordnen ist. Abgesetzt wurden zusätzlich die Henoch-Schönlein-Purpura und die essentielle Kryoglobulinämie sowie die kutane leukozytoplastische Angiitis. Bei der Serumkrankheit besteht das klinische Bild charakteristischerweise in Fieber, Arthralgien, einer Urtikaria und einer Lymphadenopathie. Normalerweise klingen die Symptome nach Wegnahme des induzierten Agens rasch ab. Bei der Purpura Schönlein-Henoch handelt es sich um eine typische leukozytoklastische Vaskulitis, deren klinisches Bild durch eine nicht thrombozytopenische Purpura, Arthralgien, abdominelle Koliken und eine Nierenbeteiligung geprägt ist. Die Ätiologie ist in den meisten Fällen unbekannt; gelegentlich ist ein Zusammenhang mit einer vorhandenen Infektion sowie mit einer Medikamentenüberempfindlichkeit zu finden. Nekrotisierende Vaskulitiden treten in unterschiedlicher Häufigkeit bei allen rheumatologischen Krankheitsbildern auf, so bei dem SLE, der chronischen Polyarthritis, dem Sjögren-Syndrom, der Dermatomyositis und der Sklerodermie.

Als Paraneoplasie imponieren Vaskulitiden bei unterschiedlichen malignen Prozessen, vorwiegend bei Neoplasien des lymphatischen und retikuloendothelialen Systems.

Das mukokutane Lymphknotensyndrom ist ein Krankheitsbild, das vorwiegend bei Kindern auftritt und mit einer beidseitigen Konjunktivitis sowie einer Stomatitis der oropharyngealen Mukosa sowie zervikalen Lymphknotenschwellungen und einer Vaskulitis der Koronararterien einhergeht.

■ Wegener-Granulomatose

1936 beschrieb Wegener einige Patienten mit einer nekrotisierenden granulomatösen Vaskulitis, einem typischen Befall im Bereich der oberen und unteren Luftwege sowie einer gleichzeitig bestehenden Glomerulonephritis. Die Erkrankung kann in jedem Alter auftreten; Männer sind überwiegend in einem Verhältnis von 2:1 betroffen.

Klinisch zeigt sich die Erkrankung meist durch eine blutige und purulente Rhinorrhö und Sinusitis, wobei es im weiteren Verlauf zu einer septalen Perforation und Zerstörung des knorpeligen Nasenskeletts mit Ausbildung einer typischen Sattelnase, Erosion der Nebenhöhlenwände und Otitis media kommen kann. Thoraxschmerzen, Husten und Hämoptysen mit dem radiologischen Bild wechselnder kavitärer Infiltrate und nodulärer Verschattungen sind ebenso typische klinische Symptome. Eine Glomerulonephritis besteht bei der Mehrzahl der Patienten. Weitere klinische Symptome äußern sich im Sinne einer Polyneuropathie, einer Myositis sowie einer Episkleritis und Uveitis.

Ein krankheitsspezifischer Labormarker sind Antikörper gegen die Proteinase-3 von Granulozyten, die c-ANCA. Dieser Autoantikörper wird in etwa 80% von Patienten mit einem aktiven Morbus Wegener nachgewiesen und ist in seinem Serumtiter mit der Krankheitsaktivität zu assoziieren. Zusätzlich treten bei Patienten mit einer Wegener Granulomatose Antikörper gegen die Myeloperoxidase (p-ANCA) auf (s. auch Kap. „Diagnostik mit Hilfe immunologischer Methoden").

■ Arteriitis temporalis

Diese Erkrankung tritt typischerweise bei Patienten im höheren Lebensalter, vorwiegend in der 6.–7. Lebensdekade auf. Die vaskulitischen Läsionen betreffen vorwiegend die Temporalarterie; doch kann das gesamte Gefäßsystem, vor allem große Gefäße, betroffen sein. Neben einer allgemeinen Symptomatik im Sinne von Müdigkeit, Fieber, Gewichtsverlust und Schwitzen treten meist starke Kopfschmerzen als Frühsymptome auf, z. T. mit einem Visusverlust oder einer Amaurosis fugax. Die gefährlichste Komplikation der Arteriitis temporalis ist der Befall von okulären Arterien, die sich durch Gesichtsausfälle bis zu Blindheit manifestieren können. Das Krankheitsbild der Arteriitis temporalis ist eng assoziiert mit der Polymyalgia rheumatica. Spezifische Laborparameter sind nicht vorhanden, die BKS und andere Akute-Phase-Proteine sind erhöht.

Bei der Takayasu-Arteriitis handelt es sich um ein seltenes Syndrom, das vorwiegend bei jüngeren Asiatinnen beobachtet wurde, aber auch zunehmend im europäischen Bereich diagnostiziert wird. Bei dieser Krankheitsentität handelt es sich um einen vaskulitischen Befall – vorwiegend des Aortenbogens und seiner Abzweigungen –, wobei die klinischen Symptome neben allgemeinen Krankheitszeichen Blutdruckunterschiede an den beiden oberen Extremitäten darstellen, z. T. verbunden mit Stenosegeräuschen und dem Fehlen peripherer Pulse („pulseless disease").

■ Sonstige Vaskulitiden

Neben den besprochenen Vaskulitissyndromen sind noch weitere seltenere Vaskulitisformen im Sinne einer Thrombangiitis obliterans, im Rahmen des Morbus Behçet, des Cogan- und des Eales-Syndroms sowie des Erythema exsudativum multiforme und des Erythema elevatum et diutinum bekannt. Ein Sneddon-Syndrom ist durch eine Vaskulitis charakterisiert, mit einer Livedo reticularis, neurologischen Störungen, einem labilen Hypertonus, assoziiert mit dem Nachweis von Anticardiolipinantikörpern sowie mittelgroßen bis kleinen IgM-haltigen Immunkomplexen.

■ Ätiologie und Immunpathogenese

Die Ätiologie von systemischen Vaskulitiden ist mit Ausnahme der sekundären Formen in der Regel unklar. Ungeklärt sind auch Mechanismen, die zu einem unterschiedlichen Befall des Systems von kleinen bis mittelgroßen, mittelgroßen bis großen und großen Gefäßen führen. Für die Manifestation einer Vaskulitis werden vor allem immunologische Mechanismen – und hier besonders die Formation von Immunkomplexen – diskutiert.

Bei einer immunkomplexinduzierten Vaskulitis sind Größe und Vernetzungsgrad der Immunkomplexe bestimmend. Große Komplexe erhält man im Äquivalenzbereich von Antigenen und Antikörpern, während im Antigen- bzw. Antikörperüberschuß die Aggregatgröße abnimmt (Heidelberger-Kurve). Daraus ist abzuleiten, daß bei einer Verschiebung des Verhältnisses von Antigen zu Antikörper durch therapeutische Maßnahmen – wie Immunsuppression – auch eine akute Verschlechterung immunkomplexinduzierter Erkrankungen auftreten kann. Von Bedeutung für die biologischen Eigenschaften von Immunkomplexen sind weiterhin die Klassen- und Subklassenzugehörigkeit der Antikörper. Die Beteiligung von monomerem IgG oder pentamerem IgM bewirkt zum einen eine signifikante Veränderung des Molekulargewichts; zum anderen sind IgG-Subklassen teilweise nicht in der Lage, Komplement zu aktivieren. Neben IgG- und IgM-haltigen Immunkomplexen konnten – wie bei der Churg-Strauss-Vaskulitis – auch IgE-haltige Komplexe im Serum nachgewiesen werden, die über den alternativen Weg die Komplementkaskade aktivieren. Ein ähnlicher Mechanismus wird ebenfalls bei der IgA-induzierten Glomerulonephritis im Rahmen der Purpura Schönlein-Henoch diskutiert.

Die Bildung und der Niederschlag vom Immunkomplexen allein führen jedoch zu keiner Gefäß- oder Gewebszerstörung. Vielmehr sind Immunkomplexe Initiatoren unterschiedlicher immunologischer Reaktionen, wobei vor allem die Aktivierung des Komplementsystems und die Freisetzung von Zytokinen für die Entwicklung der Vaskulitis eine zentrale Stellung einnehmen.

■ Diagnostik und Therapie

Auf die Schwierigkeit, eine systemische Vaskulitis einer bestimmten Krankheitsentität zuzuordnen, wurde bereits eingegangen. Mit Ausnahme von wenigen Krankheitsbildern – wie dem Morbus Wegener mit dem Auftreten eines krankheitsspezifischen Antikörperphänomens – fehlen weitere für die Differentialdiagnose notwendige zelluläre wie humorale Immunphänomene.

Die Therapie richtet sich im wesentlichen nach den Richtlinien für den SLE. Abhängig vom Organbefall werden Immunsuppressiva in Kombination mit Steroiden eingesetzt, wobei bestimmte vaskulitische Syndrome – wie auch der Morbus Wegener – im akuten Stadium durch eine Plasmaseparation gebessert werden können.

■ Gemischte Kollagenerkrankungen, Sjögren-Syndrom, Polymyositis und progressive Sklerose

■ Mischkollagenose

1972 wurde erstmals das klinische Bild der gemischten Kollagenerkrankung (MCTD = mixed connective tissue disease) beschrieben. Charakteristisch für dieses Krankheitsbild ist ein Überlappen von klinischen Symptomen unterschiedlicher Kollagenerkrankungen – des systemischen Lupus erythematodes, der Polymyositis, der chronischen Polyarthritis und der progressiven systemischen Sklerose. Die charakteristischen Initialsymptome sind bei 100% der Patienten ein Raynaud-Syndrom, 15% der Patienten leiden an einer Arthritis oder an Arthralgien. Bei 60% bestehen diffuse ödematöse Schwellungen der Extremitäten, ebenso zeigen 60% myalgische Symptome. Eine Lymphadenopathie besteht bei 30%, eine Anämie bei 10%; 10% der Patienten haben Schluckbeschwerden im Sinne einer Motilitätsstörung des Ösophagus. Bei 30% sind Allgemeinsymptome wie Fieber, Abgeschlagenheit und Müdigkeit festzustellen. Bei einer manifesten Erkrankung kommen bei 70% Lungenveränderungen im Sinne einer Gerüstfibrose hinzu, eine manifeste Myositis ebenfalls bei 70% sowie gastrointestinale Beschwerden, wiederum durch eine Dysfunktion der Motilität des Ösophagus und des Dünndarms. Bei 10% finden sich ZNS-Veränderungen, und bei 5% von manifesten Mischkollagenosen besteht eine Nierenbeteiligung in Form einer membranösen sowie diffusen proliferativen Glomerulonephritis.

Für die Diagnose einer Mischkollagenose sowie für die Differentialdiagnose und die damit verbundene Klassifikation von Kollagenosen ist der Nachweis von Antikörpern gegen Ribonukleoproteine hilfreich. Bei Patienten mit einer MCTD wurden bei nahezu 100% Antikörper gegen U1-RNP in hohen Titern gefunden. Fluoreszenzserologisch imponiert dieser Antikörper mit einem typischen fleckförmigen Muster. Rheumafaktoren sowie antinukleäre Antikörper gegen ssDNA werden ebenfalls bei etwa 50% der Patienten nachgewiesen. Auch sind in wenigen Fällen Antikörper gegen dsDNA ermittelt worden. Im Unterschied zum systemischen Lupus erythematodes fehlen Antikörper gegen das Sm-Antigen (Tab. 23.**2**).

■ Sjögren-Syndrom

Bei dem Sjögren-Syndrom unterscheidet man eine primäre von einer sekundären Form. Das primäre Sjögren-Syndrom ist der sog. Sicca-Komplex mit einer Keratoconjunctivitis sicca und Xerostomie, wobei das sekundäre Sjögren-Syndrom in der Regel mit einer chronischen Polyarthritis vergesellschaftet ist. Neben der chronischen Polyarthritis ist das Sjögren-Syndrom die zweithäufigste rheumatische Erkrankung; Frauen sind 9mal häufiger betroffen als Männer. Der Erkrankungsgipfel liegt meist in der 4. Lebensdekade. Symptome eines Sjögren-Syndroms haben etwa 25% von CP-Patienten, und 50% von Patienten mit einem Sjögren-Syndrom entwickeln eine chronische Polyarthritis oder eine andere Autoimmunopathie. Kriterien für die Klassifizierung eines Sjögren-Syndroms, erarbeitet im Rahmen einer europäischen Konsensus-Findungsstudie, sind kürzlich publiziert worden.

Klinisch sind die Leitsymptome eine Xerophthalmie sowie eine Xerostomie, verbunden mit einer Gelenksymptomatik. Der Sicca-Komplex beruht auf einer Entzündung der Speichel- und Tränendrüsen, mit einer Infiltration von Lymphozyten und Plasmazellen.

Eine extraglanduläre Manifestation kann im Bereich der Lungen manifest werden, im Bereich des Gastrointestinaltraktes mit einer chronischen Pankreatitis in Erscheinung treten. Ausdruck einer Nierenbeteiligung sind Polyurie, Hyposthenurie und eine Hypokaliämie sowie eine renale tubuläre Azidose.

Patienten mit einem Sjögren-Syndrom der primären wie der sekundären Form entwickeln statistisch signifikant häufiger maligne Erkrankungen des lymphatischen Systems im Vergleich zu anderen Kollagenerkrankungen. Vorliegende klinische und Laborbefunde legen nahe, daß das Sjögren-Syndrom eine Krankheitsentität mit einer aggressiven B-Zell-Aktivierung darstellt, wobei eine unkontrollierte progressive B-Zell-Aktivierung mit B-Zell-Proliferation als ursächlich für die Entwicklung von B-Zell-Lymphomen diskutiert wird. In Assoziation mit dem Sjögren-Syndrom wurden IgM-, IgG- und IgA-Gammopathien, primäre Speicheldrüsentumoren sowie maligne Non-Hodgkin-Lymphome beschrieben.

Die immunologischen Befunde bei Patienten mit einem Sjögren-Syndrom lassen sich wie folgt zusammenfassen: Im peripheren Blut sind eine polyklonale Hypergammaglobulinämie bei einer B-Zell-Aktivierung, zusätzlich die Produktion von antinukleären Antikörpern sowie Rheumafaktoren und Antikörpern gegen das Ro-(SS-A-) und gegen das La-(SS-B-)Antigen festzustellen. Monoklonale Immunglobuline sowie eine verminderte IL-2-Produktion und eine erniedrigte NK-Zell-Funktion sind zusätzlich beschrieben worden.

Antikörper gegen Ro(SS-A) und La(SS-B) wurden zwar primär bei Patienten mit einem Sjögren-Syndrom beschrieben, und zwar bei 96 und 87%, doch wie Tab. 23.2 zeigt, treten diese Antikörper auch bei anderen Kollagenerkrankungen auf. Damit relativiert sich die differentialdiagnostische Bedeutung.

Immungenetisch zeigt das primäre Sjögren-Syndrom eine Assoziation mit HLA-B8 und -DR3, korreliert mit Antikörpern gegen Ro(SS-A) und La(SS-B), während bei einem sekundären Sjögren-Syndrom eine Assoziation mit HLA-DR4 besteht, vor allem wenn eine chronische Polyarthritis zusätzlich manifest ist.

Die Therapie besteht in einer lokalen Anwendung von künstlicher Tränen- und künstlicher Speichelflüssigkeit sowie in der Medikation von nichtsteroidalen Antiphlogistika und Cortison. Eine Beteiligung der Gelenke in Form einer Polyarthritis macht die Anwendung spezifischer Therapieprinzipien für dieses Krankheitsbild notwendig.

Tabelle 23.7 Systematik der Polymyositiden

Typ 1	Erwachsenenmyositis
Typ 2	Dermatomyositis
Typ 3	entzündliche Myositis, assoziiert mit maligner Erkrankung
Typ 4	kindliche Polymyositis
Typ 5	Myositis bei anderen „Kollagenosen"
selten	durch D-Penicillamin induzierte Myositis

■ Polymyositis

Tab. 23.7 stellt eine mögliche Systematik der Polymyositiden dar. Neben der typischen Erwachsenenpolymyositis mit einer Beschwerdesymptomatik in den proximalen Muskelanteilen der Extremitäten ist die Dermatomyositis zu differenzieren, die durch ein zusätzliches livides Exanthem gekennzeichnet ist. Besonders die Dermatomyositis kann mit malignen Erkrankungen assoziiert sein, wobei vor allem im höheren Lebensalter nach einer zugrundeliegenden Erkrankung zu fahnden ist. In erster Linie ist an ein Bronchialkarzinom zu denken. Die Polymyositis kann auch im Kindesalter auftreten – hier ist sie charakterisiert durch einen akuten Beginn, zuweilen mit der Manifestation im Sinne einer nekrotisierenden Vaskulitis. Schließlich ist die Myositis im Sinne eines Overlapping-Syndroms mit anderen Kollagenosen, mit dem systemischen Lupus erythematodes oder der MCTD vergesellschaftet. In seltenen Fällen wurde eine Myositis nach D-Penicillamineinnahme nachgewiesen.

Die Diagnose wird in der Regel histomorphologisch gestellt, zusammen mit neurologischen Untersuchungsergebnissen. Von Interesse – auch für die Ätiopathogenese der Polymyositis – sind die Antikörper gegen das Jo-l-Antigen, wobei weiterführende Untersuchungen zeigen konnten, daß das Antigen eine Histidyl-T-RNA-Synthetase darstellt (Tab. 23.2). Dieser Antikörper tritt bei etwa 70% von Patienten mit einer Polymyositis auf und ist krankheitsspezifisch.

Die Therapie der Polymyositis ist problematisch. Handelt es sich um eine paraneoplastische Form, ist primär die Tumorerkrankung zu behandeln. Bei der idiopathischen Form sind Versuche mit Immunsuppressiva angezeigt, in Kombination mit Steroiden und nichtsteroidalen Antiphlogistika, z. T. mit einer Plasmaseparation bei akut exazerbierenden Krankheitsbildern. Auch wurden kürzlich günstige Therapieerfolge mit einer hochdosierten i. v. Immunglobulingabe berichtet.

■ Progressive systemische Sklerose

Bei der progressiven systemischen Sklerose (PSS) kommt es pathologisch-anatomisch zu einer Fibrose des normalen Bindegewebes mit bevorzugter Lokalisation im Bereich der Haut, der Unterhaut, der Gefäße, der Lungen, der Pleura, des Myo- und Perikards sowie des Ösophagus und des Dünndarms. Auch eine Beteiligung der

Nieren und Gelenke ist möglich. Neben einer systemischen Form können einzelne Organe befallen sein.

Die Ätiologie ist unbekannt. Frauen erkranken signifikant häufiger als Männer.

Die klinische Symptomatik äußert sich typischerweise mit der Manifestation des sog. „Tabaksbeutelmundes", der durch eine zunehmende Schrumpfung und Verhärtung des perioralen sowie des Lippengewebes bedingt ist. Ebenso nimmt die Nase durch gleichartige Veränderungen ein spitzes Aussehen an. Kennzeichen sind weiterhin Teleangiektasien im Gesichtsbereich. Eine Sklerodaktylie entwickelt sich im Bereich der Akren, bei einem langjährigen Verlauf häufig verbunden mit dem Auftreten von Akroosteolysen. Subkutane Kalkablagerungen können ausgeprägte Formen entwickeln und zu einem Thibièrge-Weissenbach-Syndrom führen. Die Lungenbeteiligung manifestiert sich in Form einer interstitiellen Fibrose, die häufig progredient ist; das Herz kann im Sinne einer primären Myokardfibrose oder einer Angiopathie der kleinen Arterien des Koronarkreislaufes beteiligt sein. Die Nierenbeteiligung besteht in einer Proteinurie, Mikrohämaturie und Leukozyturie bei einer reduzierten Kreatinin-Clearance, im Sinne des Syndroms der chronischen sklerodermischen Nephropathie. Im Gastrointestinaltrakt fällt eine Motilitätsstörung, in seltenen Fällen verbunden mit einem Malabsorptionssyndrom, auf.

Eine Sonderform der progressiven systemischen Sklerose ist das „CREST"-Syndrom. Dieser Begriff leitet sich von den englischen Abkürzungen für folgende Symptome ab: „C" = Calcinosis, die durch eine Bindegewebsverkalkung charakterisiert ist. „R" = Raynaud-Phänomen, eine Erscheinung, die in der Frühform der Sklerodermie wie bei der MCTD in nahezu allen Patienten vorhanden ist. Der Buchstabe „E" charakterisiert die vorhandene ösophageale Motilitätsstörung, die nahezu regelhaft bei jedem Patienten mit diesem Krankheitsbild beobachtet werden kann. Das „S" steht für Sklerodaktylie, wobei sich neben einer typischen Verhärtung und Schrumpfung der Haut über den Fingerkuppen häufig rattenbißartige Veränderungen in diesem Bereich darstellen. Das „T" steht für Teleangiektasie, die durch Gefäßveränderungen im Hautbereich bedingt ist.

Bei den Laborparametern steht der Nachweis von Antizentromer-Antikörpern und Antikörpern gegen Topoisomerase I im Vordergrund. Antikörper gegen Zentromer lassen sich mit Hilfe der HEp-2-Linie (humane Epithel-2-Zellen) gut analysieren, vor allem bei Patienten mit einer vorwiegenden Hautbeteiligung, dem CREST-Syndrom, und einer Raynaud-Symptomatik. Autoantikörper gegen Topoisomerase II wurden bei Patienten mit einer idiopathischen Lungenfibrose beschrieben. Neben diesen spezifischen Antikörperphänomenen werden in einem hohen Prozentsatz von Patienten antinukleäre Antikörper mit unterschiedlichen Spezifitäten – mit Ausnahme von Anti-dsDNA-Antikörpern – nachgewiesen. Wie bei allen anderen Kollagenerkrankungen und systemischen Vaskulitiden können bei der PSS Autoantikörper gegen Endothelialzellen sowie gegen Bestandteile der extrazellulären Matrix nachgewiesen werden, wobei die Implikation dieser Befunde für die Pathogenese noch offen ist.

Die Therapiemöglichkeiten der Sklerodermie sind unbefriedigend. Neben symptomatischen Maßnahmen mit der Gabe von Calciumantagonisten sind zahlreiche therapeutische Versuche mit Calcitonin, immunsuppressiven Therapieregimen und in jüngster Zeit auch mit hochdosiertem IFN-γ sowie dem Gerinnungsfaktor XIII durchgeführt worden. Keine dieser Therapieformen hat bislang die ursprünglich in sie gesetzten Erwartungen erfüllt.

■ Literatur

1 Asherson, R. A.: A „primary" antiphospholipid syndrome? J. Rheumatol. 15 (1988) 1742–1746
2 Bennett, R. M., B. L. Kotzin, M. J. Merritt: DNA receptor dysfunction in systemic lupus erythematosus and kindred disorders. Induction by anti-DNA antibodies, antihistone antibodies and antireceptor antibodies. J. exp. Med. 166 (1987) 850–873
3 Direskeneli, H., D. D'Cruz, M. A. Khamashta, G. R. V. Hughes: Autoantibodies against endothelial cells, extracellular matrix, and human collagen type IV in patients with systemic vasculitis. Clin. Immunol. Immunopathol. 70 (1994) 206–210
4 Hartung, K., M. P. Baur, R. Coldewey, M. Fricke, J. R. Kalden, H. J. Lakomek, H. H. Peter, D. Schendel, P, M. Schneider, S. A. Seuchter, W. Stangel, H. R. G. Deicher: Major histocompatibility complex haplotypes and complement C4 alleles in systemic lupus erythematosus. J. clin. Invest. 90 (1992) 1346–1351
5 Hochberg, M. C., A. D. Carole, E. J. Feinglass, M. B. Stevens: Survivorship in systemic lupus erythematosus. Effect of antibody to extractable nuclear antigen. Arthr. and Rheum. 24 (1981) 54–59
6 Isenberg, D. A., M. R. Ehrenstein, C. Longhurst, J. K. Kalsi: The origin. sequence, structure and consequence of developing anti-DNA-antibodies. Arthr. and Rheum. 37 (1994) 169–180
7 Jennette, J. C., R. J. Falk, K. Andrassy, P. A. Bacon et al.: Nomenclature of systemic vasculitides. Proposal of an international consensus conference. Arthr. and Rheum. 37 (1994) 187–192
8 Kalden, J. R., F. Krapf: Plasmanukleinsäuren und ihre mögliche pathophysiologische Bedeutung beim systemischen Lupus erythematodes. Z. Rheumatol. 50 (1991) 297–303
9 Kalden, J. R., M. Herrmann: Autoimmune diseases in humans, e. g. autoimmune rheumatic diseases. Intervirology 35 (1993) 176–185
10 Kalden, J. R.: Autoimmunopathien. In Krück, F., W. Kaufmann, H. Bünte, E. Gladtke, R. Tölle: Therapiehandbuch, 3. Aufl. Urban & Schwarzenberg 1989
11 Kelly, M. C., J. A. Denburg: Cerebrospinal fluid immunoglobulins and neuronal antibodies in neuropsychiatric systemic lupus erythematosus and related conditions. J. Rheumatol. 14 (1987) 740–744
12 Krapf, F., M. Herrmann, W. Leitmann, J. R. Kalden: Antibody binding of macromolecular DNA and RNA in the plasma of SLE patients. Clin. exp. Immunol. 75 (1989) 336–342
13 Krishnan, M. R., T. N. Marion: Structural similarity of antibody variable regions from immune and autoimmune anti-DNA antibodies. J. Immunol. 150 (1993) 4989–4957
14 Mohan, C., S. Adams, V. Stanik, S. K. Datta: Nucleosome: a major immunogen for pathogenic autoantibody-inducing T cells of lupus. J. exp. Med. 177 (1993) 1367–1381
15 Rubbert, A., K. Pirner, L. Wildt, J. R. Kalden, B. Manger: Pregnancy course and complications in patients with systemic lupus erythematosus. Amer. J. reprod. Immunol. Microbiol. 28 (1992) 205–207
16 Rubbert, A., J. Marienhagen, K. Pirner, B. Manger, J. Grebmeier, A. Engelhardt, F. Wolf, J. R. Kalden: Single-photon-emission computed tomography analysis of cerebral blood flow in the evaluation of central nervous system involvement in patients with systemic lupus erythematosus. Arthr. and Rheum. 36 (1993) 1253–1262
17 ter Borg, E. J., G. Horst, E. J. Hummel, P. C. Limburg, C. G. M. Kallenberg: Measurement of increases in anti-double-stranded DNA antibody, levels as a predictor of disease exacerbation in systemic lupus erythematosus. Arthr. and Rheum. 33 (1990) 634–643

24 Herz

B. Maisch

■ Diagnostische und pathogenetische Gesichtspunkte bei immunologischen Reaktionen am Herzen

Die bedeutsamen antigenen Determinanten der Herzmuskulatur lassen sich in myokard- bzw. muskelspezifische und in ubiquitäre, organunspezifische Strukturen untergliedern (Abb. 24.1), die sich als morphologisch definierte Epitope einer humoralen Immunreaktion am Beispiel muskelspezifischer Antikörper im indirekten und direkten Immunfluoreszenztest (Abb. 24.2–24.6, Farbtafeln VI, VII) nachweisen lassen.

Antigene für zelluläre Immunreaktionen sind bisher kaum definiert; sarkolemmale Proteine, Ionenkanäle, Myosin, mitochondriale, endoplasmale und zytoskelettale Proteine werden als relevante Determinanten diskutiert.

Humorale Immunreaktionen sind bei entzündlichen und autoreaktiven kardialen Erkrankungen gegen verschiedene kardiale Strukturen gerichtet und lassen sich fluoreszenzserologisch (Abb. 24.2–24.5, Farbtafeln VI, VII) und immunhistologisch (Abb. 24.6, Farbtafel VII) nachweisen. Dabei dürfte den sarkolemmalen Antigenen eine besonders große pathogenetische Relevanz zukommen (9–12, 16–18), wobei komplementabhängige mit dem verursachenden pathologischen Agens (Virus/Bakterien usw.) kreuzreagierende Antikörper, zytotoxische komplementunabhängige Antikörper (z. B. gegen den Caliumkanal) oder auch protektive Antikörper eine wichtige Rolle spielen dürften. Antimitochondriale Antikörper können assoziiert mit Kardiomyopathien und

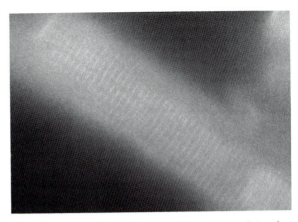

Abb. 24.**4** Antifibrilläre Antikörper vom Antimyosintyp (erkennbar durch die Fluoreszenz der A-Bande [indirekte Immunfluoreszenz an Kardiozyten] bei einem 51jährigen Patienten mit hypertrophischer obstruktiver Kardiomyopathie).

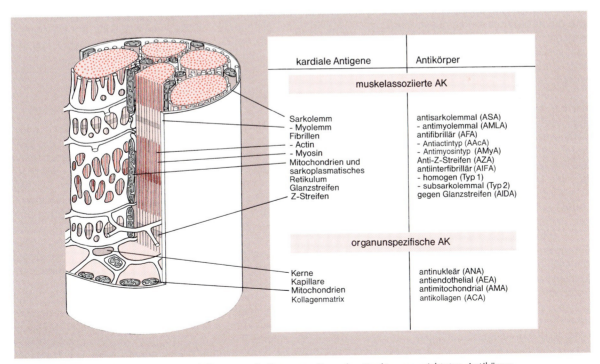

Abb. 24.**1** Antigene Determinanten und die gegen die korrespondierenden Strukturen gerichteten Antikörper.

Tabelle 24.1 Entstehungsmöglichkeiten autoreaktiver Prozesse bei kardialen Erkrankungen

Entstehungsmöglichkeiten	Beispiel
Zielhypothese (Autoantigen) – inkorporierte Fremdantigene – Freisetzung veränderter eigener Zellbestandteile	virale Herzerkrankung, infektiöse Endokarditis Postkardiotomiesyndrom, Postinfarktsyndrom
veränderte Immunregulation	Myokarditis, dilatative Kardiomyopathie, Endokarditis, AIDS mit Herzbeteiligung, Abstoßung bei Herztransplantation, Herzbeteiligung bei Kollagenosen
antigene Mimikry	Chagas-Erkrankung, rheumatisches Fieber, Viruskarditis (Coxsackievirus B4, CMV), kardiale Komponente bei Endokarditis
antiidiotypische Antikörper	Adriamycintoxizität, medikamentös-toxische Herzschäden
vermehrte Expression von MHC-Klasse-I- und -II-Epitopen im Myokard an Endothel und Interstitium, evtl. auch in Myozyten	Herztransplantation, Myokarditis

Myokarditis in bis zu 90% der Fälle als diagnostische (Anti-M7), eventuell auch pathogenetische Marker (Anti-ANT = Anti-Adenosin-Nukleotid-Translokator) nachgewiesen werden (17–20).

Antigenes Mimikry auf molekularer Ebene dürfte damit ein wichtiges pathogenetisches Prinzip autoreaktiver kardialer Prozesse sein, deren Entstehungsmöglichkeiten in Tab. 24.1 angeführt sind. Ihre bisher charakterisierten antigenen Determinanten können Tab. 24.2 entnommen werden.

Zum Nachweis einer zellulären und/oder humoralen Immunreaktion kommt der Endomyokardbiopsie eine unverändert wichtige diagnostische Bedeutung zu. Nach Herztransplantationen und bei Myokarditis lassen sich die infiltrierten Zellen mit monoklonalen Antikörpern nachweisen (Abb. 24.7, Farbtafel VIII), ebenso auch eine gesteigerte Expression von Klasse-I- und Klasse-II-MHC-Antigenen, überwiegend am interstitiellen Bindegewebe und Gefäßendothel (Abb. 24.8).

Zellvermittelten Immunreaktionen kommt nicht nur bei der Abstoßung nach Herztransplantation, sondern auch bei Virusmyokarditis eine diagnostisch und pathogenetisch bedeutsame Rolle zu. Allerdings ist es bisher im Humansystem nicht möglich, vitale autologe kardiale Zielzellen zu isolieren, die die Voraussetzung für eine spezifische Lyse der Zielzellen durch zytolytische T-Lymphozyten sind, da diese Zytolyse die gleichzeitige Erkennung von Histokompatibilitäts- und Neobzw. Virusantigenen an der Zelloberfläche voraussetzt.

Lymphokine (z. B. TNF) und immunsuppressive Serumfaktoren (SIF = Seruminhibitionsfaktoren) konnten auch bei entzündlichen und dilatativen Herzerkrankungen nachgewiesen werden. Sie sind wie alle anderen Entzündungsmediatoren nicht myokardspezifisch, gelten aber als prognostische Indikatoren, vergleichbar mit ihrer Wertigkeit bei zahlreichen anderen entzündlichen oder neoplastischen Erkrankungen.

■ Kardiale Mitreaktionen bei Anaphylaxie und Serumkrankheit

Bei allergischen Reaktionen vom Soforttyp lassen sich neben Urtikaria, angioneurotischem Ödem und anaphylaktischer Purpura auch Herzrhythmusstörungen, reversible Erregungsausbreitungs- und Rückbildungsstörungen im EKG, seltener auch eine Perikarditis, Angina pectoris oder infarktähnliche Bilder beobachten. Kardiale Symptome treten auch bei der Serumkrankheit (Immunkomplexerkrankung) auf. In diesen Fällen stellt das Herz nicht das alleinige oder bevorzugte Zielorgan immunologischer Reaktionen dar, auch wenn infolge der zentralen Bedeutung von Herz und Kreislauf im Gesamtorganismus die kardialen Symptome im klinischen Erscheinungsbild führend sein können.

■ Herzbeteiligung bei AIDS

Eine Herzbeteiligung bei AIDS verläuft klinisch meist stumm. Bei den Stadien I–III der Klassifikation des Center for Disease Control (CDC) ist sie möglich, aber selten (klinisch < 10%). Im manifesten Stadium IV der CDC-Klassifikation stehen meist die extrakardialen Erscheinungsformen im Vordergrund des klinischen Beschwerdebildes. Eine Perikard- und Myokardbeteiligung entweder infolge der direkten HIV-Infektion des Myokards mit nachweisbarem Erreger im Gewebe oder Kaposi-Sarkome des Herzmuskels, die in tabula nachgewiesen wurden, oder durch nosokomiale Infektionen induzierte echokardiographisch nachweisbare Perikardergüsse, ST-T-Alterationen (bis zu 25%) oder eine Endokard- und Klappenbeteiligung (< 10%) sind bekannt. Unter den Begleitinfektionen bei AIDS, die mit einer Herzbeteiligung einhergehen, führen Toxoplasmose, Zytomegalie (CMV) und Pilze (Candida). Sehr selten finden sich Staphylokokken- oder Streptokokken-Endokarditiden.

Tabelle 24.2 Zielstrukturen/molekulare Determinanten bei autoreaktiven Prozessen des Herzens

Determinanten/Struktur	Beispiel einer kardialen Erkrankung	g = gesichert w = wahrscheinlich
Sarkolemm	CVB4-Myokarditis	g
– Myolemm	DCM	g
– Calciumkanal	DCM	w
– β-Rezeptor	DCM	w
– Laminin	Chagas-Erkrankung Myokarditis Postkardiotomiesyndrom	g w w
extrazelluläre Matrix	Myokarditis DCM	w w
intrazelluläre Strukturen/Enzyme		
Mitochondrium (Anti-M7)	DCM, Myokarditis	g
Sacrosindehydrogenase (ADP/ATP-Carrier)	DCM, Myokarditis	g
Myosin	rheumatisches Fieber	g
Tropomyosin	rheumatisches Fieber	g
Actin	DCM Postkardiotomiesyndrom	w w
endoplasmatisches Retikulum (Adenosintriphosphatase)	Chagas-Erkrankung	w

DCM = dilatative Kardiomyopathie, CVB4 = Coxsackie-Virus B4

Chagas-Erkrankung

Ätiologie, Pathogenese und Klinik

Die Chagas-Erkrankung ist eine Zoonose mit gesicherter konsekutiver autoimmuner Herzerkrankung nach primärer parasitärer Infektion mit Trypanosoma cruzi (T. c.) (Amerikanische Trypanosomiasis). Überträgervektoren von T. c. sind Raubwanzen. Haus- und Wildtiere bilden in den Endemiegebieten ein nahezu unbegrenztes Reservoir. Klinisch und pathophysiologisch wird ein akutes Stadium mit „Piecemeal"-Nekrosen und Infiltraten von einem chronischen Stadium mit Beteiligung des Nervensystems (Degeneration sympathischer, parasympathischer und intramuraler Neuronen) und des Herzens mit apikalem Aneurysma (Perforationsgefahr) und myokarditis- und kardiomyopathietypischen Veränderungen unterschieden.

Für die autonome Denervierung bei chronischer Chagas-Erkrankung (Megaorganbildung, Megakolon,

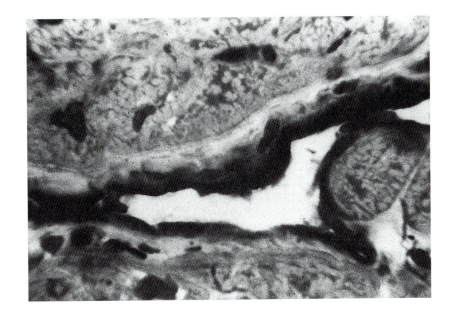

Abb. 24.8 Gesteigerte Expression von Klasse-II-Antigenen nach Herztransplantationen bei Abstoßungsgrad IIIa der Hannover-Klassifikation.

Tabelle 24.3 Nachweismethoden immunologischer Mechanismen bei Chagas-Erkrankung

Antikardiale Autoreaktion	Phase
Zelluläre Effektormechanismen	
– in vitro Destruktion von infizierten und nicht infizierten Myozyten durch Lymphozyten von Chagas-Patienten, z. T. verstärkt durch EVI-Antikörper (s. u.) als ADCC	chronisch
– in vivo histologischer Nachweis (Biopsie) von myokarditischen Läsionen (ohne T. c.)	chronisch
– Migrationsinhibitionstest (T. c. und Herzantigene)	chronisch
Humorale Effektormechanismen	
– Kreuzreaktivität von T. c.-Antikörpern bezüglich quergestreifter Muskulatur (SRA = Sarcoplasmic reticulum antigen) als kardiospezifische Kreuzreaktivität	chonisch
– serologischer und histologischer Nachweis von IgG-Bindungen an Endokard (E), vaskulärem Endothel (V) und interstitiellem Bindegewebe (I) und Sarkolemm = EVI-Antikörper (ubiquitäre Kreuzreaktivität z. T. als heterophile, protektive oder zytolytische Antikörper)	chronisch
Molekulare antigene Spezifität der kreuzreaktiven Antikörper	
– α_{1-3}-Galactose-Epitope auf Laminin	chronisch
– Adenosintriphosphatase des sarkoplasmatischen Retikulums u. a.	chronisch

Tabelle 24.4 Stadien der Chagas-Erkrankung

Klassifikation	Ia	Ib	II	III
Seroreaktionen auf T. c.	positiv	positiv	positiv	positiv
EKG	normal	normal	path.	path.
Kontraktionsstörung in Echo- und Lävokardiographie	normal	path. (segmental)	path. (global)	path. (global)
Herzinsuffizienz NYHA-Stadium III/IV	nein	nein	nein	ja
Prognose bei Stadium	unverändert	unverändert	reduziert	schlecht
5-Jahres-Mortalität	zu Kontrolle	zu Kontrolle	ca. 25%	ca. 80%

Kardiomyopathie, erhöhte Koronardurchblutung) wurden mit T. c. kreuzreagierende, in vitro gegen Nervenzellen zytotoxische Antikörper nachgewiesen. Da die neuropathologischen Veränderungen nicht mit der akuten parasitären Einwirkung zusammenhängen, spricht dies für einen Autoimmunproßeß, der auch für autoreaktive kardiale Immunmechanismen postuliert wurde (Tab. 24.3).

Die kardialen Symptome und immunologischen und serologischen Befunde, insbesondere im chronischen Stadium, ergeben eine für die Prognose relevante Klassifikation (Tab. 24.4).

Verlauf

Trotz Behandlung führt die Chagas-Erkrankung im chronischen Stadium in Abhängigkeit vom Ausmaß der kardialen Beteiligung zum Tode (Tab. 24.4).

Therapie

Nur im akuten Krankheitsstadium: Nifurtimox (Lampit), 10 mg/kg/Tag über 60–120 Tage (cave resistente Stämme von T. c.), oder Benznidazol (Radanil), 5 mg/kg/Tag über 30 Tage (cave Polyneuropathie, Exanthem, Granulozytopenie) oder ein Nitroimidazol-Thiadiazol-Derivat (experimentell) mit meist unbefriedigenden Ergebnissen. Impfstoffe sind noch im Experimentierstadium.

Für die kardiale Beteiligung der afrikanischen Trypanosomiasis werden ähnliche Autoimmunprozesse postuliert.

■ Toxoplasmose mit Herzbeteiligung

Die seltene neonatale parasitäre Toxoplasma-gondii-Infektion kann mit einer akuten Myokarditis einhergehen und tödlich verlaufen. Im Erwachsenenalter finden sich 3 Verlaufsformen (selten auch nach Herztransplantationen und bei AIDS):

- miliare Form,
- glanduläre Form (mononukleoseförmig),
- lokalisierte Form mit Myokarditis, Hepatitis.

Die sporadische T. g.-Perimyokarditis ist sehr selten. Es wurden autoimmune Mechanismen postuliert. Assoziationen mit Uganda-Kardiomyopathie (überwiegend restriktive Kardiomyopathie) wurden beschrieben, ohne daß bisher eine autoreaktive Pathogenese bewiesen wäre.

Rheumatisches Fieber

Definition

Die drei wesentlichen klinischen Manifestationen (Symptome 1. Ordnung) des rheumatischen Fiebers sind die rheumatische Karditis, die akute Polyarthritis rheumatica und die seltene Chorea minor Sydenham. Das rheumatische Fieber ist die einzige entzündliche rheumatische Erkrankung mit gesicherter infektiöser bakterieller Primärursache.

Epidemiologie und genetische Prädispositionen

Insbesondere die rekurrierende Form des rheumatischen Fiebers ist in den Industrieländern mit der Verbesserung des sozialen Umfeldes und der Einführung bakterizider Antibiotika sehr viel seltener geworden. In Mitteleuropa findet es sich noch bei Gastarbeitern; in den USA tritt es häufiger beim schwarzen als beim weißen Anteil der Bevölkerung auf. Auch in Ländern mit einem hohen Anteil von Streptokokkeninfekten (Trinidad) liegt die Inzidenz des rheumatischen Fiebers mit 2–3% nicht wesentlich höher als im Westen, so daß die genetische Prädisposition überall vergleichbar ist und nur geringe Unterschiede in der Häufigkeit der Erstmanifestation bestehen. Eine erhöhte genetische Prädisposition ist wahrscheinlich. Die Penetranz genetischer Faktoren unterliegt aber dem Einfluß äußerer Bedingungen wie Ernährung, Hygiene, Antibiotikatherapie; die Assoziation mit Histokompatibilitätsantigenen ist umstritten. Einige Untersuchungen deuten auf eine höhere Inzidenz von HLA-B35 oder eine Häufung des B-Lymphozyten-Alloantigens 883 hin; wieder andere postulierten, daß fehlende HLA-B5-Haplotypen auf ein rheumatisches Fieber hinweisen. So zeigen Lymphozyten von Patienten ohne einen HLA-B5-Haplotyp eine verminderte Proliferation in Gegenwart von Streptokokkenantigenen (insbesondere der DNAse A). Ein durch einen monoklonalen Antikörper erkennbarer, gegen eine bestimmte B-Lymphozyten-Subpopulation gerichteter Marker könnte in endemischen oder epidemischen Situationen die Risikogruppe der Patienten mit rheumatischer Karditis identifizieren.

Ätiologie und Pathogenese

10–20 Tage nach einer Infektion des oberen Respirationstraktes (z. B. Tonsillitis, Pharyngitis) mit β-hämolysierenden A-Streptokokken (am häufigsten vom Lancefield-Typ 3, 10, 18, 30, 37 und 40) entwickelt sich auf dem Boden einer übersteigerten humoralen immunologischen Reaktionsbereitschaft ein rheumatisches Fieber. Kennzeichnend sind langsam ansteigende Antikörpertiter gegen A-Streptokokken und ihre Teilantigene.

Humorale Immunreaktion

Unter den Zellwandantigenen kommt dem typenspezifischen M-Protein (infolge antigener Variation gibt es mehr als 80 verschiedene Serotypen) die größte Bedeutung zu. Kreuzreaktive Epitope bezüglich des Herzens bestehen mit den M-Subtypen 1, 5 und 19, z. T. mit myosin- und actinähnlicher Konformation. Für die Virulenz und die Nephrogenität der Streptokokken konnte eine Assoziation mit spezifischen M-Proteinen gezeigt werden. Das typenspezifische MS-Protein zeigt eine Kreuzreaktivität mit sarkolemmalen Antigenen, Tropomyosin und Myosin (3), die auf der gemeinsamen α-Helix als Tertiärstruktur beruhen. M-Protein und Myosin haben die gemeinsame Sequenz Gln-Lys-Ser-Lys-Gln, die auch von Antivimentin, einem Anti-DNA-Antikörper, und Anticardiolipinantikörper erkannt wird.

Kreuzreaktive Epitope konnten auch für das gruppenspezifische Zellwandpolysaccharid mit seinem terminalen N-Acetylglucosamin-Molekül gezeigt werden, das ja auch Bestandteil des Bindegewebes ist. Molekulare Mimikry erklärt auch andere Immunphänomene:

- In den Seren von Patienten mit rheumatischer Karditis finden sich zirkulierende kreuzreagierende antisarkolemmale Antikörper.
- An Sarkolemm, Interstitium, Gefäßen und Endokard der Patienten mit rheumatischer Karditis sind im Myokardgewebe gebundene Antikörper nachweisbar.
- Experimentell ließ sich zeigen, daß Streptokokkenantigene Immunreaktionen vom verzögerten Typ induzieren.
- Die bei rheumatischem Fieber vorkommenden Immunkomplexe bewirken eine Kapillarschädigung mit Plasmaexsudation und Fibrinausfällung (Immunkomplexreaktion Typ III). Solche Immunkomplexe konnten in den Aschoff-Geipel-Knötchen nachgewiesen werden, die eine rosettenförmige Zellansammlung mit zentraler Nekrose darstellen, ebenso in kardialen Gefäßen und im Herzbindegewebe, z. B. als Endocarditis verrucosa rheumatica mit nachfolgender Histiozyteninfiltration und Vaskulierung der Klappe.
- Zirkulierende Antikörper gegen Streptokokken, die mit Synovialzellen, Astrozyten, Fibroblasten, Endothelzellen und Epidermis kreuzreagieren und nicht mit antisarkolemmalen Antikörpern identisch sind, weisen auf nichtkardiale Teilmanifestationen des rheumatischen Fiebers hin. Bei Patienten mit Chorea minor korrelieren spezifische, mit zytoplasmatischen neuronalen Antigenen des Nucleus caudatus und Nucleus subthalamicus kreuzreagierende Antikörper mit der Schwere der Chorea. Die serologischen Reaktionen zum Nachweis des Streptokokkeninfektes und der antikardialen Reaktivität sind in Tab. 24.5 und 24.6 wiedergegeben.

Tabelle 24.5 Labordiagnostik bei rheumatischem Fieber

Serologische Reaktionen zum Nachweis des Streptokokkeninfektes	Klinische Wertung
Antistreptolysin-O-Bestimmung (ASL/AST)	obligat
Antistreptokinase	hilfreich
Antistreptohyaluronidase	hilfreich
Antistreptodornase	hilfreich
Antikörper gegen typenspezifisches M-Protein	hilfreich
Antikörper gegen gruppenspezifisches C-Polysaccharid in Zellwand und Stroma	hilfreich

Tabelle 24.6 Immunologische Befunde bei rheumatischem Fieber

Befund	Diagnostische Relevanz
Immunologische Diagnostik zum Nachweis einer antikardialen Kreuzreaktivität	
– Antikörper gegen Sarkolemm und Neurone	hilfreich
– gegen Tropomyosin und Myosin	hilfreich
– gegen das typenspezifische MS-Protein	hilfreich
Allgemeine Seroreaktionen	
– Immunkomplexe	fakultativ
– Hypokomplementämie	fakultativ
Antikardiale zelluläre Immunreaktionen	
– Myozytolyse durch Lymphozyten und NK-Zell-Aktivität	fakultativ
– Migrationsinhibition (MIF)	fakultativ
Bestimmung der Streptokokkentoxine	hilfreich

Dennoch ist die Kreuzreaktivitätshypothese für das rheumatische Fieber nicht unumstritten: Niedertitrige antikardiale Antikörper treten auch bei Patienten mit unkomplizierter streptokkeninduzierter Pharyngitis auf. Außerdem verlaufen der Titeranstieg der Antikörper und das klinische Bild nicht immer parallel.

Zelluläre Immunreaktivität

Untersuchungen zu zellvermittelten Immunreaktionen konnten die Frage nicht endgültig klären, ob die vermehrte Proliferation von Lymphozyten in vitro nach Inkubation mit Streptokokkenantigenen bei Patienten mit rheumatischem Fieber Folge einer antigenspezifischen oder nur unspezifischen mitogenen Stimulation sind. Untersuchungen zur Migrationsinhibition von Leukozyten rheumatischer Patienten und zytotoxischer Reaktionen von Patientenlymphozyten gegenüber isolierten Herzmuskelzellen weisen darauf hin, daß sowohl abnorme humorale wie zelluläre Immunreaktionen an der Immunpathogenese des rheumatischen Fiebers beteiligt sein dürften. Dabei könnten zirkulierende Immunkomplexe und Autoantikörper die zellulären und zytotoxischen Reaktionen verstärken oder blockieren (Tab. 24.6).
Superantigene von Streptokokken(extrakten) können pathogenetisch wirksame Lymphozytenklone aktivieren und expandieren und so zur Ausprägung der Erkrankung beitragen.

Streptokokkentoxine

Es wurden über 20 verschiedene Streptokokkentoxine identifiziert, die die Kontraktilität quergestreifter Muskulatur beeinträchtigen und fokale Nekrosen hervorrufen können. Zu ihnen gehören die Streptolysine O und S, die aus Lysosomen Enzyme freisetzen. Die durch Toxine induzierbaren histologischen Veränderungen sind nicht mit dem für das rheumatische Fieber typischen Aschoff-Knötchen vergleichbar. Dagegen weisen experimentelle Befunde auf eine initiale Beteiligung von Toxinen an der Pathogenese über dissoziierende Streptolysin-O-Antistreptolysin-O-Komplexe hin.

Pathologie

Histologisch ist die Endocarditis rheumatica durch eine fibrinoide Verquellung und entzündliche Reaktionen mit Einwanderung von Histiozyten und polymorphkernigen Leukozyten gekennzeichnet. Nach Ausheilung kann über eine Gefäßeinsprossung eine sekundäre Narbenbildung erfolgen, die die Ursache der Herzklappenfehler ist. Bei der rheumatischen Myokarditis beginnt die rheumatische Entzündung mit einer fibrinoiden Nekrose des perivaskulären Bindegewebes. Charakteristische Reaktion ist ein histiozytäres Granulom mit einzelnen Riesenzellen (Aschoff-Geipel-Knötchen), das über eine Narbenbildung abheilt, in dem sich aber auch ein rheumatisches Rezidiv abspielen kann. Im fortgeschrittenen Krankheitsstadium können muskelaggressive Granulome auftreten, denen kein exsudativ-produktiver Entzündungsvorgang vom Typ des Aschoff-Granuloms vorausgeht. Diese Muskelnekrose kann auf zytotoxische Antikörper zurückgeführt werden.

Klinik

3–4 Wochen nach dem Streptokokkeninfekt kommt es erneut zu Fieber und den nachstehend aufgeführten Hauptsymptomen (Jones-Kriterien).
Symptome 1. Ordnung (Hauptkriterien): Karditis (20–70%), Polyarthritis (50–80%), symmetrischer Befall der großen Gelenke mit Rötung und Schwellung, Chorea minor (Befall des Corpus striatum, selten), subkutane Knötchen (rheumatische Granulome, häufig), Erythema anulare oder marginatum (selten).
Symptome 2. Ordnung (Nebenkriterien = unspezifische Zeichen): Fieber, Gelenkschmerzen, erhöhte Blutsenkung, Leukozytose, Nachweis von C-reaktivem Protein, Nachweis β-hämolysierender Streptokokken der Gruppe A als Ursache des vorausgegangenen Infektes (Rachenabstrich), erhöhter Antistreptolysintiter, EKG-Veränderungen, PQ-Verlängerung bzw. verlängertes PQ-Intervall, inaktiver rheumatischer Klappenfehler oder rheumatisches Fieber in der Anamnese.
Die Diagnose „rheumatisches Fieber" gilt als wahrscheinlich bei einem Haupt- und zwei Nebensymptomen; sie ist gesichert beim Vorliegen von 2 Symptomen erster Ordnung.

Verlauf

Im Kindesalter ist die rheumatische Karditis am häufigsten, die zu Klappendefekten prädisponiert. Bei Kindern führt das rheumatische Fieber in zwei Dritteln der Fälle, bei Erwachsenen in einem Fünftel der Fälle zur Karditis. Als Symptome für eine Herzklappenbeteiligung gelten neu auftretende systolische oder diastolische Geräusche. Die Mitralklappe wird in 50%, die Aortenklappe in 20% und Aorten- und Mitralklappen in 25% der Fälle befallen. Als weitere Symptome einer rheumatischen Myokardbeteiligung gelten Tachykardien, Kammerveränderungen im EKG, AV-Blockierungen, Vorhofflimmern. Bei Myokarditis des Papillarmuskels kann das systolische Geräusch einer Mitralinsuffizienz auskultiert werden. Ein Perikarderguß (Echokardiographie) kommt bei Kindern in bis zu 70% der Fälle, bei Erwachsenen viel seltener vor. Hieraus entwickelt sich praktisch nie eine konstriktive Perikarditis.

Differentialdiagnose

Infektiöse Endokarditis, virusbedingte Myo- und Perikarditiden, kongenitale Vitien und ein Lupus erythematodes.

Diagnostik

- Allgemeine Entzündungszeichen: Blutsenkungsbeschleunigung, Leukozytose, Vermehrung der γ-Globuline bei Hypalbuminämie;
- serologische Reaktionen, Nachweis des Streptokokkeninfektes (Tab. 24.**5**);
- immunologische Diagnostik zum Nachweis eines kardialen Immunprozesses (Tab. 24.**6**).

Therapie

- Allgemeinmaßnahmen (Bettruhe, körperliche Schonung);
- Penicillintherapie mit anschließender Antibiotikaprophylaxe bis zum 25. Lebensjahr, bei Penicillinallergie alternativ Erythromycin;
- bei weiterbestehender Entzündungssymptomatik in leichten Fällen antiphlogistische, nichtsteroidale Behandlung (8–10 g/Tag Acetylsalicylsäure über 2 Wochen mit Dosisreduktion auf 1 g/Tag über 4–5 Wochen oder Phenylbutazon 2 mal 0,2 g über 5 Tage, dann 2 mal 0,2 g), in schweren Fällen mit Herzbeteiligung Steroidtherapie (Prednisolon, 1–2 mg/kg initial, später 15 mg/Tag über 1–3 Monate).

■ Herzbeteiligung bei Erkrankungen des rheumatischen Formenkreises und Kollagenosen

Nachfolgend werden lediglich die kardialen Manifestationen des rheumatischen Formenkreises und die wichtigsten serologischen Marker und Befunde, die auf eine kardiale Autoreaktivität hinweisen, beschrieben.

■ Rheumatoide Arthritis (chronische Polyarthritis)

Autoptische Untersuchungen der chronischen Polyarthritis (cP) verzeichnen eine Perikardbeteiligung in 15–50% der Fälle; im klinischen Untersuchungsgut gelingt ihr Nachweis seltener (2–4%) (Tab. 24.**7**). Immunologische Marker der Herzbeteiligung sind Tab. 24.**8** zu entnehmen.

Tabelle 24.**7** Herzveränderungen bei der chronischen Polyarthritis (aus Maisch, B.: Kollagenkrankheiten und weitere rheumatische Erkrankungen. In: Handbuch der Inneren Medizin, Bd. IX/5, hrsg. von P. Schölmerich, Springer, Berlin 1989)

Perikarditis
Inzidenz: 30% in Echokardiographie und Autopsie
Komplikation: Tamponade oder konstriktive Perikarditis

Klappenveränderungen
Inzidenz: selten (<5%)
Lokalisation: Aorten- oder Mitralinsuffizienz
Ursache: Granulome im Segel oder Klappenring oder unspezifische Verdickung des Segels
Operation kann erforderlich sein

Reizleitungsstörungen
Ursache: Granulom im Reizleitungssystem
Klinik: AV-Blockierung
Therapie: evtl. Herzschrittmacherindikation

Myokarditis
pathologische Befunde meist ohne klinisches Korrelat

Koronararteriitis
pathologische Befunde meist ohne klinisches Korrelat

Tabelle 24.**8** Relevante immunologische Befunde bei chronischer Polyarthritis

	Allgemeine Marker	Kardioselektive Marker
Prädisposition	HLA-DR4-positiv	nicht bekannt
Serologie	RANA-AK (spezifisch) ANA (wenig spezifisch) Rheumafaktor (wenig spezifisch)	antisarkolemmale Antikörper in 50% der Fälle (15)

RANA = Rheumatoid arthritis-associated nuclear antigen.

■ Morbus Still und Herzbeteiligung

Bei der juvenilen chronischen Polyarthritis (Still 1897) findet sich in ca. 7% der Fälle eine Perikarditis, die bei älteren Kindern noch häufiger auftritt. Beim Morbus Still im Erwachsenenalter zeigt sich in ca. 25% der Fälle eine Pleuritis oder Perikarditis. Klappenveränderungen wurden bisher lediglich bei 4 Mädchen mit seropositiver juveniler chronischer Polyarthritis beschrieben. Bei Beteiligung des Reizleitungsgewebes konnten Amyloidablagerungen nachgewiesen werden.

■ Morbus Bechterew (Spondylitis ankylosans) und Morbus Reiter

Die klinische Einteilung erfolgt nach den New Yorker Kriterien. Männer erkranken 8mal häufiger als Frauen. Genetischer Marker ist HLA-B27 (90% gegenüber 8% in der nicht betroffenen Bevölkerung). Die Herzbeteiligung

Tabelle 24.9 Kardiale Veränderungen beim Lupus erythematodes

Perikarditis
klinisch unterschätzt, in der Echokardiographie gut nachweisbar

Valvuläre Veränderungen
Libman-Sacks-Vegetationen, überwiegend auf Mitral- oder Aortenklappe. Der Übergang in eine Stenose ist selten, die Insuffizienz wesentlich häufiger. Bei Aorteninsuffizienz finden sich fibrinoide Nekrosen des Klappensegels

Myokarditis
meist postmortal oder bioptisch diagnostiziert, klinisch nur manifest bei Herzinsuffizienz oder AV-Block

Koronararteriitis
mögliche Ursache eines Herzinfarktes

Hypertonie
häufig ausgelöst durch Nierenbeteiligung des SLE, ungünstige Beeinflussung durch Cortisontherapie, Risikofaktor einer koronaren Herzerkrankung (auch ohne Koronararteriitis)

umfaßt eine Perikarditis in ca. 1%, eine Aorteninsuffizienz in 1–10%, AV-Blockierungen in 30%. Die kardiale Beteiligung bei Morbus Reiter ist nach Art, Häufigkeit und Symptomatik der Spondylitis ankylosans vergleichbar.

■ Lupus erythematodes

Der systemische Lupus erythematodes (LE), klinisch diagnostiziert nach den ARA-Kriterien, ist eine chronisch entzündliche Erkrankung unbekannter Ursache, die Haut, Gelenke, Nieren, Nervensystem, Herz und Membranen an inneren und äußeren Körperoberflächen umfaßt. Der Verlauf ist schubweise und wird von Remissionen unterbrochen. Kardiale Manifestationen des LE wurden erstmals von Kaposi (1872), später von Libman u. Sacks (1924) beschrieben. Die Libman-Sack-Endokarditis wird häufig erst postmortal diagnostiziert. Die Perikarditis ist die häufigste Form einer kardialen Beteiligung, gefolgt von Myokarditis und Koronariitis (Tab. 24.9). Die kardialen Symptome dürften ähnlich wie bei anderen systemischen Erscheinungen auf immunkomplexvermittelte Reaktionen zurückzuführen sein. Bei der SLE-Perikarditis findet sich eine lokale Antigen-Antikörper-Reaktion, die Komplement verbraucht. Als Ursache der Myokarditis wird eine Vaskulitis der kleinen Gefäße angenommen. Bei der Endokardbeteiligung führt die Ablagerung von Immunglobulinen zur immunkomplexvermittelten fibrinoiden Nekrose mit charakteristischen Vegetationen.

Die serologische Diagnose des LE beruht auf dem Nachweis antinukleärer Faktoren (homogen, speckled, nukleolär, peripher), dem LE-Zellphänomen und Antikörpern gegen native Doppelstrang- oder Einzelstrang-DNA, wobei die höchste Spezifität den Antikörpern gegen Doppelstrang-DNA zukommt. Ob antimyokardiale Antikörper in der Pathogenese bedeutsam sind, ist umstritten.

■ Sklerodermie, Dermatomyositis, Mixed connective tissue disease (Sharp-Syndrom)

Bei progressiver Sklerodermie und Dermatomyositis wird in bis zu einem Drittel der Fälle eine Myokardbeteiligung angenommen. Die Perikarditis entwickelt sich akut tamponierend oder chronisch progredient. Die Myokardbeteiligung (Blockbilder, verlängertes QT-Intervall, Extrasystolen) hat ihr morphologisches Korrelat in einer Myokardfibrose.

Bei der Dermatomyositis werden Antikörper gegen Myosin beobachtet. Den zirkulierenden antimyokardialen Antikörpern dürfte meist keine pathogenetische Bedeutung zukommen. Die Rolle von Immunkomplexen ist unklar.

Beim Mixed connective tissue disease, gekennzeichnet durch den Nachweis von ENA (extractable nuclear antigen), kann eine Perikardbeteiligung auftreten. Zur serologischen Diagnostik s. Kap. 23, Gefäß- und Systemerkrankungen.

■ Kawasaki-Syndrom (mukokutanes Lymphknotensyndrom)

Die Ätiologie ist unklar; autoreaktive myokarditische und vaskulitische Prozesse oder eine infektiöse Ursache werden angenommen. Die Symptome der meist im Kindesalter vorwiegend in Asien, selten in Europa auftretenden Erkrankung sind Fieber von 38–40 °C, das antibiotikarefraktär ist, Arthritiden, eine Konjunktivitis, ein Enanthem der Mundschleimhaut mit „Erdbeerzunge" sowie eine zervikale Lymphknotenschwellung, die auch an eine mumpsähnliche Erkrankung denken läßt. Dem folgt ein zentripetales, an Handflächen und Fußsohlen bevorzugt auftretendes makuläres Exanthem ab der 2. Woche, das desquamativ abheilt. Komplizierend können eine Urethritis, eine aseptische Meningitis und eine Hepatitis hinzutreten. In 50% der Fälle findet sich eine Herzbeteiligung, deren morphologisches Korrelat eine passagere Perimyokarditis und in 20% der Fälle die Ausbildung von Koronaraneurysmata ist. Letztere können in seltenen Fällen mit hochgradigen Koronarstenosen und deren z. T. letalem Verschluß während der akuten Krankheitsphase einhergehen. Die immunologischen Befunde entsprechen bei den wenigen untersuchten Fällen denen einer aktiven Myokarditis mit dem Nachweis hochtitriger antikardialer Antikörper. Therapeutisch wird Acetylsalicylsäure (100 mg/kg/Tag) und die intravenöse Gabe von polyklonalen Immunglobulinpräparaten empfohlen.

■ Andere Vaskulitiden

Auch im Rahmen anderer Vaskulitiden (Kap. 23, Gefäß- und Systemerkrankungen) kann das Herz als Folge der resultierenden Ischämie unabhängig von einer begleitenden koronaren Herzerkrankung in Mitleidenschaft gezogen werden. Dabei ist die Vaskulitis häufig, aber nicht stets Folge der passiven Beteiligung des Gefäßsystems an einer z. B. immunkomplexvermittelten Reaktion wie bei der infektiösen Endokarditis oder der Abstoßungsreaktion nach Herztransplantation, kann aber auch auf einer antikörperspezifischen Reaktion gegen Endothelzellen beruhen, wie sie nach Herztransplantation für die Entstehung der Transplantatvaskulopathie angenommen wird.

Auch für die Entstehung der koronaren Herzerkrankung spielen autoreaktive, möglicherweise auch zytokinvermittelte Prozesse eine bisher häufig unterschätzte Rolle, da Antikörper gegen das Low density lipoprotein (LDL), aber auch gegen Gefäßendothel nachgewiesen werden konnten und in der aktiven atherosklerotischen Plaque neben zu Schaumzellen umgewandelten Makrophagen auch Lymphozyten und Leukozyten vorliegen. Selbst eine Beteiligung von bestimmten Viren (z. B. CMV) wird heute wieder ernsthaft in Erwägung gezogen.

Zu den klassischen Arteriitiden gehören folgende Krankheitsbilder:

- Die systemische nekrotisierende Arteriitis betrifft vorwiegend kleinere und mittlere Arterien und Arteriolen, weist bei fehlender Therapie eine hohe Mortalität auf und geht mit Nierenversagen, Mononeuritis multiplex, apoplektischen Insulten und Ischämien des Darms einher.
- Zur Panarteriitis nodosa s. oben.
- Die allergische Angiitis und Granulomatose betrifft gleichfalls kleinere und mittlere Arterien und Arteriolen und geht mit fibrinoider Nekrose und evtl. Eosinophilie ($> 1,4 \times 10^9$/l bzw. > 10% der Leukozyten), z. B. im Rahmen eines Churg-Strauss-Syndroms, einher. Differentialdiagnostisch ist hier die eosinophile Endokarditis Löffler (mitverursacht durch Freisetzung eosinophiler Proteine aus den dann degranulierten Eosinophilen, z. B. dem kationischen Protein), die Wegener-Granulomatose, die eosinophile Pneumonie und die bronchozentrische Granulomatose abzugrenzen.
- Die Wegener Granulomatose kann mit ihrer Vaskulitis kleiner Gefäße gleichfalls eine Koronarischämie erzeugen, wobei die kardiale Beteiligung meist hinter Manifestationen des Pulmonaltrakts und der Niere zurücktritt. Ihr charakteristischer Marker sind ANCAs, d. h. antineutrophile zytoplasmatische Antikörper, die auf eine mögliche humorale Immunpathogenese hinweisen. ANCAs könnten Neutrophile aktivieren, die so an dem vaskulitischen Schaden mitbeteiligt werden.
- Riesenzellarteriitiden, das Takayasu-Syndrom und Hypersensitivitätsvaskulitiden sind vaskulitische Erkrankungen, die auch einmal die Gefäßversorgung des Herzens mitbetreffen können und durch ihre Koronarischämie klinisch in Erscheinung treten.

Therapeutisch haben sich Antigenkarenz und Steroide bewährt.

■ Infektiöse Endokarditis

Definition

Bakterielle Besiedlungen führen zu fibrinösen Aufbrüchen der meist vorgeschädigten Herzklappen, seltener des parietalen Endokards, mit immunologischen und/oder systemischen embolischen Folgereaktionen.

Epidemiologie und prädisponierende Faktoren

Wichtigste Voraussetzung der Endokarditis ist in über 50% ein angeborenes oder rheumatisches Vitium. Prädisponierend sind eine Resistenzschwäche bei konsumierenden Erkrankungen oder schwere operative Eingriffe sowie seniler Marasmus, Corticoid- und Zytostatikatherapie und Resistenzminderung infolge Mangelernährung (Nachkriegsendokarditis).

Neu hinzugekommen sind iatrogene Faktoren, wie zentralvenöse Katheter, Schrittmacherimplantationen sowie vorwiegend in urbanen Einzugsgebieten Drogenmißbrauch. Als Eintrittspforten gelten Tonsillen, die Haut bei Pyodermien, die Schleimhaut bei Zahngranulomen sowie Abszesse. Bakterien zirkulieren außerdem bei Osteomyelitis, nach Zahnextraktionen und operativen Eingriffen. Eine Diapedese von Bakterien aus Darm und Urogenitaltrakt ist gleichfalls möglich. Männer erkranken häufiger als Frauen. Das durchschnittliche Lebensalter der Erkrankten, das vor 40 Jahren 30–40 Jahre betrug, liegt heute im 4. bis 6. Lebensjahrzehnt.

Ätiologie und Pathogenese

Als Erreger der akuten Endokarditis überwiegen hochvirulente Staphylokokken, Pilze und Enterokokken. Bei subakuten Verlaufsformen sind es in 60–80% Streptokokken des Nasen-Rachen-Raumes und der Darmflora. In den letzten 20 Jahren haben in urbanen Einzugsgebieten staphylokokkeninduzierte subakute Verlaufsformen zugenommen, während sich in ländlichen Einzugsgebieten kein so deutlicher Keimwandel abzeichnete.

Je nach Reaktionslage des Organismus, der Virulenz der Erreger, der Keimzahl der schon bestehenden pathogenetischen Veränderungen an Herzklappen (Vitium) und Myokard (z. B. Aneurysma) und an den Gefäßen (z. B. Ductus arteriosus apertus) lassen sich akute bis subakute Verlaufsformen unterscheiden. Hochakute endokarditische Verläufe mit erhöhtem Mortalitätsrisiko finden sich überwiegend bei Infektionen mit Staphylokokken, Enterokokken und gramnegativen Keimen (Tab. 24.**10**).

Pathologie

Pathologisch-anatomisch finden sich bei akuter Endokarditis Ulzerationen vorwiegend der Ventilklappen des linken Herzens ohne Thromben. Bei der subakuten Endokarditis liegen meist Ulzerationen mit Thrombenbildung vor.

Die Lokalisation endokarditischer Vegetationen betrifft:

Tabelle 24.**10** Verlaufsformen der infektiösen Endokarditis

	Akute Endokarditis	**Subakute Endokarditis**	**Borderline-Endokarditis**
Virulenz der Erreger	hoch	gering	unterschiedlich
Erreger	z. B. Staphylococcus aureus, Pneumokokken, β-hämolysierende Streptokokken, Gonokokken	z. B. Staphylococcus viridans, Staphylococcus epidermidis, Staphylococcus diphtheriae, Pilze und gramnegative Keime	z. B. Enterokokken
Herzklappenbeschaffenheit vor Infektion	meist intakt	meist vorgeschädigte Klappe, z. B. nach rheumatischem Fieber oder kongenitalen Vitien	unterschiedlich

- die Mitralklappe in 75%,
- die Aortenklappe in 55%,
- die Trikuspidalklappe in 15%,
- die Pulmonalklappe in 1%.

Satellitenläsionen sind selten.

Pathogenese

Bei der akuten Endokarditis, die durch hochvirulente Erreger induziert wird und auch intakte Herzklappen befällt, sind die klinischen Symptome und histologischen Befunde meist einem direkten zytopathischen Effekt der Bakterien zuzuschreiben. Eine zentrale Rolle spielt dabei die abakterielle thrombotische Vegetation (NBTV), die sich aufgrund von Prädisposition, Alter und lokalen Veränderungen des Endothels entwickelt (Abb. 24.**9**). Mit der Infektion der Vegetation kommt es zur „infektiösen Endokarditis" mit den Folgereaktionen der körpereigenen Abwehr. Bei subakuten Verlaufsformen und der Borderline-Endokarditis ist der klinische Verlauf durch zelluläre und humorale Immunreaktionen geprägt. Bereits in der akuten Phase der Endokarditis wurden zirkulierende Immunkomplexe, Antiglobuline wie der Rheumafaktor vom IgG- und IgM-Typ, Kryoglobuline und eine Hypokomplementämie nachgewiesen. Renale Manifestationen der Endokarditis (Proteinurie und Erythrozyturie) dürften immunkomplexvermittelt entstehen. Noch unklar ist, inwieweit Immunkomplexe mit zellulären Effektormechanismen interferieren, da sowohl eine Verstärkung (enhancement) als auch eine Blockade der zytotoxischen Reaktionen von Lymphozyten gegenüber kardialen Zielzellen nachgewiesen werden konnten. Während sich bei akut verlaufenden Endokarditiden zytolytische antisarkolemmale und antiendokardiale Antikörper nur vereinzelt fanden, sind sie bei protrahiert verlaufenden, subakuten Endokarditiden in der Regel nachweisbar. Sie dürften eine pathologische Bedeutung bei den Patienten besitzen, bei denen die Klappenläsion die beeinträchtigte kardiale Funktion nicht ausreichend erklärt. Die Abnahme ihrer Titer und die Abnahme von Immunkomplexkonzentrationen im Serum nach antibiotischer Behandlung korrelieren mit der Besserung der klinischen Symptome.

Bei 50% der Patienten mit Endokarditis sind zytotoxische Reaktionen gegen vitale Herzmuskelzellen zu beobachten. Die Zugabe autologen Serums, das antisarkolemmale und antimyolemmale Antikörper enthält, verstärkt oder unterbindet die zytotoxischen Reaktionen (14).

Klinik

Das klinische Bild wird durch den infektiösen Prozeß, durch Embolien und die immunologischen Folgereaktionen geprägt. Während bei der akuten Endokarditis ein rasch fortschreitender Verlauf mit Fieber, Schüttelfrost, Tachykardie, Bewußtseinstrübung sowie Glieder- und Gelenkschmerzen, Embolien, Urämie und dekompensierter Herzinsuffizienz mit Leberstauung vorherrscht, ist die Klinik der subakuten bakteriellen Endokarditis weniger eindrucksvoll und durch unklare Temperaturen bis 39° mit oder ohne Schüttelfrost sowie eine langsam progrediente Herzinsuffizienz gekennzeichnet. Die Nierenbeteiligung äußert sich in Hämaturie und Proteinurie (fokale oder diffuse Glomerulonephritis [Löhlein-Herdnephritis] mit Immunkomplexablagerungen an der Basalmembran der Glomeruli). Ebenso typisch für die subakute Form sind linsengroße schmerzhafte rötliche Osler-Knötchen, die Zeichen einer immunkomplexbedingten Vaskulitis sind. Andere kutane Manifestationen sind petechiale Blutungen in 25% und Trommelschlegelfinger und Uhrglasnägel in 50% der Fälle schon nach wenigen Wochen. Zu den kardialen Komplikationen gehört die manifeste Herzinsuffizienz, die Folge der zunehmenden Klappeninsuffizienz oder einer Myokardbeteiligung bei sekundärer Immunpathogenese oder bei Satellitenläsionen ist. Nur selten tritt eine fibrinöse, eitrige Perikarditis auf (cave Ringabszeß der Aortenklappen und Sinus-aortae-Aneurysma).

Diagnostik

Bakteriologische Diagnostik

Die Diagnose muß durch Anzüchten der Erreger in 3 bis 5 steril entnommenen Blutkulturen in anaerober oder aerober Nährflüssigkeit gesichert werden.

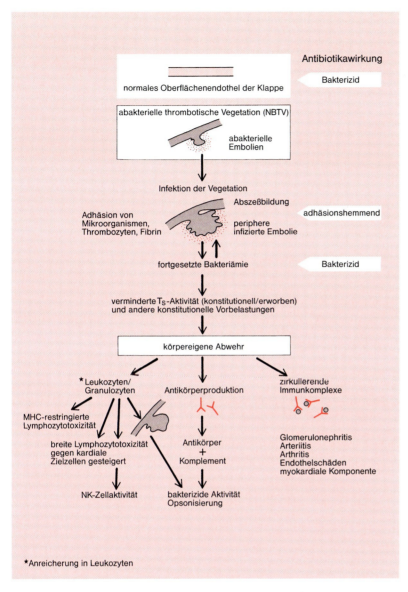

Abb. 24.9 Vorstellungen zur Pathogenese und Immunpathogenese der infektiösen Endokarditis.
a Eine zentrale Rolle spielt die Entwicklung der abakteriellen thrombotischen Vegetation (NBTV), die sich aufgrund von Prädisposition, genetischen Gegebenheiten und lokalen Veränderungen entwickelt.
b Über sie kommt es zur Infektion der Vegetation mit allen lokalen und systemischen Folgen der infektiösen Besiedlung und den Folgereaktionen der körpereigenen Abwehr (aus Maisch, B.: Infektiöse Endokarditis. Perimed, Erlangen 1987).

Allgemeine Entzündungsparameter

Diese sind eine BSG-Beschleunigung (90%), eine Leukozytose mit Linksverschiebung (60%), eine Monozytose oder Histiozytose (25%), eine normozytäre, normochrome oder hypochrome Anämie (50–80%).

Immunologische Diagnostik

Dazu gehören eine relative Erniedrigung der Serumkomplementspiegel (vorwiegend bei Immunkomplexnephritis), eine Kryoglobulinämie (50–80%), ein positiver Rheumafaktor (50–70%) und Immunkomplexe (88–100%). Bei akuten Verlaufsformen ist der Nachweis antimyokardialer Antikörper nicht obligat; bei subakuten Verlaufsformen finden sich stets antiendokardiale oder antisarkolemmale Antikörper.

Therapie

Bei gesichertem Erreger erfolgt die Behandlung entsprechend der Resistenzbestimmung des Antibiogramms. Das Antibiotikum muß eine bakterizide Wirkung aufweisen und in hohen Dosen mit geringer Nebenwirkung verabreicht werden können. Dies trifft in erster Linie für Penicilline (10–20 Mio. IE Penicillin pro Tag, 4–5 g Ampicillin pro Tag) und Cephalosporine (3mal 6 g Cephalotin, 3mal 2 g Cefazolin) zu. Bei Penicillinallergie kommt Erythromycin zur Anwendung. Bei Streptokokkenendokarditiden kann zusätzlich Streptomycin (1 g pro Tag) verabreicht werden (cave Vestibularis- und Kochlearisschädigung). In resistenten Fällen ist oft eine Kombination mit Gentamicin (3–4mal 40 mg i. m. pro Tag) erfolgreich. Bei Pilzinfektionen ist die Aussicht gering, einen therapeutischen Effekt mit Amphotericin B, Clotrimazol, 5-Fluocytosin zu erreichen. Der akute Klappenersatz

Tabelle 24.11 Viruspersistenz bei Myokarditis und dilatativer Kardiomyopathie (DCM)

Virus (Angaben in %)	Aktive Myokarditis	DCM	Kontrolle	Referenz (15, 13)
Coxsackie-Viren	31–33	18–33	0	Kandolf u. Mitarb. 1987
Coxsackie-Viren	52	55	0	Archard u. Mitarb. 1987, Bowies u. Mitarb. 1986
Zytomegalieviren	10	n. g.	<3	Maisch u. Mitarb. 1990

stellt bei medikamentös nicht beherrschbarer Infektion der Klappe, bei dekompensierter Herzinsuffizienz und bei Prothesenendokarditis trotz eines relativ hohen Letalitätsrisikos von bis zu 30% oft die einzige Alternative dar (10).

Unterschieden werden – nach den Richtlinien der Schweizer Arbeitsgruppe, der Kommissionen der Deutschen Gesellschaft für Herz- und Kreislaufforschung, der Arbeitsgruppe der Paul-Ehrlich-Gesellschaft und den Empfehlungen der American Heart Association – Patienten mit hohem Risiko (Klappenprothesenträger, infektiöse Endokarditis) bei mäßigem oder einfachem Risiko (kongenitale Vitien [ohne ASD], rheumatische Vitien, Mitralklappenprolaps, hypertrophische obstruktive Kardiomyopathie, degenerative Klappenveränderungen, z. B. bei Dialysepatienten). Einzelheiten der Therapie s. Maisch (10).

■ Perimyokarditiden, Myokarditis und Perikarditis

■ Definitionen und Einteilung

Nach klinischen Kriterien kann die Perikarditis in eine akute, chronische und chronisch-konstriktive Form unterteilt werden. Eine alleinige Perikardreaktion ist vergleichsweise selten, da zumeist die epikardialen Myokardanteile von der Entzündung mitbetroffen sind. Aus klinischer Sicht hat sich die Klassifizierung nach den im Vordergrund stehenden perikardialen oder myokardialen Befunden und Symptomen bewährt: Die Herzbeutelentzündung kann entweder als Pericarditis sicca oder exsudativa oder als Hämoperikard (z. B. nach Aorten- oder Herzwandruptur) in Erscheinung treten. Die akute Perikarditis kann komplikationslos abheilen oder in eine chronische Verlaufsform mit Verschwielung, Verkalkung, Schrumpfung oder Ergußbildung übergehen. Als Accretio pericardii wird die Verwachsung des parietalen Blattes des Herzbeutels mit der Umgebung, als Concretio pericardii die alleinige Verwachsung des viszeralen mit dem parietalen Blatt bezeichnet. Treten Störungen der Hämodynamik hinzu, läßt sich die Perimyokarditis auch als sekundäre Herzmuskelerkrankung bezeichnen. Die Myokarditis (histologische Einteilung s. Tab. 24.15) weist keine perikardiale Mitreaktion auf. Aus Gründen der Übersichtlichkeit werden die akuten Perimyokarditiden getrennt und nur Zustände nach Perimyokarditis oder „chronische Perimyokarditiden" im Abschnitt Kardiomyopathien besprochen.

Die ätiologische Klassifizierung der Perimyokarditiden umfaßt

- virusinduzierte Perimyokarditiden, Myokarditiden und Perikarditiden,
- bakterielle Perimyokarditiden, Perikarditiden und Myokarditiden,
- protozoeninduzierte Perimyokarditiden (z. B. Chagas-Erkrankung),
- den urämischen Perikarderguß,
- perimyokardiale Beteiligung bei Kollagenosen,
- idiopathische Perimyokarditis, Myokarditis und Perikarditis,
- Postperikardiotomiesyndrom
- Perikarditis nach Myokardinfarkt und bei Postmyokardinfarktsyndrom (Dressler-Syndrom),
- die radiogene Perikarditis mit sekundärer Immunpathogenese.

■ Virusinduzierte Perimyokarditis, Myokarditis und Perikarditis

Definition

Entzündungsreaktion des Myokards (histologische Einteilung s. Tab. 24.15) und/oder des Perikards (Pericarditis sicca oder Perikarderguß) meist viraler Genese oder „idiopathisch".

Ätiologie

Nur bei ca. 10% der Patienten lassen sich komplementfixierende Antikörper gegen herkömmliche kardiotrope Viren nachweisen. Dennoch erscheint nach Ausschluß einer alkoholischen Kardiomyopathie, einer bakteriellen Endomyokarditis und eines Mitralklappenprolapssyndroms eine Virusinfektion als die wahrscheinlichste Ursache der kardialen Symptome. Untersuchungen mittels In-situ-Hybridisierung oder Northern Blot zeigen, daß enterovirale HRNA in 10–55% der Fälle und CMV-DNA in 10% der Biopsien im Myokard vorliegen kann, auch wenn eine Virusisolation aus dem Herzmuskel nicht möglich ist (Tab. 24.11).

Wenn es zu einer Karditis kommt, führen Virusinfektionen in erster Linie zu Entzündungsreaktionen am Perikard; erst in zweiter Linie, aber auch isoliert ist das

Myokard befallen. Die wichtigsten kardiotropen Viren sind in Tab. 24.12 in der Reihenfolge ihrer Häufigkeit aufgeführt, und die bevorzugte perikardiale und/oder myokardiale Manifestation ist angegeben.

Pathogenese

Humorale Immunreaktionen

Die ursprüngliche und pathogenetische Vorstellung von Entstehung und Chronizität der Virusmyokarditiden ging davon aus, daß die Herzmuskelzellen durch eine zytopathische Wirkung der Viren allein zerstört werden. Zahlreiche Beobachtungen sprechen dafür, daß bei der Entstehung und für die Progredienz einer Viruskarditis immunologische Effektormechanismen beteiligt sind:

Zytologische und antimyolemmale Antikörper und auch andere Antikörper lassen sich bereits 2–4 Wochen nach Beginn der unspezifischen Allgemeinsymptome bei Patienten mit gesicherter Coxsackie-B-, Influenza-A/B- und Mumpsmyokarditis nachweisen (Tab. 24.13).

Diese Antikörper sind häufig mit organunspezifischen Antikörpern gegen Gefäßendothel und Bindegewebe assoziiert. Bei Herzrhythmusstörungen treten Antikörper gegen myokardiales Reizleitungsgewebe gehäuft auf. Absorptionsstudien mit den definierten viralen Proteinen (z. B. Coxsackie- oder Influenzaviren) zeigten eine signifikante Titerabnahme antimyolemmaler Antikörper, wobei eine wesentliche Verminderung des Titers nur dann auftrat, wenn mit den verursachenden Viren absorbiert wurde. Es handelt sich deshalb um kreuzreagierende Antikörper (IgG- und IgM-Typ), die in Gegenwart von Komplement in vitro eine Zytolyse vitaler Herzmuskelzellen induzieren. Diese zytolytische Serumaktivität läßt sich, wie die Fluoreszenz antimyolemmaler Antikörper, durch Absorption mit dem verursachenden Virus aufheben. An intravitalen und postmortalen Myokardbiopsien läßt sich zeigen, daß eine Bindung von Antikörpern an das Sarkolemm bei Patienten mit akuter Perimyokarditis in über 80% der Fälle vorkommt (Tab. 24.14).

Ein immunologisches Charakteristikum einer Infektion mit Zytomegalieviren und nachfolgender Perimyokarditis ist der Nachweis niedertitriger antiinterfibrillärer Antikörper vom IgG- und IgM-Typ und von IgM-Antikörpern gegen humanes Myolemm.

Bei aktiver Myokarditis zeigen sich nicht nur Antikörper gegen Membranantigene, sondern auch gegen mitochondriale Proteine (Anti-M7, Anti-ANT) und gegen Myosin (Tab. 24.13). Dabei ist von besonderem pathogenetischen Interesse die Kreuzreaktivität zwischen Anti-ANT-Antikörpern und dem Calciumkanal der Zellmembranen und dem Konnexon (20).

Mediatoren und Klasse-I- und -II-Expression. Bei Myokarditis werden wie bei jeder Entzündung Mediato-

Tabelle 24.12 Erregernachweis bei Perimyokarditis

Virus	Perikarditis	Myokarditis
Coxsackie-B-Viren	+	+
Influenzaviren	+	+
Adenoviren	+	+
ECHO-Viren	+	+
Coxsackie-A-Viren	+	+
Zytomegalieviren	–	+
Mumpsviren	+	–
Herpes-zoster-Viren	+	+
Epstein-Barr-Viren	+	–
Poliomyelitisviren	+	+

Tabelle 24.13 Zirkulierende Autoantikörper und dilatative Kardiomyopathie (Angaben in %) (nach Maisch u. Mitarb.)

Muskelspezifische Antikörper	Coxsackie-B-, Influenza-A/B-, Mumpsviren	Zytomegalievirus	Idiopathische, bioptisch gesicherte Myokarditis	Tuberkulöse Perikarditis	Postmyokarditische Kardiomegalie	Kontrollen	KHK	Primäre dilatative Kardiomyopathie	Alle Herzmuskelerkrankungen	Alkoholische Herzmuskelerkrankungen
Antimyolemmal (AMLAs) (autolog)	91[1]	13	90[2]	0	89[2]	31 >1:10	43	9	27	7
Antimyolemmal (AMLAs) (heterolog)	91[1]	6	98[2]	100[2]	89[2]	35 >1:10	40	9	27	3
Antisarkolemmal (ASAs) (homolog)	100[2]	6	85	100	94	32 >1:10	34	10	28	7
Antifibrillär (AFAs)	9	16	31	67[2]	16	4	4			
Antiinterfibrillär (AIFAs)	18	100[1]	16	12	39	3	6	41	43	67
– Anti-M7	n.g.	n.g.	13	n.g.	n.g.	0	0	31	n.g.	n.g.
– Anti-ANT	n.g.	n.g.	91	n.g.	n.g.	0	0	90	n.g.	n.g.
Antibetarezeptor	n.g.	n.g.	n.g.	n.g.	n.g.	7	7	32	n.g.	n.g.
Antimuscarinrezeptor	n.g.	n.g.	n.g.	n.g.	n.g.	0	n.g.	10	n.g.	n.g.

[1] p < 0,01 im Vergleich zu Kontrollen
[2] p < 0,05 im Vergleich zu Kontrollen
n.g. = nicht gesichert

Tabelle 24.**14** Immunhistologische Befunde (Myokardbiopsie), Würzburger Multicenter-Studie (% positive Titer ≥ + 1)

Klinische Diagnose	n	Trivalente Antikörper	IgG	IgM	IgA	C3	C3 oder IgM
Myokarditis (aktiv/akut)	20	100[1,2]	90[1,2]	55[1,2]	70[1,2]	70[1,2]	85[1,2]
Perimyokarditis (aktiv/akut)	20	100[1,2]	100[1,2]	95[1,2]	90[1,2]	90[1,2]	100[1,2]
Zustand nach Myokarditis (keine Kardiomegalie)	22	100[1,2]	95[1,2]	32[1]	32[1]	36[1]	45[1]
Zustand nach Perimyokarditis (keine Kardiomegalie)	15	73[1]	60[1]	13	7	33[1]	40[1]
Postmyokarditische Herzmuskelerkrankung (mit Kardiomegalie)	28	79[1]	75[1]	18	36[1]	61[1,2]	75[1]
Dilatative Kardiomyopathie (idiopathisch)	50	60[1]	56[1]	48[1,2]	8	12	48[1]
Alkoholische Herzmuskelerkrankung	20	60[1]	60[1]	15	25[1]	35[1]	40[1]
Herzgesunde Kontrollpersonen	17	12	12	0	0	0	0
KHK	100	43[1]	41[1]	11	20[1]	3	14

[1] p < 0,05 (X^2-Analyse im Vergleich zu Kontrollen)
[2] p < 0,05 (X^2-Analyse im Vergleich zu KHK)

ren freigesetzt. Zu ihnen gehören auch seruminhibierende Faktoren, die die mitogeninduzierte Lymphozytenproliferation oder die Rosettenbildung inhibieren. Eine De-novo-Expression von Klasse-I- und -II-Antigenen an Endothel und interstitiellen Zellen, z. T. auch am Sarkolemm, ist nachweisbar. Außerdem kommt es zur De-novo-Expression von IL-2-Rezeptoren auf interstitiellen Zellen und von Adhäsionsmolekülen wie dem ICAM-1 (intercellular adhesion cell molecule-1) auf Myozyten, endothelialen und interstitiellen Zellen.

Immunkomplexe. Bei 73% der Patienten mit Virusmyokarditis konnten zirkulierende Immunkomplexe bereits in der Frühphase der kardialen Zweiterkrankung nachgewiesen werden. In der Spätphase, 4–6 Wochen nach Beginn des stationären Aufenthaltes, waren die Immunkomplexkonzentrationen wieder normalisiert, so daß sich Nachweis und Konzentrationsbestimmung zirkulierender Immunkomplexe für die Verlaufsbeobachtung einer Perimyokarditis besonders gut eignen.

Zelluläre Immunreaktionen

Histologisches Korrelat der aktiven Myokarditis sind mononukleäre Zellen der Myokardbiopsie, die sich mit monoklonalen Antikörpern subtypisieren lassen, die aus der Biopsie isoliert und mit IL-2 expandiert und auf ihre zytotoxischen und genetischen Eigenschaften untersucht werden können.

Die NK-Zell-Reaktivität gegen K562 ist in vielen Fällen vermindert, eine breite Lymphozytotoxizität gegen kardiale Zielzellen in vitro in einer Reihe von Fällen nachweisbar.

In tierexperimentellen Untersuchungen konnte die Zytotoxizität von T-Lymphozyten nachgewiesen werden:

- zytotoxische Lymphozyten (CTL), die gegen das Virus gerichtet sind,
- CTL gegen virusinfizierte Myokardzellen,
- CTL gegen nicht infizierte Myozyten (autoimmune T-Lymphozyten) und
- CTL gegen metabolisch-medikamentös behandelte Myozyten („metabolische" T-Lymphozyten).

Die Vorstellungen zur Pathogenese faßt Abb. 24.**10**, die immunologisch orientierte Klassifikation der primären und sekundären Herzmuskelerkrankungen Abb. 24.**11** zusammen.

Pathologie

Die Diagnose der Myokarditis basiert auf einem eindeutigen histologischen Befund, wobei sich die Dallas-Klassifikation heute weitgehend durchgesetzt hat (Tab. 24.**15**). Die Häufigkeit einer Myokarditis ist, abhängig von den histologischen Kriterien, der Erfahrung des Pathologen, der endemischen Ausgangssituation, dem Zeitpunkt der Biopsie, außerordentlich variabel (1–100%).

Tabelle 24.**15** Dallas-Kriterien der Myokarditis

1. Aktive Myokarditis (Infiltrat, Myozytolyse ± interstitielles Ödem)
2. Unveränderte Myokarditis (zweite Biopsie, gleiches Ergebnis wie 1)
3. Abheilende Myokarditis (spärliches Infiltrat, rückläufige oder fehlende Myozytolyse in zweiter Biopsie)
4. Abgeheilte Myokarditis (nur zweite Biopsie), wenn lediglich eine fokale interstitielle Fibrose vorliegt, die auch zellreich sein kann

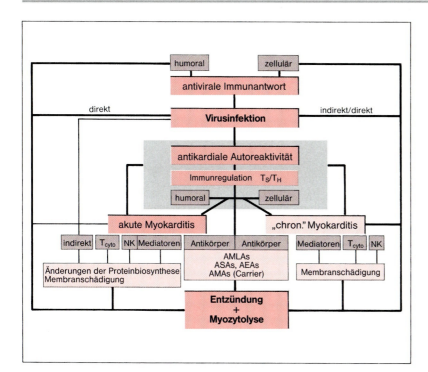

Abb. 24.**10** Vorstellungen zur Pathogenese und Immunpathogenese der Myokarditis und Perimyokarditis (aus Maisch, B. u. Mitarb.: Wien. klin. Wschr. 1989).

Abb. 24.**11** Immunologisch orientierte Klassifikation der primären und sekundären Herzmuskelerkrankungen (aus Maisch, B.: Intern. Welt 11 [1988] 54).

	Humorale Immunantwort			Zelluläre Immunantwort	
	AMLAs (Serum)	ASAs (Biopsie)	Zytolytische Serumaktivität	NK-Akt.	Kardiospez. LC
1. Primäre DCM	(+)/−	(+)/−	kein IgM kein C3	(+)/−	↓/=	=
2. »DCM« mit gesteigerter zellulärer Zytotoxizität	(+)/−	(+)/−	kein IgM kein C3	(+)/−	↓/=	↑
3. »DCM« mit gesteigerter humoraler Aktivität (postmyokarditische Herzmuskelerkrankung)	↑	↑	IgG++ IgA+ C3± IgM±	↑	↓/=	=
4. Kardiomegalie mit gesteigerter humoraler und zellulärer Reaktivität	↑	↑	IgG++ IgA+ C3± IgM±	↑	↓/=	↑
5. Aktive Myokarditis a) ohne degenerative und fibrotische Veränderungen b) mit degenerativen und fibrotischen Veränderungen (»chronische Myokarditis« bei Kardiomegalie)	↑	↑	IgG++ IgA+ C3± IgM±	↑	↓	=↑

DCM = dilatative Kardiomyopathie; AMLAs = antimyolemmale Antikörper; ASAs = antisarkolemmale Antikörper; NK-Akt. = Natural-Killer-Zell-Aktivität; LC = Lymphozytotoxizität gegenüber isolierten Kardiozyten in vitro; C3 = dritte Komplementstufe; ↑ = erhöht; ↓ = erniedrigt; = = unverändert; + = positiv; − = negativ

Klinik

Allgemein- und kardiale Symptome sind meist unspezifisch. In vielen Fällen ist die Myokarditis nur eine Begleiterscheinung der ganz im Vordergrund stehenden systemischen Infektion. Andererseits können auch kardiale Symptome das klinische Bild beherrschen. Die Prognose ist meist günstig, und der Übergang in chronische Verlaufsformen bzw. in eine kongestive Kardiomyopathie kommt in ca. 15–25% der Fälle vor.

Diagnostik

Sie umfaßt die Dokumentation von Perikardbeteiligung (Echokardiographie) und der hämodynamischen Beeinträchtigung. Zusätzlich zu den bioptischen Kriterien ist eine klinisch definierte Myokarditis und Perimyokarditis diagnostizierbar, wenn im Kontext eines grippalen Infektes nach Ausschluß einer koronaren Herzerkrankung ein Perikarderguß und eine segmentale Kontraktionsstörung vorliegen. Eine Rhythmusstörung ist fakultativ. Die hämodynamisch orientierte Einteilung der Perimyokarditis orientiert sich an linksventrikulären Volumina mit/ohne Perikarderguß und der globalen Ejektionsfraktion. Bezüglich der serologischen und immunhistologischen Untersuchungen wird auf Tab. 24.**13** und 24.**14**, bezüglich des Nachweises viraler DNA/RNA in der Biopsie auf Tab. 24.**11** und 24.**12** verwiesen.

Therapie

Sie umfaßt, sofern möglich, eine spezifische Behandlung des Erregers sowie allgemeine Maßnahmen zur Schonung und Entlastung des Herzens. Bei der Anwendung von Antiarrhythmika ist wegen ihrer negativ inotropen Wirkung Vorsicht geboten. Zur Vermeidung thromboembolischer Komplikationen ist bei Herzinsuffizienz eine Therapie mit Low-dose-Heparin empfehlenswert. Bei Perikarditiden sollte von einer Vollheparinisierung oder Marcumartherapie abgesehen werden. Auch Antiphlogistika (z. B. Amuno, Butazolidin) können verwendet werden. Ihr Erfolg ist nicht dokumentiert. Therapiestudien mit Immunsuppressiva, z. B. Azathioprin/Cortison oder Ciclosporin, lassen zwar einen Trend zur Besserung bei virusnegativen autoreaktiven und meist thrombischen Myokarditiden erkennen. Für eine allgemeine Therapieempfehlung ist es allerdings noch zu früh. Bei CMV-Myokarditis sind erfolgreiche Therapieansätze mit Hyperimmunglobulinen zu verzeichnen, bei Coxsackie-B-Myokarditis sind Behandlungen mit IFN-α und/oder -γ erst in Einzelfällen berichtet worden.

■ Tuberkulöse Perimyokarditis

Definition

Die Pericarditis tuberculosa entsteht sekundär (lymphogen und hämatogen), d. h. als postprimäre Manifestation einer Infektion mit Mycobacterium tuberculosis. Nur selten ist sie Folge einer per continuitatem fortgeleiteten Infektion aus der Nachbarschaft. Histologisch ist es eine fibrinöse Perikarditis mit Nekrosen und eingewanderten Langhans-Riesenzellen. Während für zahlreiche klinische Symptome granulombildender mykobakterieller Erkrankungen (z. B. Mycobacterium leprae) Hinweise auf eine sekundäre Immunpathogenese vorliegen, sind Untersuchungen, die zelluläre und humorale Immunreaktionen mit dem klinischen Erscheinungsbild der Tuberkulose korrelieren, selten.

Ätiologie und Pathogenese

Bei ca. 5% aller Erkrankten ist die Tuberkulose durch eine Perikarditis kompliziert. Bei der ebenfalls von Mykobakterien induzierten Lepra korrelieren zelluläre Immunreaktionen mit der Schwere des klinischen Erscheinungsbildes, während humorale Immunreaktionen unabhängig davon sind. Das Erythema nodosum, eine Teilmanifestation der Lepra und der Tuberkulose, wird durch zirkulierende Immunkomplexe verursacht.

Im Verlauf der tuberkulösen Perikarditis kommt es stets zur Bildung antimyolemmaler und antisarkolemmaler Antikörper vom IgG- und IgM-Typ (Tab. 24.**13**), in 67% der Fälle auch von antifibrillären Antikörpern (Antimyosintyp). Da diese Antikörper bei Patienten mit Tbc ohne Perikarditis fehlen, sind sie wahrscheinlich Indikatoren der perimyokardialen Manifestation. Außerdem belegen sie die Akuität der Erkrankung, da sie bei Patienten mit konstriktiver Perikarditis nach abgelaufener Tbc nicht mehr nachweisbar sind.

Antimyolemmale Antikörper binden Komplement und induzieren eine antikörperabhängige Zytolyse in vitro, so daß für die tuberkulöse Perikarditis auch eine sekundäre Immunpathogenese, entweder antikörpervermittelt oder immunkomplexbedingt, diskutiert werden sollte.

Klinik und Diagnostik

Führende Allgemeinsymptome der Pericarditis exsudativa sind Leistungseinschränkung, profuse Schweiße, Fieber und Myalgie; kardiale Symptome sind in fast allen Fällen Herzschmerz und Dyspnoe. Die tuberkulöse Genese sollte durch Isolierung säurefester Stäbchen aus Sputum, Urin oder Perikardflüssigkeit erfolgen. Der Tuberkulintest ist positiv. Eine Immundiagnostik umfaßt neben dem Tuberkulintest die Bestätigung der kardialen und perikardialen Manifestationen durch den Nachweis antisarkolemmaler Antikörper und Antikörper gegen Bindegewebe, die bei allen Patienten mit akuten exsudativen tuberkulösen Perikarditiden vorliegen und bei konstriktiven Perikarditiden fehlen.

Therapie

Bei gesicherter tuberkulöser Primärinfektion oder hochgradigem Verdacht auf eine Tuberkulose sollte eine tuberkulostatische Dreifachtherapie erfolgen. Bei großen Perikardergüssen mit drohender Perikardtamponade ist eine Perikardpunktion oder -fensterung unumgänglich. Der Übergang in eine konstriktive Perikarditis ist nicht selten. Liegt ein Panzerherz vor, ist eine Perikardiolyse oder Perikardektomie notwendig.

■ Idiopathische Perimyokarditis

Benigne oder idiopathische Perimyokarditiden sind alle diejenigen Perikarditiden mit Myokardbeteiligung, deren ätiologische Ursache ungeklärt und deren Verlauf meist gutartig ist. Sie dürften in vielen Fällen viralen Ursprungs sein, so daß die in diesem Abschnitt gemachten Ausführungen bezüglich Diagnostik, Immunserologie und Pathogenese auch für sie gelten.

■ Urämischer Perikarderguß

Definition

Der Perikarderguß gehört zu den schwerwiegendsten Komplikationen der terminalen Niereninsuffizienz. Während er einerseits als Symptom des Terminalstadiums einer chronischen Niereninsuffizienz angesehen wird, das eine umgehende Dialysebehandlung oder eine Perikardiozentese erfordert, ergaben einige Untersuchungen, daß Perikardergüsse auch bei Hämodialysepatienten auftraten, deren harnpflichtige Substanzen während langjähriger Dialysebehandlung stabil waren.

Ätiologie und Pathogenese

Die Ursache des „urämischen Perikardergusses" ist daher nicht nur die Urämie: Neben infektiösen und toxischen Faktoren wurden Störungen im Elektrolythaushalt für seine Entstehung verantwortlich gemacht. Untersuchungen zu zellulären und humoralen Immunreaktionen bei Urämiepatienten weisen

- auf eine Störung von Antikörpern, wahrscheinlich infolge einer verminderten Suppressorzellaktivität, und
- auf eine verminderte zelluläre Immunantwort hin.

Während bei Patienten mit akutem Nierenversagen und Perikarderguß antimyokardiale Antikörper meist fehlen, sind antisarkolemmale Antikörper bei Patienten mit chronischer Niereninsuffizienz, deren Ursache eine chronische oder akute, rapid progressive Glomerulonephritis ist, nahezu stets nachweisbar. Bei über 60% der Patienten, die im Verlauf der Dialysebehandlung einen Perikarderguß entwickelten, ließen sich ebenfalls Antikörper gegen Sarkolemm nachweisen. Insbesondere bei diesen Patienten, deren Seren in vitro eine Lyse vitaler Kardiozyten induzierten, ist eine sekundäre Immunpathogenese des Perikardergusses anzunehmen.

Klinik

Klinische Symptome sind präkordiales Oppressionsgefühl und Dyspnoe. Prädisponierende Faktoren sind bei Patienten mit akutem Nierenversagen chirurgische Eingriffe, Traumata und Sepsis. Bei längere Zeit intermittierender Hämodialyse kommen Shuntinfektionen, Endokarditiden und grippale Infekte hinzu, während bei einem Drittel der Patienten der Perikarderguß unvermittelt und ohne Zusammenhang mit einer Stoffwechselentgleisung oder Überwässerung auftritt.

Diagnostik

Ausschluß viraler, bakterieller oder protozoenbedingter Perikarditiden sowie Nachweis von Perikardreaktionen bei Kollagenosen.

Therapie

Konsequente, tägliche Dialysebehandlung unter Grenzheparinisierung; bei persistierenden Ergüssen eine Perikardfensterung.

■ Dilatative Kardiomyopathie (DCM) und sekundäre postmyokarditische Herzmuskelerkrankung

Definition, Pathologie und Abgrenzung von der Myokarditis

Das pathologisch-anatomische Korrelat der DCM ist zwar charakteristisch, aber unspezifisch. Ein hypertrophierter, dilatierter Ventrikel ist ein unspezifisches Charakteristikum und läßt sich bei anderen kardialen Erkrankungen mit gestörter Ventrikelfunktion ebenso finden. Mit lichtmikroskopischen Untersuchungen läßt sich ein myofibrillärer nicht fibrosierender Typ A vom myofibrillären diffus fibrosierenden Typ B und fokal fibrosierenden Typ C abgrenzen (Tab. 24.**16**). Japanische Autoren unterscheiden bei der DCM den fibrotischen Typ 1 mit mehr als 25% interstitiellem Bindegewebe vom degenerativen Typ 2 (a–c) ohne wesentliche Fibrose und von der chronischen Myokarditis (DCM mit Infiltraten = Typ 3) (Tab. 24.**16**).

Tabelle 24.**16** Einteilung der dilatativen Kardiomyopathien nach histologischen Gesichtspunkten (aus Maisch, B.: Intern. Welt 11 [1988] 48)

Einteilung nach Rahlf (1983)
Typ A: nicht fibrosierend
Typ B: intermyofibrillär diffus fibrosierend
Typ C: fokal fibrosierend

Einteilung nach Kawai u. Okada (1987)
Typ I: fibrotischer Typ (mehr als 25% Bindegewebe; Fibrillenanzahl stark vermindert, ausgeprägte Hypertrophie der Einzelfaser)
Typ II: fiberosearmer degenerativer Typ
   a) mit überwiegend degenerativen Veränderungen (verminderte Fibrillenzahl, Einzelfaserhypertrophie)
   b) Zwischentyp mit mäßigen degenerativen Veränderungen und nur gering verminderter Fibrillenzahl und sehr mäßiger Einzelfaserhypertrophie
   c) unspezifischer Typ (entsprechend Kontrollgruppe) mit unveränderter Fibrillenzahl und fehlender Einzelfaserhypertrophie
Typ III: chronische Myokarditis (DCM) mit Zellinfiltration und deutlich verminderter Fibrillenzahl sowie Faserhypertrophie

Ätiologie

Es ist unklar, ob

- die dilatative Kardiomyopathie ein morphologisches Terminalstadium ätiologisch unterschiedlicher Erkrankungen darstellt oder ob
- eine ätiologisch unklare, aber einheitliche Vorschädigung des Myokards durch konditionierende Faktoren realisiert wird.

An solchen Faktoren werden postuliert:

- intermittierende arterielle Hypertonie,
- neurogene Ursache,
- Spätstadien einer Diphtherie,
- Schwangerschaft,
- genetische Faktoren,
- Alkohol und seine Metaboliten,
- virale und bakterielle Verursachung,
- immunologische Effektormechanismen.

Bei ca. 15–20% der Patienten kann eine familiäre genetische Prädisposition angenommen werden, insbesondere dann, wenn auch neuromuskuläre Erkrankungen gleichzeitig vorliegen (z. B. Duchenne- oder Becker-Muskeldystrophie).

Pathogenese

Die diagnostischen immunologischen Befunde und immunpathogenetischen Mechanismen bei DCM lassen sich aus denen bei Myokarditis fortentwickeln. Die Suppressor-T-Zell-Aktivität könnte bei einem Teil der Patienten vermindert sein. Die NK-Zellen-Aktivität ist in ca. $2/3$ der Fälle erniedrigt. Die zielzellspezifische Lymphozytotoxizität gegenüber isolierten Herzmuskelzellen ist bei ca. 50% der Patienten gesteigert. Immunhistologisch findet sich häufig eine IgG-Bindung, bei der postmyokarditischen Form auch eine IgM- und C3-Fixation (Tab. 24.14). Diese Membranantikörper liegen nicht nur gebunden vor. Sie zirkulieren auch im peripheren Blut und sind, bevorzugt bei postmyokarditischer Herzmuskelerkrankung, in vitro noch gering bis mäßiggradig kardiozytotoxisch. Eine eventuelle Kreuzreaktivität bezüglich mitochondrialen Antikörpern, insbesondere Adenosin-Nukleotid-Translokator (ANT), und Hinweise auf eine molekulare Mimikry des Calciumkanals und Konnexons stellen eine interessante pathogenetische, aber nicht endgültig bewiesene Hypothese dar. Auch „stimulierende" Antikörper gegen β-Rezeptoren konnten nachgewiesen werden (Tab. 24.13).

Zirkulierende Immunkomplexe finden sich bei einem Teil der Patienten. Hieraus läßt sich folgende immunologisch orientierte Einteilung der dilatativen Herzmuskelerkrankungen ableiten (Abb. 24.11):

1. primäre DCM mit normalen humoralen und zellulären Effektormechanismen,
2. DCM mit verminderter NK- und meist gesteigerter kardiospezifischer Lymphozytotoxizität (häufig bei klinisch „primärer" und/oder „alkoholischer Kardiomyopathie"),
3. DCM mit gesteigerter humoraler Aktivität (zytolytische antimyolemmale Antikörper, normale oder veränderte zelluläre Immunreaktivitäten gegen Kardiozyten, klinisch nicht selten eine „postmyokarditische Herzmuskelerkrankung"),
4. DCM mit gesteigerter humoraler und erhöhter Kardiozytotoxizität (mit meist verminderter NK-Zellaktivität), sogenannte „autoimmune" DCM,
5a. akute Myokarditis mit Kardiomegalie (bioptisch nachgewiesene Infiltrate mit meist gesteigerter humoraler und meist variabler zellulärer Immunreaktivität in vitro ohne wesentliche histologisch nachweisbare degenerative und fibrotische Veränderungen),
5b. „chronische Myokarditis" mit bioptisch gesicherter Infiltration, histologisch nachgewiesener Fibrose und degenerativen Veränderungen sowie meist gesteigerter humoraler und variabler zellulärer Immunreaktivität.

Therapie

Sie besteht in körperlicher Schonung, den 4 D (Diät = Kochsalzrestriktion, Digitalistherapie, Diuretika und Vasodilatantien einschließlich ACE-Hemmer, die lebensverlängernd und die Lebensqualität verbessernd wirken). Im NYHA-Stadium IV hilft bei geeigneten Patienten (< 60 Jahre, keine pulmonale Hypertonie) meist nur die Herztransplantation.

Die Wirkung immunsuppressiver Medikamente (Tab. 24.17) ist ungeklärt, der Einsatz von Antiarrhythmika auf Rhythmusstörungen der Lown-Klassen IVa und b beschränkt. Der AICD (automatischer implantierbarer Kardioverter/Defibrillator) sollte bei Patienten mit Kammertachykardien und mindestens einer Synkope eingesetzt werden.

Tabelle 24.17 Immunsuppressive Therapie bei Myokarditis. Sammelstatistik aus 18 nicht randomisierten Studien (aus Maisch, B.: Intern. Welt 11 [1988] 48)

Behandlung mit Prednison u./o. Azathioprin	Insgesamt (n = 82)	Hochgradige Entzündung (n = 21)	Geringgradige Entzündung (n = 22)
Besserung[1]	60%	5%	91%

[1] Besserung definiert als histologische und hämodynamische Verbesserung (Ejektionsfraktion um mindestens 10% gesteigert).

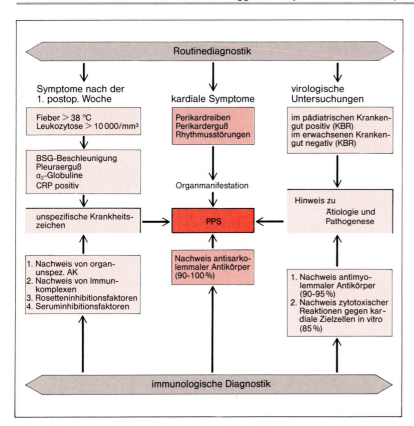

Abb. 24.**12** Diagnostik des Postperikardiotomiesyndroms.

Autoaggressionssyndrome nach Herzoperation, Infarkt und Radiotherapie

Postperikardiotomiesyndrom

Definition

Symptome des Postperikardiotomiesyndroms sind Fieber, Leukozytose und Perikarditis nach der 1. postoperativen Woche. Fakultativ besteht ein linksthorakaler Pleuraerguß.

Ätiologie und Pathogenese

Das Postperikardiotomiesyndrom (PPS) ist eine Komplikation, die in der Regel 10–14 Tage nach dem herzthoraxchirurgischen Eingriff (Herzklappenersatz, aortokoronarer Bypass) auftritt. Antimyokardiale Antikörper in den Seren von Patienten wurden mehrfach beschrieben. Eine virale Pathogenese des PPS, möglicherweise vermittelt durch kreuzreagierende Autoantikörper wie bei Virusperimyokarditis, konnte nur in einer pädiatrischen Untersuchung gezeigt werden. Für herzoperierte erwachsene Patienten liegen aber keine Hinweise für eine Virusgenese des PPS vor. Prädisponierende Faktoren für ein PPS stellen Eingriffe in Mitralposition, die Durchführung eines Mehrfachklappenersatzes und extrakorporale Kreislaufzeiten von über 60 Minuten dar. Diese Befunde sprechen dafür, daß das Ausmaß einer Schädigung von Herzmuskelzellen während der Kardioplegie oder das Ausmaß des Eingriffs sich auch auf das Auftreten eines PPS auswirken kann. Eine plausible Erklärung für die Prävalenz des PPS bei Eingriffen in Mitralposition ist die Hypothese einer gemeinsamen genetischen Prädisposition für das rheumatische Mitralvitium und das PPS. Allerdings weist ein kleiner Teil von Patienten antisarkolemmale bzw. antimyolemmale Antikörper in niedrigen Titern auf, ohne daß es klinisch zur Ausprägung eines PPS kommt. Dennoch dürfte zytolytischen antimyolemmalen Antikörpern auch beim PPS eine pathogenetische Bedeutung zukommen, nachdem sich zeigen ließ, daß diese Antikörper bei PPS vitale adulte Herzmuskelzellen in Gegenwart von Komplement lysieren. Ebenso ließen sich bei Patienten mit PPS in fast allen Fällen zytotoxische Reaktionen von Lymphozyten gegen Herzmuskelzellen in vitro nachweisen, während bei Patienten, die nach einem herzthoraxchirurgischen Eingriff keinen Perikarderguß aufwiesen, zytotoxische Reaktionen nur vereinzelt auftraten.

Diagnostik

Klinische Symptome und diagnostische Parameter des PPS sind in Abb. 24.**12** zusammengestellt.

Therapie

Bei leichten Fällen mit passagerem Perikardreiben kann auf eine antiphlogistische Behandlung verzichtet werden. Läßt sich Perikardreiben mehr als 1 Woche lang nachweisen und sind die Titer antisarkolemmaler bzw. antimyolemmaler Antikörper hoch, wird eine Therapie mit Antiphlogistika (3–6 g Acetylsalicylsäure pro Tag) oder mit Steroiden (50–100 mg pro Tag) notwendig, die in absteigenden Dosen je nach Therapieerfolg bis zu 3 Monaten beibehalten werden sollte.

Perikarditis nach Myokardinfarkt

Definition

Eine Perikarditis, die vor dem 7. Tag nach Infarkt auftritt, wird als frühe Perikarditis oder Pericarditis epistenocardiaca bezeichnet. Treten Fieber, Leukozytose und Perikardreiben dagegen im späteren Verlauf nach einem Myokardinfarkt auf, dann liegt ein Postmyokardinfarkt- oder Dressler-Syndrom vor.

Ätiologie und Pathogenese

Für die Entstehung der frühen Perikarditis werden mechanische Vorgänge zwischen Peri- und Epikard nach transmuraler Infarzierung angenommen. Für das nur bei 3–5% der Patienten auftretende Postmyokardinfarktsyndrom werden autoimmune antikörpervermittelte Prozesse postuliert: Auch bei Patienten mit koronarer Herzerkrankung sowie nach Myokardinfarkt ohne Postmyokardinfarktsyndrom wurden in 3–50% der Fälle antimyokardiale Antikörper nachgewiesen.

Fehlen dagegen antimyokardiale Antikörper bei einer Perikarditis nach Infarkt, ist ein Postmyokardinfarktsyndrom unwahrscheinlich.

Klinik

Sie entspricht der des PPS.

Diagnostik

Sie entspricht der des Postkardiotomiesyndroms (Tab. 24.**18**).

Zirkulierende Immunkomplexe und eine Komplementaktivierung sind auch bei Patienten mit Infarkt ohne Perikarditis nachweisbar. Zirkulierende Immunkomplexe sind nicht spezifisch für die Perikarditis nach Herzinfarkt.

Radiogene Perikarditis mit sekundärer Immunpathogenese

Während Myokard und Perikard ursprünglich als weitgehend strahlenresistente Organe angesehen wurden, konnte gezeigt werden, daß eine Abhängigkeit kardialer Komplikationen (Perikarditis, „Kardiomyopathie") von der Strahlendosis besteht: Wird das Mediastinum mit mehr als 50 Gy belastet, steigt das Risiko einer Strahlenperikarditis auf über 20% an. Perikardergüsse können noch Jahre nach der Strahlentherapie auftreten. Da eine Perikarditis mit Erguß auch im Rahmen der neoplastischen Grunderkrankung (z. B. Bronchialkarzinom oder Morbus Hodgkin) auftreten kann, kommt dem Nachweis antimyolemmaler und antisarkolemmaler Antikörper bei Patienten mit radiogener Perikarditis besondere Bedeutung zu. Für die radiogene Perikarditis ist deshalb eine sekundäre Immunpathogenese analog zum Postkardiotomie- und Postmyokardinfarktsyndrom anzunehmen.

Störungen von Reizleitung und Reizbildung

Kongenitaler AV-Block

Beim angeborenen AV-Block konnte nachgewiesen werden, daß die Mütter dieser Kinder bereits an einem Lupus erythematodes erkrankt waren oder später daran erkrankten. Anti-Ro/SS-A-Antikörper ließen sich bei den Kindern unmittelbar nach der Geburt nachweisen. Die Zerstörung des AV-Knotens war mit einer Immunglobulinbindung an den AV-Knoten assoziiert, wie im histologischen Präparat nachgewiesen.

Erworbener AV-Block

Beim erworbenen AV-Block Erwachsener ließen sich Antikörper gegen humanen AV-Knoten in ca. 20% der Fälle nachweisen. Patienten mit AV-Block, in deren früherer Anamnese sich eine Myokarditis oder ein rheumatisches Fieber nachweisen ließ, haben ein dreifach höheres Risiko für AV-Knoten-Antikörper.

Tabelle 24.**18** Immunologische Parameter nach Myokardinfarkt (nach Maisch u. Mitarb.)

	Antisarkolemmale Antikörper	Antikörpervermittelte Kardiozytolyse in vitro	Immunkomplexe
Frühe Perikarditis – ohne Autoimmunphänomene Pericarditis epistenocardiaca)	negativ	negativ	fraglich
– mit Autoimmunphänomenen	positiv	positiv	positiv
Späte Perikarditis (= Postmyokardinfarktsyndrom)	positiv	positiv	positiv

Sinusknotensyndrom

Das Sinusknotensyndrom ist eine Erkrankung des Schrittmacherknotens des Herzens, die mit Sinustachykardie und/oder Vorhofflimmern und/oder dem Tachykardie-Bradykardie-Syndrom einhergeht. Seine Ätiologie wird meist als degenerativ angesehen. Es konnten jetzt in 25% der Patienten mit Sinusknotensyndrom Antikörper gegen den Sinusknoten des Menschen nachgewiesen werden. Auch hier stellen frühere entzündliche Herzerkrankungen ein erhöhtes Risiko für die Entwicklung des Antikörpers dar und charakterisieren eine Risikogruppe für AV-Block bzw. Sinusknotensyndrom nach vorausgegangener Entzündungserkrankung des Herzens.

Links- und Rechtsschenkelblöcke

Bei Rechtsschenkelblock nach rheumatoider Arthritis und bei idiopathischem Linksschenkelblock konnten in 40 bzw. weniger als 5% der Fälle Antikörper gegen bovine Purkinje-Zellen nachgewiesen werden, die als diagnostische Indikatoren einer Immunpathogenese dieser Reizleitungsstörungen gelten könnten.

Sarkoidose des Herzens

Definition und Klinik

Sarkoidose ist eine systemische Erkrankung, deren systemischer Charakter klinisch nicht immer und zu jedem Zeitpunkt nachgewiesen werden kann. Es handelt sich um eine granulomatöse, aber nichtinfektiöse Erkrankung mit leicht zugänglichem Gewebe aus Lymphknoten, Lunge und Haut. Das Cor pulmonale ist die häufigste Todesursache, gefolgt von der kardialen Sarkoidose einschließlich der damit assoziierten schweren Rhythmusstörung. Das klinische Bild und die Symptomatik sind außergewöhnlich variabel, kontrastieren oft mit Röntgenbefund und nachgewiesenem histologischem Befall der Erkrankung. Die Stadieneinteilung erfolgt nach dem Thoraxröntgenbild.

Diagnostik

Die Myokardbiopsie verfehlt meist das Granulom. Immunologische Marker sind deshalb der Nachweis von an Bindegewebe, Sarkolemm und Interstitium gebundenen IgM-, IgG- und IgA-Antikörpern sowie die Komplementfixation in nahezu allen Fällen. Der immunhistologische Befund ist nur mit einer Myokarditis vergleichbar. Ihm entspricht auch der Nachweis zirkulierender Antikörper gegen Sarkolemm und interstitielles Bindegewebe (15).

Therapie

Die Therapie orientiert sich an dem Stadium des Lungenbefalls. Bei Auftreten von Rhythmusstörungen oder AV-Blockierung kann unabhängig hiervon ein Versuch mit Corticoiden erfolgreich sein.

Herztransplantation

Die Abstoßungsreaktion nach orthotoper Herztransplantation wird sowohl durch Antikörper vermittelt als auch durch zelluläre Immunmechanismen bewirkt, auf deren Ablauf sich die histologische Klassifikation der zellulären Abstoßungsreaktion nach der Standford- oder Hannover-Klassifikation stützt. Da Transplantationspatienten in der Regel kleine HLA-kompatible Donorherzen erhalten können, ist der Wert einer HLA-Kompatibilität bisher nur in einer einzigen retrospektiven Studie belegt.

Hyperakute Abstoßung

Sie erfolgt wahrscheinlich durch präformierte Antikörper innerhalb von wenigen Stunden. Sie findet sich meist bei Xenotransplantationsversuchen und ist bei homologer Transplantation selten.

Akute Abstoßung

Ihre Einteilung stützt sich bisher auf die Klassifikation der zellvermittelten Abstoßung, wie sie histologisch nach den Billingham-Kriterien als minimale, leichte, mäßige, schwere und zurückbildende Form der Abstoßung oder nach der detaillierten Hannover-Klassifikation erfaßt werden. Bei der minimalen Abstoßung ist das Infiltrat spärlich, und eine Myozytolose fehlt. Bei der leichten Abstoßung finden sich vermehrt interstitielle und perivaskulär lokalisierte mononukleäre Zellen, ein interstitielles Ödem, aber keine Myozytolyse. Bei der mäßigen Abstoßung liegt ein etwas intensiveres Infiltrat mit geringer Myozytolyse vor. Bei der schweren Abstoßung dominieren Hämorrhagien und Myozytolyse mit starken Infiltraten. Diese hat sich bei der rückbildenden Abstoßung, bei der auch Fibrose nachweisbar ist, weitgehend zurückgebildet. Die Untersuchung des zellulären Infiltrats zeigt überwiegend T-Zellen. Ca. 80% gehören dem zytotoxischen oder Suppressorsubtyp (CD8$^+$) an. In endokardialen Arealen von Biopsien bei mit Ciclosporin A behandelten Patienten finden sich „Quilty-Läsionen", die nicht mit dem zellulären Grad der Abstoßung korrelieren.

MHC-Antigen: Expression bei Abstoßung

Klasse-I-(HLA-A-, B-,) und Klasse-II-(HLA-DP-,-DQ- und -DR-)Antigene werden verstärkt an Endothel, interstitiellen Zellen und möglicherweise auch an Myozyten exprimiert. Die Expression von Klasse-II-Antigenen an Myozyten ist umstritten. Mit zunehmendem Grad der Abstoßung zeigt sich eine vermehrte Expression sowohl von Klasse-I- wie Klasse-II-Antigenen im Herzmuskelgewebe. Bereits bei niedrigen Abstoßungsformen findet sich bei der immunhistologischen Untersuchung eine Bindung von IgG, IgM, IgA und Komplement parallel zu zirkulierenden Antikörpern. Lediglich die Prävalenz der Komplementfixation korreliert mit dem Grad der zellulären Abstoßung, so daß angenommen werden kann, daß die humorale Autoreaktivität bereits bei niedrigen Abstoßungsgraden stärker ausgeprägt ist als die zelluläre Abstoßung. Dabei kommt sowohl für die zelluläre wie für die humorale Abstoßung dem Endothel und den dendritischen Zellen eine entscheidende Bedeutung zu.

Chronische Abstoßung mit Vaskulitis

Bei den späten Formen der Abstoßung, die möglicherweise mit Vaskulitis einhergehen, korreliert das zelluläre Infiltrat nicht mit dem Grad der klinischen Beeinträchtigung, so daß auch humorale Faktoren, z. B. komplementfixierende Antikörper gegen Sarkolemm, Endothel und interstitielle Zellen als Substrat der Abstoßung angenommen werden. Sie könnte auch ein Korrelat der Graftsklerose darstellen.

Therapie der Abstoßung

Die Therapie der Abstoßung eines Herztransplantats orientiert sich gegenwärtig an der Ausprägung der zellulären Abstoßung und ist bei niedrigen Abstoßungsgraden eine Basistherapie mit Ciclosporin (oder eine Kombination von Azathioprin/Prednison). Bei stärkeren Formen der Abstoßung mit Myozytolyse kommen ein Corticoidpuls oder monoklonale Antikörper gegen Lymphozytenpopulationen (CD3 oder CD8) hinzu. Die Therapieentscheidung muß gegenwärtig noch immer in Abhängigkeit von bioptischen Befunden getroffen werden, so daß die meisten Patienten in den kritischen ersten drei Monaten der akuten Abstoßung sich zum Teil wöchentlich, zum Teil monatlich einer Endomyokardbiopsie unterziehen müssen.

Literatur

1 Acosta, A. M., C. A. Santos-Buch: Autoimmune myocarditis induced by Trypanosoma cruzi. Circulation 71 (1985) 1255–1261
2 Bolte, H.-D.: Viral Heart Disease. Springer, Berlin 1984
3 Cunningham, M., R. Swerlick: Polyspecificity of antistreptococcal murine monoclonal antibodies and their implications in autoimmunity. J. exp. Med. 164 (1986) 998–1012
4 Herzum, M., B. Maisch: Humoral and cellular immune response in human myocarditis and dilated cardiomyopathy. Pathol. Immunopathol. Res. 7 (1988) 240–250
5 Huber, S. A.: Myocarditis: etiology, pathogenesis, and treatment – Symposium. Pathol. Immunopathol. Res. 7 (1988) 225–302
6 Huber, S. A., P. A. Lodge: Coxsackievirus B3 myocarditis. Identification of different pathogenic mechanisms in DBA/2 and BALB/c mice. Amer. J. Pathol. 122 (1986) 21–29
7 Kandolf, R., D. Ameis, P. Kirschner, A. Canu, P. H. Hofschneider: In situ detection of enteroviral genomes in myocardial cells by nucleic acid hybridization: an approach to the diagnosis of viral heart disease. Proc. nat. Acad. Sci. 84 (1987) 6272–6276
8 Limas, C. J., C. Limas: Beta-adrenoceptor autoantibodies in idiopathic dilated cardiomyopathy. In Schultheiß, H. P.: New Concepts in Viral Heart Disease. Springer, Berlin 1988 (pp. 218–224)
9 Maisch, B.: Immunologic regulator and effector functions in perimyocarditis, postmyocarditic heart muscle disease and dilated cardiomyopathy. Basic Res. Cardiol. 81, Suppl. 1 (1986) 217–242
10 Maisch, B.: Infektiöse Endokarditis, Pathogenese, Klinik und Therapie. Beiträge zur Kardiologie, Bd. XXXV. Perimed, Erlangen 1987
11 Maisch, B.: Myokarditis und dilatative Kardiomyopathie. Intern. Welt 11 (1988) 48–63
12 Maisch, B.: Myokarditis und dilatative Kardiomyopathie – neue Antworten auf alte Fragen. Intern. Welt 8 (1988) 48–63
13 Maisch, B.: Zur Immunpathogenese perimyokardialer Erkrankungen. In Schölmerich, P.: Handbuch der inneren Medizin, Bd. IX/5. Springer, Berlin 1989 (S. 209–243)
14 Maisch, B.: III. Kollagenkrankheiten und weitere rheumatische Erkrankungen. In Schölmerich, P.: Handbuch der inneren Medizin, Bd. IX/5. Springer, Berlin 1989 (S. 296–325)
15 Maisch, B., K. Kochsiek, R. Gold: International Symposium Inflammatory Heart Disease. Europ. Heart J. 8, Suppl. J. 1987
16 Maisch, B., E. Bauer, G. Hufnagel, U. Pfeifer, R. Rohkamm: The use of endomyocardial biopsy in heart failure. Europ. Heart J. 9, Suppl. H (1988) 59–71
17 Maisch, B., E. G. J. Olsen: Inflammatory heart disease. Europ. Heart J. 12, Suppl. D, 1991
18 Maisch, B., E. Bauer, M. Cirsi, K. Kochsiek: Cytolytic cross-reactive antibodies directed against the cardiac membrane and viral protein in coxsackievirus B3 and B4 myocarditis – characterization and pathogenetic relevance. Circulation 87, Suppl. IV (1993) 49–65
19 Schultheiß, H. P.: New Concepts in Viral Heart Disease. Springer, Berlin 1988
20 Schultheiß, H. P., K. Schulze, U. Kühl, G. Ulrich, M. Klingenberg: The ADP/ATP carrier as a mitochondrial autoantigen-facts and perspectives. Ann. N. Y. Acad. Sci. 488 (1987) 44–64

25 Lunge

Ch. Rieger

■ Lokale Abwehrmechanismen

Der gesunde Erwachsene atmet pro Tag etwa 12 000 l Luft. Die oberen (extrathorakalen) Atemwege, d. h. Nase, Nasennebenhöhlen, Rachen und Kehlkopf, haben die Aufgabe, diese Luft auf Körpertemperatur zu erwärmen und auf 100% Luftfeuchtigkeit anzureichern. Die sog. Fibrissen, ein Kranz von Härchen am Naseneingang, verhindern das Eindringen von Fremdkörpern über 15 µm Durchmesser; Partikel zwischen 10 und 15 µm, z. B. Birkenpollen, viele Graspollen oder die Sporen von Alternaria tenuis, werden in der Nase ausfiltriert und durch das Flimmerepithel zum Pharynx transportiert. Fremdstoffe von einer Größe zwischen 2 und 10 µm, z. B. die Sporen von Aspergillus oder Penicillium notatum, gelangen bis zu den Bronchien. Kleinere Partikel, etwa in der Größenordnung zwischen 0,5 und 2 µm, können bis in die terminalen Bronchiolen und Alveolen vordringen. Fremdstoffe von mehr als 2 µm Durchmesser bleiben normalerweise im Bronchialschleim hängen und werden durch die Zilien zum Pharynx zurücktransportiert. Der Bronchialschleim wird von verschiedenen Drüsen der Bronchialwand gebildet: durch die submukösen Drüsen, die hauptsächlich durch efferente postganglionäre Vagusfasern innerviert werden, durch die Becherzellen, die auf einen direkten Stimulus von sensiblen Nervenfasern antworten, und durch die Clara-Zellen, die in den Bronchiolen als einzige Drüsen vertreten sind. Von den rheologischen Eigenschaften dieser zu 95% aus Wasser bestehenden Sekrete – bis zu 100 ml werden von gesunden Erwachsenen täglich produziert – hängt die Funktion der mukoziliaren Clearance entscheidend ab.

Husten, Niesen und die Beschleunigung des exspiratorischen Luftstromes durch Bronchokonstriktion sind weitere Maßnahmen, mit denen die mechanische Reinigung des Atemtraktes unterstützt werden kann. Der Stellenwert der mukoziliaren Reinigungsmechanismen in der pulmonalen Abwehr wird klar, wenn man sich die Folgen ihrer Dysfunktion vor Augen hält: Mukoviszidose, Kartagener-Syndrom und Bronchusstenosen sind durch rezidivierende pulmonale Infekte bzw. durch chronische Bronchitiden gekennzeichnet.

■ Immunologische Abwehrmechanismen

Wenn die mechanische Beseitigung von eingedrungenen Fremdstoffen oder Krankheitserregern versagt, so treten immunologische Mechanismen in Kraft. Diesen Teil der Abwehr kann man in drei wesentliche Funktionsbereiche gliedern:

- die spezifische humorale Abwehr der Immunglobuline,
- die unspezifischen humoralen Abwehrmechanismen,
- die zellulären Elemente des Immunsystems.

sIgA (sekretorisches IgA) ist das vorherrschende Immunglobulin des oberen Respirationstraktes. Es macht etwa 80% der sekretorischen Immunglobuline dieses Bereiches aus. Im Bereich der unteren Atemwege gehört die Hälfte der sekretorischen Immunglobuline diesem Isotyp an (12). Obgleich geringe Mengen von monomerem IgA im Bronchialschleim und im Speichel zu finden sind, wird als Herkunft des sekretorischen IgA doch im wesentlichen das lokale lymphatische Gewebe angesehen. Subepitheliale Plasmazellen produzieren IgA-Dimere, die bereits mit einer J-Kette verbunden sind. Diese Dimere werden in den Epithelzellen mit dem sog. Transportstück verbunden, welches das sIgA gegen enzymatische Verdauung schützt. Obgleich IgA nicht transplazentar auf den Säugling übergeht, kann spezifisches sIgA bereits unmittelbar postnatal im Speichel nachgewiesen werden, d. h., daß dieses Immunglobulin aktiv intrauterin produziert wird und bereits bei der Geburt einen Schleimhautschutz bewirkt (19). Funktionell besitzt das sIgA eine Art Übergangsfunktion zwischen mechanischen und immunologischen Abwehrmechanismen: Es setzt nach Kontakt mit Eindringlingen keine Entzündungsreaktion in Gang, sondern vermindert bzw. blokkiert die Adhärenz von Bakterien an der Schleimhaut und ermöglicht dadurch den Abtransport im Schleim. Daneben hat das IgA eine komplementunabhängige neutralisierende Aktivität gegen viele respiratorische Viren.

Für das Verständnis der spezifischen Abwehrfunktionen des Bronchialsystems ist der Begriff des bronchusassoziierten lymphatischen Gewebes (BALT) wichtig. Hierunter versteht man organisierte Ansammlungen von Lymphozyten, T-Zellen, B-Zellen und Monozyten, die sich von den submukösen Schichten der Bronchien bis zum Epithel erstrecken. Dieses lymphatische Gewebe bildet eine funktionelle Einheit, welche in engem Zusammenhang mit anderen mukoassoziierten lymphatischen Geweben steht, vor allem dem darmassoziierten lymphatischen Gewebe (GALT), aber auch dem lymphatischen Gewebe der Tränendrüsen oder den Brustdrüsen der Frau.

Die Lamina propria des menschlichen Bronchialsystems ist so lymphozytenarm, daß die Existenz eines BALT aus anatomischer Sicht lange Zeit bezweifelt wurde. Untersuchungen der vergangenen Jahre haben hier Klarheit geschaffen: BALT ist zum Zeitpunkt der Geburt bei gesunden Neugeborenen nicht vorhanden, entwickelt sich dann aber so konstant, daß es bei Kindern im Alter von 2 Jahren fast regelmäßig vorhanden ist. Später scheint dieses Gewebe zumindest in der Form organisierter lymphoider Follikel wieder zu verschwinden. Beim Erwachsenen ist es lediglich unter Bedingungen chronischer Stimulation vorhanden, z. B. bei chronischen Rauchern, bei persistierenden Infektionen oder bei Menschen mit lymphoider Hyperplasie (26). Möglicherweise spielt BALT in den ersten 2 Lebensjahren eine besondere Rolle bei der Antigenverarbeitung, die später von den dendritischen Zellen übernommen wird. Mit seltenen Ausnahmen unterscheidet sich BALT jedoch von GALT grundsätzlich durch das Fehlen von M-("Membran"-)Zellen. Diese Zellen sind typisch für den Darm und sitzen vor allem im Bereich der Peyerschen-Plaques über dem lymphatischen Gewebe. Sie enthalten weder Becher noch Zilien und sind für den Übertritt von Antigenen ins lymphatische Gewebe ds Darmes spezialisiert.

Besondere Bedeutung hat jedoch die funktionelle Beziehung zwischen GALT und BALT. Ein Antigenreiz im Darm, z. B. mit abgetöteten Haemophilus-influenzae-Bakterien, führt zum „Homing" sensibilisierter B- und T-Lymphozyten in das BALT und zur Produktion sekretorischer Antikörper der IgA- und IgG-Klasse gegen Kapselantigene des Haemophilus-influenzae-Bakteriums. Die gleichzeitige Produktion von IgM, IgG oder IgA im Serum ist kein obligater Bestandteil einer solchen Immunreaktion (23).

IgG stammt sowohl aus dem BALT als auch aus dem Serum durch Transsudation. Es scheint vor allem als spezifisches Opsonin zu wirken und ist damit für die Phagozytose kapselhaltiger Bakterien wichtig.

Die physiologische Rolle des IgE ist bisher nicht vollständig klar. Die Pathophysiologie IgE-vermittelter Reaktionen wird an anderer Stelle beschrieben.

Die derzeit am besten bekannten unspezifischen humoralen Faktoren des Bronchialschleims sind die Proteine des Komplementsystems, das Fibronectin und das Lysozym. Die Funktion des Komplementsystems entspricht seiner Rolle in anderen Bereichen des Körpers.

Die Häufigkeit, mit der ein IgA-Mangel zu Krankheitserscheinungen führt, ist nicht bekannt, da bei allen bisherigen Untersuchungen eine Vorselektion stattgefunden hat. Das alleinige Fehlen des sIgA ist nicht mit einer erhöhten Infektanfälligkeit verbunden, scheint jedoch einen Risikofaktor für die Entstehung von allergischen Erkrankungen und von Autoimmunerkrankungen darzustellen. Das Fehlen des sIgA bedeutet bei Patienten mit Asthma bronchiale nicht notwendigerweise einen schweren Verlauf oder die Bereitschaft zu rezidivierenden Infektionen. Die Behandlung folgt deshalb den Prinzipien der Allergenkarenz und der medikamentösen antiallergischen bzw. bronchospasmolytischen Therapie.

Wenn der Verlauf jedoch nicht in üblicher Weise zu kontrollieren ist, rezidivierende Pneumonien, infektiöse Bronchitiden oder Sinusitiden auftreten oder wenn eine allergische Ursache a priori nicht nachweisbar ist, so muß eine ausführliche Suche nach assoziierten Defekten durchgeführt werden. Ein solcher Defekt kann das Fehlen einer IgG-Subklasse sein, insbesondere das Fehlen des IgG_2. In dieser Subklasse befinden sich vor allem Antikörper gegen Polysaccharidantigene, also gegen bakterielle Kapselantigene. In einer Studie wurden schwere Infekte auch bei Patienten mit IgA-Mangel und normalen IgG-Subklassen-Konzentrationen beschrieben. In einigen solchen Fällen konnte gezeigt werden, daß die normalerweise kompensatorisch vermehrt vorhandenen IgM-produzierenden Plasmazellen in den Schleimhäuten dieser Patienten fehlen und durch IgD-produzierende Zellen ersetzt werden. Ein Mangel an IgA kann auch mit Störungen der zellulären Abwehr (T-Lymphozyten) einhergehen, wie z. B. bei der Ataxie-Teleangiektasie. Eine entsprechende Diagnostik bei Vorliegen rezidivierender Infekte ist deshalb indiziert.

Die klinische Bedeutung von Serum-IgA-Werten, die mehr als 2 Standardabweichungen unter dem Durchschnitt der Norm, aber über 5 mg/dl liegen (partieller IgA-Mangel), ist unklar. Solche IgA-Werte sollten deshalb bei entsprechender Klinik in jedem Falle zur Bestimmung des sIgA und zum Ausschluß assoziierter Defekte im Bereich der humoralen und der zellulären Immunität führen.

Fibronectin verhindert die Adhärenz von pathogenen Keimen und fungiert als Opsonin. Daneben besitzt es Eigenschaften, die nicht unmittelbar mit der Abwehr zu tun haben. Das Lysozym, das vorwiegend aus Schleimdrüsen, Epithelzellen und Makrophagen stammt, wirkt bakteriolytisch, hemmt daneben jedoch die Chemotaxis und die Produktion toxischer O_2-Radikale durch Makrophagen.

Unter den zellulären Elementen des pulmonalen Abwehrsystems ist an erster Stelle der alveoläre Makrophage zu nennen. Er leitet sich von den Monozyten des Blutes her und findet sich vor allem im Interstitium und in den Alveolen. Seine Aufgabe besteht zum einen in Phagozytose, Katabolisierung und Abtransport von Infektionserregern und Fremdstoffen und andererseits in der Produktion von humoralen Abwehrsubstanzen. Der Makrophage erfüllt diese Funktion unterschiedlich effektvoll: So kann er Pneumokokken intrazellulär abtöten, Tuberkelbakterien dagegen nicht. Die Virulenz von Mykobakterien scheint proportional zu ihrer Fähigkeit zu sein, sich innerhalb von Makrophagen zu vermehren. Der alveoläre Makrophage ist in der Lage, bakterizide Stoffe zu produzieren wie H_2O_2, Superoxidradikale und Hydroxylradikale. Er verfügt jedoch auch über die Enzyme zur Neutralisierung solcher Substanzen: Superoxiddismutase sowie Glutathionperoxidase.

Makrophagen produzieren Kollagenase und Elastase zur Degradierung von Gewebesubstanzen, geben aber auch α_2-Makroglobulin zur Neutralisierung dieser Proteasen ab; daneben produzieren sie einen Plasminogenaktivator, der nicht nur die Fibrinolyse, sondern auch das Komplementsystem und das Kallikreinsystem aktivieren kann. Makrophagen produzieren weiterhin Interferon, Lysozym, Fibronectin, Komplementfaktoren sowie Metaboliten des Arachidonsäurestoffwechsels.

Zelluläre Elemente der pulmonalen Abwehr sind neben den Makrophagen vor allem die Granulozyten. Ihre Funktion ist prinzipiell die gleiche wie an anderen Stellen des Körpers.

Die lymphozytären Elemente im Bereich der Lunge umfassen die extrapulmonalen Lymphknoten am

Hilus, das BALT sowie noduläre Ansammlungen von interstitiellen Lymphozyten und schließlich freie Lymphozyten im Parenchym und in den Alveolarräumen.

Pulmonale Erkrankungen bei Patienten mit Immundefekten

(Tab. 25.1)

Überblick über die Klinik

Rezidivierende oder chronische pulmonale Erkrankungen sind die häufigste Manifestation angeborener und erworbener Immundefekte. Die verminderte Fähigkeit der Patienten, Entzündungsreaktionen zu bilden, führt jedoch oft zu einer unverhältnismäßig geringen klinischen Symptomatik. Die subjektive Beeinträchtigung durch eine chronisch behinderte Nasenatmung, laufende Ohren oder Durchfälle steht so im Vordergrund, daß eine chronische Bronchitis und selbst Bronchiektasen häufig jahrelang unbeachtet bleiben. Eine chronische eitrige Bronchitis, Bronchiektasenbildung und restriktive Ventilationsstörung sind jedoch der entscheidende prognostische Faktor schwerer humoraler Defekte. Die chronische Virus-, Pilz- oder Protozoenpneumonie ist häufig bestimmend für die Prognose zellulärer Immundefekte. Eine sorgfältige bronchologische und pulmonale Diagnostik sowie die Berücksichtigung pulmonaler Infekte ist deshalb ein entscheidender Bestandteil der Therapie solcher Patienten.

Selektiver IgA-Mangel

Als selektiver IgA-Mangel wird eine Serumkonzentration von weniger als 5 mg IgA/dl bei gleichzeitig fehlendem Nachweis des sekretorischen IgA definiert. Andere immunologische Funktionen sind nicht beeinträchtigt.

Diese derzeit geltende Definition läßt Fälle außer acht, bei denen das Serum-IgA über 5 mg/dl, aber mehr als 2 Standardabweichungen unter dem Durchschnitt einer jeweiligen Altersgruppe liegt. Gleichzeitig berücksichtigt sie nicht die Tatsache, daß die IgA-Synthese weitgehend von T-Zellen abhängig ist und subtile zelluläre Defekte wahrscheinlich auch dann bestehen, wenn sie nicht eindeutig nachweisbar sind.

Für das klinische Verständnis des IgA-Mangels ist es wichtig zu wissen, daß andere Defekte sowohl im humoralen als auch im zellulären Bereich gleichzeitig vorkommen können und daß das Ausmaß dieser zusätzlichen Defekte wahrscheinlich die klinische Symptomatik bestimmt, da das Fehlen des sekretorischen IgA durch entsprechende Ersatzmechanismen nicht mehr voll kompensierbar ist. Wenn solche zusätzlichen Defekte nachweisbar sind, darf nicht mehr von selektivem IgA-Mangel gesprochen werden.

Die Häufigkeit des selektiven IgA-Mangels beträgt 1:500 bis 1:700, wobei die Angaben zwischen 1:310 und 1:2171 schwanken. In der kindlichen Altersgruppe liegt die Frequenz wahrscheinlich höher als bei Erwachsenen, da transitorische IgA-Mangel-Zustände während der ersten Lebensjahre beschrieben sind.

Eine kausale Therapie des IgA-Mangels ist nicht bekannt, eine Substitution nicht möglich, da IgA eine Halbwertszeit von nur 5 Tagen hat und die parenterale Substitution nicht in einer Sekretion auf die Schleimhäute resultiert. Bei gleichzeitig bestehendem IgG-Subklassendefekt ist eine Substitutionstherapie möglich. Der Wert einer solchen Therapie ist bisher jedoch noch nicht eindeutig belegt. Wichtig ist in jedem Fall die Verwendung eines Präparates, das eine normale Subklassenverteilung besitzt. Eine weitere Möglichkeit ist die Impfung gegen Haemophilus influenzae, deren Erfolg nicht von der Anwesenheit der 2. IgG-Subklasse abhängt.

Bei der Immunglobulintherapie von IgA-definierten Patienten ist immer wieder darauf hingewiesen worden, daß Antikörper gegen IgA zu systemischen Reaktionen führen können, wenn die Präparate IgA enthalten. Neueren Untersuchungen zufolge sind solche Reaktionen jedoch nicht auf IgA-Antikörper zurückzuführen (8).

Isolierte IgG-Subklassendefekte

Das Fehlen einzelner IgG-Subklassen bei Patienten mit Hypogammaglobulinämie G im Rahmen variabler Immundefekte ist seit langem bekannt. Diese Patienten haben eine ausgeprägte Neigung zu chronischen und rezidivierenden Atemwegsinfekten. Sie stellen eine eindeutige Indikation für eine Substitutionstherapie dar. Das Fehlen einzelner IgG-Subklassen kommt jedoch auch bei Patienten mit normalem Gesamt-IgG vor. Es ist nicht bekannt, ob solche Defekte analog zum IgA-Mangel nur dann eine klinische Bedeutung besitzen, wenn gleichzeitig andere Defekte assoziiert sind. Beschrieben wurde das Vorkommen chronischer Bronchitiden und Bron-

Tabelle 25.1 Pulmonale Erkrankung bei Immundefekten

Defekt	Erkrankung
selektiver IgA-Mangel	allergisches Asthma bronchiale
IgA-, IgG$_2$-Mangel	rezidivierende Otitiden chronische Sinusitis chronische Bronchitis Bronchiektasen
Agammaglobulinämie	rezidivierende Otitiden chronische Sinusitis chronische Bronchitis rezidivierende Pneumonien mit pyogenen Keimen Bronchiektasen
Granulozytendefekte	chronische Bronchitis Pneumonien (Staphylokokken, gramnegative Darmbakterien, Pilze)

chiektasen bei Patienten mit IgG$_4$-Mangel, rezidivierende obstruktive Atemwegssymptome und Sinusitiden bei Kindern mit IgG$_2$-, IgG$_3$- oder IgG$_4$-Mangel.

Wichtig ist, daß IgG$_2$ bei Kindern unter 2 Jahren normalerweise fehlt oder nur in niedriger Konzentration vorhanden ist. Auch bei normalen IgG$_2$-Konzentrationen kann ein funktioneller Antikörpermangel gegen Polysaccharidantigene vorliegen. Wenn ein solcher Mangel noch bei älteren Patienten mit rezidivierenden Infektionen vorliegt, dann ist eine Konjugatvakzine in der Lage, eine entsprechende Immunität zu erzeugen, da diese Vakzinen eine IgG$_1$-Antwort induzieren.

■ Kongenitale geschlechtsgebundene Agammaglobulinämie (Morbus Bruton)

Im Gegensatz zur variablen Symptomatik bei IgA-Mangel und bei IgG-Subklassendefekten sind schwere chronische Infektionen, Bronchiektasen und schließlich restriktive Ventilationsstörungen ein konstanter Befund bei Patienten mit Morbus Bruton. Die meist am Beginn stehende chronische Bronchitis tritt hinter die schweren systemischen Infekte dieser Patienten zurück und wird auch von den mehr offensichtlichen Schleimhautsymptomen überdeckt, wie der verstopften Nase, der chronischen Sinusitis und den rezidivierenden bzw. chronischen Otitiden. Eine Sputumproduktion fällt lange Zeit nicht auf, da Kinder bis zum 5. Lebensjahr und häufig auch danach ihr Sputum verschlucken. Aufgrund der geringen Entzündungsreaktionen sind Röntgenbilder selbst dann noch unauffällig, wenn bereits schwere Bronchusdeformationen vorhanden sind. Die anamnestische Frage nach einem chronischen, vor allem nächtlichen Husten ist deshalb wichtig. In der Lungenfunktion werden zuerst diejenigen Parameter pathologisch, die eine periphere Obstruktion anzeigen. Die Entstehung von Bronchiektasen kann vermieden oder lange hinausgezögert werden, wenn rechtzeitig eine Substitutionstherapie begonnen wird, die Serum-IgG-Werte von wenigstens 300 mg/dl–400 mg/dl anstrebt. Die hierfür notwendige Dosis beträgt in den meisten Fällen etwa 400 mg/kg Körpergewicht (14). Gleichzeitig muß eine regelmäßige physikalische und sekretolytische Therapie durchgeführt werden, die den Prinzipien der Mukoviszidosebehandlung folgt.

■ Granulozytendefekte

Auch Patienten mit Granulozytendefekten, wie chronischer Granulomatose, Kostmann-Agranulozytose oder Chemotaxisdefekten, neigen zur Entwicklung von chronischen Bronchitiden. Wichtiger ist jedoch die schwache Abwehr von bakteriellen und mykotischen Infektionen im Lungenparenchym. Bevorzugte Keime sind Staphylokokken und Pseudomonas, bei der chronischen Granulomatose zusätzlich noch andere katalasepositive Organismen (Serratia, Klebsiella, Escherichia coli, Proteus und Salmonellen), ebenso Candida, Aspergillus und Nocardia.

■ Defekte der zellulären Immunität

Zelluläre Immundefekte finden sich vor allem beim schweren kombinierten Immunmangel, beim Di-George-Syndrom, bei Patienten mit HIV-Infektionen, bei Tumor- und bei Transplantationspatienten. Diese Gruppe ist vor allem durch chronische Viruspneumonien, Protozoen und mykotische Infekte im Bereich des Lungenparenchyms gefährdet. Mehr noch als bei den bisher genannten Gruppen gilt bei Patienten mit zellulären Defekten, daß Entzündungsreaktionen verzögert auftreten und gering ausgeprägt sind. Auskultations- und Röntgenbefunde werden deshalb in ihrer Bedeutung leicht unterschätzt. Bei Kindern mit HIV-Infektionen kommt außerdem eine plasmazelluläre lymphoide interstitielle Pneumonie vor, die möglicherweise eine hyperergische Reaktion auf eine primäre EBV-Infektion darstellt. Das Vorhandensein ungewöhnlicher und oft schwer zu therapierender Organismen sowie die Schwierigkeit der Differentialdiagnose zur interstitiellen Pneumonie oder zur Grundkrankheit bei onkologischen Patienten macht häufig eine invasive Diagnostik erforderlich, d. h. eine bronchoalveoläre Lavage oder eine Lungenbiopsie.

■ Asthma bronchiale

Definition

Asthma bronchiale ist als rezidivierende teilweise oder vollständige Obstruktion der Bronchien definiert. Über 95% dieser Patienten haben gleichzeitig eine bronchiale Hyperreaktivität gegenüber exogenen Stimuli wie Kaltluft, Nikotin oder anderen Luftschadstoffen sowie gegen endogene Stimuli wie hormonelle Faktoren oder seelische Belastungen. Die bronchiale Hyperreaktivität ist ein so charakteristischer Bestandteil des Bronchialasthmas, daß die American Thoracic Society sie zum Bestandteil ihrer Asthmadefinition gemacht hat.

Die Häufigkeit des Bronchialasthmas bei Schulkindern liegt derzeit in Deutschland bei etwa 10%; weitere 10% der 8–11jährigen einer großen Untersuchung hatten eine asthmatische Bronchitis. Die entsprechenden Angaben für das Erwachsenenalter liegen um ein Mehrfaches niedriger, wobei jedoch neuere epidemiologische Daten fehlen.

Bronchialasthma hat in den vergangenen Jahrzehnten in den Industriestaaten und auch in vielen Entwicklungsländern eine echte Häufigkeitszunahme erfahren. Die Ursachen hierfür sind vielfältig. Nikotin-, Industrie- und Autoabgase sowie veränderte Lebensgewohnheiten bilden wesentliche Ursachen (5). Eine Änderung des Allergenspektrums dürfte ebenfalls eine Rolle spielen. So wird die vor wenigen Jahren dokumentierte enorme Häufigkeitszunahme des Bronchialasthmas in Neuguinea auf die Einführung der Hausstaubmilbe in Wolldecken und eine daraus resultierende gut dokumentierte Milbensensibilisierung zurückgeführt (7).

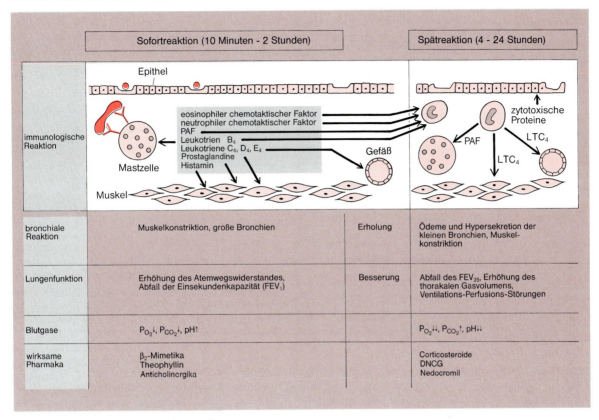

Abb. 25.1 Ablauf einer asthmatischen Reaktion.

Ätiologie

Eine familiäre Disposition zur bronchialen Hyperreaktivität und zur Allergie ist beim allergischen Asthma in 81%, bei Patienten mit intrinsischem Asthma in der gleichen Untersuchung in 65% vorhanden. Die genetische Grundlage dieser Disposition ist noch nicht vollständig geklärt und betrifft wahrscheinlich mehrere unterschiedliche Gene. Die Assoziation einer bronchialen Hyperreaktivität mit einem Locus auf Chromosom 5q31.1, welche die Serum-IgE-Konzentration kontrolliert, ist von besonderem Interesse. Das betreffende Gen ist wahrscheinlich für die Synthese von IL-4 verantwortlich und damit für die nichtantigenspezifische IgE-Produktion (15).

Die Bedingungen zur Entstehung der manifesten Krankheit Bronchialasthma sind nicht bekannt. Die Häufigkeit, mit der Virusinfekte der Atemwege am Beginn einer asthmatischen Krankheit stehen, lassen Infektionen jedoch als einen wichtigen Kofaktor erscheinen. Nikotinbelastung während der Schwangerschaft, passives Rauchen im Säuglings- und Kindesalter, Kochen mit Gas sowie eine Belastung der Außenluft mit Schadstoffen sind als weitere wesentliche Faktoren identifiziert worden, die die Asthmaentstehung begünstigen.

Das Vorhandensein bestimmter Allergene und deren Dichte spielen eine weitere Rolle. So konnte die Jahreszeit der Geburt in Finnland als einer der Faktoren identifiziert werden, der über die Wahrscheinlichkeit der Entstehung eines Birkenpollenasthmas entscheidet.

Die enorme Häufigkeitszunahme des Bronchialasthmas in Neuguinea wird auf die Hausstaubmilbe in Wolldecken zurückgeführt. Das Vorhandensein von Tieren in der Wohnung wurde mit der Häufigkeit des Bronchialasthmas bei schwedischen Kindern korreliert (5).

Hormonelle, psychische und sonstige Einflüsse spielen bei der Entstehung wahrscheinlich keine kausale Rolle, wirken sich jedoch bei der manifesten Krankheit als komplizierende Faktoren aus.

Immunpathogenese

Die asthmatische Reaktion besteht aus einem Schleimhautödem, einer Hypersekretion und einem Spasmus der Bronchialmuskulatur (Abb. 25.1). Diese Reaktion kann durch immunologische Mechanismen ausgelöst werden, entsteht aber *auch* auf nervalem Wege. Diese beiden Entstehungsmechanismen beeinflussen sich gegenseitig, wobei der Grundtonus der Bronchialmuskulatur von vornherein durch das Gleichgewicht zwischen cholinergen (bronchokonstriktorischen) und adrenergen (bronchodilatatorischen) Signalen reguliert wird. Wichtig für die Beeinflußbarkeit der beiden Systeme ist weiterhin das Bronchialepithel, dessen Funktion und Zustand die normale oder pathologische Reaktivität wesentlich mitbeeinflussen.

Die immunologische Reaktion beginnt im Prinzip mit einer vermehrten Differenzierung IgE-bildender Plasmazellen aus IgE-tragenden B-Zellen. Dieser Differenzierungsschritt steht unter der Kontrolle von CD4[+]-T-

Zellen bzw. deren T_H1- und T_H2-Subpopulationen. T_H1-Lymphozyten produzieren IL-2- und IFN-γ-Zytokine, welche die Differenzierung der IgE-B-Zelle hemmen; T_H2-Zellen bilden die Interleukine 4, 5, 6, 10, von denen vor allem das IL-4 die IgE-Bildung fördert, IL-4 und IL-5 für die Eosinophilenaktivierung und -migration eine besondere Rolle spielen. Die Dominanz von T_H2^+-, $CD4^+$-Lymphozyten wurde bei Asthmatikern nachgewiesen und scheint ein wesentliches Charakteristikum der zellulären Dysregulation beim Asthma bronchiale darzustellen (13).

Die eigentliche bronchiale Reaktion beginnt mit der Freisetzung von Entzündungsmediatoren der Mastzelle. Das Signal hierfür entsteht dann, wenn zwei zellständige IgE-Moleküle ein Allergen binden bzw. von diesem Allergen überbrückt werden (sog. „bridging"). Neben diesem allergenspezifischen Auslösungsmechanismus existieren jedoch auch nicht IgE-abhängige Möglichkeiten. So können die Komplementfaktoren C3a und C5a Mastzellsubstanzen freisetzen, ebenso eine Reihe von Medikamenten. Diese Form der Auslösung bezeichnet man als Pseudoallergie. Nach beiden Arten der Mastzellaktivierung kommt es zur Freisetzung von präformierten, d. h. in den Granula der Zelle gespeicherten Mediatoren wie Histamin sowie zur Liberation von Substanzen, die aus den Membranlipiden neu synthetisiert werden. Hierzu gehören die bronchokonstriktorisch wirkenden Leukotriene C_4, D_4 und E_4, die Prostaglandine PGE_2, $PGF_{2\alpha}$, PGD_2 sowie Thromboxan A_2. Diese Substanzen bewirken eine intensive Sofortreaktion mit Ödem, Bronchokonstriktion und Hypersekretion. Sie tritt 10-20 Minuten nach Inhalation eines Allergens ein, ist vor allem durch eine Konstriktion der großen Bronchien gekennzeichnet und hält bis zu 1 1/2, maximal 2 Stunden an. Sie hinterläßt keine bronchiale Hyperreaktivität.

Gleichzeitig mit den obengenannten Mediatoren werden Substanzen freigesetzt, die vor allem chemotaktisch für eosinophile und neutrophile Granulozyten sind: Leukotrien B_4 und der plättchenaktivierende Faktor. Dieser Faktor wirkt neben einer eher geringgradigen thrombozytenabhängigen Bronchokonstriktion vor allem chemotaktisch für Granulozyten.

Die genannten chemotaktischen Faktoren führen in 47-73% der Fälle zu der sog. Spätreaktion (24). Nach etwa 4 Stunden kommt es zum Einstrom von Eosinophilen, Neutrophilen und Makrophagen, die wiederum Entzündungsmediatoren und zusätzlich zytotoxische Proteine freisetzen. Die bronchiale Spätreaktion ist infolgedessen vor allem durch ein entzündliches Infiltrat und Ödem der Schleimhaut und damit vor allem durch eine Verengung der kleinen Bronchien gekennzeichnet. Auch diese Reaktion kommt beim unbehandelten Asthmatiker nach 12-18 Stunden von selbst zum Stillstand.

Es bleibt jedoch eine bronchiale Hyperreaktivität bestehen, deren Ursache die Zerstörung des Epithels bildet: Während der Spätreaktion haben freigesetzte Sauerstoffradikale sowie zytotoxische Proteine, die aus den Granula der Eosinophilen stammen, das Bronchialepithel zerstört, das dann seine wichtige Schutzfunktion nicht mehr wahrnehmen kann. Vielmehr können nun Allergene leichter in die subepithelialen Schichten eindringen und mit dem zellständigen IgE auf Mastzellen, Makrophagen und Eosinophilen erneut reagieren. Die Flüssigkeitsregulation wird gestört, so daß die Atemluft nicht ausreichend angefeuchtet wird. Es kommt zu einer Erregung der Irritationsrezeptoren, die durch das zerstörte Epithel leichter zugänglich sind. Weiterhin geht der sog. „epithelium-derived relaxing factor" verloren; das bronchodilatatorisch wirkende Neuropeptid vasoaktives intestinales Peptid (VIP) wird von Proteasen aus Entzündungszellen abgebaut, die noch 96 Stunden nach Allergenprovokation in erhöhter Zahl im Gewebe nachweisbar sind. Endothel- und Epithelzellen setzen zudem regulatorisch wirksame Peptide, Endotheline, frei, die mit ihrem Effekt auf die Leukozytenmigration zu den wirksamsten derzeit bekannten Bronchokonstriktoren gehören (9, 16).

Für das Verständnis des Begriffes Hyperreaktivität ist es wichtig, daß die Epithelzerstörung im Gefolge immunologischer Reaktionen nur eine Teilursache ist. So können Reizgase wie SO_2, O_3 oder Nikotin ebenfalls ein hyperreagibles Bronchialsystem erzeugen. Auch virale Atemwegsinfekte können eine wochenlang bestehende Hyperreaktivität hinterlassen, interessanterweise allerdings nur dann, wenn auch ein Anstieg des Virustiters nachweisbar ist. Weiterhin findet sich eine erhöhte Reaktivität der Bronchialschleimhaut bei ehemaligen Frühgeborenen sowie bei Patienten mit Mukoviszidose. Vor allem scheint aber eine genetisch determinierte Prädisposition zu bestehen, die darüber entscheidet, ob die Entstehung einer Allergie zu einem Asthma führt oder z. B. nur zu einer allergischen Rhinitis. Die Grundlage dieser Prädisposition ist bisher unverstanden.

Die Möglichkeit einer Typ-III-Reaktion, also einer IgG-vermittelten Reaktion, in der Genese des Bronchialasthmas wird immer wieder diskutiert. Dieses Konzept wurde dadurch unterstützt, daß bei der von Pepys beschriebenen bronchopulmonalen Aspergillose neben spezifischen Antikörpern der IgE-Klasse immer auch präzipitierende Antikörper der IgG-Klasse gefunden wurden. Die bronchopulmonale Aspergillose wurde deshalb als allergische Reaktion vom Soforttyp, kombiniert mit einer allergischen Reaktion vom Typ III, verstanden. Im Hauttest hatten diese Patienten sowohl eine Sofortreaktion als auch eine Reaktion nach 6-8 Stunden. Auch im Zusammenhang mit Allergien gegen andere Schimmelpilze wurde die Rolle der IgG-Antikörper in der Immunpathogenese des Bronchialasthmas diskutiert. Die Beschreibung der späten Phase der Typ-I-Reaktion läßt diese Erkrankungen jedoch im neuen Licht erscheinen. Wahrscheinlich ist die seinerzeit beschriebene Spätreaktion eine „late phase type I reaction" und nicht eine Arthus-Reaktion.

Als Typ-V-Reaktion wurde die Bildung von Autoantikörpern klassifiziert, die gegen Zellrezeptoren gerichtet sind und durch Bindung an diese Rezeptoren unterschiedliche Effekte auslösen. Solche rezeptorspezifischen Antikörper sind bisher bei der Hyperthyreose, der Myasthenia gravis, dem insulinresistenten Typ-B-Diabetes und dem Asthma bronchiale beschrieben worden. Bei etwa 5% einer asthmatischen Population und bei 8,8% pädiatrischer Patienten mit schwerem Asthma wurden Antikörper gegen β_2-Rezeptoren nachgewiesen. Solche Patienten benötigen höhere Dosen von β_2-Mimetika und sind empfindlicher gegen α-adrenerge Substanzen wie z. B. Carbachol. Der Entstehungsnachweis dieser Antikörper ist bisher unbekannt, ihre klinische Bedeutung ebenfalls nicht vollständig klar.

Viel länger als die immunologische Genese des Bronchialasthmas ist die Rolle des Nervensystems in der Auslösung von asthmatischen Anfällen bekannt. Ihre pathophysiologische Grundlage wurde allerdings erst in den letzten Jahren erarbeitet. Drei Elemente der nervalen Regulation des Bronchialtonus lassen sich unterscheiden:

An erster Stelle zu nennen sind die efferenten Fasern des Sympathikus und des Vagus. Der Sympathikus wirkt über Adrenalin, nicht über Noradrenalin bronchodilatatorisch. Seine Rezeptoren sind die sog. β_2-Rezeptoren, die sowohl zentral als auch peripher gleichmäßig dicht angeordnet sind. Die parasympathische Innervation ist vor allem im zentralen Teil des Bronchialtraktes besonders dicht und nimmt zur Peripherie hin ab. Der Parasympathikus wirkt über Acetylcholinrezeptoren bronchokonstriktorisch sowie sekretfördernd. Die Bedeutung der vagalen Bronchokonstriktion ist in den vergangenen Jahren zunehmend erkannt worden. So weiß man, daß Afferenzen aus dem Ösophagusbereich, z. B. im Rahmen eines ösophagealen Refluxes, ebenso aber auch Afferenzen aus der Nase, die durch Kaltluft oder Staub ausgelöst werden, zu einer Bronchokonstriktion führen können. Daß in der Nase entstehende Afferenzen tatsächlich reflektorisch eine Bronchokonstriktion ausüben, ist deshalb sicher, weil dieser Reflex auch nach Laryngektomie noch auslösbar ist.

Das zweite Element sind Rezeptoren, die über afferente Fasern ihre Reize an das ZNS vermitteln oder über eine direkte Reflexausbreitung innerhalb der Lunge wirken.

Hierzu gehören die Dehnungsrezeptoren, deren Stimulation über markhaltige Fasern zu einer Hemmung der Inspiration führen und die darüber hinaus eine – wenn auch geringe – Bronchodilatation bewirken.

Die Irritationsrezeptoren („irritant receptors") werden durch physikalische Reize wie Kaltluft, Staubpartikel oder Nebel und durch chemische Reize wie O_3, SO_2, Acetylcholin, Histamin, Metacholin oder Carbachol stimuliert und führen zu einer starken Bronchokonstriktion.

Die J-Rezeptoren („juxtacapillary receptors") reagieren auf die eben beschriebenen exogenen Reize, aber auch auf Peptide, Leukotriene und Prostaglandine. Ihre Stimulation führt über langsam leitende marklose C-Fasern zu einer Bronchokonstriktion, wobei die Reize sowohl an das ZNS weitergeleitet werden als auch gegenläufig („antidrom") über die zu den Endorganen ziehenden Äste eine Reflexausbreitung innerhalb des Bronchialsystems bewirken.

Die dritte Komponente der nichtimmunologischen Beeinflussung des Bronchialtonus sind die Neuropeptide, die in den großen dunklen Granula vagaler Nervenendigungen gespeichert werden. Das System dieser nichtadrenergen, nichtcholinergen Transmitter wird auch als NANC bezeichnet. Diese Peptide wirken zum einen modulatorisch auf die Freisetzung klassischer Neurotransmitter. Substanz P z. B. verursacht eine Bronchokonstriktion, indem es die Freisetzung von Acetylcholin aus efferenten Nervenfaserenden bewirkt. Neuropeptide führen andererseits zu einer neurogenen Entzündung, indem sie die Freisetzung von Mediatoren aus Mastzellen bewirken.

Ein wichtiges Neuropeptid ist das sog. vasoaktive intestinale Peptid (VIP), das aus 28 Aminosäuren besteht. VIP wirkt bronchodilatatorisch und wird während des Asthmaanfalls durch Proteasen aus Eosinophilen zerstört, so daß dann die bronchokonstriktorische Komponente des Acetylcholins, der Entzündungsmediatoren sowie anderer Neurotransmitter überwiegt. Unter diesen ist am bekanntesten die Substanz P, die zu den Tachykininen gehört, Substanzen also, die sehr schnell konstriktorisch wirken, bei wiederholter Anwendung aber eine Tachyphylaxie zeigen (2, 3, 11, 16, 17).

Lungenfunktion

Das Asthma bronchiale ist eine obstruktive Ventilationsstörung mit erhöhtem Atemwegswiderstand und einer Lungenüberblähung durch funktionellen Verschluß der Luftwege vor dem Ende der Exspiration. Dadurch findet die Atmung bei höheren Lungenvolumina statt, und es entsteht eine ungleiche Ventilation, wobei minderbelüftete Areale auch minderperfundiert werden, so daß eine pulmonale Hypertonie entsteht. Da die Verminderung der Perfusion nicht überall proportional der Minderventilation erfolgt, entstehen funktionelle Rechts-links-Shunts mit Sauerstoffuntersättigung des Blutes. Die Entwicklung einer dauerhaften pulmonalen Hypertonie charakterisiert das chronische Asthma des Erwachsenen, ist im Kindesalter jedoch selten. In der Lungenfunktion äußert sich die Überblähung als Zunahme der funktionellen Residualkapazität bzw. des bodyplethysmographisch bestimmten thorakalen Gasvolumens. Die Differenz zwischen der mit der Heliummischmethode bestimmten funktionellen Residualkapazität und dem thorakalen Gasvolumen wird als Trapped air (eingeschlossene Luft) bezeichnet und ist ein guter Parameter für das Ausmaß der peripheren Obstruktion. Auch die forcierten Exspirationsmanöver zeigen bei Überblähung durch periphere Obstruktion Veränderungen, jedoch können der exspiratorische Spitzenfluß (peak expiratory flow rate = PEFR) und die Ein-Sekunden-Kapazität auch bei ausschließlich peripherer Obstruktion normal sein. Kurven von forciertem exspiratorischen Flow (FEF) zeigen das Vorhandensein einer Obstruktion der kleinen Luftwege durch Flußabnahme im Bereich der niedrigen Volumina an (FEF_{50} bzw. FEF_{25}). Viele Patienten weisen im asymptomatischen Intervall ausschließlich Zeichen der peripheren Obstruktion auf, so daß eine komplette Lungenfunktionsuntersuchung auch die Überprüfung der kleinen Luftwege mittels Bodyplethysmographie oder Fluß-Volumen-Kurve mit einbeziehen muß.

Tabelle 25.2 Beurteilung des Asthmaschweregrades anhand von Symptomen, Lungenfunktion und üblicherweise erforderlicher Medikation (aus Sheffer, A. L., et al.: Europ. resp. J. 6 [1992] 601)

Schweregrad	Symptome vor der Therapie	Lungenfunktion	üblicherweise erforderliche Medikamente
gering	kurzdauernd > 1–2mal Woche	PEF > 80% Soll	bedarfsweise inhalative kurz wirkende β_2-Agonisten (Monotherapie)
	nächtliche Symptome < 2mal Monat zwischenzeitlich asymptomatisch	PEF-Variabilität < 20% PEF normal nach Bronchodilatator	
mäßiggradig	Exazerbation > 1–2mal Woche	PEF 60–80% Soll	antientzündliche inhalative Medikation täglich
	nächtliche Symptome > 2mal Monat	PEF-Variabilität 20–30% PEF normal nach Bronchodilatator	(lang wirkender) Bronchodilatator täglich β_2-Agonist fast täglich erforderlich
schwer	häufige Exazerbationen ständige Symptome häufige nächtliche Symptome körperliche Aktivität eingeschränkt stationäre Asthmatherapie im Vorjahr früherer Status asthmaticus	PEF < 60% Soll PEF-Variabilität > 30% PEF trotz Therapie eingeschränkt	topische Glucocorticoide > 1000 µg täglich lang wirkender Bronchodilatator täglich häufiger Einsatz systemischer Glucocorticoide

PEF = peak expiratory flow

Klinik

Die Klinik des Bronchialasthmas ist je nach Schwere und Verlauf durch chronischen Husten und Dyspnoe oder durch rezidivierende Attacken von Husten und exspiratorischer Atemnot gekennzeichnet. Das Ausmaß der Beschwerden variiert von einer leichten Beeinträchtigung der Leistungsfähigkeit bis zur schwersten Ruhedyspnoe mit Atemversagen (Tab. 25.2). Der Thorax ist dann in Inspirationsstellung fixiert. Die Zwerchfelle stehen tief. Jeder Atemzug geht mit jugulären, suprasternalen und interkostalen Einziehungen einher. Die Atemfrequenz ist beschleunigt und vertieft. Je nach Schwere des Anfalls und Ausmaß intrapulmonal entstehender funktioneller Shunts wird der Patient zyanotisch. Die Blutgasanalyse zeigt zu Beginn eines Anfalles einen erniedrigten PO_2 und PCO_2. Mit zunehmender Schwere des Anfalles und weiterem Abfall des PO_2 kommt es wieder zum Anstieg der CO_2-Werte und schließlich zur CO_2-Retention, welche das drohende Atemversagen anzeigt.

Verlauf

Man unterscheidet das extrinsische (allergische), das intrinsische und das gemischte Asthma. Als vierte Kategorie wird das Asthma als Folge anderer bronchopulmonaler Erkrankungen angesehen (Tab. 25.3). Beim rein extrinsischen Asthma treten Atembeschwerden nur im Zusammenhang mit einer Allergenexposition auf. Die Beschwerden können saisonal sein, wenn die verursachenden Allergene Pollen oder bestimmte Schimmelpilze sind. Sie können aber auch ganzjährig auftreten, wenn es sich um häusliche Allergene handelt wie Hausstaubmilbe, Tierhaare oder Schimmelpilze. Patienten mit gemischtem Asthma weisen ebenfalls eine Allergie gegen inhalative Allergene auf (Tab. 25.4). Atembeschwerden werden bei solchen Patienten aber meist dann durch solche Allergene ausgelöst, wenn die bronchiale Reaktivität im Gefolge eines viralen Atemwegsinfektes stark gesteigert ist. Das intrinsische Asthma ist dadurch definiert, daß Allergien nicht nachweisbar sind. Anfälle werden häufig im Zusammenhang mit Atemwegsinfekten ausgelöst. Andere Faktoren wie Kaltluft, Nikotin, Anstrengung, emotionale, hormonale, witterungsbedingte und sonstige Einflüsse wirken anfallbegünstigend.

Bei Kindern macht der rein extrinsische Typ etwa 15% der Patienten, der rein intrinsische Typ 5% und der gemischte Typ 80% aus. Bei Erwachsenen ist bei etwa 30–55% der asthmatischen Patienten eine Allergie nachweisbar. Der Rest wird dem intrinsischen Asthmatyp zugerechnet oder ist Folge einer anderen Grundkrankheit, z. B. einer Vaskulitis. Das extrinsische Asthma ist häufig durch eine positive Familienanamnese und durch das gleichzeitige Vorhandensein einer allergischen Rhinitis sowie einer atopischen Dermatitis gekennzeichnet.

Bronchialasthma kann in jedem Lebensalter beginnen. In etwa der Hälfte der kindlichen Fälle treten die ersten asthmatischen Symptome vor dem Schulalter auf, häufig sogar in den ersten beiden Lebensjahren. Angaben über eine spontane Besserung asthmatischer Beschwerden vor dem Ende des 2. Lebensjehnts schwanken, liegen im Durchschnitt jedoch um 50% der Fälle. Das gleichzeitige Vorhandensein einer allergischen Rhinitis und eines Ekzems, eine Erstmanifestation vor

Tabelle 25.3 Einteilung des Asthma bronchiale

	Exogen-allergisches Asthma = Extrinsic asthma	Gemischtes Asthma	Intrinsisches Asthma = Intrinsic asthma	Asthma bei pulmonalen Erkrankungen
Häufigkeit – Kinder – Erwachsene	15% 35–50%	80%	5%	<1%
Familienanamnese	atopische Krankheiten		Bronchialasthma	
assoziierte Krankheiten	atopische Krankheiten			Panarteriitis nodosa, Churg-Strauss-Syndrom, Parasitosen, bronchopulmonale Aspergillose
Erhöhung des Serum-IgE	80%		nein	bei Parasitosen und Aspergillose
spezifisches IgE (RAST, Hautreaktion)	vorhanden	vorhanden	nicht vorhanden	bei Parasitosen und Aspergillose

dem 2. Lebensjahr sowie eine schwere Verlaufsform gehen jedoch mit einer deutlich schlechteren Prognose einher. Selbst wenn ein Bronchialasthma um die Pubertät herum remittiert, tritt es in vielen Fällen während der 4. Lebensdekade wieder auf.

Immunologische Diagnostik

Mit Ausnahme seltener Fälle von selektivem IgA-Mangel findet sich kein Immunmangel und auch sonst kein Defekt, der Bronchialasthma als rein immunologische Erkrankung ausweisen könnte. Beim allergischen Asthma ist das Gesamt-IgE im Serum in 80% der Fälle erhöht (Tab. 25.5). Jenseits des 1. Lebensjahres ist eine erhöhte Konzentration spezifischer Antikörper vom IgE-Isotyp noch häufiger nachweisbar. Diese Tests sind im Kindesalter deshalb hilfreich, bei Erwachsenen aufgrund der geringen Häufigkeit des allergischen Asthmas nur bedingt.

Das eigentliche Ziel immunologischer Diagnostik besteht darin, bei bereits vorliegender klinischer Diagnose den Nachweis von IgE-Antikörpern gegen mögliche Allergene zu erbringen. Der Nachweis des allergenspezifischen IgE erfolgt entweder mit Hilfe des Radioallergosorbenttests (RAST), eines Enzymimmunoassays, oder mit Hilfe von Hauttests. Die klinische Aktualität einer nachgewiesenen Sensibilisierung erfolgt mit Hilfe bronchialer Provokationstests. Die Beschreibung der In-vitro-Diagnostik geschieht an anderer Stelle. Für den Nachweis einer Sensibilisierung im Hauttest sind vier Verfahren üblich, von denen der Prick-Test allerdings am häufigsten angewandt wird:

- Intrakutantest mit Injektion von 0,05–0,1 ml Allergen intrakutan.
- Prick-Test mit Aufbringen eines Tropfens Allergenextrakt auf die Haut und Durchstechung mit einer Lanzette,
- Scratch-Test mit Aufbringen des Allergens auf die skarifizierte Haut,

Tabelle 25.4 Die wichtigsten Inhalationsallergene beim Bronchialasthma

| **Pollenallergene**
Gräser
Getreide
„Bäume I"
– Erle
– Weide
– Hasel
– Birke
– Pappel
„Bäume II"
– Ahorn
– Buche
– Eiche
– Esche
– Holunder
– Linde
– Platane
– Robinie
Kräuter
Beifuß

Schimmelpilze
„Schimmelpilze I"
– Alternaria
– Cladosporium herbarum
– Curulariaarten
– Fusariumarten
– Botrytis cinerea
– Helminthosporium halodes | „Schimmelpilze II"
– Aspergillus fumigatus
– Mucor racemosus
– Aureobasidium pullulans
– Rhicipus nigr.
– Merulius lacrymans

Milben
Dermatophagoides pteron.
Dermatophagoides faeni

Tierallergene
Hund
Katze
Pferd
Kaninchen
Hamster

Berufsallergene
Labortiere
Mehl
Holzstaub
Platinsalz |

- Reibtest mit Einreiben des nativen Allergens oder eines konzentrierten Allergenextraktes in die intakte Haut.

Das Ablesen dieser Tests erfolgt nach 15–20 Minuten. Idealerweise sollte jedoch auch die Spätreaktion vom Typ 1 (late phase typ 1 reaction) nach 6–8 Stunden abgelesen werden, da dieser Reaktion in etwa 10% der Fälle

Tabelle 25.5 Diagnostisches Vorgehen bei Asthma bronchiale

Anamnese
- Familiäre Belastung durch Atopie
- Frühgeburtlichkeit, pulmonale Infekte in der Säuglingszeit
- Beginn der Beschwerden, Reversibilität
- Saisonalität, Auslöser von Beschwerden
- Wohnung: Raucher, Kochen mit Gas, Haustiere, Blumen, Schimmel, Möbel, Matratzen, Bettdecken
- Berufsallergene (z. B. Bäcker, Tierarzt)
- andere Atopien: Ekzem, allergische Rhinitis
- Medikamentüberempfindlichkeit

Röntgen
- Thorax
- evtl. Nasennebenhöhlen

Allergologische Untersuchungen
- Gesamt-IgE, spezifisches IgE
- Hauttest auf Typ-I-Reaktion

Lungenfunkion
- Volumina
- Flußwiderstände
- evtl. bronchiale Reaktivität, bronchiale Provokation
- zur differentialdiagnostischen Abklärung: Schweißtest, Immunglobuline (IgG-Subklassen)
- Bronchoskopie

keine Sofortreaktion vorausgeht. Bei Kindern unter 6 Jahren ist eine Hauttestung selten sinnvoll, da eine bereits bestehende bronchiale Sensibilisierung im Hauttest häufig nicht nachweisbar ist und da im Laufe der Zeit noch andere Sensibilisierungen hinzukommen können. Auch bei Kindern über 6 Jahre ist eine Hauttestung nur dann sinnvoll, wenn sie eine praktische Konsequenz, d. h. eine Hyposensibilisierungstherapie, nach sich zieht. Bei Kindern und Erwachsenen wird die Hauttestung zunächst mit Gruppen von Allergenen durchgeführt, die bei positivem Ausfall erst in einer weiteren Sitzung differenziert werden.

Bei Pollenallergien ist die Aussagefähigkeit des Hauttestes sehr gut. Die Übereinstimmung mit bronchialen Provokationstesten beträgt etwa 80%, so daß diese Diagnostik vor einer Hyposensibilisierung gegen Pollenallergene meist nicht erforderlich ist. Bei anderen Allergenen muß vor einer Hyposensibilisierung die klinische Aktualität eines Inhalationsallergens durch bronchiale Provokation bewiesen werden. Hierbei werden in aufsteigenden Konzentrationen die im Hauttest nachgewiesenen Allergene inhaliert, und dabei wird der Anstieg des thorakalen Gasvolumens bzw. des Atemwegswiderstandes gemessen. Allerdings ist auch dieser Test nicht absolut beweisend, da er einerseits im symptomfreien Intervall durchgeführt werden soll, da aber andererseits im Anschluß an Virusinfekte die bronchiale Reaktivität deutlich gesteigert ist und deshalb dann Reaktionen erfolgen können, die im symptomfreien Intervall nicht nachweisbar sind.

Therapie

Die Therapie des allergischen Bronchialasthmas besteht zunächst in der Allergensanierung. Diese ist im Falle von Tierkontakt in der Wohnung, Schimmelbefall und in gewissem Umfang bei Allergie gegen Hausstaubmilben möglich. Bei berufsbedingtem Asthma, wie dem Bäckerasthma, ist die Allergenkarenz nur durch Berufswechsel möglich. In den seltenen Fällen, in denen Asthma durch Nahrungsmittel ausgelöst wird, müssen die verursachenden Nahrungsmittel durch Hauttestung und orale Provokation identifiziert und eine entsprechende Diätberatung durchgeführt werden.

Beim allergischen Asthma wird seit über 80 Jahren versucht, durch eine Hyposensibilisierungsbehandlung die überschießende immunologische Reaktion zu unterdrücken. Das Prinzip dieser Behandlung besteht in der subkutanen Injektion steigender Konzentrationen desjenigen Allergens bzw. derjenigen Allergene, gegen die der Patient allergisch reagiert. Im Verlauf einer solchen Behandlung kommt es zunächst zu einem Anstieg, dann zu einem Abfall der spezifischen Antikörper des IgE-Isotyps. Gleichzeitig kommt es zu einem Anstieg von spezifischen Antikörpern des IgG_4-Isotyps. Ob diese Antikörper, die selbst zytophile Eigenschaften besitzen, tatsächlich blockierend wirken oder ob ihr Anstieg nur ein Epiphänomen darstellt, ist derzeit unklar. Überhaupt ist der Wirkungsmechanismus der Hyposensibilisierung bisher nicht geklärt. Neben der Theorie der blockierenden IgG_4-Antikörper wird die Stimulation von IgE-Suppressor-T-Zellen, die Induktion einer immunologischen Toleranz auf B-Zell-Ebene, die Hemmung von IgE-Helfer-T-Zellen, die Umwandlung von IgE-Helfer-T-Zellen in Killerzellen, die Stabilisierung der Mastzellen (Abnahme der Releasability) sowie die Bildung von antiidiotypischen Antikörpern diskutiert. Das Problem der Hyposensibilisierung beim Asthma wird deutlich, wenn man die Domäne dieser Therapie betrachtet, die immunologische Therapie der Bienengiftallergie. Dieses Gift besteht aus drei in reiner Form vorliegenden antigenen Proteinen sowie aus drei weiteren Peptiden, von denen eines antigene Eigenschaften besitzt. Entsprechend ist es möglich, reine und in ihren antigenen Eigenschaften gut charakterisierte Extrakte herzustellen. Die hohe Erfolgsquote der Bienengifthyposensibilisierung – nahezu jeder Patient kann erfolgreich behandelt werden – dürfte an der Reinheit des Extraktes liegen, möglicherweise aber auch damit zusammenhängen, daß eine Bienengiftallergie eine systemische Reaktion auf eine *parenterale* Giftapplikation ist und sich damit prinzipiell von der lokalen Reaktion der Nasen- oder Bronchialschleimhaut unterscheidet.

Die heute für die Hyposensibilisierung bei allergischer Rhinitis oder allergischem Asthma verwendeten Extrakte sind gegenüber früheren Jahren deutlich verbesert, aber keineswegs eine reine Konzentration von klinisch relevanten Allergenen. Sie enthalten sog. Majorallergene, Substanzen, auf die mehr als 50% der Allergiker reagieren, sowie Minorallergene, Substanzen, auf die höchstens 10% der sensibilisierten Patienten reagieren. Den Rest bilden die sog. Mediumallergene. Damit ent-

Tabelle 25.6 Wirkung wichtiger antiasthmatischer Substanzen

Medikament	Wirkung							
	Hemmung der Mediatorsynthese	Hemmung der Mediatorfreisetzung			Spasmolyse der Bronchialmuskulatur	Mukoziliare Clearance	Sofortreaktion	Spätreaktion
		Mastzellen	Eosinophile	Makrophagen				
β_2-Mimetika	–	+	–	–	+	+	+	+
Xanthinderivate	–	+	–	–	+	+	+	?
Dinatriumcromoglykat								
Nedocromil	–	+	+	+	–	–	+	+
Glucocorticoide	+	+	+	+	–	–	+	+

sprechen die Extrakte selbstverständlich nicht der individuellen Immunantwort des Allergikers, seinem „Allergoprint".

Eine Hyposensibilisierungstherapie ist wenig erfolgreich und deshalb nicht indiziert bei Allergien gegen Schimmelpilze und Tierhaare. Auch die Hyposensibilisierung gegen Hausstaubmilben ist nur mäßig erfolgreich. Die besten Erfolge werden dann erzielt, wenn eine Monoallergie oder eine Allergie gegen höchstens 4 verschiedene Pollenallergene vorliegt. Auch in solchen Fällen ist heute jedoch die Zurückhaltung gegenüber der Hyposensibilisierung beträchtlich. Sie stellt nach Meinung der meisten Pneumologen nicht die erste Maßnahme, sondern eher eine Begleitmaßnahme in einem umfassenden Therapiekonzept dar. Sie wird für Pollenallergien präsaisonal, d. h. in der Regel zwischen Oktober und Februar, durchgeführt, für eine Milbenallergie ganzjährig. Die Dauer einer Hyposensibilisierungstherapie beträgt in der Regel 3 Jahre.

Der wichtigste Bestandteil der Therapie des allergischen wie des intrinsischen Asthmas ist die medikamentöse Therapie. Die Wirkung der wichtigsten antiasthmatischen Substanzen ist in Tab. 25.6 aufgeführt. Zu ergänzen ist, daß die Herabsetzung der bronchialen Hyperreaktivität nur den Substanzen zugesprochen werden kann, die auch die allergische Spätreaktion beeinflussen, nämlich dem Dinatriumcromoglykat und seiner Nachfolgesubstanz, dem Nedocromil, sowie den inhalativen und systemischen Glucocorticoiden. Vor allem bei älteren Erwachsenen, aber auch bei Säuglingen und Kleinkindern spielen Anticholinergika eine zunehmend wichtige Rolle. Sie haben vor allem einen protektiven Effekt gegenüber Reflexbronchokonstriktionen. Daneben haben sie einen geringen mastzellprotektiven Effekt. Sie sind vor allem zusammen mit β-Adrenergika oder in Kombination mit oralen Theophyllin-retard-Präparaten nützlich. Antihistaminika spielen in der Asthmatherapie nur eine geringe Rolle. Antagonisten anderer Mediatoren, etwa des PAF oder der Leukotriene, befinden sich im Versuchsstadium. Ketotifen, das eine Wirkung auf die Mediatorfreisetzung sowie einen zusätzlichen Effekt auf die periphere Mediatorwirkung hat, scheint in seiner Effektivität bisher hinter der in Tab. 25.6 genannten Substanzen zu rangieren. Die Anwendung antiasthmatischer Medikamente erfolgt in der Regel nach einem Stufenplan, der sich nach der Schwere der Erkrankung richtet. Die Reihenfolge, in der die Medikamente eingesetzt werden, ist bei Kindern und Erwachsenen unterschiedlich und wird auch nach wie vor von Land zu Land bzw. von Klinik zu Klinik unterschiedlich gehandhabt. Ein Plan, wie er in Tab. 25.7 gezeigt wird, kann deshalb nur eine Orientierungshilfe sein, die für die Bedürfnisse des einzelnen Patienten variiert werden muß.

Allergische Alveolitis

Definition

Die allergische Alveolitis bezeichnet eine entzündliche Reaktion des Lungenparenchyms und der terminalen Bronchiolen, die durch lymphozytäre und granulomatöse interstitielle Infiltrate sowie durch alveoläre Zellansammlungen charakterisiert ist. Diese Reaktion ist häufig die Folge einer langanhaltenden Exposition gegenüber organischem Staub, in seltenen Fällen auch einfachen anorganischen oder organischen Chemikalien (4, 20).

Verlauf

Es gibt eine akute Verlaufsform, bei der die Symptome normalerweise 6–8 Stunden nach Antigenexposition auftreten, und eine chronische Verlaufsform, die sich vor allem bei ständiger Antigenexposition entwickelt.

Klinik

Patienten mit der akuten Form der Erkrankung leiden unter häufigen Anfällen von Atemnot, Fieber, Husten und allgemeinem Krankheitsgefühl. Bei der körperlichen Untersuchung finden sich Dyspnoe sowie feinblasige Rasselgeräusche. Dieser Auskultationsbefund kann jedoch gelegentlich fehlen. Die Röntgenaufnahme des Thorax zeigt diffuse, selten auch einseitige oder lokalisierte interstitielle alveoläre Infiltrate. Gelegentlich ist

Tabelle 25.7 Stufenplan zur Asthmabehandlung (aus Sheffer, A. L., et al.: Europ. resp. J. 6 [1992] 601)

leichtes Asthma	mäßiges Asthma	mäßiges Asthma	schweres Asthma	
β_2-Mimetikum bei Bedarf bis 3mal/Woche + β_2-Mimetikum – vor Anstrengung – vor Allergenkontakt	inhalatives Steroid – 200–500 µg/Tag – ggf. 400–800 µg/Tag (Kinder beginnen mit DNCG) + β_2-Mimetikum – bei Bedarf – bis 3–4mal/Tag	inhalatives Steroid – 800–1000 µg/Tag – bei mehr als 1000 µg/Tag nur unter Kontrolle + β_2-Mimetikum – bei Bedarf – bis 3–4mal/Tag + orales β_2-Mimetikum oder Theophyllin bei nächtlichem Asthma	inhalatives Steroid – 800–1000 µg/Tag – bei mehr als 1000 µg/Tag nur unter Kontrolle + orales Steroid täglich oder alternierend + β_2-Mimetikum – bei Bedarf – bis 3–4mal/Tag + orales β_2-Mimetikum oder Theophyllin bei nächtlichem Asthma	Bei Erreichen einer guten Kontrolle, auf welcher Stufe auch immer, sollte die Medikation wieder vorsichtig reduziert werden, bis Minimalbedarf definiert ist
PEF/FEV ≥ 80%	PEF/FEV ≥ 60–80% Varianz ≤ 20%	PEF/FEV ≥ 60–80% Varianz 20–30%	PEF/FEV ≤ 60%	

PEF = peak expiratory flow, FEV = forciertes Exspirationsvolumen, DNCG = Dinatriumcromoglykat.

das Röntgenbild normal. In der Lungenfunktion findet sich typischerweise eine restriktive Ventilationsstörung. Nur bei chronischen Fällen kann eine leichte obstruktive Ventilationsstörung auftreten. Die chronische Form der allergischen Alveolitis beginnt mit einer Beeinträchtigung des Allgemeinbefindens und einer verminderten Leistungsfähigkeit. Die körperliche Untersuchung ergibt eine Tachypnoe und häufig einen negativen Auskultationsbefund. Die Lungenfunktion zeigt eine restriktive Ventilationsstörung, eine verminderte Lungendehnbarkeit sowie eine Beeinträchtigung der CO-Diffusion.

Immunologische Diagnostik

Die akute Alveolitis ist laborchemisch von der akuten bakteriellen Pneumonie nicht zu unterscheiden. Es findet sich eine Leukozytose sowie eine Beschleunigung der Blutsenkung. Die Serumimmunglobuline sind bei dieser und besonders bei der chronischen Form erhöht, wobei diese Hypergammaglobulinämie entweder alle Immunglobulinklassen, mit Ausnahme des IgE, gelegentlich aber auch nur einzelne Klassen betrifft. Mit den modernen Antikörpernachweismethoden sind Antikörper des IgG-Isotyps bei allen Patienten zu finden. Sie zeigen jedoch nur die Exposition und beweisen nicht die Natur der Erkrankung, da sie bei nicht erkrankten exponierten Personen häufig auch nachweisbar sind. Der Beweis der Diagnose ist nur durch histologische Untersuchung von Lungengewebe zu erbringen, die bei typischer Klinik nicht notwendig ist. Die bronchoalveoläre Lavage ist dadurch charakterisiert, daß die darin enthaltenen Zellen zu über 50% aus Lymphozyten bestehen, wobei das Verhältnis Helfer- zu Suppressor-T-Zellen in der Regel weniger als 1 beträgt, im Gegensatz zu 5:1 oder höher bei der aktiven Sarkoidose. Die Histologie der allergischen Alveolitis ist durch interstitielle Infiltrate mit Vorherrschen von T-Lymphozyten und Makrophagen und der Entwicklung zu Granulomen sowie durch Ansammlungen mononukleärer Zellen in den Alveolen gekennzeichnet.

Die Differentialdiagnose der akuten allergischen Alveolitis umfaßt alle Formen der akuten infektiösen Pneumonie. Die chronische Form ist in erster Linie gegen die nichtallergische Form der interstitiellen Fibrose abzugrenzen.

Immunpathogenese

Die Pathogenese der allergischen Alveolitis ist nicht klar. Eine große Zahl von Erregern wie Aktinomyzeten und andere Bakterien, aber auch verschiedene organische Stäube, Proteine und einfache Chemikalien können die allergische Pneumonie auslösen (Tab. 25.8). Viele dieser Antigene haben die Wirkung eines Immunadjuvans auf die Antikörperproduktion oder zelluläre Reaktionen. Andere sind in der Lage, den alternativen Weg der Komplementkaskade zu aktivieren. Die früher postulierte Rolle der präzipitierenden Antikörper in der Auslösung einer Arthus-Reaktion ist unwahrscheinlich. Aufgrund klinischer Studien und der inzwischen vorhandenen Tiermodelle dürften zelluläre Reaktionen die wesentliche Rolle spielen.

Diese Annahme bezieht sich zum einen auf die Anwesenheit von Lymphozyten in den interstitiellen und alveolären Infiltraten, den hohen Anteil von T-Zellen in der bronchoalveolären Lavage und den Nachweis von antigenspezifischen T-Zellen im peripheren Blut und in der Lunge von Taubenzüchtern. Auch konnte die In-vi-

Tabelle 25.8 Ursachen der allergischen Alveolitis

Krankheit	Antigen	Herkunft der Partikel
Farmerlunge	thermophile Aktinomyzeten	modriges Heu, Korn, Silage
Vogelzüchterlunge	Proteine von Papagei, Taube, Huhn, Truthahn	Kot, Federn
Luftbefeuchter-, Air-conditioner-Lunge	Aureobasidium pullulans oder andere Mikroorganismen	kontaminiertes Wasser in den Systemen
Chemiearbeiterlunge	Isocyanate	Polyurethanschaum, Glasuren, Lack
Bagasosse	thermophile Aktinomyzeten	„modrige" Melasse
Malzarbeiterlunge	Aspergillus fumigatus oder Aspergillus clavatus	feuchte Gerste
Pilzarbeiterlunge	thermophile Aktinomyzeten u. a.	Pilzkompost
Holzarbeiterlunge	Holzstaub, Alternaria	Eiche, Zeder, Mahagonistäube, Nadelholzpulpe
Käsewäscherlunge	Penicillium casei	schimmeliger Käse
Saunalunge	Aureobasidiumarten, u. a.	kontaminiertes Saunawasser
Kaffeearbeiterlunge	Kaffeestaub	Kaffeebohnen
Müllerlunge	Sitophilus granarius	infiziertes Mehl
Fischmehlarbeiterlunge	Fischmehlstaub	Fischmehl
Pelzarbeiterlunge	Pelzstaub	Tierpelze
familiäre Alveolitis	Bacillus subtilis	kontaminierter Holzstaub in Wänden
Kompostlunge	Aspergillus	Kompost
Holzhackerkrankheit	Rhizopusarten, Mucorarten	kontaminierte Holzspäne
Reetdachkrankheit	Saccharomonospora viridis?	Reet
Streptomyces-albus-Alveolitis	Streptomyces albus	kontaminierte Düngemittel
Cephalosporium-Alveolitis	Cephalosporium	kontaminierte Keller (Abwässer)
Detergenzienarbeiterkrankheit	Bacillus-subtilis-Enzyme	Detergens
Tabakarbeiterkrankheit	Aspergillusarten	Schimmel auf Tabak
Weinbauernlunge	Botrytis cinerea	Schimmel auf Trauben
Laboralveolitis	Urin der männlichen Ratte	Laborratte
Waldläuferkrankheit	Penicilliumarten	Eiche, Ahorn

tro-Proliferation von T-Lymphozyten symptomatischer Taubenzüchter im Gegensatz zu nicht proliferierenden T-Lymphozyten bei nichtsymptomatischen Taubenzüchtern inzwischen demonstriert werden. Die Ursache für diese unterschiedliche Reaktivität und der Beweis ihrer pathogenetischen Bedeutung stehen jedoch nach wie vor aus. Typisch für die allergische Alveolitis ist in jedem Falle eine Umverteilung von T-Lymphozyten vom Blut in das Lungengewebe und eine Proliferation in situ, wobei im Gegensatz zur Sarkoidose die CD8$^+$-Zelle mit zytotoxischer Aktivität vorherrscht (22).

Therapie

Die Vermeidung des ursächlichen Antigens ist die wichtigste Voraussetzung für die Erholung des Patienten. Wenn diese Maßnahme nicht in einer raschen Remission aller Krankheitssymptome resultiert, sind Corticosteroide die Therapie der Wahl.

Idiopathische Lungenhämosiderose und Goodpasture-Syndrom

Die idiopathische Lungenhämosiderose ist als Erkrankung der Alveolarsepten mit wiederholten intraalveolären Blutungen und interstitiellen Hämosiderinablagerungen definiert. Die Ätiologie der Erkrankung ist unklar. Antikörper gegen Lungengewebe oder Immunkomplexe werden nicht nachgewiesen (6).

Klinik

Der akute Schub ist durch Dyspnoe, bei älteren Kindern und Erwachsenen häufig kombiniert mit einer Hämoptoe, charakterisiert. Auskultatorisch finden sich fein- bis mittelblasige Rasselgeräusche, laborchemisch eine ausgeprägte hypochrome Anämie, eine Eosinophilie bis zu 30% und gelegentlich eine Thrombozytopenie. Die Blutsenkung ist normal. Das Thoraxröntgenbild zeigt fleckförmige Verdichtungen, die wieder verschwinden können, bei wiederholten Attacken jedoch in chronische mikronoduläre oder schmetterlingsförmig peripher angeordnete Verdichtungen übergehen können.

Tabelle 25.9 Chronische interstitielle Lungenerkrankungen

Allergische Alveolitis

Schädigung des Lungenparenchyms
- infolge immunologischer Reaktionen (z. B. Medikamente, Quarzstaub, Asbest)
- ohne immunologische Reaktionen (z. B. Strahlenschäden, O_2-Schäden)

Bei systemischen Erkrankungen
- systemischer Lupus erythematodes
- Sklerodermie
- Dermatomyositis
- rheumatoide Arthritis
- Wegener Granulomatose
- Periarteriitis nodosa
- Sarkoidose
- Histiozytose X
- Neurofibromatose
- Speicherkrankheiten
- Hämoblastose

Spezielle Erkrankungen des Parenchyms mit unbekannter Ätiologie
- desquamative interstitielle Pneumonie Liebow
- idiopathische Lungenhämosiderose
- Mikrolithiasis
- Alveolarproteinose

Idiopathische diffuse Lungenfibrose

Verlauf

Neben der bei Erwachsenen und Kindern häufigeren idiopathischen Form ohne nachweisbare Immunreaktionen gibt es vor allem bei Kleinkindern eine Form, die durch das Vorhandensein hoher Konzentrationen von Antikörpern gegen Milchprotein charakterisiert ist. Die Entfernung der Milch aus der Nahrung der Patienten führt zu einer Heilung. Die von Heiner seinerzeit beschriebenen Kinder litten alle unter rezidivierenden Aspirationen, so daß möglicherweise eine lokale Arthus-Reaktion die Erklärung für die Krankheit bietet.

Von den genannten Formen der Lungenhämosiderose muß das Goodpasture-Syndrom abgegrenzt werden. Dieser Begriff wurde ursprünglich für die Kombination Glomerulonephritis – Lungenblutung verwandt, ohne daß die immunologische Ursache bekannt war. Inzwischen ist die Kombination Glomerulonephritis – Lungenblutung sowohl im Rahmen systemischer Vaskulitiden, im Zusammenhang mit isolierter Immunkomplexablagerung in Lungen und Nieren als auch als Folge von Antibasalmembran-Antikörpern beschrieben worden. Der Begriff des Goodpasture-Syndroms wird heute jedoch auf Patienten beschränkt, bei denen Antikörper gegen Basalmembranen der Alveolarsepten und der Glomerulusmembran nachweisbar sind. Das Symptom tritt bevorzugt beim männlichen Geschlecht auf. Hämoptyse, röntgenologischer Nachweis von Lungenblutungen, eine rasch progrediente Glomerulonephritis und eine Eisenmangelanämie charakterisieren das klinische Bild. Die Therapie besteht in der Gabe von Steroiden, kann aber das Fortschreiten der Erkrankung nicht sicher verhindern. In manchen Fällen soll die bilaterale Nephrektomie einen Stillstand der Lungenblutungen gebracht haben. Andere Autoren haben positive Erfahrungen mit Plasmapherese gemacht.

Interstitielle Erkrankungen der Lunge

Ätiologie

Interstitielle Lungenerkrankungen können als akute Pneumonien durch bekannte Erreger hervorgerufen werden. Sie können jedoch auch eine immunologische oder toxische Reaktion auf exogene Schädigung darstellen. Interstitielle Erkrankungen unbekannter Ursache finden sich im Rahmen diverser systemischer Erkrankungen oder als primäre Lungenerkrankungen unbekannter Genese. Eine Übersicht über diese Gruppe von Erkrankungen ist in Tab. 25.9 gegeben.

Idiopathische diffuse Lungenfibrose

Definition

Diese Erkrankung ist eine chronische entzündliche Lungenerkrankung, die vorwiegend das Interstitium betrifft, gelegentlich jedoch auch eine Alveolarzellproliferation oder eine Schädigung im Bereich der Bronchiolen aufweist. Die Erkrankung endet nach Monaten bis Jahren meist tödlich. Synonyme sind chronische interstitielle Pneumonie, fibrosierende Alveolitis, intrinsische Alveolitis, kryptogene Pneumonitis und im fortgeschrittenen Stadium kryptogene diffuse Lungenfibrose bzw. Hamman-Rich-Syndrom. Der Ausschluß bekannter Ursachen einer Lungenfibrose sowie doppelseitige persistierende Röntgenveränderungen sind Vorbedingungen der Diagnose.

Klinik

Die Klinik ähnelt der chronischen Form der allergischen Alveolitis. Die Krankheit beginnt schleichend mit Husten, verminderter Belastbarkeit und Gewichtsverlust. In fortgeschrittenen Stadien entwickeln sich eine Zyanose und Trommelschlegelfinger. Aufgrund der verminderten Lungendehnbarkeit wird die Atmung schnell und flach. Auskultatorisch finden sich feinblasige Rasselgeräusche. Es entsteht eine pulmonale Hypertonie mit Rechtsherzbelastung.

Immunologische Diagnostik

Die Krankheit ist durch eine Vermehrung von IgG, IgA und IgM, nicht jedoch IgE charakterisiert. Bei 40–50% der erwachsenen Patienten sind antinukleäre Antikörper, bei 30% auch Rheumafaktoren nachweisbar.

Immunpathogenese

Die Genese der Erkrankung ist nach wie vor unbekannt. Histologisch finden sich vor allem mononukleäre Zellen,

Monozyten, Lymphozyten und Plasmazellen. Mit fortschreitender Erkrankung werden die Entzündungszellen durch fibrotischen Umbau ersetzt. Die Alveolararchitektur wird zerstört. Es entstehen fibrotische Bezirke und zystische Strukturen, die im Röntgenbild an Honigwaben erinnern.

Solange noch entzündliche Veränderungen nachweisbar sind, führt eine Therapie mit Steroiden in etwa 20% der Fälle zu Rückgang oder lang dauerndem Stillstand. Eine zusätzliche Gabe von Azathioprin scheint eine erheblich höhere Erfolgsquote aufzuweisen (1, 18).

■ Pulmonale Beteiligung bei rheumatischen Erkrankungen

Im Rahmen rheumatischer Erkrankungen kann die Lunge in verschiedener Weise beteiligt sein. Pleuritiden, Vaskulitiden, interstitielle und alveoläre Infiltrate kommen gleichermaßen vor. In vielen Fällen tritt die pulmonale Beteiligung hinter anderen, schwerwiegenderen Symptomen zurück. In anderen Fällen, etwa bei der rheumatischen Pneumonie, kann sie über das Schicksal des Patienten bestimmen. Ein Überblick über die Beteiligung der Lunge bei rheumatischen Erkrankungen ist in Tab. 25.**10** gegeben.

■ Eosinophiles Infiltrat

Dieser Terminus bezeichnet die Kombination einer Bluteosinophilie von mehr als 500 Eosinophilen/µm mit dem Vorhandensein von alveolären oder interstitiellen Lungeninfiltraten. Diese Erkrankung kann leicht verlaufen und nach wenigen Wochen vorüber sein. Chronische eosinophile Infiltrate werden vor allem bei Parasiten und Pilzinfektionen wie der bronchopulmonalen Aspergillose, aber auch bei bakteriellen Infektionen und durch Chemikalien ausgelöst gesehen. Bei der sog. idiopathischen pulmonalen Eosinophilie sind die Patienten sehr krank, zeigen Gewichtsverlust und haben hohes Fieber. Die Blutsenkung ist stark beschleunigt. Es findet sich eine Leukozytose mit Eosinophilie. Die häufigsten Ursachen eosinophiler Infiltrate sind in Tab. 25.**11** aufgeführt.

■ Sarkoidose

Definition

Die Sarkoidose ist eine Systemerkrankung unklarer Ursache. Sie ist durch eine granulomatöse epitheloidzellige Entzündung gekennzeichnet, die sich von Tuberkeln durch fehlende oder geringe Nekrose unterscheidet. Die Krankheit kann fast alle Organe befallen, findet sich aber am häufigsten in der Lunge.

Ätiologie und Immunpathogenese

Die Ätiologie der Sarkoidose ist ungeklärt. Wegen der histologischen Ähnlichkeit mit der Tuberkulose wurde sie lange Zeit als besondere Verlaufsform dieser Infektion

Tabelle 25.**10** Pulmonale Beteiligung bei rheumatischen Erkrankungen

1. rheumatoide Arthritis
   Pleuritis exsudativa
   interstitielle Pneumonie
   intrapulmonale nekrotische Knoten
   chronische Bronchitis
   rezidivierende Pneumonie
   Bronchiektasie
2. rheumatisches Fieber
   Pneumonie (Vaskulitis, interstitielle und alveoläre Infiltrate)
3. systemische progressive Sklerose
   interstitielle Infiltrate
   Atelektasen
   Aspirationspneumonie
4. Sjögren-Syndrom
   chronischer Reizhusten
   rezidivierende Pneumonien
5. systemische Vaskulitiden
   Panarteriitis nodosa (P. N.):
   – Bronchialobstruktion
   – interstitielle und alveoläre Infiltrate
   allergische Vaskulitis: wie P. N.
   allergisch-granulomatöse Angiitis
   (Churg-Strauss): wie P. N.
   Wegener-Granulomatose:
   Rundherde mit und ohne Zerfall, diffuse Granulomatose
6. systemischer Lupus erythematodes
   Pleuritis exsudativa
   interstitielle Pneumonie/Fibrose
   Atelektasen
   Hämorrhagie mit Hämoptoe
   Pneumonie
7. Dermatomyositis
   interstitielle Pneumonie/Fibrose
   respiratorisches Versagen und Aspirationspneumonie durch Muskelschwäche
8. Sharp-Syndrom
   (mixed connective tissue disease)
   Pleuritis exsudativa

angesehen. Diese Theorie wurde jedoch nie bestätigt. Es ist nach wie vor wahrscheinlich, daß die Sarkoidose eine immunologische Reaktion auf ein infektiöses Agens darstellt, ohne daß dieses bisher aber identifiziert wäre.

Eine seit langem bekannte Besonderheit der Sarkoidose ist die Abschwächung oder das Verschwinden einer Tuberkulinsensitivität nach früherer tuberkulöser Infektion. Auch eine BCG-Impfung führt selbst nach Ausheilung einer Sarkoidose für höchstens 3 Monate zu einer positiven Tuberkulinreaktion.

Typisch für die Sarkoidose ist eine Umverteilung von T-Lymphozyten vom Blut in das Lungengewebe und eine Proliferation in situ, wobei im Gegensatz zur allergischen Alveolitis die $CD4^+$-Zelle mit Helferaktivität vorherrscht. Einiges spricht dafür, daß diese Zelle über α/β-Rezeptoren wiederholt stimuliert werden (21).

Tabelle 25.11 Ursachen eosinophiler Infiltrate

Bakterien
- Tuberkulose
- Brucellose

Pilze
- Aspergillus
- Histoplasma
- Coccidioides

Parasiten
- Ascaris
- Toxocara
- Filarien
- Schistosoma
- Ancylostoma
- Strongyloides
- fraglich: Trichinella, Trichuris, Entamoeba

Chemikalien
- Nitrofurantoin
- PAS
- Penicillin
- Sulfamethoxin
- Mephenesincarbamat
- Chlorpropamide
- Ethiodol
- Nickelcarbonyl

Malignome
- maligne Lymphome
- Alveolarzellkarzinom
- Lymphangiosis carcinomatosa u. a.

Krytogen
z. B. Sarkoidose

Die Bronchiallavage bei Patienten mit Lungensarkoidose zeichnet sich entsprechend durch eine hohe Zahl von Lymphozyten aus, die sich häufig um 50% der Gesamtzahl bewegt und mit einem Verhältnis von $CD4^+$- zu $CD8^+$-Zellen von 5:1 oder mehr einhergeht. Im Bereich des Lungenparenchyms beginnt die Erkrankung mit einer Infiltration der Alveolen durch $CD4^+$-Lymphozyten. Diese Zellen zeigen eine spontane Freisetzung von IL-2, IFN-γ und monozytenchemotaktischem Faktor. Diese Mediatoren aktivieren möglicherweise alveoläre Makrophagen und leiten dadurch die Bildung von Granulomen ein. Eine interessante Beobachtung betrifft die Zusammensetzung der Makrophagenpopulation in der bronchoalveolären Lavage (BAL) von Sarkoidosepatienten. Sie haben einen höheren Anteil von dendritischen (RF_{d1}-positiven Zellen) im Vergleich zu reifen Makrophagen (RF_{d7}-positiven Zellen). Es konnte gezeigt werden, daß BAL-Lymphozyten von Sarkoidosepatienten sich funktionell von normalen unterscheiden, indem sie autologe gemischte Lymphozytkulturen sehr viel stärker supprimieren als BAL-Lymphozyten normaler Freiwilliger. Alveoläre Makrophagen könnten deshalb eine wichtige Rolle in der Pathogenese der Sarkoidose spielen (25).

Klinik

Die Sarkoidose tritt in einer relativ seltenen akuten Verlaufsform auf sowie in einer häufigeren chronischen Form. Die akute Form, auch als Löfgren-Syndrom bezeichnet, hat als Leitsymptome das Erythema nodosum, Polyarthralgien sowie eine Vergrößerung hilärer und paratrachealer Lymphknoten. Die chronische Form beginnt schleichend, zunächst mit uncharakteristischen Beschwerden wie Müdigkeit, Appetitverlust, Gewichtsabnahme, Schweißneigung und abdominelle Beschwerden. Später tritt ein chronischer therapieresistenter Husten sowie zunehmende Atemnot und Brustschmerzen auf. Verschiedene Hauterscheinungen, von denen das Erythema nodosum die häufigste ist, sowie ein Befall fast aller Organsysteme können hinzukommen. Die Lungensarkoidose wird in drei Hauptstadien eingeteilt:

- *Stadium I:* hiläre Lymphadenopathie ohne Beteiligung der Lunge.
- *Stadium II:*
    a) retrikuläre Form: Granulombildungen im peribronchialen, perivasalen und subpleuralen Interstitium,
    b) diffuse Herdbildungen in der Lunge,
    c) und d) Kombination von interstitiellen Infiltrationen mit hämatogen-miliarer Herdbildung.
- *Stadium III:*
    a) größere Einzelherde
    b) narbige Umwandlung von infiltrativen und proliferativen Vorgängen.

Die Stadien I und II a und II b können mit und ohne Therapie ausheilen. Dies betrifft 80% der Patienten. Die restlichen 20% sterben an einer respiratorischen Insuffizienz.

Diagnostik

Die sog. Kveim-Reaktion ist in 80% der Fälle positiv. Es handelt sich dabei um eine Granulombildung nach intrakutaner Applikation eines aus Granulomen gewonnenen Extraktes.

Die Diagnose der Lungensarkoidose erfolgt jedoch in der Regel durch eine Biopsie der Bronchialschleimhaut, in der sich häufig typische Veränderungen finden, oder durch eine transbronchiale Lungenbiopsie.

Es findet sich meist eine polyklonale Vermehrung von IgG, IgA und IgM sowie eine Hyperkalzämie und Hyperkalzurie. Hilfreich ist weiterhin der Befund einer Erhöhung des Angiotensin converting enzyme.

Therapie

Die Veränderungen der Sarkoidose sind durch Corticosteroide symptomatisch zu behandeln. Eine solche Therapie ist bei Veränderungen an den Augen, am Gehirn oder am Herzen indiziert. Bei leichten Verlaufsformen ist es wahrscheinlich besser, den Verlauf der Erkrankung abzuwarten, da es häufig zu Spontanremissionen kommt (25).

Pneumokoniosen

Berufsbedingter Kontakt mit anorganischem Staub kann zu granulomatösen und interstitiellen fibrösen Veränderungen der Lunge führen. Asbeststaub, Quarzstaub, Kaolin, Talg, Kohle, Beryllium und Hartmetalle wie Chrom oder Vanadium sind die häufigsten Ursachen solcher chronischer Lungenerkrankungen. Der immunologische Mechanismus, der zu den bekannten Lungenveränderungen führt, ist bisher nur teilweise geklärt. Bei der Phagozytose der Asbestfiber wird die Membran des Makrophagen möglicherweise so geschädigt, daß lysosomale Enzyme frei werden und das Lungenparenchym schädigen. Im Röntgenbild finden sich symmetrische interstitielle noduläre und retikuläre Verschattungen. Die Diagnose wird bioptisch gestellt (27).

Ausblick

Bis vor wenigen Jahrzehnten bildeten Patienten mit Tuberkulose und anderen schweren bakteriellen Pneumonien den größten Anteil der Patienten eines pneumologisch tätigen Arztes. Vor allem virale und mykotische Pneumonien sind auch heute noch ein schwieriges Problem bei Patienten mit kongenitalen Immunmangelsyndromen, bei HIV-Infektionen und bei Patienten unter immunsuppressiver Therapie. Insgesamt sind diese Krankheiten jedoch selten geworden und in ihrer Pathophysiologie weitgehend geklärt.

Die derzeit wohl bekannteste Gruppe von Krankheiten im Bereich der Lunge stellen die obstruktiven Erkrankungen der Atemwege dar. Die Signifikanz der Allergie in der Genese dieser Erkrankungen ist seit langer Zeit bekannt. Durch die Entwicklung moderner immunologischer, biochemischer und molekularbiologischer Methoden ist es jedoch erst vor wenigen Jahren gelungen, die Rolle des IgE und der Produkte der Mastzelle sowie der anderen mediatorproduzierenden Zellen im Ablauf der allergischen Reaktion zu definieren. Die Bedingungen, die zur Entwicklung einer überschießenden IgE-Produktion und zu den daraus resultierenden klinischen Erscheinungen führen, sind bisher jedoch kaum bekannt. Steht ein kindlicher Infekt am Beginn eines Bronchialasthmas? Ist eine besondere Allergenpräsentation oder -menge erforderlich? Was ist das Substrat der genetischen Disposition? Ebenso ist der relative Beitrag einzelner mediatorproduzierender Zellen und deren Regulation während der Krankheitsauslösung noch weitgehend im dunkeln. Mit dem Ziel eines besseren pathophysiologischen Verständnisses, der Prävention allergischer Erkrankungen und der Entwicklung besserer therapeutischer Möglichkeiten muß es deshalb die Aufgabe der kommenden Jahre sein, die Entstehung und die Regulation der allergischen Reaktion weiter zu klären. Hierzu gehören u. a. die Regulation der Mastzellreifung und ihrer Mediatorproduktion sowie ein besseres Verständnis der übrigen Komponenten des lokalen pulmonalen Immunsystems.

Vor allem im Bereich der inneren Medizin spielen interstitielle Lungenerkrankungen eine wichtige Rolle. Während die Immunpathogenese der allergischen Alveolitis in naher Zukunft verstanden werden dürfte, gibt es für die Aufklärung der idiopathischen Lungenfibrose und der zahlreichen Formen ätiologisch definierter interstitieller Pneumonien nur wenig Forschungsansätze. Hier wird vor allem zu klären sein, auf welche Zellen die verursachenden Stoffe, wie organische oder anorganische Stäube, Medikamente oder sonstige Chemikalien, primär wirken und welche Sequenz immunologischer Ereignisse darauf folgt. Wie gelangen die schädigenden Stoffe in die Lunge, und wo werden sie deponiert? Wirken sie über eine Aktivierung von Monozyten, Epithelzellen oder Neutrophilen? Wie ist der Zusammenhang zwischen Epithelzelluntergang und interstitieller Fibrose? Produzieren Epithelzellen ihre eigenen Entzündungsmediatoren?

Die Lunge gehört zu den am häufigsten erkrankten Organen des Körpers. Sie ist gleichzeitig aber auch diagnostischen Maßnahmen besonders zugänglich. Beide Faktoren lassen hoffen, daß die Erforschung der Erkrankungen dieses Organs in den nächsten Jahren große Fortschritte erleben wird.

Literatur

1 28th Annual Aspen Lung Conference: Interstitial lung diseases. Chest 89, Suppl. 3 (1986) 1975–1985
2 Arm, J. P., T. H. Lee: The pathophysiology of bronchial asthma. Advanc. Immunol. 51 (1992) 323–382
3 Barnes, P. J.: Neural mechanisms in asthma. Brit. med. Bull. 48 (1992) 149–68
4 Bernstein, D. I.: Guidelines for the diagnosis and evaluation of occupational lung disease. J. Allergy 84 (1989) 791–844
5 Björkstén, B.: Die Bedeutung von Genetik und Umwelt bei der Entstehung atopischer Erkrankungen. In Wahn, Seger, Wahn: Pädiatrische Allergologie und Immunologie. Fischer, Stuttgart 1987 (S. 31–39)
6 Cutz, E.: Idiopathic pulmonary hemosiderosis and related disorders in infancy and childhood. Perspect. pediat. Pathol. 11 (1987) 47
7 Dowse, G. U., K. J. Turner, G. A. Stewart, M. P. Alpers, A. J. Woolcock: The association between Dermatophagoides mites and the increasing prevalence of asthma in village communities within the papua New Guinea highlands. J. Allergy 75 (1985) 75–83
8 Ferreira, A., M. C. Garcia Rodriquez, G. Fontan: Follow-up of anti-IgA antibodies in primary immune deficient patients treated with gammaglobulin. Vox Sang. 56 (4) (1989) 218–222
9 Filep, J. G.: Endothelin peptides: biological actions and pathophysiological significance in the lung. Life Sci. 52 (1993) 119–133
10 Hanson, L. A., T. Söderström, V. A. Oxelius: Immunoglobulin subclass deficiencies. Karger, Basel 1986
11 Henderson, W. R.: Lipid-derived and other chemical mediators of inflammation in the lung. J. Allergy 79 (1987) 543–553
12 Kaltreider, H. B.: Local immunity. In Bienenstock, J.: Immunology of the Lung and the Upper Respiratory Tract. McGraw-Hill, New York 1984 (pp. 191–215)
13 Krug, N., U. Schauer, T. O. F. Wagner, L. Fabel: Ist Asthma eine Erkrankung der T-Helfer-Lymphozyten (TH2-Zellen)? Med. Klin. 88 (1993) 377–380
14 Liese, J. G., U. Wintergerst, K. D. Tymper, H. H. Belohradsky: High- vs low-dose immunoglobulin therapy in the long-term treatment of X-linked agammaglobulinemia. Amer. J. Dis. Child. 146 (1992) 335–339
15 Marsh, D. G., J. D. Neely, D. R. Breazeale et al.: Linkage analysis of IL4 and other chromosome 5q31.1 markers and total serum immunglobulin E concentrations. Science 264 (1994) 1152–1156
16 Montefort, S., S. T. Holgate, P. H. Howarth: Leucocyte endothelial molecules and their role in bronchial asthma and allergic rhinitis. Europ.resp. J. 6 (1993) 1044–1054
17 Price, J. E., E. N. Hey, J. F. Soothill: Antigen provocation of the skin, nose and lung in children with asthma, immediate and dual hypersensitivity reactions. Clin. exp. Immunol. 47 (1982) 587–594
18 Raghn, G.: Idiopathic pulmonary fibrosis. A rational clinical approach. Chest 92 (1987) 148

19 Rieger, C. H. L., A. Banzhoff, H. Renz, W. Schuy, S. Petzoldt, A. Eckardt, H. Prinz, K. D. Schultz: Secretory antibodies to cow's milk proteins and to respiratory syncytial virus. Advanc. exp. Med. Biol. 310 (1991) 397–403
20 Salvaggio, J. E.: Hypersensitivity pneumonitis. J. Allergy 79 (1987) 558–571
21 Semenzato, G., R. Zambello, L. Trentin, C. Agostini: Cellular immunity in sarcoidosis and hypersensitivity pneumonitis. Chest 103 (1993) 139–143
22 Sheffer, A. L., J. Bousquet, W. W. Busse, T. J. H. Clark, R. Dahl, D. Evans, L. M. Fabbri, F. E. Hargreave, S. T. Holgate, H. Magnussen, M. R. Patridge, R. Pauwels, R. Rodriguez-Roisin, A. Rubinfeld, M. R. Sotes, M. R. Sears, A. Szczeklik, J. Warner: International consensus report on diagnosis and treatment of asthma. Europ. resp. J. 6 (1992) 601–641
23 Strober, W., D. Jacobs: Cellular differentiation, migration and function in the mucosal immune system. Advanc. Host Def. Mech. 4 (1985) 1–30
24 Thiel, U.: Häufigkeit von Sofort- und Spätreaktionen bei inhalativen Antigen-Provokationsproben mit ubiquitären Inhalationsallergenen. Immunobiology, Suppl. 2 (1977) 139–143
25 Thomas, P. D., G. W. Hunninghake: Current concepts of the pathogeneses of sarcoidosis. Amer. Rev. resp. Dis. 135 (1987) 747–754
26 Tschernig, T., W. J. Kleemann, R. Pabst: Bronchus-associated lymphoid tissue (BALT) in the lungs of children who had dies from sudden infant death syndrome and other causes. Thorax 50 (1995) 658–660
27 Zeiss, C. R.: Occupational lung disease induced by reactive chemicals. Clin. Rev. Allergy 3 (1985) 217–226

26 Haut

J. Knop und A. Enk

■ Einleitung

Die Haut ist in ganz besonderer Weise mit dem Immunsystem verknüpft. Nach außen bildet sie eine Barriere gegen unerwünschte Keime; diese Barriere besteht nicht nur aus einem mechanischen oder unspezifischen antimikrobiellen Schutz (z. B. durch bestimmte Säuren wie die Undecylensäure, die bakteriostatisch oder bakterizid sein kann), sondern aus einer Immunabwehr, die besondere „hauteigene" Elemente besitzt. Hierüber wird in diesem Kapitel zu sprechen sein. Darüber hinaus wird die Haut für den Organismus oft zum Schaufenster seiner immunologischen Reaktivität. Physiologische und pathologische Überempfindlichkeitsreaktionen wie zum Beispiel die entzündliche Reaktion auf sog. Recall-Antigene bei sensibilisierten Individuen, juckende Quaddeln und purpurische Ausschläge nach Medikamenteneinnahme oder Exantheme im Generalisationsstadium der Syphilis lassen sich auf der Haut spezifisch auslösen und nachweisen oder zeigen sich spontan. Die Erkrankungen des allergischen Formenkreises werden in einem Abschnitt dieses Kapitels besprochen.

Die Haut wie auch andere Organe können an organspezifischen Autoimmunkrankheiten (hierzu gehört z. B. der Pemphigus vulgaris) erkranken. Zudem ist sie mitbeteiligt bei vielen systemischen Autoimmunkrankheiten bzw. Krankheiten des kollagen-vaskulären Formenkreises. Häufig ist die Haut das Organ der Erstmanifestation dieser Krankheiten. Auf diese letzteren Erkrankungen soll in diesem Kapitel nicht eingegangen werden, zumal sie in anderen Kapiteln bereits abgehandelt werden.

Etwa 70% der Hautkrankheiten sind entzündlicher Natur; bei einigen dieser Krankheiten ist die Beteiligung des Immunsystems an ihrer Ätiopathogenese als gesichert oder zumindest als sehr wahrscheinlich anzusehen. Darüber hinaus gibt es Hautkrankheiten (z. B. Psoriasis vulgaris oder der Lichen ruber planus), für die eine immunologische Ätiopathogenese vermutet wird. Schon aus Gründen der Praktikabilität sollen in diesem Beitrag nur diejenigen Hautkrankheiten abgehandelt werden, die immunologisch inzwischen so weit geklärt sind, daß sie als Prototypen klinisch-immunologischer Reaktivität gelten können. Wegen des begrenzten Umfanges dieses Beitrages können diese Krankheiten auch nur in aller Kürze mit der daraus resultierenden Unvollständigkeit beschrieben werden. Die Infektionskrankheiten der Haut und die Symptome der primären und sekundären Immundefekte auf der Haut werden ebenfalls nicht abgehandelt. Schließlich müssen auch die Lymphome der Haut (und hier besonders das kutane T-Zell-Lymphom) sowie eine Reihe seltener Dermatosen, die gehäuft im Zusammenhang mit monoklonalen Gammopathien beobachtet werden, unerwähnt bleiben.

■ Immunsystem der Haut

■ Überblick

In der neueren Literatur wird die Haut als essentieller Bestandteil des körpereigenen Immunsystems angesehen, was schließlich zur Prägung des Begriffs „skin-associated lymphoid tissue" (SALT) durch Streilein führte (22). Der Begriff SALT steht dabei für das aus epidermalen Langerhans-Zellen als auf Antigenpräsentation spezialisierten dendritischen Zellen, aus Keratinozyten als potenten Produzenten von Zytokinen und anderen Mediatoren, aus besonderen dendritischen epidermalen T-Zellen und aus epidermotropen, rezirkulierenden T-Lymphozyten bestehende Immunorgan und beschreibt gleichzeitig die Verknüpfung des lymphozytären Systems in Blut und Lymphe mit dem „Immunvorposten" Haut (2).

■ Immunologisch aktive Zellen

In Tab. 26.1 sind die immunologisch relevanten Zellen der normalen Epidermis aufgeführt: diese sind der Keratinozyt, die Langerhans-Zelle, die Thy-1-positive dendritische Zelle (nur bei der Maus) und in sehr geringer Zahl die T-Lymphozyten.

Langerhans-Zellen (Abb. 26.1; Farbtafel VIII) sind dendritische Zellen, die aus dem Knochenmark stammen und im wesentlichen in geschichtetem Plattenepithel, jedoch auch in mesodermalem Gewebe, wie Dermis, Thymus und Lymphknoten, gefunden werden (19). Ursprünglich wurde diese Zelle von Langerhans beschrieben und dem Nervensystem der Haut zugeordnet. Heute wissen wir, daß diese Zelle (neben möglicherweise anderen Funktionen) eine antigenpräsentierende Aufgabe hat. Ihr wesentliches Charakteristikum sind im Elektronenmikroskop identifizierbare trilaminäre prismatische Organellen, die sog. Birbeck-Granula. Durch den Nachweis von Birbeck-Granula konnte gezeigt werden, daß das zelluläre Infiltrat der Histiozytose X zu einem überwiegenden Anteil aus Langerhans-Zellen besteht. Langerhans-Zellen tragen konstitutiv auf ihrer Oberfläche Ia-(HLA-DR-)Antigene. Zudem tragen sie das CD1-Antigen und können unter bestimmten Umständen, insbesondere bei Anwesenheit eines entzündlichen Infiltrates, das CD4-Antigen exprimieren. Darüber hinaus tragen sie Fc-Rezeptoren für IgG, C3 sowie Rezeptoren für IL-1 und IL-2 auf ihrer Oberfläche. Histochemisch

Tabelle 26.1 Immunologisch relevante Zellen in normaler Epidermis

Zellen	Zelluläre Marker	Funktion
Keratinozyt	HLA-A, -B, -C Thy-1$^+$	Sekretion immunologischer und entzündlicher Mediatoren
Langerhans-Zelle	HLA-DR$^+$, CD1$^+$, CD4$^+$, Fc-Rezeptor, Lyb5$^+$, ATPase, F4/80$^+$, C3-Rezeptor, S100, IL-1R$^+$, Tac$^+$ (IL-2R), GM-CSFR$^+$, Fc$_\epsilon$RI, CD23$^+$, HSA$^+$, CD80/CD86$^+$, E-Cadherin$^+$, CD54$^+$	Antigenpräsentation Induktion primärer Immunantworten
dendritische Thy-1$^+$-T-Zelle (Maus)	Thy-1$^+$, Asialo-GM1$^+$, γ-, δ-Kette des T-Zell-Rezeptors	NK-Aktivität? Evtl. Proliferation auf „Heat-shock"-Proteine
Lymphozyten (in normaler Epidermis nur sehr wenige)	CD8$^+$ (wenige CD4$^+$/4B4$^+$)	Suppressor/Helfer-Inducer

lassen sie sich verläßlich durch eine membrangebundene, formalinresistente und sulfhydrylabhängige Adenosintriphosphatase (ATPase) nachweisen (19). Die wesentliche Aufgabe der Langerhans-Zelle ist offensichtlich die der Antigenpräsentation. Für diese Aufgabe ist die Langerhans-Zelle wegen ihrer Zugehörigkeit zur Klasse der dendritischen Zellen besonders ausgerüstet. Dendritische Zellen besitzen als einzige Körperzellen die Fähigkeit, primäre Immunantworten auszulösen (19). Zu diesem Zweck tragen sie auf ihrer Oberfläche neben MHC-Klasse-II-Molekülen verschiedene „kostimulatorische" Moleküle wie die Adhäsionsmoleküle ICAM-1 und Mac-1 (CD11b, F4/80) sowie CD80/CD86 und HSA (heat-stable antigen). Ohne diese kostimulatorischen Moleküle ist keine Induktion einer T-Zell-Antwort möglich; eine Antigenpräsentation auf MHC-Klasse-II-Molekülen in Abwesenheit von Kostimulatoren bewirkt vielmehr die Induktion einer Toleranz. Die Vielfalt und Dichte dieser Kostimulatoren ist auf dendritischen Zellen so hoch wie auf keiner anderen Körperzelle und verdeutlicht deren hochspezialisierte Funktion als APC. Langerhans-Zellen können ebenso effizient wie andere dendritische Zellen lösliche Proteinantigene oder einfache chemische Haptene T-Lymphozyten präsentieren, eine allogene und syngene T-Zell-Proliferation induzieren oder T$_H$2-restringierte zytotoxische T-Lymphozyten aktivieren. Es ist daher anzunehmen, daß Langerhans-Zellen durch Präsentation von viralen, mikrobiellen oder tumorassoziierten Antigenen eine wichtige Rolle bei der Elimination von malignen Epidermalzellklonen und pathogenen Erregern spielen. Darüber hinaus sind Langerhans-Zellen für die Induktion eines allergischen Kontaktekzems verantwortlich, spielen eine wesentliche Rolle bei der epidermalen Allosensibilisierung (Transplantatabstoßung) und sind möglicherweise an der Ätiopathogenese einiger Hautkrankheiten (z. B. atopische Dermatitis, kutanes T-Zell-Lymphom, erworbenes Immundefektsyndrom) beteiligt.

Kürzlich wurde ferner gezeigt, daß Langerhans-Zellen drei verschiedene Arten von IgE-bindenden Strukturen auf ihrer Oberfläche tragen (CD23, Fc$_\epsilon$RI$^+$ und ε-BP). Obwohl die Funktion dieser Strukturen auf Langerhans-Zellen derzeit noch unbekannt ist, wird doch eine Beeinflussung der APC-Funktionen derselben vermutet und eine Rolle bei der Entstehung der atopischen Dermatitis angenommen.

Als weiterer aufregender Befund darf der kürzlich gelungene Nachweis freier Nervenendigungen in Langerhans-Zellen gelten, der auf die direkte Steuerung dieser APC durch Neurotransmitter hinweist.

Eine weitere dendritische Zelle ist bisher nur in der Epidermis der Maus nachgewiesen worden: Es handelt sich um die dendritische Thy-1$^+$-Epidermiszelle (16). Diese Zelle enthält keine Ia-Antigene und Membran-ATPase und trägt auch keine Fc- und C3b-Rezeptoren auf ihrer Oberfläche. Hingegen exprimiert sie in hohem Maße Thy-1- und Asialo-GM1-Antigene auf ihrer Zelloberfläche. Sie stammt wie die Langerhans-Zelle aus dem Knochenmark. Bei Ratte, Meerschweinchen und Mensch ist diese Zelle bisher nicht nachgewiesen worden. Die Funktion dieser Zelle ist nicht eindeutig geklärt: Mehrere Arbeiten berichten darüber, daß diese Zelle über NK-Zell-Aktivität verfügt und durch Heat-shock-Proteine aktiviert werden kann.

Keratinozyten sind am Immungeschehen der Haut ganz wesentlich beteiligt. Unter normalen Umständen exprimieren sie lediglich Klasse-I-Alloantigene auf ihrer Zelloberfläche. Bei manchen entzündlichen Hautkrankheiten, die durch ein bevorzugtes lymphozytäres Infiltrat gekennzeichnet sind (kutanes T-Zell-Lymphom, Lichen ruber planus, allergisches Kontaktekzem, Graft versus host disease, Lupus erythematodes), können sie auch HLA-DR-Antigene exprimieren. Vermutlich wird die Ia-Synthese durch IFN-γ, welches von aktivierten T-Lymphozyten in der Nachbarschaft der Keratinozyten freigesetzt wird, induziert. Im murinen System ist außerdem gezeigt worden, daß wegen des fehlenden Besatzes der Keratinozyten mit anderen Kostimulatoren Keratinozyten ohne das Vorhandensein professioneller APC Toleranz erzeugen. Neben ihrer Fähigkeit, die für eine Immunantwort relevanten Antigene auf der Zellmembran zu exprimieren, können Keratinozyten immunologisch relevante Zytokine sezernieren (s. u.).

Lymphozyten werden ebenfalls intraepidermal gefunden, wenn auch nur in geringer Anzahl (s. auch Abschnitt Epidermis-T-Zell-Interaktion). In der normalen Haut sind keine B-Lymphozyten vorhanden; sie sind immer vom T-Zell-Typ; 90% dieser T-Zellen finden sich in Form kleiner Ansammlungen um die postkapillären Venolen des papillären Gefäßplexus und nur zu einem sehr geringen Teil in der Epidermis (2). Die perivaskulär gefundenen T-Lymphozyten sind sowohl CD4+-(Inducer-) wie auch CD8+-(suppressorzytotoxische) T-Zellen. Die CD4+-Zellen bestehen im wesentlichen aus CLA+-CD45RO+-memory-T-Zellen (16). In der normalen Epidermis selbst finden sich nur 2% der Gesamtanzahl der in der Haut vorhandenen Lymphozyten; sie sind vom suppressorzytotoxischen CD8+-Phänotyp. Andere Zellen, die unter nichtentzündlichen Bedingungen nur in der normalen Dermis gefunden werden und für immunologische Abläufe wichtig sind, sind die Gewebsmakrophagen, die Mastzellen vom Bindegewebstyp, die Endothelzellen der Blut- und Lymphgefäße und – in geringer Anzahl – neutrophile Granulozyten. Die Eigenschaften dieser Zellen sollen hier nicht weiter besprochen werden. Es wird auf die entsprechenden Kapitel verwiesen.

■ Epidermale Zytokine

(Tab. 26.**2**)

Nachdem anfangs nur die Fähigkeit von Keratinozyten zur Produktion von IL-1 (damals ETAF = epidermaler T-Zellen aktivierender Faktor) bekannt war, sind zwischenzeitlich epidermale Keratinozyten als Produzenten einer Vielzahl verschiedener Mediatoren bekannt geworden. Neben IL-1 (α und β) werden TNF-α, IL-2, IL-6, IL-8, IL-10, IL-12, IFN-α, GM-CSF, IP-10 (interferoninduziertes Protein 10) und MIP-2 (aus Makrophagen stammendes inflammatorisches Protein) von Keratinozyten gebildet (14). Viele von diesen Faktoren werden erst nach entsprechender Stimulation (z. B. durch bakterielle Toxine oder Kontaktallergene) in signifikanten Mengen gebildet. Aufgrund der gebotenen Kürze des Kapitels können hier nur exemplarisch die wichtigsten Mediatoren erwähnt werden.

IL-1 und TNF-α gelten als sog. „primäre" proinflammatorische Zytokine, die in der Lage sind, alle übrigen Mediatoren zu induzieren. Während IL-1α auch in nichtstimuliertem Zustand von Keratinozyten gebildet wird (nach Stimulation allerdings deutlich vermehrt), läßt sich TNF-α nur in den Überständen stimulierter Keratinozyten nachweisen. Beiden Zytokinen werden wichtige Funktionen in der Induktionsphase des allergischen Kontaktekzems sowie bei Sonnenbrandreaktionen zugeschrieben. Außerdem beeinflussen beide Zytokine die APC-Funktion von Langerhans-Zellen. IL-1β wird von Keratinozyten nur im humanen System und in nichtfunktionsfähiger Form gebildet.

IL-6 ist vor allem durch seine Bedeutung als Hautzytokin bei der Sonnenbrandreaktion bekannt geworden. Auch bei diesem Zytokin ist die Basisproduktion der Keratinozyten nur sehr gering, wird aber durch Stimuli wie UV-Bestrahlung rasch hochreguliert.

IL-8 wurde ursprünglich aus den Hautschuppen von Psoriasispatienten isoliert und ist vor allem wegen seiner aktivierenden Wirkung auf Neutrophile bekannt geworden. Obwohl von diesem Zytokin auch im Ruhezustand bereits beachtliche Mengen durch Keratinozyten produziert werden, kommt es im Rahmen von Krankheitsprozessen zu einer enormen Steigerung der Sekretionsleistung. Besonders hoch ist die Produktionsleistung von Keratinozyten von Psoriasispatienten. Ob dem IL-8 hier eine pathogenetische Funktion zukommt, ist aber noch ungeklärt.

IL-10 wurde erst kürzlich als ein Produkt aktivierter Keratinozyten charakterisiert. Induzierende Stimuli sind hierbei UV-Licht und Kontaktallergene. Es konnte in der Zwischenzeit gezeigt werden, daß IL-10 wichtige gegenregulatorische Funktionen bei der Induktion primärer Immunantworten der Haut hat. Sein Angriffspunkt ist hierbei die Langerhans-Zelle, deren akzessorische Eigenschaften so verändert werden, daß diese potente immunstimulierende Zelle zu einer tolerierenden Zelle konvertiert wird. Diese toleranzinduzierenden Eigenschaften von Il-10 sind mittlerweile auch in vivo gezeigt worden. In vivo könnte dies der Vermeidung einer überschießenden Entzündungsreaktion mit Gewebsnekrosen dienen.

Als neuere Vertreter der epidermalen Zytokine ist von Keratinozyten gebildetes IL-12 zu werten. Auch diesem Zytokin scheint eine wesentliche funktionelle Bedeutung als Mediator und Adjuvans für primäre Immunantworten der Haut zuzukommen. Kürzliche Arbeiten haben ferner gezeigt, daß auch die Zytokine IL-13 und IL-15 von Keratinozyten gebildet werden.

Weitere Faktoren, die entweder spontan oder nach Stimulation sezerniert werden können, sind die Prostaglandine und die Leukotriene (insbesondere Prostaglandine der Gruppe D, E und F, Hydroxyeicosantetraensäure und LTB$_4$), eine Prokoagulansaktivität (Gewebefaktor 3), Plasminogenaktivator und Chalone (G$_1$- und G$_2$-Chalone, also Faktoren, die die Proliferation von Epidermiszellen hemmen können).

Die sekretorische Leistung epidermaler Langerhans-Zellen ist im Vergleich zu den Keratinozyten eher gering. Bislang ist lediglich bekannt, daß Langerhans-

Tabelle 26.**2** Sekretorische Leistung normaler Epidermiszellen

Keratinozyten	IL-1α, β, IL-3, IL-6, IL-7, IL-8, IL-10, IL-12, IL-13, IL-15
	Prostaglandine (PGD, PGE, PGF), LTB$_4$
	HETE, Prokoagulansaktivität
	G$_1$, G$_2$-Chalone
	Thymopoetin
Langerhans-Zellen	IL-1β, MIP-1α, IL-12, MIP-1γ
Thy-1$^+$-T-Zelle	IFN-γ, IL-2

Zellen IL-1β, IL-6, IL-12, MIP-1α- und MIP-1γ-mRNA produzieren. Vor allem dem von Langerhans-Zellen gebildeten IL-1β scheint hier eine Schlüsselrolle in der Induktion primärer Immunantworten der Haut zuzukommen. Es konnte gezeigt werden, daß dieses Zytokin in der Lage ist, alle anderen proinflammatorischen epidermalen Zytokine zu induzieren und daß eine Blockade dieses Mediators durch spezifische Antikörper eine primäre Sensibilisierung verhindern kann. So mag es sein, daß Langerhans-Zellen quantitativ nur wenige Zytokine produzieren, welchen aber eine essentielle Bedeutung für die immunologischen Reaktionsmuster der Epidermis zukommen.

■ T-Lymphozyten und Haut

T-Lymphozyten scheinen ein besonderes Verhältnis zur Haut und insbesondere zur Epidermis zu haben (21); sie werden in der normalen Haut gefunden (nicht dagegen B-Lymphozyten); nach Rezirkulation wandern sie bevorzugt in die Haut bzw. werden in der Epidermis zurückgehalten. Als Erklärung hierfür dient die Expression eines hautspezifischen Markers (CLA = cutaneous leukocyte-associated antigen) auch auf T-Zellen, die in der Haut programmiert worden sind (15).

Ein weiterer Hinweis für das bevorzugte Verhältnis zwischen $CD4^+$-T-Lymphozyten und Epidermis wird durch das kutane T-Zell-Lymphom gegeben. Hier ist der Epidermotropismus von $CD4^+$-T-Lymphozyten bemerkenswert. Darüber hinaus wird das Verhältnis T-Lymphozyten zu Epidermis dadurch geprägt, daß Epidermiszellen die T-Zell-Reifung beeinflussen können. Thymus und Epidermis verfügen über analoge Strukturen und Funktionen. Es ist verschiedentlich gezeigt worden, daß kultivierte Keratinozyten ein attraktives Milieu für T-Lymphozyten bilden; dieses Milieu ist unter anderem durch die Freisetzung von Faktoren gekennzeichnet, die eine Kreuzreaktion mit Thymopoetin zeigen. Weitere Merkmale für ein enges Verhältnis zwischen Haut und T-Zell-System sind die Ia-antigenpräsentierenden Langerhans-Zellen, die das CD1-Antigen exprimieren; dieses wird auch auf kortikalen Thymozyten gefunden. Auch die dendritischen $Thy-1^+$-T-Zellen und schließlich die T-Zellen stimulierenden Lymphokine IL-1 und IL-3 weisen auf eine enge Beziehung der Haut zum T-Zell-System hin.

■ Erkrankungen des allergischen Formenkreises

■ Urtikaria

Definition

Es handelt sich um ein Krankheitsbild, welches durch das Aufschießen von Quaddeln oder das Auftreten von teigigen Schwellungen an bestimmten Körperpartien gekennzeichnet ist. Vielfältige andere Symptome können damit assoziiert sein. Die Einzeleffloreszenzen sind in der Regel flüchtig (in seltenen Fällen haben sie eine längere Bestandsdauer) und hinterlassen keine bleibenden Hautschäden. Die Ursachen für die Urtikaria können außerordentlich vielfältig sein; in vielen Fällen kann ein auslösendes Agens nicht gefunden werden. Eine Klassifikation der Urtikaria entsprechend dem klinischen Bild bzw. unter pathogenetischen Gesichtspunkten ist in Tab. 26.3 dargestellt.

Klinik

Quaddeln können an ihrer reinen Gefäßsymptomatik erkannt werden. Typischerweise sind sie flach erhaben, zentral blaß und peripher erythematös; die Epidermis ist immer unverändert (Abb. 26.2). Die Urtikaria ist üblicherweise von einem quälenden Juckreiz begleitet. Zusätzlich können Übelkeit, Darmspasmen, migräneartige Kopfschmerzen und Kreislaufstörungen auftreten. Die Urtikaria kann akut, ein oder wenige Male, akut intermittierend (kurze Episoden mit langen Intervallen dazwischen), chronisch rezidivierend (lediglich kurze, freie Intervalle, Dauer ingesamt länger als 6 Wochen bis zu vielen Jahren) und schließlich chronisch kontinuierlich auftreten (4).

Das sog. Quincke-(Angio-)Ödem (Abb. 26.3) entspricht pathogenetisch der Urtikaria, liegt aber eine Hautetage tiefer, nämlich in der Subkutis, und tritt entweder allein oder mit typischen Quaddeln kombiniert auf.

Aufgrund ihrer typischen Auslösbarkeit kann die physikalische Urtikaria von der üblichen akuten bzw. chronischen Urtikaria differenziert werden (Tab. 26.4). Die physikalische Urtikaria kann durch vielfältige physikalische Reize ausgelöst werden und zeigt mitunter ein typisches klinisches Bild. Am bekanntesten ist die Urticaria factitia (Tab. 26.4), die durch strichförmige, jukkende Urticae gekennzeichnet ist. Diese werden durch Reiben oder Kratzen induziert. Die cholinergische Urtikaria (Abb. 26.4) tritt nach körperlicher Anstrengung (Schwitzen) in Form typischer stecknadelkopfgroßer Quaddeln auf. Die Kälteurtikaria läßt sich durch einen Kältereiz, die solare Urtikaria durch UV-Strahlen verschiedener Wellenlänge, die Druckurtikaria durch Druck und die aquagene Urtikaria durch Wasserkontakt auslösen (weitere Formen der physikalischen Urtikaria s. Tab. 26.4).

Die Urtikariavaskulitis muß von der klassischen Form der Urtikaria abgegrenzt werden. Das klinische Bild ist durch Quaddeln geprägt, die länger als 24 Stun-

Tabelle 26.3 Klassifikation der Urtikaria

- akute und chronische Urtikaria
- Quincke-Angioödem
- physikalische Urtikaria
- Urtikariavaskulitis
- Mastozytose, Urticaria pigmentosa

Tabelle 26.**4** Formen der physikalischen Urtikaria (aus Czarnetzki, B. M.: Urticaria. Springer, Berlin 1986)

Krankheitsbild	Auslösender Reiz
Urticaria factitia	Reiben, Kratzen
cholinergische Urtikaria	körperliche Anstrengung
Kälteurtikaria	Kältereiz
solare Urtikaria	UV-Strahlen verschiedener Wellenlänge
Druckurtikaria	Druck
Hitzeurtikaria	Hitzereiz
aquagene Urtikaria	Wasserkontakt
vibratorisches Angioödem	Vibrationsreiz
anstrengungsinduzierte anaphylaktische Reaktion	körperliche Anstrengung (besonders nach schwerem Essen)
familiäre Kälteurtikaria	Temperaturwechsel von kalt nach warm

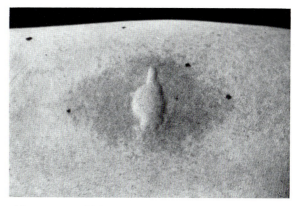

Abb. 26.**2**   Quaddel.

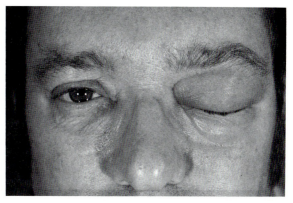

Abb. 26.**3**   Quincke-Ödem.

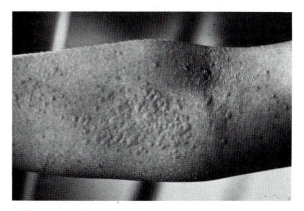

Abb. 26.**4**   Cholinergische Urtikaria.

den persistieren, eine Eigenpigmentierung aufweisen, gelegentlich eine leichte Purpura zeigen und nach Abheilen eine Restpigmentierung hinterlassen. Es handelt sich bei dieser Form um eine hypokomplementäre Vaskulitis, die mit Symptomen einer Immunkomplexkrankheit einhergehen kann (s. u.).

Die Urticaria pigmentosa (Mastozytose, Abb. 26.**5**, Farbtafel IX) tritt am häufigsten in Form disseminierter rotbrauner Pigmentflecken auf, über denen sich nach Reiben der Haut eine Quaddel entwickelt. Sie wird am häufigsten bei Kindern gefunden, kann jedoch auch im Erwachsenenalter auftreten. Solitäre Mastozytome werden in der Regel nur bei Kindern gefunden; die subjektiven Beschwerden in Form von Juckreiz sind zumeist gering. Die solitären Mastozytome wie auch die disseminierten juvenilen Mastozytome neigen in einem hohen Prozentsatz (80–99%) zur spontanen Regression, im Gegensatz zur adulten Form. Bei ausgedehntem kutanem Befall und bei systemischen Mastozytosen können zusätzliche Symptome wie „flushing" und gastrointestinale Störungen (Übelkeit, Erbrechen, abdominale Krämpfe, Diarrhö, peptische Ulzera) auftreten. Kardiovaskuläre Symptome werden ebenfalls angegeben (Tachykardie, Kopfschmerz, Schocksymptomatik). In seltenen Fällen sind Todesfälle vorgekommen. Weitere Begleiterscheinungen können lokale Knochenschmerzen, Parästhesien, Krampfanfälle und psychiatrische Symptome sein. Sehr selten ist die maligne Mastozytose, die entweder primär oder durch maligne Transformation einer ursprünglich benignen Mastozytose entstehen kann.

Dem Leiden liegt eine lokale oder diffuse Vermehrung von Mastzellen zugrunde. Die Mastzellen zeigen sowohl histologisch wie auch elektronenmikroskopisch eine normale Morphologie. Die beschriebenen Symptome sind im wesentlichen auf das Histamin, jedoch auch auf andere Mediatoren (LTC_4, LTD_4, PAF und PGD_2 u. a.) zurückzuführen.

Ätiologie und Immunpathogenese

Im Zentrum der Pathogenese steht die Mastzelle. Diese setzt nach immunologischen (Antigen, Anti-IgE, Lymphokine, Anaphylatoxine) oder nichtimmunologischen Stimuli (Arzneimittel, physikalische Reize, Hormone) präformierte oder neu generierte Mediatoren frei. Einzelheiten über die Mastzellpathophysiologie, die Wirkung der verschiedenen Stimuli auf die Mastzelle, die Art der freigesetzten Mediatoren und deren Wirkung auf die Zielzellen sind den entsprechenden Kapiteln zu entnehmen. Es soll jedoch erwähnt werden, daß eine immunologisch induzierte Freisetzung von Mastzellmediatoren bei der akuten wie auch chronischen Urtikaria relativ selten ist; wesentlich häufiger sind pseudoallergische oder Intoleranzreaktionen durch Schmerzmittel, Lebensmittelfarbstoffe und Konservierungsstoffe (5); diese können häufig für eine chronische Urtikaria verantwortlich gemacht werden (Tab. 26.5). In den allerhäufigsten Fällen jedoch bleibt die Ursache einer akuten bzw. chronischen Urtikaria unbekannt.

Die Ursachen des Quincke-Ödems sind außerordentlich vielfältig und in Tab. 26.6 zusammengefaßt.

Über die Ätiopathogenese der physikalischen Urtikaria besteht noch viel Unklarheit. Bei einigen Formen sind möglicherweise IgE-Antikörper gegen durch physikalische Einwirkung (z. B. UV-Strahlen) erzeugte Antigene vorhanden. In anderen Fällen mag eine vermehrte Komplementaktivierung oder eine verstärkte Freisetzung von Mastzellmediatoren oder Lymphokinen eine Rolle spielen.

Die Urtikariavaskulitis ist grundsätzlich eine Immunkomplexvaskulitis mit Komplementverbrauch (Tab. 26.7). Sie hat damit eine Beziehung zur Arthus-Reaktion oder auch zur Serumkrankheit. Die pathogenetischen Vorgänge, die schließlich über eine Komplementaktivierung zur Anlockung von polymorphkernigen Leukozyten, zu deren Zerfall und zur Zerstörung der Gefäßwand führen, sind in dem entsprechenden Kapitel beschrieben. Warum es bei der Urtikariavaskulitis vorherrschend zu einer Freisetzung von vasoaktiven Mediatoren kommt, die eine Ödembildung herbeiführen, und die Gefäßzerstörung weniger im Vordergrund steht, ist unklar.

Diagnostik

Eine sorgfältige Erhebung der Anamnese ist Voraussetzung für die Identifizierung des auslösenden Agens. Die klassische Methode zum Nachweis einer Sofortreaktion ist der Intrakutantest. Dieser Test ist jedoch nur aussagefähig bei IgE-vermittelten Reaktionen; eine pseudoallergische bzw. Intoleranzreaktion, z. B. auf Arzneimittel oder auf Konservierungsmittel, läßt sich nur durch eine orale Provokation auslösen; nur auf diesem Wege kann das verantwortliche Agens identifiziert werden. Orale Provokationstests dürfen wegen des potentiell lebensbedrohlichen Verlaufs einer Exposition jedoch nur unter streng kontrollierten Bedingungen durchgeführt werden. Modifikationen des Intrakutantests bei hochempfindlichen Patienten sind der Pricktest, der Scratchtest oder – noch risikoärmer – der Reibetest. In-vitro-Tests zur Identifizierung des Allergens bei IgE-vermittelten Urtikariaformen sind der Radioimmunosorbenttest (RIST), mit dem das Gesamt-IgE in der Zirkulation gemessen wird und der Radioallergosorbenttest (RAST), der spezifisches IgE gegen bestimmte Allergene nachweist.

Zur Diagnostik der physikalischen Urtikaria werden die entsprechenden physikalischen Reize in standardisierter Form appliziert (z. B. Drucktest, UV-Bestrahlung mit Licht bestimmter Wellenlänge, Kältetest). Eine Urtikariavaskulitis läßt sich von anderen Formen der Urtikaria durch die histologische und immunfluoreszenzmikroskopische Untersuchung einer Histaminquaddel abgrenzen. Hierzu wird eine Histaminquaddel gesetzt und nach 4–6 Stunden eine Stanzbiopsie durchgeführt. Die histologische Untersuchung ergibt dann im typischen Falle eine leukozytoplastische Vaskulitis und eine Ablagerung von Immunglobulin und Komplement in den Gefäßwänden. Zur Abklärung des Quincke-Ödems sind unter anderem Komplementbestimmungen, insbesondere die Bestimmung des C1-Esterase-Inhibitors (C1-INH) im Serum des Patienten, welches während des Anfalles gewonnen werden muß, erforderlich.

Therapie

Wenn das Allergen ausfindig gemacht werden kann und Allergenkarenz praktikabel ist, erübrigt sich selbstver-

Tabelle 26.5 Akute und chronische Urtikaria (häufigste Ursachen)

Pathomechanismus	Auslöser	Häufigkeit (%)
IgE-vermittelt	spezifische Antigene (Pollen, Nahrungsmittel, Arzneimittel)	5
Intoleranz, pseudoallergisch (Pathomechanismus unbekannt)	Aspirin, Konservierungs- und Lebensmittelfarbstoffe, Röntgenkontrastmittel	25
physikalisch	Druck, Wärme, Kälte usw.	15
idiopathisch	unbekannt	50–60

Tabelle 26.6 Ursachen des Quincke-Ödems

Nichthereditäre Ursachen
- allergische Ursachen
- pseudoallergisch
- physikalische Auslöser
- Urticaria pigmentosa – Mastozytose
- Immunkomplexerkrankungen
- lymphoproliferative Erkrankungen
- erworbener C1-INH- und Protease-C1-INH-Mangel
- episodisches Angioödem mit Eosinophilie
- idiopathisch

Hereditäre Ursachen
- Typ I = Defekt der C1-INH-Synthese
- Typ II = inaktiver C1-INH
- Typ III = proteingebundener C1-INH
- familiäres vibratorisches Angioödem

Tabelle 26.7 Urtikariavaskulitis (hypokomplementäre Vaskulitis)

Definition	Klinische Symptome
chronische Urtikaria ≥ Stunden Abheilung mit Restpigmentierung Histologie: leukozytoklastische Vaskulitis direkte Immunfluoreszenz: IgG, IgM, IgA, C3, C4, C1q Fibrinogenablagerungen in den Gefäßen zirkulierende Immunkomplexe, CH_{50}, C1q, C4, C3, C5 erniedrigt	juckende oder brennende Quaddeln, gelegentlich purpurisch, unter Beteiligung der Gelenke (Arthralgien, Arthritis), der Nieren (Hämaturie, Proteinurie), der Lungen (chronische obstruktive Lungenerkrankungen, Pleuritis), der Augen (Uveitis, Episkleritis), des Nervensystems, des Herzens (Myokarditis), der Gefäße (Raynaud-Syndrom), des Blutbildes (Leukozytopenie, Thrombozytopenie), der Lymphknoten (Lymphadenopathie)

ständlich jede weitere Therapie. Dieses gilt auch für Urtikariaformen, denen eine Intoleranzreaktion zugrunde liegt: durch eine konservierungsstoff-und farbstoffarme Diät kann in kurzer Zeit Erscheinungsfreiheit erzielt werden. In den Fällen, bei denen diese Strategie nicht zum Erfolg führt, muß die anaphylaktische Reaktivität bis zum Eintritt der Spontanremission eventuell über lange Fristen medikamentös unterdrückt werden. H_1-Blocker müssen in genügend hoher Dosierung verabreicht werden. Zusätzlich kann ein Inhibitor der Mastzelldegranulation (z. B. Ketotifen oder Oxatomid) versucht werden. Die sedierende Nebenwirkung der Antihistaminika muß in Kauf genommen werden; sie kann meist durch geeignete Präparatewahl in erträglichen Grenzen gehalten werden. Die physikalische Urtikaria kann entweder durch eine Desensibilisierungsbehandlung (z. B. stufenweise Exposition gegenüber kaltem oder warmem Wasser, UV-Strahlen) oder medikamentös kontrolliert werden. Ketotifen oder Cyproheptadin haben sich bei einer Kälteurtikaria als wirksam erwiesen; auch eine i. m. Behandlung mit Penicillin (10–12 Mio. IE) wird empfohlen. Die Druckurtikaria spricht auf Corticosteroide an; diese sollten jedoch nur in sehr schweren Fällen angewandt werden.

Das hereditäre Angioödem kann entweder durch Infusion von frischem Plasma oder Injektion von gereinigtem C1-INH im akuten Anfall behandelt werden (3000 IE in 10 ml langsam intravenös). Zur prophylaktischen Behandlung wird Danazol oder Ditranexamsäure empfohlen. Wegen der Nebenwirkungen dieser Medikation ist die Indikation sorgfältig abzuwägen. Die Urtikariavaskulitis kann eine immunsuppressive Therapie (Corticosteroide, Cyclophosphamid, Azathioprin) notwendig machen; manche Patienten sprechen auch auf Colchicin an; andere wiederum sind erfolgreich mit Indometacin behandelt worden.

■ Atopische Dermatitis

Definition

Das atopische Ekzem (Neurodermitis, endogenes oder konstitutionelles Ekzem) wurde erstmals von Besnier 1882 zusammenfassend beschrieben und stellt in der Regel eine chronisch rezidivierende, pruriginöse, ekzematoide Dermatitis dar, die häufig in Kombination mit allergischem Asthma und einer Rhinitis allergica auftritt. Der Begriff atopische Dermatitis wurde von Wise und Sulzberger 1933 eingeführt. Ihre Häufigkeit wird mit 0,5–3,5% angegeben.

Klinik und Verlauf

Die atopische Dermatitis (9, 24) hat keine spezifischen Hauterscheinungen, keine sicheren histologischen Kriterien und keine charakteristischen Laborkennzeichen. Dennoch ist die Diagnose in der Regel aufgrund bestimmter Symptomenkomplexe leicht zu stellen (Tab. 26.**8**). Im Vordergrund steht oft ein quälender, unstillbarer Juckreiz und der typische Befall symmetrischer Hautareale, vorwiegend der Gelenkbeugen. Die atopische Dermatitis verläuft phasenförmig. In der infantilen Phase (atopisches Säuglingsekzem, Milchschorf) sind die Hauterscheinungen im wesentlichen im Gesicht und im Kopfbereich lokalisiert. Nach Abheilen dieser ersten frühkindlichen Phase, die jedoch nicht obligat ist, kann die Erkrankung erneut auftreten bzw. sich fortsetzen in die juvenile bzw. die Erwachsenenphase. Hier herrschen papulöse und pruriginöse Effloreszenzen vor. Durch ausgeprägtes Scheuern und Kratzen kommt es zur Lichenifikation und zur Exkoriation mit anschließender Impetiginisation. Ausgeprägt sind die Gelenkbeugen befallen (Abb. 26.**6**, Farbtafel IX). Typisch ist die Lichenifikation durch das Zusammentreten von Papeln. Die wesentlichen klinischen Befunde sind in Tab. 26.**8** zusammengefaßt.

Auffallend ist die Neigung zu Hautinfekten: Hierzu gehören durch Streptokokken und Staphylokokken hervorgerufene Pyodermien, Infektionen mit humanen Papillomviren (Warzen), Mollusca contagiosa und schließlich die Neigung zu ausgedehntem Befall mit

Tabelle 26.**8** Atopische Dermatitis – die wichtigsten klinischen Symptome

- Pruritus
- entzündliche Hauterscheinungen mit typischer Verteilung und Morphologie: Beugenekzem, Gesichts-, Halsbefall, infantile Phase mehr exsudativ (Milchschorf), spätere Phase papulös, Lichenifikation
- persönliche und familiäre Neigung zu allergischem Asthma, Rhinitis, Konjunktivitis
- Xerodermie
- assoziierte Symptome: Ichthyosis, Keratokonus, subkapsuläre Katarakte, infraorbitale Falte, Cheilitis, Neigung zu Hand- und Fußekzemen (Dyshidrose, atopische Winterfüße), Pityriasis alba

Herpes-simplex-Viren. Hierbei kommt es zum typischen Bild des Eczema herpeticatum (Abb. 26.7, Farbtafel IX).

Der klinische Verlauf ist durch eine Variabilität gekennzeichnet. Prognosen über den weiteren Verlauf sind nur mit Vorsicht zu stellen: Die Krankheit mag in 70% der schweren Fälle über 20 Jahre verlaufen; häufig jedoch kommt es zur Abheilung in der Kindheit bzw. im jugendlichen Alter. Späteres Auftreten wird häufig mit einer schlechteren Prognose assoziiert; in seltenen Fällen kommt es zur Erstmanifestation im Erwachsenenalter.

Diagnostik

Die Diagnose muß aufgrund klinischer Symptome gestellt werden; das histologische Bild und auch Laborparameter sind nicht beweisend. Ein erhöhtes Gesamt-IgE, positive Hauttests auf verschiedene Inhalations- und Nahrungsmittelallergene sowie positive RAST-Ergebnisse bezüglich verschiedener Allergene werden zwar häufig gefunden, sind jedoch nicht pathognomonisch.

Immunpathogenese

An der Manifestation der Krankheitssymptome sind genetische Faktoren und Umwelteinflüsse beteiligt (Tab. 26.9). Auffallend ist die Beziehung der atopischen Dermatitis zur Soforttypreaktion. Wie bereits oben angemerkt, leiden viele Patienten mit atopischer Dermatitis zugleich auch an Allergien des Respirationstraktes; 80% der Patienten zeigen eine oder mehrere positive Reaktionen im Prick- bzw. Intrakutantest. Erhöhte Serum-IgE-Konzentrationen werden bei mehr als 80% der Patienten mit atopischer Dermatitis gefunden, wobei eine gewisse Korrelation zwischen der Höhe des IgE-Spiegels und der Schwere der Hauterkrankung besteht (Tab. 26.10). Periphere Blutlymphozyten von Patienten mit atopischer Dermatitis produzieren (im Gegensatz zu gesunden Personen) in vitro spontan größere Mengen an IgE, wobei in diesen Kulturen – im Vergleich zu Kulturen von Normalpersonen – vermehrt IgE-induzierende Faktoren gefunden werden. Spezifische IgE-Antikörper gegen verschiedene Inhalationsallergene wie auch Nahrungsmittelallergene lassen sich bei Atopikern häufig im RAST-Test nachweisen. Obwohl klinisch wie auch serologisch Soforttypallergien nachweisbar sind, sind deren Beziehungen zum atopischen Ekzem nach wie vor völlig ungeklärt. Keineswegs alle Patienten mit typischer atopischer Dermatitis haben einen erhöhten IgE-Spiegel. Selbst bei Patienten mit Agammaglobulinämie sind typische Hauterscheinungen der atopischen Dermatitis gefunden worden. Hohe IgE-Spiegel finden sich auch bei anderen Erkrankungen (Parasitosen, verschiedenen Hauterkrankungen), ohne daß Zeichen einer atopischen Dermatitis bestehen. Hohe IgE-Spiegel können bestehen bleiben, auch wenn die atopische Dermatitis in Remission geht. In einzelnen Fällen sind eine Beziehung zwischen Inhalations- und Nahrungsmittelallergenexposition und Auftreten bzw. Verschlimmerung der dermatitischen Symptomatik nachgewiesen worden.

Die bei atopischen Erkankungen verstärkte IgE-Produktion ist auf ein Überwiegen IL-4 produzierender T_H2-Lymphozyten zurückzuführen. Auch bei der atopischen Dermatitis lassen sich vermehrt T_H2-Zellen mit Spezifität für verschiedene Soforttypallergene in der Epidermis nachweisen. Darüber hinaus wurde gezeigt, daß epidermale Langerhans-Zellen niedrig-($Fc_\varepsilon RII$) wie auch hochaffine ($Fc_\varepsilon RI$) IgE-Rezeptoren exprimieren. Die pathophysiologische Bedeutung beider Phänomene (z. B. für die Reaktion auf Soforttypallergene nach epikutaner Exposition, für die Stimulation der IgE-Immunantwort bzw. für die verstärkte Freisetzung von entzündlichen Mediatoren) ist unklar. In einzelnen Fällen läßt sich durch epikutane Applikation von Aeroallergenen eine Ekzemreaktion auslösen. Bei Hausstaubsensibilisierung kann die Sanierung des häuslichen Milieus bzw. ein Aufenthalt in hausstaubmilbenfreier Umgebung zu einer Besserung der Symptome führen (17).

Der Stellenwert weiterer Abnormitäten innerhalb der Pathophysiologie der atopischen Dermatitis wie z. B. die „releasability" von Faktoren und die IL-1-Produktion (Tab. 26.10) sind ebenso wie die Bedeutung der in Tab. 26.11 aufgelisteten pharmakologischen Auffälligkeiten unklar. Aufgrund der oben und in Tab. 26.10 und 26.11 beschriebenen Befunde sind verschiedene Hypothesen zur Ätiopathogenese der atopischen Dermatitis postuliert worden (24). Hierauf kann im Rahmen dieser kurzen Übersicht nicht eingegangen werden.

Therapie

Einzelheiten über das therapeutische Vorgehen sind den entsprechenden Handbuchartikeln bzw. Lehrbüchern zu entnehmen. Eine kausale Therapie fehlt; die symptomatische Therapie beschränkt sich darauf, den im Vordergrund stehenden Juckreiz zu lindern, die entzündliche Reaktion (durch lokale Cortison- und Teeranwendungen) und die Trockenheit der Haut durch entsprechende fetthaltige Externa zu mindern. Sowohl immunologische wie auch pharmakologische Therapieversuche sind weitgehend ohne Erfolg geblieben. Lediglich bestimmte Antihistaminika mit sedativem Effekt und bestimmte Psychopharmaka (Anxiolytika, Antidepressiva und Neuroleptika) haben eine beschränkte Wirkung. Wichtig ist eine individuelle Behandlung des Patienten, die zur Beseitigung der für diesen Patienten verstärkenden bzw. auslösenden Faktoren führen (z. B. Nahrungsmittel, Aeroallergene, Exposition gegenüber Staub, tierische Wolle, psychische Faktoren).

Tabelle 26.9 Ätiopathogenese der atopischen Dermatitis

Genetische Faktoren	Umweltfaktoren
immunologische Störungen physiologische Störungen metabolische Störungen	Nahrungsmittelallergene Aeroallergene Irritationen der Haut (Kleidung, Klima) psychische Faktoren

Tabelle 26.**10** Immunologische und entzündliche Faktoren, die bei der atopischen Dermatitis auffällig sind

- Gesamt-IgE erhöht (in ca. 80% der Fälle)
- Hauttests und RAST auf multiple Antigene häufig positiv
- IgE-Immunkomplexe vorhanden (Antigen – Antikörper, IgG – Anti-IgE)
- $Fc_\varepsilon RII$-Expression auf Monozyten/Makrophagen und Langerhans-Zellen verstärkt, auf letzteren auch $Fc_\varepsilon RI$)
- Überwiegen der T_H2-Zellen (IL-4-abhängiger Ast der Immunantwort), infolgedessen
  - Aktivierung der IgE-Antwort
  - partielle Unterdrückung der T_H1-Immunantwort klinisch: verstärkte Infektionsneigung, Reaktion auf Recall-Antigene herabgesetzt
- Natural-killer-(NK-) und Suppressorzellaktivität herabgesetzt
- „releasability" von Mastzellen und basophile Leukozyten verstärkt
- IL-1-Produktion durch Monozyten/Makrophagen vermindert
- Sekretion von PGE_1 und PGE_2 durch Monozyten/Makrophagen und Cyclooxygenaseproduktion durch Blutplättchen verstärkt

Tabelle 26.**11** Pharmakologische Auffälligkeiten der atopischen Dermatitis

weißer Dermographismus
„delayed blanching" nach intrakutanem Acetylcholin
verstärkte Freisetzbarkeit (realisability) von Mediatoren
Störung des cAMP-Stoffwechsels
- Defekt des β-adrenergischen Rezeptors?
- verstärkte adrenergische Reaktivität
- erhöhte Phosphodiesteraseaktivität

gestörter Metabolismus der ungesättigten essentiellen Fettsäuren
- Linolsäure im Serum erhöht, Dihomo-γ-Linolensäure und Arachidonsäure vermindert
- Defekt der Δ^6-Desaturase
- Auswirkung auf Prostaglandin- und Leukotriensynthese

■ Allergisches Kontaktekzem

Definition

Das allergische Kontaktekzem ist eine entzündliche Erkrankung der Haut, die reproduzierbar und äußerst spezifisch bei sensibilisierten Personen durch Kontaktallergene ausgelöst werden kann. Allergische Kontaktekzeme sind häufig und treten meistens im Erwachsenenalter auf. Sie werden überwiegend durch Berufsstoffe ausgelöst und sind somit Ursache vieler berufsgenossenschaftlicher Verfahren. Das historische Interesse für diese Krankheit ist aus der Tatsache erwachsen, daß das allergische Kontaktekzem erstmals eine klare Beziehung zwischen einem klinischen Bild und einer Immunantwort aufzeigte: Die Allergenexposition führt zu den vorhersehbaren klinischen und histologischen Veränderungen an der Haut und damit zu dem Krankheitsbild des allergischen Kontaktekzems. Von wissenschaftlichem Interesse ist das allergische Kontaktekzem, weil es eine Reaktion vom verzögerten Typ repräsentiert, die durch eine durch T-Zellen vermittelte Immunantwort hervorgerufen wird.

Klinik

Das akute allergische Kontaktekzem (12) entwickelt sich in denjenigen Hautbereichen, die mit dem Kontaktallergen direkt in Berührung gekommen sind, z. B. an den Händen oder unterhalb von Ledermanschetten (Überempfindlichkeit auf Chromate bzw. Nickel, Abb. 26.**8**, Farbtafel X). Gelegentlich kann es auch zu einer sog. Aufflammreaktion in Arealen früherer ekzematöser Herde, z. B. nach einer Epikutantestung ohne lokalen Kontakt mit dem Allergen, kommen. In seltenen Fällen führt eine interne Zufuhr des Kontaktallergens bei stark sensibilisierten Personen zu einer generalisierten, kontaktekzemähnlichen Reaktion an der Haut.

Das akute Stadium des allergischen Kontaktekzems ist durch starke Rötung, ödematöse Schwellung der Haut, Bläschen- und Papelbildung gekennzeichnet.

Das allergische Kontaktekzem tritt naturgemäß an den Stellen am häufigsten auf, die potentiell Kontaktallergenen am meisten ausgesetzt sind. Am häufigsten findet man Ekzeme an den Händen, an den Unterarmen, an den Unterschenkeln und im Gesicht.

Diagnostik

Die Diagnose wird durch das klinische Bild (Effloreszenzmosaik) und durch die Anamnese vermutet; gesichert wird sie durch den Epikutantest, welcher das auslösende Kontaktallergen zu identifizieren erlaubt. Eine Auswahl der häufigsten Kontaktallergene ist in Tab. 26.**12** zusammengestellt. Im Epikutantest wird eine umschriebene allergische Kontaktreaktion durch ein standardisiertes Auftragen der als Kontaktallergene verdächtigen Substanzen auf die normale Haut ausgelöst. Die Reaktion wird nach 24, 48 und 72 Stunden abgelesen.

Tabelle 26.**12** Häufige Kontaktallergene

- Kaliumdichromat
- Nickelsulfat
- p-Phenylendiamin
- Gummiinhaltsstoffe
- Neomycin
- Kobaltchlorid
- Kolophonium
- Perubalsam
- Epoxidharze

Die charakteristischen histologischen Veränderungen sind folgende:

- ein interzelluläres Ödem (Spongiose), welches durch Zerreißen der Interzellularbrücken schließlich zu einer intraepidermalen Bläschenbildung führt,
- ein lymphohistiozytäres Infiltrat, welches in den Verband der Epidermiszellen eindringt (Exozytose),
- eine Vasodilatation, ein Ödem und ein perivaskuläres lymphohistiozytäres Infiltrat im Korium.

Differentialdiagnose

Das akute toxische Ekzem und das kumulativ toxische (chronische) Kontaktekzem sind anhand der auslösenden Kontaktnoxen und des fehlenden Nachweises einer Kontaktsensibilisierung vom allergischen Kontaktekzem abzugrenzen. Das seborrhoische und das nummuläre Ekzem sind durch ihre Lokalisation und in typischen Fällen auch durch ihre Morphe vom allergischen Kontaktekzem zu unterscheiden. In weniger typischen Fällen mag es schwierig sein, sie von Streuherden eines allergischen Kontaktekzems abzugrenzen.

Das atopische Ekzem ist durch seine charakteristische Lokalisation (Gelenkbeugen) erkennbar. Es handelt sich von der Morphe her immer um ein chronisches Ekzem mit Lichenifikation. Im akuten Falle mag das Erythem im Vordergrund stehen. Zur typischen Bläschenbildung kommt es jedoch nie. Wegweisend sind das typische Atopikergesicht, das trockene Integument und die Atopieanamnese (s. o.).

Immunpathogenese

Das allergische Kontaktekzem wird durch eine Reaktion vom verzögerten Typ ausgelöst; im Zentrum dieser zellvermittelten Immunreaktion steht der T-Lymphozyt. Die grundlegenden Mechanismen dieser Reaktion sind im Kap. „Allergie" beschrieben; hier soll in aller Kürze auf einige Besonderheiten dieses Reaktionstyps, die für die Induktion und Auslösung eines allergischen Kontaktekzems von Bedeutung sind, eingegangen werden (1).

Besonderheiten sind die Art der Allergene, die diese Reaktion vom verzögerten Typ auslösen, und der Ort, an dem eine solche Reaktion induziert und an dem sich diese Reaktion in Form einer Entzündung bei einem Sensibilisierten schließlich abspielt: die Epidermis.

Kontaktallergene sind in der Regel kleine reaktive Moleküle (Haptene), die zwar vom Immunsystem als fremd erkannt werden können, als solche jedoch nicht in der Lage sind, eine Immunantwort zu induzieren. Kontaktsensibilisierende Moleküle müssen bestimmte physikochemische Eigenschaften besitzen (6): Sie müssen in der Lage sein, entweder durch eine starke kovalente Bindung an epidermale Proteine ein komplettes Antigen zu bilden oder in Zellmembranen eingebaut zu werden. Die Bildung eines Hapten-Protein-Komplexes erfordert eine Reaktion zwischen dem Hapten und der nukleophilen Gruppe des Proteins. Die reaktivsten dieser nukleophilen Gruppen sind die Thiol-(SH-), Amino-(NH_2-) und Imidazol-(NH-)Gruppen. Folgende Bedingungen müssen vorhanden sein, damit es zu einer kovalenten Bindung zwischen Hapten und Protein kommt: Das Hapten ist elektrophil und reagiert direkt mit einem nukleophilen Protein; das Allergen ist ein Prohapten und wird in vivo in ein elektrophiles Hapten umgewandelt; das Allergen ist ein Prohapten und wird durch Lichtexposition (Photoallergie) in ein reaktives Hapten umgewandelt. Allergene können aber auch amphiphiler Natur sein, d. h., die Moleküle können sowohl hydrophil wie auch hydrophob und damit in eine bilipide Zellmembran einfügbar sein.

Der Sensibilisierungsvorgang setzt eine wirksame Antigenpräsentation des Kontaktallergens voraus. Bedingungen für eine Antigenpräsentation sind auf hervorragende Weise in der Epidermis gegeben (s. o.). Die Epidermis enthält Langerhans-Zellen, die konstitutiv Ia-(HLA-DR-)Moleküle exprimieren und außerordentlich effiziente antigenpräsentierende Zellen darstellen. Eine Beseitigung der Langerhans-Zellen aus der Epidermis durch verschiedene Verfahren (tape-stripping, UV-Bestrahlung) verhindert den Sensibilisierungsvorgang nach Applikation einer sensibilisierenden Dosis eines Kontaktallergens. Die Applikation eines Kontaktallergens auf eine von Langerhans-Zellen freie Haut führt jedoch nicht nur zu einer Nichtsensibilisierung, sondern zu einem Zustand der Toleranz. Nach neueren Untersuchungen induziert auf die Haut appliziertes Hapten eine Kaskade inflammatorischer Zytokine, wie z. B. IL-1β, IL-10, MIP-2, IP-10, TNF-α und IFN-γ, in der Epidermis (7). Zudem kommt es zu einer Aktivierung der endozytischen Funktion von Langerhans-Zellen und einer verstärkten Expression von MHC-Klasse-II-Molekülen (1). Die Langerhans-Zellen verlassen die Epidermis und wandern in den drainierenden Lymphknoten, wo sie in der parakortikalen Zone die haptenspezifischen T-Lymphozyten aktivieren.

Die Kontaktekzemreaktion wird in der Maus durch einen T_H1-Lymphozyten ausgelöst. Dieser läßt sich durch adoptiven Transfer von sensibilisierten Donoren auf nichtsensibilisierte Empfänger und durch eine primäre Aktivierung in vitro nachweisen. Beim Menschen wurden $CD4^+$-T_H1-, aber auch $CD8^+$-Zellen mit Spezifität für Kontaktallergene beschrieben. Diese Zellen sind in der Lage, Lymphokine freizusetzen, die entweder auf direktem Wege oder über Makrophagen zu einer Schädigung der Epidermiszellen führen. Darüber hinaus können auch zytotoxische Lymphozyten, die gegen haptenisierte Epidermis- und Langerhans-Zellen gerichtet sind, wirksam werden. Es sollte erwähnt werden, daß der überwiegende Anteil des entzündlichen Zellinfiltrates, welches in einer kontaktallergischen Reaktion gefunden wird, unspezifischer Natur ist, jedoch durch antigenspezifische Zellen angelockt und aktiviert worden ist.

Die T-Effektorzelle wird auf außerordentlich komplexe Weise kontrolliert und reguliert (1) (s. periphere Toleranzmechanismen). Hierbei spielen bisher nicht klar definierte Suppressorzellen, supprimierende Zytokine (z. B. IL-10) und andere suppressive Mechanismen eine Rolle.

Auf eine ins Detail gehende Darstellung dieser komplexen Suppressionsvorgänge soll hier verzichtet werden; es wird auf das entsprechende Kapitel und auf die entsprechende weiterführende Literatur hingewiesen.

Die Sensibilisierung gegenüber einem Kontaktallergen unterliegt einer immungenetischen Kontrolle. Dies ist zweifelsfrei im Tierexperiment nachgewiesen worden. Beim Menschen läßt sich eine Zuordnung zu einem bestimmten HLA-Haplotyp nicht sicher feststellen. Es scheint jedoch eine familiäre bzw. nicht antigenspezifische Suszeptibilität gegenüber multiplen Kontaktallergenen zu bestehen.

Therapie

Die einzig wirksame kausale Therapie ist nach Aufdeckung im Epikutantest die Elimination des auslösenden Kontaktallergens. Eine praktikable Hyposensibilisierungsbehandlung, wie sie für die Soforttypallergie beschrieben ist, steht derzeit nicht zur Verfügung. In der akut entzündlichen Phase eines allergischen Kontaktekzems werden im wesentlichen Corticoidexterna angewandt.

■ Vasculitis allergica

Definition

Von einer Vaskulitis im strengen Sinne wird immer dann gesprochen, wenn das Gefäßsystem selbst Angriffspunkt einer immunologisch ausgelösten Entzündungsreaktion ist. Abzugrenzen hiervon sind Gefäßentzündungen durch direkte infektiöse oder toxische Einflüsse.

Die Vaskulitiden sind eine heterogene Gruppe von Krankheiten, und Klassifikationen nach klinischen, histopathologischen und auch ätiopathogenetischen Gesichtspunkten sind versucht worden (18). Die meisten der Vaskulitiden manifestieren sich auch an der Haut; manche hiervon befallen bevorzugt das Hautorgan. Hierzu gehört die Vasculitis allergica, welche eine gut definierbare Identität ist, pathogenetisch eine Immunkomplexvaskulitis der kleineren und mittleren Gefäße und histopathologisch eine leukozytoklastische Vaskulitis darstellt. Im Rahmen dieses Kapitels soll nur auf diese Form der Vaskulitis eingegangen werden; andere Formen der Vaskulitiden sind in den entsprechenden Kapiteln beschrieben.

Klinik

Die Hauterscheinungen sind symmetrisch verteilt und dominieren an den unteren Extremitäten. Die Effloreszenzen können sehr verschiedenartig sein: Hämorrhagische und nekrotische Läsionen (Abb. 26.9, Farbtafel X), makulöse oder papulöse bzw. makulopapulöse sowie blasige und urtikarielle Veränderungen (Urtikariavaskulitis) oder schließlich Mischbilder aus den beschriebenen Effloreszenzen können gefunden werden (23). Allgemeinsymptome wie Fieber, Gelenkschmerzen und gastrointestinale Störungen sind häufig anzutreffen und können auch schon vor den Hautveränderungen auftreten. Sie sind Anzeichen systemischer Ausbreitung unter Beteiligung der Gelenke und des Magen-Darm-Traktes. Auch eine Nierenbeteiligung wird nicht selten beobachtet.

Die Purpura Schönlein-Henoch hat dieselbe pathogenetische Grundlage wie die Vasculitis allergica; sie kann also der leukozytoklastischen Angiitis zugeordnet werden. Sie tritt vorwiegend im Kindesalter auf, befällt vor allem die kleinen Gefäße und ist durch zusätzliche extrakutane Manifestationen charakterisiert. Arthritis und gastrointestinale Symptome sowie eine Nephritis sind einzeln oder kombiniert bei etwa 50% der Erkrankungsfälle anzutreffen. Das klinische Bild ist durch eine kleinfleckige Purpura und erythematourtikarielle Effloreszenzen, die mit Abdominalschmerzen, Erbrechen, gelegentlicher Hämatemesis und Gelenkbeschwerden einhergehen, gekennzeichnet. Die Hautveränderungen treten vorzugsweise an den Streckseiten der unteren Extremitäten und an der Gesäßpartie auf. Seltener werden sie im Gesichtsbereich gefunden. Die Krankheit kann in Schüben von jeweils 2–3 Wochen Dauer verlaufen, gelegentlich über einen Zeitraum bis zu 2 Jahren.

Immunpathogenese

Die Vasculitis allergica wird durch Immunkomplexe ausgelöst. Über die Bildung und Zusammensetzung von Immunkomplexen, ihre fehlende physiologische Elimination sowie über ihre Ablagerung an den Gefäßwänden mit der daraufffolgenden Aktivierung der Komplementkaskade, die schließlich zum eigentlichen Entzündungsvorgang führt, wird in vorhergehenden Kapiteln ausführlich berichtet.

Diagnostik

Die Diagnose Vasculitis allergica ist in der Regel relativ leicht klinisch und histopathologisch zu stellen. Zur histologischen Untersuchung sind möglichst frische Läsionen zu verwenden; charakteristischer Befund ist eine leukozytoklastische Vaskulitis der kleinen und mittleren Gefäße. Diese zeigen eine Endothelschwellung, eine fibrinöse Verquellung der Gefäßwände und der Gefäßumgebung, durchsetzt von zerfallenen, neutrophilen wie auch eosinophilen Granulozyten. Die zerfallenen Zellen werden an den Kernbruchstücken erkannt (Kernstaub). Weiterhin ist eine meist ausgeprägte Extravasation von Erythrozyten zu sehen. Eine sekundäre Nekrose der befallenen Bindegewebspartien und der darüberliegenden Epidermis und auch eine hämorrhagische Blasenbildung (Abb. 26.9, Farbtafel X) kommen entsprechend dem geschilderten vielgestaltigen klinischen Bild vor. Die Diagnose kann durch immunologische Untersuchungsmethoden abgesichert werden, die vor allem im immunfluoreszenzmikroskopischen Nachweis von Immunglobulin- und Komplementablagerungen in frischen Effloreszenzen bestehen. Durch intrakutane Histaminapplikation (Histaminquaddel) lassen sich Immunkomplexablagerungen induzieren und in den ersten 6–8 Stunden nach Quaddelsetzung in den Gefäßwänden nachweisen.

In akuten Fällen können zirkulierende Antigen-Antikörper-Komplexe und ein Abfallen des Serumkomplementspiegels festgestellt werden. Falls das Antigen bekannt ist, kann versucht werden, es mit fluoresceinmarkiertem Antiserum im Gewebe nachzuweisen. Wenn die Diagnose der Erkrankung in der Regel auch keine Probleme bietet, so ist die Abklärung der Ursache häufig schwierig. Da die auslösenden Antigene vielfältiger Natur sind und im Zusammenhang mit verschiedenen Krankheiten (Infektionskrankheiten, Tumorkrankheiten, Autoimmunkrankheiten, Krankheiten des kollagen-vaskulären Formenkreises) auftreten können, erfordert die Abklärung der Vasculitis allergica neben einer sorgfältigen Anamnese und klinischen Untersuchungen umfangreiche, allgemeine und spezifische Laboruntersuchungen sowie eine organbezogene Diagnostik.

Therapie

Im Vordergrund steht die Ausschaltung der auslösenden Antigene bzw. die Behandlung der zugrundeliegenden Grundkrankheit.

Richtschnur für die symptomatische Behandlung sind das Ausmaß der Hautveränderungen sowie die systemische Beteiligung, die jeweiligen Organsymptome und die Labordaten. Bei milden, auf die Haut beschränkten Krankheitssymptomen ist unter regelmäßigen Kontrollen eine risikoarme Minimaltherapie durchaus gerechtfertigt. Diese besteht aus Bettruhe mit Hochlagerung der Beine unter leichten Kompressionsverbänden und einer physikalischen Therapie. Bei ausgeprägter Erkrankung, insbesondere mit Befall der inneren Organe, können Glucocorticosteroide, Zytostatika und Immunsuppressiva und in manchen Fällen Colchicin angezeigt sein. Bei manchen Erscheinungsbildern, insbesondere bei dem Krankheitsbild des Erythema elevatum et diutinum, kann Diominodiphenylsulfon von therapeutischem Nutzen sein. Bei lebensbedrohlichen Verläufen und einer großen Menge an zirkulierenden Immunkomplexen kommt ihre Elimination durch eine Plasmapherese, der in der Regel eine immunsuppressive Behandlung folgen muß, in Frage.

■ Autoimmunkrankheiten

■ Allgemeine Bemerkungen

An der Haut treten organspezifische Autoimmunkrankheiten auf (Pemphigus vulgaris, bullöses Pemphigoid); sie kann aber auch im Zusammenhang mit multisystemischen Autoimmunkrankheiten befallen werden (z. B. Lupus erythematodes, Dermatomyositis, progressive systemische Sklerodermie). Bei letztgenannten Krankheiten kann es im Rahmen des weitgesteckten Krankheitsspektrums zu einem isolierten Befall der Haut kommen oder zu einem ausgedehnten Organbefall mit zusätzlichem Befall der Haut. In diesem Abschnitt sollen nur die organspezifischen Krankheiten der Haut beschrieben werden; die organunspezifischen Autoimmunkrankheiten werden in den entsprechenden Kapiteln abgehandelt.

Alle im folgenden Abschnitt zu besprechenden Autoimmunkrankheiten der Haut sind durch eine Blasenbildung gekennzeichnet (7); sie zeigen jedoch klinisch unterschiedliche Bilder und sind histologisch durch eine unterschiedliche Lokalisation der Blasen charakterisiert (Tab. 26.13). Bei allen Krankheiten lassen sich Autoantikörper nachweisen, die an charakteristischen

Tabelle 26.13 Bullöse Dermatosen mit sicherer oder wahrscheinlicher Autoimmunpathogenese

Bullöse Dermatose	Lokalisation der Blase (histologisch)	Autoantikörpercharakteristika u. -ablagerung	Autoantigen
Pemphigus vulgaris	intraepidermal	IgG, zirkulierend, Ablagerung interzellulär	PV-Antigen: cadherinähnliches Protein (130 kDa) in Desmosomen
Pemphigus foliaceus (einschl. Fogo selvagem)	intraepidermal subkorneal	IgG, zirkulierend, Ablagerung interzellulär	Glykoprotein (Desmoglein) 160 kDa in Desmosomen
bullöses Pemphigoid	dermoepidermale Junktionszone, Lamina lucida	IgG, IgM, IgA, C3 zirkulierend, subepidermal (Lamina lucida)	BP-Antigen I: 230 kDa in Hemidesmosomen BP-Antigen II: 180 kDa in Hemidesmosomen vernarbendes Schleimhautpemphigoid-Antigen: 240 kDa in Lamina densa
Epidermolysis bullosa acquisitia	dermoepidermale Junktionszone unterhalb Lamina densa	IgG, C3, gelegentlich zirkulierend, unterhalb Lamina densa	EBA-Antigen: Kollagen VII
Dermatitis herpetiformis Duhring	subepidermal (unterhalb der Basallamina)	IgA, C3, C5, nicht zirkulierend (evtl. als Immunkomplexe), granuläre Ablagerungen in den Papillenspitzen	Gluten? Antireticulin- und Antiendomysiumantikörper ohne pathogenetische Bedeutung

Abb. 19.**8**
c Nachweis von LKM-1-Antikörpern durch typisches Fluoreszenzmuster im Zytoplasma von Epithelien proximaler Nierentubuli.
d Nachweis antimitochondrialer Antikörper bei primärer biliärer Zirrhose durch typische Färbung von Epithelien proximaler und vor allem distaler Nierentubuli.

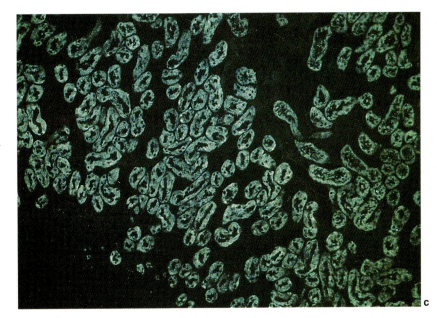

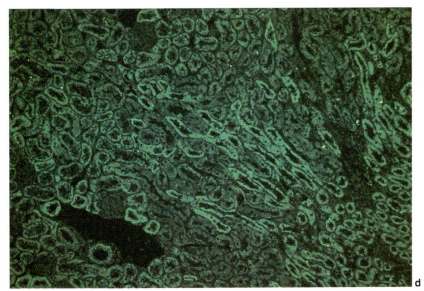

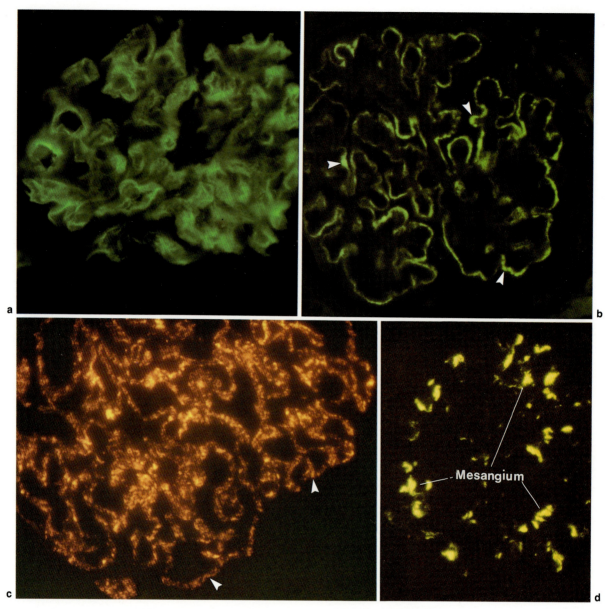

Abb. 20.3 Glomeruläre Ablagerungsmuster von IgG bei verschiedenen Nierenkrankheiten.
a Antibasalmembrantyp. IgG lagert sich in einem linearen Muster an den glomerulären Basalmembranen ab. Die Mesangialfelder sind ausgespart (600fache Vergr.).
b Diffuse endokapilläre Glomerulonephritis (Poststreptokokkenglomerulonephritis). Immunglobuline sind in einer grobgranulären, leicht unregelmäßigen Anordnung in den peripheren Basalmembranen abgelagert. Die einzelnen Depots weisen unterschiedliche Größe auf (Pfeile) (600fache Vergr.).
c Membranöse Glomerulonephritis. Das Immunglobulin (hier mit rhodamingefärbtem Anti-IgG dargestellt) bildet kleine, homogene, diffus verteilte Immundepots in den peripheren Kapillarschlingen (Pfeile) (900fache Vergr.).
d Mesangiale IgA-Nephritis. Die Ablagerungen von IgA sind auf die Mesangialfelder beschränkt (500fache Vergr.).

Farbtafel **V**

Abb. 22.**3** Hyperplastische Synovitis bei der rheumatoiden Arthritis. Wie in Abb. 22.**1** schematisch beschrieben, sind die lymphozytäre Infiltration und die Verbreiterung der Deckzellschicht erkennbar. Charakteristisch ist weiterhin die zottige Auftreibung der normalerweise glatten Gelenkinnenhaut (aus Burmester, G.R.: Intern. Welt 30 [1987] 324).

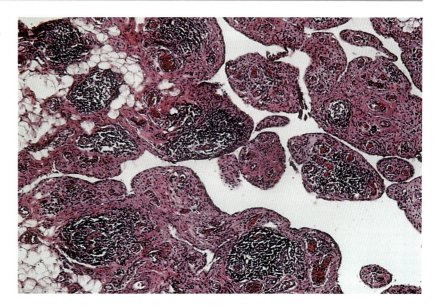

Abb. 22.**7b** Immunfluoreszenzdarstellung des in Abb. 22.**7a** dargestellten Makrophagen der Synovialmembran mit einem monoklonalen Antikörper gegen das CD14-Antigen.

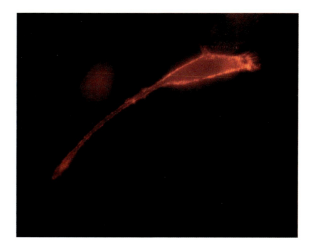

Abb. 22.**7d** Vergleichbare Färbung einer mehrkernigen Riesenzelle der rheumatoiden Synovialmembran.
Für weitere Erläuterungen s. S. 443.

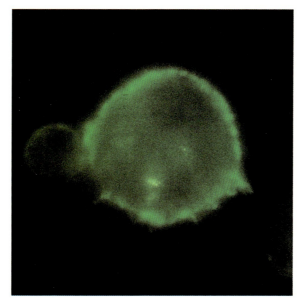

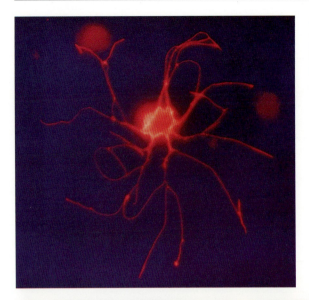

Abb. 22.**8** Sternförmige Synovialiszelle aus einer rheumatoiden Synovialmembran in der Gewebekultur. Die Färbung mit einem Anti-Klasse-II-Antikörper zeigt eine intensive Oberflächenimmunfluoreszenz dieser Zelle, die einem aktivierten Synovialisfibroblasten entspricht.

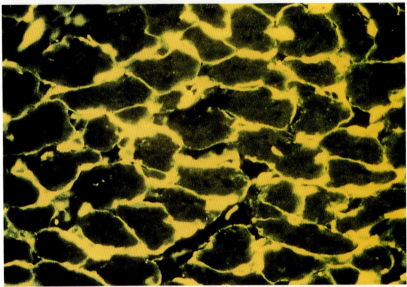

Abb. 24.**2** Nachweis antisarkolemmaler Antikörper am längsgeschnittenen Kryostatschnitt (homologes Myokard). 27jähriger Patient mit Coxsackie-B-Myokarditis.

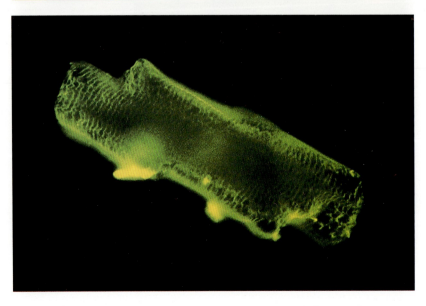

Abb. 24.**3** Antimyolemmale Antikörper (AMLA) lassen sich im indirekten Immunfluoreszenztest an isolierten Herzmuskelzellen, deren Bindegewebe durch Vorbehandlung mit Kollagenase entfernt wurde, nachweisen. 17jährige Patientin mit letaler, ätiologisch nicht klassifizierbarer Perimyokarditis.

Abb. 24.**5** Antifibrilläre Antikörper vom Antiactintyp bei einem 52jährigen Patienten mit Postperikardiotomiesyndrom 3 Wochen nach Mitralklappenersatz. Antiactinkörper sind in der indirekten Immunfluoreszenz an der Fluoreszenz der I-Bande zu erkennen.

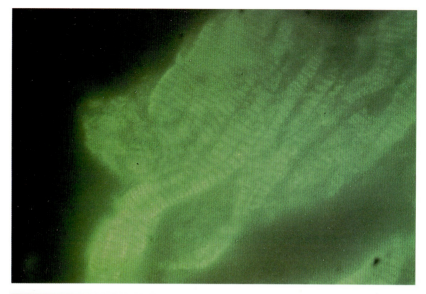

Abb. 24.**6** Immunhistologie einer linksventrikulären Myokardbiopsie.
a Antisarkolemmale und antiendokardiale Antikörper sind an das autologe Myokard eines 41jährigen Patienten mit postmyokarditischer Kardiomyopathie gebunden (TRITC-markiertes Anti-IgG).

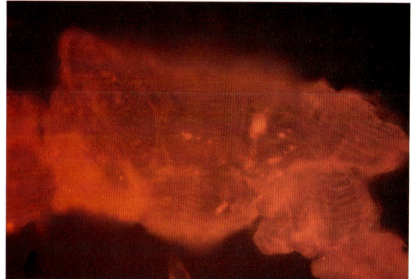

b Die Identität zwischen bereits gebundenen und zirkulierenden Antikörpern ergibt sich mit einer Doppelsandwichmethode nach Inkubation desselben Gewebeschnitts mit Patientenserum (FITC-markiertes Antihuman-IgM).

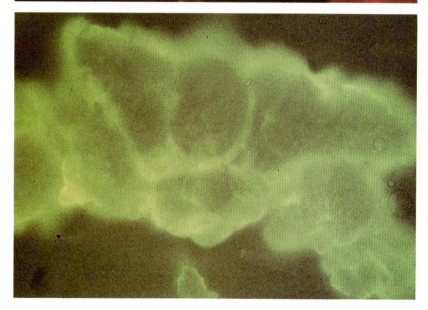

VIII Farbtafel

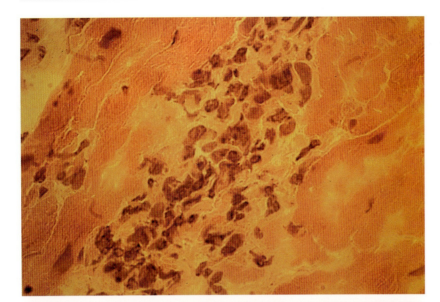

Abb. 24.7 Überwiegend CD4⁺-Infiltrat bei aktiver Myokarditis.

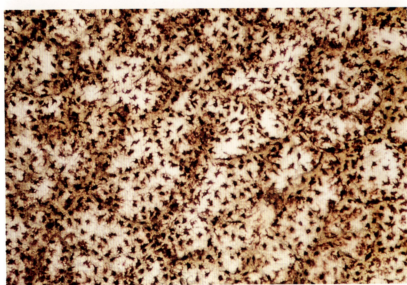

Abb. 26.1 Langerhans-Zellen in normaler Epidermis (immunhistologisch dargestellt mit einem Anti-HLA-DR-Antikörper und einem Peroxidase-Antihuman-IgG-Konjugat (freundlicherweise zur Verfügung gestellt von Frau Prof. E. B. Bröcker, Universitätshautklinik Münster).

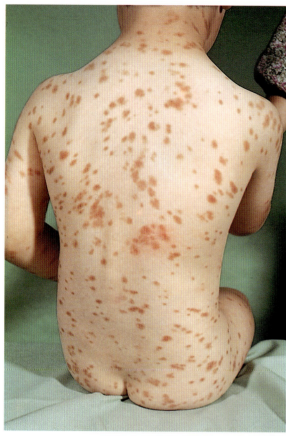

Abb. 26.**5** Mastozytose (Urticaria pigmentosa) bei einem Kleinkind.

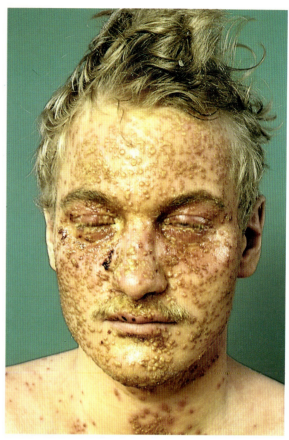

Abb. 26.**7** Eczema herpeticatum als Ausdruck einer verminderten Abwehr gegen Herpes simplex bei atopischer Dermatitis.

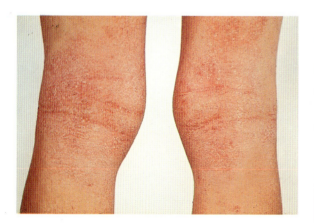

Abb. 26.**6** Typischer Befall der Beugeseite des Kniegelenkes bei atopischer Dermatitis.

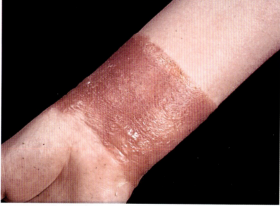

Abb. 26.**8** Allergisches Kontaktekzem – akutes Ekzem auf Chromat, welches aus chromgegerbtem Leder freigesetzt wird.

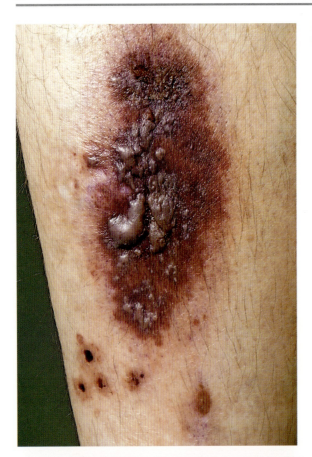

Abb. 26.**9** Vasculitis allergica – zentrale hämorrhagische Blasen sind von purpurisch-entzündlicher Haut umgeben.

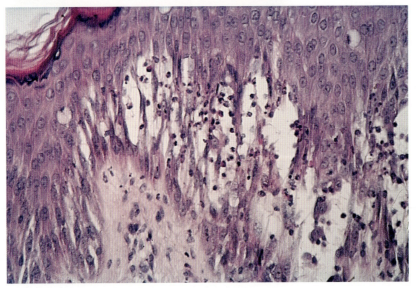

Abb. 26.**11** Histologisches Bild eines Pemphigus vulgaris – eine intraepidermale Blase, die durch Akantholyse entstanden ist.

Abb. 26.**12** Interzelluläre Immunfluoreszenz bei Pemphigus vulgaris: Nachweis von IgG-Autoantikörpern, die in den Interzellularspalten gebunden sind.

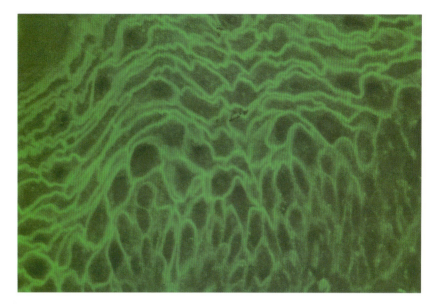

Abb. 26.**13** Subepidermale Immunfluoreszenz bei bullösem Pemphigoid: Nachweis von subepidermal gebundenen IgG-Autoantikörpern (s. Text).

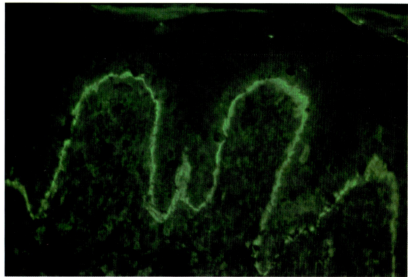

Abb. 31.**3** Identifizierung von Karzinomzellen im Knochenmark. Isolierte Mammakarzinomzellen im Knochenmark werden durch Reaktion mit einem gegen Cytokeratin-18 gerichteten Antikörper optisch sichtbar gemacht.

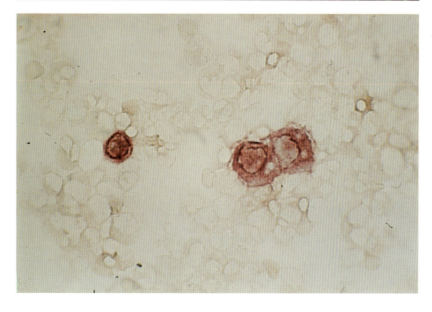

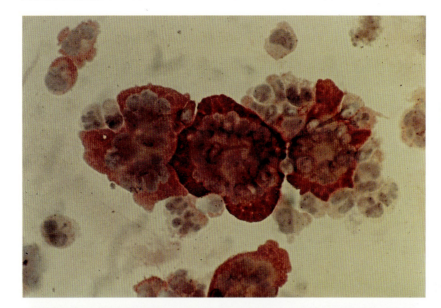

Abb. 32.**5** Durch Zellfusion entstandene multinukleäre HIV-infizierte Riesenzellen mit vakuolig degenerierendem Zytoplasma und durch monoklonale Antikörper (rötliche Färbung, APAAP-Methode) markierten viralen Antigenen (J. L'age-Stehr u. Mitarb., Robert-Koch-Institut, Berlin).

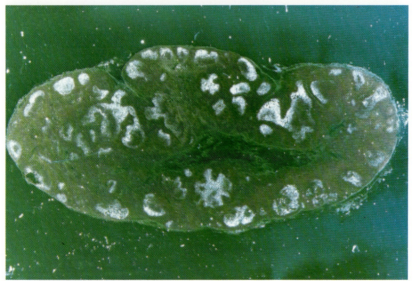

Abb. 32.**6** Nachweis von HIV in Lymphknoten eines asymptomatischen HIV-Patienten mit >500 CD4[+]-T-Lymphozyten im peripheren Blut.
a Schnittbild des hyperplastischen Lymphknotens mit ausgeprägten Keimzentren. Nach Abbau maskierender Proteine und In-situ-Hybridisierung sind große Mengen teils „aufgefangener" Virionen (weiß markiert) im follikulären dendritischen Netzwerk der Keimzentren nachweisbar.
b Expression von HIV-mRNS in Einzelzelle (für die Überlassung der Originalphotos und des Copyrights [1994] danken wir A. S. Fauci, NIH, USA).

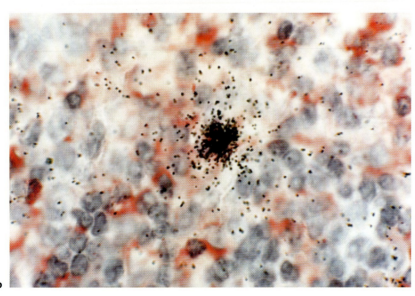

Strukturen der Epidermis bzw. Dermis abgelagert sind und die zumeist auch als zirkulierende Antikörper im Serum nachweisbar sind (Tab. 26.13). Weiterhin ist es gelungen, bei den meisten dieser Autoimmunkrankheiten distinkte Autoantigene zu identifizieren, die entweder in der Interzellularsubstanz der Keratinozyten oder im Bereich der Basalmembran zu finden sind (Tab. 26.13).

■ Pemphigus vulgaris

Klinik

Das Erscheinungsbild des Pemphigus vulgaris (3) ist durch das Auftreten von schlaffen, leicht verletzlichen Blasen gekennzeichnet, die nach dem Platzen der Blasendecke große erosive Areale auf der Haut hinterlassen. Es bilden sich Krusten, welche gelegentlich das einzige klinische Zeichen eines bullösen Prozesses sind. Die Blasen entstehen typischerweise auf normal erscheinender, häufig jedoch auch auf erythematöser Haut (Abb. 26.10). Durch lateralen Fingerdruck läßt sich die Epidermis normal erscheinender Haut abheben (Nikolski-Phänomen). Die intertriginösen Bereiche, die Haut um den Nabel herum und ebenso die Kopfhaut sind häufig befallen. In 50% der Fälle beginnt der Pemphigus vulgaris mit einer Gingivostomatitis, die den eigentlichen Hautläsionen um Monate vorausgehen kann; ebenso können die Konjunktiven, der Pharynx, der Larynx und die Schleimhäute der Nase und der Vagina befallen sein.

Es gibt zwei Formen des Pemphigus: den Pemphigus vulgaris und den Pemphigus foliaceus. Diese unterscheiden sich durch die Höhe der Blasenbildung und durch ihren klinischen Verlauf. Ätiopathogenetisch sind offensichtlich bei beiden Formen verschiedene Autoantigene involviert (Tab. 26.13). Eine weitere Sonderform ist der kürzlich beschriebene paraneoplastische Pemphigus, der eine eigene Krankheitsentität darstellt.

Diagnostik

Die Diagnose wird aufgrund der klinischen Zeichen, z. B. des Nikolski-Phänomens, und durch histologische und immunfluoreszenzmikroskopische Untersuchungen gestellt. Histologisch wird eine intraepidermale Blase gefunden, die durch eine Akantholyse (Ablösung der Keratinozyten voneinander) gekennzeichnet ist (Abb. 26.11, Farbtafel XI). Mit der direkten Immunfluoreszenz lassen sich Antikörper (in der Regel vom IgG-Typ) in der Interzellularsubstanz zwischen den Keratinozyten nachweisen (Abb. 26.12, Farbtafel XI). Die indirekte Immunfluoreszenz, bei der als Substrat Meerschweinchenösophagus verwendet werden kann, weist Autoantikörper, die ebenfalls gegen die Interzellularsubstanz der Keratinozyten gerichtet sind, im Serum des Patienten nach.

Immunpathogenese

Pemphigus-vulgaris- und Pemphigus-foliaceus-Autoantikörper können nach intraperitonealer Injektion bei neugeborenen Mäusen eine Blasenbildung, einherge-

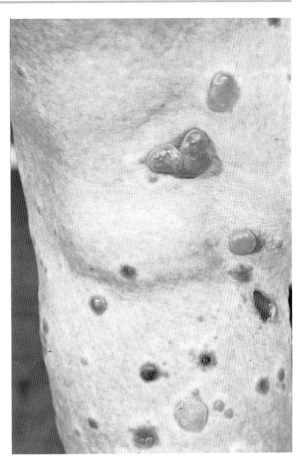

Abb. 26.**10** Pemphigus vulgaris. Schlaffe Blasen mit klarem Inhalt auf zumeist unveränderter Haut.

hend mit einer Akantholyse, hervorrufen. Eine Blasenbildung läßt sich nur auslösen, wenn divalente F(ab')$_2$-Fragmente, nicht jedoch wenn Fab-Fragmente verwendet werden. Im allgemeinen ist ein intaktes Komplementsystem für die Auslösung einer Blasenbildung nicht erforderlich; Behandlung der neonatalen Mäuse mit Cobra-venom-Faktor verhindert die Blasenbildung nach Injektion der Autoantikörper nicht. Dagegen kann das Komplementsystem die Blasenbildung durchaus verstärken. Es bleibt jedoch letztlich weiter unklar, wie der Antikörper die Kohärenz der Keratinozyten stört, denn obwohl das PV-Antigen zur Familie der Cadherine gehört, sind seine Adhäsionseigenschaften im Vergleich zu anderen Adhäsionsmolekülen gering. Es wird daher vermutet, daß die Bindung der Autoantikörper an das PV-Antigen eine aktive Signalvermittlung zur Folge hat, deren Konsequenz die Akantholyse der Epidermalzellen ist. Wie jedoch die Autoantikörperbildung gegen dieses körpereigene und in keiner Weise veränderte Antigen zustande kommt, bleibt weiter völlig ungeklärt.

Therapie

Die Behandlung basiert auf hohen Dosen von Steroiden; initial sollen ca. 2 mg pro kg Körpergewicht (100–200 mg) Prednison bzw. Prednisolon verwendet werden. Solange noch neue Blasen auftreten, muß diese Dosis um jeweils 50 mg bis zum Sistieren der Blasenbildung erhöht und bis zum Abheilen der Läsionen beibehalten werden (etwa 4–8 Wochen). Zusätzlich kommen immunsuppressive Medikamente zur Anwendung. Am häufigsten wird Azathioprin eingesetzt; aber auch Methotrexat und Cyclophosphamid können unter bestimmten Umständen verwendet werden.

Alternative Behandlungsmöglichkeiten sind die Goldtherapie, die in einzelnen Fällen erfolgreich ist, und die Plasmapherese, die jedoch nur dann zur Anwendung kommen sollte, wenn eine Cortisonbehandlung ungenügend anspricht bzw. nur begrenzt angewendet werden kann. Dieser muß jedoch wegen des „Rebound"-Phänomens eine immunsuppressive Therapie folgen. In einzelnen Fällen ist Ciclosporin A erfolgreich angewendet worden.

■ Bullöses Pemphigoid

Klinik

Vorherrschend bei diesem Krankheitsbild sind große, pralle Blasen, die eine klare oder auch hämorrhagische Flüssigkeit enthalten. Die Blasen entstehen in der Regel auf erythematöser, gelegentlich aber auch auf normal erscheinender Haut.

Das bullöse Pemphigoid ist eine Erkrankung der 6., 7. und 8. Lebensdekade, obwohl es in einzelnen Fällen im jüngeren Alter, ja sogar bei Kindern auftreten kann. Eine Assoziation mit malignen Erkrankungen im Sinne einer Paraneoplasie, obwohl häufig angenommen, scheint nicht zu bestehen (13).

Sonderformen sind das vernarbende Schleimhautpemphigoid und die chronische bullöse Dermatose des Kindesalters (10).

Diagnostik

Neben dem klinischen Bild sind die wesentlichen Hilfsmittel der Diagnose die Histologie und die direkte bzw. indirekte Immunfluoreszenz. Histologisch imponiert eine subepidermale Blase. Innerhalb dieser Blase sind Ansammlungen von neutrophilen und eosinophilen Granulozyten zu finden; hinzu kommt ein ausgeprägtes perivaskuläres Infiltrat, welches wiederum aus eosinophilen und neutrophilen Granulozyten und Lymphozyten besteht. Mit der direkten Immunfluoreszenz lassen sich Immunglobulin- (IgG, IgA oder IgM) und Komplementablagerungen (C3) an der Basalmembran nachweisen (Abb. 26.13, Farbtafel XI). Mit Hilfe der indirekten Immunfluoreszenz an humaner Spalthaut (salt split skin) gelingt ein Nachweis von Antibasalmembranantikörpern (Ablagerungen am Blasendach – nicht beim vernarbenden Schleimhautpemphigoid) und die sichere Abgrenzung zur Epidermolysis bullosa acquisita (Ablagerungen am Blasenboden).

Immunpathogenese

Antikörper, die gegen Basalmembranantigene gerichtet sind, lassen sich bei diesem Krankheitsbild regelmäßig nachweisen. 70% der Patienten haben in ihrem Serum IgG-Antikörper gegen diese Antigene. Ebenso kommt es zur Ablagerung von C3 in praktisch allen Läsionen des bullösen Pemphigoids. Auch andere Komplementkomponenten des klassischen wie auch des alternativen Komplementweges sind nachgewiesen worden. Die Antikörper reagieren mit den Bullöses-Pemphigoid-Antigenen (BP-Antigen I und II) in Hemidesmosomen, welche in den Basalzellen innerhalb der Lamina-lucida-Region lokalisiert sind. Im Gegensatz zum Pemphigus vulgaris scheint bei der Auslösung der Blasen eine Komplementaktivierung und Anlockung von neutrophilen und eosinophilen Granulozyten, gefolgt von einer Freisetzung verschiedener Enzyme, eine Rolle zu spielen.

Therapie

Therapie der Wahl ist eine dem Alter des Patienten und der Ausprägung des Krankheitsbildes angepaßte immunsuppressive Therapie, in der die Corticosteroide wiederum eine zentrale Stellung einnehmen. Die Kombination von Steroiden mit Azathioprin hat sich hierbei besonders bewährt. In einigen wenigen Fällen sind Sulfone oder Sulfapyridine erfolgreich eingesetzt worden.

■ Herpes gestationis

Klinik

Diese Krankheit tritt einmal pro 50 000–60 000 Schwangerschaften auf. Das klinische Erscheinungsbild ist durch erythematöse Papeln und Plaques charakterisiert sowie durch Bläschen und Blasen, die besonders am Stamm ausgeprägt sind. Die Schleimhäute sind nicht befallen. Die Symptome erscheinen gewöhnlich im 5. oder 6. Schwangerschaftsmonat, können jedoch auch später und sogar post partum auftreten. Die Krankheit ist in der Regel selbstlimitierend, kann aber in darauffolgenden Schwangerschaften immer wieder entstehen. Exazerbationen können durch Östrogen und Progesteron induziert werden. Das Risiko für Mutter und Kind scheint gering zu sein; einige Studien weisen auf häufiger vorkommende Tot- und Frühgeburten hin. Die Kinder an Herpes gestationis erkrankter Mütter sind gewöhnlich nicht befallen. Gelegentlich können urtikarielle und vesikuläre Läsionen auftreten, die aber nach wenigen Wochen abheilen.

Diagnostik

Die Diagnose ergibt sich aus dem typischen Krankheitsbild, welches während einer Schwangerschaft auftritt. Histologisch findet sich eine subepidermale Blase mit Ödem der Papillen und Basalzellnekrosen oberhalb der Papillenspitze. Hinzu kommt ein dermales entzündliches Infiltrat, welches aus eosinophilen Granulozyten besteht.

Die direkte Immunfluoreszenz zeigt am häufigsten eine homogene lineare Ablagerung von C3 an der Basalmembran. In 30–40% findet sich zusätzlich eine IgG-Ablagerung. Selten sind IgA- und IgM-Antikörper sowie C1q, C4 und C5 vorhanden. Antibasalmembranantikörper vom IgG-Typ lassen sich nur bei 20% der Patienten im Serum nachweisen. Weiterhin ist ein Faktor, genannt HG-Faktor, bei dem es sich um einen komplementfixierenden IgG-Antikörper handelt, in niedriger Konzentration im Serum der Patienten beschrieben worden.

Differentialdiagnostisch müssen ein ebenfalls während der Schwangerschaft auftretendes Krankheitsbild, welches mit pruritischen urtikariellen Papeln einhergeht (PUPP = pruritic urticarial papules of pregnancy), sowie andere blasenbildenden Krankheiten abgegrenzt werden.

Ätiologie und Immunpathogenese

Die Ätiologie des Herpes gestationis ist unbekannt. Es ist anzunehmen, daß die komplementfixierenden Antikörper eine wesentliche Rolle bei der Auslösung dieses Krankheitsbildes spielen. Die Bedeutung von hormonellen Faktoren für die Pathogenese des Herpes gestationis ist unbekannt, obwohl es nach Gabe oraler Kontrazeptiva zu einer Exazerbation kommen kann.

Therapie

In den meisten Fällen wird eine topische Steroidbehandlung und Antihistaminikagabe ausreichend sein. Jedoch kann auch eine systemische Cortisonbehandlung erforderlich sein. Eine systemische Cortisonbehandlung der Mutter hat erstaunlich wenig Auswirkungen auf das Kind; eine sorgfältige Überwachung der Schwangerschaft und Untersuchung des Kindes auf eine Nebennierenrindeninsuffizienz sollte jedoch vorgenommen werden.

■ Epidermolysis bullosa acquisita

Klinik

Die Epidermolysis bullosa acquisita (8) ist eine seltene, nichtentzündliche, nichterbliche Erkrankung, die im Erwachsenenalter beginnt, mit Blasenbildung über den Gelenken – induziert durch ein mildes Trauma – einhergeht und chronisch verläuft. Sehr häufig sind Hände und Füße betroffen, ebenso die Streckseiten der Unterschenkel. Nur sehr selten beginnt die Blasenbildung auf entzündlicher Haut. Die Blasen sind meist prall, gelegentlich hämorrhagisch und heilen mit einer dystrophischen Narbe ab. Oft ist eine Milienbildung zu sehen; es kommt zum Ausfall der Fuß- und Fingernägel. Das klinische Bild ähnelt häufig dem einer Epidermolysis bullosa hereditaria.

Diagnostik

Die Diagnose kann aufgrund der Anamnese und des klinischen Bildes – mechanisch induzierte Blasen auf nichtentzündlicher Haut, welche mit Narben und Milienbildung abheilen – gestellt werden. Histologisch ist die Epidermolysis bullosa acquisita durch eine subepidermale Blase, immunhistologisch durch eine Ablagerung von IgG linear an der Basalmembranzone und immunelektronenmikroskopisch durch eine Ablagerung von IgG in der oberen Dermis unterhalb der Zone der verankernden Fibrillen der Basallamina gekennzeichnet. Vom bullösen Pemphigoid läßt sich diese blasenbildende Dermatose durch die salt-split-skin-Methode an normaler menschlicher Haut differenzieren (s. o.). Von den hereditären Epidermolysen kann sie anamnestisch, elektronenmikroskopisch und durch das Fehlen von Autoantikörpern abgegrenzt werden.

Immunpathogenese

Aller Wahrscheinlichkeit nach handelt es sich bei diesem Krankheitsbild ebenfalls um eine Autoimmunkrankheit, wobei IgG-Antikörper und verschiedene Komplementfaktoren bei der Auslösung eine Rolle spielen können. Möglicherweise sind Immunkomplexe, die innerhalb der verankernden Fibrillen gefunden werden, für die Blasenbildung von Bedeutung. Die Autoantikörper binden an ein Molekül mit einem Molekulargewicht von 290 kDa; dieses Molekül besitzt zwei Bereiche, bestehend aus einem Kollagenbereich von 154 kDa und einem nichtkollagenen Kohlenhydratbereich von 145 kDa und ist kürzlich als Kollagen VII identifiziert worden.

Therapie

Die Behandlung der Epidermolysis bullosa acquisita ist unbefriedigend. Die übliche immunsuppressive Behandlung mit Corticosteroiden und Immunsuppressiva ist häufig erfolglos, kann aber bei einigen Patienten eine Wirkung zeigen. Es kann eine Behandlung mit Diaminodiphenylsulfon versucht werden. Auch der Einsatz einer Plasmapherese ist beschrieben worden. Neuerdings werden zur Behandlung hochdosierte Immunglobulininfusionen empfohlen. Zusätzlich kommen unterstützende Maßnahmen in Frage, wie die Behandlung von Infektionen und eine lokale Behandlung der Erosionen.

■ Dermatitis herpetiformis Duhring

Definition

Die Dermatitis herpetiformis Duhring (11) ist eine chronische, mit Papulovesikeln einhergehende, stark jukkende Dermatose. Sie steht in enger Beziehung zur glutensensitiven Enteropathie und ist immunologisch im wesentlichen durch granuläre Ablagerungen von IgA in der dermalen Papille gekennzeichnet.

Klinik

Die Krankheit tritt am häufigsten in der 2., 3. und 4. Lebensdekade auf, kann aber auch schon bei Kindern beobachtet werden. Die primären Erscheinungen auf der Haut sind erythematöse Papeln, urtikarielle Plaques und gruppiert angeordnete Bläschen; seltener werden große Blasen gesehen. Die Effloreszenzen erscheinen und verschwinden kontinuierlich; es entstehen hyperpigmentierte und hypopigmentierte Areale. Ausgeprägt ist ein brennendes Gefühl und ein Juckreiz, welcher häufig dem Aufschießen der Effloreszenzen vorausgeht. Die Verteilung ist gewöhnlich symmetrisch, wobei die Streckseiten der Extremitäten, die Ellbogen, Knie, Schultern und das Gesäß am häufigsten betroffen sind. Die Krankheit verläuft chronisch. Assoziiert mit diesem Krankheitsbild ist eine glutensensitive Enteropathie, histologisch charakterisiert durch eine Atrophie der Darmzotten und ein dichtes lymphozytäres Infiltrat innerhalb der Darmschleimhaut. Sie ist für gewöhnlich asymptomatisch. Zudem sind vermehrtes Auftreten von Lymphomen, Schilddrüsenerkrankungen, Achlorhydrie und Atrophie der Magenschleimhaut sowie ein Vitamin-B_{12}-Mangel in Verbindung mit der Dermatitis herpetiformis Duhring beschrieben worden.

Diagnostik

Histologisch wird ein papillärer Abszeß mit Ödembildung gefunden, der schließlich zu einer Abhebung der gesamten Epidermis führt (subepidermale Blase). Entscheidend für die Diagnose ist die granuläre Ablagerung von IgA und den Komplementkomponenten C3 und C5 in der Papillenspitze und der Nachweis charakteristischer histologischer Veränderungen einer glutensensitiven Enteropathie.

In manchen Fällen findet sich eine lineare IgA-Ablagerung an der Basalmembran; immunelektronenmikroskopisch ist diese Ablagerung innerhalb der Lamina lucida und unterhalb der Basallamina lokalisiert (IgA-lineare Dermatose). Bei dieser Form findet sich weniger häufig eine Enteropathie und eine Assoziation mit HLA-B8, weshalb sie von einigen Autoren als eigenständige Krankheitsentität angesehen wird. Antibasalmembranantikörper vom IgA-Typ lassen sich nicht im Serum der Patienten nachweisen; jedoch sind IgA-Immunkomplexe beschrieben worden. Weiterhin treten Antireticulinantikörper der IgA- und IgG-Klassen bei ca. 25% der Patienten auf; ebenso sind Antiendomysiumantikörper der IgA-Klasse in etwa 70–80% der Fälle nachweisbar.

Immungenetische Untersuchungen zeigen eine starke Assoziation mit den HLA-Typen B8 und DR3 in 70–90% der Patienten; bei über 90% der Patienten mit Dermatitis herpetiformis Duhring und Zöliakie findet sich DQ2. Ein gehäuftes familiäres Vorkommen ist ebenfalls beschrieben worden.

Immunpathogenese

Die Assoziation mit bestimmten HLA-Haplotypen (B8, DR3), die auch bei anderen Krankheiten mit Immunregulationsstörungen (Sjögren-Syndrom, systemischer Lupus erythematodes) gefunden werden, weist auf eine immunologische Erkrankung mit einer abnormen Immunantwort auf natürlich vorkommende Antigene hin. Es erscheint gesichert, daß Gluten eine kritische Rolle in der Pathogenese der Dermatitis herpetiformis Duhring spielt. Dies läßt sich unter anderem dadurch nachweisen, daß eine glutenfreie Diät zu einer Abnahme bzw. zu einem Verschwinden der Symptome führt. Unklar ist jedoch, welche Antigene durch die IgA-Antikörper gebunden werden; es ist bisher nicht bekannt, ob die Antigene, die Bestandteil des IgA-Immunkomplexes sind, im Magen-Darm-Trakt oder aber in der Haut selbst zu finden sind (Kreuzreaktion Gliadin – Reticulin?). Unklar ist auch die Beziehung zwischen der glutensensitiven Enteropathie und der Dermatitis herpetiformis Duhring. Wieso kommt es in dem einen Falle zu ausgeprägten Magen-Darm-Erscheinungen ohne Beteiligung der Haut, im anderen Falle zu minimalen Veränderungen der Darmschleimhaut, jedoch zur Ausprägung von Hautsymptomen?

Therapie

Mittel der Wahl für die medikamentöse Behandlung sind die Sulfone (Diaminodiphenylsulfon = DADPS); gewöhnlich kommt es zu einem prompten Sistieren der Symptome und schließlich zu einer Abheilung. Dieses prompte Ansprechen auf die Therapie wurde früher auch als ein wichtiges diagnostisches Zeichen gewertet. Eine glutenfreie Diät führt nach etwa 5–12 Monaten zu einer deutlichen Abnahme der Krankheitsaktivität, so daß schließlich die medikamentöse Behandlung reduziert oder ganz abgebrochen werden kann. Ebenso ist unter glutenfreier Diät die Darmbeteiligung rückläufig. Wichtig ist, daß die glutenfreie Diät strikt eingehalten wird.

■ Ausblick

Es besteht kein Zweifel, daß die immunologische und die klinisch-immunologische Grundlagenforschung unser Verständnis für die Ätiopathogenese vieler immundermatologischer Krankheiten erweitert und vertieft hat. Wir verfügen inzwischen über diagnostische Hilfsmittel, die die Erkennung und Abgrenzung von anderen Krankheiten sicher gestatten. Je detaillierter wir jedoch mit Hilfe immunologischer und molekularbiologischer Techniken viele dieser Krankheiten analysieren können, um so mehr Fragezeichen tauchen auf. Dennoch gestatten uns diese Einblicke mehr und mehr, die entscheidenden Fragen zu formulieren in der Hoffnung, den Schlüssel zum Verständnis dieser nicht nur für die Dermatologie, sondern auch für die Gesamtmedizin so wichtigen Krankheiten zu finden.

Literatur

1. Becker, D. J., J. Knop: Mechanism in allergic contact dermatitis. Exp. Dermatol. 2 (1993) 63–69
2. Bos, J. D., I. Zonneveld, K. D. Pranab, S. R. Krieg, C. M. van der Loos, M. L. Kapsenberg: The skin immune system (SIS): Distribution and immunophenotype of lymphocyte subpopulations in normal human skin. J. invest. Dermatol. 88 (1987) 569
3. Chorzelski, T. P., S. Jablonska: Pemphigus. In Maddin, S., A. Carruthers, T. H. Brown: Current Dermatologica Therapy. Saunders, Philadelphia 1982 (p. 345)
4. Czarnetzki, B. M.: Urticaria. Springer, Berlin 1986
5. Dukor, P., P. Kallos, H. D. Schlumberger, G. B. West: PAR: Pseudoallergic Reaction, vol. I–III. Karger, Basel 1980
6. Dupuis, G., C. Benezra: Allergic contact dermatitis to simple chemicals. A molecular approach. Dekker, New York 1982
7. Enk, A. H., S. I. Katz: Early molecular events in the induction phase of contact sensitivity. Proc. nat. Acad. Sci. 89, 1398
8. Epstein, W. L., S. I. Katz, W. M. Sams, A. J. Sober, B. H. Thiers, D. A. Weigand: Bullous dermatoses, periodic synopsis. J. Amer. Acad. Dermatol. 11 (1984) 1151
9. Hanifin, J. M.: Atopic dermatitis. J. Allergy 73 (1984) 211
10. Jordon, E. R.: Bullous pemphigoid, cicatrical pemphigoid, and chronic bullous dermatosis of childhood. In Fitzpatrick, T. B., Z. A. Eisen, K. Wolff, I. M. Freedberg, K. F. Austen: Dermatology in General Medicine, 3rd ed. McGraw-Hill, New York 1987 (p. 580)
11. Katz, S. I., R. P. Hall, T. J. Luvley, W. Stroter: Dermatitis herpetiformis: the skin and the gut. Ann. intern. Med. 93 (1980) 857
12. Knop, J., E. Macher: Das allergische Kontaktekzem. In Fuchs, E. K., H. Schulz: Manuale allergologicum. Dustri, Deisenhofen 1987 (V 16)
13. Lever, W. F.: Pemphigus and pemphigoid. J. Amer. Acad. Dermatol. 1 (1979) 2
14. Luger, T. A., Th. Schwarz: Epidermal Cytokines and Growth Factors. Dekker, New York 1993
15. Picker, L. J., J. R. Treer, B. Ferguson-Darnell, P. A. Collins, P. R. Bergstresser, L. W. Terstappen: Control of lymphocyte recirculation in man. J. Immunol. 150 (1993) 1122
16. Romani, N., G. Schuler, P. Fritsch: Ontogeny of Ia-positive and Thy-1-positive leukocytes of murine epidermis. J. invest. Dermatol. 86 (1986) 129
17. Saloga, J., J. Knop: Das atopische Ekzem: neue Aspekte allergischer Reaktionen. Gelbe Hefte 33 (1993) 93
18. Sams, W. M. jr.: Vasculitis. In Safai, B., R. A. Good: Immunodermatology. Plenum, New York 1981 (p. 197)
19. Steinman, R. M.: The dendritic cell system and its role in immunogenicity. Ann. Rev. Immunol. 9 (1991) 271
20. Stingl, G., K. Wolff: Langerhans cells and their relation to other dendritic cells and mononuclear phagocytes. In Fitzpatrick, T. B., Z. A. Eisen, K. Wolff, I. M. Freedberg, K. F. Austen: Dermatology in General Medicine. McGraw-Hill, New York 1987 (p. 410)
21. Streilein, J. W.: Lymphocyte traffic, T cell malignancies and the skin. J. invest. Dermatol. 71 (1978) 167
22. Streilein, J. W.: Skin-associated lymphoid tissues (SALT): origins and functions. J. invest. Dermatol. 80 (1978) 12
23. Wolff, H. H., M. Winzer: Vasculitis allergica. In Fuchs, E., K. H. Schulz: Manuale allergologicum. Dustri, Deisenhofen 1987 (V 13)
24. Wüthrich, B.: Neurodermitis atopica (atopische Dermatitis). In Fuchs, E., K. H. Schulz: Manuale allergologicum. Dustri, Deisenhofen 1987 (V 14)

27 Endokrine Drüsen

■ Schilddrüse, Hypothalamus, Hypophyse, Nebenschilddrüsen und Nebennieren

K. Federlin

■ Schilddrüse

■ Allgemeiner Teil: Prinzipielles zur Schilddrüsenautoimmunologie

Schilddrüsenautoantigene

TSH-Rezeptor

Nahezu alle Symptome der Basedow-Erkrankung, insbesondere die Schilddrüsenüberfunktion und die Kropfbildung, sind Folge der Reaktion von Autoantikörpern mit dem TSH-Rezeptor. Dieser besteht aus zwei Komponenten in der Zellmembran, einem Glykoprotein und einem Gangliosid. Ersteres hat die höhere Affinität zur TSH-Bildung, letzteres stellt die Bindungsstelle des Hormons für den Adenylatcyclasekomplex dar (6). Der Rezeptor hat ein Molekulargewicht von 300 kDa, der wenigstens zwei 70-kDa-TSH-Bindungsuntereinheiten aufweist. Studien über monoklonale Antikörper erbrachten den Beweis, daß verschiedene Autoantikörper gegen den TSH-Rezeptor beim gleichen Patienten existieren können und daher auf verschiedene Effekte auf Schilddrüsenwachstum und Schilddrüsenfunktion ausüben. Zwischen beiden Typen von Immunglobulinen braucht keinerlei Relation zu bestehen.

Mikrosomales Antigen (TPO)

Antikörper gegen mikrosomale(s) Antigen(e) werden regelmäßig bei autoimmunen Schilddrüsenerkrankungen gefunden. Sie korrelieren besonders eng mit den histologischen Veränderungen bei der Hashimoto-Thyreoiditis. Seit neuem ist bekannt, daß es sich bei dem Antigen (u. U. ausschließlich) um das Enzym Thyroidperoxidase (MG ca. 100000) handelt, das eine wesentliche Rolle bei der Jodierung von Thyreoglobulin spielt und an die apikale Plasmamembran gebunden ist (27). TPO-Antikörper wurden dementsprechend auch in diesem Bereich der Follikelepithelien gefunden und könnten über einen hemmenden Effekt auf die Jodination die bei autoimmunen Schilddrüsenerkrankungen oft gestörte Organfunktion bedingen.

Thyreoglobulin

Ein weiteres Antigen bei autoimmunen Schilddrüsenerkrankungen stellt Thyreoglobulin dar, ein Glykoprotein mit einem Molekulargewicht von 660000, im Lumen der Schilddrüsenfollikel gelegen. Die Theorie vom segregierten Antigen läßt sich nicht mehr aufrechterhalten, da intaktes Thyreoglobulin in gleichen geringen Konzentrationen auf noch nicht endgültig geklärten intrazellulären Transportwegen in der Zirkulation erscheint. Das Molekül hat eine große Zahl antigener Determinanten. Thyreoglobulinantikörper beschränken sich beim Morbus Basedow auf einige wenige, bei Karzinompatienten hingegen sind es sehr viel mehr. Neben dem Thyreoglobulin, auch Kolloidantigen I genannt, gibt es ein zweites Kolloidantigen, welches sich durch eine veränderte immunfluoreszenzoptische Darstellung abgrenzt. Kürzlich wurde über ein neues Schilddrüsenantigen berichtet, welches aus dem Gewebe von Basedow-Kranken extrahiert wurde und weder mit dem Thyreoglobulin noch mit dem mikrosomalen Antigen identisch sein soll (ATRA 1 = autoimmune thyroid-disease-related antigen)[1].

Andere Antigene

Mit Hilfe der Immunfluoreszenz an Suspensionen menschlicher Thyreozyten läßt sich eine ungleichmäßige Anfärbung der Zelloberfläche feststellen, weswegen seit langem ein sog. „Oberflächenantigen" postuliert wird, dessen eindeutiger Nachweis aber bisher nicht gelungen ist, insbesondere keinerlei Charakterisierung. Größere Bedeutung haben möglicherweise bakterielle Antigene. So wurde beobachtet, daß Patienten mit Yersinia-enterocolitica-Infektionen nicht nur häufig klinische Autoimmunphänomene wie Erythema nodosum, Iritis, Arthritis und Reiter-Syndrom aufweisen, sondern im Serum auch Antikörper besitzen, die mit dem Zytoplasma und der Plasmamembran menschlicher Schilddrüsenepithelien reagieren. Umgekehrt weisen Patienten mit autoimmunen Schilddrüsenerkrankungen häufig zirkulierende Antikörper und zellgebundene Immunreaktionen gegen Yersinia-Antigene auf. Es konnte gezeigt werden, daß eine enge Korrelation zwischen autoimmunen Schilddrüsenerkrankungen und Antikörpern gegen Yersiniaproteine besteht (15, 39), wobei anscheinend bestimmte Epitope des Yersiniaplasmids und des TSH-Re-

---

[1] Hierbei ist noch offen, ob es sich um das bereits seit langem bekannte sog. 2. Kolloidantigen handelt (13).

zeptors analog sind, so daß u. U. derartige Antikörper bei der Auslösung einer Hyperthyreose eine Rolle spielen könnten. Die Hypothese von der „antigenen Mimikry" erfährt hierdurch weitere Unterstützung.

Schilddrüsenautoantikörper

Pathogenetische Bedeutung der Schilddrüsenautoantikörper

Die Histologie zeigt bei der Hashimoto-Thyreoiditis eine dichte lymphozytäre Infiltration des Gewebes mit weitgehender Zerstörung der Follikel. Bei der Basedow-Erkrankung finden sich ebenfalls Lymphozyteninfiltrate, jedoch ist die Gewebsdestruktion geringer. Bei beiden Krankheitsbildern zirkulieren im Serum Autoantikörper gegen Thyreoglobulin und gegen mikrosomales Antigen sowie evtl. gegen das 2. Kolloidantigen. Die Rolle dieser Antikörper bei der Zerstörung des Schilddrüsengewebes ist bis heute nicht voll geklärt (25). Eine antikörperbedingte Zerstörung der Follikelepithelien könnte durch Komplementfixation oder durch die Aktivierung von Killerzellen mit Bindung an das Fc-Fragment von Schilddrüsenautoantikörpern zustande kommen (ADCC). Es gibt jedoch auch zahlreiche Hinweise für eine zellulär bedingte Zerstörung durch zytotoxische T-Lymphozyten oder durch zytotoxische Effekte von Lymphokinen aus aktivierten T-Zellen oder Makrophagen nach Kontakt mit Schilddrüsenantigenen. Hinweisen, daß bei tierischen Modellen eine Thyreoiditis allein durch zellgebundene Immunreaktionen entsteht, muß die Beobachtung gegenübergestellt werden, daß die einzige bekannte spontane Thyreoiditis des Tieres, die der menschlichen Hashimoto-Thyreoiditis gleicht, diese Läsionen nur in Anwesenheit von B-Lymphozyten entwickelt (25). Schilddrüsenautoantikörper gehören im allgemeinen zur Klasse IgG (IgG$_1$, IgG$_4$). Mikrosomale Antikörper besitzen die Fähigkeit zur Komplementfixation. Thyreoglobulinantikörper besitzen sie im allgemeinen nicht, sind aber anscheinend an der ADCC beteiligt. Schilddrüsenautoantikörper werden wahrscheinlich vor allem in der erkrankten Schilddrüse selbst produziert, was durch Extraktionsstudien erkannt wurde.

Funktionsstimulierende und -blockierende Immunglobuline

Die bei der Basedow-Erkrankung bestehende Überfunktion der Schilddrüse wird hervorgerufen durch Autoantikörper, die an den TSH-Rezeptor in der Membran der Schilddrüsenepithelzelle binden. Diese Bindung führt ferner zur Aktivierung der Adenylatcyclase, gefolgt vom Anstieg des cAMP als „Trigger", eine Funktionssteigerung. In zahlreichen Versuchsanordnungen können die Effekte derartiger Immunglobuline im Serum von Patienten mit einem Morbus Basedow demonstriert werden. Sie lassen sich in die Kategorie der TSH-Bindungsinhibition = TBI-Assays und in die TSI-(thyreoideastimulierde Immunglobuline)Assays unterteilen (Tab. 27.1). Von besonderer Bedeutung ist die Heterogenität innerhalb dieser großen Antikörperfamilie. Diese betrifft

Tabelle 27.1 Autoantikörper bei Patienten mit autoimmunen Schilddrüsenerkrankungen

Antikörper	Nachweismethode
Antithyreoglobulin	Hämagglutination, ELISA, RIA
Antimikrosomale Antikörper/Thyroid peroxidase (TPO)	Hämagglutination, ELISA, RIA
Anti-TSH-Rezeptor thyreoideastimulierende Antikörper (TSAb) (ahmen TSH-Aktion nach)	menschliche Schilddrüse, FRTL-5-Zellen in Kultur Rezeptor-Assay zytochemischer Bioassay CHO-Zellen (Ovarzellen des Chinesischen Hamsters)
TSH-Bindung inhibierende Antikörper (TBIAb) (blockieren TSH-Bindung und -Aktion)	Hemmung von TSH oder TSAb-Effekten in vitro Rezeptor-Assay
Anti-T$_4$ oder T$_3$	Bindung von ^{125}J-T$_4$ oder ^{125}J-T$_3$ mit IgG aus Patientenserum
Anti-TSH	Bindung von ^{125}J-TSH mit IgG aus Patientenserum
schilddrüsenwachstumsstimulierende Immunglobuline (TGI) (Antigen bisher unbekannt)	zytochemischer Bioassay Metaphasenindex-Assay mit FRTL-5-Zellen

nicht nur ihre Unterschiede zwischen einzelnen Patienten, sondern sogar innerhalb des einzelnen Schilddrüsenkranken (22). So können in Patientenseren gleichzeitig hohe Konzentrationen an TBI und niedrige an TSI auftreten und umgekehrt.

Bei Patienten mit einem Morbus Basedow sind die Leichtketten der TSI vornehmlich vom λ-Typ. Diese Beobachtung unterstützt Burnets Theorie der „forbidden clones", entstanden aus einer somatischen Mutation einer einzigen Lymphozytenzelle (21). Funktionsblokkierende Antikörper werden sowohl im Serum von Patienten mit hypertrophischer wie atrophischer Thyreoiditis gefunden. Sie können, müssen jedoch nicht persistieren, so daß bei durch derartige Antikörper bedingter Hypothyreose ähnlich wie beim Morbus Basedow spontane Remissionen möglich sind (31).

Wachstumsstimulierende Immunglobuline

Seit 1970 weiß man, daß nicht nur die Schilddrüsenüberfunktion, sondern auch das Wachstum der Schilddrüse, d. h. die Struma, beim Morbus Basedow (und wahrscheinlich auch bei der sog. blanden Struma) durch Immunglobuline bewirkt werden kann (TGI = thyroid growth-stimulating immunoglobulins). Bisher ist nicht sicher bekannt, wo die Immunglobuline an der Zellmembran angreifen. Es könnte der TSH-Rezeptor sein, dessen Stimulation sowohl die Zellfunktion steigert als auch das Wachstum beeinflußt. Die TGI-Konzentrationen im Serum korrelieren zwar mit der Größe der Struma, jedoch nicht mit den Konzentrationen von T_3 oder der TSI-Aktivität.

Schilddrüsenhormonbindende Immunglobuline

Von verschiedenen Arbeitsgruppen ist, wenngleich meist nur an wenigen Patienten, die Existenz von Autoantikörpern gegen T_3 und T_4 berichtet worden (9). Die Mehrzahl der Patienten hatte Antikörper gegen T_3, einige wenige hatten T_4-Antikörper, und auch Kreuzreaktionen der Antikörper mit beiden Hormonen wurden beschrieben. Zwei Drittel der Patienten wiesen auch Thyreoglobulinantikörper auf; für mitochondriale Antikörper liegen nur ungenügende Angaben vor. Die Mehrzahl der Patienten mit Hormonantikörpern bekamen entweder klinisch oder/und laborchemisch eine Hypothyreose; beim anderen Teil lag eine Euthyreose vor. Es wurden auch Patienten mit einer Hyperthyreose beobachtet. Infolge der Antikörperbindung können erhöhte bzw. falsch hohe Hormonkonzentrationen bei der radioimmunologischen Bestimmung von T_3 und T_4 resultieren. Der Verdacht auf das Vorliegen von Hormonantikörpern sollte jeweils bei einer Diskrepanz zwischen dem klinischen Bild und den gemessenen T_3- und T_4-Werten entstehen.

Zelluläre Immunreaktionen bei autoimmunen Schilddrüsenerkrankungen

Die funktionelle Analyse der Infiltratzellen bei der Hashimoto-Thyreoiditis und dem Morbus Basedow ergab unterschiedliche Beobachtungen. Einerseits wurde berichtet, an der Zusammensetzung der dichten Lymphozytenaggregate seien vorwiegend T-Helferzellen beteiligt, während in den diffus verteilten Lymphozytengruppen vorwiegend zytotoxische Suppressor-T-Zellen und Plasmazellen enthalten sein sollen (25). Andere Autoren beschreiben für die Hashimoto-Thyreoiditis unter den T-Zellen ein Überwiegen der zytotoxischen CD8-Suppressorzellen, von denen eine große Zahl als Zeichen der Membranaktivierung die Rezeptoren für IL-2 aufwiesen (7). Bei Klonierungsstudien zeigte sich, daß die Mehrzahl Vorläufer von $CD8^+$-T-Zellen waren mit deutlicher NK-Aktivität. Ferner wurde die Fähigkeit solcher T-Zell-Klone zur Sekretion von IFN-γ überprüft. 86% der mit PHA stimulierten T-Zellen aus Schilddrüseninfiltrationen erwiesen sich als potente IFN-γ-Bildner. Da IFN-γ eine Aktivierung des B-cell growth factor induziert und synergistisch mit IL-2 agiert sowie andere Helferfaktoren in der B-Lymphozytenreifung und Differenzierung stimuliert, könnte das Auftreten aktivierter B-Zellen in den Infiltraten einer Hashimoto-Thyreoiditis letztlich zu Lymphozyten führen, welche Schilddrüsenautoantikörper bilden.

Weitere Untersuchungen zeigten, daß die Methimazoltherapie beim Morbus Basedow zu einer deutlichen Reduktion aktivierter T-Helferzellen und zu einem vorübergehenden Anstieg aktivierter zytotoxischer T-Suppressorzellen führt, wobei Methimazol allerdings nicht die HLA-DR-Expression in vitro veränderte (32).

Von Volpe (36) wird ein organspezifischer Defekt der Suppressor-T-Lymphozyten als Ursache für die Destabilisierung des immunologischen Gleichgewichts des Schilddrüsengewebes gesehen. In diesem Zusammenhang postulierten Botazzo u. Mitarb. (4), daß die in der Schilddrüse gefundene HLA-DR-Expression infolge einer IFN-γ-Produktion, induziert durch einen lokalen Virusinfekt, entstanden sei. Neuere Untersuchungen haben diese Hypothese allerdings in Frage gestellt, da die HLA-DR-Expression bei Schilddrüsenepithelien erst sekundär nach der Aktivierung intrathyreoidaler Lymphozyten zu entstehen scheint (36). Mit IL-2 kultivierte T-Zellen aus dem Gewebe einer Hashimoto-Thyreoiditis zeigten (im Gegensatz zum Morbus Basedow) unspezifische zytotoxische Effekte. Derartige lymphokinaktivierte Killerzellen (LAK) wurden jedoch auch unter nicht autoimmunen Bedingungen gefunden. Die pathogenetische Rolle bei der Thyreoiditis blieb unklar. Dennoch existieren Hinweise dafür, daß Thyreozyten ihre Empfänglichkeit gegenüber zellulären Immunreaktionen über die Expression von Adhäsionsmolekülen steigern können. Bei der Thyreoiditis wird interzellulär ICAM-1 gefunden, welches an das lymphozytenfunktionsassoziierte Molekül 1 (LFA-1) auf T-Zellen bindet. Diese Expression läßt sich durch IFN-γ oder TNF in vitro steigern. ICAM-1 kann durch monoklonale Antikörper blockiert werden und dementsprechend die T-Zelladhärenz an Thyreozyten bzw. die LAK-mediierte Lyse inhibieren. Thyreozyten exprimieren ferner LFA-3, welches an CD2 auf T-Zellen bindet. ICAM-1- und LFA-3-Expression könnten die antigenpräsentierende Funktion von Thyreozyten steigern.

Studien von NK-Zellen und ADCC-Funktion bei der Autoimmunthyreoiditis verliefen unterschiedlich und damit unbefriedigend. Letzten Endes sind die Zusammenhänge zwischen genetischen und der Umgebung entstammenden Faktoren (Jod, Infektionen) und der Auslösung einer autoimmunen Entzündung der Schilddrüse weiterhin ungeklärt (für Details s. Weetman [38]).

Immungenetik

Seit langem ist eine familiäre Häufung von autoimmunen Schilddrüsenerkrankungen bekannt. Morbus Basedow und Hashimoto-Thyreoiditis kommen in bestimmten Familien häufiger vor als in anderen. Es wurden einiige Zwillinge beobachtet, bei denen der eine Geschwisterteil einen Morbus Basedow und der andere eine Hashimoto-Thyreoiditis aufwies. Tritt ein Morbus Basedow bei mehreren Mitgliedern einer Familie auf, so wurden die gleichen HLA- und Gm-Haplotypen beobachtet. Es existiert ferner eine geschlechtsbezogene Häufung (Verhältnis Frauen : Männer wie 3 : 1 bis zu 9 : 1). Ob dies damit zusammenhängt, daß Androgene Autoimmunprozesse eher verzögern oder verhindern können, ist derzeit noch offen. Ferner ist bekannt, daß auch andere organspezifische Autoimmunerkrankungen bei Patienten mit Morbus Basedow oder Hashimoto-Thyreoiditis gehäuft vorkommen (Typ-I-Diabetes, Morbus Addison). In der kaukasischen Bevölkerung sind nach einer neueren Übersicht (38) die HLA-DR-Spezifitäten für die autoimmune Hypothyreose mit einem relativen Risiko zwischen 2,2 und 5,0 auf DR3, DR4 und DR5 verteilt. Für den Morbus Basedow besteht eine deutliche Assoziation mit DR3. Eine Heterogenität liegt wahrscheinlich innerhalb der chronischen Thyreoiditis insofern vor, als die atrophische Form mit HLA-DR3, die hypertrophische Form mit HLA-DR4 assoziiert ist.

Die De-Quervain-Thyreoiditis wurde gehäuft bei HLA-B35 beobachtet. Die Beziehungen zwischen einer angeborenen Prädisposition zur Schilddrüsenautoimmunität und der HLA-assoziierten Empfänglichkeit sind jedoch trotz Einsatzes moderner Methoden wie der Erfassung der Restriktions-Fragmentlängen-Polymorphismen der DNA weiterhin unklar.

Tabelle 27.2 Einteilung der Thyreoiditiden

akute eitrige Thyreoiditis

subakute Thyreoiditis (de Quervain, Riesenzellenthyreoiditis)

chronische lymphozytäre Thyreoiditis
- mit Struma (Struma lymphomatosa Hashimoto)
- ohne Struma (atrophische Thyreoiditis, primäres Myxödem)

invasiv-sklerosierende Thyreoiditis (Riedel)

zusätzliche Formen
- strahlenbedingte Thyreoiditis
- Silent thyroiditis
- postpartale Thyreoiditis
- zytokininduzierte Thyreoiditis

■ Spezieller Teil; Krankheitsbilder

Akute Thyreoiditis

Das klinische Bild einer Schilddrüsenentzündung, d. h. einer mit Schmerzen, Druckgefühl, Schluckbeschwerden oder evtl. auch Schwellung und Fieber einhergehenden Erkrankung eines oder beider Schilddrüsenlappen kann sehr veschiedene Ursachen haben. Es kann sich um eine eitrig-infektiöse Thyreoiditis handeln, um das Frühbild einer subakuten granulomatösen Thyreoiditis oder um den Schub einer chronischen Autoimmunthyreoiditis (Tab. 27.2).

Eitrige Thyreoiditis

Diese Form einer Schilddrüsenentzündung ist außerordentlich selten. Sie kann durch verschiedenste pyogene Organismen hervorgerufen werden. Meistens handelt es sich um eine auf die Halsorgane beschränkte Infektion, die lymphogen fortgeleitet wird, oder aber um eine hämatogene Streuung bei septischen Erkrankungen mit Strepto-, Staphylo-, Pneumokokken, Kolibakterien. Gelegentlich verursacht auch eine Tuberkulose, Syphilis oder parasitäre Infektion eine eitrige, gelegentlich abszedierende Entzündung.

Subakute Thyreoiditis

Unter dieser Bezeichnung wird im allgemeinen die von de Quervain beschriebene granulomatöse (oder Riesenzellen-)Thyreoiditis verstanden, eine Erkrankung, die von mehreren Wochen bis zu mehreren Monaten dauern und mehrfach rezidivieren kann.

Ätiologie und Immunpathogenese

Die Ätiologie der Erkrankung ist bisher unbekannt. Einige Hinweise sprechen für eine virale Genese: Oft geht ein Infekt der oberen Luftwege voraus. Prodromalerscheinungen sind häufig erhebliche Abgeschlagenheit und Muskelschmerzen. An spezifischen Virusinfekten wurden Influenza, infektiöse Mononukleose, Coxsackie-Virus-Infektionen beschrieben. Dennoch bleiben die Beziehungen zu definierten Viruserkrankungen bisher hypothetisch. Auch eine Autoimmungenese wurde diskutiert, jedoch werden Schilddrüsenantikörper nur bei einer kleinen Zahl von Patienten und nur in niedrigen Konzentrationen vorübergehend beobachtet. Weitergehende Studien zeigten, daß bei einigen wenigen Patienten zumindest vorübergehend ein TSH-bindender Autoantikörper auftreten kann, der allerdings nicht funktionsstimulierend wirkte (37). Auch zellgebundene Immunreaktionen wurden beobachtet. Sowohl im peripheren Blut als auch vor allem in der Schilddrüse wurden T-Lymphozyten mit Sensibilisierung gegen verschiedene Schilddrüsenantigene nachgewiesen (37). Verbindungen zu den eigentlichen Autoimmunerkrankungen der Schilddrüse wie Hashimoto-Thyreoiditis und Morbus Basedow bestehen nicht.

Pathologische Anatomie

Das Schilddrüsengewebe zeigt mikroskopisch starke zelluläre Destruktionen, Desquamation von Epithelien, Infiltration von neutrophilen Granulozyten, die zu einem etwas späteren Zeitpunkt von großen mononukleären Lymphozyten abgelöst werden. Die Follikel sind oft durch infiltrierende Zellen eröffnet. Histiozyten liegen um große Massen von Kolloid. Besonders auffallend ist die große Zahl von Riesenzellen des Fremdkörpertyps. Nach und nach kommt es zu einer weitgehenden Normalisierung der Gewebsstruktur mit Ausnahme einer leichten Fibrose (Abb. 27.1).

Klinik

Das klinische Bild kann akut mit erheblichen Schmerzen, starker Spannung und Vergrößerung der Schilddrüse, Temperaturen bis 40 °C und schwerem Krankheitsgefühl beginnen. Andere Patienten beobachten eine Schwellung der Drüse mit nur geringen Beschwerden und keine generalisierten Erscheinungen. Die Schmerzen strahlen oft erheblich in die Umgebung aus (Kieferbereich, Ohrgegend, Nacken, oberer Brustbereich). Beginnen alle Beschwerden auf einer Seite, so folgt der andere Schilddrüsenlappen gewöhnlich bald nach. Häufig treten vorübergehend Zeichen einer leichten Überfunktion, später einer leichten Unterfunktion

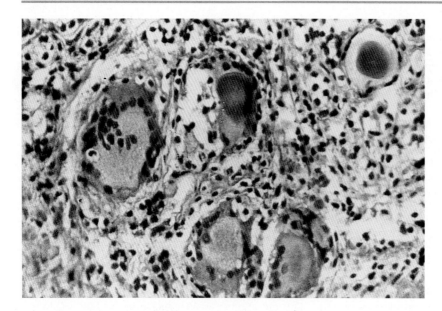

Abb. 27.1 Subakute Thyreoiditis de Quervain (Riesenzellthyreoiditis). HE-Färbung, Paraffinschnitt.

auf. Außerordentlich selten dauert die subakute Thyreoiditis durch kontinuierliche Zerstörung des Gewebes bis zum klinischen Bild des Myxödems fort. Die Regel bleibt eine Restitutio ad integrum.

Bei den Laborwerten fällt eine starke Erhöhung der BSG bis oft über 100 mm in der 1. Stunde auf. Die Leukozytenwerte sind meist normal, können aber bei sehr schmerzhaften Formen der subakuten Thyreoiditis Werte um 20 000 erreichen. Infolge der Eröffnung der Follikel und Freisetzung von Kolloid ist häufig ein erhöhter Serumspiegel von T_3 und T_4 mit den klinischen Folgen einer mäßigen Hyperthyreose vorhanden. Auch die Thyreoglobulinspiegel sind oft lange erhöht. Die Radiojodaufnahme der erkrankten Drüse ist charakteristischerweise fast vollständig unterdrückt, teils weil das geschädigte Schilddrüsenepithel kein Jod aufnehmen kann, teils wegen des durch die erhöhten T_3- und T_4-Werte unterdrückten TSH-Spiegels. Auch das sonographische Bild ist typisch im Sinne eines sehr unruhigen, weitgehend echoarmen Schallmusters. Differentialdiagnostisch ist allenfalls ein akuter Schub einer Hashimoto-Thyreoiditis in Erwägung zu ziehen, die jedoch in vieler Hinsicht andere klinische Manifestationen aufweist. Die Diagnose ist zu sichern durch eine Punktion, die den Nachweis von Riesenzellen führen läßt.

Immunologische Diagnostik

In etwa einem Drittel der Patienten können mittelhohe Titer von Autoantikörpern gegen mikrosomales und Kolloidantigen beobachtet werden. Die Titerhöhen erreichen aber niemals diejenigen, wie sie bei der Hashimoto-Thyreoiditis oder beim Morbus Basedow gefunden werden. Eine Prävalenz des einen oder anderen Antikörpers ist nicht bekannt. Der Antikörpernachweis ist oft monatelang zu führen, wird jedoch bei völligem Abklingen der Erkrankung wieder negativ.

Therapie

Die Behandlung kann symptomatisch schmerzlindernd eingesetzt werden und die gelegentlich unangenehmen Allgemeinerscheinungen wesentlich mildern. Die Gabe von Corticosteroiden in einer Höhe von 40 mg täglich führt sehr rasch zur Beschwerdefreiheit. Langsame Reduktion und Fortsetzung einer sehr niedrigen Dosis während der folgenden 4–6 Wochen können ein Rezidiv verhindern. Dieses wird dennoch in etwa 20% aller Patienten beobachtet, weswegen die wiederholte Gabe von Steroiden notwendig werden kann. Salicylate und nichtsteroidale Antiphlogistika wie Diclofenac oder Indometacin sind vor allem bei den milderen Formen der subakuten Thyreoiditis ausreichend. Die Prognose ist günstig.

Chronische lymphozytäre Thyreoiditis mit Struma (Struma lymphomatosa Hashimoto)

Differentialdiagnose, Ätiologie und Immunpathogenese

Bei dieser 1912 erstmals von Hashimoto beschriebenen Schilddrüsenentzündung handelt es sich um den Prototyp einer Autoimmunerkrankung, bei der 1957 erstmals von Doniach u. Roitt der Nachweis von Autoantikörpern gegen körpereigenes Gewebe geführt wurde. Während die ausgeprägte Form der Autoimmunthyreoiditis vom Hashimoto-Typ nach wie vor eher selten ist, sind mildere Formen bei etwa 3–4% der Bevölkerung anzunehmen (37). Darüber hinaus bestehen enge Beziehungen zwischen den Immunthyreopathien im Sinne der Entzündung, d. h. der Hashimoto-Thyreoiditis, der atrophischen Thyreoiditis, der invasiv-sklerosierenden Thyreoiditis, der „silent" und postpartalen Thyreoiditis sowie der Basedow-Erkrankung. In der klinischen Manifestation unterscheiden sie sich jedoch. Dennoch dürfte allen

Formen, vor allem beim Morbus Basedow und der Hashimoto-Thyreoiditis, ein gemeinsamer genetischer Defekt der Immunregulation zugrunde liegen. Zahlreiche Indizien sprechen für einen antigenspezifischen Defekt der Suppressor-T-Lymphozyten. Als Folge wird die Entstehung eines „Forbidden clone" von thymusabhängigen T-Helferzellen postuliert, der mit verschiedenen Schilddrüsenantigenen, vermutlich vor allem aus der Epithelzellmembran, reagiert und auf diese Weise eine zellgebundene Immunreaktion initiiert. Eine solche Reaktion würde keine spezielle antigene Strukturänderung des Schilddrüsengewebes erfordern, sondern lediglich einen Zugang über eine HLA-DR-Expression an den Schilddrüsenzellen selbst oder den Makrophagen bzw. dendritischen Zellen. Obgleich bei einigen tierexperimentellen Modellen virusähnliche Partikel gefunden wurden, ist bisher eine virale Infektion als „Triggermechanismus" noch hypothetisch. Auch über die Gründe der weltweit beobachteten Zunahme von Autoimmunthyreoiditis kann bisher nur spekuliert werden. Als Ursache wird u. a. eine verstärkte Jodaufnahme durch die Ernährung während der letzten Jahrzehnte angenommen.

Pathologische Anatomie

Von zahlreichen Autoren wird die Autoimmunthyreoiditis in zwei Formen eingeteilt, in die hypertrophische und die atrophische Verlaufsart. Das histologische Bild, insbesondere der hypertrophischen Form, zeigt stark wechselnden Charakter. Die Follikel sind im allgemeinen klein, enthalten nur wenig Kolloid und sind häufig „verdämmert". Das Bild wird beherrscht von kleinen und mittelgroßen Lymphozyten (teilweise follikelartig), in die gelegentlich Riesenzellen (weit weniger als bei der subakuten Thyreoiditis) eingestreut sind. Gelegentlich werden eosinophile Zellen mit hyperchromatischen Kernen beobachtet (Hürthle- oder Askanazy-Zellen) sowie reichlich Plasmazellen. Oft erlaubt eine Punktion die Diagnose auch ohne Biopsie (Abb. 27.2).

Klinik

Bei den meisten Patienten wird die Erkrankung zufällig im Rahmen einer Untersuchung als zunächst asymptomatische Struma, evtl. mit leichten Schmerzen, entdeckt, in anderen Fällen durch die Feststellung einer Hypothyreose. Auch eine Schilddrüsenüberfunktion kann am Beginn der Erkrankung stehen, wobei sie meistens eine milde Ausprägung zeigt. Es gibt jedoch auch schwerere Formen („Hashitoxikose") mit Exophthalmus und Symptomen ähnlich einem echten Morbus Basedow.

Die meisten Patienten bleiben für lange Jahre euthyreot; 10% derjenigen mit einer hypertrophen Form und mit hohem Antikörpertiter enden letztlich jedoch in der Hypothyreose. Einige wenige Patienten sollen eine echte Remission erleben, obgleich bei ihnen ein späteres Wiederauftreten der Autoimmunthyreoiditis ebenfalls beschrieben wurde. Die Labordiagnostik zeigt eine mäßig beschleunigte BSG, im Differentialblutbild eine Lymphozytose und eine Vermehrung der Gammaglobuline.

Das Risiko einer Malignomentstehung extrathyreoidal und intrathyreoidal bei Patienten mit einer chronischen Thyreoiditis ist deutlich erhöht (14). Die Zellen eines Schilddrüsenkarzinoms innerhalb einer solchen Drüse lassen sich im übrigen durch Immunglobuline stimulieren. Kommt es zu einem raschen Wachstum der Hashimoto-Struma, so muß an ein primäres Schilddrüsenlymphom (Non-Hodgkin-Lymphom, meistens B-Zellen, sehr selten T-Zellen) gedacht werden (Biopsie, CT, NMR erforderlich). Nach neueren Untersuchungen existiert in 100% der Fälle von Schilddrüsenlymphom eine Hashimoto-Thyreoiditis (23).

Immunologische Diagnostik

Im Serum der Patienten mit autoimmunen Schilddrüsenerkrankungen oder den verschiedenen Autoantikörpern spielen bei der Hashimoto-Thyreoiditis klinisch die gegen mikrosomales Antigen gerichteten Antikörper

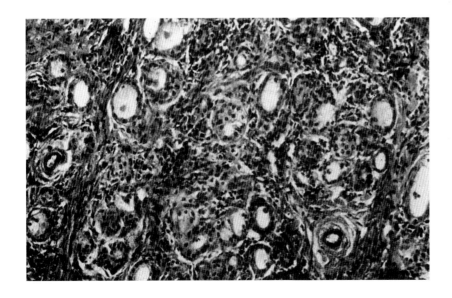

Abb. 27.2 Hashimoto-Thyreoiditis, hyperzelluläre Variante. HE-Färbung, Paraffinschnitt.

und diejenigen gegen Thyreoglobulin (TGAK) die Hauptrolle. Mehr als 90% der Patienten weisen mikrosomale Antikörper und nur 60% TGAK auf. Nur besonders destruierende Formen der Hashimoto-Thyreoiditis sind charakterisiert durch sehr hohe Titer von TGAK. Im übrigen sind jedoch die Titer für mikrosomale Antikörper im allgemeinen höher als diejenigen für TGAK. Mit Hilfe des Radioimmunoassays lassen sich mikrosomale Antikörper und TGAK nahezu bei allen Patienten mit Hashimoto-Thyreoiditis nachweisen. Zytotoxische Antikörper werden ebenfalls in sehr hohem Prozentsatz gefunden (91–96%). Antikörper gegen das zweite Kolloidantigen bestehen in etwa 15%, gegen das Zelloberflächenantigen dagegen in 70–85% (1). TSH-blockierende Antikörper sind in etwa 10% nachweisbar. Ihr Anteil steigt bei jüngeren Patienten mit der atrophischen Form der Thyreoiditis. In etwa 6% der Fälle mit primärer Hypothyreose (im Endzustand der Immunthyreoiditis) werden Antikörper gegen T_3 und T_4 beobachtet, ohne daß diese stets funktionell wirksam sind.

Immunologische Techniken: Obgleich in den letzten Jahren insbesondere zum Nachweis niedriger Antikörpertiter Radioimmunoassays und vor allem Enzymimmunoassays vermehrt zum Einsatz gekommen sind, gelten weiterhin die seit Jahrzehnten gebräuchlichen Hämagglutinationstechniken als ausreichend sensitiv, um Thyreoglobulinantikörper nachzuweisen. Diese gehören überwiegend der Klasse IgG an (70% IgG_1), in 20% der Klasse IgA und in 1% der Klasse IgM. TGAK sind polyklonal, einige davon monozytophil. Autoantikörper gegen das zweite Kolloidantigen sind nur mit Hilfe der Immunfluoreszenz an fixierten Schilddrüsenschnitten nachzuweisen und kommen bei der Hashimoto-Thyreoiditis in ca. 70% vor. Mikrosomale Antikörper lassen sich nachweisen mit Hilfe der indirekten Immunfluoreszenz an unfixiertem Schilddrüsengewebe, mit Hilfe der Komplementfixation, der passiven Hämagglutination und neuerdings ebenfalls mit Hilfe von Radioimmunoassays und Enzymimmunoassays. Schilddrüsen im Zustand der Hyperthyreose sind besonders reich an mikrosomalem Antigen, das streng organspezifisch ist und in der Primatenklasse nur eine begrenzte Kreuzreaktion aufweist. Die wenig sensitive KBR und die sehr sensitive, aber zeit- und materialaufwendige Immunfluoreszenz sind inzwischen weitestgehend abgelöst durch eine Hämagglutinationsmethode. Ihre Titer korrelieren mit der Immunfluoreszenztechnik. Da das mikrosomale Antigen auch strukturelle Antigendeterminanten des Thyreoglobulins besitzt, kann es bei hohen Titern von TGAK zu falsch positiven mikrosomalen Antikörpern kommen. Zum Nachweis der mikrosomal spezifischen Antikörper mit Hilfe der Hämagglutination sollten daher die Antikörper mit Spezifität für Thyreoglobulin vorher absorbiert werden (1). Die Titerhöhe für mikrosomale Antikörper liegt meistens höher als diejenige für TGAK, und Seren, die für TGAK positiv sind, sind nahezu stets auch positiv für mikrosomale Antikörper, so daß dieser Antikörpertyp als spezifischer für den Nachweis von autoimmunen Schilddrüsenerkrankungen, speziell auch für die Hashimoto-Thyreoiditis, gilt.

Therapie

Obgleich die Immunthyreoiditis mit Hilfe von Steroiden oder nichtsteroidalen Antiphlogistika in ihrer Aktivität eingeschränkt oder sogar weitgehend unterdrückt werden kann, ist eine solche Therapie nur im (seltenen) akuten Schub sinnvoll. Im übrigen sollte eine Hormonsubstitutions- und Suppressionstherapie für TSH im Vordergrund stehen. Zahlreiche Hinweise sprechen dafür, daß die Ruhigstellung der entzündeten Schilddrüse durch TSH-Blockade wahrscheinlich über die verminderte Antigenfreisetzung einen Rückgang der klinischen Erscheinungen sowie auch der Antikörpertiter bedingt. Die Therapie muß lebenslang fortgeführt werden. Ob die T_4-Substitution ausreichend ist, kann am einfachsten über die TSH-Suppression kontrolliert werden.

Chronische lymphozytäre Thyreoiditis ohne Struma (atrophische Thyreoiditis)

Die atrophische Verlaufsform stellt eine Variante der Immunthyreoiditis dar, die sich prinzipiell nicht von der hypertrophischen klassischen „Hashimoto-Struma" unterscheidet. Es fehlt jedoch meistens eine lokale Symptomatik. Der Erkrankungsprozeß verläuft schleichend, und die Diagnose wird daher oft erst spät gestellt. Ca. 80% der erworbenen Hypothyreosen gehen auf diese Thyreoiditisform zurück (sog. primäres Myxödem). Die Diagnose ist durch die Klinik, das sonographische Muster (homogen echoarm) und die Serologie mit hohen Titern von TPO- und TG-Antikörpern zu stellen.

Invasiv-sklerosierende Thyreoiditis (Riedel)

Die erstmals 1896 beschriebene, sehr seltene sog. „eisenharte Struma" nach Riedel stellt eine spezielle Entzündungsform dar, bei der eine systemische Kollagenvermehrung vorliegt, u. a. mit sklerosierender Mediastinitis, retroperitonealer Fibrose, Sklerose der Gallenwege und Pseudotumor der Orbita. Typischerweise ist ein Schilddrüsenlappen mit dem benachbarten Skelettmuskel- und Nervengewebe, Blutgefäßen und der Umgebung in ein chronisch entzündetes, sehr bindegewebsreiches Gewebe umgewandelt bzw. damit verwachsen. Die außerordentlich harte Konsistenz gilt oft als malignomverdächtig, jedoch fehlen Lymphknotenschwellungen, und die Progredienz der Erkrankung ist für einen Tumor zu langsam. Der Prozeß schreitet nach chirurgischer Korrektur nicht fort. Schilddrüsenantikörper fehlen oder sind nur in sehr niedrigen Titern vorhanden. Operative Maßnahmen sind vor allem bei Kompression der Trachea erforderlich, werden jedoch sonst wegen der Verletzungsgefahr der einbezogenen Nerven und Gefäße häufig vermieden.

Zusätzliche Thyreoiditisformen

Strahlenbedingte Thyreoiditis

Größere Dosen ionisierender Strahlung zur Therapie eines Karzinoms, eines autonomen Adenoms oder einer diffusen Hyperthyreose können zu Beginn akute entzündliche Erscheinungen hervorrufen, bedingt durch die Gefäßschädigung. Nekrosen und Untergang des Follikelepithels einschließlich Hämorrhagien und Ödementwicklung.

Die Erscheinungen klingen im allgemeinen rasch ab. Als grenzwertige Radiojoddosis gelten etwa 370 MBq (10 mCi), oberhalb deren die Erscheinungen beobachtet werden. Diffus hyperthyreote Schilddrüsen reagieren stärker als autonome Adenome oder blande Strumen. Als Folgezustand bleiben häufig Fibrosierung und Hyalinisierung zurück. Als begleitende Immunreaktionen können die Titer für Thyreoglobulin- oder mikrosomale Antikörper ansteigen. Bei stärkeren Erscheinungen kann ein Behandlungsstoß mit Prednison (Beginn mit maximal 40 mg, ggf. kombiniert mit kleinen Dosen von Salicylaten) als sehr effektive Therapie eingesetzt werden. Nicht selten kann es zu einer akuten traumatischen Thyreoiditis nach Zerrung der die Schilddrüse umgebenden Halsweichteile, Prellung oder Dehnung durch schweres Heben oder Pressen kommen. Autoimmunphänomene fehlen.

Auch im Anschluß an einen unspezifischen viralen Allgemeininfekt kann sich eine akute Thyreoiditis entwickeln. Die Schilddrüse ist schmerzhaft gespannt, begleitende Lymphknotenschwellungen fehlen, und eine Abgrenzung von der subakuten Thyreoiditis de Quervain kann u. U. schwierig sein. Immunphänomene treten nicht auf.

Silent thyroiditis

Die sog. Silent thyroiditis oder Painless thyroiditis wurde erstmals in der Mitte der 70er Jahre beschrieben mit zunächst zunehmender, inzwischen aber wieder abnehmender Tendenz. Ursprünglich sah man in ihr eine Sonderform der subakuten granulomatösen Thyreoiditis, jedoch zeigte die Histologie mit dem Vorherrschen einer lymphozytären Infiltration ein gänzlich anderes Bild. Klinisch kommt es bei der Silent thyroiditis häufig zu kurzen Episoden, die an einen Morbus Basedow erinnern, mit spontaner Rückbildung nach einigen Wochen und unter Umständen auch vorübergehender Hypothyreose. Die Erkrankung kann episodenweise beim gleichen Patienten wiederholt auftreten. Die Inzidenz der Erkrankung ist unbekannt; die publizierten Prozentzahlen schwanken stark. – Histologisch sieht man neben lokaler oder diffuser lymphozytärer Infiltration zerstörte oder kollabierte Follikel und intrafollikuläre Makrophagen. Gelegentlich wird Fibrosierung gefunden. Nur ganz selten sieht man Riesenzellen. – Die Schilddrüse ist in der Mehrzahl der Fälle vergrößert, etwas derber als normal. Wenn sie schmerzhaft ist, dann nur sehr gering. Antikörper gegen Thyreoglobulin oder TPO werden kaum in der hyperthyreoten, sondern meistens in der hypothyreoten und Erholungsphase gefunden und liegen in mittlerer Höhe. Eine Behandlung ist allenfalls erforderlich während der hyperthyreoten Phase. Steroidgabe reduziert den Entzündungsprozeß und verbessert gleichzeitig die klinischen Erscheinungen. Wegen der Rezidivhäufigkeit ist konsequente Nachbeobachtung erforderlich (26).

Postpartale Thyreoiditis

Die postpartale Thyreoiditis ist normalerweise eine vorübergehende Störung, die bei 5–10% der Frauen innerhalb des ersten Jahres nach der Entbindung beobachtet wird (1). Das klassische Syndrom besteht in einer vorübergehenden Hyperthyreose, gefolgt von einer ebenso transienten Hypothyreose etwa 8–12 Wochen postpartal. Nach 6–8 Monaten ist die Schilddrüsenfunktion meistens wieder normal, wenngleich in einzelnen seltenen Fällen auch eine permanente Hypothyreose zurückbleiben kann. Pathogenetisch handelt es sich um eine lymphozytäre Infiltration der Schilddrüse, begleitet vom positiven Nachweis von Antikörpern gegen Thyreoglobulin oder TPO. Im Einzelfall kann es schwierig sein, das Krankheitsbild von einer bereits vorher existierenden Schilddrüsenerkrankung (Morbus Basedow, Hashimoto-Thyreoiditis) abzugrenzen, Krankheitsbilder, die im allgemeinen während der Schwangerschaft eher an Aktivität nachlassen. Als Erklärungsversuch für das Auftreten dieser erst in jüngster Zeit als eigenständiges Krankheitsbild eingestuften Störung wird die während der Schwangerschaft herabgesetzte immunologische Kompetenz des Organismus herangezogen, die zu einem sog. Rebound-Effekt während der postpartalen Periode führen könnte. Gestagene sind in der Lage, die Aktivität der T-Suppressor-Lymphozyten zu stimulieren, eine teleologisch im Hinblick auf die Schwangerschaft (natürliches Transplantat) sinnvolle Regulation des Organismus. Als eine besondere Risikogruppe für die Entwicklung einer postpartalen Thyreoiditis sind Patientinnen anzusehen, die positive Schilddrüsen-Autoantikörper schon im ersten Trimenon aufweisen.

Zytokinbedingte Thyreoiditis

Zytokine, die in der Tumortherapie oder zur Behandlung der chronischen Hepatitis eingesetzt werden, können bei prädisponierten Patienten eine Autoimmunthyreoiditis induzieren (8). Bei mehr als der Hälfte der Patienten, die eine solche Thyreoiditis entwickeln, sind vor der Zytokintherapie bereits TPO-Antikörper nachweisbar. Folge der Entzündung ist eher eine Hypothyreose als eine Hyperthyreose. Die Erkrankung wurde erstmals von Burman u. Mitarb. 1986 nach einer Interferontherapie beschrieben (5). Eine zytokininduzierte Autoimmunthyreoiditis wurde nach der Gabe von IL-2, durch LAK und IFN-α beobachtet. Im Hinblick auf Spätfolgen, z. B. Hypothyreose, sollte noch bis zu 2 Jahre nach einer Zytokintherapie eine Nachbeobachtung stattfinden.

Morbus Basedow

Zu den klassischen Autoimmunthyreopathien gehört auch der Morbus Basedow. Er stellt eine immunogene Erkrankung des Endokriniums dar, die mit einer Schilddrüsenüberfunktion, einer Struma und häufig auch mit einer infiltrativen Ophthalmopathie und einer Dermatopathie (prätibiales Myxödem) einhergeht.

Pathologische Anatomie

Die Schilddrüse ist beim Morbus Basedow sowohl hypertrophisch als auch hyperplastisch. Kolloid fehlt nahezu völlig in den Follikeln. Deren Epithelzellen sind zylindrisch und so zahlreich, daß sie solide Gruppen sowie papillenartige Knospen bilden. Im Interstitium sieht man stark erweiterte blutgefüllte Gefäße und zahlreiche lymphozytäre Infiltrate, die gelegentlich Keimzentren aufweisen und von Plasmazellen durchsetzt sein können. Daneben findet man herdförmige Askanazy-Zellen oder Onkozyten. Auch Thymus, Lymphknoten und Milz sind meist vergrößert.

Klinik

Das klinische Bild beim Morbus Basedow wird beherrscht von einer Überfunktion der Schilddrüse mit den klassischen Zeichen von Struma, Tachykardie, Schweißneigung, Gewichtsabnahme, Haarausfall, Diarrhö, u. U. Exophthalmus (s. dort) und zahlreichen anderen Phänomenen, auf die hier nicht eingegangen werden kann. Das Blutbild zeigt meistens eine Leukozytopenie bei einer relativen Lymphozytose, gelegentlich auch eine Anämie. Die BSG ist meist beschleunigt, die Gammaglobuline sind vermehrt bei Erniedrigung des Serumalbumins. Weitere Entzündungsparameter sind je nach Akuität des Verlaufs nachzuweisen.

Immunologische Diagnostik

Analog zur Hashimoto-Thyreoiditis werden beim Morbus Basedow Thyreoglobulinantikörper (TGAK) und mikrosomale Antikörper gefunden, letztere etwa gleich häufig, erstere in einem niedrigeren Prozentsatz. Antikörper gegen das zweite Kolloidantigen sind in einem niedrigeren Prozentsatz zu finden. Antikörper gegen T_3 und T_4 liegen in 15–35% vor. Ganz im Vordergrund stehen jedoch die funktionsstimulierenden Immunglobuline (TSI), erstmals 1960 als LATS (long-acting thyroid stimulator) nachgewiesen. Inzwischen sind zahlreiche Tests entwickelt worden, um die Fähigkeit der heterogenen Gruppe von Immunglobulinen zur Stimulation oder Blockade des TSH-Rezeptors an der Schilddrüsen-Epithelzelle zu demonstrieren (Tab. 27.1). Als Substrat werden teils tierische, teils menschliche Schilddrüsenzellen in der Kultur benötigt und als Indikator die Sekretion von T_3 oder aber der Anstieg von cAMP bzw. verschiedene zytochemische Veränderungen im Schilddrüsengewebe benutzt (Tab. 27.3). Daneben lassen sich auch wachstumsstimulierende Antikörper (TGI = thyroid growth-stimulating immunglobulins) nachweisen. Die klinische Bedeutung der TSI ist allerdings bisher begrenzt. Der in über 90% der Patienten mögliche Nachweis funktionsstimulierender Immunglobuline im Serum ist für die Diagnose der Erkrankung meistens nicht erforderlich, wenngleich gelegentlich zur Differentialdiagnostik gegenüber einer disseminierten Autonomie

Tabelle 27.3 Autoantigene bei autoimmunen Schilddrüsenerkrankungen

Antigen	Nachweismethoden
Kolloidkomponenten	
Thyreoglobulin	Präzipitationstest
	Latexfixationstest
	passive Hämagglutination
	Immunfluoreszenz an fixierter Schilddrüse
	Radioimmunoassay
	Enzymimmunoassay
2. Kolloidantigen	Immunfluoreszenz an fixierter Schilddrüse
Epithelzellen	
mikrosomales Antigen (TPO = thyroid peroxydase)	Komplementbindungstest (KBR)
	Immunfluoreszenz an unfixierter Schilddrüse
	passive Hämagglutination
	Radioimmunoassay
	Enzymimmunoassay
	Zytotoxizität an Schilddrüsenkulturen
Zelloberflächenantigen	gemischte Hämadsorption
	Immunfluoreszenz an lebenden kultivierten Zellen
	Komplementbindungsreaktion mit Asialo-GM1-Antigen
TSH-Rezeptor- und verwandte Antigene	McKenzie's Bioassay (LATS-Protector)
	Kolloidtropfen-Formation (HTS- und LATS-Protector)
	cAMP-Bildung (HTS, HTACS, TSAb)
	Radiorezeptorassay (TSI, TBII, TDA)
	Nukleinsäure-Zytophotometrie (TGI)
nukleares Antigen	Immunfluoreszenz
Thyroxin, Trijodthyronin	Bindung von radioaktiv markiertem T_4 oder T_3

hilfreich. Einige Autoren sehen in der Bestimmung der TSI ein prognostisches Kriterium bezüglich eines möglichen Rezidivs nach einer antithyreoidalen Behandlung der Hyperthyreose. Andererseits hat dieses prognostische Kriterium jedoch auch oft versagt. Dagegen scheint der Nachweis dieser Immunglobuline mit hohem Titer im letzten Trimenon einer Schwangerschaft ein zuverlässiger Indikator für eine vorübergehende Hyperthyreose des Neugeborenen zu sein (1).

Die immunologischen Techniken zum Nachweis der rezeptorblockierenden und stimulierenden Antikörper sind in Tab. 27.1 (24) aufgeführt. Dabei läßt die zunehmende Anwendung des neu entwickelten CHO-R-Testes (35) (mit humanem TSH-Rezeptor transfizierte Ovarzellen des Chinesischen Hamsters), der spezifisch für die funktionsstimulierenden Antikörper ist, in Zukunft eine bessere Abgrenzung gegenüber den blockierenden Antikörpern erwarten. Hierdurch wird die Sicherung der immunogenen Hyperthyreose, die Einschätzung ihres Verlaufes und die Diagnose der Neugeborenenhyperthyreose von hyperthyreoten (behandelten) Müttern erleichtert.

Therapie

Bis vor kurzem wurde der therapeutische Effekt der sog. Thyreostatika wie Carbimazol und Propylthiouracil in der Hemmung der Hormonbiosynthese gesehen. Inzwischen wurde festgestellt, daß diese Substanzen auch immunsuppressive Eigenschaften haben (33). Die Titer der TSH-Rezeptor-Antikörper werden signifikant durch diese Substanzen gesenkt; desgleichen besteht ein supprimierender Effekt auf zelluläre Immunreaktionen. Eine exakte Prognose bezüglich des Rezidivs der Autoimmunhyperthyreose vom Typ Morbus Basedow ist bisher noch nicht möglich.

Endokrine bzw. autoimmune Orbitopathie

Ätiologie und Diagnostik

Einseitiger oder doppelseitiger Exophthalmus kann einer Hyperthyreose vom Typ des Morbus Basedow vorausgehen, sie begleiten oder ihr folgen. Nur etwa 5% der Patienten mit einer derartigen Orbitopathie weisen keine Beziehung zu einer Schilddrüsenüberfunktion auf. Ein Exophthalmus kann auch im Zusammenhang mit einer Hashimoto-Thyreoiditis auftreten oder beim primären Myxödem. Auch wenn keine klinischen Hinweise für eine Hyperthyreose bestehen, lassen sich bei sorgfältigen Laboruntersuchungen Abnormitäten des Schilddrüsenstoffwechsels nachweisen (negativer T_3-Suppressionstest, vermindertes Ansprechen von TSH auf TRH, fehlende adäquate Reaktion der Schilddrüse auf TSH oder das Auftreten von Schilddrüsenantikörpern). Nur eine sehr kleine Gruppe von Patienten mit einem Exophthalmus zeigt weder klinisch noch labormäßig Auffälligkeiten. Von Ultraschall- und CT-Untersuchungen weiß man inzwischen, daß in einem sehr hohen Prozentsatz (63%) der Patienten mit Morbus Basedow ohne klinische Augensymptome die Augenmuskeln Veränderungen aufweisen.

Immunpathogenese

Die Erscheinungen des Exophthalmus werden hervorgerufen durch entzündliche Veränderungen des peribulbären Gewebes, durch z. T. außerordentlich dichte lymphozytäre Infiltrate der Augenmuskeln und durch die Produktion und Einlagerung von Glucosaminoglykan (GAG) mit hohem Wasserbindungsvermögen.

Zunächst wurde vermutet, daß das retrobulbäre Gewebe Determinanten besitzt, welche mit dem TSH-Rezeptor verwandt sind (Bindung des sog. exophthalmusproduzierenden Faktors). Später wurden antigene Determinanten gefunden, die mit denen von Thyreoglobulin identisch sind und ihre Erklärung möglicherweise in lymphatischen Verbindungen zwischen der Halsregion und dem retroorbitalen Gewebe besitzen. Es wurde gezeigt, daß Fibroblasten ein Zielorgan für TSH-Rezeptor-Autoantikörper sein können (34). IgG aus dem Serum von Patienten mit Basedow-Erkrankung und Ophthalmopathie stimulierten die Kollagensynthese in Fibroblasten. Ferner wurden Hinweise dafür gefunden, daß bei derartigen Patienten Immunglobuline zirkulieren, welche gegen gemeinsame antigene Determinanten von Schilddrüsenepithelien und Bindegewebszellen der Augenmuskulatur reagieren. – Desgleichen existieren Hinweise für zelluläre Immunreaktionen gegen Augenmuskelantigene bei Patienten mit Ophthalmopathie.

Kürzlich wurde eine Punktmutation der TSH-Rezeptor-Messenger-RNA in retrobulbären Fibroblasten bei einem Patienten mit einem Morbus Basedow beschrieben (2). Diese Mutation resultierte in einer einzelnen Aminosäuresubstitution in einer vermutlich immunogenen Region des TSH-Rezeptor-Proteins. Andere Punktmutationen wurden in der TSH-Rezeptor-Messenger-RNA in der Schilddrüse bei hyperthyreoten Basedow-Kranken gefunden. Dies könnte bedeuten, daß bestimmte Epitope des TSH-Rezeptors in die Pathogenese der Schilddrüsenerkrankung, aber auch der Orbitopathie einbezogen sind.

Therapie

Diese besteht im wesentlichen aus Versuchen, den immunologischen Prozeß zu bremsen oder zum Stillstand zu bringen. Steroide führen im allgemeinen zu einem raschen, jedoch meistens nicht lange anhaltenden Erfolg, so daß u. U. für längere Zeit hohe Dosen verabreicht werden müssen (200 mg Cortison pro Tag über 4 Wochen [!]). Auch die retrobulbäre Injektion von Steroiden wird benutzt, bringt jedoch nur kurzfristig erfolgreiche Resultate. Azathioprin zeigte wenig Erfolg; Ciclosporin A scheint günstiger zu wirken. Auch von Cyclophosphamid und Plasmapherese sind bisher keine durchschlagenden Erfolge berichtet worden (20, 36).

Prätibiales Myxödem

Bindegewebsveränderungen wie in der Orbita werden geringfügig auch in den Testes, Ovarien, Tränendrüsen und peripheren Muskeln gefunden, besonders ausgeprägt aber im sog. prätibialen Myxödem, das sich allerdings auch bis auf den Fußrücken erstrecken kann. Histologisch wird ein metachromatisch gefärbtes mukoides Material der Grundsubstanz mit geschwollenen kollagenen Fibrilleninfiltraten mit mononukleären und lymphoiden Zellen sowie Mastzellen gefunden. Es wird vermutet, daß abnorme Gammaglobuline eine stimulierende Wirkung auf Bindegewebszellen entwickeln. Darüber hinaus existieren Hinweise für eine ausgeprägte zellgebundene Immunität gegenüber verschiedenen Antigenen der Haut bei Patienten mit einem prätibialen Myxödem. Eine kausale Therapie ist nicht möglich; gelegentlich helfen lokale Infiltrationen mit Glucocorticoiden.

■ Hypothalamus – Hypophyse

Die beim sog. idiopathischen zentralen Diabetes insipidus im Serum entdeckten Antikörper gegen Vasopressin produzierende Zellen (28) weisen darauf hin, daß auch der Hypothalamus in den Kreis der Polyendokrinopathien einbezogen werden sollte, zumal wenn bei der o. g. Erkrankung gleichzeitig andere Autoimmunleiden beobachtet werden wie Immunthyreoiditis, Sjögren-Syndrom, Morbus Addison und Typ-I-Diabetes. Zwar wurden dabei bisher keine direkten morphologischen Korrelate in Gestalt lymphozytärer Infiltrate in den hypothalamischen Arealen nachgewiesen, aber doch (wahrscheinliche) Spätfolgen wie Atrophien und Gliose (Vernarbung).

Hingegen sind lymphozytäre Infiltrate in der Hypophyse den Pathologen seit langem bekannt. Ihre autoimmune Genese wurde zuerst von Goudie u. Pinkerton (11) anhand eines Falles mit Hypopyhseninsuffizienz und gleichzeitiger Hashimoto-Thyreoiditis postuliert. Später gelang es bei verschiedenen Autoimmunerkrankungen, im Serum Antikörper nachzuweisen, die mit den einzelnen Zelltypen der Hypophyse bzw. deren Produkten reagierten (LH, FSH, Prolactin, TSH, ACTH). Ihre Bedeutung scheint sehr unterschiedlich zu sein. So fand man bei zahlreichen untersuchten Kindern mit Minderwuchs nur in sehr wenigen Fällen gleichzeitig Antikörper gegen STH. Scherbaum u. Mitarb. (28) konnten zeigen, daß bei Patienten mit Morbus Cushing teilweise (31 von 51 Fällen) Antikörper gegen ACTH nachzuweisen waren. Bei 8 Patienten waren außerdem Antikörper gegen LH oder STH vorhanden. Ob die Antikörper gegen ACTH stimulierenden Charakter hatten oder blockierenden, blieb ungeklärt, ebenso wie die Frage, warum die Antikörper häufiger bei solchen Patienten auftraten, bei denen der Operationserfolg mangelhaft war. Inwieweit der vereinzelt im Rahmen von Polyendokrinopathien gefundene isolierte Gonadotropinmangel antikörperbedingt sein könnte, ist ebenfalls ungeklärt. So ist die Einbeziehung der Hypophyse in dieses Krankheitssyndrom zwar naheliegend, aber noch nicht voll gerechtfertigt.

■ Nebenschilddrüsen

Ähnlich wie bei der Hypophyse sind auch in der Nebenschilddrüse lymphozytäre Infiltrate kein seltener autoptischer Befund. Auf mögliche Zusammenhänge mit einer autoimmun bedingten Unterfunktion des Organs machten als erste Blizzard u. Mitarb. (3) aufmerksam, als sie bei einem hohen Prozentsatz von Patienten mit sog. idiopathischem Hypoparathyreoidismus im Serum Antikörper mit Spezifität für Nebenschilddrüsenantigen fanden. Daneben sind auch Antikörper gegen Parathormonrezeptoren beschrieben worden (17) und später von der Arbeitsgruppe von Hesch auch Hormonautoantikörper (18). In beiden Fällen handelte es sich um urämische Patienten. In diesem Zusammenhang wurde die Hypothese entworfen, die Antikörper könnten die Wirkung des Hormons in der Urämie hemmen oder aber antiidiotypische Antikörper induzieren, die wiederum als Rezeptorantikörper fungieren würden (18). Eine breite Anerkennung hat die These der Autoimmunität beim Hypoparathyreoidismus unklarer Genese bisher allerdings nicht gefunden, wozu wahrscheinlich die Schwierigkeit des spezifischen Antigen-Antikörper-Nachweises beiträgt.

■ Nebennieren

Das morphologische Korrelat für einen Morbus Addison stellt in der Mehrzahl der Fälle (ca. 80%) eine Atrophie (Vernarbung) der Nebennierenrinde nach vorausgegangener Autoimmunadrenalitis dar. Nur in ca. 20% der Fälle wird mit einer tuberkulösen Genese gerechnet. In frühen Stadien dieses heute nicht mehr angezweifelten Autoimmungeschehens findet man dichte lymphozytäre, plasmazelluläre und monozytäre Zellinfiltrationen, die auf die Rinde des Organs beschränkt bleiben. Auch bei dieser Erkrankung werden Frauen weit häufiger befallen als Männer. Immungenetisch bestehen Assoziationen mit HLA-B8 und -DR2. Andere Autoimmunerkrankungen (wie Thyreoiditis, Morbus Basedow, Typ-I-Diabetes, atrophische Gastritis, perniziöse Anämie) werden in ca. 50% des Autoimmunaddison beobachtet, desgleichen eine Häufung mit Unterfunktion des Ovars infolge Zerstörung der steroidbildenden Zellen und mit einem Hypoparathyreoidismus (17).

Bei ca. 80% der Patienten findet man im Serum Antikörper, die mit Nebennierenantigenen reagieren. Es konnte gezeigt werden, daß darunter auch Immunglobuline zirkulieren, welche die ACTH-induzierte DNA-Synthese und/oder die Cortisolproduktion blockieren (40), wodurch die hormonelle Insuffizienz wahrscheinlich noch vor dem „Ausbrennen" der Drüse zusätzlich bedingt ist. Zahlreiche Studien zur zellulären Immunität lassen keinen einheitlichen Schluß auf die Störung in der Immunregulation im einzelnen zu. Teils wurde über eine normale Verteilung der T- und B-Lymphozyten im peripheren Blut der Patienten berichtet, teils über eine Verminderung der Suppressorzellen (9). Über die Induktion des Autoimmunprozesses ist im Gegensatz zur Autoimmunthyreopathie (Virusgenese?) bisher keinerlei Hinweis gegeben.

Literatur

1. Amino, N., H. Mori, Y. Iwatani, O. Tanizawa, M. Kawashima, I. Tsuge, K. Ibaragi, Y. Kumahara, K. Miyai: High prevalence of transient postpartum thyrotoxicosis and hypothyroidism. New Engl. J. Med. 306 (1982) 849–851
2. Bahn, R. S., A. E. Heufelder, C. M. Dutton: A point mutation of the TSH receptor in retroocular fibroblasts from a patient with Graves' ophthalmopathy. J. Endocrinol. Invest. 16, Suppl. 2–6 (1993) 42
3. Blizzard, R. M., D. Chee, W. Davies: The incidence of parathyroid and other antibodies in the sera of idiopathic hypoparathyroidism. Clin. exp. Immunol. 1 (1966) 119–128
4. Botazzo, G. F., R. Pujol-Borell, T. Hanafusa, M. Feldman: Role of aberrant HLA-DR expression and antigen presentation in induction of endocrine autoimmunity. Lancet 1983/II, 1115–1119
5. Burman, P., T. H. Töttermann, K. Öberg, F. A. Karlsson: Thyroid autoimmunity in patients on long-term therapy with leucocyte-derived interferon. J. clin. Endocrinol. 63 (1986) 1086–1090
6. Cohen, L. D., J. Chan, P. Santisteban, O. Isozaki, S. Shifrin, E. Grollmann: Nature of the thyreoid autoantigens: the TSH receptor. J. endocrinol. Invest. 9, Suppl. 3 (1986) 58
7. Del-Prete, G. F., S. Romagnani, M. Ricci: Functional analysis of thyroid infiltrating lymphocytes in Hashimoto's thyroiditis. J. endocrinol. Invest. 9, Suppl. 3 (1986) 72
8. Derwahl, M.: Cytokine and Autoimmunthyreoiditis. Nuklearmediziner 3 (1993) 225–230
9. Elder, M., N. K. Maclaren: Steroid hormone cell autoimmunity. In Davies, T. F.: Autoimmune Endocrine Disease. Wiley, New York 1983 (pp. 181–191)
10. Gorman, C. A.: Extra thyroid manifestations of Graves' disease. In Ingbar, S. H., L. E. Braverman: The Thyroid. Lippincott, Philadelphia 1986 (p. 1015)
11. Goudie, R. M., P. H. Pinkerton: Anterior hypophysitis and Hashimoto's thyroiditis in a young woman. J. Pathol. Bacteriol. 83 (1962) 584–565
12. Hehrmann, R., J. Herrmann, H. L. Krüskemper: Antikörper gegen T_3, T_4 und TSH unter klinischen und experimentellen Bedingungen. In Schatz, H., D. Doniach: Autoimmunität bei Schilddrüsenerkrankungen. Thieme, Stuttgart 1984 (S. 79–91)
13. Hirayu, H., R. P. Magnusson, S. Filetti, B. Rapoport: Molecular cloning and partial characterization of a new autoimmune thyroid-related antigen. J. clin. Endocrinol. 64 (1987) 578–584
14. Holm, L. E., H. Blomgren, T. Löwhagen: Cancer risks in patients with chronic lymphocytic thyreoiditis. New Engl. J. Med. 312 (1985) 601
15. Ingbar, S.: Bacterial antigens and thyroid autoimmunity. J. endocrinol. Invest. 9, Suppl. 3 (1986) 60
16. Ingbar, S. H.: The role of antibodies and other humoral factors in the pathogenesis of Graves' Disease. In Drexhage, W. H. A., W. M. Wirsinga: The Thyroid and Autoimmunity. Excerpta Medica, Amsterdam 1986 (p. 3)
17. Irvine, W. J., E. W. Barnes: Addison's disease, ovarian failure and hypoparathyroidism. Clin. Endocrinol. 1 (1975) 549–594
18. Jüppner, H., A. Bialasiewicz, R. D. Hesch: Autoantibodies to parathyroid hormone receptors. Lancet 1978/II, 1222
19. Jüppner, H., M. J. Atkinson, R. Bathke, R. D. Hesch: Autoantibodies against parathyroid hormone in a patient with terminal renal insufficiency. Lancet 1984/I, 1379–1381
20. Kahaly, G.: Endocrine ophthalmopathy. Molecular, immunological and clinical aspects. In Straub, W.: Developments in Ophthalmology, vol. XXV. Karger, Basel 1993
21. Knight, J., P. Laing, A. Knight, D. Adams, N. Ling: Thyroid-stimulating autoantibodies usually contain only light chains: evidence for the „forbidden clone" theory. J. clin. Endocrinol. 62 (1986) 342–347
22. Krömer, G., R. S. Sundick, K. Schauenstein, K. Hàla, G. Wick: Analysis of lymphocytes infiltrating the thyroid gland of obese strain chickens. J. Immunol. 135 (1985) 2452–2457
23. Matsuzuka, F., Miyauchi, A., S. Katayama, I. Narabayashi, H. Ikedam, K. Kuma, M. Sugawara: Clinical aspects of primary thyroid lymphoma: diagnosis and treatment based on our experience of 119 cases. Thyroid 3 (1993) 93–99
24. McKenzie, J. M., M. Zakarija: Antibodies in autoimmune thyroid disease. In Bravermann, L. E., R. D. Utiger: The Thyroid. Lippincott, Philadelphia 1991 (p. 506–524)
25. McLachlan, S., R. Jansson, P. Whitehead, C. Pegg, B. Rees-Smith: Hypothyreoidism and autoimmune thyroid distruction: a role for thyroid autoantibodies? In Drexhage, H. A., W. M. Wirsinga: The Thyroid and Autoimmunity. Excerpta Medica, Amsterdam 1986 (p. 99)
26. Nikolai, T. F.: Silent thyroiditis and subacute thyroiditis. In Bravermann, L. E., R. D. Utiger: The Thyroid. Lippincott. Philadelphia 1991 (p. 710–717)
27. Portmann, L., N. Hamada, G. Heinrich, L. J. Degroot: Anti-thyroid peroxidase antibody in patients with autoimmune thyroid disease: possible identity with antimicrosomal antibody. J. clin. Endocrinol. 61 (1985) 1001
28. Scherbaum, W. A., G. F. Bottazzo: Autoantibodies to vasopressin cells in idiopathic diabetes insipidus. Evidence for an autoimmune variant. Lancet 1982/I, 897–901
29. Scherbaum, W. A., U. Schrelle, M. Glück, R. Fahlbusch, E. F. Pfeiffer: Autoimmunity to pituitary corticotropinproducing cells. Possible marker for unfavourable outcome after pituitary microsurgery. Lancet 1987/I, 1394–98
30. Seif, F. J., M. Klopfer, G. Stöckle: Diagnostischer Wert von Titerhöhe und Häufigkeit der Thyreoidea-Antikörper bei Schilddrüsenerkrankungen. In Schat, H., D. Doniach: Autoimmunität bei Schilddrüsenerkrankungen. Thieme, Stuttgart 1984 (S. 211)
31. Takasu, N., T. Yamada, M. Takasu, I. Komyia, Y. Nagasawa, T. Asawa, T. Shinoda, T. Aızawa, Y. Kuızumi: Disappearance for thyrotropin-blocking antibodies and spontaneous recovery from hypothyroidism in autoimmune thyroiditis. New Engl. J. Med. 326 (1992) 513–517
32. Tötterman, T. A., F. A. Karlsson, N. Bengtsson, I. Mendelhartvig: Induction of circulating activated suppressor-like T-cells by Methimazole therapy for Graves disease. New Engl. J. Med. 316 (1987) 15–23
33. Thomson, J. A., R. Wilson, J. H. NcKillop: Serum thyrotrophin receptor antibody (TRAb), thyroxine (T_4) and trijodothyronine (T_3) levels in patients receiving carbimazole and PTU. In Drexhage, H. A., W. M. Wirsinga: The Thyroid and Autoimmunity. Excerpta Medica, Amsterdam 1986 (p. 323)
34. Toccafondi, R., C. N. Rotella: Humoral factors in Graves' ophthalmopathy. J. endocrinol. Invest. 9, Suppl. 3 (1986) 68
35. Vitti, P., R. Elisei, M. Tonacchera, L. Chiovato, F. Mancusi, T. Rago, C. Mammoli, M. Ludgate. G. Vassart, A. Pinchera: Detection of thyroid-stimulating antibody using Chinese Hamster ovary cells transfected with cloned human thyrotropin receptor. J. clin. Endocrinol. 76 (1993) 499–503
36. Volpé, R.: Subacute thyroiditis. In Ingbar, S. H., L. E. Braverman: The Thyroid. Lippincott, Philadelphia 1986 (p. 1106)
37. Volpé, R.: Immunoregulation in autoimmune thyroid disease. New Engl. J. Med. 316 (1987) 44–45
38. Weetman, A. P.: Autoimmune thyroiditis: predisposition and pathogenesis. Clin. Endocrinol. 36 (1992) 307–323
39. Wenzel, B., J. Heesemann, K. W. Wenzel, P. C. Scriba: Antibodies to plasmid-encoded proteins of enteropathic yersinia in patients with autoimmune thyroid disease. Lancet 1988/I, 56
40. Wolfraat, N. M., H. F. Drexhage, G. F. Bottazzo, W. M. Wiersinga, P. Jeukken, R. van der Gaag: Immunoglobulins of patients with idiopathic Addison's disease block the in vitro action of adrenocorticotropin. J. clin. Endocrinol. 69 (1989) 231–238

Diabetes
H. Kolb

Ätiopathogenese des Typ-I-Diabetes

Übersicht

Der Diabetes vom Typ I (juveniler Diabetes, primär insulinpflichtiger Diabetes) ist definiert als Insulinmangelsyndrom, das als Folge eines überwiegend selektiven Untergangs insulinproduzierender β-Zellen auftritt. β-Zellen (oder B-Zellen) machen 50–80% der endokrinen Drüsenzellen der Langerhans-Inseln im Pankreas aus. Weitere Inselzelltypen sind die glucagonsynthetisierenden α-Zellen (A-Zellen), die somatostatinproduzierenden δ-Zellen (D-Zellen) und die PP-Zellen, benannt nach ihrem Hauptsyntheseprodukt, dem pankreatischen Polypeptid.

Ursache der β-Zell-Zerstörung ist mit größter Wahrscheinlichkeit eine chronische progressive Inselentzündung (Insulitis) von meist jahre- bis jahrzehntelanger Dauer (12, 16). Folgen des Insulinmangels (Hypoinsulinämie) sind ein Anstieg des Blutzuckerspiegels (Hyperglykämie) und damit der Übertritt von Glucose in den Urin (Glukosurie), vermehrte Urinausscheidung (Polyurie), vermehrter Durst (Polydipsie) und Gewichtsverlust. Schließlich führt die vermehrte Bildung von Ketonkörpern (Ketose) durch übermäßigen Fettabbau (Lipolyse) und der starke Basenverlust zur Ketoazidose.

Die Prävalenz von Typ-I-Diabetes in der Normalbevölkerung beträgt für Mitteleuropa ca. 0,1–0,3%. Beide Geschlechter sind etwa gleich häufig betroffen. Die Diabetesmanifestation ist am häufigsten um den Zeitraum der Pubertät. Man schätzt aber, daß bis zu einem Drittel der Erkrankungen erst nach dem 30. Lebensjahr erfolgt. Der Typ-II-Diabetes (Altersdiabetes, primär nicht insulinpflichtiger Diabetes) ist 5–10mal häufiger als der Typ-I-Diabetes. Ein selektiver Untergang der β-Zellen wird nicht beobachtet, sondern eine Störung der Insulinsekretionskinetik und der Insulinwirkung am Insulinrezeptor („Postrezeptordefekte").

Die folgende kurze Beschreibung des Typ-I-Diabetes (Abb. 27.3) ist vereinfachend und berücksichtigt nicht die individuelle Heterogenität:

Grundlage der Erkrankung sind *prädisponierende genetische Faktoren,* die zum Teil identifizierbar sind. Den größten Beitrag zum genetischen Krankheitsrisiko liefert die HLA-D-Region. Die Konkordanz für Typ-I-Diabetes bei eineiigen Zwillingen beträgt aber nur 30–40%. Also tragen auch Faktoren außerhalb der Keimbahn zum Krankheitsgeschehen bei. Am wahrscheinlichsten sind *Umweltfaktoren* (z. B. Viren, inseltoxische Substanzen, immunmodulierende Nahrungsmittel). Vermutlich wirken mehrere solcher Faktoren zusammen und begünstigen in Zusammenwirken mit krankheitsdisponierenden Genen die Entwicklung einer chronischen progressiven Entzündung einzelner Pankreasinseln, wobei neben β-Zellen auch andere endokrine Inselzellen, Gefäßwandzellen und exokrines Gewebe geschädigt werden.

Über z. T. viele Jahre kann ein klinisch unauffälliger Zustand des „Prädiabetes" aufrechterhalten werden. Erst bei einer Rest-β-Zell-Masse von 10–20% kommt es zur klinischen *Manifestation des Typ-I-Diabetes* mit aku-

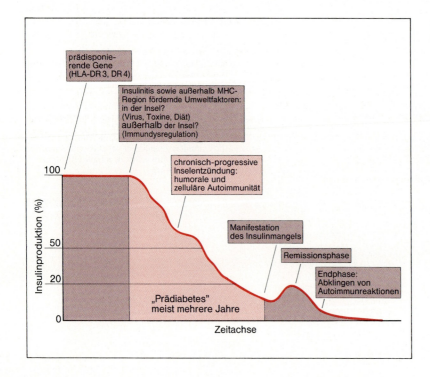

Abb. 27.**3** Schematische Darstellung der Entwicklung des Typ-I-Diabetes

tem Insulinmangel und dem „plötzlichen" Auftreten der beschriebenen klassischen Symptome.

Nach Beginn der Insulintherapie setzt in der Regel eine mehr oder weniger starke und vorübergehende *Remissionsphase* ein, die durch sinkenden Insulinbedarf gekennzeichnet ist. Ursachen hierfür sind die Abnahme der peripheren Insulinresistenz aufgrund der Normalisierung des Stoffwechsels und eine partielle Erholung der β-Zell-Funktion.

Die restliche endogene Insulinproduktion geht innerhalb weniger Jahre auf ein individuell unterschiedliches Minimum zurück. Gleichzeitig kommt die Inselentzündung in eine *Endphase*.

■ Kurzbeschreibung der Tiermodelle

Ein großer Teil unserer Vorstellungen zur Ätiologie und Immunpathogenese des Typ-I-Diabetes stammt aus Untersuchungen an Tiermodellen, die im folgenden kurz vorgestellt werden.

Modelle spontaner Diabetesentwicklung

Die BB-(Biobreeding-)Ratte sowie die NOD-(non-obese diabetic)Maus (10, 15) entwickeln aufgrund einer genetischen Prädisposition auch unter keimfreien Bedingungen spontan eine Insulinmangeldiabetes im Alter von 2–5 (4–10) Monaten. Auch stark ingezüchtete Linien haben eine Diabetesprävalenz von unter 100% (BB-Ratten und weibliche NOD-Mäuse: 20–80%; männliche NOD-Mäuse 5–60%). Die für Diabetes prädisponierenden Gene finden sich innerhalb und außerhalb der MHC-Region. Umweltfaktoren wie Diät, Streß und der Kontakt des Immunsystems mit Mikroben modulieren Erkrankungsrisiko und -zeitpunkt. Eine Vielzahl von Autoantikörpern gegen verschiedene Inselzellantigene ist nachweisbar. Zelluläre Autoimmunreaktionen dokumentieren sich im histologischen Bild der Insulitis. In vitro können zytotoxische Reaktionen von Milzlymphozyten gegen Inselzellen und MHC-restringierte proliferative Reaktionen von T-Lymphozyten bei Kontakt mit Inselantigenen nachgewiesen werden. Drei Befunde belegen Immunreaktionen gegen β-Zellen als Ursache des Insulinmangeldiabetes:

- Hemmung der Diabetesentwicklung durch immunsuppressive Maßnahmen,
- Abstoßungsreaktionen gegen syngene übertragene Inseln,
- Übertragung der Krankheit auf gesunde syngene/kongene Tiere durch aktivierte Milzlymphozyten oder durch inselreaktive T-Zell-Klone.

Modelle induzierter Diabetesentwicklung

Streptozotocin (Antibiotikum aus *Streptomyces achromogenes*) ist eine Methylnitrosoharnstoffverbindung, die sich aufgrund eines anhängenden Glucoserestes in β-Zellen anreichert und dadurch neben ihrer allgemeinen Toxizität eine besondere Schädigung der β-Zellen hervorruft. Mehrfache subdiabetogene Dosen lösen in genetisch suszeptiblen männlichen Mäusen eine Inselentzündung aus, die schließlich bei einem Teil der Tiere zum Insulinmangeldiabetes führen kann (6).

Die M-Variante des EMC-(Enzephalomyokarditis-)Virus sowie Reovirus Typen 1 und 3 infizieren neben anderen Geweben auch Pankreasinseln von Mäusen (18). Bei genetischer Prädisposition kann sich innerhalb von wenigen Tagen bis einigen Wochen bei einem Teil der Tiere ein Insulinmangeldiabetes entwickeln. Folgende Erkenntnisse über die Bedeutung von Immunreaktionen als Ursache des Insulinmangeldiabetes liegen vor:

- Immunsuppressive Maßnahmen hemmen die Diabetesentwicklung nach Niedrigdosis-Streptozotocin sowie nach Infektion mit EMC-Virus (M-Variante) oder Reovirus Typ 1, aber nicht nach Infektion mit dem D-Subtyp der M-Variante des EMC-Virus.
- Aber: In den bisher wenigen Experimenten wurden in der Regel *keine* Abstoßungsreaktionen gegen transplantiertes Inselgewebe beobachtet.
- Aber: Es gibt *keine* reproduzierbar erfolgreiche Übertragung der Krankheit auf gesunde syngene/kongene Mäuse durch aktivierte Milzlymphozyten.

■ Genetische Prädisposition

Die Bedeutung genetischer Faktoren beim Typ-I-Diabetes (11, 17) ergibt sich aus einer Konkordanzrate von 30–40% bei eineiigen Zwillingen (Tab. 27.**4**). Dabei muß bedacht werden, daß auch eineiige Zwillinge sich in somatischen Genen unterscheiden, zum Beispiel aufgrund der Rekombinationsprozesse in Immunglobulin- und T-Zell-Rezeptor-Genregionen. Im HLA-Bereich identische Geschwister diabetischer Kinder tragen ein Erkrankungsrisiko von 12–30%; im HLA-Bereich verschiedene Geschwister haben ein kaum über normal liegendes Risiko. Aufgrund der genannten Zahlen wird der Beitrag der HLA-Region zur genetischen Prädisposition mit etwa 50% geschätzt. Die schwächer für Typ-I-Diabetes prädisponierenden Gene außerhalb der HLA-Region sind nicht genau identifiziert.

Innerhalb des HLA-Komplexes besteht die stärkste Krankheitsassoziation mit der D-Region (Tab. 27.**5**).

Tabelle 27.**4**   Genetische Assoziation des Typ-I-Diabetes

	Erkrankungsrisiko (%)
Gesamtbevölkerung	0,1–0,3
Kinder diabetischer Mütter	1–2
Kinder diabetischer Väter	5–7
Geschwister diabetischer Kinder	
– eineiige Zwillinge	30–40
– im HLA identische Geschwister	12–30
– im HLA halbidentische Geschwister	8–12
– im HLA verschiedene Geschwister	ca. 1

Tabelle 27.5 HLA-D-Assoziation des Typ-I-Diabetes

HLA-DR-Typ	Prävalenz (%)	
	Typ-I-Diabetes	Normalbevölkerung (Kaukasier)
DR3/4	30–40	3– 5
DR4/X (X = 3)	20–35	15–25
– davon DR4/1	10–20	2– 4
DR3/X (X = 4)	15–25	12–20
DRX/X (X = 3,4)	3– 8	55–65

HLA-DR3: stärkste Typ-I-Diabetes-Assoziation mit dem DRB1-Gen, HLA-Allel DRB1*0301
HLA-DR4: stärkste Typ-I-Diabetes-Assoziation mit dem DQB1-Gen, HLA-Allel DQB1*0302

Es dominieren drei serologisch definierte HLA-Phänotypen: HLA-DR3/DR4, HLA-DR4/X (X=3) und HLA-DR3/X (X = 4). Die HLA-Haplotypen DR2 und DR5 sind beim Typ-I-Diabetes überzufällig selten. Sie haben protektiven Charakter. Weitergehende Analysen zeigen, daß mehrere Genorte der HLA-D-Region in wechselndem Ausmaß zum Diabetesrisiko beitragen. Der wichtigste Locus ist dabei das HLA-DQB1-Gen (kodiert für die β-Kette des DQ-Moleküls). Hier zeigt ein Vergleich verschiedener Allele insbesondere eine Assoziation des Diabetesrisikos mit der Aminosäure in Position 57: Ein Aspartat ist mit niedrigem, Alanin/Valin/Serin dagegen mit hohem Diabetesrisiko verbunden (17). Die Aminosäure 57 sitzt an einem Ende der Peptidbindungsstelle des DQ-Moleküls und beeinflußt damit wahrscheinlich die (Auto-)Antigenpräsentation. Eine ähnliche Bedeutung hat die Position 52 der DQ-α-Kette. Andere Genorte der HLA-Region wirken mit DQ zusammen und modulieren das Diabetesrisiko; dazu gehören u. a. Komplementgene, Tumornekrosefaktorgene, HLA-DR- und -DP-Gene.

Weitere Hypothesen zum Mechanismus der Krankheitsprädisposition durch HLA-Gene sind eine verstärkte Expression von HLA-D-Genprodukten auf Inselzellen (übermäßige lokale Antigenpräsentation), abnormale Produktion von Zytokinen (z. B. IL-1, Makrophagendefekt) sowie Mimikry von HLA-D-Produkten und Inselantigenen oder Mikroben.

■ **Insulitisauslösende Ereignisse**

Die beim Typ-I-Diabetes beobachtete Infiltration von mononukleären Immunzellen in die Pankreasinseln wird nach von Meyenburg als Insulitis bezeichnet. Nach klassischen Vorstellungen löst ein Virusinfekt die Insulitis aus. Als Beleg hierfür wurde das „plötzliche" Auftreten der Erkrankung und die jahreszeitliche Abhängigkeit der Erkrankungsrate gewertet. In der Tat ist zumindest bei Kindern die Zahl der Neumanifestationen im Spätherbst und zum Ende des Winters höher als im Sommer. Da nunmehr gesichert ist, daß dem Beginn klinischer Symptome eine meist jahrelange chronische progressive Inselentzündung vorausgeht, können Infekte um den Zeitpunkt der Manifestation des Insulinmangels das Krankheitsgeschehen nicht ausgelöst, sondern allenfalls beschleunigt haben. Betazelltrope Viren beim Menschen sind zum Beispiel Coxsackie-B-, Mumps-, Masern-, Röteln-, Polio-, Influenza- und Zytomegaloviren. In der Tat zeigten Pankreasautopsien von Kindern, die an viralen Infekten verstorben waren, zum Teil eine Insulitis (4).

Soweit Virusinfektionen als Auslöser der Insulitis diskutiert werden, müßten diese lange vor Diabetesmanifestationen stattgefunden haben. Entsprechende epidemiologische Untersuchungen fehlen. Nur in einem Sonderfall ist der Zusammenhang zwischen Virusinfektion und nachfolgendem Insulinmangeldiabetes statistisch eindeutig gesichert: Bei bis zu 20% der Kinder mit pränataler Rötelninfektion tritt später ein Typ-I-Diabetes auf. Wichtig ist, daß auch hier die erkrankten Kinder die bekannten für Diabetes prädisponierenden Gene tragen.

Neben Viren können auch Bakterien und andere Keime als Auslöser chronischer Entzündung angenommen werden. Beim Typ-I-Diabetes existieren diesbezüglich aber keine guten Hinweise. Entsprechend dem Tiermodell des Niedrigdosis-Streptozotocin-Diabetes könnten auch beim Menschen β-zelltoxische Substanzen das Krankheitsgeschehen auslösen. Analoge Verbindungen sind auch in menschlicher Nahrung identifiziert worden, zum Beispiel bestimmte Nitrosamine in geräuchertem Hammelfleisch.

Schließlich werden auch Kuhmilch Proteine (Kasein und Albumin) als potentielle diabetogene Bestandteile der Nahrung diskutiert. Der Kuhmilchverbrauch (insbesondere in den ersten Lebensmonaten) wird als eine von wahrscheinlich vielen Ursachen für erhebliche regionale Unterschiede in der Inzidenz des Typ-I-Diabetes vermutet. Global gesehen besteht ein Nord-Süd-Gradient in der Inzidenz. In nordischen Ländern Europas werden 21–35 Neuerkrankungen pro 100 000 pro Jahr (Kinder bis 15 Jahre) registriert, in Südeuropa oder südlich des Äquators sind es < 15/100 000/Jahr. Ausnahmen wie Island (niedrige Inzidenz) und Sardinien (hohe Inzidenz) sind von besonderem Interesse (5).

Möglicherweise sind Umweltfaktoren nicht als Auslöser der Insulitis anzusehen, sondern modulieren nur den Verlauf einer genetisch prädeterminierten Inselautoimmunität, die „spontan" bereits perinatal entsteht. Als Argument hierfür gelten der Nachweis von Inselautoantikörpern bereits bald nach der Geburt, Fälle von unbeabsichtigter Übertragung des Typ-I-Diabetes bei Knochenmarktransplantation zwischen HLA-identischen Geschwistern und die Beobachtung, daß die Erkrankungsrate in den genannten Tiermodellen bei keimfreier Aufzucht nicht sinkt, sondern steigt.

Zusammenfassend läßt sich sagen (Tab. 27.6), daß eine Insulitis sowohl spontan als auch als Folge einer Vielzahl von Noxen entstehen kann. Ein Insulinmangeldiabetes resultiert daraus aber nur bei entsprechender genetischer Prädisposition.

Tabelle 27.6 Mechanismus der Krankheitsinduktion (Insulitis auslösende Ereignisse)

Tiermodelle
- spontane Insulitis aufgrund genetischer Prädisposition (BB-Ratte, NOD-Maus)
- Insulitis nach Aufnahme β-zelltoxischer Substanzen (Niedrigdosis-Streptozotocin-Modell der Maus)
- Insulitis nach Virusinfektion (EMC-, Reovirusdiabetes der Maus)

Mensch
- Mechanismus unbekannt, Heterogenität wie beim Tier vermutet
- β-zelltrope Viren: z. B. Coxsackie-B-, Mumps-, Masern-, Rötelnvirus
- Im Sonderfall der pränatalen Rötelnvirusinfektion ist der Kausalzusammenhang mit späterem Typ-I-Diabetes epidemiologisch gesichert

Chronische progressive Inselentzündung

Kennzeichen einer chronischen progressiven Inselentzündung sind inselspezifische humorale und zelluläre Autoimmunphänomene, Autoimmunphänomene anderer Spezifität, Anzeichen eines gestörten und aktivierten Immunsystems sowie schließlich das Nachlassen der Insulinausschüttung auf Glucosereiz (16).

Humorale inselspezifische Autoimmunität

Im Serum von Patienten mit frisch manifestem Typ-I-Diabetes findet sich eine ständig wachsende Zahl von spezifischen Autoantikörpern (Tab. 27.7). Die wichtigsten sind:

- Inselzellantikörper („zytoplasmatische Inselzellantikörper", „islet cell antibodies", ICA, IgG-ICA): Im indirekten Fluoreszenztest an Gefrierschnitten menschlichen oder tierischen Pankreasgewebes zeigt sich eine homogene Bindung von ICA an angeschnittenen Inselzellen. Nur der Kern wird nicht gefärbt. ICA gehören ausschließlich der Klasse IgG an. ICA sind offenbar heterogen. Die Hauptspezies bindet an Antigene, die frei im Zytoplasma und/oder membrangebunden vorkommen. Eine Reihe von Hinweisen deutet auf Oligosaccharidseitenketten von inselspezifischen Glykolipiden oder anderen Glykokonjugaten hin. Ein zweiter Typ von ICA bindet überwiegend an β-Zellen und ist offenbar spezifisch für die Glutamatdecarboxylase. Antikörper gegen IA-2 tragen ebenfalls zum positiven ICA-Nachweis bei.

- Antikörper gegen 64-kDa-Inselproteine/Glutamatdecarboxylase: Durch Immunpräzipitation von Inselstrukturen mit Patientenseren werden mehrere Proteine ausgefällt. Darunter sind mindestens zwei 64-kDa-Proteine. Als erstes 64-kDa-Protein wurde die Glutamatdecarboxylase identifiziert. Das Antigen kommt auch im Hirngewebe vor. Hochtitrige Autoantikörper finden sich auch bei neuronalen Erkrankungen (stiff man syndrome) (16).

- Antikörper gegen Tyrosinphosphatasen IA-2 („ICA 512") und IA-2β: Die Insulinomantigene 2 und 2β haben Sequenzhomologien mit Proteintyrosinphosphatasen. ICA 512 bezeichnet den C-terminalen Teil von IA-2. Eine Enzymaktivität der beiden Proteine konnte bisher nicht nachgewiesen werden.

- Antikörper gegen Insulin (Insulinautoantikörper, IAA): IAA werden verläßlich nur im Radioimmunoassay mit freiem Insulin als Antigen nachgewiesen. Es werden IAA der Klassen IgM und IgG gefunden. IgM-IAA treten vorübergehend nach einer Reihe von Virusinfekten auf und sind daher kaum als krankheitsspezifisch anzusehen. Nach Diagnose des Insulinmangels treten Insulinantikörper aufgrund der Immunisierung durch tägliche Insulininjektionen auf. Man spricht dann nicht mehr von *Auto*antikörpern, sondern von Insulinantikörpern. IAA treten auch unabhängig von ICA auf.

- Antikörper gegen Proinsulin (Proinsulinautoantikörper, PAA): PAA werden im ELISA- oder RIA-Verfahren nachgewiesen. Sie sind gegen solche Determinanten des Proinsulins gerichtet, die auf dem Insulinmolekül nicht vorhanden sind. PAA treten auch unabhängig von IAA oder ICA auf.

Tabelle 27.7 Humorale inselspezifische Autoimmunität bei Typ-I-Diabetes

Autoantikörperspezifität	Prävalenz[1] bei Manifestation (%)	In prädiabetischer Phase nachgewiesen	Prävalenz[1] bei Normalpersonen (%)
zytoplasmatische(?) Antigene aller Inselzellen (ICA)	60–90	ja	0,2–2
Oberflächenantigene von Inselzellen (ICSA)	35–70	ja	1–5
64-kDa-Inselzellproteine/Glutamatdecarboxylase	ca. 80	ja	<5
Tyrosinphosphatasen IA-2 („ICA 512") und IA-2β	20–80	ja	<5
Carboxypeptidase H	20–40	ja	<10
Insulin	20–50	ja	0,1–5
Proinsulin	10–30	ja	0,1–4
Insulinrezeptor	40–50	offen	<0,5

[1] Mit den zur Zeit verwendeten Nachweismethoden.

Die meisten Tiermodelle weisen ebenfalls die beschriebenen Autoantikörper auf; interessanterweise sind aber ICA bisher nicht nachzuweisen.

Andere humorale Autoimmunität

Patienten mit Typ-I-Diabetes weisen im Serum eine Vielzahl von Autoantikörpern gegen unterschiedliche Strukturen des Körpers auf (Tab. 27.**8**). Besonders häufig ist der Typ-I-Diabetes mit subklinischer Autoimmunität gegen andere endokrine Organe assoziiert (z. B. Schilddrüse, Magen, Nebenniere). In der Tat überlappen sich in der Bevölkerung genetische Risikofaktoren sowie Vorkommen der verschiedenen immunologischen Endokrinopathien, so daß mit Typ-I-Diabetes assoziierte Autoimmunphänomene teilweise auch bei Patienten mit anderen Endokrinopathien zu finden sind und umgekehrt. Seltener prägen sich zwei oder mehr Endokrinopathien gleichzeitig bei einem Patienten aus.

Im Zusammenhang mit der Vielzahl humoraler Autoimmunphänomene steht vermutlich der Befund zirkulierender Immunkomplexe bei 20–40% der Patienten. Dies kann auch ein Grund für die erniedrigten Spiegel der Komplementfaktoren C3 und C4 sein. Weitere Gründe sind das gehäufte Vorkommen von Nullallelen (für C4) und eine z. T. reduzierte Syntheserate von C3 und C4.

Tabelle 27.**8** Nichtinselspezifische Autoantikörper bei Typ-I-Diabetes

Autoantikörperspezifität	Prävalenz[1] bei Manifestation (%)
Schilddrüse	
– mikrosomales Antigen	10–25
– Thyreoglobulin	5–15
– die Thyreozytenfunktion stimulierend	33
Magen	
– Parietalzellen	5–15
– intrinsischer Faktor	4
Nebenniere	
– Medulla	40
– Kortex	1–3
Hypophysenvorderlappen	20
Ganglien (Sympathikus)	50
Tubulin	20–40
Actin	7
Reticulin	6
Kernantigene	10
quergestreifter Muskel	6
Serumalbumin	5
Immunkomplexe	20–40
Komplementfaktoren C3, C4 erniedrigt	40–60

[1] Mit den zur Zeit verwendeten Nachweismethoden.

Von Interesse ist auch ein erhöhter Spiegel von Antikörpern gegen Rinderserumalbumin und andere Kuhmilchproteine. Inwieweit diese Immunreaktionen pathologisch bedeutsam sind, bleibt abzuwarten.

Zelluläre Autoimmunphänomene

Wie bei anderen immunologisch bedingten Erkrankungen des Menschen ist der Nachweis organspezifischer zellulärer Autoimmunreaktionen beim Typ-I-Diabetes aus methodischen Gründen schwer zu führen. Folgende Befunde liegen vor (2, 3, 16) (Tab. 27.**9**):

- Antikörperabhängige zelluläre Zytotoxizität (ADCC): Mit Patientenserum inkubierte Immunzellen lysieren isolierte Ratteninselzellen.
- Zytotoxische Reaktionen von Lymphozyten gegen Insel- oder Insulinomzellen: Lymphozyten aus dem peripheren Blut von Patienten mit frisch manifestem Typ-I-Diabetes lysieren Inselzellen in vitro in Abwesenheit von Antikörpern. Da allogene oder xenogene Zielzellen im Test vorliegen, handelt es sich um nicht MHC-restringierte Prozesse. Als Effektorzellen wurden z. T. T-Lymphozyten (CD3$^+$, CD4$^-$) und z. T. Nicht-T-Zellen (funktionell CD2$^-$) beschrieben.
- Proliferation von autoantigenen spezifischen T-Zellen aus Patientenblut nach Kontakt mit Inselantigenen: Schwache, aber signifikante Reaktionen ließen sich mit Inselhomogenaten, der Glutamatdecarboxylase und Insulingranula nachweisen.
- T-Zell-Klone: Erste Berichte über die Klonierung inselspezifischer T-Zellen aus dem Blut von Patienten mit Typ-I-Diabetes liegen vor. Als Antigen wurde das 38-kDa-Insulingranulaprotein eingesetzt.
- Insulitis: Eine monozytäre Infiltration vieler Inseln wurde zum Zeitpunkt der Diabetesmanifestation bei 50–80% der untersuchten Fälle gefunden. Nach Untergang der β-Zellen findet sich in den betroffenen Inseln keine lymphozytäre Infiltration mehr. Dies belegt die Antigenspezifität der Insulitis. Immunzytochemische Untersuchungen (3) zeigen, daß alle Immunzelltypen bei Prädominanz von T-Lymphozyten an der Infiltration beteiligt sind.

Andere zelluläre Immunphänomene

Während der prädiabetischen Phase und besonders zum Zeitpunkt der Manifestation des Insulinmangels finden sich Anzeichen eines aktivierten und gestörten Immunsystems, die zum Teil durch die Entgleisung des Stoffwechsels bedingt sind und später abklingen. Es sind dies (2):

- Zunahme der Zahl aktivierter T-Zellen,
- Abnahme der induzierbaren IL-2-Produktion,
- Abnahme der Proliferation auf mitogenen Reiz,
- reduzierte unspezifische Suppressorzellaktivität (Hemmung von T-Lymphozyten-Proliferation),
- erhöhte spontane Immunglobulinsekretion,
- reduzierte Phagozytoseaktivität,
- erhöhte Serumspiegel an TNF-α,

Tabelle 27.9 Zelluläre inselspezifische Autoimmunität bei Typ-I-Diabetes

Immunreaktion	Zielzellen/Substrat	Prävalenz[1] bei Manifestation (%)
antikörperabhängige zelluläre Zytotoxizität	humane Insulinomzellen Ratteninsulinomzellen Ratteninselzellen	50–70
nicht MHC-restringierte zytotoxische Aktivität von NK- und T-Lymphozyten	humane Insulinomzellen Ratteninselzellen	20–50
zelluläre Überempfindlichkeit (Leukozytenmigrationshemmung)	humanes Pankreashomogenat Schweinepankreashomogenat	50–70
durch MHC-Klasse-II-Antigene restringierte T-(CD4⁺-)Zell-Reaktionen	Inselantigene und MHC-kompatible akzessorische Zellen	offen
durch MHC-Klasse-I-Antigene restringierte T-(CD8⁺-)Zell-Reaktionen	MHC-kompatible β-Zellen	offen

[1] Mit den zur Zeit verwendeten Nachweismethoden.

- erhöhte Serumspiegel an zirkulierenden Adhäsionsmolekülen.

Größere Veränderungen in Zahl und Verhältnis der verschiedenen Lymphozytensubpopulationen wurden nicht beschrieben. Eine Beeinträchtigung der Infektabwehr wird nur in Phasen metabolischer Entgleisung oder schlechter Stoffwechseleinstellung beobachtet.

Vermuteter Pathomechanismus

Neuere histologische Untersuchungen von Tiermodellen und auch beim Menschen zeigen eine Frühphase der Inselentzündung mit Infiltration von Makrophagen. Auch das exokrine Gewebe und die Gefäße sind betroffen.

Eine lymphozytäre Infiltration schließt sich an. Dies weist auf mehrere verschiedene Effektormechanismen hin (Abb. 27.4). In der Tat läßt sich in vitro die inselschädigende Wirkung von Antikörpern, von Makrophagen (sowie von rekombinanten IL-1 und TNF-α), von NK-Zellen und von zytotoxischen T-Zellen zeigen (6, 10). Schutz vor der Diabetesentwicklung wurde im Tiermodell durch Beeinflussung der Makrophagenfunktion (Silica, Prostaglandinsynthesehemmer), durch Hemmung der Wirkung freier Radikale (z. B. Nicotinamid) und durch Depletion von CD4⁺-T-Zellen oder von CD8⁺-Zellen erreicht (6, 10, 13). Diese Befunde weisen auf die Beteiligung mehrerer Immunmechanismen hin und lassen individuelle Unterschiede möglich erscheinen.

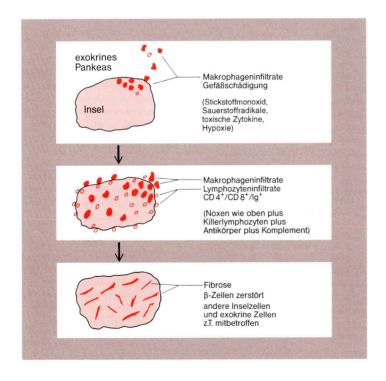

Abb. 27.4 Schematische Darstellung des *vermuteten* Pathomechanismus der β-Zell-Zerstörung (kombiniert aus Analysen der Tiermodelle und von Menschen).

Drei Befunde machen es sehr wahrscheinlich, daß die beschriebenen Immunphänomene für den Untergang der β-Zellen verantwortlich und nicht nur Epiphänomene sind:

Sutherland übertrug ein Pankreassegment von einem gesunden Spender auf den eineiigen, seit 15–20 Jahren insulinpflichtigen Zwilling. Das transplantierte endokrine Gewebe funktionierte zunächst. Dann trat aber eine Insulitis auf. Es kam zum selektiven Untergang der β-Zellen, und der Transplantatempfänger wurde binnen 3 Monaten wieder insulinpflichtig. Dasselbe Ergebnis zeigte sich bei mehreren Zwillingspaaren. Offenbar bestand ein Langzeitgedächtnis für Inselautoimmunität. Eine immunsuppressive Behandlung mit Azathioprin und Prednison verhinderte bzw. verzögerte die β-Zell-Zerstörung.

Wenn Patienten mit frisch manifestem Typ-I-Diabetes kontinuierlich mit dem Immunsuppressivum Ciclosporin A behandelt wurden, kam es teilweise zur Verlängerung der Remissionsphase und zur partiellen oder vollen Aufrechterhaltung der β-Zell-Restfunktion (s. auch unten). Nach Absetzen von Ciclosporin A erfolgte innerhalb von Wochen ein Rezidiv und zum Teil ein Wiederanstieg des Inselzellantikörpertiters.

Die Übertragung von Knochenmark eines Patienten mit Typ-I-Diabetes auf seine HLA-identische (HLA-DR3/4) Schwester führte im Empfänger zur Entwicklung von Inselautoimmunität und Typ-I-Diabetes (8).

Diabetesmanifestation und Endphase der Insulitis

Zur Manifestation eines akuten Insulinmangels kommt es, wenn 80–90% der β-Zellen zerstört sind und kompensatorische Reaktionen wie Inselzellregeneration und metabolische Gegenregulation nicht mehr ausreichen. Bei Tieren führt nicht jede Insulitis zum Insulinmangeldiabetes. Auch beim Menschen sind Phasen vorübergehender Inselzell- oder Insulinautoantikörperproduktion ohne nachfolgenden Diabetes beschrieben. Erste Befunde aus Tiermodellen machen wahrscheinlich, daß eine von T_H1-Zellen (IFN-γ-Produktion) getragene Insulitis mit β-Zell-Destruktion und Insulinmangeldiabetes verbunden ist, während eine durch T_H2-Zellen (IL-4-Produktion) geprägte Inselentzündung kaum pathogen ist.

Mit dem weitgehenden Verlust von β-Zellen sinkt bei den meisten Patienten innerhalb weniger Jahre der Titer von Inselzellantikörpern und die inselzytotoxische Aktivität der Lymphozyten unter die Nachweisgrenze. β-zellarme oder -freie Inseln weisen in dieser Phase keine Entzündungsreaktionen mehr auf, sondern sind durch eine Fibrose gekennzeichnet. Gegen ein Antigen der β-Zellen wird das Immunsystem allerdings kontinuierlich weiter stimuliert: das Insulin. Durch die Verwendung nicht hochgereinigter tierischer Insuline und durch Begleitstoffe wurden früher bei einem kleinen Prozentsatz der Patienten allergische Reaktionen vom Sofort- oder Spättyp ausgelöst. Fast immer waren diese Komplikationen durch den Wechsel des Insulintyps beherrschbar. Mit der Verwendung der hochgereinigten tierischen Insuline und der semisynthetischen oder rekombinanten Humaninsuline sind diese Komplikationen sehr selten geworden. Interessanterweise führt aber auch die Injektion von Humaninsulin zur Neuproduktion oder vermehrten Produktion von Insulinantikörpern (niedrigen Titers). Offenbar stellt die unphysiologische Injektion hochkonzentrierter Insulindosen einen immunogenen Reiz dar.

■ Immuntherapie

Seit 1978 sind mehr als 70 Immuninterventionsstudien beim frisch manifesten Diabetes dokumentiert. Folgende Therapieformen wurden (z. T. in Kombination) erprobt: Antilymphozytenglobulin, Azathioprin, BCG-Impfung, Bromocriptin, Ciamexon, Ciclosporin A, Diazoxid, γ-Globulin, Glucocorticoide, Indometacin, Inosin pranobex, Interferon, IL-2-Diphtherietoxinkonjugat, Levamisol, monoklonale Antikörper, Nicotinamid, Pentoxifyllin, Photopherese, Plasmapherese, Prednison, Röntgenbestrahlung des Pankreas, Theophyllin, Thymopoetin, Thymusextrakt, Transferfaktor und Leukozytentransfusion.

Bei kritischer Betrachtung muß die große Mehrzahl der Studien als wertlos angesehen werden, da mangels Kontrollgruppen, Randomisierung oder genügend großer Patientenzahl keine Schlußfolgerungen möglich waren. Gesicherte Ergebnisse lieferten zwei Doppelblindstudien mit Ciclosporin A (1). Folgende Aussagen waren möglich (Abb. 27.5):

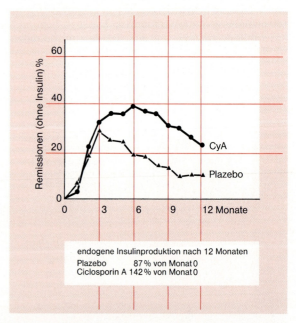

Abb. 27.**5** Verlauf der natürlichen und durch Ciclosporin A induzierten Remissionsphase beim frisch manifesten Typ-I-Diabetes. Remission ist definiert als stabiler Stoffwechsel (Nüchternblutzuckerwerte unter 140 mg/dl = 7,8 mmol/l) ohne Behandlung mit Insulin. Zum Test der endogenen Insulinsekretion wurde nüchtern 6 mg Glucagon intravenös gegeben und 6 Minuten später die endogene Insulinproduktion an der Menge freigesetzten C-Peptids bestimmt (nach Hänninen u. Mitarb.)

- Kontinuierliche Gabe von Ciclosporin A (12 Stunden Blutspiegel von 300–600 ng/ml) erhöht die Remissionsrate und verlängert die Remissionsphase. Der Eintritt der Remission wird kaum beschleunigt. Nach einem Jahr ist die Zahl der Remissionen etwa verdoppelt.
- Kontinuierliche Gabe von Ciclosporin A erhöht und bewahrt (zunächst über 1 Jahr) die endogene Insulinproduktion. In der Regel ist die β-Zell-Erholung nicht voll ausreichend. Die Patienten kommen trotz Diät nur knapp mit dem endogenen Insulin aus.
- Verzögert sich der Beginn der Ciclosporin-A-Gabe nur um wenige Wochen nach Diabetesdiagnose, so nimmt der remissionserhaltende Effekt schnell ab.
- Nach Absetzen von Ciclosporin A kommt es meist innerhalb von 4–10 Wochen zum Rezidiv der Insulinpflichtigkeit.
- Auch bei Fortführung der immunsuppressiven Therapie konnten die Remissionen nicht länger als 2–3 Jahre aufrechterhalten werden.

■ Pankreas- und Inseltransplantation

Wegen der beschränkten Zahl von Spenderorganen, wegen des chirurgischen Aufwands und des Komplikationsrisikos (freigesetzte Pankreasenzyme) wird die Pankreastransplantation meist nur bei Patienten mit mittel- bis schwergradigen Spätkomplikationen durchgeführt, häufig gleichzeitig mit einer Nierentransplantation. Die Funktion des endokrinen Pankreas erhält sich am besten bei immunsuppressiver „Tripeltherapie" mit Ciclosporin A, Azathioprin und Prednison. Inzwischen liegt die Einjahres-Überlebensrate bei Pankreastransplantation bei 75%. Mangels kontrollierter Studien fehlt eine sichere Aussage über den Einfluß der Pankreastransplantation auf Mortalität und Verlauf diabetischer Spätkomplikationen (14).

Wesentlich einfacher und ohne Komplikationen ist die Transplantation von isolierten Inseln durchzuführen (7). Empfängerorgane sind meist Milz oder Leber. Die Inseln werden durch Kollagenaseverdauung des Gewebes, Filtration und Dichtegradientenzentrifugation isoliert. Obwohl die transplantierten autologen Inseln pankreatektomierter Patienten ihre Funktion in der Tat aufnehmen, sind fast allen Versuchen mit allogenen Inseln bei Patienten mit Typ-I-Diabetes – auch mit fetalem Pankreasgewebe – nur vorübergehend Teilerfolge beschieden gewesen. Letzthin ist in Einzelfällen durch Verwendung einer größeren Zahl von Inseln, besserer Immunsuppression und Eliminierung von Zellen mit MHC-Klasse-II-Antigenen aus den Inseln eine Transplantatfunktion von über einem Jahr erreicht worden. Weitergehende Hoffnungen wecken Befunde aus Tierexperimenten, bei denen eine lebenslange Akzeptanz von fremdem Inselgewebe dadurch erreicht wurde, daß eine Gewebeprobe in die Thymusdrüse injiziert wurde, bei gleichzeitiger einmaliger Depletion der ausgereiften T-Zellen durch Lymphozytenantikörper. Noch in den Anfängen stecken Versuche, Inseln durch Mikroverkapselung vor dem immunologischen Angriff des Wirtes zu schützen. Weitere experimentelle Ansätze betreffen die Verwendung von xenogenem Gewebe (Schweineinseln) und die gentherapeutische Manipulation der Inselzellen vor Transplantation.

■ Literatur

1 Canadian European Randomized Control Trial Group: Cyclosporin-induced remission of IDDM after early intervention. Association of 1 yr of cyclosporin treatment with enhanced insulin secretion. Diabetes 37 (1988) 1574
2 Drell, D. W., A. L. Notkins: Multiple immunological abnormalities in patients with type I (insulin-dependent) diabetes mellitus. Diabetologia 30 (1987) 132
3 Hänninen, A., S. Jalkanen, M. Salmi, S. Toikkanen, G. Nikolakaros, and O. Simell: Macrophages, T-cell receptor usage, and endothelial cell activation in the pancreas at the onset of insulin-dependent diabetes mellitus. J. clin. Invest. 90 (1992) 1901
4 Jenson, A. B., A. L. Notkins, H. S. Rosenberg: Pancreatic islet cell damage in children with fatal viral infections. Lancet 1980/II, 354
5 Karvonen, M., J. Tuomilehto, I. Libman, R. LaPorte, for the World Health Organization DIAMOND Project Group: A review of the recent epidemiological data on the worldwide incidence of Type 1 (insulin-dependent) diabetes mellitus. Diabetologia 36 (1993) 883
6 Kolb, H., K.-D. Kröncke: IDDM. Lessons from the low-dose-streptozotocin model in mice. Diabetes Rev. 1 (1993) 116.
7 Lacy, P. E.: Status of islet cell transplantation. Diabet. Rev. 1 (1993) 76
8 Lampeter, E. F., M. Homberg, K. Quabeck, U. W. Schäfer, P. Wernet, J. Bertrams, H. Grosse-Wilde, F. A. Gries, H. Kolb: Transfer of insulin-dependent diabetes between HLA-identical siblings by bone marrow transplantation. Lancet 341 (1993) 1243
9 Maclaren, N., D. Schatz, A. Drash, G. Grave: Initial pathogenic events in IDDM. Diabetes 38 (1989) 534
10 Mordes, J. P., J. Desemone, A. A. Rossini: The BB rat. Diabet. Metab. Rev. (1987) 725
11 Nepom, G. T.: Immunogenetics and IDDM. Diabet. Rev. 1 (1993) 93
12 Pipeleers, D., Z. Ling: Pancreatic beta cells in insulindependent diabetes. Diabet. Metab. Rev. 8 (1992) 209
13 Pozzilli, P., H. Kolb, and H. M. Ilkoiva: New trends of prevention and immunotherapy of insulin-dependent diabetes. Diabet. Metab. Rev. 4 (1993) 239
14 Robertson, R. P.: Pancreas transplantation in humans with diabetes mellitus. Diabetes 40 (1991) 1085
15 Rohane, P., C. G. Fathman: Initiation of autoimmunity in NOD mice. Diabet. Rev. 1 (1993) 166
16 Thai, A.-C., G. S. Eisenbarth: Natural history of IDDM. Diabet. Rev. 1 (1993) 1
17 Thorsby, E., and K. S. Rønningen: Particular HLA-DQ molecules play a dominant role in determining susceptibility or resistance to type 1 (insulin-dependent) diabetes mellitus. Diabetologia 36 (1993) 371
18 Yoon, J. W.: The role of viruses and environmental factors in the induction of diabetes. Curr. Top. Microbiol. Immunol. 164 (1990) 95

28 Nervensystem (Neuroimmunologie)

R. Hohlfeld und Chr. Linington

■ Einleitung

Die Neuroimmunologie befaßt sich mit den Interaktionen zwischen dem Immun- und dem Nervensystem. Dabei ergeben sich drei verschiedene Aspekte. Dies sind 1. die Immunfunktionen im Bereich des Nervensystems (Infektions- und Tumorabwehr, Autoaggression), 2. die Modulation des Nervensystems durch das Immunsystem (z. B. Schlafinduktion durch IL-1) und 3. die Beeinflussung des Immunsystems durch das Nervensystem („Psychoneuroimmunologie"). Gegenstand dieses Kapitels sind die Immunreaktionen im Nervensystem und die neurologischen Autoimmunerkrankungen.

■ Immunreaktionen im Nervensystem

Traditionell befassen sich die Neurologie und die Neuroimmunologie mit den Erkrankungen des Nervensystems, der neuromuskulären Synapse (Endplatte) und der Muskulatur. Tab. 28.1 gibt eine Übersicht über die menschlichen neurologischen Autoimmunerkrankungen und deren Tiermodelle. In der Regel werden durch die Tiermodelle einige, aber nicht alle Aspekte der korrespondierenden menschlichen Erkrankung imitiert. Zum Beispiel sind die histologischen Veränderungen der klassischen, durch Immunisierung mit myelinbasischem Protein (MBP) und komplettem Freund-Adjuvans induzierten *experimentellen autoimmunen Enzephalomyelitis (EAE)* identisch mit denjenigen der *akuten disseminierten Leukoenzephalomyelitis (ADE)*. Durch Modifikation des Modells (Verwendung anderer Tierspezies, Veränderung des Induktionsmodus, Verwendung anderer Myelin- oder ZNS-Antigene) lassen sich Autoimmunreaktionen erzeugen, die nach Verlauf und Histologie der *multiplen Sklerose (MS)* zum Verwechseln ähnlich sind (chronische EAE). Bisher ist keineswegs bewiesen, daß das myelinbasische Protein oder irgendein anderes der bisher in Modellen untersuchten Antigene das einzige oder auch nur eines der bei der multiplen Sklerose relevanten Autoantigene darstellt.

Ein weiteres Beispiel ist die *experimentelle autoimmune Myasthenia gravis (EAMG)*, die durch Immunisierung mit nikotinischem Acetylcholinrezeptor erzeugt werden kann. Hier ist zwischen einer akuten Phase zu unterscheiden, bei der sich entzündliche Infiltrate im Bereich der Endplatten vorfinden, und einer chronischen Phase, die hinsichtlich der Histologie und des Verlaufs mehr der menschlichen Myasthenia gravis ähnelt. Die Myasthenia gravis ist bisher die einzige neurologische Autoimmunerkrankung, bei der das Autoantigen zweifelsfrei identifiziert *und* ein relevantes Tiermodell durch Immunisierung mit demselben Autoantigen (Acetylcholinrezeptor) induziert werden konnte.

Beim *Lambert-Eaton-Myastheniesyndrom (LEMS)* konnte zwar das Autoantigen identifiziert werden (es handelt sich um den für die Transmitterfreisetzung wichtigen präsynaptischen Calciumkanal der motorischen Nervenendigung), aber bisher ist das Autoantigen nicht in ausreichender Menge isolierbar, um durch aktive Immunisierung ein Tiermodell zu erzeugen. Allerdings kann durch passive Übertragung von menschlichem IgG-Autoantikörpern aus Patientenserum eine ähnliche Erkrankung bei der Maus erzeugt werden (Passivtransfermodell des LEMS).

Für die Autoimmunerkrankungen der Muskulatur gibt es bislang kein brauchbares Tiermodell. Eine kürzlich beschriebene „*experimentelle autoimmune Myositis*" bei der SJL-Maus ist umstritten, da die SJL-Maus auch spontan eine Myopathie entwickelt.

Obwohl bisher nicht bewiesen, ist es doch plausibel, daß bei allen in Tab. 28.1 aufgeführten Autoimmunerkrankungen ähnliche Prinzipien vorherrschen. In allen Fällen handelt es sich um „organspezifische" Immunerkrankungen, bei denen die Effektormechanismen entweder vorwiegend humoral (z. B. Antikörper, Komplementaktivierung) oder zellulär (CD4$^+$-T-Lym-

Tabelle 28.1 Neuroimmunologische Erkrankungen und Tiermodelle

Menschliche Erkrankung	Tiermodelle
ZNS	
– multiple Sklerose (MS)	experimentelle autoallergische Enzephalomyelitis (EAE)
– akute disseminierte Enzephalomyelitis (ADE)	
PNS	
– Guillain-Barré-Syndrom (GBS)	experimentelle autoimmune Neuritis (EAN)
– chronische Polyneuritis	
Neuromuskuläre Endplatte (NME)	
– Myasthenia gravis (MG)	experimentelle autoimmune Myasthenia gravis (EAMG), Passivtransfermodell der MG (PT-MG) Passivtransfermodell des LEMS (PT-LEMS)
– Lambert-Eaton-Myastheniesyndrom (LEMS)	
Muskel	
– Polymyositis (PM)	Kein akzeptiertes Tiermodell
– Dermatomyositis (DM)	
– Einschlußkörperchenmyositis (IBM)	

phozyten, CD8⁺-T-Lymphozyten, γ/δ-T-Lymphozyten, K- und NK-Zellen, Makrophagen) oder beides sein können. Wie gelangen die pathogenen Autoantikörper und/oder Zellen aus dem Blut ins Zielgewebe? Offensichtlich müssen die Antikörper und Zellen zunächst eine Barriere überwinden, die funktionell als *„Blut-Hirn-Schranke"*, *„Blut-Nerv-Schranke"* und *„Blut-Muskel-Schranke"* bezeichnet wird. Anatomisches Substrat für diese Schranken sind die Kapillaren. Eine besondere Rolle spielt in diesem Zusammenhang die Blut-Hirn-Schranke (Abb. 28.**1**). Die Schranke zwischen dem Blut und dem zentralen Nervensystem ist anatomisch komplizierter als die Blut-Nerv- und Blut-Muskel-Schranke. Zusätzlich zu den anatomischen Besonderheiten kann man davon ausgehen, daß die Endothelzellen in den verschiedenen Organen biologische Unterschiede aufweisen, die sich nicht unbedingt morphologisch darstellen müssen.

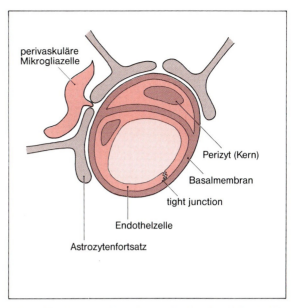

Abb. 28.**1** Anatomisches Substrat der Blut-Hirn-Schranke. Die Endothelzellen der Hirnkapillaren besitzen keine Fenestrierung und sind durch „tight junctions" miteinander verschweißt. Die Endothelzellen sind von einer Basalmembran umschlossen, die wiederum von Astrozytenfortsätzen umgeben wird.

Wegen der besonderen strukturellen und funktionellen Eigenschaften der Blut-Hirn-Schranke und anderer Besonderheiten wurde das Zentralnervensystem lange Zeit als „blinder Fleck" des Immunsystems betrachtet. Erst in jüngster Zeit stellte sich heraus, daß das Zentralnervensystem keineswegs völlig vom Immunsystem abgeschirmt ist. Allerdings sind nur wenige Elemente des Immunsystems als „Patrouille" zugelassen. So ist die normale Blut-Hirn-Schranke für Immunglobuline nahezu undurchlässig. Allerdings können aktivierte T-Lymphozyten unabhängig von ihrer Antigenspezifität die Blut-Hirn-Schranke durchdringen. Durch die strenge Selektion der das Zentralnervensystem überwachenden Immunzellen wird das Risiko einer Schädigung unbeteiligter (Bystander-)Zellen so gering wie möglich gehalten. Dies ist im Bereich des Zentralnervensystems deshalb besonders wichtig, weil sich auch geringste Schädigungen deletär auswirken können und weil die Möglichkeiten der Regeneration nahezu fehlen. Bei schweren Infektionen kommt es zu einer Öffnung der Blut-Hirn-Schranke, die dann einen Einstrom von Antikörpern und Immunzellen ermöglicht.

Da aktivierte T-Lymphozyten unabhängig von ihrer Antigenspezifität die Blut-Hirn-Schranke durchwandern können, kann der Austritt von Zellen ins umliegende Gewebe alleine lediglich einen notwendigen, aber keineswegs bereits hinreichenden Schritt in der Pathogenese der neurologischen Autoimmunerkrankungen bedeuten. Eine lokale Aktivierung und Gewebsschädigung setzt vielmehr voraus, daß die eingewanderten Immunzellen „ihr" Antigen in immunogener Form präsentiert bekommen. Seit langem weiß man, daß die Expression von MHC-Antigenen normalerweise im Zentralnervensystem nahezu fehlt. Eines der wichtigen allgemeinen Prinzipien, das sich in den letzten Jahren herauskristallisiert hat, ist, daß neben den „professionellen" antigenpräsentierenden Zellen (B-Lymphozyten, Makrophagen, dendritische Zellen) bestimmte Zellen im lokalen Milieu des Zielorgans „fakultativ" MHC exprimieren können und antigenpräsentierende Funktion erlangen können. Dies gilt in gleicher Weise für das zentrale und periphere Nervensystem sowie für die Muskulatur (Tab. 28.**2**).

Für die Herkunft der präsentierten Autoantigene gibt es zwei grundsätzliche Möglichkeiten. Erstens können die relevanten Antigene durch die antigenpräsentierenden Zellen selbst produziert worden sein. Zum Beispiel können Schwann-Zellen nach Stimulation mit IFN-γ ein Myelinprotein des peripheren Nervensystems, P2, T-Zellen in immunogener Form präsentieren. Für diejenigen Antigene, die im Kontext mit MHC-Klasse I präsentiert werden, wird ohnehin angenommen, daß es sich um endogen produzierte Proteine handelt. Die zweite Möglichkeit ist die, daß die antigenpräsentierenden Zellen Antigen aus der Umgebung aufnehmen und den T-Zellen präsentieren. Ein Beispiel hierfür könnten zum Beispiel die Schwann-Zellen im Bereich der neuromuskulären Synapse bieten. Kürzlich konnte gezeigt werden, daß Schwann-Zellen Acetylcholinrezeptor immunogen präsentieren können.

Welches sind die bei den neurologischen Autoimmunerkrankungen bedeutsamen Autoantigene? Tab. 28.**3** gibt eine vergleichende Zusammenstellung der im zentralen und/oder peripheren Nervensystem vorkommenden Myelinproteine. Abb. 28.**2** veranschaulicht den Aufbau des peripheren Myelins, Abb. 28.**3** den des zentralen Myelins. Obwohl Myelinantigene zweifellos „Kandidatenautoantigene" menschlicher Erkrankungen wie multipler Sklerose oder Guillain-Barré-Syndrom sind, ist es durchaus denkbar, daß auch andere, nicht myelinassoziierte Antigene eine Rolle spielen. Zum Beispiel lassen sich mit S-100-β, einem astrozytären Protein, im Tiermodell entzündliche ZNS-Veränderungen induzieren. Tab. 28.**4** gibt eine Übersicht über die verschiedenen in Frage kommenden Autoantigene und die bei der Antigenpräsentation möglicherweise bedeutsamen lokalen Zellelemente. In Tab. 28.**5** werden die histo-

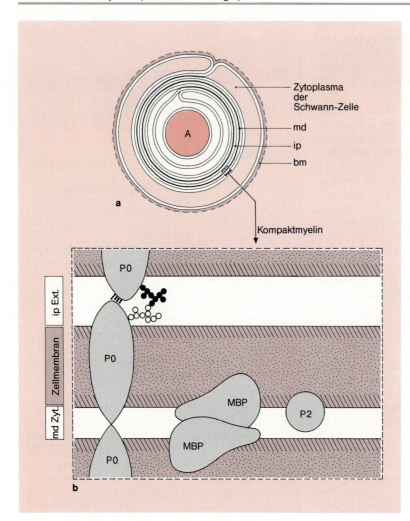

Abb. 28.2 Aufbau der Myelinscheide einer peripheren Nervenfaser.
a Im Querschnitt ist innen das Axon (A) zu erkennen. Die Myelinlamellen entstehen dadurch, daß sich die myelinproduzierende Schwann-Zelle gewissermaßen um das Axon „herumwickelt". Das Zytoplasma der Schwann-Zelle findet sich vor allem im inneren und äußeren Teil der Myelinscheide, während der mittlere Bereich durch dicht gepackte Plasmamembranlamellen gebildet wird. Die elektronenoptisch sichtbaren „major dense lines" (md) entsprechen der zytoplasmatischen Seite zweier dicht zusammengelagerter Zellmembranen, die „intraperiod lines" (ip) der extrazellulären Seite. Die Myelinscheide wird außen von einer Basalmembran (bm) umscheidet.
b Schematischer Aufbau der Myelinlamellen im peripheren Nervensystem. Das Innere der elementaren Doppelmembran ist punktiert, die Membranoberfläche schraffiert gezeichnet. MGP = 100-kDa-Myelinglykoprotein; P0, P2, MBP = weitere Myelinproteine (Tab. 28.**3**); Ext. = Extrazellulärraum (entspricht den intraperiod lines ip in **a**); Zyt. = Intrazellulärraum der Schwann-Zelle (entspricht den major dense lines md in **a**).

Tabelle 28.**2** MHC-Expression und Antigenpräsentation im Nervensystem

Zelltyp	MHC-Klasse I		MHC-Klasse II		Funktionelle Antigenpräsentation (in vitro)
	konstitutiv	induziert	konstitutiv	induziert	
Makrophagen, B-Zellen, dendritische Zellen	+	++	+	++	++
Mikroglia	(+)[1]	+	(+)[1]	+	+
Astrozyt	−[1]	+	−	+[2]	+
Oligodendrozyt	−[1]	+	−	−	−
Schwann-Zelle	−[1]	+	−	+	+
Myoblast	+	++	−	+	+
Endothelzellen	+	++	−	+[1]	(+)[3]

[1] Soweit immunzytochemisch beurteilbar.
[2] Subpopulation.
[3] Antigenspezifische Zytotoxizität gegen antigenpräsentierende Endothelzellen.

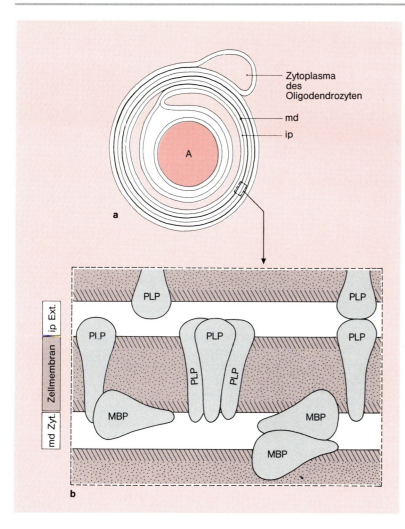

Abb. 28.3 Aufbau der Myelinscheide einer zentralen Nervenfaser.
a Im ZNS wird das Myelin von den Oligodendrozyten gebildet, wobei ein einzelner Oligodendrozyt mehrere Axone myelinisiert. Zu den Abkürzungen vgl. Legende zu Abb. 28.2.
b Schematischer Aufbau der Myelinlamellen im zentralen Nervensystem. PLP, MBP = Myelinproteine (Tab. 28.3).

Tabelle 28.3 Verteilung der wichtigsten Myelinproteine des zentralen und peripheren Nervensystems

Protein	ZNS	PNS
myelinbasisches Protein (MBP)	+	+
Proteolipidprotein (PLP)	+	(+)[1]
myelinassoziiertes Glykoprotein (MAG)	+	+
P0	–	+
P2	(+)[2]	+
Myelin-Oligodendroglia-Glykoprotein (MOG)	+	–

[1] Nur Schwann-Zelle, *nicht* Myelin.
[2] Speziesabhängig (z. B. Mensch).

Tabelle 28.4 Mögliche Autoantigene und lokale antigenpräsentierende Zellen bei neuroimmunologischen Erkrankungen

Antigene	Lokale antigenpräsentierende Zellen
ZNS	
MBP, PLP, MAG, MOG, Galactocerebrosid, S-100	Astrozyten, Mikroglia, Endothelzellen?
PNS	
P 2, MAG, Galactocerebrosid, Ganglioside, P0, S-100	Schwann-Zellen, Makrophagen
NME	
Acetylcholinrezeptor, präsynaptische Calciumkanäle	Schwann-Zellen?
Muskel	
muskelspezifische Peptide?	Myoblasten?

Tabelle 28.5 Vergleich der Histologie bei verschiedenen EAE-Modellen und multipler Sklerose

	MS	EAE induziert mit: ZNS/CFA	MBP	MOG	PLP	S-100-β	Myelin-AG plus Anti-MOG-AK
Entzündung							
– ZNS	+++	+++	+++	+++	+++	+++	+++
– PNS	selten	++	+	∅	∅	+	+
– Auge (Retina)	20–40%	+	∅	∅	?	~80%	?
Demyelinisierung	+++	+++	(+)	+++	(+)	∅	+++

AG = Antigen, AK = Antikörper, CFA = complete Freund's adjuvant, EAE = experimentelle autoimmune Enzephalomyelitis, MBP = myelinbasisches Protein, MOG = Myelin-Oligodendrozyten-Glykoprotein, PLP = Proteolipidprotein, PNS = peripheres Nervensystem, ZNS = zentrales Nervensystem.

logischen Veränderungen verschiedener EAE-Modelle mit denen der multiplen Sklerose verglichen.

Lokale Antigenpräsentation und -Erkennung durch autoimmune T-Lymphozyten ist nur ein erster Schritt in der Entstehung der autoimmunen Gewebsläsion. Durch die lokale Entzündungsreaktion wird die Blut-Hirn-Schranke (oder sonstige Blut-Parenchym-Schranke) auch für lösliche Faktoren, wie z. B. Autoantikörper, durchlässig. An der eigentlichen Gewebsschädigung (Effektorphase) können sowohl zelluläre als auch humorale Schädigungsmechanismen beteiligt sein. Typisches Beispiel für eine antikörpervermittelte Autoimmunreaktion ist die menschliche und die experimentelle Myasthenia gravis. Bei der multiplen Sklerose und der Myositis sprechen die histologischen Befunde für eine wichtige Rolle zellvermittelter Immunität. Natürlich läßt sich keineswegs ausschließen, daß Autoantikörper ebenfalls beteiligt sind. Bei der EAE läßt sich demonstrieren, daß gleichzeitige Injektion von MBP-spezifischen T-Lymphozyten und einem Antikörper gegen ein Oberflächenantigen der Myelinscheide (Myelin-Oligodendroglia-Glykoprotein, MOG) einen synergistischen Effekt auf die entzündliche Demyelinisierung hat.

Ausblick für die Therapie

Eines der Ziele neuroimmunologischer Forschung ist die Entwicklung neuer Strategien für die *spezifische* Immuntherapie. Die bisher gebräuchlichen immunsuppressiven Medikamente wirken unspezifisch und sind mit einem hohen Nebenwirkungsrisiko belastet. Die interessantesten neuen Therapieansätze wurden mit Hilfe der EAE, der zur Zeit wahrscheinlich am besten charakterisierten experimentellen Autoimmunerkrankung, entwickelt. Bei verschiedenen EAE-Modellen sind die immunogenen Autoantigendeterminanten, die MHC-Restriktionselemente und die von den autoaggressiven T-Lymphozyten benutzten Antigenrezeptoren bereits sehr weitgehend charakterisiert. Dabei zeigte sich, daß die Autoimmunreaktion gegen MBP zwar polyklonal ist, daß aber dennoch das Spektrum der beteiligten T-Lymphozyten-Klone relativ beschränkt (oligoklonal) ist. Zwei aktuelle Strategien für die spezifische Immuntherapie der EAE basieren auf dieser Beobachtung. Ziel der ersten Strategie ist es, die als Autoantigene wirkenden Peptide so zu modifizieren, daß sie als „Peptidantagonisten" wirken. Ein zweiter interessanter Ansatz sieht vor, spezifische Immunreaktionen gegen die relativ wenigen T-Zell-Rezeptoren, die bei der Autoantigenerkennung eine Rolle spielen, zu induzieren. Mit beiden genannten Therapieansätzen gibt es erstaunliche Behandlungserfolge bei der EAE. Ob und inwieweit diese Strategien Anwendung beim Menschen finden können, etwa bei der Behandlung der multiplen Sklerose, ist derzeit noch völlig offen.

Neuroimmunologische Erkrankungen

Multiple Sklerose

Definition und pathologische Anatomie

Die multiple Sklerose ist die häufigste neuroimmunologische Erkrankung. In Deutschland sind zur Zeit etwa 120 000 Menschen von dieser Krankheit betroffen. Histologisch zeigt sich eine Zerstörung der Markscheiden von Fasern des Zentralnervensystems. Die für die MS typischen Läsionen werden deshalb als *„Entmarkungsherde" (Plaques)* bezeichnet. Die Entmarkungsherde finden sich bevorzugt, aber nicht ausschließlich in der weißen Substanz des Zentralnervensystems. Große Entmarkungsherde lassen sich ohne weiteres bereits makroskopisch erkennen. Die Entmarkungsherde vergrößern sich von innen nach außen, so daß der Bereich aktiver Demyelinisierung am Rand der Plaque liegt. Während eines frühen Stadiums wandern Lymphozyten, Plasmazellen und Makrophagen aus kleinen Blutgefäßen in die umgebende weiße Hirnsubstanz aus *(perivaskuläre Infiltrate)*. Die Entzündungszellen spielen wahrscheinlich eine entscheidende Rolle bei der Zerstörung des Myelins. Die Axone bleiben relativ erhalten. In älteren Herden beobachtet man eine Vermehrung der Astrogliazellen. In den Randgebieten der Entmarkungsherde finden sich Axonabschnitte mit sehr dünnen Markscheiden, wahrscheinlich als Ausdruck von Remyelinisation. Immunzytochemische Untersuchungen haben gezeigt, daß die Entmarkungsherde sowohl CD8$^+$-(zytotoxische/Suppressor-)T-Lymphozyten als auch CD4$^+$- (Helfer-)T-Lymphozyten enthalten. Ungeklärt ist, welchen relativen Anteil die verschiedenen Effektormechanismen (T-Zellen, Makrophagen, Antikörper) an der Zerstörung der Markscheiden haben.

Mit Hilfe der Kernspintomographie lassen sich größere Entmarkungsherde nichtinvasiv darstellen. Bei Verlaufsuntersuchungen zeigte sich, daß die mit der Kernspintomographie sichtbare Läsionsaktivität größer ist als die in klinischen Symptomen erkennbare Krankheitsaktivität. Wahrscheinlich sind die meisten Entzündungsherde in klinisch „stummen" Arealen lokalisiert.

Epidemiologie, Klinik und Verlauf

Das typische Erkrankungsalter liegt zwischen dem 15. und 50. Lebensjahr. Die Erkrankung befällt Frauen doppelt so häufig wie Männer. Die Inzidenz und Prävalenz sind geographisch unterschiedlich. In Äquatornähe ist die MS deutlich seltener als in nördlichen oder südlichen Breiten. Wie bei vielen anderen Erkrankungen mit vermuteter Immunpathogenese gibt es auch bei der MS eine Assoziation mit HLA-Antigenen (HLA-A3, -B7, -DR2, -Dw2). Die MS ist damit zwar keine „Erbkrankheit", aber immerhin erkranken Geschwister von Betroffenen durchschnittlich 20mal und Kinder von Betroffenen 12mal häufiger als der Bevölkerungsdurchschnitt. Die Konkordanz bei eineiigen Zwillingen beträgt ca. 30%.

Bei den meisten Patienten beginnt die Erkrankung schubförmig. Bei etwa 15% verläuft die Krankheit von Beginn an chronisch-progredient. Ein solcher chronisch-progredienter Verlauf findet sich besonders bei Patienten jenseits des 45. Lebensjahres. Primär schubförmige Erkrankungen können später in einen sekundär chronisch-progredienten Verlauf übergehen. Nach einer Erfahrungsregel kann 10 Jahre nach Erkrankungsbeginn mindestens ein Viertel der Patienten ein nahezu uneingeschränktes berufliches und soziales Leben führen (benigne MS).

Es gibt zwar keine für die MS „spezifischen Symptome", aber einige Symptome sind für die Erkrankung doch recht typisch. Die Erstsymptome sind in abnehmender Häufigkeit: Gangstörungen und Paresen der Beine, Störungen der Sensibilität (häufig in Begleitung unangenehmer Mißempfindungen), einseitiger Visusverlust bei Optikusneuritis, Paresen und Koordinationsstörungen der Arme, Störungen der Sphinkterfunktion von Blase und Mastdarm, Schwindel. Charakteristisch sind weiterhin Störungen der Koordination der Motorik und insbesondere der Koordination der Augenbewegungen.

Diagnostik und Differentialdiagnosen

Es gibt bis heute keinen spezifischen Labortest der MS. Dennoch hat eine Reihe technischer Zusatzuntersuchungen in den letzten Jahren eine entscheidende Bedeutung für die Diagnostik erlangt. Dies sind insbesondere die Kernspintomographie und die elektrophysiologische Messung der Leitungsfähigkeit der Sehnerven (visuell evozierte Potentiale). Eine ebenso wichtige Rolle spielt die Immundiagnostik des Liquor cerebrospinalis. Allerdings ist keine einzige der im folgenden aufgeführten Liquorveränderungen *spezifisch* für die MS.

Die Gesamtproteinkonzentration im Liquor ist bei etwa einem Viertel der Patienten leicht über den Normalwert von etwa 45 mg/100 ml erhöht. Die Zellzahl im Liquor ist manchmal ebenfalls leicht erhöht, in aller Regel aber nicht über 20 Zellen/µl. Es handelt sich dabei vorwiegend um CD4$^+$-T-Lymphozyten und vereinzelte Plasmazellen.

Bereits seit den vierziger Jahren ist bekannt, daß im Liquor von Patienten mit MS die γ-Globulinfraktion erhöht ist. Für die Routinediagnostik kann z. B. ein „Liquor-IgG-Index" berechnet werden:

IgG-Index = (Liquor-IgG : Serum-IgG) : (Liquoralbumin : Serumalbumin)

In dieser Formel wird die Durchlässigkeit der Blut-Hirn-Schranke für Albumin als Indikator für die Schrankenfunktion benutzt. Bei einer proportionalen Störung der Schrankenfunktion mit Übertritt von Plasmaproteinen in den Liquorraum bleibt der IgG-Index im Normbereich. Bei über 70% der Patienten mit klinisch eindeutiger MS ist der IgG-Index dagegen pathologisch erhöht (die obere Normgrenze liegt bei ca. 0,7), was eine intrathekale IgG-Synthese anzeigt.

Seit mehr als 20 Jahren ist bekannt, daß die Immunglobuline im Liquor von MS-Patienten oligoklonalen Ursprungs sind, d. h. von wenigen B-Zell-Klonen produziert werden. Diese sog. liquorspezifischen „oligoklonalen Banden" sind bei mindestens 90% von Patienten mit klinisch sicherer MS mit Hilfe isoelektrischer Fokussierung einer kleinen Liquorprobe nachweisbar. Entscheidend ist der Vergleich mit dem IgG-Muster im parallel getesteten Serum, bei dem die im Liquor nachgewiesenen oligoklonalen Banden fehlen. Das Muster liquorspezifischer oligoklonaler Banden bleibt im Verlauf der Erkrankung relativ konstant, ist aber bei verschiedenen Patienten unterschiedlich.

Die Differentialdiagnose der MS umfaßt eine große Anzahl entzündlicher, vaskulärer, metabolischer und anderer ZNS-Erkrankungen. Kein einziger der immunologischen oder sonstigen Zusatzbefunde ist spezifisch für die MS.

Immunpathogenese

Von Patienten mit MS, aber auch von Normalpersonen lassen sich MBP-spezifische T-Lymphozyten isolieren. Diese MBP-spezifischen T-Zellen erkennen verschiedene immundominante Abschnitte des MBP-Moleküls. Interessanterweise fungiert das bereits empirisch mit der MS assoziierte HLA-DR2 als ein „Restriktionselement" der MBP-spezifischen T-Lymphozyten. Schon heute ist sicher, daß die Immunantwort gegen MBP nicht monoklonal, sondern oligoklonal ist, d. h. daß in jedem Patienten mehrere Klone autoreaktiver T-Lymphozyten existieren. Trotz der offensichtlichen Analogien zum Tiermodell der EAE ist noch nicht gesichert, ob und in welchem Umfang die Immunantwort gegen MBP oder andere im ZNS exprimierte Autoantigene in der Pathogenese der MS eine Rolle spielt. Sollten die auch von Gesunden isolierbaren autoreaktiven T-Lymphozyten pathogenetisch bedeutsam sein, dann muß es Kontrollmechanismen geben, die diese potentiell autoaggressiven Zellen normalerweise in Schach halten.

Therapie

Da die Pathogenese der MS bisher unbekannt ist, gibt es noch keine kausale Therapie. Die schubförmigen Verschlechterungen können mit Corticosteroiden abgeschwächt und abgekürzt werden. Der Langzeitverlauf der Erkrankung wird hierdurch wahrscheinlich nicht beeinflußt. Eine Therapie mit verschiedenen Immunsuppressiva und Zytostatika kann bei besonders ungünstigen Verlaufsformen in Betracht kommen. Wegen der Langzeitrisiken unspezifischer Immunsuppressiva muß die Indikation für diese Medikamente in jedem Einzelfall sorgfältig abgewogen werden.

Neuere Therapiestrategien zielen auf eine weniger eingreifende Immunmodulation. Zum Beispiel läßt sich durch Injektion von rekombinantem IFN-β der Verlauf kernspintomographisch nachweisbarer Läsionen günstig beeinflussen. Experimentelle Therapieansätze aus EAE-Modellen wie *„orale Toleranzinduktion"* oder *„T-Zell-Vakzinierung"* werden klinisch erprobt. Bisher ist für keine dieser potentiell „spezifischen" Immuntherapien der Wirksamkeitsnachweis erbracht.

Neben den immunsuppressiven und immunmodulierenden Therapien konnte im Lauf der letzten 10 Jahre die symptomatische Therapie der MS-Komplikationen erheblich verbessert werden, so daß bereits heute ein breites Therapiearsenal zur Verfügung steht, um die Beschwerden der MS-Patienten zu lindern.

■ Guillain-Barré-Syndrom und chronische Polyneuritis

Definition und pathologische Anatomie

Das Guillain-Barré-Syndrom und die chronische Polyneuritis sind Prototypen immunvermittelter Neuropathien. In beiden Fällen handelt es sich um vorwiegend demyelinisierende Neuropathien mit primärer Schädigung der Markscheiden peripherer Axone. Histologisch finden sich Entzündungsherde mit Lymphozyten und Makrophagen. Die Makrophagen scheinen aktiv an der Entmarkung beteiligt zu sein, da sie die Basalmembran der Schwann-Zellen durchwandern und Myelinlamellen phagozytieren.

Klinik und Verlauf

Das Guillain-Barré-Syndrom (akute Polyneuritis) ist durch den klinischen Verlauf von der chronischen Polyneuritis dadurch unterschieden, daß die akute Polyneuritis sich über Wochen hinweg bis zum Maximum der Symptomausprägung hin entwickelt und sich nach ca. 4 Wochen spontan allmählich zurückzubilden beginnt. Dagegen nimmt die chronische Polyneuritis einen längeren Verlauf und kann auch rezidivierend verlaufen.

Die charakteristischen Symptome der Polyneuritis bestehen in aufsteigenden Lähmungen der Extremitätenmuskulatur. In schweren Fällen ist auch die Atemmuskulatur beteiligt, weswegen eine vorübergehende Beatmung notwendig werden kann. Charakteristisch ist weiterhin der Verlust der Muskeleigenreflexe. Hinzu kommen meist leichte sensible Störungen mit handschuh- und strumpfförmiger Verteilung als Ausdruck der Schädigung sensibler Nervenfasern. Nicht selten findet sich auch eine Beteiligung der Hirnnerven. Etwa 60% der Patienten geben einen einige Wochen zurückliegenden Atemwegsinfekt oder gastrointestinalen Infekt an.

Diagnostik und Differentialdiagnose

Es gibt keinen spezifischen Labortest. Wegweisend sind die Messung der Nervenleitgeschwindigkeiten mit einer für demyelinisierende Neuropathien charakteristischen Verlangsamung. Im Liquor findet sich meist eine deutliche Eiweißerhöhung bei nur geringer oder fehlender Zellzahlerhöhung. Differentialdiagnostisch sind vor allem toxische und metabolische Neuropathien (z. B. Bleineuropathie, Neuropathie bei Porphyrin-Stoffwechselstörungen) auszuschließen.

Immunpathogenese

Es gibt Hinweise sowohl für zelluläre wie auch für humorale Effektormechanismen. Die stärkste Unterstützung für die Annahme eines zellulären Schädigungsmechanismus bietet das Tiermodell der experimentellen autoimmunen Neuritis (EAN). In Analogie zur EAE (s. o.) kann die EAN durch Immunisierung von Versuchstieren mit P2, einer Komponente des peripheren Myelins, oder aber durch Transfer von P2-spezifischen T-Lymphozyten auf Empfängertiere übertragen werden. Bisher ist nicht bewiesen, daß das P2-Antigen bei der menschlichen Erkrankung eine Rolle spielt.

Für humorale Schädigungsmechanismen spricht indirekt das Ansprechen auf die Behandlung mit Plasmapherese (Plasmaaustausch). Unklar ist, welche pathogenetischen humoralen Faktoren durch die Plasmapherese entfernt werden. Bei diesen Faktoren muß es sich keineswegs notwendigerweise um Autoantikörper handeln, sondern es könnten auch z. B. proinflammatorische Mediatoren (Zytokine, Sauerstoffradikale, Eicosanoide) beteiligt sein.

Bisher ist nicht schlüssig bewiesen, ob Autoantikörper eine pathogenetische Rolle spielen. Zu den in Frage kommenden Autoantigenen zählen Ganglioside und neutrale Glykolipide. Diese Antikörper könnten an Oberflächendeterminanten des peripheren Myelins binden und durch lokale Komplementaktivierung zur Demyelinisierung beitragen.

Therapie

Der Verlauf der akuten Polyneuritis kann durch Plasmapheresebehandlung signifikant abgekürzt werden. Gleichermaßen wirksam sind hochdosiert intravenös gegebene polyklonale Immunglobuline.

■ Myasthenia gravis

Definition

Die Myasthenia gravis ist eine der am besten untersuchten Autoimmunerkrankungen. Zielantigen ist der nikotinische Acetylcholinrezeptor der neuromuskulären Endplatte. Das Wort Myasthenie leitet sich aus dem Griechischen ab und bedeutet wörtlich Muskelschwäche.

Klinik und Verlauf

Die Muskelschwäche ist typischerweise wechselnd ausgeprägt; häufig nimmt die Schwäche zum Abend hin zu. Häufig sind die Augenmuskeln betroffen. Die Patienten klagen dann über Doppelsehen. Ebenfalls häufig ist eine Ptose, d. h. ein Herabsinken des Oberlides, das bei der Myasthenie ebenfalls stark wechselnd ausgeprägt sein kann. Neben den rein okulären Formen der Myasthenia gravis kann die Muskelschwäche auch alle anderen quergestreiften Willkürmuskeln betreffen (generalisierte Myasthenia gravis). Dann klagen die Patienten z. B. über Störungen der Mimik, Schluckstörungen, näselnde Sprache, Schwäche der Kaumuskulatur, Ermüdbarkeit der Arm- und Beinmuskeln. Vital bedrohlich sind besonders die Störungen der Atemmuskulatur mit der Gefahr der Ateminsuffizienz und Schluckstörungen mit Gefahr der Aspiration.

Diagnostik

Der aussagekräftigste immunologische Test ist die Bestimmung der Antiacetylcholinrezeptor-Antikörper im Serum. Bei Patienten mit generalisierter Myasthenie sind diese Autoantikörper in über 90% der Fälle nachweisbar. Bei den Patienten mit okulären Myasthenien kann der Antikörpertest in etwa der Hälfte der Fälle negativ sein. In solchen Fällen haben die nichtimmunologischen diagnostischen Tests einen besonderen Stellenwert (Elektromyographie, Tensilontest = Applikation einer Testdosis eines Acetylcholinesterase-Hemmstoffs). Bei Myastheniepatienten mit Thymom (= maligner Thymusveränderung) finden sich gehäuft Antikörper gegen quergestreifte Muskulatur.

Immunpathogenese und pathologische Anatomie

Die Symptome der Myasthenie sind Ausdruck einer kritischen Verminderung funktionierender Acetylcholinrezeptoren an den neuromuskulären Endplatten. Die Verminderung der Acetylcholinrezeptoren wird durch Autoantikörper hervorgerufen, die lokal Komplement aktivieren und damit auch zu einer Störung der Feinarchitektur der Endplatten führen. Die Bildung der IgG-Antikörper gegen Acetylcholinrezeptor wird durch autoreaktive Helfer-T-Lymphozyten, die ebenfalls spezifisch mit Acetylcholinrezeptor reagieren, reguliert. Die Helfer-T-Lymphozyten erkennen andere Abschnitte des Acetylcholinrezeptor-Moleküls als die Autoantikörper. Sowohl die Autoantikörper wie auch die autoreaktiven T-Lymphozyten sind polyklonal. Während sich Antiacetylcholinrezeptor-Autoantikörper bei Normalpersonen nicht nachweisen lassen, können auch aus dem Blut von Gesunden autoimmune Helfer-T-Lymphozyten mit Spezifität für Acetylcholinrezeptor isoliert werden. Dies ist ein weiteres Beispiel dafür, daß autoreaktive T-Lymphozyten ein normaler Bestandteil des Immunrepertoires sind. Die autoreaktiven Helfer-T-Lymphozyten finden sich angereichert im Thymus vieler Myastheniepatienten. Histologisch sieht man dann eine sog. *Thymushyperplasie* oder *Thymitis*. Das bedeutet, daß die normale Thymusarchitektur verlorengegangen ist und derjenigen eines Lymphknotens ähnlich sieht. In den intrathymischen Keimzentren werden Autoantikörper produziert. Weiterhin existieren im Thymus sog. Myoidzellen, die Acetylcholinrezeptor exprimieren. Zusammengenommen stützen diese Befunde die Hypothese der *intrathymischen Autosensibilisierung*. Nach dieser Theorie ist die Sensibilisierung von intrathymischen T-Lymphozyten durch intrathymischen Acetylcholinrezeptor eines der initialen Ereignisse in der Pathogenese der Myasthenia gravis (s. auch Kap. „Autoimmunität").

Therapie

Für die symptomatische Therapie der Myasthenia gravis haben sich seit langem Hemmstoffe der Acetylcholinesterase bewährt. Hierdurch wird das im Bereich der Endplatte verfügbare Acetylcholinangebot erhöht. Bei generalisierten Myasthenien, die sich mit Acetylcholinesterase-Hemmstoffen nicht ausreichend bessern lassen, ist die immunsuppressive Langzeitbehandlung mit Azathioprin, anfangs meist kombiniert mit Corticosteroiden, wirksam. Zur Krisenintervention steht die Plasmapheresebehandlung zur Verfügung, die oft innerhalb von Stunden zu dramatischen Besserungserfolgen führt. Der Wirkungsmechanismus der Plasmapherese erklärt sich unmittelbar aus der pathogenetischen Bedeutung der Antiacetylcholinrezeptor-Autoantikörper. Als empirisch wirksames Therapieverfahren dient seit langem die Thymektomie. Damit wird sowohl eine Quelle der Antikörperproduktion wie auch das Organ der vermuteten T-Zell-Autosensibilisierung entfernt. Die Thymektomie wird vor allem bei Patienten mit generalisierter Myasthenie innerhalb der ersten Jahre der Erkrankung empfohlen.

■ Myositis

Definition und pathologische Anatomie

Unter dem Überbegriff Myositis ist die Gruppe der entzündlichen Muskelerkrankungen zusammengefaßt. Diese Krankheitsgruppe ist uneinheitlich. Aufgrund klinischer und histologischer Kriterien werden mindestens 3 Formen unterschieden, nämlich die Polymyositis, die Dermatomyositis und die Einschlußkörpermyositis. Bei der Polymyositis und der Einschlußkörpermyositis findet man Infiltrate aus T-Lymphozyten, B-Lymphozyten und Makrophagen im Endomysium. Immunzytochemische Untersuchungen haben gezeigt, daß zytotoxische $CD8^+$-T-Lymphozyten Muskelfasern umzingeln und in sie eindringen. Die attackierten Muskelfasern exprimieren HLA-Klasse-I-Moleküle. Daraus ergibt sich die plausible Hypothese, daß die zytotoxischen $CD8^+$-T-Lymphozyten ein Antigen im Kontext mit HLA-Klasse I auf der Oberfläche der attackierten Muskelfasern erkennen. Es ist derzeit unbekannt, ob es sich hierbei um ein genuines Autoantigen oder um virale Antigene handelt. Da zumindest die Polymyositis in sich wiederum eine uneinheitliche Krankheitsgruppe darstellt, kommen beide Möglichkeiten in Betracht. Eine Sonderform der Polymyositis ist mit HIV-Infektion assoziiert. Auch hierbei handelt es sich wahrscheinlich um eine (sekundäre, durch das HIV-Virus indirekt ausgelöste) Autoimmunreaktion.

Bei der Einschlußkörpermyositis, nicht jedoch bei der Polymyositis und Dermatomyositis finden sich elektronenmikroskopisch intranukleäre und intrazytoplasmatische Filamente, die an Myxoviren erinnern. Dennoch ist bisher unklar, ob der Einschlußkörpermyositis eine Virusinfektion zugrunde liegt. Bisher konnte kein Virus zweifelsfrei identifiziert werden.

Bei der Dermatomyositis fehlt die charakteristische Invasion von Muskelfasern durch $CD8^+$-T-Lymphozyten. Es finden sich – vor allem perivaskulär – vermehrt B-Lymphozyten in den Infiltraten. Eine der frühesten, nur elektronenmikroskopisch erkennbaren Veränderungen bei der Dermatomyositis sind subtile Schädigungszeichen der Muskelkapillaren (mikrotubuläre Einschlüsse und Mikrovakuolen sowie Schwellung der Endothelzellen). Als weiteres sehr frühes Schädigungszeichen finden sich Anzeichen für Komplementaktivierung im Bereich einiger Muskelkapillaren. Es ist somit denkbar, daß bei der Dermatomyositis im Gegensatz zur Polymyositis und Einschlußkörpermyositis ein humoraler – vielleicht durch Autoantikörper gegen Endothelzelldeterminanten – vermittelter Schädigungsmechanismus zugrunde liegt.

Klinik und Verlauf

Typisches Symptom der Myositis ist eine über Wochen progrediente, manchmal von Muskelschmerzen begleitete Muskelschwäche im Bereich der Schulter und des Beckengürtels. Häufig sind zum Beispiel Schwierigkeiten beim Haarekämmen und beim Treppensteigen. In schweren Fällen können Schluckstörungen und sogar Atemschwäche hinzukommen. Neben der Skelettmuskulatur kann auch der Herzmuskel betroffen sein. Bei der Dermatomyositis werden diese Symptome von einem Hautausschlag begleitet. Im frischen Stadium sind dies rötliche Hautverfärbungen an charakteristischen Stellen, z. B. im Bereich der Augen, des Mundes, am Hals oder am vorderen Brustkorb sowie an den Streckseiten von Armen und Beinen oder an den Fingernägeln.

Diagnostik

Wie bei allen Muskelerkrankungen beruht die Diagnose auf der Trias Anamnese/klinischer Untersuchungsbefund, Elektromyographie und Muskelbiopsie. Die sorgfältige histologische Untersuchung, ggf. unter Einschluß immunzytochemischer Tests (Charakterisierung von T-Lymphozyten), erlaubt es, die Erkrankung einzuordnen. Wie bei allen Muskelerkrankungen wird die Kreatinkinase im Serum bestimmt. Bei den entzündlichen Muskelerkrankungen kann/muß die Kreatinkinase leicht bis mäßig erhöht sein, erreicht aber nicht die hohen Werte wie bei den Muskeldystrophien. Bei einigen Patienten mit Myositis lassen sich Antikörper gegen zytoplasmatische oder nukleäre Autoantigene nachweisen. Bisher spricht nichts für eine direkte pathogenetische Rolle dieser myositisassoziierten Autoantikörper.

Immunpathogenese

Bei der Polymyositis und der Einschlußkörpermyositis spielen zytotoxische T-Lymphozyten eine entscheidende Rolle. Ob die zytotoxischen T-Lymphozyten Autoantigen oder virales Antigen erkennen, ist unbekannt. Bei der Dermatomyositis steht ein humoraler Schädigungsmechanismus, möglicherweise Autoantikörper gegen Endothelzellkomponenten der Muskelkapillaren, im Vordergrund.

Therapie

Die Myositis wird zunächst mit Corticosteroiden behandelt. Bei ausbleibender Besserung kommen Immunsuppressiva, wie Azathioprin und Methotrexat, in Betracht. Bei der Dermatomyositis sind hochdosierte intravenös gegebene polyklonale Immunglobuline aus unbekannten Gründen wirksam. Die Einschlußkörpermyositis ist bisher leider therapeutisch nicht zu beeinflussen.

■ Lambert-Eaton-Syndrom und paraneoplastische neuroimmunologische Erkrankungen

Definition

Der Begriff paraneoplastische Syndrome bezeichnet Fernwirkungen einer malignen Grunderkrankung auf Organsysteme, die nicht primär vom Tumor befallen sind. In der Neurologie ist eine ganze Anzahl solcher paraneoplastischen Syndrome beschrieben worden. Bei einigen dieser Syndrome konnte eine Autoimmunpathogenese gesichert werden. Die plausibelste Hypothese zur Erklärung solcher systemischen Tumorwirkungen ist, daß die Autoimmunmanifestation eine Nebenwirkung der immunologischen Reaktion gegen den Primärtumor darstellt. Hier wird nur das am besten charakterisierte dieser Syndrome, das Lambert-Eaton-Syndrom (LEMS), näher beschrieben. Es handelt sich dabei, wie bei der Myasthenia gravis, um eine Störung der neuromuskulären Erregungsfortleitung. Neben der paraneoplastischen Form gibt es auch eine primär autoimmune Form.

Klinik

Die Patienten klagen über eine belastungsabhängige Schwäche und Ermüdbarkeit, besonders der proximalen Extremitätenmuskulatur. Im Gegensatz zur Myasthenia gravis sind die extraokulären und bulbären Muskeln relativ ausgespart. Bei maximaler Anstrengung kann die Kraft vorübergehend (für einige Sekunden) zunehmen. Häufig sind autonome Manifestationen (Mundtrockenheit, Impotenz, verminderte Schweißneigung, orthostatische Dysregulation).

Diagnostik

Die elektrophysiologische Untersuchung der neuromuskulären Erregungsfortleitung ist ein Grundelement der Diagnostik. Bei sehr rascher repetitiver Reizung eines peripheren Nerven kommt es beim LEMS zu einem „Inkrement", d. h. zu einer deutlichen Zunahme des vom gereizten Muskel abgeleiteten Summenaktionspotentials. Vor kurzem wurde ein Immunpräzipitationstest beschrieben, mit dem sich Autoantikörper gegen Calciumkanäle der präsynaptischen Nervenendigungen bei einigen LEMS-Patienten nachweisen lassen. Wahrscheinlich sind die Autoantikörper bei LEMS heterogen und gegen verschiedene Typen von präsynaptischen Calciumkanälen gerichtet.

Immunpathogenese

Beim LEMS spielen IgG-Autoantikörper gegen präsynaptische Calciumkanäle der Nervenendigung, die die Transmitterfreisetzung regulieren, eine entscheidende Rolle. Dies wurde bewiesen durch

- elektronenmikroskopischen Nachweis einer Verringerung der Zahl der Calciumkanäle in der Nervenendigung,
- durch passive Übertragung der Erkrankung mit aus Patientenserum isoliertem IgG auf Versuchstiere.

Die Calciumkanäle, gegen die die Autoantikörper gerichtet sind, lassen sich auf kultivierten Zellen des kleinzelligen Bronchialkarzinoms, das am häufigsten mit dem LEMS assoziiert ist, nachweisen.

Therapie

Im Vordergrund steht bei den paraneoplastischen Formen die Behandlung des Primärtumors, in der Regel also des kleinzelligen Bronchialkarzinoms. Für die symptomatische Therapie ist das 3,4-Diaminopyridin geeignet, das die Transmitterfreisetzung fördert. Bei der primär autoimmunen Form kommt eine immunsuppressive Dauerbehandlung mit Azathioprin in Betracht. Die Plasmapheresebehandlung, obgleich theoretisch gut begründbar, hat sich erfahrungsgemäß nur wenig wirksam erwiesen. Dennoch kann sie bei schweren, anders nicht behandelbaren Fällen versucht werden. Intravenös verabreichte Immunglobuline sind ebenfalls wirksam.

■ Akute disseminierte Leukoenzephalitis und sekundäre Autoimmunreaktionen im Zentralnervensystem

Definition und Formen

Neben den direkt durch Erreger bedingten entzündlichen ZNS-Erkrankungen gibt es Entzündungsreaktionen, die im Gefolge einer Infektion aufgetreten und wahrscheinlich durch eine sekundäre Autoimmunreaktion bedingt sind. Beispiele hierfür sind die akute disseminierte Enzephalomyelitis (ADE) und die akute hämorrhagische Leukoenzephalitis, die sich vor allem im Schweregrad unterscheiden.

Klinik und Verlauf

Die ADE tritt meist 1–2 Wochen nach einer Viruserkrankung oder Impfung auf. Der klinische Verlauf ist nicht von dem einer erregerbedingten akuten Enzephalitis zu unterscheiden (Kopfschmerzen mit oder ohne Meningismus, Lethargie; in schweren Fällen Bewußtseinstrübung, Krampfanfälle, herdneurologische Zeichen).

Diagnostik

Die ADE kann erst nach Ausschluß einer erregerbedingten Ursache diagnostiziert werden. Es gibt bisher keinen spezifischen immunologischen Test zum positiven Nachweis der Erkrankung.

Immunpathogenese

Da die ADE sowohl im Gefolge eines Virusinfekts (z. B. Masern, Röteln, Influenza, Varizellen-Zoster, Mycoplasma pneumoniae) und nach Impfungen (Pocken, Masern, Tollwut) auftreten kann, wurde seit langem eine der EAE ähnliche Pathogenese vermutet (Immunisierung des Patienten gegen Myelinantigene). Am einfachsten ist dies zu verstehen bei der ADE nach Tollwutimpfung mit einem inzwischen obsoleten Impfstoff, der Gehirnproteine enthielt. Bei Patienten, die nach Tollwutimpfung mit solchen Impfstoffen eine ADE bekamen, konnten sowohl Antikörper wie auch T-Lymphozyten-Aktivierung gegen ZNS-Antigene nachgewiesen werden. Histologisch sind die Veränderungen bei ADE identisch mit denen bei der EAE. Die postvirale ADE ist schwieriger zu verstehen. Hier gibt es vor allem bei der Postmasernenzephalitis Hinweise für eine Sensibilisierung von T-Lymphozyten gegen myelinbasisches Protein, was die Hypothese einer sekundären Autoimmunreaktion unterstützt.

Therapie

Die Behandlung beschränkt sich auf unterstützende Maßnahmen, ggf. Behandlung auf der Intensivpflegestation. Die Wirksamkeit immunsuppressiver Medikamente ist nicht gesichert.

■ Literatur

1. Fontana, A., K. Frei, S. Bodmer, E. Hofer: Immune-mediated encephalitis: on the role of antigen-presenting cells in brain tissue. Immunol. Rev. 100 (1987) 185
2. Hartung, H. P., G. Stoll, K. V. Toyka: Immune reactions in the peripheral nervous system. In Dyck, T., P. K. Thomas: Peripheral Neuropathy. Saunders, Philadelphia 1993 (p. 418)
3. Hohlfeld, R.: Neurological autoimmune disease and the trimolecular complex of T-lymphocytes. Ann. Neurol. 25 (1989) 531
4. Hohlfeld, R., A. G. Engel: The immunobiology of muscle. Immunol. Today 1994
5. Linington, C., S. W. Brostoff: Peripheral nerve antigens. In Dyck, T., P. K. Thomas: Peripheral Neuropathy. Saunders, Philadelphia 1993 (p. 404)
6. Martin, R., H. F. McFarland, D. E. McFarlin: Immunological aspects of demyelinating diseases. Ann. Rev. Immunol. 10 (1992) 153
7. Schönbeck, S., S. Chrestel, R. Hohlfeld: Myasthenia gravis: prototype of the antireceptor autoimmune diseases. Int. Rev. Neurobiol. 32 (1990) 175
8. Toyka, K. V., H. P. Hartung, R. Hohlfeld: Klinische Neuroimmunologie. VCH, Weinheim 1987
9. Wekerle, H., C. Linington, H. Lassmann, R. Meyermann: Cellular immune reactivity within the CNS. Trends Neurosci. 9 (1986) 271
10. Wekerle, H., R. Hohlfeld: Principles of therapeutic approaches to autoimmunity. In Rose, R., I. R. Mackay: The autoimmune diseases, vol. II. Academic Press, San Diego 1992 (p. 387)

29 Auge

M. Böhnke

Einleitung

Entzündliche Augenerkrankungen stellen einen großen Anteil der täglichen Diagnosen in der ophthalmologischen Praxis. In der modernen, vorwiegend visuell kommunizierenden Gesellschaft ist der Erhalt einer möglichst guten Sehschärfe für den Patienten von hervorragender Bedeutung. Die kompetente Behandlung entzündlicher Augenerkrankungen setzt eine Vorstellung von den pathogenetischen Zusammenhängen voraus, die dem Patienten ein möglichst gutes funktionelles Ergebnis ermöglichen sollen.

In der Praxis wird der Nichtophthalmologe vorwiegend mit 2 Situationen konfrontiert:

- Patienten, bei denen der Augenarzt eine ophthalmologische Diagnose gestellt hat, werden zum Ausschluß einer systematischen Grund- oder Begleiterkrankung vorgestellt.
- Der Nichtophthalmologe, der Patienten mit Systemerkrankungen betreut, wird je nach Situation eine Vorstellung des Patienten beim Augenarzt zum Ausschluß einer Augenbeteiligung vornehmen.

Im folgenden Kapitel wird eine Übersicht der immunpathologischen Besonderheiten des Auges gegeben. Sodann wird nach einer Einteilung, die sich an klinischen Aspekten orientiert, die Besprechung einer Reihe von häufigen oder besonders typischen Krankheitsbildern des Auges vorgenommen.

Immunologische Besonderheiten des Auges

Anatomisch bedingte Neigung zu starker Funktionsbeeinträchtigung nach Entzündung

Die immunologischen Besonderheiten des Auges können geordnet nach anatomischen Strukturen besprochen werden. Die einzigartige Anatomie des Auges ermöglicht die Funktion als Sinnesorgan, welches an der Körperoberfläche gelegen, mechanisch belastbar und beweglich ist. Die Transparenz für Licht mit optisch guten Eigenschaften bis zur sensorischen Netzhaut wird durch Gefäßfreiheit in den optisch relevanten Anteilen erreicht, der eine reiche Vaskularisierung in den übrigen Strukturen des Auges gegenübersteht. Die Zellinfiltration bei Entzündungsvorgängen bewirkt somit neben den klassischen Entzündungszeichen bereits bei minimalen Entzündungsvolumina eine Störung der Funktion (= Sehschärfe), die vom Patienten bereits in einem sehr frühen Stadium wahrgenommen werden kann.

Nach Abheilung des Entzündungsgeschehens kann eine irreversible Beeinträchtigung der optischen Eigenschaften resultieren, so daß nach einer entzündlichen Erkrankung eine für den Patienten funktionell wenig befriedigende Situation vorliegen kann. Art und Umfang des bestehenden oder zu erwartenden Schadens werden durch die Lokalisation des Prozesses definiert, der in den beteiligten Gewebsanteilen des Auges unterschiedliche Verlaufscharakteristika haben kann.

Lider

Die Lider sind der mechanische Schutz des Auges und sorgen durch den Blinkreflex für eine periodische Befeuchtung der Augenoberfläche. Die Lidkante trägt die Zilien sowie die Mündungen von Talgdrüsen, Schweißdrüsen und akzessorischen Tränendrüsen. Bedingt durch den sehr lockeren Gewebsaufbau, kann bei entzündlichen Veränderungen (Allergien, zellige Infiltration) das Lidvolumen und somit auch das Gewicht des Lides mit dem klinischen Zeichen einer Ptose stark verändert werden. Chronische Entzündungen mit Vernarbungen stören die Funktion der Lider. Als Spätwirkung kann eine Schädigung der Hornhaut auftreten.

Konjunktiva

Die Konjunktiva zieht von der Rückseite der Lider in der Umschlagfalte über die vorderen Anteile des Augapfels (Conjunctiva tarsi/Conjunctiva bulbi) und kann als immunologisch wichtigste Station der Augenoberfläche bezeichnet werden. Sie besteht histologisch aus einem mehrschichtigen und unverhornenden Plattenepithel, in dem reichlich Becherzellen (die sich bei chronischen Entzündungen vermehren) vorhanden sind. Die Befeuchtung erfolgt vorwiegend durch das Sekret der Tränendrüse. Die Bindehaut weist drainierende Lymphgefäße auf, deren lokale Lymphknotenstation im nasalen Anteil submandibulär, im temporalen Anteil präaurikulär liegt. Ähnlich den Charakteristika des MALT-Systems (S. 416 f) wird bei der Bindehaut von CALT (conjunctiva-associated lymphoid tissue) gesprochen, da die hier vorhandenen Zellpopulationen in ihrer Funktion und Regulation ähnlichen Kriterien folgen. Die Bindehaut ist als exponierte Oberfläche nicht nur ständigen physikalischen und chemisch-toxischen Reizen ausgesetzt, sondern kann als Fläche des Erstkontaktes (Eintrittspforte) mit zahlreichen infektiösen Agentien, besonders Virusinfektionen, gesehen werden. Für die Homöostase des äußeren Auges ist die Konjunctiva von entscheidender Bedeutung. Die normale Konjunktiva weist eine relativ geringe Dichte von gewebsständigen Zellen des Immunsystems auf. Bei entzündlichen Zuständen kann je nach Erkrankungsbild eine vermehrte Zunahme von dendritischen Zellen, Mastzellen, B- und T-Lymphozyten, Eosinophilen sowie Neutrophilen gefunden werden. Die hier produzierten Zytokine tragen dazu bei, daß sich weitere Sekundärveränderungen des konjunktivalen Gewebes (Bildung von Riesenpapillen, Hyperproliferation, Becherzellvermehrung, Narbenbildung) entwickeln können. Bei systemischen Erkrankungen können lokal Granulome (Sarkoidose) oder lymphatische Infiltrate (Lymphfollikelbildung, diffuse lymphozytäre Infiltrationen) beobachtet werden. Die Störungen der konjunktivalen Homöostase haben für die Integrität des äußeren Auges, vor allem für die optischen Eigenschaften der Hornhaut, ernsthafte Folgen, die bei einigen Erkrankungen bis hin zur Erblindung führen können.

■ Tränendrüse

Die Tränendrüse liefert mit einem Volumen von 100 µl/min einen ständigen Flüssigkeitsstrom, der zusammen mit dem Mucin der Becherzellen und dem Fett der Talgdrüsen der Lider den Tränenfilm bildet. Die Benetzung der Hornhautoberfläche erfolgt durch Vermittlung des Mucins. Zur Atmosphäre hin ist der Tränenfilm von einer Fettschicht optisch ideal abgeschlossen und gegen Verdunstung geschützt. Im Tränenfilm gelöst und durch diesen ständig weggespült finden sich Detritus und Bakterien der Haut-Bindehaut-Flora. Der Tränenfilm selbst enthält neben Immunglobulinen und Komplement bakteriostatische Substanzen (Lysozym, Lactoferrin), so daß hier eine erste unspezifische Barriere gegen Infektionen des äußeren Auges gebildet ist. Mit zunehmendem Alter macht die Tränendrüse eine Involution durch, die mit einer zunehmenden lymphatischen Infiltration einhergeht. Bei zu geringer Produktion von Tränenflüssigkeit kommt es zum Sicca-Syndrom, welches in seiner Ausdehnung von feinsten Epithelstörungen (Keratopathia punctata) bis zu schwersten Hornhautulzerationen reichen kann.

■ Kornea

Die Hornhaut ist das klare optische Fenster des Auges, an dessen Oberfläche ca. $2/3$ der erforderlichen Fokussierung des Lichtes stattfinden. Die Hornhaut besteht aus den Schichten Hornhautepithel, Hornhautstroma und Hornhautendothel, wobei das Stroma nach vorne von der Bowman-, nach hinten von der Descemet-Membran begrenzt wird. Das *Hornhautepithel* ist ein mehrschichtiges, nicht verhornendes Plattenepithel, in dem sich peripher vereinzelt dendritische Zellen finden. Bei Entzündungen der Augenoberfläche, aber auch bei tiefen Hornhautprozessen wird eine Vermehrung der dendritischen Zellen beobachtet. Gelegentlich werden im Epithel auch Lymphozyten beobachtet. Das Epithel macht, ausgehend von einer Stammzellpopulation am Limbus, eine ständige Regeneration von peripher nach zentral und von basal zu den oberflächlichen Zellschichten hin durch. Das Hornhautepithel selbst hat die Fähigkeit, Zytokine zu sezernieren und bei der lokalen Entzündungsmodulation mitzuwirken. Eine irreversible Schädigung des Hornhautepithels führt zu einem Überwachsen der Hornhaut mit Bindehautepithel, welches meistens Gefäße mit sich zieht und die optischen Eigenschaften der Hornhaut verschlechtert. Chronische oberflächliche Entzündungen, evtl. mit Zerstörung der Bowman-Membran, führen zur Bildung von oberflächlichem vaskularisiertem Narbengewebe (Pannus), welches bei Erreichen des optischen Zentrums der Hornhaut die Sehschärfe noch weiter herabsetzt.

Im *Hornhautstroma* findet sich die ortsständige Population der Keratozyten, die durch Trauma und Entzündung aktiviert werden können. Zusätzlich sind nicht ortsfeste Zellen wie dendritische Zellen und Lymphozyten anzutreffen. Im Stroma sind Immunglobuline und Komplement gelöst. Bei chronisch entzündlichen Prozessen kann eine Vaskularisation des Stromas stattfinden. Dabei werden die optischen Eigenschaften des Stromas negativ beeinflußt. Das Stroma wird durchzogen von sensiblen Nerven, die vom Ganglion trigeminale (Gasseri) her sich verzweigen und das Hornhautepithel sensibel innervieren.

Das *Endothel der Hornhaut* ist wahrscheinlich neuroektodermalen Ursprungs. Diese Zellpopulation ist in vivo nicht mehr besonders regenerationsfähig. Die Funktion des Hornhautendothels besteht im Aufrechterhalten der Dehydratation des Hornhautstromas durch eine Carboanhydrase, die Bicarbonationen und Wasser aus dem Stroma in das Kammerwasser schafft. Bei Endothelschäden traumatischer oder entzündlicher Ursache kann diese Pumpfunktion zusammenbrechen, wobei das Stroma hydratisiert und optisch nicht mehr transparent ist. Das Hornhautendothel exprimiert im Ruhezustand MHC-Klasse-I, jedoch keine Klasse-II-Antigene. Entzündliche Prozesse am Vorderabschnitt führen häufig zu Ansammlungen von Entzündungszellen im Hornhautendothel, die hier biomikroskopisch beobachtet und klassifiziert werden können. Das Endothel ist zur Phagozytose befähigt, wodurch im Kammerwasser umherschwimmende Pigmentgranula, vermutlich aber auch virale Partikel in das Zellinnere gelangen können. Beim Herpes corneae ist neben der chronischen Infektion von stromalen Keratozyten auch eine Expression von Herpesantigen im Endothel beschrieben worden.

■ Sklera

Am Hornhautrand geht die Hornhaut über in die bindegewebige Hülle des Auges, die Lederhaut. Die Sklera ist aufgrund ihrer irregulären Faseranordnung und der fehlenden Dehydrierung nicht optisch klar. In der Sklera finden sich neben den Fibroblasten Gefäße, so daß hier eine andere immunologische Situation als im Hornhautgewebe vorliegt. Die episkleralen Gefäße weisen eine besondere Affinität für Immunkomplexe auf. Zirkulierende Immunkomplexe können sich hier ablagern und zu einer Aktivierung eines lokalen Entzündungsgeschehens führen. Entzündungen der Sklera und der Episklera (Skleritis, Episkleritis) sind z. T. schmerzhaft und werden bei Systemerkrankungen mit Immunkomplexen beobachtet.

■ Vorderkammer

Ein optisch und anatomisch leerer, immunologisch jedoch wichtiger Raum ist die Vorderkammer. Diese wird nach vorn von der Hornhaut, nach hinten von Iris und Linse begrenzt. In der Vorderkammer wird das Kammerwasser, ein Produkt des Ziliarepithels, über das Trabekelwerk filtriert und über venöse Gefäße in die Zirkulation eingespeist. Der Proteingehalt des im Normalzustand zellfreien Kammerwassers ist relativ niedrig (0,5 g/l). Bei Entzündungen steigen der Proteingehalt (sichtbar als Lichtstreuungsphänomen = Tyndall-Phänomen) sowie der Zellgehalt an. Beide Phänomene sind biomikroskopisch sichtbar, einer technischen Messung (Laser-Flaremeter) zugänglich und damit als Entzündungsaktivität objektivierbar. In den letzten Jahren ist ein besonderes Phänomen, das vorderkammerassoziierte Immunprivileg (ACAID = anterior chamber-associated immune deviation), beschrieben worden. Es besteht darin, daß in die Vorderkammer eingebrachtes Antigen keine Sensibilisierung, sondern Toleranz erzeugt. Dieses Phänomen ist abhängig von der Anwesenheit einer Milz. Durch Gaben von IL-1 kann die hier erzeugte Toleranz aufgehoben werden. Diese Beobachtung ist von zentraler Bedeutung für die intraokulare Immunregulation. In der Vorderkammer vorhandenes vasoaktives intestinales Peptid, TGF-β und α-MSA modifizieren die Immunreaktion in Richtung einer Suppression. Diese Herabregulierung der Immunreaktion hat funktionell den Vorteil einer geringeren intraokularen Entzündungsbereitschaft (mit besserer Visusfunktion), allerdings auch den Nachteil einer zunächst ungestörten Keimvermehrung bei infektiösem Antigen. Dieses Phänomen ist von Streilein als „gefährlicher Kompromiß" treffend charakterisiert worden. Bei der Hornhauttransplantation, bei der langfristig Fremdantigen vom transplantierten Endothel direkt in die Vorderkammer freigesetzt wird, ist die gute immunologische Prognose vermutlich ebenfalls auf dieses vorderkammerassoziierte Immunprivileg zurückzuführen.

■ Linse

Die Vorderkammer wird nach hinten von der Linse begrenzt, die ca. mit 1/3 der Brechkraft des Auges die Akkommodation und Fokussierung des Netzhautbildes durchführt. Die Linse besteht aus Linsenepithelzellen, die innen ihrer Basalmembran, der Linsenkapsel, aufsitzen und zeitlebens langsam proliferieren. Von den Zellen werden organspezifische Proteine, die Crystalline, produziert. Diese sind entlang der Phylogenese nur wenig verändert und können als Autoantigene wirken. Da die Linse in den Modellen der phakoanaphylaktischen Entzündung (Autoimmunreaktion auf Linsenprotein) ein sehr gut zugängliches Modell darstellte, wurde bei intraokularen Entzündungen die phakoanaphylaktische Komponente häufig überbewertet. Die Vorstellung des sequestrierten Antigens Linsenprotein, welches nach Freisetzung zu einer Autoimmunerkrankung des Auges führt, ist heute durch die Vorstellung einer Immuntoleranz gegenüber Linsenprotein ersetzt. Zwischen Linsenprotein und Hitzeschock (HSP) bestehen offensichtlich einige strukturelle Ähnlichkeiten.

■ Iris, Ziliarkörper und vordere Uvea

Iris und Ziliarkörper, gemeinsam als vordere Uvea bezeichnet, stellen einen funktionell und immunologisch wichtigen Bestandteil des vorderen Augenabschnittes dar. Die Pupille regelt über muskuläre Aktivität der Iris den Lichteinfall in das Auge, während der Ziliarmuskel die Akkommodation der Linse durchführt. Der Ziliarkörper ist mit pigmentiertem und nicht pigmentiertem Ziliarepithel bedeckt, welches neben der Produktion von Kammerwasser offensichtlich für die Produktion immunologisch aktiver Substanzen in der Vorderkammer von Bedeutung ist. So konnten in vitro in Kulturen von nicht pigmentiertem Ziliarepithel immunsuppressive Faktoren gefunden werden. Biologisch bedeutsam ist die Rolle des Gefäßsystems in der vorderen Uvea, welches im Ziliarkörper ein gefenstertes, in der Iris dagegen ein ungefenstertes Endothel besitzt. Bei Auftreten von Endotoxin in der Zirkulation kann dieses im Ziliarkörper abgelagert werden und hier zu einer Entzündungszellinfiltration führen. Nach einer Uveitis erfolgt eine dauerhafte Besiedlung der Uvea mit Entzündungszellen, evtl. auch mit Gedächtniszellen. Bei chronischer Entzündung wird ein Großteil der intraokularen Prostaglandine hier produziert und freigesetzt und führt zu einer Reihe von intraokularen Effekten (Hypotonie, Reizmyose, chronisches zystoides Makulaödem). Bedingt durch ihre anatomische Position, ist die vordere Uvea mit Iris und Ziliarkörper einer topischen Therapie recht gut zugänglich.

■ Hintere Uvea

Die hintere Uvea ist die gefäßführende Schicht zwischen Netzhaut und Sklera, die sich von ihrer vorderen Grenze, der Pars plana, bis zum hinteren Augenpol hinzieht. Sie wird über die Ziliararterien gespeist und ist in ihrem Aufbau aus relativ durchlässigen Gefäßen, die läppchenartig organisiert sind, ein idealer Ort für den Austritt von intravasalen Substanzen. Die Choriokapillaris grenzt nach innen an die Bruch-Membran und das retinale Pigmentepithel, wo die eigentliche Blut-Retina-Schranke für die Choriokapillaris zu suchen ist. Durch Diffusion werden von hier aus die äußeren Anteile der Netzhaut (retinales Pigmentepithel, Sinneszellen und andere Zellschichten) ernährt. Neben den vaskulären Besonderheiten weist die Uvea abhängig von der Spezies und von dem individuellen Status eine Besiedelung mit Mastzellen auf. Neben den Mastzellen können sich auch Lymphozyten anreichern und die Uvea als eine Art Ersatzlymphknoten im Auge etablieren.

■ Glaskörper

Den größten Anteil des Augenvolumens nimmt der Glaskörper ein, der aus einem hyaluronsäurehaltigen Gel besteht. Durch seine Strukturierung in Septen und Traktus lenkt der Glaskörper intraokulare Diffusionsvorgänge. Eine besondere Eigenschaft des Glaskörpers ist seine Fähigkeit, wie ein Depot Substanzen zu speichern und protrahiert abzugeben. Die im Glaskörper vorhandene Hyaluronsäure wirkt modulierend auf die Aktivierung von Makrophagen. Antigenen, die primär in den Glaskörper eingebracht werden, ist in jüngerer Zeit eine dem vorderkammerassoziierten Immunpriveleg analoge Situation zugeschrieben worden. Neben TGF-β ist ein anderes, nicht genauer identifiziertes Produkt mit immunsupprimierenden Eigenschaften beschrieben worden.

■ Netzhaut

Zwischen Glaskörper und Aderhaut, vorne an der Ora serrata beginnend und nach hinten bis zum N. opticus ziehend, liegt die Retina mit ihren verschiedenen Anteilen, die zusammen eine sinnesphysiologisch komplexe Struktur bilden. Unter immunologischen Gesichtspunkten sind hier Besonderheiten der vorhandenen Zellpopulationen sowie der in der Retina anzutreffenden organspezifischen Antigene Rhodopsin, retinales S-Antigen, Interphotorezeptor-Retinoid bindendes Protein (IRRP) u. a. zu nennen. Mit dem retinalen S-Antigen gelang es (analog zur experimentellen allergischen Myelitis durch humanes Myelinscheidenprotein), eine experimentelle allergische Uveitis (EAU) zu induzieren. Diese ähnelt im Tierversuch der sympathischen Ophthalmie des Menschen und kann auch durch andere retinale Antigene ausgelöst werden. Durch Modifikationen des Immunisierungsprotokolls oder durch Wahl von geeigneten Versuchstierstämmen können verschiedene Varianten dieser Entzündung erzeugt werden. Bei der EAU wird im Tierversuch auch eine Entzündungsreaktion gegen das Corpus pineale beobachtet (in dem sich auch retinales S-Antigen findet). Diese durch T-Zellen, nicht jedoch durch Autoantikörper übertragbare Erkrankung des Versuchstieres hat somit für die Immunpathogenese der Uveitis, aber auch für ihre Therapiemöglichkeiten grundlegende Erkenntnisse ermöglicht. Mit dem Menschen erscheint die Situation der klinischen Erkrankung nicht direkt vergleichbar, obwohl histologisch und immunologisch bei einigen Uveitisformen Homologien mit der EAU gefunden werden. Bei retinalen Infektionen wie der Toxoplasmose werden auch Autoimmunreaktionen auf retinale Antigene beobachtet.

Unter immunologischen Gesichtspunkten sehr interessant sind die Populationen der Müller-Stützzellen der Retina sowie des retinalen Pigmentepithels, welches hinter der sensorischen Retina als lichtdämmende und phagozytierende Schicht liegt. Beide Zellpopulationen sind zur Expression von MHC-Klasse-II-Antigenen (vermutlich auch zur Sekretion von Lymphokinen) befähigt, weiterhin zu einer außerordentlichen Umwandlung ihrer Morphologie, die beim retinalen Pigmentepithel bei proliferativen vitreoretinalen Erkrankungen bis zur Ausbildung von fibroblastenähnlichen Zellen mit Bildung von Membranen und Ablösung der Retina durch Traktion reicht. Die Therapie dieser Erkrankungen durch rezeptorvermittelte Medikamentenwirkungen ist im Erprobungsstadium.

Die vaskuläre Versorgung der Retina erfolgt über die retinale Zentralarterie, die durch den Sehnervenkopf in das Augeninnere eintritt und als Gefäß von geringer Durchlässigkeit (Blut-Retina-Schranke) gelten kann. In der postkapillären Strombahn finden sich in den retinalen Venolen etwas günstigere Voraussetzungen für Extravasationen, die bei Entzündungen angiographisch als Austritt von Fluorescein dargestellt werden können. Gefäßverschlüsse, jedoch auch Unregelmäßigkeiten von Gefäßkalibern durch Veränderungen der Gefäßwand oder Endothelödeme können biomikroskopisch an der Retina als Schwankungen der Blutsäulenkaliber beobachtet und dokumentiert werden. Über Kombinationen biomikroskopischer und sinnesphysiologischer Untersuchungen kann die Schicht einer Läsion (Rezeptorenschicht, Nervenfaserschicht) recht genau definiert werden. Retinale Entzündungen, besonders retinale Infektionen, heilen unter Atrophie des neuronalen Gewebes unter Bildung von zarten Vernarbungen und Reaktionen des Pigmentepithels ab. Der Rand solcher Narben ist in seiner Gefäßarchitektur häufig so verändert, daß ein unspezifischer Entzündungsstimulus in diesen Gebieten zu Entzündungsrezidiven führt.

■ Sehnerv

Der Sehnerv kann ebenfalls Ort von entzündlichen Veränderungen sein. Sind diese im Sehnervenkopf, der Papille, lokalisiert, so sind sie einer biomikroskopischen Untersuchung und Diagnose zugänglich. Bei retrobulbär liegenden Entzündungen (Retrobulbärneuritis) ist eine Diagnose aufgrund der Symptomatik, evtl. auch durch den Nachweis einer Verdickung des Sehnerven im Ultraschallbild oder im Kernspintomogramm möglich. Eine Besonderheit der Gefäßversorgung ist an der Papille anzutreffen. Hier sind auch chorioidale Gefäße mitbeteiligt, so daß bei Vaskulitiden in diesem Bereich der Optikus in Mitleidenschaft gezogen werden kann (Moltorton). Bei länger anhaltenden intraokularen Entzündungen wird über eine Ödembildung eine klinisch sichtbare Unschärfe der Papille erzeugt, ohne daß diese zu Funktionsstörungen führen muß. Intraretinale Läsionen und Granulome können sich bis in die Papille hinein ausbreiten, wo bei der hier kompakten Anordnung der Nervenfasern der entstehende funktionelle Schaden besonders groß ist.

■ Orbita

Hinter dem Bulbus finden sich verschiedenartige Gewebskomponenten: Augenmuskeln, retrobulbäres Fettgewebe, Tenon-Raum, verschiedene Nerven, jedoch kaum Lymphknoten. Die orbitalen Tenon-Fibroblasten können vermutlich über die Produktion von Zytokinen orbitale Entzündungen protrahieren. Entzündungen in diesem Bereich führen erst relativ spät zu Funktionsstörungen, die sich als Störungen der Motilität, als Exophthalmus und eher selten als Virusverminderung bemerkbar machen. Typische Symptome bei Erkrankungen der Orbita finden sich bei „endokriner" Orbitopathie und bei orbitaler Myositis. Die Infektion der Orbita kann wegen der Nähe zum ZNS therapeutische Probleme bereiten.

Die orbitale Diagnostik wird heute mit den bildgebenden Verfahren der Radiologie sowie der Ultraschalluntersuchung durchgeführt. Therapeutisch kann neben systemischen Therapien die retrobulbäre Injektion von Pharmaka vorgenommen werden. Die Bestrahlung der Orbita modifiziert das Verhalten der orbitalen Fibroblasten und kann lang anhaltende Entzündungshemmung bewirken.

■ Transplantationsimmunologie des Auges

■ Perforierende Keratoplastik

Die wesentlichen Komponenten des optischen Systems Auge sind die Hornhaut und die Linse. Während die Linse bei ihrer Trübung (grauer Star, Katarakt) durch ein Kunststoffimplantat ersetzt werden kann, wird die getrübte, in ihrer Form veränderte oder aus anderen Gründen nicht mehr funktionierende Hornhaut durch das vitale Transplantat eines Hornhautspenders ersetzt. Die erste erfolgreiche Keratoplastik wurde bereits 1906 von Zirm publiziert; seither ist nach Einführung der Asepsis, Antibiose, lokaler Steroidtherapie und Mikrochirurgie die Keratoplastik eine der erfolgreichsten Transplantationen vitalen Gewebes überhaupt. Dazu trägt vermutlich bei, daß bei der avaskulären und nichtentzündlich erkrankten Hornhaut die Antigenpräsentation des Transplantates vorwiegend via Vorderkammer stattfindet, wobei das Transplantat in den Genuß des vorderkammerassoziierten Immunprivilegs gelangt. Während bei avaskulären Empfängerhornhäuten (Keratokonus, Fuchs-Endotheldystrophie) ein Jahr postoperativ mit über 95% klaren („funktionierenden") Transplantaten gerechnet werden kann, ist die Prognose der Keratoplastik bei Patienten mit Hornhautvaskularisationen, chronischen Herpesinfekten der Kornea sowie chronischen Entzündungen der Augenoberfläche wesentlich schlechter. Spenderhornhäute können heute in der Organkultur wochenlang vital und transplantierbar gehalten werden.

Die Hornhauttransplantation kann in verschiedenen technischen Varianten durchgeführt werden, die als lamelläre oder perforierende Keratoplastik bezeichnet werden (Abb. 29.1).

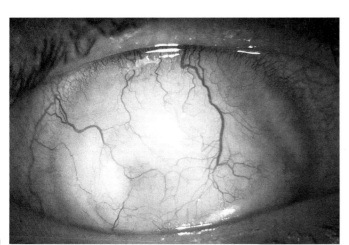

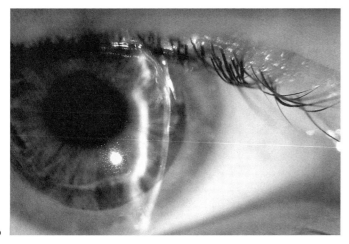

Abb. 29.1 Herpes bei einem 53jährigen Patienten.
a Hornhautnarben nach mehreren Keratitisschüben.
b 2 Jahre nach perforierender Keratoplastik, klares Transplantat, Hornhautfaden entfernt, Visus 0,8.

Bei der perforierenden Keratoplastik erfahren die transplantierten Bestandteile Epithel, stromale Keratozyten und Endothel unterschiedliche Schicksale: Das Hornhautepithel des Transplantates wird vom gesunden Hornhautepithel des Empfängers zumeist in einigen Tagen, höchstens Wochen ersetzt. Lediglich bei Erschöpfung der epithelialen Zellproliferationskapazität des Empfängers können sich wahrscheinlich epitheliale Zellen des Transplantates länger halten. Die stromalen Keratozyten werden langfristig ebenfalls durch Keratozyten des Empfängers ersetzt. Für eine ausreichende Transparenz des Stroma sind vitale Keratozyten nicht unbedingt erforderlich. Andererseits ist die Physiologie des Stromas und die Bewahrung des Gleichgewichtes zwischen Kollagengerüst und extrazellulärer Matrix an das Vorhandensein einer funktionierenden Keratozytenpopulation gebunden. Von besonderer Bedeutung ist das Endothel des Transplantates: Da diese Zellpopulation in vivo sich kaum regeneriert, ist bei Endothelatrophie des Patienten, die eine häufige Indikation für die Keratoplastik darstellt, das Überleben des transplantierten Endothels entscheidend für die Prognose des Transplantates.

Das Endothel exprimiert in Ruhe HLA-Klasse-I-Antigene und kann durch Stimulation beispielsweise mit IFN-γ zur Expression von Klasse-II-Antigen angeregt werden. Dies ist wahrscheinlich von Bedeutung für Patienten, deren Grunderkrankung eine herpetische Keratouveitis mit entsprechenden lokalen Konzentrationen von IFN-γ im Hornhautgewebe ist und die nach der Keratoplastik über eine Reaktivierung des Herpes eine Transplantatkrankheit entwickeln.

Die Endotheldichte kann in vitro und in vivo am Hornhauttransplantat ermittelt werden (Abb. 29.**2**), so daß durch Vorauswahl nur Transplantate hoher Endotheldichte verwendet werden sollten. Durch Zellverluste als Ausdruck des Operationstraumas, durch zentrifugale Wanderung von transplantiertem Endothel auf endothelarme Bereiche der Empfängerhornhaut und durch andere Faktoren findet postoperativ meist ein Rückgang der Endothelzelldichte statt.

Nach der Optimierung des Spendergewebes, der chirurgischen Verfahren und der Vermeidung von nichtentzündlichen Sekundärkomplikationen (Trauma, Glaukom) ist heute die Transplantatkrankheit die häufigste Ursache für den plötzlichen Funktionsverlust und das Eintrüben des Hornhauttransplantates. Die Transplantatkrankheit beginnt als Iridozyklitis, die mit den Symptomen gemischte Injektion, Lichtscheu und Visusverschlechterung einhergeht. Die Untersuchung an der Spaltlampe zeigt in praktisch allen Fällen Präzipitate am Endothel, die entweder linienförmig (Koda-

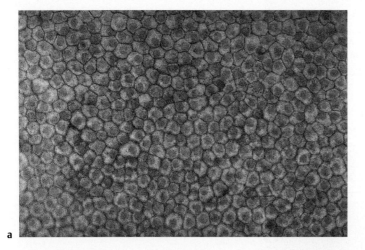

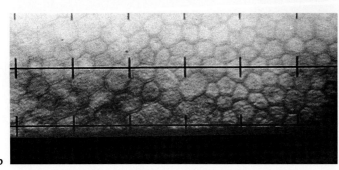

Abb. 29.**2** Photographische Dokumentation des Hornhautendothels.
a In vitro am Hornhauttransplantat in der Organkultur, Phasenkontrast 250fach, Alizalinrot-Trypanblau.
b Am Patienten 1 Jahr postoperativ.

doust-Linie, Abb. 29.3), gelegentlich auch diffus auftreten können. Die Diagnose der Transplantatkrankheit kann der Ophthalmologe bei der Spaltlampenuntersuchung stellen, solange das Hornhautstroma für eine Beurteilung des Endothels klar genug ist. Antikörpervermittelte Abstoßungsreaktionen des Hornhautendothels wurden ebenfalls beschrieben, sind in der Praxis jedoch selten.

Als Folge der Immunreaktion gegen das Endothel des Transplantates stellt sich eine Endothelatrophie mit Versagen der endothelialen Pumpfunktion und chronischem Ödem des Hornhautstromas ein. Die Therapie in diesem Endstadium besteht in einer erneuten Transplantation. Die Transplantatreaktion kann auch gegen das Epithel des Transplantates gerichtet sein; jedoch wird bei ausschließlich epithelialer Immunreaktion das Transplantat nicht wesentlich beeinträchtigt. Stromale Transplantatreaktionen sind ebenfalls beschrieben worden; evtl. liegen in der klinischen Praxis häufig Verwechslungen mit Reaktivierungen eines stromalen Herpes vor.

Therapeutisch ist die lokale Prophylaxe durch Applikation von Steroiden (Dexamethason 0,1%, Prednisolon-Acetat-1-%-Augentropfen) die für das Transplantatüberleben entscheidende Therapie. Die Patienten sollten im ersten Jahr nach der Keratoplastik und solange die Fäden noch liegen lokal Steroide applizieren. Nach Entfernung der Hornhautnaht kann in unkomplizierten Fällen die Steroidtherapie langsam abgebaut werden. Bei Patienten mit vaskularisierten Hornhäuten oder einem Risiko für eine Herpesreaktivierung sollte die lokale Steroidtherapie, falls erforderlich kombiniert mit Virostatikaprophylaxe, über längere Zeiträume fortgesetzt werden. Bei Diagnose einer akuten Transplantatkrankheit ist eine häufige lokale Steroidgabe (in den ersten Tagen viertel- bis halbstündlich), kombiniert mit einer Zykloplegie, wirksam. Die hochdosierte systemische Steroidtherapie hat darüber hinaus einen zusätzlichen Effekt. Bei Patienten mit hohem Risiko behandeln wir und andere Gruppen zusätzlich prophylaktisch mit einer systemischen Immunsuppression mit Ciclosporin A. Die hier erforderlichen therapeutischen Spiegel können im unteren Bereich der bei der Transplantation von soliden Organen üblichen Dosis liegen. In letzter Zeit ist die intraokulare Injektion von monoklonalen Antikörpern, wie sie auch für die Therapie der Transplantatkrankheit anderer Organe verwendet werden, erprobt worden. Längerfristige Erfahrungen oder Therapierichtlinien stehen hier jedoch noch aus. Da das Transplantat biomikroskopisch beobachtet werden kann, ist die Wirksamkeit der Therapie am mikroskopisch sichtbaren Effekt sehr gut überprüfbar. Es verbleibt als heute noch nicht gelöstes Problem für die Prognose der Keratoplastik die Gruppe der Patienten mit chronischen Erkrankungen der Augenoberfläche (vernarbendes Pemphigoid, chronische Keratitis, Stammzell- und Becherzellaplasie nach Verätzungen, Patienten mit ausgeprägten Sicca-Syndromen).

Einige Gruppen haben von einer Verbesserung der Transplantatprognose durch Transplantation HLA-kompatiblen Gewebes berichtet. Nach den vorliegenden Statistiken bewirkt die Verwendung kompatiblen Spendergewebes eine 10–30%ige Reduktion des Risikos von Transplantatkrankheiten. Eine adäquate Therapie und ein intensives Follow-up des Patienten (wo auch nichtimmunologische Komplikationen früh erkannt werden können) sind wahrscheinlich genauso effizient wie die HLA-Typisierung. Die HLA-Typisierung ist auch bei Spenderaugen, die bis zu 50 Stunden post mortem entnommen werden, durch Anzucht und Typisierung des retinalen Pigmentepithels oder durch molekularbiologische Methoden möglich.

Bei lamellären Hornhauttransplantaten, bei denen der Patient sein eigenes Hornhautendothel behält, ist die Inzidenz von Transplantatkrankheiten sehr gering. Andererseits gibt es bei diesen Patienten ein Wiederauftreten der Grunderkrankung (z. B. chronische Keratitis) im Transplantat, die jedoch nicht mit einer Immunreaktion verwechselt werden sollte.

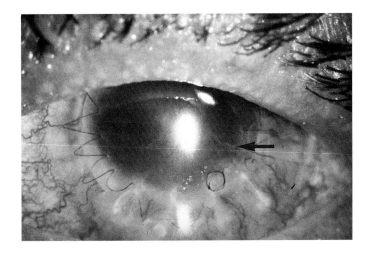

Abb. 29.3 Linienförmige Anordnung von Lymphozyten bei akuter Transplantatkrankheit am Hornhautendothel des Transplantats (Khodadoust-Linie).

Andere Transplantationen am Auge

Für die Versorgung von Erkrankungen der Augenoberfläche, bei denen durch Vernichtung der konjunktivalen Zellpopulationen eine nicht mehr funktionierende Augenoberfläche entsteht, haben sich verschiedene autologe Schleimhauttransplantate bewährt. Diese werden aus Mund- oder Nasenschleimhaut gewonnen; physiologisch ist die Konjunktivaltransplantation von Konjunktiva des Gegenauges. Gelegentlich wird die homologe Transplantation von Bindehaut versucht, ist jedoch wegen ihrer ungünstigeren immunologischen Situation prognostisch eher unsicher. Ein in den letzten Jahren häufiger vorgenommener Eingriff ist die Transplantation von Gewebe des Hornhautrandes (Limbus), in dem neben konjunktivalen Anteilen die Stammzellen des Hornhautepithels zu finden sind. Bei Patienten mit angeborener Limbusstammzellaplasie kann so ein Ersatz dieser Zellpopulation mit anschließender Bildung eines normalen Hornhautepithels vorgenommen werden. Bei Patienten mit einseitiger Zerstörung der Limbusstammzellen ist eine autologe Transplantation vom Gegenauge möglich (Abb. 29.4).

Bei Systemerkrankungen kommt es gelegentlich zu Einschmelzungen der Sklera, die durch ein Skleratransplantat gedeckt werden müssen. Hier kann devitales Gewebe verwendet werden, da lediglich eine mechanische Komponente der Bulbuswand transplantiert wird. Transplantatreaktionen gegen dieses Gewebe sind nicht bekannt. Ein Rezidiv der lokalen Erkrankung ist allerdings vorzugsweise in diesen Gebieten möglich.

Patienten mit Retinitis pigmentosa, bei denen das retinale Pigmentepithel degeneriert und sich eine spätere Atrophie der sensorischen Netzhaut einstellt, setzen zur Zeit große Hoffnungen auf eine Transplantation dieser Zellpopulation. Retinales Pigmentepithel kann in vitro unter Beibehalt der Differenzierung gezüchtet werden; in Tierversuchen sind entsprechende Modelle in Entwicklung. Ob eine klinische Anwendung hieraus resultieren wird, ist noch nicht absehbar. Bei der sehr viel häufigeren senilen Makuladegeneration könnte mit einem frühzeitigen Ersatz des submakulären Pigmentepithels ebenfalls ein Fortschreiten der retinalen Degeneration verhindert werden.

Die Transplantation von Netzhaut erscheint aufgrund der Komplexität dieses Gewebes nicht möglich. Gleichwohl wird von einigen Gruppen versucht, embryonale Netzhaut in vitro sowie intraokular zu einem differenzierten Wachstum zu veranlassen. Diese Arbeiten sind jedoch in einem sehr frühen Experimentalstadium.

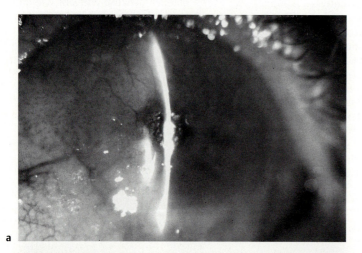

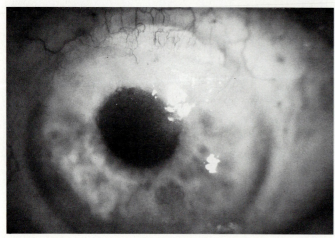

Abb. 29.4 Plattenepithelkarzinom des Limbus.
a Zustand vor der Operation mit Überwachsen der Hornhaut.
b Zustand nach Exzision des Karzinoms, totaler Abtragung des Epithels einschließlich Limbus sowie Transplantation vom Limbusstammzellen vom Gegenauge.

Auge und Immundefekte

Neben den Besonderheiten der lokalen Immunregulation des Auges wird dieses Organ durch systemische Immundefekte mitbetroffen. Erstmanifestationen von Immundefekten treten eher selten am Auge auf. Die Mitbeteiligung des Auges bei bekannten Immundefekten sollte dem Behandelten geläufig sein.

Angeborene Immundefekte

Die angeborenen Immundefekte begünstigen vorwiegend Erkrankungen des äußeren Auges. Chronische Candidainfekte der Bindehaut sowie erhöhte Keimzahlen sonst eher apathogener Erreger führen zu einer chronischen Keratokonjunktivitis, die bei irreversiblen Veränderungen der Hornhautoberfläche oder des Hornhautstromas zu schweren Sehbehinderungen führen kann. Die intraokularen Manifestationen angeborener Immundefekte, soweit diese auf Stoffwechselfehler zurückzuführen sind, betreffen eher Konsequenzen der Stoffwechselfehler als intraokulare Infektionen. Therapeutisch wird neben unspezifischen Maßnahmen zur Keimverminderung des äußeren Auges eine Pflege der okulären Oberfläche mit befeuchteten Salben durchgeführt. Die systemische Therapie bewirkt auch eine Besserung der okulären Symptomatik.

Erworbene Immundefekte

Erworbene Immundefekte sind in den letzten Jahren zunehmend in den Mittelpunkt des Interesses gerückt. Sie können medikamentös/toxisch oder durch Infektionen des Immunsystems selbst bedingt sein.

Im Rahmen immunsuppressiver Therapien treten okuläre Komplikationen relativ selten auf. Gelegentlich werden Reaktivierungen von okulären Toxoplasmosen oder eine retinale Ausbreitung von systemisch vorhandenem Zytomegalievirus beobachtet. Häufig dagegen sind intraretinale Absiedlungen intravenös injizierter Erreger. Bei Drogenabhängigen, die gleichzeitig ein durch Fremdstoffe blockiertes RES aufweisen, ist ein intraokulares Wachstum von Candida albicans möglich. Diese Infekte sind einer hochdosierten Therapie durch fungistatische Substanzen zugänglich, evtl. gefolgt von chirurgischen Maßnahmen zur Beseitigung des mit Entzündungsmaterial gefüllten Glaskörpers (Vitrektomie). Auch Patienten von Intensivstationen mit intravenöser Ernährung weisen hämatogene Infektionen mit den Erregern ihres spezifischen Milieus auf. Diese werden in Retina oder Aderhaut abgesiedelt und erzeugen dort eine Retinitis/Chorioretinitis, deren Folgen bis hin zur Erblindung des betroffenen Auges reichen können. Die Therapie ist hier ebenfalls systemisch antibiotisch, begleitet von einer Beseitigung der Infektionsquelle (z. B. streuende Katheterspitze) (Abb. 29.5).

Nach Bestrahlungen im Kopfbereich können Defekte der Augenoberflächen auftreten, die der sonst apathogenen lokalen Bindehautflora ein Eindringen in die Kornea ermöglichen. Nach hochdosierten lokalen Bestrahlungen sollen daher regelmäßige augenärztliche Kontrollen vorgenommen und ggf. prophylaktisch antibiotische Salben verabreicht werden. Die Regenerationsfähigkeit der okulären Oberflächen ist relativ gut, so daß noch nach Monaten mit einer Stabilisierung gerechnet werden kann. Falls diese nicht eintritt, ist eine Schleimhauttransplantation von der Bindehaut des anderen Auges möglich.

Bei den Infektionen des Immunsystems hat die HIV-Infektion in den letzten Jahren auch im Bereich der Augenheilkunde Bedeutung erlangt. Bei ca. 60% der Patienten im Stadium IV findet man die sog. HIV-assoziierte retinale Angiopathie, bei der lokale Mikroinfarkte (Cotton-wool-Herde) mit umschriebenen Blutungen auf eine lokale Vaskulitis retinaler Gefäße hinweisen (Abb. 29.6). Die Vaskulitis kann Auftakt zu einer Disse-

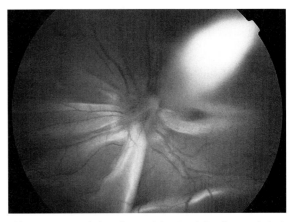

Abb. 29.5 Intraokular abgesiedelte Candida albicans bei einem Drogenabhängigen, Netzhaut durch Traktion abgehoben.

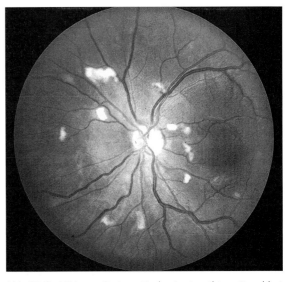

Abb. 29.6 HIV-assoziierte retinale Angiopathie mit zahlreichen weißen Cotton-wool-Herden.

minierung von CMV in die Retina sein, welches dann mit dem Bild einer flächenhaften Retinitis mit Nekrosen und Blutungen das typische Bild der CMV-Retinitis ergibt (Abb. 29.7). Die CMV-Retinitis tritt bei ca. 20% der Patienten im Stadium IV auf. Die Therapie der CMV-Retinitis erfolgt systemisch analog der Therapie der systemischen CMV-Infektion. Relativ ähnlich ist auch das Bild der Herpes-simplex- und Varizellen-Zoster-Retinitis, welche ebenfalls, häufig auch beidseitig, einen flächigen Befall der Retina unter Hinterlassung entsprechender Skotome aufweisen. Prognostisch besonders ungünstig ist eine Vaskulitis und CMV-Infektion des N. opticus bzw. des peripapillären Gebietes. Hier wird nach Abheilung auch bei intakter peripherer Retina häufig eine Erblindung als funktionelles Resultat beobachtet. In diesen Fällen ist u. U. die systemische Verabreichung von niedrig dosierten Steroiden zur Verminderung der lokalen Gewebsschäden sinnvoll.

Die retinale Reaktivierung oder Neuinfektion mit Toxoplasma gondii ist eine bei HIV-infizierten Patienten relativ seltene Komplikation, die in ihren Anfangsstadien leicht mit anderen Retinitiden viraler Genese verwechselt werden kann. In ihrer Form ist sie eher fokal begrenzt und spricht auf eine Therapie mit beispielsweise Clindamycin an. Da gleichzeitig häufig zerebrale und andere Aktivierungen von Toxoplasma gondii bestehen, ist eine systemische Therapie immer angezeigt.

Entsprechend der prädestinierten infektionsimmunologischen Situation des HIV-infizierten Patienten sind auch eher seltene Erreger wie Mycobacterium tuberculosis, Mycobacterium avium intracellulare u. a. zu beobachten. Diese können neben retinaler Absiedelung auch primär chorioidale Granulome mit erst sekundärer Beteiligung der Retina aufweisen.

Allen ophthalmologischen Sekundärinfektionen ist gemeinsam, daß im Unterschied zu Infektionen des Hinterabschnittes bei immunkompetenten Personen die Entzündungsreaktion in Vorderabschnitt und Glaskörper eher relativ gering und daher ein biomikroskopischer Blick auf das Entzündungsgeschehen relativ lange möglich ist. Dies hat den Vorteil, daß lokale Befundänderungen unter einer systemischen Therapie gut dokumentiert und als Parameter für den Therapieerfolg bewertet werden können.

■ Tumorimmunologie

Tumoren des Auges sind eher selten und weisen einige Besonderheiten auf, die durch ihre Herkunft und Lokalisation erklärt sind.

■ Karzinome

Karzinome von Hornhaut und Bindehaut können als Carcinomata in situ bereits früh diagnostiziert werden. Inadäquate oder verschleppte Therapien können zu Metastasierungen führen. Die Karzinome der benachbarten Strukturen (Meibom-Drüsen, Tränendrüse, Tränenwege) werden häufig spät entdeckt und sind prognostisch ungünstiger.

■ Malignes Aderhautmelanom

Der häufigste Tumor des Auges ist das maligne Melanom der Uvea, welches erst nach dem 3. Lebensjahrzehnt auftritt. Der Tumor entsteht aus den Melanozyten der Uvea und wird histologisch in verschiedene Typen unterschiedlicher Prognose eingeteilt. Bei Lokalisation am hinteren Augenpol, besonders im Bereich der Makula, wird der Tumor relativ früh entdeckt. Peripher am Fundus sitzende Tumoren können oft jahrelang unentdeckt bleiben, bevor sie durch Wachstum in den Bulbusinnenraum die optische Achse erreichen und vom Patienten selbst wahrgenommen werden. Das maligne Melanom der Aderhaut ist besonders bei älteren Patienten quoad vitam prognostisch relativ günstig. Eine entzündliche Tumorinfiltration sowie eine Immunreaktion lassen sich biomikroskopisch nicht nachweisen. Denkbar ist, daß die spezielle Topographie des Aderhautmelanoms einer-

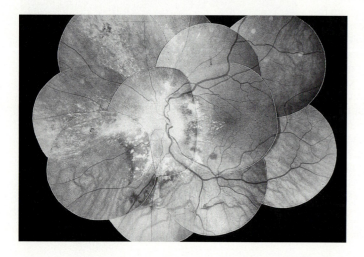

Abb. 29.7 CMV-Retinitis bei einem HIV-infizierten Patienten. Blutungen, Exsudate, Retinanekrosen, besonders peripapillär.

seits seine Metastasierung behindert, andererseits aber auch durch die lokalen immunologischen Privilegien den Aufbau einer Immunreaktion verzögert. Für die Therapie der Aderhautmelanome wird entweder eine lokale Bestrahlung von dafür spezialisierten Zentren oder eine Enukleation des Auges durchgeführt. Die Enukleation selbst gilt als Risikofaktor für eine systemische Disseminierung des Tumors. Bei dem Gefäßreichtum der Uvea kommt es vorwiegend zu einer hämatogenen Metastasierung.

■ Metastasen in der Uvea

Tumoren wie Mamma-, Bronchialkarzinom u. a. können in die Uvea, aber auch in andere Kompartments wie beispielsweise die Iris metastasieren. Hier liegen sie, einer biomikroskopischen Diagnose leicht zugänglich, längere Zeit völlig areaktiv im Gewebe. Ein entzündliches Infiltrat wie bei Metastasen in parenchymatösen Geweben wird biomikroskopisch nicht diagnostiziert. Bei systemischen Tumortherapien kann das Wachstumsverhalten der Metastase als Hinweis auf ein therapeutisches Ansprechen verwendet werden. Bei okkultem Primärtumor können die Enukleation des Auges und die Histologie einen Hinweis auf die Histogenese geben.

■ Retinoblastom

Ein Tumor des Kindesalters ist das Retinoblastom, welches eine hereditäre Komponente aufweist und als Ausschlußdiagnose bei Vorliegen einer Leukokorie (weiße Pupille) beachtet werden muß. Das Retinoblastom exprimiert retinales S-Antigen (s. o.). Eine nennenswerte Autoimmunreaktion gegen retinales S-Antigen wird bei diesen Patienten nicht beobachtet. Die Therapie besteht in der Enukleation des Auges, alternativ auch in der lokalen Radiotherapie.

■ Infektiöse oder infektionsbedingte Augenerkrankungen

Es sollen nur die Augenerkrankungen erwähnt werden, die durch Chronizität und Neigung zu Rezidiven besondere therapeutische Probleme bereiten. Akute und besonders in Zusammenhang mit systemischen Infektionen auftretende Symptome werden in den entsprechenden Kapiteln besprochen.

■ Phlyktäne

Die phlyktänuläre Keratitis (Sandkornentzündung) der Bindehaut oder des Hornhautrandes waren früher mit Augentuberkulose und einer Augenbeteiligung bei Lues assoziiert. Heute handelt es sich vorwiegend um eine lokale Überempfindlichkeitsreaktion auf die Langzeitexposition gegenüber bakteriellem Antigen. Auslöser sind bei entsprechender Disposition (seborrhoische Lidrandblepharitis, Atopiker) vorwiegend Staphylokokken, die zu einer chronischen Überempfindlichkeitsreaktion im Bereich von Bindehaut und Hornhaut führen können. Diese Erkrankung tritt vorwiegend in der ersten Lebenshälfte auf und kann therapeutisch recht mühsam sein, da sie auf lokale Steroidgaben zwar reagiert, nach deren Absetzen jedoch rezidiviert. Gelegentlich werden auch nach viralen Infekten lokale Überempfindlichkeitsreaktionen dieser Art gesehen (Masern, Varizellen) (Abb. 29.**8**).

■ Katarrhalische Randinfiltrate

Als Überempfindlichkeitsreaktion auf mikrobielle Antigene können die Randinfiltrate der Hornhaut im Sinne einer Antigen-Antikörperpräzipitation in der peripheren Kornea gesehen werden. Je nach dem Antigen-Antikörper-Verhältnis bleibt die eigentliche Limbuszone ohne Präzipitate. Mehr nach zentral gelegen und häufig ringförmig demarkiert sind die sog. Immunringe der Horn-

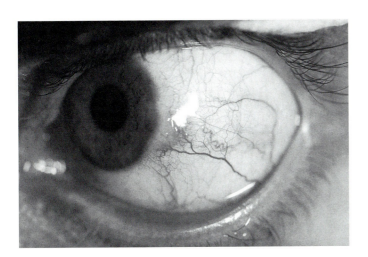

Abb. 29.**8** Bindehautphlyktäne nach Allgemeininfekt.

haut, die es sowohl bei bakteriellen als auch viralen infektiösen Keratitiden gibt. Neben der Präzipitation von lokal gebildeten Immunkomplexen können auch zelluläre Infiltrationen und Demarkierungen gefunden werden. Die Lokaltherapie besteht in diesen Fällen aus einer Kombination von bakterieller Proliferationshemmung durch Antibiotika (Tobramycin, Ciprofloxacin) sowie aus einer zusätzlichen lokalen Steroidgabe zur Hemmung der immunologischen Reaktion. Bei bakteriellem Ursprung des entsprechenden Antigens kann eine Reduktion der Bakterienpopulation (Lidrandreinigung durch Antibiotika und Antisepsis) erfolgreich sein. Davon abzugrenzen sind lokale bakterielle Infektionen der Hornhaut, die wesentlich maligner verlaufen können bis hin zur Ulzeration und Perforation der Hornhaut.

■ Chlamydienerkrankungen

In der dritten Welt ist die chronisch-rezidivierende Infektion mit Chlamydia trachomatis und den dadurch bedingten chronischen Entzündungen mit Zerstörung des Bindehaut-Hornhaut-Milieus, schließlicher Vaskularisation und Eintrübung der Hornhaut eine häufige Erblindungsursache. In Mitteleuropa sind okulogenitale Erkrankungen durch Chlamydien der Serogruppe C bis D für die Krankheitsbilder Einschlußgonorrhö des Neugeborenen, Chlamydien-Konjunktivitis des Erwachsenen und TRIC-Keratokonjunktivitis (trachioma and inclusion conjunctivitis) des Erwachsenen auslösend. Beim Neugeborenen findet sich eine eitrige Konjunktivitis, beim Erwachsenen eine lymphozytäre Reaktion mit Follikelbildung in der Bindehaut. Da Chlamydieninfekte, besonders bei Verabreichung von lokalen Steroiden, auf der Bindehaut chronisch werden können, sollten in entsprechenden Verdachtsfällen Abstriche mit Untersuchungen der Zellkulturen und Immunfluoreszenz durchgeführt werden. Die Therapie besteht in lokal und systemisch verabreichten Antibiotika; bei Erwachsenen sollte bei okulogenitalen Infekten auch eine Partnertherapie durchgeführt werden.

■ Molluscum contagiosum

Ein viraler Infekt des Lidrandes mit Bildung eines Molluscum contagiosum kann zu einer follikulären Konjunktivitis, sogar zu einem milden Vorderkammerreizzustand führen. Die chirurgische Exzision der Mollusca führt zu einem Abklingen der Entzündungserscheinungen innerhalb einiger Wochen.

■ Adenovirusinfektionen

Die Konjunktiva ist eine Eintrittspforte verschiedener viraler Erkrankungen. Diese können sich als lokale Infektion zeigen oder von dort aus eine weitere Ausbreitung nehmen. Eine häufige Infektion der Bindehaut ist die Adenovirus-Keratokonjunktivitis, die als akuter Infekt mit Follikelbildung, präaurikulärem Lymphknoten und erheblichem Reizzustand einhergeht. Das zuerst befallene Auge nimmt den intensiveren Krankheitsverlauf. Nach Abheilen der akuten Krankheitserscheinungen kommt es zu einer chronischen Reaktion in den subepithelialen Schichten der Hornhaut (Keratitis nummularis). Hierbei handelt es sich offenbar um eine Immunreaktion gegen persistierendes virales Antigen. Der Verlauf kann Monate bis Jahre währen. Steroide sind symptomatisch wirksam; nach ihrem Absetzen treten jedoch die lokalen Symptome wieder auf. Gelegentlich kann eine Virusverminderung durch die oberflächlichen Hornhauttrübungen eintreten. Eine primäre lokale Steroidtherapie (mit nur symptomatischer Wirksamkeit) ist vermutlich ein Faktor, der eine Chronifizierung des viralen Infektes und langfristige Persistenz in der Konjunktiva auslösen kann.

■ Herpes simplex

Die Primärinfektion mit Herpes simplex kann u. a. über die Bindehaut als Eintrittspforte stattfinden und führt zu nur geringen klinischen Beschwerden im Sinne einer unspezifischen Konjunktivitis. Das Virus persistiert daraufhin im Ganglion trigeminale (Gasseri), wo es reaktivieren und nach einer peripheren neuronalen Ausbreitung zu einer lokalen Manifestation mit dem Bild einer oberflächlichen Infektion des Hornhautepithels führen kann. Diese *Keratitis dendritica* hat eine typische klinische Morphologie und spricht auf die topische Verabreichung von Virostatika (Trifluridin, Aciclovir) recht gut an. Die zusätzliche Verabreichung von Interferon führt zu einer noch schnelleren Rückbildung der lokalen Symptomatik. Allerdings wird die virale Persistenz im Ganglion nicht weiter beeinflußt. Auch die Rezidivquote ist eher durch andere Faktoren wie die immunologische Virus-Wirt-Balance beeinflußt. Eine Therapie mit lokalen Steroiden ist in dieser Phase nicht indiziert (Abb. 29.**9**).

Bei häufigen Reaktivierungen des Virus kann es zu einer chronischen Infektion der Keratozyten des Hornhautstromas kommen (Abb. 29.**10**). Jetzt finden hier chronisch entzündliche vernarbende und einschmelzende Prozesse statt, die klinisch als fokale Keratitis, Hornhautulzeration oder flächenhafte Keratitis diagnostiziert werden können. Eine selektive Infektion des Hornhautendothels führt zu einer Verminderung der endothelialen Pumpfunktion in diesem Bereich, das darüberliegende Stroma lagert Wasser ein, und es entwickelt sich das Bild der sog. Keratitis disciformis. Im weiteren Verlauf kann eine Vaskularisation der Hornhaut mit Ausheilung der lokalen Keratitis unter Bildung vaskularisierter Narben erfolgen (Abb. 29.**1**). Bei ausbleibender Vaskularisation sind auch sehr destruktive Prozesse mit Einschmelzung der Hornhaut möglich. Die lokale Steroidtherapie ist bei diesen Erkrankungen problematisch: Einerseits wird durch Steroide die zellvermittelte Immunreaktion gegen viral infizierte Zellen behindert; andererseits ist die Hemmung der autodestruktiven Komponente der Immunantwort für den Patienten eher positiv. In jedem Fall sollte eine lokale Steroidtherapie nur unter Abschirmung mit systemisch appliziertem Aciclo-

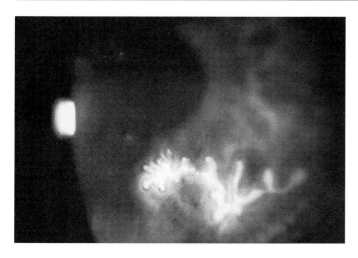

Abb. 29.**9** Herpes simplex, Keratitis dendritica, mit Fluorescein angefärbt. Die Infektion ist auf das Epithel beschränkt.

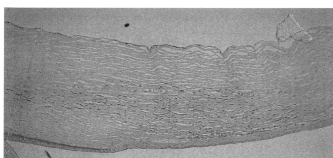

Abb. 29.**10** Chronische ulzerierende Keratitis durch Herpes simplex. Immunhistologie des Hornhautstromas: Expression von Herpes-simplex-Antigen in den Keratozyten als Ausdruck der chronischen Infektion.

vir durchgeführt werden. In Hornhäuten von Patienten mit tiefer viraler Keratitis konnten wir zeigen, daß offensichtlich hier nicht eine Latenz, sondern eine chronische virale Replikation vorliegt.

Die Therapie dieser Hornhauttrübungen besteht nach Kontrolle der Infektion in der lamellären oder perforierenden Keratoplastik. Nach der Hornhauttransplantation ist allerdings eine Reinfektion des Transplantates jederzeit möglich und nur durch eine entsprechende, am besten systematisch durchgeführte Prophylaxe mit Zovirax zu verhindern. Klinisch ist die lokale Reinfektion des Transplantates mit Herpes simplex von einer Transplantatkrankheit häufig nicht einfach abgrenzbar, besonders da eine Transplantatkrankheit sekundär nach dem viralen Rezidiv erfolgen kann.

■ Varizellen-Zoster

Patienten mit einem Zoster ophthalmicus können, besonders bei Befall des N. nasociliaris, eine Mitbeteiligung des Auges von einer milderen Konjunktivitis und Keratitis bis hin zu einer nekrotisierenden Iridozyklitis aufweisen. Hier ist neben der systemischen Verabreichung von Virostatika eine lokale und evtl. systemische Steroidtherapie besonders bei einer Zosteriridozyklitis sinnvoll. Als Resultat des Zoster ophthalmicus findet sich häufig eine asensible (neurotrophe) Kornea, die durch ihre Asensibilität langfristig zu Veränderungen bis hin zu Ulzeration und Verlust des Auges führen kann.

Nach der perforierenden Keratoplastik finden sich bei diesen Patienten häufig nicht aufgrund des VZV, sondern aufgrund der gestörten Hornhautphysiologie schwerste Probleme des Transplantates mit Verlust der Hornhauttransparenz bis zur Perforation.

Eine besondere Form einer Augenerkrankung mit Varizellen-Zoster-Virus findet sich bei dem akuten retinalen Nekrosesyndrom. Dies ist eine bei immunkompetenten und sonst gesunden Patienten auftretende Retinitis, die zu einer Nekrose der Netzhaut führt. Spätfolgen sind neben dem Verlust von sensorischer Netzhaut die Amotio retinae und schließlich eine Erblindung des Auges. Eine frühe Diagnosestellung, die heute mit der PCR leicht möglich ist, sowie das Einleiten einer systemischen Zoviraxtherapie und langfristigen Prophylaxe kann das zweite Auge des Patienten vor dieser Erkrankung bewahren. Diese Erkrankung, die als Iridozyklitis beginnt, wird häufig zu spät diagnostiziert und führt zumindest beim ersterkrankten Auge trotz späterer intensiver Therapie zu meist ungünstigen funktionellen Resultaten.

Zytomegalie

Das Zytomegalievirus hat wie andere Viren der Herpesgruppe eine besondere Affinität zur Retina. Während bei einem immunkompetenten Patienten Zytomegalieinfektionen der Retina eher selten beobachtet werden, ist bei HIV-infizierten Patienten die Zytomegalieretinitis eine häufige und gefürchtete Komplikation (Abb. 29.**7**). Bei systemischer Toxizität kann auch eine vorübergehende intraokulare Lokalapplikation von Ganciclovir vorgenommen werden. Da die CMV-Retinitis zumeist mit einer systemischen CMV-Infektion einhergeht, ist eine systemische antivirale Therapie sinnvoller.

Toxoplasmose

Abhängig von Ernährungsgewohnheiten und anderen kulturellen Gegebenheiten ist die Toxoplasmose in Westeuropa die häufigste Ursache für fokale Entzündungen von Netzhaut und Aderhaut. In den meisten Fällen handelt es sich um die Manifestation einer intrauterin erworbenen Toxoplasmoseinfektion. Allerdings wird heute auch eine später erworbene retinale Absiedlung von Toxoplasma gondii mit gelegentlicher Reaktivierung diskutiert. Während die kongenitale Toxoplasmose andere extraokuläre Zeichen hat, finden sich bei den meisten Fällen von Toxoplasmaretinochorioiditis keine weiteren Systemzeichen. Biomikroskopisch sieht man eine fokale Retinitis mit Netzhautödem, segmentaler Vaskulitis und Gefäßverschlüssen in diesem Bereich (Abb. 29.**11**). Die Infiltration des Glaskörpers ist im Verlauf der Erkrankung sehr intensiv, so daß der Blick auf die Retina sehr behindert werden kann. Der Vorderabschnitt des Auges kann ebenfalls einen Reizzustand entwickeln. Da die Krankheit häufig rezidivierend auftritt, finden sich neben den frischen retinalen Infiltraten in diesen Fällen auch Pigmentverschiebungen als Zeichen alter abgeheilter vernarbter Prozesse. Bei Zerstörung der Makula, die auch beidseitig möglich ist, kann diese Erkrankung zu einer schweren Sehbehinderung führen. Die Diagnose kann neben dem klinischen Bild durch eine Bestimmung des lokalen Antikörpertiters in der Vorderkammer, der bezogen auf das Vorderkammer-IgG eine im Vergleich zum Serum höheren Toxoplasmose-Antikörperanteil aufweist, durchgeführt werden. Die systemische Therapie erfolgt heute nur bei retinalen Herden, die die Makula bedrohen. Nach unseren Erfahrungen haben sich hier Daraprim/Sulfadiazin bzw. Clindamycin, u. U. kombiniert mit einem Steroid, als wirksam erwiesen. In anderen Studien ist zwischen verschiedenen Formen der Therapie oder der Nichttherapie kein Unterschied gefunden worden. Eine Monotherapie mit Steroiden sollte auf jeden Fall vermieden werden. Bei diesen Patienten wird parallel zur Ausbildung der toxoplasmosespezifischen Immunantwort auch eine Autoimmunreaktion gegen retinales S-Antigen beobachtet, die jedoch als eher sekundäres Epiphänomen bei der ablaufenden Infektion gewertet werden kann. Untersuchungen der Serumtiter können bei negativem Befund die Diagnose einer okulären Toxoplasmose unwahrscheinlicher machen; ein positiver Serumtiter ist jedoch aufgrund der hohen Durchseuchungsquote der Bevölkerung nicht für eine Toxoplasmose beweisend. Eigene Untersuchungen mit der PCR aus Kammerwasser haben keine verbesserte Empfindlichkeit bei der Diagnose dieser Erkrankung erbracht.

Okuläres Histoplasmosesyndrom

Eine spezielle Entzündungsform mit subretinalen Neovaskularisationsmembranen im Bereich der Makula mit Blutungen sowie peripheren und peripapillären Vernarbungen ist als „vermutliches okuläres Histoplasmosesyndrom" (POHS = presumed ocular histoplasmosis syndrome) bezeichnet worden. Diese Erkrankung tritt auf in Regionen mit hoher Histoplasmosedurchseuchung. Die Patienten mit diesem Erkrankungsbild weisen häufig einen positiven Histoplasminhauttest auf. Die formale Pathogenese dieser Erkrankung ist nicht geklärt. Neben einer Überempfindlichkeit auf im Auge abgelagerte Histoplasmaantigene sind Kreuzreaktionen mit anderen Pilzantigenen sowie Überempfindlichkeitsreaktionen gegen gewebespezifische Augenantigene diskutiert worden. Während die systemische Histoplasmose auf eine systemische Amphotericin-B-Therapie anspricht, werden für die ophthalmologische Komplikation dieser Erkrankung eher Therapien mit Steroiden, evtl. kombiniert mit peroralen Fungistatika, verwendet. Eine Desensibilisierung gegenüber Histoplasmin ist diskutiert, aber in seiner Wirksamkeit nicht bewiesen worden. Symptomatisch kann eine Laserkoagulation der Neovaskularisationsmembranen vorgenommen werden. Diese Behandlung kann jedoch das Voranschreiten des Krankheitsprozesses lediglich verlangsamen.

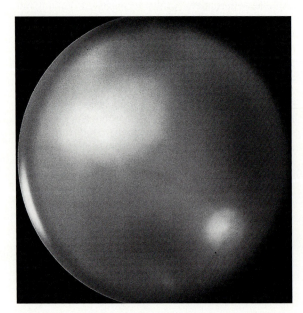

Abb. 29.**11** Toxoplasmaretinochorioiditis. Der Einblick ist durch den infiltrierten Glaskörper erschwert. Rechts unten: Papille. Links oben: retinaler Entzündungsherd.

Augenerkrankungen der Atopiker

An den Oberflächen des äußeren Auges (Conjunctiva tarsi et bulbi, Hornhaut) können sich Immunreaktionen aller Reaktionstypen manifestieren. Die konjunktivale Exposition gegenüber Antigenen wurde in früheren Jahren für die Allergietestungen als diagnostischer Test benutzt.

Conjunctivitis allergica

Sie tritt als Sofortreaktion nach Exposition gegenüber entsprechenden Antigenen auf. Hier kann an der Konjunktiva eine Chemose mit Tränenfluß beobachtet werden. Therapeutisch sind neben der Antigenkarenz (insofern möglich) die lokale Applikation von Dinatriumcromoglicinat sowie Vasokonstriktiva wirksam. Antihistaminika können ebenfalls wirksam sein, während lokal oder systemisch verabreichte Steroide wegen ihrer Nebenwirkungen nur mit strenger Indikation gegeben werden sollten. Eine wirksame Desensibilisierungstherapie vermindert auch die konjunktivale Symptomatik.

Conjunctivitis vernalis

Sie ist ein chronisches atopisches Erkrankungsbild, bei dem vorwiegend eine Symptomatik der Augen gefunden wird. Bei dieser „Frühjahrskonjunktivitis" handelt es sich um eine chronische Entzündung mit proliferativen Veränderungen und lokaler Infiltration durch Basophile, Plasmazellen und Eosinophile. Als Zeichen der chronischen Bindehautproliferation bilden sich Makropapillen (Pflastersteine), die bereits eine makroskopische Diagnose der Erkrankung ermöglichen. In seltenen Fällen können auch Varianten, die vorwiegend eine Infiltration des Hornhautlimbus aufweisen, beobachtet werden. Diese Erkrankung tritt vor allem im ersten Lebensdrittel ausgeprägt auf und klingt in späteren Jahren ab. Therapeutisch werden symptomatisch antiinflammatorische Medikationen verabreicht. Die lokale Applikation von 2%igen Ciclosporin-Augentropfen ist u. U. weniger nebenwirkungsreich als eine gleich wirksame lokale Steroidtherapie.

Keratoconjunctivitis atopica

Patienten mit Neurodermitis, endogenen Ekzemen und anderen Manifestationen können das Krankheitsbild einer chronischen atopischen Keratokonjunktivitis entwickeln. Diese Erkrankung tritt überwiegend nach der Pubertät auf und führt als Folge der chronischen Entzündung zu einem Umbau der Lider und Schleimhäute. Die darauf resultierende schwere Störung der Oberflächenphysiologie des Auges bewirkt neben starken Visusbeeinträchtigungen auch eine Veränderung der Konjunktivalflora mit Auftreten potentiell pathogener Keime wie Staphylococcus aureus. Bei Bagatelltraumen können bei diesen Patienten unerwartet ungünstige Verläufe auftreten (Hornhautulkus, Endophthalmitis).

Kontaktlinsen-Keratokonjunktivitis

Gegen weiche Kontaktlinsen, auf denen sich Proteinreste sammeln, kann sich eine chronische lokale Überempfindlichkeitsreaktion entwickeln. Bei diesen Patienten findet sich ähnlich der Keratoconjunctivitis vernalis eine papilläre Proliferation der Konjunktiva. Neben einer längeren Kontaktlinsenkarenz ist das häufige Wechseln der Kontaktlinsen, evtl. auch das Verwenden von Kurzzeit- bzw. Einmalkontaktlinsen wirksam. Längerfristige lokale Steroidgaben sollten vermieden werden.

Immunologische Erkrankungen der Augenhüllen

Pemphigoid

Eine chronisch entzündliche Erkrankung der Bindehaut ist das vernarbende Pemphigoid, welches in verschiedenen Formen besonders bei älteren Menschen auftreten kann. Bei einigen Patienten ist eine medikamentöse Auslösung durch Lokalmedikation (Pilocarpin, β-Blocker) beobachtet worden. Der Verlauf kann relativ benigne sein und sich über mehrere Jahrzehnte hinziehen. Bei einigen Patienten kommt es auch zu wesentlich maligneren Verläufen mit Schrumpfung der Bindehaut, ausgeprägter subepithelialer Narbenbildung und Keratinisierung von Bindehaut- und Hornhautoberfläche. Gleichzeitig sind bei diesen Patienten Störungen des lokalen Milieus zu beobachten, so daß hier ebenfalls zusätzliche Komplikationen durch Hornhautinfektion und -ulzeration mit atypischen Erregern stattfinden können (Abb. 29.12). Diagnostisch können Probeexzisionen der Konjunktiva mit immunhistologischer Untersuchung durchgeführt werden. Weder das Absetzen eventueller medikamentöser Auslöser noch die Lokaltherapie mit Steroiden sind besonders wirksam. Neuere Arbeiten haben die Produktion und Interaktion von lokal gebildeten Zytokinen untersucht. Wahrscheinlich werden therapeutische Ansätze eher durch systemische Medikationen möglich sein. In Einzelfällen konnten wir bei besonders malignen Verläufen eine Stabilisierung des Befundes über einen Zeitraum von mehreren Jahren unter systemischer Immunsuppression mit Ciclosporin A beobachten.

Episkleritis

Eine häufige rezidivierende und lokale Infiltration der Episklera kann als lokale Manifestation einer minimalen immunologischen Störung interpretiert werden (Abb. 29.13). Bei diesen zumeist klinisch gesunden Patienten finden sich gelegentlich Entzündungszeichen im Serum, ohne daß jedoch eine Assoziation mit spezifischen Infekten vorliegt. Die Episkleritis ist zwar außer-

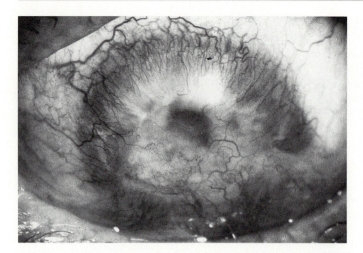

Abb. 29.**12** Vernarbendes Bindehautpemphygoid mit Keratinisierung der Hornhautoberfläche.

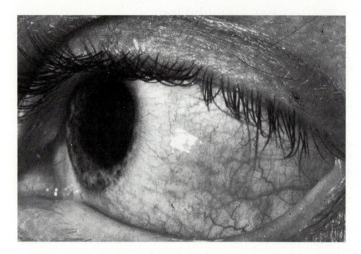

Abb. 29.**13** Episkleritis.

ordentlich lästig, heilt aber in der Regel spontan aus. Eine lokal entzündungshemmende Therapie sollte vorsichtig erfolgen, um die langfristigen Nebenwirkungen einer Steroidtherapie in Grenzen zu halten.

■ Skleritis

Die Gefäße von Sklera und Episklera können bei Systemerkrankungen, die mit der Bildung von Immunkomplexen einhergehen, sehr schmerzhafte Entzündungen aller Schichten der Augenwand aufweisen. Klinisch findet sich bei Lokalisation der Skleritis in den vorderen Augenabschnitten eine livide Verfärbung der Sklera sowie eine darüberliegende oberflächliche Injektion. Bei der Spaltlampenuntersuchung können gelegentlich sogar intraokulare Reizzustände beobachtet werden. Skleritiden in den hinteren Augenabschnitten können zu Sehbehinderungen und sogar Veränderungen im Bereich der Makula durch das lokale Ödem führen (Abb. 29.**14**). Bei besonders ungünstigen Verläufen kann es zur Einschmelzung der Sklera mit Bildung von Staphylomen oder sogar Perforationen führen, die therapeutisch schwer zu kontrollieren sind. Bei Patienten mit Skleritis sollte immer eine systemische Diagnostik zum Ausschluß von Systemerkrankungen bzw. Kollagenosen stattfinden. Das Auftreten einer Skleritis bei Patienten mit bekannter Systemerkrankung ist klinisch ein Ausdruck einer Verschlechterung der Prognose und erfordert eine Neufestlegung der systemischen immunsuppressiven Therapie.

■ Ulcus rodens Mooren

Eine Autoimmunpathologie wird beim Ulcus rodens der Hornhaut vermutet. Dieser Prozeß beginnt im Bereich des Limbus als nekrotisierende Entzündung und bewegt sich in Richtung Hornhautzentrum. Neben der chirurgischen Therapie der akuten Komplikation (Perforation, Staphylombildung) ist wahrscheinlich eine systemische Immunsuppression angebracht. Lokaltherapien sind meistens wirkungslos.

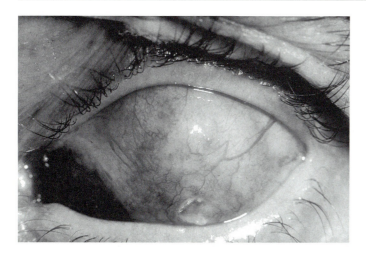

Abb. 29.**14** Nekrotisierende Skleritis bei einem Patienten mit chronischer rheumatoider Arthritis.

Uveitis

Einleitung

Der Begriff Uveitis wird verwendet für eine Gruppe von entzündlichen Veränderungen der vorderen oder hinteren Uvea, wobei auch angrenzende Strukturen wie Retina und Glaskörper mitbetroffen sein können. Eine Einteilung der Uveitis kann erfolgen nach anatomischen Gesichtspunkten (Uveitis anterior, Uveitis intermedia, Uveitis posterior, Panuveitis), nach Verlaufskriterien (akute, subakute, chronische Uveitis), nach biomikroskopischen Kriterien (fibrinöse, granulomatöse, nichtgranulomatöse Uveitis) sowie nach möglichen ätiologischen und pathogenetischen Zusammenhängen. Für den klinischen Gebrauch ist es sinnvoll, die Uveitis zunächst als Organsymptom eines übergeordneten Krankheitsprozesses zu verstehen, der sich durchaus monosymptomatisch am Auge manifestieren kann. Die Einteilung von Uveitiden in exogene und endogene Ursachen ist etwas unglücklich, da eine exogene Uveitis zumeist durch Reaktionen auf ein Trauma mit und ohne Infektion, eine endogene Uveitis aber sowohl infektiös, parainfektiös als auch durch immunpathologische Reaktionen gegen Augenantigene erklärt werden kann. Im folgenden werden unter pragmatischen Gesichtspunkten häufige Uveitisformen besprochen.

Akute Uveitis anterior

Die akute Uveitis anterior tritt vorwiegend bei jüngeren Patienten auf und ist eine wichtige Differentialdiagnose des „roten Auges", die auch dem Nichtophthalmologen geläufig sein sollte. Bei ca. der Hälfte der Patienten findet sich HLA-B27; bei ca. 80% bleibt es bei einem einmaligen Schub. Die Therapie ist symptomatisch und besteht aus Zykloplegie und Applikation lokaler Steroide. Einige der HLA-B27-positiven Patienten mit dem ersten Schub einer akuten Iridozyklitis weisen Symptome einer Systemerkrankung wie Morbus Bechterew oder Morbus Reiter (Abb. 29.**15**) auf. Bei einem Teil sonst klinisch gesunder Patienten lassen sich Hinweise auf abgelaufene Infekte (Intestinalinfekte mit Yersinien u. a.) nachweisen. Bei aktiven bzw. persistierenden Infektionen ist eine Antibiotikatherapie sinnvoll, ohne daß dies jedoch Auswirkungen auf die Uveitis als sekundäre immunpathologische Komplikation aufweist. Ziel der Augenbehandlung sind auf jeden Fall Begrenzung von Dauer und Schwere des Schubes und Vermeidung von sekundären Komplikationen (Sekundärglaukom, Cataracta complicata, Synechienbildungen, chronisches zystoides Makulaödem). Bei Patienten mit bekanntem Morbus Bechterew kann es zu häufig rezidivierenden fibrinösen, auch beidseitigen vorderen Uveitiden kommen, die eine zunehmende Verschlechterung der Sehfunktion bewirken. In diesen Fällen sind systemische Therapien bis hin zu einer Immunsuppression möglich.

Als Diagnostik sollten bei einer Erstmanifestation einer akuten Uveitis anterior eine Untersuchung auf HLA-B27, eine Thoraxröntgenaufnahme sowie eine Serologie analog der Arthritisdiagnostik durchgeführt werden. Bei speziellen Hinweisen durch den Ophthalmologen (granulomatöse Iridozyklitis) sollte beispielsweise in Richtung einer Sarkoidose weiter untersucht werden. Im Gegensatz zu den vorderen Uveitiden des jüngeren Patienten ist die akute Uveitis anterior beim älteren Patienten, evtl. kombiniert mit einer Augendrucksteigerung, zumeist durch eine Aktivierung von Herpes simplex bedingt. Der Nachweis kann hier neben dem nicht ganz typischen klinischen Bild durch eine Vorderkammerpunktion und Nachweis des Virus mit der PCR erfolgen.

Chronische anteriore Uveitis

Die chronische anteriore Uveitis ist besonders bei Kindern mit juveniler rheumatoider Arthritis zu beobachten (Tab. 29.**1**). Die Patienten entwickeln praktisch nie Symptome, so daß die Uveitis entweder bei ophthalmologischen Screeninguntersuchungen im Rahmen der Rheumasprechstunde oder durch Komplikationen wie die Ausbildung einer Katarakt entdeckt wird. Außer den genannten Komplikationen ist bei diesen Patienten häufig auch eine Bandkeratopathie zu beobachten. Die Therapie der chronischen Uveitis erfolgt lokal mit Steroiden

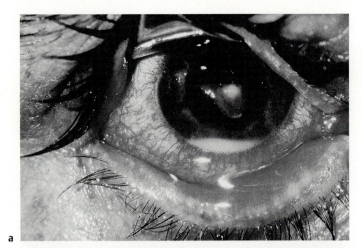

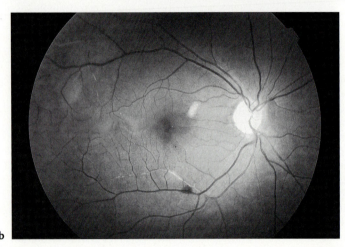

Abb. 29.**15** Augenbefall bei Morbus Behçet.
a Hypopyoniritis.
b Retinale Vaskulitis.

Tabelle 29.**1** Allgemeine Klassifikation der Uveitiden nach lokalisatorischen sowie nach Verlaufsgesichtspunkten. Neuerlich wird die endogene retinale Vaskulitis in dieses einfache praktische Schema einbezogen, da auch bei ihr Miterkrankungen der Uvea sehr häufig sind

Vordere Uveitis
 - akute Iritis oder Iridozyklitis
 - chronische Iridozyklitis
Intermediäre Uveitis
Hintere Uveitis
 - Chorioiditis
 - Chorioretinitis
 - Retinochorioiditis
 - retinale Vaskulitis
Panuveitis = vordere und hintere Uveitis

in Dosierungen, die auch bei längerfristiger Applikation keine Nebenwirkungen am Auge hervorrufen. Eine zusätzlich laufende systemische Therapie wirkt sich ebenfalls positiv auf die Uveitis aus.

Eine Sonderform ist die Heterochromiezyklitis, die beim jungen Erwachsenen zu einer einseitigen Aufhellung der Iris und späteren Ausbildung einer Cataracta complicata führt. Diese Patienten zeigen biomikroskopisch nur minimale Entzündungszeichen und werden ebenfalls erst anhand ihrer später auftretenden Komplikationen diagnostiziert. Lokaltherapien sind hier für den Verlauf wenig wirksam.

■ Intermediäre Uveitis

Die intermediäre Uveitis ist eine zumeist chronisch verlaufende Entzündung, die sich hinter dem Ziliarkörper im vorderen Glaskörper, in der Pars plana und der peripheren Retina des Auges abspielt. Die Patienten werden auf die Entzündung aufmerksam durch eine Zunahme von Schatten und Trübungen, die durch eine chronische Insudation von Entzündungszellen in den vorderen Glaskörper entstehen. Bei längeren Verläufen können sich entzündliche Zellballen bevorzugt in der unteren Zirkumferenz der Pars plana ablagern, so daß dort aus den sog. Schneebällen richtige Schneewehen entstehen. Einhergehend damit sind gliale Proliferationen, die wahrscheinlich eine Reaktion auf lokal gebildete Zytokine darstellen. Die Pathogenese dieser Erkrankungen ist wohl uneinheitlich, da sowohl eine milde chronische Zyklitis als auch eine milde Vaskulitis der peripheren Retina diesen Prozeß unterhalten können. Neben der Destruktion des Glaskörpers wird bei diesen Patienten ein chronisches zystoides Makulaödem begünstigt, welches bei langen Verläufen zu einer Visusherabsetzung führt. Neben der lokalen Kryotherapie ist wahrscheinlich die Vitrektomie ein geeignetes Verfahren, um die Sekundärpathologie von Glaskörper und Netzhaut des hinteren Augenpols zu verhindern. In Einzelfällen ist eine systemische Steroidtherapie oder Immunsuppression erfolgreich. Eine lokale Steroidtherapie ist hier weitgehend wirkungslos.

■ Uveitis posterior

Die Uveitis posterior kann fokal, multifokal und disseminiert auftreten. Bei Beschränkung der Entzündung auf die Uvea werden lediglich die darüberliegenden Rezeptoren mitgeschädigt; bei weiterer Beteiligung der Netzhautschicht findet auch eine Schädigung der Nervenfaserschicht mit der Entstehung entsprechender Ausfälle im Gesichtsfeld statt. Bei den Uveitiden handelt es sich wahrscheinlich um Vaskulitiden der Uvea, die aufgrund ihrer anatomischen Struktur eine Reaktionsform ähnlich den Nierenglomeruli bei systemischen Pathologien aufweist. Bei Patienten mit besonderen immunpathologischen Situationen wie beispielsweise einer polyklonalen Stimulierung bei Tuberkulose können chronisch entzündliche und vernarbende Entzündungen der hinteren Uvea zu einer fokalen Atrophie der Chorioidea mit Atrophie der darüberliegenden sensorischen Netzhaut führen. Die serpiginöse Uveitis ist hier als chronische und langfristig sehr destruktive Entzündung zu nennen, die zu starken Funktionseinbußen des Patienten führen kann. In Einzelfällen ist über den Erfolg immunsuppressiver Therapien berichtet worden; diese sollten jedoch erst nach Ausschluß aktiver Systeminfektionen vorgenommen werden. Neben der Tuberkulose sollte auch an eine Lues gedacht werden, die analog zu ihrer vielfältigen Symptomatik am Auge praktisch jede Form der Uveitis imitieren kann.

Die akute Uveitis posterior hat als Ersterkrankung eine relativ gute Prognose. Symptomatisch können systemische Steroide in antiinflammatorischen Dosen verabreicht werden. Bei Patienten mit bestehenden Systeminfektionen, mit laufender Immunsuppression oder mit HIV-Infektionen muß an eine Frühform einer endogenen infektiösen Disseminierung bakterieller oder viraler Erreger gedacht werden. Hier sollte mit der Steroidtherapie bis zu der weiteren Abklärung eher zugewartet werden.

■ Panuveitis

Die Entzündung aller Bereiche der Uvea wird als Panuveitis bezeichnet. Diese kann gelegentlich als Vaskulitis der gesamten Uvea auftreten, wird jedoch häufiger bei intraokularen Infektionen (exogen, endogen) mit adäquater Reaktion der gesamten Uvea beobachtet. Nach der Erregerdiagnose durch Punktion und Kultur folgt eine spezifische Therapie. Einige postoperative Panuveitiden, die lange für steril gehalten wurden, sind durch die intraokulare Persistenz von gering virulenten Erregern (Propionibakterien) noch Monate nach Kataraktchirurgie als infektiös identifiziert worden. Falls eine sterile Panuveitis vorliegt, ist bei drohender Sehminderung ebenfalls eine systemische Immunsuppression angezeigt.

■ Phakogene Uveitis

Die Linse weist mit ihren Proteinen α, β- und γ-Crystallin eine Reihe von organspezifischen Eiweißverbindungen auf, die besonders im Tiermodell als Autoantigen für Autoimmunreaktionen am Auge erforscht worden sind. Die Theorie vom sequestrierten Antigen, welches bei Verletzung freigegeben wird und eine Autoimmunreaktion auslösen kann, ist inzwischen zugunsten der Theorie einer Toleranz gegen Linsenprotein verlassen worden. Bei Patienten nach Kataraktextraktion finden sich im Serum Antikörper gegen Linsenprotein in niedriger Konzentration, die wahrscheinlich keine pathogene Bedeutung haben. Im Serum von Kindern mit rheumatoider Arthritis, auch ohne Augensymptomatik, konnten wir mit dem Immunoblotting Autoantikörper gegen Linseneiweiß nachweisen. Ob diese eine pathogenetische Rolle spielen, sei dahingestellt. Eine echte phakogene Uveitis, wie sie nach protrahierten intraokularen Entzündungszuständen mit Freisetzung von Linsenprotein auftreten kann, sollte eher selten sein. Als Modellsituation dafür kann der perioperative Verlust des Linsenkerns bei Kataraktextraktion in den Glaskörperraum gelten, wo er verbleibt und eine chronische granulomatöse Entzündung auslösen kann (Abb. 29.**16**). Mit den heutigen Techniken der Vitrektomie ist diese Situation chirurgisch vermeidbar. Die Therapie bei phakogener Uveitis besteht insofern aus der Elimination von noch vorhandenem Linsenprotein, ggf. kombiniert mit Vitrektomie, sowie einer intensiven lokalen und u. U. systemischen Steroidtherapie.

■ Sympathische Ophthalmie

Die sympathische Ophthalmie ist eine Autoimmunreaktion gegen Netzhautproteine (retinales S-Antigen, IRBP, andere), die nach perforierenden Verletzungen, aber auch nach chirurgischen Traumata beobachtet wird. Sie befällt sowohl das verletzte als auch das unverletzte Auge und beginnt mit einer Iridozyklitis, die sich später in eine granulomatöse Chorioretinitis ausweitet. Unbehandelt kann diese Erkrankung zur Erblindung führen. Aufgrund der modernen Asepsis, der besseren Wundversorgung und der Steroidtherapie ist diese Krankheit selten geworden. Wenn die Erkrankung auftritt, ist heute deren klinisches Bild durch eine bestehende Steroidtherapie stark modifiziert. Daher sollte bei jeder Uveitis, die nach Verletzung des Gegenauges auftritt, an eine sympathische Ophthalmie gedacht werden. Die Therapie besteht nicht mehr wie früher in der Enukleation des „auslösenden" Auges, sondern in einer Immun-

Abb. 29.**16** Phakogene Uveitis Monate nach Kataraktextraktion, bei der Linsenprotein im Auge verblieb.

suppression mit Ciclosporin A und Steroiden. Wenn diese rechtzeitig begonnen wird, ist eine Funktionserhaltung möglich. Denkbar ist die Rolle von bakteriellen Infekten, die nach dem Trauma eine Adjuvansfunktion in der Ausbildung der Autoimmunreaktion fördern. Es sei darauf hingewiesen, daß alle gängigen Tiermodelle nur in genetisch disponierten Stämmen und unter Verabreichung von Adjuvans zu einem der sympathischen Ophthalmie ähnlichen Krankheitsbild durch Injektion von retinalem Antigen gebracht werden können. Bei Menschen ist eine Häufung der Eigenschaft HLA-A11 bei Patienten mit sympathischer Ophthalmie beschrieben worden.

■ Vogt-Koyanagi-Harada-Syndrom

Der sympathischen Ophthalmie sehr ähnlich ist das Vogt-Kayanagi-Harada-Syndrom, welches mit den nichtophthalmologischen Symptomen Vitiligo, Poliosis, Alopezie, Meningitis und Hypakusis einhergehen kann. Die Manifestationen können jedoch auch oligosymptomatisch mit Vorwiegen der Augensymptome sein. Es ist eine genetische Häufung von HLA-B52 beschrieben worden. Therapeutisch ist bei dieser potentiell blind machenden Erkrankung ebenfalls eine systemische Immunsuppression wirksam, die später von einer sorgfältig dosierten Steroidtherapie abgelöst werden kann (Abb. 29.**17**).

■ Vitiliginöse (Bird-shot-)Chorioretinopathie

Diese Erkrankung ist erst in den letzten Jahren als eigenes Syndrom beschrieben worden und stellt sich klinisch als beidseitige milde hintere Uveitis mit multiplen Pigmentblattdefekten, Vaskulitis der retinalen Arteriolen, mäßiger Glaskörperinfiltration sowie resultierender beidseitiger Optikusatrophie dar. Die Pathogenese dieser Erkrankung ist unbekannt; eine virale Ursache ist zur Zeit nicht ausgeschlossen.

Patienten mit dieser Erkrankung sollten, obwohl keine kontrollierten klinischen Studien vorliegen, auf jeden Fall antiinflammatorisch mit Steroiden oder immunsuppressiv behandelt werden.

■ Mitbeteiligung des Auges bei entzündlichen Systemerkrankungen

Bei entzündlichen Systemerkrankungen können alle anatomischen Strukturen des Auges in der für sie typischen Weise mitreagieren. In unseren Breitengraden von besonderer Bedeutung ist die *Sarkoidose*, die neben vorderen Uveitiden auch sehr destruktive Entzündungen der hinteren Uvea bis hin zur Granulombildung in der Papille zeigen kann. Der Verlauf ist bei diesen Patienten häufig ungünstig, da durch die Papillengranulome der Visus irreversibel geschädigt wird (Abb. 29.**18**). Die Therapie besteht bei diesen Patienten in einer rechtzeitig gestellten Systemdiagnose und der Einleitung einer hochdosierten systemischen Steroidtherapie.

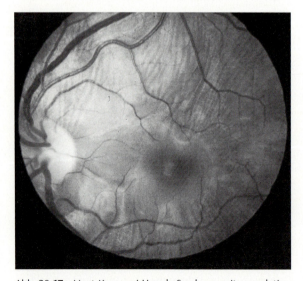

Abb. 29.**17** Vogt-Koyanagi-Harada-Syndrom mit exsudativer Amotio retinae (Netzhaut mit Falten).

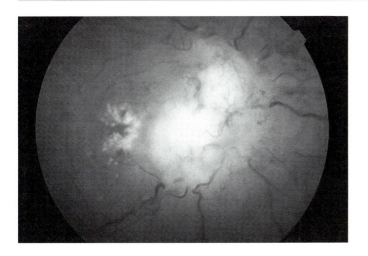

Abb. 29.**18** Granulomatöse Chorioretinitis mit Befall der Papille bei Patient mit Sarkoidose.

Der *Morbus Behçet* kann neben der bekannten Hypopioniritis ebenfalls schwerste retinale Vaskulitiden verursachen, die bei Patienten in Mitteleuropa häufig ohne die klinische Vollsymptomatik des Morbus Behçet gesehen werden. Es ist daher vorgeschlagen worden, die Augenmanifestation als ein Hauptkriterium für die Diagnose des Morbus Behçet zu werten. In dieser Krankheitsgruppe ist eine HLA-Assoziation (HLA-B52) bekanntgeworden.

Eine *endokrine Orbitopathie* mit Exophthalmus, Motilitätsstörungen und Sekundärkomplikationen ist Folge der Autoimmunerkrankung, die zum klinischen Bild der Autoimmunthyreoiditis führt. Dieses als „endokriner Exophthalmus" bekannte Krankheitsbild spricht auf eine systemische Steroidtherapie oder eine Immunsuppression an. Zu erwähnen ist, daß nach einer chirurgischen Thyroidektomie sich die orbitale Symptomatik auch erheblich verschlechtern kann. In extremen Fällen sind chirurgische Orbitadekompressionen als Ultima ratio möglich. Heute wird die frühzeitige Orbitabestrahlung empfohlen.

Die Beteiligung des Auges und seiner Anhangsorgane bei einer Reihe weiterer entzündlicher Systemerkrankungen sind in Tab. 29.**2** dargestellt. Sie folgen im wesentlichen immer den gleichen Prinzipien, die sich jedoch in unterschiedlicher Konstellation und Ausprägung

Tabelle 29.**2** Häufige Augenerkrankungen im Rahmen systemischer Immunopathien. Zahlenindizes verweisen auf einige Besonderheiten

Immunopathie	Conjunctivitis sicca Sjögren-Syndrom	Episkleritis Skleritis	Hornhautrandinfiltrate Hornhautulzera	Akute vordere Uveitiden	Vaskulitiden diverser Strukturen	Pseudotumor orbitae Myositis
rheumatoide Arthritis	++	++1	++7	+	+	
Erythematodes	+	++2	+	(+)	++3	+
Morbus Wegener	+	++2	+	+	+	++4
Periarteriitis nodosa	+5	+2,6	+7	+	++8	
rezidivierende Polychondritis	+	+	+9	+	+10	+
Polymyositis	+	+		+	+	++11
Sklerodermie	++				+	
Colitis ulcerosa/Morbus Crohn	+	+	+	+	+	
paraneoplastisches Syndrom	+	+	+	+	+	+
Morbus Horton	+			(+)12	++13	
Reiter-Syndrom	14	+		++		
Morbus Bechterew				++		
Autoimmunthyreoiditis	+					
chronische aggressive Hepatitis	+					

1: Scleromalacia perforans, eine besonders typische Form, 2: häufig nekrotisierend, 3: Cotton-wool-Herde, Netzhautblutungen, 4: Lidödeme, Optikuskompression, Tränennasengangsverschlüsse, 5: Bindehautblutungen, 6: uveale Effusionssyndrome, 7: Ringulzera, 8: Arteriitis chorioideae, ischämische Neuropathien, 9: Stromainfiltrate, 10: Uveainfarkte mit fibrovaskulären Proliferationen, 11: Lidödeme, 12: ischämische Iritis, 13: Apoplexia papillae, 14: Konjunktivitis unklarer Ätiologie.

zeigen können. Grundsätzlich sei angemerkt, daß das Auftreten beispielsweise peripherer Hornhautrandgeschwüre bei einer bekannten Kollagenose auch als systemisches Verschlechterungszeichen gewertet werden kann, mit der Konsequenz, daß die systemische Therapie der Grunderkrankung u. U. neu definiert werden muß. Bei diesen Erkrankungen ist das Auge Manifestationsort eines bekannten systemischen immunpathologischen Prozesses, dessen systemische Therapie auch die Augensymptome kontrolliert.

■ Literatur

1 Allansmith, M. R.: The Eye and Immunology. Mosby, St. Louis 1982
2 Böhnke, M.: Immunopathology of Uveitis. Advanc. Biosci. 62 (1987) 507–536
3 Char, D. H.: Immunology of Uveitis and Ocular Tumors. Grune & Stratton, New York 1978
4 Easty, D. L.: Virus Disease of the Eye. Lloyd-Luke, London 1985
5 Foster, C. S., M. Sainz de la Maza: The Sclera. Springer, Berlin 1993
6 Friedlaender, M. H.: Allergy and Immunology of the Eye, 2nd ed. Raven, New York 1993
7 Kraus-Mackiw, E., G. R. O'Connor: Uveitis. Pathophysiology and Therapy, 2nd ed. Thieme, Stuttgart 1986
8 Nussenblatt, R. B., A. G. Palestine: Uveitis. Fundamentals and Clinical Practice. Year Book Medical Publishers, Chicago 1989
9 Smith, R. E., R. A. Nozik: Uveitis. Klinik, Diagnose, Therapie. Ein Leitfaden für die Praxis. Springer, Berlin 1986
10 Smolin, G., G. D. O'Connor: Occular Immunology. Lea & Febiger, Philadelphia 1981
11 Smolin, G.: Immunologie des Auges. Enke, Stuttgart 1994
12 Sundmacher, R.: Herpetic Eye Diseases. Bergmann, München 1981

30 Immunologie in der Reproduktionsmedizin

L. Mettler

■ Einleitung

Wie aus den Arbeiten um die Jahrhundertwende hervorgeht, waren Fortschritte der Immunologie immer mit der Reproduktionsimmunologie eng verflochten. Erste klinisch relevante Arbeiten erschienen um 1954 mit der Entdeckung der Spermatozoenantikörper durch Rümke (12) und Wilson (16). Zwischenzeitlich hat sich die Reproduktionsimmunologie als ein spezieller Bereich in der Gynäkologie und Andrologie etabliert.

Der Nachweis von spermaspezifischen Antikörpern und zellgebundener Immunität gegen spermatozoale Bestandteile gab erstmalig zuverlässige Hinweise dafür, daß Gameten im autogenen und allogenen System immunogen wirken können. Immunologische ätiologische Gesichtspunkte geben dem komplexen Bild der gutartigen proliferativen Erkrankung Endometriose neue Bedeutung. Auch bei rezidivierenden Aborten wurden immunologische Mechanismen nachgewiesen (15), die therapeutische Ansätze ermöglichen.

Zusätzlich befaßt sich die Reproduktionsimmunologie mit

- immunologischen Nachweismethoden der Schwangerschaft,
- Problemen der Blutgruppenverträglichkeit in der Schwangerschaft und mit
- toxischen Reaktionsformen im Rahmen der Schwangerschaft, z. B. Gestose und HELLP-Syndrom.

■ Definition von Sterilität und Infertilität

Unter Sterilität versteht man die mangelnde Gametenvereinigung bei länger als 2 Jahre bestehendem Kinderwunsch. Die Infertilität dagegen differenziert sich im deutschen Sprachraum deutlich von der Sterilität, obwohl international der Terminus Infertilität für beides verwendet wird. Wir verstehen unter Infertilität das Unvermögen des Austragens einer befruchteten Eizelle, also Frühaborte in den ersten Tagen nach der Befruchtung, aber auch Aborte im 2. und 3. Monat bis zu Aborten zum Ende des 6. Schwangerschaftsmonats. Nach Nürnberger (11) ist die Sterilität durch beide Ehepartner bedingt. Etwa 15% aller Ehen mit Kinderwunsch in Deutschland bleiben kinderlos. Seit 1956 wird die Sterilität als Krankheit gewertet und stellt in der Behandlung eine kassenpflichtige Leistung dar.

Ätiologisch unterscheidet man auf seiten der Frau anatomisch-funktionelle Störungen, endokrine Störungen, Endometriose und immunpathologische Reaktionen neben psychosomatischen Ursachen der Sterilität. Von seiten des Mannes wird die Sterilität neben der Palpation und Inspektion durch 2-3 aktuelle Spermiogramme erfaßt: Störungen treten dabei erneut funktionell-anatomisch bedingt, aber auch als Folge einer Entzündung auf. Neben den klassischen Parametern des Spermiogrammes wie Zahl, Beweglichkeit und Morphologie der Spermatozoen werden heute vermehrt funktionelle Testverfahren wie der In-vitro-Hamster-Penetrationstest und der hypoosmolare Schwelltest zur Erfassung der Spermatozoenfunktion eingesetzt. Auf der weiblichen Seite erfolgt die funktionell-anatomische Abklärung entweder durch eine Pertubation und Hydropertubation oder besser durch die operative Pelviskopie mit Chromosalpingoskopie und CO_2- sowie Flüssigkeits-Hysteroskopie, Ovarprobeexzision zur histologischen Untersuchung und endokrine Abklärung durch Messung der Steroidhormone des Ovars und der hypophysären Gonadotropine während verschiedener Phasen des menstruellen Zyklus. Die Ovulation kann durch einen Anstieg des Progesteronspiegels post ovulationem eindeutig nachgewiesen werden.

Im Rahmen der 7 Gruppen der Ovarialinsuffizienz nach der WHO ist eine exakte Diagnostik der ovariellen Störung möglich. Die Spiegel von Prolactin, Schilddrüsenhormonen und Testosteron vervollkommnen das Bild.

Auch Frühstadien der Endometriose, die in funktioneller Sicht eine Ovulation oder die Eizellaufnahme verhindern können, werden durch die operative Pelviskopie erfaßt und können therapiert werden. Die 3-Stufen-Behandlung der Endometriosis genitalis externa gehört zur Routinebehandlung. Dabei werden im 1. Schritt alle sichtbaren Endometrioseherde chirurgisch zerstört; es folgt im 2. Schritt eine endokrine Down-Regulation zur Zerstörung verbliebener, nicht sichtbarer Restherde bei einer Ansprechbarkeit von etwa 70% (etwa 60% der Endometrioseherde sind hormonrezeptorpositiv). Im 3. Schritt erfolgt die operative Sanierung bei erneuter chirurgischer Zerstörung verbliebener Herde und die Eröffnung peripher verschlossener Tuben mit einer chirurgischen Korrektur (Salpingostomie).

Die moderne Sterilitätstherapie eines Ehepaares ermöglicht nach diesen diagnostischen Schritten pelviskopisch-operativ eine Sanierung der funktionell-anatomischen Sterilität und der Endometriose. Auch Störungen der Ovulation und die Endometriose werden heute mit verschiedenen endokrinologischen Methoden behandelt.

Beim Auftreten von Spermaantikörpern ist eine Suppression durch Cortison lediglich auf der männlichen Seite wirksam. Andrologische Sterilitätsursachen werden entsprechend ihrer Genese mit die Spermatozoenmotilität verbessernden Pharmaka wie Kallikrein und Coffein oder auch hormonell mit Testosteron behandelt.

Das gleichzeitig diagnostische und therapeutische Verfahren bei der Vorbereitung und Durchführung der extrakorporalen Befruchtung und des Embryotransfers eröffnet neue Aspekte.

Während sich in der Reproduktionsbiologie auf dem Gebiet der Sterilität der Frau in den letzten 30 Jahren ständig neue Aspekte ergaben, hat das Gebiet der andrologischen Sterilität erst in jüngster Zeit durch das Erkennen bakterieller Verunreinigung des Spermas, durch neue Methoden der Ultraschalldiagnostik und Hodenbiopsie sowie durch Einführung funktioneller Testverfahren der Spermapenetration und durch den Einsatz der In-vitro-Fertilisation, des Embryotransfers und des intratubaren Gametentransfers einige Fortschritte aufzuweisen. Speziell die Mikroinjektion von Spermatozoen in das Zytoplasma der Eizelle hat als „intracytoplasmatic sperm injection (ICSI) neue Erfolge in Richtung von Schwangerschaften aufzuweisen.

Antigenität des männlichen und weiblichen Reproduktionstraktes und der Gameten

Säugetierspermatozoen besitzen eine Membranoberfläche, die eine reiche Quelle verschiedener Moleküle darstellt, die für die Entwicklung, Differenzierung und Funktion notwendig sind.

Das Wort Antigen ist eine funktionelle Bezeichnung für verschiedene Zellmembranbestandteile, die durch entsprechende Antikörper charakterisiert werden.

Spermatozoenantigenität

Im Vergleich zu den klassischen Antigenen, wie Blutgruppenantigene (ABO) und Histokompatibilitätsantigene (HLA), handelt es sich bei den Spermatozoenantigenen vorwiegend um Oberflächenmoleküle, die normalerweise eine bestimmte zelluläre Funktion ausüben. Solchen Molekülen werden wesentliche Aufgaben bei der Zell-Zell-Interaktion zwischen Spermatozoen und den Zellen der Zona pellucida zugeschrieben. Nur durch die Reaktion mit dem dazugehörigen Auto- und Isoantikörper werden sie als Antigene erkannt. Eine grobe Einteilung unterscheidet unspezifische Spermatozoenantigene wie Blutgruppenantigene, Histokompatibilitätsantigene, Embryonalantigene und Seminalplasmacoatingantigen (SCA) von spezifischen Spermatozoenantigenen wie Lactatdehydrogenase, akrosomalen Antigenen, Hyaluronidase und Spermatozoenpeptidantigenen: Hierzu gehören auch Membranpeptide der Spermatozoen, die bei sterilen Patientinnen mit zirkulierenden Serumantikörpern reagieren.

Als Einzelsuspension bieten die Spermatozoen als einer der wenigen Körperzelltypen die Möglichkeit, sie ohne größere präoperative Schritte, die die Integrität der Zellen stets beeinträchtigen, zu reinigen oder zu zählen. Zum anderen erlaubt die strukturelle Besonderheit der Spermatozoen eine eindeutige Trennung der membrangebundenen und der zytoplasmatischen molekularen Bestandteile, wobei Markerproteine den Zugriff zu den einzelnen Kompartimenten anzeigen. Aus diesen Gründen und da auch lösliche spermaspezifische Antigene als prospektive Kandidaten für eine immunologische Kontrazeption im großen Rahmen in Frage kommen, rücken diese Techniken zunehmend in den Mittelpunkt des Interesses.

Zur Isolierung dieser Antigene wird eine Reihe von Arbeitsschritten, die in der Membranchemie allgemein bekannt sind, verwendet. In der Regel werden Proteine mit Detergenzien wie Hyamin 2389 und Triton X-100 von der Spermatozoenmembran gelöst, während zytoplasmatische Komponenten ungelöst bleiben. Zur Kontrolle werden die mitbehandelten Spermatozoen elektronenmikroskopisch untersucht, um das intakte Zytoplasma zu demonstrieren. Außerdem kann das LDH-X-Isoenzym nachgewiesen werden. Sie kommen ausschließlich auf der Spermatozoenoberfläche vor. LDH-X ist ein Membranenzym und kann mit Hyamin-Triton X leicht extrahiert werden. Erst die Destruktion der Spermatozoen mit Ultraschall zeigt auch all die anderen Isoenzyme. Durch Gel und Ionenaustauschchromatographie an Bio-Gel P4 gelang es, einige Peptide von 1400–4000 Da aus der Spermatozoenoberfläche zu isolieren. Als Nachweismethode wurde der sog. Immunhemmtest eingesetzt. Bei diesem Test wird das Serum mit einem bestimmten Spermaantikörpertiter mit den Antigenfraktionen über 90 Minuten bei 37 °C und anschließend 12 Stunden bei 4 °C inkubiert. Der Antikörpertiter wird dann im Spermaagglutinationstest und Spermaimmobilisationstest im Vergleich zum Ausgangstiter bestimmt.

Die hier exemplarisch erwähnten Antigene scheinen mit den meisten natürlich vorkommenden Spermatozoenantikörpern zu reagieren. Ihre immunogene Wirkung ist im Tierversuch an Ratten demonstrierbar. Es konnte gezeigt werden, daß sie im allogenen Rattensystem eine deutlich fertilitätsmindernde Wirkung entwickeln. Entsprechende Versuche an Primaten (Macacus fascicularis) bringen ähnliche Ergebnisse. Frauen, die einen meßbaren Titer an Spermatozoenantikörpern aufweisen, sind sonst klinisch gesund. Demzufolge ist mit einer nennenswerten Kreuzreaktion der Spermatozoenantikörper mit anderen Gewebsarten nicht zu rechnen. In Anbetracht dieser Überlegung erscheint der Gedanke an eine immunologische Kontrazeption, sei sie aktiv oder passiv, nicht abwegig.

Bei Sterilitätspatienten mit einer Sensibilisierung gegen Spermatozoenantigene käme eine Desensibilisierung bei Kinderwunsch mit Konzeption im antikörperfreien Intervall in Frage.

Zur Prüfung der Hypothese, daß antigene Spermakomponenten bei Frauen immunpathologische Mechanismen auslösen und daß durch zelluläre und humorale Antispermaaktivitäten die Fertilität beeinträchtigt wird, war es erforderlich, diese Komponenten näher zu definieren. Dabei sollte der Beweis erbracht werden, daß solche antigenwirksamen Spermatozoenkomponenten die unmittelbare Ursache einer immunologisch induzierten Sterilität sind.

Zunächst versuchte man Spermatozoenkomponenten in entsprechenden Testsystemen einzusetzen. Die Spematozoen zeigten eine beachtliche mechanische Resistenz. Sie sind gegenüber hyperosmolaren und hypotonen Medien unempfindlich. So kann durch Anwendung der üblichen Mikro-Potter-Elvehjem-Homogenisation, von hochtourigen Zerkleinerern oder mit Hilfe von Druckentlastungszellen (French pressure cell) sowie durch Frieren und Auftauen nur eine partielle Desintegration der Spermatozoen erzielt werden, wobei die Antigene nicht oder nur unter Verlust ihrer Antigenität freigesetzt werden. Bessere Resultate erbrachte die wiederholte Ultraschallbehandlung der Spermatozoen.

Neue Versuche haben gezeigt, daß die niedermolekulare Peptidantigene durch einen von den Akrosomen induzierten autolytischen Prozeß abgelöst werden können. Da ein solcher Prozeß auch im weiblichen Genitaltrakt vorstellbar ist und bei der Entstehung von immunologischer Sterilität potentiell eine Rolle spielen kann, wurde versucht, solche Antigene näher zu charakterisieren und sie auf ihre immunogenen und fertilitätsbeeinträchtigenden Eigenschaften zu prüfen. Durch Spontanautolyse führt die Ablösung der Oberflächenbestandteile zu typischen ultrastrukturellen Veränderungen der Spermatozoen. Es kommt zur völligen Ablösung der Akrosomenmembran sowie der Membran des Spermatozoenschwanzes. Abb. 30.1 zeigt links ein Spermatozoen vor und rechts nach der Autolyse. Bei solchen Versuchen rückte zunehmend ein Sialoglykoprotein in den Mittelpunkt des Interesses, da es sich aus dem Überstand leicht isolieren ließ und gute Absorptionsmerkmale mit natürlich vorkommenden Spermatozoenantikörpern aufwies.

■ Oozytenantigenität (Zona pellucida)

Biologische Rolle der Zona pellucida

In der Reduktionsbiologie wird die Reaktion der Zona pellucida der Eizelle und der Spermatozoen immer häufiger untersucht. Die Eizellen vieler Tierspezies einschließlich der Säugetiere und des Menschen sind mit einer mehrschichtigen Hülle umgeben, die die Zona pellucida mit einschließen.

Die Spermatozoen binden sich zunächst an ein Glykoprotein der Zona pellucida. Diese löst die „Zonareaktion" aus. Die Zona pellucida bleibt nach der Interaktion mit den Spermatozoen intakt, um die Embryoentwicklung zu schützen und eventuell die Embryofusion im Eileiter zu verhindern. Auch für die Bewegung der befruchteten Oozyte im Eileiter ist die Zona pellucida wichtig; sie verhindert Polyspermie (Zonareaktion).

Die Immunisierung mit den Zona-pellucida-Antigenen hat gegenüber anderen immunologischen kontrazeptiven Methoden folgende Vorteile:

- Sie ist nicht abortiv, verhindert jedoch die Fertilisierung.

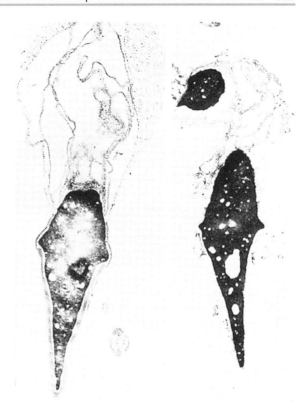

Abb. 30.1 Ultrastrukturelle Veränderungen der Akrosomenmembran eines menschlichen Spermatozoons links vor und rechts nach Autolyse.

- Schon niedrige Antikörperspiegel blockieren die Fertilisation.
- Die bisher untersuchten Zonaantigene erscheinen zonaspezifisch.
- Die Zona pellucida von verschiedenen Tierspezies ist immunologisch kreuzreagierend.

Die Zona pellucida enthält Glykoproteine, die in der Oozyte synthetisiert und während der Oogenese nach außen sezerniert werden. Die Zona pellucida entsteht also in der Oozyte.

Als molekulares Korrelat für die bereits erwähnte Zonareaktion sehen wir die Modifikation der einzelnen Glykoproteine in der Zona pellucida, die durch Kontakt mit den Spermatozoen entstehen.

Gewinnung und Untersuchung von Zonae pellucidae

Da in der Regel nur wenige Säugetierzellen verfügbar sind, beschränkt man sich auf mikroskopische Methoden, die nur wenig Material benötigen. Gewöhnlich läßt sich der die Eizelle umgebende Cumulus oophorus durch mehrmaliges und schnelles Aufziehen in einer Glaskapillare von über 75 μm Durchmesser leicht trennen. In letzter Zeit wurden Methoden entwickelt, die größere Mengen von Zonae pellucidae von Schweinen verfügbar machen. Es ist möglich, bis etwa 400 000 Zonae pellucidae von Schweinen und 30 000 Zonae pellucidae von Kaninchen in 4–5 Stunden zu erhalten. Besonders brauchbar sind mit Lithium-3,5-dijodosalicylat behandelte Zonapräparate und solubilisierte Zonafraktionen, die ihre Fähigkeiten, Spermatozoen und Antizona-Antikörper zu binden, beibehalten. Darüber hinaus bilden sie in einem Radioimmunoassay Immunkomplexe mit menschlichen Antizona-Antikörpern.

Zur Trennung der solubilisierten Bestandteile der Zona pellucida lassen sich die besten Ergebnisse mit der HPL-Chromatographie erzielen, wobei nicht nur analytische, sondern auch präparative Schritte möglich sind. In den bisherigen Untersuchungen wurden 11–19 Fraktionen in einem Molekulargewichtsbereich von zwischen 100 000 und 8200 kDa gefunden und als Proteine klassifiziert. Für 5 Fraktionen konnte die Homogenität geprüft werden. Die N-terminalen Aminosäuren und die Sequenz der Aminosäuren wurden analysiert. Mit der Immunaffinitätschromatographie wurden drei Hauptkomponenten (ZP I, ZP II und ZP III) aus der Zona pellucida von Schweinen getrennt. Eine Austestung auf Homogenität in der SDS-Polyacrylamidgelektrophorese ergab, daß ZP I und ZP III als homogen zu betrachten sind. ZP II enthält zwei Komponenten (ZP II/1 und ZP II/2). Die Aminosäurenzusammensetzung der fünf charakterisierten Glykoproteine zeigte keine Besonderheiten. Ein Glykoprotein mit dem Molekulargewicht von 67 kDa enthält als einziges Cystein als Träger intramolekularer Disulfidbrücken. Ein geringer Methioninanteil ist in den Proteinen bis 50 kDa vorhanden. Die biologische Funktion der hier in beachtlicher Menge vorhandenen Sialinsäure (N-Acetylneuraminsäure) sieht wie folgt aus: Sialinsäure trägt zur Negativladung der Zellmembran bei, obwohl sie die makromolekulare Struktur von Glykoproteinen nicht beeinflußt. Sie dient auch als Informationsaustauscher und übt darüber hinaus eine Schutzfunktion für Glykoproteine und Zellmembran aus.

Die Zona pellucida degeneriert erst im Endometrium kurz vor der Implantation. Hier findet man hohe Konzentrationen an Neuraminidase, welche Sialinsäurereste, die sich im Akrosom der Spermatozoen befinden, abbaut, um damit wahrscheinlich die Spermatozoenanlagerung an die Zona pellucida zu erleichtern. Es ist daher durchaus denkbar, daß die Endometriumneuraminidase die Sialinsäure der Blastozystenzona abbaut und so das Aufbrechen der Zona (Hatching) einleitet. Dies führt zum Schlüpfen der Blastozyste und zur Implantation des Embryos.

Kortikale Reaktion (Zonareaktion)

Die Zona pellucida stellt eine 8–12 μm dicke homogene membranartige Schicht dar, die die Eizellen von den Zellen der Corona radiata, speziell den Granulosazellen, trennt. Demnach besteht eine enge Verbindung zwischen den zytoplasmatischen Ausläufern der Granulosazellen und den Mikrovilli der Oozyten. Mit der ersten Meiose gehen die interzellulären Brücken (Desmosomen) verloren. Bereits zum Zeitpunkt der Bildung des ersten Polkörperchens entstehen an diesen Stellen Degenerationsprodukte wie Myelinkörper, die sich ultrastrukturell durch das Auftreten von konzentrischen globulären Gebilden auszeichnen. Eine Gonadotropinstimulation löst die ersten Reifeteilungen aus. Zum Zeitpunkt der Ovulation sind die Verbindungen zu den Corona-radiata-Zellen vollständig aufgehoben. Wahrscheinlich führt die Vereinigung der Gameten oder eine parthenogenetische Entwicklung der Oozyten die kortikale Reaktion aus. Hierunter versteht man die Freisetzung von Wirkstoffen in den perivitellinen Raum. Dabei wird die Oozytenmembran für anhaftende Spermatozoen undurchlässig. Möglicherweise basieren die hierfür verantwortlichen Mechanismen auf der Wirkung spermatozoenspezifischer Faktoren.

Wir halten es für möglich, daß die Proteine, die in der kortikalen Granula enthalten sind, das entsprechende Substrat, wahrscheinlich ein Glykoprotein der Zona pellucida, erschöpfend abbauen, so daß das Acrosin der anderen Spermatozoen seine Wirkung nicht entfalten kann.

Spermatozoenrezeptor der Zona pellucida

An der Spermatozoen- und an der Eizelloberfläche befinden sich elektronenmikroskopisch erkennbare Interaktionspunkte. Diese spezifische Bindung von Spermatozoen an die Zona pellucida hat recht früh die Rezeptorhypothese entstehen lassen. Kapazitierte Spermatozoen binden sich an die Zona pellucida von Eizellen der Säugetiere. Mit Antiseren gegen Eizellen werden solche Bindungen gehemmt. Spermatozoen können Hamstereizellen in Gegenwart von solubilisierten Zonen nicht penetrieren (HOP-Test = heterogener Ovumpenetrationstest).

In der homogenen ZP-I-Fraktion der solubilisierten Schweine-Zonaproteine läßt sich ein 38-kDa-Glykoprotein finden, das 11% des gesamten Proteingehaltes der Zona pellucida ausmacht und an deren Oberfläche lokalisiert ist. Dieses Glykoprotein hat Rezeptoreigenschaften für Eberspermatozoen.

■ Immunologische Sterilität durch Gametenantikörperbildung bei Tier und Mensch

Spermaantikörper treten in speziellen Fällen bei Männern als Autoantikörper und bei Frauen als Isoantikörper auf. Oozytenantikörper dagegen sind immer Autoantikörper. Diese Antikörper können eine Gametenvereinigung verhindern; dann spricht man von einer immunologischen Sterilität. Im folgenden gehen wir auf die häufigsten untersuchten Ursachen dieser sog. immunologischen Sterilität im einzelnen ein.

■ Testverfahren zum Nachweis von Gametenantikörpern

Die Abklärung der immunologisch bedingten primären oder sekundären Sterilität gehört zur Routinediagnostik einer Sterilitätssprechstunde. Dabei müssen beide Ehepartner erfaßt werden.

Spermatozoenantikörper

Um die Diagnose einer spermaimmunologischen Sterilität stellen zu können, müssen Spermatozoenantikörper im Serum, Zervikalmukus oder beim Mann im Seminalplasma in einer erhöhten Konzentration (Titer) nachgewiesen werden. Bei den meisten dieser Nachweisverfahren handelt es sich um biologische Tests, wobei Spermatozoen als Zielzellen mit den verschiedenen, auf Antikörpergehalt getesteten Körperflüssigkeiten zusammengebracht werden und der Effekt an den Spermatozoen registriert wird. Die am häufigsten vorkommenden Antikörper führen nach Bindung an Spermatozoen zur Agglutination und Immobilisation oder zur Membranschädigung derselben (zytotoxische Antikörper).

Spermaagglutination

In einem Kollektiv von 100 Männern fand Wilson (16) erstmals eine spontane Spermatozoenantikörper-Agglutination (SAT) im Ejakulat. Unabhängig von ihm beschrieb Rümke (12) das gleiche Phänomen. Ein solcher agglutinierender Effekt konnte auch im Serum nachgewiesen werden. Dieses Phänomen ging als Spermatozoenautoagglutination in die Literatur ein. In dem geringgradig abgewandelten Nachweisverfahren wurden die Spermatozoen in einem Gelatinegemisch in Röhrchen nach Zugabe von Serum oder Seminalplasma inkubiert und ihre Agglutination makroskopisch beobachtet. Mit diesem Verfahren wurden etwa 3% positive Seren unter 2000 sterilen Männern gefunden. In einer fertilen Kontrollgruppe war in keinem Fall eine spermaagglutinierende Aktivität nachweisbar. Diese Ergebnisse konnten von anderen Laboratorien nicht bestätigt werden. Der Test wurde als zu unspezifisch betrachtet und verlassen.

Eine vereinfachte Methode der Spermaagglutination ist eine mikroskopische Beurteilung der Spermatozoen nach Inkubation mit Serum auf Objektträgern. Dabei wird auch die Art der Agglutination direkt beobachtet (d. h. Kopf zu Kopf, Schwanz zu Kopf oder Schwanz zu Schwanz). Zusätzlich wurden zahlreiche Varianten solcher Mikroagglutinationstests entwickelt, die Inkubationszeit, Inkubationsmedien, Zellzahl oder Inkubationstemperatur betreffen. Als positiv werden Spermaagglutinationen ab einer Verdünnung von 1:8 angesehen. Die biologische Aussagekraft dieser Spermaagglutinationstests erfährt insofern eine Einschränkung, als positive Ergebnisse auch unter fertilen und sogar schwangeren Frauen in einer relativ hohen Anzahl vorkommen.

Spermaimmobilisation

Eine etwas günstigere klinische Aussagekraft wird allgemein dem Spermaimmobilisationstest (SIT) zugebilligt. Im Prinzip werden hier hitzeinaktivierte Patientenseren (+ 56 °C zur Inaktivierung des Komplements) mit frisch gewaschenen Spermatozoen inkubiert und das Gemisch nach Zugabe von Komplement unter dem Mikroskop ausgewertet. Bleiben die Spermatozoen beweglich, so ist der Test als negativ zu bewerten. Ein positiver Ausfall wird bei der höchsten Serumverdünnung, bei der die Spermatozoen noch unbeweglich sind, angegeben. Dies wird von den meisten Autoren bei einer Verdünnung von 1:8 als klinisch relevant angesehen.

Eine Gelfraktionierung positiver Seren hat gezeigt, daß die spermaimmobilisierenden Serumfraktionen im IgM-Bereich zu finden sind. Demzufolge müßten die immobilisierenden Antikörper den Ig-Klassen IgG_3 und IgM zugeschrieben werden, da nur diese Komplement fixieren können. Die SIT ist eine bessere Nachweismethode von Antispermatozoen-Antikörpern als der oben beschriebene Spermaagglutinationstest, da in mehreren Untersuchungen gezeigt worden ist, daß positive Reaktionen in fertilen Kontrollgruppen nur selten vorkommen.

Zytotoxische Antikörper

Hamerlynck u. Rümke (4, 12) haben ein Nachweisverfahren entwickelt, in dem der spermatoxische Effekt der Seren untersucht werden kann. Die Spermatozoen werden mit den jeweiligen Seren inkubiert und die Membranschädigung der Zellen durch toxische Antikörper nach Zugabe von Komplement mit Hilfe von Trypanblau oder Eosin unter dem Mikroskop ausgewertet (spermatoxischer Antikörpertest/STT). Gesunde Spermatozoen verfärben sich nicht; jedoch werden Spermatozoen, deren Membranen für den Farbstoff durchlässig sind, angefärbt. Die gefärbten Zellen werden in Prozent der Gesamtzellen ausgedrückt. Ob es sich hierbei um die gleichen Antigene handelt, die mit spermaagglutinierenden oder spermimmobilisierenden Antikörpern reagieren, läßt sich gegenwärtig nicht entscheiden.

Immunobead-Test (IBT)

An Spermatozoen gebundene Antikörper werden mit einem Xenoantikörper, der an Plastikkugeln immobilisiert ist, sichtbar gemacht (7). Nach Inkubation der Patientenseren mit gewaschenen Donorspermatozoen werden die Spermatozoen wiederholt gewaschen. Die bei der zweiten Inkubation eingesetzten Plastikkugeln tragen an der Oberfläche Kaninchen-Antihuman-IgG, -IgM oder -IgA. Bei einer positiven Reaktion binden sich die Kugeln an die Spermatozoen. Es entsteht eine IgG-, IgM- oder IgA-spezifische Immunobead-Reaktion (Abb. 30.**2**).

Enzyme-linked immunosorbent assay (ELISA)

Das an eine Festphase gebundene Antigen reagiert hierbei mit den Patientenseren. Die gebundenen Antikörper werden mit einem zweiten, enzymmarkierten (Peroxidase, alkalische Phosphatase oder β-Glykosidase) Antikörper in einer Farbreaktion dargestellt. Auch die in der Spermaimmunologie angewandte ELISA-Technik ist nach diesem Prinzip aufgebaut.

Radioimmunobinding assay (RIBA)

Ein ähnliches Prinzip für den Nachweis von Antispermatozoen-Antikörpern wie bei der ELISA-Technik gilt auch für den RIBA oder Spermatozoen-RIA. Der Antigen-Anti-

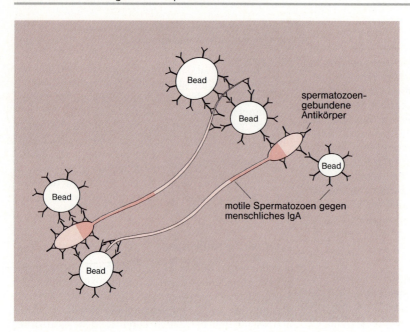

Abb. 30.**2** Schematische Darstellung der Immunobeadreaktion mit den Spermatozoenantikörpern. Beads = mit Antikörpern besetzte Plastikkugeln.

körper-Komplex wird mit Hilfe eines ^{125}J-markierten zweiten Antikörpers oder von Protein A nachgewiesen (Tab. 30.**1**). Ein solcher RIBA mit ^{125}J-Protein-A-Markierung wird an der Universitätsfrauenklinik Kiel für die Diagnose einer spermaimmunologischen Sterilität seit 1983 routinemäßig eingesetzt (Abb. 30.**3**). Es zeigt sich, daß 10–12% der ungeklärten Sterilitäten als immunologisch induzierte Störungen diagnostiziert werden können (Abb. 30.**4**). Als Grundlage zur Entwicklung der Spermaantikörper-RIBA diente die Beobachtung in frü-

heren Versuchen, daß durch eine spontane Autolyse Spermatozoenantigene von der Zelloberfläche abgelöst werden, die mit Seren mancher Patienten mit ungeklärter Sterilität reagieren. Schwierigkeiten bereitete jedoch der Umstand, daß kleinere Antigenbruchstücke mit einem Molekulargewicht von ca. 1–4 kDa abgelöst werden, die durch die klassische Immunpräzipitation nicht nachweisbar sind. Es galt ein möglichst breites Antigenspektrum zu erfassen, da der Autolyseprozeß alle Oberflächenmembranen einschließlich der des Schwanzes der Spermatozoen betrifft (9). Ferner sind die Eigenschaften der Bindung solcher Peptide an Plastikoberflächen, die bei diesem Test ausgenutzt werden, um das Antigengemisch zu Plastikkugeln durch hydrophobe Interaktionen an die Oberfläche zu binden, sehr unterschiedlich. Die antigenbeschichteten Kugeln dienen dann anstatt vitaler, ganzer Spermatozoen als Zielantigene für die in sterilen Patientenseren vorkommenden Antispermatozoen-Antikörper. Die an den Plastikkugeln

Abb. 30.**3** Schematische Darstellung des Spermatozoen-Radioimmunobinding assay (RIBA).

Tabelle 30.**1** Bestimmung von Spermatozoenantikörpern mit einem Radioimmunobinding assay (RIBA) im Serum steriler Patienten

- Pipettieren von 200 µl Serum (1 : 100-Verdünnung) in Plastikröhrchen, die mit Spermatozoenantigen beladene Plastikkugeln beinhalten
- Inkubation: 60 Minuten, 37 °C
- dreimaliges Waschen der Kugeln
- Zugabe von 200 µl^{125}J-Protein A (50 nCi = 1850 Bq) zu den Kugeln
- Inkubation wie oben
- Waschen wie oben
- Zählen jedes Röhrchens im γ-Counter

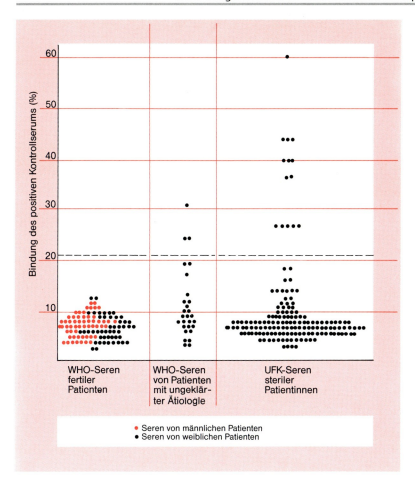

Abb. 30.**4** Typische Verteilungsmuster spermaimmunologisch positiver Seren an der Frauenklinik Kiel im Vergleich zu den WHO-Seren.

entstehenden Antigen-Antikörper-Komplexe werden durch [125]J-markiertes IgG-affines Protein A erfaßt. Protein A wurde als Tracer gewählt, da von frühen Versuchen bekannt war, daß die in sterilen Patientenseren vorhandenen Antispermatozoen-Antikörper vorwiegend zu Immunglobulinen gehören (IgG_1, IgG_2, IgG_4, IgA_2, IgM), die mit Protein A reagieren. Die Spezifität des Spermaantikörper-RIBA wurde auch in verschiedenen WHO-Studien ausgetestet. Es handelt sich um 360 klinisch definierte Seren, die in einer Doppelblindstudie untersucht wurden. In dieser Verbundstudie wies der Spermatozoenantikörper-RIBA eine hohe Spezifität auf. Im Gegensatz dazu zeigten alle anderen Nachweisverfahren wie MSA, MSI und ELISA mit fixierten Spermatozoen – auch in Seren fertiler Frauen oder Männer – einen erhöhten Antispermatozoen-Antikörpergehalt. Entsprechend wurde auch bei einem Vergleich von verschiedenen Testverfahren bei Ehepaaren eine signifikante Korrelation der Sterilität mit der Häufigkeit von positiven RIBA-Ergebnissen gefunden (Abb. 30.**5**).

Zervikalmukus-Penetrationstest (CMT)

Dem CMT kommt bei immunologischen Untersuchungen der Sterilität der Frau eine größere Bedeutung zu. Da die Spermatozoen nach der Vagina den engen, mit Zervi-

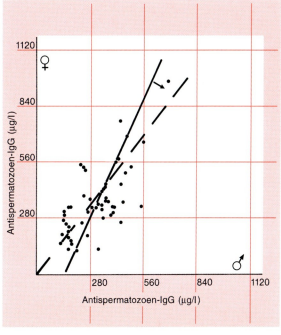

Abb. 30.**5** Antispermatozoen-Antikörperspiegel bei sterilisierten Ehepaaren im RIBA (positiver Korrelationskoeffizient).

kalmukus gefüllten Zervikalkanal passieren müssen, um eine Befruchtung herbeizuführen, können sich Störungen in dieser Region besonders stark auswirken. Eine lokale Antispermatozoen-Antikörper-Sekretion (z. B. IgA) könnte hier eine Dezimierung der Spermatozoen herbeiführen und eine Befruchtung vollständig verhindern. Zusätzlich zu den oben genannten Nachweisverfahren (SAT, SIT, STT) wurde ein In-vitro-Test entwickelt, der dieses Phänomen, d. h. das Durchdringen von Spermatozoen durch den Zervikalkanal, untersucht.

In eine Kapillare aufgezogener Zervikalmukus wird am Ende des Röhrchens mit Sperma versetzt. Die Zeit, die die Spermatozoen zur Durchwanderung dieser Strecke benötigen, dient als Maß der Migrationsgeschwindigkeit durch den Zervikalmukus. Das Verfahren kann mit fertilen Probanden standardisiert werden. Die Ursachen einer Einschränkung der normalen Migrationsgeschwindigkeit sind allerdings komplexer Natur. Neben einer immunologischen, häufig antikörperbedingten Beeinträchtigung der Migration kommen auch andere Ursachen in Betracht. Der Grund dafür ist die sehr komplexe biochemische Zusammensetzung des Zervikalmukus selbst: CM besteht zu 70% aus Mucin, einem hochmolekularen Glykoprotein, das eine große Heterogenität hinsichtlich des Kohlenhydrathaushaltes aufweist. Zusätzlich steht der Mukus unter Östrogeneinfluß und ändert sich in Sialinsäuregehalt, Viskosität, pH und Kohlenhydratgehalt regelmäßig während des menstruellen Zyklus, so daß ein abnormal niedriger CMT-Wert auch bei Veränderungen von Viskosität usw. zustande kommen kann. Der Test muß daher immer in Zyklusmitte durchgeführt werden (Abb. 30.**6**).

Spermatozoenzervikalmukus-Kontakttest (SCMC-Test)

Die Agglutination der Spermatozoen wird zumindest teilweise durch Antikörper vom Typ des sekretorischen IgA verursacht, die wahrscheinlich in der Nebenhodenwand gebildet werden. Diese Autoagglutination ist aber meistens nur partiell. In Anwesenheit von Antisperma-IgA sind auch die nicht agglutinierten Spermatozoen nicht imstande, trotz progressiver Motilität im Sperma den Zervikalschleim zu penetrieren. Diese Penetrationshemmung wird wahrscheinlich dadurch verursacht, daß die Antispermatozoen-Antikörper mit ihrem Fc-Teil an der Glykoproteinmatrix des Zervikalsekretes haften. Dadurch können die Spermatozoen sich nur noch an Ort und Stelle bewegen (Schüttelphänomen). Dieses Phänomen wird in einem SCMC-Test benutzt.

Mixed-Antiglobulin-Reaktionstest (MAR-Test)

Der IgG-MAR-Test ist eine einfache, schnelle und zuverlässige Methode zum Nachweis von Antispermatozoen-Antikörpern im Seminalplasma (Abb. 30.**7**). Bei diesem Test werden gewaschene vitale Spermatozoen mit den zu untersuchenden Proben – meist Seminalplasma oder Serum – inkubiert. Nach Zusatz von antikörperbeladenen Erythrozyten und einem Brückenantikörper werden die an Erythrozyten gebundenen Spermatozoen quantifiziert.

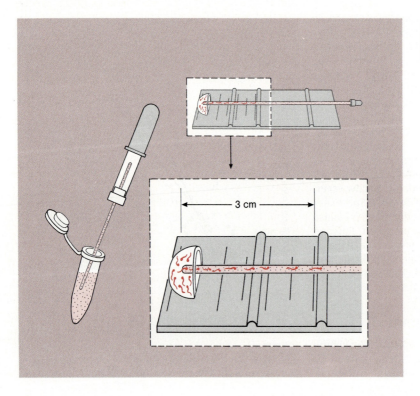

Abb. 30.**6** Einrichtung zur Durchführung des Spermapenetrationstests in Mikrohämatokritkapillaren mit 60 µl Volumen.

Postkoitaltest (PCT)

Zur Durchführung des PCT werden mitzyklisch zum Zeitpunkt der maximalen Östrogenwirkung auf das Zervikalsekret 1, 4 und 21 Stunden post coitum Sekretproben aus dem hinteren Scheidengewölbe und dem inneren und dem äußeren Muttermund gewonnen, jeweils mit gleichem Volumen Eosin (zur Vitalitätsprüfung von Spermien, 1%ige Lösung) und zum Vergleich mit physiologischer Kochsalzlösung vermischt und mikroskopisch untersucht.

■ Therapie der spermaimmunologischen Sterilität

Die Ergebnisse der angewandten Suchtests nach einer nachgewiesenen Sensibilisierung gegen Spermatozoenantigene müssen kritisch gesehen werden. Eine Therapie erscheint nur bei wiederholt positiven Befunden sinnvoll und gerechtfertigt. Die therapeutischen Ansätze werden nachfolgend kurz dargestellt.

Coitus interruptus

Die 6- bis 12monatige Spermaentzugsbehandlung (Coitus interruptus oder Coitus condomatus) führt nur in wenigen Fällen zum Verschwinden der spermaagglutinierenden und -immobilisierenden Serumaktivitäten. Eine anhaltende Aktivität im Serum ist oft ein Hinweis für das Vorhandensein dieser Aktivität in den lokalen Genitalsekreten.

Intrauterine Insemination

Bei Vorkommen von Spematozoenantikörpern, vor allem im Seminalplasma, werden immer wieder Versuche einer intrazervikalen oder intrauterinen Insemination mit vorheriger Waschung des Spermas durchgeführt. Da sich gebundene Spermaantikörper trotz der Anwendung von dissoziierenden Reagenzien häufig von der Spermatozoenoberfläche lösen, bleibt auch die Erfolgsrate solcher Therapieansätze bescheiden.

Immunsuppression

Die Behandlung mit Immunsuppression brachte bei Frauen nur einen geringen, bei Männern einen ausgeprägten Abfall der Antispermatozoen-Antikörpertiter. Als Therapieschema kann bei einem durchschnittlichen Körpergewicht von 60 kg gegeben werden:

- Autoantikörper bei Männern:
  Kurzbehandlung für 3 Wochen mit hohen Dosen, etwa 100 mg Hydrocortison/Tag
  Langzeitbehandlung für 2–3 Monate mit 20–40 mg Hydrocortison/Tag
- Isoantikörper bei Frauen:
  Kurzzeitbehandlung für 3 Wochen 60–100 mg Hydrocortison/Tag
  Absetzen der Therapie zum Ovulationszeitpunkt

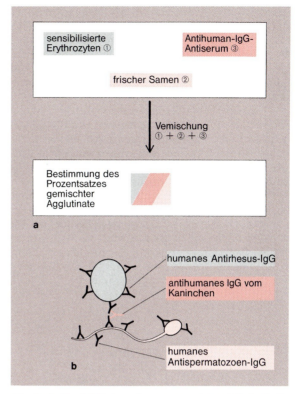

Abb. 30.7 Durchführung des IgG-Mixed-Antiglobulin-Reaktionstests (**a**) und schematische Darstellung einer gemischten Agglutination (**b**).

Zytostatika

Die Behandlung mit Zytostatika wird aufgrund der Nebenwirkungen der Tumorbehandlung vorbehalten bleiben. Zytostatika sollten als Therapeutika bei Spermatozoenantikörpern grundsätzlich nicht eingesetzt werden.

Toleranzinduktion

Eine Neutralisierung der zirkulierenden Antikörper mit Antigenfragmenten ist theoretisch denkbar, wird derzeit aber noch nicht praktiziert. Auch eine Desensibilisierung durch kurze Applikationen einer großen Zahl von Spermatozoen in den Uterus wurde am Tierversuch beobachtet, kann aber bisher als Therapiemodell beim Menschen nicht angewandt werden.
Die Desensibilisierung mit relevanten Antigenen bleibt theoretisch als Therapiemöglichkeit natürlich offen.

In-vitro-Fertilisation/Embryotransfer (IVF/ET) und intratubare Befruchtung

Heute wird die IVF und der ET oder die extrakorporale Befruchtung (ECB) bei nachweisbaren Autoantikörpern bei Mann und Frau sowie bei Isoantikörpern bei der Frau als eine Therapie der Wahl angesehen. Bei bekannten Spermaantikörpern der Frau wird dem Kulturmedium kein mütterliches Serum zugesetzt. Das Ausschalten der in vivo bereits vor der Gametenvereinigung wirksamen Antikörper erhöht die Wahrscheinlichkeit einer erfolgreichen Konjugation. Bei Autoantikörpern des Mannes kann durch Desorption der an die Spermatozoenoberfläche gebundenen Antikörper mit 0,2molarem Harnstoff die In-vitro-Befruchtungsrate der Spermatozoen erheblich verbessert werden.

Weltweit wurden bei der Anwendung dieser Technik im Humansystem bisher über 200000 Kinder geboren. Trotz Verbesserung der Kulturmedien treten immer noch Desynchronisierungen zwischen In-vivo- und In-vitro-Fertilisation auf; daher wird der Transfer bereits im 4–8-Zell-Stadium durchgeführt.

Bis Dezember 1995 entwickelten sich in unserem eigenen Patientengut bei Einsatz von IVF/ET nur im Homotransfer – also der Eizellgewinnung bei der Frau und der Samenzellgewinnung des Mannes von verheirateten Ehepaaren (während Heterotransfer den Einsatz von Ei- oder Samenzellspendern beinhaltet) > 600 Graviditäten. Es wurden > 500 Kinder geboren, 315 Einlinge, 46 Zwillinge, 31 Drillinge und 1mal Vierlinge. Seit 1989 kam es nur 5mal zur Geburt von Drillingen.

Intrazytoplasmatische Spermieninjektion (ICSI)

Dabei wird eine unbeweglich gemachte Samenzelle direkt in das Zytoplasma der Eizelle injiziert und somit eine eventuell vorhandene immunologische Barriere völlig umgangen. Diese in Belgien beim Menschen erstmals in großen Zahlen erfolgreich mit Entstehen von Schwangerschaften nach In-vitro-Fertilisation und Embryotransfer eingesetzte Technik (13) wird heute weltweit mit Fertilisierungsraten von bis zu 80% angewandt. Bereits > 5000 Kinder sind nach der ICSI-Technik geboren. Sie weisen keine erhöhte Mißbildungsrate auf.

Das technische Vorgehen der intrazytoplasmatischen Spermieninjektion gliedert sich in 3 Schritte (Abb. 30.**8**):
* Aspiration einer Samenzelle,
* Fassen der Eizelle im Metaphase-II-Stadium, so daß das Polkörperchen bei 12 Uhr zu liegen kommt, um die Kernspindel bei der Injektion nicht zu beschädigen,
* Mikroinjektion durch die Zona pellucida in das Zytoplasma der Eizelle und schnelles Herausführen der Pipette.

Im weiteren wird eine mikroinjizierte Eizelle kultiviert und nach 16 Stunden auf das Entstehen von 2 Pronuclei untersucht. Der Embryotransfer erfolgt im 2–4- oder 8-Zellstadium nach 48 Stunden in die Cavitas uteri.

In Deutschland wurden 1996 die in Tab. 30.**2** erfaßten Ergebnisse von 47 Arbeitsgruppen, die ICSI und ET durchführen, berichtet. Es kam in 24% der transferierten Embryonen nach ICSI zu Schwangerschaften. Die Altersaufteilung zeigt den Vorteil der Behandlung in jüngeren Jahren für das Entstehen einer Schwangerschaft.

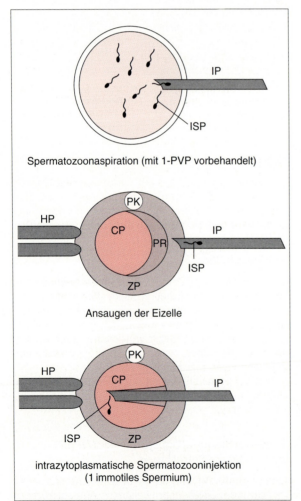

Abb. 30.**8** Intrazytoplasmatische Spermieninjektion in die menschliche Eizelle (ICSI) (HP = Haltepipette, IP = Injektionspipette, PK = Polkörperchen, PR = perivitelliner Raum, CP = Zytoplasma, ZP = Zona pellucida, ISP = immobiles Spermatozoon).

Tabelle 30.**2** Deutschlandstatistik aller durch Computer erfaßten Mikroinjektionen von einem Spermatozoon in eine reife Eizelle in 4 Altersgruppen im Jahre 1995

Alter	Punktionszyklen	Fertilisierte Oozyten	Transferierte Embryonen	Schwangerschaftsrate Punktion
< 30	1198	4,4	2,67	26,43
30–34	3059	4,2	2,64	25,69
35–39	1795	3,5	2,52	21,67
> 39	497	2,7	2,33	12,47
alle	7349	4,0	2,6	24,02

Immunologische Aspekte der Endometriose

Definition und immunologische Charakteristika

Außerhalb der Gebärmutter lokalisiertes Endometrium wird als Endometriose bezeichnet. Die benigne proliferative Erkrankung „Endometriose" ist neben dem Uterus myomatosus die häufigste benigne Erkrankung der Frau. Sie bewirkt Dysmenorrhö, Dyspareunien, chronische Unterleibsbeschwerden und bei vielen Frauen Sterilität.

Als verursachende Faktoren sind bei diesem Krankheitsbild ein Zusammenspiel von genetischen, mechanischen, hormonellen und wahrscheinlich immunologischen Faktoren verantwortlich (Abb. 30.9). Erkenntnisse über mechanische und hormonelle Faktoren nutzt man bereits therapeutisch aus (1). Über immunologische Faktoren gibt es nur Spekulationen. Kennedy u. Mitarb. (5) fanden bei Endometriosepatientinnen signifikant höhere Cardiolipinantikörper als bei Kontrollpersonen. Gleicher u. Mitarb. (3) berichteten, daß 45,5% der Endometriosepatientinnen unter anderem Lupusantikoagulans, 28,8% antinukleäre Antikörper und 19,4% Antikörper gegen ssDNA aufwiesen. Die gleiche Arbeitsgruppe publizierte signifikant erhöhte Serum-IgG-Konzentrationen bei Endometriosepatientinnen.

In Untersuchungen von Serum und Peritonealexsudaten von Endometriosepatientinnen mit unterschiedlichen Schweregraden der Erkrankung (Grade I–III) waren IgG und Komplementfaktoren im Serum und im Peritonealsekret in unterschiedlichen Konzentrationen nachweisbar. Aus Untersuchungen, die zeigten, daß der Abbau von Menstruationspartikeln im Douglas-Raum der Frau durch das Immunsystem kontrolliert und durch Makrophagen vollzogen wird, zeigt sich, daß die Implantation von Endometriosefragmenten wahrscheinlich infolge eines isolierten Immundefektes geschieht. Da dieser Immundefekt hereditär ausgeprägt sein kann, ist eine immunologische Ursache der Endometriose zu diskutieren. Eine vermehrte Produktion von Antikörpern bei fortgeschrittenen Stadien der Endometriose (Stadien III und IV) kann andererseits auch als eine Reaktion, also als ein sekundäres Phänomen, auf das Ausbreiten der Endometrioseimplantate erklärt werden. Diese Autoimmunerkrankung kann folgendermaßen entstehen: Durch retrograde Menstruation gelangt das Endometrium in die Bauchhöhle, und Fragmente können als Antigen fungieren. Als Folge einer örtlichen Reizung kommt es zum Anstieg der Immunglobuline in der Peritonealflüssigkeit und später im Serum. Der Anstieg der Immunglobuline könnte möglicherweise eine Veränderung der Mikroumgebung im Peritonealraum verursachen. Damit kann auch innerhalb der Tuba uterina (Falloppii) die Penetrationsfähigkeit der Spermatozoen negativ beeinflußt und stark reduziert werden. Das Vorhandensein von Immunglobulinen (IgG, IgM, IgA) und Komplementfaktoren (C3 und C4) bei Endometriosepatientinnen spricht für eine lokale Immunreaktion.

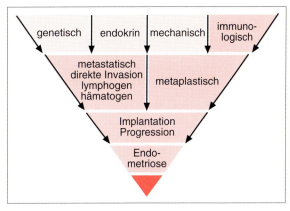

Abb. 30.**9** Ätiologiekomplex zum Entstehen der Endometriose.

Durch Western-Blot-Analyse wird eine Vielzahl endometrialer Antigene mit unterschiedlichen Molekulargewichten nachgewiesen. Drei Antigene mit Molekulargewichten von 26, 34 und 42 kDa fanden sich nur im Endometrium von Patientinnen mit Endometriose.

Von Bedeutung ist auch die zelluläre Immunantwort. Zur Implantation von Endometriumfragmenten kann es offensichtlich nur kommen, wenn bei der Frau ein Immundefekt vorliegt, aufgrund dessen die zelluläre Abwehr von autologem Endometrium außerhalb des Uterus vermindert ist (14). Es sind Unterschiede im zellulären Immunprofil des Endometriums zwischen gesunden Frauen und Endometriosepatientinnen aufzuweisen. So sind Makrophagen in der Peritonealflüssigkeit der Patientinnen mit Endometriose zahlreicher als bei gesunden Frauen (2, 6).

Makrophagenhypothese – ein Beitrag zur Pathogenese der Endometriosis genitalis externa als Sterilitätsursache

Es gilt die Frage zu klären, ob die dystope Persistenz der Endometrioseepithelien durch den M-CSF der Peritonealmakrophagen ermöglicht wird, weil die Endometrioseepithelien den dazugehörigen Rezeptor (M-CSF-Rezeptor = fms-Onkoprotein) exprimieren. Der Nachweis des M-CSF-Rezeptors im Gewebe erfolgt immunhistochemisch an Kryostatschnitten durch monoklonalen Antikörper (c-fms/M-CSF-Rezeptor [AB-2]). In etwa 60% von Fällen, welche nach histopathologisch-morphologischen Kriterien als Endometriose – per Pelviskopie – diagnostiziert wurden, konnte immunhistochemisch der M-CSF-Rezeptor nachgewiesen werden.

Die Polymerasekettenreaktion (PCR) in vitro ergab positive Ergebnisse sowohl bei Endometriose als auch bei Plazenta bezüglich des c-fms-Gens. Mit der In-situ-PCR können ebenfalls histologische Strukturen in diesen Geweben beurteilt werden, und somit kann der Ort des c-fms-Gens bestimmt werden.

Gelingt es, den Nachweis der Makrophagenhypothese als immunologische Ursache für Endometriose definitiv zu erbringen, wäre erwiesen, daß die dystope Persistenz der Endometrioseepithelien auch durch M-CSF ermöglicht wird (8, 10).

Ob dann kausal die peritoneale Makrophagenreaktion als Reaktion auf dystopes Endometrium zu sehen ist oder ob Makrophagen das durch retrograde Menstruation in die Bauchhöhle geratene Endometrium zur Implantation anregen, muß weiter geklärt werden. Ob hierbei vielleicht auch eine primäre Veränderung des Peritoneums als Metaplasie zur Endometriose führt, bleibt ein theoretischer Gedanke. Sicher ist, daß neben der bekannten Implantations- oder Metaplasietheorie der Endometriose noch andere Mechanismen denkbar sind. Da die bisherigen rein mechanisch-operativen und hormonell-suppressiven Therapieansätze nur zu einer 70%igen Sanierung führen, können neue Erkenntnisse der Ätiologie der Endometriose auch neue Therapieansätze bewirken.

■ Immunregulatorische Mechanismen bei physiologischen und pathologischen Schwangerschaften

■ Toleranz

Betrachtet man den Fetus als ein Allotransplantat im Mutterleib, so erhebt sich die Frage, warum eine Abstoßungsreaktion von seiten der Mutter nicht stattfindet (Abb. 30.**10**). Welche Mechanismen führen zur Toleranz? Drei Möglichkeiten kommen in Betracht: Zum einen könnte die Immunabwehrreaktion der Mutter stark unterdrückt werden. Zum anderen könnte die Plazenta die fetalen Antigene zurückhalten oder stark modifizieren. Schließlich ergibt sich noch die Möglichkeit, daß mütterliche Antikörper und andere Immuneffektoren die Plazentaschranke nicht überschreiten können. Die immunologischen Interaktionen hindern nicht nur die Abstoßung des fetalen Allotransplantates, sondern sind auch für die Toleranz verantwortlich. Darunter ist der Schutz des Fetus im Uterus gegen die mütterliche Immunantwort zu verstehen. Die entsprechenden Wirkmechanismen sind bisher nicht klar. Zunehmend wird die Bedeutung von immunpathologischen Reaktionen während der Schwangerschaft erkannt. Hier sei auf die Fortschritte der Behandlungsmethoden von immunologisch bedingten Aborten hingewiesen (7).

■ Early pregnancy factor

Der Fetus als ein erfolgreiches Allotransplantat weckt besonderes Interesse für Substanzen, die in der Präimplantationsphase auftreten. Hierzu gehört der Early pregnancy factor (EPF), der als frühester schwangerschaftsassoziierter Faktor gilt. Es wurde eine veränderte Lymphozytenreagibilität im Rosetteninhibitionstest (RIT) beobachtet. Dieser In-vitro-Test wurde zum damaligen Zeitpunkt nach den von Bach (1969) entwickelten Methoden benutzt, um die immunsuppressive Wirkung von Antilymphozytenseren (ALS) in vitro beurteilen zu können. Der Test basiert auf der Eigenschaft von Schaferythrozyten, mit humanen T-Lymphozyten Rosetten zu bilden. In Gegenwart von ALS und Komplement bleibt das Rosettenphänomen aus. Um zwischen Mäusemilzzellen und menschlichen Erythrozyten die Rosettenbildung auf unter 75% im Vergleich zur Rosettenbildung ohne ALS zu reduzieren, wurde eine viel höhere Verdünnung als bei Milzzellen schwangerer Mäuse benutzt.

Nach den erfolgreichen Untersuchungen zum Nachweis eines EPF in der Maus haben weitere Untersuchungen gezeigt, daß der EPF auch bei anderen Spezies vorkommt, wie z. B. Schaf, Rind, Ratte und Mensch.

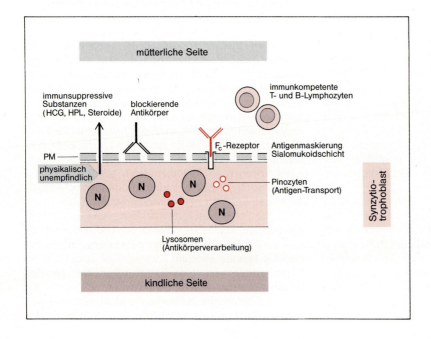

Abb. 30.**10** Immunologische Ereignisse bei der maternofetalen Interaktion. PM = Plazentamembran, N = Nukleolen.

Die Bedeutung des EPF bleibt jedoch unbestritten, wie grundlegende Arbeiten zur Frühabortrate oder zur Wirkungsweise des IUD als Abortivum beweisen. Für die Tierproduktion wäre ein einfach durchführbarer, derartig früher Schwangerschaftsnachweis sehr wertvoll, da auf diese Weise hohe Kosten von Mehrfachinseminationen vermieden werden könnten. Auch in der Humanmedizin könnte ein sehr früher Schwangerschaftsnachweis in besonders gelagerten Fällen, z. B. zur Patientenführung, von Bedeutung sein. Aber auch in umgekehrter Weise könnte EPF ein wesentlicher Bestandteil moderner Therapie werden, indem Antikörper gegen EPF als immunologisches Kontrazeptivum einzusetzen wären bzw. gegebenenfalls die Substitution mit gereinigtem EPF Abortbestrebungen verhindern könnte.

Infertilitätsimmunologie

Antifetale Immunreaktion der schwangeren Mutter

Das fetale Gewebe steht über die gesamte Schwangerschaft hin in direktem Kontakt mit dem mütterlichen Immunsystem. Zusätzlich kommt es zu Veränderungen der mütterlichen Reaktivität. Wahrscheinlich wird dies durch plazentare Abbauprodukte oder Faktoren, die in den mütterlichen Kreislauf gelangen, stimuliert.

In einer normalen Schwangerschaft erzeugt die Mutter antifetale Antikörper (inklusive der Anti-MHC-Antikörper), die im Blutkreislauf zirkulieren. Antifetale Antikörper findet man auch an der Plazentaoberfläche fixiert, speziell an der Basalmembran des Trophoblasten (Abb. 30.11). Sicherlich schützen solche Antikörper den Fetus vor der mütterlichen Immunreaktion. Solche blokkierenden Antikörper, die wir durch pH-Senkung aus der Plazenta eluieren können, unterdrücken die zelluläre Immunität, wie MLC und PHA-Reaktivität von Lymphozyten. Blockierende Faktoren in Seren schwangerer Frauen können die Produktion des Makrophagenmigrationsinhibitionsfaktors verhindern. Bei Frauen mit rezidivierenden Aborten finden wir solche Antikörper nicht. Bei wiederholten Aborten wurden einige Frauen bisher nach Transfusionen mit inkompatiblen Leukozyten schwanger. Die Autoren schlagen diese Behandlung in der Annahme vor, daß solche protektiven Antikörper im wesentlichen gegen Antigene gerichtet sind, die von Trophoblasten und Leukozyten geteilt werden. Diese Antigene stehen dem MHC-Locus zwar nahe, sind jedoch nicht identisch. Es ist sicher, daß das Auftreten von maternalen Serumantikörpern gegen paternale MHC-Antigene bei Frauen mit Schwangerschaftstoxikosen und wiederholten Aborten stark reduziert ist. Transfusionen mit MHC-inkompatiblen Leukozyten scheinen, ebenso wie die Schwangerschaft selbst, gegen Schwangerschaftstoxikose zu schützen. Wir folgen in der Therapie bei rezidivierenden immunologisch bedingten Aborten dabei dem Therapiekonzept von Westphal u. Mitarb. (15).

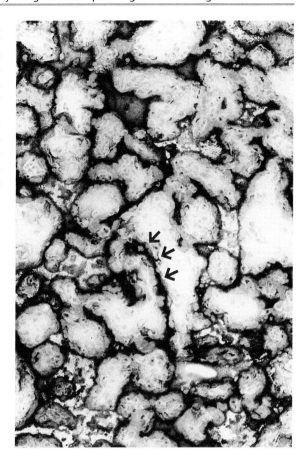

Abb. 30.11 Immunhistochemische Darstellung von IgM an der Synzytiotrophoblastenmembran. Plazentakryostatschnitt (Immunalkalische-Phosphatase-Reaktion, 300fache Vergr.).

Plazentarer Transport

Bei normalen und pathologischen Schwangerschaften finden sich maternale Antikörper in der Plazenta. Einige dieser Antikörper werden selektiv in die fetale Zirkulation transportiert und binden die plazentaren Rezeptoren für das Fc-Fragment des Immunoglobulinmoleküls. Obwohl es praktisch keine sicheren Beweise für die Bedeutung dieser Phänomene während pathologischer Schwangerschaften gibt, können doch theoretisch Störungen des Plazentatransportes durch maternale Antikörper zumindest die passive Immunisierung des Fetus stören. Zusätzlich können maternale Antikörper in der fetalen Zirkulation auch zur Induktion der zellulären Differenzierung in dem sich entwickelnden Fetus dienen.

Begrenzte Barrierefunktion der Plazenta

Die Plazenta blockiert die Passage von schädlichen maternalen Antikörpern zum Fetus (z. B. die Anti-HLA-Antikörper) und dient als eine effektive Barriere gegenüber immunkompetenten mütterlichen Lymphozyten (Abb. 30.12). Die Plazentabarriere ist jedoch nicht vollständig, und es findet ständig ein bidirektionaler Transfer von

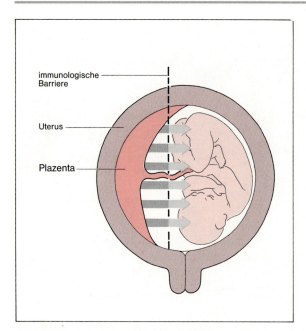

Abb. 30.12 Barrierefunktion der menschlichen Plazenta.

Blutzellen statt. In einigen Fällen von Spontanaborten wurden transplazentare Blutungen auch auf eine höhere Zahl von maternalen Zellen im kindlichen Kreislauf zurückgeführt.

Ein experimenteller Bypass der Plazentabarriere führt zum Tod des Fetus.

Bisher ist noch wenig über fetomaternale Immunreaktionen und pathologische Schwangerschaften bekannt. Theoretisch können alle Mechanismen, die während einer normalen Schwangerschaft die maternofetale Immunbalance aufrechterhalten, bei pathologischen Schwangerschaften gestört sein. Selbst bei einer erfolgreichen Schwangerschaft tritt eine direkte mütterliche Immunantwort gegen fetale Antigene auf. Eine Störung dieses Mechanismus kann ursächlich bei der Entstehung von wiederholten Aborten und Schwangerschaftstoxikosen (EPH-Gestosen) beteiligt sein.

■ Monoklonale Antikörper und deren Einsatz in der Reproduktionsmedizin

Neben der breiten Anwendung bei immunologischen Testverfahren wie Schwangerschaftsdiagnostika und den bereits erwähnten Spermaantikörpermethoden gewinnt ihr Einsatz in der Gewinnung und Anreicherung von spermatozoenspezifischen Antigenen, die in den anderen Geweben nicht vorkommen, zunehmend an Bedeutung. Hieraus leiten wir auch die Erwartung ab, spezifische Antigene zur aktiven Immunisierung im Rahmen der Kontrazeption einzusetzen. Selbst die Möglichkeit einer passiven Immunisierung mit monoklonalen Spermatozoenantikörpern wäre, vor allem bei lokaler Applikation, vorstellbar. Die Immunisierung mit lebenden gewaschenen Spermatozoen führt leicht zur Bildung von monoklonalen Antikörpern, die mehr oder weniger spezifisch mit Spermatozoen reagieren. Bei unseren Versuchen (als Beispiel) resultierten 239 Hybridomzellinien; 149 dieser Zellinien produzierten Antikörper gegen menschliche Spermatozoen und/oder Seminalplasma. 136 Zellinien erzeugten Antikörper, die neben Spermatozoen auch Seminalplasma und andere Gewebearten erkannten. Eine ausschließliche Reaktion mit Spermatozoen wurde bei Antikörpern von 7 Klonen, mit Seminalplasma von 6 Klonen gefunden.

In Abb. 30.13 ist die Dosis-Wirkung-Kurve für einen monoklonalen Spermatozoenantikörper gegen ganze Spermatozoen wiedergegeben, wobei verschiedene Mengen von Seminalplasma um die Bindung und den Antikörper konkurrieren. Demnach ist die antigene Determinante, die mit dem monoklonalen Antikörper reagiert, für beide Ejakulatbestandteile (Spermatozoen und Spermaplasma) identisch. Es ist möglich, daß die reaktiven Antigene des Seminalplasmas der Spermatozoenoberfläche entstammen. Zum Ausschluß solcher Phänomene eignet sich Spermaplasma vasektomierter Männer. Bei den meisten Spermatozoenantigenen dürfte es sich um Bestandteile der Zelloberfläche handeln. Hierfür spricht der Befund, daß die Reaktivität trotz erschöpfender Absorption mit Spermatozoen vor ihrer Immobilisierung auf den ELISA-Mikrotierplatten nicht wesentlich beeinflußt wird.

Die Ergebnisse immunhistochemischer Untersuchungen sind mit den serologischen Befunden vergleichbar. Grundsätzlich zeigen acetonfixierte Spermatozoen eine stärkere Farbreaktion gegenüber anders fixierten Proben. Bei Vergleich der Ergebnisse der Immunperoxidase und der Immunfluoreszenztechnik stellen wir prinzipiell eine gleichartige Reaktion fest.

Eine besonders starke Reaktion wird in der Regel im Schwanz- und postakrosomalen Bereich festgestellt. Bei den meisten Antigenen läßt sich immunelektronenmikroskopisch eine Zelloberflächenlokalisation nachweisen. Häufiger entstehen Antikörper der Klasse IgG. Die IgG-Subklassen der Maus sind aber nicht komplementaktivierend und lassen daher auch keine Immobilisierung der Spermatozoen erwarten. Die Frage nach dem Grund der fehlenden agglutinierenden Wirkung der monoklonalen Antikörper läßt sich bislang nicht endgültig beantworten. Möglicherweise ist die relativ geringe Dichte der experimentellen Antigenmoleküle an der Spermatozoenoberfläche hierfür verantwortlich. Nach den bisherigen Ergebnissen läßt sich jetzt eine ausreichende Spermatozoenspezifität nur für wenige Antikörper demonstrieren. In unseren ersten Arbeiten (7) verhielt sich lediglich der Antikörper VII-5 weitgehend spezifisch. Er zeigte sowohl mit ELISA als auch im immunhistochemischen Test eine positive Reaktion mit Spermatozoen und Spermaplasma, die sich mit Spermatozoen kompetitiv hemmen ließ. Im ELISA wurde sowohl eine starke Reaktion mit eluierten Peptiden als auch mit einem synthetisierten Decapeptid, welches mit natürlich vorkommenden Spermatozoenantikörpern im Serum von Sterilitätspatientinnen reagiert, beobachtet. Wie aus

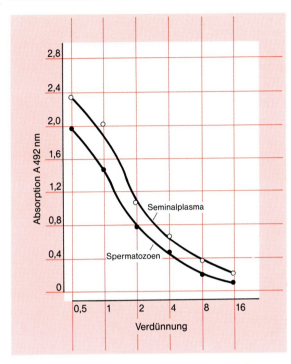

Abb. 30.**13** Dosis-Wirkung-Kurve eines monoklonalen Spermatozoenantikörpers in einem Festphasen-ELISA mit ganzen Spermatozoen als Antigen.

Abb. 30.**13** hervorgeht, wird bei der Erstellung der Dosis-Wirkung-Kurve eine höhere Affinität des Antikörpers zu dem synthetischen Decapeptid als zu den eluierten Peptiden beobachtet. Mit wachsenden Erfahrungen auf diesem Gebiet sind inzwischen neue Antikörper mit höherer Spezifität entwickelt worden. Neue Antikörper sind sogar imstande (Tab. 30.**3** und 30.**4**), reife Spermatozoen von unreifen Spermatogonien und Epithelien der Samenkanälchen zu unterscheiden.

■ Ausblick

Die raschen Fortschritte der letzten Jahre auf dem Gebiet der Immunologie, der Molekulargenetik und der Techniken der Gewebekultur haben die langerwünschten Ziele unseres Arbeitsgebietes in greifbare Nähe gerückt. Welche Prioritäten sollen gesetzt werden? Das Sinnvolle an dem Machbaren muß sorgfältig abgewogen, programmatisch exakt definiert und durchsichtiger kontrolliert vollzogen werden. Große Möglichkeiten zeigen sich in der Behandlung immunologisch bedingter Sterilitäts- und Infertilitätsfälle ab. Hier sind einige Verbindungen zur Transplantationsimmunologie und wahrscheinlich auch zu zellulären Mechanismen der Antigenverarbeitung und -präsentation zu erwarten.

So bedeutsam auch die individuellen Auswirkungen der Fortschritte in der Behandlung der Kinderlosigkeit als Krankheit sind, so geringfügig erscheinen sie uns

Tabelle 30.**3** Ergebnisse der Spezifitätstestung zweier monoklonaler Antikörper, die in der Maus gegen humane Spermatozoen erzeugt wurden[1]

Fetale und adulte Gewebe	Monoklonaler Antikörpertyp Ki-Sp VI-2	Ki-Sp II-13
Hirn	–	–
Nerven	–	–
Haut	–	–
Oropharynx	–	–
Gastrointestinaltrakt	–	–
Lunge	–	–
Leber	–	–
Pankreas	–	–
Endokrinium	–	–
Herz	–	–
Gefäße	–	–
Harnwegssystem	–	–
Niere	–	–
Ovarien	–	–
Uterus	–	–
Plazenta	–	–
Hoden	–	–
Nebenhoden	–	–
Samenkanälchen	–	–
Spermatogonien	–	–
Knochenmark		
lymphatische Organe	–	Lymphozyten +
Blut	–	–

[1] Der monoklonale Antikörper Ki-Sp VI-2 zeigt keine Kreuzreaktionen mit anderen Zellarten. Ki-Sp II-13 reagiert zusätzlich zu den Spermatozoen mit einem Teil der B- und T-Lymphozyten in lymphatischen Organen.

Tabelle 30.**4** Immunhistologische Reaktionsmuster der antispermatozoalen monoklonalen Antikörper mit normalem humanem Hoden- und Nebenhodengewebe

Testis	Monoklonaler Antikörpertyp Ki-Sp VI-2	Ki-Sp II-13
Sertoli-Zellen	–	–
Spermatogonien	–	–
Spermatozyten	–	–
Spermatiden	–	+
Spermatozoen	+	+
Interstitialzellen	–	–
Tunica albuginea	–	–
Tubuli seminiferi contori	–	–
Tubuli seminiferi recti	–	–
Epididymis		
Ductuli efferentes	–	–
Ductus epididymidis	–	–
Ductus deferens	–	–

vor dem Hintergrund der Anflut von Problemen der Weltübervölkerung, die vor uns stehen.

Betrachtet man den bislang bescheiden gebliebenen Beitrag der Pharmakologie auf diesem Sektor, so werden uns die großen Perspektiven der Immunologie der Reproduktion in der möglichen Kontrolle der Weltbevölkerung augenscheinlich.

Eine immunologische Kontrazeption ist das moderne Schlagwort: Kontrollierbare Vakzination gegen Spermatozoen, lang wirksame gezielte Aktivierung des Immunsystems gegen schwangerschaftsspezifische Hormone wie das β-HCG, Spermatozoenantigene, Oozytenantigene, Konjugationselemente oder Nidationsfaktoren. Aus diesen Überlegungen leitet sich auch das programmatische Vorgehen ab. Hierzu gehört die Erstellung eines Antigenkatalogs für Spermatozoen, Zona pellucida und Plazenta, die Prüfung einzelner Antigene auf Immunogenität und die Analyse möglicher Nebenwirkungen bei einer humanen Applikation.

Vorrang haben kleinere Peptide, die sich durch Induktion einer kontrollierten Immunität möglicherweise auch mit lokaler Wirkung einsetzen lassen. Die bisherigen Arbeiten sind dabei als Modelle und Vorversuch zu betrachten. Sie konzentrieren sich auf hormonelle Antigene wie β-HCG, zellspezifische Isoenzyme wie das LDH-X und die Decapeptide Ki-Sp-1 und -2 der Spermatozoenoberfläche.

Zu den wichtigsten Aufgaben auf diesem Sektor gehören auch die Möglichkeiten der Genklonierung für die relevanten Antigene. Inzwischen stehen in verschiedenen Zentren Computerprogramme bereit, die, ausgehend von initialen Aminosäurensequenzen, die homologe Basensequenz für entsprechende mRNA- und DNA-Sequenzen ausdrucken können. Das Proteinprodukt kann dann mit Hilfe eines zuvor erstellten Antikörpers geprüft werden. Kennt man die Basensequenz und die Länge des relevanten Gens, ist eine vektorielle Transformation in Escherichia coli und Expression des Genproduktes mit molekulargenetischen Methoden in unbegrenzten Quantitäten in der Regel möglich.

■ Literatur

1 Bach, J. F.: Mise en évidence d'une population de lymphocytes particulièrement sensibles à certains immunosuppresseurs. C. R. Acad. Sci. 268 (1969) 863–884
2 Dmowski, P.: Immunology in endometriosis. Curr. Concepts Endometr. 2 (1989) 1–4
3 Gleicher, N., A. El Roeiy, E. Confino, J. Friberg: Is endometriosis an autoimmune disease? Obstet. and Gynecol. 70 (1987) 115
4 Hamerlynck, J., P. Rümke: A test for the detection of cytotoxic antibodies to spermatozoa in man. J. Reprod. Fertil. 17 (1968) 191–193
5 Kennedy, S. H., B. Nunn, S. A. Cederholm-Williams, D. H. Barlow: Cardiolipin antibody levels in endometriosis and systemic lupus. Fertil. and Steril. 52 (1989) 1061
6 Mathur, S., H. J. Chihal, R. J. Hom, D. E. Garza, P. F. Rust, H. O. Williamson: Endometrial antigens involved in the autoimmunity of endometriosis. Fertil. and Steril. 50 (1988) 860
7 Mettler, L., A. B. Czuppon: Immunologie der Reproduktion. Urban & Schwarzenberg, München 1987
8 Mettler, L.: Immune profile of endometrium and associated cells in normal tissue and endometriosis. J. reprod. Immunol. 1989, Suppl. 185
9 Mettler, L., A. Salmassi: Monoklonale Antikörper – Xi-Sp II–13 und Xi-Sp-VI – erkennen Oberflächen-Antigene humaner Spermatozoen. Andrologia 21 (1989) 5565
10 Mettler, L.: Immunphänotyp von Endometrium und Endometriose. Endometriose 8 (1990) 64–68
11 Nürnberger, L.: Sterilität. In Halban, J., L. Seitz: Biologie und Pathologie des Weibes, Bd. III, Urban & Schwarzenberg, Berlin 1924 (S. 689–851)
12 Rümke, P.: The presence of sperm antibodies in the serum of two patients with oligozoospermia. Vox Sang. 4 (1954) 135–140
13 van Steirteghem, A. C., J. Lui, H. Joris, Z. Nagy, C. Janssenswillen, H. Tournaye, E. van Assche, P. Devroey: Higher success rate by intracytoplasmic sperm injection than by subzonal insemination. A report of a second series of 300 consecutive treatment cycles. Hum. Reprod. 8 (1993) 1055–1060
14 Steven, C. Meek, D. Cavid, J. R. Hodge, Musich: Autoimmunity in infertility patients with endometriosis. Am. J. Obstet. Gynecol. 158 (1988) 1365–1373
15 Westphal. E., A. Hühn, L. Olofsson, W. Müller-Ruchholtz: Leukozytentransfusionen zur Immunisierung von Patientinnen mit multiplen habituellen Frühaborten. Ärztl. Lab. 33 (1987) 307–310
16 Wilson, L.: Sperm agglutinins in human semen and blood. Proc. Soc. exp. Biol. 85 (1954) 652–655

31 Solide Tumoren

K. Pantel, J. Johnson und G. Riethmüller

■ Einleitung

Die Theorie der immunologischen Überwachung wurde erstmals von Ehrlich im Jahre 1900 formuliert und später von MacFarlane Burnet als „immune surveillance" definiert. Sie besagt, daß die Entstehung eines bösartigen Tumors mit genetischen Veränderungen verbunden sei, die zur Expression veränderter Proteine führe; diese modifizierten Proteine würden vom Immunsystem als fremd erkannt, und die transformierte Zelle würde ebenso wie eine virusinfizierte Zelle zerstört. Die Existenz eines progressiv wachsenden Tumors ist entsprechend dieser Hypothese auf einen Defekt in der Immunabwehr zurückzuführen. Trotz jahrzehntelanger experimenteller Arbeiten bleibt aber bis heute ungewiß, ob eine solche Immunüberwachung tatsächlich stattfindet, und wenn ja, ob sie bei der selten beobachteten spontanen Remission von Tumoren von Bedeutung ist. Es ist in letzter Zeit jedoch klargeworden, daß sich Tumorzellen von Normalzellen quantitativ und qualitativ in vielen Eigenschaften unterscheiden (1). Außerdem wird zunehmend deutlich, daß neben Zellmembranmolekülen auch zytoplasmatische und nukleäre Proteine als Tumorantigene fungieren können. Letztere werden in Form von Peptiden von den sog. Histokompatibilitätsantigenen zur Zelloberfläche transportiert und dort der Erkennung durch T-Lymphozyten zugänglich.

Eine Kernfrage der Tumorimmunologie lautet daher, ob Tumorpatienten gegen ihre malignen Zellen mit einer effektiven spezifischen Immunantwort reagieren oder ob eine solche Antwort zumindest therapeutisch induziert werden kann. Verbesserte Methoden zur Kultivierung und Klonierung von antikörperproduzierenden Zellen und auch antigenspezifischen T-Lymphozyten ermöglichen es, die Immunantwort von Tumorpatienten eingehender zu untersuchen und neue immunologische Diagnose- und Therapieverfahren zu entwickeln. Im folgenden Kapitel werden die auf menschlichen Zellen bisher identifizierten Tumorantigene vorgestellt sowie die Hinweise für das Vorliegen einer Immunerkennung solider Tumoren diskutiert. Besondere Aufmerksamkeit wird neuen Therapieansätzen geschenkt, in denen Tumorantigene als therapeutische Zielstrukturen anvisiert werden.

■ Tumorassoziierte Antigene

Normale und maligne Zellen des gleichen histologischen Ursprungs weisen zweifellos qualitative und quantitative Unterschiede in der Antigenexpression auf. Die Verwendung monoklonaler Antikörper zur Charakterisierung von Molekülen, die Tumorzellen von normalen Zellen unterscheiden, führte ebenso wie die Isolierung von tumorreaktiven T-Lymphozyten aus Krebspatienten zur Identifizierung einer großen Anzahl sog. tumorassoziierter Antigene (TAA). Einige TAA, die mit menschlichen Tumoren assoziiert sind, sind in Tab. 31.1 und Tab. 31.2 aufgeführt. TAA müssen nicht „tumorspezifisch" sein; in den meisten Fällen charakterisieren sie einen bestimmten Tumortyp und sind selten oder in geringer Konzentration auf normalen Zellen gleichen histologischen Ursprungs nachweisbar. Ein Beispiel dafür ist das epitheliale Antigen 17-1A, das ursprünglich als tumorspezifisches Antigen für kolorektale Karzinome identifiziert wurde, jedoch auch auf normalen Epithelzellen zu finden ist.

Ein weiteres Merkmal zahlreicher TAA ist ihre transiente Expression während der fetalen Entwicklung.

Tabelle 31.1 Tumorassoziierte Antigene und ihre Verwendungsmöglichkeiten

TAA	mAK	Verwendungszweck	Tumoren
CEA gp180	NP1–4	V I T	Mamma-, Kolorektalkarzinom
TAG-72 Mucin[1]	B72.3	V I T	Pankreas-, Ovarial-, Mamma-, Kolorektalkarzinom
Mucin	DU-PAN 2	V I T	Pankreaskarzinom
Mucin	CA-125	V I T	Ovarialkarzinom
Mucin	DF3	V I T	Mammakarzinom
Sialyl-Le^a Mucin	CA-19-9	V I T	Kolorektalkarzinom
gp37	CO17-1A	I T	Kolorektal-, Pankreaskarzinom
gp200 Proteo	HMFG 9.2.2.3	I T	Mammakarzinom
Melanotransferrin	96.5	I T	Melanom
GD2	Hu-mab L72	T	Melanom
GD3	R24	T	Melanom

V = Verlaufskontrolle
I = Tumorimaging
T = Therapieversuche
gp = Glykoprotein
[1] = mucinähnliches Glykoprotein mit hohem Molekulargewicht

Tabelle 31.2 Gemeinsame für T-Lymphozyten definierte Tumorantigene

Antigen	Restringierendes HLA-Allel	Expression (Tumortyp)
Tyrosinase	A2.1, A24, DR4	Melanom
MART-1	A2.1	Melanom
pMel17/gp100	A2.1	Melanom
TRP-1/gp75	A31	Melanom
MAGE-1	A1, Cw1601	Melanom, Urothelkarzinom
MAGE-3	A1, A2	Melanom, Urothelkarzinom Bronchialkarzinom
BAGE	Cw1601	Melanom, Urothelkarzinom
GAGE	Cw0601	Melanom, Sarkome, Bronchialkarzinom

Zu dieser Antigengruppe gehört die Familie der karzinoembryonalen Antigene, deren Expression besonders charakteristisch für gastrointestinale Tumoren ist. Weitere Mitglieder dieser Gruppe sind: das epitheliale TAG- (tumorassoziiertes Glykoprotein)72-Glykoprotein und die für T-Zellen definierten Tumorantigene der MAGE-, BAGE-, und GAGE-Gen-Familien. Die Moleküle der zuletzt genannten Antigengruppe sind „normale" (d. h. nicht mutierte) zytoplasmatische Proteine mit bislang unbekannter Funktion. Sie werden in einer Vielzahl von verschiedenen Tumorarten exprimiert, kommen dagegen in gesunden Geweben von Erwachsenen bis auf wenige Ausnahmen (z. B. Hodengewebe) nicht vor (2).

TAA auf Tumoren unterschiedlichen histologischen Ursprungs können auch Moleküle sein, die mit Zellwachstum und Zellproliferation assoziiert sind. Hierzu zählen der Transferrinrezeptor und das Melanotransferrin, die ursprünglich beide als tumorspezifische Antigene beschrieben wurden, dann aber auch auf normalen, proliferierenden Zellen nachgewiesen werden konnten.

Eine große Anzahl von TAA konnte ferner als veränderte Kohlenhydratstrukturen von Glykoproteinen bzw. Glykolipiden identifiziert werden. Solche Strukturen entstehen als Folge einer entgleisten Glykosylierung, wenn entweder spezifische Glykotransferasen nicht oder aberrant aktiviert werden (10). Dadurch kommt es entweder zu einer abnormalen Anhäufung von Vorläufermolekülen oder zur Entstehung veränderter Kohlenhydratepitope, die auf nicht transformierten Zellen fehlen. Bisher lassen sich Kohlenhydrat-TAA in zwei Klassen gliedern: modifizierte Blutgruppenantigene und Ganglioside. Ein typischer Vertreter der ersten Gruppe ist das von gastrointestinalen Tumoren exprimierte Le[a]-Antigen, das durch den CA-19-9-Antikörper definiert wird; als Beispiele für die zweite Gruppe sind die melanomassoziierten Ganglioside GD2, GD3 und GM2 zu nennen.

Obwohl es sich bei den meisten TAA um „normale" Moleküle handelt, die in Tumoren infolge eines veränderten Proliferations- und Differenzierungsverhaltens der Zellen in aberrant hoher Konzentration nachgewiesen werden, gibt es wahrscheinlich auch echte „tumorspezifische" Antigene. Antikörper sowie tumorreaktive T-Zellen, die nur mit einem einzigen Tumor reagieren, wurden in experimentell induzierten Tumoren beim Nagetier und in Tumorpatienten nachgewiesen (21). Gemessen an der großen Anzahl von Mutationen, die man in Tumorzellen findet, ist es wahrscheinlich, daß diese Antigene infolge von Mutationen entstehen und daß ihre Diversität das zufällige Auftreten verschiedener Mutationen in verschiedenen Tumoren widerspiegelt.

Bisher konnten verschiedene dieser sog. individuellen Tumorantigene identifiziert werden; wie erwartet scheinen sie tatsächlich durch Punktmutationen in Genen, die normalerweise für ubiquitär exprimierte Proteine kodieren, zu entstehen. Diese Mutationen sind üblicherweise im Tumor des Krebspatienten vorhanden, nicht jedoch in dessen gesundem Gewebe (2). Die so entstandenen neuen Peptide werden von den HLA-Molekülen an der Tumorzelloberfläche präsentiert, wo sie von T-Lymphozyten erkannt werden können. Neue „tumorspezifische" Peptide entstehen jedoch nicht nur durch Punktmutationen im kodierenden Bereich des jeweils betroffenen Gens, sondern ebenso durch Mutationen in nichtkodierenden, regulatorischen Intron-Genabschnitten. Hierdurch werden Genabschnitte, die normalerweise nicht kodiert werden, translatiert, so daß neue „tumorspezifische" Peptide entstehen.

Onkogenkodierte Proteine, die sich häufig aufgrund von Punktmutationen oder Translokationen in der Gensequenz von den Produkten normaler Gene unterscheiden, sind besonders geeignete Kandidaten für solche tumorspezifischen Antigene, da das Immunsystem in der Lage ist, diese Unterschiede zu erkennen (11). Zu den Onkogenprodukten, die bei den meisten Karzinomtypen mutiert sind, zählen p53- und p21-H-ras. Besonders bei mutiertem H-ras könnte es sich um ein gemeinsames tumorspezifisches Antigen verschiedener Tumoren handeln, da dieselben Mutationen in Tumoren unterschiedlicher Individuen und Tumortypen beobachtet wurden.

TAA haben für mehrere praktische Aspekte der Tumordiagnose und -therapie Bedeutung erlangt; ihre Expression kann zur Bestimmung der Tumorausbreitung und bei der anschließenden Verlaufskontrolle dienlich sein. Ebenso bedeutend ist die Verwendung der TAA als Zielstrukturen für eine passive Immuntherapie mit monoklonalen Antikörpern oder zytotoxischen T-Zellen. Des weiteren haben neuere Untersuchungen gezeigt, daß manche dieser TAA vom Immunsystem des Patienten erkannt werden, woraus sich wichtige Konsequenzen für ihre Verwendung im Sinne einer Tumorzellvakzine zur aktiven Immunisierung von Krebspatienten ergeben.

Immunologische Erkennung von soliden Tumoren

Nicht selten wurde bei Tumorpatienten beobachtet, daß sie Antikörper und/oder zytotoxische T-Zellen gegen ihre eigenen Tumorzellen bilden. Obwohl dies seit über 30 Jahren bekannt ist, konnten erst nach der Entwicklung verbesserter Methoden zur Kultivierung und Klonierung von menschlichen B- und T-Lymphozyten die Spezifität dieser Zellen definiert und die von ihnen erkannten Antigene identifiziert werden.

Antikörperreaktivität

Die Untersuchungen von Old und seinen Kollegen in den 60er Jahren waren bahnbrechend, da sie zeigen konnten, daß annähernd 75% der Patienten mit soliden Tumoren Antikörper in ihrem Serum besitzen, die in vitro mit ihren eigenen Tumorzellen reagieren (21). Durch die Kombination von Absorptions- und indirekten Bindungsstudien konnten Old u. Mitarb. Antikörper mit verschiedenen Spezifitäten identifizieren. Obwohl die meisten Antikörper mit vielen verschiedenen autologen und allogenen Zellen reagierten, schienen einige Antikörper tumorzellspezifisch zu sein. Gelegentlich wurden sogar Antikörper identifiziert, die nur mit patienteneigenen Tumorzellen reagierten.

Durch Anwendung der mit dem Nobelpreis ausgezeichneten Hybridomtechnik von Köhler und Milstein gelang es später, Antikörper von Krebspatienten genauer zu untersuchen. Diese Untersuchungen haben im wesentlichen die ursprünglichen Beobachtungen bestätigt, daß die meisten dieser Antikörper gegen körpereigene zytoplasmatische Moleküle gerichtet sind, die sowohl in normalen als auch in malignen Zellen vorkommen. Einige Antikörper dagegen sind gegen Moleküle gerichtet, die in ihrer Expression stärker restringiert sind, und manche dieser Antikörper erkennen TAA, die charakteristisch für einen bestimmten Tumortyp sind. So wurden beispielsweise beim malignen Melanom Antikörper gefunden, die gegen die Ganglioside GM2 und GD2 gerichtet sind (35).

Zelluläre Reaktivität

Von vielen Autoren ist bei Tumorpatienten auch eine zellvermittelte Zytotoxizität gegen ihre eigenen Tumorzellen beschrieben worden. Nach Stimulation der peripheren oder tumorinfiltrierenden Lymphozyten durch Kokultivierung mit allogenen oder autologen Tumorzellen in IL-2-haltigen Medien gelingt es, diese zytotoxischen Zellen (CTL) in fast allen Patienten nachzuweisen. Diese Zellen stellen allerdings eine sehr heterogene Population dar, die sowohl natürliche Killer-(NK-)Zellen als auch T-Zellen enthält. Diese CTL erkennen tumorassoziierte Antigene in Abhängigkeit vom jeweiligen HLA-Haplotyp des Krebspatienten und vom T-Zell-Rezeptor der CTL.

In Patienten wurden tumorreaktive CTL identifiziert, die durch verschiedene HLA-Allele restringiert sind (3). Da jedes HLA-Allel ein spezifisches Spektrum von tumorassoziierten Peptiden präsentiert, läßt diese Beobachtung darauf schließen, daß individuelle Tumoren eine große Anzahl unterschiedlicher TAA exprimieren. Obwohl solche Zellen bei verschiedenen Patienten mit unterschiedlichen Tumortypen jetzt identifiziert wurden, stammt die meiste Information über die Spezifität dieser T-Zellen von Studien an Melanompatienten. Einige dieser tumorreaktiven CTL erkennen ausschließlich die patienteneigenen autologen Tumorzellen (sog. individuelle Tumorantigene), wohingegen andere CTL mit Tumorzellen von mehreren Patienten, die an derselben Tumorerkrankung leiden und eine passende, gemeinsame HLA-Konstellation aufweisen, reagieren (sog. gemeinsame Tumorantigene). Eine Vielzahl dieser für T-Zellen definierten Tumorantigene sind vor kurzem entdeckt worden (Tab. 31.**2**) (2, 12, 26). Neben individuellen Tumorantigenen, die aufgrund von Mutationen entstehen, sind zwei Gruppen von gemeinsamen Antigenen relevant. Die erste Gruppe besteht aus Differenzierungsantigenen; es handelt sich hierbei um normale zelluläre Proteine mit einem auf bestimmte Gewebe beschränkten Expressionsmuster. In Melanompatienten gehören hierzu Proteine, die in gesunden normalen Melanozyten vorkommen, wie die für die Melaninsynthese benötigte Tyrosinase und melanosomale Strukturproteine (z. B. pMel17). CTL, die gegen diese Art von Antigenen gerichtet sind, reagieren daher auch mit normalen Melanozyten. Die zweite Antigengruppe besteht aus tumorrestringierten Antigenen, wie den Mitgliedern der MAGE-, BAGE- und GAGE-Gen-Familien, die im Gegensatz zu den Differenzierungsantigenen in gesundem Normalgewebe normalerweise nicht exprimiert werden. Ein weiterer Gegensatz besteht darin, daß die Moleküle der zweiten Antigengruppe in diversen Tumorarten vorkommen, die von histogenetisch vollkommen unterschiedlichen Geweben abstammen können.

Das Paradox einer Tumorprogression trotz Tumorerkennung

Trotz progredientem Tumorwachstum scheint das Immunsystem von Krebspatienten durchaus körpereigene Tumorzellen zu erkennen, da tumorspezifische und in vitro zytotoxische Antikörper und CTL häufig bei ihnen nachweisbar sind. Es stellt sich somit die Frage, warum die immunologische Erkennung und Zerstörung dieser Tumorzellen in vivo nur unzureichend funktioniert. Experimentelle Untersuchungen und klinische Beobachtungen weisen auf zwei mögliche Antworten hin:

- Tumorreaktive T-Lymphozyten von Krebspatienten könnten in vivo blockiert oder unzureichend aktiviert sein.
- Tumorzellen könnten die relevanten Zielantigene verlieren und somit der immunologischen Erkennung entkommen.

Bei den meisten Krebspatienten werden tumorreaktive T-Zellen erst nach mehrtägiger In-vitro-Stimulation nachgewiesen, was darauf hindeutet, daß diese Zellen in vivo inaktiv sind. Dieser Status könnte durch aktivierungsinhibitorische Faktoren, wie z. B. TGF-β, verursacht sein; TGF-β wird von vielen verschiedenen Tumorzellarten sezerniert und blockiert die Entstehung von CTLs aus deren inaktiven Vorläuferstufen. Eine weitere Ursache für die Inaktivität tumorreaktiver T-Zellen könnte die Induktion einer spezifischen Anergie oder Suppression der Immunantwort sein.

Für die Erkennung der Tumorzellen durch T-Lymphozyten ist die Präsentation tumorassoziierter Peptide durch HLA-Moleküle essentiell. Ein Verlust oder eine verminderte Expression dieser Moleküle verhindert die Erkennung der Tumorzellen durch T-Lymphozyten. Ein solcher Verlust tritt bei vielen verschiedenen Tumortypen auf und ist häufig mit einer Tumorprogression und schlechteren Prognose assoziiert, so daß sich hierin ein besonders effektiver Immune-escape-Mechanismus vermuten läßt (6).

Für die Induktion einer effektiven Immunantwort ist die Präsentation von TAA durch HLA-Moleküle nicht hinreichend, da weitere Signale benötigt werden. Solche kostimulatorischen Signale, wie sie durch die Interaktion von B7(CD80) und CD28 erzeugt werden, fehlen häufig aufgrund einer defizienten B7-Expression der Tumorzelle (9, 32).

Obwohl die Immunantwort bisher hauptsächlich als eine Abwehrreaktion gegen den wachsenden Tumor betrachtet wurde, mehren sich die Hinweise dafür, daß Zellen des Immunsystems die Entstehung und das Wachstum eines Tumors auch fördern können. Tumorinfiltrierende Leukozyten sind in der Lage, lösliche Faktoren zu sezernieren, die eine Proliferation und Angiogenese der Tumorzellen zu induzieren vermögen (18, 20). Einige Autoren schreiben besonders den monozytären Zellen eine aktive Rolle beim Prozeß der malignen Transformation und Metastasierung zu. Somit könnte das Immunsystem selbst dazu beitragen, daß der Tumor der Immunüberwachung entkommt. Diese Hypothese hat natürlich erhebliche Konsequenzen für neue immuntherapeutische Ansätze und ist derzeit Gegenstand intensiver Forschung.

Immuntherapie

Ziel und Formen

Ein primäres Ziel der Tumorimmunologie ist es, therapeutische Möglichkeiten zu finden, die exquisite Sensitivität des Immunsystems für die Zerstörung der körpereigenen Tumorzellen auszunutzen.

Immuntherapeutische Versuche an Patienten mit soliden Tumoren sind nach zwei unterschiedlichen Prinzipien angelegt:

- Unter aktiver Immuntherapie versteht man den Versuch, die Immunreaktionen des Patienten gegen seinen eigenen Tumor zu stimulieren, indem modifizierte Tumorzellen oder TAA-Präparationen zur Immunisierung eingesetzt werden.
- Bei einer passiven Immuntherapie soll durch Gabe von Antikörpern oder spezifischen Immunzellen der Tumor bekämpft werden.

Beide Strategien sind im Ansatz vergleichbar mit den Therapieverfahren, die seit langem erfolgreich gegen Infektionskrankheiten eingesetzt werden.

Aktive Immunisierung

Zahlreiche Versuche, die körpereigene Abwehrreaktion des Patienten durch Immunisierung mit bestrahlten autologen oder allogenen Tumorzellen zu stimulieren, sind bisher weitgehend erfolglos geblieben. Neuere Erkenntnisse, daß eine humorale und zelluläre Erkennung der patientenbezogenen Tumorzellen in vivo existiert, haben das Interesse an diesem Therapieansatz jedoch erneut belebt (25). In den derzeit durchgeführten Studien werden bevorzugt gereinigte TAA oder Tumorzellen verwendet, die gentechnisch modifiziert wurden, um besonders immunogen zu wirken.

Die Verwendung von definierten TAA-Impfstoffen, die aus Tumorzellen isoliert oder durch rekombinante DNA-Techniken produziert wurden, hat den Vorteil, daß diese Impfstoffe reproduzierbar und in größeren Mengen erhältlich sind und daß die Reaktion des Patienten auf einfache Weise getestet werden kann. Zur Zeit werden international mehrere klinische Studien durchgeführt, in denen Melanompatienten mit gereinigten Gangliosiden immunisiert werden. Bei einigen der behandelten Patienten konnte tatsächlich eine gesteigerte humorale Immunantwort gemessen werden, die für ein Ansprechen der Immunisierung spricht. Des weiteren sind vor kurzem erste klinische Studien initiiert worden, in denen Patienten, die eine geeignete HLA-Konstellation aufweisen, mit entsprechenden Peptiden immunisiert werden, um so eine T-Zell-Antwort gegen die anvisierten TAA zu erzielen.

In der Absicht, die Immunogenität von Tumoren zu steigern, werden entweder autologe oder allogene Tumorzellen mit geeignetem HLA-Antigenmuster durch Virusinfektion, Mutagenese oder Gentransduktion modifiziert. Die momentan gängigste Technik ist die Transduktion von cDNA, die für kostimulierende Moleküle (z. B. B7) oder Zytokine (z. B. IL-2 und GM-CSF) kodiert (4). Durch diese gentechnische Modifikationen sollen den TAA-exprimierenden Tumorzellen einige Charakteristika der sog. professionellen antigenpräsentierenden Zellen übertragen werden, um die Wahrscheinlichkeit einer effektiven Immunantwort zu erhöhen. In einer Vielzahl tierexperimenteller Studien konnte die Effektivität solcher Tumorzellvakzinen demonstriert werden. Die erzeugte systemische Immunität richtete sich nicht nur gegen die modifizierten Tumorzellen, sondern auch gegen die ursprünglichen, nicht modifizierten Ausgangszellen, so daß in einigen Fällen eine vollständige Zerstörung des experimentell erzeugten Tumors erzielt werden konnte. Die momentan laufenden klinischen

Studien müssen jedoch erst noch den Beweis für die Effektivität einer solchen Therapieform bei der Behandlung menschlicher Tumorerkrankungen erbringen. Dennoch liegt der Vorteil einer aktiven Immunisierung in der Möglichkeit, ein protektives immunologisches Gedächtnis zu erzeugen. Des weiteren sollte die Verwendung von intakten Tumorzellen oder TAA-Kombinationen eine polyklonale Anti-TAA-Antwort erzeugen und somit der ausgeprägten Antigenheterogenität menschlicher Tumoren gerecht werden.

■ Passive Immuntherapie

Adoptive Immuntherapie mit immunreaktiven Zellen

Die Wirksamkeit eines adoptiven Transfers tumorreaktiver Immunzellen wurde inzwischen an Patienten mit verschiedenen Tumoren geprüft, wobei lymphokinaktivierte Killerzellen (LAK) am häufigsten verwendet wurden. Die Lymphozyten wurden entweder aus dem peripheren Blut oder dem Tumor selbst (sog. tumorinfiltrierende Lymphozyten, TILs) gewonnen und in vitro zusammen mit Zytokinen, wie z. B. IL-2, kultiviert (30). Diese heterogenen Zellpopulationen, die aus NK-Zellen und spezifischen zytotoxischen CTL bestehen, werden dann dem Krebspatienten infundiert. Obwohl anfängliche Resultate bei ausgewählten kleinen Patientenkollektiven mit Melanomen und Hypernephromen eine beeindruckende Remissionsrate von 20–30% zeigten, waren diese Ergebnisse in umfangreicheren Studien nicht reproduzierbar. Eine mögliche Erklärung für diese Diskrepanz könnte die Heterogenität der in vitro propagierten Populationen immunologischer Effektorzellen bieten, deren Zusammensetzung starken individuellen Schwankungen unterworfen ist. Die Verwendung gereinigter CTL, die gegen ein oder mehrere definierte Antigene gerichtet sind, könnte sich deshalb als besser kontrollierbar und reproduzierbar erweisen. Die Entwicklung neuer Technologien sollte es in naher Zukunft ermöglichen, solche Zellen in ausreichenden Mengen zu generieren.

Immuntherapie mit Antikörpern gegen tumorassoziierte Antigene

Möglichkeiten und Grenzen

Monoklonale Antikörper (mAK) sind nicht nur wichtige Instrumente bei der Identifizierung von TAA, sondern können auch als Therapeutika benutzt werden. In Tierversuchen wurden mAK erfolgreich eingesetzt, um die normalen immunologischen Effektorsysteme des Empfängertieres spezifisch gegen die ihm transplantierten Tumorzellen auszurichten. Des weiteren wurden an diese Antikörper zytotoxische Substanzen gekoppelt, so daß eine möglichst effektive Zerstörung der antikörperbindenden Tumorzellen erzielt werden konnte (Abb. 31.1). Bislang wurden weltweit mehr als 1000 Tumorpatienten mit Antikörpern gegen TAA behandelt (5, 8, 28). Obwohl die meisten TAA keine strenge Tumorspezifität aufweisen, scheinen sie doch so abundant auf Tumorzellen exprimiert zu werden, daß eine überwiegend tumorassoziierte Bindung und Zytotoxizität stattfindet. Dies vermag die geringe Rate schwerwiegender toxischer Ne-

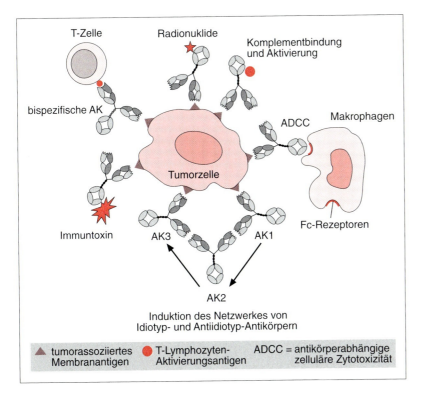

Abb. 31.1 Mechanismen der Tumorzerstörung durch gegen TAA gerichtete monoklonale Antikörper.

beneffekte in den antikörperbehandelten Patienten zu erklären.

Entgegen den ermutigenden Ergebnissen der präklinischen Versuche mit mAK waren die nachfolgend erzielten klinischen Ansprechraten sehr gering. Für dieses Versagen der Antikörpertherapie scheinen besonders zwei Tumoreigenschaften verantwortlich zu sein: die ausgeprägte Tumorzellheterogenität und die erschwerte Zugänglichkeit von intratumoral gelegenen Krebszellen für intravenös applizierte Makromoleküle wie mAK.

Das Problem der nativen TAA-Heterogenität innerhalb eines individuellen Tumors und die zusätzliche Modulation der TAA-Expression durch die Antikörperbindung könnten durch die Anwendung eines „Cocktails" von verschiedenen mAK, die gegen mehrere unabhängige TAA gerichtet sind, beseitigt werden.

Das Problem der Zugänglichkeit solider Tumoren ist dagegen schwieriger zu lösen und könnte die Hauptursache dafür sein, daß eine erfolgreiche Therapie mit mAK bisher überwiegend bei Patienten mit hämatopoetischen Neoplasien erzielt wurde (14). Ein Ansatz zur Lösung dieses Problems mag die Produktion kleinerer antigenbindender Substanzen sein, die mittels rekombinanter DNA-Technik erzeugt werden können (s. u.). Untersuchungen über die Dynamik des Flüssigkeitsstromes in soliden Tumoren deuten allerdings darauf hin, daß die Struktur des Tumorgewebes die homogene Verteilung von Molekülen behindert. Da der interstitielle Druck in Tumoren wesentlich höher ist als in den angrenzenden Geweben, baut sich ein Druckgradient vom Zentrum zur Peripherie des Tumors auf, der eine nach peripher gerichtete Konvektion der interstitiellen Flüssigkeit verursacht. Hierdurch werden mAK, die nach intravenöser Applikation über den Blutstrom ins Tumorgewebe gelangt sind, zur Tumorperipherie transportiert. Diese experimentellen Beobachtungen führten zu der Hypothese, daß die Wirksamkeit von Anti-TAA-Antikörpern entscheidend durch die Größe der zu therapierenden Tumoren limitiert sei, so daß ein möglichst früher Therapiezeitpunkt anvisiert werden sollte. Ein solcher Zeitpunkt ist das Stadium der minimalen residualen Krebserkrankung, in dem lediglich eine minimale residuale Tumorzellmasse von vereinzelten Tumorzellen oder kleinen Mikroaggregaten vorliegt und klinisch-radiologisch keine soliden Metastasen nachweisbar sind. Je nach Tumortyp befinden sich 20–50% der Patienten, die sich einer potentiell kurativen, kompletten Resektion ihres Primärtumors unterzogen haben, in diesem zugänglichen Stadium.

Die kürzlich erfolgte klinische Anwendung eines unmodifizierten Antikörpers gegen das 17-1A-Antigen zur Therapie von Patienten mit Kolorektalkarzinom scheint diese Hypothese zu bestätigen (29). Ein signifikanter Anstieg der Überlebensrate dieser Patienten durch die Antikörpertherapie konnte nur erzielt werden, wenn die Therapie frühzeitig vor dem Auftreten klinisch manifester Metastasen eingesetzt wurde.

Unmodifizierte Antikörper

Unmodifizierte Antikörper, die an Tumorzellen gebunden sind, können eine komplementabhängige Zytolyse (CDC) oder eine antikörperabhängige zelluläre Zytotoxizität (ADCC) induzieren. In verschiedenen experimentellen Systemen ließ sich zeigen, daß mAK der Maus menschliches Komplement und menschliche Effektorzellen aktivieren können. Für diese Aktivierung ist allerdings die Isotypklasse des verwendeten Antikörpers von besonderer Bedeutung.

Ein zentrales Problem dieser Strategie wurde in der Tatsache gesehen, daß die behandelten Patienten neutralisierende Antikörper gegen Mausimmunglobuline bilden. Die meisten dieser „human antimouse antibodies" (HAMA) reduzieren lediglich die Halbwertszeit der injizierten murinen mAK. Daneben können jedoch über den Aufbau eines antiidiotypischen Netzwerks noch weitere humane Antikörper produziert werden, die gegen dasselbe TAA gerichtet sind wie der injizierte murine mAK (15). So sind zum Beispiel bei Krebspatienten, die den murinen Antikörper CO17-1A (AK1) erhielten, humane antiidiotypische Antikörper (AK2) nachgewiesen worden, die gewissermaßen als Spiegelbild des Antigens („internal image") die Bildung von humanen Antikörpern (AK3) gegen das 17-1A-Antigen induzieren. Tierexperimentelle Studien belegen, daß die Aktivierung eines solchen idiotypischen Netzwerkes durchaus im Sinne einer aktiven Immunisierung wirksam werden kann (Abb. 31.1). Antiidiotypische Antikörper (AK2) mit einer Spezifität für murine Antiproteoglykan-mAK werden derzeit an Melanompatienten erprobt.

Antikörperkonjugate mit zytotoxischen Substanzen

Eine weitere Strategie der Antikörpertherapie besteht darin, synthetische und natürlich vorkommende Toxine sowie Radionuklide durch Konjugation mit Anti-TAA-mAK gezielt an den Tumor heranzuführen. Zahlreiche experimentelle Untersuchungen haben die selektive Toxizität dieser Konjugate belegt. Trotzdem konnten solche Reagenzien in der klinischen Erprobung keine bessere Wirkung erzielen als unkonjugierte Antikörper (7).

Ein besonderer Vorteil des Einsatzes von radionuklidgekoppelten Antikörpern besteht darin, daß die Radionuklide nicht notwendigerweise in das Zellinnere aufgenommen werden müssen, um ihre Toxizität zu entfalten. Das bisher am häufigsten benutzte Isotop für solche Ansätze ist ^{131}J, ein hochenergetischer β-Strahler. Für neuere Ansätze werden α-Strahler bevorzugt, da deren Wirkung auf einen Umkreis von etwa zwei Zelldurchmessern beschränkt ist und sie mehr Energie emittieren als β-Strahler. Die Instabilität der meisten α-Strahler bereitet jedoch Probleme. Um diese zu umgehen, wurden mAK eingesetzt, mit denen das nichtradioaktive Isotop ^{10}B konjugiert ist; nach Lokalisation der ^{10}B-Antikörper im Tumor wird der Patient mit niedrigenergetischen Neutronen bestrahlt, die indirekt über die Spaltung der Bohr-Atome eine lokale Emission hochenergetischer α-Teilchen bewirken.

Als Zytostatika, die zur Konjunktion mit Antikörpern eingesetzt wurden, sind vor allem Adriamycin, Daunomycin, Methotrexat und Vindesin zu erwähnen. Ein besonders aktiver Forschungszweig befaßt sich mit der Herstellung sog. Immuntoxine, d. h. mAK, an die bakterielle (Diphtherie, Cholera) oder pflanzliche (Ricin, Abrin, Gelonin, Saponin, Pokeweed antiviral protein) Toxine gekoppelt sind (Abb. 31.1). Diese Toxine sind wesentlich toxischer als synthetisierte Zytostatika. Viele dieser natürlichen Toxine inhibieren die ribosomale Proteinsynthese, so daß oft schon ein einziges Molekül pro Zelle für einen letalen Effekt ausreicht.

Obwohl mit Immuntoxinen bisher einige limitierte Therapieeffekte bei Patienten mit hämatopoetischen Malignomen erzielt werden konnten, begrenzt die erhebliche Leber- und Nierentoxizität dieser Therapeutika deren breite Anwendung.

Hybridantikörper: Targeting aktivierter Effektorzellen auf den Tumor

Monoklonale Antikörper lassen sich ebenfalls dazu benützen, die Bindung von Immuneffektorzellen (vor allem T-Zellen) an Tumorzellen zu dirigieren. Diese Strategie kann im Prinzip auf alle Effektorzellen angewendet werden, die durch definierte Oberflächenmarker charakterisiert sind. Das Prinzip besteht darin, einen bivalenten Hybridantikörper zu erzeugen, der zwei verschiedene Antigenbindungsstellen besitzt. Eine Antigenbindungsstelle ist dabei gegen das TAA gerichtet, die andere gegen ein Oberflächenmolekül der immunologischen Effektorzelle (Abb. 31.1). Der Hybridantikörper bildet somit eine Brücke, die Effektorzelle und Tumorzelle verbindet. Die Auswahl eines geeigneten Effektorzellepitops ermöglicht es zudem, durch die Antikörperbindung eine Aktivierung der Effektorzelle zu bewirken, so daß die Wahrscheinlichkeit einer wirksamen antitumoralen Wirkung erhöht wird.

Gentechnische Produktion therapeutischer Antikörper

Durch Anwendung gentechnischer Methoden ist die Produktion von Antikörpern, die speziell auf den therapeutischen Gebrauch zugeschnitten sind, möglich. Monoklonale Mausantikörper, die gegen TAA gerichtet sind, können „humanisiert" oder „chimärisiert" werden, indem die konstanten Regionen und Framework-Sequenzen durch Sequenzen von menschlichen Immunglobulinmolekülen ersetzt werden (33, 34) (Abb. 31.2). Da sich die Antigenbindungsstellen dieser Moleküle auf die V_H- und V_L-Regionen beschränken, behalten solche mAK ihre ursprüngliche Spezifität. Sie sind allerdings im Menschen weniger immunogen, so daß eine verminderte HAMA-Synthese des behandelten Patienten zu erwarten ist. Des weiteren bewirkt das Vorhandensein der humanen Fc-Region eine effektivere Interaktion des Antikörpers mit den immunologischen Effektormolekülen und -zellen des Patienten. Chimärisierte Antikörper werden produziert, indem die cDNA-Sequenz der menschlichen Fc-Region an die cDNA der Fab-Region des

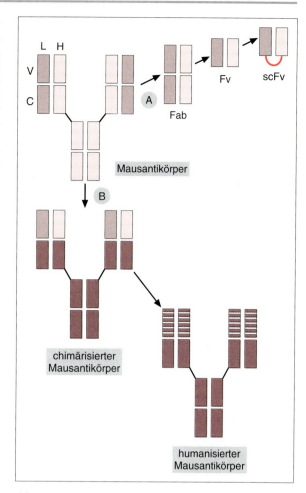

Abb. 31.2 Modifikation muriner monoklonaler Antikörper für die therapeutische Anwendung am Menschen.
A. Reduktion der Antikörpergröße zur Verbesserung der Zugänglichkeit. Fab-Fragmente bestehen nur noch aus den variablen Regionen V (inklusive der Antigenbindungsregion) und den ersten konstanten Bereichen (C) der schweren (H, weiße Kästen) und leichten (L, graue Kästen) Ketten. Fv-Fragmente besitzen diese konstanten Regionen dagegen auch nicht mehr, sondern bestehen nur noch aus variablen Anteilen. Eine weitere Variante sind sog. scFv-Moleküle; hierbei handelt es sich um einkettige Fv-Fragmente, bei denen die schwere und die leichte Kette der variablen Region durch einen Linker zu einem linearen antigenbindenen Molekül verknüpft sind.
B. Chimärisierung/Humanisierung von Antikörper zur Reduktion der Antigenität. Chimärische mAKs bestehen aus Sequenzen der konstanten Region humaner Immunglobuline (schwarze Kästen) und den variablen Regionen des ursprünglichen Mausantikörpers (graue und weiße Kästen). Bei humanisiertem mAK sind zusätzlich große Bereiche der variablen Region humaner Herkunft (schwarze Streifen); lediglich die für die Antikörperbindung relevanten Aminosäuren stammen noch aus der Maus (weiße Streifen).

murinen Anti-TAA-mAK angehängt wird. Diese in vitro gebildeten Konstrukte können in Myelomzellen transfiziert und als sezernierter Antikörper exprimiert werden; alternativ ist die Expression der mAK im bakteriellen System möglich. Ähnliche Methoden können verwendet werden, um Toxine, Zytokine oder andere Substanzen an die Fab-Region anzuhängen oder um bivalente Hybridantikörper zu produzieren. Ein weiteres Ziel der gentechnischen Modifikation eines mAK ist dessen Miniaturisierung durch die Konstruktion von Fv-Fragmenten. Diesem Ansatz liegt die Hoffnung zugrunde, daß kleinere Moleküle besser das Tumorgewebe penetrieren und an ihren Wirkort gelangen. Die Fv-Fragmente dieser mAK behalten häufig ihre Antigenbindungseigenschaften, sind jedoch nur ein Fünftel so groß wie die entsprechenden unmodifizierten IgG-Moleküle. Durch den Einbau der V_H- und V_L-cDNA-Sequenzen in dasselbe cDNA-Konstrukt können Fv-mAK auch als einzelne Polypeptidketten produziert werden. Solche „single chain" Fvs (scFv) (13) besitzen ein Verbindungspeptid zwischen den beiden Domänen, das es ihnen ermöglicht, sich in einer Konformation zu falten, die die ursprüngliche Affinität und Spezifität des verwendeten Antikörpers erhält.

Eine Weiterentwicklung dieses Ansatzes ist die Konstruktion eines bispezifischen „Single-chain"-Antikörperderivats, das aus zwei verschiedenen scFv-Fragmenten besteht, die über einen Glycin-Serin-Linker miteinander verbunden sind. Die Spezifität des einen Fv-Fragmentes richtet sich gegen das CD3-Antigen auf humanen T-Lymphozyten, das zweite Fv-Fragment ist gegen das tumorassoziierte 17-1A-Antigen gerichtet (17).

Obwohl die derzeit in der klinischen Anwendung befindlichen Anti-TAA-mAK immer noch von immunisierten Mäusen stammen, scheint es in der Zukunft vorteilhafter zu sein, humane mAK aus kombinierten Bibliotheken in E. coli zu isolieren. Bei dieser Methode werden die aus peripheren Blutzellen isolierten cDNA-Bibliotheken der schweren und leichten Ketten unabhängig voneinander produziert. Diese Bibliotheken, von denen die eine aus V_L-Sequenzen und die andere aus V_H-Sequenzen besteht, werden dann zu gleichen Anteilen in einem Vektor kombiniert und nach Transduktion in Bakteriophagen exprimiert (19). Diese Bakteriophagen können dann auf ihre Fähigkeit, ein bestimmtes Antigen zu binden, geprüft werden. Die selektierten cDNAs, die für ein gewünschtes Fv-Molekül kodieren, können anschließend mutiert werden, um mAK mit hoher Affinität zu erzeugen. Diese Methode ermöglicht es sogar, von nichtimmunisierten Spendern mAK, die gegen ein breites Spektrum von TAA gerichtet sind, zu isolieren.

■ Einsatz monoklonaler Antikörper zur Tumordiagnose und Verlaufskontrolle

■ Diagnose und Prognose der Tumorerkrankung

Die Tumordiagnose basiert derzeit auf histologisch feststellbaren Veränderungen, die sich im betroffenen Gewebe während der malignen Entartung und Tumorprogression ereignen. Die Ursachen dieser Veränderungen sind im molekularen Aufbau der entarteten Zelle zu suchen. Der Einsatz von mAK zur Identifikation von Molekülen, die im Zuge der Tumorprogression entweder nicht mehr oder de novo exprimiert werden, dürfte künftig eine wichtige Rolle in der Tumordiagnose und -stadienbildung spielen. Die Einordnung von Tumorerkrankungen in bestimmte Stadien ist nicht nur im Hinblick auf eine prognostische Aussage über die Wahrscheinlichkeit einer Metastasenbildung wichtig, sondern auch für die Festlegung einer stadiengerechten Therapie. Zur Zeit sind der histologische Typ und die Größe des Primärtumors sowie die Zahl der vom Tumor befallenen Lymphknoten die wichtigsten prognostischen Parameter. Es zeichnet sich jedoch ab, daß das Metastasierungsverhalten eines individuellen Tumors darüber hinaus entscheidend von der Expression bestimmter metastasierungsinduzierter Proteine, wie z. B. den Varianten des CD44-Moleküls, beeinflußt wird (19). Die Identifizierung solcher Moleküle ist ein wichtiges Forschungsfeld, auf dem momentan intensiv gearbeitet wird. Es läßt sich absehen, daß Primärtumoren in Zukunft routinemäßig mit Antikörpern auf definierte Metastasierungsmarker hin untersucht werden. Eine molekulare Diagnose des Primärtumors könnte sogar eingesetzt werden, um prognostische Aussagen über den Ort der zu erwartenden Metastasenbildung zu machen.

■ Verlaufskontrolle zur Überwachung der Tumorerkrankung

Einige TAA werden von Tumorzellen freigesetzt und ins Plasma sezerniert, wo sie mit Hilfe von Radioimmunoassays (RIA) oder mit enzymgebundenen Immunoassays (ELISA) quantitativ bestimmt werden können. Derartige Testverfahren werden zur Zeit eingesetzt, um den Erfolg von therapeutischen Maßnahmen wie Operation, Bestrahlung oder Zytostatikabehandlung zu beurteilen. Insbesondere die Früherkennung von Tumorrezidiven hat sich zu einem wichtigen Anwendungsgebiet solcher Nachweisverfahren entwickelt. Am bekanntesten und weitesten verbreitet sind Testverfahren zur Entdeckung des karzinoembryonalen Antigens (CEA) und des 19-9-Antigens bei gastrointestinalen Tumoren sowie des CA-125 Antigens beim Ovarialkarzinom. Zur Frühdiagnose von Tumoren sind diese Verfahren wegen ihrer mangelnden Spezifität ebenso wenig geeignet wie zum Nachweis einer minimalen residualen Krebserkrankung. So findet man z. B. erhöhte Werte bei Patienten mit chronisch entzündlichen Erkrankungen sowie bei Rauchern und Schwangeren. Da sich die Entwicklung auf diesem Gebiet noch im Fluß befindet, ist es jedoch denkbar, daß sich durch Kombination einzelner Verfahren die Aussagekraft dieser Testsysteme erhöhen läßt.

■ Nachweis einer minimalen residualen Krebserkrankung

Durch die Verwendung von mAK in bildgebenden Verfahren (Immunszintigraphie oder Tumorimaging) sollten idealerweise auch kleine Metastasen lokalisiert und bezüglich ihrer Größe und Beschaffenheit bestimmt werden können. Bei diesen Methoden wird dem Patienten ein radioaktiv markierter Antikörper injiziert und der „angefärbte" Tumor mittels geeigneter Detektoren dargestellt. Durch eine Farbkodierung der einzelnen Markierungsintensitäten können quantitative Schätzungen der Menge des gebundenen Isotops gemacht werden. Trotz des so eingängigen Prinzips dieser Methodik ist ihre Praxis noch mit vielen Problemen behaftet. Neben der mangelnden Spezifität der beobachteten Anreicherungen liegt der Mindestdurchmesser eines erkennbaren Tumors bei ca. 1–2 cm; damit sind andere Verfahren wie CT oder Kernspintomographie nahezu gleichwertig.

Der Einsatz von immunhistochemischen Methoden in Verbindung mit geeigneten Antikörpern hat es dagegen ermöglicht, Tumormikrometastasen zu entdecken, die bei herkömmlichen histochemischen Untersuchungen verborgen blieben. Die Verbesserung dieser Methoden und die Entwicklung neuer molekularer Nachweisverfahren unter Zuhilfenahme der Polymerasekettenreaktionen ermöglichen es heutzutage, eine einzelne disseminierte Tumorzelle unter einer Million Knochenmarkzellen zu identifizieren (23) (Abb. 31.3). Die Verläßlichkeit solcher Methoden läßt sich durch geeignete immunzytochemische Doppelfärbungstechniken, bei denen zwei Antikörper gegen unterschiedliche TAA eingesetzt werden, erhöhen (22). Für mehrere Tumortypen inklusive des kolorektalen Karzinoms (16) und des Bronchialkarzinoms (24) konnte gezeigt werden, daß das Vorhandensein von isolierten disseminierten Tumorzellen im Knochenmark, die immunzytochemisch nachgewiesen wurden, unabhängig von etablierten Risikoparametern eine schlechtere Prognose bedeutet (Tab. 31.3). Der Nachweis solcher Zellen könnte somit dazu beitragen, adjuvante Therapieverfahren gezielter einzusetzen, um unnötige Belastungen der Patienten und hohe Behandlungskosten zu vermeiden. Darüber hinaus können diese Nachweisverfahren im Rahmen von Therapiestudien eingesetzt werden, um die eventuelle Wirksamkeit einer neuen Therapieform frühzeitig abschätzen zu können (31). Der Einsatz eines solchen Surrogatmarkers sollte die langwierigen und kostenintensiven Phasen der klinischen Arzneimittelprüfungen auf dem Gebiet der sog. adjuvanten Krebstherapie drastisch verkürzen.

Tabelle 31.**3** Immunozytochemischer Nachweis von mikrometastasierten Tumorzellen im Knochenmark von Karzinompatienten: prognostische Relevanz

Tumorherkunft	Markerprotein	Prognostische Relevanz
Brustdrüse	EMA	+
	EMA+TAG12+CK	+
	CK	+
	TAG12	+
Kolon/Rektum	CK	+
	CA-19-9	n.d.
Magen	CK	+
Pankreas	CK+CA-19-9	n.d.
	CK	n.d
	CK	
Ösophagus	CK	+
Lunge, SCLC	SM1	n.d.
	LCA 1–3	n.d.
NSCLC	CK	+
Kopf- u. Halsbereich	CK	n.d
Prostata	CK	n.d
	CK+PSA+EMA	
Harnblase	CK	n.d
Niere	CK	n.d

EMA = epithelial membrane antigen
CK = cytokeratin
TAG12 = tumor-associated glycoprotein 12
LCA = lung cancer-associated antigens
PSA = prostataspezifisches Antigen
SCLC = kleinzelliges Lungenkarzinom
NSCLC = nichtkleinzelliges Lungenkarzinom
SM1 = 50-kD-Membranantigen

Perspektiven

Seit der Entdeckung der spezifischen, erworbenen Immunität galt es als vorrangiges Ziel, das Immunsystem zur Zerstörung von Tumorzellen zu aktivieren. Trotz jahrzehntelanger klinischer Versuche ist dieses Ziel bisher weitgehend unerreicht geblieben. Diese entmutigende Situation resultiert nicht zuletzt aus unserem noch sehr lückenhaften Verständnis vom komplexen Zusammenspiel zwischen Tumorzelle und Immunsystem. Angesichts des schnellen Fortschrittes auf den Gebieten der Immunologie und der Tumorbiologie besteht jedoch berechtigte Hoffnung, durch besseres Wissen Therapieverfahren gezielter einsetzen zu können. So ermöglicht die Entwicklung geeigneter tierexperimenteller Modelle wie der SCID-hu-Maus, in der ein menschliches Immunsystem aufgrund ihrer angeborenen Immundefizienz etabliert werden kann, heutzutage eine detailliertere Untersuchung der Interaktionen zwischen Tumor und Immunsystem. Des weiteren weisen unsere ermutigenden Ergebnisse mit der Antikörpertherapie beim Kolorektalkarzinom darauf hin, daß das Stadium der minimalen residualen Krebserkrankung besonders vulnerabel für immuntherapeutische Ansätze ist. Im Unterschied zur derzeit praktizierten Strahlenbehandlung und Chemotherapie mit ihren erheblichen toxischen Nebenwirkungen auf das normale Gewebe bieten immunologische „Reagenzien" somit die Chance, Tumorzellen spezifischer zu erkennen und zu zerstören. Deshalb erscheint die Hoffnung berechtigt, daß Ehrlichs Traum von der Zauberkugel eines Tages doch noch in Erfüllung gehen wird.

Literatur

1. Bishop, J. M.: The molecular genetics of cancer. Science 235 (1987) 305–311
2. Boon, T., P. van der Bruggen: Human tumor antigens recognized by T-lymphocytes. J. exp. Med. 183 (1996) 725–729
3. Carrel, S., J. P. Johnson: Immunologic recognition of malignant melanoma by autologous T lymphocytes. Curr. Opin. Oncol. 5 (1993) 383–389
4. Colombo, M., G. Forni: Cytokine gene transfer in tumor therapy: Where are we now? Immunol. Today 15 (1994) 48–51
5. Dillman, R. O.: Antibodies as cytotoxic therapy. J. clin. Oncol. 12 (1994) 1497–1515
6. Garrido, F., T. Cabrera, A. Concha, S. Glew, F. Ruiz-Cabello, P. L. Stern: Natural history of HLA expression during tumor development. Immunol. Today 14 (1993) 491–499
7. Gehetie, M. A., E. S. Vitetta: Recent developments in immunotoxin therapy. Curr. Opin. Immunol. 6 (1994) 707–714
8. Grossbard, M. L., O. W. Press, F. R. Applebaum, I. D. Bernstein, L. M. Nadler: Monoclonal antibody-based therapies of leukemia and lymphoma. Blood 80 (1992) 863–878
9. Guinan, E. C., J. G. Gribben, V. A. Boussiotis, G. J. Freeman, L. M. Nadler: Pivotal role of the B7: CD 28 pathway in transplantation tolerance and tumor immunology. Blood 84 (1994) 3261–3282
10. Hakomori, S.: Tumor-associated carbohydrate antigens. Ann. Rev. Immunol. 2 (1984) 103–126
11. Houbiers, J. G. A., H. W. Nijman, S. H. van der Bzrg, A. Brand, F. Momburg, W. M. Kast, C. J. M. Melief: In vitro induction of human cytotoxic T lymphocyte responses against peptides of mutant and wild-type p53. Europ. J. Immunol. 23 (1993) 2072–2077
12. Houghton, A. N.: Cancer antigens: immune recognition of self and altered self. J. exp. Med. 180 (1994) 1–4
13. Huston, J. S., J. McCartney, M. S. Tai, C. Mottola-Harsthorn, D. Jin, F. Warren, P. Keck, H. Opperman: Medical applications of single-chain antibodies. Int. Rev. Immunol. 10 (1993) 195–217
14. Jain, R. K.: Delivery of molecular medicine to solid tumors. Science 271 (1996) 1079–1080
15. Kennedy, R. C., E.-M. Zhou, R. E. Lanford, T. C. Chanh, C. A. Bora: Possible role of anti-idiotypic antibodies in the induction of tumor immunity. J. clin. Invest. 80 (1987) 1217–1224
16. Lindemann, F. G. Schlimok, P. Dirschedl, J. Witte, G. Riethmüller: Prognostic significance of micrometastatic tumour cells in bone marrow of colorectal cancer patients. Lancet 340 (1992) 685–689
17. Mack, M., G. Riethmüller, P. Kufer: A small bispecific antibody construct expressed as a functional single chain molecule with high tumor cell cytotoxicity. Proc. nat. Acad. Sci. 92 (1995) 7021–7025
18. Mantovani, A.: Tumor-associated macrophages in neoplastic progression: a paradigm for the in vivo function of chemokines. Lab. Invest. 71 (1994) 5–16
19. Mulder, J. W. R., P. M. Kruyt, M. Sewnath, J. Oosting, C. A. Deldenrijk, W. F. Weidema, G. J. A. Offerhaus, S. T. Pals: Colorectal cancer prognosis and expression of exon-v6-containing CD44 proteins. Lancet 344 (1994) 1470–1472
20. Munzarova, M., J. Kovarik: Is cancer a macrophage-mediated autoaggressive disease? Lancet 1987/I, 952–954
21. Old, L. J.: Cancer immunology: the search for specificity. Cancer Res. 41 (1981) 361–375
22. Pantel, K., G. Schlimok, S. Braun, D. Kutter, G. Schaller, I. Funke, F. Lindemann, J. R. Izbicki, G. Riethmüller: Differential expression of proliferation-associated molecules in individual micrometastatic carcinoma cells. J. nat. Cancer Inst. 85 (1993) 1419–1424
23. Pantel, K., S. Braun, B. Passlick, G. Schlimok: Minimal residual epithelial cancer. Progr. Histochem. Cytochem. 30 (1996) 1–62
24. Pantel, K., J. R. Izbícki, B. Passlick, M. Angstwurm, K. Häußinger, O. Thetter, G. Riethmüller: Prognostic significance of isolated tumour cells in bone norrow of patients with non-small cell carcinomas without overt metastases. Lancet 347 (1996) 649–653
25. Pardoll, D.: Cancer vaccines. Immunol. Today 14 (1993) 310–316
26. van Pel, A., P. van der Bruggen, P. G. Louné, V. G. Brichard, B. Lethe, B. van den Eynde, L. Kyttenhove, J. C. Renauld, T. Boon: Genes coding for tumor antigens recognized by cytolytic T-lymphocytic T-lymphocytes. Immunol. Rev. 145 (1995) 229–250
27. Persson, M. A.: Combinatorial libraries. Int. Rev. Immunol. 10 (1993) 153–163
28. Riethmüller, G., E. Schneider-Gädicke, J. P. Johnson: Monoclonal antibodies in cancer therapy. Curr. Opin. Immunol. 5 (1993) 732–739
29. Riethmüller, G., E. Schneider-Gädicke, G. Schlimok, W. Schmiegel, R. Raab, K. Höffken, R. Gruber, H. Pichlmaier, H. Hirche, R. Pichlmayr, P. Buggisch, J. Witte, German Cancer Aid 17-1A Study Group: Randomized trial of monoclonal antibody for adjuvant therapy of resected Dukes' C colorectal carcinoma. Lancet 343 (1994) 1177–1183
30. Rosenberg, S. A., B. S. Packard, P. M. Aebersold, D. Solomon, S. L. Topalian, S. T. Toy, P. Simon, M. T. Lotze, J. C. Yang, C. A. Seipp, G. Simpson, C. Carter, S. Bock, D. Schartzentruber, J. P. Wei, D. E. Whilte: Use of tumor-infiltrating lymphocytes and interleukin 2 in the immunotherapy of patients with metastatic melanoma. New Engl. J. Med. 319 (1988) 1676–1680
31. Schlimok, G., K. Pantel, H. Loibner, I. Fackler-Schwalbe, G. Riethmüller: Reduction of metastatic carcinoma cells in bone marrow by intravenously administered monoclonal antibody: towards a novel surrogate test to monitor adjuvant therapies of solid tumors. Europ. J. Cancer 31A (1995) 1799–1803
32. Slingluff jr., C. L., D. F. Hunt, V. H. Englehard: Direct analysis of tumor-associated peptide antigens. Curr. Opin. Immunol. 6 (1994) 733–740
33. Winter, G., C. Milstein: Man-made antibodies. Nature 349 (1991) 293
34. Winter, G., W. J. Harris: Humanized antibodies. Immunol. Today 14 (1993) 243–246
35. Yamaguchi, H., K. Furukawa, S. R. Fortunato, P. O. Livingston, K. O. Lloyd, H. F. Oettgen, L. J. Old: Cell surface antigens of melanoma recognized by human monoclonal antibodies. Proc. Nat. Acad. Sci. 84 (1987) 2416–2420

32 AIDS

J. L'age-Stehr und M. G. Koch

■ Definition

Als erworbenes Immundefizienzsyndrom AIDS (acquired immunodeficiency syndrome) wird das irreversible Erkrankungsstadium bei der chronisch persistierenden Infektion mit dem humanen Immundefizienzvirus HIV (human immunodeficiency virus) bezeichnet. HIV ist das erste erkannte humanpathogene *Lentivirus*.

Die chronische HIV-Infektion verursacht bei permanent produktiver Virusvermehrung im lymphatischen Gewebe und progredienter Verminderung von $CD4^+$-T-Lymphozyten nach einer jahrelang meist klinisch asymptomatisch verlaufenden Latenzphase eine *sekundäre Immundefizienz*. Das Krankheitsbild AIDS manifestiert sich klinisch mit lebensbedrohenden opportunistischen Infektionen, bestimmten Malignomen sowie trophischen und zentralnervösen Störungen.

■ Geschichtliches

Mitte des Jahres 1981 berichtete die USA-Seuchenbehörde CDC (Reports on AIDS, Morbid. Mort. wkly Rep. 1986, 178) erstmals über das epidemische Auftreten von neuartigen sekundären Immundefizienzsyndromen bei 5 Patienten mit lebensbedrohenden Pneumocystis-carinii-Pneumonien und 25 Patienten mit Kaposi-Sarkom, einem seltenen Hautgefäßtumor. Diese Erkrankungen wurden in zwei Städten in den USA zuerst bei jungen männlichen Homosexuellen und injizierenden Drogenabhängigen diagnostiziert. Als 1982 solche und ähnliche lebensbedrohende Infektionen mit opportunistischen Erregern und Neoplasien bei auffälliger Verminderung der Zahl von $CD4^+$-T-Lymphozyten im peripheren Blut auch bei Hämophilen, bei denen Gerinnungsfaktor VIII substituiert worden war, und Empfängern von Blut- und Blutprodukten auftraten, mußte eine infektiöse, sexuell und hämatogen übertragbare, virusartige Ursache für AIDS angenommen werden.

Bei damals fehlenden spezifischen Testverfahren für AIDS wurde eine klinische Falldefinition der CDC und der Begriff AIDS-Risikogruppe für epidemiologische Beobachtungen international übernommen. Auf dieser Grundlage wurden sehr bald AIDS-Fälle auch in Europa und bei Einwanderern und Rückkehrern aus zentralafrikanischen Ländern diagnostiziert.

Darüber hinaus wurden bei Personen aus AIDS-Risikogruppen als Vorstadien zu AIDS ein gehäuftes Auftreten jahrelang bestehender weniger gravierender Krankheits- und Immundefizienzzeichen beobachtet. Generalisierte, ungeklärte Lymphknotenschwellungen und die Häufung multipler unspezifischer Symptome wie Fieber, Müdigkeit, chronische Durchfälle, Gewichtsverlust, Mundsoor wurden als *Lymphadenopathiesyndrom (LAS)* und als *AIDS-related complex (ARC)* bezeichnet. In den USA identifizierte man rückblickend den frühesten gesicherten AIDS-Fall im Jahre 1968, in Europa 1966, und unsichere Einzelfälle (in der medizinischen Literatur insgesamt etwa 19 dokumentiert) lassen sich bis etwa 1960 zurückdatieren.

Als in den Jahren 1983–84 das Lentivirus HIV als Ursache von AIDS entdeckt und serologische und virologische Testverfahren zuerst für den Virusstamm HIV-1 (vorherrschend in Zentral- und Ostafrika, Europa und USA) und ab 1986 auch für HIV-2 (vorherrschend in Westafrika) entwickelt wurden, ließen sich ab Mitte der 80er Jahre das Ausmaß der weltweiten epidemischen Verbreitung und die vorwiegend sexuellen Übertragungswege von HIV-1 und HIV-2 erkennen.

■ Der Erreger

■ Entdeckung

Die Suche nach einem Virus als der wahrscheinlichsten Ursache von AIDS wurde am intensivsten und erfolgreichsten an folgenden Zentren betrieben: dem Institut Pasteur in Paris, dem Hämatologischen Institut der Universität Cambridge, der Universität von Kalifornien, San Francisco, dem CDC in Atlanta sowie dem National Cancer Institute (NCI) in Bethesda, USA:

Im Frühjahr 1983 publizierte eine Arbeitsgruppe des Institut Pasteur (F. Barré-Sinoussi, J. C. Chermann, L. Montagnier u. a.) die Entdeckung eines neuen Virus mit Retroviruseigenschaften, isoliert aus dem Lymphknoten eines Patienten mit Lymphadenopathiesyndrom. Sie nannten es „LAV" *(lymphadenopathy-associated virus,* später umbenannt in *„lymphadenopathy/AIDS virus").* Weitere Isolate wurden als C-LAV (Karpas 1983), HTLV-III (Popovic u. Mitarb. 1984), ARV (Levy 1984), LAV/HTLV-III-CDC (Feorino 1983–85), AAV (Rübsamen-Waigmann 1985) publiziert. Nachdem seroepidemiologische und molekulargenetische Untersuchungen zeigten, daß alle vorgenannten Virusisolate Varianten des AIDS-assoziierten Retro- bzw. Lentivirus waren, einigte sich im Mai 1986 das „Internationale Komitee für die Virustaxonomie" auf die Bezeichnung „HIV" (human immunodeficiency virus). Eine in Westafrika 1986 von der Arbeitsgruppe Montagniers entdeckte, serologisch und genetisch eindeutig vom LAV/HIV-1 unterscheidbare Virusvariante wird seit 1986 als „HIV-2" von ersterem abgegrenzt.

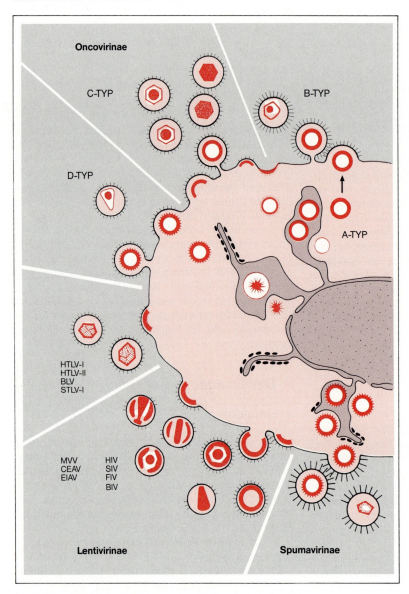

Abb. 32.1 Übersicht über morphologische Charakteristika von Retroviren in verschiedenen Stadien ihres Reifezyklus. BLV = bovines Leukosevirus,
STLV = simian T-cell lymphotropic virus,
MVV = maedi-visna virus,
CEAV = caprine encephalitis arteriitis virus,
EIAV = equine infectious anemia virus,
SIV = simian immune deficiency virus,
FIV = feline immunodeficiency virus,
BIV = bovine immunodeficiency virus
(H. R. Gelderblom, Robert-Koch-Institut, Berlin).

■ **Eigenschaften und Struktur**

HIV gehört zur Virusfamilie der Retroviren (Retroviridae). Allen Retroviren gemeinsam ist der Besitz des Enzyms *reverse Transkriptase* (RT), mit dessen Hilfe sie (biologisch gesehen entgegen der normalen Übersetzungsrichtung, daher „retro") ihr als RNA vorliegendes Genom in DNA überführen können, eine Voraussetzung für dessen Integration in die chromosomale DNA der Wirtszellen.

Morphologie

Die Morphologie aller Retroviren ist ähnlich (Abb. 32.**1**–32.**4**). Der Durchmesser der Virusteilchen beträgt etwa 100 nm. Die äußere Hülle der kugelförmigen Viruspartikel ist bei HIV mit 72 herausragenden Oberflächenstrukturen *(knobs* oder *spikes)* besetzt, die aus 3–4 einheitlichen Glykoprotein-Molekülen (HIV-1: gp120) gebildet sind. Diese Tri- oder Tetramere sind an einem in der Virushüllmembran verankerten transmembranösen Proteinstrang (HIV-1: gp41) gebunden. Die Virushülle selbst besteht aus einer Lipiddoppelmembran, unter der eine dünnere Innenhaut *(inner coat;* HIV: p17/18) liegt *(die Lipidhülle bedingt die relativ gute und schnelle Wirkung von Alkohol und Detergentien in der Inaktivierung von HIV)*. Im Inneren der reifen Virusteilchen befindet sich eine meist ikosaederartige Struktur *(core),* die sich wiederum aus einer äußeren Hülle *(core shell;* HIV: p24) und einer inneren, RNA enthaltenden Spirale zusammensetzt. Letztere ist elektronenmikroskopisch sichtbar als tubuläre oder konische kernartige Verdichtung (dem sog. Ribonukleoproteinkomplex mit der RT).

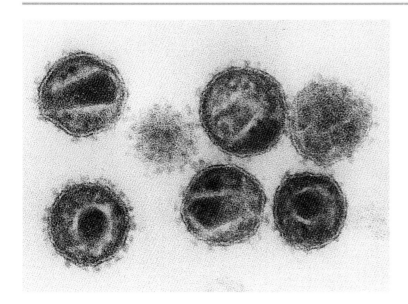

Abb. 32.**2** HIV-Partikel im elektronenmikroskopischen Bild. Deutlich sichtbare Hüllenantigene, hexagonale Strukturen des Nukleokapsids (H. R. Gelderblom, Robert-Koch-Institut, Berlin).

Genom

Das Genom von HIV besteht aus linearer Einzelstrang-RNA von ca. 10 000 Basen. Pro Virusteilchen liegen zwei RNA-Moleküle vor. Alle Vertreter der Retrovirusgruppe verfügen – in schematischer Vereinfachung – über ein Genom mit folgendem Aufbau:

5'LTR--gag--pol--env--LTR 3'

Die Abkürzungen geben teils (5' und 3') die Orientierung der Nukleinsäuren im Virusgenom an, teils verschiedene Genomregionen, die für Steuer- bzw. Regulatorfaktoren, Strukturproteine für den Aufbau der inneren *(gag)* und äußeren Virushüllen *(env)* bzw. für die Replikationsenzyme, die RT, die Protease und die Integrase bzw. Endonuklease kodieren *(pol)*.

Stellung des HIV innerhalb der Famile der Retroviren

Man unterscheidet exogene und endogene Retroviren: Zu den exogenen Retroviren bei Menschen gehören die transformierenden, krebserregenden *Onkoviren* (darunter die an CD4-Rezeptoren bindenden Leukämieviren HTLV-I und -II), die *Spumaviren* mit noch unbekannter Pathogenität sowie die *Lentiviren.*

Die Subfamilie der *Onkoviren* tritt in vier Gruppen auf, B-Typ-Viren (z. B. Maus-Mammatumor-Viren), zwei Gruppen von C-Typ-Viren (Säuger und Geflügelviren) sowie die primatenspezifischen D-Typ-Viren (Mazon-Pfizer-Monkey-Viren).

Onkoviren können sich entweder mit Hilfe der RT und bestimmter Nukleasen in ein Chromosom der Wirtszelle integrieren (chronische Tumorviren) oder aber aus der DNA der Zelle einen kleinen Genabschnitt herausschneiden und in das eigene Genom einbauen. Der so „gestohlene" Genabschnitt ist in der Regel ein sog.

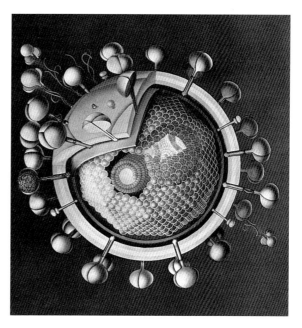

Abb. 32.**3** Modell eines reifen HIV-Partikels, konstruiert auf der Basis von elektronenmikroskopischen Photographien sowie computergraphischen Untersuchungen (nach MG Koch, Karlsborg, auf der Grundlage der Arbeiten von: H. R. Gelderblom, M. Özel, G. Pauli, Robert-Koch-Institut, Berlin: P. A. Marx, R. J. Munn, K. I. Joy, University of California, Davis, USA; H. Frank, W. Schäfer, H. Schwarz, Max-Planck-Institut, Tübingen; J. C. Chermann, F. Barré-Sinoussi, C. Dauguet, P. Picouet, L. Montagnier, Institut Pasteur, Paris; A. Karpas, W. Gillson, Dept. of Hematol. Med., University of Cambridge, UK; P. M. Feorino, E. Palmer, CDC, Atlanta; L. Nilsson, J. Lindberg, Karolinska-Institut, Stockholm; J. A. Levy, L. Oshiro, Cancer Research Center, University of California, San Francisco; H. Wolf, S. Modrow, Max-von-Pettenkofer-Institut, München. Künstlerische Gestaltung: H. U. Osterwalder, W. und I. Desmarowitz, Fa. Graphico, Hamburg. Die äußere Hülle ist im Maßstab etwas vergrößert, damit die Details besser dargestellt werden können.

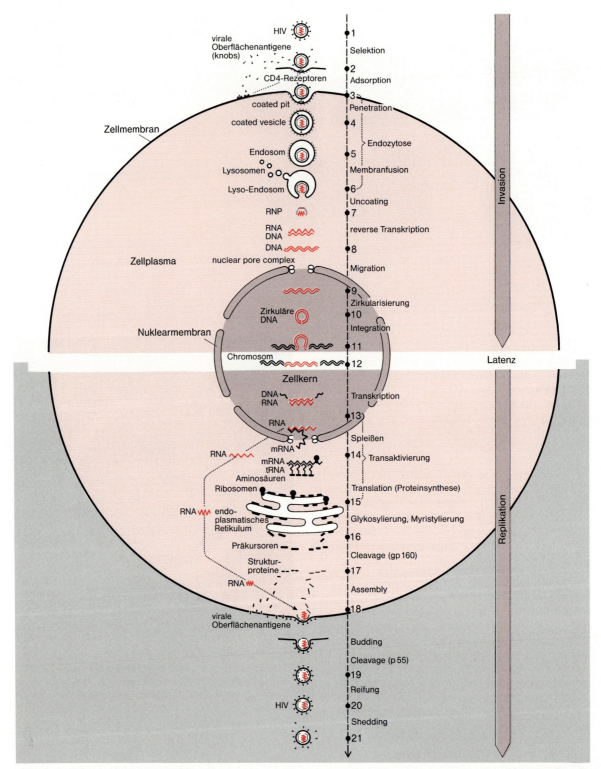

Abb. 32.**4** Schematische Darstellung des HIV-Lebenszyklus in der Zelle. Die Schritte der Invasions-, Latenz- und Replikationsphase sind numeriert. Die HIV-RNA ist als Zickzacklinie, die Provirus-DNA als Wellenlinie dargestellt. RNP = Ribonukleoproteinkomplex (M. G. Koch, Karlsborg; Graphik: Graphico, Hamburg)

Onkogen wie *myc, erb,* Ki-*ras* oder *src;* diese Kürzel stehen für bösartige Neubildungen, die jeweils mit dem Onkogen assoziiert sind. So trägt das akut transformierende Rous-Sarkom-Virus des Huhns zusätzlich zur gag-pol-env-Minimalausstattung das virale src-Gen, das sich von einem zellulären Wachstumsfaktor ableiten läßt.

Es gibt auch replikationskompetente oder defekte Viren, die durch ein sog. Helfervirus aktiviert werden können. Neben den *exogenen* Retroviren gibt es auch in verschiedenen Spezies *endogene* Retroviren, die im Genom des Wirtes apathogen existieren und bei der Zellteilung wie ganz normale chromosomale Elemente vermehrt werden. Sie können unter gewissen Umständen aktiviert und dann pathogen werden. Bei Menschen ist noch wenig über endogene Retroviren bekannt.

Lentiviren bilden eine Gruppe zytopathischer Erreger *(lentus* = „langsam") verzögert einsetzender, chronischer, meist letaler Infektionen bei Huftieren, Katzen und Primaten, charakterisiert vor allem durch inflammatorische Hirnatrophie mit Lähmungen, durch Autoimmunkrankheiten sowie Kachexie und interstitielle Pneumonie. HIV ist das erste bekannte humanpathogene Lentivirus.

Lentiviren weisen eine ausgedehnte *Antigendrift* auf, bedingt durch eine hohe Mutationsrate in den Genen für die Virushüllenstrukturen (env) als Folge ungenauer Nukleotidpaarung bei der Übersetzung durch die RT und anderer Mechanismen, die zu einer Fülle von sog. „Viralescape"-Mutationen führen. Man kann Virusvarianten mit geringer (genannt *„slow-low")* von solchen hoher Virulenz *(„rapid-high")* in Zellkulturen unterscheiden. Unter den bis heute isolierten, mehreren tausend HIV-Varianten scheinen keine zwei wirklich identisch zu sein. Auch solche HIV, die im Verlauf mehrerer Jahre bei einem HIV-Infizierten isoliert wurden, variieren zunehmend in ihrem Genom und ihren Replikationseigenschaften.

Weitere Charakteristika der Lentiviren sind neben einer langen Inkubationszeit (bei Tieren ein bis zwei Drittel der normalen Lebenslänge) eine hohe Krankheitspenetranz und Mortalität, die durchaus fast 100% erreichen kann. Eine wesentliche Eigenschaft ist auch das Abwerfen *(shedding)* der Oberflächenantigene bei reifen Partikeln, was gegen CD4-tragende Zellen gerichtete immun- bzw. „autoimmun"-pathogene Phänomene bei der chronischen HIV-Infektion erklären kann. Wichtig ist ferner die intrazelluläre Existenz als DNA-Provirus (Latenz), was die Viren sowohl der humoralen als auch zellulären immunologischen Abwehr entzieht. In letzter Zeit wird die Affinität der Viren zu Makrophagen (auch Langerhans-Zellen der Haut) und gewissen Zellen des ZNS immer deutlicher. Hierdurch könnten sich auch die ausgeprägten trophischen und neurologischen Veränderungen bei AIDS erklären lassen.

Die bei sehr hoher Mortalität extrem lange Inkubationszeit der Lentiviren scheint bedingt zu sein durch eine ungewöhnlich differenzierte Kontrolle der eigenen Replikation. HIV hat über die oben genannten Minimalgenomregionen (LTR, *gag, pol* und *env)* hinaus mindestens 8 weitere kodierende Genomabschnitte, vermutlich vor allem mit Steuer- oder Regulatorfunktionen: *tat, rev, vpr, vpx, vif, vpu, nef, vpt* sowie eine Reihe von Rezeptorregionen. Die Synthese der Struktur- und Regulatorgene erfolgt in drei Leserahmen, womit eine optimale Ausnutzung der genetischen Information erreicht wird. In der Zellkultur vermehren sich Lentiviren schnell zu hohen Titern, in vivo jedoch bedingt die Interaktion mit dem Immunsystem eine chronisch und nur langsam *(lente)* progredient verlaufende Erkrankung.

Die Lentiviren HIV-1 und HIV-2 sind genetisch nahe mit den Immundefizienzviren der Schimpansen (SIV cpz) und der Mangaben (SIV sm) verwandt. Die SIV (simian immunodeficiency viruses) führen in ihren natürlichen Wirten zu latent persistierenden, nicht krankmachenden Infektionen. Erst bei Wirtswechsel, z. B. in andere Primaten, können sie schwere Immundefizienzen verursachen.

Vermutlicher Ursprung von HIV

Der Ursprung von HIV-1 ist noch Gegenstand von Spekulationen. Man vermutet einen Wirtswechsel von infizierten Affen auf Menschen durch eine parenterale Übertragung von kontaminiertem Affenblut in den 40er oder 50er Jahren auf eine begrenzte Population Zentralafrikas, vermutlich westlich des Viktoria-Sees. Mit Veränderung von dortigen Sozialstrukturen in den 60er Jahren (Landflucht, Industrialisierung, erhöhte Mobilität, Promiskuität und Prostitution, Slumbildung, Kriege usw.) könnten Virusträger HIV-1 in den Städten Zentralafrikas verbreitet haben. Von dort gelangten diese – vermutlich durch Wirtswechsel – humanpathogen gewordenen Viren, etwa mit Rückwanderern aus Zaire, erst nach Haiti und von dort mit USA-Sextouristen weiter in die Homosexuellen- und Drogenszene der amerikanischen Küstenstädte (New York, San Francisco). Sextourismus war der Hauptweg, auf dem die HIV-Infektion nach Europa und in der übrigen Welt als *Pandemie* verbreitet wurde. Diese Annahmen stimmen mit den Ergebnissen der genetischen HIV/CIV/SIV-Klassifikation gut überein, die jedoch für einen eigenen Ursprungsherd der HIV-2-Epidemie in Westafrika spricht.

Zelltropismus von HIV-Subtypen

Zehn genetische Subtypen von HIV-1 (A-I und O) sind bisher identifiziert. In Europa und Nordamerika ist der Subtyp B am meisten verbreitet. Neben den genetischen Subtypen unterscheidet man noch phänotypische HIV-1-Varianten nach ihrem Zelltropismus. In einem infizierten Organismus können HIV-Varianten mit überwiegendem T-Zell- oder überwiegendem Makrophagentropismus vorkommen, wobei Varianten mit T-Zell-Tropismus vorwiegend synzytiuminduzierend (SI), solche mit Makrophagentropismus nicht synzytiuminduzierend (NSI) sind.

Alle bekannten HIV-Varianten weisen – wenn auch in verschiedenem Grad – eine Affinität für Zellen mit dem CD4-Oberflächenmarker auf, vorwiegend also für T-Helfer- oder Induktorlymphozyten, wobei als Kopplungsstelle die V3-Region des oberflächenständigen gp120-Moleküls und als Rezeptor Teile der CDR2-Domäne des CD4-Moleküls dienen.

Tabelle 32.1 Spektrum von humanen Zellen, die in vivo oder in vitro mit HIV infiziert werden können (aus Levy, J. A.: Microbiol. Rev. 57 [1993] 183)

Zellen des hämatopoetischen Systems
- T-Lymphozyten
- B-Lymphozyten
- Makrophagen
- NK-Zellen
- Megakaryozyten
- dendritische Zellen
- Promyelozyten
- Stammzellen
- Thymusepithelzellen
- follikuläre dendritische Zellen

Zellen im Zentralnervensystem
- Endothelzellen
- Astrozyten
- Makrophagen (Mikroglia)
- Oligodendrozyten
- Plexus-choroideus-Zellen
- Ganglienzellen
- Neurone(?)

Zellen in der Haut
- Langerhans-Zellen
- Fibroblasten

Zellen im Gastrointestinaltrakt
- Kolonkarzinomzellen
- Becherzellen
- enterochromaffine Zellen

Andere Zellen
- Myokardzellen
- Nierentubuluszellen
- Synovialzellen
- Lebersinusoidzellen
- Leberkarzinomzellen
- Kupffer-Sternzellen
- Lungenfibroblasten
- Nebennierenzellen
- Retinazellen
- Zervixzellen
- Prostatazellen
- Osteosarkomzellen
- Rhabdomyosarkomzellen
- fetale Chorionzellen
- plazentare Trophoblastzellen

Neben CD4-Molekülen wurden 1996 als Korezeptoren die β-Chemokinrezeptoren CXCR4 (Fusin) für SI-Varianten und CCR5 für NSI-Varianten identifiziert.

Außer den T-Helferzellen können besonders Monozyten/Makrophagen und andere CD4⁺-Zellen infiziert werden.

Neben der spezifischen Rezeptorbindung von gp120 an CD4 und die genannten Chemokinrezeptoren kann die Aufnahme von Viruspartikeln auch über HIV-Antikörperkomplexe oder HIV-Komplementkomplexe über Fc- oder Komplementrezeptoren erfolgen. Das von anderen makrophagotropen Viren (z. B. Dengue-Viren) her bekannte Phänomen des *Antibody-dependent virus enhancement* (ADE) ist für HIV bei In-vitro-Untersuchungen und bei Vakzinationsversuchen an Schimpansen schon in vivo beobachtet worden. Darüber hinaus ist eine HIV-Infektion auch über rezeptorunabhängige Phagozytose denkbar.

Das Spektrum der bisher durch HIV infizierbar gefundenen humanen Wirtszellen ist in Tab. 32.1 aufgeführt.

Pathogenese

HIV-Lebenszyklus

Der natürliche Ablauf der HIV-Infektion im menschlichen Organismus und die Art der dabei wirksamen pathogenetischen Mechanismen, die das Vollbild von AIDS verursachen, sind noch weitgehend ungeklärt. Wesentlich besser erforscht sind die der In-vitro-Forschung zugänglichen Phasen des HIV-Lebenszyklus in HIV-empfänglichen Zellkulturen.

Der intrazelluläre Lebenszyklus ist im Prinzip bei allen Retroviren ähnlich. Er umfaßt drei Abschnitte: die Invasion, die Latenz und die Replikation. Die Dauer der eventuellen Latenzperiode und die Bedingungen einer Aktivierung der Replikationsphase sind vermutlich in den verschiedenen infizierten Individuen multifaktoriell beeinflußt.

Die aus In-vitro-Studien erlangten Kenntnisse über den HIV-Lebenszyklus sind im folgenden genauer beschrieben, um besonders die möglichen Angriffsorte für eine *antivirale Therapie* zu verdeutlichen (die folgenden Zahlen in Klammern weisen auf die Numerierung der Stadien und Schritte des HIV-Zyklus in Abb. 32.4 hin).

Die *Invasionsphase* beginnt mit dem Anlagern des Viruspartikels (1) an die Zelloberfläche, in der Regel unter Bindung des „V3-Loops" des viralen gp120-Moleküls an die dritte Domäne des zellmembranständigen CD4-Moleküls (2). Diese Bindung induziert eine Konformationsänderung im gp120-Molekül, die dann eine Bindung an den β-Chemokinkorezeptor CCR5 und den Eintritt in die Zelle erlaubt. Es bilden sich *„coated pits"* (3) und *„coated vesicles"* (4), die durch Verlust des Clathrins zum Endosom (5) und nach Aufnahme von Lysosomen zum sog. Lysoendosom (5–6) werden. An dieser Stelle beginnen die Reintegrierung der Virusmembran in das Membransystem der Zelle (6), vermutlich unter der Vermittlung des transmembranösen viralen gp41 als Fusionsprotein, sowie das *Uncoating* (6–7). Der Ribonukleoproteinkomplex (RNP) wird dabei aufgelöst und die einsträngige virale RNA unter Mitwirkung der viruseigenen RT in DNA übersetzt (7–8). Unter Mitwirkung der RNase H wird der RNA-Strang abgebaut und durch einen zweiten DNA-Strang ersetzt (7–8), und der so entstandene DNA-Doppelstrang (das Provirus, 8) wandert durch einen nukleären Porenkomplex in den Kern (8–9). Nach Zirkularisierung mit einer integrationskompetenten Palindromstellung der LTR-Regionen (9) geschieht unter Vermittlung der Integrase (sowohl Endo- als auch Exonukleasen) die Integration ins Zellgenom (10–11).

Die *Latenzphase,* in der das DNA-Provirus als „dormant copy" im Wirtszellgenom integriert ist, aber noch wenig Virusantigene von den Wirtszellen exprimiert werden, ist nach neueren Erkenntnissen nicht mit einer klinischen Latenz- oder asymptomatischen Phase gleichzusetzen. Vielmehr findet nach der initialen Virämiephase in den ersten 2–6 Wochen nach HIV-Infektion ständig eine z. T. massive Virusreplikation statt, die in Biopsien als Antigen-Antikörper-Komplexe besonders an den Dendriten von follikulären dendritischen Zellen in den Keimzentren („germinal centers") von Lymphknoten nachgewiesen werden kann. Latenz von HIV als DNA-Provirus ist vorwiegend auf ruhende, nicht proliferierende Zellen verschiedener „Reservoir"-Gewebe wie z. B. Astrozyten im Zentralnervensystem beschränkt. Der Eintritt in die *Replikationsphase* beginnt mit der Bildung neuer Viruspartikel, entweder langsam (wie in Makrophagen) oder schneller (vorwiegend in CD4$^+$-T-Zellen). Es wird hierbei der biologisch normale Weg beschrieben, von der Bildung von RNA-Kopien (12–13) über das Abspleißen von mRNA-Molekülen (13–14) bis zur Proteinsynthese (14–15) mit nachfolgender Glykosilierung und Myristylierung (15–16). Eine Art „Schnellstart" scheint durch die *rev*-Region ausgelöst und die folgenden Schritte durch Einwirkung der *tat*-Proteine erheblich beschleunigt zu werden (13–15). Die virale RNA wandert zur Zellmembran (14–18), lagert sich dieser von innen an (offenbar vorzugsweise in wachstumsaktiven Zonen, wie an den Enden der Mikrovilli) und verursacht unter gleichzeitiger Anordnung der strukturbildenden Proteinkomponenten *(Assembly,* 17–18) eine Ausbuchtung an der Zelloberfläche. Diese „Ausbuchtung" wächst zu einer Knospe *(Budding)* und löst sich schließlich von der Zelle (18–19), wobei auch Oberflächenantigene der Wirtszelle (z. B. HLA-Klasse-I- und -II-Moleküle, Zellinteraktionsproteine usw.) in die so entstandene Virushülle eingebaut werden. Während die viralen Hüllenglykoproteine schon innerhalb des Zytoplasmas gespalten werden *(Cleavage,* 16–17), geschieht dies für die Core-Proteine erst während der extrazellulären Reifung der Viruspartikel (19). Damit bildet sich dann auch die Core-Struktur und der konischtubuläre RNP-Komplex aus (19–20). Reifende HIV-Partikel scheinen in einem gewissen Ausmaß ihre Hüllenantigene abzustoßen *(Shedding,* 20–21).

■ Natürlicher Ablauf der HIV-Infektion und Pathogenese von HIV-Krankheit und AIDS

Erkenntnisstand und beeinflussende Faktoren

Der natürliche Ablauf der HIV-Infektion im infizierten Organismus, die Rolle des Immunsystems und die zu HIV-Krankheit und AIDS führenden pathogenetischen Mechanismen sind trotz einer Fülle von In-vitro-Untersuchungen zu zellulärem Tropismus, Invasion, Latenz und Replikation von HIV in Zellkulturen noch unzureichend geklärt. Da HIV in bisher untersuchten Tiermodellen (auch Schimpansen) zwar zu einer produktiven Infektion und zu spezifischen humoralen und zellulären Immunreaktionen führt, aber keine dem AIDS vergleichbare Krankheit verursacht, lassen nur Vergleichs- und Verlaufsbeobachtungen an HIV-Infizierten indirekte Schlüsse auf mögliche Mechanismen des natürlichen Infektionsablaufs und der Krankheitsentstehung zu.

Es gibt Hinweise, daß der natürliche Ablauf der HIV-Infektion multifaktoriell beeinflußt wird. Einer der wichtigsten Faktoren in der Krankheitsprogression ist das *Ausmaß der Virusreplikation.* Daneben spielen *Wirtsfaktoren* eine Rolle (z. B. HLA-Haplotypen, Immunstatus, virale und bakterielle Begleitinfektionen). Vermutlich sind auch der *Infektionsweg* (über Schleimhäute oder parenteral) sowie Quantität und Qualität des übertragenen infektiösen Materials (HIV-freie oder HIV-infizierte Zellen) für den individuellen Verlauf der HIV-Infektion von Bedeutung.

Virusheterogenität und zellulärer Tropismus

In verschiedenen Phasen der chronisch persistierenden HIV-Infektion lassen sich aus dem peripheren Blut heterogene HIV-Varianten isolieren, die in der Zellkultur Unterschiede in Zelltropismus („lymphozytotrop", „makrophagotrop"), Zytopathogenität, d. h. mehr oder weniger synzytiuminduzierend (Abb. 32.**5**, Farbtafel XII) und Replikationskinetik („slow-low" und „rapid-high") aufweisen.

Auch bei primärer Infektion mit einem Gemisch heterogener HIV-Varianten scheinen in frühen, klinisch asymptomatischen Phasen besonders *makrophagotrope* HIV-Varianten führend zu sein. Diese vermehren sich sowohl in Monozyten, Makrophagen, dendritischen Zellen und in peripheren Lymphozyten ohne Synzytieninduktion und andere auffällige zytopathische Effekte.

Wie beschrieben, verändern sich die Eigenschaften von HIV im Verlauf der HIV-Krankheit ständig durch Mutation und Selektion. Je größer die produzierte Virusmenge („virus load"), um so mehr kommt die Fehlerquote der RT zum Tragen. In späten Phasen und im AIDS sind meist schnell replizierende, zytopathische, meist synzytienbildende Varianten vorherrschend.

Viruspersistenz, Latenz und klinische Intermediärphase

Im Gegensatz zu den meisten konventionellen Virusinfekten (z. B. Mumps, Masern, Röteln), insbesondere von Erregern, deren Genom als RNA vorliegt, kommt es bei HIV trotz massiver humoraler und zellulärer Immunreaktion nach der Serokonversion nur zu einem zeitweisen Verschwinden von Virusantigenen und HIV-Partikeln aus dem peripheren Blut, nicht aber zur Elimination von revers transkribierten DNA-Proviren im Genom von infizierten Zellen. Für jeden Infizierten stellt sich nach der anfänglichen Virämiephase ein „steady state" in der Virusreplikation ein.

Jüngste Untersuchungen an Lymphknotenbiopsien mit neuen Nachweistechniken (Proteaseabbau maskierender Proteine und DNA sowie reverse RNA-PCR) bestätigten frühere Vermutungen, daß HIV in keiner Phase der Infektion mikrobiologisch nur in *latenter* Form (als revers transkribiertes Provirus) vorliegt, sondern daß eine kontinuierlich *persistierende Virusantigenproduk-*

tion in bestimmten Zellen der lymphatischen Gewebe über Jahre bestehen bleibt. Dabei scheinen follikuläre dendritische Zellen HIV-Viruspartikel und HIV-Antikörperkomplexe an ihren Dendriten zu fixieren (Abb. 32.**6**/ Farbtafel XIII). Zirkulierende CD4⁺-Lymphozyten, Makrophagen, interdigitierende dendritische und andere infizierbare Zellen können in diesen HIV-produzierenden Geweben ständig mit mehr oder weniger zytopathischen HIV infiziert und dadurch zerstört werden oder als Virusreservoir die Infektion in andere Körpergewebe verbreiten.

Die neuen Meßmethoden für die aktuelle „Viruslast" (HIV-RNA-Kopien/ml Plasma) geben erstmalig die Möglichkeit, die pathogenetischen Teilprozesse zu quantifizieren. So werden schon in der Anfangsphase der HIV-Infektion etwa 10–100 Milliarden Viruspartikel täglich neu gebildet. Diese werden vom intakten Immunsystem zwar zu Beginn fortlaufend vernichtet (wobei die Viruspartikel eine Halbwertsüberlebenszeit von etwa 6 Stunden aufweisen); dabei gehen aber auch viele Milliarden infizierter Immunzellen (mit einer durchschnittlichen Lebensdauer von nur 1,55 Tagen) zugrunde, die wieder nachgebildet werden müssen. Daneben kommt es durch die gesteigerte Apoptose (programmierter Zelltod) zu einem zusätzlichen Zelluntergang auch uninfizierter T-Zellen. Diese Zahlen dokumentieren die starke Dynamik der Virusreplikation sowie des Zellumsatzes, die jahrelang auf einem Steady state gehalten werden, aber im Laufe der Zeit zur Erschöpfung des immunologischen Regenerationspotentials führen. Daß sich dies alles jahrelang ohne nennenswerte klinische Symptomatik abspielen kann, ist bemerkenswert.

Genetische Varianz

Hier sei eine kurze Betrachtung der praktischen Folgen der genetischen Variabilität angeschlossen, die man nun auf der Basis der neuesten Viruslastmessungen überschläglich berechnen kann. Die Dauer einer HIV-Partikel-Generation ist mit etwa 2,6 Tagen zu veranschlagen, so daß der Wirtsorganismus im Laufe eines Jahres rund 140 Virusgenerationen bildet. Zusammen mit der Beobachtung der Fehler- bzw. Mutationsrate der HIV-Replikation ergibt sich, daß in einem infizierten Wirtsorganismus täglich ca. 10 Millionen unterschiedliche Virusvarianten entstehen können, auf die das Immunsystem reagieren muß.

■ Multiphasischer Verlauf der HIV-Krankheit

Auf die im folgenden dargestellten Phasen im Ablauf der HIV-Krankheit wurde aus Verlaufsuntersuchungen von HIV-Infizierten geschlossen; einige der dabei vermutlich wirksamen pathogenetischen Mechanismen sind derzeit noch hypothetisch und Gegenstand intensiver Forschungsbemühungen:

- *Akute Phase* (nicht obligatorisch): Bei primärer Inokulation größerer Virusmengen oder Virusvarianten mit starker Virulenz kommt es durch gleichzeitigen Befall sehr vieler permissiver Wirtszellen mit CD4-Rezeptoren zu einer sehr starken initialen Virusvermehrung mit Virämie, die wiederum zum Befall neuer Zielzellen vor allem in den Lymphgeweben (Lymphknoten, Milz, Peyer-Plaques?) führt. Durch den massiven Anfall von viralen Antigenen kommt es zur Stimulation von humoraler und zellulärer Anti-HIV-Immunreaktion und zur Serokonversion. Durch Komplexierung mit Antikörpern können primär lymphozytotrope HI-Viren jetzt auch über Fc-Rezeptoren in Makrophagen und andere Wirtszellen gelangen *(antibody-dependent virus enhancement)*. Diese Zellen, in denen nach In-vitro-Untersuchungen HIV ohne zytopathischen Effekt intrazytoplasmatisch (also ohne „Budding" von der Zellmembran) reproduziert werden können, werden so zu Virusreservoiren, die weder von neutralisierenden Antikörpern noch von CTL erreicht werden. In der Regel geht diese frühe akute Phase mit einem mononukleoseartigen klinischen Bild einher, das nach Tagen bis Wochen meist mit der Serokonversion abklingt.

- Die anschließende *immunsystemkontrollierte Phase* ist antikörperdominiert, klinisch weitgehend asymptomatisch, immunologisch gekennzeichnet durch hohe Titer polyklonaler, aber auch HIV-neutralisierender Antikörper und HIV-spezifische CTL, die gegen die jeweils vorherrschenden HIV-Varianten gerichtet sind; permanente Virusproduktion in lymphatischen Geweben und massive „aufgefangene oder angeheftete" HIV-Antikörperkomplexe an Dendriten von follikulären dendritischen Zellen (Abb. 32.**6a**), Auftreten *nef*-resistenter Virusvarianten, Einstellen eines individuellen „steady state" von Virusreplikation und Virusuntergang (meßbar als „viral load" in HIV-RNA-Kopien pro Milliliter Plasma). Klinisch z. T. Lymphadenopathie, in Lymphknoten hyperplastische Keimzentren mit polyklonaler B-Zell-Stimulation. Die Dauer dieser Phase beträgt in der Regel etwa 10 Jahre, in Einzelfällen weniger als 5 oder auch mehr als 15 Jahre.

- *Phase unkontrollierter Virämie und Progression:* Es dominieren stark zytopathische Virusvarianten („rapid-high") mit erhöhter Vermehrungsfähigkeit; zunehmende Virämie (partikelgebundene HIV-RNA in größeren Mengen im Plasma nachweisbar); zunehmende Ausprägung von allgemeiner Immundefizienz mit charakteristischem Verschwinden der CD4⁺-T-Zellen, sinkende Antikörpertiter, Involution der Lymphknoten, Zusammenbruch der immunologischen Abwehrfunktionen auch gegen opportunistische Erreger, Auftreten multipler klinischer Symptomatik (ARC, AIDS).

■ Immunpathogenetische Mechanismen

Pathognomonisch für die HIV-Krankheit ist eine langsame, mit Ansteigen der Viruslast kontinuierliche Abnahme von CD4⁺-T-Lymphozytenzahl und -funktion mit Verlust multipler Immunfunktionen. Diese beruht neben einer direkten zytopathischen Wirkung von HIV-Vermehrung und viralen zytotoxischen Proteinen vermutlich auf *komplexen, multifaktoriellen,* noch weitgehend ungeklärten Immunpathomechanismen (Abb. 32.**7**).

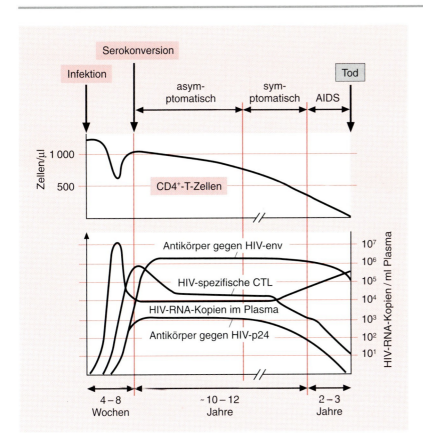

Abb. 32.7 Schematische Darstellung des Verlaufs von HIV-Infektion und Krankheitsentwicklung (nach Feinberg).

Derzeit werden verschiedene immunpathogenetische Mechanismen für die charakteristischen HIV-bedingten Störungen im Immunsystem diskutiert:

- *Direkter zytotoxischer* Effekt von HIV und seiner Proteine: *HIV als zytopathisches Virus,* das u. a. über Zellfusion und Synzytienbildung die infizierten Wirtszellen kontinuierlich zerstört; virusantigenbedingte *Aktivierung des Immunsystems* („ständige Antigendrift"), die u. a. zu gesteigerter Expression verschiedener Zytokine bzw. *Interleukine* (TNF-α, IL-6 u. a.) führt, die wiederum die HIV-Replikation stimulieren (dies als Resultat eines gestörten T_H1/T_H2-Verhältnisses mit „Zytokin-Shift");
- Elimination HIV-infizierter Zellen oder nicht infizierter T-Zellen, deren Rezeptoren mit HIV-Hüllproteinen gespickt sind, durch HIV-spezifische zytotoxische CD8-T-Lymphozyten (CTL) und ADCC sowie NK-Zellen;
- Auftreten von *Autoimmunphänomenen* durch Strukturhomologien von viralen und zelleigenen Proteinen, die beim Virusbudding von der Zellmembran in die Virushülle integriert werden (siehe *„molecular mimicry",* Tab. 32.**2**), besonders zwischen gp120, pg41 und HLA-DR, HLA-DQ4; daraus resultierende defekte Signalübermittlung zwischen Immunzellen;
- Auslösung einer Anergie durch Bindung von gp120-Antikörperkomplexen an CD4-Moleküle;

Tabelle 32.**2** Regionen im HIV, die normalen zellulären Proteinen ähneln („molecular mimicry") (aus Levy, J. A.: Microbiol. Rev. 57 [1993] 183)

Normales zelluläres Protein	HIV-Region	Nukleotidsequenz (S) oder kreuzreagierende Peptidepitope (P-E)
HLA	gp120, gp41, nef, p17	S
IL-2	gp41, LTR	S
IL-2R	nef	S
Thymosin	p17	P-E
Epithelzellen	p17	P-E
Astrozyten	p17, gp41	P-E
IFN	LTR	S
VIP	gp120 („Peptid T")	S, P-E
Neuroleukin (Phosphohexoseisomerase)	gp120	S, P-E
Ig	gp120	S
Neurotoxin	nef, tat, gp41	S
Proteinkinase	nef	S

- durch Superantigene Induktion einer massiven Stimulation von Lymphozyten mit nachfolgender Deletion und Anergie;
- erhöhte Apoptoserate (programmierter Zelltod) von CD4+-Zellen;
- progredienter T-Zell-Verlust durch zunehmende Aktivierung des Apoptosesystems (CD 95, APO-1/Fas-Rezeptor/Ligand) auch von nicht HIV-infizierten Zellen.

■ HIV-bedingte Störungen im Immunsystem

CD4+-T-Lymphozyten

Die charakteristischste Veränderung im Immunsystem durch die chronisch persistierende HIV-Infektion ist die Depletion der CD4-tragenden-T-Helfer-Zellen. Anzahl und Funktion dieser Zellen korrelieren negativ mit der Dauer der HIV-Infektion. Im peripheren Blut findet man sie anfangs zu einem sehr geringen Anteil produktiv infiziert (Nachweis von HIV-Antigenen nur in 1 von 1000–10000 Zellen), aber auf jede nachweisbar infizierte CD4+-T-Zelle kommen etwa 100–800 weitere, in denen durch PCR-Verfahren HIV-Genom *(dormant copies)* nachweisbar ist. Dieses Verhältnis scheint im Laufe der Krankheitsprogression auf etwa 1:30 zu sinken. Besonders CD4+-Gedächtniszellen mit dem Marker CD45RO und „naive" CD45RA+-T-Zellen sind betroffen.

Zunehmende Störungen der CD4+-Zell-Funktionen und sowohl quantitative als auch qualitative Störungen der Interleukinproduktion sind die Regel.

Da die T-Helfer-Zellen mit den meisten anderen immunologisch aktiven Zellen interagieren, ist ein breites Spektrum von Folgestörungen zu erwarten.

B-Lymphozyten

Eine polyklonale B-Zell-Stimulation mit z. T. beträchtlicher Hypergammaglobulinämie (polyklonale Gammopathie) ist ein frühes Begleitphänomen der HIV-Infektion. Es ist noch nicht geklärt, ob die ständige Antigendrift mit Auftreten immer neuer viraler Antigene der wesentliche Stimulus für die polyklonale B-Zell-Aktivierung ist. Es ist eine direkte Einwirkung viraler Proteine auf B-Zell-Wachstum und -Differenzierung beobachtet worden. Aus der polyklonalen B-Zell-Stimulation resultiert als Funktionsstörung eine verminderte Abwehr gegenüber verbreiteten Erregern (bei perinatal infizierten Kindern besonders relevant) und eine gestörte diagnostische Verwertbarkeit von Antikörpertitern. Ferner ist zu erwähnen, daß Homologien zwischen den viralen Antigenen und normalen zellulären Proteinen (molecular mimicry, Tab. 32.2) vorliegen, die Autoantikörperbildung induzieren können. Einige dieser Homologien (z. B. Neuroleukin) werden für trophische Veränderungen im ZNS verantwortlich gemacht.

Obwohl die adaptive Antikörperbildung nach Impfstoffapplikation oder Infektionen relativ früh gestört ist, findet man selbst im AIDS-Stadium bei Erwachsenen aber kein Antikörpermangelsyndrom, da in der Regel ein immunologisches Gedächtnis für die humorale Immunabwehr besteht.

Bei möglicherweise prä- oder perinatal HIV-infizierten Kindern dagegen gibt es diese Prägung noch nicht; hier werden überwiegend „nutzlose" Immunglobuline produziert. Wenn die Mitogenstimulierbarkeit und die Reaktion der B-Lymphozyten auf primäre Antigene in vitro bei diesen Kindern vermindert ist, hat das therapeutische Konsequenzen. In diesen Fällen muß eine intravenöse Langzeitbehandlung mit Immunglobulinen erwogen werden.

Zytokine und andere immunologische Parameter

Die Bedeutung von quantitativen Änderungen im äußerst komplexen Regelwerk hemmender und verstärkender Zyto- und Chemokine (z. B. Interleukine: 1, 2, 4, 6, 10, 12 u. a.) und einiger anderer bekannter (β_2-Mikroglobulin, säurelabiles IFN-α, IFN-γ, TNF-α, Neopterin) und noch weitgehend unbekannter Parameter (HIV-supprimierende Faktoren wie das von CD8+-T-Zellen sezernierte CAF und die β-Chemokine RANTES, MIP-1_α, MIP-1_β usw.) sowie die HIV-bedingten Gleichgewichtsverschiebungen zytokinproduzierender Zellen mit unterschiedlichem Interleukinprofil (z. B. T_H1- und T_H2-Lymphozyten) für die AIDS-Pathogenese ist derzeit noch ein Feld intensiver Forschungsbemühungen. Im peripheren Blut gemessene Spiegel von β-Chemokinen haben bisher keine direkte Korrelation zum Ausmaß der Krankheitsprogression gezeigt.

NK-Zellen

Funktionelle Defekte der NK-Zellen sind offenbar zurückführbar auf das Ausbleiben normaler induktiver Signale (darunter IL-2) der CD4+-T-Zellpopulation.

Monozyten/Makrophagen

Das monozytäre Phagozytensystem mit den unterschiedlichen Zellformen (Langerhans-Zellen der Haut, Gewebsmakrophagen, Alveolarmakrophagen, Kupffer-Sternzellen, follikuläre und interdigitierende dendritische Zellen der lymphatischen Organe, Gliazellen u. a.) und seinen multiplen Funktionen hat in der chronisch progredienten HIV-Infektion eine zentrale Bedeutung:

- als primäre Zielzellen der HIV-Infektion, etwa in der intakten Mukosa der Körpereintrittsöffnungen,
- als wichtiges Virusreservoir mit langer Überlebenszeit, in dem auch die Hauptbildungsstätten von „Escape-Mutanten" zu vermuten sind,
- als Verteiler in verschiedenste Gewebe und Organsysteme, darunter etwa durch Zirkulation in Blut und Lymphbahnen mit Passieren der Blut-Testis- und Blut-Hirn-Schranke, auch in ZNS und Gonaden *(„Trojan horse theory"),*
- als *antigen trapping* und *presenting* (APC) und *antigen retaining cells* (FDC = follikuläre dendritische Zellen), die das Virus oder dessen oberflächenständige Fusionsproteine (z. B. gp41) direkt im direkten Kontakt

über interzelluläre Brücken an CD4$^+$-Zellen in Lymphknoten, Milz und anderen Organen sowie an Mikrogliazellen im Gehirn weitergeben, aber auch von intrazellulär gespeicherten, nicht inaktivierten Erregern (z. B. Mykobakterien),
- als Produktionsort von Zytokinen (etwa TNF-α), welche die Virusreplikation stimulieren und den Krankheitsprozeß beschleunigen,
- als Zielzellen auch für die Therapie (etwa für Nanopartikel als Vehikel für Virostatika).

Neben den Folgen der schon erwähnten gestörten Interaktion mit den T-Helfer-Zellen sind die Makrophagen als Orte von Replikation makrophagotroper HIV-Varianten auch direkt in ihrer Funktion beeinträchtigt, obwohl direkte zytopathische Effekte nicht auftreten, wie aus Invitro-Untersuchungen hervorgeht. Sowohl Antigenpräsentation, Lymphokinproduktion, Chemotaxis und phagozytäre Funktionen können gestört sein. Eine quantitative Abnahme der langlebigen phagozytären Zellen erfolgt erst in späten Phasen jahrelang bestehender HIV-Infektionen.

HIV-infizierte Alveolarmakrophagen scheinen in die Entwicklung der interstitiellen Pneumonie, Hirnmakrophagen in den ZNS-Befall durch das Virus, Langerhans-Zellen in die trophischen Veränderungen der Haut involviert zu sein. Eine gesteigerte Produktion von TNF-α wird als eine mögliche Ursache der extremen Kachexie angesehen. Die Blockierung von Neuroleukineffekten wird für die atrophischen Erscheinungen im ZNS verantwortlich gemacht. Die Tatsache, daß die HIV-Infektion von Makrophagen deren TNF-Produktion steigert, was wiederum die HIV-Replikation stimuliert, hat weitere Folgen für Immunpathogenese und Krankheitsprogression.

Dendritische Zellen

Eine zentrale Rolle in der HIV-Pathogenese scheinen die antigenpräsentierenden Zellen der dendritischen Reihe zu spielen. Während Langerhans-Zellen in Haut und Schleimhäuten und interdigitierende und dendritische Zellen im peripheren Blut ausgesprochen leicht durch HIV infizierbar sind, wirken folliculäre dendritische Zellen in den Keimzentren der Lymphknoten als „Fänger" von HIV-Antikörperkomplexen, ohne selbst produktiv infiziert zu sein. Im engen Kontakt mit B-Zellen, Makrophagen und T-Zellen dürfte ihnen damit eine wichtige Rolle als Reservoir und Verteiler von HIV, in der Immunpräsentation von viralen Antigenen und als Stimulans unterschiedlicher Zyto- und Chemokine zukommen.

Inwieweit die HIV-Replikation in diesen Zellen oder die gegen HIV gerichteten immunzytotoxischen Reaktionen die Quantität und wesentliche Funktionen von dendritischen Zellen beeinträchtigen (d. h. die Antigenpräsentation und die Aufrechterhaltung einer Homöostase im CD4-T-Zell-Pool einschließlich der CD4-T-Gedächtniszellen), wird derzeit noch intensiv untersucht.

Tabelle 32.3 Autoantikörper bei der chronisch persistierenden HIV-Infektion (aus Levy, J. A.: Microbiol. Rev. 57 [1993] 183)

Antikörper gerichtet gegen	Klinische Symptomatik
Lymphozyten	Verlust von CD4$^+$-, CD8$^+$- und B-Lymphozyten
Thrombozyten	Thrombozytopenie
neutrophile Granulozyten	Neutropenie
Erythrozyten	Anämie
Nervengewebe, Myelin	periphere Neuropathie
Kernproteine	Autoimmunsymptomatik
Spermien	Aspermie
Phospholipide, Cardiolipin	neurologische Symptomatik (?), Thrombose
Myelin, basisches Protein	Demenz, Demyelinisierung
Kollagen	Arthritis (?)
CD4	Helfer-T-Lymphozyten
Hydrocortison	addison-ähnliche Symptome
Thymushormon	immunologische Veränderungen
Zellbestandteile (Golgi-Komplex, Zentriolen, Vimentin)	immunologische Veränderungen
Thyreoglobulin	Schilddrüsenstörungen

Tabelle 32.4 HIV-bedingte Veränderungen im Immunsystem

- Verminderung von Zahl und Funktion der CD4$^+$-T-Zellen (durch HIV, Apoptose, Superantigene)
- initiale Vermehrung der CD8$^+$-T-Zellen
- verminderte In-vitro-Stimulation zuerst durch Antigene (Phenylendiamin, Tetanustoxin), später auch durch Mitogene (Pokeweed mitogen, Concanavalin A, Phytohämagglutinin)
- gestörte Antigenpräsentation
- vermehrte TNF-Synthese
- verminderte Chemotaxis, Phagozytose und Mikrobizidie von Monozyten/Makrophagen
- herabgesetzte kutane Reaktionen vom verzögerten Typ
- verminderte Produktion von Zytokinen, besonders von T$_H$1-Zellen (IL-2, IL-12, IFN-γ)
- polyklonale B-Zell-Aktivierung mit erhöhter Spontanproliferation und Immunglobulinproduktion (vorwiegend IgG$_1$, IgG$_3$, IgA und IgD) und vermehrtes Auftreten von Autoantikörpern (auch Ausdruck von mehr T$_H$2-Zellen mit IL-4, IL-5, IL-10-Sekretion)
- herabgesetzte humorale Immunreaktion mit gestörter Bildung hochaffiner Antikörper (vorwiegend gegen Neoantigen, Impfungen)
- vermehrtes β$_2$-Mikroglobulin
- Erhöhung des Neopterinspiegels in Serum und Urin
- erhöhte Immunkomplexbildung
- herabgesetzte Aktivität der NK-Zellen bei normaler Bindung an die Zielzelle
- erhöhte Spiegel von säurelabilem IFN-α
- Leukozytopenie, Thrombozytopenie und Anämie
- vermehrtes α$_1$-Thymosin

Autoimmunphänomene

Für die pathologischen Veränderungen im ZNS bis hin zur Hirnatrophie hat man Autoantikörper verantwortlich gemacht, wie sie etwa für die immunthrombozytopenische Purpura (ITP) ursächlich sind. Ferner sind Autoimmunreaktionen gegen T- und B-Zellen, neutrophile Granulozyten, Erythrozyten, periphere Nervenzellen, Kollagen und Nukleinsäuren nachgewiesen worden (Tab. 32.3). Auffällig ist, daß es relativ wenig typische Autoimmunkrankheiten (z. B. rheumatoide Arthritis, Kollagenosen u. a.) bei HIV-Patienten gibt. Es gibt sogar Hinweise, daß bei zusätzlicher HIV-Infektion typische Autoimmunerkrankungen blander ablaufen.

In Tab. 32.4 sind die wichtigsten immunologischen und hämatologischen Veränderungen bei der HIV-Infektion aufgeführt.

■ Klinik

■ Stadien

Ablauf und Geschwindigkeit der Krankheitsprogression bei der chronisch persistierenden HIV-Infektion sind variabel. Einem *akuten,* mononukleoseähnlichen, nicht obligaten Krankheitsbild in den ersten 2–6 Wochen nach der primären HIV-Infektion folgt in der Regel ein jahrelanges, klinisch weitgehend *asymptomatisches Stadium* (klinische Latenzzeit), das in eine Periode mit zunehmenden Immundefizienzzeichen und einer vielfältigen klinischen Symptomatik übergehen kann. Eine Phase mit generalisierter Lymphadenopathie, das *Lymphadenopathiesyndrom* (LAS), wird bei etwa einem Drittel der HIV-Infizierten beobachtet. Etwa 10–15 Jahre nach der primären HIV-Infektion stellen sich zunehmend Symptome des sog. *AIDS-related complex (ARC)* und schließlich mit Auftreten bestimmter opportunistischer Infektionen (OI) und Malignome das Vollbild *AIDS* (nach der international gültigen CDC-AIDS-Falldefinition) ein.

■ Krankheitsprogression

Epidemiologische Studien haben gezeigt, daß etwa 50% der HIV-Infizierten innerhalb von 8–11 Jahren nach der Serokonversion das AIDS-Vollbild entwickeln, während 20–30% danach zwar Zeichen von progressiver Immundefizienz zeigen, aber klinisch noch asymptomatisch sind oder unterschiedlich ausgeprägte Krankheitserscheinungen im Sinne von LAS bzw. ARC entwickeln. Etwa 10% erkranken schon wenige Jahre nach der Infektion *(rapid progressors);* dazu gehören vor allem einige der durch Bluttransfusionen HIV-1-Infizierten und einige prä- bzw. -perinatal infizierte Kinder. Etwa 10% der Serokonvertierten gehören zu den „Langzeitüberlebenden" *(long term survivors)* oder sogar zu den Infizierten ohne erkennbare Krankheitsprogression *(non-progressors)*, die zum Teil schon länger als 15 Jahre nach Serokonversion noch asymptomatisch sind und normale CD4$^+$-T-Lymphozyten-Zahlen im peripheren Blut aufweisen. Auch die HIV-2-Infektion zeichnet sich durch eine oft sehr langsame Krankheitsprogression aus.

■ Klassifikation der Erkrankungsstadien

Anhand klinischer Symptomatik und Laborkriterien wurden verschiedene Klassifikationen der Stadien bei der „HIV-Krankheit" vorgeschlagen, wie z. B. CDC-, WR- (Walter-Reed-) und Frankfurter Stadieneinteilung. International hat sich die CDC-Klassifikation durchgesetzt. Bis zur erneuten Revision der Stadieneinteilung der HIV-Infektion durch die CDC 1993 galten die mit römischen Ziffern und Buchstaben bezeichneten Stadien der HIV-Krankheit nach der *CDC-Klassifikation:*

CDC-Stadium I: akute HIV-Krankheit,
CDC-Stadium II: asymptomatische Latenzzeit,
CDC-Stadium III: LAS,
CDC-Stadium IVA: ARC,
CDC-Stadium IVB: neurologische Erkrankung mit Behinderung der kognitiven und motorischen Fähigkeiten (AIDS-Enzephalopathie),
CDC-Stadium IVC: AIDS-typische opportunistische Infektionen,
CDC-Stadium IVD: AIDS-definierende Tumoren (Kaposi-Sarkom, primäres Hirnlymphom, Non-Hodgkin-Lymphom),
CDC-Stadium IVE: andere Erkrankungen, die AIDS bedeuten, wie interstitielle Pneumonie bei Kindern, HIV-assoziierte Thrombozytopenie, „wasting syndrome".

Tabelle 32.5 CDC-Klassifizierung der klinischen Symptomatik bei der chronisch persistierenden HIV-Infektion

Kategorien
- A 1–3: asymptomatisch oder Symptome bei akuter HIV-Infektion; generalisierte Lymphadenopathie
- B 1–3: symptomatisch, aber nicht wie bei A oder C
- C 1–3: AIDS-Indikatorkrankheiten

CD4$^+$-T-Zellzahl/µl
- A1, B1, C1: = >500
- A2, B2, C2: 200–499
- A3, B3, C3: <200

Krankheitssymptome bei HIV-Krankheitskategorie B
- Mundsoor und Kandidiasis im Rachen
- persistierende, rezidivierende und schlecht therapierbare vulvovaginale Kandidiasis
- Zervixdysplasie (mittelgradig bis schwer), Carcinoma in situ der Zervix
- länger als 1 Monat andauerndes Fieber über 38,5 °C oder Diarrhö
- orale Haarleukoplakie
- Herpes zoster, rezidivierend oder über mehr als ein Dermatom hinausgehend
- idiopathische thrombozytopenische Purpura
- Listeriose
- periphere Neuropathie

Tabelle 32.6 Krankheitsbilder, die nach der AIDS-Falldefinition für Europa bei Jugendlichen (über 13 Jahre) und Erwachsenen zur Diagnose AIDS führen (aus: L'age-Stehr, J., E. B. Helm: AIDS und die Vorstadien. Springer, Berlin 1996)

Krankheitsbild/Erreger	Diagnose AIDS wird gestellt:	
	nur bei diagnostisch gesicherter Erkrankung[1]	auch bei klinischem Verdacht[2]
Kandidiasis des Ösophagus		ja
Kandidiasis der Trachea, Bronchien, Lunge	ja	
HIV-Enzephalopathie	ja	
durch Herpes-simplex-Virus bedingte chronische Ulzera, (> 1 Monat), Bronchitis, Pneumonie, Ösophagitis	ja	
Histoplasmose, extrapulmonale oder disseminierte	ja	
Isopsoriasis	ja	
Kaposi-Sarkom		ja
Kokzidioidomykose, extrapulmonale oder disseminierte	ja	
Kryptokokkose, extrapulmonale	ja	
Kryptosporidiose, chronische intestinale (> 1 Monat)	ja	
Lymphome, Burkitt-Typ	ja	
Lymphome, immunoblastischer Typ	ja	
Lymphome, primäre zerebrale	ja	
Mycobacterium-avium-Komplex oder M. kansasii, extrapulmonal oder disseminiert		ja
Mycobacterium tuberculosis, alle Formen	ja	
Mykobakterien, andere und nicht klassifizierte Typen, extrapulmonal oder disseminiert	ja	
Pneumocystis-carinii-Pneumonie		ja
Pneumonien, wiederholte (> 1 in 12 Monaten)	ja	
progressive multifokale Leukenzephalopathie	ja	
Salmonellenseptikämie, wiederholte	ja	
Toxoplasmose des Gehirns		ja
Wasting-Syndrom (HIV-Kachexie)	ja	
Zervixkarzinom, invasives	ja	
Zytomegalievirus-(CMV-)Erkrankung (anderer Organe als Leber, Milz oder Lymphknoten)	ja	
Zytomegalievirus-(CMV-)Retinitis		ja
Zusätzlich bei Kindern (< 13 Jahre)		
Bakterielle Infektion (> 1 in 2 Jahren)[3]	ja	
lymphoide interstitielle Pneumonie oder pulmonale lymphoide Hyperplasie		ja

[1] histopathologischer bzw. mikrobiologischer Nachweis
[2] nur bei gesicherter HIV-Infektion
[3] Septikämie, Pneumonie, Meningitis, Osteomyelitis, Arthritis, Abszeß eines inneren Organs oder Empyem (ausgenommen Otitis media und oberflächliche Haut- oder Schleimhautabszesse), verursacht durch Haemophilus, Streptokokken (einschließlich Pneumokokken) oder andere pyogene Bakterien

Seit 1993 setzt sich besonders für die klinische Verlaufsbeschreibung eine vereinfachte Kategorisierung der HIV-Krankheitsstadien *(A, B* und *C)* unter Einbeziehung klinischer Daten und drei Unterkategorien entsprechend der absoluten Zahl von CD4$^+$-T-Lymphozyten im peripheren Blut durch (Tab. 32.**5**). Darin sind die klinischen Kategorien folgendermaßen definiert:

Kategorie A: dokumentierte HIV-Infektion

- ohne klinische Symptomatik oder mit
- akuter HIV-Krankheit (s. u.) oder
- mit generalisierter persistierender Lymphadenopathie *(LAS* s. u.).

Kategorie B: dokumentierte HIV-Infektion mit klinischen Symptomen, die noch nicht von Indikatorkrankheiten für das Vollbild AIDS verursacht, aber auf die HIV-Infektion bzw. die dadurch ausgelösten zellulären Immundefekte zurückzuführen sind *(ARC* s. u.).

Kategorie C: Dokumentierte HIV-Infektion und Diagnose einer der *AIDS*-Indikatorkrankheiten (Tab. 32.**6**).

Im folgenden seien einige typische Symptome und Erkrankungen bei der HIV-Krankheit beschrieben.

Akute HIV-Krankheit

Die klinische Symptomatik der akuten HIV-Krankheit oder des akuten retroviralen Syndroms entspricht der einer normalen bis starken Reaktion des Immunsystems auf die massive initiale Virusvermehrung ca. 1–6 Wochen nach der Virusinokulation, meist mit mononukleoseähnlichen Symptomen wie Fieber (97%), reversibler Lymphknoten- bzw. Milzschwellung (77%), Pharyngitis (73%), flüchtigem makuloerythematösem Exanthem vorwiegend am Stamm (70%), Myalgien und Arthralgien (58%) sowie gelegentlich Zeichen einer Meningoenzephalitis (selten klinisch diagnostiziert). Auffällig in den Laborwerten ist in 51% eine Thrombozytopenie und in 38% eine Leukozytopenie.

Lymphadenopathiesyndrom (LAS)

Leitsymptom ist eine generalisierte Lymphknotenschwellung von mindestens 1 cm Durchmesser an mindestens 2 Körperstellen (Inguinalregion ausgenommen) mit einer Dauer von > 3 Monaten. Diese Lymphadenopathie kann auch mit ungewöhnlicher Lokalisation wie z. B. in der seitlichen Thoraxregion einhergehen. Spezialuntersuchungen ergeben in den meisten Fällen auch

Tabelle 32.7 Stadieneinteilung der HIV-bedingten Lymphadenopathien; histologische Kriterien (H. Müller u. S. Falk in L'age-Stehr, J. E. B. Helm: AIDS und die Vorstadien. Springer, Berlin 1996)

Stadium	Follikel	Interfollikulärraum
I	**Irreguläre follikuläre Hyperplasie** – vermehrte und vergrößerte Follikel – bizarre Follikelformen – Zentroblasten dominieren – viele „Sternhimmelzellen" – regelhafte Reticulinfaserstruktur – erhaltene Mantelzone – hohe Mitoserate	– Hyperzellularität – vorherrschende Zellformen; Lymphozyten, Makrophagen – einzelne Epitheloid- und -Riesenzellen (Warthin-Finkeldey-Typ) – Lymphoblasten – Immunoblasten – kleine Kapillar- und Venolenproliferate – Nester interdigitierender Retikulumzellen
II	**Follikelumbau mit beginnender Follikeldestruktion** – große unregelmäßig geformte Follikel – Reduktion von Zentroblasten, follikulären dendritischen Retikulumzellen und Sternhimmelzellen – unregelmäßig geformte diskontinuierliche Mantelzone mit Auftreten monozytoider B-Lymphozyten – beginnende Auflösung der Reticulinfaserstruktur	– Reduktion der Zelldichte – kleine Epitheloidzellgruppen – monozytoide B-Lymphozyten – Reduktion von Lympho- und Immunoblasten – Nester interdigitierender Retikulumzellen – Angioneogenese
III	**Progressive Follikeldestruktion** – große unscharf begrenzte verdämmernde („explodierende") und/oder schrumpfende Follikel – Verlust der Mantelzone – Schwinden monozytoider B-Lymphozyten – starke Reduktion der lymphatischen Keimzentrumszellen und „Sternhimmelmakrophagen" – stark vermehrte Lymphozyten – beginnende Vaskularisierung der großen verdämmernden Follikel	– gesteigerte Angioneogenese – Reduktion der Lymphozyten und der interdigitierenden Retikulumzellen – vermehrte Makrophagen – Schwinden monozytoider B-Lymphozyten
IV	**Follikelinvolution und Atrophie** – Hyalinisierung geschrumpfter Follikel – Vaskularisierung der verdämmernden Follikel – nahezu ausschließlich Lymphozyten in den „Follikeln"	– stark gesteigerte Angioneogenese – weitere Reduktion der Lymphozyten und interdigitierenden Retikulumzellen – stark vermehrte Makrophagen und Plasmazellen
V	**Verlust der Lymphknotenstrukturierung** – Freilegung der bindegewebigen Grundstruktur – diffus verteilt Makrophagen, Plasmazellen und einzelne Lymphozyten – hyaline Plaques und herdförmige Gefäßproliferate als Residuen der Follikel – gelegentlich Persistieren extremer Angioneogenese	

eine ausgeprägte Beteiligung der paraaortalen Lymphknoten. Die Sicherung der Diagnose kann durch Biopsien erfolgen. Dabei korreliert die pathologisch-anatomische Stadieneinteilung nach Pallesen (Tab. 32.**7**) gut mit dem klinischen Bild, wobei die pathognomonische *Lymphadenopathie* mit follikulärer Proliferation allmählich in eine bindegewebige Atrophie übergeht. Neuere Studien zeigen allerdings, daß histologisch bei mehreren konsekutiven Lymphknotenbiopsien, auch bei AIDS-Patienten, sowohl hyperplastische wie atrophische Lymphknoten gleichzeitig gefunden werden können.

Auffällig in den Laborwerten beim LAS sind sowohl eine normale bis verringerte Anzahl der $CD4^+$-T-Lymphozyten im peripheren Blut bei erhöhten bis normalen $CD8^+$-T-Zell-Zahlen, eine polyklonale Immunglobulinerhöhung im Serum als auch eine z. T. herabgesetzte Blastogenese in Lymphozyten nach Mitogenstimulation.

■ AIDS-related complex

Im AIDS-related complex (ARC) tritt bereits eine schwerwiegende klinische Symptomatik auf. Dazu gehören als Mono- oder Multisymptome: persistierendes Fieber (> 38,5 °C > 1 Monat), Gewichtsverlust von > 10% des individuellen Normalgewichtes, Diarrhö ungeklärter Genese (> 1 Monat), orale Kandidiasis (Mundsoor), orale Haarleukoplakie, persistierender oder therapieresistenter Vaginalsoor, zervikale Dysplasie, rezidivierender Herpes zoster oder Herpes zoster über mehr als 1 Dermatom, Nachtschweiß, idiopathische Thrombozytopenie, periphere Neutropenie.

Diagnose: Ausschluß von OI oder HIV-assoziierten Tumoren. Die Zahl der $CD4^+$-Lymphozyten liegt im ARC meist weit unter 200/µl.

Bei Persistieren der progredienten ungewollten Gewichtsabnahme mit mindestens einem weiteren der o. g. Symptome spricht man nach der neuesten CDC-AIDS-Falldefinition schon von AIDS und einem Auszehrungs- oder Kachexiesyndrom, dem *„Wasting syndrome"*.

■ AIDS

Überblick

Das AIDS-Vollbild ist definiert als Erkrankung an OI oder typischen Tumoren (Kaposi-Sarkom, Non-Hodgkin-Sarkom), die im Verlaufe der progredienten HIV-induzierten Immundefizienz auftreten. Zur Diagnose eines AIDS-Vollbilds gehört der sichere Nachweis einer der in Tab. 32.**7** aufgelisteten wichtigsten AIDS-Indikatorkrankheiten. In den USA zählt nach der letzten Revision der CDC-AIDS-Definition auch die Kombination eines positiven HIV-Antikörpertests mit einer $CD4^+$-T-Zell-Zahl unter 200/µl als qualifizierend für eine AIDS-Diagnose.

Die OI verursachen vorwiegend organbezogene Erkrankungen, können aber auch disseminiert auftreten. In jüngster Zeit häufen sich bei AIDS-Patienten komplexe Krankheitsbilder mit gleichzeitigem Auftreten von Mehrfachinfektionen durch verschiedene opportunistische Erreger oder Tumormanifestationen.

Im folgenden sollen der Häufigkeit nach und organbezogen die wichtigsten Erkrankungen bei AIDS beschrieben werden, wobei für Einzelheiten der Diagnostik und Therapie auf entsprechende Speziallitteratur (4) verwiesen wird.

Erkrankungen der Lunge

Pneumocystis-carinii-Pneumonie

Die Pneumocystis-carinii-Pneumonie (PCP) war in den ersten Jahren der AIDS-Epidemie in den USA die häufigste Todesursache bei AIDS. Sie tritt in späten Stadien der HIV-Infektion (Helferzellen <250/µl) bei 70–80% der Patienten ohne spezifische prophylaktische Therapie rezidivierend auf. Die PCP kann einen schleichenden (Wochen) oder fulminanten (Tage) Verlauf nehmen. Die Letalität liegt bei frühzeitigem Therapiebeginn unter 5%, bei spätem bei 75%, ohne Therapie bei 100%. Die mikrobiologische Untersuchung der bronchoalveolären Lavage weist in ca. 70% der Fälle eine klinisch relevante bakterielle Begleitinfektion auf (z. B. Streptococcus haemolyticus, Haemophilus influenzae, Staphylococcus aureus, Pneumokokken, Klebsiellen usw.). Atypische Verlaufsformen der PCP sind: zystische Pneumonie (5–10%), Pneumothorax (5%), extrapulmonale Disseminierung (2% in Lymphknoten, Milz, Niere u. a.). Differentialdiagnose: bakterielle Bronchopneumonie (häufig), Tuberkulose (miliare Verlaufsform), Lungen-Kaposi-Sarkomatose, Kryptokokkose, Toxoplasmose.

Dank prophylaktischer Therapie und verbesserter Diagnostik ist die PCP in den letzten Jahren nur noch bei 3% der AIDS-Patienten die Todesursache.

Tuberkulose

Bei der HIV-Infektion besteht ein 100fach erhöhtes Risiko für eine Lungentuberkulose; deshalb gilt die Lungentuberkulose seit 1993 (mit Änderung der CDC-AIDS-Falldefinition) bei nachgewiesener HIV-Infektion auch als AIDS-typische OI. Röntgenologisch sind abweichend vom klassischen Befund vorwiegend in den Unterfeldern grobnoduläre, konfluierende Herde oder eine disseminierte miliare Verlaufsform sowie fehlende Kavernenbildung charakteristisch.

Aspergillose

Eine Aspergillose der Lunge ist selten und tritt meist als Aspergillom oder Sekundärinfektion von präformierten Hohlräumen mit Nekrosematerial (z. B. bei zystischer PCP) auf.

Kryptokokkose

Die Lungenkryptokokkose der Stadien I und II ist als aerogene Infektion (selten) röntgenologisch nicht von PCP abzugrenzen (s. a. u. Kryptokokkenmeningitis).

Toxoplasmose

Bei septischer disseminierter Verlaufsform (selten) röntgenologisch nicht von PCP abzugrenzen (s. u. zerebrale und disseminierte Toxoplasmose).

Erkrankungen des Gastrointestinaltraktes

Etwa 60% der Patienten mit AIDS klagen zumeist über multiple gastrointestinale Symptome, deren Pathogenese bisher nicht sicher geklärt ist und z. Z. nur hypothetisch angegeben werden kann.

Zur diagnostischen Sicherung sind endoskopische Untersuchungen des oberen und/oder unteren Gastrointestinaltraktes, Biopsien aus Läsionen mit histologischer, histochemischer und mikrobiologischer Aufarbeitung und mikrobiologische Stuhluntersuchung erforderlich.

Oropharynx: Im fortgeschrittenen Stadium der HIV-Infektion finden sich charakteristische Erkrankungen des Oropharynx: Candidainfektion, akute nekrotisierende Gingivitis und Haarleukoplakie der Zunge („orale haarige Leukoplakie", vermutlich durch EBV und Papillomaviren verursacht). Seltener: Histoplasmose und Zungenkarzinome.

Ösophagus, Bulbus, Magen, Duodenum, Dünndarm: Die häufigste AIDS-Manifestation am Ösophagus ist die *Kandidiasis,* die nur bei endoskopischer Untersuchung als festsitzender, streifiger oder flächiger Belag im Oropharynx und Ösophagus erkennbar ist.

Zytomegalievirus-(CMV-)Infektionen verursachen Ulzerationen bis in die Submukosa. Daneben treten in allen Abschnitten des Gastrointestinaltraktes CMV-Infektionen auf und verursachen z. T. lebensbedrohende Krankheitsbilder wie Gastritis, Duodenitis, Ulzerationen (gelegentlich mit Blutung oder Penetration).

Kolon, Rektum: Meist regionale CMV-Kolitis aller Schweregrade (Ulzera neigen zur Penetration und Perforation).

Kryptosporidieninfektion im Gastrointestinaltrakt verursacht keine Läsionen, aber schwerste, therapieresistente Diarrhöen.

Mikrosporidieninfektion: mikrobiologische Nachweismethoden noch nicht als Routinemethoden verfügbar, deshalb nur sehr selten diagnostiziert, aber vermutlich sehr häufig in Fällen ohne Diagnose.

Atypische Mykobakteriose: im Gastrointestinaltrakt meist nur als Kommensale nachweisbar ohne zelluläre Reaktion, dann nicht behandlungspflichtig.

Erkrankungen des Nervensystems

Zu unterscheiden sind primäre, durch das neutrotrope HIV verursachte Erkrankungen und sekundäre, im Verlaufe der progredienten Immundefizienz auftretende Erkrankungen durch OI und/oder HIV-assoziierte Tumoren.

HIV-Enzephalopathie

Im weit fortgeschrittenen Stadium der HIV-Infektion häufig (Literaturangaben: 30–90%). Pathogenese bisher nicht sicher geklärt. Schleichende Entwicklung von Konzentrationsstörung, psychomotorischer Verlangsamung, Antriebshemmung, Persönlichkeitsveränderung, Demenz (AIDS-dementia complex). Symptomatik s. Tab. 32.**8**.

Diagnose: Im CCT in etwa 50% äußere oder innere Hirnatrophie.

Differentialdiagnose (bei rascher Progredienz und unauffälligem CCT): Enzephalitis durch opportunistische Erreger.

Therapie: Ein Versuch mit AZT (Zidovudin) sollte immer gemacht werden, da nach klinischem Eindruck seit Einführung dieser Therapie der AIDS-dementia complex wesentlich seltener beobachtet wird.

Polyneuropathie

Häufig (> 20%) im fortgeschrittenen Krankheitsstadium, vorwiegend die unteren Extremitäten betreffend. Pathogenese nicht geklärt. Therapie nicht bekannt.

Zerebrale Toxoplasmose

Sehr häufige Erkrankung bei AIDS (in ca. 30% der Fälle in Deutschland). Symptomatik: Fokalneurologie, Kopfschmerz, Vigilanz- und Bewußtseinsstörung, Fieber, Krampfanfälle. Diagnose: CCT mit Kontrastmittel oder Kernspintomographie.

Differentialdiagnose: progressive multifokale Leukoenzephalopathie (s. u.), malignes Lymphom. Prognose: Unter entsprechender Therapie und Rezidivprophylaxe überleben ca. 90% der Patienten, etwa die Hälfte davon mit Defektheilung.

Tabelle 32.**8** Symptomatik bei der HIV-Enzephalopathie

Frühe/mittlere Stadien
- *Kognitive Störungen:* leichte Ermüdbarkeit, Störungen der Merkfähigkeit und des Gedächtnisses, Verlangsamung des Denkens, Umständlichkeit
- *Motorische Störungen:* Ataxie, Koordinationsstörungen, motorische Schwäche der unteren Extremitäten, feinmotorische Behinderungen
- *Verhaltensstörungen:* Antriebsverminderung, Angstzustände, Suizidalität, Verwirrungszustände, Halluzinationen

Spätes Stadium (Demenz)
- psychomotorische Verlangsamung
- Selbstvernachlässigung
- Verlust der Kontrolle über Darm- und Blasenentleerung
- fehlende Krankheitseinsicht
- Dämmerzustand
- expansiver Wahn
- totale Enthemmung

CMV-Enzephalitis

Autoptisch ist die CMV-Enzephalitis bei etwa 50% der AIDS-Patienten nachweisbar. Sie tritt als Entzündung der Ventrikelwände (Ependymitis), als diffuse oder multifokale Enzephalitis, chronische Meningitis, Myelitis oder Radikulitis wahrscheinlich erst im Endstadium auf. Bei enzephalitischer Symptomatik Versuch der Diagnosesicherung durch Nachweis von CMV im Liquor durch PCR.

Progressive multifokale Leukoenzephalopathie (PML)

Bei etwa 2% aller AIDS-Fälle, Erreger: J.-C.-Virus (Papovavirusgruppe).

Symptomatik: Fokalsymptome, Gesichtsfelddefekte, Paresen. Diagnose: CCT, Kernspintomographie (differentialdiagnostisch schwierig abzugrenzen von malignen Lymphomen oder kleinen Defekten bei Toxoplasmose). Prognose infaust, Therapie nicht bekannt.

Kryptokokkenmeningitis

Häufigkeit 1–2% der AIDS-Fälle, tritt im Stadium II (nach aerogener Infektion der Lunge) im Verlaufe der hämatogenen Dissemination auf. Symptomatik: Fieber, Kopfschmerzen, klinische Zeichen der Meningitis (nur in 30–50%), Vigilanzstörung. Diagnose: Kultureller Erregernachweis auf Staib-Agar aus Blut und Liquor (hier auch mikroskopisch im Tuschepräparat in Liquor), Antigennachweis in Serum und Liquor.

Tuberkulöse Meningitis

Unter den häufigsten klinischen Zeichen für eine tuberkulöse Meningitis sind Fieber, Kopfschmerz, Nackensteifigkeit und ein hirnorganisches Psychosyndrom, Hydrocephalus malresorptivus.

Tumoren im ZNS

Primäre Lymphome (z. B. isolierte B-Zell-Lymphome) sind häufig. Röntgenologisch sind sie schwer von Toxoplasmoseherden zu unterscheiden. Daneben können Non-Hodgkin-Lymphome ins ZNS disseminieren.

Erkrankungen des Auges

Erkrankungen des Auges bei AIDS sind vielfältig. Die häufigste Veränderung ist das Mikroangiopathiesyndrom mit „Cotton-wool"-Herden und intraretinalen Blutungen, daneben kommen Kaposi-Sarkome im Bereich der Konjunktiven und Lider, Herpes zoster und Molluscum contagiosum (Dellwarzen) vor.

CMV-Retinitis: Die häufigste OI des Auges ist die CMV-Retinitis (> 20% der AIDS-Fälle). Bei CD4-T-Lymphozyten-Zahlen < 200/µl sind besonders wegen der akuten Erblindungsgefahr regelmäßige augenärztliche Untersuchungen (alle 3 Monate) erforderlich. Anfangs asymptomatisch (periphere Läsionen), später „Schatten", „schwarze Flusen", Gesichtsfeldausfälle. Diagnose: durch Fundoskopie. Häufig Rezidive mit Progredienz bis zur Erblindung trotz Prophylaxe.

Toxoplasmose-Chorioretinitis ist die zweithäufigste OI des Auges.

Erkrankungen der Haut

An Haut und Schleimhäuten treten bei der HIV-Krankheit multiple OI durch Viren, Bakterien und Pilze sowie Parasiten auf; nichtinfektiöse Dermatosen werden provoziert oder exazerbieren. Hauttumoren sind häufig, ebenso atrophische Hautveränderungen, Elastizitäts- und Turgorverlust, trockene, blaßgelbliche Verfärbung, Ausfall und rasches Ergrauen der Haare (Eindruck vorzeitigen Alterns).

In den AIDS-Vorstadien sind perinasale und periorale akneiforme und andere pyogene Infektionen sowie Seborrhö, Mollusken, Trichophytien, Nagelmykosen, Herpes zoster und sekundär infizierter Herpes simplex häufig. Diagnostisch hinweisend ist für die vorgenannten Erkrankungen eine untypische Ausprägung folgender Merkmale: Erkrankungsalter und Lokalisation, klinische und histologische Morphologie und Verlaufsformen. So treten typische Erkrankungen des Kindesalters (Warzen, Mollusken, Windpocken) bei Erwachsenen z. T. in disseminierter Form auf, und typische Alterserkrankungen wie Zoster treten bei jungen Erwachsenen auf. Herpes-simplex-Effloreszenzen können nicht nur ungewöhnlich häufig rezidivieren, sondern auch zu stark schmerzhaften Erosionen und Ulzerationen exazerbieren. Fast immer bestehen mehrere Hauterkrankungen gleichzeitig.

Das pathognomonische *Kaposi-Sarkom* (s. a. unter Tumoren) beginnt auf der Haut mit diskreten rötlich-bräunlichen oder blauroten Flecken entlang den Hautspaltlinien, die in Knoten oder Tumoren mit Konfluenzneigung übergehen können. Es werden *vier Stadien* des Kaposi-Sarkoms unterschieden: „Patch"-Stadium (diskrete, livid-bräunliche Flecken), „Plaque"-Stadium (leicht erhabene, abgegrenzte Effloreszenzen, manchmal konfluierend zu größeren, ulzerierenden Flächen), das *noduläre* Stadium (knötchenartige Erhebungen, manchmal mit Ulzerationen) sowie das *generalisierte* Stadium mit Befall von Lymphknoten und inneren Organen (s. u.).

Zu den von HIV aktivierten Hautkrankheiten rechnen ferner die Psoriasis, seborrhoische Ekzeme, Angiitiden und angiomatöse Granulome.

HIV-assoziierte Tumoren

Überblick über die vorkommenden Tumoren

Die Inzidenz folgender Malignome ist bei HIV-Infizierten statistisch signifikant erhöht: Kaposi-Sarkome, maligne Non-Hodgkin-Sarkome, Zervixkarzinome, Morbus Hodgkin, Burkitt-Lymphome, zerebrale Lymphome, Basalzellkarzinome und orale wie anogenitale Karzinome, die mit Papillomaviren assoziiert sind. Die drei erstgenannten gelten bei nachgewiesener HIV-Infektion als AIDS-Indikatorkrankheiten.

Kaposi-Sarkome

Kaposi-Sarkome (KS) werden in der AIDS-Epidemiologie überwiegend bei männlichen Homosexuellen (90% aller AIDS-bedingten KS) und mit in den letzten Jahren abnehmender Inzidenz beobachtet. Bei HIV-infizierten Frauen, Transfusionsempfängern und Blutern ist das KS ungewöhnlich (1%). Die Ursachen dieser Epidemiologie sind ebenso wie die Pathogenese des KS noch nicht ausreichend geklärt. Nach neueren Erkenntnissen stellen die KS nicht Malignome im engeren Sinne dar, d. h. aus transformierten Zellen bestehend, sondern haben sich vielmehr aus hyperplastischen Endothel- und Spindelzellen mit neugebildeten Blutgefäßen entwickelt. Diese Zellaktivierung scheint durch eine HIV-bedingte chronische Überproduktion von inflammatorischen und angiogenetischen Wachstumsfaktoren verursacht zu werden. Diese Aktivierung der Angiogenese dürfte ihrerseits mit einem weiteren, (homo)sexuell übertragenen Kopathogen assoziiert sein, wobei es sich um das neuentdeckte humane Herpesvirus HHV-8 handeln dürfte, das man bei etwa 80-90% der HIV-positiven KS-Patienten, 100% der HIV-negativen KS-Patienten, rund 30% der KS-freien Homosexuellen und nur bei rund 1-5% der gesunden Heterosexuellen nachgewiesen hat.

KS treten meist disseminiert im Bereich der Haut (s. o.) und der Schleimhäute auf, besonders häufig im Bereich der Schleimhaut des Oropharynx und des gesamten Gastrointestinaltraktes (hier auch vereinzelt als Primärmanifestation), aber auch in der Lunge, in Lymphknoten und anderen Organen.

Klinik: Im Bereich der Schleimhäute beginnend als rötliche, bräunliche oder bläuliche Flecken, die sich zu großen Infiltraten, Knötchen oder Tumoren mit Ulzerationen entwickeln können. Bei Manifestation in der Lunge kann es zur Verlegung der Atemwege kommen, im Gastrointestinaltrakt zu Stenosen. Hier können aus ulzerierenden Tumoren schwere Blutungen auftreten. Bei Befall von Lymphknoten kann es infolge der Behinderung des Lymphabflusses zu teilweise monströsen Ödemen, vor allem im Gesicht und an den unteren Extremitäten, kommen.

Diagnose: histologisch aus Biopsien. Die Therapie ist weiterhin Objekt klinischer Studien mit z. B. Interferon (bei Helferzellen > 200/µl), Chemotherapie oder Strahlentherapie.

Prognose: Wenn KS bei selektivem Befall der Haut sehr frühzeitig (bei CD4$^+$-T-Zell-Zahlen > 400 µl) diagnostiziert werden, sind Verlaufszeiten von über 5-8 Jahren, aber bisher selten dauerhafte Remissionen beobachtet worden.

Non-Hodgkin-Lymphome

Treten bei 10-13% aller AIDS-Patienten auf, meist als Non-Hodgkin-Lymphome (NHL) hoher Malignität (häufig als immunoblastische oder Burkitt-Typ-Lymphome) der B-Zell-Reihe. Das HIV-assoziierte NHL ist charakterisiert durch eine hohe Rate an extralymphatischen Manifestationen: Gehirn, Magen, Darm, Meningen, Lunge, Leber, Knochenmark, Haut. Leitsymptom dieser Manifestationen ist Fieber.

Diagnose: histologisch aufgrund von Biopsien oder Punktaten aus Lymphomen, die ggf. durch systematischen Einsatz bildgebender Verfahren (CCT oder Kernspintomographie: Schädel, Thorax, Abdomen) zu suchen sind. Obligat ist die Suche nach NHL-Läsionen im Gastrointestinaltrakt durch komplette obere und untere Endoskopie sowie durch röntgenologische Doppelkontrastuntersuchung des Dünndarms nach Sellink. Therapie: Chemotherapiekombinationen (z. B. komplette Remissionen unter CHOP bei ca. 50% der Patienten). Remissionsdauer meist kurz, mittlere Überlebenszeit nur 4-6 Monate. Besonders ungünstige Prognose bei primärem ZNS-Befall.

Invasive Zervixkarzinome

Eine pathologische Zervixzytologie (Papanicolaou-Gruppen III-V) haben in Abhängigkeit von der Dauer der HIV-Infektion 25-73% aller HIV-infizierten Frauen. Daraus entwickelt sich in hohem Prozentsatz (> 5%) ein Zervixkarzinom. Die Zervixkarzinome verlaufen außergewöhnlich progredient und invasiv. Bei unter 50jährigen Zervixkarzinom-Patientinnen lag 1992 die Prävalenz von HIV-Positivität bei 19%.

Disseminierte opportunistische Infektionen

In jüngster Zeit werden im AIDS-Vollbild ungewöhnliche Disseminationen von OI beobachtet. Diese können im fortgeschrittenen Stadium der Immundefizienz nur mit dem Leitsymptom Fieber auftreten, obgleich multiple Organsysteme betroffen sein können.

Folgende Erreger führen am häufigsten zu disseminierten OI:

Mycobacterium tuberculosis: Bei 5-7% der Patienten mit Leitsymptom Fieber (häufig mit Gewichtsverlust, Nachtschweiß, Husten).

Diagnose: Kultureller Nachweis im Sputum, Magensaft, Blut, Urin, Punktaten der Leber und durch bronchoalveoläre Lavage und den Befund vergrößerter Lymphknoten. Thoraxröntgenaufnahme oft ohne spezifischen Hinweis. Im CT des Thorax oder Abdomens häufig vergrößerte mediastinale oder paraaortale Lymphknoten (Sicherung durch Histologie oder Kultur in mediastinoskopisch oder durch Punktion gewonnenem Material). Therapie: Entspricht der Tuberkulosetherapie bei immunkompetenten Patienten. Eine Rezidivprophylaxe mit Isoniazid ist anzuraten.

MAI-Komplex: Verschiedene Subspezies (Mycobacterium avium intracellulare, M. kansasii, M. xenopi, M. genavense u. a.) bei 10-15% der Patienten mit Leitsymptom Fieber (oft schleichend beginnend; häufig mit Gewichtsverlust und schwerem Krankheitsgefühl im weiteren Verlauf). Diagnose: siehe Mycobacterium tuberculosis. Therapie: z. Z. Objekt klinischer Forschung mit Ansamycin, Clarithromycin u. a.

Salmonellaarten: AIDS-Patienten mit Salmonellenenteritis sind von einer Salmonellensepsis mit Abszessen in multiplen Organen bedroht. Das Leitsymptom ist Fieber. Diarrhöen sind nicht obligat. Diagnose: Erregeranzucht aus Blutkulturen. Therapie: Ciprofloxacin, Ofloxacin, Co-trimoxazol oder Ampicillin. Eine Rezidivprophylaxe mit Gyrasehemmern ist zu empfehlen.

CMV: Autopsiestudien an AIDS-Toten weisen eine disseminierte CMV-Infektion mit Multiorganbefall in 50–60% der Fälle aus. Die Disseminierung tritt insbesondere bei Patienten mit CMV-Retinitis oder Gastroenteritis unter Rezidivprophylaxe mit Ganciclovir nach 6–12 Monaten im Finalstudium auf. Neben dem Leitsymptom Fieber können in Abhängigkeit vom Organbefall Symptome der Enzephalitis, Myokarditis, Pneumonitis u. a. auftreten. Therapie: Bei infauster Prognose nur bedingter Versuch mit Ganciclovir oder Foscarnet.

Cryptococcus neoformans: s. Kryptokokkenmeningitis.

Pneumocystis carinii: Bei etwa 2–3% der Patienten mit Pneumocystis-carinii-Pneumonie kommt es zu einer Disseminierung in Lymphknoten, Milz, Niere (Abszesse) u. a. Diagnose: histologisch aufgrund von Biopsaten. Therapie: s. Pneumocystis-carinii-Pneumonie.

Toxoplasma gondii: Bei AIDS kann die Toxoplasmose disseminiert als Sepsis oder als „septic shock syndrome" unter dem Leitsymptom Fieber auftreten (in etwa 1% der Fälle); im weiteren Verlauf treten Somnolenz und Multiorganversagen mit Verbrauchskoagulopathie auf. Diagnose: PCR auf Toxoplasmose im Blut, Erregernachweis in der bronchoalveolären Lavage, auffällige Konstellation von normalem bis leicht erhöhtem CRP und stark erhöhter LDH. Im CCT oft keine toxoplasmoseverdächtigen Läsionen. Therapie: Vierfachtherapie mit Pyrimethamin, Sulfadiazin, Clindamycin, Dapson. Meist intensivmedizinische Schockbehandlung mit mechanischer Beatmung erforderlich. Bei frühzeitigem Therapiebeginn ist eine komplette Remission möglich.

Erkrankungen des blutbildenden Systems

Anämie, Leukozytopenie oder Thrombozytopenie (auch in Kombination) treten im Verlauf der HIV-Infektion mit steigender Inzidenz auf, ohne daß OI oder HIV-assoziierte Tumoren nachweisbar sind. Für Anämie und Leukozytopenie sind Zellbildungsstörungen im Knochenmark der vorherrschende Pathomechanismus, für die Thrombozytopenie ein vermehrter peripherer Abbau. Eine isolierte Thrombozytopenie sollte nur bei manifester Blutungsneigung sowie prä- und postoperativ behandelt werden.

Zahlreiche Medikamente verstärken die Zellbildungsstörung des Knochenmarks, wie die Nukleosidanaloga AZT (Zidovudin) und Dideoxycytidin, Ganciclovir, Trimethoprim-Sulfamethoxazol, Zytostatika u. a.

Sonstige klinische Manifestationen im AIDS-Vollbild

Im AIDS-Vollbild sind klassische Kollagenosen und typische Autoimmunkrankheiten (z. B. Autoimmunthyreoiditis, rheumatoide Arthritis) selten, dagegen sind sog. „rheumatische" Krankheitsbilder häufig, z. B. Reiter-Syndrom, sjögren-ähnliches Syndrom (Sicca-Syndrom mit Xerophthalmie, Parotisschwellung), polymyositis-ähnliche Krankheitsbilder und Vaskulitiden vom Periarteriitis-nodosa-Typ sowie nekrotisierende Vaskulitiden, eosinophile Vaskulitis, isolierte granulomatöse Angiitis des ZNS, leukozytoblastische Vaskulitis bzw. Morbus Behçet.

Myopathien, Myokarditiden (verursacht durch *Toxoplasma, Histoplasma, Cryptococcus, Pneumocystis, Mycobacterium avium intracellulare [MAI], CMV*) sowie Endo- oder Perikarditis (verursacht durch *Nocardia, Candida, CMV*) und Kardiomyopathien werden beobachtet.

An den Nieren treten neben systemischen Erkrankungen die sog. fokale segmentale Glomerulosklerose und HIV-assoziierte Nephropathien mit ausgeprägter Proteinurie und manchmal akut einsetzenden Nierenversagen auf.

Ein „Wasting-Syndrom" oder Auszehrungs- bzw. Kachexie-Syndrom liegt vor bei profundem unbeabsichtigtem Gewichtsverlust von > 10% des normalen Körpergewichts und entweder chronischen Durchfällen (wenigstens 2 lose Stühle über > 20 Tage) oder chronischer Körperschwäche und dokumentiertem Fieber > 30 Tage, bei Ausschluß andere Diagnosen (z. B. Tuberkulose).

Prognose von AIDS

Die Prognose des AIDS-Vollbildes ist derzeit noch infaust. Die mittlere Überlebenszeit nach Diagnose der ersten AIDS-Indikator-OI ist bei konsequenter Behandlung und Prophylaxe von früher 6 Monaten auf über 24 Monate angestiegen. Als Folge der Lebensverlängerung haben aber Anzahl und Schwere der gleichzeitig bei einem AIDS-Patienten diagnostizierten AIDS-Indikatorkrankheiten in den letzten Jahren stark zugenommen, z. B. von 2 OI oder Malignomen im Jahr 1990 auf 3,5–4 im Jahr 1994.

Prognose der HIV-Infektion

Seit Einführung der antiviralen Kombinationstherapien, erst mit mehreren Nukleosidanaloga gleichzeitig, dann mit Proteasehemmern und schließlich mit einer Mehrfachtherapie (s. Therapie) aus nukleosidischen oder nichtnukleosidischen RT-Hemmern und Proteasehemmern hat sich dieses Bild dramatisch verändert. Viruslast im Plasma, T-Zell-Zahl und klinischer Zustand der Patienten werden markant verbessert, und auch die Anzahl der OI nimmt stark ab. Viele Patienten können nach Hause zurückkehren und sogar ihre Arbeit wiederaufnehmen. Bei einigen Patienten sinken unter Mehrfachtherapie die Zahlen der HIV-RNA-Kopien unter die Nachweisgrenze ab. Ob es dauerhaft gelingen wird, diese Virussuppression aufrechtzuerhalten, wird darüber entscheiden, wie sehr sich Krankheitsprogressionsdaten, Überlebenszeit und -raten verändern werden. Bislang ist es zu früh für eine derartige Bilanz. Retrovirologen schrecken vor dem Begriff einer echten „Heilung" noch zurück. Erstmals aber kann man sagen, daß der letale Ausgang der Infektion nicht mehr gegeben ist.

Tabelle 32.9 Prognose der HIV-Infektion in Abhängigkeit von der Viruslast. Retrospektive Messung von HIV-RNA-Kopien in eingefrorenen Plasmen von Patienten aus der MACS-Studie (aus Mellors, J. W., et al.: Science 272 [1996] 1167)

HIV-RNA-Moleküle/ml	< 4531	4531–13020	13021–36270	> 36270
AIDS nach 5 Jahren	8%	26%	49%	62%
Jahre bis AIDS	10	7,7	5,3	3,5
Tod nach 5 Jahren	5%	10%	25%	49%
Überlebensjahre	> 10	9,5	7,4	5,1

Prognostische Parameter

Bis vor kurzem betrachtete man die CD4+-T-Zell-Zahl als eine Variable, die einigermaßen mit dem Krankheitsstadium und der Krankheitsprogression der HIV-Träger korrelierte. So hatte man für die klinische Verlaufsbeobachtung zumindest einen Parameter mäßiger Zuverlässigkeit, der jedoch von begrenzter Aussagekraft war. Dann gelang es Mellors u. Mitarb. (6) im Frühjahr 1996, am Patientenmaterial der amerikanischen MACS-Studie zu zeigen, daß die mit verfeinerten Nachweismethoden quantifizierbare Viruslast (gemessen als HIV-RNA-Kopien pro ml Plasma) besser als alle bislang untersuchten Parameter mit dem Krankheitsverlauf korrelierte.

Dieser Wert für die Viruslast der HIV-Infizierten (variierend zwischen < 500 und > 290000 HIV-RNA-Molekülen pro ml) reagierte rasch und sensibel auf virostatische Medikamente, korrelierte gut mit der klinischen Besserung der Patienten und war aussagekräftig auch für die Frage der weiteren Symptomentwicklung (Tab. 32.9).

In einigen Fällen sinkt nach intensiver antiviraler (Kombinations-)Therapie die Zahl der RNA-Kopien unter die Nachweisgrenze (40–500 HIV-RNA-Kopien/ml Plasma) ab, und die Patienten erholen sich klinisch in bisher nicht beobachteter Weise. In diesen Fällen scheint die Langzeitprognose besonders günstig zu sein.

Epidemiologie

Charakter der Epidemie

Die Lenti-Eigenschaften des Erregers HIV führen zu einer ausgeprägten „Tardiv"-Epidemie (tardus = verspätet), deren unvertraute Eigenschaften das Bild der Erregerverbreitung zeitweise verwirren (große Varianz einer bis zu 20jährigen Inkubationszeit, Stauchungs- und Verzögerungseffekte, Latenz der klinischen Symptomatik und der Infektiosität, die erst allmählich zunimmt, Sättigungseffekte in den empfänglichen Populationen). Im Verein mit Verhaltensänderungen und anderen Folgen von Präventionsmaßnahmen ergibt sich im Verlauf der Epidemie ein veränderliches Anwachsen der Fallzahlen. Dies wurde schon 1986/87 für die stark betroffenen Großstädte der USA deutlich und zeichnet sich heute auch für Europa und Afrika ab. In Südostasien ist die Dynamik der HIV-Verbreitung zur Zeit noch ungebrochen.

Verbreitung der HIV-Infektion

Nordamerika

In Nordamerika ohne Mexiko rechnet man 1996 mit etwa einer Million Infizierten, von denen etwas über 500000 AIDS entwickelt haben und über 300000 verstorben sind. Kanada ist mit etwa 35000 vermuteten Infizierten weniger stark betroffen als die USA. Nachdem in den ersten Jahren die Homosexuellen stark dominierten (anfangs ca. 90% der AIDS-Fälle, heute rund 60%), nehmen zur Zeit vor allem die heterosexuell infizierten Fälle zu (10–15%). Die Drogensüchtigen bilden nach wie vor eine große Risikogruppe (ca. 20%), die weiterhin Neuinfektionen aufweist. Insgesamt verlangsamt sich der Takt neu auftauchender Erkrankungen. Minoritäten wie Afroamerikaner (6,5fache Rate) und Lateinamerikaner (4fache Rate) weisen deutlich höhere AIDS-Inzidenzen auf als weiße US-Amerikaner bzw. Kanadier, was auch ihrer Überrepräsentation bei den anderen Geschlechtskrankheiten entspricht. Insgesamt rechnet man pro Jahr in den USA mit etwa 40000–80000 HIV-Neuinfektionen.

Europa

Die Epidemie hat sich in verschiedenen Ländern (abhängig vor allem vom Umfang der nationalen Slum- und Drogenproblematik) unterschiedlich entwickelt. Italien, Spanien, Frankreich und die Schweiz sind relativ stark betroffen, Skandinavien relativ mäßig (geschätzte Zahl der HIV-Infizierten in Europa: ca. 500000). In Spanien und Italien gehören Drogensüchtige und ihre Sexualpartner zu den Hauptbetroffenengruppen.

In Deutschland waren Mitte des Jahres 1996 seit 1982 ca. 15000 AIDS-Fälle gemeldet (bei einer geschätzten Dunkelziffer von 20%), mit Schwerpunkten in den Großstädten Berlin, Frankfurt, München, Hamburg und dem Ruhrgebiet. Es sind nach wie vor in erster Linie Homosexuelle (68%), dann Drogensüchtige (12%) und Heterosexuelle (4%) betroffen. In den neuen Bundesländern läuft die Epidemie erst langsam an. Bei den HIV-Infektionen (geschätzte Gesamtzahl ca. 70000, jährliche Neuinfektionen etwa 2000) nimmt der Anteil der Heterosexuellen langsam weiter zu. In großen Teilen Westeuropas beginnen die Inzidenzraten sich zu stabilisieren.

In Osteuropa nimmt die HIV-Verbreitung vor allem dort rasch zu, wo Prostitution und Drogensucht verbreitet sind, also die klassischen Risikofaktoren. Man hat im Jahr 1995 unter den Drogensüchtigen – etwa in der Schwarzmeerregion – HIV-Prävalenzanstiege von 1,7% auf 56,5% beobachtet und – ebenso indikativ – einen Anstieg der Syphilisinzidenz von 5 auf über 170 Fälle auf 100 000 Einwohner. In Rußland soll sich nach amtlichen Angaben die Zahl der (bekannten) HIV-Träger 1995 vervierfacht haben.

Afrika

Die Daten aus Afrika sind nach wie vor ungenau und widersprüchlich. Nach Schätzungen der WHO leben südlich der Sahara etwa 12–15 Millionen Infizierte, die zum Teil bereits an AIDS erkrankt sind. Die folgenden Regionen Zentralafrikas sind am stärksten betroffen: Uganda, Ruanda, Burundi, Sambia, Teile Tansanias und Kenias, ferner Zaire, Kongo, Malawi und die Zentralafrikanische Republik. In diesen Ländern wurden Durchseuchungsraten von 5–20% ermittelt, mit höchsten Werten um 40%. Südlich dieser Länder, in denen der Anstieg der HIV-Infektionen zum Teil gebremst scheint, steigen die Infektionsraten noch an. Die heterosexuelle Übertragung ist dort ohne Zweifel der dominierende Verbreitungsweg für HIV.

Lateinamerika

In Lateinamerika inklusive der Karibikstaaten (Haiti, Puerto Rico, Trinidad und Tobago, Bahamas, Barbados, Bermudas und Jamaika) rechnet man heute mit etwa 1,3 Millionen HIV-Infizierten. Die am stärksten betroffenen Länder zeigen einen raschen Übergang von primären Risikogruppen auf das Sexgewerbe und Heterosexuelle. Das Potential für eine weitere HIV-Verbreitung wird etwa für Brasilien, Kolumbien, Bolivien und Mexiko sehr hoch eingeschätzt.

Asien

Die Länder Asiens wurden von der Epidemie mit deutlicher Zeitverzögerung erreicht, aber einige südostasiatische Länder weisen einen starken Anstieg der HIV-Infektionen auf. Indien etwa verzeichnete Ende 1994 rund 1,75 Millionen Infizierte und rechnet Mitte 1996 mit 2–5 Millionen. Hohe Infektionsraten notiert man auch in Thailand (das 1984 den ersten, 1988 den zehnten AIDS-Fall meldete, Ende 1989 rund 13 600 HIV-Infizierte kannte und heute mit mehr als 500 000 Virusträgern rechnet), Myanmar, Malaysia, Kambodscha, Hongkong und auf den Philippinen.

Ozeanien

In Australien und Neuseeland sind die Verhältnisse ähnlich den westeuropäischen. Man hat insgesamt rund 7500 AIDS-Fälle gemeldet, die meisten in Australien. In Eingeborenenpopulationen notiert man stellenweise höhere Infektionsraten.

■ Molekulare Epidemiologie

Von HIV-1 sind derzeit die Subtypen A–I und der entfernter verwandte Subtyp O bekannt. Die Subtypen A, C und D sind vor allem in Afrika verbreitet, während der Subtyp B vor allem in Nordamerika und Westeuropa vorherrscht.

Die HIV-1-Subtypen E und G erwiesen sich als die ersten HIV-Varianten, die man als Rekombinanten bzw. „Mosaike" aus bereits bekannten Typen deuten mußte. Der Typ E fand sich vor allem in Thailand unter den heterosexuell Infizierten und ist eine Rekombination zwischen dem afrikanischen Typ A und einem vielleicht asiatischen (verschwundenen oder noch nicht entdeckten) „Proto-E". Es zeigt sich in seiner aktuellen Verteilung im südostasiatischen, europäischen, amerikanischen und afrikanischen Raum nun ein kompliziertes Muster von Export, Multiplikation, Diversifikation und Reimport, von Wanderung auf neue Kontinente, in neue Risikogruppen und Subpopulationen, welche die komplexe Dynamik einer hochmobilen modernen Gesellschaft mit ihren großen Kontaktnetzen widerspiegelt.

Auch der HIV-Typ G ist ein mehrfaches Mosaik (mit dem Typ A, wieder ohne daß man den anderen Ausgangspart gefunden hätte). In Afrika sind zudem zahlreiche Kombinationen etwa zwischen A und D gefunden worden, eine mit nicht weniger als 11 verschiedenen Bruchfugen. Rund 10% aller HIV-1-Isolate stellen heute bereits rekombinante Typen dar, die zum Teil schon globale Reservoire bilden. Typ E scheint infektiöser zu sein, Typ C leichter zu rekombinieren (man kennt bereits die Subtypen C/A, C/D und C/F) als etwa B, und es bleibt abzuwarten, was sich hier an natürlicher Eigenschaftsevolution und -selektion der zunehmend bunten HIV-Flora abspielen wird. (Hierzu sei auch an die Zahlen erinnert: etwa 10 Millionen verschiedene HIV-Varianten täglich in einem einzigen Infizierten, etwa 1400 neue HIV-Generationen in einem HIV-Träger im Laufe von 10 Jahren.)

Von HIV-2 sind bisher die Subtypen 2A–2E identifiziert worden; Subtyp 2A ist in Westafrika, Europa und Indien, die Subtypen 2C, 2D und 2E sind bisher nur in Westafrika gefunden worden.

■ Epidemiologisch relevante Parameter

Die Zeit zwischen Infektion und der Nachweisbarkeit von Antikörpern in heute üblichen Screeningtests beträgt in der Regel (95%) etwa 4–12 Wochen. Mit Ausnahme der kurzzeitigen, nicht obligatorischen Symptomatik der akuten HIV-Krankheit kann die *klinische Latenz* bis zum Auftreten HIV-typischer klinischer Symptome viele Jahre betragen.

Die *Inkubationszeit* von AIDS, in erster Linie im epidemiologischen Zusammenhang benutzt, ist die Zeitspanne von der Infektion bis zum Auftreten von AIDS im Sinne der CDC-Falldefinition. Nach den heute vorliegenden Langzeitstudien beträgt sie im Durchschnitt etwa 8–14 Jahre (nach den exaktesten Untersuchungen 10,7–11,6 Jahre) und dürfte für verschiedene Patientenkategorien unterschiedlich sein. Dafür sprechen folgende Einzelergebnisse umfänglicher Studien: britische Bluter: 14,2 Jahre; schottische Drogensüchtige: 11,6 Jahre. Die kürzesten Inkubationszeiten hat man bei Frühgeborenen mit noch unentwickelter Thymusfunktion oder vermutlich HIV-bedingter konnataler Thymusatrophie gesehen (3–6 Monate), die längsten bei HIV-2-Infektionen (15–20 Jahre).

Diese starke Varianz scheint mit folgenden Faktoren zusammenzuhängen:

- der Virulenz der jeweiligen Virusvariante,
- dem Lebensalter,
- dem jeweiligen Zustand des Immunsystems,
- dem Infektionsmechanismus,
- eventuellen weiteren individuellen Wirtsfaktoren (etwa dem Histokompatibilitätssystem).

Bei ungewöhnlich langsamer Progredienz scheint die Infektion zum Teil von defekten Viren verursacht zu sein, bei besonders schneller von besonders bösartigen. Unter den Wirtsfaktoren scheint es vor allem die zelluläre Abwehr zu sein, die mit β-Chemokinen (zweifelhaft), CAF (calcium-activated factor) und anderen, noch unidentifizierten CD8$^+$-T-Zell-Produkten die HIV-Replikation zu unterdrücken vermag.

■ Infektionsrisiken

In USA und Europa gelten heute als Risikogruppen für AIDS:

- Männer mit homo- oder bisexuellem Verhalten,
- injizierende Drogenabhängige (IVDA = intravenous drug abuse),
- heterosexuelle Partner infizierter Frauen bzw. Männer,
- intrauterin oder perinatal infizierte Kinder HIV-positiver Mütter,
- beruflich Exponierte (Nadelstiche, Blutkontakt, Laborarbeit),
- Patienten mit rezidivierenden Geschlechtskrankheiten.

Die AIDS-Epidemie zeigt heute weltweit das Bild einer übertragbaren Geschlechtskrankheit mit gewissen Zügen einer weniger kontagiösen Hepatitis B. HIV ist nachgewiesen worden in: Blutzellen und Blutplasma, Sperma und Vaginalsekret, Organen (Haut, Thymus, Knochenmark, Nieren usw.), Liquor cerebrospinalis und Muttermilch, ferner (weniger regelmäßig) auch in Speichel, Bronchialsekret, Expektorat, Urin, Tränen, Schweiß und Amnionflüssigkeit. Das Virus ist also prinzipiell, bei nicht zu niedrigem pH-Wert, in allen Geweben und Aussonderungen eines infizierten Körpers zu vermuten, besonders dann, wenn zelluläre Elemente beigemischt sind.

Zur Virusverbreitung jedoch tragen die meisten Sekrete wegen geringer Viruspartikeldichte und begrenzter extrakorporaler Überlebensfähigkeit des Virus (maximal einige Tage) nicht nennenswert bei.

Bisher gibt es keine beweisbaren Fälle einer Übertragung etwa durch Tröpfchen (Aerosole) oder Schmierinfektion, durch perkutane Kontakte bei intakter Oberhaut oder durch Insekten.

■ Diagnostik

■ Direkter Virusnachweis

Virusanzucht

Verfahren zur Virusanzucht aus infektiösem Material sind methodisch und zeitlich aufwendig. Seit Einführung der Bestimmung von HIV-RNA-Kopien im Plasma wird Virusanzucht nur für einige Forschungszwecke durchgeführt.

Methode: Isolierte Blutlymphozyten, am besten nach Abtrennung von CD8$^+$-T-Suppressorzellen oder Makrophagen von HIV-Infizierten werden mit dem Mitogen Phytohämagglutinin (PHA) einige Tage in vitro stimuliert und danach mit ebenfalls stimulierten Zellen von gesunden Kontrollpersonen kokultiviert. Dabei kommt es nach einigen Tagen (4–>60) zur Replikation von HIV. Die Virusreplikation kann mit folgenden Verfahren nachgewiesen werden:

- mikroskopischer Nachweis von typischer „Synzytien"-Bildung in der primären Zellkultur oder nach Kokultivation mit CD4$^+$-Indikatorzellen,
- Bestimmung ansteigender Titer viraler Antigene (z. B. p24) im Überstand durch sog. „Antigen-capture"-Tests,
- Bestimmung einer ansteigenden Enzymaktivität der reversen Transkriptase (RT) im Zellkulturüberstand,
- Nachweis viraler Proteine in kultivierten Zellen durch Immunfluoreszenz- oder APAAP-Technik (alkalische Phosphatase – antialkalische Phosphatase) mit Immunseren oder antiviralen monoklonalen Antikörpern,
- Nachweis spezifischer HIV-Genom-Sequenzen mittels Nukleinsäurehybridisierung bzw. über die Polymerasekettenreaktion (PCR).

Der *elektronenmikroskopische Nachweis* ist schwierig und aufwendig und wird daher überwiegend zu Forschungszwecken ausgeführt.

Anzüchtbarkeit und Wachstumsverhalten von HIV in der Zellkultur sind außer vom Virustiter des Ausgangsmaterials auch von der unterschiedlichen Pathogenität der HIV-Varianten abhängig. Gewöhnlich korrelieren ein starker zytopathischer Effekt und ein schnelles Wachstum mit einem fortgeschrittenen Krankheitsstadium (ARC oder AIDS) und ungünstiger Prognose. Zu bedenken ist, daß natürlich schon die Wahl des Anzuchtsmediums eine Selektion der dabei isolierten HIV-Varianten bedeutet.

Nachweis viraler DNA (HIV-Provirus): Polymerasekettenreaktion (PCR)

Die PCR stellt die sensitivste Methode für den Provirusnachweis dar. Die PCR kann in drei Schritte unterteilt werden: Die Extraktion und Reinigung der viralen DNA, die Amplifikation bzw. Multiplikation der HIV-spezifischen DNA mittels spezifischer „Primer" und einer hitzestabilen Taq-Polymerase (30–40 hintereinandergeschaltete DNA-Synthesezyklen resultieren in bis zu einer Million Kopien HIV-spezifischer DNA) und die Detektion der HIV-spezifischen DNA durch Hybridisierung mit einer z. B. radioaktiv markierten Sonde (Southern-Hybridisierung). Zum Nachweis von HIV kann jedes Gewebe eingesetzt werden. In der routinemäßigen Diagnostik wird die PCR an peripheren Blutlymphozyten durchgeführt. Die extrem hohe Sensitivität der PCR, die es prinzipiell ermöglicht, einige wenige HIV-Genome nachzuweisen, macht diese Methode sehr anfällig für Laborfehler, was zu falsch positiven Ergebnissen führen kann.

Nachweis viraler RNA

Der Nachweis frei im Blutkreislauf zirkulierender Viruspartikel bzw. der HIV-RNA-Kopien (Viruslast) mit Hilfe verschiedener Amplifikationsverfahren, wie

- der Reverse-Transkriptase-PCR (RT-PCR) oder
- der „Nucleic-acid-sequence-based-amplification"-(NASBA-)Methode sowie
- dem „Branched-DNA"-(bDNA-)System,

hat in den letzten Jahren zunehmende klinische Bedeutung erlangt.

Bei dem Verfahren der RT-PCR muß die virale RNA mit Hilfe des Enzyms RT in cDNA (komplementäre DNA) umgeschrieben werden, da die Taq-Polymerase RNA nicht als Kopiervorlage akzeptiert.

Das NASBA-Verfahren ist eine alternative isothermische Amplifikationsmethode. Für alle genannten Verfahren werden zunehmend Testkits entwickelt, die vor allem für die antivirale Therapieüberwachung kommerziell erhältlich sind.

Nachweis von viralem Antigen

Die Bestimmung von zirkulierenden Virusantigenen im Serum erfolgt nach dem Prinzip eines umgekehrten ELISA. Dabei ist Anti-p24 an die feste Phase gekoppelt; p24 wird aus dem Serum gebunden und wiederum durch enzymmarkierte Anti-p24-Antikörper sichtbar gemacht *(antigen capture assay)*. Dieses Verfahren hat nach der Einführung der HIV-RNA-Quantifizierungsmethoden sehr an Bedeutung verloren.

■ Humorale und zelluläre Immunreaktionen

Nachweis von Antikörpern gegen HIV

ELISA-Test

Das gebräuchlichste Nachweisverfahren für eine HIV-Infektion ist die Bestimmung von Antikörpern im ELISA-Test *(enzyme-linked immunosorbent assay)*. Das Verfahren beruht auf dem Prinzip der Bindung von HIV-Antigenen an eine feste Phase (am häufigsten Kunststoffnäpf-

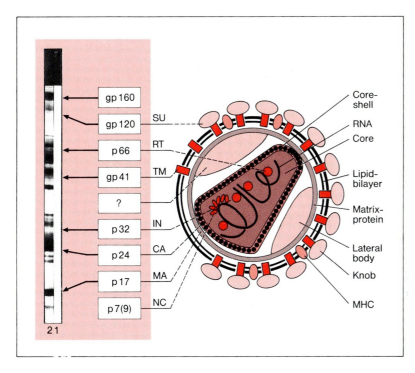

Abb. 32.**8** Schematische Darstellung der Lokalisation von Bausteinen des HIV im Virusteilchen (rechte Bildseite) und auf dem Western-Blot-Streifen (1 = fehlende Anfärbung bei Negativserum, 2 = positive Reaktion; SU = Surface-Glykoprotein, RT = reverse Transkriptase, TM = transmembranes Protein, IN = Integrase, CA = Kapsidantigen, MA = Matrixprotein, NC = Nukleokapsid. Schema rechter Bildteil: nach Gelderblom. Methode Western Blot: Angereichertes und gereinigtes HIV wird durch denaturierende Agenzien zerlegt, und die viralen Proteine werden in einem Gel elektrophoretisch nach ihrer Größe aufgetrennt. Da das Gel für weitere Nachweisverfahren ungeeignet ist, werden die aufgetrennten Proteine auf ein mit dem Gel in Kontakt gebrachtes Trägerpapier (Nitrocellulose) übertragen (blotting), wobei ihre Anordnung in „Bändern" wie im Gel erhalten bleibt. Das Patientenserum wird nun mit Streifen dieses Western Blot inkubiert. Die im Serum enthaltenen Antikörper binden an die aufgetrennten entsprechenden Virusantigene; die Bindung wird ähnlich wie beim ELISA durch eine Farbreaktion sichtbar gemacht (Robert-Koch-Institut, Berlin).

chen oder -kügelchen), an die sich eventuell im Serum vorhandene Antikörper spezifisch binden. Diese Bindung wird durch ein Antihumanimmunglobulin markiert, an das ein Enzym gekoppelt ist. Der Nachweis erfolgt über eine farbgebende Substratreaktion, die von dem gebundenen Enzym ausgelöst und dann photometrisch ausgewertet wird.

Positive Resultate im ELISA-Screeningtest müssen *immer* durch mindestens einen *Bestätigungstest* abgesichert werden.

Bestätigungsteste für HIV-Antikörper

Der *Immunoblot (Western Blot)* erlaubt genauere Aussagen über das vorliegende Antikörperspektrum. Er beruht auf einem in der Legende zu Abb. 32.**8** näher beschriebenen Verfahren zur Darstellung des Antikörperspektrums im Patientenserum.

Für *Immunfluoreszenzteste* werden HIV-infizierte menschliche Lymphozyten und uninfizierte Kontrollzellen auf Objektträgern fixiert. Nach Inkubation mit Patientenserum wird die Bindung von Anti-HIV-Antikörpern durch Inkubation mit einem zweiten, mit Fluoreszenzfarbstoff markierten Antihumanantikörper sichtbar gemacht.

Falsch positive bzw. „nicht zu bewertende" *Antikörperteste* im Western Blot sind meist auf Reaktionen der Seren mit Antigenen im Bereich der internen Virusstrukturproteine p24 und p17 sowie deren Vorläuferprotein p55 zurückzuführen. Bisher ist unklar, ob diese Reaktionen durch kreuzreagierende Antikörper bedingt sind oder ob sie andere Ursachen haben. Reaktionen mit diesen Proteinen im Western Blot sind auch bei einigen ELISA-negativen Seren zu beobachten. Sie treten gehäuft bei Personen mit Autoimmunerkrankungen (z. B. bei SLE-Patienten in etwa 25–30% der Fälle) oder Allergien auf, ohne daß sich HIV oder ein Risiko für eine HIV-Infektion nachweisen läßt. Über gelegentlich falsch positive Ergebnisse wurde auch nach Impfung mit Hepatitis-B- und Influenza-Vakzinen berichtet. In Einzelfällen können Krankheiten, die mit einer polyklonalen B-Zell-Stimulierung einhergehen, vorübergehend zu falsch positiven ELISA und zu „nicht zu bewertenden" Ergebnissen im Bestätigungstest führen.

Seit einigen Jahren sind in Frankreich und Deutschland einzelne HIV-Infizierte ermittelt worden, die in einigen der kommerziellen ELISAs keine positive Reaktion zeigten. Die Ursache für diese *falsch negativen* Befunde ist in einigen Fällen der Subtyp O von HIV-1, der von den bisherigen HIV-1- und HIV-2-ELISAs nicht erfaßt wird.

Nachweis von T-Zell-Veränderungen

CD4$^+$-T-Lymphozyten

Für die Verlaufsbeobachtung HIV-Infizierter ist die Bestimmung der absoluten Zahl von CD4$^+$-T-Lymphozyten (T-Helfer-Zellen, T4-Zellen) im peripheren Blut ausreichend, eventuell mit gleichzeitiger Bestimmung der Zahl von CD8$^+$-T-Lymphozyten. Je nach Stadium der HIV-Infektion und angewandter Methode findet man im peripheren Blut nur etwa jede 100. bis 10000. CD4$^+$-Zelle produktiv bzw. latent HIV-infiziert, wobei die T-Gedächtniszellen (CD45RO$^+$) überwiegen. In den lymphatischen Geweben kann die Zahl von HIV-infizierten CD4$^+$-T-Zellen wesentlich höher sein. Langzeitbeobachtungen der CD4$^+$-T-Zellzahlen in Kohorten von HIV-Infizierten mit bekanntem Infektionszeitpunkt haben ergeben, daß sie – bei erheblichen Tagesschwankungen – pro Jahr um etwa 100 Zellen abfallen. Wiederholt gemessene T-Helfer-Zellzahlen unter 400/µl und kontinuierlich sinkende Zellzahlen sind prognostisch ungünstig und deuten auf einen baldigen Übergang in die klinischen Stadien von ARC und AIDS hin. Mit bestimmten Funktionstesten lassen sich bereits vor Verminderung der absoluten CD4$^+$-T-Zellzahl diskrete bis deutliche Funktionsbeeinträchtigungen nachweisen. Bei *„long-time survivors"* können jahrelang (bis >10 Jahre) CD4$^+$-T-Zellzahlen fast im Normbereich (>500/µl) bestehen; ebenso wurden jahrelang T-Helfer-Zellzahlen unter 100/µl bei Patienten ohne nennenswerte Krankheitsprogression gemessen. Oft findet man hier auch eine außergewöhnlich gute Makrophagen- und NK-Funktion. Aber auch bei solchen HIV-Patienten können leider plötzliche „CD4-Zell-Abstürze" und anschließend progressive klinische Verschlechterungen beobachtet werden.

CD8$^+$-T-Zellen

Die Zahl der CD8$^+$-T-Lymphozyten im peripheren Blut ist sehr bald nach der Infektion und besonders in den ersten klinisch asymptomatischen Phasen stärker erhöht. Ihr Abfall gilt als prognostisch ungünstig. Anti-HIV-spezifische, zytotoxische CD8$^+$-T-Lymphozyten (CTL), die mit ihrem T-Zell-Rezeptor an Klasse-I-MHC gebundene HIV-Peptide oder Virushüllproteine auf HIV-infizierten Zellen erkennen, werden vor allem in frühen Stadien der HIV-Infektion neben HIV-spezifischen Antikörpern gefunden. Bei einigen anti-HIV-seronegativen Kontaktpersonen von HIV-Infizierten (z. B. nach Nadelstichverletzungen oder Hochrisikosexualverkehr) sind HIV-spezifische CTL nachweisbar, die vermutlich eine Form von protektiver Immunreaktion nach niedriger Infektionsdosis darstellen. Eine sehr niedrige Viruslast und eine langsame Krankheitsprogression korrelieren häufig mit einer starken und jahrelang nachweisbaren CTL-Reaktion.

CD8$^+$-T-Lymphozyten vom Suppressorzelltyp, die auch mittels eines noch unzureichend identifizierten löslichen Suppressorfaktors (CAF) die HIV-Replikation hemmen können, werden besonders in frühen Infektionsstadien gefunden.

Den Hauptanteil an der spezifischen zellulären Immunität stellen zweifellos die Killer- und NK-Zellen, die über eine ADCC (*antibody-dependent cellular cytotoxicity*) HIV-produzierende Zielzellen lysieren können.

Andere diagnostische Kriterien

Über die routinemäßige Bestimmung der absoluten Zahlen von CD4$^+$- und evtl. CD8$^+$-Lymphozyten im peripheren Blut hinaus läßt sich auch die Progression der HIV-Krankheit beurteilen (Tab. 32.**10**).

Tabelle 32.10 Ausgewählte Parameter, die eine Progression der HIV-Krankheit anzeigen (aus Levy, J. A.: Microbiol. Rev. 57 [1993] 183)

- niedrige $CD4^+$-T-Zell-Zahlen
- erhöhtes $β_2$-Mikroglobulin im Serum
- erhöhte Spiegel von löslichem IL-2-Rezeptor im Serum
- erhöhte Spiegel von Neopterin im Urin
- erhöhte Spiegel von löslichem TNF-Rezeptor im Serum
- erhöhte Spiegel von CD8 im Serum
- niedrige Titer von Anti-p24(25)- oder Anti-p17-gag-Proteinen
- p24(25)-Antigenämie
- HIV-Virämie (HIV anzüchtbar aus Serum)
- reduzierte Hautreaktion vom verzögerten Typ
- reduzierte antivirale $CD8^+$-T-Zell-Reaktion
- reduzierte Zahl von aktivierten $CD8^+$-Zellen

Therapie und Prävention

Es ist zu unterscheiden zwischen der *symptomatischen* Behandlung (etwa der opportunistischen Infektionen oder der Malignome), die den üblichen therapeutischen Prinzipien und Erfahrungen folgt, sich rasch wandelt und hier nicht erörtert werden soll, und der sich direkt gegen HIV richtenden *antiviralen* Therapie oder der vorbeugenden *Impfung*.

Antivirale therapeutische Ansätze

Die Schwierigkeiten aller antiviralen Therapie liegen in der grundsätzlichen Identität des Metabolismus der Wirtszelle mit dem der viralen Reproduktion. Retroviren sind, bis hin zur Behandlung chromosomalen Materials und zur Benutzung zellulärer Polymerasen, ungewöhnlich gut in den internen Zellstoffwechsel integriert. Therapeutische Ansätze ergeben sich vor allem aus den virusspezifischen Strukturen, Signalsubstanzen und Funktionsschritten, wie sie in Abb. 32.4 zusammengestellt sind.

Antivirale therapeutische Ansätze haben die Elimination von HIV, die Verhinderung oder eine Verlangsamung der HIV-Ausbreitung im infizierten Organismus zum Ziel, um dadurch möglicherweise die Krankheitsphase AIDS herauszuzögern und normale Immunfunktionen wiederherzustellen.

(Die Zahlen vor den einzelnen Absätzen beziehen sich auf die in Abb. 32.4 gewählte Numerierung der Angriffsorte.)

(1, 20) Seit einigen Jahren laufen klinische Versuche mit der Übertragung virusneutralisierender *Antikörper* von symptomfreien auf kranke HIV-Träger (ein Verfahren, das als „passive Hyperimmuntherapie", PHT, in den USA patentiert worden ist und heute an mehreren Kliniken erprobt wird).

(1, 20) Oberflächenaktive, *membranschädigende Substanzen* (z. B. zahlreiche verschiedene Lipoide) wurden untersucht, wirken jedoch wenig spezifisch.

(2) Die für die Selektion der Zielzellen verantwortlichen gp120-Moleküle könnten blockiert werden, etwa durch einen Überschuß an *CD4-Rezeptoren*. Versuche mit gentechnisch hergestellten Bruchstücken von CD4-Rezeptoren (rCD4) ergaben jedoch nur in vitro interessante Resultate. Klinische Therapieversuche waren enttäuschend. Seit man die neuen Korezeptoren für das Andocken der HIV-Partikel gefunden hat, ist das begreiflich geworden. Auch an Immunglobuline gekoppelte CD4-Moleküle ergaben in klinischen Versuchen keine positiven Effekte. Dennoch wird der Ansatz, CD4-Moleküle als Vehikel für den Transport von anderen therapeutischen Substanzen (z. B. Toxine) an HIV-replizierende Reservoirzellen zu benutzen, weiter untersucht.

(3) Die *Blockade der CD4-Rezeptoren*, etwa durch Strukturanaloge des viralen gp120, ist denkbar. Hierzu gehörten Versuche mit dem inzwischen als ineffektiv betrachteten „Peptid T" und anderen CD4-Rezeptorantagonisten. Da man mit den Chemokinrezeptoren CCR5 und CXCR4 weitere für die Infektion wichtige Korezeptoren identifiziert hat, ist das verständlich geworden. Die CD4-Blockade allein wird keinen zuverlässigen Infektionsschutz ergeben. Die Verhinderung eines HIV-Rezeptorkontaktes ist zu einer sehr komplizierten Aufgabe geworden.

(4, 5, 6, 7) Theoretisch können Eindringen und *Uncoating* gestört werden. Ansätze dazu gibt es, etwa in Form der Pentosanpolysulfate.

(5-6) Die *Membranfusion* (bei der Integration der viralen Hülle in das zelluläre Membransystem) kann gestört werden (durch Blockade des transmembranösen gp41?).

(7-8) Spezifisch für Retroviren ist der Schritt der *reversen Transkription*. Es sind bis heute mehr als 60 verschiedene *RT-Hemmer* untersucht worden, darunter Suramin, Ribavirin, Foscarnet, Nukleosidanaloga, nichtnukleosidische RT-Hemmer, HPA 23 und zahlreiche Schwermetallkomponenten. Bisher sind die meisten auch toxisch für zelluläre Polymerasen. Als relativ gut verträglich hat sich der nichtnukleosidische RT-Hemmer Nevorapin erwiesen, der in einige Varianten der heute erprobten Kombinationstherapien (s. u.) eingeht.

Der Aufbau von Provirus-DNA kann durch *Nukleosidanaloga* (falsche Bausteine) gestört werden. Sie werden in der Zelle in Triphosphate umgewandelt und von der RT kompetitiv wie ein normales Nukleotid eingebaut, was zu einem Abbruch der DNA-Kette des HIV-Provirus führt. Hierhin gehören Zidovudin = Azidothymidin (AZT), Didanosin (DDI), Lamivudin (3TC), Stavudin (d 4T), Didesoxycytidin (DDC) und etwa weitere 20 Substanzen und ihre zahlreichen Derivate. Monotherapien, z. B. mit AZT, sind heute zugunsten von primären Kombinationstherapien (s. u.) weitgehend aufgegeben worden, denn sie haben wegen der sehr häufigen Resistenzentwicklung keine sichere Lebensverlängerung erbracht. Dagegen hat die Gabe von AZT an HIV-infizierte *Schwangere* eine signifikante Wirkung in der Verhinderung einer prä- bzw. perinatalen HIV-Übertragung, wobei unter AZT nur 8% der Säuglinge gegenüber 25% in der Kontrollgruppe HIV-infiziert waren. Die neuerdings alle anderen Behandlungsvarianten verdrängende Kombinationstherapie (z. B. 2 nukleosidische RT-Hemmer + Proteasehemmer oder nichtnukleosidische RT-Hemmer) ist noch erheblich effektiver, indem sie die HIV-RNA-Menge im Plasma unter die Nachweisgrenze drücken kann.

Nebenwirkungen von Nukleosidanaloga sind etwa die unter AZT beobachtete, dosisabhängige Knochenmarksdepression mit transfusionsbedürftiger Anämie sowie ernste Myositiden. Unter Behandlung mit DDI wurden schwere Pankreatitiden und Neuritiden beobachtet. Als weiteres großes Problem hat sich in den Jahren der Anwendung von AZT und auch von DDI als Monotherapie die Entwicklung von *Resistenzen* herausgestellt (nach durchschnittlich 6 bis 12 Monaten). Derzeit versucht man diesen Schwachpunkt durch *Kombinationstherapien* von Nukleosidanaloga, Proteasehemmern und Nichtnukleosidanaloga zu umgehen.

(8, 9, 10, 11) *Antagonisten der RNase H* könnten die Herstellung eines integrationskompetenten DNA-Doppelstranges verhindern, Antagonisten des *Integrase*-Komplexes die Integration. Für AZT konnte man in der Hemmung der RNase H einen zweiten Wirkmechanismus identifizieren. Unphosphoryliertes AZT hemmt in millimolaren Konzentrationen (in vivo erzielbar) die RNase H. Im Jahr 1996 haben sich die ersten Integrasehemmer auch klinisch bewährt. Es ist zu vermuten, daß sie bald in das Repertoir der Kombinationstherapien aufgenommen werden.

(12) *Antisense-DNA* und *-RNA* können noch nach erfolgter Integration der proviralen DNA wirksam werden. Beide Ansätze werden verfolgt; klinisch verwertbare Therapeutika sind aber in absehbarer Zeit noch nicht zu erwarten. Autokatalytische *self-cleavage-RNA* (Ribozyme) könnte theoretisch selbst integrierte Provirus-DNA noch gezielt zerstören.

(13–15) Prinzipiell erfolgversprechend sind auch Ansätze, in die Wirkung der *Steuergene* (etwa *tat, rev, vif* oder *nef*) einzugreifen oder die entsprechenden Rezeptorregionen (TAR, NRE) zu blockieren bzw. zu stimulieren und damit die Virusreplikation zu unterdrücken. Es ist dabei sowohl an *Antagonisten von Starter-Funktionen (rev, tat)* zu denken als auch etwa an Analoga oder *Synergisten von Suppressoren (nef*-Protein). In-vivo-Versuche, z. B. mit tat-Inhibitoren, haben bisher aber wenig befriedigende Ergebnisse gebracht.

(14–15) Effektive antivirale Wirkungen zeigen auch *Hemmer der viralen Proteasen* jener Enzyme, die für den Aufbau neuer infektiöser Partikel unverzichtbar sind. Auch die fertigen Strukturproteine (p18, p24) können noch Angriffspunkte für Therapeutika darstellen. Proteasehemmer der zweiten Generation verfügen bereits über eine deutlich verbesserte orale Bioverfügbarkeit, ein Schwachpunkt der ersten Proteaseinhibitoren. In-vitro- und In-vivo-Studien konnten eine synergistische Wirkung von Nukleosisanaloga und Proteasehemmern nachweisen. Proteasehemmer sind entscheidender Bestandteil wirksamer antiviraler Kombinationstherapien.

(15–16) Die für virale Oberflächenstrukturen spezifische *Glykosylierung* oder *Myristylierung* ist störbar. Es laufen Versuche u. a. mit zahlreichen in vitro wirksamen Glykosiden.

(14–18) *Interferone und Interleukine,* z. Z. insbesondere rIFN-α, werden als antivirale Substanzen erprobt, die mehrere Schritte des Replikationsprozesses hemmen. Von rIFN-α erhofft man sich insbesondere bei Anwendung in asymptomatischen

Patienten synergistische Wirkung mit RT-Hemmern. Von IL-12 z. B. wird eine positive Wirkung auf die Wiederherstellung eines Übergewichts von T_H1- über T_H2-Zellfunktion erwartet.

Weitere therapeutische Möglichkeiten sind das *Ausschalten infizierter Zellen* sowie die *Stärkung oder Wiederherstellung der geschädigten Immunfunktionen* etwa durch:

- gezielte Zytotoxizität (klinische Studien bezüglich der In-vitro-Expansion, IL-2-Aktivierung und Reinfusion von autologen HIV-spezifischen zytotoxischen $CD8^+$-T-Zellen wurden bereits durchgeführt),
- HIV- oder rezeptorspezifische monoklonale Antikörper (mAK), wobei erstere Fragen einer möglichen Infektionsverstärkung (Virus-Enhancement über Fc- und Komplementrezeptoren) aufwerfen,
- gerichteten Transport therapeutischer Substanzen in gewisse Zielzellen (etwa in Lymphozyten durch Immuntoxine, in Makrophagen durch Nanopartikel),
- eine Reihe verschiedener immunstimulierender bzw. „-modulierender" Substanzen (vor denen, sofern es sich um eine generelle Immunstimulation handelt, unter dem Eindruck negativer klinischer Erfahrungen zunehmend gewarnt wird), von Thymusextrakten und Levamisolen bis zu Imreg und γ-Linolensäure, daneben auch die spezifische Stimulation einzelner Zellen (etwa durch IL-2 oder andere Lymphokine, etwa der Makrophagen durch den stimulierenden GM-CSF),
- Zufuhr von Hyperimmunseren, Immunglobulinen, Komplement oder Substitution durch Lymphozytenübertragung oder Knochenmarkstransplantation, Implantation von genetisch manipulierten (Resistenz gegen HIV kodierend) multipotenten Stammzellen,
- Entfernung von Autoantikörpern, Lymphotoxinen, Immunkomplexen und retroviralen suppressiven Proteinen (etwa durch Plasmapherese oder spezifische In-vitro-Adhäsion bzw. Absorption),
- Proliferationshemmung oder Immunsuppression,
- allgemeine Maßnahmen zur Roborierung des Immunsystems einschließlich diätetischer und Naturheilverfahren.

Dies alles hat allerdings bisher in klinischen Versuchen wenig erbracht, da die Prozesse, in die man „modulierend" eingreifen möchte, bisher nur unvollständig bekannt sind und pauschale Eingriffe häufig zu negativen Rückkopplungsphänomenen führen. Ein Problem bleibt grundsätzlich die Übertragung von In-vitro-Ergebnissen auf die In-vivo-Situation und die Bioverfügbarkeit sowie das Heranführen effektiver Substanzen an alle infizierten Zellen (Blut-Liquor-Schranke) und an die intrazellulären Positionen der jeweiligen Zielpunkte. Ein weiteres Problem ist die Vielfalt der gleichzeitig entstehenden HIV-Varianten, die einer schnellen Anpassung an neue Therapieformen fähig sind. Intrachromosomal integriertes Retrovirus auszuschalten ist notwendigerweise sehr schwierig; es zu eliminieren ist eigentlich nur über die Ausschaltung aller virusgenomtragenden Zellen möglich.

Zusammenfassend scheint 1996 ein entscheidender therapeutischer Durchbruch gelungen zu sein. Eine konsequente und früh eingesetzte Kombinationstherapie (ein oder zwei Nukleosidanaloge, evtl. ein nicht nukleosidischer RT-Hemmer und ein oder zwei Proteasehemmer, in Zukunft vielleicht auch Integrasehemmer) ist offenbar als Folge von Synergismen noch erheblich effektiver als alle bisher erprobten Mono- und Doppeltherapien. Erstmalig hat man erreicht, die HIV-Replikation so weit zu unterdrücken, daß HIV-Partikel in der Zirkulation nicht mehr nachgewiesen werden können und klinisch erstaunliche Besserungen erzielt werden. Die Mutter-Kind-Übertragung von HIV konnte erheblich verringert werden, und auch eine postexpositionelle Kurzzeitbehandlung mit antiviraler Kombinationstherapie, z. B. bei beruflicher Exposition (Nadelstichverletzung), scheint eine HIV-Infektion in fast allen Fällen zu verhüten.

Nach Absetzen der Therapie oder mangelnder Compliance taucht HIV aber in den bisherigen Auslaßversuchen innerhalb weniger Tage wieder auf, da Reservoire von latent infizierten Zellen mit diesen Therapieformen bisher nicht ausgeschaltet werden können. Langzeitbehandlung (lebenslang?) bleibt darüber hinaus wegen zu erwartender Nebenwirkungen problematisch; auch die Frage der Resistenzentwicklung ist noch nicht gelöst.

■ Impfstoffe

Seit Entdeckung von HIV als Ursache für AIDS wird an der Entwicklung und Erprobung von infektions- oder krankheitsverhütenden Impfstoffen gearbeitet. Zumindest für die Dritte Welt wäre dies eine befriedigendere Lösung als eine unerschwingliche, komplizierte, eventuell lebenslang aufrechtzuerhaltende Kombinationstherapie. Folgende Konzepte für eine Impfung wurden hauptsächlich verfolgt:

- inaktiviertes, nicht replikationsfähiges Gesamtvirus,
- Virusproteine als natürliche Spaltvakzine oder gentechnisch hergestellt (z. B. gp120, gp160, gp41 oder p24),
- lebendes attenuiertes HIV (erfolgversprechend im SIV-Rhesusaffenmodell gentechnisch hergestellt, z. B. nach Deletion bestimmter Regulatorgene),
- gentechnisch hergestellte replikationsfähige rekombinante Viren (z. B. Kanarienpocken-, Vaccinia- oder Polioimpfviren, die HIV-Hüll- oder Kernproteine exprimieren),
- Induktion antiidiotypischer Antikörper,
- „nackte" DNA, die für HIV-Proteine kodiert,
- Impfungen mit regulatorischen HIV-Proteinen.

Bevor solche Prototypimpfstoffe in klinischen Tests zu Wirksamkeits- und Unschädlichkeitsprüfungen an Menschen durchgeführt werden können, müssen einige der prinzipiellen Schwierigkeiten bei HIV berücksichtigt werden:

- ausgeprägte Antigendrift von HIV *(antigenic shift)*, fortlaufende Entstehung von *„Escape-Mutanten",*

- Ablösen *(shedding)* der Hüllenglykoproteine reifer Virionen,
- Strukturhomologien mit zellulären Rezeptoren oder Antigenen (z. B. IL-2, HLA), die zur Induktion von Autoimmunität führen können,
- sterische Unzugänglichkeit *(steric hindrance, Canyon-Position)* konstanter Regionen,
- lange Zeitspannen latenter Infektion im Zustand von *„dormant copies"*,
- überwiegend intrazelluläre Existenz der Viren und Infektion anderer Zellen über Interzellularbrücken,
- Makrophagotropismus, Resistenz gegen phagozytäre Prozesse,
- Ausnutzen von niedrigtitrigen oder schwach neutralisierenden Antikörpern und Komplement zur Zellinvasion über Fc- und Komplementrezeptoren *(antibody-dependent virus enhancement,* ADE),
- physikalisches „Containment" des Hauptvirusreservoirs in Makrophagen/dendritischen Zellen in lymphatischen Geweben,
- Phänomen der *„original antigenic sin"* (Impfung induziert prädominierende Antikörper gegen solche HIV-Proteine, die zuerst vom Immunsystem gesehen wurden, mit nur schwachen Reaktionen gegen den aktuell infizierenden Virusstamm),
- mögliche Verhinderung von wirksamer zellulärer HIV-spezifischer Zytotoxizität durch Induktion eines Übergewichtes von T_H2-Zellen über T_H1-Zellen.

Angesichts der Tatsache, daß die natürliche HIV-Infektion in den allermeisten Fällen unter maximaler Stimulation humoraler Immunreaktionen (fast lebenslang sind hohe Antikörpertiter nachweisbar) abläuft, ohne daß die AIDS-Pathogenese blockiert wird, und besonders nach negativen Erfahrungen mit ersten Impfversuchen mit Versagen bei HIV-Risikopersonen wird jetzt diskutiert, ob die Induktion einer humoralen Immunität bei HIV nicht vielleicht generell kontraproduktiv sein könnte. Verstärkt wird deshalb in der HIV-Vakzineforschung an Konzepten gearbeitet, die selektiv (z. B. durch CTL-Epitope) nur eine zelluläre Immunität (HIV-spezifische zytotoxische $CD8^+$-T-Killerzellen) induzieren, wie sie zum Beispiel bei einigen seronegativen Risikopersonen nach Exposition gegenüber geringsten HIV-Antigenmengen nachgewiesen wurde.

Um eine dauerhafte, gegen viele HIV-Varianten schützende Immunität zu induzieren, scheint es erforderlich zu sein, nicht nur gegen Hüllenepitope zu sensibilisieren, sondern auch gegen andere, innere Virusproteine. Dies würde nicht nur mehr verschiedene HIV-Varianten umfassen, sondern neben der humoralen zugleich die zelluläre Abwehr mehr in den Langzeitschutz einbeziehen.

Teilerfolge bei Unbedenklichkeits- und Wirksamkeitsprüfungen an Menschen und in Modellimpfversuchen an Schimpansen und anderen Affen nähren die Hoffnung auf eine mögliche Schutzimpfung, auch wenn bislang gegen Wildtypen kein vollständiger Schutz erreicht werden konnte.

■ Prävention

Infektionsvermeidung: Eine Reihe wenig kontroverser Maßnahmen gilt der Kontrolle von Spendern von Blut, Sperma, Geweben und Organen. In den meisten Ländern werden Spender grundsätzlich auf HIV-Antikörper hin untersucht und im Zweifelsfall ausgeschlossen. Präparate aus menschlichem Blut werden, wo immer möglich, nur noch unter Einschaltung von virusabtötenden Behandlungsschritten hergestellt. Umfangreiche Informationskampagnen richten sich an Risikogruppen und Allgemeinbevölkerung.

Über Art, Umfang und Wirksamkeit verschiedener Präventionskonzepte, wie Aufklärung, Kondomkampagnen, epidemiologische Überwachung und Auswertung, die Intensität der klärenden Untersuchungen und der Datenhandhabung, eine konsequente seuchenrechtliche Einordnung sowie die sozialen und rechtlichen Implikationen der Infektion wird weltweit noch immer kontrovers diskutiert.

■ Zusammenfassender Rückblick auf die letzten Jahre

Die intensive Forschung der 90er Jahre hat zahlreiche neue Erkenntnisse über den natürlichen Ablauf der HIV-Infektion und die Pathogenese und viel empirisches Material über die HIV-Verbreitung gebracht.

Untersuchungen zu den β-Chemokinrezeptoren CXCR4 (vormals LESTR oder Fusin) und CCR5 als Korezeptoren für das Eindringen von HIV in die Zellen haben erklärt, warum die Blockierung der CD4-Rezeptorbindung allein nicht zur Infektionsverhinderung ausreicht. Darüber hinaus haben jüngste Untersuchungen gezeigt, daß homozygote Mutationen (bei ca. 1–2% der weißen USA-Bürger) in den Genen für den Chemokinrezeptor CCR5 mit einer „natürlichen Resistenz gegen eine HIV-Infektion" gekoppelt sind.

Die Entwicklung sensibler Meßmethoden (RT-PCR und bDNA) für die Viruslast im symptomlos Infizierten, mit denen man die Zahl der HIV-RNA-Kopien nun Tag für Tag messen kann, hat das Bild der klinisch scheinbar „latenten" Phase der HIV-Infektion revidiert: HIV ist selbst in der Anfangsphase der Infektion keineswegs inaktiv, sondern es tobt vom ersten Tage an eine kräftekonsumierende (humorale wie zelluläre) Abwehrschlacht des Wirtsorganismus gegen eine abundante Virusreplikation. Diese Virusneubildung hält mit 10 bis 100 Milliarden Viruskopien täglich das Immunsystem beschäftigt, während die Virusvielfalt schnell zunimmt und sich individuell angepaßte HIV-Varianten bilden. Erstmalig ist es möglich, den Umfang dieser schleichenden Erschöpfung der Immunabwehr durch fortlaufende Messung der Viruslast zu verfolgen.

Dies gibt gleichzeitig die Möglichkeit, schnell die Reaktion auf therapeutische Interventionen zu bewerten: Bei effektiver Hemmung der Virusvermehrung nimmt die Viruslast umgehend auf weniger als 10% ab, manchmal auf nur 1% des Ausgangswertes oder sogar auf Werte unter der Nachweisgrenze. Die Viruslast hat sich auch als ein guter prognostischer Parameter und ein direkt mit dem klinischen Zustand des Infizierten verknüpfter Meßwert erwiesen. Damit entfällt das Warten auf schwer zu deutende Langzeiteffekte und die Verwendung unsicherer Variablen wie der T-Helferzell-Zahl und anderer immunologischer Befunde für die Verlaufskontrollen und für die Beurteilung der Effektivität therapeutischer Interventionen.

Neben zahlreichen Nukleosidanaloga und nicht-nukleosiden RT-Hemmern hat man einige effektive Proteasehemmer erprobt, die in Kombination mit ersteren eine synergistische Wirkung zeigen. Die therapeutischen Effekte übertreffen vorerst die kühnsten Erwartungen. Erstmals ist damit eine echte „Vollbremsung" der Krankheitsprogression gelungen, wenn auch noch offen ist, wie lange diese Effekte anhalten und wie sehr eine Resistenzentwicklung („Escape"-Varianten) von HIV dem entgegenwirken wird.

Das intensive Studium der „long-term survivors" und „non-progressors" bzw. „slow-progressors" zeigten die Richtigkeit der von Jay Levy schon vor vielen Jahren geäußerten Annahme einer zentralen Rolle der zytotoxischen $CD8^+$-T-Zellen für die anfangs oft erfolgreiche HIV-Suppression. Nicht zirkulierende β-Chemokine (RANTES, MIP-1α, MIP-1β), sondern andere Faktoren aus $CD8^+$-Lymphozyten (CAF und unbekannte) scheinen die HIV-Replikation wirksam für lange Zeit unter Kontrolle halten zu können.

Nach Erkenntnissen aus Untersuchungen zur molekularen Epidemiologie unterscheidet man heute bereits 10 verschiedene HIV-1-Typen, daneben zahlreiche Subtypen und Rekombinanten (Mosaikviren), die ein aufschlußreiches Bild der weltweiten HIV-Wanderungen nachzeichnen lassen. Gleichzeitig ergibt sich, zusammen mit den HIV-2-Typen und vereinzelten Unikaten der Art HIV-1-O, das beunruhigende Bild einer großen Variantenvielfalt, die weltweit eine weitere Evolution von humanen Lentiviren mit noch unbekanntem Pathogenitätspotential ermöglicht.

Wenn auch in den Industrieländern zur Zeit ein ruhiger, ungefähr konstanter HIV-Verbreitungstakt vorzuherrschen scheint, so ist die Dritte Welt – vor allem Afrika, Lateinamerika und Südostasien – noch immer in einer grob exponentiellen HIV-Ausbreitungsphase, in der die heute auf rund 30 Millionen geschätzten HIV-Träger schnell auf 100 Millionen anwachsen könnten. Man rechnet im Moment mit etwa 10 000 Neuinfektionen täglich. Nirgendwo in der Welt ist heute die HIV-Verbreitung definitiv zum Stillstand gebracht.

Ausblick

Vieles spricht heute für eine auch in Zukunft weiter zunehmende Bedeutung der phagozytierenden Zellen (*Monozyten/Makrophagen*), sowohl für die Pathogenese (Reservoir, Reproduktionsort und Verteiler der Viren) als auch die Virusverbreitung (etwa der Langerhans-Zellen als primärer Zielzellen in der intakten Mukosa der Körpereintrittsöffnungen). Wegen des ausgeprägten Tropismus zu Makrophagen ist konsequenterweise zu erwarten, daß man im Laufe der kommenden Jahre HIV auch noch in anderen Zellen der Monozyten/Makrophagen-Linie wird nachweisen können (darunter Peritonealmakrophagen, evtl. „*veiled cells*" und Melanozyten der Haut, „*microfold cells*" der Mundhöhle „*interdigitating cells*" der lymphatischen Gewebe, Osteoklasten und Gewebemakrophagen in so gut wie allen anderen Organen).

Ein weiterer Faktor von großer Bedeutung für die zukünftige Entwicklung ist die hohe genetische Varianz der Lentiviren. Die schon innerhalb eines individuellen Krankheitsverlaufes beobachtete Zunahme zytopathischer Effekte von HIV im Wirtsorganismus kann in Zukunft zur Entstehung von virulenteren, defekten, aber auch andersartigen (Diarrhö, Wasting, ZNS-Befall) Virusvarianten führen. Das Potential der ablaufenden Virusvermehrung in Millionen von Infizierten im Verein mit der ausgeprägten Antigendrift ist schwer abzuschätzen. Es ist jedoch wahrscheinlich, daß die *durchschnittliche* Virulenz und Letalität der Infektion nicht zunehmen wird, weil damit gleichzeitig die Chancen ihrer Verbreitung durch kürzere Überlebensspannen verringert würden. Intra- und interindividuelle Selektionsvorteile werden hier ein dynamisches Gleichgewicht bilden, das sich schon heute auf optimale Werte für Inkubationsphase und totale Überlebenszeit eingespielt haben könnte.

Die eklatanten Therapieerfolge mit der neuen Kombinationstherapie sind zur Zeit ein Hoffnungsschimmer vor allem für die Industrieländer, während die Impfstoffentwicklung – geeigneter für die Dritte Welt – ein noch recht entlegenes Ziel darstellen. Nach wie vor ist offen, ob eine zuverlässige HIV-Schutzimpfung jemals mit vertretbarem Aufwand erreichbar sein wird. Als Therapiehilfe jedoch ist eine postinfektionsprophylaktische Vakzination schon heute im Bereich des Möglichen.

Literatur

1 Fauci, A. S.: Multifactoral nature of human immunodeficiency virus disease: implications for therapy. Science 262 (1993) 1011–1018
2 Feinberg, M. B.: Changing the natural history of HIV disease. Lancet 348 (1996) 239–246
3 Koch, M. G.: AIDS – vom Molekül zur Pandemie. Spektr. d. Wiss. 1987, 1989
4 L'age-Stehr, J., E. B. Helm: AIDS und die Vorstadien. Springer Loseblattsysteme. Springer, Berlin 1996
5 Levy, J. A.: Pathogenesis of human immunodeficiency virus infection. Microbiol. Rev. 57 (1993) 183–289
6 Mellors, J. W., et al. Prognosis in HIV-1 infection predicted by the quantity of virus in plasma. Science 272 (1996) 1167–1170
7 Pantaleo, G., C. Graziosi, A. S. Fauci: The immunopathogenesis of human immunodeficiency virus infection. New Engl. J. Med. 328 (1993) 327–335

33 Organtransplantation

K. Wonigeit und R. Pichlmayr

■ Einleitung

Der Ersatz eines nicht mehr ausreichend funktionsfähigen Organs durch ein Transplantat ist heute für fast alle lebenswichtigen parenchymatösen Organe (Niere, Leber, Herz, Pankreas und Lunge) möglich und ist in erheblichem Umfang bereits klinische Standardtherapie. Hierbei werden in der Regel Organe von Verstorbenen verwendet, die sich vom Transplantatempfänger in genetisch definierten Transplantationsantigenen unterscheiden und deshalb zelluläre und humorale Immunreaktionen auslösen können; diese führen unbehandelt zur Zerstörung des Transplantats – zur Transplantatabstoßung. Nach der weitgehenden Lösung der chirurgischen Probleme der Organtransplantation sind die Abstoßungsreaktionen und ihre therapeutische Beherrschung das zentrale Problem der Transplantationsmedizin. In diesem Kapitel werden die immunologischen Aspekte der Organtransplantation zunächst in einem allgemeinen Teil organübergreifend dargestellt; danach wird auf die verschiedenen Formen der Organtransplantation eingegangen.

■ Terminologie der verschiedenen Transplantationsarten

Wichtige Kriterien für die Klassifikation von Transplantaten sind die genetische Beziehung zwischen Spender und Empfänger, technische Aspekte der Transplantation und die anatomische Lage des übertragenden Gewebes. Unter immunologischen Gesichtspunkten ist die genetische Beziehung zwischen Spender und Empfänger besonders wichtig, da hierdurch die Verträglichkeit des Transplantats bestimmt wird. Folgende Formen der Transplantation werden unterschieden:

- autologe Transplantation (Autotransplantation): Verpflanzung im gleichen Organismus (z. B. Transplantation von Eigenhaut bei Verbrennungen),
- syngene Transplantation (Isotransplantation): Verpflanzung zwischen genetisch identischen Individuen (z. B. eineiige Zwillinge, Transplantationen zwischen Versuchstieren des gleichen Inzuchtstammes),
- allogene Transplantation (Allotransplantation): Übertragung zwischen genetisch differenten Individuen der gleichen Spezies, der Regelfall in der Klinik,
- xenogene Transplantation (Xenotransplantation): Verpflanzung zwischen Individuen verschiedener Spezies (z. B. Affe – Mensch). Die Xenotransplantation ist zur Zeit ohne klinische Bedeutung, bildet jedoch einen Schwerpunkt der transplantationsimmunologischen Forschung.

Die Verpflanzung von Zellen und Geweben wird auf sehr unterschiedliche Weise durchgeführt: Die erfolgreiche Übertragung großer parenchymatöser Organe (z. B. Niere, Leber, Herz usw.) ist nur möglich, wenn die Transplantatgefäße mit dem Blutkreislauf des Empfängers verbunden werden (primär vaskularisierte Transplantate). Hauttransplantate werden dagegen in der Regel nicht chirurgisch an das Gefäßsystem des Empfängers angeschlossen. Sie werden zunächst durch Diffusion ernährt und erhalten erst im Rahmen der Einheilung durch Kapillareinsprossung Anschluß an das Gefäßsystem des Empfängers (sekundär vaskularisierte Transplantate). Zellsuspensionen schließlich werden entweder in den Blutkreislauf oder in das Empfängergewebe injiziert. Knochenmarkzellen, die als Suspension in die Blutbahn gelangen, finden selbst ihren Weg ins Empfängerknochenmark und siedeln sich dort an. Bei einigen wenigen Formen der Gewebetransplantation kommt es nicht auf das Überleben der übertragenen Zellen an, da das Transplantat nur als Gerüst für die körpereigene Regeneration dient (Platzhalterfunktion). Beispiele sind die Übertragung von nicht vaskularisierten Knochenfragmenten oder Bindegewebe (Faszie). Bei dieser Sonderform der Gewebeübertragung spielen Immunprozesse nur eine untergeordnete Rolle.

Nach der Lokalisation des Transplantatbettes werden orthotope und heterotope Transplantate unterschieden: Bei der orthotopen Verpflanzung wird das Transplantat nach Entfernung des erkrankten Organs an normaler Stelle implantiert (z. B. Herz, Leber). Bei der heterotopen Transplantation erfolgt die Einpflanzung dagegen an anderer Stelle (z. B. Nierentransplantation in die Fossa iliaca). Wenn das erkrankte Empfängerorgan belassen wird und noch eine Restfunktion besitzt, handelt es sich um eine auxiliäre Transplantation (z. B. auxiliäre Herztransplantation als „Huckepackherz").

■ Immunologische Grundlagen der Allotransplantation

■ Immunogenität von allogenen Transplantaten

Ursachen der Immunogenität von Allotransplantaten

Immunprozesse gegen Allotransplantate werden durch MHC-Peptid-Komplexe des Transplantats ausgelöst, die im Organismus des Empfängers aufgrund genetischer Disparität nicht vorhanden sind. Sie sind die Ursache von Gewebeunverträglichkeit (Histoinkompatibilität). Aufgrund genetischer Polymorphismen können dabei

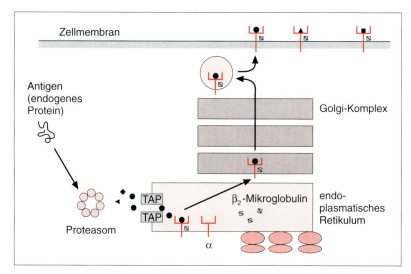

Abb. 33.**1** Synthese und peptidabhängige Membranexpression von MHC-Klasse-I-Molekülen. Klasse-I-Moleküle werden als Komplex von α-Ketten, β₂-Mikroglobulin und Peptid in der Zellmembran exprimiert. Dieser Komplex wird im endoplasmatischen Retikulum gebildet und über den Golgi-Komplex zur Plasmamembran transportiert. Die Peptide stammen aus zytoplasmatischen Proteinen, die durch einen speziellen Enzymkomplex (Proteasom) gespalten werden. Sie werden durch die TAP-Peptidpumpe ins endoplasmatische Retikulum transportiert und dort von neu produzierten α-Ketten gebunden. Für diesen Vorgang ist die Gegenwart von β₂-Mikroglobulin Voraussetzung, da der Gesamtkomplex aus α-Kette, β₂-Mikroglobulin und Peptid in einem Reaktionsschritt gebildet wird. Nur vollständig assoziierte Komplexe werden zur Zellmembran transportiert. Die von einzelnen Allelen der HLA-A-, -B- und -C-Gene kodierten α-Ketten unterscheiden sich in ihrer Peptidspezifität. Dennoch sind sie in der Lage, sehr viele verschiedene Peptide zu binden.

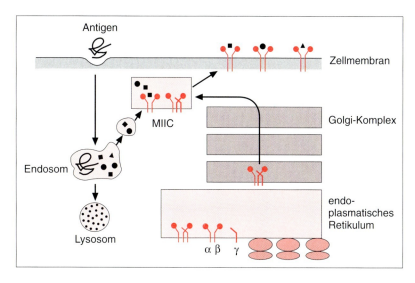

Abb. 33.**2** Synthese und peptidabhängige Membranexpression von MHC-Klasse-II-Molekülen. In der Plasmamembran exprimierte Klasse-II-Moleküle bestehen aus α- und β-Kette und gebundenem Peptid. Im Gegensatz zu Klasse-I-Molekülen präsentieren Klasse-II-Moleküle Peptide von Proteinen, die phagozytiert worden sind (exogene Peptide). Die Bindung der aus Endosomen stammenden Peptide erfolgt in einem spezialisierten Kompartiment (MIIC). α- und β-Ketten werden im endoplasmatischen Retikulum gebildet und gelangen über den Golgi-Komplex in das MIIC-Kompartiment. Eine vorzeitige Beladung mit Peptiden aus dem endoplasmatischen Retikulum und dem Golgi-Komplex wird durch die Bindung einer invarianten Kette (γ-Kette) verhindert, die sich erst im sauren Milieu des MIIC-Kompartiments vom α-β-Komplex löst und dadurch in diesem Kompartiment die Peptidbindungsstelle freigibt. Auch bei den Klasse-II-Molekülen ist Peptidbindung Voraussetzung für eine stabile Membranexpression.

sowohl die MHC-Komponenten (MHC-Inkompatibilität) als auch die gebundenen Peptide (Non-MHC-Inkompatibilität) für das Immunsystem des Empfängers fremd sein. Bei der Mehrzahl der klinischen Organtransplantationen liegen sowohl MHC-Inkompatibilität als auch multiple Non-MHC-Inkompatibilitäten vor. In geeigneten Tiermodellen (kongene Stammkombinationen, transgene Tiere) lassen sich jedoch MHC- und Non-MHC-Inkompatibilitäten getrennt untersuchen. In der Regel wird durch Inkompatibilitäten in MHC-Genorten eine wesentlich stärkere Immunreaktion als bei Non-MHC-Inkompatibilitäten ausgelöst. Diese Beobachtung war maßgeblich für die Klassifikation von Klasse-I- und Klasse-II-MHC-Molekülen als „starke Transplantationsantigene" gegenüber Non-MHC-Differenzen als „schwachen Transplantationsantigenen".

Historisch hat die Zuordnung von Histokompatibilitätsdifferenzen zu einzelnen Genorten zur Definition von Histokompatibilitätsantigensystemen geführt. Ein derartiges Antigensystem umfaßt alle in der Spezies vorhandenen Allele des jeweiligen Genortes oder einer Gruppe eng benachbarter Genorte sowie die Gesamtheit der zugehörigen Genprodukte. Entsprechend stellt die Gesamtheit der exprimierten Klasse-I- und Klasse-II-Genorte des MHC und ihrer Genprodukte das Haupthistokompatibilitätssystem (major histocompatibility complex, MHC) dar. Die zahlreichen weiteren Histokompatibilitätssysteme werden dem MHC als Non-MHC-Antigensysteme oder schwache Histokompatibilitätssysteme gegenübergestellt. Die zugeordneten Histokompatibilitätsgene weisen einen Polymorphismus auf, und ihre Genprodukte sind die Quelle von Peptiden, die Alloimmunreaktionen auslösen können.

Neben dem genetisch festgelegten Muster von exprimierten MHC-Determinanten und präsentierten Peptiden beeinflussen auch quantitative Unterschiede in der Expression die Immunogenität von Allotransplantaten. Darüber hinaus spielt die zelluläre Zusammensetzung des Transplantats eine wichtige Rolle, da verschiedene Zellarten sehr stark in der Fähigkeit differieren, die Entwicklung zellulärer Immunreaktionen auszulösen.

Transplantationsantigene des MHC

Struktur und Genetik des MHC (HLA-System des Menschen, H-2-System der Maus) und der molekulare Aufbau von Klasse-I- und Klasse-II-Molekülen sind im Kapitel Immungenetik dargestellt. Neben der Fähigkeit, Peptide zu binden, ist ein ausgeprägter genetischer Polymorphismus ein hervorstechendes Merkmal sowohl der Klasse-I- als auch der Klasse-II-Moleküle. Die polymorphen Bereiche sind jeweils insbesondere in den membranfernen Domänen lokalisiert, die auch die Bindungsstelle für Peptide bilden. Die Bindung der Peptide erfolgt im Verlauf der Biosynthese von Klasse-I- und Klasse-II-Molekülen (Abb. 33.1 und 33.2). Die Klasse-I-Moleküle werden im endoplasmatischen Retikulum mit Peptiden beladen, die im wesentlichen Bruchstücke zytoplasmatischer Proteine darstellen (endogene Peptide). Die Peptide werden durch einen eigenen Enzymkomplex, das Proteasom, im Zytoplasma hergestellt und durch eine Peptidpumpe *(transport-associated proteins,* TAP-Proteine) in das endoplasmatische Retikulum transportiert (Abb. 33.1). Die Gene für die TAP-Proteine und für einzelne Komponenten des Proteasomenkomplexes sind ebenfalls im Bereich des MHC lokalisiert. Die Bindung des Peptids im endoplasmatischen Retikulum ist Voraussetzung für die Membranexpression von MHC-Klasse-I-Molekülen. Daraus folgt, daß praktisch alle exprimierten Klasse-I-Moleküle tatsächlich Peptid gebunden haben.

Die Beladung der Klasse-II-Moleküle mit Peptiden erfolgt in einem speziellen mikrosomalen Kompartiment (Abb. 33.2). Dort werden Peptide bereitgestellt, die aus phagozytiertem Material stammen (exogene Peptide). Zu den Proteinen, deren Peptidbruchstücke von Klasse-II-Molekülen gebunden und präsentiert werden können, gehören auch die allogenen MHC- und Non-MHC-Moleküle von phagozytierten Zellen eines Transplantats. Die Bindung von Peptiden ist auch bei Klasse-II-Molekülen eine wichtige Voraussetzung für die stabile Membranexpression. Die einmal gebundenen Peptide können in der Regel weder bei Klasse-I- noch bei Klasse-II-Molekülen ausgetauscht werden. Dies gelingt nur unter sehr speziellen experimentellen Bedingungen.

Bei der Interaktion von T-Zellen mit MHC-Peptid-Komplexen bildet sich ein trimolekularer Komplex, in dem begrenzte Bereiche des MHC-Moleküls und das gebundene Peptid mit der Bindungsstelle des T-Zell-Rezeptors interagieren können. Abhängig davon, welchen Beitrag MHC-Molekül und Peptid bei der Bindung des T-Zell-Rezeptors leisten, kann zwischen drei Formen von antigenen Epitopen unterschieden werden:

- polymorphe Bereiche der inkompatiblen MHC-Antigene, deren Konfiguration nicht durch gebundene Peptide beeinflußt wird,
- Konformationsdeterminanten, die von der Bindung von Peptiden abhängig sind, jedoch das Peptid selbst nicht einbeziehen (Identische Konformationsänderungen können wahrscheinlich durch unterschiedliche Peptide hervorgerufen werden. Das entsprechende Epitop ist damit peptidabhängig, aber nicht peptidspezifisch.),
- Interaktionsdeterminanten, die von MHC-Molekülen und gebundenen Peptiden gemeinsam gebildet werden.

Es ist sehr wahrscheinlich, daß bei der Auslösung von T-Zell-Reaktionen gegen Allotransplantate Interaktionsdeterminanten die größte Gruppe von alloantigenen Epitopen darstellen. Da erhebliche allelspezifische Differenzen in der Fähigkeit zur Bindung einzelner Peptide bestehen, können fremde MHC-Moleküle des Spenders zahlreiche Peptide binden und präsentieren, die mit MHC-Molekülen des Empfängers nicht reagieren können und somit im Kontext des Spender-MHC erstmals von T-Zellen des Empfängers erkannt werden können. Im Sonderfall einer Bindung identischer Peptide durch unterschiedliche Spender- und Empfänger-MHC-Moleküle können aufgrund der unterschiedlichen Struktur des präsentierenden MHC-Moleküls des Spenders ebenfalls immunogene Reaktionsdeterminanten entstehen. Die Peptidbindung durch MHC-Moleküle führt somit zu einer enormen Vielfalt möglicher Antigendeterminanten in Organtransplantaten. MHC-inkompatible Transplantate verursachen deshalb die Aktivierung einer wesentlich größeren Zahl von T-Zell-Klonen als die Sensibilisierung mit anderen Antigenen (Abb. 33.3). Dies macht MHC-Moleküle zu starken Transplantationsantigenen.

Im Gegensatz zu T-Zellen erkennen B-Zellen und Antikörper in der Regel allomorphe Epitope von MHC-Molekülen, deren Konfiguration nicht durch gebundene Peptide beeinflußt wird. Die klassische Serologie arbeitet deshalb mit einem vereinfachten molekularen Bild des MHC, in dem die gebundenen Peptide nicht berück-

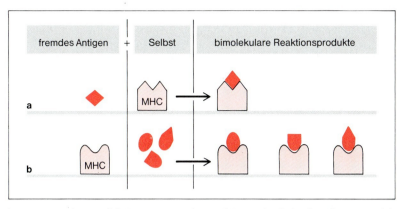

Abb. 33.**3** Ursachen der unterschiedlichen „Antigenstärke" von allogenen MHC-Antigenen und anderen Fremdantigenen.
a Für die Erkennung eines exogenen Peptidantigens ist es notwendig, daß dieses Antigen durch ein autologes MHC-Molekül gebunden wird. Es entsteht ein bimolekulares Reaktionsprodukt, das durch T-Zellen erkannt werden kann.

b Bei MHC-Inkompatibilität eines Transplantats können durch das fremde MHC-Molekül viele verschiedene endogene Peptide gebunden und für die Erkennung durch T-Lymphozyten präsentiert werden. Aufgrund der Vielzahl entstehender kombinatorischer Epitope wird auch eine große Zahl von T-Zell-Klonen stimuliert.

sichtigt werden. Für Zwecke der Gewebetypisierung (Histokompatibilitätstestung) hat sich dieses Bild als ausreichend erwiesen. Für ein weiter vertieftes Verständnis des Wesens der Alloreaktivität ist es jedoch bedeutsam, auch Struktur und Herkunft der in einem transplantierten Gewebe durch die allogenen MHC-Moleküle präsentierten Peptide zu kennen. In letzter Zeit ist es gelungen, Peptide zu isolieren, die von definierten MHC-Klasse-I- oder Klasse-II-Molekülen präsentiert werden (Tab. 33.**1**). Bei Klasse-I-Molekülen handelt es sich fast immer um Nonapeptide, die in den Positionen 2 und 9 für jedes Klasse-I-Molekül charakteristische Aminosäuren aufweisen. Diese sind für die Verankerung des Peptids in der Bindungsstelle essentiell. Die von Klasse-II-Molekülen gebundenen Peptide sind in der Regel etwas größer, weisen aber in den Ankerpositionen für die einzelnen Allele ebenfalls charakteristische Aminosäuren auf. Für eine beträchtliche Zahl alloreaktiver Klone konnte bereits das relevante Peptid identifiziert und die Herkunft aus einem polymorphen Protein gezeigt werden.

Non-MHC-Antigene

Bei der größten Gruppe von Non-MHC-Antigenen handelt es sich um immunogene Peptide, die Bruchstücke von polymorphen Zellproteinen darstellen. Da ein einzelnes immunogenes Peptid in der Regel nur eine kleine Zahl von T-Zell-Klonen zu aktivieren vermag, sind die Non-MHC-Antigene schwache Transplantationsantigene (minor histocompatibility antigens), die schwächere Abstoßungsreaktionen hervorrufen als MHC-Inkompatibilitäten (Abb. 33.**3**). Darüber hinaus sind die ausgelösten Immunreaktionen auch leichter therapeutisch zu beeinflussen. Bei der Maus sind mehr als 40 Non-MHC-Histokompatibilitätssysteme genetisch identifiziert worden, und auch beim Menschen muß von der Existenz zahlreicher Systeme ausgegangen werden. Der Polymorphismus von Non-MHC-Antigensystemen ist jedoch gering, so daß sich zwei zufällig ausgewählte Individuen in der Regel wohl nur in einem kleinen Teil dieser Systeme unterscheiden. Die Identifizierung schwacher

Tabelle 33.**1** Gegenüberstellung charakteristischer Eigenschaften von Peptiden, die durch Klasse-I- und Klasse-II-MHC-Moleküle gebunden werden

Eigenschaften	Bindung durch	
	Klasse I	Klasse II
Herkunft des Peptids	zelleigene Proteine	phagozytierte Proteine
Größe des gebundenen Peptids	8–9 Mer	13–22 Mer
Anzahl der Ankerpositionen	1–3	2–3
konstitutive Expression der MHC-Peptid-Komplexe	ubiquitär	APC, Makrophagen, Monozyten, B-Zellen, einige Endothelien

Histokompatibilitätssysteme ist dadurch sehr erschwert, daß sie nur T-Zell-Reaktionen auslösen, aber nicht Antikörperbildung. Damit ist die Untersuchung dieser Gruppe von Histokompatibilitätsantigenen noch weitgehend vom Einsatz zellulärer Testverfahren abhängig. Dabei tritt das zusätzliche Problem auf, daß durch T-Zellen die Peptide ja nur im Kontext des präsentierenden MHC-Moleküls gesehen werden und damit ein Vergleich von Non-MHC-Antigenen bei Individuen mit unterschiedlichem MHC nur sehr eingeschränkt möglich ist. Die bereits besprochene Strukturanalyse von Peptiden, die von MHC-Molekülen eluiert worden sind, stellt hier möglicherweise einen wichtigen Ausweg dar.

Die Klärung der Tatsache, daß die schwachen Transplantationsantigene durch den MHC auf Zelloberflächen präsentierte Peptide sind, hat wichtige Implikationen. Ursprünglich wurde angenommen, daß die Genprodukte von Non-MHC-Histokompatibilitätsloci in der Zellmembran exprimierte Proteine sein müssen. Dies ist nicht zutreffend, da für die Erkennung durch T-Zellen nur die Präsentation des Peptids durch membranständige MHC-Moleküle wichtig ist, aber nicht die Lokalisation des Ursprungsproteins. Es ist heute klar, daß immunogene Peptidbruchstücke aus allen Kompartimenten der Zelle durch Klasse-I- oder Klasse-II-MHC-Moleküle wirksam präsentiert werden können. Wenn die entsprechenden Gene polymorph sind, können sie somit als Non-MHC-Histokompatibilitätsgene wirksam sein. Eine zweite Implikation ergibt sich aus Unterschieden in der Proteinausstattung verschiedener Zellarten. Sie hat zur Folge, daß einzelne Peptide nur in bestimmten Organzellen präsentiert werden. Tatsächlich ist bereits seit langem bekannt, daß einzelne Non-MHC-Systeme nur eine organspezifische Wirkung entfalten (z. B. das hautspezifische Sk-System der Maus). Unterschiede in der Empfindlichkeit verschiedener Zellarten gegenüber zellvermittelten Effektormechanismen können somit teilweise ihre Ursache in der Präsentation unterschiedlicher Peptide haben.

Obwohl die Mehrzahl der Non-MHC-Histokompatibilitätsantigene keine Antikörperbildung auslöst, gibt es doch eine Zahl von serologisch definierten Antigensystemen, die ebenfalls Einfluß auf das Transplantationsergebnis haben. Dies sind beim Menschen das AB0- und das Lewis-Blutgruppensystem sowie endothelspezifische und endothelial-monozytäre Antigensysteme. Es handelt sich hierbei um Moleküle, die in der Zellmembran verankert sind und als native Proteine durch die entsprechenden Antikörper gebunden werden können. In der Klinik berücksichtigt werden nur die AB0-Antigene, da bei Inkompatibilität präformierte Antikörper vorhanden sind, die antikörpervermittelte hyperakute Abstoßungen auslösen können.

Zelluläre Aspekte der Immunogenität

Einen wesentlichen Beitrag zur Immunogenität von Transplantaten leisten neben den autochthonen Zellen (Parenchymzellen, Bindegewebe und Endothel) aus dem Knochenmark eingewanderte Zellen (Leukozyten, Makrophagen und dendritische Zellen). Sie werden bei der Transplantation als „Passenger-Zellen" mit den autochthonen Zellen gemeinsam übertragen, unterliegen dann jedoch einem Austausch gegen entsprechende Zellen aus dem Knochenmark des Empfängers. Bei der Sensibilisierung gegen die inkompatiblen Antigene des Transplantats spielen die Passenger-Zellen eine besondere Rolle, da sie Klasse-I- und Klasse-II-Antigene in sehr hoher Konzentration exprimieren und als antigenpräsentierende Zellen (APC) die Fähigkeit zur Bereitstellung von Kostimulatorsignalen besitzen. Für die Aktivierung von T-Zellen sind hier insbesondere die Membranmoleküle CD80 und CD86 zu nennen, die Liganden für CD28 darstellen. Darüber hinaus ist auch die Expression von Adhäsionsmolekülen von Bedeutung, die ebenfalls die Zellinteraktion mit T-Zellen unterstützen. In letzter Zeit haben sich Hinweise ergeben, daß es im stimulatorischen Potential von APC erhebliche Unterschiede zwischen verschiedenen Organen gibt. Sie können die Expression der kostimulatorischen Moleküle und von Adhäsionsmolekülen sowie die Zytokinsekretion betreffen. Diese Unterschiede tragen wahrscheinlich sehr stark zu Unterschieden in der Immunogenität verschiedener Organe bei. Unabhängig von diesen Organdifferenzen ändert sich die Immunogenität des übertragenen Gewebes im Verlauf nach der Transplantation, da bei allen Transplantaten die vom Spender stammende Population von APC weitgehend durch APC aus dem Knochenmark des Empfängers ersetzt wird. Dies bedeutet eine Umstellung der Antigenpräsentation von der direkten auf die indirekte Route (s. u.).

Neben APC werden auch Lymphozyten, NK-Zellen, Granulozyten und möglicherweise auch in geringer Zahl Stammzellen mit Organtransplantaten übertragen. Obwohl die Mehrzahl dieser Zellen eine begrenzte Lebensspanne hat, ist in letzter Zeit gezeigt worden, daß bei einer großen Zahl von Transplantatempfängern auch viele Jahre nach Transplantation noch Spenderzellen im Blut des Empfängers und in verschiedenen Organen in sehr geringer Zahl nachgewiesen werden können. Die Natur dieser Zellen, ihr Bildungsort und ihre Funktion sind noch weitgehend unbekannt. Es ist jedoch als wahrscheinlich anzusehen, daß diese im Empfängerorganismus disseminierten Zellen die Auseinandersetzung zwischen Immunsystem und Transplantat beeinflussen. Wenn dies zutrifft, könnten Ort und Menge der mit dem Transplantat übertragenen Passenger-Zellen auch einen erheblichen Einfluß auf die Immunogenität haben.

Ein weiterer Mechanismus mit erheblichem Einfluß auf die Immunogenität von Fremdgewebe sind dynamische Veränderungen in der Expressionsdichte von MHC-Antigenen und von Adhäsionsmolekülen. Normalerweise exprimieren nur B-Lymphozyten, Zellen der Monozyten-Makrophagen-Reihe und einige Endothelien Klasse-II-Antigene; sie sind jedoch durch Interferone und TNF sowie durch eine Reihe weiterer Stimuli (Virusinfektionen) auf nahezu allen Zellarten induzierbar. MHC-Klasse-I-Antigene weisen bereits im Normalzustand eine weite Expression auf, die jedoch durch Induktion ebenfalls wesentlich gesteigert werden kann. Sehr komplex sind Änderungen im Expressionsmuster von Adhäsionsmolekülen und ihren Liganden auf Endothelzellen und Parenchymzellen. So können z. B. ischämische Schäden bei der Organentnahme und Konservierungsschäden zu einer wesentlichen Zunahme der Expression einzelner Adhäsionsmoleküle führen. Abhängig von der zellulären Zusammensetzung eines Transplantats, dem Umfang nichtimmunologischer Schäden und dem Zytokinmilieu im Empfänger können sich damit sowohl die Immunogenität des Transplantats als auch seine Empfindlichkeit gegenüber humoralen und zellulären Effektormechanismen verändern.

■ Mechanismen von Abstoßungsreaktionen und Transplantatakzeptanz

Unterteilung des Abstoßungsprozesses in verschiedene Phasen

Nach der Übertragung eines Allotransplantats kommt es zunächst zur Funktionsaufnahme und Einheilung und erst nach einigen Tagen bis Wochen durch die immunologische Abstoßung zur Transplantatnekrose. Bei Zweit-

Immunologische Grundlagen der Allotransplantation

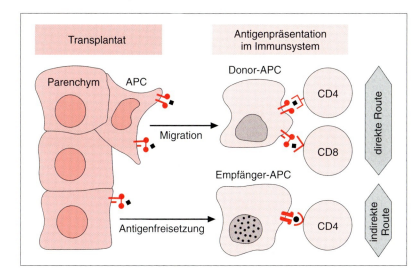

Abb. 33.**4** Gegenüberstellung von direkter und indirekter Route der Antigenpräsentation. Bei der direkten Route erfolgt die Antigenpräsentation durch professionelle APC aus dem Transplantat. Abhängig von der vorliegenden Histoinkompatibilität werden entweder CD4- oder CD8-Zellen oder aber Zellen beider Subsets sensibilisiert. Bei der indirekten Route erfolgt die Antigenpräsentation durch professionelle APC des Empfängers, die inkompatible Spenderantigene phagozytiert haben. Bei der Degradation anfallende Peptide können von den MHC-Klasse-II-Molekülen der APC präsentiert werden. Über die indirekte Route werden in der Regel nur CD4-Zellen aktiviert.

transplantation mit Gewebe vom gleichen Spender erfolgt eine beschleunigte Abstoßung (Second-set-Abstoßung). Das Auftreten der Erstreaktion nach einer Latenzzeit, die Induktion eines Gedächtnisses und die Spezifität dieser Gedächtnisfunktion kennzeichnen den Abstoßungsprozeß als Immunreaktion. Sie besteht aus afferenten, zentralen und efferenten Reaktionsabschnitten. Da sowohl Antikörper als auch T-Zellen die Zerstörung des Transplantats auszulösen vermögen, ist zwischen zellulären und antikörpervermittelten Abstoßungsmechanismen zu unterscheiden.

Antigenpräsentation (afferente Phase)

Bedeutung der Herkunft von APC aus Spender oder Empfänger

Die Auslösung zellulärer Immunreaktionen gegen Transplantate ist abhängig von der Präsentation der inkompatiblen MHC- und Non-MHC-Antigene durch „professionelle" APC. Dies sind dendritische Zellen, die neben den inkompatiblen MHC-Peptid-Komplexen auch kostimulatorische Moleküle wie CD80 und CD86 exprimieren. Eine Besonderheit der Immunisierung gegen Allotransplantate ist, daß zwei unterschiedliche Populationen von APC beteiligt sind:

- gewebeständige APC, die mit dem Transplantat übertragen werden und somit vom Spender stammen und MHC-Moleküle des Spenders exprimieren,
- APC des Empfängerimmunsystems, die MHC-Antigene des Empfängers exprimieren und im Verlauf nach der Transplantation auch in das Transplantat einwandern.

Abhängig davon, ob die T-Zell-Aktivierung über APC des Spenders oder des Empfängers erfolgt, sind erhebliche Unterschiede in der Spezifität der resultierenden Immunreaktion zu erwarten. Aus diesem Grund wird bei Sensibilisierung gegen Transplantate zwischen einer direkten Route der Antigenpräsentation über APC des Spenders und einer indirekten Route über APC vom Empfänger unterschieden.

Antigenpräsentation durch professionelle APC des Transplantatspenders (direkte Route)

Als mobile Zellen können APC das Transplantat verlassen und in das regionäre lymphatische Gewebe einwandern (Abb. 33.**4**). Dadurch entstehen optimale Möglichkeiten des Kontakts mit spezifisch reaktiven Vorläuferzellen des Empfängers. Die Sensibilisierung durch spendereigene APC ist besonders wichtig, da durch diese Zellen die inkompatiblen Transplantationsantigene in der gleichen Weise präsentiert werden wie durch das Transplantat selbst. Aus dem Immunisierungsprozeß hervorgehende Effektorzellen weisen damit eine starke Reaktivität gegen die meisten zellulären Komponenten des Transplantats auf (Endothelzellen, Stromazellen, Parenchymzellen). Da die professionellen APC aus dem Spender allmählich durch APC aus dem Knochenmark des Empfängers ersetzt werden, ist diese Route der Antigenpräsentation in der Frühphase nach Transplantation besonders ausgeprägt und wird später zumindest teilweise durch eine Immunisierung über die indirekte Route ersetzt.

Antigenpräsentation durch professionelle APC des Empfängers (indirekte Präsentation)

Zu allen Zeitpunkten nach der Transplantation werden antigene Komponenten aus dem Transplantat freigesetzt und können von professionellen APC des Empfängers aufgenommen werden (Abb. 33.**4**). Dies kann im Transplantat, aber auch im regionären lymphatischen Gewebe vor sich gehen. In beiden Fällen kommt es zu einer Antigenpräsentation durch Zellen, die empfängereigene MHC-Moleküle exprimieren. Bei vollständiger oder teilweiser MHC-Klasse-I-Identität zwischen Spender und Empfänger ist dies ein wirksamer Präsentationsmodus für Non-MHC-Antigene. Bei MHC-Inkompatibilität kann auf diesem Wege die Bildung von sensibilisierten T-Zellen gegen präsentierte Peptidfragmente des Spender-MHC-Antigens ausgelöst werden. Es ist noch nicht klar, wieweit diese T-Zellen mit dem Transplantat reagieren können, da dort die inkompatiblen MHC-Deter-

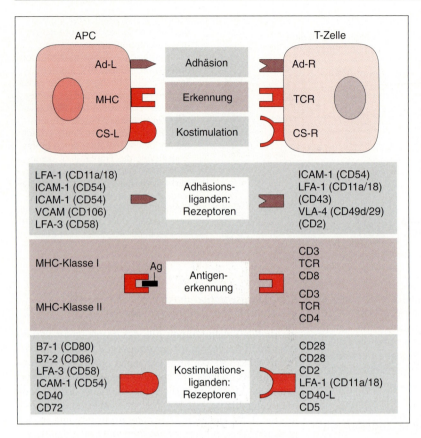

Abb. 33.5 Molekulare Interaktionen bei der Aktivierung von T-Zellen durch APC. Die volle Aktivierung von T-Zellen erfordert die Adhäsion von APC, die spezifische Stimulierung über den T-Zell-Rezeptor-CD3-Komplex durch MHC-Peptid-Komplexe und die Auslösung kostimulatorischer Signale. Die an dieser Interaktion beteiligten Rezeptor-Liganden-Paare sind aufgelistet. Ad-L = Adhäsionsligand, Ad-R = Adhäsionsrezeptor, TCR = T-Zell-Rezeptor, CS-L = Kostimulationsligand, CS-R = Kostimulationsrezeptor (nach Guinan u. Mitarb.).

minanten nicht durch MHC-Moleküle des Empfängers präsentiert werden. In geeigneten tierexperimentellen Systemen ist jedoch ein eindeutiger Beitrag des indirekten Präsentationsweges zur Entwicklung von Abstoßungsreaktionen nachgewiesen worden. Weiterhin sind auf diesem Weg sensibilisierte T-Zellen wahrscheinlich sehr potente Helferzellen bei der Induktion von Antikörpern gegen die nativen fremden MHC-Moleküle.

Die Voraussetzungen für die komplizierten zellulären Interaktionsprozesse zwischen APC und T-Zellen sind im lymphatischen System besonders gut, da aufgrund der Rezirkulation des peripheren Lymphozytenpools hier die Wahrscheinlichkeit besonders groß ist, daß spezifisch reaktive T-Zellen auch tatsächlich mit den APC in Kontakt kommen. Die Aktivierung von T-Zellen im Transplantat durch gewebeständige APC ist jedoch auch möglich (periphere Sensibilisierung).

Zentrale Phase

Die zentrale Phase des Abstoßungsprozesses umfaßt die Aktivierung von T- und B-Zellen, die Expansion reaktiver Klone und die Differenzierung unterschiedlicher Populationen von Effektorzellen, die dann in der efferenten Phase des Abstoßungsprozesses die eigentliche Zerstörung des Transplantats auslösen. Voraussetzung für die Aktivierung von T-Zellen ist die Interaktion mit professionellen APC, die Spenderantigene präsentieren. Sowohl bei der direkten Route der Antigenpräsentation als auch bei der indirekten Route sind bei dieser Interaktion die folgenden Prozesse zu unterscheiden (Abb. 33.5):

- Vermittlung eines engen Kontaktes zwischen T-Zellen und APC. Dies erfordert die Interaktion zwischen Adhäsionsmolekülen auf den beteiligten Zellen. Die beteiligten Rezeptor-Liganden-Kombinationen sind in Abb. 33.5 zusammengefaßt.
- Interaktionen des inkompatiblen MHC-Peptid-Komplexes mit dem Antigenrezeptor der spezifisch reaktiven T-Zelle. CD4-Zellen reagieren in der Regel mit Klasse-II-MHC-Molekülen, CD8-Zellen mit Klasse-I-Molekülen. Neben der Interaktion des T-Zell-Rezeptor-CD3-Komplexes mit den MHC-Peptid-Komplexen kommt es auch zur Interaktion des CD4-Korezeptors mit Klasse-II-Molekülen und des CD8-Korezeptors mit Klasse-I-Molekülen. Die Bindung des T-Zell-Rezeptors durch die MHC-Peptid-Komplexe führt zu transmembranöser Signalauslösung (Signal 1 der T-Zell-Aktivierung).
- Interaktionen des kostimulatorischen Rezeptors CD28 auf der T-Zelle mit CD80 (B7-1), und CD86 (B7-2) auf den APC sowie weitere kostimulatorische Interaktionen (Abb. 33.5). Hierdurch wird ein zusätzliches transmembranöses Signal ausgelöst, das für die volle Aktivierung naiver T-Zellen essentiell ist (Signal 2 der T-Zell-Aktivierung).

Tabelle 33.2 Heterogenität von alloreaktiven T-Zell-Populationen. Bedeutung der Histokompatibilität und der Route der Antigenpräsentation

Route der Antigenpräsentation	Histokompatibilitätsdifferenz	Subset-Zugehörigkeit	Reaktivität gegen Zielstrukturen im Transplantat		
			Autochthone Transplantatzellen[1]	Spender-APC	Empfänger-APC[2]
direkt	MHC I	CD8	+	+	–
	MHC II	CD4	+[3]	+	–
	Non-MHC	CD4 und CD8	+	+	–
indirekt	MHC I, MHC II und Non-MHC	CD4[4]	–	–	+

[1] Parenchymzellen, Bindegewebszellen, Endothelzellen.
[2] Nur Empfänger-APC, die Antigene aus dem Transplantat präsentieren.
[3] Abhängig von MHC-Klasse-II-Expression.
[4] Da es bei Prozessierung von Peptiden über den exogenen Weg gelegentlich einen Shunt zum endogenen Weg gibt, können CD8-T-Zellen dann auch über die indirekte Route aktiviert werden.

Zur vollen Ausprägung zellvermittelter Immunreaktionen kann es nur kommen, wenn im Rahmen der Interaktion mit professionellen APC sowohl eine Aktivierung über den T-Zell-Rezeptor-CD3-Komplex als auch über kostimulatorische Signalwege wie den CD28-Weg zustande kommt. Hierdurch werden die Expression des IL-2-Rezeptors und die Produktion von IL-2 induziert. Kommt es nur zu einer Aktivierung über den T-Zell-Rezeptor-CD3-Komplex ohne Kostimulation über CD28, entwickelt sich statt Aktivierung Anergie, die zur Entwicklung einer peripheren Toleranz führen kann (s. u. und Abb. 33.8).

Durch die vollständige Aktivierung spezifisch reaktiver T-Zellen wird eine komplexe Reaktionskaskade ausgelöst, die eine Vielzahl von Einzelschritten umfaßt, die in anderen Kapiteln ausführlich dargestellt sind. Wichtige Einzelschritte sind umfangreiche Zellkooperationen, durch die in koordinierter Weise einzelne Proliferations- und Reifungsschritte ausgelöst und reguliert werden, und schließlich die Differenzierung spezialisierter Effektorzellpopulationen. Bei der Steuerung der Reifungsprozesse spielen die Produktion von Zytokinen und die sequentielle Expression von Zytokinrezeptoren und anderen Aktivierungsmolekülen eine Schlüsselrolle.

Bei klinischen Transplantaten liegen in der Regel Differenzen in mehreren MHC- und Non-MHC-Antigenen vor. Dies und die Antigenpräsentation über die beiden unterschiedlichen Routen führen in der Regel zu einer viel ausgeprägteren Heterogenität der resultierenden Effektorzellpopulationen als bei anderen Immunantworten (Tab. 33.2). Für die Abstoßungsreaktionen in der Frühphase nach Transplantation kommt sicher den über die direkte Route sensibilisierten T-Zellen die größte Bedeutung zu, da sie im Transplantat auf gleiche Zielstrukturen treffen wie bei den vorangegangenen Aktivierungsschritten im lymphatischen Gewebe. Bei den durch direkte Antigenpräsentation aktivierten CD4-Zellen handelt es sich in der Regel um Effektorzellen mit dem Zytokinmuster von T_H1-Zellen und ausgeprägter Zytokinproduktion. Daneben werden jedoch wohl auch immer CD4-Zellen vom T_H2-Typ gebildet, die eine zentrale Rolle als Helferzellen der Antikörperbildung spielen. Über den direkten Präsentationsweg aktivierte CD8-T-Zellen differenzieren zu zytotoxischen Effektorzellen mit Reaktivität gegen alle MHC-Klasse-I-Moleküle tragenden Zellen des Transplantats. Bei gleichzeitiger Aktivierung von CD4- und CD8-T-Zellen üben die CD4-Zellen einen ausgeprägten Helfereffekt bei der Bildung von zytotoxischen Effektorzellen aus. Dies führt dazu, daß kombinierte Inkompatibilitäten in Klasse-I- und -II-MHC-Antigenen sehr viel stärkere Abstoßungsreaktionen auslösen als isolierte Klasse-I-oder Klasse-II-Differenzen. Über den indirekten Präsentationsweg werden vor allem CD4-Zellen aktiviert, die eine wichtige Rolle als Helferzellen der Antikörperbildung spielen.

Abstoßung durch T-Zellen

Bei der Erstabstoßung von Transplantaten in nicht vorsensibilisierten Empfängern dominieren zelluläre Effektormechanismen. Die Reaktion wird durch spezifisch sensibilisierte T-Zellen ausgelöst, die über den direkten Präsentationsweg aktiviert worden sind. Die eigentliche Gewebeschädigung wird dann im Zusammenspiel mit nicht spezifisch sensibilisierten Entzündungszellen bewirkt. Wichtige Einzelschritte sind (Abb. 33.6):

- Einwanderung spezifisch sensibilisierter und ausdifferenzierter Effektor-T-Zellen in das Transplantat (CD4-Zellen vom T_H1- und T_H2-Typ, zytotoxische CD8-Zellen); Infiltratbildung bevorzugt in der Umgebung von interstitiellen dendritischen Zellen und in perivaskulären Arealen;
- Freisetzung von Zytokinen mit Prädominanz der Zytokine vom T_H1-Typ (IL-2, IFN-γ und TNF), daneben aber auch in geringem Umfang Freisetzung von Zytokinen des T_H2-Typs (IL-4 und IL-10); durch Zytokine sowohl direkte toxische Effekte als auch Rekrutierung von nicht spezifisch sensibilisierten T- und B-Zellen sowie von Makrophagen und Granulozyten; innerhalb des entstehenden entzündlichen Infiltrats Freisetzung von Eicosanoiden, Kininen, PAF und prokoagulatorischen Mediatoren;

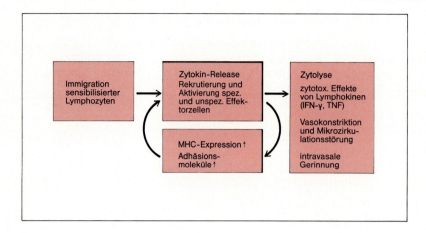

Abb. 33.**6** Schematische Darstellung der Effektorphase der Transplantatabstoßung durch T-Lymphozyten (zelluläre Abstoßungsreaktion).

- durch lokal freigesetzte Zytokine Induktion von Adhäsionsmolekülen (z. B. ICAM-1 und LFA-3) und MHC-Molekülen (ubiquitäre Klasse-II-Induktion, Zunahme der Expression von Klasse-I-Antigenen); dadurch weitere Steigerung der Zelleinwanderung.

Die eigentliche Zerstörung des Transplantats ist ein komplexer Prozeß, in dem sich die Bedeutung einzelner Komponenten nur sehr schwer abgrenzen läßt. In einer ersten Phase, die vornehmlich durch funktionelle Störungen charakterisiert ist, sind neben den Zellinfiltraten eine ausgeprägte Vasokonstriktion, gestörte Gefäßpermeabilität und Ödembildung nachweisbar. Im Anschluß kommt es dann zu Parenchymschädigung und Transplantatnekrose, die häufig mit intravasaler Gerinnung verbunden sind.

Über den indirekten Präsentationsweg ausgelöste T-Zell-Reaktionen spielen bei der Auslösung früher zellulärer Abstoßungsreaktionen sicher nur eine untergeordnete Rolle. CD4-Zellen mit Reaktivität gegen inkompatible Peptide, die von Empfänger-APC im Kontext von Empfänger-Klasse-II-Molekülen präsentiert werden, können im Transplantat nur mit den eingewanderten Empfänger-APC reagieren. Dies führt wahrscheinlich zu Freisetzung von Zytokinen und einer begrenzten Entzündungsreaktion. Da aktivierte T_H1-Zellen CD95-Ligand exprimieren, könnte ein zusätzlicher Effektormechanismus in der Induktion von Apoptose in benachbarten Transplantatzellen bestehen, wenn diese CD95 exprimieren. Es ist vorstellbar, daß diese sehr begrenzten Schädigungsmechanismen bei der Entwicklung chronischer Abstoßungsreaktionen eine Rolle spielen.

Abstoßung durch Antikörper

Durch Antikörper vermittelte Abstoßungsformen spielen allein oder in der Kombination mit der zellulären Abstoßung eine wichtige Rolle. Dies gilt insbesondere für die Abstoßung von Zweittransplantaten und bei anderen Formen der Vorsensibilisierung. Die wichtigste Zielstruktur für Antikörper sind die Endothelzellen der Transplantatgefäße. Art und Ausmaß des Gewebeschadens hängen von der Antigendichte auf den Endothelzellen und der Klasse oder Subklasse der Antikörper ab, da die Antikörperklasse die Komplementbindungsfähigkeit determiniert. Daneben spielt auch die Auslösung einer ADCC-Reaktion eine Rolle.

Im Mittelpunkt der antikörpervermittelten Transplantatschädigung steht die Komplementaktivierung in den Gefäßen (Abb. 33.**7**). Für die Auslösung einer Entzündungsreaktion spielt die Bindung der Komponenten C3 und C5 eine Schlüsselrolle. C3a und C5a entfalten chemotaktische Wirkungen, die zur Anreicherung von Makrophagen und Granulozyten im Transplantat und zu deren Aktivierung führen. An die Transplantatzellen gebundenes C3b führt darüber hinaus zur Steigerung der Adhärenz der einwandernden Zellen. Aus Mastzellen werden unter dem Einfluß von C3a und C5a Histamin und Serotonin freigesetzt, wodurch es zu Vasodilatation und erhöhter Gefäßpermeabilität kommt. Diese Gefäßprozesse werden durch die Freisetzung von Leukotrienen und Prostaglandinen verstärkt. Schließlich kommt es durch die Gewebeschädigung zu Aktivierung des Gerinnungssystems und ausgedehnter intravasaler Gerinnung.

Von der Komplementaktivierung unabhängig ist eine Epithelschädigung über den ADCC-Mechanismus. Obwohl für die Auslösung bereits geringere Antikörperkonzentrationen ausreichend sind als für die Komplementaktivierung, ist der ADCC-Mechanismus bei der Auslösung antikörpervermittelter akuter Abstoßungen wahrscheinlich weniger effektiv. Dies könnte jedoch bei der sog. chronischen Abstoßung anders sein. Diese Abstoßungsform ist durch die Entwicklung einer chronischen Transplantatvaskulitis mit Endothelproliferation gekennzeichnet. Im Verlauf eines unterschiedlich langen Prozesses führt auch diese Abstoßungsform zum Untergang des Transplantats.

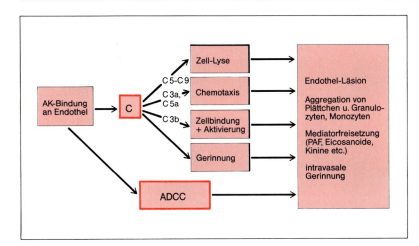

Abb. 33.7 Schematische Darstellung der Transplantatabstoßung durch Antikörper (humorale Abstoßung).

Toleranz und verwandte Formen spezifischer Nichtreaktivität

Eine immunologische Toleranz gegen Transplantationsantigene kann in Nagetiermodellen (Maus, Ratte) durch Injektion von Knochenmarkzellen in neugeborene Empfänger induziert werden. Bei dieser klassischen Versuchsanordnung zur Induktion von Toleranz kommt es zur Entwicklung eines hämatopoetischen Chimärismus und als dessen Folge auch zur Einwanderung von Zellen der Monozyten-Makrophagen-Reihe, die vom Donor-Knochenmark abstammen, in den Empfängerthymus. Dies führt zur Deletion von T-Zell-Klonen mit Reaktivität gegen Donorantigene im Rahmen der negativen Selektionsprozesse während der T-Zell-Reifung im Thymus. Da das resultierende periphere T-Zell-Repertoire keine spezifisch reaktiven Zellen enthält, werden Transplantate, die mit den injizierten Knochenmarkzellen syngen sind, permanent akzeptiert. Chimärismus und Toleranz bleiben lebenslang bestehen. Diese Form der Toleranz wird als „zentrale Toleranz" bezeichnet, da sie im Thymus induziert wird. Die zugrundeliegenden zellulären und molekularen Prozesse sind in anderen Kapiteln (T-Zell-Reifung im Thymus) detailliert dargestellt.

Im Transplantatempfänger mit voll entwickeltem Immunsystem stößt die Induktion einer zentralen Toleranz bisher auf sehr große Schwierigkeiten. Sie wäre allein auch nicht in der Lage, die Akzeptanz von Allotransplantaten zu ermöglichen, da in den peripheren lymphatischen Organen bereits ein voll entwickeltes alloreaktives T-Zell-Repertoire vorhanden ist. Um so wichtiger sind Befunde, die zeigen, daß in immunologisch ausgereiften Empfängern die Entwicklung anderer Formen toleranzähnlicher Zustände möglich ist, die als „periphere Toleranz" zusammengefaßt werden. In einer Reihe von Tiermodellen (z. B. Transplantation primär vaskularisierter allogener Organe bei Ratte und Maus) kann es trotz partieller oder sogar voller MHC-Disparität ohne immunsuppressive Therapie zu langfristiger Transplantatakzeptanz kommen. Weiterhin ist es möglich, in tierexperimentellen Kombinationen, bei denen es ohne Immunsuppression zur Abstoßung kommt, durch eine Vorbehandlung mit Spenderantigenen eine Verlängerung der Überlebenszeit von Transplantaten und auch unbefristetes Transplantatüberleben zu erreichen. Die Aufrechterhaltung der Toleranz ist in der Regel ein aktiver Prozeß, der nach Entfernung des Allotransplantats relativ schnell zusammenbricht. Mögliche Mechanismen der Toleranz sind klonale Anergie, klonale Deletion und immunregulatorische Prozesse, die zur spezifischen Suppression von Abstoßungsreaktionen führen. Wahrscheinlich handelt es sich meistens um einen mehrstufigen Prozeß, an dem mehrere Mechanismen beteiligt sind.

Für die Entwicklung einer Anergie sind die zugrundeliegenden zellulären und molekularen Mechanismen bisher am besten bekannt (Abb. 33.**8**). Sie ist das Resultat einer unvollständigen Aktivierung von naiven T-Zellen über den T-Zell-Rezeptor-CD3-Komplex beim Fehlen von kostimulatorischen Signalen, insbesondere über CD28. Wesentliche Kennzeichen des anergen Reaktionszustandes sind das Fehlen einer proliferativen Reaktion, das Fehlen von IL-2-Produktion und die Unfähigkeit, auf erneuten Antigenkontakt zu reagieren. Anerge Zellen können jedoch den IL-2-Rezeptor exprimieren und IL-4 produzieren. Die Expression des IL-2-Rezeptors erklärt, warum der anerge Zustand durch hohe Dosen von exogenem IL-2 sowohl in vitro als auch in vivo aufgehoben werden kann. Beim Fehlen von IL-2 können anerge Zellen persistieren und möglicherweise eine Suppressionswirkung bei erneuter antigener Stimulation ausüben. Andererseits gibt es auch Hinweise darauf, daß die Anergie eine Zwischenstufe auf dem Weg zur Deletion von unvollständig aktivierten T-Zellen sein kann. Die Anergie ist damit wahrscheinlich nur ein Zwischenzustand von T-Zellen, der in unterschiedliche Folgezustände einmünden kann. Welcher Weg eingeschlagen wird, hängt sowohl von der Natur der anergen Zellen selbst als auch vom Mikromilieu ab, das weitgehend durch die zelluläre Umgebung und deren Zytokinproduktion determiniert wird.

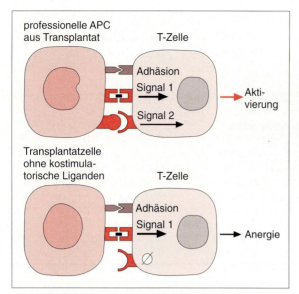

Abb. 33.**8** Gegenüberstellung der molekularen Interaktionen von Zellmembranmolekülen, die entweder zur T-Zell-Aktivierung oder zur Induktion von Anergie führen.

Die Bedeutung aktiver regulatorischer Prozesse bei der Induktion und Aufrechterhaltung von Toleranz ist durch Experimente nachgewiesen worden, in denen sich erworbene Toleranz durch Lymphozytentransfer auf andere Transplantatempfänger übertragen ließ. Abhängig vom experimentellen System konnte dies sowohl mit CD4- als auch CD8-Zellen erreicht werden. Voraussetzung für die supprimierende Wirkung der übertragenen Lymphozyten ist die gleichzeitige Antigenexposition. Es ist bisher nicht gelungen, die supprimierenden Zellen phänotypisch weiter zu charakterisieren. Möglicherweise besteht eine Beziehung zu T-Zellen, in denen Anergie induziert worden ist. Anerge Zellen könnten eine regulatorische Wirkung über bisher nicht identifizierte suppressorische Mediatoren, durch sezernierte antiinflammatorische Zytokine oder auch durch Konkurrenz mit naiven T-Zellen um aktivierende Zytokine wie IL-2 ausüben.

Langfristig tolerierte Allotransplantate weisen auch bei völlig normaler Funktion häufig eine deutliche Infiltration mit Empfängerlymphozyten auf. Analysen der Zytokinexpression in solchen Infiltraten zeigen regelmäßig ein Muster, das dem Zytokinprofil von T_H2-Zellen entspricht. Da anerge Zellen ein ähnliches Muster der Zytokinexpression besitzen, weist dies nicht notwendigerweise die Anwesenheit voll funktionsfähiger T_H2-Zellen nach. Es besteht allerdings die Möglichkeit, daß T_H2-Zellen durch eine Hemmung von T_H1-Zellen zur Induktion oder Aufrechterhaltung von Toleranzzuständen beitragen. Im Gegensatz zu anergen Zellen sind T_H2-Zellen jedoch in der Lage, auch selbst Abstoßungsprozesse auszulösen und CD8-Zellen zu aktivieren. Die Induktion von Toleranz ausschließlich durch voll differenzierte T_H2-Zellen ist deshalb nicht wahrscheinlich.

Erst kürzlich wurde die Entdeckung gemacht, daß bei vielen Empfängern mit langfristigem Transplantaterfolg eine geringe Zahl von Donorzellen im Blut und in verschiedenen Empfängergeweben nachweisbar ist. Die Erklärung hierfür liegt wohl in der Übertragung einer geringen Zahl von hämatopoetischen Stammzellen mit den meisten vaskularisierten Transplantaten und anschließender Expansion dieser Zellen im Empfänger. Da die Donorzellen sich in der Regel nur mit extrem sensitiven Verfahren wie der PCR nachweisen lassen, wird dieses Phänomen als Mikrochimärismus bezeichnet. Die Natur der nachgewiesenen Donorzellen und die Bedeutung des Mikrochimärismus sind noch nicht klar. Vorstellbar ist, daß diese Zellen als APC mit modifizierter Expression kostimulatorischer Liganden die Entwicklung von Anergie induzieren oder über einen Vetoeffekt spezifisch reaktive T-Zell-Klone inaktivieren. Die zellulären und molekularen Mechanismen von Vetoeffekten sind in anderen Kapiteln beschrieben. In Betracht gezogen werden muß jedoch auch die Möglichkeit, daß die Entwicklung eines Mikrochimärismus an der Induktion peripherer Toleranz nicht ursächlich beteiligt ist, sondern nur eine Folge der auf andere Weise induzierten Transplantatakzeptanz darstellt.

Unter den besprochenen Mechanismen für die Induktion einer peripheren Toleranz spielt nach heutigem Verständnis die Induktion von Anergie durch unvollständige Aktivierung von T-Zellen die zentrale Rolle. Hierfür spricht auch, daß das Grundprinzip vieler empirisch gefundener Verfahren zur Induktion peripherer Toleranz die Antigenexposition bei Reduktion oder Fehlen kostimulatorischer Signale ist. Dies gilt für die Toleranzinduktion durch Vorbehandlung mit donorspezifischen Erythrozyten im Nagetiermodell (im Gegensatz zum Menschen exprimieren Maus und Ratte MHC-Klasse-I-Moleküle auf Erythrozyten) und durch Injektion von syngenen Fibroblasten, die inkompatible donorspezifische Klasse-I-MHC-Antigene als Transgene exprimieren. Auch Protokolle, mit denen die Depletion von professionellen APC aus Transplantaten angestrebt wird, verfolgen dieses Ziel. Ein Beispiel ist die Kultivierung von Pankreasinseln bei erhöhtem O_2-Partialdruck vor Transplantation. Dieses Verfahren schädigt selektiv professionelle APC im Inselgewebe. Weiterhin ist wahrscheinlich, daß erhebliche organspezifische Differenzen in der Auslösung von Abstoßungsreaktionen ebenfalls durch Unterschiede in der Bereitstellung kostimulatorischer Signale für die T-Zell-Aktivierung beeinflußt werden. Analysen der professionellen APC aus verschiedenen Organen haben gezeigt, daß erhebliche Unterschiede in der Expression der CD28-Liganden CD80 und CD86 sowie im Muster der exprimierten Adhäsionsmoleküle bestehen. In diesem Zusammenhang ist von großem Interesse, daß IL-10 und TGF-β die Expression von CD80 und CD86 hemmen und so die Antigenpräsentation durch professionelle APC möglicherweise auf einen tolerogenen Modus umschalten können. Dies könnte den tolerogenen Effekt von Lebertransplantaten in verschiedenen Versuchstierspezies (Maus, Ratte und Schwein) und eine toleranzinduzierende Wirkung von Primärimmunisierungen gegen Alloantigene über den Gastrointestinaltrakt erklären.

Eine wichtige Schlußfolgerung aus den umfangreichen tierexperimentellen Untersuchungen zur Toleranzentwicklung ist, daß bei der komplexen Auseinandersetzung des Immunsystems mit einem Allotransplantat neben Abstoßungsreaktionen in der Regel wohl auch Toleranzmechanismen aktiviert werden. Der Verlauf der Immunreaktion hängt davon ab, welche Reaktionsgruppe dominiert. Ein wichtiges Ziel therapeutischer Eingriffe zur Verbesserung des Transplantatüberlebens ist die Weichenstellung zur Entwicklung vollständiger oder partieller Toleranzzustände.

Privilegierter Ort (privileged site)

Art und Stärke der Immunreaktion gegen ein fremdes Transplantat werden auch durch die anatomische Lage des Transplantatbettes beeinflußt. Als privilegierte Orte werden Lokalisationen bezeichnet, bei denen es zu keiner oder nur zu einer sehr verminderten Immunreaktion gegen Transplantate kommt, die in anderen Positionen regelmäßig abgestoßen werden. Derartige privilegierte Orte sind die Kornea und der Bereich der vorderen Augenkammer sowie das ZNS. Beim Hamster ist ein weiterer privilegierter Ort die Backentasche. In diesen Bereich transplantiertes allogenes Gewebe heilt ein und wird vaskularisiert, ohne daß sich eine immunologische Abstoßung entwickelt. Eine Besonderheit der vorderen Augenkammer und der Nachbarstrukturen Linse und Kornea ist, daß sie weder mit Blut- noch mit Lymphgefäßen versorgt sind. Die Bedeutung dieses Faktors wird daraus deutlich, daß bei einer Vaskularisation der Hornhaut das immunologische Privileg sehr eingeschränkt ist und das Risiko einer Abstoßung bei allogener Hornhauttransplantation stark zunimmt. Detaillierte Untersuchungen zur Auslösbarkeit von Immunreaktionen in der vorderen Augenkammer haben gezeigt, daß neben der fehlenden Versorgung mit Blut- und Lymphgefäßen auch eine spezielle Population dendritischer Zellen in der Iris von Bedeutung ist, die einen ausgeprägten immunregulatorischen Effekt ausübt. Nach einer Immunisierung in der vorderen Augenkammer sind diese Zellen in der Lage, in das Immunsystem auszuwandern und bei systemischer Applikation auch eine verminderte Reaktivität gegen das entsprechende Antigen zu induzieren. Da sich in der vorderen Augenkammer hohe Konzentrationen von TGF-β befinden und In-vitro-Behandlung von APC der Maus mit TGF-β zur Induktion einer entsprechenden Suppressionsfunktion führt, kann daraus geschlossen werden, daß der spezielle Reaktionszustand der APC in der vorderen Augenkammer durch TGF-β bedingt ist und eine wesentliche Rolle bei der Aufrechterhaltung des immunologischen Privilegs spielt. Es ist wahrscheinlich, daß die aktive Aufrechterhaltung eines supprimierenden Modus der Antigenpräsentation auch an anderen privilegierten Orten wirksam ist. Ein kürzlich gezeigter weiterer Mechanismus ist die Expression von CD95-Ligand durch einige privilegierte Gewebe. Dies führt zur Elimination einwandernder aktivierter T-Zellen durch Induktion von Apoptose.

■ Immunologische Grundlagen und Entwicklungsaspekte der Xenotransplantation

Die Organtransplantation über Speziesbarrieren hinweg (Xenotransplantation) hat derzeit noch keine klinische Bedeutung, ist jedoch ein Entwicklungsgebiet, das mit großer Intensität wissenschaftlich bearbeitet wird. Eine Lösung der Probleme der Xenotransplantation könnte den wichtigsten Hemmfaktor für die weitere Entwicklung der klinischen Transplantationsmedizin beseitigen: den Mangel an allogenen Spenderorganen. Eine wesentliche Rolle für das große Interesse an der Xenotransplantation spielt auch, daß hier neue methodische Ansätze erprobt werden können, für die es in der klinischen Allotransplantation keine Parallele gibt. Dies ist vor allem die gezielte Modifikation des Transplantats durch gentechnologische Maßnahmen. Hierdurch kann sowohl die Antigenität von Transplantaten als auch die Suszeptibilität gegenüber immunologischen Effektormechanismen herabgesetzt werden.

Art und Ausmaß der immunologischen Probleme bei der Xenotransplantation hängen sehr stark von der genetischen Differenz zwischen Spender- und Empfängerspezies ab. Es ist deshalb üblich, zwischen konkordanten und diskordanten Xenotransplantationen zu unterscheiden. Ein konkordantes System liegt vor, wenn Spender- und Empfängerspezies eng miteinander verwandt sind und keine präformierten Antikörper vorliegen (z. B. Maus – Ratte, Ratte – Hamster, andere Primaten – Mensch). Diskordante Systeme liegen vor, wenn die beiden Spezies weit voneinander entfernt sind; im allgemeinen sind in dieser Situation präformierte Antikörper vorhanden (z. B. Ratte – Meerschweinchen, Schwein – Mensch). Mit den für die Allotransplantation entwickelten Therapieverfahren wäre sicher die Transplantation im konkordanten System für den Menschen leichter zu verwirklichen als im diskordanten. Die geringe Verfügbarkeit von Primaten als Organspender und ethische Bedenken beim breiten klinischen Einsatz von Primatenspezies für diesen Zweck setzen der Verwirklichung sehr enge Grenzen. Das zentrale Ziel der Xenotransplantationsforschung ist deshalb die Verwirklichung diskordanter Transplantationen. Die am intensivsten untersuchte Spenderspezies hierfür ist das Schwein. Es besitzt die richtige Körpergröße, weist eine Reihe physiologischer Gemeinsamkeiten mit dem Menschen auf, ist leicht in großer Zahl zu züchten und ist genetischen Manipulationen zugänglich. Für die Analyse grundlegender Probleme der Xenotransplantation und die Erprobung neuer therapeutischer Ansätze kommt neben Großtierversuchen verschiedenen Kleintiermodellen erhebliche Bedeutung zu. Als Modell für diskordante Kombinationen wird derzeit das System Ratte – Meerschweinchen am intensivsten untersucht. Einen Überblick über wichtige Problembereiche der Xenotransplantation, die im folgenden kurz umrissen werden, gibt Tab. 33.**3**.

Die Transplantation von vaskularisierten xenogenen Organen führt im diskordanten System in der Regel

Tabelle 33.**3** Überblick über Problembereiche der Xenotransplantation

- Sofortabstoßung vaskularisierter Transplantate von diskordanten Spendern durch präformierte Antikörper und durch Komplementaktivierung über den alternativen Aktivierungsweg
- Sensibilisierung des Transplantatempfängers durch indirekte Antigenpräsentation; hierdurch Induktion von Antikörperbildung gegen eine große Zahl strukturell differenter Proteine
- Sensibilisierung durch direkte Antigenpräsentation (wahrscheinlich wesentlich weniger wirksam als bei Alloimmunisierung)
- Sonderformen zellulärer Abstoßungsreaktionen bei Xenotransplantation, die durch NK-Zellen und Makrophagen ausgelöst werden (bisher erst indirekte Hinweise, Bedeutung noch unklar)
- Effektivität des Funktionsersatzes durch ein xenogenes Transplantat (Bei welchen spezifischen Organleistungen ist die Übernahme durch ein xenogenes Organ möglich?)
- Übertragung von potentiell humanpathogenen Viren der Spenderspezies auf den Transplantatempfänger
- ethische Aspekte

Tabelle 33.**4** Strategiekonzepte zur Prävention der Sofortabstoßung von Organen des Schweins durch den Menschen (nach Lu u. Mitarb.)

Gentechnische Modifikation der Donorspezies Schwein

Erzeugung von transgenen Schweinen mit Expression der humanen Gene für die folgenden Regulatoren der Komplementaktivität:
- CD46, Membrankofaktorprotein (MCP)
- CD55, Decay accelerating factor (DAF)
- CD59, Membraninhibitor der reaktiven Lyse (MIRL)

Elimination der Synthese von Zielstrukturen für präformierte humane Antikörper gegen Endothelzellen des Schweins durch „Knock-out"-Mutagenese des Gens für $\alpha(1,3)$-Galactosyltransferase

Behandlungsstrategien für den menschlichen Transplantatempfänger

- Entfernung von präformierten Antikörpern durch Plasmapherese oder mit spezifischen Absorptionssäulen
- Injektion von α-Galactosyl-Zuckern, durch die präformierte Antikörper blockiert werden
- Injektion von löslichen Hemmfaktoren der Komplementaktivierung (CD35)

zu einer Sofortabstoßung, die durch zwei unterschiedliche Mechanismen zustande kommen kann. Die häufigste Ursache sind präformierte Antikörper, die sofort nach Anschluß an den Empfängerkreislauf von den Endothelzellen des Transplantats gebunden werden und anschließend über den direkten Weg Komplementaktivierung auslösen (Abb. 33.7). Ein zweiter Mechanismus der Sofortabstoßung ist die Komplementaktivierung über den alternativen Weg ohne Antikörperbeteiligung. In beiden Fällen werden die Endothelzellen in sehr kurzer Zeit zerstört. Hierzu trägt auch bei, daß Antikörperbindung und Komplementaktivierung sehr schnell zu einer Endothelzellaktivierung führen, die in den Endothelzellen einen prokoagulatorischen Zustand induziert. In der Folge kommt es dann zu intravasaler Blutgerinnung und damit Zerstörung des Transplantats.

Die besonders gut charakterisierten präformierten Antikörper des Menschen gegen Gewebe des Schweins sind fast ausschließlich gegen Galactosylgruppen gerichtet, die durch ein einzelnes Enzym, die $\alpha(1,3)$-Galactosyltransferase, synthetisiert werden und Bestandteil vieler Zellmembranproteine des Schweins sind. Da dem Menschen dieses Enzym fehlt, besitzt er die entsprechenden Galactosylgruppen nicht. Die weite Verbreitung dieser Zuckergruppen bei symbiontischen Bakterien führt andererseits dazu, daß der Mensch in erheblichem Umfang gegen die entsprechenden Epitope sensibilisiert ist und in der Regel hohe Antikörpertiter besitzt. Durch Inaktivierung des Gens der $\alpha(1,3)$-Galactosyltransferase beim Schwein ist es grundsätzlich möglich zu verhindern, daß die entsprechenden Antigenepitope synthetisiert werden. Damit wäre einer der wichtigsten Mechanismen der Sofortabstoßung wirkungsvoll eliminiert. Aus diesem Grund ist die Entwicklung der erforderlichen Mutagenisierungstechniken beim Schwein derzeit ein Schwerpunkt der Xenotransplantationsforschung.

Die ausgeprägte schädigende Wirkung der präformierten Antikörper auf Endothelzellen ist im xenogenen System auch dadurch bedingt, daß die Regulatorsysteme der Komplementaktivierung (homologe Restriktionsfaktoren der Komplementaktivierung wie CD46, CD55 und CD59) im xenogenen System nicht wirksam sind. Ein derzeit intensiv bearbeiteter Ansatz ist deshalb die Herstellung von transgenen Tieren, die in ihren Geweben die humanen Regulatorproteine exprimieren. Hierdurch könnte die Wirkung sowohl präformierter Antikörper als auch im Transplantatempfänger neu induzierter Antikörper auf das xenogene Gewebe wesentlich herabgesetzt werden. Die Entwicklung von Schweinen mit Expression von humanem CD55 als Transgen ist bereits gelungen. Einen Überblick über die besprochenen und einige zusätzliche Ansätze zur Lösung dieses Problems der Sofortabstoßung gibt Tab. 33.4.

Da in diskordanten Kombinationen das Problem der Sofortabstoßung derzeit noch im Vordergrund steht, ist die Problematik induzierter Antikörper gegen xenogene Proteine noch nicht ausreichend untersucht. Es ist jedoch sehr wahrscheinlich, daß es nach diskordanter Xenotransplantation zur De-novo-Sensibilisierung gegen zahlreiche strukturell differente Proteine der Spenderspezies kommt. Die Herabsetzung der Empfindlichkeit des Transplantats durch Hyperexpression von Regulatorproteinen der Komplementaktivierung ist allein wahrscheinlich keine ausreichende Maßnahme zur Lösung dieses Problems. Es ist damit bereits abzusehen, daß der Erfolg der Xenotransplantation auch davon abhängen wird, daß Verfahren für eine selektive Hemmung der Antikörperbildung entwickelt werden.

Zelluläre Immunreaktionen spielen bei allen konkordanten Kombinationen (z. B. Ratte – Hamster, Ratte –

Maus) eine wichtige Rolle. In ihrer Intensität sind sie im allgemeinen zellulären Immunreaktionen bei vollständig inkompatiblen allogenen Spender-Empfänger-Kombinationen vergleichbar. Die Kontrolle dieser Immunreaktionen ist mit den heute verfügbaren Immunsuppressiva bereits weitgehend möglich. Bei diskordanten Kombinationen spielen zelluläre Immunreaktionen nach heutigem Erkenntnisstand eine wesentlich geringere Rolle als bei konkordanten xenogenen und allogenen Kombinationen. Aufgrund der Restriktion des T-Zell-Repertoires für eigene MHC-Determinanten ist zu erwarten, daß die Reaktion mit xenogenen MHC-Molekülen weniger ausgeprägt ist. Weiterhin ist wahrscheinlich, daß die Wirksamkeit von Kostimulatorsignalen und akzessorischen Molekülinteraktionen über die xenogene Barriere hinweg weniger effektiv ist. Andererseits könnten jedoch auch andere zelluläre Mechanismen als bei der Alloreaktivität auftreten. So ist die Bedeutung von NK-Zellen und Makrophagen bei der Reaktion gegen diskordante Xenotransplantate noch weitgehend ungeklärt.

Unabhängig von den immunologischen Problemen der Xenotransplantation ergibt sich die Frage, inwieweit Organe einer anderen Art in der Lage sind, vorläufig oder sogar langfristig die Funktion verschiedener menschlicher Organe zu ersetzen. Für die Pumpfunktion des Herzens oder die Filterleistung der Niere ist dies leichter vorstellbar als für die komplexen Stoffwechselprozesse der Leber. Aufgrund der besonders ausgeprägten Regenerationsfähigkeit der Leber ist andererseits bei akuten Formen der Leberdystrophie möglicherweise ein temporärer Ersatz bereits ausreichend, um die für die Regeneration der eigenen Leber erforderliche Zeitspanne zu überbrücken. Besonders aussichtsreich erscheint bereits heute die Transplantation von xenogenen Langerhans-Inseln bei juvenilem Diabetes, da hier auch der Einschluß des Transplantats in selektiv permeable Kapseln und andere Formen der „Immunisolation" in Betracht kommen. Weiterhin wird es möglich sein, Spendertiere zu entwickeln, die humanes Insulin produzieren.

Als ein besonders innovativer Bereich der Medizin wirft die Xenotransplantation eine Reihe von ethischen Fragen auf, für die parallel zur Lösung der biologischen Probleme gültige Antworten erarbeitet werden müssen. Bereits heute besteht weitgehende Übereinstimmung darüber, daß andere Primatenspezies nur in sehr begrenztem Umfang als Organspender in Betracht kommen können und damit die Erarbeitung von Methoden für den erfolgreichen Einsatz von diskordanten Spenderspezies ein Schwerpunkt der Xenotransplantationsforschung sein muß. Hierfür ist sicher die Übertragung menschlicher Gene in Großtierspezies wie das Schwein erforderlich. Dies geht jedoch nicht über den Rahmen von genetischen Experimentalansätzen (Erzeugung transgener Tiere, gezielte Mutagenese) hinaus, die bereits in großem Umfang bei Maus und Ratte zur Anwendung gekommen sind und sich in der immunologischen Forschung als außerordentlich produktiv erwiesen haben.

Organübergreifende klinische Aspekte der Transplantation

Organspende

Organtransplantate werden von verstorbenen Organspendern gewonnen, die einem dissoziierten Hirntod erliegen. Der dissoziierte Hirntod bedeutet den eigentlichen Tod des Menschen, da alle Hirnfunktionen und damit das personale Leben vollständig erloschen sind. In dieser Situation lassen sich sonstige Organfunktionen noch kurzfristig durch künstliche Beatmung und Stützung des Kreislaufs so weit aufrechterhalten, daß die großen Organe für eine Transplantation verwendet werden können. Vor der Organentnahme ist eine Einwilligung der nächsten Angehörigen erforderlich, wenn sich der Verstorbene vor seinem Tod nicht durch einen Organspenderausweis mit der Organentnahme einverstanden erklärt hat.

Bei den wichtigsten heute möglichen Organtransplantationen (Niere, Leber und Herz) übersteigt die Zahl der wartenden Patienten die Zahl der verfügbar werdenden Organe. Der Mangel an Spenderorganen ist derzeit der wichtigste limitierende Faktor für die Behandlung mit einem Organtransplantat. Die Zahl der verfügbaren Organe kann gesteigert werden, wenn bei allen entsprechenden Todesfällen grundsätzlich geprüft wird, ob die Voraussetzungen für eine Organspende vorliegen und alle Spender als potentielle Multiorganspender angesehen werden. Die Realisierung dieser Aufgabe muß als eine allgemeine ärztliche Pflicht akzeptiert werden.

Wichtige immunologische Untersuchungen des Transplantatspenders sind die Bestimmung der Blutgruppe und der HLA-Antigene. Der Spender darf keiner Risikogruppe für die HIV-Infektion angehören, und vor der Transplantation muß ein positiver serologischer HIV-Befund ausgeschlossen sein. Ein positiver HBV-Test (Hepatitis B) schließt eine Organspende nicht aus, beeinflußt jedoch die Verwendung des Transplantats. Es sollte nur bei erfolgreich HBV-geimpften Empfängern eine Transplantation erfolgen. Wegen der großen Bedeutung der Zytomegalieinfektion (CMV) bei Patienten unter immunsuppressiver Therapie ist eine Testung des CMV-Status wünschenswert. Wenn immer möglich, sollten Transplantate von CMV-negativen Spendern auch für CMV-negative Empfänger verwendet werden. Über diese allgemeinen Kriterien hinaus gelten für die Verwendbarkeit der verschiedenen Organe zusätzliche organspezifische Gesichtspunkte (Alter des Spenders, Bewertung von pathologischen Befunden beim Spender usw.).

Histokompatibilitätstestung

Ziel der Histokompatibilitätstestung ist die prospektive Typisierung der Transplantationsantigene von Spender und Empfänger und darauf basierend die Zuweisung verfügbarer Spenderorgane an den jeweils am besten geeigneten Empfänger (Matching). Hierdurch soll die immunologische Barriere zwischen Spenderorgan und Empfänger herabgesetzt werden. Wegen begrenzter Testmöglichkeiten einerseits und der Komplexität der Antigendifferenzen zwischen nicht verwandten Individuen (MHC- und multiple Non-MHC-Antigendifferenzen) andererseits ist die Erzielung einer vollständigen Histokompatibilität mit diesem Verfahren allerdings prinzipiell nicht möglich. Weiterhin bestehen zwischen den einzelnen Transplantationsarten erhebliche Unterschiede hinsichtlich der Realisierbarkeit der Spender-Empfänger-Zuordnung nach Histokompatibilitätskriterien. Während bei der Nierentransplantation die Voraussetzungen hierfür sehr gut sind (großer Empfängerpool, Überbrückung der Wartezeit durch Behandlung an der künstlichen Niere), sind die Realisierungsmöglichkeiten bei anderen Organtransplantationen derzeit noch sehr begrenzt.

Bei der Nierentransplantation umfaßt die Histokompatibilitätstestung die Typisierung der AB0-Blutgruppe und des HLA-Antigenmusters des Transplantatempfängers bei der Indikationsstellung und der gleichzeitigen Aufnahme in die Warteliste (Tab. 33.5). Darüber hinaus wird während der Wartezeit ein regelmäßiges Screening für Antikörper gegen HLA-Antigene durchgeführt (Methoden s. Kap. Immungenetik). Die Ergebnisse dieser Untersuchungen werden in einem internationalen Register (Eurotransplant-Warteliste) gespeichert. Die Verfügbarkeit dieser Daten ist Voraussetzung für die Zuteilung des Organs eines Verstorbenen. Der Zeitpunkt dieser Zuteilung ist naturgemäß nicht vorhersehbar. Da nur Konservierungszeiten bis 48 Stunden möglich sind, müssen Typisierung, Zuordnung des Organs zu dem am besten passenden Empfänger, der Transport des Organs und die Operation innerhalb dieses Zeitraums durchgeführt werden. Die Realisierung der jeweils besten Kombination erfordert deshalb die Bereitschaft zur Kooperation in internationalen Organisationen und die Nutzung moderner Kommunikations- und Transportsysteme (Rettungsketten) bei der praktischen Durchführung des Organaustauschs.

Die Wahrscheinlichkeit, für ein bestimmtes Organ einen Empfänger mit guter HLA-Übereinstimmung zu finden, hängt von der Größe der Patientenpopulation ab, aus welcher der Empfänger ausgewählt wird. In großen, übernationalen Wartelisten wie der Eurotransplant-Liste sind mehr als 12 000 potentielle Transplantatempfänger registriert. Trotz dieses großen Empfängerpools gelingt die Erzielung einer vollen HLA-Übereinstimmung (full house match) derzeit nur bei 10–20% der Nierentransplantationen. Bei den übrigen Transplantationen werden HLA-Inkompatibilitäten in Kauf genommen. Das Gewicht von Inkompatibilitäten für die verschiedenen HLA-Genorte wird dabei in der Folge DR > B > A > C gewertet. Diese Einschätzung beruht auf großen Ergebnisstatistiken zur Nierentransplantation (S. 656).

Neben der Typisierung ist ein zweiter und unerläßlicher Bestandteil der Histokompatibilitätstestung die Kreuzprobe zwischen Spenderlymphozyten und Empfängerserum. Sie dient zum Ausschluß einer Vorsensibilisierung gegen HLA-Antigene des Transplantatspenders. Der Nachweis von Antikörpern gegen Klasse-I-Antigene des Spenders bedeutet eine absolute Kontraindikation gegen die Organtransplantation, da das Risiko einer hyperakuten Abstoßung hoch ist. Die Ergebnisse der Nierentransplantation beim Vorliegen von Antikörpern gegen Klasse-II-Antigene sind widersprüchlich; Klasse-II-Antikörper bleiben deshalb weitgehend unberücksichtigt.

Immunsuppressive Therapie

Überblick

Bei allen allogenen Organtransplantationen ist eine permanente medikamentöse Immunsuppression erforderlich, die zum Zeitpunkt der Transplantation beginnt. Da die Gefahr von Abstoßungskomplikationen in der frühen Phase nach der Transplantation (erste drei Monate) wesentlich größer ist als im Langzeitverlauf, sind eine Induktionsphase und eine Erhaltungsphase der Immunsuppression zu unterscheiden. Beim Auftreten akuter Abstoßungsreaktionen ist zusätzlich eine Abstoßungstherapie notwendig.

Die wichtigsten Medikamente für die Immunsuppression sind Ciclosporin, Tacrolimus, Azathioprin, Mycophenolat-Mofetil, Glucocorticoide, Antilymphozytenglobulin (ALG) und monoklonale Antikörper gegen T-Lymphozyten (Struktur und Wirkungsweise s. Kap. Immunpharmakologie).

Formen der Kombinationstherapie für die Basisimmunsuppression

Die Verfügbarkeit mehrerer Medikamente mit unterschiedlichem Angriffspunkt und unterschiedlichen Nebenwirkungen eröffnet die Möglichkeit, durch Kombina-

---

Tabelle 33.5 Gewebetypisierung bei Transplantationen

Empfänger bei Aufnahme ins Transplantationsprogramm (Warteliste)
- AB0-Typisierung
- HLA-Typisierung
- Testung auf HLA-Antikörper

Spender
- AB0-Typisierung
- HLA-Typisierung

Kreuzprobe
Reaktion von Empfängerserum mit Spenderzellen – unaufgetrennten Lymphozyten, T- oder B-Zellen

tion eine Addition des immunsuppressiven Effektes bei reduziertem Nebenwirkungsrisiko (durch Dosisreduktion der einzelnen Substanzen) zu erzielen. Mit unterschiedlichen Kombinationen kann darüber hinaus der jeweiligen Risikosituation des Patienten – erhöhtes Abstoßungsrisiko oder erhöhtes Nebenwirkungsrisiko (Tab. 33.**6**) – Rechnung getragen werden. Im folgenden werden einige derzeit übliche Kombinationstherapien und ihre Einsatzbereiche kurz charakterisiert.

Ciclosporin und Glucocorticoide: Diese Kombination hat sich bei Patienten mit Nieren- und Lebertransplantaten sehr gut bewährt. Die für einen vollen immunsuppressiven Effekt erforderliche Ciclosporindosierung führt jedoch bei einem Teil der Patienten im Langzeitverlauf zu toxischen Komplikationen, insbesondere Nephrotoxizität, Hypertonus und bei Vorbestehen einer Leberschädigung auch Hepatotoxizität. Bei diesen Patienten ist die Umstellung auf eines der beiden nachfolgenden Schemata erwägenswert. Die Beschränkung auf die Kombination von Ciclosporin mit niedrig dosierten Glucocorticoiden ist besonders vorteilhaft bei Patienten mit erhöhtem Infektrisiko und im Kindesalter, da die unspezifischen Abwehrmechanismen weitgehend intakt bleiben und Effekte auf das Körperwachstum gering gehalten werden.

Tacrolimus (FK 506) und Glucocorticoide: Tacrolimus ist eine immunsuppressive Substanz mit Makrolidstruktur und ähnlichem Wirkungsmechanismus wie Ciclosporin. Das Nebenwirkungsspektrum ist ebenfalls ähnlich; allerdings tritt eine Hypertonie seltener auf, und es kommt nicht zur Hypertrichose. In den vorliegenden Studien bei Lebertransplantation wurde die Kombination von Tacrolimus und Glucocorticoiden mit verschiedenen Kombinationstherapien verglichen, die Ciclosporin als hauptsächliches Immunsuppressivum enthalten. Dabei konnte gezeigt werden, daß die Inzidenz von akuten Abstoßungsreaktionen bei gleichen 1-Jahres-Überlebensraten deutlich vermindert ist. Die Kombination von Tacrolimus und Glucocorticoiden kommt damit sowohl als Primärtherapie bei Lebertransplantation als auch als Alternative bei schweren Abstoßungsreaktionen unter Behandlung mit Ciclosporin in Betracht. Die Dosierung von Tacrolimus richtet sich nach den im Blut gemessenen Medikamentenspiegeln. Bei Bestimmung von Talspiegeln (Spiegel 12–24 Stunden nach Medikamenteneinnahme) in hämolysiertem Blut werden Werte von 5–20 ng/ml angestrebt. In die Festlegung des Zielspiegels für den einzelnen Patienten fließen der Zeitpunkt nach Transplantation und der vorausgehende Verlauf ein. Bei unkompliziertem Verlauf können in der Langzeittherapie auch Blutspiegel unter 5 ng/ml ausreichend sein. Da die Behandlungsstrategien für den Einsatz von Tacrolimus in erster Linie bei der Lebertransplantation erarbeitet wurden, sind die Indikationsbereiche bei anderen Formen der Organtransplantation noch nicht vollkommen geklärt.

Azathioprin und Glucocorticoide: Vor der Verfügbarkeit von Ciclosporin war dies die übliche Form der Langzeitimmunsuppression („konventionelle Immunsuppression"). In der frühen Phase nach Transplantation ist diese Kombination bei der Kontrolle von akuten Ab-

Tabelle 33.**6** Patientengruppen mit unterschiedlicher Risikokonstellation

Abstoßungsrisiko erhöht
- hochsensibilisierte Patienten
- Zweit- oder Mehrfachtransplantationen
- gehäufte Abstoßungskrisen im Verlauf

Toxizitätsrisiko erhöht
- eingeschränkte Nierenfunktion
- eingeschränkte Leberfunktion
- Notwendigkeit der Behandlung mit anderen potentiell toxischen Medikamenten

stoßungsreaktionen wesentlich weniger wirksam und dennoch – wohl wegen vermehrt erforderlicher Abstoßungsbehandlungen – mit einer erhöhten Infektionsrate belastet. Während der Erhaltungsphase wird trotz reduzierter Glucocorticoiddosen jedoch bei vielen Patienten ein stabiler und nebenwirkungsarmer Verlauf erzielt.

Eine neue antiproliferativ wirksame Substanz, die eine verbesserte Selektivität für lymphatische Zellen besitzt, ist Mycophenolat-Mofetil (RS 61443). Die Substanz blockiert die De-novo-Synthese von Purin, die für die Proliferation von Lymphozyten essentiell ist. Durch diese Substanz wird die Therapie mit Antimetaboliten wieder an Bedeutung gewinnen können.

Ciclosporin, Azathioprin und Glucocorticoide: Prinzip dieser Dreifachkombination ist es, durch Einsatz verminderter Dosierungen von Ciclosporin und Azathioprin die jeweiligen Nebenwirkungen weiter zu reduzieren. Eine Version mit niedriger Ciclosporindosierung (Talspiegel im Vollblut um 100–150 ng/ml) wird bei Patienten mit toxischen Komplikationen eingesetzt. Bei erhöhtem Abstoßungsrisiko wird dagegen die Ciclosporindosis normal hoch gehalten (Talspiegel im Vollblut 150–250 ng/ml) und dadurch ein verstärkter immunsuppressiver Effekt erzielt. Dies läßt sich noch weiter steigern durch die zusätzliche Behandlung mit ALG oder monoklonalen Antikörpern gegen T-Lymphozyten. Dies ist eine häufige Form der Induktionstherapie bei Herz- und Lebertransplantationen. Da bei diesen Transplantationen ein artifizieller Organersatz nicht zur Verfügung steht, wird bei der Unterdrückung der Abstoßungsreaktion ein etwas höheres Infektionsrisiko toleriert als bei der Nierentransplantation. Ein „Maßschneidern" der Immunsuppression durch die Auswahl der richtigen Kombinationstherapie bzw. auch den Wechsel zwischen den verschiedenen Formen von Kombinationstherapien trägt zur Verminderung des Nebenwirkungsrisikos der Immunsuppression bei. Dennoch kommt es bei einem erheblichen Teil der Patienten nach Transplantation zu manifesten Nebenwirkungen (Tab. 33.**7**).

Therapie der manifesten akuten Abstoßungskrise

Kommt es unter der Basisimmunsuppression zum Auftreten einer akuten Abstoßungsreaktion (S. 653), so ist zusätzlich eine immunsuppressive Stoßbehandlung erforderlich, die bei allen Organen zunächst in der intra-

Tabelle 33.7 Wichtige Komplikationen der Langzeit-Immunsuppression

- Abstoßung bei nicht ausreichender Immunsuppression
- Infektrisiko (viral, bakteriell, Pilze)
- Toxizität von Ciclosporin und Tacrolimus (Niere, Leber, Nervensystem, Hypertonus)
- Toxizität von Azathioprin (Knochenmark, Leber)
- erhöhte Tumorinzidenz
- Wachstumsstörung
- Medikamenteninteraktionen

venösen Behandlung mit hohen Glucocorticoiddosen besteht (je 500 mg Methylprednisolon an 3–5 aufeinanderfolgenden Tagen). Bei steroidresistenten und rezidivierenden akuten Abstoßungen kommt die Behandlung mit Antilymphozytenseren oder monoklonalen Antikörpern wie OKT3 in Betracht. Bei Behandlung mit dem murinen IgG_{2a}-Antikörper OKT3 kommt es zu einer schnell eintretenden Lymphozytopenie und einer sehr wirksamen Immunsuppression. Ein erhebliches Problem sind ausgeprägte Allgemeinreaktionen nach den ersten Gaben, die durch die schlagartige Ausschüttung von Lymphokinen (IFN-γ, TNF, IL-2) aus T-Zellen bedingt sind. Wichtige Symptome sind Fieber, Schüttelfrost, Capillary-leakage-Syndrom und bronchospastische Reaktionen. Aus diesem Grund sollte die OKT3-Behandlung unter Intensivbedingungen und nur nach Ausschluß oder Beseitigung von Hyperhydratationszuständen begonnen werden. Bei rechtzeitiger Therapie können die meisten steroidresistenten akuten Abstoßungen durch OKT3 zum Stillstand gebracht werden.

Bei Patienten, die mit Ciclosporin oder Azathioprin als Basistherapie behandelt werden, bildet die Umstellung der Basistherapie auf Tacrolimus eine bemerkenswerte Alternative zur Behandlung von steroidresistenten Abstoßungsreaktionen mit OKT3. Auch hierbei gilt, daß die Entscheidung zur Therapieumstellung vor Auftreten irreversibler Transplantatschäden getroffen werden sollte.

Immunologische Konditionierung durch Bluttransfusionen

Retrospektive Untersuchungen zur Definition von immunologischen Faktoren, die Einfluß auf die Prognose nach Nierentransplantation haben, haben einen Effekt von Bluttransfusionen gezeigt, die während der Wartezeit vor der Transplantation gegeben werden. Bei Patienten unter Immunsuppression mit Azathioprin und Glucocorticoiden hat eine Vorbehandlung mit Bluttransfusionen einen positiven Effekt auf das Überleben eines später übertragenen Nierentransplantats. Dieser Effekt ist statistisch eindeutig und auch in prospektiven Studien nachgewiesen worden. Aus diesem Grund wurden in der Vergangenheit Patienten, die auf ein Nierentransplantat warteten, mit 1–3 Bluttransfusionen von zufällig ausgewählten Spendern vorbehandelt. Der Mechanismus dieser empirisch gefundenen „immunologischen Konditionierung" des Transplantatempfängers ist ungeklärt. Da nach Einführung der Immunsuppression mit Ciclosporin der Transfusionseffekt nicht mehr im gleichen Ausmaß beobachtet werden konnte, ist die Transfusionsbehandlung mit dem Ziel einer immunologischen Konditionierung heute wieder aufgegeben worden.

■ Klinische Syndrome der Abstoßungsreaktion und immunologische Adaptationsmechanismen des Langzeitverlaufs

Durch die immunsuppressive Therapie gelingt es bei der Mehrzahl der Patienten, die Sensibilisierung gegen das Transplantat so weit zu unterdrücken, daß eine langfristige Funktion des Transplantats möglich wird. Dabei wird die immunsuppressive Therapie im Langzeitverlauf durch spezifische Adaptationsmechanismen des Immunsystems und eine herabgesetzte Immunogenität des Transplantats unterstützt. Dennoch besteht während der gesamten Funktionszeit des Transplantats eine Situation der latenten Abstoßungsbedrohung. Kommt es zu manifester Abstoßung, so ist zwischen verschiedenen klinischen Syndromen zu differenzieren, die sich durch den Manifestationszeitpunkt, die therapeutische Beeinflußbarkeit und die zugrundeliegenden Mechanismen unterscheiden. Trotz organspezifischer Unterschiede in der Symptomatik können diese Abstoßungsformen bei allen Organen in ähnlicher Weise auftreten und weisen ähnliche Verlaufscharakteristika auf.

Hyperakute Abstoßung

Die Destruktion des Transplantats erfolgt innerhalb der ersten 3 Tage nach Transplantation, unter Umständen bereits in Minuten bis Stunden nach der Freigabe der Durchblutung. Ursache ist die Vorsensibilisierung des Empfängers (z. B. AB0-Inkompatibilität oder Sensibilisierung durch ein früheres Transplantat, Bluttransfusionen oder Schwangerschaften). Die Morphologie der hyperakuten Abstoßung zeigt in der Regel das typische Bild einer antikörpervermittelten Reaktion: schwerste Veränderungen des Endothels, intravasale Thrombozyten- und Granulozytenaggregationen, Fibrinniederschläge und multiple Einblutungen in das Gewebe. Immunhistologisch kann fast immer die Bindung von Antikörpern an die Endothelzellen nachgewiesen werden. Bei hyperakuten Abstoßungsreaktionen, die erst 2–3 Tage nach der Transplantation auftreten, kann es sich auch um zelluläre Abstoßungsreaktionen bei stark vorsensibilisierten Transplantatempfängern handeln. Eine therapeutische Beeinflussung ist bisher nicht möglich. Durch die Kreuzreaktion von Spenderzellen mit Empfängerserum vor der Transplantation und ausschließliche Transplantation von Organen, die in der Kreuzprobe negativ sind, können hyperakute Abstoßungen weitgehend vermieden werden.

Akute Abstoßung

Diese Form der Abstoßung tritt frühestens 4–5 Tage nach Transplantation auf, hat einen Häufigkeitsgipfel in der 2. und 3. Woche nach Transplantation und wird dann deutlich seltener. Akute Abstoßungsreaktionen sind aber auch sehr lange nach Transplantation noch möglich. Der Verlauf ist charakteristischerweise krisenhaft. Es kommt zu einer rasch einsetzenden Funktionsverschlechterung des Transplantats, die mit einer Schwellung und mit Schmerzhaftigkeit der Transplantatumgebung verbunden sein kann. Bei Patienten mit konventioneller Immunsuppression geht diese Abstoßungsform häufig mit Allgemeinsymptomen wie Fieber und Krankheitsgefühl einher, die durch massive Zytokinfreisetzung bedingt sind.

Histologisch ist die akute Transplantatabstoßung durch das Auftreten lymphozytärer interstitieller Infiltrate gekennzeichnet, die eine charakteristische perivaskuläre Lokalisation aufweisen. Das Infiltrat besteht aus T- und B-Zell-Blasten, Makrophagen sowie in geringerer Anzahl auch aus neutrophilen und eosinophilen Granulozyten. Im Verlauf verschiebt sich die Zusammensetzung zu einem höheren Anteil von Makrophagen. Charakteristisch ist weiterhin die Entwicklung einer Endothelitis mit Schwellung der Endothelzellen und Adhärenz von monozytären Zellen an den Endothelien (Margination).

Die meisten akuten Abstoßungskrisen sind therapeutisch gut zu beeinflussen. Bei frühzeitig einsetzender Abstoßungstherapie kann sich die schwere Symptomatik sehr schnell zurückbilden. Dies weist darauf hin, daß die im Rahmen der akuten Abstoßung auftretende schwere Funktionsstörung zunächst durch funktionelle Läsionen des Transplantats bedingt ist, die rasch und vollständig reversibel sind. Nach länger bestehender akuter Abstoßung trifft dies nicht mehr zu, da dann strukturelle Schäden des transplantierten Organs eingetreten sind, die nur noch eine Defektheilung erlauben.

Von der unkomplizierten, steroidsensitiven akuten Abstoßung sind Sonderformen mit weniger gutem Verlauf abzugrenzen. Häufig entwickelt sich bei diesen Patienten eine ausgeprägte Transplantatvaskulitis, die auf eine antikörpervermittelte Komponente in der Pathogenese hinweist. Die frühzeitige diagnostische Abgrenzung prognostisch verschiedener Sonderformen der akuten Abstoßung ist eine wichtige Aufgabe der Überwachung nach Organtransplantation.

Chronische Abstoßung

Hierbei handelt es sich um eine langsam progrediente Form der Funktionseinschränkung des Transplantats. Typischerweise entwickelt sie sich über Monate bis Jahre, in Sonderfällen jedoch bereits innerhalb weniger Wochen. Histologisch ist die chronische Abstoßung durch schwere Gefäßveränderungen mit Intimaproliferation und Gefäßobliteration gekennzeichnet. Die resultierende Minderdurchblutung führt zu ausgedehnten Fibrosen des Parenchymgewebes. Ursache der chronischen Abstoßung können wahrscheinlich sowohl zelluläre Immunreaktionen als auch antikörpervermittelte Schäden sein. Die chronische Abstoßung spricht nur schlecht auf eine Erhöhung der immunsuppressiven Therapie an und stellt das wichtigste Langzeitproblem des Transplantationsempfängers dar.

Immunologische Adaptationsmechanismen im Langzeitverlauf nach Organtransplantation

Mit zunehmender Zeit nach der Transplantation kommt es zu einer deutlichen Verminderung der Abstoßungsbedrohung und einem verminderten Bedarf an immunsuppressiver Therapie. Aus dieser klinisch-empirischen Beobachtung wurde bereits frühzeitig der Schluß gezogen, daß die immunologische Auseinandersetzung des Immunsystems mit dem Transplantat verschiedene Phasen durchläuft und es in der Erhaltungsphase der immunsuppressiven Therapie zur Entwicklung von Adaptationsmechanismen kommt. Man kann die Entwicklung einer immunologischen Adaptation geradezu als Voraussetzung für den klinischen Transplantationserfolg bezeichnen, da eine lebenslange Immunsuppression mit den hohen Anfangsdosierungen kaum möglich wäre.

Als Erklärung für das klinische Phänomen der immunologischen Adaptation kommen sowohl Veränderungen der Immunogenität des Transplantats als auch der donorspezifischen Reaktivität des Immunsystems in Betracht. Wie auf S. 640 beschrieben, kommt es im Verlauf nach Transplantation zum Austausch von APC des Transplantats („Passenger-Zellen") durch entsprechende Zellen aus dem Knochenmark des Transplantatempfängers. Hierdurch wird die Immunogenität des Transplantats wesentlich verändert und insgesamt drastisch vermindert. Weiterhin unterliegt auch die Expression von MHC-Antigenen durch die Parenchymzellen des Spenders dynamischen Veränderungen. Während es aufgrund des erhöhten Abstoßungspotentials in der Frühphase nach Transplantation häufig zu einer erhöhten Expression kommt, stellt sich in der wesentlich ruhiger verlaufenden Erhaltungsphase wieder ein Zustand der Basisexpression mit geringen Konzentrationen insbesondere von Klasse-II-MHC-Molekülen im Transplantat ein.

Verlaufsuntersuchungen der donorspezifischen T-Zell-Reaktivität des Transplantatempfängers mit In-vitro-Methoden haben gezeigt, daß es bei sehr vielen Patienten mit gutem Langzeitverlauf zu erheblichen Änderungen der donorspezifischen Reaktivität kommen kann. Dies betrifft insbesondere zytotoxische Vorläuferzellen. Mit dem CML-Test (durch T-Zellen vermittelte Zytolyse) kann gezeigt werden, daß es zu einer Herabsetzung der Fähigkeit kommt, zytotoxische Effektorzellen gegen Spenderantigene zu bilden. Aus Untersuchungen mit Limiting-dilution-Methoden kann geschlossen werden, daß dies wahrscheinlich auf einer drastischen Verminderung der Frequenz zytotoxischer Vorläuferzellen beruht. Donorspezifische proliferative Reaktionen in der gemischten Lymphozytenkultur und die Bildung von IL-2 nach donorspezifischer Stimulation unterliegen zwar ebenfalls Schwankungen, bleiben jedoch regelmäßig nachweisbar. Dies zeigt, daß sich bei diesen Patienten Veränderungen der T-Zell-Reaktivität im Sinn einer

Toleranz entwickeln können, die jedoch immer nur partiell sind. Es ist wahrscheinlich, daß an der Entwicklung dieser immunologischen Adaptation die oben (S. 645) besprochenen zellulären und molekularen Mechanismen beteiligt sind. Von besonderem Interesse ist, daß bei den meisten Patienten mit langfristigem Transplantationserfolg ebenso wie in Tierexperimenten zur Toleranzinduktion ein donorspezifischer Mikrochimärismus nachweisbar ist. Es ist derzeit noch nicht klar, ob der Mikrochimärismus eine Voraussetzung für die Entwicklung immunologischer Adaptationszustände darstellt oder nur ihr Resultat ist. Wenn gezeigt werden kann, daß Mikrochimärismus die Entwicklung von Toleranz erleichtert, eröffnet sich die Möglichkeit, bei Organtransplantation durch die zusätzliche Übertragung von Knochenmarkzellen des Spenders diesen Prozeß zu unterstützen.

■ Immunologische Überwachung nach Transplantation

Bei erfolgreicher Organtransplantation wird die gestörte oder ausgefallene Funktion eines erkrankten körpereigenen Organs durch das Transplantat voll ersetzt. Dieses Organ bleibt jedoch immer durch den Immunprozeß gegen seine inkompatiblen Antigene bedroht, und die erfolgreiche Kontrolle dieser Gefahr wird durch lebenslange Immunsuppression erkauft. Diese besondere Situation des Transplantatempfängers macht verständlich, daß nach der Transplantation eine langfristige diagnostische Überwachung notwendig ist.

Das Überwachungsprogramm ist in der Frühphase nach Transplantation (ca. 1. bis 3. Monat) wesentlich umfangreicher als während der sog. Erhaltungsphase der immunsuppressiven Therapie. Seine wichtigsten Aufgabenstellungen lassen sich folgendermaßen zusammenfassen:

- Funktionsüberwachung des Transplantats zum Ausschluß bzw. zur Früherkennung von Abstoßungsreaktionen,
- Untersuchungen zum Ausschluß bzw. zur Früherkennung von Infektionen,
- Ausschluß toxischer Medikamenteneffekte und Blutspiegelkontrolle von Ciclosporin und Tacrolimus,
- histologische und zytologische Abstoßungsdiagnostik (Transplantatbiopsie),
- spezielle immunologische Diagnostik zur Früherkennung und Differentialdiagnose von Abstoßungskomplikationen,
- spezielle Begleituntersuchungen bei Therapie mit monoklonalen Antikörpern.

Die Verlaufskontrolle des Transplantationspatienten erfordert somit ein ausgesprochen breites diagnostisches Repertoire. Die Funktionsdiagnostik und Untersuchungen zur Einstellung der Medikamententherapie haben dabei die höchste diagnostische Priorität, sind jedoch nicht Gegenstand dieses Kapitels.

Einen direkten Zugang zur Beurteilung der immunologischen Abläufe im Transplantat eröffnet die Transplantatbiopsie. Mit Hilfe von Stanzbiopsien aus Niere und Leber und bei Herztransplantaten durch Endomyokardbiopsien ist eine histologische Beurteilung des Transplantatgewebes, seiner Gefäße und der infiltrierenden Zellen möglich. Bei Nieren- und Lebertransplantaten stellt die Feinnadelbiopsie eine wichtige Ergänzung und teilweise auch Alternative dar. Vorteile dieses Verfahrens sind die häufige Wiederholbarkeit (mehrmals pro Woche oder sogar täglich) und eine bessere zytologische Beurteilbarkeit. Allerdings gibt die Feinnadelbiopsie keinen Aufschluß über den Zustand der Blutgefäße. Bioptische Untersuchungen werden in der Regel vor allen eingreifenden Therapieänderungen zur Sicherung oder zum Ausschluß von Abstoßungsreaktionen als obligat angesehen.

Eine Reihe von Blutuntersuchungen erlaubt die frühzeitige Erkennung systemischer Immunaktivierungen. Hier sind zu nennen: die Bestimmung der Serumkonzentrationen von Neopterin, TNF und des löslichen IL-2-Rezeptors sowie die T-Zell-Diagnostik mit monoklonalen Antikörpern und Durchflußzytometrie. Als besonders sensitiv hat sich der Nachweis einer gesteigerten Expression von Klasse-II-MHC-Molekülen auf T-Zellen mit der Zweifarbenfluoreszenz erwiesen. Neben der frühzeitigen Erkennung von Abstoßungskomplikationen ist die Erfolgsbeurteilung der Therapie eine wichtige Aufgabenstellung für diese Untersuchungen. Es ist jedoch anzumerken, daß praktisch alle genannten Veränderungen auch bei Infektionen auftreten können und damit keine differentialdiagnostische Sicherheit besitzen.

Besondere Bedeutung kommt der phänotypischen T-Zell-Diagnostik bei der Überwachung der Therapie mit monoklonalen Antikörpern zu. Da diese Antikörper mit einer definierten Zielstruktur im Immunsystem reagieren, kann diese Wechselwirkung mit der Durchflußzytometrie charakterisiert und überwacht werden. Ein praktisch wichtiges Beispiel ist der Nachweis der Depletion von $CD3^+$-T-Zellen im Blut bei Behandlung mit OKT3. Von einer Wirksamkeit der Therapie kann nur dann ausgegangen werden, wenn im Blut eine drastische Reduktion dieser Zellen unter der Therapie erfolgt. Wichtigste Ursache für ein Ausbleiben dieses Effektes ist eine schon bestehende Sensibilisierung gegen diesen Antikörper oder die Bildung antiidiotypischer Antikörper im Verlauf der Therapie. Die Erkennung dieser Situation ist wichtig, da dann der immunsuppressive Effekt ausgelöscht ist. Es ist davon auszugehen, daß mit der Weiterentwicklung der Therapie durch monoklonale Antikörper verschiedener Spezifität derartige Untersuchungen große Bedeutung gewinnen und sich zum festen Bestandteil dieser Therapie entwickeln werden.

Bei der Behandlung mit monoklonalen Antikörpern ergibt sich weiterhin die Möglichkeit, die Konzentration des Mausimmunglobulins im Patientenblut mit dem Ziel einer pharmakokinetischen Überwachung zu messen. Bei Sensibilisierung gegen den therapeutischen Antikörper ist mit einer beschleunigten Elimination (Immunelimination) zu rechnen. Diese kann sowohl durch antiisotypische als auch antiidiotypische Antikörper ausgelöst werden.

Transplantation einzelner Organe

Niere

Indikation

Alle Formen der dialysepflichtigen chronischen Niereninsuffizienz sind Indikationen zur Nierentransplantation. Die einzigen Kontraindikationen sind Infektionen, schwere Systemerkrankungen und Malignome. Durch die Verbesserung der immunsuppressiven Therapie seit der Einführung von Ciclosporin ist es heute auch möglich, bei Kindern im Wachstumsalter und älteren Patienten mit gutem Erfolg Transplantationen durchzuführen. Der an sich möglichen Ausdehnung der Indikation auf die Gruppe älterer Patienten stehen jedoch das etwas höhere postoperative Risiko und vor allem der ausgesprochene Mangel an Spenderorganen entgegen.

Die größte Zahl der Nierentransplantate stammt von verstorbenen Organspendern (S. 649). Im Gegensatz zu anderen lebenswichtigen Organen ist bei der Nierentransplantation jedoch auch die Organspende durch Lebende möglich, da die Entnahme einer Niere aufgrund der Paarigkeit dieses Organs zu keiner wesentlichen Einschränkung von Gesundheit oder Leistungsfähigkeit führt. Gegen die Lebendspende sprechen ein nicht völlig auszuschließendes chirurgisches Risiko, die Möglichkeit, durch Unfall oder Erkrankung später auch die zweite Niere zu verlieren, und schließlich die Gefahr einer Kommerzialisierung der Organspende („Organhandel"). Aus diesen Gründen gilt in Deutschland nur die Nierenspende für nahe Blutsverwandte (Geschwister- oder Eltern-Kind-Verhältnis) und bei Übereinstimmung in mindestens einem HLA-Haplotyp als akzeptabel. Im Gegensatz zu anderen Ländern (USA, Skandinavien) ist der Anteil der Lebendspenden an der Gesamtzahl der Nierentransplantationen niedrig.

Technik, Verlauf und Komplikationen

Die Nierentransplantation erfolgt heterotop in die Fossa iliaca des Empfängers. Die Nierengefäße werden mit den großen Beckengefäßen des Transplantatempfängers verbunden. Der Ureter wird in die Harnblase eingepflanzt. Das Transplantat verbleibt dabei extraperitoneal. Diese Position ermöglicht die Untersuchung durch Palpation (Größenzunahme und Lokalschmerz bei Abstoßung) und bietet dem Transplantat dennoch ausreichend Schutz. Die eigenen Nieren verbleiben meistens im Transplantatempfänger. Nur bei speziellen Indikationen wie z. B. chronischen, nicht sanierbaren Infektionen werden die eigenen Nieren entfernt.

Die Basisimmunsuppression nach Nierentransplantation folgt den auf S. 650 dargelegten Gesichtspunkten. In der Regel besteht sie aus der Kombination von Ciclosporin mit Glucocorticoiden. Bei einem erhöhten Abstoßungsrisiko können zusätzlich auch Azathioprin und evtl. ALG oder monoklonale Antikörper gegen T-Zellen eingesetzt werden. Die früher übliche Vorbehandlung des Transplantatempfängers mit 1–3 Bluttransfusionen in der Wartezeit bis zur Transplantation ist inzwischen verlassen worden (S. 652).

Nach der Operation nimmt das Transplantat meistens seine Funktion schnell auf, so daß Unabhängigkeit von der Dialyse erreicht wird. Bei starker ischämischer Schädigung vor, während oder nach der Organgewinnung kann es jedoch auch zu einer länger andauernden Anurie aufgrund einer Tubulusnekrose kommen, die meistens reversibel ist. Die wichtigste immunologische Komplikation des frühen Verlaufs ist die akute Abstoßung, die sich charakteristischerweise in einer sehr schnell einsetzenden Verschlechterung der Nierenfunktion äußert und häufig von einer Erhöhung des Blutdrucks und der Körpertemperatur begleitet ist. Die Diagnose der akuten Abstoßung kann durch bioptische Untersuchungen gesichert werden. Wichtige Differentialdiagnosen sind Medikamententoxizität (Ciclosporin, Tacrolimus, nephrotoxische Antibiotika), Gefäß- oder Harnwegsverlegung sowie Infektionen der Niere. Die akute Abstoßung spricht meistens gut auf die Stoßtherapie mit Glucocorticoiden oder aber eine Behandlung mit ALG oder dem monoklonalen Antikörper OKT3 (S. 651) an. Ist durch maximal zulässige Immunsuppression die Abstoßung jedoch nicht zu verhindern, so wird das abgestoßene Transplantat entfernt, und der Patient kehrt zur Dialyse zurück. Eine zweite und auch eine dritte Transplantation sind möglich.

Die wichtigste Komplikation des Langzeitverlaufs ist die chronische Abstoßung, die mit einem schleichenden Funktionsverlust des Transplantats einhergeht und histologisch durch ausgeprägte Gefäßveränderungen gekennzeichnet ist. Durch eine Erhöhung der Basisimmunsuppression kann das Fortschreiten dieser Komplikation gelegentlich verhindert werden; sie ist jedoch nicht reversibel. Von der chronischen Abstoßung schwer zu differenzieren sind Funktionsveränderungen im Sinn einer chronischen Nephrotoxizität, die bei der Langzeitbehandlung mit Ciclosporin oder Tacrolimus auftreten können. Dieser Verdacht kann eine Indikation zum Wechsel der Immunsuppression sein (S. 650). Eine dritte schwerwiegende Gruppe von Komplikationen des Langzeitverlaufs sind Rezidive der Grundkrankheit im Transplantat. Das wichtigste Beispiel ist das Auftreten einer Rezidivglomerulonephritis, deren differentialdiagnostische Abgrenzung gegenüber der chronischen Abstoßung schwierig ist.

Bei allen Patienten unter immunsuppressiver Therapie besteht die Gefahr einer erhöhten Infektinzidenz und eines erhöhten Risikos bei Infektionen. Dies gilt insbesondere für Patienten, die aufgrund von Abstoßungskomplikationen zuvor eine erhöhte Immunsuppression im Sinn der Abstoßungsbehandlung erhalten haben. Besonders bemerkenswert ist das Auftreten einer Zytomegaliekrankheit nach Reaktivierung einer schon bestehenden CMV-Infektion oder Neuinfektion durch das Transplantat. Während die CMV-Infektion beim immunologisch Gesunden nicht zur Erkrankung führt, kann sie bei Patienten unter immunsuppressiver Therapie oder mit Immundefizienz eine schwere Allgemeinerkrankung auslösen. Dabei kommt es zu einer zusätzlichen virusbedingten Immunsuppression, die die CMV-Erkrankung zu einer typischen Wegbereiterinfektion auch für bakterielle Infekte und systemische Pilzerkrankungen macht. Bei allen Formen lebensbedrohender Allgemeininfektionen nach Nierentransplantation gilt, daß neben der Einleitung einer spezifischen Infekttherapie die Immunsuppression zu unterbrechen ist, um die Ausheilung der Infektion zu ermöglichen.

Ergebnisse

Bei der erstmaligen Übertragung einer Leichenniere werden heute bei Patienten ohne Zusatzrisiken Transplantatüberlebensraten von 85–95% nach 1 Jahr und 70–80% nach 3 Jahren erzielt. Die Patientenüberlebensrate beträgt nach einem Jahr über 95%. Bei den Todesursachen nach Nierentransplantation dominieren kardiovaskuläre Ursachen, die nicht durch die Transplantation, sondern durch die Vorerkrankung der Patienten (Hypertonus, Gefäßveränderungen bei Nierenerkrankungen) bedingt sind. Auf die Erzielung der beschriebenen Transplantatüberlebensraten hat die Histokompatibilitätstestung einen begrenzten, aber eindeutigen Einfluß. Umfangreiche Statistiken zeigen, daß bei allen Formen der Immunsuppression zwischen Patienten mit sehr gutem Histokompatibilitätsmatch (full house match) und Patienten mit sehr schlechtem Match eine Differenz in den 1-Jahresüberlebensraten von 10–20% besteht. Die heutige Praxis der Testung und des überregionalen Organaustauschs führt dazu, daß die Kategorie sehr schlechter Inkompatibilität praktisch vollständig vermieden werden kann und für die Mehrzahl der Patienten ein mittleres bis gutes Match erreicht wird. Volle HLA-Übereinstimmung wird trotz des erheblichen Aufwandes jedoch nur bei 10–20% der Patienten erzielt.

Die Transplantationsüberlebensraten bei vorsensibilisierten Patienten (Transfusionen, vorhergehende Schwangerschaften) und nach Abstoßung eines ersten Transplantats sind wesentlich schlechter und betragen nur 60–70% nach einem Jahr. Für diese Patientengruppe sind Histokompatibilitätstestung und Organaustausch von besonders großer Bedeutung. Beim Vorliegen von HLA-Antikörpern mit breiter Spezifität gelingt es nur mit Hilfe der prospektiven HLA-Typisierung, ein Transplantat zu finden, das in der Kreuzprobe negativ reagiert. Darüber hinaus zeigt sich bei vorsensibilisierten Patienten eine wesentlich deutlichere Abhängigkeit des Transplantatüberlebens von der Anzahl der HLA-Übereinstimmungen.

■ Leber

Indikation

Da ein künstlicher Organersatz für die Leber nicht zur Verfügung steht, stellen fast alle Formen der irreversiblen Leberinsuffizienz mit drohendem Organversagen potentielle Indikationen zur Lebertransplantation dar. Häufige Grunderkrankungen sind die posthepatitische Zirrhose, die primäre biliäre Zirrhose und die sklerosierende Cholangitis; im Kindesalter sind Zirrhosen bei Gallengangsatresie und bei verschiedenen angeborenen Stoffwechselerkrankungen besonders wichtig (z. B. α_1-Antitrypsin-Mangel). Ein schwieriges Problem bei allen diesen Indikationen ist die Festlegung des richtigen Operationszeitpunktes, da der Spontanverlauf dieser Erkrankungen häufig sehr variabel ist. Bei primären Tumoren der Leber kommt eine Transplantation in Betracht, wenn der Tumor auf die Leber begrenzt ist und nicht durch Leberteilresektion vollständig entfernt werden kann. Die Metastasenleber ist eine Kontraindikation gegen die Lebertransplantation.

Technik, Verlauf und Komplikationen

Die Transplantation der Leber wird in der Regel nach Entfernung des erkrankten eigenen Organs orthotop durchgeführt; eine Technik für die Übertragung eines auxiliären Lebertransplantats in heterotoper Position ist zwar ausgearbeitet, hat sich klinisch jedoch nicht bewährt. Bei der Suche nach einem geeigneten Spenderorgan ist neben der uneingeschränkten Funktion die Organgröße, die jeweils den anatomischen Verhältnissen des Empfängers angepaßt sein muß, entscheidend wichtig. Da bei der Transplantation bei Kindern die Verfügbarkeit von Spenderorganen mit geeigneter Größe derzeit limitiert ist, wurden in letzter Zeit Techniken für die Verpflanzung von Lebersegmenten ausgearbeitet. Dieses Verfahren erlaubt auch die Organspende durch einen lebenden Angehörigen für Leberempfänger im Kindesalter.

Nach der Stellung der Indikation zur Lebertransplantation ist die Operation meist sehr rasch erforderlich. Aus diesem Grund kann nicht auf ein immunologisch besonders verträgliches Organ gewartet werden, so daß sich die Histokompatibilitätstestung auf die Erzielung von AB0-Kompatibilität beschränkt. Bei Indikationen mit höchster Dringlichkeit (Lebertransplantation bei akutem Leberversagen, Zweittransplantation bei irreversibler Abstoßung des Ersttransplantats) kann unter Umständen sogar eine AB0-Blutgruppeninkompatibilität oder ein positiver Kreuztest in Kauf genommen werden. Dies ist jedoch mit einer wesentlichen Einschränkung der Prognose verbunden und daher nur in extremen Notfällen gerechtfertigt. Eine aufgrund von Tierexperimenten postulierte geringere Immunogenität allogener Lebertransplantate trifft für den Menschen nicht generell zu.

Wegen der zentralen Rolle der Leberfunktion im Stoffwechsel und des Fehlens eines technischen Organersatzes ist die rasche Funktionsaufnahme der Leber nach der Transplantation außerordentlich wichtig. Neben verspäteter oder unzureichender Funktionsaufnahme sind weitere wichtige Komplikationsgruppen die immunologische Abstoßung und Infektionen, die bei den häufig in schlechtem Allgemeinzustand befindlichen Patienten besonders risikoreich sind. Für die Überwachung und Differentialdiagnose spielt eine engmaschige Kontrolle der Leberfunktion eine ausschlaggebende Rolle (Enzyme, Bilirubin, Synthese von Gerinnungsfaktoren). Die Abstoßungsdiagnose wird durch Biopsie (Stanz- oder Feinnadelbiopsie) gesichert. Wichtige Differentialdiagnosen sind Cholangitis, Arterienstenose oder -thrombose, Pfortaderthrombose, Leberabszesse oder Medikamentenintoxikationen. Die Häufigkeit und das Risiko von Medikamentenintoxikationen sind nach Lebertransplantation besonders ausgeprägt, da die Leber eine wichtige Funktion bei der Metabolisierung sowohl von Ciclosporin als auch von Azathioprin spielt und beide Substanzen darüber hinaus eine hepatotoxische Wirkung besitzen.

Auch der Langzeitverlauf nach Lebertransplantation ist durch besondere Risiken gekennzeichnet. Die chronische Abstoßung tritt in zwei unterschiedlichen Verlaufsformen auf. Es kann einmal zu einer Vaskulitis der Transplantatgefäße und zu einer Fibrose des Transplantats im Sinne eines zirrhotischen Umbaus kommen, zum anderen kann eine ausgeprägte Schädigung des Gallengangepithels auftreten (Vanishing-bile-duct-Syndrom). Es ist nicht klar, ob dies darauf beruht, daß Gallengangepithelien eine bevorzugte Zielstruktur des Immunprozesses sind, oder ob es sich um eine vaskulär bedingte arterielle Durchblutungsstörung handelt. Beide Formen der chronischen Abstoßung sind therapieresistent. Beim Auftreten des Vanishing-bile-duct-Syndroms ist eine schnelle Retransplantation erforderlich.

Andere schwerwiegende Komplikationen sind das Wiederauftreten eines Tumors bei entsprechender Grundkrankheit und das Wiederauftreten einer Hepatitis-B-Infektion im Transplantat.

Ergebnisse

In Transplantationszentren mit spezieller Erfahrung in der Lebertransplantation beträgt die Überlebensrate der Patienten nach einem Jahr, abhängig von der Indikation, zwischen 60 und 90%. Bei Patienten mit gutartigen Grunderkrankungen ist der Langzeitverlauf in der Regel stabil und führt zu guter Rehabilitation. In mehreren Zentren sind Patientenüberlebenszeiten von 15–20 Jahren erreicht worden. Bei einem Transplantatversagen ist in Anbetracht des Fehlens eines künstlichen Organersatzes für die Leber die Retransplantation erforderlich. Bei rechtzeitiger Indikationsstellung ist die Prognose einer zweiten Lebertransplantation nicht wesentlich schlechter als bei der Ersttransplantation.

■ Herz

Indikation

Die Hauptindikation für die Herztransplantation sind Zustände mit schwerster therapiefraktärer Herzinsuffizienz (Klasse IV der New York Heart Association), die sich auf dem Boden einer koronaren Herzkrankheit oder einer idiopathischen Kardiomyopathie entwickelt haben. Die Lebenserwartung dieser Patienten beträgt ohne Transplantation weniger als 6 Monate. In seltenen Fällen können auch hypertrophe Kardiomyopathien sowie Zustände nach Klappenersatz und angeborene Herzerkrankungen die Indikation zum Organersatz darstellen. Bevor diese Indikation gestellt wird, muß eine invasive kardiologische Diagnostik durchgeführt werden, um die Möglichkeit einer Besserung durch konventionelle medikamentöse oder chirurgische Maßnahmen auszuschließen. Ausschlußkriterien für die Transplantation sind ein wesentlich erhöhter, fixierter Lungengefäßwiderstand und eine fortgeschrittene, über das durch Stauung bedingte Maß hinausgehende Funktionsstörung anderer Organe. Weitere Kontraindikationen sind vor allem Infektionen und Systemerkrankungen.

Technik, Verlauf und Komplikationen

Die Transplantation erfolgt orthotop bei Aufrechterhaltung des Kreislaufs durch extrakorporale Zirkulation (Herz-Lungen-Maschine). Das kranke Herz des Empfängers wird im Niveau der Vorhöfe und an den großen Gefäßen unmittelbar distal der Taschenklappen abgetrennt. Dann werden die korrespondierenden Strukturen des Empfängerherzens anastomosiert. Dabei ist auch bei der Herztransplantation die gute Größenübereinstimmung der anatomischen Strukturen wichtig und beeinflußt die Auswahl der Spender-Empfänger-Kombinationen. Die ebenfalls mögliche auxiliäre Herztransplantation als „Huckepackherz" bei verbliebenem eigenen Herzen ist heute verlassen. Wegen der Kürze heute realisierbarer Konservierungszeiten (bis ca. 6 Stunden) kann in der Regel aus Zeitgründen nur eine Empfängerauswahl nach ABO-Kompatibilität durchgeführt werden. Bei Patienten mit HLA-Antikörpern ist jedoch eine Kreuzprobe wichtig, um das Risiko einer hyperakuten Abstoßung auszuschließen oder zu vermindern. Bei einer Verbesserung der Organkonservierung ist eine Verpflanzung nach HLA-Kriterien beim Herzen durchaus vorstellbar und langfristig anzustreben.

Nach Aufnahme der vollen Funktion durch das Spenderherz kommt es in der Regel zu schneller Erholung des Patienten und sehr guter Rehabilitation. Wichtigste Komplikationen sind die akute Abstoßung und Allgemeininfektionen. Für die Diagnostik der akuten Abstoßung ausschlaggebend ist die Endomyokardbiopsie, bei der sich der Abstoßungsprozeß durch Lymphozyteninfiltrate und Myozytolysen manifestiert. Die immunsuppressive Therapie folgt den gleichen Grundsätzen wie bei anderen Transplantationen. In der Frühphase nach Transplantation wird in der Regel eine Kombinationstherapie mit Ciclosporin, Glucocorticoiden, Azathioprin und ALG durchgeführt.

Auch nach Übertragung des Herzens ist die chronische Abstoßung eines der wichtigsten ungelösten Probleme. Sie manifestiert sich in einer ausgedehnten Vaskulitis des Herzens mit massiver Intimaproliferation. Da das Herztransplantat nicht innerviert ist, wird jedoch der Symptomenkomplex der Angina pectoris nicht ausgelöst. Ausdruck der drastischen Reduktion der Herzleistung sind Stauungsinsuffizienz und Ödeme. Bei rasch progressiver Abstoßung ist die Retransplantation erforderlich, evtl. nach kurzer Überbrückung durch einen technischen Organersatz (Kunstherz).

Ergebnisse

Die 1-Jahres-Überlebensrate nach Herztransplantation beträgt derzeit 75–85%, nach 5 Jahren leben noch etwa

60–70% der Patienten. In der Regel wird eine sehr gute Rehabilitation erreicht. Das Verfahren hat in den letzten Jahren eine wesentlich erweiterte Anwendung gefunden und kann heute bei den entsprechenden Indikationen als Routinetherapie angesehen werden.

■ Kombinierte Transplantation von Herz und Lunge

Die Indikation für die kombinierte Transplantation von Herz und Lunge sind Erkrankungen mit einer dauerhaften therapieresistenten Erhöhung des pulmonalen Gefäßwiderstandes und daraus resultierender schwerster Rechtsherzinsuffizienz (Cor pulmonale). Diesem Zustand können entweder pulmonale (primäre pulmonale Hypertonie, Morbus embolicus) oder kardiale Ursachen (Eisenmenger-Syndrom) zugrunde liegen. Wegen des erheblichen Risikos ist der Eingriff im wesentlichen auf Patienten im Alter unter 50 Jahren beschränkt.

Potentielle Organspender für diese Operation müssen einen vollständig normalen Lungenbefund aufweisen. Da Multiorganspender in der Regel durch eine mehrtägige Phase der Intensivtherapie gegangen sind, erfüllt nur ein kleiner Teil der Spender diese Voraussetzung. Die Entnahme und Implantation von Herz und Lunge werden in Form eines Organblocks durchgeführt. Während dieser Operation wird der Empfängerkreislauf an der Herz-Lungen-Maschine (totaler kardiopulmonaler Bypass) aufrechterhalten. Bei der Operation werden Trachea, rechter Vorhof und Aorta des Empfängers mit den korrespondierenden Strukturen des Organblocks verbunden. Um eine bessere Heilung der Trachealanastomose zu ermöglichen, wird bei der Immunsuppression in den ersten 2 Wochen auf die Behandlung mit Glucocorticoiden verzichtet und eine Kombination von Ciclosporin und Azathioprin gegeben. Die Erfahrungen mit der kombinierten Transplantation von Herz und Lunge sind noch relativ begrenzt. Wichtigste Komplikationen sind Insuffizienzen der Bronchialnaht, Abstoßungsreaktionen und Infektionen. Im Langzeitverlauf tritt bei vielen Patienten eine obliterative Bronchiolitis auf, deren Ursache noch nicht zufriedenstellend geklärt ist. In sehr erfahrenen Zentren leben nach 3 Jahren noch etwa 50–60% der Patienten. Langzeitbeobachtungen liegen noch nicht vor.

■ Einseitige und beidseitige Lungentransplantation

Die einseitige oder beidseitige Lungentransplantation wird derzeit bei Patienten mit terminaler Lungenfibrose im Alter unter 50 Jahren durchgeführt. Die Transplantatempfänger sind in der Regel vor der Transplantation von kontinuierlicher Sauerstoffzufuhr abhängig. Für die Organgewinnung gelten die gleichen Gesichtspunkte wie bei der kombinierten Transplantation von Herz und Lunge. Bei der Operation werden Lungenvenen, Lungenarterien und Hauptbronchus mit den entsprechenden Strukturen des Empfängers verbunden. Die postoperativen Komplikationen entsprechen weitgehend denen nach kombinierter Herz-Lungen-Transplantation. Die Lungentransplantation ist ein derzeit in rascher Entwicklung befindliches Gebiet.

■ Pankreas

Verfahren

Die Verpflanzung des Pankreas ist eine der wenigen Transplantationsarten, deren Methodik noch unbefriedigend ausgearbeitet ist und sich deshalb noch in einer technischen Entwicklungsphase befindet. Da die einzige Indikation für die Pankreastransplantation die Behandlung des Diabetes mellitus Typ I ist, der durch ein isoliertes Versagen des endokrinen Inselapparates bedingt ist, würde eine Transplantation nur der Langerhans-Inseln die prinzipiell erstrebenswerte Form der Transplantation darstellen. Die Anwendung dieses Verfahrens beim Menschen stößt jedoch auf die Schwierigkeit, daß es bisher nicht gelingt, mit vertretbarem Aufwand eine ausreichende Zahl von Langerhans-Inseln für die Transplantation zu präparieren.

Größere klinische Erfahrungen liegen mit der heterotopen Übertragung des gesamten Pankreas vor. Hauptproblem ist dabei die exokrine Sekretion. Diese kann durch Verschluß des Pankreasganges zum Versiegen gebracht oder aber drainiert werden. Nachteil des Stillegens der exokrinen Sekretion ist eine Fibrose und Atrophie des gesamten Organs. Für die Drainage existieren zahlreiche Variationen, z. B. Ableitung über eine ausgeschaltete Darmschlinge nach außen oder in die Harnblase. Dies zeigt an, daß eine definitive Lösung noch nicht gefunden ist.

Indikation

Die einzige Indikation ist der Diabetes mellitus Typ I, der durch die Substitution mit Insulin therapiert wird. Bei der Mehrzahl der Patienten mit dieser Erkrankung tritt nach etwa 15–20 Jahren das diabetische Spätsyndrom auf, das durch diabetische Retinopathie, Nephropathie, Polyneuropathie und periphere Mikroangiopathie gekennzeichnet ist. Das eigentliche Ziel der Pankreastransplantation sollte es sein, die Entwicklung dieses Spätsyndroms zu verhindern. Da die Pankreastransplantation selbst jedoch ein schwerwiegender und komplikationsreicher Eingriff ist, erscheint die Durchführung einer Pankreastransplantation in einem frühen Stadium derzeit nicht gerechtfertigt.

Die bisher klinisch durchgeführten Transplantationen wurden bei zwei unterschiedlichen Gruppen von Typ-I-Diabetikern vorgenommen.

- Bei Patienten mit voll ausgebildetem Spätsyndrom und in diesem Rahmen aufgetretener Niereninsuffizienz wurde eine Simultantransplantation von Pankreas und Niere durchgeführt.
- Bei Patienten mit beginnenden Spätkomplikationen, jedoch ohne manifeste Urämie ist nur eine solitäre Pankreastransplantation erforderlich.

Bei beiden Patientengruppen ist eine Verlangsamung oder Besserung des diabetischen Spätsyndroms erzielt worden.

Technik, Verlauf und Komplikationen

Die erfolgreiche Übertragung von Niere und Pankreas bei einem urämischen Diabetiker führt zu einer dramatischen Besserung der Situation. Er wird von Dialyse und Insulininjektionen unabhängig. Der gestörte Zuckerstoffwechsel wird bei der Mehrzahl der Patienten sehr rasch vollkommen normalisiert. Ob auch eine Beeinflussung der Mikroangiopathie möglich ist, ist umstritten.

Schwerwiegende und häufige Komplikationen nach der Pankreastransplantation sind die akute Abstoßung und eine Reihe von chirurgischen Komplikationen wie Fistelbildungen, Nahtinsuffizienzen mit Abszeß und nachfolgender Sepsis. Diese Komplikationen führen zu sehr langen Hospitalisierungsperioden nach der Transplantation und beeinträchtigen die Gesamtergebnisse dieses Verfahrens. Ein großes Problem ist die Diagnose von akuten Abstoßungsreaktionen in Pankreastransplantaten.

Ergebnisse

In einzelnen erfahrenen Zentren sind 1-Jahres-Transplantatüberlebensraten von bis zu 70% erreicht worden. Insgesamt liegen die Ergebnisse jedoch deutlich darunter und hängen auch von dem verwendeten Verfahren ab. Bei der Bewertung sind neben dem Transplantatüberleben auch die hohe Komplikationsfrequenz und die lange Hospitalisierungsdauer mit in Betracht zu ziehen. Die in Einzelfällen sehr erfreulichen Ergebnisse berechtigen noch nicht zu einer Behandlung der Frühstadien der Mikroangiopathie, die das eigentliche Ziel der Pankreastransplantation sein muß.

■ Haut

Bei ausgedehnten drittgradigen Verbrennungen ist vereinzelt die allogene Hauttransplantation klinisch angewandt worden. Ziel dieser Behandlung ist passagerer Hautersatz, bis die Deckung mit autologer Haut aus unversehrten Körperpartien möglich ist. Nach Exzision der drittgradig verbrannten Bereiche werden Spalthauttransplantate von verwandten Lebendspendern oder typisierten Leichenspendern verwendet. Durch Immunsuppression wird die Abstoßung verhindert, bis genug allogene Haut aus geheilten Bereichen zur schrittweisen Deckung der dann abgestoßenen allogenen Haut zur Verfügung steht. Wegen der besonderen Immunogenität von Hauttransplantaten ist ein dauerhaftes Einheilen allogener Haut derzeit nicht erreichbar. Hauptproblem bei dieser Therapie in sonst ausweglosen Situation ist eine Zunahme der ohnehin sehr großen Infektgefahr durch die unspezifische Immunsuppression.

■ Hornhaut

Indikation

Unter den verschiedenen Formen der Transplantation ist die Hornhautübertragung das bereits am längsten eingeführte und am weitesten verbreitete Verfahren. Klassische Indikationen sind schwere Deformitäten der Hornhaut (Keratokonus und Keratoglobus), angeborene und erworbene Hornhautdegenerationen sowie vor allem altersbedingte Hornhautdystrophien. Weitere Indikationsgruppen sind Hornhautnarben sowie Verbrennungen und Verätzungen.

Technik, Verlauf und Komplikationen

Die Transplantation kann entweder als lamelläre oder perforierende Keratoplastik durchgeführt werden. Bei der lamellären Keratoplastik werden nur Epithel, Bowman-Kapsel und Schichten des Stromas transplantiert, bei der perforierenden Keratoplastik dagegen die gesamte Hornhaut einschließlich Descemet-Membran und Endothel. Die Hornhauttransplantation konnte bereits zu einem Zeitpunkt klinisch eingeführt werden, als die Immunsuppression noch unbekannt war, da Hornhaut und vordere Augenkammer einen immunologisch privilegierten Ort darstellen (S. 647). Dieses immunologische „Privileg" der Hornhaut bricht jedoch zusammen, sobald sie vaskularisiert ist. Dann können sich auch in diesem Gewebe akute zelluläre Abstoßungen mit anschließender Vernarbung ereignen.

Bei Patienten ohne Vaskularisierung der eigenen Hornhaut ist der Verlauf nach der Transplantation in der Regel immunologisch unkompliziert. Eine immunsuppressive Therapie ist nicht erforderlich, abgesehen von kurzen lokalen Glucocorticoidbehandlungen bei Reizerscheinungen am Auge. Die Übertragung von typisierter Hornhaut mit verminderter Histokompatibilität scheint in dieser Situation keinen Vorteil zu bringen. Bei Patienten mit vaskularisierter Hornhaut besteht dagegen ein erhebliches Abstoßungsrisiko. In dieser Situation ist die Anwendung einer systemischen immunsuppressiven Therapie in der Frühphase nach der Transplantation angezeigt. Als weitere Maßnahme kommt die Verwendung von HLA-kompatiblem Spendermaterial in Betracht.

Ergebnisse

Bei Patienten ohne Vaskularisation der Hornhaut wird eine gute Einheilung des Transplantats mit einer Wahrscheinlichkeit von mehr als 95% erzielt. Mißerfolge sind in dieser Situation in der Regel nicht immunologisch bedingt. Bei Patienten mit Vaskularisation der Hornhaut ist die immunologische Komplikationsrate erheblich höher und hängt im einzelnen davon ab, ob die Möglichkeiten der Organauswahl nach Histokompatibilitätskriterien und einer vorübergehenden immunsuppressiven Therapie während der Einheilungsphase genutzt werden. Die Erfahrungen mit diesen zusätzlichen Therapiemöglichkeiten sind derzeit auf einige wenige Zentren beschränkt.

Ausblick

Der heutige Ergebnisstand der klinischen Organtransplantation ist vor allem durch die weitgehend empirisch entwickelte medikamentöse Immunsuppression erreicht worden. Die Vielzahl jetzt verfügbarer monoklonaler Antikörper gegen verschiedene Populationen von Immunzellen und gegen molekulare Zielstrukturen mit genau bekannter Funktion eröffnet prinzipiell neue Möglichkeiten der Intervention. Dabei besteht ein Hauptziel darin, die unspezifischen Formen der Immunsuppression zu verlassen und toleranzähnliche Zustände zu erreichen.

In der Vergangenheit war bei Versuchen zur Induktion von Toleranz gegenüber Transplantationsantigenen ein Hauptproblem, daß diese Moleküle biochemisch schwer zu isolieren waren und bei der Präparation erheblich verändert wurden. Die Molekularbiologie hat heute völlig neue Möglichkeiten zur Herstellung definierter löslicher oder zellgebundener Präparationen von MHC-Antigenen entwickelt. Erste experimentelle Daten weisen darauf hin, daß es möglich ist, mit transfizierten autologen Zellen toleranzähnliche Zustände in einer geplanten Weise auch im immunologisch reifen Organismus zu induzieren. Es ist wahrscheinlich, daß dieser neue experimentelle Ansatz auch zu klinisch anwendbaren Verfahren der antigenspezifischen Immunsuppression führen wird.

Auch bei weiter verbesserten Lösungen für die immunologischen Probleme der Allotransplantation bleibt die Organknappheit ein schwer zu überwindender limitierender Faktor. Aus diesem Grunde stellt sich für die Entwicklung des Gesamtgebiets die Frage, ob es gelingen kann, auch die xenogene Barriere zu überspringen. In Anbetracht der sich entwickelnden Möglichkeiten zur molekularbiologischen Änderung der Immunogenität von Transplantaten einerseits und zu spezifischen Eingriffen in die immunologische Reaktivität des Transplantatempfängers andererseits erscheint es aus heutiger Sicht wahrscheinlich, daß dies zumindest in einigen Bereichen der Organtransplantation ein erreichbares Ziel ist.

Literatur

1 Bach, F. H., H. Auchincloss jr.: Transplantation Immunology. Wiley, New York 1995
2 Bluestone, J. A., R. I. Lechler: Transplantation. Curr. Opin. Immunol. 7 (1995) 617–655
3 Grant, D., R. F. M. Wood: Small Bowel Transplantation. Arnold, London 1993
4 Guinan, E. C., J. G. Gribben, V. A. Boussiotis, G. J. Freeman, L. M. Nadler: Pivotal role of the B7: CD28 pathway in transplantation tolerance and tumor immunity. Blood 84 (1994) 3261–3282
5 Kaufmann, C. L., B. A. Gaines, S. T. Ilstad: Xenotransplantation. Ann. Rev. Immunol. 13 (1995) 339–367
6 Lenschow, D. J., T. L. Walunas, J. A. Bluestone: CD28/B7 system of T cell costimulation. Ann. Rev. Immunol. 14 (1996) 233–258
7 Lu, C. Y., T. A. Khair-El-Din, I. A. Dawidson, T. M. Butler, K. M. Brasky, M. A. Vazquez, S. C. Sicher: Xenotransplantation, FASEB J. 8 (1994) 1122–1130
8 Neuberger, J., D. Adams: Immunology of Liver Transplantation. Arnold, London 1993
9 Parker, W., S. Saadi, S. S. Lin, Z. E. Holzknecht, M. Bustos, J. L. Platt: Transplantation of discordant xenografts: a challenge revisited. Immunol. Today 17 (1996) 373–378
10 Rose, M. L., M. H. Yacoub: Immunology of Heart and Lung Transplantation. Arnold, London 1993
11 Schwartz, R. H.: Models of T cell anergy: Is there a common molecular mechanism? J. exp. Med. 184 (1996) 1–8
12 Starzl, T. E., A. J. Demetris, N. Murase, M. Trucco, A. W. Thomson, A. S. Rao: The lost chord: microchimerism and allograft survival. Immunol. Today 17 (1996) 577–584
13 Strom, F. B., H. Waldmann: Transplantation. Curr. Opin. Immunol. 6 (1994) 755–809
14 Suthanthiram, M., T. B. Strom: Renal transplantation. New Engl. J. Med. 331 (1994) 365–376
15 Thomson, A. W., G. R. D. Catto: Immunology of Renal Transplantation. Arnold, London 1993
16 Thomson, A. W., T. Starzl: Immunosuppressive Drugs: Developments in Anti-Rejection Therapy. Arnold, London 1994
17 Wood, K.: The Handbook of Transplant Immunology. MedSci Publications 1995

34 Transplantation von Knochenmark und peripheren Stammzellen

M. Theobald und R. Storb

■ Einleitung

Die Knochenmarktransplantation wird heute als integrativer Bestandteil risikoadaptierter Therapiekonzepte bei Patienten mit nichtmalignen und malignen lymphohämatopoetischen Systemerkrankungen regelmäßig durchgeführt. Zu diesen Erkrankungen gehören kongenitale Defekte der Hämatopoese und des Immunsystems (z. B. Thalassaemia major und schwere kombinierte Immundefizienzen), erworbene Knochenmarkdysfunktionen (z. B. aplastische Anämie), akute und chronische Leukämien sowie maligne Lymphome.

Anfänglich wurde die Knochenmarktransplantation als eine experimentelle Methode angesehen, die nur als eine letzte verzweifelte Anstrengung galt (15). In mehr als 25 Jahren hat sich daraus eine therapeutisch effektive Behandlungsmodalität für ausgewählte Patienten mit hämatologischen Erkrankungen und soliden Tumoren entwickelt. Aus peripherem Blut gewonnene hämatopoetische Stammzellen haben das Knochenmark als Quelle pluripotenter Stammzellen für die autologe Transplantation weitgehend ersetzt. Dieses Kapitel wird die klinischen Resultate der Knochenmarktransplantation zusammenfassen, autologe und allogene Transplantation gegenüberstellen, die Entwicklungen bei der Transplantation von peripheren Stammzellen aufzeigen und die noch zu lösenden Hauptprobleme hervorheben.

■ Allgemeine Prinzipien

■ Herkunft des Knochenmarks

Gegenwärtig sind die meisten Knochenmarkspender genetisch differente, allogene Individuen, meist genotypisch HLA-A-, -B-, -DR-, -DQ- und -DP-identische Geschwister. Syngene Transplantate stammen von monozygoten Zwillingen, die komplett identisch auf allen genetischen Loci sind. Weiterhin wurden Anstrengungen unternommen, akzeptable nicht HLA-identische Spender unter Geschwistern, Eltern, Kindern und anderen nahen Verwandten zu finden, die genotypisch identisch für einen HLA-Haplotyp und phänotypisch kompatibel für ein oder mehrere HLA-Loci auf dem nicht gemeinsamen Haplotyp sind. Erfolgreiche Knochenmarktransplantationen werden außerdem mit haploidentischen verwandten sowie mit phänotypisch HLA-identischen, aber nicht verwandten Spendern durchgeführt. Im Falle der autologen Transplantation bei Patienten mit malignen hämatopoetischen Grunderkrankungen werden das Knochenmark oder die peripheren Stammzellen des Patienten nach Polychemotherapie und Remissionsinduktion gewonnen und für eine spätere therapeutische Anwendung im Rahmen der Hochdosiskonsolidierung kryopräserviert.

■ Knochenmarkgewinnung und -infusion

Ungefähr 400–1000 ml Knochenmark werden durch multiple beidseitige Aspirationen vom Beckenkamm des Spenders durch Anästhesie gewonnen. Das Knochenmark wird in einer heparinisierten Gewebekulturlösung suspendiert und gesiebt, um Knochen- und Gewebepartikel zu entfernen. Anschließend wird die Knochenmarksuspension dem Empfänger intravenös infundiert, gewöhnlich in Mengen von $1-8 \times 10^8$ kernhaltigen Zellen pro kg Körpergewicht. Die hämatopoetischen Stammzellen zirkulieren durch die Lungen und adhärieren schließlich im Mikromilieu des Knochenmarkstromas, um im Zuge von Selbsterneuerung, Differenzierung und Expansion die Lymphohämatopoese des Empfängers zu rekonstituieren.

■ Konditionierung des Empfängers für die Transplantation

Bei Patienten mit schweren systemischen Immundefizienzsyndromen stellen die Transplantate solche Zellen zur Verfügung, die ein funktionsfähiges Immunsystem rekonstituieren. Knochenmarktransplantationen können in diesem Fall häufig ohne ein immunsuppressives Konditionierungsprogramm durchgeführt werden.

Das Konditionierungsprogramm zur Transplantation bei Patienten mit aplastischer Anämie besteht aus einer Immunsuppression durch Cyclophosphamid (Cy), gewöhnlich 50 mg/kg intravenös an jedem von 4 aufeinanderfolgenden Tagen.

Bei Patienten mit genetisch determinierten nichtmalignen Erkrankungen, wie z. B. dem Wiskott-Aldrich-Syndrom oder der Thalassaemia major, ist das eigene Knochenmark normo- oder hyperzellulär. Hier wird Cy (200 mg/kg), kombiniert mit Busulfan (3,5–4 mg/kg/Tag, oral für 4 Tage), gegeben, um einerseits die Immunsuppression sicherzustellen und andererseits das erkrankte Knochenmark zu eradizieren.

Bei Patienten mit Leukämie wird eine hochdosierte Chemotherapie eingesetzt, mit oder ohne Ganzkörperbestrahlung (GKB), um sowohl die malignen Zellen zu zerstören als auch die Immunität des Empfängers so stark zu unterdrücken, daß eine Abstoßung des Knochenmarktransplantats verhindert wird. Eine übliche Therapie besteht aus Cy (60 mg/kg an jedem von zwei aufeinanderfolgenden Tagen), gefolgt von einer GKB. Die Dosisraten betragen 4 bis 50 cGy/Minute, abgeben durch Cobalt-60-Quellen oder häufiger von Linearbeschleunigern. Um die Toxizität zu reduzieren und den antileukämischen Effekt zu erhöhen, wird häufig eine fraktionierte GKB eingesetzt. Die fraktionierten Strahlendosen betragen 1,25–6,0 Gy, bei Intervallen von 3–24 Stunden und Gesamtdosen von 5–15,75 Gy.

Klinische Resultate der Knochenmarktransplantation
(1, 4, 5, 7, 9, 15)

Kongenitale Erkrankungen

Zahlreiche kongenitale Erkrankungen sind erfolgreich durch eine Knochenmarktransplantation behandelt worden. Seit dem ersten Bericht im Jahre 1968 ist die Knochenmarktransplantation beispielsweise die Therapie der Wahl für schwere kombinierte Immundefizienzen. Das Langzeitüberleben nach Transplantation bei HLA-identischen Geschwistern beträgt ungefähr 55%. Eine Transplantat-gegen-Wirt-Erkrankung (graft versus host disease, GVHD) ist selten, und ein Fehlschlagen der Transplantation ist im allgemeinen Folge des noch schlechten Immunstatus unmittelbar nach der Transplantation und der damit assoziierten Infektgefährdung. Auch nicht HLA-identische, insbesondere haploidentische Transplantationen werden erfolgreich durchgeführt.

HLA-identische Knochenmarktransplantationen sind auch bei Patienten mit Wiskott-Aldrich-Syndrom und Fanconi-Anämie erfolgreich.

Weitere Indikationen zur Knochenmarktransplantation sind Ataxia teleangiectatica, infantile Agranulozytose, chronische Granulomatose, Osteopetrose, Blackfan-Diamond-Anämie, Chediak-Higashi-Erkrankung, chronische mukokutane Kandidiasis, kongenitale Aplasie der Erythrozyten, Morbus Gaucher und andere Speichererkrankungen.

Auch die Thalassaemia major kann im Zuge einer allogenen, HLA-identischen Knochenmarktransplantation dauerhaft und komplett korrigiert werden. Die Indikation zur Transplantation ist jedoch vorsichtig zu stellen, da die Optimierung der konventionellen, supportiven Therapie inzwischen zu einer deutlichen Verlängerung der mittleren Überlebenszeit geführt hat. Ähnliche Überlegungen gelten auch für Patienten mit Sichelzellanämie. In der Zukunft können vielleicht Modifikationen des Genoms der hämatopoetischen Zellen die klinischen Manifestationen dieser genetisch bestimmten Erkrankungen verhindern. Bis dahin repräsentiert die Knochenmarktransplantation die einzige Hoffnung auf Heilung bei diesen Erkrankungen.

Schwere aplastische Anämie

Die aplastische Anämie kann in den meisten Fällen auf einen Stammzelldefekt zurückgeführt werden. Die Infusion von Knochenmark eines monozygoten Zwillings ist auch ohne Immunsuppression des Empfängers erfolgreich.

Gemäß risikoadaptierten klinischen Studien ist die allogene, HLA-identische Knochenmarktransplantation die Therapie der Wahl bei jüngeren Patienten mit schwerer aplastischer Anämie sowie bei Patienten mit sehr schwerer aplastischer Anämie. Die Transplantatabstoßung war dabei lange Zeit ein großes Problem. Eine mögliche Transplantatabstoßung kann über zwei Faktoren vorausgesagt werden:

1. ein positiver In-vitro-Test der zellvermittelten Immunität, der darauf hinweist, daß Empfängerlymphozyten gegen Spenderzellen bereits vor der Transplantation reaktiv sind, und 2. eine zu niedrige Zahl der transplantierten Knochenmarkzellen (weniger als 3×10^8 pro kg). Eine Sensibilisierung des Empfängers durch vorausgegangene Bluttransfusionen ist der Hauptgrund für eine Abstoßung. Nach unseren Erfahrungen ist eine Transplantatabstoßung bei Patienten ohne frühere Bluttransfusionen die Ausnahme. 80% derselben sind noch zwischen $5^{1}/_{2}$ und 15 Jahre nach Knochenmarktransplantation am Leben (Abb. 34.**1**).

Um die Transplantatabstoßung bei Patienten, die häufig eine Transfusion erhalten haben, durch eine intensivere Immunsuppression zu verhindern, wurde Cy mit GKB und insbesondere totalnodaler Bestrahlung kombiniert. In Seattle wurden auch Buffy-coat-Zellen zusammen mit dem Knochenmark infundiert, da das Spenderblut eine potentielle Quelle von zusätzlichen, pluripotenten Stammzellen und lymphoiden Zellen ist, die eine Abstoßung verhindern. In der Regel sind infolge dieser intensiveren Konditionierungsmerkmale die Abstoßungsraten abgesunken, und das Überleben hat sich verbessert. Bei den Patienten in Seattle mit aplastischer Anämie, die nach Mehrfachtransfusionen Knochenmark von HLA-identischen Geschwistern erhielten, waren nach 5–11 Jahren nahezu 70% noch am Leben (Abb. 34.**1**). Neuere Resultate nach Konditionierung mit Cy und Antilymphozytenglobulin zeigen ein 5-Jahres-Überleben von 90%.

Akute myeloische Leukämie (AML)

Transplantation von allogenem Knochenmark

AML im Rezidiv: Bis zur Mitte der 70er Jahre wurde die Knochenmarktransplantation erst dann eingesetzt, wenn jede andere Therapie versagte. Zwischen 1970 und 1975 wurde in Seattle 54 Patienten im Rezidiv HLA-identisches Knochenmark transplantiert. Sechs dieser Patienten waren 12–16 Jahre später noch in Remission (Abb. 34.**2**) (15). Die Rezidivrate betrug 65%. Eine Verbesserung dieser Ergebnisse konnte bei den 132 anschließend behandelten Patienten dokumentiert werden. Das Überleben nach 3 Jahren war vergleichbar (34%) bei den Patienten mit unbehandeltem ersten Rezidiv und bei denen, die in zweiter Remission behandelt wurden. Jedoch betrug es nur 24% bei Patienten mit einem therapierefraktären ersten Rezidiv.

AML in erster Remission: Die Arbeitsgruppe in Seattle begann 1976 mit der Transplantation bei AML-

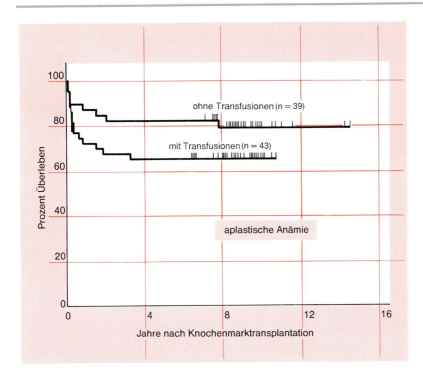

Abb. 34.**1** Überleben von Patienten mit schwerer aplastischer Anämie, die keine oder häufig Transfusionen erhalten haben, mit Cyclophosphamid konditioniert wurden und Knochenmark von HLA-identischen Geschwistern erhielten. Die kleinen Striche markieren individuelle Überlebende.

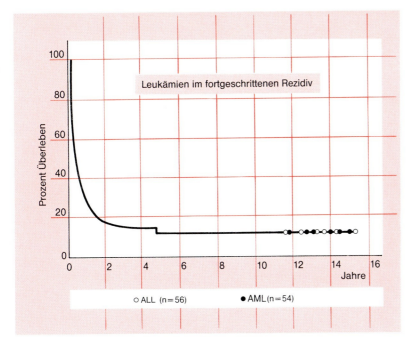

Abb. 34.**2** Krankheitsfreies Überleben nach Knochenmarktransplantation bei 110 Patienten mit fortgeschrittener akuter lymphoblastischer Leukämie (ALL) oder akuter myeloischer Leukämie (AML): Die Patienten wurden mit Cyclophosphamid und einer Einzel-GKB (10 Gy) konditioniert, erhielten anschließend Knochenmark von einem HLA-identischen Geschwister und wurden intermittierend für die ersten 100 Tage mit Methotrexat immunsuppressiv weiterbehandelt. Die Kreise symbolisieren krankheitsfreie Überlebende.

Patienten, die sich in erster Remission befanden. Diese Maßnahme versprach ein verbessertes Langzeitüberleben: Die Menge der Leukämiezellen im Körper ist kleiner, die Zellen sind weniger therapieresistent, die Patienten befinden sich in besserem klinischen Zustand und können daher die Transplantation besser tolerieren. Die Resultate haben den Erwartungen entsprochen. 12 der ersten 22 Patienten lebten noch 9–11 Jahre nach der Transplantation (Abb. 34.**3**). Prospektive Studien, die die Transplantation in erster Remission mit einer konventionellen Chemotherapie verglichen, zeigten entweder statistisch signifikante oder doch sehr naheliegende Vorteile dieser Art der Transplantation. Im Jahre 1986 waren von 231 Patienten in Seattle nach 3 Jahren noch 49% am Leben. Die Rezidivrate lag bei 25%. Die besten Resultate wurden bei Patienten unter 20 Jahren mit 70% Überleben beobachtet, gegenüber 40–50% Überleben bei Patienten über 20 Jahre. Ähnliche Resultate wurden auch von der europäischen und internationalen Knochenmarktransplantations-Organisation berichtet. Im

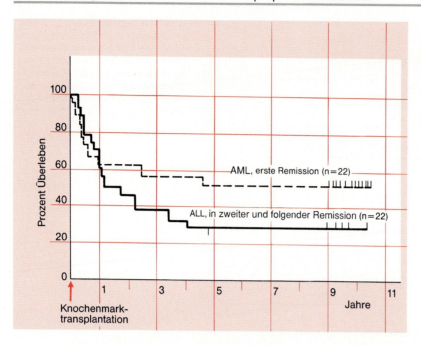

Abb. 34.**3** Überleben von Patienten nach HLA-identischer Knochenmarktransplantation bei akuter myeloischer Leukämie (AML) in erster Remission und bei akuter lymphoblastischer Leukämie (ALL) in zweiter oder darauffolgenden Remissionen. Die kleinen Striche markieren die krankheitsfreien Überlebenden.

Lichte aktueller Ergebnisse hinsichtlich des kranheitsfreien Überlebens nach optimierter Polychemotherapie wird die Indikation zur Transplantation von allogenem Knochenmark bei Patienten mit AML in erster kompletter Remission zukünftig neu zu hinterfragen sein.

Vergleich der Transplantation von allogenem und autologem Knochenmark

Berichte zeigen ein bis zu 45%iges Überleben 2 Jahre nach einer autologen Transplantation in erster Remission und ein 30%iges Überleben in zweiter Remission. Dies war unabhängig davon, ob das Knochenmark behandelt oder unbehandelt war, um die klonogenen Leukämiezellen zu entfernen. Das Überleben schien mit der allogenen Transplantation vergleichbar zu sein. Diese Resultate unterstützen das Konzept, daß die neueren Konditionierungsprogramme die leukämischen Zellen effektiver als die konventionelle Chemotherapie entfernen. Überraschenderweise scheint in vielen Fällen das infundierte Knochenmark nicht ausreichend klonogene Leukämiezellen zu enthalten, um zu einem Rezidiv führen zu können. Bei Verfügbarkeit eines genotypisch HLA-identischen Geschwisterspenders wird derzeit der Transplantation von allogenem gegenüber autologem Knochenmark der Vorzug gegeben. Allogene Transplantationen tragen nicht die Gefahr in sich, daß leukämische Zellen infundiert werden. Zusätzlich haben sie den Vorteil, daß ein Graft-versus-Leukämie-Effekt zu einer niedrigeren Rezidivrate führen könnte. Auf der anderen Seite haben autologe Transplantationen den Vorteil, daß sowohl die GVHD als auch die damit verbundenen Komplikationen und Folgen der therapeutischen Maßnahmen vermieden werden. Die Frage, welche Maßnahme für einen Patienten am günstigsten ist, kann nur durch prospektive Studien beantwortet werden, in denen allogene und autologe Transplantationen verglichen werden. In jüngerer Zeit ist die Transplantation von autologem Knochenmark weitgehend durch die Transplantation von autologen peripheren Stammzellen ersetzt worden. Dabei wird diese zunehmend im Verbund mit myeloablativer Polychemotherapie für die Hochdosis-Konsolidierungstherapie bei akuten Leukämien instrumentalisiert. Eine weitere, noch nicht beantwortete Frage der Transplantation von autologem Knochenmark und peripheren Blutstammzellen betrifft die Effektivität und Toxizität der Methoden, um das Transplantat von leukämischen Zellen zu reinigen.

■ Akute lymphoblastische Leukämie (ALL)

Transplantation von allogenem Knochenmark

ALL im Rezidiv: Wie bei der AML wurde die Knochenmarktransplantation zuerst bei Patienten mit bereits fortgeschrittener Erkrankung eingesetzt (15). Von den ersten 56 Patienten, bei denen in Seattle zwischen 1970 und 1975 eine Transplantation vorgenommen wurde, lebten nach 11,5 bis 15,5 Jahren noch 6 (Abb. 34.**2**). Die Rezidivrate betrug 75%.

ALL in Remission: Besser waren die Resultate, wenn die Transplantation nach Remissionsinduktion durchgeführt wurde. Abb. 34.**3** zeigt die Überlebenskurve der ersten 22 Patienten in Seattle, bei denen die Transplantation in der zweiten oder darauffolgenden Remission der ALL erfolgte. Ein Überleben von 27% fand sich zwischen 9 und 10,5 Jahren nach Transplantation. Ein leukämisches Rezidiv war weiterhin das Hauptproblem und betrug etwa 60%. Das Überleben der Patienten, bei denen die Transplantation in erster Remission erfolgte, lag bei 30–45% mit einer Rezidivrate von 35%.

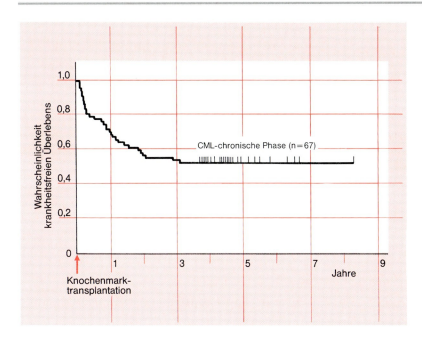

Abb. 34.**4** Krankheitsfreies Überleben von Patienten mit chronischer myeloischer Leukämie (CML) in chronischer Phase nach Transplantation allogenen Knochenmarks. Die vertikalen Striche markieren die krankheitsfreien Überlebenden.

Vergleich der Transplantation von autologem und allogenem Knochenmark

Krankheitsfreies Langzeitüberleben wurde bei einem Teil der ALL-Patienten beschrieben, die autologes Knochenmark in zweiter oder darauffolgender Remission erhielten. In vielen Fällen wurde das Knochenmark von klonogenen leukämischen Zellen mit Hilfe von Antikörpern plus Komplement oder Immuntoxinen gereinigt. Wie bei der AML sind autologe Transplantationen zwar sicherer, aber allogene Transplantationen sind von niedrigeren Rezidivraten begleitet.

Wann sollen Knochenmarktransplantationen bei Patienten mit ALL durchgeführt werden?

Angesichts der ungünstigen Prognose von Patienten mit chemotherapieresistenter ALL gibt es nur geringe Zweifel, daß transplantiert werden sollte. Eine prospektive Studie zeigte bereits, daß Transplantation bei Patienten, die ein Rezidiv hatten, der Chemotherapie überlegen war. Vor dem Hintergrund der deutlich verbesserten Ergebnisse mit konventionellen Chemotherapieschemata wird bei Patienten mit ALL in erster kompletter Remission jedoch nur dann transplantiert, wenn definierte Risikomerkmale vorliegen, welche die Wahrscheinlichkeit für ein frühzeitiges Rezidiv der Grunderkrankung antizipieren. Zu diesen Risikomerkmalen gehören insbesondere eine Erkrankung an ALL mit Philadelphia-Chromosom-Positivität sowie je nach Studie hohe Zahlen von peripheren Zellen bei Diagnosestellung und verzögertes Erreichen einer kompletten Remission während der Induktionstherapie.

■ Chronisch myeloische Leukämie (CML)

Blastenkrise und akzelerierte Phase: Die Erfahrungen bei Transplantation bei Patienten mit CML in der Blastenkrise ähneln denen bei Patienten mit akuter Leukämie im fortgeschrittenen Rezidiv. Das Langzeitüberleben beträgt 14–16% bei Rezidivraten von 50–75%. Die Knochenmarkzellen in überlebenden Patienten weisen kein Philadelphia-Chromosom auf. Alle Versuche, die Resultate durch Transplantation in der akzelerierten Phase zu verbessern, sind bei 15–28% krankheitsfreiem Überleben und Rezidivraten von 40–56% nur wenig erfolgreicher gewesen.

Chronische Phase: Im Jahre 1976 begann die Arbeitsgruppe in Seattle eine klinische Studie bei 19 Patienten, die zytogenetisch normale, identische Zwillinge als Knochenmarkspender besaßen. 12 dieser Patienten waren nach 1–11,5 (Mittel 8) Jahren noch am Leben, befanden sich in offensichtlicher Remission und zeigten keine Zellen mit Philadelphia-Chromosomen. Diese Resultate haben dazu ermutigt, auch Knochenmark von HLA-identischen Geschwistern zu transplantieren. Es fand sich ein krankheitsfreies Überleben von 49–56% (Abb. 34.**4**). Die Wahrscheinlichkeit eines Rezidivs lag zwischen 12 und 20%. Gegenwärtig ist die allogene Transplantation von Knochenmark der einzige kurative Therapieansatz bei CML, und bei jedem Patienten unter 50 Jahren, der einen passenden Spender hat, sollte eine Transplantation durchgeführt werden. Die Daten aus Seattle legen nahe, daß die besten Resultate dann erzielt werden, wenn die Transplantation im ersten Jahr nach Diagnosestellung erfolgt (80% Überleben).

In letzter Zeit werden zunehmend Transplantationen von autologem Knochenmark und peripheren Stammzellen auch bei Patienten mit CML nach vorangehender Konditionierungstherapie durchgeführt. Durch die dabei erzielte Reduktion der Zahl leukämischer Progenitorzellen soll die chronische Phase der Erkrankung im Mittel verlängert werden. Ein primär kuratives Therapieziel verfolgt diese Behandlungsstrategie derzeit jedoch nicht.

■ Lymphome

Zwischen 1970 und 1985 wurden in Seattle 100 Transplantationen bei rekurrenten malignen Lymphomen durchgeführt. Die Überlebensraten nach 5 Jahren betrugen 22% bei einer 60%igen Wahrscheinlichkeit für ein Rezidiv. Patienten, bei denen die Transplantation entweder im ersten Rezidiv oder in zweiter Remission vorgenommen wurde, zeigten nach 2 Jahren ein Überleben von 42% und eine Rezidivrate von 41%. Dies war ein signifikant besseres Ergebnis im Vergleich mit Patienten, bei denen erst in fortgeschrittenem Krankheitsstadium transplantiert wurde. Weder die Quelle des Knochenmarks (autolog, allogen oder syngen) noch das histologische Bild (hochgradiges oder intermediäres Non-Hodgkin-Lymphom gegenüber Hodgkin-Lymphom) konnten eine eindeutige Voraussage über das klinische Ergebnis machen. Diese Resultate und auch die von anderen Zentren zeigen, daß eine Transplantation von Knochenmark und inzwischen vor allem von peripheren Stammzellen bei rekurrentem malignem Lymphom bessere Ergebnisse zeitigten als die Chemotherapie.

■ Andere hämatologische Malignome

Knochenmarktransplantationen werden auch erfolgreich bei Patienten mit Plasmozytom und bei einer kleinen Anzahl von Patienten mit Osteomyelofibrose eingesetzt. Von besonderem Interesse waren Patienten mit myelodysplastischem Syndrom (MDS), die zwar gelegentlich auf niedrige Dosen von Cytarabin, anderen Chemotherapeutika und hämatopoetische Wachstumsfaktoren reagieren, ansonsten aber an einer unheilbaren Krankheit leiden. Die Resultate weisen auf ein nahezu 50%iges, krankheitsfreies Überleben bei den Patienten hin, bei denen die Transplantation in den frühen Krankheitsstadien eines MDS vorgenommen wurde. Dagegen sind die Resultate bei Patienten mit fortgeschrittenem MDS nicht ermutigend, obwohl auch gelegentlich ein Langzeitüberleben beobachtet wird (15% Überleben).

■ Solide Tumoren

Transplantationen von autologem Knochenmark und in der Folge vor allem von autologen peripheren Stammzellen werden mittlerweile regelmäßig als adjuvante Therapie im Rahmen kontrollierter Studien beim Mammakarzinom eingesetzt. Weitere klinische Studien betreffen Ovarial-, Hoden- und kleinzellige Bronchialkarzinome, Neuroblastome, Wilms-Tumoren, Medulloblastome, Retinoblastome und Sarkome.

■ Nicht HLA-identische Knochenmarktransplantationen

■ Ergebnisse

Eine Fülle von Daten aus tierexperimentellen Studien unterstützen das Konzept, daß die besten Ergebnisse bei der Transplantation von allogenem Knochenmark mit HLA-identischen Geschwisterspendern erzielt werden. Eine fehlende HLA-Identität beeinträchtigt erheblich das Ergebnis in bezug auf Angehen des Knochenmarks, Abstoßung, GVHD und Rekonstitution des Immunsystems. Jedoch verfügen nur etwa 35–40% der Patienten über einen HLA-identischen Geschwisterspender, eine Tatsache, die die Anwendbarkeit der Transplantation allogenen Knochenmarks einschränkt, falls nicht andere Spender rekrutiert werden können.

■ Nicht HLA-identische Familienmitglieder als Spender

Die Resultate mit Knochenmark von weniger kompatiblen Familienmitgliedern haben gezeigt, daß die transplantationsabhängigen Komplikationen direkt mit dem Grad der HLA-Inkompatibilität ansteigen. Das Angehen des Transplantats wird verzögert, die Granulozyten- und Thrombozytenwerte bleiben niedrig, und das Risiko einer Abstoßung ist deutlich erhöht. Außerdem zeigte sich, daß unter diesen Patienten die Schwere und Häufigkeit der akuten GVHD erhöht sind (Abb. 34.**5**). Trotz der höheren Häufigkeit der Transplantatabstoßung und einer GVHD war das Überleben der phänotypisch HLA-identischen oder nur auf einem HLA-Locus inkompatiblen Patienten nicht anders als das der genotypisch HLA-identischen Patienten. Allerdings hatten Patienten mit 2 oder mehr inkompatiblen HLA-Loci auf dem nicht gemeinsamen Haplotyp eine wesentlich schlechtere Prognose, und die Überlebensrate lag bei nur 10–20%.

Neuere Entwicklungen weisen jedoch darauf hin, daß auch komplett haploidentische Transplantationen nach Ex-vivo-T-Zell-Depletion des Transplantats, möglicherweise kombiniert mit zusätzlicher In-vivo-Depletion residualer, die Konditionierung überlebender T-Zellen des Empfängers, sowie Infusion einer Megadosis von Stammzellen (z. B. Knochenmark und periphere Stammzellen) im Kontext hämatopoetischer Wachstumsfaktoren erfolgreich durchgeführt werden können.

■ Nichtverwandte Spender

Die Studien bei Hunden haben gezeigt, daß das Überleben von phänotypisch ■DLA-identischen, aber nichtverwandten Spendern etwas schlechter ist als das von genotypisch ■DLA-identischen Geschwistern. Die bisherigen klinischen Erfahrungen stimmen mit diesen Beobachtungen überein. Es gibt eine Reihe von Langzeitüberlebenden, die Knochenmark von nichtverwandten

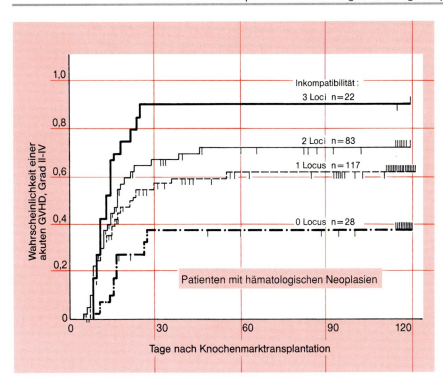

Abb. 34.5 Wahrscheinlichkeit des Auftretens einer GVHD, Grad II–IV, bei Patienten, die HLA-haploidentisches Knochenmark bei hämatologischen Neoplasien erhielten. Gezeigt sind Ergebnisse von Patienten mit HLA-identischen und mit auf 1, 2 und 3 Loci differentem Knochenmark.

Spendern erhielten. Die Überlebensraten sind denen von genotypisch identischen Geschwistern etwas unterlegen.

Über die EDV-gestützte Sammlung von HLA-Typisierungsdaten sind inzwischen in den USA, Europa und Japan eine so große Zahl potentieller Spender registriert, um mit hoher Wahrscheinlichkeit für einen beliebigen Patienten ein Transplantat finden zu können. Mit Verbesserung der Konditionierungsprogramme und der Methoden zur Prävention der GVHD ist die Transplantation von Knochenmark von nichtverwandten Spendern häufig geworden.

■ Transplantation von autologen und allogenen peripheren Stammzellen

Seit den ersten Transplantationen autologer, peripherer Stammzellen Ende der 70er und Anfang der 80er Jahre ist diese Behandlungsmodalität mittlerweile integrativer Bestandteil in den Therapiekonzepten maligner lymphohämatopoetischer Systemerkrankungen und hat die Transplantation von autologem Knochenmark bei gleicher Indikationsstellung weitgehend ersetzt. Eine ähnliche Tendenz zeichnet sich zumindest zahlenmäßig für die allogenen peripheren Stammzellen ab. Wurden 1983 in Europa insgesamt 1353 Patienten (autolog n=473; allogen n=880) mit Transplantaten von peripheren Stammzellen behandelt, waren es 1994 bereits 10 450 Patienten (autolog n=6811; allogen n=3639).

Im Vergleich zum Knochenmark ist der Anteil hämatopoetischer Stammzellen in der Zirkulation gering. Gleichwohl besteht ein dynamisches Äquilibrium zwischen Knochenmark und peripherem Blut hinsichtlich der Anzahl und Rekrutierbarkeit hämatopoetischer Stamm- und Progenitorzellen. Dieses dynamische Äquilibrium ist die physiologische Grundlage der Mobilisierung peripherer Stammzellen zum Zweck der autologen und allogenen Transplantation. Im autologen System werden die Patienten üblicherweise zunächst mit Chemotherapie zytoreduktiv behandelt und die sich regenerierende Hämatopoese mit hämatopoetischen Wachstumsfaktoren, in der Regel Granulozytenkolonien stimulierender Faktor (G-CSF), stimuliert. Das jeweils zum Einsatz kommende Chemotherapieschema ist derzeit noch starker regionaler Variabilität unterworfen. In jedem Fall resultiert im Rahmen der hämatopoetischen Regeneration eine überschießende Produktion hämatopoetischer Stamm- und Progenitorzellen, die gemäß des dynamischen Äquilibriums vermehrt in die Zirkulation gelangen und in mehreren Leukaphereseeinheiten in adäquater Zahl gewonnen, kryopräserviert und dem Patienten zum Zeitpunkt der Transplantation nach Konditionierung reinfundiert werden. Die adäquate Anzahl mobilisierter hämatopoetischer Stamm- und Progenitorzellen wird durch Quantifizierung von $CD34^+$-Zellen im Leukapheresat gemessen. Der tatsächliche Anteil pluripotenter Stammzellen unter den hämatopoetischen $CD34^+$-Progenitorzellen ist zwar gering, ist aber mit deren Anzahl positiv korreliert. Eine weitere Selektion und präparative Qualität wird in vielen Zentren durch Selektion von $CD34^+$-Stamm- und Progenitorzellen mittels immobilisierter monoklonaler Antikörper erreicht. Indikationen und Ergebnisse der Transplantation autologer peripherer Stammzellen entsprechen weitgehend denjenigen der Transplantation autologen Knochenmarks. Die Vorteile der Transplantation peripherer

Stammzellen gegenüber dem autologen Knochenmark sind der Verzicht auf einen operativen Eingriff unter Narkose (Knochenmarkentnahme), die deutlich beschleunigte hämatopoetische Rekonstitution (Neutrophile und Thrombozyten) nach Transplantation und die Möglichkeit der sequentiellen zytoreduktiven Therapie in Kombination mit sequentieller Stammzellmobilisierung und Retransplantation. Nachteilig ist, daß nicht bei allen Patienten, insbesondere nach multipler zytoreduktiver Vorbehandlung bei malignen Lymphomen und AML, eine adäquate Mobilisierung von CD34+-Stamm- und Progenitorzellen erreicht wird. Zur Verbesserung dieser Situation wird die Applikation alternativer hämatopoetischer Wachstumsfaktoren oder Wachstumsfaktor-Kombinationen (z. B. G-CSF, GM-CSF, Stammzellfaktor und IL-3) derzeit klinisch erprobt. Alternative Entwicklungen haben die Ex-vivo-Expansion peripherer hämatopoetischer Stamm- und Progenitorzellen für eine spätere Transplantation zum Ziel. Ein Problem besteht weiterhin bezüglich der Effizienz und Technologie zur Reinigung des Transplantats peripherer Stammzellen von potentiell noch vorhandenen autologen Leukämie- oder Tumorzellen. Trotz vielfältiger Erfolge ist die Frage, ob durch die Transplantation peripherer Stamm- und Progenitorzellen die Empfängerhämatopoese tatsächlich über eine Lebensspanne dauerhaft rekonstituiert wird, noch nicht formal geprüft.

Bei der Transplantation allogener peripherer Stammzellen, die derzeit nur im Rahmen kontrollierter klinischer Studien unter Standardindikationsstellungen durchgeführt wird, werden hämatopoetische Stamm- und Progenitorzellen ausschließlich nach subkutaner Gabe von G-CSF aus dem peripheren Blut eines HLA-identischen Geschwisterspenders leukapheresiert. Die Zellsuspension wird in aller Regel nicht kryopräserviert, sondern unmittelbar in einer Größenordnung von mindestens 2–3 Millionen von CD34+-Zellen/kg Körpergewicht dem bereits konditionierten Empfänger transplantiert. Ob die Resultate der Transplantation allogener peripherer Stammzellen denjenigen nach Transplantation von allogenem Knochenmark entsprechen, insbesondere im Hinblick auf die Inzidenz der chronischen GVHD und die damit assoziierte Morbidität und Mortalität, ist derzeit noch offen. Die Prüfung dieser Frage in den gegenwärtigen prospektiven und randomisierten klinischen Studien wird zeigen, welcher Form der allogenen Transplantation die Zukunft gehört. Eine attraktive Perspektive der Transplantation allogener peripherer Stammzellen ist die Möglichkeit der präparativ einfachen Positiv- und Negativselektion unterschiedlicher Zellpopulationen (CD34+-Stamm- und Progenitorzellen, dendritische Zellen, T-Zell-Subpopulationen), die zu verschiedenen Zeitpunkten vor und nach Transplantation im Rahmen immuntherapeutischer Strategien (Vermeidung von GVHD, Induktion eines Graft-versus-Leukämie-Effektes) instrumentalisiert werden können.

■ Gegenwärtige Probleme und künftige Lösungen

■ Erholung der Hämatopoese und des Immunsystems

Im Falle einer unkomplizierten Knochenmarktransplantation normalisieren sich die Granulozyten- und Thrombozytenwerte etwa am 25.–50. Tag und der Hämatokrit zwischen dem 60. und 90. Tag. In den meisten Fällen sind die Zellen der Hämatopoese gänzlich vom Spender (kompletter Chimärismus), obwohl einige Patienten eine persistierende Mischung von Spender- und Empfängerzellen (gemischter Chimärismus) aufweisen. Die Hämatopoese bleibt stabil, wie Langzeitbeobachtungen bei Patienten bis zu 20 Jahren gezeigt haben. Die Normalisierung der Anzahl der Monozyten wie auch der bronchoalveolaren und hepatischen Makrophagen erfolgt gleichfalls sehr rasch. Dennoch gibt es einige länger bestehende Defekte, wie z. B. Störungen der Granulozytenchemotaxis, eine Reduktion der Vorläuferzellen im Knochenmark und eine eingeschränkte Immunfunktion.

Drei Komponenten tragen zum immunologischen Status des Empfängers nach Transplantation bei und können Schutz gegen Infektionen vermitteln: 1. Einige Funktionen des ursprünglichen Wirtsimmunsystems persistieren, wie man durch die vorübergehende Produktion des wirtseigenen Isohämagglutinintiters bei AB0-inkompatiblen Knochenmarkempfängern noch bis zu 12 Monaten nachweisen kann. 2. Es werden immunologisch aktive Spenderzellen zusammen mit dem Knochenmark transplantiert. Damit ist eine sofortige Immunfunktion gewährleistet. Ein Übertragen der Immunität gegen Tetanustoxoid, Masern und Diphtherie wurde in 85% der Patienten ohne GVHD und in 45% mit chronischer GVHD dokumentiert. 3. Die wichtigste Komponente ist die Rekonstitution des Immunsystems durch das infundierte Knochenmark. Anfänglich zeigen alle Empfänger eine Erniedrigung der meisten Immunfunktionen während der ersten 4–5 Monate nach Knochenmarktransplantation. Dies ist unabhängig vom Knochenmarkspender, der zugrundeliegenden Krankheit, des Konditionierungsprogramms, einer akuten GVHD und der durchgeführten Immunsuppression. Ausnahmen betreffen die sich schnell erholende Aktivität der Monozyten/Makrophagen und der zytotoxischen Effektorzellen, die sich alle innerhalb der ersten 30 Tage normalisieren. Nach 4–5 Monaten zeigen Empfänger autologen, syngenen und allogenen Knochenmarks eine normgerechte Rekonstitution der meisten immunologischen Parameter, falls keine GVHD auftritt. Dennoch finden sich auch unter gesunden Langzeitüberlebenden einige wenige, die nicht in der Lage sind, humorale Antikörper regelrecht zu produzieren, und 30–40% zeigen einen persistierenden In-vitro-B-Zell-Defekt und eine verminderte T-Zell-Hilfe. Langzeitüberlebende mit chronischer GVHD weisen noch häufiger Defekte der humoralen und durch T-Zellen vermittelten Immunität auf.

Opportunistische Infektionen

Bakterielle und Pilzinfektionen

Trotz einer supportiven Therapie mittels Transfusionen, Antibiotika (z. B. selektive Dekontamination) und in einigen Fällen protektiver Sicherheitsmaßnahmen verstarben etwa 5% der HLA-identischen Knochenmarkempfänger während der frühen, granulozytopenischen Periode an bakteriellen oder Pilzinfektionen. Diese Zahl erhöht sich bei Patienten nach nicht HLA-identischer Knochenmarktransplantation. Durch Einsatz hämatopoetischer Wachstumsfaktoren, insbesondere G-CSF, werden sowohl die Dauer der Neutropenie in der frühen Phase nach Transplantation als auch die Hospitalisationsdauer insgesamt verkürzt. Die raschere Rekonstitution der neutrophilen Granulopoese hat jedoch keinen Einfluß auf die transplantationsassoziierte Morbidität und Mortalität. Ein möglicher ökonomischer Effekt durch Verkürzung der Hospitalisationsdauer wird durch die zusätzlichen Kosten hämatopoetischer Wachstumsfaktoren kompromittiert. Vor diesem Hintergrund haben hämatopoetische Wachstumsfaktoren keinen substantiellen Fortschritt in der Transplantation autologen und allogenen Knochenmarks erbracht und sind folglich in der Mehrzahl der großen Transplantationszentren kein fester Bestandteil der supportiven Standardtherapie. Ob die klinische Verfügbarkeit des kürzlich klonierten Thrombopoetins zu einer früheren Rekonstitution der Thrombopoese und im Ergebnis zur Reduktion supportiver Thrombozytenstransfusionen führen kann, wird derzeit in klinischen Studien geprüft.

Virale und Protozoeninfektionen

Die wichtigsten Infektionen während der ersten 3 bis 4 Monate nach Transplantation sind viraler Genese. Die Aktivierung einer latenten Herpes-simplex-Virus-Infektion unmittelbar nach Transplantation ist häufig, kann aber mit Aciclovir kontrolliert werden. Varizellen-Zoster-Infektionen wurden in etwa 40% aller Patienten beobachtet, sind jedoch auch durch Aciclovir therapeutisch kontrollierbar. Pneumocystis carinii hatte in der Vergangenheit etwa 10% aller interstitiellen Pneumonien verursacht. Mittlerweile kann diese Infektion durch prophylaktische Behandlung mit Trimethoprim und Sulfamethoxazol oder auch Pentamidin (limitierte Effektivität) weitgehend vermieden werden. Die bei weitem häufigste Infektion geht auf das Zytomegalievirus (CMV) zurück. Das Auftreten einer CMV-Aktivierung wurde in etwa $3/4$ aller Patienten gesehen, die vor der Transplantation bereits Antikörper gegen CMV aufwiesen. Obwohl diese Infektion häufig asymptomatisch verläuft und lange Zeit nur durch Virusausscheidung im Urin oder durch einen Anstieg des Antikörpers nachweisbar war, kann eine Aktivierung des CMV zu einer Pneumonitis mit ernsthaften Komplikationen führen. Eine CMV-Pneumonitis wird in bis zu 15% der Patienten nach Knochenmarktransplantation bei maligner Grunderkrankung gesehen, und dabei kam es zu einer Mortalitätsrate von ungefähr 85%. Patienten, die vor der Transplantation CMV-negativ sind, können durch den ausschließlichen Gebrauch CMV-negativer Blutprodukte geschützt werden. Die prophylaktische Gabe von CMV-(Hyper-)Immunglobulin in Kombination mit einer optimierten CMV-Diagnostik (z. B. Polymerasekettenreaktion) sowie die frühe, z. T. auch prophylaktische Behandlung mit dem Aciclovirderivat Ganciclovir haben dazu geführt, daß die Inzidenz der CMV-Pneumonitis auf ca. 1–2% gesenkt wurde. Neuere Entwicklungen hinsichtlich einer effektiven Prävention und Therapie von CMV-Infektionen und -Pneumonitiden nach Transplantation haben den adoptiven Transfer in vitro selektierter CMV-spezifischer (zytolytischer) T-Zellen des Spenders zum Ziel.

Toxizität der Konditionierungsprogramme

Die Dosisintensivierung der Konditionierungsprogramme wurde inzwischen so weit eskaliert, daß auch schwere Toxizität gegen nichthämatopoetische Gewebe auftritt. Eine Mukositis unterschiedlichen Ausmaßes ist üblich, verschwindet aber meist nach dem 14. Tag. Auch eine Diarrhö ist häufig, aber reversibel. Wesentlich schwerwiegender ist die venookklusive Erkrankung der Leber (Thrombosierung der kleinen Lebervenen), die ein Problem darstellt, das besonders häufig Patienten mit bereits bestehendem Leberschaden betrifft und gehäuft nach Konditionierung mit Busulfan auftritt.

Eine venookklusive Erkrankung kann je nach Konditionierungsschema bei bis zu 20% der Patienten beobachtet werden und hat eine Letalität von etwa 30%. Eine akute Myokarditis kann bei denjenigen Patienten ein Problem darstellen, die vorher eine längere Anthracyclinexposition aufwiesen. Eine idiopathische interstitielle Pneumonie wird bei 8–10% der Patienten beobachtet, die eine GKB-Einzeldosis erhielten. Durch den Einsatz der fraktionierten GKB ist jedoch die Inzidenz auf 3% abgesunken. Eine Leukoenzephalopathie kann ein Problem bei Kindern aber auch Erwachsenen mit ALL sein, die im Rahmen der konventionellen ALL-Therapie Schädelbestrahlung erhielten. Andere, langfristige Nebenwirkungen betreffen das Wachstum und die sexuelle Entwicklung von Kindern. Fertilität ist nach GKB selten, eine Schwangerschaft nach GKB und Transplantation eine Rarität. Bei 80% der Patienten, die eine GKB-Einzeldosis erhielten, wurden Katarakte beobachtet, wobei auch hier durch die Anwendung der fraktionierten GKB ein Absinken auf 18% erzielt wurde. Spätere, sekundäre Neoplasien treten erwartungsgemäß gehäuft auf. Aus tierexperimentellen Studien konnte man ableiten, daß bei längerer Bestrahlung ein 6facher Anstieg der Krebserkrankungen zu erwarten ist.

Es ist offensichtlich, daß die gegenwärtig üblichen Konditionierungsprogramme unter Verwendung toxischer und systemisch wirksamer Agenzien bis an die Grenzen der noch tolerablen Dosen eskaliert wurden. Neue Behandlungsmodalitäten sind deshalb dringend erforderlich, um eine spezifischere Zerstörung der malignen Zellen zu gewährleisten, ohne daß normales Gewebe zu stark kompromittiert wird.

Versagen des Transplantats, GVHD und Rezidiv der malignen Grunderkrankung
(2, 3, 5, 8, 10–14, 16)

Der Langzeiterfolg der allogenen Knochenmarktransplantation in der Behandlung maligner, hämatopoetischer Systemerkrankungen wird durch drei voneinander abhängige Probleme bestimmt: Transplantatabstoßung, GVHD und die damit assoziierte Morbidität und Mortalität sowie Rezidiv der zugrundeliegenden Erkrankung. Dementsprechend sind positive Merkmale des Therapieerfolges eine dauerhafte Akzeptanz des Transplantats, eine immunologische Toleranz zwischen Transplantat und Wirt und eine Eradikation der malignen Grunderkrankung. Das Auftreten einer Transplantatabstoßung und eines Leukämierezidivs reflektiert letztlich die relative Unwirksamkeit der gegenwärtigen Konditionierungsprogramme, um Wirtsimmunzellen und Krebszellen vollständig zu zerstören. Für eine komplette Eradikation ist eine allogene Graft-versus-Leukämie-Wirkung wünschenswert (s. u.).

Transplantatabstoßung

Bei Leukämiepatienten, die unmanipuliertes Knochenmark von HLA-identischen Geschwistern erhalten, ist eine Transplantatabstoßung ein sehr seltenes Ereignis.

Mißerfolge bei der Akzeptanz des Knochenmarks und eine Transplantatabstoßung können unter zwei Umständen auftreten. Einmal, wenn das Knochenmark von nicht HLA-identischen Spendern stammt. Eine Abstoßung wurde bei 5% der phänotypisch HLA-identischen Paare, bei 7–10% der bei einem HLA-Locus nicht passenden Paare und in 15–25% von Paaren mit 2 und 3 nicht passenden HLA-Loci beobachtet. Der zweite Fall eines Transplantatversagens kommt sowohl bei HLA-identischen wie auch bei nicht HLA-identischem Knochenmark vor, und zwar dann, wenn eine T-Lymphozyten-Depletierung des Transplantats zur GVHD-Prävention vorgenommen wurde.

Eine immunologische Transplantatabstoßung wird in aller Regel von residuellen T- und NK-Zellen des Empfängers verursacht, die die konditionierende Chemo- und Strahlentherapie überlebt haben. Ein Transplantatversagen ist grundsätzlich mit einer hohen Mortalität assoziiert. In Tierversuchen wurde gezeigt, daß zytotoxische T-Zellen des Spenders notwendig sind, um residuelle Effektorzellen des Empfängers zu eradizieren und damit die Akzeptanz des Transplantats zu erleichtern. Einzelne klinische Studien beschreiben jedoch auch, daß eine effektive In-vivo-Depletion der residuellen Effektorzellen des Empfängers, z. B. mit geeigneten monoklonalen Antikörpern oder Antilymphozytenglobulin, hinreichend ist, um die Abstoßung ex vivo von T-Zellen depletierten, HLA-identischen Knochenmarks nahezu vollständig zu vermeiden. Neuere Untersuchungen weisen auch darauf hin, daß der erhöhten Abstoßungsinzidenz nach nicht HLA-identischer Knochenmarktransplantation durch Infusion einer Megadosis hämatopoetischer Stammzellen (z. B. Knochenmark und periphere Stammzellen) effektiv begegnet werden könnte.

Akute GVHD

Pathogenese

Die klinischen und histologischen Kriterien einer akuten GVHD wurden bereits in detaillierten Übersichtsarbeiten beschrieben (8, 10). Die Krankheit wird durch Spender-T-Zellen im Transplantat verursacht, die Klasse-I- und -II-MHC restringierte, empfängerspezifische Antigene erkennen und Epithelzellen in der Haut, der Leber und im Gastrointestinaltrakt angreifen. Zusätzlich kommt es zu einer direkt und indirekt durch T-Zellen vermittelten, deregulierten Produktion und Induktion proinflammatorischer Zytokine, die die GVHD aufrechterhalten und in ihrer Ausprägung amplifizieren. Die GVHD manifestiert sich durch eine Hautrötung, abdominelle Schmerzen, Diarrhö und Störungen der Leberfunktion. Zwischen 20 und 50% der Patienten, die Knochenmark von HLA-identischen Geschwistern erhalten, entwickeln trotz immunsuppressiver Prophylaxe eine signifikante akute GVHD. Diese ist mit erhöhter Morbidität und Mortalität assoziiert. Zum Beispiel wiesen Patienten mit aplastischer Anämie, die keine oder nur eine milde GVHD hatten, eine Überlebensrate von 90% auf, während von den Patienten mit einer signifikanten GVHD nur 45% überlebten. Ähnliche Befunde ergaben bei 231 AML-Patienten, bei denen die Transplantation in erster Remission erfolgte, daß eine klinisch ausgeprägte GVHD mit einem 2,5fach höheren Mortalitätsrisiko assoziiert war. Die Patienten versterben häufig an Infektionen, für die eine GVHD erst die Voraussetzungen schafft, beispielsweise durch Läsionen in der Haut und im Darmtrakt sowie durch eine Verstärkung der bereits normalerweise nach Transplantation auftretenden Immundefizienz.

Beziehungen zwischen GVHD und einem leukämischen Rezidiv

Einige der offensichtlichen Heilungen können durchaus Folge eines Graft-versus-Leukämie-Effektes sein, der gegen normale und vielleicht auch leukämieassoziierte Antigene auf malignen Zellen gerichtet ist. Diese Hypothese stützt sich auf tierexperimentelle Untersuchungen und eine retrospektive Analyse klinischer Resultate. Unter den Patienten, die länger als 150 Tage nach allogener Transplantation lebten und eine GVHD entwickelten, ist die Wahrscheinlichkeit, in Remission zu verbleiben, nach 2 Jahren wesentlich höher als bei Patienten, die ein syngenes Transplantat erhielten oder bei allogenen Empfängern, die keine GVHD entwickelten. In ähnlicher Weise haben Empfänger von T-Lymphozyten depletiertem Knochenmark zwar weniger häufig eine GVHD, aber eine insbesondere bei CML höhere Rezidivrate im Vergleich zu Patienten, die unmanipuliertes Knochenmark erhielten.

Die Bedeutung des durch T-Zellen vermittelten Graft-versus-Leukämie-Effektes als therapeutische Qualität von Transplantationen allogenen Knochenmarks zeigt sich auch darin, daß bei Patienten mit rekurrenter CML nach Transplantation durch Transfusion von unmanipulierten und von CD8-T-Zellen depletierten Buffy-coat-Zellen des ursprünglichen Knochenmarkspenders eine komplette hämatologische, zytogenetische und molekulargenetische Remission erzielt wird. Ein substantieller Anteil dieser Patienten entwickelt infolge dieser Therapie eine GVHD und eine temporäre Hypo- oder Aplasie des Knochenmarks. Bei einigen Patienten wird eine Knochenmarkhypo- oder -aplasie ohne die klassischen Zeichen einer klinisch apparenten GVHD beobachtet. Diese Beobachtung unterstützt die Hypothese, daß empfängerreaktive T-Zellen des Spenders zumindest eine hämatopoesespezifische GVHD und möglicherweise auch einen leukämiespezifischen Graft-versus-Leukämie-Effekt induzieren können. In beiden Fällen kommt es zur immunologischen Eradikation der CML ohne Beeinträchtigung der epithelialen Zellen des Empfängers. Es ist heute bereits abzusehen, daß diese Beobachtungen im Kontext der allogenen Knochenmarktransplantation bei CML, aber auch bei akuten Leukämien immuntherapeutisch umgesetzt werden können mit dem längerfristigen Ziel, eine GVHD unter Aufrechterhaltung des Graft-versus-Leukämie-Effektes zu vermeiden. In diesem Zusammenhang sind insbesondere der adoptive Transfer empfängerreaktiver, jedoch selektiv hämatopoesespezifischer T-Zellen des Spenders sowie der adoptive Transfer definierter T-Zell-Subpopulationen (z. B. CD4+-T-Zellen) des Spenders nach Transplantation von allogenem, von T-Zellen depletiertem Knochenmark zu nennen.

Prävention

Die Prävention umfaßt üblicherweise den Einsatz immunsuppressiver Medikamente nach Transplantation. Ohne prophylaktische Immunsuppression würde nach Transplantation unmanipulierten allogenen Knochenmarks eine unannehmbar hohe Häufigkeit von akuter GVHD mit entsprechend schlechtem Überleben resultieren. Methotrexat und Ciclosporin sind effektive Inhibitoren einer GVHD. Eine Kombination von Methotrexat und Ciclosporin ist deutlich effektiver als jedes Medikament allein und führt zu einem verbesserten Überleben. Allerdings haben Methotrexat und Ciclosporin unerwünschte Toxizität, die oft eine Reduktion der Dosis nötig macht mit dem Ergebnis einer verminderten Effizienz in der Prävention einer GVHD.

Die zusätzliche Gabe von Prednison ist nicht effektiver als die kombinierte prophylaktische Immunsuppression mit Methotrexat und Ciclosporin. Der Stellenwert neuerer medikamentöser Immunsuppressiva, z. B. Tacrolimus (FK506), Sirolimus (Rapamycin) und Mycophenolsäure, in der Prävention der GVHD wird derzeit in klinischen Studien geprüft. Die zusätzliche prophylaktische Gabe eines monoklonalen Antikörpers gegen den IL-2-Rezeptor scheint Inzidenz und Schweregrad der akuten GVHD nicht wesentlich zu beeinflussen. Die Prüfung des Effektes einer prophylaktischen Applikation eines monoklonalen Anti-TNF-α-Antikörpers ist Gegenstand einer aktuellen klinischen Studie.

Die derzeit effektivste Methode in der GVHD-Prävention ist die Ex-vivo-T-Zell-Depletion des Knochenmarktransplantats. Zum Einsatz kommen unter anderem komplementbindende und mit Toxin- oder Magnetkugeln konjugierte monoklonale Antikörper sowie die selektive Agglutination mit Sojabohnenlectin, Rosettierung mittels Erythrozyten und anschließender Elution. Durch eine effektive T-Zell-Depletion kann der T-Zell-Gehalt im Transplantat um 3 log-Stufen reduziert, auf eine prophylaktische medikamentöse Immunsuppression verzichtet und die Entwicklung einer akuten und chronischen GVHD nahezu vollständig vermieden werden. Insbesondere die Vermeidung einer chronischen GVHD verbessert die Lebensqualität der Patienten nachdrücklich. Im Vergleich zur Transplantation unmanipulierten allogenen Knochenmarks hat sich jedoch die krankheitsfreie Überlebensrate nach Transplantation ex vivo von T-Zellen depletierten Knochenmarks infolge einer erhöhten Inzidenz anderer mit dieser Maßnahme assoziierter Komplikationen insgesamt nicht verbessert und bei Patienten mit CML und akuter Leukämie in fortgeschrittenem Stadium sogar verschlechtert. Zu diesen Komplikationen gehören: Transplantatabstoßung, Rezidiv, insbesondere bei CML und fortgeschrittener akuter Leukämie, CMV-Reaktivierung, mit Epstein-Barr-Virus (EBV) assoziierte Lymphome und verzögerte lymphohämatopoetische Rekonstitution. Vor diesem Hintergrund wird die Ex-vivo-T-Zell-Depletion bei Patienten mit CML, akuten Leukämien in fortgeschrittenem Krankheitsstadium, myelodysplastischem Syndrom und aplastischer Anämie derzeit nicht angewandt. Es muß darüber hinaus betont werden, daß ein substantieller Anteil von Patienten nach konventioneller Transplantation HLA-identischen oder auf einem Locus sich unterscheidenden allogenen Knochenmarks keine akute oder chronische GVHD entwickelt und folglich keiner Ex-vivo-T-Zell-Depletion bedarf. Dennoch gibt es aktuelle Entwicklungen, die die Vermeidung oder Reduzierung der mit der Ex-vivo-T-Zell-Depletion assoziierten Komplikationen zum Ziel haben. Die erhöhte Inzidenz an Transplantatabstoßungen nach Transplantation ex vivo von T-Zellen depletierten allogenen Knochenmarks kann, wie bereits diskutiert, durch zusätzliche In-vivo-Depletion residueller T-Zellen des Empfängers sowie gegebenenfalls durch eine Megadosis transplantierter Stammzellen vermieden werden. Die therapeutischen Möglichkeiten, mit deren Hilfe der erhöhten (CML-)Rezidivrate nach Transplantation von T-Zellen depletierten Knochenmarks begegnet werden könnte, wurden im vorherigen Abschnitt dargestellt. Neuere klinische Ergebnisse legen nahe, daß die nach Transplantation von T-Zellen depletierten allogenen Knochenmarks vermehrt beobachteten EBV-assoziierten Lymphome sowie CMV-Reaktivierungen durch adoptiven Transfer in vitro selektierter und virusspezifischer T-Zellen des Spenders in Zukunft auch präventiv kontrollierbar sein könnten. Eine alternative Entwicklung zur Ex-vivo-T-Zell-Depletion allogener Transplantate ist die negative In-vitro-Selektion potentiell GVHD-spezifischer T-Zellen. Dabei werden empfängerreaktive T-Zellen im Knochenmarktransplantat mit antigenpräsentierenden Zellen des allogenen

Empfängers aktiviert und anschließend mittels toxinkonjugierten monoklonalen Antikörpern gegen T-zellspezifisch exprimierte Aktivierungsmoleküle depletiert. Ein vergleichbarer Ansatz hat die selektive Anergisierung dieser T-Zellen nach Blockierung kostimulatorischer Rezeptoren zum Ziel. Beide Entwicklungen stehen kurz vor ihrer klinischen Erprobung. Es bleibt jedoch vorerst abzuwarten, ob mit diesen Entwicklungen tatsächlich ein substantieller Fortschritt in der Transplantation allogenen Knochenmarks erzielt wird.

Therapie

Die Standardtherapie einer akuten GVHD besteht nach wie vor aus Prednison. Die Behandlung der steroidrefraktären akuten GVHD ist noch immer unbefriedigend: Die Applikation T-zellspezifischer Antikörper hat die in sie gesetzten Erwartungen bislang nicht erfüllt. Diese Ergebnisse sowie die Tatsache, daß eine vorausgehende akute GVHD der prädominante Risikofaktor bezüglich der Entwicklung einer späteren chronischen GVHD ist, unterstreichen den Stellenwert, den eine vollständige Vermeidung einer akuten GVHD in der Transplantation allogenen Knochenmarks einnimmt.

Chronische GVHD

Eine chronische GVHD wird bei 30–50% aller Patienten 3–15 Monate nach Transplantation diagnostiziert. Die klinischen Manifestationen, die sich in milden bis extremen Symptomen ausprägen, ähneln denen, die man bei systemischen Kollagenosen, Vaskulitiden sowie bei primärer biliärer Zirrhose und Bronchiolitis obliterans beobachtet. Zu den klinischen Erscheinungen gehören unter anderem ein Sicca-Syndrom, Polyserositis, Photosensitivität, Alopezie, pulmonale Insuffizienz, Hypogammaglobulinämie, Thrombozytopenie und Hyperbilirubinämie, die beiden letzteren als prognostisch ungünstige Zeichen. Unbehandelt hat die chronische GVHD eine schlechte Prognose, und die meisten Patienten sterben oder werden schwer behindert. Das wirkungsvollste Medikament zur Behandlung der chronischen GVHD ist Prednison, entweder allein oder in Kombination mit Ciclosporin. Unter Behandlung überleben ungefähr die Hälfte der Patienten mit einem Karnofsky-Index von 100%, während weitere 25% mit einem Index zwischen 80 und 90% leben. Jedoch versterben 25% der betroffenen Patienten an Infektionen, die hauptsächlich von kapseltragenden grampositiven Bakterien verursacht werden. Bei etwa der Hälfte der Patienten kann die Therapie nach etwa 9–12 Monaten abgebrochen werden. Ein Teil der unter Standardtherapie refraktären Patienten spricht auf Behandlung mit Thalidomid an. Trotz dieser Teilerfolge ist die Therapie einer chronischen GVHD insgesamt noch immer unbefriedigend.

Rezidiv der malignen Grunderkrankung

Das Rezidiv der malignen Grunderkrankung repräsentiert einen Hauptgrund für den Mißerfolg einer Transplantation. Die Rezidivraten liegen zwischen 20 und 80%. In über 95% der Fälle bedeutet ein Rezidiv das Wiedererscheinen des ursprünglichen malignen Zellklons. Das zeigt sehr deutlich die relative Insuffizienz der gegenwärtigen Konditionierungsprogramme, alle klonogenen leukämischen Zellen zu zerstören, und unterstreicht die Notwendigkeit für eine Verbesserung der spezifischen Zytoreduktion. Gelegentlich (in weniger als 5% der Fälle) werden maligne Zweiterkrankungen durch Spenderzellen verursacht.

■ Modifikationen der Chemotherapie und/oder der GKB

Das am häufigsten verwendete Konditionierungsprogramm besteht aus Cy und GKB. Um die Transplantationsresultate zu verbessern, wurden zahlreiche chemotherapeutische Medikamente zusätzlich oder anstatt des Cy angewendet. Diese Medikamente umfassen je nach Grunderkrankung Etoposid, hochdosiertes Cytarabin, BCNU, Melphalan und einige andere. Etoposid ist heute vielerorts fester Bestandteil der Konditionierung von Patienten mit Hochrisiko-ALL. Seit 1977 begann man, mit der fraktionierten Bestrahlung die Einzeldosis-GKB zu ersetzen. Ein prospektiver Vergleich dieser beiden Bestrahlungsmodalitäten zeigte, daß die fraktionierte GKB besser toleriert wurde, weniger Langzeitkomplikationen produzierte und keine Veränderungen in der Rezidivrate nach Transplantation verursachte. Eine hyperfraktionierte GKB, gefolgt von Behandlung mit Cy, wurde vom Sloan-Kettering-Transplantationsteam mit anscheinend überlegenen Resultaten bei Patienten mit ALL in zweiter oder nachfolgender Remission eingesetzt. An der Johns-Hopkins-Universität wurde die Konditionierung mit Busulfan und Cy ohne GKB eingeführt. Bei Patienten mit CML und AML ist die Effizienz dieses Konditionierungsprogramms mit den Ergebnissen nach Cy und GKB vergleichbar. Alle neuen Konditionierungsschemata erreichen die Grenzen der Toxizität für nichthämatopoetische Gewebe. Vor diesem Hintergrund haben neuere Entwicklungen eine möglichst spezifische Zytoreduktion zum Ziel, die unter anderem auf der Basis immuntherapeutischer Interventionen (z. B. bei CML) oder durch Applikation radioaktiv markierter Antikörper erfolgen könnte.

■ Radioaktiv markierte monoklonale Antikörper

Am besten könnten Tumorzellen durch solche Antikörper zerstört werden, die sehr spezifisch mit den malignen Zellen interagieren. Die Methode, die diesem Ideal am nächsten kommt, ist der Einsatz von monoklonalen Antikörpern, die gegen tumorassoziierte Antigene gerichtet sind. Ein sehr vielversprechender Weg betrifft den Einsatz monoklonaler Antikörper, die mit kurzlebigen radioaktiven Isotopen konjugiert sind. Mit dieser Methode werden nicht nur Zellen zerstört, die das Zielantigen exprimieren, sondern auch Nachbarzellen, die antigennegativ sind. Wendet man diese Methode auf hämatopoetische Neoplasien an, werden natürlich auch normale Knochenmarkzellen zerstört. Es ist daher erforderlich, im Anschluß an die Behandlung die Hämatopoese durch Transplantation zu rekonstituieren.

Anfängliche Experimente mit einem Hundemodell haben gezeigt, daß Antikörper-Isotopen-Konjugate sich präferentiell im Knochenmark und in der Milz ansammeln und in gewissem Ausmaß auch in den Lymphknoten. Wenn man die Isotopenkonzentration im Knochen mit der in anderen Organen vergleicht, ergibt sich ein Verhältnis von 5:1 oder sogar noch höher. Solche radioaktiv markierten Antikörper sind in der Lage, eine tödliche Knochenmarkaplasie zu erzeugen. Diese ist wieder umkehrbar durch nachfolgende Infusion von kryopräserviertem autologem Knochenmark nach 8 Tagen, zu einer Zeit also, in der sehr wenig Restradioaktivität verblieben ist. Diese Studien wurden anfänglich mit radioaktivem Jod ausgeführt. Eine Kombination mit Chemotherapie, GKB und radioaktiv markierten Antikörpern wurde exploriert, um Hunde für die Transplantation von T-Zellen depletiertem Knochenmark vorzubereiten. Diese Experimente waren eine nötige Voraussetzung für die spätere klinische Anwendung dieser Technik. Es ist möglich, daß Verfeinerungen dieser Technik, insbesondere der Einsatz von energiereichen, β emittierenden Isotopen mit kurzem, linearem Energietransfer, schließlich dazu führen werden, daß weniger toxische und effizientere Behandlungsprogramme etabliert werden können.

Erste Ergebnisse bezüglich des Einsatzes eines monoklonalen, radioaktiv markierten Anti-CD20-Antikörpers bei autologer Transplantation bei Patienten mit chemotherapierefraktären malignen Lymphomen waren sehr ermutigend. Auch in anderen klinischen Studien konnten durch Einbeziehung eines monoklonalen, radioaktiv markierten Anti-CD45-Antikörpers in die konventionelle Konditionierung mit Cy und GKB eindrucksvolle Resultate bei Patienten mit fortgeschrittenen hämatopoetischen Neoplasien erzielt werden. Vor diesem Hintergrund wird die Ergänzung der konventionellen Konditionierung mit diesem Antikörper im Rahmen der allogenen Transplantation nunmehr auch auf AML-Patienten in erster Remission mit Standard- und Hochrisikokriterien ausgedehnt.

Knochensuchende Radioisotope

Eine Technik, ähnlich der mit radioaktiv markierten Antikörpern, ist der Einsatz von knochensuchenden Substanzen. Es ist möglich, β-strahlende Isotope mit solchen knochensuchenden Substanzen zu verbinden, beispielsweise Samarium[153], komplexiert an Äthylen-Diamintetramethylen-Phosphorsäure, die nach intravenöser Infusion sich innerhalb weniger Minuten im Knochen ansammeln. Samarium deponiert den größten Teil seiner Energie innerhalb eines Radius von 1–2 mm. Diese Methode ist deshalb von Interesse, weil Knochenmarkzellen selten mehr als 1–2 mm von Knochentrabekeln entfernt sind und daher innerhalb des Strahlungsbereichs von Samarium liegen. Anfängliche Resultate bei Hunden haben gezeigt, daß Knochenmark ohne Toxizität für die anderen Organe zerstört werden kann, nicht zuletzt auch deshalb, weil die Isotopenaktivität im Knochenmark etwa 20fach höher liegt als in anderen Organen.

Zusammenfassung und Ausblick

Vor mehr als 25 Jahren wurden Knochenmarktransplantationen ausschließlich bei Patienten mit fortgeschrittener akuter Leukämie, schwerer aplastischer Anämie und schwerer, kombinierter Immundefizienz angewendet. Inzwischen hat sich erwiesen, daß diese Behandlungsform auch in der Lage ist, Patienten mit vielen anderen hämatologischen Erkrankungen zu heilen.

Die Rekrutierung phänotypisch HLA-identischer, unverwandter sowie nicht HLA-identischer Familienspender hat die Zahl der Patienten, die von einer Transplantation allogenen Knochenmarks profitieren, deutlich erhöht. Die Lösung der damit assoziierten, im wesentlichen immunologischen Probleme bedeutet jedoch gleichzeitig eine neue Herausforderung für die Transplantationsmedizin. Neue Methoden, die eine effektivere und spezifischere Eradikation einer malignen hämatopoetischen Grunderkrankung zum Ziel haben, werden die Entwicklungen hinsichtlich innovativer Konditionierungsprogramme bestimmen. Eines der herausragenden Themen in der allogenen Transplantation der nächsten Jahre wird die Vermeidung der GVHD unter Aufrechterhaltung und Intensivierung eines Graft-versus-Leukämie-Effektes sein. Im Kontext dieser Zielsetzung ist die Transplantation von allogenen peripheren Stammzellen attraktiv, weil sie den einfachen präparativen Zugriff auf definierte Zellkompartimente gestattet, die selektiv, nicht zuletzt im Rahmen immuntherapeutischer Strategien, instrumentalisiert werden könnten. Es ist heute abzusehen, daß das Indikationsgebiet der Transplantation peripherer Stammzellen zukünftig auch auf eine Reihe von Autoimmunerkrankungen ausgedehnt wird. In Zukunft wird auch die gentherapeutische Korrektur hämatopoetischer Stammzellen bei kongenitalen lymphohämatopoetischen Defekterkrankungen klinische Wirklichkeit werden.

Literatur

1 Clift, R. A., R. Storb: Histoincompatible bone marrow transplants in humans. Ann. Rev. Immunol. 5 (1987) 43–64
2 Ferrara, J. L. M., H. J. Deeg: Graft-versus-host disease. New Engl. J. Med. 324 (1991) 667–674
3 Ferrara, J. L. M.: Cytokine dysregulation as a mechanism of graft versus host disease. Curr. Opin. Immunol. 5 (1993) 794–799
4 Gale, R. P., R. Champlin: Progress in Bone Marrow Transplantation. Liss, New York 1987
5 Hale, G., H. Waldmann: Control of graft-versus-host disease and graft rejection by T cell depletion of donor and recipient with Campath-1 antibodies. Results of matched sibling transplants for malignant diseases. Bone Marr. Transplant. 13 (1994) 597–611
6 Körbling, M., T. M. Fliedner: The evolution of clinical peripheral blood stem cell transplantation. Bone Marr. Transplant. 17 (1996) 675–678
7 O'Reilly, R.: Allogenic bone marrow transplantation: current status and future directions. Blood 62 (1983) 941–964
8 Sale, G. E., H. M. Shulman: The Pathology of Bone Marrow Transplantation. Masson, Paris 1984

9 Schmitz, N., A. Gratwohl, J. M. Goldman for Accreditation Sub-Committee of the European Group for Blood and Marrow Transplantation (EBMT): Allogeneic and autologous transplantation for haematological diseases, solid tumours and immune disorders. Current practice in Europe in 1996 and proposals for an operational classification. Bone Marr. Transplant. 17 (1996) 471–477
10 Storb, R.: Graft-versus-host disease after marrow transplantation. In Meryman, H. T.: Transplantation: Approaches to Graft Rejection. Liss, New York (1986) (pp. 139–157)
11 Storb, R., H. J. Deeg: Failure of allogenic canine marrow grafts after total body irradiation: allogeneic "resistance" vs. transfusion-induced sensitization. Transplantation 42 (1986) 571–580
12 Theobald, M., T. Nierle, D. Bunjes, R. Arnold, H. Heimpel: Host-specific interleukin-2-secreting donor T-cell precursors as predictors of acute graft-versus-host disease in bone marrow transplantation between HLA-identical siblings. New Engl. J. Med. 327 (1992) 1613–1617
13 Theobald, M.: Allorecognition and graft-versus-host disease. Bone Marr. Transplant. 15 (1995) 489–498
14 Theobald, M.: Predicting graft-versus-host disease. Curr. Opin. Immunol. 7 (1995) 649–655
15 Thomas, E. D., R. Storb, R. A. Clift, A. Fefer, F. L. Johnson, P. E. Neiman, K. G. Lerner, H. Glucksberg, C. D. Buckner: Bone-marrow transplantation. New Engl. J. Med. 292 (1975) 832–843, 895–902
16 Waldmann, H., S. Cobbold, G. Hale: What can be done to prevent graft versus host disease? Curr. Opin. Immunol. 6 (1994) 777–783

35 Biologische Basis und klinische Bedeutung des Immunsystems im Alter

M. E. Weksler und I. Tschepen

■ Einleitung

Unter dem „immunen Altern" versteht man sowohl Mangelzustände als auch Dysregulationsvorgänge des Immunsystems.

Bereits vor 20 Jahren wurde diskutiert, daß bei dem Alterungsprozeß ein Altern des Immunsystems eine Rolle spielt. Heute erscheint es jedoch zweifelhaft, ob diese Veränderungen des physiologischen Systems direkt altersassoziierte Veränderungen von Organsystemen verursachen können. Wahrscheinlicher ist, daß im Rahmen des Alterns vitale zelluläre Mechanismen beeinflußt werden, die Zellwachstum und -differenzierung regulieren. Einige Zellen, z. B. Fibroblasten und Lymphozyten, verlieren im Alter ihre Fähigkeit zur Replikation. Andere Zellen – wie glatte Muskelzellen der Arterienwand und Tumorzellen – zeigen überschießende Wachstumstendenzen. Letztlich ist bei Zellen in einem postmitotischen Stadium sowie bei Myokardzellen und Zellen des Nervensystems eine Tendenz zur Degeneration mit intrazellulärer Akkumulation von amyloidähnlichem Material festzustellen. Veränderungen der Immunreaktion im Rahmen des Altersprozesses sind seit mehr als 50 Jahren bekannt. Anfang der 60er Jahre begann eine systematische Untersuchung des „alternden" Immunsystems, als Makinodan und Walford u. Mitarb. die immunologische Subdisziplin „Immungerontologie" etablierten. In den letzten 20 Jahren ist ein bemerkenswerter Fortschritt in der Definition der zellulären Basis des Immunsystems im Alter und den daraus folgenden klinischen Konsequenzen festzustellen. Besonders bei Infektionskrankheiten bereitet es jedoch nach wie vor Schwierigkeiten, die Bedeutung eines Immunmangelzustandes für die Entwicklung klinischer Krankheitsbilder im Alter zu verstehen.

Alte Menschen sind anfälliger für Infektionen im Vergleich zu jungen Individuen. Aus diesem Grunde werden alte Menschen als „immunocompromised hosts" betrachtet. Dies ist zurückzuführen auf den Effekt des Alterns auf das Immunsystem selbst und auf Krankheiten, die das Alter begleiten. So wurde z. B. gezeigt, daß die Antikörperantwort auf eine Grippeimmunisierung umgekehrt proportional ist zur Schwere der Erkrankung.

Zeitfaktor und Wechsel der Umgebungen des Immunsystems verändern seine Funktion. Das Neugeborene hat ein noch „eingeschränktes" Immunsystem. Durch die Auseinandersetzung mit Bakterien, Viren, Pilzen und nichtbiologischen Strukturen entwickelt sich unter genetischer Kontrolle das Immunsystem des adulten Menschen.

Die altersbedingte Abnahme von Serumisoagglutininen und induzierbarer Immunität läuft parallel mit einer reduzierten Immunantwort auf „Fremd"-Antigene und wurde als „age-associated immune deficiency" bezeichnet. Trotz der abnehmenden Antwort auf Fremdantigene bleibt jedoch die Menge produzierter Antikörper im Alter unverändert. Ähnlich verhält sich die Produktion von Zytokinen. Im Alter ist die T-Zell-Produktion von IL-2, IL-3 und GM-CSF vermindert, während die Produktion von IL-4, IL-5, IL-6 und IFN-γ erhöht ist. Aus diesen Gründen wird ersichtlich, daß man das „immune Altern" nicht als einen Mangelzustand, sondern eher als einen Dysregulationsvorgang bezeichnet.

■ Zelluläre Basis des Immunsystems im Alter

■ Thymusinvolution

Die Rückbildung des Thymus läuft sowohl beim Menschen als auch bei Versuchstieren parallel zum Altersprozeß. Die Anzahl der Thymuszellen ist am größten zum Zeitpunkt der Pubertät. Anschließend kommt es zu einer ständigen Abnahme der Zellzahl des Thymus. Im 40.–50. Lebensjahr sind nur noch etwa 5–10% der ursprünglichen Zellzahl vorhanden. Die Thymusinvolution bedingt somit einen dramatischen altersbedingten Wechsel im Immunsystem.

Im Thymus werden Proteine synthetisiert, die eine wichtige Rolle in der Differenzierung von Lymphozyten sowohl prä- wie auch postthymisch auszuüben scheinen. Beim Menschen läßt sich ein konstanter Thymusproteinspiegel im Serum von der Geburt bis etwa zum 30. Lebensjahr nachweisen. Anschließend kommt es zu einem stetigen Abfall, wobei in gesunden Menschen jenseits des 60. Lebensjahres keine Thymusproteine im Serum mehr nachweisbar sind. Der Verlauf des Thymusproteinserumspiegels korreliert mit der Involution des Thymus.

Unreife Knochenmark-T-Vorläuferzellen wandern in den Kortex des Thymus ein und exprimieren nach einer Differenzierungsphase einen an Disulfid gebundenen, heterodimeren TCR. α- bzw. β-TCR werden beim Erwachsenen in über 90% peripherer T-Zellen exprimiert. Andere T-Zellen exprimieren einen γ- bzw. δ-TCR. Sie erscheinen früher in peripheren Lymphgeweben und scheinen in ihrer Entwicklung thymusunabhängig zu sein. Eine altersgebundene Zunahme der mRNA-Expression für TCR-γ-Ketten wurde in murinen T-Zellen untersucht, ohne daß Unterschiede zwischen T-Zellen alter und junger Mäuse gefunden wurden.

Im Alter verliert der Thymus seine Fähigkeit, unreife T-Zellen zu differenzieren, was eine Zunahme dieser Zellen im peripheren Blut zur Folge hat. Die Thymusinvolution bedingt daher einmal eine Abnahme der Serumthymusproteinaktivität und zum anderen eine Zunahme der Zahl unreifer Lymphozyten im peripheren Blut.

Altersassoziierte Veränderungen der Lymphozyten

Die Gesamtzahl von Lymphozyten (T- und B-Zellen) im peripheren Blut gesunder Individuen verändert sich nicht mit zunehmendem Alter. Veränderungen sind jedoch in anderen Kompartimenten des lymphatischen Systems nachweisbar. So ist ein Anstieg der Lymphfollikel mit Keimzentren in Lymphknoten und von Plasmazellen und Lymphozyten im Knochenmark festzustellen. Die im Alter unveränderte Lymphozytenzahl im peripheren Blut zeigt jedoch funktionelle Unterschiede. So verliert die Mehrzahl von T-Zellen ihre Fähigkeit zur Replikation, eine notwendige Funktion für die Aufrechterhaltung der Immunkompetenz. Einige dieser nichtreaktiven T-Lymphozyten haben eine „prämature", andere eine „postmature" Charakteristik. Zusätzlich sind signifikante Unterschiede in der Verteilung von T-Zell-Untergruppen auffällig. Die Zahl der unreifen T-Zellen und γ-T-Lymphozyten steigt an. Aktivierte CD4$^+$-T-Helfer-Lymphozyten nehmen zu, während die Zahl der aktivierten CD8$^+$-T-Lymphozyten abnimmt. Obwohl diese Veränderungen der T-Lymphozyten-Subpopulationen nur geringfügig sind, scheinen sie wichtige Konsequenzen für die Regulation der Immunfunktion zu haben.

Im Alter verändert sich ebenfalls die Expression von lymphozytären Membranmolekülen. Die Dichte einiger Oberflächendeterminanten, wie des Thy-1-Antigens auf T-Zellen und membrangebundener Immunglobulinen auf B-Zellen, ist mit zunehmendem Alter vermindert. Die biologische Funktion der Lymphozyten wird eingeschränkt durch eine parallele Abnahme des „Capping"-phänomens sowie Affinität und Mobilität. Zusätzlich konnte im Versuchstier gezeigt werden, daß neue antigene Determinanten auf Lymphozyten alter Mäuse exprimiert und von T-Lymphozyten junger synerger Tiere erkannt werden. Von klinischer Bedeutung ist der Befund, daß Lymphozyten alter Menschen und Versuchstiere eine erhöhte Anfälligkeit für eine Zerstörung durch ionisierende Strahlen, ultraviolettes Licht sowie mutagene Substanzen haben. Eine Chromosomeninstabilität in Lymphozyten alter Menschen mag nicht nur die verminderte Zellteilungskapazität, sondern auch die erhöhte Anfälligkeit für maligne Transformationen erklären.

Funktionsänderungen des Immunsystems im Alter

Humorale Immunität

Mit zunehmendem Alter verändert sich die Serumimmunglobulinkonzentration nur wenig. Die Serum-IgA- und -IgG-Konzentrationen können in alten Personen erhöht sein, wohingegen die IgM-Serumkonzentration vermindert ist. Mit zunehmendem Alter ist auch im Liquor ein Anstieg der IgA- und IgG-Konzentrationen feststellbar. Von klinischer Relevanz könnte sein, daß eine im Alter stark abfallende Serum-IgG-Konzentration die Lebenserwartung zu verkürzen scheint.

Erste Hinweise auf eine altersabhängige Änderung der Funktion des Immunsystems wurden durch die Bestimmung „natürlicher" Antikörper im Serum von Menschen unterschiedlicher Altersgruppen erhalten. So wurde gezeigt, daß die Konzentration von Isoagglutininen, von Antikörpern gegen Schafserythrozyten und von Antikörpern gegen das Salmonellenflagellin im Alter beim Menschen erniedrigt ist. Im Gegensatz dazu treten Autoantikörper und monoklonale Immunglobuline bei alten Menschen im Vergleich zu jungen Individuen häufiger auf. Die Häufigkeit und die Titer von Autoantikörpern gegen Nukleinsäuren, Immunglobuline und Thyreoglobulin sind bei alten Personen erhöht, nach eigener Erfahrung jedoch nur in 25%. Eine alterskorrelierbare gesteigerte Inzidenz von Autoimmunerkrankungen ist nicht festzustellen. Erhöhte Autoantikörpertiter sind assoziiert mit einer erhöhten Zahl von autoantikörpersezernierenden B-Zellen in alten Versuchstieren und einer verringerten B- oder T-Zell-Toleranz. Insgesamt sind alte Versuchstiere jedoch nicht stärker anfällig für Autoimmunerkrankungen als junge Tiere, wie in Immunisierungsexperimenten gezeigt werden konnte.

Autoantiidiotypische Antikörper scheinen eine wichtige Funktion bei der in alten Versuchstieren beschriebenen verminderten Immunreaktivität zu haben. Antiidiotypische Antikörper inhibieren die Sekretion von idiotyptragenden Antikörpern. So konnten wir zeigen, daß alte Mäuse im Vergleich zu jungen Tieren eine exzessive Autoantiidiotypen-Antikörperreaktion besitzen, verbunden mit einem signifikanten Unterschied für die Bildung von Antikörpern.

Im Zusammenhang mit dieser Beobachtung ist der Befund von Interesse, daß die Serumspiegel von Antikörpern gegen Antitetanus-Antikörper in zuvor immunisierten alten Menschen 3- bis 5mal höher liegen als bei jungen Probanden. Dabei reflektiert der erhöhte autoantiidiotypische Antikörperspiegel einen früheren Kontakt mit dem Tetanusantigen. Diese Befunde lassen vermuten, daß der vor der Immunisation gefundene erhöhte Serumspiegel von antiidiotypischen Antikörpern gegen Tetanusantikörper die Immunreaktion gegen dieses Antigen im Alter inhibiert.

Das Auftreten von Paraproteinen steigt mit zunehmendem Alter im Menschen wie in Versuchstieren an. Weniger als 0,1% von Menschen unter 50 Jahren haben Paraproteine, während nahezu 2% von Menschen jenseits des 70. Lebensjahres monoklonale Antikörper aufweisen. Unter Anwendung sensitiver Detektionsmethoden konnten monoklonale Antikörper in 7,4% (2 aus 27) von Personen zwischen 70 und 79 Jahren, in 10,7% (7 aus 65) von Personen zwischen 80 und 89 und in 14,2% (2 aus 14) von Personen über 90 Jahre nachgewiesen werden. Das Auftreten monoklonaler Immunglobuline bei alten Menschen ist eher als eine gestörte Immunregulation von B-Lymphozyten, nicht aber als Zeichen einer neoplastischen Transformation von Plasmazellen zu werten.

Wurde bis vor kurzem der Zusammenhang zwischen dem Auftreten monoklonaler Gammopathien und einer Thymusinvolution nur vermutet, zeigen kürzlich durchgeführte Untersuchungen an Mäusen eine Verbindung zwischen der Rückbildung des Thymus und dem Auftreten von monoklonalen Immunglobulinen. Ähnlich wie beim Menschen entwickeln CBA-Mäuse monoklonale Gammopathien im letzten Drittel ihres Lebens. Interessant ist der Befund, daß eine neonatal durchgeführte Thymektomie, begleitet vom Auftreten einer monoklonalen Gammopathie, das Alter der operierten Tiere von 26 Lebensmonaten auf 6–9 Monate reduzierte. Im Alter von 30 Monaten ließ sich bei 65–75% neonatal operierter Mäuse eine monoklonale Gammopathie feststellen, im Vergleich zu 5–10% bei nichtoperierten Kontrollen.

Zusätzlich zu dem spontan erhöhten Auftreten von Autoantikörpern und monoklonalen Gammopathien und einem Abfall der Serumspiegel natürlicher Antikörper ist die Immunantwort alter Menschen wie auch von Versuchstieren gegenüber Fremdantigenen vermindert. Diese Beobachtung spiegelt sich in einer abnehmenden Kapazität der Antikörperproduktion durch $CD5^-$-B-Zellen wider, trotz einer normalen oder zunehmenden Antikörperproduktion durch $CD5^+$-B-Zellen. So zeigte sich die Antikörperantwort gegen den Erreger der Japanischen B-Enzephalitis und gegen Influenza- und Parainfluenzavirusvakzine in alten Menschen erniedrigt, ähnlich einer verminderten Antikörperantwort gegenüber Pneumokokkenpolysaccharid, Salmonellenflagellin und Tetanustoxoid im Alter.

Die humorale Immunreaktion im Alter ist nicht nur quantitativ, sondern auch qualitativ verändert. Die Zusammensetzung der Immunglobulingruppen gegenüber Fremdantigenen ändert sich mit zunehmendem Alter. Die thymusabhängige IgG-Antikörper-Antwort ist relativ stärker vermindert als die weitgehend thymusunabhängige IgM-Antikörper-Bildung. Auch ist die Persistenz eines Antikörperserumspiegels nach einer Immunisierung bei alten Personen im Vergleich zu jüngeren verringert.

Die im Alter zunehmende Immunreaktivität ist im Tiermodell durch Lymphozyten von alten auf junge synerge Mäuse übertragbar. Diese Untersuchungsergebnisse lassen einen endogenen Defekt des Immunsystems vermuten. Junge Mäuse, an denen eine Thymektomie vorgenommen worden war und denen Lymphozyten alter Mäuse injiziert wurden, zeigten charakteristische Veränderungen in der Immunreaktivität, vergleichbar mit intakten alten Mäusen: z. B. eine reduzierte Immunantwort gegen Fremdantigene mit einem vorwiegenden Verlust der Bildung hochaffiner Antikörper der IgG-Klasse. Gemischte Transferstudien mit B- sowie T-Lymphozyten von alten und jungen Mäusen in verschiedenen Kombinationen erbrachten, daß der vorherrschende Defekt der Lymphozytenreaktivität alter Mäuse durch die T-Zell-Population bestimmt ist. So war die Helfer-Reaktivität von T-Zellen aus der Milz alter Tiere auf ein Drittel bis zu einem Zehntel im Vergleich zu Milzzellpräparationen junger Mäuse vermindert. Weiterhin war die Immunantwort von Empfängern von Lymphozyten alter Tiere bis zu einem gewissen Ausmaß korrigierbar, wenn z. B. Thymozyten junger Tiere mit Zellen aus der Milz alter Tiere gemischt wurden oder wenn Lymphozyten alter Tiere auf bestrahlte junge Empfänger mit einem intakten Thymus übertragen wurden. In eigenen Experimenten konnten wir nachweisen, daß alte Mäuse nach einer totalen nodalen Bestrahlung, gefolgt von einer Rekonstitution mit eigenem Knochenmark eine niedrige autoantiidiotypische Antwort entwickeln, ähnlich jungen Tieren nach einer Immunisierung.

Wenn in In-vitro-Studien humane Lymphozyten mit polyklonalen B-Zell-Aktivatoren inkubiert werden, zeigen Lymphozyten alter Personen eine signifikant verminderte Antikörperproduktion, ohne daß ein Abfall im Gesamtvolumen der produzierten Immunglobuline bzw. in der Gesamtanzahl von antikörperproduzierenden Zellen nachzuweisen ist. Dieses Ergebnis könnte mit eine Erklärung für die ansteigende Produktion von Autoantikörpern und monoklonalen Immunglobulinen im Alter sein.

Der zentrale Defekt einer spezifischen Antikörpersekretion in vitro unter Verwendung von Lymphozytenpräparationen alter Menschen entspricht einer gestörten T-Lymphozyten-Funktion. So wurde in In-vivo-Zelltransferexperimenten ein Mangel von T-Helfer-Lymphozyten und/oder ein Anstieg von Suppressor-T-Lymphozyten bzw. ihrer Aktivität gefunden. Die thymusunabhängigen B-Lymphozyten-Funktionen sind dagegen im Alter nur gering verändert. Unter polyklonaler B-Lymphozyten-Aktivierung zeigten spezifische Antikörper von humanen B-Zellen junger bzw. alter Individuen keine signifikanten Unterschiede. Im Gegensatz dazu stehen Untersuchungen mit murinen Lymphozyten, durch die mit zunehmendem Alter eine verminderte Antikörperantwort gegen thymusunabhängige wie auch thymusabhängige Antigene nachgewiesen wurde. Obwohl Milzzellen alter Mäuse eine signifikant höhere Suppressoraktivität aufweisen als Zellen junger Tiere, kann die Suppressorzellaktivität allein nicht für die beschriebene verminderte Reaktivität alter Tiere gegen von T-Zellen unabhängige Antigene verantwortlich gemacht werden. Die verminderte Antikörperantwort wird vor dem Auftreten von Suppressor-T-Lymphozyten manifest, und die Depletion von Suppressor-T-Zellen kann die veränderte Reaktion von T-Zellen auf thymusunabhängige Antigene nicht vollkommen wiederherstellen.

Zusammenfassend ist festzustellen, daß die humorale Immunantwort bei alten Menschen und Versuchstieren gestört ist. Dieser Defekt ist vorwiegend auf einen Verlust der $CD4^+$-T-Helferzellen zurückzuführen. Nicht ausgeschlossen sind mögliche Veränderungen im T-Suppressorzell-Kompartiment sowie im Bereich von B-Zell-Funktionen. In diesem Kontext ist daran zu erinnern, daß – obwohl spezifische Antikörperantworten mit zunehmendem Alter vermindert sind – die Anzahl von Lymphozyten, die Konzentration von Serumimmunglobulinen, die Zahl antikörperproduzierender Zellen und die Antikörperproduktion auf antigene Stimulation im Alter nur wenig verändert sind. Mit dem Altersprozeß ist ein Verlust in der Antikörperproduktion gegen Fremdantigene zu analysieren, assoziiert mit einem Anstieg der Antikörper gegen Autoantigene.

■ Zelluläre Immunität

Die zelluläre Immunität wird vor allem durch die funktionelle Integrität thymusabhängiger Lymphozyten bestimmt. Da die Thymusinvolution parallel zum Altersprozeß verläuft, wurde bezüglich des Alterungsprozesses die T-Zell-Reaktivität, wie z. B. die kutane verzögerte Hypersensitivität (delayed hypersensitivity) und Abstoßungsreaktionen, in vivo untersucht. Alternde Menschen zeigten dabei eine verminderte, verzögerte Immunreaktivität gegen sog. „Recall-Antigene" – wie Candida albicans, „purified protein derivative of tuberculin (PPD)" oder Mumps – im Vergleich zu jungen Individuen. Die gestörte Reaktivität gegen Recall-Antigene könnte sich in einer veränderten Antwort auf einen antigenen Stimulus bzw. den Verlust des immunologischen Gedächtnisses widerspiegeln, oder beide Faktoren könnten aktiv sein. Unterschiede hinsichtlich des Intervalls zwischen Immunisierung und erneuter Antigengabe sind auszuschließen, wenn Individuen unterschiedlicher Altersstufen mit einem primären Antigen (z. B. Dinitrochlorbenzol), immunisiert und dann – nach einem gleichen Zeitintervall – reimmunisiert werden. So reagieren in einem solchen Versuch 30% der Menschen jenseits des 70. Lebensjahres nicht auf Dinitrochlorbenzol im Gegensatz zu nur 5% von Individuen, die weniger als 70 Jahre alt waren.

Studien zur GVH-Reaktivität wie auch der Abstoßung von Haut- und Tumortransplantaten an Tieren unterschiedlichen Alters erbrachten, daß Lymphozyten von alten Mäusen im Vergleich zu Lymphozyten junger Mäuse eine verminderte Kapazität zeigen, eine GVH-Reaktion bzw. eine Abstoßung von Tumoren und Hauttransplantaten zu induzieren. Lymphozyten alter Mäuse waren auch in ihrer Fähigkeit, in vivo wie in vitro eine GVH-Reaktion zu induzieren, gestört. Durch Rekonstitutionsexperimente mit Lymphozyten alter Mäuse, die mit Thymusproteinen inkubiert wurden, konnte nachgewiesen werden, daß die beschriebenen Defekte thymusabhängig waren.

Das Analog zur humoralen Autoimmunität ist die zytotoxische, durch T-Zellen vermittelte synerge GVH-Reaktion. Diese Reaktion findet nicht statt, wenn Lymphozyten von jungen Mäusen in unbehandelte synerge Tiere transferiert werden. Im Gegensatz dazu läuft eine synerge GVH-Reaktion ab, wenn Lymphozyten alter Tiere in synerge junge Empfänger injiziert werden. Die Kapazität von T-Lymphozyten alter Mäuse, diese autoaggressive Reaktion zu induzieren, läßt das Vorhandensein von autoimmunen T-Lymphozyten in alten Tieren vermuten. So ist mit fortschreitendem Alter eine Autoimmunreaktivität im humoralen wie zellulären Bereich des Immunsystems anzunehmen.

Die Resistenz gegen Virusinfektionen ist nicht nur abhängig von einer normalen T-Zell-Zytotoxizität, sondern zytotoxisch aktive T-Zellen sind ebenso wichtig für die Destruktion virusinfizierter Zellen. Experimente mit Lymphozyten alter Mäuse zeigten eine Störung der T-Zell-Reaktion gegen Influenza und gegen das Lymphochoriomeningitis-Virus. Sorgfältig durchgeführte Studien erbrachten eine mit dem Alter korrelierbare Resistenz gegen Listeria monocytogenes. Alte Versuchstiere entwickelten im Vergleich zu jungen Tieren nach einer Infektion mit Listeria nur ein Tausendstel der induzierten T-Zell-Zytotoxizität.

In-vitro-Studien zum Einfluß des Alterns auf die Funktion von T-Lymphozyten demonstrieren eine verminderte proliferative Reaktivität von Lymphozyten alter Menschen auf T-Zell-Mitogene. Auch zeigte sich in Kulturexperimenten eine verminderte Proliferation von T-Lymphozyten alter Personen nach Immunisierung mit Mycobacterium tuberculosis oder Varicella-Zoster-Virus im Vergleich zu T-Lymphozyten junger Spender. Dieser altersassoziierte Defekt in der proliferativen Reaktion ist nicht durch eine Defizienz in der absoluten Zahl von T-Lymphozyten erklärbar, da die verminderte proliferative Reaktion auch mit gereinigten T-Lymphozyten alter Individuen nachgewiesen wurde.

In eigenen Studien konnten wir nachweisen, daß im Blut von über 65 Jahre alten Individuen im Vergleich zu jungen Personen letztlich nur ein Fünftel bis zur Hälfte mitogen reaktivierter T-Zellen zirkulieren. Dabei war nicht nur eine verminderte Mitogenreaktivität von Lymphozyten im peripheren Blut alter Personen festzustellen, sondern zusätzlich waren diese Lymphozyten in Kultursituationen in ihrer Teilungsfähigkeit eingeschränkt. Nach 96 Stunden Kultivierung mit Phytohämagglutinin war im Vergleich zu T-Zell-Kulturen junger Individuen die Anzahl der T-Zellen mit einer zweiten Zellteilung um die Hälfte und die Zahl der sich ein drittes Mal teilenden T-Zellen um ein Viertel reduziert.

Der Versuch, den proliferativen Defekt intrazellulär zu charakterisieren, erbrachte, daß die Zahl und Affinität von Zellmembranrezeptoren für Phytohämagglutinin bei Lymphozyten von alten wie jungen Spendern gleich ist. Die Synthese eines zytoplasmatischen Faktors (Aktivator für DNA-Replikation, ADR), der die Inkorporation isolierter Zellnuklei für ^{3}H-Thymidin stimuliert, ist ebenfalls vergleichbar in Lymphozyten von jungen bzw. alten Menschen. Im Gegensatz dazu zeigen Zellkerne, die von T-Lymphozyten alter Menschen isoliert wurden, keine Reaktionen auf ADR im Vergleich zu jungen Spendern. Diese Untersuchungen lassen vermuten, daß Lymphozyten alter Menschen einen Faktor, der die DNA-Replikation isolierter Nuklei stimuliert, produzieren. Zellkerne von Lymphozyten alter Personen reagieren nicht auf diese o. g. „zytoplasmatischen" Signale.

Der Abfall der T-Zell-Funktion bei alten Menschen und bei alten Versuchstieren kann z. T. mit der verminderten IL-2-Produktion und Bindung durch T-Lymphozyten in Zusammenhang gebracht werden. So konnten wir kürzlich zeigen, daß die verminderte Reaktion von T-Zellen alter Menschen auf IL-2 mit einer abnormalen Expression von hochaffinen IL-2-Rezeptoren bei unveränderter Expression niedrigaffiner IL-2-Rezeptoren assoziiert ist. Die proliferative Antwort von T-Zellen älterer

Menschen auf unterschiedliche Mitogene konnte in vitro nicht durch die Gabe von IL-2 gesteigert werden. Am Versuchstier wurde demonstriert, daß sowohl „plaquebildende"-Zellen als auch die Proliferation von Milz-T-Zellen alter Mäuse durch IL-2 signifikant stimuliert wurden.

Untersuchungen zur Funktion von Makrophagen ergaben, daß sowohl die Anzahl als auch ihre Fähigkeit, Antigen zu modifizieren, sich mit dem Älterwerden nicht verändert. So war die Phagozytoseaktivität peritonealer Makrophagen alter Mäuse in vitro gleich oder sogar besser als die junger Mäuse. Hinsichtlich der Induktion einer primären und sekundären Immunreaktion war die Fähigkeit von Peritonealmakrophagen alter wie junger Mäuse kompatibel. In gleicher Weise war die Sekretion eines T-Zellen-„Replacing"-Faktors in jungen und alten Menschen nach Inkubation mit Lipopolysaccharid gleich: Dasselbe gilt für die Phagozytose und Elimination von Candida albicans. In der Zusammenschau zeigen diese Studien, daß sich die Makrophagenfunktion mit zunehmendem Alter nicht signifikant verändert.

Zusammenfassend läßt sich sagen, daß die zellulär vermittelte Immunität bei alten Tieren wie auch Menschen vermindert ist. Die zelluläre Basis der gestörten Immunreaktivität von Lymphozyten alter Menschen besteht vor allem in einer Verminderung der Zahl antigenresponsiver T-Zellen und einer verminderten proliferativen Reaktion auf T-Zell-Mitogene. Der Defekt in der Proliferation scheint vor allem darauf zurückzuführen zu sein, daß die Reaktivität des Zellkerns auf zytoplasmatische Signale, die normalerweise eine DNA-Replikation initiieren, in gealterten Lymphozyten gestört ist.

■ Organspezifische Immunreaktionen

Zusätzlich zum Immunsystem besitzen einige Organsysteme eigene spezifische Abwehrmechanismen, die sich mit zunehmendem Alter ändern können.

■ Urogenitaltrakt

Der Urogenitaltrakt ist besonders für Infektionen anfällig. Fortgeschrittenes Alter ist ein prädisponierender Faktor für Harnwegsinfekte. Die Abnahme der Nierenfunktion läuft mit dem Alter parallel und führt zu einer verminderten Harnansäuerung und Osmolalität und Ausscheidung von Harnstoff sowie organischen Säuren. Das vollständige Entleeren der Harnblase ist im Alter beeinträchtigt und auf Immobilität, obstruktive Uropathie, neurogene Blase oder Blasenprolaps zurückzuführen. Die Prostatahyperplasie und die daraus folgenden chirurgischen Komplikationen sind die Hauptursachen für eine obstruktive Uropathie im Alter. Der daraus resultierende Harnstau erhöht das Risiko einer bakteriellen Kolonisierung und Bakteriurie. Zusätzlich sind die bakteriziden Substanzen in der Prostata älterer Männer vermindert.

Weitere Erkrankungen, die im Alter zu Harnwegsinfekten führen können, sind eine neurologisch bedingte Harnblasenentleerung und vor allem der Diabetes mellitus. So kann eine Hyperglykämie mit einer osmotischen Diurese, Reflux und aszendierenden Infektionen verbunden sein. Zusätzlich setzt eine langanhaltende Hyperglykämie die Phagozytoseaktivität von Blutzellen herab und trägt zu einer obstruktiven Gefäßerkrankung bei, die ihrerseits die Immunlage beeinträchtigen kann.

■ Respirationstrakt

Ebenso wie der Harntrakt ist auch der Respirationstrakt ständig einer Vielzahl von Pathogenen ausgesetzt. Lungenretraktionsdruck, Vitalkapazität, forciertes exspiratorisches Sekundenvolumen, Diffusionskapazität und arterieller Sauerstoffdruck nehmen im Alter ab, während das Residualvolumen und die funktionelle Residualkapazität zunehmen. Rauchen verstärkt diese Veränderungen wesentlich. Im Alter sind Alertheit, Dysphagie und Funktionsstörungen des unteren Ösophagussphinkters häufiger zu finden und für eine Aspiration mitverantwortlich. Der Hustenreflex ist vermindert und führt so zur Aspiration, die häufig eine Pneumonie zur Folge hat. Ähnlich wie bei Harnwegsinfekten nimmt das Risiko für eine Pneumonie zu. Alte Menschen in Pflegeheimen haben ein 2- bis 3fach höheres Risiko, eine Pneumonie zu entwickeln, im Vergleich zu Personen, die nicht in Heimen wohnen. Bei hospitalisierten Patienten über 85 Jahre tritt eine nosokomiale Pneumonie 3mal häufiger auf als im Vergleich zu jungen Patienten. Alte Personen sind ebenso stärker anfällig gegen Influenzainfektionen und die damit verbundenen Komplikationen.

■ Gastrointestinaltrakt

Im Gastrointestinaltrakt nimmt mit dem Alter die Magensäureproduktion infolge einer muköse Atrophie ab. Des weiteren kommt es zu einer Reduktion in der Anzahl der Peyer-Plaques, ohne daß Daten vorliegen, daß dadurch die Funktion des intestinalen Lymphgewebes beeinträchtigt wird. An Mäusen ließ sich eine geringe Veränderung in der gesamten Anzahl IgA-sezernierender Antikörper im alternden Intestinum nachweisen. Die Immunmechanismen, die für das 2- bis 3fache Risiko im Alter für Shigellose- oder Salmonelloseninfektion verantwortlich sind, sind bislang ungeklärt.

■ Haut

Die Altersveränderungen der Haut bestehen in einer Verminderung der Zahl und Funktion der Langerhans-Zellen. Diese Zellen sezernieren bei alten Menschen nach Stimulation weniger IL-1. Zudem ist die Synthese des ETAF (epidermal thymocyte-activating factor) vermindert. Demzufolge erscheint das Risiko für die Entstehung von Hautinfektionen im Alter erhöht.

■ Schlußfolgerung

Das Immunsystem ist einem Alterungsprozeß unterworfen. Zellvermittelte und humorale Immunantworten sind gegenüber Fremdantigenen vermindert, während die Reaktivität gegenüber autologen Antigenen gesteigert ist. Diese Defekte können mit der Evolution des Thymus und dem mit dem Alter verbundenen Ungleichgewicht reaktiver T-Lymphozyten und der Verschiebung der Idiotypen- und Antiidiotypenreaktivität korreliert werden. Mit zunehmendem Alter kann die Dysregulation des Immunsystems zu einer gesteigerten Anfälligkeit für Infektionen und Entwicklung neoplastischer Erkrankungen beitragen.

In den letzten 10 Jahren konnten Veränderungen des Immunsystems, die mit dem Alterungsprozeß einhergehen, definiert und mit der Involution des Thymus korreliert werden. Die potentielle Bedeutung des „alternden" Immunsystems für die Krankheitsentwicklungen steht letztlich noch zur Diskussion. Ob ein Alterungsprozeß des Abwehrsystems einen primären oder sekundären Faktor für pathophysiologische Vorgänge bei zunehmendem Alter darstellt, ist nicht bekannt. Mit fortführenden Analysen von Alterungsprozessen des Immunsystems werden sich unsere Kenntnisse über Krankheitsentwicklungen und die Pathophysiologie des Alterns so erweitern, daß es möglich werden wird, altersadaptierte neue Therapieprinzipien zu entwickeln.

■ Literatur

1. Ammann, A. J., G. Schiffman, R. Austrian: The antibody responses to pneumococcal capsular polysaccharides in aged individuals. Proc. Soc. exp. Biol. 164 (1980) 312
2. Baldassarre, J. S., D. Kaye: Special problems of urinary infection in the elderly. Med. Clin. N. Amer. 75 (1991) 375
3. Ben-Yehuda, A., M. E. Weksler: Host resistance and the immune system. Clin. Geriatr. Med. 8 (1992) 701–711
4. Brandstetter, R. D., H. Kazemi: Aging and the respiratory system. Med. Clin. N. Amer. 67 (1983) 419
5. Charpentier, B., C. Fournier, D. Fries, D. Mathew, J. Noury, J. F. Bach: Immunological studies in human aging. I. In vitro function of T cells and polymorphs. J. clin. Lab. Immunol. 5 (1981) 87
6. Crawford, J., M. K. Eye, H. J. Cohen: Evaluation of monoclonal gammopathies in the „well" elderly. Amer. J. Med. 82 (1987) 39
7. DeKruyff, R. H., E. A. Rinnooy-Kan, M. E. Weksler, G. W. Siskind: Effect of aging on T-cell tolerance induction. Cell. Immunol. 58 (1980) 1
8. Dobken, J., M. E. Weksler, G. W. Siskind: Effect of age on ease of B-cell tolerance induction. Cell. Immunol. 55 (1980) 66
9. Effros, R. B., R. L. Walford: Diminished T-cell response to influenza virus in aged mice. Immunology 4 (1983) 387
10. Gillis, S., R. Kozak, M. Durante, M. E. Weksler: Immunological studies of aging: decreased production of response to cell growth factor by lymphocytes from aged humans. J. clin. Invest. 67 (1981) 937
11. Gutowski, J. K., J. B. Innes, M. E. Weksler, S. Cohen: Impaired nuclear responsiveness to cytoplasmic signals in lymphocytes from elderly humans with depressed proliferative responses. J. clin. Invest. 78 (1986) 40
12. Hallgren, H. M., E. J. Yunis: Immunological aspects of aging. In Segre, D. I. Smith. Dekker, New York 1980
13. Harkness, G., D. W. Bentley, K. J. Roghmann: Risk factors for nosocomial pneumonia in the elderly. Amer. J. Med. 89 (1990) 457
14. Inkeles, B., J. B. Innes, H. M. Kuntz, A. S. Kadish, M. E. Weksler: Immunological studies of aging: III. Cytokinetic basis for the impaired responses of lymphocytes from aged humans to plant lectins. J. exp. Med. 145 (1977) 1176
15. Kawanishi, H., J. Kiely: Immune-related alterations in aged gut-associated lymphoid tissues in mice. Dig. Dis. Sci. 34 (1989) 175
16. Kim, Y. T., E. A. Goidl, C. Samarut, M. E. Weksler, G. J. Thorbecke, G. W. Siskind: Bone marrow function. I. Peripheral T cells are responsible for the increased autoantiidiotype response of older mice. J. exp. Med. 161 (1985) 1237
17. Measley, R. E., M. E. Levison: Host defense mechanisms in the pathogenesis of urinary tract infection. Med. Clin. N. Amer. 75 (1991) 275
18. Miller, R. A.: Age-associated decline in precursor frequency for different T cell mediated reactions, with preservation of helper or cytotoxic effect per precursor cell. J. Immunol. 132 (1984) 63
19. Moody, C. E., J. B. Innes, L. Staiano-Coico, C. S. Incefy, H. T. Thaler, M. E. Weksler: Lymphocyte transformation induced by autologous cells. XI. The effect of age on the autologous mixed lymphocyte reaction. Immunology 44 (1981) 431
20. Phairm, J., C. A. Kauffman, A. Bjornson, L. Adams, C. Linneman jr.: Failure to respond to influenza vaccine in the aged: correlation with B-cell number and function. J. Lab. clin. Med. 92 (1978) 822
21. Radl, J., E. DeGlopper, P. Vandenberg, M. J. VanZwieten: Idiopathic paraproteinemia. III. Increased frequency rare proteinemia in thymectomized aging C57BL/KaLwRij and CAB/BrARij mice. J. Immunol. 125 (1980) 31
22. Raju, L., F. Khan: Pneumonia in the elderly. Geriatrics 43 (1988) 51
23. Sauder, D. N.: Effect of age in epidermal immune function. Clin. Geriatr. Med. 5 (1989) 149
24. Sauder, D. N., V. Ponnappan, B. Cinader: Effect of age on cutaneous IL-1 expression. Immunol. Lett. 20 (1989) 111
25. Staiano-Coico, L., Z. Darzynkiewicz, J. M. Hefton, R. Dutkowski, G. J. Darlingto, M. E. Weksler: Increased sensitivity of lymphocytes from people over 65 to cell cycle arrest and chromosomal damage. Science 219 (1983) 1335
26. Weksler, M. E., J. B. Innes, G. Goldstein: Immunological studies of aging. IV. The contribution of thymic involution to the immune deficiencies of aging mice and reversal with thymopoietin. J. exp. Med. 148 (1978) 9976
27. Weksler, M. E., R. Schwab: The immunogenetics of immune senescence. Exp. clin. Immunogenet. 9 (1992) 182

Sachverzeichnis

A

AB0-Blutgruppe 357
Abstoßung 640 ff
- akute 491, 653
- - Therapie 651 f
- Antigenpräsentation 641
- durch Antikörper 644
- chronische 413, 491, 653
- Effektorphase 644
- hyperakute 413, 491, 652
- Phase, zentrale 642 f
- durch T-Zellen 643 f
- zelluläre 413
Abszeß 179
Abwehrmechanismus, genetisch determinierter 194
- spezifischer 168 ff
- - Antikörper 168 ff
- - B-Lymphozyten 168
- - T-Lymphozyten 171 ff
- - Virusinfektion 190 ff
- - Zytokine 171 ff
- unspezifischer 162 ff
- - Killerzellen, natürliche 166
- - Komplement 166 ff
- - lysosomenabhängiger 164 f
- - Phagozytose 162 ff
- - sauerstoffabhängiger 165
- - stickstoffabhängiger 165
- - Virusinfektion 185 ff
Abwehrstörung 333
Acetylcholinrezeptor 222 f, 258, 548, 555
Acetylsalicylsäure 151 f, 449
ADCC s. Zytotoxizität, zelluläre, antikörpervermittelte
Adenosindesaminase-Mangel 344
Adenovirus-Keratokonjunktivitis 570
Aderhautmelanom 568 f
Adhärenz 159, 162
- Hemmung 168 ff
Adhäsionsmolekül 123
- Abstoßungsreaktion 642
- Organentnahme 640
- Tumormetastasierung 207 f
Adult respiratory distress syndrome 81
Affinitätsreifung 28
Agammaglobulinämie 252
- Erkrankung, pulmonale 496
- kongenitale 336
Aggrecan 438
Agranulozytose 304
AIDS 52, 607 f, 621
- CMV-Retinitis 623
- Erkrankung des Gastrointestinaltrakts 622
- Herzbeteiligung 472
- Infektion, opportunistische 624 f
- Risikogruppe 628

- Toxoplasmose, zerebrale 622
AIDS-dementia complex 622
AIDS-Indikatorkrankheit 623
AIDS-related complex 618, 621
Aktivationsmarker 314
Akute-Phase-Protein 49, 53, 140, 251
Alkyllipid 290
Allergen 236 f
- Definition 236
- Erkennung 241
- inhalatives 500 f
- Umweltverschmutzung 237
Allergen-Immunglobulin-Komplex 246
Allergie 10, 20, 235 ff
- Anti-IgE-Antikörper-Therapie 249 f
- Antikörper, blockierende 246
- IgE-Bestimmung 240, 252
- immunkomplexbedingte 245 f
- Interaktion mit Nervensystem 249
- Interleukin-4 52
- vom Soforttyp 237 ff
- - Mediator 244 f
- - Mitreaktion, kardiale 472
- vom Spättyp 39 f, 191, 235, 246 ff
- - Kontaktekzem, allergisches 520
- vom Tuberkulintyp 246 ff
- Typ-III-Reaktion 235, 245
- Typ-II-Reaktion 235, 245
- Zytokinnetzwerk 248 f
- Zytokintherapie 249
Alloantigen, erythrozytäres 356
Alloantigensystem 359
Alloimmunneutropenie, neonatale 361, 367
Alloimmunthrombozytopenie, neonatale 361, 367
Alloreaktivität 639
Allotop 122
Allotransplantat, Immunogenität 636 ff
Allotransplantation 41
Allotyp 20
Allotypie 354
Alpha heavy chain disease 423
Alter 675 ff
- Immunreaktion, organspezifische 679
Altersdiabetes 540
Alveolarmakrophagen 143, 176, 494
Alveolitis, allergische 246, 503 ff
- - Immunpathogenese 504 f
- - Ursache 505
Amyloid 410
ANA s. Antikörper, antinukleäre
Anämie, aplastische 298
- - Knochemarktransplantation 662
- bei chronischer Erkrankung 306
- hämolytische 306 f
- - Klassifikation 306
- megaloblastische 305
- perniziöse 305 f, 423

- - Autoantikörper 424
- refraktäre 300
Anaphylatoxin 81, 147, 167, 242
Anaphylatoxininaktivator 147
Anaphylaxie, Mitreaktion, kardiale 472
c-ANCA 256
- Wegener Granulomatose 467
p-ANCA 256
Anergie 33, 176, 225, 249
- klonale 128, 231
- Transplantation 643, 645 f
Angiitis, allergische 479
- leukozytoplastische, kutane 467
Angiogenese 207
Angiopathie, retinale, HIV-assoziierte 567
Antiacetylcholinrezeptor-Antikörper 555
Antibasalmembranantikörper 506, 524
Antibasalmembranglomerulonephritis 394 ff
Antibody-dependent virus enhancement 612, 614
Anticardiolipin-Antikörper 309, 460
Anti-D 360
Antiendomysium-Antikörper 433
Anti-GBM-Antikörper 395
Antigen 4, 122
- Definition 2 f, 236
- endogenes 36
- karzinoembryonales 217
- Lymphozytenfunktion assoziiertes 32
- mikrosomales 528
- tumorassoziiertes 210 f, 291, 597 f
- - Antikörper, monoklonale 672 f
- tumorrestringiertes 599
- tumorspezifisches 598
Antigen-Antikörper-Komplex 12, 195
Antigenbindungsstelle 15
Antigendrift 611
Antigenerkennung 15
- T-zelluläre 225
Antigenpräsentation 35, 39 f
- aberrante 132
- Abstoßungsreaktion 641
- Langerhans-Zellen 512
- Mechanismus 36 ff
- MHC-Molekül 114 f
- Nervensystem 549 f
Antigenprozessierung 9
Antigenrezeptor 7, 15, 31, 125
- Diversität 310
Antigenspezifität 15
- MHC-restringierte 32, 35
Antigenvariation 170 f
Antigliadin-Antikörper 433
Anti-IgE-Antikörper, Allergietherapie 249 f
Anti-IgE-Autoantikörper 245 f
Anti-Insel-Antikörper 259

Anti-Interleukin-2-Rezeptor-Antikörper 52, 278
Antikörper 5, 15 ff, 121 ff, 168
– gegen Acetylcholinrezeptor 222 f, 258, 248, 255
– anaphylaktogene 246
– antifetale 593
– antiidiotypische 21, 182, 676
– antimitochondriale 257, 382, 384
– – Zirrhose, biliäre, primäre 385 f
– antinukleäre 459 ff
– – Gelenkerkrankung, entzündliche 441
– – Hepatitis, lupoide 381
– – Nachweis 256
– antisarkolemmale 475
– autoaggressive 221
– autoreaktive 221
– gegen Basalmembran 506, 524
– bispezifische 291
– chimärisierte 603
– Definition 4
– Effekt, antiviraler 191 f
– Effektorfunktion 168 ff
– Erkrankung, kardiale 471
– granulozytenspezifische 361
– humanisierte 291, 603
– gegen Insulin 543
– Interaktion 123
– gegen Kollagen 441
– gegen Lymphozyten 275
– monoklonale, Knochenmarktransplantation 672 f
– – Reproduktionsmedizin 594 f
– – Transplantation 654
– – Tumordiagnose 604 f
– – Tumortherapie 291, 601
– gegen Proteoglykane 441
– gegen Schilddrüsenantigen 258
– gegen Streptokokken 475
– Tumorimmunität 214
– Wirkung 13
– gegen Zytokine 288
– zytoplasmatische, antineutrophile 256
– – – Zielantigen 257
Antikörperaffinität 28
Antikörperantwort s. Immunantwort
Antikörperklasse 15, 168
Antikörperkonjugate 602
Antikörpermangel 334 f
– selektiver 339
Antikörperrepertoire 21 f
Antikörpersynthese 12, 15 ff
Antikörper-Zytostatika-Konjugate 292
Antiphagozytärer Faktor 170
Antiphospholipid-Antikörper 309
– Lupus erythematodes 460
Antispermatozoen-Antikörper 586
Anti-T-Lymphozyten-Globulin 275
Antitumorimmunität 211 f
– Effektormechanismus 214 ff
APC s. Zellen, antigenpräsentierende
Apoptose 33, 124, 225, 229
Arachidonsäuremetabolismus 14, 150 ff
– Stimulation 141, 144, 147
ARC (AIDS-related complex) 618, 621
ARDS 81

Arteriitis, nekrotisierende, systemische 479
– temporalis 467
Arthritis, chronische, juvenile 454 f
– – – Herzbeteiligung 477
– – – Klassifikation 455
– – – seronegative, polyartikuläre 454
– – seropositive, polyartikuläre 455
– HLA-B27-assoziierte 450 ff
– reaktive 452 f
– – Chlamydieninfektion 453
– rheumatoide 52, 81, 445 ff
– – Definition 445 f
– – Herzbeteiligung 477
– – HLA-Assoziation 118
– – Interferontherapie 284
– – Interleukin-8 55
– – Klassifikation 446
– – Krankheitssuszeptibilität 445
– – MHC-Klasse-II-Antigene 444 f
– – Pathogenese 60, 140, 150, 448 f
– – Prostaglandin E_2 152
– – Therapie 449 f
Arthus-Reaktion 247
– Immunkomplexvaskulitis 516
– Lungenhämosiderose 506
Arzneimittelallergie 237, 245
Aschoff-Geipel-Knötchen 475 f
Askanazy-Zellen 536
Aspergillose 498, 621
Aspirin 151 f, 449
Asplenie 335
Asthma bronchiale 153, 496 ff
– – allergisches 239
– – Ätiologie 497
– – Einteilung 501
– – extrinsisches 239, 500
– – Immunpathogenese 497 ff
– – intrinsisches 239, 500
– – Lungenfunktion 499
– – Nervensystem 499
– – Schweregrade 500
– – Spätreaktion 498
– – Therapie 502 ff
Astrozyt 550
Ataxia teleangiectatica 346 f
Atopie, Prädisposition, genetische 241
– Serum-IgE 240
Atopische Konstitution 237
Auge 559 ff
– Immundefekt 567 f
– Transplantationsimmunologie 563 ff
Augentumor 568 f
Autoaggression 220
– Prinzip 225
Autoantigen, Arthritis, rheumatoide 449
– Erkrankung, neuroimmunologische 551
– mikrosomales 382
– Präsentation 225 ff
Autoantikörper 132
– im Alter 676
– Antibasalmembranglomerulonephritis 394
– Autoimmunhepatitis 380
– gegen Calciumkanäle 557
– Erkrankung, endokrinologische 258 f

– Gastritis, atrophische, chronische 424
– humorale 221 ff
– gegen IgE 249
– Lebererkrankung, chronisch entzündliche 257 f
– Lupus erythematodes, systemischer 459 f
– Nachweis 255
– natürliche 221, 463
– gegen Parietalzellen 424
– Potential, pathogenes 222 ff
– Rheumafaktor 439
– Schilddrüsenerkrankung, autoimmune 529
– gegen TSH-Rezeptor 528
– nach Virusinfektion 196 f
Autoimmunaddison 538
Autoimmunadrenalitis 538
Autoimmunenzephalomyelitis, experimentelle 227
Autoimmunerkrankung 43, 52, 548
– der Haut 522 ff
– Interleukin-12 57
– Komplementdefekt, angeborener 83
– neurologische 548
– Pathogenese 71, 132 f
– T_H1-abhängige 230
– Therapie 232 f
Autoimmunhämolyse bei Kälteantikörpern 307
– medikamentös ausgelöste 307
– bei Wärmeantikörpern 306 f
Autoimmunhepatitis 380 ff
– Immunpathogenese 381 ff
– Therapie 384
Autoimmunität 179 f, 220 ff
– HIV-Infektion 618
– inselspezifische 543
– Kontrolle, genetische 231 f
– Virusinfektion 196 f
Autoimmunneuritis, experimentelle 227
Autoimmunreaktion 230 f
– gegen Netzhautprotein 577
Autoimmunthyreoiditis 532
Autoimmunvakzinierung 234
Autosensibilisierung, intrathymische 555
AV-Block 490
Azathioprin 274 f, 449, 651

B
B7 34, 38
– CD28-Interaktion 34
– Tumorzelle 600
– T-Zell-Kostimulation 211 f
Bakterien 174
– gramnegative 178
– Opsonisierung, C3b-abhängige 74
Bakteriolyse 78, 167
Bakterizidie 62
Balkan-Nephropathie 412
BALT 493
Bannwarth-Syndrom 453
Bare lymphocyte syndrome 93, 344
Basalmembrannephritis, antitubuläre 412
Basedow-Krankheit 535 f

Basophilie 305
B-CLL 323
Bechterew-Krankheit 35, 450 ff
– Herzbeteiligung 477
– HLA-Merkmal 117
– Uveitis anterior, akute 575
Befruchtung, intratubare 589 f
Behçet-Syndrom 467, 576, 579
Bence-Jones-Protein 253, 325
– AL-Amyloidose 410
Berger-Nephritis 399
Bestatin 289
Bestrahlung 47
Bienengiftallergie 253
Bienengifthyposensibilisierung 502
Bilirubin 143
Bindegewebemastzellen 243
Bindehautpemphigoid 573 f
Biological response modifier 278
Birbeck-Granula 511
Blackfan-Diamond-Anämie 305
Blasten 310
Blastenkrise 302
Blastentransformation 43
Bloom-Syndrom 346
Blutgruppe 354 ff
– Definition 354
– Genetik 354 ff
– Häufigkeit, prozentuale 359
Blutgruppenantigen 356
– Immunogenität 358
Blutgruppenantikörper 356
– Abbau, extravaskulärer 359
– – intravaskulärer 358
– irreguläre 357
– – Häufigkeit 358
– reguläre 357
Blutgruppenserologie 356
Blutgruppensystem 355
– erythrozytäres 359 ff
– nichterythrozytäres 361
Blut-Hirn-Schranke 549
Blut-Muskel-Schranke 549
Blut-Nerv-Schranke 549
Blut-Retina-Schranke 562
Bluttransfusion 361
– Konditionierung, immunologische 652
– Nebenwirkung, erythrozytäre 363 f
– – granulozytäre 364
– – plasmatische 364
– – thrombozytäre 364
Blutzellen, allogene 356 ff
B-Lymphozyten s. B-Zellen
Borrelia burgdorferi 453
Bradykinin 149
Bronchialasthma s. Asthma bronchiale
Bronchialkarzinom 557
Bronchialtonus, Regulation 499
Bronchitis, asthmatische 496
Bronchodilatation 499
Bronchokonstriktion 499
Bruton-Krankheit 336 f
– Erkrankung, pulmonale 496
Buckley-Syndrom 348
Bursa Fabricii 4
B-Zell-Defekt 334 f
– Erkrankung, gastrointestinale 421

B-1-Zellen 222, 224
B-Zellen 5, 7, 540
– aktivierte 36, 40
– – Arthritis, rheumatoide 448
– – HIV-Infektion 616
– – Lupus erythematodes, systemischer 461
– – Sjögren-syndrom 469
– antigenreaktive 317
– Antigenrezeptor 15
– Antigenspezifität 15
– Antikörperproduktion 270
– autoreaktive 132
– – Regulation 224 f
– Differenzierung 238, 315 ff
– Differenzierungsform 317
– Differenzierungsstopp 339
– DNA-Rearrangement 22, 24
– Funktion 3
– Homing 11, 318
– IgE-bildende 498
– Keimbahnrepertoire 123
– Oberflächenmarker 267
– Proliferation 49, 51, 58
– Reifung 23
– – antigenunabhängige 25
– Toleranz 225
– unreife 317
– Wachstumsfaktor 58
B-Zellen-Rezeptor, Vielfalt 31
B-Zell-Lymphom 316, 321 ff
– großzelliges 325
– Klassifikation 324
– mediastinales, primäres 325
– peripheres 322 f
– Zusammensetzung, zelluläre 323

C
C1qR 77
C3 144
– Amplifikation 73, 75
– Aufgabe 73, 81
– Basalmembranablagerung 525
– Defizienz 13
– Deposition 73
– Glomerulonephritis 401
– Initiation 73
– Thioestergruppe, intramolekulare, labile 73
C3a 81, 167
– Anaphylatoxinaktivität 147
– Arthus-Reaktion 247
– Mastzellaktivierung 498
– Sofortreaktion 243
C3a-Rezeptor 77
C3b 8, 14, 141, 148
C3b-Rezeptor 163
C3b-Rezeptormangel 462
C3-Fragment 81 f
C3-Nephritisfaktor 401
C4a 81, 167
C5 144
C5a 8, 14, 81, 167
– Aktivität, chemotaktische 147, 167
– Anaphylatoxinaktivität 147
– Arthus-Reaktion 247
– Mastzellaktivierung 498

– Sofortreaktion 243
C5a$_{desarg}$ 81
C5aR 77
Cachectin 58 f, 154
CALT 559
Cardiolipin-Antikörper 309, 460
Carrier 3
CC-Chemokine 55
C-Chemokine 55
CCR-5-Rezeptor 55, 612
CD2 32
CD3-Proteinkomplex 32, 171
CD4$^+$-CD8$^+$-TCR-Helferzellen 33
CD4$^+$-CD8$^+$-TCR-Thymozyten 33
CD4$^-$-CD8$^-$-TCR-T-Vorläuferzellen 33
CD4-Glykoprotein 32, 171
CD4$^+$-Lymphozyten 32 ff
– Apoptoserate, erhöhte 616
– Defizienz 345
– HIV-Infektion 611 f, 616
– Infektabwehr 174
– Makrophagenaktivierung 39
– Lupus erythematodes 460
– Lymphokinproduktion 38
– Restriktionselement 36
– Subpopulation 40
– Zahlbestimmung 630
– zytotoxische 41 f
CD4$^-$-Prothymozyten 35
CD4-Rezeptor, Blockade 631
CD8-Glykoprotein 32, 171
CD8$^-$-Prothymozyten 35
CD8$^+$-T-Lymphozyten 32 ff
– Defizienz 344
– – Lupus erythematodes, systemischer 460
– Infektabwehr 174
– Restriktionselement 36
– Zahlbestimmung 630
– zytotoxische 41 f
CD11b 77, 162
CD11c 77
CD16 43
CD18 162
CD21 77, 162
CD23 242
CD28 34, 38
– Anergie-Entwicklung 645
CD34$^+$-Zellen 667
CD35 77, 162
CD55 77
CD88 77
CD-Nomenklatur 260 ff
CEA 217
C1-Esterase-Inhibitor 516
Chagas-Erkrankung 473 f
– Nachweismethode 474
Chediak-Higashi-Syndrom 335, 350 f
Chemokine 54 f, 138 f
– Entzündungsreaktion 156
– Infektabwehr 173
– α-Superfamilie 55, 156
– β-Superfamilie 55, 156
Chemokin-Rezeptor 55, 612, 634
Chemotaxis 8, 55, 138, 148
– Störung 83, 335
Chemotherapie 46 f

Chimärismus 645, 668
Chlamydieninfektion 452
Chlamydien-Konjunktivitis 570
Cholangitis, sklerosierende, primäre 387 f
Cholecalciferol 177
Chondrozyten 436, 443
- Kollagenasefreisetzung 449
Chorea minor Sydenham 475
Chorioretinitis 567
Chorioretinopathie, vitiliginöse 578
Chromosomenanomalie 301
Churg-Strauss-Syndrom 406, 465 f
- Herzbeteiligung 479
Ciclosporin 277, 651
- Knochemarktransplantation 671
C1-INH-Defizienz 84
Clearance, mukoziliare 493
CML s. Leukämie, chronische myeloische
CMV s. Zytomegalievirus
Coated pits 226
Coiling phagocytosis 162
Colitis ulcerosa 387, 424 ff
- - Autoimmunphänomen 431
- - IgG-Subklassen-Differenzierung 430 f
- - Therapie 431
Colony-stimulating factor s. Koloniestimulierender Faktor
Common variable immunodeficiency 340
Conjuctivitis allergica 573
- vernalis 573
Conjunctiva-associated lymphoid tissue 559
C-Polysaccharid 251
CR 81 f
CR1 77, 167
CR1-Rezeptor 391
CR2 77, 162
CR3 77, 162, 167
CR4 77
C-reaktives Protein 251 f
C-Region 16
CREST-Syndrom 470
Crohn-Krankheit 424 ff
- IgG-Subklassen-Differenzierung 430 f
- Therapie 431
CSF s. koloniestimulierender Faktor
CSF-1 35, 47
CTL s. T-Zellen, zytotoxische
CTLA-4 34
Cushing-Syndrom 538
CVID 340
CXC-Chemokine 55
CXCR-4-Rezeptor 55, 612
Cyclooxygenase 151, 245
Cyclooxygenase-Inhibitor 151 f
Cyclophosphamid 274
Cysteinyl-Leukotriene 153
Cytochom P450 IID6 381

D

DAF (decay-accelerating factor) 76 f
Darmlymphozyten, Rezirkulation 416
Decay-accelerating factor 76 f
Deckzellen, synoviale, Typ-A 436
- - Typ-B 436

Defektsyndrom, immunologisches 331 ff
Defensine 164
Defizienz, antigenspezifische 176
Degranulation 141, 148, 164
Delayed type hypersensitivity s. Allergie vom Spättyp
Deletion, klonale 128
De-novo-Glomerulonephritis 413
Dermatitis, atopische 517 ff
- - Ätiopathogenese 518
- - Immunpathogenese 518 f
- - Symptome 517
- - Therapie 518
- herpetiformis Duhring 525 f
Dermatomyositis 469, 556
- Herzbeteiligung 478
Dermatose, bullöse 522
Desensibilisierung 246
Determinante, antigene 21, 122
- - Herzmuskulatur 471
Dextran 167
Diabetes insipidus 538
- mellitus, Anti-Insel-Antikörper 259
- - juveniler s. Diabetes mellitus, Typ I
- - Typ I 118, 140, 540 ff
- - - Autoantikörper 544
- - - Autoimmunität, zelluläre, inselspezifische 545
- - - Entwicklung 540
- - - HLA-D-Assoziation 542
- - - Immuntherapie 546 f
- - - Inselzellenzerstörung 150
- - - Pankreastransplantation 658
- - - Prädisposition, genetische 541 f
- - - Tiermodell 541
- - - Typ II 540
Diacylglycerol 37
Diapedese 148
Diclofenac 449
Differenzierungsantigen 5, 599
Differenzierungsmarker 312
Di-George-Syndrom 345 f
- Viruspneumonie 496
Disulfidbrücke 15
Diversität 4, 31
DNA, nackte 182
dsDNA-Autoantikörper 463
DNA-Rearrangement 22, 24
Domäne 15
Donath-Landsteiner-Antikörper 307
D-Segment 23
DTH-Reaktion s. Allergie vom Spättyp
Ductus thoracicus 4, 11
Duncan's disease 349
Dünndarmerkrankung, immunproliferative 422
Dysgammaglobulinämie, kongenitale 337
Dysgenesie, retikuläre 343

E

EAE (Autoimmunenzephalomyelitis, experimentelle) 227, 548
Early pregnacy factor 592
Eczema herpeticarum 518
Effektorsystem, humorales 13 f
Effektor-T-Lymphozyten 6, 315

Effektorzellen, Aktivität, antimetastatische 216
Eicosanoide 150 ff
- Synthese 151
Eigenblut 362
Einschlußkörpermyositis 556
Eisen, intrazelluläres 166
Ekzem, endogenes 517
- konstitutionelles 517
Embryotransfer 589 f
Endangiitis obliterans 466
Endometriose 581, 591 f
- Sterilitätsursache 591 f
Endothel 139 f
Endotheline 498
Endothelsieb 370
Endothelzellen, Entzündungsreaktion 146
- hepatische 370
Endotoxin 141, 155, 170
- Entfernung 370
- Komplementaktivierung 167
Endotoxinämie 63
Endotoxinschock 60
Endozytose 9
- rezeptorvermittelte 163
Enteropathie, glutensensitive 337, 432 ff
- - Dermatitis herpetiformis Duhring 526
Enterotoxin 170, 180
Entmarkungsherd 552
Entzündung 135 ff
- akute 137, 155
- Auslösemechanismus 135
- chronische 135, 137, 140
- Kontrolle 140 f
- phakoanaphylaktische 561
- Verstärkungsmechanismus 137
Entzündungshemmung 151
Entzündungsmediator 142, 144, 146 ff
- Arthritis, rheumatoide 448
- Eicosanoide 151
- Komplementaktivierung 147 f
Entzündungsparameter, Antikörper, zytoplasmatische, antineutrophile 256
- Autoantikörper 257 ff
- C-reaktives Protein 251 f
- Kryoglobuline 253 f
- Rheumafaktor 256
- Serumimmunglobuline 252 f
- Serumimmunkomplex 253 f
- Serumkomplementanalyse 253
- spezifischer 255 ff
- unspezifischer 251 ff
- Zytokine 254 f
Entzündungsreaktion 81, 135
- Auslösung 167
- Darmerkrankung, chronisch entzündliche 430
- Einleitung 170
- immunologisch entgleiste 135
- Serumimmunglobuline 252
- Serumparameter 251 ff

– Zytokine 171
Entzündungszeichen 152
Entzündungszellen 141 ff
– Aktivierung 137 ff
Enzephalomyelitis, autoimmune, experimentelle 227, 548
– disseminierte, akute 557
Enzym, lysosomales 164
– mikrobizides 141
Eosinophilie 53
– Churg-Strauss-Vaskulitis 465
– Ursache 305
Eosinophilurie 412
Epidermiszellen, immunologisch relevante 512
Epidermolysis bullosa acquisita 525
Episkleritis 573 f
Epithel, follikelassoziiertes 415
Epitheloidzellgranulom 248, 405
Epithelzellen, parietale 393
– viszerale 393
Epitop 3, 122
Epstein-Barr-Virus 203
Epstein-Barr-Virus-Infektion, Immundefizienz 349
Erkrankung, chronisch entzündliche 140
– – – Augenbeteiligung 578 f
– endokrinologische 258 f
– HLA-assoziierte 115 ff
– Vererbungsmodus 117
– myeloproliferative 301 ff
– rheumatische 436 ff
– – Beteiligung, pulmonale 507
– – immungenetische Aspekte 444 f
– – Immunkomplex 440 f
– venookklusive 669
Erreger, Abtötung, intrazelluläre 164
– – – Evasion 165 f
– Adhärenz 159, 162
– Adhärenzhemmung 168 ff
– Agglutination 170
– extrazellulärer 159, 161, 168
– Immobilisierung 170
– intrazellulärer 160
– Invasionshemmung 170
Erythema exsudativum multiforme 467
– marginatum 179
– migrans 179, 453
– nodosum 179, 452
Erythrapherese 363
Erythropoese 305
Erythropoetin 299
Erythrozytenkonzentrat 362
– leukozytenarmes 362
Erythrozytentransfusion 361 f
Evasionsmechanismus 161
Exklusion, allelische 24 f
Exophthalmus 537
Exotoxin 170
Expansion, klonale 128

F
Fab 16 f
F(ab')$_2$-Fragment 16
Faktor, antiphagozytärer 170
– chemotaktischer, makrophagenaktivierender 40, 62

– Kachexie auslösender 60
– Leukämie-inhibierender 64, 299
– lymphozytenaktivierender 9
– lymphozytenchemotaktischer 58
– plättchenaktivierender 153, 244
– T-Zellen ersetzender 52
Fc 16 f
Fc$_\gamma$-Rezeptor 10, 162
Fc$_\epsilon$-Rezeptor 10, 239, 242
Fc-Rezeptor 20, 162 f
Felty-Syndrom 447
Fettspeicherzellen 370
Fibroblasten, Entzündungsreaktion 146
– Nephritis, tubulointerstitielle 393
– Synovialmembran 442
Fibroblasten-Interferon 189
Fibronectin 140, 494
Fibrose, interstitielle 393
Fieber 44, 154
– Infektionskrankheit 178
– Interleukin-1 155
– Pathogenese 152
– Virusinfektion 194
Filgrastim 282
Fischplasma, gefrorenes 362 f
FK506 277
Follikelzentrumsreaktion 12
Fremdantigen 36
Fremdpeptid 33
Frühjahrskonjunktivitis 573
Fucoserezeptor 162
Fusin 612

G
Gallengangepithel 370
GALT 415 ff
– Lymphozytenrezirkulation 416 f
– Thymusfunktion 418
Gammaglobulinsubstitution 336
Gammopathie, monoklonale 677
Gasser-Syndrom 411
Gastritis, atrophische, chronische 423 f
– – – Autoantikörper 424
– folliculäre 325
Gastroenteropathie, exsudative 421
Gastrointestinaltrakt, Immundefektsyndrom, primäres 421
– Immunsystem 415 ff
– – Altersveränderung 679
G-CSF 47
– Funktion 281
– rekombinanter 282
– Wirkung 157, 299
Gedächtnis-B-Zell-Lymphom 324
Gedächtniszellen 7, 29, 124, 318
Gelenkerkrankung, entzündliche 439 ff
– – Immunphänomen, humorales 439 ff
– – – zelluläres 442 ff
Gelenkstruktur 436
Gentherapie 287
Genumlagerung 24
Gerinnungsstörung 308 f
Gerinnungssystem 14
Gewebe, lymphatisches, bronchusassoziiertes 493
– darmassoziiertes 415 ff
– mukosaassoziiertes 416

Glaskörper 562
Gliadine 433
γ-Globuline 15
Glomerulonephritis, akute 179, 393
– chronische 393
– diffuse 393
– fokale 393, 409 f
– immunkomplexassoziierte 396 ff
– immunologisch induzierte 390 ff
– – – Pathogenese 390 f
– bei Kryoglobulinämie 407
– Lupus erythematodes, systemischer 403
– membranoproliferative 400 f
– membranöse 385, 401 ff
– mesangial proliferative 398 f
– Minimal-change-Glomerulonephritis 408 f
– postinfektiöse 396 ff
– proliferative, extrakapilläre 394
– rasch progressive 394, 408
– Schönlein-Henoch-Purpura 408
– Serumdiagnostik 405
– bei systemischer Vaskulitis 403 ff
Glomerulosklerose 409
Glomerulopathie, hämolytisch-urämisches Syndrom 411
– light chain disease 410
Glomerulus 390 f
Glucocorticoide, Gegenspieler 63
– Immunsuppression 275 ff, 278
– Transplantation 651
– Wirkung, antiinflammatorische 278
Glutathionperoxidase 165
Glutenenteropathie 337, 432 ff
GM-CSF 46 f
– Arthritis, rheumatoide 449
– Funktion 281
– Gelenkerkrankung, entzündliche 443
– Glomerulonephritis 392
– Infektabwehr 173
– MAF-Aktivität 62
– rekombinanter 282
– Wirkung 157, 299
Goldsalz 449
Gonokokkeninfektion 83
Goodpasture-Syndrom 394 f, 506
– Anti-GBM-Antikörper 412
Graft-versus-host-Erkrankung 364
– chronische 672
– Killerzellen, natürliche 43
– Knochenmarktransplantation 667, 670
– Majortyp 363
– Minortyp 363
– Prävention 671
– Therapie 672
Granulom 161, 179
– produktives 178
– tuberkulöses 176
– verkäsendes 178
Granulomatose 479
– chronische 165, 350
– – Erkrankung, pulmonale 496
– septische 335
– infantile 350
Granulopoese 310
Granulozyten 297

Granulozyten, basophile 10
– – Entzündungsreaktion 142 f
– – Funktion 3
– – Interleukin-4 174
– – Sofortreaktion 242 f
– – Stimulation, IgE-vermittelte 236, 243
– eosinophile 10
– – Aktivierung 46, 296
– – Eigenschaft, biologische 136
– – Entzündungsreaktion 143
– – Funktion 3
– – Interleukin-4 174
– – Vaskulitis, allergische 406
– – Zytotoxizität 44, 244
– neutrophile 10
– – Abwehr, antivirale 187
– – Aktivierung 46, 55
– – Ausreifung 296
– – Eigenschaft 136
– – Entzündungsreaktion 141 f
– – Funktion 3
– – Glomerulonephritis 392
– – Migrationsstörung 335
– – Sofortreaktion 243 f
Granulozytendefekt 350 f
– Erkrankung, pulmonale 496
Granulozytenfunktion 303 f
– gestörte 304
Granulozytenkolonien stimulierender Faktor s. G-CSF
Granulozyten/Makrophagenkolonien stimulierender Faktor s. GM-CSF
Granulozytentransfusion 362
Granulozytopenie 362
Granulozytose, reaktive 305
Granzyme A-H 42
Grenzverdünnungsanalyse 127 f
GRO-α 55
GRO-β 55
GRO-γ 55
GRO (growth stimulatory activity) 55
Guillain-Barré-Syndrom 554
GVH-Erkrankung s. Graft-versus-host-Erkrankung

H
Haarzellenleukämie 284
Halbmondbildung, glomeruläre 401, 403, 407
– – Glomerulonephritis, progressive 393, 408
Hämapherese 363
Hämatologie 296 ff
Hämatopoese 46, 48
Hämatopoetin 299
Hämodialyse 81
Hämoglobinurie, nächtliche, paroxysmale 84, 300
Hämolyse 78
– intravasale 300
Hämolytisch-urämisches Syndrom 411
Hämopoetinrezeptor-Superfamilie 54
– Eigenschaft, biochemische 65 f
– Isoform 66
– Wirkung 66
Hämozyten 2

HANE s. Ödem, angioneurotisches, hereditäres
Hanta-Virus 412
Hapten 3, 236, 520
Hashimoto-Thyreoiditis 532 ff
Haupthistokompatibilitätskomplex (s. auch MHC) 87 ff, 171, 638
Hausstaubmilbe 237
Haut, Altersveränderung 679
– Immunsystem 511 ff
Hautkrankheit, HIV aktivierte 623
Hauttest, Recall-Antigen 269
Hauttest-Reagibilität 332
Hauttransplantation 659
Helfer-T-Lymphozyten 34, 171
– Aktivierung 124 f, 140
– allotypische 126
– antigenspezifische 126
– autoreaktive 555
– Erkrankung, immunologisch bedingte 64 f
– Funktion 6, 39 ff
– idiotypspezifische 126
– isotypische 126
– Zytokinproduktion 51
– zytotoxische, Aktivität, antimetastatische 216
Helicobacter pylori 324
Hemmkörperhämophilie 309
Henoch-Schönlein-Purpura 408, 466 f, 521
Heparin 142
Hepatitis A 371 f
– B 372 ff
– – chronische, aktive 374
– – – lobuläre 374
– – – persistierende 374
– – Immunpathogenese 375
– – Prophylaxe 376 f
– – Therapie 375 f
– C 378 f
– chronische, HBsAg-negative 258, 380
– D 377 f
– E 379
– lupoide 381
Hepatitis-A-Virus 371
Hepatitis-B-Virus 203
– Terminologie 373
Hepatitis-C-Virus 379
Hepatitis-DNA-Virus 372
Hepatozyten 369 f
Herpes gestationis 524 f
Herpes-simplex-Infektion, Keratitis dendritica 570 f
– nach Knochenmarktransplantation 669
– Retinitis 568
Herpesvirus HHV-8 624
Herz 471 ff
Herzbeteiligung, AIDS 472
– Arthritis, rheumatoide 477
– Toxoplasmose 474 f
Herzerkrankung, autoreaktive 472
– – Zielstruktur 473
Herzklappe, Vegetation, thrombotische, abakterielle 480
Herzmuskulatur, Determinante, antigene 471

Herztransplantation 491, 657 f
Heuschnupfen 238
Heymann-Nephritis 402
Hiob-Syndrom 348
Hirn, Infiltrat, perivaskuläres 552
Histamin 142, 148 f, 242, 244
– Hyposensibilisierungstherapie 253
Histiozyten 8
Histiozytose X 511
Histoinkompatibilität 636
Histokompatibilitätsantigen s. HLA
Histokompatibilitätstestung 650
Histoplasmosesyndrom, okuläres 572
Hitzeschockprotein 141
HIV 55, 607
– Genom 609
– Impfstoff 633 f
– Lebenszyklus 610, 612 f
– Morphologie 608 f
– Pathogenese 612 ff
HIV-Antikörper 629
HIV-Enzephalopathie 622
HIV-Infektion, Ablauf 613 f
– Angiopathie, retinale 567
– Autoimmunphänomen 615, 618
– B-Lymphozyten-Stimulation 616
– CDC-Klassifizierung 618
– $CD4^+$-Lymphozyten 616
– Diagnostik 628 ff
– Epidemiologie, molekulare 627
– Hyperimmuntherapie, passive 631
– Komplementsystem 83
– Krankheitsprogression 618
– Prävention 634
– Prognose 625 f
– Resistenz, natürliche 634
– Stadien 618 f
– T-Helferzellen 64
– Therapie 630 ff
– T-Zell-Veränderung 630
– Verbreitung 626 f
– Verlauf, multiphasischer 614
– Virusnachweis 628 f
– Zellen, dendritische 617
HIV-Krankheit, akute 620
HIV-Provirus 629
HIV-1-Subtyp 627
HIV-Subtyp 611 f
HIV-Variante 611
H-Kette 15, 17
– Genanordnung 25 f
– Genlokalisation 22 ff
– Region, variable 20 f, 23
H-Ketten-Locus, Rearrangement 24
HLA 34 f, 87 ff
– Definition, biologische 88
– – serologische 88 f
– – durch T-Zellen 89 f
– Gel-Elektrophorese 92
– Genkarte 92 f
– Nomenklatur 94
HLA-A 95
HLA-B 95
HLA-B27 35
– Spondylarthropathie 450 ff
– Spondylitis ankylosans 444
– Uveitis anterior, akute 575

Sachverzeichnis

HLA-B27-Restriktion 444
HLA-C 95
HLA-DQ 95
HLA-DR 95
HLA-Haplotyp 95, 97 f, 117 f
– Kopplungsgleichgewicht 97 f
HLA-Krankheitsassoziation 115 ff
– Mechanismus 119 f
HLA-Typisierung 650
Hodgkin-Lymphom 319, 325 ff
– Entstehung 328
– Morphologie 325
– Therapie 329
– Zusammensetzung, zelluläre 320
– Zytokinsekretion 327
Hodgkin-Zellen 325 f
Homing 318, 416
Hornhaut, Immunring 569
– Randinfiltrat, katarrhalisches 569 f
Hornhauttransplantation 563 ff, 659
– allogene 647
– Ergebnis 659
– Indikation 659
Horror autotoxicus 220
Horton-Erkrankung 466
Hyaluronsäure 442
Hybridantikörper 603
Hydrocortison 50
Hydroxylradikal 165
Hyper-IgE-Syndrom 348
Hyper-IgM-Syndrom 28, 339
Hyperreaktivität, bronchiale 496, 498
Hypersensitivitätsangiitis 467
Hypogammaglobulinämie 335
– bei Thymom 342
– bei Transcobalamin-II-Mangel 339 f
– transitorische des Neugeborenen 339
– variable 340 ff
Hypoinsulinämie 540
Hypoparathyreoidismus, idiopathischer 538
Hypophyseninsuffizienz 538
Hyposensibilisierung 248, 502 f
– Beurteilung 253
– Majorallergen 502
– Minorallergen 502
Hypothalamus 538

I

IC 81 f
ICAM-1 36, 140
– Rezeptor, viraler 193
ICAM-2 140
ICAM-3 140
Idiotop 21, 122
Idiotyp 21, 122
IFN s. Interferon
IgA 168
– Charakteristika 20
– sekretorisches 20, 419 f
– – Funktion, immunbiologische 420
– – Respirationstrakt 493
– Steigerung 52
IgA-Ablagerung, mesangiale 399
IgA-Glomerulonephritis 399 f
IgA-Mangel 27, 252
– Autoimmunhepatitis 381

– selektiver 337 f, 384
– – Erkrankung, gastrointestinale 421
– – – pulmonale 495
IgD 18
– Charakteristika 19
IgD$^+$-B-Lymphozyten 317
IgE 18
– Charakteristika 20, 239
– Dermatitis, atopische 518
– Messung 239
– Parasitenabwehr 240
– Serumspiegel 239, 252
– Sofortreaktion 235, 237
IgE-Defizienz 27
IgE-Rezeptor 142, 239, 242
IgE-Synthese, Steigerung 52, 498
– Hemmung 245
– Regulation 240 ff
IgG 168
– antivirales 191
– Defizienz 27
– Effektorfunktion 19
– Respirationstrakt 494
– Standard-IgG 281
– Topographie, funktionelle 122
IgG$_1$ 18 f
– Steigerung 52, 430
IgG$_2$ 18 f
IgG$_2$-Mangel 168
– Bronchitis 494
IgG$_3$ 18 f
IgG$_4$ 18 f, 246
IgG$_4$-Mangel 168
IgG-Subklasse 19
– Analyse 252
– Darmerkrankung, chronisch entzündliche 430 f
IgG-Subklassen-Defekt 338
– Erkrankung, pulmonale 495 f
IgM 19, 168
– membranständiges 18 f
– sezerniertes 18 f
IgM$^+$-B-Lymphozyten 317
IgM-Nephropathie 398
IgM-Rheumafaktor 257
Ignoranz, klonale 128
I-Kette 36
IL s. Interleukin
IL-1 Ra s. Interleukin-1-Rezeptorantagonist
Immunantwort 2 ff, 40
– antiparasitäre 240
– Gedächtnis 2
– humorale 5
– – T$_H$2-Lymphozyten 279
– Regulation 279
– Spezifität 2
– vom verzögerten Typ 191
– zelluläre 5, 29 ff
– – T$_H$1-Lymphozyten 279
Immundefekt 27 f, 332 ff
– Augenkrankheit 567 f
– Diagnostik 332 f
– Einteilung 332
– Erkrankung, gastrointestinale 421
– – pulmonale 495 f
– Häufigkeit, relative 333

– humoraler mit erhöhtem IgM 339
– Infektabwehr 192
– Klassifikation 332
– kombinierter, schwerer 27, 342
– – – Adenosindesaminase-Mangel 344
– – – mit B-Zellen 343
– – – Dysgenesie, retikuläre 343
– – – Knochenmarktransplantation 662
– – – MHC-Klasse-II-Defizienz 344
– – – Omenn-Syndrom 344
– – – Purinnukleosidphosphorylase-Mangel 344
– – – Schweizer Typ 343
– – – ohne T- und B-Zellen 343
– der Neonatalperiode 335 f
– variabler 340, 421
– bei Virusinfektion 349
– zellulärer 496
Immundefizienzsyndrom, erworbenes s. AIDS
Immundefizienzvirus, humanes 607
Immundiagnostik 251 ff
Immundiffusion, radiale 252
Immune deficiency, age-associated 675
– surveillance 597
Immune-escape-Mechanismus 216 f, 600
Immunelektrophorese 253
Immunfixationstechnik 253
Immunfluoreszenztest, indirekter 256
Immungenetik 87 ff
Immungerontologie 675
Immunglobulinablagerung 403
Immunglobuline 15 ff
– antiidiotypische 222
– Bestimmung, quantitative 252
– Charakteristika 19
– C-Region 16
– Grundstruktur 15
– Immunmodulation 280 f
– Nachweis 252
– Nezwerk, idiotypisches 222
– Region, variable 15
– als Regulationselement 129
– schilddrüsenhormonbindende 530
– thyreoideastimulierende 529 f
Immunglobulingen 21 f
Immunglobulinisotyp 7, 15, 17 ff
– Definition 17
Immunglobulinklasse 15, 18
– Klassen-Switch 26 f
Immunglobulinrepertoire, Diversität 21
Immunglobulinsekretion 52
Immunglobulinsubklasse 18
Immunglobulin-Superfamilie 15, 29 ff, 35, 50, 123
– Endothel 139 f
Immunglobulinsynthese 270
Immuninterferon 61, 189
Immunisierung, passive 281
Immunität, angeborene 162 ff
– erworbene 168 ff
– gastrointestinale 415
– humorale 4
– – Änderung, altersbedingte 676 ff
– Mechanismus, spezifischer 160
– – unspezifischer 160

Immunität, zelluläre, Alterungsprozeß 678 f
– – Definition 4
Immunkomplex 141, 179, 195 f
– Arthritis, rheumatoide 448
– Arthusreaktion 247
– Clearance 81 f, 439
– CR1-Rezeptor-Bindung 391
– Diabetes mellitus Typ I 544
– Erkrankung, rheumatische 254, 440 f
– Gefäß, episklerales 561
– Glomerulonephritis 390
– – postinfektiöse 398
– Hornhaut 570
– IgA-haltiger 399
– Infektionskrankheit 254
– intermediärer 253
– Keimzentrumsreaktion 318
– Lupus erythematodes, systemischer 459
– Nachweis 253 f
– Nierenerkrankung 254
– Perimyokarditis, tuberkulöse 486
– rheumatisches Fieber 475
– Serumkrankheit 245
– Vasculitis allergica 521
– Virusmyokarditis 484
– zirkulierender 391, 398
Immunkomplexerkrankung, chronische 85
Immunkomplexreaktion, allergische, Pathophysiologie 246
Immunkomplexvaskulitis 468, 516, 521
Immunkonjugate 291 f
Immunmangelsyndrom, variables 421
Immunmodulation 278 ff
Immunmodulator 280
– natürlicher 289
– synthetischer 289 f
Immunogen 2 f
Immunogenität 2
Immunologische Spezifität 4
Immunopathie, gastrointestinale 423 ff
Immunozytom 325
Immunpharmakologie 273 ff
Immunprivileg, vorderkammerassoziiertes 561
Immunreaktion s. Immunantwort
Immunregulation 121 ff, 144 f
– Netzwerkhypothese 129 ff
Immunstimulans 280, 289 f
Immunstimulation, aktiv-spezifische 212
Immunsuppression 273 ff
– antigenspezifische 198
– Autoimmunekrankung 232 f
– postinfektiöse 197 f
– Transplantation 650 f
– Tumorerkrankung 216
– T_H2-Zellen-Übergewicht 176
– unspezifische 145
Immunsuppressiva, nichtzytotoxische 275 ff
– Wirkung 276
– zytostatische 274 f
Immunsystem, Altern 675
– Anatomie 11 ff

– Gastrointestinaltrakt 415 ff
– der Haut 511 ff
– Mediator 280 ff
– spezifisches 331
– Topologie 123
– unspezifisches 331
– Zellinteraktion 122
Immunszintigraphie 604
Immuntherapie 218
– adoptive 601
– mit Antikörpern 601 ff
– Tumor, solider 600 ff
Immunthrombozytopenie 308
Immunthyreoiditis 385
Immuntoleranz 124
Immuntoxin 292, 603
Impfstamm, rekombinanter 182
Impfstoff, Deletionsmutant 182
– DNA, nackte 182
– Erregerprodukt, definiertes 180
– neuer 181 f
– Peptid, synthetisches 181
– Protein, rekombinantes 182
Impfung 180 ff
Indometacin 152, 449
Infektabwehr, Mechanismen 159 ff
– Phagozyten/Komplement-Verbund 72
– Tumornekrosefaktor-α 60
– Zytokine 171 ff
Infektanfälligkeit 334
Infektion 159 ff
– Entzündung 135
– Folgereaktion, immunpathologische 178 ff
– Komplementdefekt, angeborener 83
– Präimmunphase 70
– rezidivierende 71
Infektionsmodell 172
Infertilität 581
Infertilitätsimmunologie 593 f
Infusion 361
Inhalationsallergen 500 f
Inositoltriphosphat 37
Inseltransplantation 547
Inselzellantikörper 542 f
In-situ-Immunkomplexbildung 398, 404
Insulinautoantikörper 543
Insulinmangel 540
– Manifestation 546
Insulitis 541 f
– auslösendes Ereignis 543
– Virusinfektion 542
Integrine 139 f
Integrin-Superfamilie 268 f
Interaktion 124 ff
Interferon-α 43, 61, 156, 188 f
– Erhöhung 255
– Funktion 283 f
– Hepatitis B 377
– – C 379
Interferon-β 43, 61, 156, 188 f
– Funktion 283 f
Interferone 61 f
– Antitumorwirkung 62
– Eigenschaft, biochemische 61
– Entzündungsreaktion 156 f
– klinische Bedeutung 62

– therapeutischer Einsatz 283 f
– – – Dosisanpassung 255
– Wirkung 61 f
– – antiproliferative 61
– – antivirale 61, 188 ff
– – immunmodulatorische 61 f, 190
Interferon-γ 44, 61 f, 188 f
– Antagonist 57
– Arthritis, rheumatoide 449
– Darmerkrankung, entzündliche 426 f
– Entzündungsreaktion 140, 156 f
– Funktion 283 f
– Infektabwehr 172
– MAF-Aktivität 62
– Makrophagenaktivierung 39 f, 62, 177
– Produktion 57
– Schwann-Zellen-Stimulation 549
– T_H2-Zellen, Hemmung 174
Interferon-γ-stimulated response elements 62
Interferon-τ 188
Interferon-ω 188
Interferonrezeptor 62
Interleukin-1 9, 38, 47 ff
– Arthritis, rheumatoide 449
– Darmerkrankung, entzündliche 426 f
– Eigenschaft, biochemische 47 ff
– Entzündungsreaktion 137, 144, 155 f
– Erhöhung 255
– Gelenkerkrankung, entzündliche 443
– Glomerulonephritis 392
– Infektabwehr 173
– Inhibitor 50
– Keratinozyten 513
– MAF-Aktivität 62
– Quelle 155
– Wirkung 44, 49 f
Interleukin-1α 38, 47 f, 155
Interleukin-1β 38, 47 f, 155
Interleukin-1-Rezeptor Typ I 50
– Typ II 50
Interleukin-1-Rezeptorantagonist 38, 50, 140
Interleukin-1-Therapie 285 f
Interleukin-2 38, 50 ff
– Defizienz 344 f, 460
– Eigenschaft, biochemische 50
– Entzündungsreaktion 140
– Hemmung 277 f
– Infektabwehr 173
– MAF-Aktivität 62
– Wirkung 38, 42 f, 51 f
Interleukin-2-Rezeptor 38, 42
– Darmerkrankung, entzündliche 426
– löslicher 52
– Messung 255
Interleukin-2-Rezeptor-α 50
Interleukin-2-Rezeptor-β 50
Interleukin-2-Rezeptor-γ 51
Interleukin-2-Therapie 284 f
Interleukin-3 38 f, 46, 299
Interleukin-4 38
– Allergietherapie 249
– Antikörpersynthese 140
– B-Lymphozyten-Aktivierung 40
– IgE-Synthese 240 f, 498
– Immunantwort, antiparasitäre 240

- Infektabwehr 173
- Reaktion, allergische 245
- T_H2-Zellenentwicklung 142
- Wirkung 39, 43, 52, 299
Interleukin-5 53
- B-Lymphozyten-Wachstum 40
- Infektabwehr 173
- Wirkung 39, 52 f, 299
Interleukin-6 5, 38, 44, 53
- Darmerkrankung, entzündliche 426 f
- Entzündungsreaktion 49, 155 f
- Erhöhung 255
- Gelenkerkrankung, entzündliche 443
- Glomerulonephritis 392
- Sonnenbrandreaktion 513
- Wirkung 39, 299
Interleukin-6-Rezeptor 53
- löslicher 53
Interleukin-7 39, 53 f, 299
Interleukin-7-Rezeptor 54
Interleukin-8 54 f, 156
- Darmerkrankung, entzündliche 426 f
- Epithelzelle, intestinale 418
- Psoriasis 513
- Wirkung 39, 299
Interleukin-9 39, 55 f, 299
Interleukin-10 56
- Aktivität, antiinflammatorische 57
- Antikörpersynthese 140
- Eigenschaft, biochemische 56
- Immunantwort, kutane 513
- Infektabwehr 173
- Transplantattoleranz 646
- T_H1-Zellen, Differenzierungshemmung 174
- virales 56
- Wirkung 39, 56 f, 299
Interleukin-11 39, 57, 299
Interleukin-12 57
- Darmerkrankung, entzündliche 426 f
- Entzündungsreaktion 140
- Immunantwort, kutane 513
- Infektabwehr 173
- Wirkung 39, 43, 57, 299
Interleukin-13 58
- Allergietherapie 249
- IgE-Synthese, Regulation 240 f
- Wirkung 39, 58, 299
Interleukin-14 39, 58, 299
Interleukin-15 39, 58, 299
Interleukin-16 58, 299
Interleukin-17 58
Interleukine, Definition 38
- therapeutischer Einsatz 284 ff
Intracellular adhesion molecule s. ICAM
Intrinsic factor 306
In-vitro-Fertilisation 589 f
IP-10 55
IPSID 422
Iridozyklitis 564
- chronische 455
Iris 561
Irritationsrezeptor 499
Isoagglutinin 359
Isoprinosin 290
Isotyp 17

ISRE (Interferon-γ-stimulated response elements) 62
Ito-Zellen 370
Ivemark-Syndrom 335

J
J-Kette 19 f
Jones-Kriterium 476
Jones-Mote-Reaktion 246 f
J-Rezeptor 499
J-Segment 23
Juvenile onset rheumatoid arthritis 455

K
Kachexie 155
- Infektionskrankheit 179
Kälteagglutinin 307
Kandidiasis 622
- mukokutane, chronische 348
Kaposi-Sarkom 623 f
kappa-Kette 16 f
- Genanordnung 22 f
kappa-Ketten-Immundefizienz 339
Kardiomyopathie, dilatative 487
- - Autoantikörper 483
- - Pathogenese 487
- - Viruspersistenz 482
Karditis, rheumatische 475 f
Karzinoembryonales Antigen 217
Karzinogen 203
Karzinogenese 203 ff
Karzinom 201
- hepatozelluläres 378
Katalase 165 f
Kawasaki-Syndrom 466
- Herzbeteiligung 478
Keimbahn-Gen 441
Keimbahnkonfiguration 24
Keimbahnrepertoire 123
Keimzentrumslymphom 323 f
Keimzentrumsreaktion 318
Keratinozyten 512
Keratitis dendritica 570 f
Keratokonjunktivitis 570
- atopische 573
- chronische 567
Keratoplastik 563 ff
Kette, invariante 36
- leichte 15
- schwere 15
Khodadaust-Linie 565
Kiel-Klassifikation 319
Killerzellen 44
- lymphokinaktivierte 43 f
- - Effektorfunktion 44
- - Entstehung 51
- - Herkunft 44
- - Immuntherapie 601
- natürliche 7 f
- - Abwehr, antivirale 187 f
- - Aktivität, antimetastatische 216
- - - Steigerung 49
- - - verminderte 461
- - Aktivitätsanalyse 270
- - Funktion 43
- - Funktionsstörung 335
- - Infektabwehr 166

- - Neoplasie 321
- - Oberflächenmarker 43
- - Phänotyp, antigener 259
- - Proliferation 43
- - Tumorimmunität 214
Kininsystem 14
Kit ligand 45
Klassen-Switch 26 f, 318
Knochenmark 5, 296 f
- B-Zell-Reifung 25
- Fibrosierung 302
Knochenmarkdepression 47
- Cyclophosphamid 274
Knochenmarkgewinnung 661
Knochenmarkspender 661
Knochenmarktransplantation 46, 661 ff
- Abstoßung 670
- Anämie, aplastische 298
- Erholung 668
- Graft-versus-host-disease 670
- Graft-versus-Leukämie-Effekt 670 f
- Immunsuppression 671
- Infektion, bakterielle 669
- - virale 669
- Leukämie, chronische myeloische 302
- Molgramostim 282
- nicht HLA-identische 666 f
Knock-out-Tier 123
Knorpel 436
- Bestandteile 438
Knorpeldestruktion 449
Kokarzinogen 203
Kollagen 438
- Typ II 436
- Typ IV 395
Kollagenase 443, 449
Kollagenose 457 ff
Koloniestimulierender Faktor 38, 45, 296 f
- Entzündungsreaktion 157
- Indikation 281 f
- Wirkung 281 f
Komplementaktivierung 13, 147 f, 166 f
- allergische Reaktion 246
- Arthritis, rheumatoide 448
- Gelenkerkrankung, entzündliche 441
- Glomerulonephritis 391 f
- Pemphigoid, bullöses 524
- Transplantatschädigung 644
- Vaskulitis 468
Komplementdefekt 351 f
- angeborener 80, 83 ff
- Lupus erythematodes, systemischer 459
Komplementgen 88
Komplementkaskade, Feinstruktur 73 ff
Komplementkomponente 8
- Aktivität, chemotaktische 138
- Bestimmung 253
- Eigenschaft 71
Komplementlyse 167, 300
Komplementrezeptor 77, 81 f
Komplementsequenz, alternative 75
- - Aktivierung 73, 75 f, 81
- klassische, Aktivierung 73
Komplementsystem 70 ff
- Abwehr, antivirale 192

Komplementsystem, Anaphylatoxin 81
- Dysfunktion 83 ff
- Effektorfunktion 167 f
- Funktion 13, 71 f
- genetische Grundlagen 78 f
- Grobstruktur 72 f
- HIV-Infektion 83
- Lysekomplex, terminaler 78
- Membranangriffkomplex 78
- Regulatorprotein 71, 75, 77
- Tumorimmunität 214
Komplementveränderung, Diagnose 85
Komplementverbrauch 253
Konjunktiva 559 f
Konstitution, atopische 237
Kontaktaktivierungssystem 149
Kontaktallergen 519
Kontaktallergie 246 f
Kontaktekzem, allergisches 513, 519 ff
- - Immunpathogenese 520
Kontaktlinsen-Keratokonjunktivitis 573
Kontrazeption, immunologische 596
Kopplungsgleichgewicht 97 f
Kornea 560
Kostimulationssignal 33
Krebsentstehung, Grundlagen, molekulare 203 ff
- Modell 202
- Umweltfaktor 203
Krebserkrankung 201 ff
- Immundiagnose 217
- Immunprophylaxe 218
- Immuntherapie 218
Kreuzprobe 357, 365
Kreuzreaktivitätshypothese 475
Kryoglobulinämie 407
- Erkrankung, assoziierte 254
Kryptokokkose 621
Kupffer-Zellen 8, 143, 370
Kveim-Reaktion 508

L

Lactoferrin 164
LAD (Leukozytenadhärenz-Proteindefekt) 351
LAF s. Faktor, lymphozytenaktivierender
LAK-Zellen s. Killerzellen, lymphokinaktivierte
lambda-Kette 16 f
- Genanordnung 23
lambda-Locus 23
Lambert-Eaton-Syndrom 223, 556 f
Lamina-propria-Lymphozyten 417 f
Langerhans-Insel 540
Langerhans-Zellen 10, 29
- Funktion 511 f
- Kontaktallergie 248
- Leistung, sekretorische 513
Langhans-Riesenzellen 486
Large granular lymphocytes 43, 51
LAS (Lymphadenopathiesyndrom) 618, 620 f
Late phase reaction 235, 243
Latextest 439
LATS 536
LDH-X-Isoenzym 582
Lebendimpfstoff 180

- attenuierter 159
Leber 369 ff
Lebererkrankung, Autoantigen, mikrosomales 382
- autoimmune 380 ff
- chronisch entzündliche 257 f
- venookklusive 669
- virale 371 ff
Lebermembranautoantikörper 381
Lebertransplantation 656 f
- Ergebnis 657
- Indikation 372, 656
- Zirrhose, biliäre, primäre 385, 387
Leberversagen, akutes 372
Leberzellen 369
Leberzirrhose, Autoimmunhepatitis 381
- Hepatitis C 378
Leishmaniose 43, 175
Lentiviren 607, 609
- Antigendrift 611
Lentivirusinterferon 463
Lepra 43, 64, 172, 175
Letterer-Siwe-Syndrom 342
LEUCAM-Familie 268
Leukämie, akute 302 f
- - Einteilung 303
- - myeloische 303
- - - Knochenmarktransplantation 662 ff
- - - - allogene 664
- - - - autologe 664
- - nichtmyeloische 303
- chronische 321
- - lymphatische 321, 323
- - myeloische 301 ff
- - - Knochenmarktransplantation 665 f
- - - Lymphozytolyse, zellvermittelte 90
- lymphatische 303
- - Klassifikation 319 ff
- - Knochenmarktransplantation 664 f
Leukämie-inhibierender Faktor 64, 299
Leukapherese 363
Leukoenzephalitis, hämorrhagische, akute 557
Leukoenzephalopathie, multifokale, progressive 623
Leukotrien B$_4$ 8, 141, 244
- - Chemotaxis 153
- C$_4$ 142, 153, 244
- D$_4$ 142, 244
- E$_4$ 142
Leukotriene 14, 46, 142, 152
- allergische Reaktion 244
- Bronchokonstriktion 498
- epidermale 513
- Interleukin-1-Stimulation 50
- Synthese, intestinale, vermehrte 430
Leukozyten 138 f
- Markeranalyse 259 ff
- mononukleäre 269 ff
- tumorinfiltrierende 600
Leukozytenadhärenz 153, 269
Leukozytenadhärenz-Proteindefekt 351
Leukozytenantigen, humanes s. HLA
Leukozytendiapedese 148
Leukozyteneinstrom 135
Leukozyten-Endothel-Interaktion 139 f

Leukozyten-Interferon 189
Leukozytenkultur, gemischte 89 f, 270
Leukozytenmigration, transendotheliale 138, 148
Leukozytose 148
Levamisol 289 f
LE-Zellphänomen 478
LFA (Antigen, Lymphozytenfunktion assoziiertes) 32
LIF (Leukämie-inhibierender Faktor) 64, 299
Light-chain-Nephropathie 410
Linse 561
Lipodystrophie, intestinale 421 f
Lipoidnephrose 408
Lipopolysaccharid 178
Lipoxin A 153
- B 153
Lipoxygenase 151, 245
Lipoxygenaseprodukt 152
Liquor-IgG-Index 553
L-Kette 15 f
- Genlokalisation 22 ff
- Region, variable 20 f
LKM-Antikörper 381
Löfgren-Syndrom 508
Löhlein-Herdnephritis 480
Long-acting thyroid stimulator 536
Louis-Bar-Syndrom 346 f
Lunge 493 ff
- Abwehrmechanismus, immunologischer 493 ff
- - lokaler 493
- Irritationsrezeptor 499
Lungenerkrankung, interstitielle 506 ff
Lungenfibrose, diffuse, idiopathische 506 f
Lungenhämosiderose, idiopathische 395, 505 ff
Lungeninfiltrat, eosinophiles 507
- - Ursache 508
Lungenödem, posttransfusionelles, nichtkardiogenes 361
Lungentransplantation 658
Lungentuberkulose 177
Lupus erythematodes, systemischer 52, 81, 457 ff
- - Autoantikörper 463
- - C3b-Komplementrezeptormangel 462
- - Glomerulonephritis 401, 403 f
- - Immunkomplex 459
- - Immunphänomen, zelluläres 460 ff
- - Komplementveränderung 85, 351, 459
- - medikamenteninduzierter 462
- - Organmanifestation 457 f
- - Schwangerschaft 458 f
- - Suszeptibilität 462
- - Therapie 464
- - Veränderung, kardiale 478
- - Virusgenese 463
Lupusantikoagulans 309
Lupusnephritis 403 f
Lyme-Erkrankung 179, 453
Lymphadenopathiesyndrom 618, 620 f

– Stadieneinteilung 620
Lymphangiektasie, intestinale 421
– – primäre 348 f
Lymphapherese 273
Lymphfollikel 5, 11 f
Lymphgefäßsystem 11
Lymphknoten 11 ff, 29
– Keimzentrum 5, 12
– Marksinus 11
– Primärfollikel 317
– Randsinus 11
Lymphknotenmark 11
Lymphknotenrinde 12
Lymphknotensyndrom, mukokutanes 467
Lymphoidorgan, sekundäres 29
Lymphokine 8, 125
– autokrin produzierte 38
– B-Zell-Funktionsparameter 334
– Colitis ulcerosa 427
– Crohn-Krankheit 427
– Funktion 122 f
– parakrin produzierte 38
Lymphom aktivierter T-Zellen 321
– der antigenreaktiven T-Zellen 321
– gastrointestinales 422 f
– großzelliges, anaplastisches 325 f
– hochmalignes 325
– der Keimzentrumszellen 323 f
– lymphoblastisches 322
– malignes 319
– – Knochemarktransplantation 666
– mediterranes 422 f
– plasmazellulär differenziertes 325
– der Postkeimzentrums-B-Zellen 324 f
– reifer B-Zellen 323
Lymphotoxin 60, 154, 286
Lymphozyten 4 ff, 29 ff
– Analyse, quantitative 267
– Antigenrezeptor 31
– Antikörper 275
– autoreaktive 220
– Differenzierungsantigen 5
– Differenzierungsreifung 4 ff
– Entzündungsreaktion 145
– granuläre, große 43, 51
– Hornhautepithel 560
– intraepidermale 513
– intraepitheliale 418 f
– Rezirkulation 11, 416
– Spezifität, immunologische 4
– Suppression 273 f
– Synovitis, rheumatische 442
– tumorinfiltrierende 214, 601
– Veränderung, altersassoziierte 676
– Virusmyokarditis 484
– Zytotoxizität 270, 429
Lymphozytenaktivierung 121 f
– Hemmung 274
Lymphozytenantigen, kutanes 321
Lymphozytenfunktionstest 270
Lymphozytenkultur, gemischte 270
Lymphozytenproliferation 270
– rheumatisches Fieber 476
Lymphozytenreifungsfaktor, zytotoxischer 57
Lymphozyten-Subpopulation 6 ff

– Normbereich 267
Lymphozytenzahl, Verminderung 274
Lymphozytolyse, zellvermittelte 90
Lyse 42, 78, 167, 178
– virusinfizierter Zellen 192
Lysekomplex, terminaler 78
Lysosom 141
Lysozym 141, 164, 494, 560

M
Macrophage chemotactic protein 8, 55, 156
– inflammatory protein 8, 55
Magenlymphom, primäres 422
Major basic protein 244
Majorallergen 502
Makroglobulinämie Waldenström 325
Makrophagen 8 f, 29, 296 f
– Aktivität, antimikrobielle 46
– alveoläre 143, 176, 494
– B7-positive 34
– Effektorfunktion 44
– Eigenschaft, biologische 136
– Entzündungsreaktion 143 f
– Erkrankung, rheumatische 442
– extrinsic interaction 186
– Funktion 36, 71 f, 144
– – antiinflammatorische 244
– – proinflammatorische 244
– HIV-Infektion 611, 616 f
– Immunregulation 144 f
– Inselinfiltration 545
– Interleukin-1 155
– intrinsic interaction 186
– MHC-Produkt 227
– Myelinphagozytose 554
– Neutrophilenphagozytose 142
– Phagozytose 144, 162
– Sekretion 144
– Selbst/Fremd-Diskriminierung 225 f
– sessile 370
– Tumorimmunität 214
– Tumornekrosefaktor-α-Freisetzung 59, 154
– Tumorzytotoxizität 47
– T_H1-Zell-Entwicklung 279
– Virusabwehr 9, 185 f
– Zytokinproduktion 44
– Zytotoxizität 44, 144
Makrophagenaktivierender Faktor 62
Makrophagenaktivierung 8, 39 f, 49, 51, 144, 171
– Glomerulonephritis 392
– Interferon-γ 62, 157
– Marker 255
– Tuberkulose 177
– Zweistufensystem 62
– Zytokine 171 f
Makrophagendifferenzierung 61
Makrophagenkolonien stimulierender Faktor s. M-CSF
Malpighisches Körperchen 13
MALT 416
MALT-B-Zell-Lymphom 324
Mammakarzinom 207
Mannoserezeptor 162
Mannosidrezeptor 226

Mantelzellen 317
Mantelzellymphom 317, 323
Marginalzonenlymphom 324
Marginalzonenzellen 317
Marker-Antigen 313
Mastozytom 515
Mastozytose 515
Mastzellen 3, 10 f
– Degranulation, IgE-vermittelte 243
– Eigenschaft, biologische 136
– Entzündungsreaktion 142 f, 498
– Sofortreaktion 242
– Stimulation, IgE-vermittelte 236
– Uvea, hintere 562
Mastzellenwachstumsfaktor 46
Mastzellmediator 245
Mäusestamm, transgener 224
MCF (Faktor, chemotaktischer, makrophagenaktivierender 40
MCP (makrophagenchemotaktisches Protein) 8, 55, 156
M-CSF 35, 47
– Funktion 281
– Infektabwehr 173
– MAF-Aktivität 62
– Wirkung 157, 299
M-CSF-Rezeptor 47
MDP Muramyldipeptid 289
MDS s. myelodysplastisches Syndrom
Medikament, antiphlogistisches 151
– Lupus-erythematodes-induzierendes 462
Melanom 599
Membranangriffkomplex 78, 392
Memory-T-Zellen 315
Meningokokkenmeningitis 83
6-Mercaptopurin 274
Mesangiumproliferation 409
Mesangiumzellen 392
Metastasierung 205 ff, 209
– hämatogene 208
– lymphogene 207 f
– Organotropismus 209
Methotrexat 275, 449, 671
MHC, Genkarte 92 ff
– Genpolymorphismus 91
– Komplementgen 79
– Produkt, autoimmunitätsförderndes 231
– Transplantationsantigen 115, 638
– Virusantigen 190
MHC-Antigen 34 ff
MHC-Inkompatibilität 637
MHC-Klasse-I-Antigen 34, 87
– Peptidbindungsgrube 36 f
– Struktur 98 ff
– Synthese 637
MHC-Klasse-II-Antigen 32 ff, 87
– Defizienz 344
– Peptidbindungsgrube 36 f
– Struktur 98 ff
– Synthese 637
– Tertiärstruktur 113
MHC-Molekül, Expression 112 f
– Funktion 114 ff
– Tertiärstruktur 100
MHC-Restriktion 31 f, 35, 124 f, 228

MIF s. Migrationsinhibitionsfaktor
Migration, transendotheliale 138
Migrationsinhibitionsfaktor 40, 63
Mikrobizidie 149
Mikrochimärismus 646, 654
Mikroglia 8, 550
β₂-Mikroglobulin 87
– Bestimmung 255
Mikrolymphozytotoxizitätstest 88
Mikroorganismen, Abtötung 141
– Faktor, antiphagozytärer 170
– fakultativ intrazelluläre 160
– Impfstoff 181
– obligat intrazelluläre 160
Milchschorf 517
Milz 11 ff, 317
– Pulpa, rote 13
– – weiße 12 f
Milzknötchen 13
Mimikry, antigene 133
– – Prozeß, kardialer, autoreaktiver 472
– molekulare 196, 230 f
– – HIV 615
– – rheumatisches Fieber 475
– – Spondylarthropathie 444
Minimal-change-Glomerulonephritis 408 f
Minorallergen 502
MIP-1α 8, 55
MIP-1β 55
Mischkollagenose 468
Mixed connective tissue disease 468
Mixed-antiglobulin-Reaktionstest 588
MLC (Leukozytenkultur, gemischte) 89 f, 270
MLR/lpr-Maus 464
Molekül, kostimulatorisches 38
Molgramostim 282
Molluscum contagiosum 570
Monozyten 8 f, 11, 29
– Entzündungsreaktion 143 f
– Erkrankung, rheumatische 442
– Funktion 303 f
– Glomerulonephritis 392
– HIV-Infektion 616 f
– Interferon-α-Produktion 189
– Phagozytose 162
– Stimulation 46
– Tumornekrosefaktor-α-Bildung 59
– Zytotoxizität 44
Monozytose, reaktive 305
– Ursache 305
Morbus haemolyticus neonatorum 366 f
M-Protein 475
MS-Protein 475
Mukosablock 415
Mukosaimmunität 52
Mukosamastzellen 243, 418
Müller-Stützzellen 562
Multi-CSF 46
Multiple Sklerose 232, 552 ff
– – Epidemiologie 553
– – Immunpathogenese 553 f
Muramyldipeptid 289
Mutation, somatische 31
Mx-Protein 189, 194
Myasthenia gravis 222 f, 555

– – autoimmune, experimentelle 548
Mycosis fungoides 321
Myelin, Zerstörung 552
Myelinantigen 549
Myelinlamelle 550
– Nervensystem, zentrales 551
Myelinprotein 551
Myelinscheide 550 f
Myeloblastisches Syndrom 282
Myelodysplasie 46
Myelodysplastisches Syndrom 300 f
– – Knochenmarktransplantation 666
Myelofibrose, idiopathische 302
Myeloperoxidase 141, 164 f
Myeloperoxidasedefekt, hereditärer 351
Myeloproliferatives Syndrom 301 ff
Mykobakterien 175
Myofibroblasten 370
Myoidzellen 555
Myokardinfarkt 489 f
Myokarditis, Dallas-Kriterien 485
– Immunpathogenese 484
– Therapie, immunsuppressive 488
– virusinduzierte 482 ff
Myositis 469, 555 f
Myxödem, prätibiales 537 f
– primäres 534
M-Zellen 318, 415

N
NADPH-Oxidase 165
NAP-1 55
NAP-2 55
Narkolepsie 117
NCAM-Glykoprotein 35
Nebenniere 538
Nebenschilddrüse 538
Neisserieninfektion 83
Nekrose 177 f
– hämorrhagische 58 f
Nekrosesyndrom, retinales, akutes 571
Neoplasie des lymphatischen Systems 319 ff
Neopterin 255
Nephelometrie 252
Nephritis, tubulointerstitielle 393, 411 f
– – mit Immundepot 412
– – ohne Immunglobulinablagerung 412
– – Ursache 411
Nervensystem 249, 499
– Antigenpräsentation 549 f
– MCH-Expression 550
Netzhaut 562
Netzwerkhypothese 129 f
Neugeborene, Hypogammaglobulinämie 336
– Immunität, passive 168
Neuritis, autoimmune, experimentelle 554
Neurodermitis 517
Neuroimmunologie 548 ff
Neuropathie, demyelinisierende 554
Neuropeptid, allergische Antwort 249
– Bronchialtonus 499
– IgE-Synthese 241
Neutropenie 304 f

– Infektanfälligkeit 335
– kongenitale 47
– Ursache 304
Neutrophilie 305
Niere 390
Nierenamyloidose 410
Nierentransplantation 655 f
– Ergebnis 656
– Indikation 655
– Komplikation 655 f
Nikolski-Phänomen 523
NK-H1 43
NK-Zellen s. Killer-Zellen, natürliche
NO s. Stickoxid
Non-Hodgkin-Lymphom 319
– AIDS 624
– vom B-Zell-Typ 322
– Klassifikation 319
– Therapie 329
Non-MHC-Antigene 639 f
Non-MHC-Inkompatibilität 637
NO-Synthase 150
– induzierbare 165
Nukleosidanaloga 631
Nullzellen 8

O
Ödem, angioneurotisches, hereditäres 83, 352
Oligoarthritis, frühkindliche 455
Omenn-Syndrom 342, 344
Onkogen 202 f
– Klassifikation 204
– myelodysplastisches Syndrom 301
– myeloproliferatives Syndrom 301
Onkoviren 609
Oozytenantigenität 583
Ophthalmie, sympathische 562, 577 f
Opsonisierung , 8, 14, 81 f, 163 f, 167
– durch Antikörper 170
– kapseltragender Erreger 168
Orbita 563
Orbitopathie, autoimmune 537, 579
Organotropismus 209
Osler-Knötchen 480
Osteoklasten 8, 143
Osteoklastenaktivierung 60

P
PAF 153, 244
Panarteriitis 406
– nodosa 404 f, 465 f
Pankreastransplantation 547, 658 f
– Indikation 658
Panmyelopathie 298
Pannus 438, 443
Panuveitis 577
Paraneoplasie 467
Paraneoplastisches Syndrom 556 f
Paraprotein 253
– im Alter 676
Parasiten 159
Parasitenabwehr 143
Parasitose, Serum-IgE 240
Paratop 122
Passenger-Zellen 640
Pathogenität 159

PDGF 35, 64
Pemphigoid, Bindehaut 573 f
- bullöses 223 f, 524
Pemphigus 223 f
- foliaceus 523
- paraneoplastischer 523
- vulgaris 523 f
Pemphigus-foliaceus-Autoantikörper 523
Pemphigus-vulgaris-Autoantikörper 523
Peptid, anaphylatoxisches 81
- intestinales, vasoaktives 499
- Neutrophile aktivierendes 55
Peptidtransportprotein 36, 114, 638
Perforine 42
Perikarderguß, urämischer 486 f
Perikarditis 482
- nach Myokardinfarkt 489 f
- radiogene 490
Perimyokarditis, Immunpathogenese 484
- tuberkulöse 485 f
- virusinduzierte 482 ff
Peyer-Plaque 317, 415 f
PFP s. Protein, porenformierendes
PGI_2 151
Phagolysosom 163 f
Phagolysosomenfusion 166
Phagosom 141, 162
Phagozyten, mononukleäre 8 f
- - Funktion 3
- nichtprofessionelle 162
- - Bewohner, mikrobieller 162
- professionelle 162, 164
- - Bewohner, mikrobieller 161
Phagozytensystem, mononukleares 8
Phagozytose 8, 44, 162 ff
- Entzündungsmediator 141 f
- Erregerabtötung, intrazelluläre 164
- Evasion 162 ff
- frustrane 141
- Interferon-γ 62
- komplementvermittelte 81 f, 167
- Steigerung 46, 164
- Tumorimmunität 214
Phagozytoseaktivität, verminderte 83, 461
Philadelphia-Chromosom 301
Phlyktäne 569
Phospholipidantikörper 259
Pitzellen 370
Plasmapherese 363
Plasmazellen 5 f, 297
- Antikörper sezernierende 12
- IgE-bildende 497
- ortsständige 417
- Synovitis, rheumatische 442
Plasmazellreaktion 318
Plasmozytom 325
Platelet-activating factor 244
- Entzündungsreaktion 153
Platelet-derived growth factor 35, 64
Plazenta, Barrierefunktion 593 f
PLT (Primed-lymphocyte-Test) 90
Pneumocystis-carinii-Pneumonie 621
Pneumokoniose 509
PNH 84, 300

Poisson-Statistik 128
Pollenallergen 237, 501
Pollenallergie 238, 502
Polyangiitis 465
- mikroskopische 466
Polyarthritis, chronische, Herzbeteiligung 477
- rheumatica, akute 475
Polycythaemia vera 302
Polymyositis 469, 556
Polyneuritis, chronische 554
Porenbildung 42
Postperikardiotomiesyndrom 488 f
Poststreptokokken-Glomerulonephritis 396
Posttransfusionshepatitis 378
Prä-B-I-Zellen 25
Prä-B-II-Zellen 25
Prä-B-Zellen 25, 45, 317
- Proliferation 53
Prädiabetes 540
Präleukämie 300
Prednison 275 ff
Pricktest 237, 501
Primärantwort 3, 7
Primärfollikel 11 f
Primed-lymphocyte-Test 90
Priming 46
- Defintion 243
Prionen 199
Pro-B-Zellen 25, 317
Progen, endogenes 49
Progenitorzellen 296 f, 317
Proliferationsmarker 312
Prostacyclin 14, 151
Prostaglandin E_2 50, 141, 151 f, 155
- - Gelenkerkrankung, entzündliche 443
Prostaglandine 14, 46
- allergische Reaktion 244
- Bronchokonstriktion 498
- Entzündungsreaktion 140
- epidermale 513
- Hemmung 276
- Zytokinsynthesehemmung 288
Prostigmin 223
Protein A 170
- C-reaktives 251 f
- durch Interferon-γ induzierbares 55
- makrophagenchemotaktisches 8, 55, 156
- myelinbasisches 227, 551
- porenformierendes 42
- p55-Protein 52
Proteinkinase C 37
Protein-Tyrosin-Phosporylierung 65
Proteoglykan 438
Protoonkogen 202 f
Protozoen 174
Pro-T-Zellen 314
Provokationstestung 252, 516
Pseudoallergie 235, 498
Pseudoleichtkette 25
Psoriasis 81
- Interleukin-8 55
Psoriasisarthritis 454
Punktmutation 21, 28

Pure red cell aplasie 305
Purinnukleosidphosphorylase-Mangel 344
Purpura fulminans 466
- Schönlein-Henoch 408, 466 f, 521
- thrombotisch-thrombozytopenische Moschcowitz 466
- thrombozytopenische, idiopathische, akute 308
- - - chronische 307 f
Pyrogen, endogenes 14, 44, 59, 178
- - Freisetzung 152
- - Interferon 156
- - Interleukin-1 155
- - Leukozytenmobilisierung 141
- - Tumornekrosefaktor-α 154
- exogenes 152, 155, 178

Q
Quaddel 514 f
Quincke-Ödem 514 f
- Ursache 516

R
Radioallergosorbenttest 252
Radioimmunkonjugate 291 f
RAG-1 22 f
RAG-2 22 f
RANTES 55
Rapamycin 278
RAST (Radioallergosorbenttest) 252
Reaktion, plasmazelluläre 12
REAL Classification 320
Rearrangement 22, 24, 314
- abortives 24
- Regulation 24 f
Recall-Antigen 269
Reed-Sternberg-Zellen 325 f
Region, hypervariable 20
- variable 15, 20 f
Reiter-Syndrom 453
- Herzbeteiligung 477
Rekonstitution, hämopoetische 46
Resistenz, natürliche 331
Respirationstrakt 679
Restriktionsfragmentlängenpolymorphismus 91
Retikuloendotheliales System 8
Retinitis 567
Retinoblastom 569
Retroviren 464, 608
- endogene 611
- exogene 611
Revised European American Lymphoma Classification 320
Rezeptor, viraler 193
Rezeptorantikörper 258
Rezeptor-Ligand-Interaktion 36 ff
Rezeptorprotein gp-130 53
Rhesusfaktor D^u 360
Rhesusfaktorantikörper 361
Rhesusinkompatibilität, Prophylaxe 129
Rhesussystem 360
Rheumafaktor 256 f, 439 f, 448
- Vorkommen 257
Rheumaknoten 447
Rheumatische Erkrankung 436 ff

Rheumatisches Fieber 179, 475 ff
- - Befund, immunologischer 476
- - Immunreaktion, humorale 475
- - - zelluläre 476
- - Jones-Kriterium 476
- - Kreuzreaktivitätshypothese 475
Rhinitis 238
- saisonunabhängige 239
Riesenzellarteriitis 466
Riesenzellen 405
- Erkrankung, rheumatische 442 f
- Granulom, histiozytäres 476
- vielkernige 178
Riesenzellthyreoiditis 531 f
Rollen 138
ROS Sauerstoffradikale, reaktive
RT-Hemmer 631

S
S-Antigen 577
- retinales 562
Sarkoidose 507 f
- Chorioretinitis, granulomatöse 578 f
- Diagnostik 508
- des Herzens 490 f
- Therapie 508
- Uveitis 578
Sarkom 201
Sauerstoffradikale, reaktive 29, 46, 149 f, 163, 165
- - Glomeruluszellschädigung 392
Säugling, Immundefizienz, humorale 336
SCF s. Stammzellfaktor
Schilddrüse 528 ff
Schilddrüsenautoantigene 528 f, 536
Schilddrüsenautoantikörper 529 ff
Schilddrüsenerkrankung, autoimmune 529, 536
- - Immungenetik 530 f
Schilddrüsenlymphom 533
Schimmelpilz 237, 501
Schock, analphylaktischer, IgG-Antikörper 246
- Interleukin-1 156
- septischer 60, 178 f
- - Therapie 154
Schönlein-Henoch-Purpura 408, 466 f, 521
Schwangerschaft, HIV-Infektion 631
- Mechanismus, immunregulatorischer 592 ff
Schwann-Zellen 227, 550
- Antigenpräsentation 549 f
Schwein, transgenes 648
SCID s. Immundefekt, kombinierter, schwerer
Sehnerv 562
Sekret-IgA 20
Sekundärantwort 3, 7
Sekundärfollikel 12
Selbstantigen 225
- Toleranz 32
Selbst/Fremd-Diskriminierung 2, 121, 220, 225 f
Selbstpeptid 33, 226, 231
Selbsttoleranz 220

- auf B-Zell-Ebene 224
- Prinzip 225
Selectine 138 f
Selektion, klonale 29
- negative 32, 115, 124, 128, 228
- periphere 124
- positive 32, 115, 124, 128
- zentrale 124
Selektionstheorie, klonale 4, 31, 220
Sensibilisierung 236
Sepsis 288
- gramnegative 154
Sepsissyndrom 81
Serotonin 142, 244
Serumamyloid A 410
Serumimmunglobulin 252 f
Serumkomplementanalyse 253
Serumkrankheit 245, 404
- Mitreaktion, kardiale 472
Serumresistenz 168
Set, antiidiotypischer 130
Sézary-Syndrom 321
Shared-epitope-Hypothese 445
Sharp-Syndrom 478
Sicca-Syndrom 385, 468 f, 560
sIgA 20, 419 f, 493
Silent thyroiditis 535
Singulett-Sauerstoff 165
Sinusknotensyndrom 490
Sinusoidalzellen 370
Sjögren-Syndrom 468 f
Sklera 560 f
Skleritis 574
Sklerodermie 385
Sklerose, systemische, progressive 469 f
- - - Herzbeteiligung 478
Slow reacting substance of anaphylaxis 153
Sneddon-Syndrom 467
Sofortreaktion 237
- allergische 142
Sonnenbrand 513
Spaltvakzine 180
Spätreaktion, bronchiale 498
- Prick-Test 501
Spermaagglutination 585
Spermaimmobilisation 585
Spermatozoenagglutination 585
Spermatozoenantigenität 582 f
Spermatozoenantikörper 585
- monoklonale 594 f
Spermatozoen-RIA 585
Spermatozoenzervikalmukus-Kontakttest 588
Spermieninjektion, intrazytoplasmatische 590
Spondylarthropathie, HLA-B27-assoziierte 444
- juvenile 455
- Klassifikation 450
Spondylitis, ankylosierende 444, 450 ff
- - Diagnosekriterium 451
- - Herzbeteiligung 477
Spondylodiszitis 447
Sprue 432 ff
Spumaviren 609

SRS-A (slow reacting substance of anaphylaxis) 153
Stammzellen 4, 310
- hämatopoetische 296 ff
- lymphatische 297
- pluripotente 296 f
Stammzellenerkrankung 298
Stammzellentransplantation 667 f
Stammzellfaktor 45 f, 296
- Wirkung 299
Standard-IgG 281
Staphylokokkeninfektion 479
Sterilität, Definition 581
- immunologische 584
- - Therapie 589 f
Sternenhimmelmakrophagen 318
Sternzellen 370
Stickoxid 150
- Eigenschaft, antitumorale 150
Stickstoffmetaboliten, reaktive 29, 163, 165
Still-Syndrom 454
- Herzbeteiligung 477
Streptokokken, β-hämolysierende 475
Streptokokken-Infektion 398, 479
Streptokokkenstamm, nephritogener 396
Streptokokkentoxin 476
Streptolysine 476
Streptozotocin 541
Streßprotein 141, 166, 180
Stromazellen 296
Struma, eisenharte 534
- lymphomatosa Hashimoto 532 ff
Sulfasalazin 449
Superantigen 133, 180, 231
- HIV-Infektion 616
- rheumatisches Fieber 476
Superoxidanion 165
Superoxiddismutase 165 f
Suppression 126 f, 175 f
Suppressor-T-Zellen 7, 41, 127, 171
- Abwehr, virale 191
- antigenspezifische 198
- autoreaktive 231
- Darmerkrankung, chronisch entzündliche 428
- Selbsttoleranz 229
Surrogatleichtkette 25
Switch-Region 27
Sympathikus 499
5q-Syndrom 46
Syndrom der trockenen Drüsen 385
Synovialiszellen, Kollagenasefreisetzung 449
Synovialmakrophagen 442 f, 449
Synovialmembran 437
Synovitis 437 f
- Lymphozyten 442

T
TAA s. Antigen, tumorassoziiertes
Tacrolimus 277, 651
Takayasu-Arteriitis 466 f
Tamm-Horsfall-Protein 412
TAP (Peptidtransportprotein) 36, 114, 638

Sachverzeichnis

TATA (Transplantationsantigen, tumorassoziiertes) 210
T-Blasten 315
T-CLL 321
TCR s. T-Zell-Rezeptor
TGF s. Wachstumsfaktor, transformierender
Thalassaemia major 662
Therapie, immunologische 290 ff
Thermoregulationszentrum 152, 155
Thibièrge-Weissenbach-Syndrom 470
Thrombapherese 363
Thromboxan 14
– A_2 151, 244
Thrombozyten, Entzündungsreaktion 145
– Funktion 3, 244, 307
Thrombozytentransfusion 362
Thrombozythämie, essentielle 302
Thrombozytopenie 362
– Ursache 307 f
Thy-1-Antigen 35
Thymitis 555
Thymom 305
– Hypogammaglobulinämie 342
Thymopoetin 287
Thymosin-α_1 287
Thymozyten 35
Thymulin 287
Thymus 4, 29
– T-Zell-Differenzierung 35 f
– T-Zellen, autoreaktive 228 f
Thymushormon 286 f
Thymushyperplasie 555
Thymusinvolution 675
Thymusveränderung 222
Thyreoglobulin 528
Thyreoglobulinantikörper 534, 536
Thyreoiditis, akute 531
– eitrige 531
– invasiv-sklerosierende Riedel 534
– postpartale 535
– strahlenbedingte 534 f
– subakute 531 f
– Zytokinbedingte 535
Thyroid growth-stimulating immunoglobulin 536
Tier, TNF-transgenes 288
– transgenes 123, 129, 648
T-Lymphozyten s. T-Zellen
TNF s. Tumornekrosefaktor
TNF-R60 59
TNF-R80 59
Toleranz 33, 128 f
– Kupffer-Zellen 370
– Langerhans-Zellen 512
– maternofetale 592
– orale 234, 420 f
– periphere 33, 645
– Signal, kostimulatorisches 645 f
– gegen Transplantationsantigene 645 f
– Verlust 381
– zentrale 32 f, 645
Tolerogen 33
Totimpfstoff 180
Toxinbildner 159 f
Toxinneutralisation 168, 170

Toxoplasmaretinochorioiditis 572
Toxoplasmose, Herzbeteiligung 474 f
– zerebrale 622
Tränendrüse 560
Transcobalamin-II-Mangel 339 f
Transfer-Experiment 126
Transfertest 221
Transfusionsreaktion 363
Transfusionszwischenfall 359
– Therapie 366
Transgen-Technologie 224
Transkriptase, reverse 608, 631
Transmembransegment-Protein 55
Transplantat, heterotopes 636
– Immunogenität, zelluläre 640
– Klassifikation 636
– orthotopes 636
– Schädigung, antikörpervermittelte 644
– Toleranz 643
– Zerstörung 644
Transplantatglomerulonephritis 413
Transplantation, Adaptation, immunologische 653 f
– allogene 636
– Antikörper, monoklonale 654
– autologe 636
– Histokompatibilitätstestung 650
– Immunsuppression 650 f
– Konditionierung, immunologische 652
– Organspende 649
– privilegierter Ort 647
– syngene 636
– Überwachung, immunologische 654
– xenogene 636
Transplantationsantigen 115, 638
– tumorassoziiertes 210
Transplantationsmedizin 636 ff
Transplantatnekrose 644
Transplantatniere, Erkrankung, immunologische 413
Transport-associated protein 638
Triggering 243
Trypanosoma cruzi 473
TSH-Rezeptor 528
– Autoantikörper 258
T_H1/T_H2-Modell 240
Tuberkulinreaktion 40
Tuberkulose, AIDS 621
– Immunität 176 ff
– offene 178
Tuftsin 289
Tumor, HIV-assoziierter 623 f
– Immunogenität 600
– solider 597 ff
– – Antikörperreaktivität 599
– – Erkennung, immunologische 599 f
– – Immuntherapie, aktive 600 f
– – – passive 601 ff
– – Metastasierung 208
– – Reaktivität, zelluläre 599
Tumorantigen 210 ff, 598
– T-Zell-Immunantwort 212
Tumordiagnose 604 f
Tumorentstehung 201 ff
Tumorerkennung 599 f
Tumorheilung 214

Tumorimaging 604
Tumor-Immune-escape-Mechanismus 216 f
Tumorimmunität, Effektormechanismus 214 ff
– – humoraler 214
– – zellulärer 214
Tumorimmunogenität 211 f
Tumorimmunologie 597 ff
Tumormarker 217
Tumormarkerdiagnostik 269
Tumormetastasierung 201 ff, 205 ff
Tumormikrometastase 605
Tumornekrosefaktor, Infektabwehr 172 f
– Makrophagenaktivierung 177
– therapeutischer Einsatz 284, 286
Tumornekrosefaktor-α 44, 58 ff
– Biosynthese 59
– Darmerkrankung, entzündliche 426 f
– Eigenschaft, biochemische 58 ff
– Entzündungsreaktion 137, 154 f
– Gelenkerkrankung, entzündliche 443
– Homologie mit Tumornekrosefaktor-β 59
– Inhibitor 59
– Keratinozyten 513
– MAF-Aktivität 62
– Sekretion 144
– Tumorzellenabtötung 60
– Wirkung 59 f
– – osteoklastenaktivierende 60
Tumornekrosefaktor-α-Rezeptor 59
Tumornekrosefaktor-β 60 f, 154
– Eigenschaft, biochemische 60 f
Tumornekrosefaktor-Gen 88, 288
Tumorprogression 599 f
Tumorregression 214
Tumorsuppressorgen 204 f
– myelodysplastisches Syndrom 301
Tumorvakzine 212 f
– Wirknachweis 215
Tumorwachstum 206
Tumor-Wirt-Wechselbeziehung, immunbiologische 216 f
Tumorzellbindung 216
Tumorzelle, B7-Expression 600
– Extravasation 209
Tumorzytotoxizität 9, 47
T-Zell-Aktivierung 33 f, 315
– Abstoßungsreaktion 642
– Allergen 238
– Interleukin-1 49
– Interleukin-2 51
– Rezeptor-Ligand-Interaktion 36 f
– Zwei-Signal-Konzept 33
T-Zell-Defekt 421
T_H0-Zelle 174
T_H1-Zellen 6
– Allergie vom Spättyp 248
– Funktion 279
– Infektabwehr 173 f
– Insulitis 546
– Suppression 57
– Zytokinproduktion 64, 140, 498
T_H1-Zell-Konzept 40 f
T_H2-Zellen 6
– Allergie 238

T$_H$2-Zellen, Autoimmunreaktion 230
- Funktion 279
- Infektabwehr 173 f
- Insulitis 546
- Interleukin-4-Produktion 52
- Toleranz 646
- Zytokinproduktion 64, 140, 498
T$_H$2-Zell-Konzept 40 f
T-Zellen 4
- α/βT-Zellen, doppelnegative 175
- γ/δT-Zellen 175
- autoaggressive 225 ff
- autoreaktive 132, 220, 228 f
- - im Alter 678
- - Arthritis, rheumatoide 449
- - Entfernung 229
- - Kontrolle, suppressive 229 f
- Blut-Hirn-Schranke-Passage 549
- Differenzierung 314 f
- - intrathymische 33 f
- DTH-Reaktivität 40
- epidermale 514
- ersetzender Faktor 52
- Formen 171
- Funktion 3, 171
- Funktionsanalyse 334
- Homing 318
- Identifizierung 259
- inflammatorische 216
- Interleukin-2-reaktive 51
- Lebererkrankung, autoimmune 383
- MBP-spezifische 553
- Oberflächenmarker 267
- organotrope 316
- Rezirkulation 11
- Selektion, negative 115, 124, 228
- - periphere 124
- - positive 115, 124
- - zentrale 124
- sensibilisierte 5
- Transplantatabstoßung 643 f
- virusspezifische 195
- zytolytische 38, 171
- - Infektabwehr 174 f
- zytotoxische 6, 34, 41 f
- - Abwehr, virale 190
- - Aktivität, antimetastatische 216
- - alloantigenspezifische 41
- - Bildung 40
- - Tumor, solider 599
- - Tumorimmunität 214
T-Zell-Klon 42 f
- autoimmuner 227 f
- enzephalitogener 227
T-Zell-Kostimulation 211 f
T-Zell-Lymphom 320 f
- kutanes 321
- lymphozytisches 321
- Magen-Darm-Trakt 321
- peripheres 320 f
- Zusammensetzung, zelluläre 326
T-Zell-Marker 32 ff
- Analyse 334
T-Zell-Phänotyp 171
T-Zell-Reifung 645
T-Zell-Repertoire 123, 125
- Defekt 133

- Selektion, zentrale 124
T-Zell-Rezeptor 31 ff
- Antigenpräsentation 114
- Entwicklung 115
T-Zell-Rezeptor-CD3-Komplex 642
T-Zell-Rezeptor-Gen 314
T-Zell-Subpopulation, Frequenzbestimmung 128
- organotrope 318
T-Zell-Vakzinierung 234

U
Überempfindlichkeit, basophile, kutane 247
Überempfindlichkeitsreaktion (s. auch Allergie) nach Coombs und Cell 235
- granulomatöse 248
- Zytokinnetzwerk 248 f
Uganda-Kardiomyopathie 475
Ulcus rodens Mooren 574
Urogeninaltrakt 679
Urticaria factitia 514
- pigmentosa 515
Urtikaria 239, 514 ff
- Klassifikation 514
Urtikariavaskulitis 516 f
Uvea, hintere 561 f
- Melanom, malignes 568
Uveitis 575
- allergische, experimentelle 562
- anterior, akute 575
- - chronische 575 f
- intermediäre 576 f
- phakogene 577
- posterior 577

V
Vagus 499
Variation, antigene 198
Varizellen-Zoster-Infektion 669
Varizellen-Zoster-Retinitis 568
Vaskulitis, allergische 406 f, 521 f
- ANCA-positive 406
- Herzbeteiligung 478 f
- hypokomplementäre 517
- Immunpathogenese 406, 467 f
- Klassifikation 466
- leukozytoklastische 405, 521
- Paraneoplasie 467
- systemische 403 ff
Vaskulitissyndrom 465 ff
VCAM-1 140
Vegetation, thrombotische, abakterielle 480
Vene, endotheliale, hohe 318
Verbrauchskoagulopathie 335
Verfahren, immundiagnostisches 251 ff
Viren 184 ff
- Gewebstropismus 193
- hepatotrope 380
- Immunpathologie 195 ff
- kardiotope 483
- tumorassoziierte 203
- Variation, antigene 198
Virulenz 159, 193, 195
Virulenzfaktor 161, 180
Virusinfektion, abortive 186

- Abwehr 9, 42
- Abwehrmechanismus 192 f
- - spezifische 185
- - humoraler 191 f
- - zellulärer 190 f
- - unspezifischer 185 ff
- Asthma bronchiale 497
- Autoimmunität 196 f
- Erregervirulenz 193 f
- Hemmkörperhämophilie 309
- Immundefizienz 349
- Immunsuppression 196 f
- latente 184, 198 f
- lytische 184
- Pathogenese 184, 193
- persistierende 184, 195, 198 f
- Wirtsresistenz 194
Virusneutralisation 191
Vitamin B$_{12}$ 340
- D 177
VLA-Familie 268
Vogt-Kayanagi-Harada-Syndrom 578
Vorderkammer 561
Vorläufer-B-Zell-Lymphom 322
Vorläufer-T-Zell-Lymphom 320
Vorläuferzelle, lymphatische 310
- Marker 314
V$_H$-Region 15, 20 f
V$_L$-Region 15, 20 f
V-Segment 23

W
Waaler-Rose-Test 439 f
Wachstumsfaktor, hämatologischer 298
- plättchenabhängiger 35, 64
- transformierender α 63 f
- - β 63, 140
- - - Transplantattoleranz 646 f
Wärmeantikörper 306 f
Wasserstoffsuperoxid 165
Waterhouse-Friderichsen-Syndrom 335, 466
Wegener-Granulomatose 466 f, 405 f
- Herzbeteiligung 479
Werlhof-Syndrom 307
Wespengiftallergie 253
Whipple-Krankheit 421 f
WHO/Referenz-Antikörperpräparation 256
Winiwarter-Buerger-Endangiitis 466
Wirtsresistenz, Determinante, genetische 194
Wiskott-Aldrich-Syndrom 347 f, 662

X
Xenotransplantation 76, 647 ff
- diskordante 647
- Endothelzellen, Zerstörung 648
- konkordante 647
Xeroderma pigmentosum 203
X-linked lymphoproliferative syndrome 349

Y
Yersinia-Antigen 528
Yersiniaenteritis 452

Z

β-Zellen 540
Zellen, akzessorische 9
- antigenpräsentierende 10, 29, 123 ff
- - Passenger-Zellen 640
- - Selbstantigene 225 ff
- - Zelloberflächenstruktur-B7 34
- antigenproduzierende 38
- antigenreaktive, Marker 314
- dendritische 9 ff
- - Abstoßungsreaktion 641
- - follikuläre 318
- - Funktion 36, 39, 512
- - HIV-Pathogenese 617
- - Hornhautepithel 560
- - Klasse-II-MHC exprimierende 35
- - Zelloberflächenstruktur-B7 34
- lymphatische, Aktivationsmarker 314
- - Differenzierung 310 ff
- - Differenzierungsmarker 312
- - Proliferationsmarker 312
- virusinfizierte 192
- Zytokinproduzierende 66 f
Zellmarker, linienspezifischer 312 ff
Zellwachstum, klonales 29
Zentrozyten 318
Zervikalmukus-Penetrationstest 587 f
Zervixkarzinom, invasives 624
Ziliarkörper 561
Zirkulation, extrakorporale 81
Zirrhose, biliäre, primäre 384 ff

- - - Immunpathogenese 385 f
- - - Therapie 387
Zöliakie 432 ff
- HLA-Assoziation 118
Zona pellucida 583 f
Zoster ophthalmicus 571
Zosteriridozyklitis 571
Zwei-Signal-Konzept 33
Zymosan 167
Zytoadhäsin-Familie 268
Zytokinantagonist 289
Zytokindefizienz, multiple 345
Zytokine 7, 14, 38, 45 ff
- Analyse, quantitative 254 f
- Antikörper, monoklonale 288
- Entzündungspotential 154
- Entzündungsreaktion 153 ff
- epidermale 513 f
- Funktion 122 f
- Gelenkerkrankung, entzündliche 443
- hämatologisch bedeutsame 299
- Hämopoese 48
- Hemmung 287 ff
- HIV-Infektion 616
- Hodgkin-Lymphom 327
- Infektabwehr 171 ff
- inflammatorische 63, 137, 154
- - Hauptfunktion 155
- - Inhibition 58
- - Synthesezellen 155
- inhibitorische 288

- therapeutischer Einsatz 282
- Wirkung, pharmakodynamische 286
- Zellen, produzierende 66 f
- Zielzellen 66 f
Zytokin-Freisetzungssyndrom 275
Zytokininteraktion 67 f
Zytokinkaskade 66 f
Zytokinnetzwerk 38, 248 f
Zytokinrezeptor 288 f
- Blockierung 278
- löslicher 66, 288
- Messung 255
Zytokinrezeptor-Superfamilie 65 f
Zytokinsynthese-Inhibitorfaktor (CSIF) 56
Zytolyse 43, 78, 178
Zytomegalievirus-Enzephalitis 623
Zytomegalievirus-Infektion 622
Zytomegalievirus-Pneumonitis 669
Zytomegalievirus-Retinitis 568, 572, 623
Zytostatika 274
Zytotoxizität 5, 144
- Stickoxid 150
- zelluläre, antikörpervermittelte 9, 20, 44, 170
- - antikörpervermittelte 20
- - - Abwehr, antivirale 188
- - - Steigerung 46
- - Tumorzellen 599